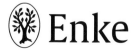

Pharmakotherapie bei Haus- und Nutztieren

Herausgegeben von
Wolfgang Löscher
Fritz Rupert Ungemach†
Reinhard Kroker

Unter Mitarbeit von
Ilka Ute Emmerich
Walther Honscha
Manfred Kietzmann
Katharina Kluge
Manfred Moos

Angelika Richter
Hans-Joachim Selbitz
Stephan Steuber
Jürgen Wallmann

8., überarbeitete Auflage

17 Abbildungen
99 Tabellen

Enke Verlag · Stuttgart

Bibliografische Information
der Deutschen Nationalbibliothek

Die Deutsche Nationalbibliothek verzeichnet diese Publikation in der Deutschen Nationalbibliografie; detaillierte bibliografische Daten sind im Internet über http://dnb.d-nb.de abrufbar.

Anschrift der Herausgeber:

Prof. Dr. Wolfgang Löscher
Institut für Pharmakologie, Toxikologie und Pharmazie
Tierärztliche Hochschule Hannover
Bünteweg 17
30559 Hannover

Prof. Dr. Fritz Rupert Ungemach†

Prof. Dr. Dr. Reinhard Kroker
Am Schlachtensee 120
14129 Berlin

1.–5. Auflage © 1991, 1994, 1997, 1999, 2002
Parey Verlag, Berlin

6. Auflage © 2003 Parey
im Blackwell Wissenschafts-Verlag, Berlin/Wien

7. Auflage © 2006 Parey
in MVS Medizinverlage Stuttgart GmbH & Co. KG

© 2010 Enke Verlag in
MVS Medizinverlage Stuttgart GmbH & Co. KG
Oswald-Hesse-Str. 50, 70469 Stuttgart

Unsere Homepage: www.enke.de

Printed in Germany

Umschlaggestaltung: Thieme Verlagsgruppe
Umschlagillustration: Die Abbildung des Moleküls Tulathromycin (Draxxin®) wurde uns freundlicherweise von der Pfizer GmbH zur Verfügung gestellt
Satz: medionet Publishing Services Ltd, Berlin
gesetzt in: Adobe InDesign CS3
Druck: Grafisches Centrum Cuno GmbH & Co. KG, Calbe

ISBN 978-3-8304-1123-9   1 2 3 4 5 6

Wichtiger Hinweis: Wie jede Wissenschaft ist die Medizin ständigen Entwicklungen unterworfen. Forschung und klinische Erfahrung erweitern unsere Erkenntnisse, insbesondere was Behandlung und medikamentöse Therapie anbelangt. Soweit in diesem Werk eine Dosierung oder eine Applikation erwähnt wird, darf der Leser zwar darauf vertrauen, dass Autoren, Herausgeber und Verlag große Sorgfalt darauf verwandt haben, dass diese Angabe **dem Wissensstand bei Fertigstellung des Werkes entspricht**.

Für Angaben über Dosierungsanweisungen und Applikationsformen kann vom Verlag jedoch keine Gewähr übernommen werden. **Jeder Benutzer ist angehalten**, durch sorgfältige Prüfung der Beipackzettel der verwendeten Präparate und gegebenenfalls nach Konsultation eines Spezialisten festzustellen, ob die dort gegebene Empfehlung für Dosierungen oder die Beachtung von Kontraindikationen gegenüber der Angabe in diesem Buch abweicht. Eine solche Prüfung ist besonders wichtig bei selten verwendeten Präparaten oder solchen, die neu auf den Markt gebracht worden sind. **Jede Dosierung oder Applikation erfolgt auf eigene Gefahr des Benutzers.** Autoren und Verlag appellieren an jeden Benutzer, ihm etwa auffallende Ungenauigkeiten dem Verlag mitzuteilen.

Geschützte Warennamen (Warenzeichen®) werden **nicht immer** besonders kenntlich gemacht. Aus dem Fehlen eines solchen Hinweises kann also nicht geschlossen werden, dass es sich um einen freien Warennamen handelt.

Das Werk, einschließlich aller seiner Teile, ist urheberrechtlich geschützt. Jede Verwertung außerhalb der engen Grenzen des Urheberrechtsgesetzes ist ohne Zustimmung des Verlags unzulässig und strafbar. Das gilt insbesondere für Vervielfältigungen, Übersetzungen, Mikroverfilmungen und die Einspeicherung und Verarbeitung in elektronischen Systemen.

Vorwort zur 8. Auflage

Rund 4 Jahre nach Erscheinen der 7. Auflage liegt nun die 8. Auflage vor, die durch umfangreiche Änderungen des Arzneimittelmarkts und der Arzneimittelgesetzgebung erforderlich wurde, um Tierärztinnen und Tierärzten möglichst aktuelle Informationen zur Pharmakotherapie beim Tier zur Verfügung zu stellen. In der 8. Auflage wurde wiederum eine grundlegende Überarbeitung und Aktualisierung aller Kapitel des Buches durch die Autoren vorgenommen, was insbesondere durch die zum Teil erheblichen Veränderungen des Tierarzneimittelmarktes durch Rücknahmen oder Neuzulassungen oder im Rahmen der Umsetzung europäischer Verordnungen notwendig wurde. Auch die kurze Besprechung arzneimittelrechtlicher Bestimmungen zu Beginn des Buches wurde aktualisiert und dem neuen Rechtsstand zum Zeitpunkt der Fertigstellung des Buchmanuskripts angepasst. Unter Berücksichtigung der Herstellungszeiten eines Buches sind aber zwangsläufig einige der im vorliegenden Buch aufgeführten Informationen zu Arzneimitteln bei Erscheinen des Buches möglicherweise nicht mehr zutreffend, nicht zuletzt dadurch, dass Arzneimittelhersteller Präparate zurückziehen oder Details der Zulassung von Präparaten geändert werden. Auch die Arzneimittelgesetzgebung ändert sich laufend, nicht zuletzt durch Vorgaben der EU, so dass trotz aller Mühe um Aktualität die Ausführungen des Buches nicht in allen Fällen dem aktuellen Stand zum Erscheinungstermin entsprechen können. Hier sei auf den unter der Leitung von Herrn Professor Dr. Ungemach entwickelten und von seinen Mitarbeitern ständig aktualisierten Internet-Informationsdiensten Vetidata (http://www.vetidata.de) verwiesen, über den sich jeder Tiermediziner über den derzeit gültigen Stand der Gesetzgebung und der Arzneimittelzulassung informieren kann.

Die „Pharmakotherapie bei Haus- und Nutztieren" hat sich in den rund 20 Jahren seit ihrer ersten Auflage zu einem unentbehrlichen Fachbuch für jeden Tiermediziner entwickelt und damit das für das Buch gewählte Konzept bestätigt. Auch Studierende verwenden das Buch, um klinisch-pharmakologische Grundkenntnisse zu vertiefen. Es ist aber kein Ersatz für Vorlesungen oder pharmakologische Lehrbücher, da die Darstellung des Stoffes eher stichpunktartig in Form von Monographien erfolgt, um einen raschen Zugriff auf die für die Arzneimittelanwendung relevanten Informationen zu ermöglichen.

Leider verstarb Prof. Dr. Fritz Rupert Ungemach kurz nach Fertigstellung des Buchmanuskripts, an dem er noch intensiv mitgearbeitet hat. Wir verlieren mit ihm einen sehr erfahrenen Kollegen, dessen Verdienste um die Veterinärpharmakologie und -toxikologie nicht genug betont werden können. Ohne sein breites Wissen und sein Engagement wäre dieses Buch in der vorliegenden Form nicht möglich gewesen.

Abschließend danken die Verfasser des Buches Frau Prof. Dr. A. Richter, Frau Dr. K. Kluge, Herrn Prof. M. Kietzmann, Herrn Dr. M. Moos, Herrn Prof. H.-J. Selbitz, Herrn Dr. S. Steuber, Herrn Prof. Dr. W. Honscha, Herrn Dr. J. Wallmann and Frau Dr. I. U. Emmerich für die Mitarbeit an einigen Kapiteln, Herrn Prof. Lüders für seine Mitarbeit an einer früheren Fassung des Geflügelanhangs, Frau Priv.-Doz. Dr. Maren Fedrowitz für das sorgfältige Korrekturlesen der Druckfahnen und dem Enke Verlag und seinen Mitarbeitern für die Hilfe bei der Erstellung der 8. Auflage.

Hannover und Berlin, im Frühjahr 2010
Die Verfasser

Vorwort zur 1. Auflage

Sowohl im Rahmen der Vorlesung über Pharmakologie und Toxikologie als auch der Lehrveranstaltungen zur Arzneiverordnungslehre wird von Studenten der Veterinärmedizin immer wieder nach einem Buch zur Pharmakologie veterinärmedizinisch relevanter Arzneimittel gefragt, das neben pharmakologischen Grundlagen Informationen über Warenzeichen, Dosierungen, Tierartunterschiede in den Wirkungen und der Wirkungsdauer von Arzneimittelgruppen für die Anwendung beim Tier enthält. Auch Kliniker und Praktiker, die ja tagtäglich mit einer Vielzahl von Arzneimitteln umgehen, fragen wiederholt nach einem solchen Buch, nicht zuletzt, um ihr pharmakologisches Wissen zu einzelnen Arzneimittelgruppen aufzufrischen und sich über neue Trends in der Pharmakotherapie informieren zu können. Da es im deutschsprachigen Raum bisher kein Buch zur speziellen Pharmakologie und Pharmakotherapie gibt, das den oben genannten Ansprüchen von Veterinärmedizinern gerecht wird, haben wir versucht, ein solches Buch zu erstellen. Dabei haben wir bewusst darauf verzichtet, ein dickes Lehrbuch zu schreiben – falls notwendig, lassen sich umfangreiche Ausführungen über allgemeine und spezielle pharmakologische Grundlagen in einer Reihe humanmedizinischer Pharmakologiebücher nachlesen (siehe Literaturangaben am Ende des Einleitungsteils) – vielmehr ging es uns darum, möglichst viele praktisch relevante Informationen zur Wirkung von Arzneimitteln beim Tier zu sammeln und in einer Form darzustellen, die ein rasches Auffinden von Daten ermöglicht. In dem nun vorliegenden Buch werden viele veterinärmedizinisch relevanten Arzneimittel in Form kurzer Monographien behandelt. Um die erwünschten und unerwünschten Wirkungen der einzelnen Pharmaka verstehen zu können, wurde den Monographien jeweils eine Einleitung vorangestellt, in der pharmakologische Grundlagen und Wirkungsprinzipien in knapper und teilweise vereinfachter Form dargestellt werden sowie allgemeine Hinweise zu den einzelnen Wirkstoffgruppen gegeben werden. Neben Arzneimitteln, die für die Anwendung beim Tier zugelassen bzw. registriert sind, wurde auch eine Reihe humanmedizinischer Fertigarzneimittel berücksichtigt, die für die Pharmakotherapie beim Tier von Interesse sind. Aufgeführt werden in erster Linie Monopräparate, d. h. Präparate, die nur einen Wirkstoff enthalten, während Kombinationspräparate nur dann genannt wurden, wenn die Wirkstoffkombination aus pharmakologischer und therapeutischer Sicht sinnvoll erschien. Homöopathische Arzneimittel wurden nicht berücksichtigt; Informationen zu Fütterungsarzneimitteln sowie zu Pharmaka, die beim Geflügel, bei Fischen und kleinen Nagern von Bedeutung sind, sind in Anhängen zusammengefasst worden. Weiterhin finden sich im Anhang Hinweise zur Behandlung von Protozoenerkrankungen bei verschiedenen Tierarten; auf eine ausführliche Darstellung der Pharmakologie der Antiprotozoika wurde verzichtet.

Für die Erstellung der Kurzmonographien im Hauptteil dieses Buches diente in erster Linie wissenschaftliches Erkenntnismaterial; allein für die Angabe von pharmakokinetischen Daten wurden über 1000 Einzelveröffentlichungen ausgewertet, so dass aus Platzgründen auf die Dokumentation der Literatur verzichtet werden musste.

Die Einteilung der Wirkstoffgruppen in diesem Buch erfolgte nach pharmakologischen Gesichtspunkten, d. h. nach der typischen Gliederung einer Vorlesung über spezielle Pharmakologie. Die einzelnen Arzneimittel werden, wie in der Pharmakologie üblich, mit ihren Freinamen aufgeführt; Warenzeichen bzw. registrierte Handelsnamen der einzelnen Wirkstoffe finden sich in den jeweiligen Monographien, es ist jedoch zu betonen, dass hier teilweise nur eine Auswahl der im Handel befindlichen Präparate wiedergegeben ist. Nicht genannte Präparate mit gleichen Wirkstoffen können die gleiche Qualität haben. Auf eine Darstellung der allgemeinen Pharmakologie wurde weitgehend verzichtet, einige Hinweise finden sich jedoch im Einleitungsteil dieses Buches. Weiterhin finden sich im Einleitungsteil kurzgefasste Informationen zum Arzneimittelrecht, die für den Umgang mit Arzneimitteln von Bedeutung sind. Eine ausführliche Darstellung der Toxikologie gibt es in diesem Buch nicht (siehe Literaturhinweise), jedoch werden im Kapitel „Therapie wichtiger Vergiftungen" eine Reihe veterinärmedizinisch relevanter Vergiftungen kurz behandelt; weiterhin finden sich Hinweise zur Toxizität von Arzneimitteln in den jeweiligen Monographien. Im Anhang dieses Buches finden sich neben den bereits angesprochenen Daten Informationen zu Arzneimittelkombinationen, zur Dosierungsberechnung sowie zur Erfassung und Auswertung unerwünschter Arzneimittelrisiken.

Das vorliegende Buch ist kein Ersatz für Vorlesungen und Lehrbücher zur Pharmakologie und Toxikologie, weil insbesondere die Darstellung von Zusammenhängen und pharmakologischem Grundwissen oft stichwortartig gedrängt ist und daher in einem umfangreichen Lehrbuch bzw. in einer Vorlesung häufig besser verständlich sein wird.

In diesem Zusammenhang ist zu beachten, dass wie in vielen anderen Fächern auch in der Pharmakologie unterschiedliche Lehrmeinungen existieren, so dass ein Buch wie das vorliegende häufig die subjektive Meinung der Autoren wiedergibt, sich also Widersprüche zu anderen Büchern oder Lehrmeinungen ergeben können.

Zum Schluss danken wir einer Reihe von Kollegen aus verschiedenen Fachdisziplinen, die dieses Buch kritisch durchsahen und wertvolle Hinweise gaben, so Prof. Dr. H.-H. Frey (Berlin), Prof. Dr. H. Eikmeier (Gießen), Prof. Dr. W. Kraft (München), Prof. Dr. E. Grunert und Prof. Dr. F. Hörchner (Berlin). Dr. H. Lüders (Hannover) danken wir für die Tabellen zur Chemotherapie beim Geflügel (Anhang Nr. 4).

Herrn Diplom-Biologen R. Pund (Berlin) danken wir für die umfangreiche Mithilfe bei der Literaturauswertung für dieses Buch. Frau Dr. H. Gottmanns, Dr. S. Steuber, Dr. G. Kempf, Dr. M. Kietzmann und Dr. K. O. Weber danken wir für zahlreiche Korrekturhinweise.

Hannover und Berlin, im September 1990
Die Verfasser

Inhaltsverzeichnis

Teil I
Allgemeine Einleitung

1	Grundbegriffe der Pharmakologie	2
	W. Löscher, R. Kroker und F. R. Ungemach	
2	Allgemeine Pharmakologie	4
	W. Löscher, R. Kroker und F. R. Ungemach	
3	Arzneimittelrechtliche Bestimmungen	8
	W. Löscher, R. Kroker und F. R. Ungemach	
3.1	Das Arzneimittelgesetz	8
3.2	Die Betäubungsmittelgesetzgebung	14
3.3	Verordnung über tierärztliche Hausapotheken (TÄHAV)	18
3.4	Lebensmittelrechtliche Bestimmungen, die den tierärztlichen Arzneimittelsektor betreffen	19
3.5	Gesetzliche Bestimmungen in der Europäischen Union	21
4	Hinweise zur Gliederung des speziellen Teils	24
5	Literaturhinweise	27
	Allgemeine Pharmakologie	27
	Spezielle Pharmakologie und Pharmakotherapie	27
	Arzneimittelrecht	27
	Anfertigung von Arzneimitteln	27
	Toxikologie	27
6	Informationen aus dem Internet	28
7	Abkürzungen	229

Teil II
Spezielle Pharmakologie und Pharmakotherapie

A	Pharmaka mit Wirkung auf das autonome (vegetative) Nervensystem	32
	W. Löscher	
1	Parasympathikus	32
1.1	Parasympathomimetika	35
	Direkt wirkende Parasympathomimetika	35
	Indirekt wirkende Parasympathomimetika	36
	Reversible Hemmstoffe der Acetylcholinesterase	36
	Schwer reversible Hemmstoffe der Acetylcholinesterase	37
1.2	Antagonisten von Acetylcholin	38
	Parasympatholytika	38
	Ganglienwirksame Stoffe	40
	Periphere Muskelrelaxanzien	40
	Nicht depolarisierende (stabilisierende) Muskelrelaxanzien	41
	Depolarisierende Muskelrelaxanzien	42
2	Sympathikus	43
2.1	Direkt wirkende Sympathomimetika	45
	Direkt wirkende Sympathomimetika mit Wirkung auf α- und β-Adrenozeptoren	45
	Direkt wirksame Sympathomimetika mit selektiver Wirkung auf α-Adrenozeptoren	47
	Direkt wirksame Sympathomimetika mit selektiver Wirkung auf β-Adrenozeptoren	48
	β-Sympathomimetika mit Wirkung auf $β_1$- und $β_2$-Adrenozeptoren	48
	$β_1$-selektive Sympathomimetika	49
	$β_2$-selektive Sympathomimetika	49
	Broncholytika	49
	Tokolytika (s. auch Kap. I)	50
2.2	Indirekt wirkende Sympathomimetika	51
2.3	Adrenolytika	53
	α-Adrenolytika	53
	β-Adrenolytika	54

B	**Pharmaka mit Wirkung auf periphere Mediatoren**	57		3.2	Schwache Analgetika (Nicht-Opioid-Analgetika)	109
	W. Löscher				Derivate der Salicylsäure	111
1	**Histamin**	57			p-Aminophenolderivate (Anilinderivate)	112
1.1	Antihistaminika	58			Pyrazolonderivate	113
2	**5-Hydroxytryptamin (Synonym: Serotonin)**	60			Arylpropionsäurederivate und Fenamate	115
3	**Prostaglandine**	61		3.3	Coxibe	116
C	**Pharmaka mit Wirkung auf das Zentralnervensystem**	64		4	**Zentrale Muskelrelaxanzien**	117
	W. Löscher			5	**Zentral erregende Stoffe (zentrale Analeptika)**	118
1	**Narkotika**	68		5.1	Stammhirnanaleptika	119
1.1	Inhalationsnarkotika	71		5.2	Methylxanthine	120
1.2	Injektionsnarkotika	78		6	**Antiepileptika**	122
	Barbiturate	78		6.1	Benzodiazepine	126
	Klassische Barbiturate	79		6.2	Neue Antiepileptika oder Zusatzmedikation bei Pharmakoresistenz	127
	N-Methylbarbiturate	80		6.3	Pharmaka zur Unterbrechung eines Status epilepticus	128
	Thiobarbiturate	80		7	**Medikamentöse Behandlung von Verhaltensproblemen**	128
	Sonstige Injektionsnarkotika	82		8	**Tötung von Tieren („Euthanasie")**	131
2	**Hypnotika und Sedativa**	86		**D**	**Lokalanästhetika**	134
2.1	Hypnotika	86			*W. Löscher*	
	Barbiturate	87		1	**Lokalanästhetika vom Estertyp**	137
2.2	Sedativa	88		2	**Lokalanästhetika vom Amidtyp**	139
	Ataraktika	88		**E**	**Herzwirksame Pharmaka**	141
	Benzodiazepine	88			*F. R. Ungemach*	
	Neuroleptika	90		1	**Positiv inotrop wirksame Pharmaka**	141
	Phenothiazinderivate	92		1.1	Herzglykoside	141
	Azaphenothiazinderivate	93		1.2	Sonstige Inotropika	151
	Thioxanthenderivate	94		2	**Antiarrhythmika**	152
	Butyrophenonderivate	94		2.1	Antiarrhythmika bei bradykarden Herzrhythmusstörungen	152
3	**Analgetika**	95		2.2	Antiarrhythmika bei tachykarden Rhythmusstörungen	154
3.1	Starke Analgetika	96			Membranstabilisierende Antiarrhythmika (Klasse I)	156
	Analgetika vom Typ des Morphins	96			Antiarrhythmika der Klasse I A: Chinidin, Procainamid	156
	Morphin	96			Antiarrhythmika der Klasse I B: Lidocain und Phenytoin	158
	Halbsynthetische Morphinabkömmlinge	99			Antiarrhythmika der Klasse I C: Ajmalin, Propafenon, Flecainid	159
	Vollsynthetische Morphinabkömmlinge	99			β-Adrenolytika	159
	Morphinähnliche Stoffe, die nicht als starke Analgetika verwendet werden	102				
	Morphinantagonisten (Opioidantagonisten)	102				
	Dopaminagonisten	104				
	Meperidinabkömmlinge	104				
	Antitussiva	104				
	Analgetika vom Typ des Xylazins	105				

	Antiarrhythmika der Klasse III: Amiodaron und Sotalol	160
	Calciumantagonisten	160
	Herzglykoside	161
F	**Kreislaufwirksame Pharmaka**	**162**
	W. Löscher und F. R. Ungemach	
1	**Blutdruckerhöhende Pharmaka**	162
2	**Blutdrucksenkende Pharmaka**	163
2.1	Hemmstoffe des Angiotensin-Konversionsenzyms (ACE-Hemmer)	164
2.2	Calciumkanalblocker	167
G	**Wasser- und Elektrolythaushalt – Infusionstherapie**	**168**
	F. R. Ungemach	
1	Infusionslösungen zur Behandlung von Störungen im Wasser und Elektrolythaushalt	168
1.1	Natriumchloridlösungen	171
1.2	Elektrolytlösungen mit Kationenkombinationen	172
	Vollelektrolytlösungen	173
	Elektrolytlösungen mit einem Natriumgehalt < 120 mmol/l	174
1.3	Lösungen zur oralen Rehydratation	174
1.4	Lösungen zur Korrektur von Störungen im Säure-Basen-Haushalt	175
1.5	Lösungen zur Kaliumsubstitution	178
	Lösungen zur Korrektur von Azidosen	175
	Lösungen zur Korrektur einer Alkalose	178
1.6	Calciumhaltige Lösungen	180
1.7	Magnesiumhaltige Lösungen	183
2	**Kohlenhydrathaltige Lösungen**	184
2.1	Glukoselösungen	186
2.2	Zuckeraustauschstoffe	187
3	**Plasmaersatzstoffe**	188
3.1	Gelatinepräparate	189
H	**Nierenwirksame Pharmaka**	**191**
	F. R. Ungemach	
1	**Diuretika**	191
1.1	Osmotische Diuretika	193
1.2	Carboanhydrase-Hemmstoffe	194
1.3	Benzothiadiazine	194
1.4	Schleifendiuretika	196
1.5	Kaliumsparende Diuretika	198
	Amilorid und Triamteren	199
	Aldosteron-Antagonisten	199

2	**Pharmaka mit antidiuretischer Wirkung**	200
2.1	Hormonale Antidiurese	200
2.2	Nicht hormonale Antidiurese	200
I	**Beeinflussung der Uterusfunktion**	**202**
	R. Kroker	
1	**Steigerung der Uterusmotilität**	202
1.1	Oxytocin und Oxytocinderivate	202
1.2	Secalealkaloide	203
1.3	Prostaglandine und Agonisten	204
	Prostaglandin $F_{2\alpha}$	204
	Prostaglandin-$F_{2\alpha}$-Agonisten	204
1.4	Glukokortikoide	205
2	**Reduzierung der Uterusmotilität (Tokolytika)**	205
J	**Pharmakotherapie des Respirationstrakts**	**206**
	F. R. Ungemach	
1	**Bronchospasmolytika**	206
2	**Antitussiva**	209
3	**Expektoranzien**	210
3.1	Sekretolytika	210
	Wasser	210
	Reflexsekretolytika	210
	Bromhexin und -derivate	212
3.2	Mukolytika	213
3.3	Sekretomotorika	214
K	**Behandlung von Lebererkrankungen**	**215**
	R. Kroker	
1	**Leberschutztherapeutika**	215
1.1	Kombinationen aus Aminosäuren/Zuckern/Vitaminen und anderen Stoffen	215
1.2	Choleretika	215
2	**Therapie von Lebererkrankungen**	216
L	**Magen-Darm-wirksame Pharmaka**	**217**
	F. R. Ungemach	
1	**Antazida**	217
1.1	Antazida	217
1.2	Hemmstoffe der Säuresekretion	219
	Histamin-H_2-Rezeptor-Antagonisten	220
	Protonenpumpen-Hemmstoffe	220
2	**Antizymotika**	221
3	**Emetika**	222
3.1	Zentral wirksame Emetika	222
3.2	Peripher wirksame Emetika	223

4	Antiemetika und Prokinetika	224		N	Pharmaka zur Behandlung und Verhütung bakterieller Infektionen		249
4.1	Antiemetika	224			*R. Kroker*		
	Anticholinergika	225		1	Einleitung		249
	H₁-Antihistaminika	225		1.1	Begriffsbestimmung		249
	Neuroleptika	226		1.2	Therapiegrundsätze und Auswahlkriterien		249
	Dopamin-D₂-Rezeptor-Antagonisten	226			Wirkungsmechanismus		249
	5-HT₃-Rezeptor-Antagonisten	228			Auswahlkriterien für ein geeignetes Antibiotikum		250
	NK₁-Rezeptor-Antagonisten	229			Dosiswahl – Einfluss der Pharmakokinetik und -dynamik		253
4.2	Prokinetika	230			Wirkungsspektrum		254
5	**Laxanzien**	231			Kombinationen von Antibiotika		255
5.1	Laxanzien mit Reizwirkung auf die Darmmukosa	232			Resistenzen gegenüber Antibiotika		255
	Diphenolische Laxanzien	232			Neben- und Wechselwirkungen		257
	Anthrachinonderivate	232		2	**Spezieller Teil**		257
	Rizinusöl	233		2.1	β-Laktamantibiotika		257
5.2	Osmotische Laxanzien	233			Penicilline		258
5.3	Quellstoffe	234			Benzylpenicillin und seine Salze und Ester		258
5.4	Gleitmittel	234			Phenoxypenicilline (Oralpenicilline)		261
6	**Antidiarrhoika**	235			Phenoxypen WSP, V.M.		262
6.1	Opioide	236			Isoxazolylpenicilline (Penicillinase-feste Penicilline)		262
6.2	Parasympatholytika	237			Aminopenicilline (Breitspektrumpenicilline)		263
6.3	Adsorbenzien	238			Carboxyl-Penicilline		264
6.4	Adstringenzien	239			Cephalosporine		265
6.5	Arzneimittel zur Behandlung einer Colitis ulcerosa	241			Parenteral anwendbare Cephalosporine mit geringer β-Laktamasenstabilität		265
6.6	Probiotika	242			Oral anwendbare Cephalosporine		266
7	**Antiadiposita**	242			Parenteral anwendbare Cephalosporine mit erhöhter β-Laktamasenstabilität		266
M	**Desinfektionsmittel**	244		2.2	Aminoglykosid-Antibiotika		268
	R. Kroker				Neuere Aminoglykoside		272
1	**Oxidationsmittel**	246		2.3	Tetracycline		272
2	**Halogene**	246			Neue Tetracycline		274
	Chlor	246		2.4	Fenicole		275
	Hypochlorite	246		2.5	Makrolide		277
	Jod	247		2.6	Lincosamide		282
3	**Jodophore**	247		2.7	Polypeptidantibiotika		283
4	**Alkohole**	247		2.8	Ansamycingruppe		285
5	**Aldehyde**	247		2.9	Pleuromutilingruppe		285
6	**Phenol-Derivate**	247		2.10	Fusidinsäure		286
	Anorganische Jodverbindungen	247		2.11	Novobiocin		287
7	**Tenside**	248		2.12	Sulfonamide		287
	Kationische Tenside	248					
	Anionische Tenside	248					
	Ampholyte	248					
8	**Guanidin-Derivate**	248					
9	**Sonstige Desinfektionsmittel**	248					

2.13	Trimethoprim und Kombinationen von Sulfonamiden mit Trimethoprim	292
2.14	Nitrofurane	293
2.15	Nitroimidazole	293
2.16	Gyrasehemmer	294
	Fluorchinolone	295
O	**Antiparasitika**	**298**
	F. R. Ungemach	
1	Anthelminthika	299
1.1	Anthelminthika gegen Nematoden	301
	Benzimidazole	301
	Tetrahydropyrimidine: Pyrantel, Oxantel und Morantel	311
	Imidazothiazole: Tetramisol und Levamisol	313
	Makrozyklische Laktone: Avermectine und Milbemycine	316
	Avermectine	316
	Milbemycine	322
	Weitere Anthelminthika gegen Nematoden	323
1.2	Anthelminthika gegen Zestoden	326
	Pflanzliche Wirkstoffe: Kamala und Arecolin	326
	Nicht pflanzliche Wirkstoffe gegen Cestoden	326
1.3	Mittel zur Bekämpfung von Trematoden ..	329
2	Mittel zur Bekämpfung von Ektoparasiten	333
	Aliphatische chlorierte Kohlenwasserstoffe	330
	Halogenierte diphenolische Verbindungen	330
	Salicylsäureanilide	331
	Benzimidazole	332
2.1	Pflanzliche Insektizide	336
2.2	Pyrethroide	337
2.3	Organische Phosphorsäureester	340
2.4	Carbamate	341
2.5	Chlorierte zyklische Kohlenwasserstoffe ...	342
2.6	Makrozyklische Laktone: Avermectine und Milbemycine	343
2.7	Triazapentadiene	344
2.8	Phenylpyrazolverbindungen	344
2.9	Chlornicotinoide	346
2.10	Metaflumizon	347
2.11	Insektenwachstumshemmer – Wachstumsregulatoren	348
	Juvenilhormon-Analoge	348
	Chitinsynthesehemmer	349
	Sonstige Insektenwachstumshemmer	350
2.12	Repellenzien	350

2.13	Sonstige Wirkstoffe gegen Ektoparasiten ..	351
2.14	Varroosemittel	352
P	**Pharmaka zur Behandlung von Pilzinfektionen**	**354**
	R. Kroker	
1	Polyenantibiotika	354
2	Azole	355
3	Flucytosin und Griseofulvin	356
4	Lokalantimykotika	357
4.1	Phenole und Derivate	357
4.2	Schwefelhaltige Verbindungen	357
4.3	8-Hydroxycholin- und 8-Hydroxychinaldin-Derivate	358
4.4	Aliphatische Carbonsäuren	358
4.5	Invertseifen	358
4.6	Bromnitropropanderivate	358
4.7	Sonstige	358
Q	**Chemotherapie von Tumorerkrankungen**	**359**
	R. Kroker	
1	Zytostatika	360
R	**Vitamine und Spurenelemente**	**363**
	R. Kroker	
1	Vitamine	363
1.1	Fettlösliche Vitamine	364
1.2	Wasserlösliche Vitamine	367
	Vitamin-B-Gruppe	368
2	Spurenelemente	371
S	**Hormone und hormonell wirksame Pharmaka**	**375**
	R. Kroker	
1	Therapie von Schilddrüsenerkrankungen .	375
1.1	Pharmakologische Beeinflussung der Hyperthyreose	375
	Jodisationshemmer	376
	Thioharnstoffderivate	376
	Thiourazile	376
	Thioimidazole	376
	Jodinationshemmer	376
	Jodide	376
	Andere Jodinationshemmer	377
1.2	Pharmakologische Beeinflussung der Hypothyreose	377

2	Pharmakologische Beeinflussung der Fortpflanzung und von Fruchtbarkeitsstörungen	377	U	Therapie wichtiger Vergiftungen R. Kroker und W. Honscha	433
2.1	Gonadotropin-Releasing-Hormon und Analoga	377	1	Unspezifische (symptomatische) Therapie von Vergiftungen	433
2.2	Gonadotropine	379	2	Spezifische Therapie von Vergiftungen	434
	Gonadotropine extrahypophysären Ursprungs	379	2.1	Vergiftungen mit organischen Phosphorsäureestern und Carbamaten	434
	Gonadotropine hypophysären Ursprungs	380	2.2	Schwermetallvergiftungen	434
2.3	Steroidale Sexualhormone und Derivate	381	2.3	Methämoglobinbildende Gifte	437
	Östrogen-wirksame Stoffe	382	2.4	Vergiftungen mit pflanzlichen Inhaltsstoffen	437
	Synthetische Östrogen-wirksame Stoffe	383		Blausäurehaltige (cyanogene) Glykoside	437
	Gestagen-wirksame Stoffe	383		Cumarinhaltige Glykoside	438
	Antigestagene	384		Thiaminase enthaltende Pflanzen	438
	Androgen-wirksame Stoffe	385	2.5	Ethylenglykolvergiftung	438
3	Therapie von Pankreasfunktionsstörungen	386	2.6	Vergiftungen durch Arzneimittel	438
3.1	Diabetes mellitus	386	V	Antiprotozoika S. Steuber und R. Kroker	440
	Insulintherapie	386	1	Chemotherapie der Hämoprotozoen	440
	Orale Antidiabetika	387	1.1	Aromatische Diamidine und Carbanilide	445
3.2	Hypoglykämien	387	1.2	Phenanthridinderivate	449
4	Therapie des Diabetes insipidus	387	1.3	Chinoliniumderivate	452
5	Wachstumshormone	387	1.4	Naphthylaminsulfonsäuren	452
T	Pharmaka zur Beeinflussung von Entzündungen F.R. Ungemach	389	1.5	Organische Arsenverbindungen	453
			1.6	Pentavalente Antimonverbindungen	454
1	Nicht-steroidale Antiphlogistika	390	1.7	Purinanaloge Stoffe	455
1.1	Pyrazolidine	393	1.8	Imidazole	456
1.2	Indometacin und Diclofenac	396	1.9	Aminoglykoside	456
1.3	Arylpropionsäurederivate	397	1.10	Alkylphosphocholine	457
1.4	Fenamate	400	1.11	Hydroxynaphthochinone	458
1.5	Oxicame	403	1.12	Chinazolinonderivate	459
1.6	Coxibe	404	2	Antikokzidia	460
1.7	Duale COX/5-LOX-Hemmstoffe	406	2.1	Sulfonamide und Kombinationen mit Trimethoprim	460
2	Dimethylsulfoxid – DMSO – und Orgotein	407	2.2	Amprolium	460
3	Chondroprotektiva	409	2.3	Nicarbazin	461
3.1	Heparinoide	410	2.4	Halofuginon	461
4	Kortikosteroide	411	2.5	Ionophore	463
4.1	Mineralokortikoide	412	2.6	Symmetrische (1,3,5-) und asymmetrische (1,2,4-)Triazinone	464
4.2	Glukokortikoide	412	W	Homöopathika W. Löscher und A. Richter	467
	Nicht fluorierte Glukokortikoide	427	1	Prinzipien der Homöopathie	467
	Fluorierte Glukokortikoide	429	2	Herstellung von Homöopathika	468
			3	Erklärungsmöglichkeiten für die Wirkung homöopathischer Arzneimittel	470

4	Übersicht über tiermedizinische Homöopathika	473
5	Beurteilung der Unbedenklichkeit homöopathischer Arzneimittel	473
6	Grenzen des Einsatzes homöopathischer Arzneimittel	497

X Phytotherapeutika 499
A. Richter und W. Löscher

1	Definition von Phytotherapeutika	499
2	Pflanzeninhaltsstoffe	500
2.1	Pflanzeninhaltsstoffe als Kriterium für die Arzneimittelqualität	501
2.2	Beispiele für Pflanzeninhaltsstoffe	502
3	Stand der Phytotherapie in der Tiermedizin	504
4	Anwendungsgebiete von Phytotherapeutika	512
4.1	Erkrankungen der Verdauungsorgane	512
4.2	Erkrankungen der Atmungsorgane	514
4.3	Erkrankungen des Herz-Kreislauf-Systems .	515
4.4	Immunstimulanzien	516
4.5	Lokale Anwendungen auf Haut und Schleimhäuten	516
5	Grenzen des Einsatzes von Arzneipflanzen	517

Y Immunpharmaka 519
F. R. Ungemach, M. Moos und H.-J. Selbitz

1	Immunsuppressiva	519
1.1	Glukokortikoide	520
1.2	Zytostatika	520
1.3	Cyclosporine	521
2	Allgemeines zu Immunbiologika	523
2.1	Begriffsbestimmungen	523
2.2	Rechtsgrundlagen und Harmonisierung der Anforderungen	524
2.3	Ausnahmeregelungen im nationalen Bereich	525
2.4	Sachgerechte Anwendung („Gute Impfpraxis")	527
2.5	Europäische Tendenzen	529
3	Spezielles zu Immunbiologika	530
3.1	Einteilung der Immunbiologika	530
3.2	Impfungen gegen anzeigepflichtige Tierseuchen	533
3.3	Impfungen gegen Zoonosen	535
3.4	Sonstige Impfungen	537

Z Lokale Therapie (Haut, Euter, Auge) 539
F. R. Ungemach und M. Kietzmann

1	Arzneimittelanwendung auf der Haut . . .	539
1.1	Nicht-steroidale Antiphlogistika	539
1.2	Hyperämika (Rubefacientia, Counterirritants)	540
	Nikotinsäurederivate	541
	Methylsalicylat	542
	Ätherische Öle	542
1.3	Dermatika	543
	Galenische Formulierungen	544
	Salbengrundlagen	544
	Adsorbenzien	544
	Antiseptika	545
	Antimykotika	545
	Antiparasitika (Ektoparasitika)	545
	Antiphlogistika	545
	Dermatokortikoide	545
	Immunsuppressiva	549
	Teer und Teerderivate	549
	Schieferölsulfonate	550
	nicht-steroidale Antiphlogistika	550
	DMSO (▶ S. 407)	550
	Adstringenzien	550
	Antipruriginosa	551
	Antiseborrhoika	552
	Keratolytika	552
	Retinoide	552
	Antiproliferativa	553
	Wundbehandlung und Wundheilungsförderung	553
	Azulene	553
	Granulations- und epithelisierungsfördernde Mittel	553
2	Arzneimittelanwendung am Auge	554
2.1	Augentropfen und Suspensionen	555
2.2	Augensalben	555
2.3	Haltbarkeit von Augenarzneien	556
2.4	Cyclosporine	556
3	Arzneimittelanwendung am Euter	556
3.1	Entzündungen der Milchdrüse	556
3.2	Chemotherapie der Mastitis	556
	Klinische Kriterien	556

Pharmakokinetik
bei der Mastitisbehandlung 561
    Faktoren bei systemischer Therapie . 561
    Faktoren bei intrazisternaler Therapie 561
Wirkstoffkonzentrationsangabe
in Gewichtseinheit pro abgeteilter Form
(z. B. Tablette): 568
Wirkstoffkonzentrationsangabe in Prozent
(z. B. Injektionslösung) 569
Dosisangabe in Molmasse/kg Körpergewicht
(z. B. Elektrolytlösung) 569
Dosierung über Dauertropfinfusion 569
Sonderfall Kaninchen 578

Vertriebswege
für Arzneimittelvormischungen
und Fütterungsarzneimittel 594
Verschreibung eines
Fütterungsarzneimittels 594
Problematik von Fütterungsarzneimitteln . 596
Vorliegen eines „Therapienotstands" 650
Vorgehen beim „Therapienotstand" 650
Wartezeit bei Umwidmung 652
Sonderfall Pferd 652
3.3 Unterstützende Maßnahmen 562

Anhang

Anhang 1 Umrechnung von Humandosierungen für Tiere, Dosierungsangaben, -berechnungen und Maßeinheiten 566
F. R. Ungemach
  1.1 Dosisberechnungen 566
  1.2 Dosierungsangaben 568
  1.3 Dosisumrechnung 568
  1.4 Maßeinheiten
      und Dosierungsangaben 570

Anhang 2 Hinweise zu Arzneimittelkombinationen 571
R. Kroker

Anhang 3 Zugelassene Arzneimittel für Geflügel 573
R. Kroker, H. Lüders und W. Löscher

Anhang 4 Zugelassene Arzneimittel für Heimtiere 577
I. U. Emmerich, F. R. Ungemach und R. Kroker

Anhang 5 Fütterungsarzneimittel 594
F. R. Ungemach

Anhang 6 Erfassung und Auswertung unerwünschter Arzneimittelrisiken (Pharmakovigilanz) 598
F. R. Ungemach

Anhang 7 Anwendung pharmakologisch wirksamer Stoffe bei lebensmittelliefernden Tieren im Rahmen der Verordnung (EG) Nr. 470/2009 600
K. Kluge, F. R. Ungemach und R. Kroker
  7.1 MRL-Verfahren 600
  7.2 Stoffe in Tab. 1 des Anhangs
      der Verordnung (EG) Nr. 37/2010 .. 602

Anhang 8 Therapielücken und Therapienotstand bei der arzneilichen Versorgung von Tieren und Sonderregelungen für Pferde 646
F. R. Ungemach und K. Kluge

Anhang 9 Dopingbestimmungen für den Pferdesport 656
F. R. Ungemach, K. Kluge und I. U. Emmerich

Anhang 10 Notfallmedikamente („Notfallkoffer") 664
F. R. Ungemach

Anhang 11 Klinische Grenzwerte für die Klassifizierung von MHK-Werten unter Berücksichtigung der Bakterienspezies, Indikation und Tierart 670
J. Wallmann und R. Kroker

Sachverzeichnis 675

Teil I
Allgemeine Einleitung

1	Grundbegriffe der Pharmakologie	2
2	Allgemeine Pharmakologie	4
3	Arzneimittelrechtliche Bestimmungen	8
4	Hinweise zur Gliederung des speziellen Teils	24
5	Literaturhinweise	27
6	Informationen aus dem Internet	28
7	Abkürzungen	29

1 Grundbegriffe der Pharmakologie

W. Löscher, R. Kroker und F. R. Ungemach

Die **Pharmakologie** untersucht die Wirkung chemischer Stoffe natürlicher oder synthetischer Herkunft auf belebte Materie. Im Falle von körpereigenen Stoffen interessiert sich der Pharmakologe für Effekte dieser Substanzen (z. B. Hormone, Transmitter) in physiologischen und unphysiologischen Konzentrationen (Abgrenzung zwischen physiologischen Wirkungen und pharmakologischen Effekten, d. h. Effekten nach Applikation des Stoffes).

Ziel der Pharmakologie ist primär die Untersuchung der Wirkung von **Arzneimitteln**, d. h. von Stoffen, die der Prophylaxe, Diagnose und Therapie von Erkrankungen dienen. Synonym für Arzneimittel wird oft der Begriff **Pharmakon** verwendet; die Anwendung von Arzneimitteln bzw. Pharmaka am kranken Organismus zu therapeutischen Zwecken wird als **Arznei(mittel)therapie** oder **Pharmakotherapie** bezeichnet. Arzneimittel bzw. Pharmaka werden in der Pharmakologie mit international gebräuchlichen und verbindlichen **Freinamen** bezeichnet; im klinischen Gebrauch sind Arzneimittel aber (leider) häufig nur unter den warenzeichengeschützten Namen (**Warenzeichen**) bekannt, unter denen das Arzneimittel im Handel erhältlich ist.

Nach den verschiedenen Zielrichtungen der Pharmakologie werden verschiedene Teilgebiete unterschieden: Die **allgemeine Pharmakologie** beschäftigt sich mit den Gesetzmäßigkeiten der Wirkung von Pharmaka, die unabhängig vom einzelnen Stoff Gültigkeit haben, also z. B. mit Rezeptortheorien, Dosis-Wirkungs-Beziehungen, Resorption von Arzneimitteln in Abhängigkeit von der Applikationsart, der Verteilung von Arzneimitteln im Organismus, Arzneimittelstoffwechsel und anderem. Untergebiete der allgemeinen Pharmakologie sind die **Pharmakodynamik**, die die Wirkung von Arzneimitteln auf tierische Zellen oder Organsysteme beschreibt (man spricht in diesem Zusammenhang von den **pharmakodynamischen Wirkungen** eines Pharmakons), und die **Pharmakokinetik**, die das gesetzmäßige Schicksal von Pharmaka im Organismus beschreibt, also Resorption, Verteilung, Biotransformation und Ausscheidung. Anders ausgedrückt beschreibt die Pharmakodynamik die Wirkung eines Stoffes auf den Organismus, die Pharmakokinetik die Wirkung des Organismus auf den Stoff. Die **spezielle Pharmakologie** nutzt die Kenntnisse der allgemeinen Pharmakologie zur Entwicklung und/oder Untersuchung diagnostisch, therapeutisch oder prophylaktisch brauchbarer Substanzen. Dabei werden in der **experimentellen Pharmakologie** alte und neue Arzneimittel am Versuchstier untersucht, um Informationen über das pharmakodynamische Wirkungsspektrum, Wirkungsmechanismen, Nebenwirkungen und Toxizität sowie die Pharmakokinetik der Stoffe zu gewinnen. In der **klinischen Pharmakologie** erfolgen entsprechende Untersuchungen an kranken Patienten, um optimale therapeutische Anwendungsbedingungen für das Arzneimittel zu erarbeiten und die Arzneitherapie zu überwachen. Diese relativ neue pharmakologische Arbeitsrichtung hat besondere Bedeutung bei der Prüfung neu entwickelter Arzneimittel. Aufgrund der großen Komplexität des Faches differenzieren sich innerhalb der experimentellen und klinischen Pharmakologie verschiedene Arbeitsrichtungen, z. B. **Neuropharmakologie**, **Psychopharmakologie**, **Endokrinpharmakologie**, **biochemische Pharmakologie** etc. Ein großes und wichtiges Arbeitsgebiet ist schließlich die **Toxikologie**, die zum einen die Wirkung von Schadstoffen (**Giften**), zum anderen, da jedes Arzneimittel bei Überdosierung schädlich wirken kann, die Toxizität von Arzneimitteln untersucht. Zu beurteilen sind im Einzelnen die **akute**, **subakute** und **chronische Toxizität**, die **Genotoxizität**, **Kanzerogenität** und **Reproduktionstoxizität** sowie mögliche **sensibilisierende und immunsuppressive Eigenschaften** von Arzneimitteln und potenziell schädliche Wirkungen für die Umwelt (**Ökotoxizität**).

Im Unterschied zur Pharmakologie befasst sich die **Pharmazie** nicht mit den Wirkungen von Pharmaka und deren biologischen und medizinischen Aspekten, sondern mit der Herstellung,

Zubereitung und Abgabe von Arzneimitteln. Da Tierärzte über das **Dispensierrecht** verfügen (▶ S. 8 ff. der Allgemeinen Einleitung), müssen sie im Gegensatz zu Human- und Zahnmedizinern auch über eine Reihe pharmazeutischer Grundkenntnisse verfügen.

2 Allgemeine Pharmakologie

W. Löscher, R. Kroker und F. R. Ungemach

Auf einige Inhalte der allgemeinen Pharmakologie (Pharmakodynamik/Pharmakokinetik) wurde bereits hingewiesen. Auf eine nähere Betrachtung dieses für das Verständnis der Pharmakologie so wichtigen Gebietes soll mit Ausnahme einiger Hinweise zur Pharmakokinetik hier verzichtet werden (s. Lehrbuchhinweise am Ende des Einleitungsteiles). Wo dies aus Verständnisgründen dennoch geboten erschien, finden sich im speziellen Teil dieses Buches kurzgefasste Angaben zu allgemeinpharmakologischen Grundlagen in der Einleitung zu den jeweiligen Wirkstoffgruppen oder direkt in den Kurzmonographien.

Als **Pharmakokinetik** wird das Teilgebiet der allgemeinen Pharmakologie bezeichnet, das sich mit der zeitlichen Änderung der Konzentration eines Pharmakons im Organismus befasst. Pharmakokinetische Überlegungen und Berechnungen haben zum Ziel, Vorhersagen über den zeitlichen Verlauf der Wirkung eines Pharmakons zu ermöglichen; bei Tieren, die der Gewinnung von Lebensmitteln dienen, werden sie außerdem zur Ermittlung von **Wartezeiten** herangezogen. Für pharmakokinetische Berechnungen werden im Allgemeinen die leicht zugänglichen Konzentrationen des Pharmakons in Blut bzw. Plasma verwendet. Die Plasmakonzentration eines Arzneimittels wird durch eine Reihe von Faktoren bestimmt, die in ▶ **Abb. 1** schematisch dargestellt sind. Wird das Pharmakon nicht intravenös appliziert, muss es zunächst vom Applikationsort (z.B. Muskulatur oder Unterhautgewebe) bzw. Resorptionsort (z.B. Magen-Darm-Trakt) in die Blutbahn **resorbiert** werden. Im Blut bindet sich das Pharmakon in unterschiedlichem Ausmaß an Plasmaproteine. Die **Plasmaproteinbindung** ist reversibel, und es bildet sich rasch ein Gleichgewicht zwischen gebundenem und ungebundenem Anteil des Pharmakons aus. Nur der nicht an Plasmaproteine gebundene Anteil des Pharmakons kann den Intravasalraum verlassen, sich im Organismus verteilen und damit zum Wirkungsort gelangen. Ferner kann nur

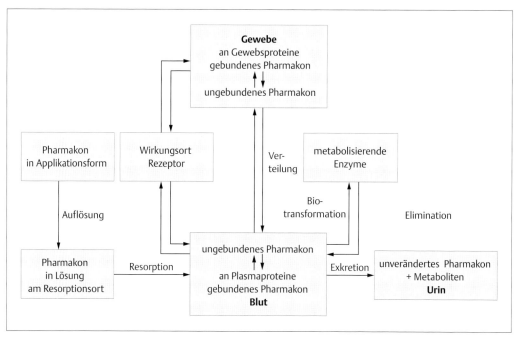

▶ **Abb. 1** Schematische Darstellung der Resorption, Verteilung und Elimination von Arzneimitteln.

das nicht proteingebundene Pharmakon durch Biotransformation in der Leber bzw. durch glomeruläre Filtration in der Niere eliminiert werden. Die Plasmaproteinbindung stellt also eine wichtige Größe für Ausmaß und Dauer der pharmakodynamischen Wirkung eines Pharmakons dar. Neben der Bindung an Plasmaproteine wird die **Verteilung** eines Arzneimittels maßgeblich durch seine **Lipidlöslichkeit** und den **Ionisationsgrad** bei physiologischem pH (u.U. bei Krankheit verändert) bestimmt. Nur der nicht ionisierte, lipidlösliche Anteil des Arzneimittels kann biologische Membranen durch **Diffusion** penetrieren, den für die Verteilung von Pharmaka wichtigsten Prozess. Ferner spielt die **Molekülgröße** des Arzneimittels für die Verteilung eine Rolle. Makromoleküle (z.B. Plasmaexpander) werden praktisch nicht im Organismus verteilt, sondern bleiben in erster Linie intravasal; allerdings weisen einige Zellmembranen, z.B. die Membranen zwischen Blut und Leberzellen, einen hohen Anteil an Poren auf, durch die auch Makromoleküle penetrieren können. Einige Gewebe werden durch besondere **biologische Schranken** geschützt, so das Gehirn (**Blut-Hirn-Schranke**), das Euter (**Euterschranke** oder **Blut-Milch-Schranke**) und, beim trächtigen Tier, die Feten (**Plazentarschranke**). Für diese Schranken gilt, dass nur lipidlösliche, nicht ionisierte und nicht zu große Arzneimittel penetrieren können. Die Penetration lipidlöslicher Substanzen kann jedoch durch die Expression von Efflux-Transportern wie P-Glykoprotein eingeschränkt werden. Aufgrund der pH-Differenz zwischen Blut und Milch (pH 7,4/pH 6,6) reichern sich gut lipidlösliche, basische Arzneimittel (z.B. Makrolidantibiotika oder Neuroleptika wie Phenothiazine) in der Milch an. In den Geweben kann ein Stoff eine Bindung an Gewebsproteine eingehen, die der Plasmaproteinbindung vergleichbar ist, jedoch wegen ihrer Abhängigkeit von der Durchblutung langsamer verläuft. Lipophile Pharmaka mit einer hohen **Gewebsproteinbindung** (z.B. Neuroleptika und Tetracycline) können in Geweben Konzentrationen erreichen, die deutlich über den Blutkonzentrationen liegen, wobei die Plasmaproteinbindung hierbei kaum limitierend wirkt. Parallel zur Verteilung vom Blut in die verschiedenen Gewebe wird das Pharmakon aus dem Blut durch enzymatische Umwandlung (**Biotransformation**; vor allem in der Leber) und **exkretorische Vorgänge** (vor allem über die Nieren, bei einigen Arzneimitteln auch über Galle, Milch, Lunge und/oder Speichel) eliminiert. Die enzymatische Umwandlung kann dabei zu Metaboliten führen, die noch biologisch aktiv sind und die Wirkung der Medikation mittragen können. Ein Sonderfall der metabolischen Umwandlung ist der sogenannte „**First pass effect**", d.h., einige Arzneimittel werden nach oraler Applikation bereits in größerem Umfang im Darm und/oder in der Leber enzymatisch inaktiviert, bevor sie über den großen Kreislauf an ihren Wirkort gelangen, was damit zusammenhängt, dass Arzneimittel nach Resorption vom Magen-Darm-Trakt zunächst über das venöse Pfortaderblut die Leber passieren müssen. Bei Pharmaka bzw. ihren Metaboliten, die über die Galle in den Darm sezerniert werden (biliäre Exkretion), kann es durch erneute Resorption des sezernierten Stoffes vom Darm zu einem sogenannten **enterohepatischen Kreislauf** kommen (z.B. Herzglykoside), der die Wirkung des Stoffes erheblich verlängern kann.

Die einzelnen Prozesse, die die Konzentration eines Arzneimittels in den Körperflüssigkeiten und Geweben bestimmen, können bei verschiedenen Tierarten sehr unterschiedlich ausgeprägt sein. Das erklärt, warum bei gleicher Dosierung eines Pharmakons bei mehreren Tierarten eine sehr unterschiedliche Wirkungsstärke bzw. Wirkungsdauer auftreten kann. Gerade bei Arzneimitteln, die im Regelfall zunächst für die Anwendung am Menschen entwickelt wurden, kommt es recht häufig zum Versuch der Rückübertragung der am Menschen hinreichend untersuchten pharmakokinetischen Stoffeigenschaften auf das Tier. Dieser Weg führt aufgrund der teilweise ausgeprägten **Speziesunterschiede** gerade im Arzneimittelstoffwechsel nicht selten zu fehlerhaften Vorstellungen und einer irrationalen, manchmal sinnlosen oder sogar bedenklichen Anwendung des Arzneimittels am Tier. Weiterhin ist zu beachten, dass hinsichtlich der Wirkungsstärke eines Arzneimittels bei verschiedenen Tierarten häufig keine lineare Beziehung zwischen Dosis und Körpergewicht besteht. Wird die Dosis, wie in der Pharmakologie üblich, in mg/kg Körpergewicht angegeben, so sinkt sie im Allgemeinen mit steigendem Körpergewicht, d.h., bei schweren Tierarten (z.B. Rind, Pferd) sind auf der Basis von mg/kg

Körpergewicht meist geringere Dosen wirksam als bei leichteren Tierarten (z. B. Hund, Katze). Oft besteht hierbei eine bessere Beziehung zwischen Gesamtdosis und Körperoberfläche bzw. „metabolischem Körpergewicht" (s. Anhang 1). Dagegen sind qualitative Speziesunterschiede in der Empfindlichkeit gegen Arzneimittel relativ selten. Unterschiede im pharmakokinetischen Verhalten eines Pharmakons können auch innerhalb einer Tierart auftreten; so können z. B. das Geschlecht, das Lebensalter und der Gesundheitszustand – zu denken ist insbesondere an Erkrankungen von Leber und Niere – von Bedeutung für Verteilung und Ausscheidung sein. Die Kenntnis pharmakokinetischer Stoffeigenschaften ist daher für eine möglichst effektive klinische Anwendung eines Pharmakons wichtig, beim Nutztier auch für die Rückstandsbewertung.

Die klinisch wichtigsten pharmakokinetischen Parameter, die mit Hilfe geeigneter Modelle über die Blut- bzw. Plasmakonzentrationen nach Applikation eines Arzneimittels berechnet werden können, sind Halbwertszeit, Verteilungsvolumen und Bioverfügbarkeit. Die **Halbwertszeit** ist diejenige Zeit, nach der die Konzentration des Pharmakons im Plasma auf die Hälfte des ursprünglichen Wertes abgesunken ist. Die Halbwertszeit ist eine wichtige Größe für die Beurteilung der Wirkungsdauer eines Arzneimittels und bildet die Grundlage für die Berechnung von Dosisintervallen bei wiederholter Applikation. Die Wahl zu langer Dosisintervalle führt dazu, dass bei Stoffen mit kurzer Halbwertszeit nicht ausreichend lange wirksame Konzentrationen vorhanden sind (z. B. Chemotherapie von Infektionen); die Wahl zu kurzer Dosisintervalle führt bei Stoffen mit langer Halbwertszeit (z. B. Herzglykoside, einige Barbiturate) durch **Kumulation** der Wirkstoffkonzentrationen im Organismus zu hohen Konzentrationen und kann damit trotz zunächst untoxischer Einzeldosen toxische Effekte verursachen. Speziesunterschiede in der Halbwertszeit eines Pharmakons beruhen häufig auf qualitativen und/oder quantitativen Verschiedenheiten der Biotransformation. So kann z. B. die Katze nur schlecht glukuronidieren (Beispiel Acetylsalicylsäure, Paracetamol), der Hund nur schlecht acetylieren (Beispiel Sulfonamide). Bei Arzneimitteln, die renal eliminiert werden, wird das Ausmaß der tubulären Rückresorption maßgeblich vom pH des Urins bestimmt, da nur der unionisierte Anteil des Arzneimittels rückresorbiert werden kann; hier führen tierartliche Unterschiede im Urin-pH (Herbivoren/Carnivoren) zu Unterschieden in der Wirkungsdauer des Arzneimittels (z. B. Sulfonamide). Das **Verteilungsvolumen** eines Pharmakons ist eine fiktive Größe – und wird deshalb besser als „scheinbares Verteilungsvolumen" bezeichnet –, die sich über die Plasmakonzentration nach intravenöser Applikation ermitteln lässt. Das Verteilungsvolumen gibt an, welchen Verteilungsraum (in % vom Körpergewicht bzw. l/kg Körpergewicht) ein Pharmakon im Organismus einnimmt. Da sich das Arzneimittel in den verschiedenen Flüssigkeitsräumen des Organismus verteilt, kann man über die Kenntnis der Größe dieser Flüssigkeitsräume Rückschlüsse auf die Verteilung des Pharmakons ziehen. Bei vollständiger Verteilung im gesamten Körperwasser (klassisches Beispiel wäre Ethanol) beträgt das Verteilungsvolumen beim ausgewachsenen Tier etwa 0,55–0,60 l/kg Körpergewicht bzw. 55–60 % des Körpergewichts.

Einige Arzneimittel (z. B. Neuroleptika, Benzodiazepine, verschiedene Antibiotika wie Makrolide, Tetracycline oder Fluorchinolone) haben ein scheinbares Verteilungsvolumen, das diesen Wert weit überschreitet. Das hängt damit zusammen, dass sich diese Pharmaka nicht nur auf die wässrige Phase im Organismus verteilen, sondern im Gewebe aufgrund einer Gewebsbindung kumulieren. Viele Arzneimittel haben Verteilungsvolumina, die deutlich unter dem Volumen des Gesamtkörperwassers, also unter 0,55–0,6 l/kg Körpergewicht, liegen. Daraus lässt sich ableiten, dass sich diese Stoffe nur begrenzt im Organismus verteilen; ein Verteilungsvolumen um 0,2 l/kg (z. B. Aminoglykosidantibiotika) weist z. B. darauf hin, dass das Pharmakon im Wesentlichen extrazellulär verteilt ist (das extrazelluläre Wasser macht etwa 20 % des Körpergewichts aus). Unter den gleichen Bedingungen nimmt ein Pharmakon im Organismus immer den gleichen Verteilungsraum ein. Das Verteilungsvolumen ist daher eine charakteristische Größe eines Pharmakons. Verteilungsvolumen und Dosis bestimmen die Höhe der Konzentration, die ein Arzneimittel nach beendeter Verteilung erreicht. Auch das Verteilungsvolumen ist daher wichtig für die Dosisberechnung. Im Gegensatz zur Halbwertszeit zeigen sich bei der Größe des Verteilungsvolumens eines Pharmakons nur relativ selten tierartliche Unterschiede. Bei Pharmaka, die sich im Fettgewebe anreichern, wird das Verteilungsvolumen bei fettreichen Spezies größer sein als bei fettarmen Spezies. Bei Wiederkäuern können sich schwach basische Arzneimittel (z. B. Ephedrin, Morphin, Atropin) nach parenteraler Applikation im Pansen anreichern, der aufgrund seines schwach sauren pH-Werts und seines großen Volumens als „Ionisationsfalle" wirkt. Dadurch kann es zu einem Wirkungsverlust des betreffenden Arzneimittels kommen, während die Anreicherung von basischen Arzneimitteln im Magen anderer Spezies aufgrund des weitaus geringeren Volumens nicht zu einer Beeinflussung der systemischen Wirkung führt. Weiterhin können tierartliche Unterschiede in der **Plasmaproteinbindung** zu Unterschieden in der Größe des Verteilungsvolumens führen. Wie bereits angesprochen, wird die Verteilung durch die Plasmaproteinbindung eingeschränkt, da nur der ungebundene Anteil des Arzneimittels aus dem Intravasalraum austreten kann. Speziesunterschiede in der Plasmaproteinbindung können daher Unterschiede in Wirkung und Wirkungsdauer zur Folge haben. Ähnliches gilt für Erkrankungen, die mit einer Änderung des Gehaltes an Plasmaeiweiß einhergehen. Schließlich kann die Plasmaproteinbindung zu **Arzneimittelwechselwirkungen** führen, wenn zwei Arzneimittel sich an dieselbe Bindungsstelle des Albuminmoleküls binden. In diesem Fall kommt es bei Stoffen mit einer hohen Albuminbindung zu einer gegenseitigen Verdrängung aus der Bindung und damit zu einer Wirkungszunahme des verdrängten Pharmakons (da am Wirkungsort höhere Konzentrationen erreicht werden). Eine weitere wichtige pharmakokinetische Größe ist die **Bioverfügbarkeit**. Sie ist ein Maß für die Resorbierbarkeit und präsystemische Elimination von Pharmaka und gibt an, welcher Anteil der applizierten Dosis eines Arzneimittels unverändert (und damit wirksam) in die Blutbahn gelangt. Als Bezugsgröße werden die Plasmakonzentrationen nach intravenöser Verabreichung herangezogen (= 100 %). Soll oder kann ein Arzneimittel nicht intravenös appliziert werden, ist die Kenntnis der Bioverfügbarkeit für die Dosisberechnung von Bedeutung. Insbesondere bei oraler Behandlung lassen sich tierartliche Unterschiede in der Wirkung eines Pharmakons oft auf Unterschiede in der Bioverfügbarkeit zurückführen. Zu denken ist hier besonders an die speziellen Resorptionsverhältnisse durch die Vormagensituation der Wiederkäuer; weiterhin kann die Verwendung von humanmedizinischen Präparaten beim Tier zu mangelhafter Bioverfügbarkeit führen, da die Formulierung des Präparates speziell auf die Magen-Darm-Situation des Menschen zugeschnitten ist. Die Bioverfügbarkeit erlaubt ferner den Vergleich zwischen verschiedenen galenischen Formulierungen hinsichtlich der Resorbierbarkeit der enthaltenen Arzneistoffe (Bioäquivalenz).

Im speziellen Teil dieses Buches finden sich, soweit zugänglich, Angaben zur Halbwertszeit der verschiedenen Arzneimittel. Oftmals lagen pharmakokinetische Daten nicht für alle Tierarten, bei denen ein Pharmakon angewendet wird, vor. Verteilungsvolumina werden im vorliegenden Buch nur dann erwähnt, wenn ihre Kenntnis für die Abschätzung der klinischen Wirkung des jeweiligen Stoffes von Bedeutung ist; z. B. ist es bei den Chemotherapeutika wichtig zu wissen, ob sich einzelne Vertreter nur extrazellulär oder auch intrazellulär verteilen (bei Chemotherapeutika mit großem Verteilungsvolumen, z. B. Makroliden, Tetracyclinen, Chloramphenicol und Fluorchinolonen, werden auch biologische Schranken penetriert, was für die Behandlung von Infektionen des Euters und des Zentralnervensystems von Bedeutung ist).

Zu beachten ist, dass sich viele pharmakokinetische Angaben in diesem Buch auf gesunde und erwachsene Tiere beziehen. Bei Neugeborenen und Jungtieren liegen insbesondere während der ersten Lebenswochen z. T. erhebliche pharmakokinetische Besonderheiten vor, z. B. veränderte Verteilung durch andere Körperzusammensetzung (Fettgehalt, Verhältnis von Extra- zu Intrazellulärraum) und langsamere Elimination durch noch nicht abgeschlossene „Reifung" von Eliminationsmechanismen in Leber und Niere. Wirkungspotenz und Wirkungsdauer eines Arzneimittels können aus diesem Grund bei jungen Tieren erheblich von den Verhältnissen bei erwachsenen Tieren abweichen. Bei kranken Tieren ist insbesondere bei Beeinträchtigung von Ausscheidungsfunktionen (Leber, Niere) an die veränderte Reaktionslage gegenüber Arzneimitteln zu denken.

3 Arzneimittelrechtliche Bestimmungen

W. Löscher, R. Kroker und F. R. Ungemach

Für den Umgang mit Arzneimitteln ist die Kenntnis zahlreicher Bestimmungen des Arzneimittelrechts notwendig; auf einige wesentliche Bestimmungen, die in Zusammenhang mit den in diesem Buch besprochenen Arzneimitteln von Bedeutung sind, soll im Folgenden kurz eingegangen werden.

3.1 Das Arzneimittelgesetz

Das zur Zeit gültige Arzneimittelgesetz (AMG) vom 24. August 1976 (zuletzt geändert durch Artikel 1 des Gesetzes vom 17. Juli 2009 = 15. AMG-Novelle) in der Neufassung vom 12. Dezember 2005, das das 1. Arzneimittelgesetz von 1961 ablöste, hat den Zweck, im Interesse einer ordnungsgemäßen Arzneimittelversorgung von Mensch und Tier für die Sicherheit im Verkehr mit Arzneimitteln, insbesondere für die **Qualität**, **Wirksamkeit** und **Unbedenklichkeit** der Arzneimittel, zu sorgen. Während nach dem 1. Arzneimittelgesetz von 1961 industriell hergestellte Arzneimittel (als **Arzneispezialitäten** oder **Fertigarzneimittel** bezeichnet) lediglich von den zuständigen Behörden **registriert** zu werden brauchten, ist nach der Neuordnung des Arzneimittelrechts für Fertigarzneimittel grundsätzlich ein **Zulassungsverfahren** bei der zuständigen Bundesbehörde notwendig, bei dem der Hersteller Qualität, Wirksamkeit und Unbedenklichkeit des Arzneimittels nachweisen muss. Eine Ausnahmeregelung gibt es für „traditionell" angewendete Arzneimittel und für Homöopathika, die unter erleichterten Bedingungen registriert werden können (▶ Kap. W). Arzneimittel, die zur Anwendung bei Tieren bestimmt sind, unterliegen den gleichen Zulassungsbestimmungen wie humanmedizinische Fertigarzneimittel, sie müssen also für die Anwendungsgebiete und Tierarten, die behandelt werden sollen, zugelassen werden. Vor Inkrafttreten des neuen Arzneimittelgesetzes brauchten Arzneimittel lediglich registriert zu werden. Um weiterhin verkehrsfähig zu bleiben, mussten die Altpräparate unter Beurteilung von Qualität, Wirksamkeit und Unbedenklichkeit eine **Nachzulassung** durchlaufen, die Ende 2005 abgeschlossen wurde und in deren Folge eine Vielzahl von alteingeführten Arzneispezialitäten vom Markt verschwunden ist. Parallel zur Nachzulassung wurde die Überprüfung von Tierarzneimitteln für lebensmittelliefernde Tiere im Rahmen der Festlegung von Rückstandshöchstmengen aufgrund EU-rechtlicher Bestimmungen abgeschlossen (▶ S. 21) und Anhang 7), die darüber hinaus dazu geführt hat, dass eine Vielzahl von Altpräparaten nicht mehr bei lebensmittelliefernden Tieren angewendet werden darf, um so einen ausreichenden Verbraucherschutz zu gewährleisten.

Für das vorliegende Buch sind vor allem die Bestimmungen des Arzneimittelgesetzes von Interesse, die direkt die **Anwendung von Arzneimitteln beim Tier bzw. die Verschreibung oder Abgabe** an den Tierbesitzer betreffen. Grundsätzlich dürfen apotheken- und verschreibungspflichtige Arzneimittel bei Tieren nur angewendet (bzw. verschrieben oder abgegeben) werden, die für das Anwendungsgebiet bei der behandelten Tierart zugelassen sind und deren Anwendung, nach Anwendungsgebiet und Menge, nach dem Stand der veterinärmedizinischen Wissenschaft gerechtfertigt ist, das Behandlungsziel zu erreichen (§ 56a Abs. 1). Für die Abgabe und Anwendung von Arzneimitteln bei Tieren, die der Lebensmittelgewinnung dienen (Pferd, Wiederkäuer, Schwein, Wild, Geflügel, Kaninchen, Fische, Bienen), gelten weitergehende Regelungen. Wesentlich dabei ist, dass bei den genannten Tierarten vom AMG nicht nach Nutzungszweck differenziert wird, d. h., die Tierart gilt unabhängig von Nutzung und Lebensalter immer als lebensmittelliefernde Tierart. Die einzigen Ausnahmen sind Pferde und Kaninchen, bei denen vom Tierhalter im Equidenpass oder mit einer Haltererklärung (Kaninchen) unwiderruflich festgelegt werden kann, dass das betreffende Einzeltier niemals der Lebensmittelgewinnung dienen wird, was zu größeren Spielräumen bei der Arzneimittelanwendung führt. Bei Pferden und Kaninchen ist es auch möglich, dass ein pharmazeutischer Hersteller Arzneimittel in den Verkehr bringt, die nur für Pferde und Kaninchen, die nicht der Lebensmittelgewinnung dienen, zugelassen werden. Für die Anwendung von verschreibungspflichtigen Arzneimitteln bei Tieren, die der Lebensmittelgewinnung dienen, ist die abzugebende Menge auf den Bedarf für folgende Zeiträume nach der Abgabe begrenzt (§ 56a Abs. 1):

- 31 Tage für alle Arzneimittel ohne antimikrobielle (= antibakterielle) Wirkstoffe
- 31 Tage für Antibiotika, die ausschließlich zur lokalen Anwendung vorgesehen (zugelassen) sind. Als lokale Anwendung gilt die topische Verabreichung, wobei Arzneimittel direkt an ihren Wirkort appliziert werden, z.B. intramammäre, intrauterine Gabe, Aufbringen auf Haut und kutane Schleimhaut, Einbringen in die Harnblase. Hierbei möglicherweise entstehende systemische Wirkstoffspiegel sind für die therapeutische Wirkung nicht erforderlich. Die orale Gabe ist keine lokale Applikation, auch wenn ein Wirkstoff kaum resorbiert wird und seine Wirkung wegen geringer Resorption nur lokal z.B. zur Darmdesinfektion entfaltet
- 7 Tage für systemisch wirkende Antibiotika

Für fortgesetzte Behandlungen (z.B. im Rahmen einer Bestandsbetreuung) ist eine mindestens monatliche Besuchspflicht des Tierarztes mit Untersuchung der Tiere zur Feststellung der Indikation für weitere Arzneimittelanwendungen erforderlich. Für die Abgabe systemisch wirkender Antibiotika muss auch bei fortgesetzter Behandlung derselben Erkrankung oder bei endemischen Erkrankungen die Indikation wöchentlich vom Tierarzt festgestellt werden, wobei dies nicht immer eine Besuchspflicht alle sieben Tage beinhalten muss. Näheres regeln die Auslegungshinweise der Arbeitsgruppe Tierarzneimittel der Länderarbeitsgemeinschaft Gesundheitlicher Verbraucherschutz (LAGV) (Deutsches Tierärzteblatt 2/2003, S. 126–128).

Ausgenommen von der 31- bzw. 7-Tage-Befristung sind Arzneimittel, für die nach den Zulassungsbedingungen eine längere Anwendungsdauer vorgesehen ist, nicht verschreibungspflichtige, d.h. apothekenpflichtige bzw. freiverkäufliche Arzneimittel, sowie Arzneimittel zur Anwendung bei Tieren, die nicht der Lebensmittelgewinnung dienen. Hierbei gilt aber, dass die abgegebene Menge nach dem Anwendungsgebiet veterinärmedizinisch gerechtfertigt sein muss, um das Behandlungsziel zu erreichen, sodass auch bei diesen Tieren eine Abgabe auf Vorrat, z.B. für noch nicht eingetretene Indikationen oder für noch nicht im Bestand vorhandene Tiere verboten ist.

Bei der Anwendung von Arzneimitteln bei lebensmittelliefernden Tieren müssen **Wartezeiten** (Zeit von der letzten Verabreichung des Arzneimittels bis zum Schlachten bzw. bis zur Gewinnung von Milch oder Eiern) beachtet werden, die bei der Zulassung festgelegt worden sind (§ 23 AMG) und die – je nach Rückstandsverhalten – von Tierart zu Tierart und für gleiche Wirkstoffe bei den einzelnen Handelspräparaten unterschiedlich lang sein können.

Trotz einer Vielzahl zugelassener Tierarzneimittel ergibt sich für den Tierarzt immer wieder die Situation, dass kein für das Anwendungsgebiet geeignetes und für die Tierart zugelassenes Arzneimittel zur Verfügung steht. Dies trifft insbesondere für sogenannte „minor species" zu, weniger bedeutende Tierarten wie kleine Wiederkäuer, Wassergeflügel oder Heimtiere, für die nur wenige Arzneimittel zugelassen sind. In solchen Fällen hat der Tierarzt nach § 56a Abs. 2 die Möglichkeit zur sogenannten **Umwidmung** eines anderen Arzneimittels, wenn die notwendige arzneiliche Versorgung der Tiere sonst ernstlich gefährdet wäre („Therapienotstand") und eine unmittelbare oder mittelbare Gefährdung der Gesundheit von Mensch (z.B. durch Rückstände in Lebensmitteln tierischer Herkunft) oder Tier nicht zu befürchten ist. Unter diesen Voraussetzungen kann er entsprechend der sogenannten Umwidmungskaskade (s. Anhang 8) Arzneimittel auch für andere Anwendungsgebiete oder andere Tierarten als nach der Zulassung bestimmt oder auch ein Humanarzneimittel verschreiben, abgeben oder anwenden. Weitere Möglichkeiten sind die Einfuhr eines Tierarzneimittels aus einem EU-Mitgliedstaat oder einem Vertragsstaat des Europäischen Wirtschaftsraums (EWR) nach § 73 Abs. 3. Der Import eines Tierarzneimittels ist in jedem Fall der zuständigen Behörde unverzüglich anzuzeigen. Die Einfuhr aus anderen Staaten ist mit Inkrafttreten der 14. AMG-Novelle nicht mehr zulässig, ebenso wie die Einfuhr von Humanarzneimitteln zur Anwendung bei Tieren. Diese Einschränkungen gelten für alle Tierarten, z.B. auch für Hunde und Katzen.

3 Arzneimittelrechtliche Bestimmungen

Wenn kein geeignetes Fertigarzneimittel verfügbar ist, können als weitere Alternative im Falle eines „Therapienotstands" Arzneimittel, auch für lebensmittelliefernde Tiere, in einer öffentlichen Apotheke auf tierärztliche Verschreibung hergestellt werden. Für lebensmittelliefernde Tiere dürfen jedoch nur Arzneimittel umgewidmet oder hergestellt werden, deren pharmakologisch wirksame Stoffe in Tab. 1 der Rückstandshöchstmengenverordnung Nr. 37/2010 der EU-Kommission aufgeführt sind (s. Anhang 7). Nach §12a der Verordnung über tierärztliche Hausapotheken müssen für umgewidmete Arzneimittel, sofern nicht für die betreffende Tierart eine Wartezeit angegeben ist, mindestens folgende Wartezeiten festgesetzt werden: Eier 7 Tage, Milch 7 Tage, essbare Gewebe von Geflügel und Säugetieren 28 Tage, essbare Gewebe von Fischen 500 dividiert durch die mittlere Wassertemperatur (in °C) = Anzahl der Tage (▶ S. 18).

Sonderregelungen bestehen für **Pferde** mit **Equidenpass**. Seit dem 1. Juli 2000 ist für alle Equiden bei dem Verbringen aus dem Bestand ein Equidenpass mitzuführen, der eine eindeutige Identifizierung des Tieres anhand einer auf Lebenszeit zugeteilten Kennnummer ermöglicht. In den Equidenpass muss eingetragen werden, ob das Pferd zur Schlachtung bestimmt ist oder nicht. Diese Entscheidung trifft der Eigentümer. Die Entscheidung „Nicht zur Schlachtung bestimmt" ist unwiderruflich und ist auch nach einem Verkauf des Tieres für den Folgebesitzer verbindlich. Für nicht zur Schlachtung bestimmte Pferde gibt es keine arzneimittelrechtlichen Einschränkungen, es können alle erforderlichen Arzneimittel eingesetzt werden. Bei Pferden, die als schlachtbar klassifiziert sind, können im Unterschied zu allen anderen lebensmittelliefernden Tieren, für den Fall, dass kein Arzneimittel mit Wirkstoffen aus Tab. 1 zur Verordnung (EU) Nr. 37/2010 verfügbar ist, auch bestimmte Arzneimittel mit Wirkstoffen, die nicht in diesen Anhängen aufgeführt sind, angewendet werden. Diese Wirkstoffe sind in der sogenannten „Positivliste für Equiden" **(Verordnung (EG) Nr. 1950/2006 vom 13. Dezember 2006)** aufgeführt, die 76 Substanzen enthält (s. Anhang 8). Die Liste gibt Tierärzten mehr Freiheit in der Behandlung von Schlachtequiden, wenn kein zugelassenes Produkt vorhanden ist oder wenn die Kaskade keine Alternative anbietet. Werden diese Substanzen bei Schlachtequiden angewendet, ist die Anwendung durch eine Eintragung im Equidenpass zu dokumentieren und eine Wartezeit von 6 Monaten einzuhalten. Leider enthält die „Positivliste für Equiden" aus pharmakologischer Sicht einige pharmakotherapeutisch für das Pferd suboptimale Substanzen und zum Teil nicht ausreichend klinisch belegte Anwendungsgebiete. Zudem schränkt sie die Therapiefreiheit des Tierarztes ein, da besser wirksame Medikamente, die nicht in der Liste aufgeführt sind, nicht mehr verwendet werden dürfen.

Das Vorgehen bei der Auswahl des geeigneten Arzneimittels im „Therapienotstand" muss schrittweise entsprechend dem Ablauf der sogenannten Umwidmungskaskade erfolgen und ist für die verschiedenen Tierarten in Anhang 8 des Buchs ausführlich dargestellt. Keine Umwidmung sind Dosiserhöhung (aber Wartezeiten anpassen) oder eine Änderung des Verabreichungswegs, beides ist im Rahmen der tierärztlichen Therapiefreiheit auch ohne „Therapienotstand" möglich. Bei jeder Umwidmung oder sonstigen Abweichung von den Zulassungsbedingungen haftet zuerst der Tierarzt für alle unerwünschten Wirkungen. So ist nicht nur die Wartezeit den jeweiligen Umständen anzupassen, sondern grundsätzlich bei allen Tieren auch zu berücksichtigen, dass die nach der Zulassung empfohlenen Dosierungen und Dosisintervalle für die dort genannten Tierarten oder den Menschen bei der Umwidmung für die betreffende Tierart ungeeignet sein können. Die ungeprüfte Übernahme solcher Dosierungen birgt aufgrund tierartlicher Unterschiede in der Wirkungspotenz und der Pharmakokinetik von Arzneimitteln die Gefahr von Unter- oder Überdosierungen in sich. Nicht zuletzt deshalb werden in diesem Buch auch für eine Reihe von Humanarzneimitteln Dosierungen für das Tier angegeben, die nach dem vorliegenden wissenschaftlichen Erkenntnismaterial zur Behandlung der betreffenden Tierarten als geeignet angesehen werden können.

Eine besondere Arzneimittelform zur Anwendung bei Tieren ist das **Fütterungsarzneimittel**, das aus einer zur Anwendung bei der betreffenden Tierart zugelassenen Arzneimittel-Vormischung und einem als Trägerstoff bestimmten Mischfuttermittel besteht (§§ 4, 23 und 56 AMG). Nach dem ersatzlosen Wegfall des Herstellungsauftrags unter der Verantwortung des Tierarztes mit der 11. AMG-Novelle dürfen Fütterungsarzneimittel nur noch über den Weg einer tierärztlichen Verschreibung vom pharmazeutischen Unternehmer in den Verkehr gebracht und direkt an den Tierhalter abgeben werden. Arzneimittelvormischungen können ausschließlich von pharmazeutischen Unternehmern zur Herstellung eines Fütterungsarzneimittels verwendet werden und dürfen nicht an Tierhalter abgegeben werden. Einzelheiten zur Herstellung, Verschreibung, Abgabe und Anwendung von Fütterungsarzneimitteln enthalten §56 AMG sowie die Verordnung über tierärztliche Hausapotheken (TÄHAV; ▶ S. 18). Auf die Problematik der Anwendung von Fütterungsarzneimitteln (ungenaue Dosierung beim Einzeltier, inhomogene Mischung von Arzneimittel-Vormischung und Mischfuttermittel, mögliche Entmischung bei Lagerung und Transport, Inkompatibilität von Arzneimittel und Futtermittel etc.) wird in Anhang 5 des Buches näher eingegangen. Auf pharmakologisch wirksame **Zusatzstoffe** zu Futtermitteln, die laut §2 AMG nicht dem Arzneimittelgesetz unterliegen (sondern futtermittelrechtlichen Bestimmungen), soll hier nicht eingegangen werden.

Ein weiterer für Tierärzte wesentlicher Teil des AMG regelt das **Dispensierrecht**, d. h. die Herstellung (§13), Abgabe (§43) und den Bezug (§47) von Arzneimitteln durch den Tierarzt für von ihm behandelte Tiere. Für das vorliegende Buch ist dabei vor allem wichtig, dass Tierärzte im Gegensatz zu Zahn- und Humanmedizinern Fertigarzneimittel zur Anwendung am Tier oder zur Abgabe an den Tierhalter direkt vom Großhändler oder Hersteller beziehen können, wenn sie über eine angemeldete tierärztliche Hausapotheke verfügen (§§47 und 67 AMG).

Die Herstellung von Arzneimitteln durch den Tierarzt wurde mit der 11. AMG-Novelle stark eingeschränkt. Im Grundsatz sollen in der tierärztlichen Hausapotheke nur noch zugelassene Fertigarzneimittel vorhanden sein, deren Qualität, Wirksamkeit und Unbedenklichkeit vom Hersteller geprüft ist. Nicht mehr möglich ist die Herstellung von Arzneimitteln aus apotheken- und verschreibungspflichtigen Stoffen, da dem Tierarzt der Bezug derartiger Rohstoffe verboten ist (§59a Abs. 2). Arzneimittel mit solchen Stoffen dürfen nur noch in Apotheken auf tierärztliche Verschreibung bei Vorliegen eines „Therapienotstands" hergestellt werden (s. o.). Folgende Herstellungsvorgänge sind in der tierärztlichen Hausapotheke noch erlaubt (§13 Abs. 2 und 2c):

- Herstellung von Arzneimitteln mit freiverkäuflichen Wirkstoffen (in Arzneibuchqualität!). Eine vollständige Liste aller freiverkäuflichen Stoffe, die der Tierarzt zur Herstellung von Arzneimitteln beziehen darf, findet sich unter www.vetidata.de
- Herstellung von Homöopathika; für lebensmittelliefernde Tiere nur unter Verwendung von Wirkstoffen, die in Tab. 1 der Verordnung (EU) Nr. 37/2010 aufgeführt sind
- Umfüllen und Abpacken von Fertigarzneimitteln in unveränderter Form („Anbruch"): nur im Einzelfall (nicht auf Vorrat) und nur wenn keine geeigneten Packungsgrößen im Handel verfügbar sind (gilt nicht, wenn die Pimärverpackung unversehrt bleibt, z. B. für das Zerschneiden von geblisterten Arzneimitteln) (§21 Abs. 2a) und wenn eine Zusammenstellung der im Einzelfall erforderlichen Menge nicht durch Stückelung im Handel verfügbarer Packungsgrößen mit maximal 20% Überschreitung möglich ist. Qualitätsmindernde Anbrüche von Fertigarzneimitteln sollen dadurch minimiert werden. Von steriler Injektionsware sollte grundsätzlich kein Anbruch abgegeben werden.
- Mischen von Fertigarzneimitteln zur Immobilisation von Zoo-, Wild- und Gehegetieren
- Verdünnung von Fertigarzneimitteln (im „Therapienotstand")

Ferner dürfen Tierärzte auch ohne Vorliegen eines „Therapienotstands" Fertigarzneimittel mischen (z. B. bei der Zusammenstellung einer Infusionslösung) und verdünnen, wenn sie diese selbst anwenden. Eine Abgabe an Tierhalter ist für diese Arzneimittel unzulässig.

In der tierärztlichen Hausapotheke hergestellte Arzneimittel sind nach den Vorgaben von §10 und §11 zu kennzeichnen. Bei der Umfüllung von Arzneimitteln gelten nach §9 TÄHAV reduzierte Kennzeichnungsvorschriften (nur Angabe von Name und Anschrift des Tierarztes, Name des Arzneimittels, abgegebene Menge, Name des pharmazeutischen Unternehmers, Chargenbezeichnung,

3 Arzneimittelrechtliche Bestimmungen

1. abgebender Tierarzt	Dr. A. Mustermann, prakt. Tierarzt, Hauptstraße 2, 99991 Neustadt
2. Arzneimittelbezeichnung 3. abgegebene Menge	14 Rimadyl® 20mg-Tabletten
4. pharmazeutischer Unternehmer 5. Chargenbezeichnung 6. Verfalldatum	Pfizer GmbH Ch.-B.: 12345678 Verwendbar bis 05.2013

▶ **Abb. 2** Kennzeichnung eines in der tierärztlichen Hausapotheke durch Umfüllung eines Fertigarzneimittels hergestellten Arzneimittels.

Dr. med. vet. Alfred Müller
Praktischer Tierarzt
Buchenstraße 20
10167 Berlin
Tel. 857 45 33

Berlin, den 13.09.2010

Rp.
    Luminal Tabl. 0,1 (100 mg)
    1 O.P. Nr. 50

D.S. Jeweils abends 1 Tablette eingeben.
      Für den Hund von Herrn Günther Schultz.

A. Mülle

▶ **Abb. 3** Verschreibung eines Antiepileptikums für einen Hund (Original mit einer Durchschrift).

Verfalldatum) (▶ **Abb. 2**). Behältnisse, die mit dem Arzneimittel in direkten Kontakt kommen, müssen Arzneibuchqualität haben.

Die **Verschreibung** von Arzneimitteln durch Tierärzte (§ 56a AMG) erfolgt auf **Rezepten**, d. h. als maschinen- oder handschriftlich (mit dokumentenfähigem Schreibmaterial, also Tintenstift oder Kugelschreiber) angefertigte Anweisung an den Apotheker, ein Arzneimittel an den Überbringer der Verschreibung abzugeben. Hierbei wird es sich im Allgemeinen um Fertigarzneimittel handeln, der Tierarzt kann aber auch Arzneimittel vom Apotheker auf Rezept herstellen lassen (der Apotheker unterliegt dann wie der Tierarzt den Bestimmungen des § 21 AMG). Neben der Verschreibung für den Tierhalter kann auch für den Praxisbedarf verschrieben werden, wenn ein Arzneimittel dringend in der Praxis benötigt wird (im Allgemeinen wird der Tierarzt Arzneimittel für seine tierärztliche Hausapotheke direkt vom Hersteller oder Großhändler beziehen). Zu beachten ist, dass Tierarzneimittel in der Apotheke meist nicht vorrätig sein werden, die Verschreibung wird daher in erster Linie Humanspezialitäten zur Anwendung bei Kleintieren und Rezepturen betreffen. Die äußere Form eines Rezeptes ist mit Ausnahme der Verschreibung von Betäubungsmitteln (▶ **S. 14**) und Fütterungsarzneimitteln (s. Anhang 5) nicht vorgeschrieben, im Regelfall werden aber Rezeptvordrucke mit der Praxisadresse des Tierarztes verwendet. Auch bei der Abfassung und Reihenfolge der Angaben auf dem Rezept wird im Allgemeinen gewissen Standardregeln Folge geleistet (s. als Beispiele ▶ **Abb. 3** und ▶ **Abb. 4**). Die Angaben, die ein Rezept enthalten muss, sind in der **Verordnung über verschreibungspflichtige Arzneimittel** (vom 31. Oktober 1977; zuletzt geändert am 19. Dezember 2008) aufgeführt: (1) die sog. **Inscriptio**, d. h. Name, Berufsbezeichnung („Dr. med. vet." reicht nicht) und Anschrift des verschreibenden Tierarztes (meist als vorgedruckter Kopf des Rezeptes), (2) das **Datum** der Ausfertigung, (3) die eigentliche Verordnung (**Ordinatio**), d. h. Handelsname und abzugebende Menge des zu verschreibenden Arzneimittels. Die Verordnung wird zumeist durch die (in der Regel auf dem Rezept vorgedruckte) Abkürzung Rp. („Recipe", d. h. „nimm") eingeleitet, die sog. **Invocatio** (Anrufung). Sie gilt als Aufforderung an den Apotheker, aus seinem Vorrat das in der Ordinatio genannte Arzneimittel zu entnehmen. Das zu verschreibende Fertigarzneimittel muss so verordnet werden, dass der Apotheker unmissverständlich erkennen kann, welches Präparat er abgeben soll, d. h., bei Präparaten mit unterschiedlichen Mengen des Inhaltsstoffes in der Darreichungsform muss die gewünschte Stärke angegeben werden (z. B. Gramm pro Tablette; fehlt die Angabe der Mengeneinheit, so bedeutet die Mengenangabe stets Grammgewicht), ferner muss die Anzahl der abzugebenden Packungen (meist als „OP", d. h. Originalpackung abgekürzt) sowie der abgeteilten Formen (Ampullen, Injektionsflaschen, Tabletten etc.) einer OP angegeben werden. Die Angabe der Stückzahl der abgeteilten Formen erfolgt im Allgemeinen in Verbindung mit der Abkürzung „Nr.". Fehlen diese Angaben, so gilt die kleinste Packung mit der geringsten Stärke als verschrieben. Erscheint dem Tierarzt die Anzahl der abgeteilten Formen in einer Originalpackung für die beabsichtigte Behandlung zu groß (Gefahr des Missbrauchs durch Tierhalter), kann er auch einen **Anbruch** verschreiben, d. h., der Apotheker soll nur eine bestimmte Anzahl von abgeteilten Formen aus der Originalpackung entnehmen und abgeben. In diesem Fall entfällt auf dem Rezept die Angabe „OP", und es wird nur die Anzahl der abzugebenden abgeteilten Formen (mit „Nr.") angegeben. Soll der Apotheker ein Arzneimittel herstellen, muss das Rezept eine **Praescriptio** (Vorschrift), in der die zur Herstellung der Arzneiform erforderlichen Stoffe nacheinander mit ihren Gewichtsmengen aufgeführt werden, und eine Bereitungsvorschrift enthalten, die angibt, welche Arzneiform (z. B. Salbe, Lösung, Suppositorien etc.) aus den einzelnen Komponenten der Praescriptio herzustellen ist; (4) die **Gebrauchsanweisung**, die meist eingeleitet wird von „D.S." (da signa, gib und bezeichne es). Die Gebrauchsanweisung muss bei Abweichung von der Gebrauchsinformation und bei umgewidmeten Arzneimitteln die Einzel- und Tagesdosis des Arzneimittels sowie die Dauer und Art der Anwendung enthalten. Bei Arzneimitteln zur äußerlichen Anwendung sollte der Vermerk „Äußerlich" oder „zur äußerlichen Anwendung" nicht fehlen, um einer versehentlichen Eingabe des Arzneimittels vorzubeugen; (5) Name des **Tierhalters** und Zahl und Art der Tiere, bei der das Arzneimittel angewendet werden soll; (6) bei lebensmittelliefernden Tieren ist immer zusätzlich die Indikation für das verschriebene Arzneimittel, Dosierung pro Tier und Tag, Dauer der Anwendung, die Identität der Tiere und die Wartezeit anzugeben (▶ **Abb. 4**); (7) Gültigkeitsdauer der Verschreibung (fehlt diese Angabe, so gilt die Verschreibung 3 Monate); die wiederholte Abgabe eines Arzneimittels auf ein Rezept ist nicht zulässig; (8) eigenhändige Unterschrift des Verschreibenden (**Subscriptio**). Unterschreibt ein

▶ **Abb. 4** Verschreibung eines Antiphlogistikums für als schlachtbar klassifizierte Pferde (Original mit zwei Durchschlägen).

Dr. A. Mustermann
Praktischer Tierarzt
Hauptstr. 11
99889 Neustadt
Tel. 09123456

20. Sept. 2010

Rp.
    Finadyne® Paste
    4 OP zu 30 g

D. S.   Zur Behandlung einer Tendovaginitis bei den zwei Pferden von Herrn Huber. Dem Pferd Anton 10 g Paste, dem Pferd Berta 13 g Paste einmal täglich oral eingeben.
Behandlungsdauer: 5 Tage

Wartezeit: 7 Tage für essbare Gewebe

Dr. Mustermann

Vertreter oder Assistent des Praxisinhabers, darf der Zusatz „Tierarzt" nicht fehlen.

Ist die Verschreibung für den Praxisbedarf des Tierarztes, entfallen die Angaben nach 4–6; anstelle dessen steht der Vermerk „Für Praxisbedarf".

Rezepte über verschreibungspflichtige Arzneimittel für Tiere sind immer in zweifacher Ausfertigung auszuführen (Original und Durchschlag für die Apotheke). Verschreibungen von Arzneimitteln, die zur Anwendung bei Tieren bestimmt sind, die der Lebensmittelgewinnung dienen, müssen in drei Ausfertigungen (Original und zwei Durchschriften) verschrieben werden (§13a TÄHAV). Das Original der Verschreibung sowie die für die Apotheke bestimmte erste Durchschrift erhält der Tierhalter, die zweite Durchschrift verbleibt beim Tierarzt (3 Jahre aufzubewahren). Der Tierarzt hat den Tierhalter auf die Wartezeit hinzuweisen (§12a TÄHAV).

3.2
Die Betäubungsmittelgesetzgebung

Unter dem Begriff **Betäubungsmittel** (BtM) wird eine Reihe pharmakologisch sehr unterschiedlicher Arzneimittel zusammengefasst, denen gemeinsam ist, dass sie beim Menschen zur Abhängigkeit (Sucht) führen. Betäubungsmittel sind also nicht mit Narkotika oder anderen zur Schmerzausschaltung bei Operationen verwendeten Pharmaka gleichzusetzen, obwohl einige dieser Stoffe (Pentobarbital und morphinartige Analgetika) aufgrund ihrer Suchtpotenz unter die Bestimmungen der Betäubungsmittelgesetzgebung fallen. Da eine Reihe von Betäubungsmitteln (z. B. Pentobarbital, Phenobarbital, Codein, starke Analgetika, Opiumzubereitungen und Benzodiazepine) auch veterinärmedizinisch eine Rolle spielen, muss der Tierarzt die betäubungsmittelrechtlichen Bestimmungen kennen, die Bezug, Abgabe, Verschreibung und Anwendung von Betäubungsmitteln regeln. Die diesbezüglichen gesetzlichen Regelungen sind z. T. ohne Kommentar schwer zu verstehen und schrecken, ebenso wie der erhöhte Dokumentationsaufwand und die stringente Überwachung des Verkehrs mit BtM, viele Tierärzte (und andere Mediziner) von der Anwendung von Betäubungsmitteln ab. Es soll an dieser Stelle deshalb ausführlicher auf die Betäubungsmittelgesetzgebung eingegangen werden. Alle Stoffe, die laut Gesetz als Betäubungsmittel aufgefasst werden und dementsprechend reguliert werden, sind in Anlage I–III des **Betäubungsmittelgesetzes** (BtMG) vom 28. Juli 1981 (zuletzt geändert durch Artikel 1 vom 18. Januar 2009) aufgeführt.

Anlage I, die sogenannten **nicht verkehrsfähigen Betäubungsmittel**, umfasst rund 80 Stoffe, die nicht bezogen, angewendet oder verschrieben werden dürfen. Es handelt sich um Substanzen wie Cannabis, LSD und Mescalin, die therapeutisch nicht brauchbar und/oder gesundheitsgefährdend sind. §3 Abs. 2 BtMG sieht allerdings die ausnahmsweise Erteilung einer Erlaubnis zum Verkehr mit den in Anlage I bezeichneten Betäubungsmitteln zu wissenschaftlichen und anderen im öffentlichen Interesse liegenden Zwecken vor. **Anlage II** beinhaltet **verkehrs-, aber nicht** (auf BtM-Rezept) **verschreibungsfähige Betäubungsmittel**, die nur als Grundstoff zur Arzneimittelherstellung bezogen und verwendet werden dürfen. Für einige dieser Stoffe (z. B. Diphenoxylat) sieht das Gesetz sogenannte **ausgenommene Zubereitungen** vor, d. h., bis zu einer bestimmten Konzentration oder Menge je abgeteilte Form kann der entsprechende Stoff als normales Arzneimittel verschrieben, abgegeben und, bei Fertigarzneimitteln, bezogen werden. Ausgenommene Zubereitungen sind von den betäubungsmittelrechtlichen Vorschriften ganz oder teilweise ausgenommen. Die Verschreibung solcher ausgenommener Zubereitungen erfolgt deshalb ausschließlich auf normalen Rezepten, nicht auf Betäubungsmittelrezepten! Eine Überschreitung der Grenzen der ausgenommenen Zubereitung ist bei Stoffen aus Anlage II nicht zulässig (auch nicht auf BtM-Rezept!). **Anlage III** umfasst die **verkehrs- und verschreibungsfähigen Betäubungsmittel** und enthält die Betäubungsmittel, die vom Tierarzt zur Behandlung von Tieren bezogen, angewendet, abgegeben und (auf BtM-Rezept) verschrieben werden dürfen. Anlage III enthält Opium, starke Analgetika vom Morphintyp, starke morphinartige Hustenmittel (z. B. Codein und Hydrocodon), Amphetamin und Abkömmlinge (Weckamine), Cocain, eine Reihe von Hypnotika, darunter auch Phenobarbital, Benzodiazepinderivate (z. B. Diazepam) sowie einige Appetitzügler. Allerdings darf

3.2 Die Betäubungsmittelgesetzgebung

der Tierarzt nicht alle Betäubungsmittel der Anlage III verschreiben (einige darf nur der Arzt oder Zahnarzt verschreiben). Welche Betäubungsmittel vom Tierarzt zur Behandlung von Tieren angewendet, verschrieben oder abgegeben werden dürfen, ist in §4 der **Betäubungsmittel-Verschreibungsverordnung** (BtMVV, s.u.) festgelegt, die auch die Einzelheiten zur Verschreibung dieser Stoffe regelt. Bei einigen dieser Stoffe (z.B. Codein, Phenobarbital, Benzodiazepine) sind **ausgenommene Zubereitungen** (s.o.) möglich, zum Beispiel von Codein in Zubereitungen bis zu 2,5 % oder 100 mg je abgeteilte Form. Alle im Handel befindlichen Präparate mit Codein, Phenobarbital und Benzodiazepinen sind ausgenommene Zubereitungen. Erst wenn solche Stoffe in Zubereitungen verwendet werden sollen, die Mengen enthalten, die die der ausgenommenen Zubereitung überschreiten, gelten die Bestimmungen der BtMVV, und es müssen Betäubungsmittelrezepte zur Verschreibung verwendet werden!

Die Bedingungen, unter denen Tierärzte die in Anlage III bezeichneten Betäubungsmittel erwerben, abgeben oder verschreiben dürfen, sind in §4 BtMG beschrieben. Demnach bedürfen Tierärzte, die eine tierärztliche Hausapotheke betreiben, keiner gesonderten Erlaubnis, müssen aber die Teilnahme am Betäubungsmittelverkehr beim Bundesinstitut für Arzneimittel und Medizinprodukte anzeigen (unter Nachweis der Approbation und gegebenenfalls der Anzeigebestätigung der tierärztlichen Hausapotheke). Nach Anzeige erteilt die Bundesbehörde eine BtM-Nummer, die beim Bezug von Betäubungsmitteln angegeben werden muss (s.u.). Ferner erhält der Tierarzt auf Anforderung von der Bundesbehörde Betäubungsmittelrezepte (§5 BtMVV) mit seiner BtM-Nummer (auch ohne tierärztliche Hausapotheke möglich), mit denen Betäubungsmittel verschrieben bzw. für den Praxisbedarf aus der Apotheke bezogen werden können. §13 BtMG enthält allgemeine Grundsätze für die Anwendung, Verschreibung und Abgabe von Betäubungsmitteln. Wichtig ist, dass Betäubungsmittel nur dann angewendet werden dürfen, wenn der beabsichtigte Zweck nicht auf andere Weise (durch andere Arzneimittel) erreicht werden kann! Nach §15 BtMG müssen Betäubungsmittel gesondert aufbewahrt und gegen unbefugte Entnahme gesichert werden (z.B. in einem Stahlschrank oder Panzerschrank). Die Vernichtung von Betäubungsmitteln (z.B. nach Ablauf der Haltbarkeit) muss in Gegenwart von zwei Zeugen erfolgen (§16 BtMG).

Der Bezug von Betäubungsmitteln vom pharmazeutischen Großhändler wird durch die **Betäubungsmittel-Binnenhandelsverordnung** vom 16. Dezember 1981 (zuletzt geändert durch Gesetz vom 24. Juni 1994) geregelt. Die Bestellung erfolgt formlos schriftlich, u.U. sogar telefonisch beim Hersteller oder Großhändler unter Angabe der BtM-Nummer. Der Tierarzt erhält das bestellte Betäubungsmittel mit einer Empfangsbestätigung und einem Lieferschein. Er hat die Angaben auf Empfangsbestätigung und Lieferschein zu prüfen und gegebenenfalls zu berichten, das Empfangsdatum zu vermerken, die Formblätter zu unterschreiben und die Empfangsbestätigung spätestens am nächsten Werktag zurückzusenden. Der Lieferschein dient als Beleg für den Bezug und ist 3 Jahre aufzubewahren.

Einzelheiten über das Verschreiben, die Abgabe und den Nachweis des Verbleibs von Betäubungsmitteln sind in der **Betäubungsmittel-Verschreibungsverordnung** (BtMVV) vom 16. Dezember 1981 (zuletzt geändert durch Änderungsverordnung vom 19. März 2009) geregelt. Nach §1 BtMVV dürfen Betäubungsmittel nur als Zubereitungen verschrieben (und abgegeben, §7) werden, d.h., das Verschreiben oder Abgeben von Reinsubstanzen ist verboten! §4 regelt das Verschreiben durch den Tierarzt. Nach Absatz 1 darf innerhalb von 30 Tagen für ein Tier nur eines der unter Abs. 1a aufgeführten 13 Betäubungsmittel unter Einhaltung der festgesetzten **Höchstmenge** verschrieben werden (▶ Tab. 1).

Bei den 13 aufgeführten Betäubungsmitteln handelt es sich um starke Analgetika vom Morphintyp, starke morphinähnliche Antitussiva, Opium und seine Zubereitungen und zentrale Analeptika vom Amphetamintyp (Weckamine). Die meisten Stoffe sind als Fertigarzneimittel, also als Zubereitung im Handel, Opiumzubereitungen muss der Tierarzt vom Apotheker beziehen.

Die Vertreter der 13 Betäubungsmittel, die für den Tierarzt von praktischer Bedeutung sind (in erster Linie starke Analgetika und Opiumzubereitungen), werden im speziellen Teil dieses Buches näher behandelt. Wie bereits ausgeführt, kann pro Tier

3 Arzneimittelrechtliche Bestimmungen

▶ **Tab. 1** Die 13 Betäubungsmittel des §4, Abs. 1(a) BtMVV mit Warenzeichen, Wirkstoffgruppenzugehörigkeit und Höchstmenge

Betäubungsmittel	Warenzeichen	Wirkstoffgruppe	Höchstmenge
1. Amphetamin	n. a. F. i. H.	W	600 mg
2. Buprenorphin	Temgesic	M	150 mg
3. Hydrocodon	Dicodid	A	1 200 mg
4. Hydromorphon	Dilaudid	M	5 000 mg
5. Levomethadon	L-Polamidon, L-Polamivet	M	750 mg
6. Morphin	Morphin, Merck u. a.	M	20 000 mg
7. Opium, eingestelltes	n. a. F. i. H.	O	12 000 mg
8. Opiumextrakt	n. a. F. i. H.	O	6 000 mg
9. Opiumtinktur	n. a. F. i. H.	O	120 000 mg
10. Pentazocin	Fortral	M	15 000 mg
11. Pethidin	Dolantin	M	10 000 mg
12. Piritramid	Dipidolor	M	6 000 mg
13. Tilidin	Valoron	M	18 000 mg

Abkürzungen: n. a. F. i. H. = nicht als Fertigarzneimittel im Handel, W = Weckamine, M = morphinartige Analgetika, A = Antitussiva, O = Opium und Zubereitungen

innerhalb von 30 Tagen nur einer dieser 13 Stoffe verschrieben werden. Weiterhin kann nach §4 Absatz 1b BtMVV pro Tier innerhalb von 30 Tagen eine Zubereitung mit einem der anderen in Anlage III des BtMG bezeichneten Betäubungsmittel verschrieben werden mit Ausnahme von namentlich aufgeführten Stoffen, die nur für den Praxisbedarf oder nur vom Arzt verschrieben werden dürfen. Für Stoffe des Absatzes 1b sind keine Höchstmengen festgesetzt. Zahlreiche dieser Stoffe sind in Form ausgenommener Zubereitungen im Handel und können in dieser Form als normale Arzneimittel bezogen, verschrieben und abgegeben werden.

Nach Absatz 2 des §4 BtMVV darf der Tierarzt in begründeten Einzelfällen in einem besonders schweren Krankheitsfall von den Vorschriften des Absatzes 1 hinsichtlich der Zahl der verschriebenen Betäubungsmittel und der festgesetzten Höchstmengen abweichen. Eine solche Verschreibung ist mit dem Buchstaben „A" zu kennzeichnen.

Absatz 3 des §4 BtMVV regelt die Verschreibung für den **Praxisbedarf**. Der Tierarzt darf für seinen Praxisbedarf verschreiben: (1) die oben genannten in Absatz 1 aufgeführten Betäubungsmittel sowie (2) Alfentanil; (3) Cocain zu Eingriffen am Kopf als Lösung bis zu einem Gehalt von 20 % oder als Salbe bis zu einem Gehalt von 2 %; (4) Etorphin zur Immobilisierung von Tieren, die im Zoo, im Zirkus oder in Wildgehegen gehalten werden, Anwendung nur durch den Tierarzt oder in seiner Gegenwart; (5) Fentanyl; (6) Sufentanil; (7) Remifentanil und (8) Pentobarbital. Die starken, morphinartigen Analgetika Alfentanil, Fentanyl, Sufentanil, Remifentanil und Etorphin, das Lokalanästhetikum Cocain und das Narkotikum Pentobarbital dürfen **nur** für den Praxisbedarf verschrieben werden (d. h., sie dürfen vom Apotheker oder Tierarzt nicht an den Tierbesitzer abgegeben werden!). Für den Praxisbedarf darf der Tierarzt die unter 1–8 genannten Betäubungsmittel bis zur Menge seines durchschnittlichen Zweiwochenbedarfs, mindestens jedoch die kleinste Packungseinheit, verschreiben. Die Vorratshaltung soll für jedes Betäubungsmittel den Monatsbedarf des Tierarztes nicht übersteigen.

§4 Abs. 4 BtMVV regelt die Verschreibung von Betäubungsmitteln durch den Tierarzt für den Bedarf einer von ihm geleiteten oder beaufsichtigten

Tierklinik oder einer **Station** derselben. Auch in diesem Fall ist der Tierarzt an die Einschränkungen des Abs. 3 gebunden. Etorphin darf für Tierkliniken nicht verschrieben werden! Betäubungsmittel für den Stations- bzw. Klinikbedarf nach §4 Abs. 4 dürfen nur auf einem **Betäubungsmittelanforderungsschein** verschrieben werden, der über das Bundesinstitut für Arzneimittel und Medizinprodukte zu beziehen ist.

Auf das **Betäubungsmittelrezept** wird in §8 und §9 BtMVV näher eingegangen. Danach dürfen Betäubungsmittel für Tiere oder den Praxisbedarf nur auf einem dreiteiligen amtlichen Formblatt (Betäubungsmittelrezept) verschrieben werden. Neben dem eigentlichen Betäubungsmittel können auf diesem Rezept auch andere in Zusammenhang damit verordnete Arzneimittel verschrieben werden. Teil I und II des Betäubungsmittelrezeptes sind zur Vorlage bei der Apotheke bestimmt, Teil III verbleibt beim Tierarzt (3 Jahre aufzubewahren). Die Betäubungsmittelrezepte werden auf Anforderung von der Bundesbehörde an den Tierarzt ausgegeben; sie dürfen nur im Vertretungsfall auf einen anderen Tierarzt übertragen werden. Auf dem Betäubungsmittelrezept sind anzugeben (▶ **Abb. 5**): (1) **Tierart** sowie Name, Vorname und Anschrift des **Tierbesitzers**; (2) **Datum**; (3) **Arzneimittelbezeichnung** (d.h. Name des Präparates); soweit dadurch nicht eindeutig bestimmt, ist zusätzlich die Bezeichnung des enthaltenen Betäubungsmittels (Wirkstoffname) anzugeben; Gewichtsmenge des enthaltenen Betäubungsmittels je Packungseinheit, bei abgeteilten Zubereitungen je abgeteilter Form; Darreichungsform; Menge des verschriebenen Arzneimittels in Gramm oder Milliliter, Stückzahl der abgeteilten Form oder Größe und Anzahl der Packungseinheiten; (4) **Gebrauchsanweisung** mit Einzel- und Tagesgabe; im Falle, dass dem Patientenbesitzer eine schriftliche Gebrauchsanweisung übergeben wurde, der Vermerk „Gemäß schriftlicher Anweisung"; (5) in den Fällen des §4 Abs. 2 (Überschreitung der Höchstmenge bei schwerem Krankheitsfall) der Buchstabe „A"; (6) bei Verschreibung für den **Praxisbedarf** der Vermerk „Praxisbedarf" (die Angaben nach 1 und 4 entfallen dann); (7) **Name** des verschreibenden Tierarztes, seine **Berufsbezeichnung** und **Anschrift** einschließlich Telefonnummer; (8) **Unterschrift** des verschreibenden Tierarztes, im Vertretungsfall darüber hinaus der Vermerk „In Vertretung". Alle Angaben sind dauerhaft (d.h. mit Tintenschrift oder Kugelschreiber oder maschinenschriftlich) zu vermerken und müssen auf allen Teilen des Betäubungsmittelrezeptes übereinstimmend enthalten sein. Nur die Unterschrift nach Nummer 8 muss vom Tierarzt handschriftlich vorgenommen werden. Bei Änderungen oder Korrekturen hat der Tierarzt die Änderung handschriftlich zu vermerken und durch seine Unterschrift zu bestätigen. Auf Angaben zu homöopathischen Zubereitungen wird hier nicht näher eingegangen. In Notfällen dürfen Betäubungsmittel für Tiere oder Praxisbedarf auch auf „Normalrezept" verschrieben werden (§8 Abs. 6). Auf einer solchen Verschreibung sind die gleichen Angaben wie auf einem BtM-Rezept zu machen, ergänzt durch den Vermerk „Notfall-Verschreibung". Es darf nur die zur Behebung des Notfalls erforderliche Menge verschrieben werden. Die Gültigkeit dieser Verschreibung beträgt einen Tag (§12 Abs. 1 Nr. 3b). Die Apotheke informiert den verschreibenden Tierarzt über die Belieferung, dieser liefert die Verschreibung unverzüglich auf einem BtM-Rezept, gekennzeichnet mit dem Buchstaben „N" nach. Diese nachgereichte Verschreibung kann nicht noch einmal beliefert werden (§12 Abs. 1 Nr. 1d).

Betäubungsmittel für den Stationsbedarf nach §4 Abs. 4 dürfen nach §10 nur auf einem Betäubungsmittelanforderungsschein verschrieben werden, der auf Anforderung von der Bundesbehörde ausgegeben wird.

§12 BtMVV sagt aus, dass Rezepte, die den Bestimmungen der Verordnung nicht entsprechen oder vor mehr als 7 Tagen ausgestellt wurden, nicht beliefert werden dürfen. Gibt der Tierarzt Betäubungsmittel aus seiner **Hausapotheke** ab, ist er an die Bestimmungen der §§1 (Abgabe nur als Zubereitung) und 4 (Höchstmenge etc.) gebunden. Er darf grundsätzlich Betäubungsmittel nur zur Anwendung bei einem von ihm behandelten Tier abgeben.

Die §§13 und 14 regeln den **Nachweis** über den Verbleib und Bestand von Betäubungsmitteln in der tierärztlichen Hausapotheke und für den Praxisbedarf. Es müssen amtliche Karteikarten geführt werden, auf denen jeder Zugang und Abgang sowie der sich jeweils ergebende Bestand mit Tintenstift oder Kugelschreiber anzugeben sind. Die Karteikarten sind am Ende jedes Kalendermonats vom verantwortlichen Tierarzt zu prüfen und bei Änderungen

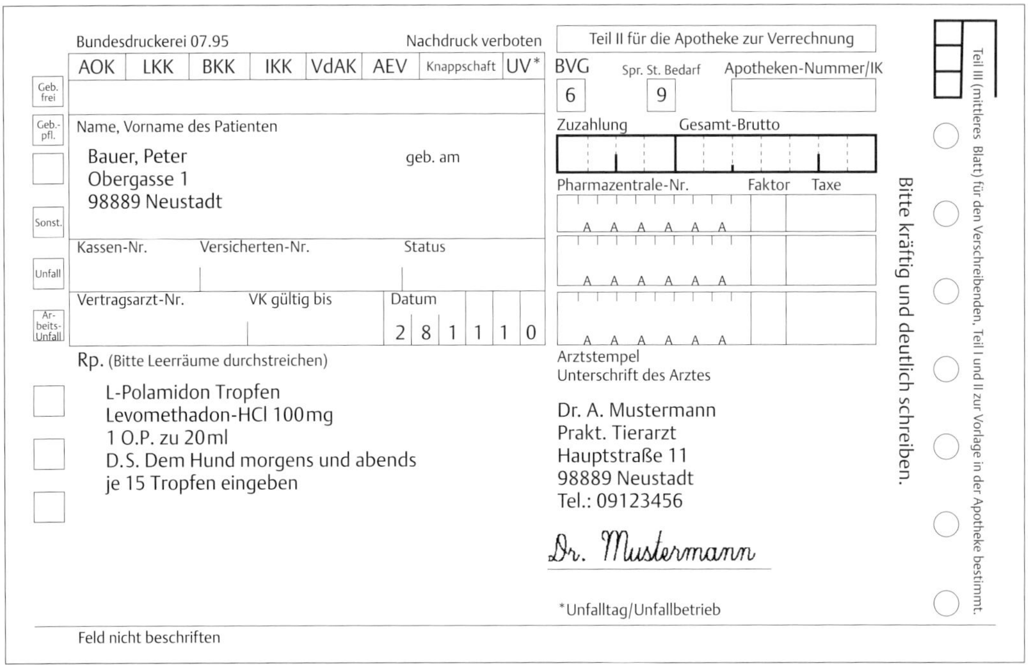
Bundesdruckerei 07.95 Nachdruck verboten

AOK	LKK	BKK	IKK	VdAK	AEV	Knappschaft	UV*

Geb. frei

Geb.-pfl.

Sonst.

Unfall

Arbeits-Unfall

Name, Vorname des Patienten

Bauer, Peter
Obergasse 1
98889 Neustadt

geb. am

Kassen-Nr. Versicherten-Nr. Status

Vertragsarzt-Nr. VK gültig bis Datum 2 8 1 1 1 0

Rp. (Bitte Leerräume durchstreichen)

L-Polamidon Tropfen
Levomethadon-HCl 100 mg
1 O.P. zu 20 ml
D.S. Dem Hund morgens und abends
je 15 Tropfen eingeben

Teil II für die Apotheke zur Verrechnung

BVG 6 Spr. St. Bedarf 9 Apotheken-Nummer/IK

Zuzahlung Gesamt-Brutto

Pharmazentrale-Nr. Faktor Taxe

Arztstempel
Unterschrift des Arztes

Dr. A. Mustermann
Prakt. Tierarzt
Hauptstraße 11
98889 Neustadt
Tel.: 09123456

Dr. Mustermann

*Unfalltag/Unfallbetrieb

Bitte kräftig und deutlich schreiben.

Teil III (mittleres Blatt) für den Verschreibenden, Teil I und II zur Vorlage in der Apotheke bestimmt.

Feld nicht beschriften

► **Abb. 5** Verschreibung eines Betäubungsmittels für einen Hund. Verschrieben wurde eine Flasche L-Polamidon-Hoechst-Tropfen, die 100 mg Levomethadonhydrochlorid enthält. Die Angabe der Tierart findet sich in der Gebrauchsanweisung, Name und Adresse des Tierbesitzers werden in das Feld „Name, Vorname des Patienten" eingetragen.

des Bestandes abzuzeichnen. Alternativ kann die Aufzeichnung in Betäubungsmittelbüchern oder mit elektronischer Datenverarbeitung erfolgen.

Die Einhaltung der Vorschriften der Betäubungsmittelgesetzgebung wird von den Behörden in regelmäßigen Abständen überwacht (§ 22 BtMG), Verstöße gegen das BtMG oder die BtMVV werden strafrechtlich geahndet (§§ 29 und 32 BtMG, §§ 16 und 17 BtMVV)!

3.3 Verordnung über tierärztliche Hausapotheken (TÄHAV)

Voraussetzung zur Ausübung des Dispensierrechtes durch Tierärzte ist die Führung einer **tierärztlichen Hausapotheke**. Die TÄHAV (vom 27. März 1996, in der Neufassung vom 20. Dezember 2006, zuletzt geändert durch Artikel 2 der Verordnung vom 16. März 2009) schreibt vor, dass ein Tierarzt nur eine einzige Hausapotheke führen darf. Zur tierärztlichen Hausapotheke kann noch ein Betriebsraum der Hausapotheke in höchstens einer Untereinheit der Praxis am Niederlassungsort oder in einem angrenzenden Kreis gehören. Beim Betrieb einer tierärztlichen Hausapotheke sind die Regeln der veterinärmedizinischen Wissenschaft und der pharmazeutischen Wissenschaft zu beachten. Die TÄHAV legt fest, wie eine tierärztliche Hausapotheke auszusehen hat (Betriebsräume) und welche Geräte und Hilfsmittel vorhanden sein müssen. Ferner enthält die TÄHAV Vorschriften für die Herstellung, die Prüfung, die Aufbewahrung und die Abgabe von Arzneimitteln durch Tierärzte im Rahmen des Betriebes der tierärztlichen Hausapotheke; weiterhin sind Bestimmungen für die Verschreibung von **Fütterungsarzneimitteln** enthalten (s. Anhang 5). Für **Fertigarzneimittel**, auf deren Besprechung das vorliegende Buch sich beschränkt, sind vor allem die §§ 12, 12a, 13 und 13a von Bedeutung. § 12 sagt aus, dass Arzneimittel von Tierärzten an Tierhalter nur im Rahmen einer ordnungsgemäßen Behandlung von Tieren oder Tierbeständen abgegeben werden dürfen, d.h., der Tierarzt muss nach den Regeln der tierärztlichen Wissenschaft (z.B. unter Beachtung der Antibiotikaleitlinie, ► **Kap. N**) die Tiere oder den

Tierbestand selbst untersucht haben (Indikationsstellung) und muss die Anwendung der Arzneimittel und den Behandlungserfolg kontrollieren. Die für den jeweiligen Behandlungsfall danach als erforderlich erachteten Arzneimittel dürfen nach §56a Abs. 1 AMG vom Tierarzt nur in der jeweils erforderlichen Menge und mit konkreten Anweisungen über Art, Dauer und Zeitpunkt der Anwendung abgegeben werden. Damit soll dem grauen Arzneimittelmarkt (Abgabe von Arzneimitteln an Tierhalter in großem Umfang auf Vorrat, ohne dass der Tierarzt den Tierbestand auch nur gesehen hat, Abgabe für noch nicht eingetretene Indikationen oder noch nicht im Bestand vorhandene Tiere) entgegen gewirkt werden. §12a beinhaltet, dass der Tierarzt bei Behandlung von Tieren, die der Lebensmittelgewinnung dienen, den Tierhalter mündlich und schriftlich auf die **Wartezeit** hinweisen muss. Sofern nicht auf einem Fertigarzneimittel eine Wartezeit für die betreffende Tierart angegeben ist (z.B. bei einer Umwidmung), darf die vom Tierarzt festzulegende Wartezeit folgende Zeiträume nicht unterschreiten: Eier 7 Tage, Milch 7 Tage, essbare Gewebe von Geflügel und Säugetieren 28 Tage; essbare Gewebe von Fischen 500 dividiert durch die mittlere Wassertemperatur (in °C) = Anzahl der Tage Wartezeit. Bei homöopathischen Arzneimitteln, die in Tab. 1 der EU-Verordnung Nr. 37/2010 aufgeführt sind (namentlich benannte Homöopathika sowie alle anderen ab D4 außer Aristolochiasäure- oder Colchicin-haltige), darf die Wartezeit auf null Tage festgesetzt werden. §13 regelt die Nachweispflicht. Danach hat der Tierarzt über den Erwerb und den Verbleib (und im Falle der Herstellung über die Herstellung und Prüfung) von Arzneimitteln Nachweise zu führen. Bei der Anwendung durch den Tierarzt und der Abgabe von Arzneimitteln, die zur Anwendung bei Tieren bestimmt sind, die der Lebensmittelgewinnung dienen, ist ein Tierärztliches Arzneimittel-Anwendungs- und Abgabedokument in doppelter Ausfertigung unverzüglich zu erstellen (eine Ausfertigung für den Tierhalter, die zweite verbleibt beim Tierarzt und ist fünf Jahre aufzubewahren). Diese Dokumentation kann auch in elektronischer Form erfolgen. §13a (Verschreibung von Arzneimitteln für Tiere) wurde bereits bei der Besprechung des Rezeptes erwähnt (3-fache Ausfertigung des Rezeptes).

3.4 Lebensmittelrechtliche Bestimmungen, die den tierärztlichen Arzneimittelsektor betreffen

Wichtig ist vor allem §10 des **Lebensmittel- und Futtermittelgesetzbuches** (LFGB; vom 1. September 2005; zuletzt geändert durch Artikel 12 des Gesetzes vom 26. Februar 2008). Dieser Paragraph mit dem Titel „**Stoffe mit pharmakologischer Wirkung**" dient dem Schutz des Verbrauchers vor einer Gesundheitsgefährdung durch Rückstände oder Abbauprodukte von Arzneimitteln in vom Tier gewonnenen Lebensmitteln. Lebensmittel, die von Tieren gewonnen werden, die vor der Lebensmittelgewinnung mit Arzneimitteln behandelt wurden, dürfen nur in den Verkehr gebracht werden, wenn die festgesetzten **Wartezeiten** eingehalten worden sind. Es ist verboten, vom Tier gewonnene Lebensmittel gewerbsmäßig in den Verkehr zu bringen, wenn in oder auf ihnen Stoffe mit pharmakologischer Wirkung oder deren Metaboliten vorhanden sind, die

1. nach der EU-Verordnung Nr. 37/2010 bei den dort genannten Tieren nicht angewendet werden dürfen (in Tabelle 2 der Verordnung aufgeführte Stoffe: **Aristolochia-haltige Zubereitungen**, **Chloramphenicol**, **Chloroform**, **Chlorpromazin**, **Colchicin**, **Dapson**, **Nitrofurane** und **Nitroimidazole**),
2. die in der EU-Verordnung Nr. 37/2010 festgesetzten **Höchstmengen** überschreiten oder
3. nicht als Arzneimittel zur Anwendung bei dem Tier, von dem die Lebensmittel gewonnen werden, zugelassen oder registriert sind, die nicht aufgrund sonstiger arzneimittelrechtlicher Vorschriften angewendet werden dürfen oder nicht als Zusatzstoffe zu Futtermitteln zugelassen sind.

Die Bestimmungen der Verordnung (EWG) Nr. 2377/90 des Rates vom 26. Juni 1990 zur Schaffung eines Gemeinschaftsverfahrens für die Festsetzung von Höchstmengen für Tierarzneimittelrückstände in Nahrungsmitteln tierischen Ursprungs abgelöst durch die Verordnung (EG) Nr. 470/2009 und die Verordnung (EU) Nr. 37/2010 (▶ **S. 21** und Anhang 7) werden durch die Bestimmungen des §10 LFGB in Deutschland rechtskräftig, ohne jeweils deutsche Gesetze oder Verordnungen ändern zu müssen!

§ 10 LFGB führt im Weiteren aus, dass bestimmte Arzneimittel ganz oder für bestimmte Verwendungszwecke von der Anwendung bei Tieren ausgeschlossen (verboten) werden können. Zu diesem Zweck wurde die **Verordnung über Stoffe mit pharmakologischer Wirkung** (vom 3. August 1977, in der Neufassung vom 7. März 2005, zuletzt geändert am 16. März 2009) erlassen, welche die Anwendung der in den Anlagen 1–3 genannten Arzneimittel bei lebensmittelliefernden Tieren einschränkt oder verbietet (▶ Tab. 2, ▶ Tab. 3 und ▶ Tab. 4).

Für alle nicht in den Anhängen 2 und 3 aufgeführten Indikationsgebiete und Nutztierarten ist bei lebensmittelliefernden Tieren die Anwendung von Arzneimitteln mit **östrogen**, **androgen** oder **gestagen** wirkenden Stoffen und mit **ß-Agonisten mit anaboler Wirkung** verboten. Ferner dürfen diese Arzneimittel nur als Fertigarzneimittel und gemäß den Bestimmungen der Gebrauchsinformation angewendet werden. Eine Umwidmung sowohl des Anwendungsgebiets als auch der Tierart und eine Herstellung solcher Arzneimittel für lebensmittelliefernde Tiere in Apotheken ist nicht erlaubt. Nur durch den Tierarzt zu verabreichende Präparate dürfen nicht an Tierhalter abgegeben werden.

Durch diese einschränkenden Vorschriften soll eine missbräuchliche Verwendung von hormonell wirksamen Substanzen, insbesondere in der Tiermast, verhindert werden (für die Einzelstoffe ▶ S. 49, ▶ S. 205).

▶ **Tab. 2** Anlage 1: Verbotene Anwendungsgebiete.

Stoffe	Tiere	ausgeschlossene Anwendungsgebiete
Stoffe mit antimikrobieller Wirkung	alle Tiere, die der Lebensmittelgewinnung dienen	Beeinflussung der Haltbarkeit der von den Tieren gewonnenen Lebensmittel
Papain und andere proteolytische Enzyme	alle Tiere, die der Lebensmittelgewinnung dienen	Beeinflussung der Beschaffenheit der von den Tieren gewonnenen Lebensmittel („Zartmacher")
Thyreostatika (wie Thiourazile, Thioimidazole, Thiohydantoine)	alle Tiere, die der Lebensmittelgewinnung dienen	alle Anwendungsgebiete
Stilbene und Stilbenderivate (östrogenartig wirksame Verbindungen wie Diethylstilboestrol, Dienoestrol und Hexoestrol)	alle Tiere, die der Lebensmittelgewinnung dienen	alle Anwendungsgebiete (kanzerogen in der Tochtergeneration)
Östradiol-17 β und seine Ester	alle Tiere, die der Lebensmittelgewinnung dienen	alle Anwendungsgebiete

▶ **Tab. 3** Anlage 2: Erlaubte „therapeutische" Anwendungsgebiete.

Stoffe	Tiere	zulässige Anwendungsgebiete/Anwendungsbedingungen
ß-Agonisten mit anaboler Wirkung (ß$_2$-Agonisten wie Clenbuterol, derzeit kein anderer Wirkstoff in Deutschland zugelassen)	Rinder	Induktion der Tokolyse: Verabreichung an trächtige Kühe als Injektion und nur durch den Tierarzt
	Equiden	Induktion der Tokolyse*: Verabreichung an trächtige Stuten als Injektion und nur durch den Tierarzt; Behandlung von Atemstörungen, Hufrollenerkrankung* und Hufrehe*: auch zur oralen Anwendung, Abgabe an den Tierhalter möglich

*: derzeit keine Präparate für diese Anwendungsgebiete für Pferde in Deutschland zugelassen – keine Umwidmung für diese Anwendungsgebiete bei Schlachtequiden möglich!

▶ **Tab. 4** Anlage 3: Erlaubte „zootechnische" Anwendungsgebiete

Stoffe	Tiere	zulässige Anwendungsgebiete/ Anwendungsbedingungen
Stoffe mit östrogener Wirkung (außer Östradiol-17ß) Stoffe mit androgener oder gestagener Wirkung (inklusive Progesteron und Allyltrenbolon)	alle Tiere, die der Lebensmittelgewinnung dienen außer Masttiere	Brunstsynchronisation, Vorbereitung von Spender- und Empfängertieren zum Embryotransfer: Verabreichung an eindeutig identifizierte Tiere
Testosteron, Progesteron oder Derivate dieser Stoffe, die nach Resorption an der Verabreichungsstelle leicht wieder in die Ausgangsverbindung zurückgeführt werden (→ keine Depotpräparate!)	alle Tiere, die der Lebensmittelgewinnung dienen außer Masttiere	Fruchtbarkeitsstörungen bei Einzeltieren, Abbruch einer unerwünschten Trächtigkeit: nur als Injektion (im Falle der Behandlung von Funktionsstörungen der Eierstöcke auch als Vaginalspiralen), Verabreichung nur durch einen Tierarzt an eindeutig identifizierte Tiere
Stoffe mit androgener Wirkung	Fische außer Masttiere	sexuelle Inversion (während der ersten drei Lebensmonate)
Allyltrenbolon (Altrenogest)	Equiden außer Masttiere	Fruchtbarkeitsstörungen bei Einzeltieren: nur orale Anwendung

3.5 Gesetzliche Bestimmungen in der Europäischen Union

Ab 1995 wurden die Zulassungsverfahren für Arzneimittel generell, also auch für Tierarzneimittel, fundamental verändert. Diese Veränderungen beruhen primär auf dem Inkrafttreten der Ratsverordnung 2309/93/EWG, die im Mai 2004 durch die Verordnung 726/2004/EG ersetzt wurde und der Ergänzung der Richtlinie 81/851/EWG durch die Richtlinie 2004/28/EG, die bis zum 30. Oktober 2004 in nationales Recht überführt werden musste und mit der 14. AMG-Novelle implementiert wurde. Bis dahin galt die Richtlinie 2001/82/EG. Die zuerst genannte Verordnung ist dafür verantwortlich, dass ab dem 1. Januar 1995 ein europäisches, zentralisiertes Zulassungsverfahren etabliert und eine Europäische Zulassungsagentur für die Beurteilung von Arzneimitteln gegründet wurde, unter deren Verantwortung u. a. derartige Verfahren ablaufen sollen. Die vorher geltende Richtlinie 87/22/EWG, die ebenfalls ein zentrales Verfahren regelte, wurde durch die Richtlinie 93/41/EWG aufgehoben. Im Gegensatz zu den früheren Verfahren führt das zentralisierte Verfahren zwingend zu **einer** Zulassung in allen 27 Mitgliedsstaaten, sofern die in der Verordnung und der Richtlinie 2001/82/EG genannten Anforderungen erfüllt werden. Diese Verordnung beschreibt auch, welche Produkte zentralisiert zugelassen werden **müssen** und welche zugelassen werden **können**.

Die zentrale Zulassung über die europäische Agentur muss bei Leistungsförderern (abgesehen von Futterzusatzstoffen) und bei biotechnologisch hergestellten Produkten (rekombinante DNA-Technik, kontrollierte Expression von Genen und der Hybridoma- und monoklonalen Antikörpertechnik) erfolgen, während Produkte, die unter Verwendung anderer biotechnischer Verfahren hergestellt werden, neue wirksame Substanzen enthalten oder neue Indikationen bzw. Applikationsformen in Anspruch nehmen, eine entsprechende Option haben.

Anträge für diese Produkte werden direkt an die Agentur (European Medicines Agency – EMA) unter folgender Adresse gestellt: EMA, 7 Westferry Circus, Canary Wharf, London E14 4 HB, UK.

In der Agentur erfolgt die administrative Prüfung der Anträge und die Koordination der Verfahren. Die wissenschaftliche Beurteilung der Anträge erfolgt durch den Ausschuss für Tierarzneimittel (Committee for Medicinal Products for

3 Arzneimittelrechtliche Bestimmungen

Veterinary Use – CVMP), der sich aus je einem Sachverständigen der Mitgliedsstaaten zusammensetzt, die unabhängig von ihren nationalen Zuständigkeiten eine Beurteilung durchführen. Ein Verfahren ist innerhalb von 210 Tagen durchzuführen und der daraus resultierende Bewertungsbericht wird von der EMA an die EU-Kommission weitergeleitet.

Die rechtliche Umsetzung des Vorschlages der EMA erfolgt durch einen ständigen Ausschuss, der aus Vertretern der Mitgliedsstaaten besteht und wird durch Publikation im Europäischen Amtsblatt bekannt gegeben.

Das Verfahren zur gegenseitigen Anerkennung (MRP, mutual recognition procedure) soll die Voraussetzung schaffen, Zulassungen in einem Mitgliedsstaat auf andere zu erweitern. Nach erfolgter Zulassung in einem Mitgliedsstaat unter Zugrundelegung der Richtlinie 2001/82/EG (sog. Referenzmitgliedsstaat) kann unter Bezug auf die Erstzulassung ein Antrag auf Zulassung in einem anderen Mitgliedsstaat gestellt werden. Basis dieser Zulassung ist ein Bewertungsbericht des Referenzmitgliedsstaates. Innerhalb von 90 Tagen müssen die Folgezulassungen erteilt werden, es sei denn, der betroffene Mitgliedsstaat meint, durch die Zulassung können Risiken für die **öffentliche Gesundheit**, für die **Zieltiere** oder für die **Umwelt** auftreten. In solchen Fällen können, basierend auf den Art. 33–35 der Richtlinie 2001/82/EG, Schiedsverfahren eingeleitet werden, die zu einer bindenden Entscheidung des CVMP führen. Auch bei diesem Verfahren werden durch die neue Richtlinie Änderungen herbeigeführt. Über die Änderung der Richtlinie 2001/82 durch die Richtlinie 2004/28/EG wurde das sogenannte dezentrale Verfahren eingeführt. Im Unterschied zum MRP ist eine bestehende Zulassung in einem Mitgliedsstaat nicht erforderlich und der pharmazeutische Unternehmer ist frei in der Wahl des Referenzstaates.

Separate nationale Zulassungsverfahren in mehreren Mitgliedsstaaten gleichzeitig gab es nur bis zum 1. Januar 1998. Bei Zulassungsanträgen in mehreren Mitgliedsstaaten ist die Entscheidung eines Mitgliedsstaates abzuwarten, um dann das Verfahren der gegenseitigen Anerkennung durchzuführen. Dieses Procedere ist seit dem 1. Januar 1998 bindend. Nationale Anträge können seitdem nur noch in einem Mitgliedsstaat gestellt werden.

Die bestehenden nationalen Zulassungen bleiben davon unberührt, es sei denn, ein Verfahren der gegenseitigen Anerkennung, ein dezentrales oder das nachstehend beschriebene Verfahren zur Festlegung von Rückstandshöchstmengen verändert ihren Status. Unbeschadet davon müssen nach der RL 81/851/EWG alle vor 1981 auf dem Markt befindlichen Stoffe nachträglich zugelassen werden. Dies hätte bis Oktober 1991 in allen Mitgliedsstaaten erfolgen müssen, was aber – auch in Deutschland – nicht immer der Fall war. Die deutsche Nachzulassung war Ende 2005 abgeschlossen.

In der Richtlinie 2001/82 in Verbindung mit der Richtlinie 2004/28 werden auch die Voraussetzungen für die Umwidmung und die Einfuhr von Tierarzneimitteln verbindlich für alle EU-Mitgliedsstaaten geregelt.

Weitere wichtige Verfahren wurden nach der Ratsverordnung Nr. 2377/90/EWG geregelt und betreffen die EU-einheitliche Festlegung von Rückstandshöchstmengen in essbaren Geweben und Produkten mit Arzneimitteln behandelter lebensmittelliefernder Tiere. Inzwischen wurde diese Verordnung durch die Verordnung (EG) 470/2009 abgelöst, wobei aber die nachfolgend beschriebenen Grundsätze beibehalten wurden. Alle Stoffe, die vor dem 1. Januar 1992 noch nicht zugelassen waren, müssen das Verfahren zentralisiert über die Agentur unter Einbeziehung des CVMP durchlaufen haben, bevor eine Zulassung ausgesprochen werden kann. Für die vor dem 1. Januar 1992 zugelassenen Stoffe (auch Hilfsstoffe mit möglichen pharmakologischen Wirkungen!) mussten derartige Werte (**M**aximum **R**esidue **L**imits – **MRL**) bis zum 31. Dezember 1999 festgesetzt werden, um marktfähig zu bleiben. Festgesetzte Werte werden im Europäischen Amtsblatt veröffentlicht (▶ **Tab. 5**).

Weiterhin ist zu beachten, dass Wirkstoffe unterschiedlich beurteilt werden konnten, d. h., sie können in verschiedene Anhänge eingeordnet werden.

▶ **Tab. 5** MRL-Werte werden im Europäischen Amtsblatt nach einem einheitlichen Schema publiziert.

Substanz	Marker-Rückstand	Spezies	MRL	Zielgewebe	Bemerkungen
wirksamer Bestandteil	zu analysierender Rückstand (Muttersubstanz oder Metabolit)	Zieltierart	Konzentration in µg oder mg/kg	Muskel, Fett, Leber, Niere, Milch, Honig, Eier	Hinweise auf besondere Anwendungsbedingungen (z. B. topische Anwendungen oder eventuelle Anwendungsverbote bei Milchkühen oder Legegeflügel)

- **Anhang I:** Verzeichnis der pharmakologisch wirksamen Stoffe, für die Höchstmengen ohne Zeitbeschränkung festgelegt werden
- **Anhang II:** Verzeichnis der Stoffe, für die keine Höchstmengen festgelegt werden, da sie als Rückstände unbedenklich sind
- **Anhang III:** Verzeichnis der pharmakologisch wirksamen Stoffe, für die vorläufige Höchstmengen festgelegt wurden, da noch Daten nachgeliefert werden müssen

Alle pharmakologisch wirksamen Substanzen, die nicht ab dem 1. Januar 2000 in den Anhängen I–III eingeordnet sind, dürfen bei lebensmittelliefernden Tieren nach der VO (EU) 37/2010 nicht mehr angewendet werden (s. Anhang 7).

- **Anhang IV:** Verzeichnis der pharmakologisch wirksamen Stoffe, für die aufgrund ihrer Toxizität oder wegen des Fehlens von Daten keine Höchstmengen festgelegt werden können (s. Anhang 7). Das hat zur Folge, dass nach 60 Tagen, nachdem diese Einstufung in Anhang IV im Europäischen Amtsblatt publiziert wurde, ein Anwendungsverbot für lebensmittelliefernde Tiere besteht.

Inzwischen wurden diese Listen durch die Verordnung (EU) Nr. 37/2010 aufgehoben und in 2 Tabellen umgeordnet (s. Anhang 7).

4 Hinweise zur Gliederung des speziellen Teils

Auf den grundsätzlichen Aufbau des speziellen Teils dieses Buches wurde bereits im Vorwort zur 1. Auflage hingewiesen. An dieser Stelle soll deshalb nur eine Erläuterung zum Aufbau der **Kurzmonographien** gegeben werden.

Jede Kurzmonographie trägt als Überschrift den **Freinamen** des jeweiligen Pharmakons. Ein oder mehrere **Handelsnamen** (Warenzeichen bzw. registrierte Namen) von gängigen Präparaten des jeweiligen Pharmakons werden in Klammern hinter dem Freinamen oder im Text angegeben, wobei im Allgemeinen nur **Monopräparate**, also Präparate mit nur einem Wirkstoff, berücksichtigt werden. Da beim Kleintier und beim Pferd Möglichkeiten für die Anwendung von Humanspezialitäten bestehen, wird auch auf humanmedizinische Fertigarzneimittel (abgekürzt „H.M." zur Unterscheidung von für die Anwendung beim Tier registrierten bzw. zugelassenen Arzneimitteln, die mit „V.M." bezeichnet werden) hingewiesen, wenn diese für die Anwendung beim Tier interessant sind. **Kombinationspräparate**, d.h. Präparate, die fixe Arzneimittelkombinationen enthalten, werden nur dann mitaufgeführt, wenn die Wirkstoffkombination aus pharmakologischer und klinischer Sicht sinnvoll erscheint oder das zu besprechende Pharmakon nicht als Monopräparat erhältlich ist. Kombinationspräparate dienen in der Regel der Therapievereinfachung und sind gerechtfertigt, wenn sie die Wirkungsintensität eines therapeutischen Verfahrens erhöhen (Beispiel: Sulfonamid/Trimethoprim-Synergismus) oder die Verträglichkeit verbessern (Beispiel: durch Kombination mehrerer Sulfonamide kann die Dosis der Einzelstoffe gesenkt und damit ihre renale Verträglichkeit erhöht werden). Ferner sind Kombinationen gerechtfertigt, wenn sie zur Aufhebung von Nebenwirkungen führen (Beispiel: durch die Kombination von Levomethadon mit einem Parasympatholytikum werden die vagalen Nebenwirkungen von Levomethadon aufgehoben). In vielen Fällen genügen Kombinationspräparate diesen Anforderungen nicht (s. auch Anhang 2).

Handelt es sich bei dem zu besprechenden Pharmakon um ein **Betäubungsmittel**, sind Einzelheiten zur Verschreibung (Höchstmenge, besondere Einschränkungen bei der Verschreibung etc.) der Besprechung der Betäubungsmittelgesetzgebung (▶ S. 14) zu entnehmen.

Nach einer kurzen **Einleitung**, in der besonders auf Unterschiede zu anderen Vertretern derselben Wirkstoffgruppe hingewiesen wird, folgen die **Anwendungsgebiete** für das jeweilige Pharmakon, wobei nur die Indikationen genannt werden, die aus pharmakologischer und klinischer Sicht sinnvoll und gesichert erscheinen. Zur Information werden teilweise auch Hinweise (Wirkung, Indikationen, Dosierungen etc.) für Tierarten gegeben, für die das betreffende Arzneimittel in Deutschland bisher nicht zugelassen ist (und damit i.d. R. nicht angewendet werden darf!). Die **Dosierung** des Pharmakons bei den unterschiedlichen **Applikationsarten** wird grundsätzlich in mg bzw. µg Substanz pro kg Körpergewicht angegeben (mg/kg bzw. µg/kg). Die in der Veterinärmedizin klinisch oft üblichen Dosisangaben in ml einer Injektionslösung pro Tier oder mg bzw. g einer festen Substanz pro Tier führen, z.B. bei falscher Gewichtseinschätzung des Tieres, leicht zu Unter- bzw. Überdosierungen und können aus pharmakologischer Sicht keine Grundlage für eine Dosierungsanleitung bilden. Weiterhin sind derartige Angaben auf den Beipackzetteln insbesondere für kleinere Tierarten und Jungtiere oft fehlerhaft oder sogar unsinnig. Die Angabe von Dosierungen in mg bzw. µg/kg Körpergewicht macht es notwendig, unter Berücksichtigung der Arzneimittelkonzentration bzw. -menge im jeweiligen Handelspräparat und des Körpergewichtes des Tieres die tatsächlich zu applizierende Menge der Zubereitung zu errechnen. Soll z.B. einem 10 kg schweren Hund 2 mg/kg eines Arzneimittels injiziert werden, das in einer 5 %igen Lösung (d. h. 50 mg pro ml) vorliegt, so beträgt die zu injizierende Menge 0,4 ml [(10 × 2) : 50]. Bei einem 600 kg schweren Rind müssten demnach 24 ml injiziert werden [(600 × 2) : 50]; bei einer 1%igen (10 mg/ml) Injektionslösung würde das Injektionsvolumen bei diesem Tier 120 ml betragen [(600 × 2) : 10]. Liegt das Arzneimittel in fester Form vor (z. B. Tabletten) und soll oral appliziert werden, erfolgt die Berechnung der zu verabreichenden Menge entsprechend (Gesamtdosis geteilt durch Substanzmenge in Tabletten ergibt Anzahl der zu verabreichenden Tabletten). Zu beachten ist, dass bei den Dosisangaben in diesem Buch von den Empfehlungen der Hersteller abgewichen wurde, wenn diese nach vorliegendem Erkenntnismaterial als nicht sinnvoll erschienen. Liegen für eine Tierart keine Dosierungen vor, sondern sind z. B. nur die Dosierungen für den Menschen bekannt, so empfiehlt es sich, bei der Berechnung die entsprechende Dosierung entweder auf der Basis des metabolischen Körpergewichts oder der Körperoberfläche zu ermitteln (s. Anhang Nr. 1), um Über- bzw. Unterdosierungen zu vermeiden.

Wenn eine längerfristige Pharmakotherapie durchgeführt werden soll, also das Arzneimittel mehr als einmal verabreicht werden soll, ist das **Dosierungsintervall** von Bedeutung. Es leitet sich von der **Wirkungsdauer** des Pharmakons ab, für die meistens die **Halbwertszeit** des Stoffes bei der zu behandelnden Tierart von entscheidender Bedeutung ist. Da oft nicht für alle Zieltierarten Halbwertszeiten bestimmt (oder zugänglich veröffentlicht) worden sind, müssen sich die Angaben zu Wirkungsdauer und Halbwertszeit in den Kurzmonographien auf das vorliegende Erkenntnismaterial beschränken. Zu beachten ist, dass Halbwertszeit und Wirkungsdauer von der Applikationsart (z. B. verzögerte Resorption nach oraler Applikation) und Zubereitung (z. B. Depotpräparate) abhängen können. Weitere **pharmakokinetische Angaben** (Verteilungsvolumen, Plasmaproteinbindung) werden gemacht, wenn diese aus pharmakotherapeutischer Sicht von Interesse sind. Daten zur Bioverfügbarkeit nach unterschiedlichen Applikationsformen lagen oft nicht vor.

Jedes Arzneimittel hat neben den erwünschten Wirkungen bei bestimmungsgemäßer Dosierung **Nebenwirkungen**, die zumeist unerwünscht sind. Diese unerwünschten Wirkungen können von Tierart zu Tierart unterschiedlich sein und unterscheiden sich auch in der Häufigkeit, mit der sie auftreten können. Manche Nebenwirkungen treten obligat auf (z. B. Beeinträchtigung der Atmung mit steigenden Dosen eines Narkotikums), andere nur selten. Wird die bestimmungsgemäße Dosierung aus Versehen (z. B. durch fehlerhafte Dosisberechnung) oder absichtlich (zur Wirkungssteigerung) überschritten, ergibt sich durch die **Überdosierung** eine Verstärkung der Nebenwirkungen, und es können zusätzlich Wirkungen auftreten, die bei bestimmungsgemäßer Dosierung noch nicht zu beobachten sind. Abhängig von der **therapeutischen Breite** des jeweiligen Pharmakons (Abstand zwischen therapeutischer und toxischer Dosis) kann die Überdosierung zu einer **Arzneimittelvergiftung** (▶ S. 438) führen. Es werden deshalb in den Kurzmonographien häufig kurze Hinweise zur Vergiftungsbehandlung gegeben.

Für fast jedes Arzneimittel gibt es bestimmte Zustände (z. B. Trächtigkeit) oder Erkrankungen des Tieres, bei denen das Arzneimittel nicht angewendet werden darf, sogenannte **Gegenanzeigen** (Kontraindikationen). Wenn mehrere Arzneimittel gleichzeitig bei einem Tier verabreicht werden, können **Wechselwirkungen** auftreten, die zu beachten sind. Hier werden in den Kurzmonographien nur diejenigen Wechselwirkungen berücksichtigt, die veterinärmedizinisch relevante Arzneimittel betreffen. Bei der Verabreichung mehrerer Präparate an ein Tier werden vom Tierarzt oft sog. **Mischspritzen** verwendet, d. h., mehrere Injektionslösungen werden in einer Spritze aufgezogen und verabreicht. Von dieser Vorgehensweise ist aufgrund der Möglichkeit chemischer **Inkompatibilitäten**, die zum Wirkungsverlust der Pharmaka führen können, dringend abzuraten (s. Anhang 2).

Wie mehrfach angesprochen, müssen bei der Anwendung von Arzneimitteln bei Tieren, die der Lebensmittelgewinnung dienen, **Wartezeiten** zwischen letzter Arzneimittelapplikation und Lebensmittelgewinnung (Schlachten der Tiere bzw. Milch- oder Eiergewinnung) eingehalten werden. Hier findet sich in der Kurzmonographie jeweils eine Aufstellung der für die in Anspruch genommenen Tierarten festgesetzten Wartezeiten, wobei nur Monopräparate berücksichtigt wurden. Weiterhin wurden im Rahmen der Nachzulassung von Arzneimitteln, die vor Inkrafttreten des neuen Arzneimittelgesetzes (1978) rechtmäßig im Verkehr waren, alle Wartezeiten überprüft, sodass die im Buch jeweils bei den Präparaten angegebenen Wartezeiten nur noch in wenigen Einzelfällen sich ändern können. **Hinweis:** Wartezeiten werden präparatspezifisch festgesetzt, sodass sie für den gleichen Wirkstoff je nach Fertigarzneimittel unterschiedlich sein können. Es gelten immer nur die auf dem jeweiligen Fertigarzneimittel angegebenen Wartezeiten. Bei Arzneimitteln, die nur für die Anwendung beim Menschen oder bei Tieren, die nicht der Lebensmittelgewinnung dienen, zugelassen oder registriert sind, fehlt die Angabe von Wartezeiten. Mit Ausnahme der in ▶ S. 8 ff. beschriebenen Umwidmungsmöglichkeiten bei Pferden dürfen derartige Arzneimittel nicht bei lebensmittelliefernden Tieren angewendet werden, sofern die enthaltenen Wirkstoffe nicht in Tab. 1 der EU-Verordnung Nr. 37/2010 aufgeführt sind (s. Anhang 7).

5 Literaturhinweise

Hier sollen nur einige Hinweise auf Lehrbücher gegeben werden, die nach Meinung der Autoren als sinnvolle Ergänzung zu dem vorliegenden Buch empfohlen werden können. Hierbei werden auch einige englischsprachige Bücher berücksichtigt, die zum Nachschlagen einzelner Fragestellungen nützlich sein können.

Allgemeine Pharmakologie

1. Kapitel über allgemeine Pharmakologie. In: Frey HH, Löscher W. Lehrbuch der Pharmakologie und Toxikologie für die Veterinärmedizin. 3. Auflage. Stuttgart: Enke; 2010
2. Kapitel über allgemeine Pharmakologie. In: Aktories K, Förstermann KU, Hofmann FB, Starke K. Allgemeine und Spezielle Pharmakologie und Toxikologie. Begründet von Forth W, Henschler D, Rummel W. 9. Auflage. München: Urban & Fischer; 2005

Spezielle Pharmakologie und Pharmakotherapie

1. Frey HH, Löscher W. Lehrbuch der Pharmakologie und Toxikologie für die Veterinärmedizin. 3. Auflage. Stuttgart: Enke; 2010. Das zur Zeit umfassendste veterinärpharmakologische Lehrbuch im deutschsprachigen Raum.
2. Aktories K, Förstermann KU, Hofmann FB, Starke K. Allgemeine und Spezielle Pharmakologie und Toxikologie. Begründet von Forth W, Henschler D, Rummel W. 9. Auflage. München: Urban & Fischer; 2005. Zu beachten ist, dass veterinärmedizinische Aspekte in diesem Buch nicht berücksichtigt sind, es eignet sich aber gut zur Aneignung pharmakologischen Grundwissens.
3. Brunton L, Lazo J. Goodman & Gilman's. The Pharmacological Basis of Therapeutics. New York: 11th Edition, McGraw-Hill; 2005. Die „Bibel" jedes Pharmakologen, zum Nachschlagen einzelner Aspekte hervorragend geeignet, allerdings eine reine Humanpharmakologie.

Arzneimittelrecht

1. Zrenner K sen. (Begr.), Paintner K (Begr.), Zrenner K jun. (Fortführer), Friedrich B (Fortführer). Arzneimittelrechtliche Vorschriften für Tierärzte. Stuttgart: Deutscher Apotheker Verlag; 2009. Eine kommentierte Übersicht über für Tierärzte wichtige arzneimittelrechtliche Bestimmungen in Form einer Loseblattsammlung, die ständig auf dem laufenden Stand gehalten wird. Zu beachten ist, dass jeder Kommentar zu Gesetzen die subjektive Meinung des Autors widerspiegelt und deshalb in einzelnen Punkten missverständlich oder im Widerspruch zu anderen Kommentaren sein kann.

Anfertigung von Arzneimitteln

1. Lutz F. Tierärztliche Arzneimittelverordnung. Stuttgart: Wissenschaftliche Verlagsgesellschaft; 1991

Toxikologie

1. Kapitel über Toxikologie („Vergiftungen") in Frey HH, Löscher W. Lehrbuch der Pharmakologie und Toxikologie für die Veterinärmedizin. 3. Auflage. Stuttgart: Enke; 2010
2. Marquardt H, Schäfer SG. Lehrbuch der Toxikologie. 2. Auflage. Stuttgart: Wissenschaftliche Verlagsgesellschaft; 2004
3. Nau H, Steinberg P, Kietzmann M. Lebensmitteltoxikologie. Rückstände und Kontaminanten: Risiken und Verbraucherschutz. Berlin: Parey Buchverlag; 2003

6 Informationen aus dem Internet

Das Internet bietet eine Reihe von nützlichen Informationsdiensten zu Arzneimitteln, die ständig aktualisiert werden. Die umfangreichsten Informationen zu Tierarzneimitteln in Deutschland bietet **Vetidata** (Veterinärmedizinischer Informationsdienst für Arzneimittelanwendung, Toxikologie und Arzneimittelrecht; http://www.vetidata.de). Einige Themen der Vetidata-Datenbank sind z. B. die Suche nach Wirkstoffen (Pharmakologie, Toxikologie, Anwendung), die Suche nach Präparaten, alle für Tierärzte wesentlichen nationalen und europäischen arzneimittelrechtlichen Vorschriften, teilweise mit Kommentaren, „Rosa Liste" aller bei lebensmittelliefernden Tieren anwendbaren Arzneimittel, die Anwendung von Betäubungsmitteln, BtM-Rezept, Verweise/Link-Listen für spezielle Auskünfte (z. B. Fütterungs-Arzneimittel, toxikologische Institute), Antibiotika-Leitlinien, unerwünschte Arzneimittelwirkungen (UAW), Wartezeiten von Tierarzneimitteln, Problematik von Therapienotstand/Umwidmung von Arzneimitteln und die Abgabe von Arzneimitteln an Tierhalter. Gemäß den Bestimmungen des Heilmittelwerbegesetzes bekommen nur entsprechend legitimierte Personen Zugriff auf die vorhandenen Informationen. Dies gilt auch für den Internetauftritt der **Roten Liste**, dem wichtigsten Verzeichnis von humanmedizinischen Arzneimitteln in Deutschland (http://www.rote-liste.de/Online). Umfangreiche Informationen zu Tierarzneimitteln und Vergiftungen können auch über die Homepage des Züricher Instituts für Veterinärpharmakologie und -toxikologie erhalten werden (http://www.vetpharm.unizh.ch), wobei bei Tierarzneimitteln primär in der Schweiz zugelassene Arzneimittel besprochen werden.

7 Abkürzungen

ACE	Angiotensin-converting enzyme	F.	*Fasciola*
ACTH	adrenocorticotropes Hormon	FDA	Food and Drug Administration (USA)
ADH	antidiuretisches Hormon		
$Al(OH)_3$	Aluminiumhydroxid	FSH	follikelstimulierendes Hormon
Al-Stearat	Aluminiumstearat	g	Gramm
AMG	Arzneimittelgesetz	GABA	gamma-Aminobuttersäure
Appl.-Art	Applikationsart	Gfl.	Geflügel
ATP	Adenosintriphosphat	GnRH	Gonadotropin-releasing-Hormon
AV	atrioventrikular	h	Stunde
B.	*Bacillus*	H^+	Wasserstoffion
BAL	Dimercaprol	HbO_2	oxygeniertes Hämoglobin
BE	Base excess (Basenüberschuss)	HCG	humanes Choriongonadotropin
BST	bovines Somatotropin	γ-HCH	Lindan
C	Kohlenstoff	HCl	Hydrochlorid
Ca^{2+}	Calciumionen	HCO_3^-	Bicarbonation
CAP	Chlormadinonacetat	H_2CO_3	Kohlensäure
CCl_4	Tetrachlorkohlenstoff	Hd.	Hund
Cl^-	Chloridionen	HES	Hydroxyethylstärke
CO_2	Kohlendioxid	H.M.	Warenzeichen eines für den Menschen zugelassenen Arzneimittels
CoA	Coenzym A		
COMT	Catechol-O-methyltransferase		
COX	Cyclooxygenase	HNO	Hals-Nase-Ohren
CP	Chloramphenicol	5-HT	5-Hydroxytryptamin
CRF	Corticotropin-releasing-Faktor	IBR	infektiöse bovine Rhinotracheitis
CTC	Chlortetracyclin	ICSH	zwischenzellstimulierendes Hormon
Cu	Kupfer		
DDD	Dichlordiphenyldichlorethan	ID_{50}	Dosis mit 50%iger Hemmwirkung
DDT	Dichlordiphenyltrichlorethan	I.E.	Internationale Einheit
DMSO	Dimethylsulfoxid	IGF	Insulin-like growth factor
DNA	Desoxyribonukleinsäure	IL	Interleukin
DVG	Deutsche Veterinärmedizinische Gesellschaft	Inj.-Lsg.	Injektionslösung
		Inj.-Stelle	Injektionsstelle
E.	*Echinococcus*	i.m.	intramuskulär
E. coli	*Escherichia coli*	i.mamm.	intramammär
ED_{50}	Dosis mit 50%iger Wirkung	i.p. (= i.a.)	intraperitoneal (= intraabdominal)
EDTA	Ethylendiamintetraessigsäure	i.ut.	intrauterin
EG	Europäische Gemeinschaft	i.v.	intravenös
EKG	Elektrokardiogramm	intrazist.	intrazisternal
EMA	European Medicines Agency (europäische Arzneimittelzulassungsbehörde)	IZR	Intrazellulärraum
		K^+	Kaliumionen
		kcal	Kilokalorie
EU	Europäische Union	$kg^{0,75}$	metabolisches Körpergewicht
EWG	Europäische Wirtschaftsgemeinschaft	kJ	Kilojoule
		KGW	Körpergewicht
Extr.	Extrakt	Ktz.	Katze
EZR	Extrazellulärraum	l	Liter

7 Abkürzungen

LD	letale Dosis	pCO$_2$	Partialdruck von Kohlendioxid
LFGB	Lebensmittel- und Futtermittelgesetzbuch	PCR	polymerase chain reaction
		PG	Prostaglandin
LH	luteinisierendes Hormon	pH	Säuregrad
LOX	Lipoxygenase	pK$_a$	Säurekonstante
LTH	luteotropes Hormon	PMSG	Pregnant Mare Serum Gonadotropin
MAO	Monoaminooxidase		
MBK	minimale bakterizide Konzentration	PST	porcines Somatotropin
		Pfd.	Pferd
MDR 1	Multi-Drug-Resistance-1-Protein (syn. P-Glykoprotein)	p.o.	per oral (per os)
		p.p.	post partum
Met-Hb	Methämoglobin	PVC	Polyvinylchlorid
Mg^{2+}	Magnesiumionen	RAAS	Renin-Angiotensin-Aldosteron-System
MgCO$_3$	Magnesiumcarbonat		
MHK	minimale Hemmstoffkonzentration	Rd.	Rind
min	Minute	RNA	Ribonukleinsäure
Mio	Million	s.c.	subkutan
ml	Milliliter	Schf.	Schaf
MMA	Mastitis-Metritis-Agalaktie-Syndrom	Schw.	Schwein
		SOD	Superoxiddismutase
mmol/l	Millimol pro Liter	spp.	Parasiten- und Bakterienspezies
mRNA	Messenger-Ribonukleinsäure	*St. aureus*	*Staphylococcus aureus*
N	Stickstoff	STH	somatotropes Hormon, Somatotropin
Na$^+$	Natriumionen		
NaCl	Natriumchlorid (Kochsalz)	*T.*	*Trypanosoma* oder *Theileria*
NaHCO$_3$	Natriumbicarbonat	TÄHAV	Tierärztliche Hausapotheken-Verordnung
NFAT	nuclear factor of activated T-cells		
ng	Nanogramm (10^{-9} Gramm)	T$_3$	Trijodthyronin
NNR	Nebennierenrinde	T$_4$	Thyroxin
NSAID	nicht-steroidale antiinflammatorische Substanz	TC	Tetracyclin
		TSH	Thyreotropin
O$_2$	Sauerstoff	UDP	Uridindiphosphat
O$_2^-$	Superoxidanionradikal	Vit.	Vitamin
OH$^-$	Hydroxylion	V.M.	Warenzeichen eines für die Behandlung von Tieren zugelassenen Arzneimittels
25OH-D$_3$	25-Hydroxycholecalciferol		
osmol/kg	Osmolalität		
osmol/l	Osmolarität	Wdk.	Wiederkäuer
OTC	Oxytetracyclin	Zn	Zink
PAE	postantibiotische Effekte	ZNS	Zentralnervensystem

Teil II

Spezielle Pharmakologie und Pharmakotherapie

A	Pharmaka mit Wirkung auf das vegetative Nervensystem..	32
B	Pharmaka mit Wirkung auf periphere Mediatoren........	57
C	Pharmaka mit Wirkung auf das Zentralnervensystem.....	64
D	Lokalanästhetika.................................	134
E	Herzwirksame Pharmaka...........................	141
F	Kreislaufwirksame Pharmaka.......................	162
G	Wasser- und Elektrolythaushalt – Infusionstherapie......	168
H	Nierenwirksame Pharmaka.........................	191
I	Beeinflussung der Uterusfunktion....................	202
J	Pharmakotherapie des Respirationstrakts..............	206
K	Behandlung von Lebererkrankungen..................	215
L	Magen-Darm-wirksame Pharmaka....................	217
M	Desinfektionsmittel...............................	244
N	Behandlung und Verhütung bakterieller Infektionen.....	249
O	Antiparasitika...................................	298
P	Pharmaka zur Behandlung von Pilzinfektionen..........	354
Q	Chemotherapie von Tumorerkrankungen...............	359
R	Vitamine und Spurenelemente......................	363
S	Hormone und hormonell wirksame Pharmaka..........	375
T	Pharmaka zur Beeinflussung von Entzündungen........	389
U	Therapie wichtiger Vergiftungen.....................	433
V	Antiprotozoika...................................	440
W	Homöopathika...................................	467
X	Phytotherapeutika................................	499
Y	Immunpharmaka.................................	519
Z	Lokale Therapie (Haut, Euter, Auge).................	539

A Pharmaka mit Wirkung auf das autonome (vegetative) Nervensystem

W. Löscher

Die Bezeichnung **autonomes Nervensystem** bedeutet, dass dieser Teil des (peripheren) Nervensystems, der überwiegend der Steuerung der Funktion innerer Organe dient, nicht oder nur indirekt dem Willen untersteht. Synonym wird auch die Bezeichnung **vegetatives Nervensystem** verwendet. Aufgrund der anatomischen und physiologischen Organisation wird das vegetative Nervensystem in einen **sympathischen** und einen **parasympathischen** Anteil untergliedert. Fast alle Organe oder Organsysteme werden von beiden Teilen des vegetativen Nervensystems innerviert und von ihnen meist funktionell gegensinnig beeinflusst (▶ Tab. 6).

Das Zusammenspiel von sympathischer und parasympathischer Innervation ermöglicht dadurch die Regulation von Organfunktionen.

1 Parasympathikus

Parasympathische Nervenfasern entspringen im Gehirn (kranialer Anteil des Parasympathikus; z. B. N. vagus) und in den Sakralsegmenten des Rückenmarks (kaudaler Anteil des Parasympathikus) und werden in organnahen Ganglien auf postganglionäre parasympathische Nervenfasern umgeschaltet (▶ Abb. 6). Die Erregungsübertragung von parasympathischen Nervenfasern auf die Effektorzelle erfolgt mit Hilfe des Überträgerstoffes **Acetylcholin**, des Transmitters des parasympathischen Nervensystems (▶ Abb. 7). Nervenfasern, die mit Acetylcholin als Transmitter arbeiten, bezeichnet man als **cholinerg**. Neben postsynaptischen parasympathischen Nervenendigungen dient Acetylcholin der Erregungsübertragung der somatomotorischen Nerven an der neuromuskulären Endplatte sowie der präganglionären Fasern an allen (auch sympathischen) vegetativen Ganglien und am Nebennierenmark (▶ Abb. 6; s. auch Sympathikus). Ferner ist Acetylcholin exzitatorischer Neurotransmitter im Zentralnervensystem (s. dort). Die Effekte des Acetylcholins an diesen verschiedenen Strukturen werden über zwei unterschiedliche Rezeptortypen (Cholinozeptoren) an der postsynaptischen Membran vermittelt: **muskarinartige (m)-Cholinozeptoren** und **nikotinartige (n)-Cholinozeptoren**. Erregung dieser Rezeptoren durch Acetylcholin führt je nach beteiligtem Rezeptorsubtyp (1) zu Permeabilitätsänderungen der postsynaptischen Membran für verschiedene Kationen (Na^+, K^+, Ca^{2+}) und damit je nach beteiligtem Kation zu Depolarisation (durch Anstieg des Na^+-Einstroms) oder Hyperpolarisation (durch Anstieg des K^+-Ausstroms) der Membran oder (2) über die Koppelung an G-Proteine zu einer Stimulation oder Hemmung membranständiger Enzyme und damit zu Veränderungen der Zellaktivität (▶ Abb. 7). Es gibt verschiedene Subtypen von nikotinartigen und muskarinartigen Rezeptoren (z. B. M_1, M_2, M_3 etc.), die die verschiedenen Wirkungen von Acetylcholin vermitteln. Die wichtigsten Änderungen von Organfunktionen, die durch Erregung von m- oder n-Cholinozeptoren ausgelöst werden, sind in ▶ Tab. 6 aufgeführt.

Je nach beteiligtem Rezeptortyp spricht man von **muskarinartigen** bzw. **nikotinartigen Wirkungen**. Nikotinartige Rezeptoren sind unempfindlicher gegenüber Acetylcholin als muskarinartige Rezeptoren. Die Wirkung von Acetylcholin auf Cholinozeptoren wird durch enzymatischen Abbau des Transmitters beendet (▶ Abb. 7).

Beteiligt sind die membranständige **Acetylcholinesterase** sowie unspezifische Cholinesterasen (u.a. in Blutserum und Leber). Acetylcholin ist als Arzneimittel unbrauchbar, da selbst bei intravenöser Applikation die Wirkung aufgrund des schnellen Abbaues nur wenige Sekunden anhält. Es wurden deshalb zahlreiche Substanzen entwickelt, die zu einer länger anhaltenden Stimulation von Cholinozeptoren führen und als **Parasympathomimetika** bezeichnet werden.

1 Parasympathikus

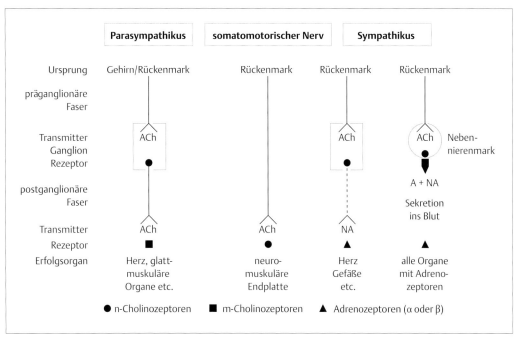

▶ Abb. 6 Cholinerge und noradrenerge Leitungsbahnen des peripheren parasympathischen, somatomotorischen und sympathischen Nervensystems. Cholinerge Fasern sind durchgezogen, noradrenerge Fasern gestrichelt gezeichnet. Abkürzungen: A = Adrenalin, ACh = Acetylcholin, NA = Noradrenalin.

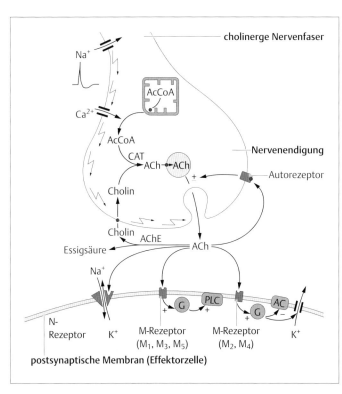

▶ Abb. 7 Schematische Darstellung einer cholinergen Synapse mit Biosynthese, Speicherung, Freisetzung, Rezeptorwirkungen und Abbau von Acetylcholin. Abkürzungen: ACh = Acetylcholin, AChE = Acetylcholinesterase, AcCoA = Acetyl-CoA, AC = Adenylatcyclase, CAT = Cholinacetyltransferase, G = G-Protein, M-Rezeptor = muskarinartiger Rezeptor, N-Rezeptor = nikotinartiger Rezeptor, PLC = Phospholipase C. (Modifiziert nach Forth, Henschler, Rummel. Allgemeine und spezielle Pharmakologie und Toxikologie. München: Urban und Fischer, 2001).

▶ **Tab. 6** Die wichtigsten Wirkungen von Parasympathikus und Sympathikus.

Organ	Parasympathikus	beteiligter Cholinozeptor	Sympathikus	beteiligter Adrenozeptor
Herz				
Herzfrequenz	Abnahme	m	Zunahme	β_1
Kontraktionskraft	Abnahme	m	Zunahme	β_1
Leitungsgeschwindigkeit	Abnahme	m	Zunahme	β_1
Automatie	Abnahme	m	Zunahme	β_1
Gefäße (v. a. Arteriolen)	Dilatation (physiologische Bedeutung unklar)	m	Konstriktion Dilatation	α β_2
Lunge				
Bronchialmuskulatur	Kontraktion	m	Relaxation	β_2
Bronchialdrüsen	Sekretion	m	?	
Magen-Darm-Trakt				
Motilität und Tonus	Steigerung	m	Abnahme	α, β_2
Sphinkteren	Relaxation	m	Kontraktion	α
Sekretion	Steigerung	m	Abnahme	?
Uterus	Kontraktion	m	Relaxation	β_2
Harnblase				
Detrusor	Kontraktion	m	Relaxation	β_2
Sphinkter	Relaxation	m	Kontraktion	α
männliche Geschlechtsorgane	Erektion	m	Ejakulation	α
Speicheldrüse	Sekretion von serösem Speichel	m	Sekretion von mukösem Speichel	α
Schweißdrüsen	Sekretion	m	Sekretion	α, β_2
Auge				
M. sphincter pupillae	Kontraktion (Miosis)	m	–	
M. dilatator pupillae	–		Kontraktion (Mydriasis)	α
M. ciliaris	Kontraktion	m	Relaxation	β

▶ **Tab. 6** Fortsetzung.

Organ	Parasympathikus	beteiligter Cholinozeptor	Sympathikus	beteiligter Adrenozeptor
Stoffwechsel				
Leber	Glykogensynthese	m	Glykogenolyse, Gluconeogenese	α, β_2
Fettgewebe	–		Lipolyse	β_1, β_2*
Pankreas	–		Insulininkretion erhöht	β_2
			Insulininkretion gesenkt	α
Niere	–		Reninfreisetzung	β_1
vegetative Ganglien	Erregung	n	–	
Nebennierenmark	Sekretion von Adrenalin und Noradrenalin	n	–	

* u. U. wird die Lipolyse u. a. über einen „atypischen" β-Rezeptor vermittelt (β_3)

1.1 Parasympathomimetika

Parasympathomimetika lassen sich in direkt und indirekt wirksame Stoffe einteilen. Direkt wirksame Parasympathomimetika sind Substanzen, die wie Acetylcholin direkt Cholinozeptoren (vor allem m) stimulieren, während indirekt wirkende Parasympathomimetika durch Hemmung des Abbaues von Acetylcholin zu parasympathomimetischen Effekten führen.

Direkt wirkende Parasympathomimetika

Vertreter dieser Gruppe werden aufgrund ihrer (vorwiegend) muskarinartigen Wirkung (▶ Tab. 6) vor allem zur Behandlung von Darm- und Blasenatonien sowie zur lokalen Glaukombehandlung eingesetzt. **Muskarin** selbst eignet sich aufgrund seiner Toxizität nicht als Arzneimittel.

Carbachol

Carbachol, ein Ester des Cholins mit Carbaminsäure, wird durch Cholinesterasen wesentlich langsamer abgebaut als Acetylcholin und hat daher eine stärkere und länger anhaltende Wirkung als der Transmitter. Carbachol ist tiermedizinisch nicht mehr zugelassen und darf bei lebensmittelliefernden Tieren nicht angewendet werden. Humanmedizinisch ist Carbachol nur noch in Form von Augentropfen [Carbamann; Isopto-Carbachol] zur Glaukombehandlung im Handel. Nachteil bei systemischer Anwendung von Carbachol sind seine zahlreichen Nebenwirkungen sowie seine hohe Wirkungspotenz und geringe therapeutische Breite (Gefahr von Vergiftungen), sodass indirekt wirksamen Parasympathomimetika der Vorzug gegeben werden sollte. Da es keine Handelspräparate mit Carbachol mehr gibt, die für die systemische Anwendung geeignet sind, wird für die Besprechung der systemischen Wirkungen und Nebenwirkungen von Carbachol auf frühere Ausgaben dieses Buches verwiesen. ▶ **Anwendungsgebiete:** Die einzige zur Zeit noch relevante Indikation für Carbachol ist die äußerliche Anwendung am Auge zur Glaukombehandlung, wobei durch die Kontraktion des M. ciliaris und M. sphincter pupillae der Kammerwinkel erweitert wird und damit Kammerwasser abfließen kann. Zur Glaukombehandlung wird Carbachol in 1- bis 3 %iger Lösung in den Bindehautsack eingeträufelt. ▶ **Nebenwirkungen:** vorübergehende Sehstörungen. ▶ **Gegenanzeigen:** akute Irisentzündung.

Pilocarpin

Pilocarpin, ein Alkaloid aus den Blättern des südamerikanischen Strauches *Pilocarpus jaborandi*, hat im Gegensatz zu Acetylcholin und Carbachol keinen quaternären Stickstoff im Molekül und gelangt daher auch durch die Blut-Hirn-Schranke ins Gehirn. Aufgrund seiner starken muskarinartigen Effekte auf Herz und Kreislauf (▶ Tab. 6) wird Pilocarpin nicht systemisch angewendet. ▶ **Anwendungsgebiete:** äußerliche Anwendung am Auge zur Glaukombehandlung, wobei durch die Kontraktion des M. ciliaris und M. sphincter pupillae der Kammerwinkel erweitert wird und damit Kammerwasser abfließen kann. Zur Glaukombehandlung wird Pilocarpin in 2%iger Lösung oder Salbe in den Bindehautsack eingeträufelt, was innerhalb von 15 min zu einer Miosis für 12–24 Stunden führt. Pilocarpin ist in Form zahlreicher humanmedizinischer Präparate im Handel. ▶ **Nebenwirkungen:** Sehstörungen für 1–2 Stunden. ▶ **Gegenanzeigen:** akute Irisentzündung, systemische Anwendung.

Arecolin

Arecolin ist wie Pilocarpin ein pflanzliches Alkaloid, das früher zur Bandwurmbehandlung bei Hunden eingesetzt wurde (▶ S. 299), da es die Muskulatur der Bandwürmer lähmt. ▶ **Nebenwirkungen:** Arecolin führt zu ausgeprägten muskarinartigen Wirkungen (▶ Tab. 6), während es im Gegensatz zu Carbachol kaum nikotinartige Wirkungen hervorruft. Aufgrund der starken Nebenwirkungen ist Arecolin weitgehend verlassen worden; **Antidot** bei Vergiftungen ist Atropin.

Indirekt wirkende Parasympathomimetika

Die Vertreter dieser Gruppe führen durch **Hemmung der Acetylcholinesterase** zu einem Anstieg der Acetylcholinkonzentration im synaptischen Spalt und damit zu starken und anhaltenden cholinergen Effekten. Durch die generell höhere Empfindlichkeit muskarinartiger Cholinozeptoren überwiegen wie bei den direkten Parasympathomimetika die muskarinartigen Wirkungen des Acetylcholins. Aufgrund der Art der Hemmung des Enzyms unterscheidet man reversible Hemmstoffe und schwer reversible Hemmstoffe der Acetylcholinesterase.

Reversible Hemmstoffe der Acetylcholinesterase

Die hier besprochenen Vertreter dieser Gruppe (**Physostigmin, Neostigmin, Pyridostigmin**) werden aufgrund ihrer chemischen Struktur auch als **Carbamate** oder **Carbamathemmstoffe** bezeichnet.

Die Acetylcholinesterase und Pseudocholinesterase werden durch Blockierung der zwei Bindungsstellen für Acetylcholin (anionische und esteratische Bindungsstelle) reversibel gehemmt. Ein länger wirksamer, reversibler Hemmstoff der Cholinesterase zur Behandlung von Darm- und Blasenatonien ist **Distigmin** [Ubretid (H.M.)], für das aber keine Erfahrungen beim Tier vorliegen. Edrophonium (Tensilon; zurzeit kein Präparat in Deutschland im Handel) ist in die Positivliste für Pferde zur Antagonisierung der Muskelrelaxierung durch periphere Muskelrelaxanzien aufgenommen worden; dieser Effekt ist auch mit Neostigmin zu erreichen ist (s.u.).

Physostigmin

Physostigmin (Synonym: **Eserin**), ein Alkaloid aus dem Samen von *Physostigma venenosum*, ist der älteste Vertreter der Gruppe und wurde bereits im 19. Jahrhundert zur Glaukombehandlung eingesetzt. ▶ **Anwendungsgebiete:** Wegen seiner starken kardialen Wirkungen wird Physostigmin nur lokal am Auge zur Glaukombehandlung eingesetzt; Ausnahme ist die Atropinvergiftung, bei der Physostigmin als **Antidot** [**Anticholium** (H.M.)] auch systemisch eingesetzt wird und dabei durch seine zentrale Wirkung (Erhöhung der Acetylcholinkonzentration auch im Gehirn) Vorteile gegenüber anderen Cholinesterasehemmstoffen hat. Die ▶ **Dosierung** in dieser Indikation (auch bei Vergiftungen durch andere Pharmaka mit anticholinerger Wirkungskomponente, z.B. Antihistaminika und Neuroleptika) beträgt 0,05 mg/kg i.v. Treten erneut Vergiftungssymptome auf, muss die Injektion ggf. wiederholt werden. Bei lokaler Anwendung zur Glaukombehandlung wird Physostigmin als 0,5- bis 1%ige Lösung dreimal täglich in den Bindehautsack eingeträufelt. ▶ **Wirkungsdauer:** bei lokaler Anwendung etwa 12 Stunden, bei systemischer Anwendung kurz (Halbwertszeit beim Hund 30 min). ▶ **Nebenwirkungen:** Nebenwirkungen ergeben sich bei systemischer Applikation aus der Stimulation cholinerger Rezeptoren (▶ Tab. 6); ▶ **Überdosierung:** Neben peripheren parasympathischen Wirkungen kommt es zur zentralen Stimulation bis hin zu Krämpfen; **Antidot** ist Atropin. ▶ **Gegenanzeigen:** bei lokaler Applikation akute Irisentzündung.

Neostigmin

Neostigmin [**Konstigmin** (V.M.)] ist eine synthetische Verbindung, die im Gegensatz zu Physostigmin nicht ins Gehirn gelangt. Neostigmin wird nach oraler Applikation schlecht resorbiert und muss deshalb bei systemischer Anwendung parenteral verabreicht werden. Neostigmin hat im Gegensatz zu Physostigmin eine geringere Wirkung auf das Herz, eine stärkere Wirkung auf Darm- und Blasenmuskulatur und keine zentralen Wirkungen. Neben der Hemmung der Cholinesterasen treten auch direkte Wirkungen auf cholinerge Rezeptoren auf; so stimuliert Neostigmin nikotinartige Rezeptoren der neuromuskulären Endplatte. Neostigmin ist unter dem Namen **Konstigmin** in Form einer Injektionslösung als Peristaltikum bei Darmatonie für Pferde im Handel. Neostigmin kann auch lokal am Auge zur Glaukombehandlung verwendet werden; zur Zeit gibt es aber keine geeigneten Augentropfen im Handel. ▶ **Anwendungsgebiete:** Darmatonien und, als Umwidmung, bei Blasenatonien. Bei Hunden ist Neostigmin (teilweise in Verbindung mit Immunsuppressiva) erfolgreich bei Myasthenia gravis, einer Autoimmunerkrankung mit verminderter Aktivität des parasympathischen Systems, angewendet worden. Ferner eignet sich Neostigmin (in Kombination mit Atropin) als **Antidot** bei Vergiftungen mit nicht depolarisierenden Muskelrelaxanzien vom d-Tubocurarintyp bzw. zur Aufhebung der Muskelrelaxierung durch derartige Substanzen (s. dort). ▶ **Dosierung:** lokal am Auge als 3 %ige Lösung oder 1 %ige Salbe (Wirkung für etwa 12 Stunden); systemisch beim Pferd 0,01–0,02 mg/kg s.c., bei anderen Tierarten bis zu 0,5 mg/kg s.c. Als **Antidot** bei nicht depolarisierenden Muskelrelaxanzien 0,02 mg/kg langsam i.v. ▶ **Wirkungsdauer:** bei systemischer Anwendung beträgt 1–2 Stunden. ▶ **Nebenwirkungen:** bei systemischer Applikation entsprechen einer allgemeinen Erregung des Parasympathikus (▶ Tab. 6). ▶ **Überdosierung:** Muskelschwäche, Nausea, Erbrechen, Durchfall, Miosis, Bronchospasmen, Bradykardie und Kreislaufkollaps. **Antidot** ist Atropin. ▶ **Gegenanzeigen:** mechanische Verschlüsse der Verdauungs- und Harnwege, Asthma bronchiale und andere Lungenerkrankungen, Kreislauferkrankungen, Hochträchtigkeit. ▶ **Wartezeiten:** Pferde essbare Gewebe: 0 Tage, Milch: 0 Tage.

Pyridostigmin

Pyridostigmin [**Mestinon**, **Kalymin** (H.M.)] entspricht in seinen Eigenschaften im Wesentlichen Neostigmin. Es wird nur systemisch verwendet, ist etwas schwächer wirksam (wirksame Dosen liegen bei 0,05–0,1 mg/kg i.m. oder s.c.) als Neostigmin, wirkt dafür aber länger (3–4 Stunden). Alles weitere siehe Neostigmin.

Schwer reversible Hemmstoffe der Acetylcholinesterase

Es handelt sich um **organische Phosphorsäureester** (**Alkylphosphate, Organophosphate**), die sich an die esteratische Bindungsstelle der Cholinesterase binden und das Enzym phosphorylieren. Die Alkylphosphate werden nur sehr langsam wieder vom Enzym abgespalten, sodass eine sehr lange Wirkungsdauer erreicht wird. ▶ **Anwendungsgebiete:** Organische Phosphorsäureester spielen heute vor allem als Insektizide im Pflanzenschutz eine Rolle und können auf diese Weise zu Vergiftungen bei Mensch und Tier führen (▶ Kap. U). Im praktischen Einsatz befinden sich etwa 50 Verbindungen, Prototyp der Gruppe ist **Parathion**. Einige Vertreter (Coumafos, Phoxim, Dimpylat) finden zur Bekämpfung von Ektoparasiten beim Tier Anwendung (s. Antiparasitika). Die Anwendung einiger Organophosphate (z. B. **Paraoxon, Fluostigmin**) in der Glaukombehandlung sowie in der Behandlung der Myasthenia gravis ist aufgrund der zu langen Wirkung und der damit verbundenen Kumulationsgefahr weitgehend verlassen worden.

Eine **Vergiftung** mit Alkylphosphaten führt zu einer lang anhaltenden Überschwemmung des Organismus mit Acetylcholin und der damit verbundenen ausgeprägten Stimulation cholinerger Rezeptoren (▶ Tab. 6 und ▶ Kap. U). Vergiftungssymptome durch Stimulation muskarinartiger Rezeptoren sind Miosis (beim Schwein Nystagmus), Speichelfluss (besonders bei Wdk. und Schwein), Erbrechen (besonders beim Hund), Durchfall, Kolik, Harnabsatz, Bradykardie, Blutdruckabfall

Pharmaka mit Wirkung auf das autonome (vegetative) Nervensystem

sowie lebensbedrohliche Bronchokonstriktion und -sekretion. Durch Stimulation nikotinartiger Rezeptoren an der neuromuskulären Endplatte kommt es je nach Dosis zu Muskelfaszikulationen, Muskelsteife und schließlich Paralyse. Da Alkylphosphate auch ins Gehirn gelangen, kommt es durch Stimulation zentraler Cholinozeptoren zu Ataxien, Tremor, Krämpfen und schließlich Koma mit Atemlähmung. Die Behandlung einer Alkylphosphatvergiftung besteht aus symptomatischen Maßnahmen (Beatmung, Absaugen des Bronchialsekrets etc.) sowie intravenöser Verabreichung des **Antidots** Atropin (s. dort und bei ▶ S. 433), das auch die zentralen Wirkungen antagonisiert.

Mit **Obidoxim** [**Toxogonin** (H.M.)] ist es möglich, die Cholinesterase zu reaktivieren (durch Ablösung des Alkylphosphats und Dephosphorylierung des Enzyms), allerdings ist eine Reaktivierung des Enzyms nur möglich, wenn Obidoxim bis maximal 24 Stunden nach Giftaufnahme verabreicht wird. Die Dosierung von Obidoxim beträgt 2–5 mg/kg i.v. (evtl. i.m.); Obidoxim sollte grundsätzlich erst nach Behandlung der akuten Vergiftungssymptome mit Atropin verabreicht werden. Bei Dosiserhöhung kann Obidoxim selbst die Acetylcholinesterase hemmen. Der früher viel verwendete Enzymreaktivator **Pralidoxim** ist nicht mehr im Handel.

1.2 Antagonisten von Acetylcholin

Gegenüber den verschiedenen Angriffspunkten von Acetylcholin gibt es spezifische Antagonisten: muskarinartige Cholinozeptoren werden durch **Parasympatholytika**, nikotinartige Cholinozeptoren an vegetativen Ganglien durch **Ganglioplegika** und nikotinartige Cholinozeptoren an der neuromuskulären Endplatte durch **periphere Muskelrelaxanzien** blockiert.

Parasympatholytika

Parasympatholytika sind Substanzen, die die Erregungsübertragung an parasympathischen Nervenendigungen und damit die muskarinartigen Wirkungen von Acetylcholin hemmen. Prototyp der Gruppe ist **Atropin**.

Atropin

Atropin, ein in zahlreichen Nachtschattengewächsen (z. B. *Atropa belladonna*) vorkommendes Alkaloid, ist das bekannteste und am häufigsten eingesetzte Parasympatholytikum. Neben der Aufhebung peripherer muskarinartiger Wirkungen von Acetylcholin (▶ **Tab. 6**) hat Atropin in hohen Dosen eine zentral erregende Wirkung. Ferner blockiert Atropin in hohen Dosen auch nikotinartige Rezeptoren an vegetativen Ganglien und an der neuromuskulären Endplatte (curareähnliche Lähmung der Skelettmuskulatur). Atropin darf laut EU-Recht bei lebensmittelliefernden Tieren angewendet werden, es gibt zurzeit jedoch kein atropinhaltiges Tierarzneimittel in Deutschland auf dem Markt (mit Ausnahme eines homöopathischen Kombinationspräparats, das Atropin enthält; s. Kapitel W). Humanmedizinisch ist Atropin in Form von Injektionslösungen, Augentropfen und Tabletten im Handel.

Beim Kleintier sind humanmedizinische Injektionslösungen mit geringer Konzentration (ab 0,025 % erhältlich) vorzuziehen. ▶ **Anwendungsgebiete:** lokal in der Augendiagnostik zur Erweiterung der Pupille; systemisch bei spastischer Gastritis und Enteritis, Hyperazidität, vagal bedingten Spasmen der Bronchialmuskulatur, bradykarden Rhythmusstörungen am Herzen sowie in der Narkoseprämedikation (Schutz vor vagalen Kreislaufregulationsstörungen, Hemmung von Speichelsekretion und Bradykardie bei starken Analgetika, Hemmung der Bronchialsekretion bei Inhalationsnarkosen etc.). Ferner ist Atropin **Antidot** bei Vergiftung mit Parasympathomimetika. ▶ **Dosierung:** bei Vergiftungen mit Parasympathomimetika mit etwa 0,1 mg/kg i.v. (u. U. i.m., s. auch ▶ S. 434) anfangen und nach Reaktion alle 3–10 min wiederholen bis zur erkennbaren Normalisierung vegetativer Funktionen (z. B. Sistieren der Salivation). Bei allen anderen Indikationen für die systemische Applikation (wichtig vor allem Narkoseprämedikation): Hund und Katze 0,025–0,05 mg/kg s.c., Schweine und Wiederkäuer bis 0,05 mg/kg s.c., Pferd nicht über 0,01 mg/kg s.c. (bei Verstopfungskoliken im Dickdarm bis 0,02 mg/kg). Zur Dauerbehandlung (z. B. bei bradykarden Arrhythmien) kann Atropin auch oral verabreicht werden [Atropinum sulfuricum Compretten (H.M.)]; Dosierung wie parenteral, aber dreimal täglich. Bei lokaler Anwendung am Auge werden einige Tropfen einer 1%igen Lösung in den Bindehautsack geträufelt. ▶ **Wirkungsdauer:** Bei systemischer Anwendung etwa 6 Stunden, bei lokaler Anwendung am Auge Mydriasis über mehrere Tage! ▶ **Nebenwirkungen:** Je nachdem, was primär erreicht werden soll, können die verschiedenen Wirkungen von Atropin auch unerwünschte Nebenwirkungen sein. Bei systemischer Applikation kommt es zu Tachykardie, Hemmung von Speichel-, Magensaft- und Bronchialsekretion, Dämpfung der Motilität des Magen-Darm-Trakts, Atonie der Harnblase, Bronchodilatation, Mydriasis und Steigerung des intraokulären Druckes. Beim Rind treten häufig Inappetenz und Pansenatonie (u.U. Tympanie) nach Atropin auf; beim Pferd besteht die Gefahr, dass sich durch die Motilitätsdämpfung (je nach Dosis bis hin zu lang anhaltender Darmlähmung) eine Kolik entwickelt, deshalb muss beim Pferd niedrig dosiert werden. Bei lokaler Verabreichung am Auge kommt es über Tage zu Akkomodationsstörungen. ▶ **Überdosierung:** Die Toxizität von Atropin ist speziesabhängig; Pflanzenfresser (mit Ausnahme des Pferdes) sind unempfindlicher als Fleischfresser. Symptome einer Überdosierung sind Mydriasis, Verstopfung, Tachykardie, Hyperpnoe, Unruhe, Delirium, Ataxie, Muskelzittern und, bei hohen Dosen, Krämpfe, Atemdepression und schließlich Tod durch Atemversagen. **Antidot** ist Physostigmin. ▶ **Gegenanzeigen:** Glaukom, tachykarde Arrhythmien.

Scopolamin

Scopolamin ist wie Atropin ein natürlicher Inhaltsstoff von Nachtschattengewächsen mit parasympatholytischer Wirkung, unterscheidet sich von Atropin beim Menschen aber durch eine zentral dämpfende Wirkung. Beim Tier sind Atropin und Scopolamin in ihren peripheren und zentralen Wirkungen nicht zu unterscheiden. Scopolamin ist etwa doppelt so stark wirksam wie Atropin. ▶ **Nebenwirkungen**, Wirkungen bei ▶ **Überdosierung** und ▶ **Gegenanzeigen** entsprechen Atropin.

Butylscopolamin

Durch Substituierung von Methyl- oder Butylgruppen an der Aminogruppe von Atropin oder Scopolamin werden quaternäre Ammoniumverbindungen erhalten, die nicht mehr ins Gehirn gelangen und deshalb keine zentralen Wirkungen mehr haben. Von diesen Verbindungen ist **Butylscopolamin [Buscopan (H.M.)]** am bekanntesten geworden. Butylscopolamin ist unter dem Namen **Buscopan compositum** (mit dem Analgetikum Metamizol) als Injektionslösung zur Anwendung bei Hunden, Pferden, Rindern und Schweinen im Handel. ▶ **Anwendungsgebiete:** Spasmen der glatten Muskulatur des Magen-Darm-Traktes (spastische Kolik, Durchfall, Gastroenteritis) und der Gallen- und Harnwege. ▶ **Dosierung**: (bezogen auf Butylscopolamin): Pferd und Rind 0,2, Schwein 0,4, Kleintiere bis 0,8 mg/kg i.v., i.m. oder (bei Hund und Katze) s.c. dreimal täglich. ▶ **Nebenwirkungen:** unerwünschte parasympatholytische Nebenwirkungen sind weniger ausgeprägt als bei Atropin bzw. Scopolamin. ▶ **Überdosierung** und ▶ **Gegenanzeigen:** siehe Atropin und Prifiniumbromid. ▶ **Wartezeiten:** Buscopan mono: essbare Gewebe vom Pferd 1 Tag (nicht anwenden bei Stuten, die der Milchgewinnung dienen). Buscopan compositum: Pferd und Rind: essbare Gewebe 12 Tage; Milch (Rind) 4 Tage Schweine: essbares Gewebe 15 Tage.

Prifiniumbromid

Prifiniumbromid ist ein synthetisches Parasympatholytikum, das aufgrund einer quaternären Ammoniumgruppe nicht ins Gehirn gelangt. Neben der parasympatholytischen Wirkung, die der von Butylscopolamin ähnelt, hat Prifiniumbromid in hohen Dosen eine gangliplege Wirkung. Im Handel befand sich die Substanz unter dem Namen **Prifidiar ad us. vet.** zur Anwendung bei Hund und Katze, ist zurzeit in Deutschland nicht im Handel, jedoch zum Beispiel in der Schweiz (Prifinial ad us. vet. Dragees und Injektionslösung). ▶ **Anwendungsgebiete:** Erkrankungen des Verdauungstraktes, die durch Spasmen und Hypersekretion gekennzeichnet sind, sowie spastische Zustände im Urogenitalsystem. Die ▶ **Dosierung** beträgt bei parenteraler Applikation (i.v., i.m., s.c.) 0,8–1 mg/kg beim Hund und um 1 mg/kg bei der Katze. Die ▶ **Wirkungsdauer** ist kurz, da der Wirkstoff schnell renal und biliär ausgeschieden wird. ▶ **Nebenwirkungen:** Parasympatholytische Nebenwirkungen wie Trockenheit der Mundschleimhaut oder Mydriasis können auftreten. Prifiniumbromid hat eine große therapeutische Breite (LD_{50} beim

Hund 88 mg/kg s.c. bzw. 18 mg/kg i.v.). ▶ **Überdosierung**: Erst bei starker Überdosierung kommt es zu tachykarden Herzrhythmusstörungen und Atemdepression (**Antidot** ist Neostigmin). ▶ **Gegenanzeigen:** Glaukom, Obstipation aufgrund einer Darmatonie oder Pylorusstenose und andere mechanische Verengungen des Magen-Darm-Kanals, tachykarde Arrhythmien, Vorsicht bei Funktionsstörungen von Leber und Niere. ▶ **Wechselwirkungen:** Die gleichzeitige Anwendung anderer Arzneimittel mit parasympatholytischer Wirkung verstärkt die Wirkung von Prifiniumbromid.

Weitere synthetische Parasympatholytika sind **Tropicamid** [**Mydrum** (H.M.], das als kurzwirksames Mydriaticum verwendet wird (▶ S. 554), **Fenpipramid**, das zusammen mit Levomethadon in **L-Polamivet** (V.M.) enthalten ist (▶ **Kap. C**), und **Ipratropiumbromid** [**Berodual** (H.M.)], das als Broncholytikum bei obstruktiven Atemwegserkrankungen eingesetzt wird (▶ **Kap. J**). Tropicamid und Ipratropiumbromid sind in die Positivliste für Pferde aufgenommen worden und dürfen deshalb auch bei Schlachtequiden angewendet werden.

Ganglienwirksame Stoffe

Es handelt sich um Stoffe, die nikotinartige Cholinozeptoren an vegetativen Ganglien stimulieren oder blockieren. Nur ganglienblockierende Substanzen (**Ganglioplegika**) sind Antagonisten der Acetylcholinwirkung an vegetativen Ganglien, sollen hier aber zusammen mit ganglienstimulierenden Stoffen besprochen werden. **Nikotin** selbst stimuliert zunächst n-Cholinozeptoren, führt in hohen Dosen dann aber durch Dauerdepolarisation der postsynaptischen Membran zu einer anhaltenden Blockierung der Rezeptoren. Die Anwendung von Nikotin bei lebensmittelliefernden Tieren (z. B. zur Schädlingsbekämpfung) ist nicht erlaubt. Die klassischen Ganglienblocker (z. B. **Hexamethonium, Mecamylamin**) führen dagegen zu einer kompetitiven Blockierung des n-Cholinozeptors an vegetativen Ganglien, ohne (wie Nikotin) eine Eigenwirkung zu entfalten. Hauptwirkung einer Ganglienblockade ist ein ausgeprägter Blutdruckabfall (durch Blockierung sympathischer Ganglien); Indikation für solche Stoffe war daher früher die Bluthochdruckbehandlung, Ganglienblocker werden heute aber nicht mehr therapeutisch eingesetzt. Nikotinartige **erregende** Wirkungen auf n-Cholinozeptoren an vegetativen Ganglien hat Lobelin, das zur Atemanregung (z. B. nach Narkosen) und bei zentralen Atemlähmungen (z. B. Narkosezwischenfall) angewendet wurde, aber nicht mehr im Handel ist. Die Anregung der Atmung erfolgt durch Stimulation von Chemorezeptoren. Insgesamt sind zentrale Analeptika wie Doxapram (s. dort) Lobelin vorzuziehen.

Periphere Muskelrelaxanzien

Periphere Muskelrelaxanzien hemmen die Wirkung von Acetylcholin an nikotinartigen Rezeptoren der neuromuskulären Endplatte. Haupteinsatzgebiet dieser Substanzen ist die Relaxierung der Skelettmuskulatur bei Narkosen. Dadurch kann die Narkose flacher gehalten und das Risiko von Narkosezwischenfällen gesenkt werden. Außerdem ermöglicht die Hemmung der Spontanatmung (durch Relaxierung der Atemmuskulatur) eine kontrollierte (künstliche) Beatmung während der Narkose, was ebenfalls das Narkoserisiko erheblich senkt. Bei Pferden wurden Muskelrelaxanzien (vor allem Succinylcholin) früher häufig zum Ablegen der Tiere vor der eigentlichen Narkose verwendet. Dabei konnten durch Aufregung der Tiere erhebliche Kreislaufeffekte auftreten, und Todesfälle sind wiederholt beschrieben worden. Die Anwendung von peripheren Muskelrelaxanzien zum Ablegen von Pferden ist deshalb heute abzulehnen. Aufgrund der Beeinträchtigung der Atemmuskulatur sollte bei Anwendung von peripheren Muskelrelaxanzien grundsätzlich die Möglichkeit einer Beatmung vorhanden sein bzw. von vornherein beatmet werden. Grundsätzlich gilt, dass bei ausreichender Muskelrelaxation durch periphere Muskelrelaxanzien auch die Spontanatmung aussetzt, also beatmet werden muss! Periphere Muskelrelaxanzien sollten nie allein oder mit zu flachen Narkosen zur Vornahme schmerzhafter Eingriffe verwendet werden, da sie zwar Abwehrbewegungen unterdrücken, die Schmerzempfindlichkeit aber nicht beeinflussen. Nach dem Wirkungsmechanismus lassen sich zwei Typen von Muskelrelaxanzien unterscheiden: (1) Substanzen, die zu einer kompetitiven Blockierung des n-Cholinozeptors führen, ohne eine Eigenwirkung (intrinsic activity) zu haben; diese Muskelrelaxanzien werden **stabilisierende** oder **nicht-depolarisierende Muskelrelaxanzien** genannt; ihre Wirkung ist durch Erhöhung der Acetylcholinkonzentration wieder aufzuheben. (2) Substanzen, die zu einer lang anhaltenden Depolarisation des n-Cholinozeptors führen (**depolarisierende Muskelrelaxanzien**). Durch die Depolarisation kommt es zunächst zu Muskelfaszikulationen; durch die lang anhaltende Depolarisation wird dann aber die neuromuskuläre Endplatte blockiert (freigesetztes Acetylcholin kann keine Depolarisation mehr auslösen) und der Muskel wird relaxiert. Diese Wirkung ist durch Erhöhung der Acetylcholinkonzentration nicht zu beeinflussen. Außerhalb dieser Gruppen steht **Dantrolen** (H.M.), das die Calciumfreisetzung aus dem sarkoplasmatischen Retikulum der Skelettmuskulatur hemmt und bei maligner Hyperthermie (s. Narkosezwischenfälle in Kapitel C), Rhabdomyolyse sowie spastischen Syndromen mit krankhaft gesteigerter Muskelspannung unterschiedlicher Ätiologie eingesetzt wird. Dantrolen ist nicht als Tierarzneimittel im Handel und nicht in Tab. 1 der VO (EU) 37/2010 aufgeführt, sodass die Anwendung von Dantrolen bei lebensmittelliefernden Tieren nicht erlaubt ist. Ausnahme ist die Anwendung bei Schlachtequiden, da Dantrolen im Verzeichnis der zur Behandlung von Equiden wesentlichen Stoffe (sog. Positivliste für Equiden) (VO EG Nr. 1950/2006) aufgeführt ist. In diesem Falle ist die Anwendung durch eine Eintragung im Equidenpass zu dokumentieren und eine ▶ **Wartezeit** von 6 Monaten einzuhalten. Indikationen für Dantrolen beim Pferd sind Behandlung der Rhabdomyolyse sowie Behandlung der malignen Hyperthermie während der Narkose ▶ Kap. C).

Nicht depolarisierende (stabilisierende) Muskelrelaxanzien

Prototyp der Gruppe ist **d-Tubocurarin**, der wichtigste Wirkstoff in **Curare**, einem Alkaloidgemisch aus *Strychnos*- und *Chondodendron*-Arten, das von südamerikanischen Indianern als Pfeilgift verwendet wurde. Die Wirkung der Muskelrelaxanzien vom d-Tubocurarintyp kann durch indirekte Parasympathomimetika (Neostigmin, Pyridostigmin) aufgehoben werden (**Decurarisierung**).

d-Tubocurarin

d-Tubocurarin ist seit 1990 in Deutschland nicht mehr im Handel, soll aber als Prototyp der Gruppe kurz besprochen werden.

d-Tubocurarin hat eine ähnliche Affinität zu n-Cholinozeptoren der neuromuskulären Endplatte wie Acetylcholin, ohne jedoch agonistische Eigenwirkungen zu haben. ▶ **Anwendungsgebiete**: Hauptindikation ist die Muskelrelaxierung zur Narkose. ▶ **Dosierung:** Hund und Katze 0,3 mg/kg i.v., Schweine 0,2–3 mg/kg i.v., Pferd 0,3 mg/kg i.v. Bei kleinen Wiederkäuern scheint d-Tubocurarin wirksamer zu sein; muskelrelaxierende Dosen liegen um 0,05–0,06 mg/kg i.v. ▶ **Wirkungsdauer:** 30–40 min. ▶ **Halbwertszeit:** beim Hund 80 min, bei der Katze 2 Stunden. In den angegebenen Dosen tritt durch vollständige Relaxation der Atemmuskulatur eine periphere Atemlähmung auf, es muss also beatmet werden! (Dies gilt auch für alle im Folgenden für andere periphere Muskelrelaxanzien angegebenen Dosierungen.) ▶ **Nebenwirkungen:** Histaminfreisetzung (Hund sehr empfindlich!), schwacher parasympatholytischer und ganglioplegischer Effekt; dadurch Senkung des Blutdruckes und Beschleunigung der Herzfrequenz. Durch Histaminfreisetzung zusätzlich Bronchokonstriktion, Laryngospasmus und Hauterythem möglich. ▶ **Überdosierung:** Verstärkung dieser Symptome. **Antidota** sind Neostigmin und Pyridostigmin (in Kombination mit Atropin, um muskarinartige Wirkungen der Parasympathomimetika zu verhindern). ▶ **Gegenanzeigen:** Glaukom (Erhöhung des Augeninnendrucks durch parasympatholytische Wirkung), Leber- und Nierenfunktionsstörungen. ▶ **Wechselwirkungen:** Eine Reihe von Arzneimitteln (vor allem Chemotherapeutika) verstärkt die muskelrelaxierende Wirkung von d-Tubocurarin: Aminoglykosidantibiotika (Streptomycin, Neomycin, Kanamycin, Gentamicin), Colistin, Polymyxin B, Schleifendiuretika (Furosemid u. a.). Wenn z. B. Aminoglykosidantibiotika postoperativ zur Infektionsprophylaxe angewendet werden, kann es dadurch zu einer **Recurarisierung** mit Gefahr der Atemlähmung beim schon wieder aus der Narkose erwachten Patienten kommen. Bei Kombination von d-Tubocurarin mit Inhalationsnarkotika muss berücksichtigt werden, dass Diethylether und, schwächer, Halothan muskelrelaxierend wirken; deshalb ist die Dosis von d-Tubocurarin auf etwa die Hälfte zu reduzieren.

Alcuronium

Alcuronium [**Alloferin** (H.M.)] unterscheidet sich von d-Tubocurarin durch eine etwas höhere Wirkungspotenz. Im Vergleich zu d-Tubocurarin wirkt es kaum histaminfreisetzend und erst in hohen Dosen gangliopleg, d. h., die Kreislaufwirkungen sind weniger ausgeprägt als bei d-Tubocurarin. ▶ **Dosierung**: 0,2–0,25 mg/kg i.v. (Hund); ▶ **Wirkungsdauer**: 60 min (Hund). ▶ **Überdosierung**, ▶ **Gegenanzeigen** und ▶ **Wechselwirkungen** siehe d-Tubocurarin.

Pancuronium

Pancuronium [**Pancuronium „Organon"** (H.M.)] wirkt etwa fünfmal stärker als d-Tubocurarin, führt zu keiner Histaminfreisetzung und wirkt kaum gangliopleg und parasympatholytisch. ▶ **Dosierung**: 0,02–0,03 mg/kg i.v. (Hund), ▶ **Wirkungsdauer**: 40–50 min (Hund). Bei der Katze beträgt die **Halbwertszeit** 45 min. ▶ **Überdosierung**, ▶ **Gegenanzeigen** und ▶ **Wechselwirkungen** siehe d-Tubocurarin.

Gallamin

Gallamin ist fünfmal schwächer wirksam als d-Tubocurarin, hat keine histaminfreisetzende und gangliopleg Wirkung, aber eine schwache parasympatholytische Wirkung, die zu Tachykardien führt. Insgesamt ist Gallamin hinsichtlich seiner Nebenwirkungen beim Tier (insbesondere beim Hund) anderen nicht-depolarisierenden Muskelrelaxanzien vorzuziehen. Gallamin ist allerdings zur Zeit in Deutschland nicht im Handel. ▶ **Dosierung:** 1 mg/kg i.v. beim Hund, 0,5–1 mg/kg i.v. beim Pferd, 0,4 mg/kg i.v. beim Wdk., 3 mg/kg i.v. beim Schwein. ▶ **Wirkungsdauer:** 15–20 min. ▶ **Überdosierung**, ▶ **Gegenanzeigen** und ▶ **Wechselwirkungen** siehe d-Tubocurarin.

Atracurium

Atracurium [**Tracrium** (H.M.)] hat keine gangliopleg und kaum noch parasympatholytische Effekte, jedoch wirkt es histaminfreisetzend. Atracurium wird vor allem nicht-enzymatisch durch die sog. Hofmann-Elimination in Abhängigkeit von pH-Wert und Temperatur eliminiert, das heißt, die Eliminationsgeschwindigkeit wird weder durch die Nieren- noch Leberfunktion beeinflusst, was ein Vorteil ist. Atracurium ist nicht als Tierarzneimittel im Handel und nicht in Tab. 1 des Anhangs der Verordnung (EU) Nr. 37/2010 aufgeführt, sodass die Anwendung von Atracurium bei lebensmittelliefernden Tieren nicht erlaubt ist. Ausnahme ist die Anwendung bei Schlachtequiden, da Atracurium im Verzeichnis der zur Behandlung von Equiden wesentlichen Stoffe (sog. Positivliste für Equiden) (VO EG Nr. 1950/2006) aufgeführt ist. In diesem Falle ist die Anwendung durch eine Eintragung im Equidenpass zu dokumentieren und eine ▶ **Wartezeit** von 6 Monaten einzuhalten. Atracurium wird wie andere periphere Muskelrelaxanzien beim Pferd insbesondere in der Augen- und tiefen Bauchchirurgie eingesetzt. **Dosierung:** 0,1–0,2 mg/kg i.v. beim Pferd. ▶ **Wirkungsdauer:** 30 min. ▶ **Überdosierung**, ▶ **Gegenanzeigen** und ▶ **Wechselwirkungen** siehe d-Tubocurarin.

Depolarisierende Muskelrelaxanzien

Wie bereits ausgeführt, ist die Wirkung dieser Muskelrelaxanzien durch Parasympatholytika nicht aufzuheben; es gibt also kein **Antidot**. Wichtigster Vertreter der Gruppe ist **Succinylcholin** (Synonym: **Suxamethonium**).

Succinylcholin (Synonym: Suxamethonium)

Aufgrund der Depolarisation der neuromuskulären Endplatte kommt es nach Verabreichung von Succinylcholin [**Pantolax, Lysthenon** (H.M.)] zunächst zu fibrillären Zuckungen der Muskulatur, denen eine Relaxierung folgt. Beim Menschen wirkt Succinylcholin nur kurz (bei entsprechender Dosierung nur 1–2 min), da die Substanz durch die Serumcholinesterase rasch abgebaut wird. Succinylcholin wird beim Menschen daher vor allem für die kurzzeitige Relaxierung zur Intubation vor Inhalationsnarkosen verwendet. Beim Tier gibt es dagegen erhebliche Unterschiede in der Abbaugeschwindigkeit von Succinylcholin.

Hunde besitzen eine der atypischen Serumcholinesterase des Menschen ähnliche Serumcholinesterase (kommt beim Menschen in seltenen Fällen vor), die Succinylcholin erheblich langsamer abbaut als die Serumcholinesterase anderer Spezies. Die Katze baut Succinylcholin dagegen ähnlich schnell ab wie der Mensch. Wiederkäuer haben nur relativ geringe Mengen von Serumcholinesterase, sodass sie besonders empfindlich gegenüber Succinylcholin sind. ▶ **Dosierung** und ▶ **Wirkungsdauer:**

beim Hund kann mit i.v. Injektion von 0,1–0,3 mg/kg eine Muskelrelaxierung für 10–30 min erreicht werden. Bei längeren Operationen empfiehlt sich die Verabreichung einer Infusion; dabei wird nach einer Initialdosis von 0,1 mg/kg i.v. die intravenöse Infusion mit 0,01 mg/kg/min vorgenommen. Bei Katzen muss die Initialdosis auf 0,2 mg/kg und die Infusion auf 0,03–0,05 mg/kg/min erhöht werden. Bei einmaliger Verabreichung von 1 mg/kg i.v. bei der Katze beträgt die Wirkungsdauer von Succinylcholin etwa 3 min. Beim Wiederkäuer wird mit 0,01–0,02 mg/kg i.v. eine Muskelrelaxierung für 15 min, beim Pferd mit 0,1 mg/kg i.v. für 10 min erreicht. Zum Niederlegen von Pferden sollte Succinylcholin nicht mehr verwendet werden (s.o.).
▶ **Nebenwirkungen:** Am Herzen können je nach Spezies und Ausgangslage Bradykardien, Tachykardien oder Arrhythmien auftreten. Gelegentlich kommt es zu Salivation.

Bei Schweinen kann Succinylcholin wie Halothan eine maligne Hyperthermie hervorrufen (s. bei Halothan). ▶ **Überdosierung:** Es kommt wie bei allen peripheren Muskelrelaxanzien zu einer lang anhaltenden peripheren Atemlähmung. Da es keine spezifischen **Antidota** gibt, muss bis zur Wirkungsabnahme beatmet werden. ▶ **Gegenanzeigen** und ▶ **Wechselwirkungen** siehe d-Tubocurarin.

2
Sympathikus

Sympathische Nervenfasern haben ihren Ursprung in den Seitenhörnern des Brust- (Th 1–12) und Lendenmarks (L 1–3). Sie verlassen das Rückenmark über das Vorderhorn und werden im sympathischen Grenzstrang, in den Mesenterialganglien und in den Zervikalganglien auf postganglionäre sympathische (noradrenerge) Fasern umgeschaltet (▶ Abb. 6). Überträgerstoff der präganglionären sympathischen Faser ist Acetylcholin (▶ Abb. 6). Die Erregungsübertragung von postganglionären sympathischen Nervenfasern auf die Effektorzelle erfolgt durch den Überträgerstoff **Noradrenalin,** den Transmitter des Sympathikus (▶ Abb. 8). Noradrenalin wird in sogenannten Varikositäten, bläschenartigen Auftreibungen der postganglionären sympathischen Nervenfasern, gebildet und von dort in den synaptischen Spalt freigesetzt (▶ Abb. 8).

Adrenalin hat nur im Gehirn in einigen Regionen Transmitterfunktion, in der Peripherie dient es nicht der synaptischen Transmission, wird aber neben Noradrenalin im Nebennierenmark gebildet und von dort durch Erregung sympathischer präganglionärer Fasern (N. splanchnicus) in die Blutbahn freigesetzt (▶ Abb. 6). Über das Blut gelangt es zu seinen Wirkorten (s. u.), wirkt also als Hormon. Da Noradrenalin ebenfalls im Nebennierenmark gebildet und von dort in das Blut sezerniert wird, wirkt Noradrenalin in der Peripherie sowohl als Hormon wie als Transmitter (▶ Abb. 8). Die Effekte von Noradrenalin und Adrenalin werden über (nor)adrenerge Rezeptoren, sogenannte **Adrenozeptoren,** vermittelt (▶ Abb. 8). Wie im parasympathischen System gibt es auch im sympathischen System unterschiedliche Rezeptortypen: α- und β-Adrenozeptoren. β-Rezeptoren werden weiter unterteilt in $β_1$- und $β_2$-Rezeptoren; $β_1$-Rezeptoren finden sich vor allem am Herzen (▶ Tab. 6). Auch α-Rezeptoren werden in verschiedene Subtypen unterteilt (postsynaptische $α_1$- und $α_2$-Rezeptoren sowie präsynaptische $α_2$-Rezeptoren); auf die Unterteilung postsynaptischer α-Rezeptoren soll aber aus Gründen der Vereinfachung in diesem Kapitel verzichtet werden. Stimulation von β-Rezeptoren durch Adrenalin oder Noradrenalin führt zur Aktivierung des Enzyms Adenylatcyclase in der postsynaptischen Membran und damit zur Bildung von zyklischem Adenosinmonophosphat (3',5'-cAMP), das als „second messenger" alle Folgereaktionen vermittelt (gesteigerte Ionenflüxe, Enzymaktivierungen).

Stimulierung von postsynaptischen α-Rezeptoren führt, je nach Lokalisation, durch Hemmung der Adenylatcyclase zu entgegengesetzten Effekten wie die Stimulierung von β-Rezeptoren oder führt über eine Steigerung des Ca^{2+}-Influx zu Kontraktionen glattmuskulärer Organe (▶ Abb. 8). Präsynaptische α-Rezeptoren führen nach Stimulation zu einer Hemmung der Freisetzung von Noradrenalin aus Nervenendigungen (bzw. Varikositäten), während präsynaptische $β_2$-Rezeptoren die Freisetzung von Noradrenalin fördern. Die wichtigsten physiologischen Wirkungen, die durch Stimulation von postsynaptischen α- und β-Rezeptoren ausgelöst werden, sind in ▶ Tab. 6 aufgeführt. Die

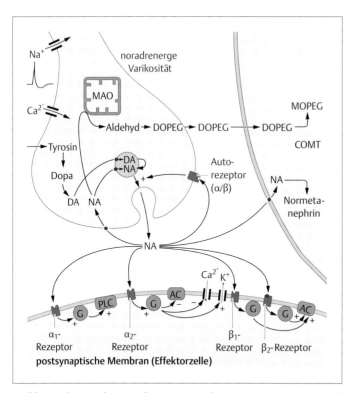

▶ **Abb. 8** Schematische Darstellung einer noradrenergen Synapse mit Biosynthese, Speicherung, Freisetzung, Rezeptorwirkung, Wiederaufnahme und Abbau von Noradrenalin. In der Peripherie kommen (nor)adrenerge Nervenendigungen, wie in der Zeichnung dargestellt, nicht vor, sondern Auftreibungen der adrenergen Nervenfasern, sog. Varikositäten, auf deren Darstellung hier verzichtet wurde, in denen aber alle hier skizzierten Vorgänge in der gleichen Weise ablaufen wie in Nervenendigungen. Noradrenalin wird in der (nor)adrenergen Nervenendigung bzw. Varikosität aus Dopamin gebildet, in Vesikeln gespeichert und durch über die Zellmembran eintreffende elektrische Impulse in Gegenwart von Ca^{2+} in den synaptischen Spalt freigesetzt. Die Wirkung von Noradrenalin im synaptischen Spalt (Bindung an Rezeptoren der postsynaptischen Membran) wird in erster Linie durch Wiederaufnahme in die Nervenendigung (bzw. Varikosität) beendet; aus dem synaptischen Spalt diffundierendes Noradrenalin wird extraneural (vor allem in der Leber) durch die Catechol-O-methyltransferase (COMT) abgebaut. Wiederaufgenommenes Noradrenalin geht hauptsächlich wieder in die Speichervesikel zurück; im Zytoplasma zurückbleibendes Noradrenalin wird intraneuronal durch die MAO abgebaut, der aus der Nervenendigung diffundierende Metabolit (DOPEG) wird extraneural durch die COMT weiter abgebaut. Abkürzungen: AC = Adenylatcyclase, DA = Dopamin, DOPEG = Dihydroxyphenylglycol; G = G-Proteine; MOPEG = 3-Methoxy-4-hydroxyphenylglycol, NA = Noradrenalin, PLC = Phospholipase C. (Modifiziert nach Forth, Henschler, Rummel. Allgemeine und spezielle Pharmakologie und Toxikologie. München: Urban und Fischer, 2001.)

Rezeptorselektivität von Adrenalin und Noradrenalin ist nicht gleich: Adrenalin wirkt auf α- und β-Rezeptoren, während Noradrenalin vorwiegend auf α-Rezeptoren wirkt. Die Wirkung von aus Varikositäten freigesetztem Noradrenalin auf Adrenozeptoren wird durch aktive Wiederaufnahme des Transmitters in die Varikosität beendet (▶ **Abb. 8**). Aus dem Nebennierenmark freigesetztes Adrenalin und Noradrenalin werden enzymatisch inaktiviert (**Halbwertszeit** 1–2 min), beteiligte Enzyme sind die Monoaminoxydase (MAO) und die Catechol-O-Methyltransferase (COMT). Hemmstoffe der MAO (z. B. **Iproniazid** oder **Tranylcypromin**) oder COMT (z. B. **Pyrogallol**) führen zu einer Verstärkung der Wirkung von Adrenalin und Noradrenalin. Therapeutisch spielen solche Stoffe in der Veterinärmedizin mit Ausnahme des MAO-Hemmers **Selegilin** (▶ **S. 129**) keine Rolle.

Pharmaka, die direkt oder indirekt zu einer Stimulation von Adrenozeptoren führen, werden als **Sympathomimetika** bezeichnet. Direkt wirkende Sympathomimetika wirken agonistisch auf Adrenozeptoren, während indirekt wirksame Sympathomimetika durch Freisetzung von Noradrenalin aus Varikositäten und Hemmung der aktiven Wiederaufnahme von Noradrenalin zu sympathomimetischen Effekten führen.

2.1 Direkt wirkende Sympathomimetika

Diese Gruppe lässt sich nach der unterschiedlichen Selektivität der einzelnen Vertreter für α- und β-Rezeptoren unterteilen.

Direkt wirkende Sympathomimetika mit Wirkung auf α- und β-Adrenozeptoren

Zu dieser Gruppe gehören die natürlichen Überträgerstoffe **Adrenalin**, **Noradrenalin** und **Dopamin**, die wegen ihrer chemischen Struktur auch als **Catecholamine** bezeichnet werden, sowie die synthetische Verbindung **Etilefrin**.

Adrenalin

Adrenalin, synonym auch als **Epinephrin** bezeichnet, ist in einer Anzahl von Fertigarzneimitteln enthalten. Bekanntestes Monopräparat ist **Suprarenin** (H.M.). Veterinärmedizinisch findet sich Adrenalin als Sperrkörperzusatz in Lokalanästhetika (s. dort). Da Adrenalin in Tab. 1 der EU-VO 37/2010 aufgenommen wurde, können humanmedizinische Monopräparate mit Adrenalin über eine Umwidmung auch bei lebensmittelliefernden Tieren angewendet werden. ▶ **Wirkungen:** Da Adrenalin sowohl α- wie β-Rezeptoren stimuliert, β-Rezeptoren in den Gefäßgebieten aber auf geringere Konzentrationen von Adrenalin ansprechen als α-Rezeptoren, hängt die Wirkung von Adrenalin auf Blutdruck und peripheren Widerstand von der applizierten Dosis ab. Niedrige Dosen (kleiner als 1 µg/kg i.v.) verursachen durch Überwiegen der β-Stimulation (Vasodilatation) einen Abfall des diastolischen Blutdrucks und des peripheren Widerstands, während höhere Dosen (1–3 µg/kg) durch Überwiegen des α-Tonus (Vasokonstriktion) Blutdruck und peripheren Widerstand erhöhen. Das Herz wird in beiden Dosisbereichen durch Wirkung auf $β_1$-Rezeptoren stimuliert (▶ Tab. 6). Weitere Wirkungen von Adrenalin lassen sich aus ▶ Tab. 6 entnehmen. Alle Wirkungen von Adrenalin halten aufgrund des schnellen enzymatischen Abbaus von Adrenalin nur sehr kurz an und lassen sich aus diesem Grund nur zum Teil therapeutisch ausnutzen.

▶ **Anwendungsgebiete:** Die Indikationen für Adrenalin liegen vor allem in der Notfalltherapie. Beim anaphylaktischen Schock ist Adrenalin nach wie vor ein Mittel der 1. Wahl; hierbei ist neben den kardiovaskulären Effekten die broncholytische Wirkung von Vorteil, außerdem wird über Stimulation von $β_2$-Rezeptoren an Mastzellen die Histaminfreisetzung gehemmt. Bei anderen Schockzuständen sind heute andere Arzneimittel vorzuziehen (z.B. Dopamin; s.u.), da Adrenalin in vasokonstriktorisch wirkenden Dosen die Perfusion lebenswichtiger Organe (z.B. Niere) verschlechtert. Beim Herzstillstand bzw. bei akuten bradykarden Rhythmusstörungen sind im Allgemeinen β-selektive Mimetika vorzuziehen (s. dort), das Gleiche gilt für die Anwendung beim Bronchialasthma. Allerdings kann Adrenalin (in Dosen um 5 µg/kg i.v.) zur Reanimation (z.B. bei Narkosezwischenfällen) eingesetzt werden (als unterstützende Maßnahme nach Einleitung von Beatmung und Herzmassage). Aufgrund seiner vasokonstriktorischen Wirkung wird Adrenalin als Sperrkörperzusatz in Lokalanästhetika und zur lokalen Blutstillung bei oberflächlichen Haut- und Schleimhautblutungen eingesetzt. ▶ **Dosierung:** bei systemischer Applikation 0,5–1 µg/kg i.v.; aufgrund der kurzen Wirkung ist aber bei der Schockbehandlung eine Infusion (Gesamtdosis bis zu 100 µg/kg) vorzuziehen. Die i.v. Injektion hat den Vorteil, dass nach Wirkung verabreicht werden kann, bei s.c. und i.m. Applikation ist die Resorption aufgrund der lokalen Vasokonstriktion zu langsam. Bei Herzstillstand kann Adrenalin in µg-Mengen auch direkt in die linke Kammer injiziert werden. ▶ **Wirkungsdauer:** Adrenalin wirkt sehr kurz (Minuten), für länger anhaltende Effekte muss infundiert werden. ▶ **Nebenwirkungen:** Unerwünschte Effekte (ventrikuläre Rhythmusstörungen, Hyperglykämie, überschießende Blutdruckanstiege u.a.) lassen sich aus ▶ Tab. 6 ableiten. ▶ **Überdosierung:** Gefährlich sind vor allem Tachykardien und Tachyarrhythmien (**Antidota** sind β-Adrenolytika). ▶ **Gegenanzeigen:** Herz- und Koronarinsuffizienz, Hypertonie, Tachyarrhythmien, Trächtigkeit im letzten Drittel, Glaukom, schwere Nierenfunktionsstörungen; Vorsicht bei diabetischer Stoffwechsellage. ▶ **Wechselwirkungen:** Hier ist vor allem an die Sensibilisierung des Herzens gegenüber der Wirkung von β-wirksamen Sympathomimetika durch halogenhaltige Inhalationsnarkotika wie Halothan zu denken. Vorbehandlung von Tieren mit Arzneimitteln, die α-Rezeptoren blockieren (α-Adrenolytika, Neuroleptika), kann zu einer „Adrenalinumkehr" führen, d.h., Adrenalin führt in normalerweise blutdruckerhöhenden Dosen bei solchen Tieren über seine β-Wirkung zu einem Blutdruckabfall.

Noradrenalin

Noradrenalin wird synonym auch als **Norepinephrin** bezeichnet; bekanntestes Monopräparat ist **Arterenol** (H.M.). Wie Adrenalin findet sich auch Noradrenalin als Sperrkörperzusatz in Lokalanästhetika. Im Vergleich zu Adrenalin ist Noradrenalin an β-Rezeptoren (vor allem β$_2$) schwächer wirksam, während die Wirkung auf α-Rezeptoren vergleichbar ist. Noradrenalin wirkt also durch Vasokonstriktion blutdruckerhöhend, am Herzen wird die Kontraktionskraft mäßig erhöht, die Herzfrequenz nimmt nur kurzzeitig zu und sinkt dann durch vagale Gegenregulation ab. Weitere Effekte von Noradrenalin sind aus ▶ Tab. 6 zu entnehmen; wie bei Adrenalin halten die Wirkungen nur kurz an. ▶ **Anwendungsgebiete:** Aufgrund der kurzen Wirkungsdauer und der relativ schwachen Stimulation des Herzens ist Noradrenalin heute weitgehend durch andere Sympathomimetika verdrängt worden. Gelegentlich wird es noch zur Blutdruckerhöhung in der Schocktherapie verwendet; hierbei empfiehlt sich eine Infusion mit 0,1–1 µg/kg/min. Nachteil ist wie bei Adrenalin die verschlechterte Organperfusion infolge des erhöhten peripheren Widerstandes. Ferner wird Noradrenalin aufgrund seiner vasokonstriktorischen Wirkung Lokalanästhetika zugesetzt. ▶ **Nebenwirkungen,** ▶ **Überdosierung,** ▶ **Gegenanzeigen** und ▶ **Wechselwirkungen** wie bei Adrenalin.

Dopamin

Dopamin, wie Adrenalin und Noradrenalin ein körpereigenes Catecholamin, ist einerseits Vorstufe in der Synthese von Adrenalin und Noradrenalin (▶ Abb. 8), andererseits ein eigenständiger Transmitter, der in spezifischen dopaminergen Nervenendigungen gebildet wird. Sowohl in der Peripherie wie im Gehirn wirkt Dopamin über spezifische Dopamin-Rezeptoren, daneben wirkt Dopamin aber sympathomimetisch auf α- und, schwächer, auf β-Adrenozeptoren. In höheren Dosen (über 10 µg/kg/min) hat Dopamin zusätzlich eine indirekte sympathomimetische Wirkung durch Freisetzung von Noradrenalin. Die Kreislaufwirkungen sind mit denen von Noradrenalin vergleichbar, es kommt jedoch im Gegensatz zu Noradrenalin zu keiner Erhöhung des peripheren Widerstandes, da Dopamin über Dopamin-Rezeptoren zu einer selektiven Vasodilatation im Bereich der mesenterialen und renalen Arterien führt. Dopamin ist als Monopräparat in Form von Injektionslösungen im Handel [z.B. **Dopamin-ratiopharm** (H.M.)]. ▶ **Anwendungsgebiete:** Dopamin findet bei der Therapie von Schockzuständen Verwendung (s. dort), da es (nach ausreichender Volumensubstitution) die Kreislaufverhältnisse verbessert, aber dabei (im Gegensatz zu Adrenalin und Noradrenalin) auch die Durchblutung der Niere erhöht und die Perfusion der Mesenterialgefäße steigert. Aufgrund dieser günstigen Wirkungskombination ist Dopamin Mittel der Wahl beim akuten Kreislaufversagen (Schock). Dopamin ist seit 2006 in der Positivliste für Equiden (VO EG Nr. 1950/2006; siehe arzneimittelrechtliche Bestimmungen in der Einleitung) zur Behandlung von Hypotonie während einer Narkose aufgeführt. Eine Anwendung von Dopamin bei anderen lebensmittelliefernden Tieren ist nach den Bestimmungen der Verordnung (EU) 37/2010 nicht erlaubt. ▶ **Wirkungsdauer**: Da Dopamin als Catecholamin wie Adrenalin und Noradrenalin durch MAO und COMT verstoffwechselt wird, ist die Wirkungsdauer nur kurz (**Halbwertszeit** 2–3 min); Dopamin wird deshalb infundiert. ▶ **Dosierung:** 5–10–15 µg/kg/min. ▶ **Nebenwirkungen:** in höheren Dosen Tachykardie und ventrikuläre Rhythmusstörungen; bei Wiederkäuern Beeinträchtigung der Pansenmotilität. ▶ **Überdosierung:** Vergiftungssymptome wie bei Adrenalin und Noradrenalin (s. dort). ▶ **Gegenanzeigen** und ▶ **Wechselwirkungen** siehe Adrenalin.

Etilefrin

Etilefrin [**Effortil** (H.M.)] ist ein synthetisches Sympathomimetikum, das strukturell Adrenalin ähnelt und wie Adrenalin neben einer starken α-mimetischen Wirkung eine ausgeprägte β-mimetische Wirkungskomponente aufweist. Es ist zwar schwächer, jedoch wesentlich länger wirksam als Adrenalin und wird im Gegensatz zu den Catecholaminen nach oraler Verabreichung gut resorbiert. Humanmedizinisch ist Etilefrin unter dem Warenzeichen **Effortil** in Form von Kapseln und als Lösung zur Behandlung der orthostatischen Hypotonie im Handel. Zurzeit gibt es keine Tierarzneimittel mehr, die Etilefrin enthalten. ▶ **Anwendungsgebiete:** primäre und sekundäre Kreislaufschwäche. ▶ **Dosierung:** 0,05–0,1 mg/kg i.V., 0,2 (Großtiere) bis 1 (Kleintiere) mg/kg i.m. oder s.c. Etilefrin kann auch oral verabreicht werden. ▶ **Wirkungsdauer:** 20–40 min (i.v.) bzw. 2–3 Stunden (i.m., s.c.). ▶ **Nebenwirkungen**, ▶ **Überdosierung**, ▶ **Gegenanzeigen**, ▶ **Wechselwirkungen** siehe Adrenalin.

Direkt wirksame Sympathomimetika mit selektiver Wirkung auf α-Adrenozeptoren

In dieser Gruppe finden sich synthetische Substanzen mit sehr unterschiedlichen Anwendungsgebieten. **Imidazolinderivate** wie **Oxymetazolin**, **Xylometazolin** und **Tetryzolin** werden beim Menschen aufgrund ihrer sehr starken vasokonstriktorischen Wirkung zur lokalen Gefäßkonstriktion (z.B. in Nasensprays) bei Erkältungskrankheiten und in der Augenheilkunde verwendet. Weitere Imidazolinderivate mit α-sympathomimetischer Wirkung sind **Clonidin** und **Xylazin** (s. dort), die allerdings im Gegensatz zu den bisher besprochenen Sympathomimetika auch ins Gehirn gelangen und dort durch Stimulierung von α-Rezeptoren im Stammhirn eine Tonussenkung des Sympathikus bewirken, was in der Peripherie (nach initialer Blutdruckerhöhung durch Stimulierung peripherer α-Rezeptoren) zu Blutdrucksenkung und Aktivitätsabnahme am Herzen führt. Clonidin wird beim Menschen deshalb als Antihypertensivum eingesetzt. Weiterhin finden sich Substanzen mit starker α-mimetischer Wirkung in der Gruppe der **Secalealkaloide** (z.B. **Ergotamin**).

Veterinärmedizinisch ausgenutzt wird die α-mimetische Wirkung der Secalealkaloide am Uterus (▶ S. 203). α-Mimetika, die aufgrund ihrer blutdrucksteigernden Wirkung auch veterinärmedizinisch interessant sind, sind **Norfenefrin** und **Phenylephrin**.

Norfenefrin

Norfenefrin (**Novadral** [H.M.]) führt aufgrund seiner α-mimetischen Wirkung zu einem anhaltenden Anstieg des Blutdrucks, ohne in therapeutischen Dosen das Herz zu beeinflussen (es kann aber reflektorisch zu einer Bradykardie kommen). Norfenefrin war humanmedizinisch in Deutschland unter dem Namen Novadral im Handel und ist unter diesem Namen z.B. noch in der Schweiz erhältlich. ▶ **Anwendungsgebiete:** hypotone Kreislaufdysregulationen, ferner kann Norfenefrin auch bei Kreislaufzwischenfällen mit Neuroleptika (s. dort) verwendet werden, um die durch diese Substanzen verursachte α-Adrenolyse zu durchbrechen. ▶ **Dosierung:** 0,2–1 mg/kg s.c. oder i.m. bzw. 0,05–0,1 mg/kg i.v. Norfenefrin kann auch oral verabreicht werden, die Bioverfügbarkeit schwankt jedoch stark. ▶ **Wirkungsdauer:** entspricht etwa der von Etilefrin. ▶ **Nebenwirkungen:** Reflexbradykardie; ▶ **Überdosierung:** Tachykardie und Arrhythmien (durch β-Restwirkung?). ▶ **Gegenanzeigen:** Glaukom, Hochträchtigkeit.

Phenylephrin

Phenylephrin entspricht in seinen Eigenschaften Norfenefrin. Phenylephrin ist allerdings nur noch in Form von Augentropfen (z.B. **Neosynephrin-POS** [H.M.]) als Mydriatikum und Vasokonstriktor, in Form von Nasentropfen zur Abschwellung der Schleimhäute im Nasen-Rachen-Raum sowie zur oralen Behandlung in Kombinationspräparaten im Handel. ▶ **Anwendungsgebiete:** hyperämische Reizerscheinungen der Konjunktiva, abakterielle und allergische Konjunktividen, zur Untersuchung des Augenhintergrundes, Rhinitis. Phenylephrin ist seit 2006 in der Positivliste für Equiden (VO EG Nr. 1950/2006; siehe arzneimittelrechtliche Bestimmungen in der Einleitung) zur Behandlung von Glaukom, Epiphora, Nasenödem und Einklemmung der Milz aufgeführt. Eine Anwendung von Phenylephrin bei anderen lebensmittelliefernden Tieren ist nach den Bestimmungen der

Verordnung 37/2010 (EU) nicht erlaubt. ▶ **Nebenwirkungen:** reaktive Hyperämie; ▶ **Gegenanzeigen:** Engwinkelglaukom.

Direkt wirksame Sympathomimetika mit selektiver Wirkung auf β-Adrenozeptoren

Prototyp der Gruppe ist das synthetische Catecholamin **Isoproterenol** (Synonym: **Isoprenalin**), das $β_1$- und $β_2$-Rezeptoren stimuliert, dagegen aber praktisch keine Wirkung auf α-Rezeptoren hat. β-Mimetika haben je nach Selektivität für $β_1$- und $β_2$-Rezeptoren unterschiedliche Anwendungsgebiete.

β-Mimetika mit starker Herzwirkung ($β_1$-Rezeptoren) werden vor allem als Herzstimulanzien bei bradykarden Arrhythmien verwendet, während $β_2$-selektive Sympathomimetika bei Schockzuständen (verbesserte Perfusion der Peripherie), bei Bronchialasthma und obstruktiven Bronchialerkrankungen (Bronchodilatation, Hemmung von allergisch bedingter Histaminfreisetzung) und zur Wehenhemmung (Tokolyse) verwendet werden.

β-Sympathomimetika mit Wirkung auf $β_1$- und $β_2$-Adrenozeptoren

Wichtigste Vertreter der Gruppe sind Isoproterenol und Orciprenalin, die beide heute überwiegend nur noch wegen ihrer $β_1$- (herzstimulierenden) Wirkung verwendet werden.

Isoproterenol

Isoproterenol [**Aludrin**] war bis 1990 in Form von Injektionslösung und Inhalationslösung im Handel. Obwohl es heute nicht mehr im Handel ist, soll es als Prototyp der β-Mimetika kurz in Hinblick auf seine kardiovaskulären Wirkungen besprochen werden. Isoproterenol (synonym **Isoprenalin**) wirkt stärker auf $β_1$- und $β_2$-Rezeptoren als Adrenalin. Am Kreislauf kommt es unter Isoproterenol zu einer peripheren Vasodilatation (dadurch starker Abfall des diastolischen Blutdrucks) und zu einer Abnahme des peripheren Widerstands; am Herzen nehmen Kontraktionskraft, Frequenz und Minutenvolumen stark zu. Aufgrund der Vasodilatation werden Gefäßgebiete mit starker β-Innervation besser durchblutet (z. B. Skelettmuskulatur), während die überwiegend α-abhängige Nierendurchblutung nur mäßig verstärkt wird. Zur Verbesserung der Nierenperfusion bei Schockzuständen ist Dopamin also vorzuziehen (s. dort). Weitere therapeutisch auszunutzende β-mimetische Effekte von Isoproterenol sind Bronchodilatation und Uterusrelaxation, hier sind $β_2$-selektive Sympathomimetika aber wegen der fehlenden Herzwirkung vorzuziehen.
▶ **Anwendungsgebiete:** Indikationen für Isoproterenol waren deshalb vor allem bradykarde Überleitungsstörungen am Herzen (s. dazu auch Antiarrhythmika). Isoproterenol verbessert die AV-Überleitung und kann damit partielle oder totale Überleitungsblocks aufheben. ▶ **Wirkungsdauer:** nach systemischer Applikation von Isoproterenol kurz (etwa 1 Stunde), bei wiederholter Verabreichung kann es zur Wirkungsabnahme kommen. Zur Dauerbehandlung von bradykarden Rhythmusstörungen ist Atropin vorzuziehen (s. dort). Isoproterenol kann auch oral verabreicht werden, die Bioverfügbarkeit ist aber starken Schwankungen unterworfen, sodass die parenterale Applikation vorzuziehen ist. Die systemische Anwendung von Isoproterenol bei Erkrankungen der Atemwege ist wegen der unerwünschten Herzwirkungen heute abzulehnen. ▶ **Nebenwirkungen:** Bei systemischer Applikation leiten sich die Nebenwirkungen von der Stimulation der β-Rezeptoren ab (▶ Tab. 6). ▶ **Überdosierung:** Es können tachykarde Herzarrhythmien ausgelöst werden. ▶ **Gegenanzeigen:** tachykarde Arrhythmien, Thyreotoxikose; Vorsicht bei diabetischer Stoffwechsellage. ▶ **Wechselwirkungen:** Halogenhaltige Inhalationsnarkotika (z. B. Halothan) sensibilisieren das Herz gegenüber der Wirkung von β-Sympathomimetika.

Orciprenalin

Orciprenalin [**Alupent** (H.M.)] stimuliert wie Isoproterenol sowohl $β_1$- als auch $β_2$-Rezeptoren, wobei die $β_1$-Wirkung stärker als bei Isoproterenol ist. Orciprenalin ist unter dem Namen Alupent in Form von Injektionslösung, Tabletten und Aerosol im Handel. ▶ **Anwendungsgebiete:** vor allem bradykarde Überleitungsstörungen am Herzen (Notfalltherapie bei AV-Block). Orciprenalin wird aufgrund seiner gefäßerweiternden und herzstimulierenden Wirkung auch in der Schocktherapie verwendet (s. dort). Bei Erkrankungen der Atemwege sind β_2-selektive Mimetika vorzuziehen. ▸ **Dosierung:** bis zu 4 µg/kg langsam i.v., zur Aufrechterhaltung der Wirkung 7–14 µg/kg i.m. oder s.c. alle 4 Stunden. Einer Applikation von Einzeldosen ist die Infusion mit 0,1–0,3 µg/kg/min unter Pulskontrolle vorzuziehen. Zur Notfalltherapie beim Herzstillstand Injektion von µg-Dosen Isoproterenol direkt in die linke Herzkammer. ▸ **Wirkungsdauer:** etwa 2 Stunden (Halbwertszeit bei der Katze 6 Stunden). ▸ **Nebenwirkungen**, ▸ **Überdosierung**, ▸ **Gegenanzeigen**, ▸ **Wechselwirkungen** siehe Isoproterenol.

β_1-selektive Sympathomimetika

Hierbei handelt es sich um eine Gruppe von β-Sympathomimetika mit selektiver Herzwirkung; Prototyp ist **Dobutamin**.

Dobutamin

Dobutamin, ein Derivat des Dopamins, ist ein 1975 eingeführtes Sympathomimetikum, das in therapeutischen Dosierungen die Kontraktionskraft des Herzens stark erhöht, ohne die Herzfrequenz zu verändern. Zunächst wurde angenommen, dass Dobutamin β_1-selektiv wirkt. Inzwischen ist klar, dass sich die Wirkungen von Dobutamin durch gleichzeitige Stimulation von β_1-, β_2- und α_1-Adrenozeptoren erklären. Dobutamin hat eine extrem kurze Halbwertszeit (ca. 2 min) und muss deshalb infundiert werden. Dobutamin ist unter gleichem Namen humanmedizinisch als Infusionslösung im Handel. ▸ **Anwendungsgebiete:** Erhöhung des Schlagvolumens bei Herzversagen. Dobutamin ist seit 2006 in der Positivliste für Equiden (VO EG Nr. 1950/2006; siehe arzneimittelrechtliche Bestimmungen in der Einleitung) zur Behandlung von Hypotonie während einer Narkose aufgeführt. Eine Anwendung von Dobutamin bei anderen lebensmittelliefernden Tieren ist nach den Bestimmungen der Verordnung 37/2010 (EU) nicht erlaubt. ▸ **Dosierung:** beim Hund Infusion mit 5–20 µg/kg/min, beim Pferd 4–10 µg/kg/min, bei anderen Tierarten noch wenig Erfahrung. ▸ **Nebenwirkungen:** geringgradiger Anstieg des Blutdrucks, gelegentlich ektopische Extrasystolen. ▸ **Überdosierung:** starker Blutdruckanstieg und Tachykardien bzw. Tachyarrhythmien. ▸ **Gegenanzeigen:** tachykarde Arrhythmien.

β_2-selektive Sympathomimetika

Nach ihren Anwendungsgebieten lassen sich die Vertreter dieser Gruppe in **Broncholytika** und **Tokolytika** unterteilen, wobei die Grenzen zwischen beiden Gruppen fließend sind.

Broncholytika

Im Prinzip können alle β_2-selektiven Sympathomimetika zur Broncholyse verwendet werden. Humanmedizinisch sind hierfür vor allem folgende Substanzen im Handel, die veterinärmedizinisch vor allem gelegentlich beim Pferd angewendet werden: **Terbutalin** [Bricanyl (H.M.)], **Fenoterol** [Berotec (H.M.)] und **Salbutamol** [Sultanol (H.M.)]. Bei Anwendung dieser Substanzen beim Tier ist von folgenden Dosierungen auszugehen: Terbutalin 5–10 µg/kg s.c. oder 50–100 µg/kg p.o. alle 4–8 Stunden, Fenoterol 50–100 µg/kg p.o. 3-mal täglich, Salbutamol 50 µg/kg p.o., 3- bis 4-mal täglich. Das einzige Broncholytikum, das auch als Tierarzneimittel im Handel ist, ist **Clenbuterol** [Spiropent (H.M.), **Ventipulmin** (V.M.), **Planipart** (V.M.), **Clenovet** (V.M.) u.a.].

Alle β-Mimetika führen aufgrund eines Eingriffs in den Fett- und Muskelstoffwechsel zu einem wachstumsfördernden Effekt (stärkerer Muskelanbau bei geringerem Fettanbau) bei Jungtieren (▸ Tab. 6), sodass eine Reihe von langwirksamen und oral verabreichbaren β_2-Mimetika (z.B. Clenbuterol, Salbutamol) missbräuchlich zur Maststeigerung eingesetzt werden. Da hierfür meist sehr hohe Dosen verabreicht werden, muss betont werden, dass der wachstumsfördernde Effekt dieser Stoffe von z.T. erheblichen Kreislaufeffekten begleitet ist (v.a. Anstieg der Herzfrequenz durch erhöhte Freisetzung von Noradrenalin und Adrenalin), sodass es aufgrund der andauernden Kreislaufbelastung der Tiere zu Komplikationen bis hin zu Todesfällen kommen kann (s.u.). Durch den illegalen Einsatz von Clenbuterol in der Kälbermast kam es beim Verzehr von Clenbuterolhaltiger Leber zu erheblichen Nebenwirkungen (Tachykardie, Muskelzittern, Kopf- und Muskelschmerzen u.Ä.) beim Menschen, sodass der missbräuchliche Einsatz derartiger Substanzen beim Tier zu einer Verbrauchergefährdung führt. Bisher ist kein β-Mimetikum zur Wachstumsförderung zugelassen, sodass (von wissenschaftlichen Untersuchungen abgesehen) der Einsatz zu diesem Zweck grundsätzlich illegal ist! Aufgrund der Missbrauchsgefahr ist die Anwendung von β_2-Sympathomimetika bei lebensmittelliefernden Tieren nur noch zur Tokolyse bei Rindern und zur Tokolyse und Broncholyse bei Equiden erlaubt (Allgemeine Einleitung, ▶ S. 19).

Für den veterinärmedizinisch gerechtfertigten Einsatz von β_2-Mimetika zur Broncholyse soll Clenbuterol beispielhaft besprochen werden.

Clenbuterol

Clenbuterol [**Ventipulmin** (V.M.)] ist in Form eines Granulats oder Gels zur oralen Verabreichung als Broncholytikum zur Anwendung beim Pferd im Handel. ▶ **Anwendungsgebiete**: vorwiegend chronische Erkrankungen der Atemwege mit Bronchospasmen (unterstützend zu anderen Behandlungsmaßnahmen), wie z.B. die Chronic obstructive pulmonary Disease (COPD). Beim Pferd sind gute Behandlungsergebnisse auch bei akuter Bronchitis beschrieben worden. ▶ **Dosierung:** Pferd 0,8 µg/kg oral oder über Futter oder Tränke. Bei oraler Verabreichung hat Clenbuterol eine fast vollständige Bioverfügbarkeit. Die Behandlungsdauer sollte dem Krankheitsverlauf angepasst werden. ▶ **Wirkungsdauer:** ist beim Pferd relativ lang (**Halbwertszeit** beim Pferd nach i.v. und oral 20 bzw. 21 Stunden). ▶ **Nebenwirkungen:** periphere Vasodilatation und Herzfrequenzsteigerung (durch β_1-Restwirkung, Freisetzung von Noradrenalin durch Stimulation präsynaptischer β_2-Rezeptoren und reflektorisch durch Blutdruckabfall), Muskeltremor, Schweißausbruch (direkte Anregung der Schweißdrüsen). ▶ **Überdosierung:** Verstärkung dieser Symptome. Beim illegalen Einsatz von Clenbuterol in hohen Dosen zur Erhöhung des Muskelansatzes bei Mastkälbern sind Todesfälle aufgetreten. Bei Hunden sollte Clenbuterol nicht angewendet werden; bereits nach 0,8 µg/kg können Herznekrosen auftreten. Hinweise auf Herznekrosen durch Clenbuterol gibt es allerdings auch bei anderen Tierarten (inkl. Pferd), sodass Clenbuterol nur bei strenger Indikationsstellung und korrekter Dosierung eingesetzt werden sollte. ▶ **Gegenanzeigen:** Hyperthyreose, tachykarde Arrhythmien; bei tragenden Tieren sollte Clenbuterol 1–2 Tage vor dem Geburtstermin abgesetzt werden, um eine Wehenhemmung zu verhindern. ▶ **Wechselwirkungen:** Bei Kombination mit Glukokortikoiden kann es zu einer Wirkungsverstärkung, aber auch zu vermehrten Nebenwirkungen (bei Pferden Müdigkeit, Konditionsschwäche, Kreislaufdepression) kommen; bei Kombination mit anderen Sympathomimetika bzw. gefäßerweiternden Mitteln Addition der Wirkung; Verstärkung der Wirkung von Methylxanthinen (z.B. Aminophyllin); Wehenmittel werden in ihrer Wirkung abgeschwächt; bei gleichzeitiger Applikation von halogenhaltigen Narkotika (z.B. Halothan) Gefahr von Herzrhythmusstörungen. ▶ **Wartezeiten:** Pferd: essbare Gewebe 28 Tage.

Tokolytika (s. auch Kap. I)

Wie bereits angesprochen, sind die Grenzen zwischen den verschiedenen Anwendungsgebieten für β_2-selektive Sympathomimetika fließend. So wird z.B. **Clenbuterol** beim Tier sowohl als Broncholytikum (Ventipulmin, s.o.) wie als Wehenhemmer (Planipart, s.u.) verwendet. Das β_2-selektive **Buphenin** wird humanmedizinisch zur Behandlung peripherer Durchblutungsstörungen verwendet. **Isoxsuprin** wurde früher sowohl als Tokolytikum (s.u.) als auch bei Durchblutungsstörungen eingesetzt; zurzeit ist in Deutschland kein isoxsuprinhaltiges Fertigarzneimittel mehr zugelassen. Als Tokolytikum bzw. Uterusrelaxans für die Anwendung am Tier ist Clenbuterol im Handel. Seine Anwendung ist bei lebensmittelliefernden Tieren nur bei trächtigen Kühen und Stuten erlaubt. Es darf nur durch den Tierarzt und nur als Injektion verabreicht werden.

Isoxsuprin

Isoxsuprin war unter den Namen **Uterusrelaxans** und **Duphaspasmin** als Injektionslösung zur Anwendung bei Pferden, Rindern und Hunden im Handel. ▶ **Anwendungsgebiete:** waren Zervixspasmen, Uterusspasmen, Kaiserschnitt, manuelle Nachgeburtsablösung und Erschlaffung des Uterus bei Ausräumung eines Mazerates. Da aber Isoxsuprin nach der Richtlinie 96/22/EWG als „β-Agonist" nur noch als Tokolytikum bei Rindern und zur Behandlung von Bronchospasmen bei Rindern verwendet werden darf (wie Clenbuterol!), wurde es vom Markt genommen. Die Wirkungsdauer von Isoxsuprin ist deutlich kürzer als die von Clenbuterol. Isoxsuprin wird nach oraler Applikation beim Pferd praktisch nicht resorbiert. ▶ **Neben-**

wirkungen, ▶ **Überdosierung**, ▶ **Gegenanzeigen**, ▶ **Wechselwirkungen** siehe Clenbuterol [Ventipulmin].

Clenbuterol

Clenbuterol [**Planipart** (V.M.), **Clenovet** (V.M.)] ist in Form einer Injektionslösung als Tokolytikum zur Anwendung beim Rind im Handel. ▶ **Anwendungsgebiete:** Verhinderung einer Frühgeburt, Verschiebung des Geburtstermins („Geburtsverzögerung"), Erweiterung der Geburtswege. ▶ **Dosierung:** Rind 0,6–0,8 µg/kg i.m. oder i.v., u. U. Wiederholung der Applikation nach 24 Stunden. ▶ **Nebenwirkungen**, ▶ **Überdosierung**, ▶ **Gegenanzeigen**, ▶ **Wechselwirkungen** siehe Clenbuterol [Ventipulmin (V.M.)]. Zur Antagonisierung der tokolytischen Wirkung von Clenbuterol kann ein β-Adrenolytikum wie Carazolol eingesetzt werden (s. dort). ▶ **Wartezeiten:** Rind: essbare Gewebe 12 Tage, Milch 3 Tage.

2.2 Indirekt wirkende Sympathomimetika

Die Stoffe dieser Gruppe führen zu einer erhöhten Freisetzung von Noradrenalin aus noradrenergen Varikositäten und hemmen gleichzeitig die Wiederaufnahme von Noradrenalin aus dem synaptischen Spalt (▶ Abb. 7). Dadurch wird die Wirkung von Noradrenalin verstärkt (höhere Konzentration im synaptischen Spalt) und verlängert. Da indirekt wirkende Sympathomimetika keinen Effekt auf die Freisetzung von Adrenalin und Noradrenalin aus dem Nebennierenmark haben, entspricht die klinische Wirkung der rein indirekt wirksamen Mimetika (z. B. **Tyramin**) der Wirkung von Noradrenalin, die Wirkung hält aber erheblich länger an. Bei wiederholter Verabreichung von indirekt wirksamen Sympathomimetika nimmt die Wirkung dieser Stoffe u. a. durch Entleerung der Noradrenalinspeicher stark ab; dieses Phänomen wird **Tachyphylaxie** genannt. Alle indirekten Sympathomimetika gehen im Gegensatz zu direkten Sympathomimetika in das Gehirn und haben deshalb auch zentrale Wirkungen, die sich vor allem in Reduktion des Appetits („appetitzügelnder Effekt") und einer von der Substanz abhängigen zentralen Stimulation (zentral analeptischer Effekt) äußern. Wichtigste Vertreter der indirekt wirksamen Sympathomimetika sind **Tyramin**, **Ephedrin**, **Norephedrin** und **Amphetamin** und seine Derivate. Das kurzwirksame Tyramin wurde lokal am Auge als Mydriatikum verwendet, ist aber nicht mehr im Handel.

Ephedrin

Ephedrin hat neben der indirekten sympathomimetischen Wirkung auch direkte Wirkungen auf Adrenozeptoren und gleicht in seinen pharmakologischen Effekten Adrenalin; die Wirkung von Ephedrin hält aber wesentlich länger an. Im Gegensatz zu Adrenalin hat Ephedrin allerdings auch zentrale Effekte, die sich in Form zentraler Erregungserscheinungen besonders bei Überdosierung manifestieren. Im therapeutischen Dosisbereich führt Ephedrin durch Angriff an medullären Zentren zu einer Atemstimulierung, die aber geringer ausgeprägt ist als bei Weckaminen (s. u.) und anderen zentral stimulierenden Pharmaka (s. zentrale Analeptika) und daher therapeutisch uninteressant ist. Aufgrund seiner zentral stimulierenden und bronchodilatatorischen Wirkung wird Ephedrin missbräuchlich beim Pferdedoping eingesetzt. Als Monosubstanz ist Ephedrin unter dem Namen **Caniphedrin** in Form von Tabletten für Hunde zur Behandlung von neurohormonal bedingten Dysfunktionen der Blasenverschlussmechanismen, insbesondere Incontinentia urinae nach Kastration der Hündin, zugelassen. Außerdem befindet sich Ephedrin im Kombinationspräparat **Atussin**, das zur Hustenbehandlung bei Hunden und Pferden zugelassen ist. Humanmedizinisch ist Ephedrin nur noch in Kombinationspräparaten [z. B. Wick MediNait] zur Behandlung von Erkältungskrankheiten erhältlich. ▶ **Anwendungsgebiete:** Neben Harninkontinenz der Hündin vor allem Erkältungskrankheiten, Bronchialasthma (da direkte $β_2$-mimetische Wirkung; selektive $β_2$-Mimetika sind aber vorzuziehen), Kreislaufschwäche, Kollaps und AV-Block. ▶ **Dosierung:** Dosierungen liegen um 1 mg/kg p. o. 2- bis 3-mal täglich. Bei Dauerbehandlung mit ephedrinhaltigen Präparaten nehmen die kardiovaskulären Wirkungen als Folge der Tachyphylaxie ab. ▶ **Nebenwirkungen:** Tachykardie, ventrikuläre Rhythmusstörungen, zentrale Erregung. ▶ **Überdosierung:** Verstärkung dieser Symptome (Tremor als Zeichen gesteigerter zentraler Erregung). ▶ **Gegenanzeigen:**

Thyreotoxikose, tachykarde Arrhythmien, Engwinkelglaukom. ▶ **Wechselwirkungen:** Verstärkung der Herzwirkung durch halogenhaltige Narkotika (z. B. Halothan).

Phenylpropanolamin
Das indirekt wirkende Sympathomimetikum Phenylpropanolamin [Propalin (V.M.)], auch bekannt unter der Bezeichnung **Norephedrin**, ist in Form eines Sirups zur Behandlung von Harninkontinenz infolge einer Schließmuskelschwäche der Harnröhre bei Hündinnen zugelassen. Die pharmakologischen Wirkungen entsprechen weitgehend denen von Ephedrin (s. o.). ▶ **Dosierung:** 1 mg/kg dreimal täglich mit dem Futter verabreichen. Die **Halbwertszeit** beträgt bei Hunden im Mittel etwa 3 Stunden. ▶ **Nebenwirkungen:** Im Verlauf der klinischen Feldstudien wurden bei einigen Hunden weiche Fäzes, Diarrhö, verminderter Appetit, Herzrhythmusstörungen und Kreislaufschwäche beobachtet, also überwiegend die typischen Nebenwirkungen eines indirekten Sympathomimetikums. Die Behandlung kann abhängig von der Schwere der Nebenwirkungen fortgesetzt werden. ▶ **Gegenanzeigen:** Phenylpropanolamin eignet sich nicht zur Behandlung von unangemessenem Harnabsatz, der durch eine Verhaltensstörung verursacht wird. Nicht anwenden bei Hündinnen, die mit nicht selektiven MAO-Hemmstoffen (z. B. Amphetamine) behandelt werden. ▶ **Wechselwirkungen**: können auftreten bei gleichzeitiger Behandlung mit anderen sympathomimetischen oder anticholinergen Tierarzneimitteln, trizyklischen Antidepressiva oder selektiven MAO-B-Hemmern (z. B. Selegilin; s. dort). Bei Patienten, die mit nicht selektiven MAO-Hemmern behandelt werden, sollte Phenylpropanolamin nicht angewendet werden. ▶ **Hinweise, Warnungen, Besonderheiten:** Nicht bei Hündinnen während der Trächtigkeit oder Laktation anwenden. **Besondere Vorsichtsmaßnahmen für die Anwendung:** Phenylpropanolamin kann aufgrund seiner sympathomimetischen Wirkung das Herz-Kreislauf-System, insbesondere die Herzfrequenz und den Blutdruck, beeinflussen und sollte daher bei Tieren mit Herz-Kreislauf-Erkrankungen mit Vorsicht angewendet werden. Vorsicht ist auch bei der Behandlung von Tieren mit schwerer Nieren- oder Leberinsuffizienz, Diabetes mellitus, Nebennierenüberfunktion, Glaukom, Hyperthyreose oder anderen Stoffwechselerkrankungen geboten. Bei Hündinnen unter einem Jahr sollte vor der Behandlung die Möglichkeit von anatomischen Missbildungen als Ursache für die Harninkontinenz in Betracht gezogen werden. ▶ **Überdosierung:** Bis zum Fünffachen der empfohlenen Dosis wurden bei gesunden Hunden keine Unverträglichkeitsreaktionen beobachtet. Eine Überdosis an Phenylpropanolamin kann jedoch Symptome einer übermäßigen Stimulation des sympathischen Nervensystems hervorrufen. Die Behandlung sollte symptomatisch erfolgen. α-Adrenolytika können im Falle einer schwerwiegenden Überdosierung zur Notfallbehandlung geeignet sein.

Amphetamin und Abkömmlinge
Amphetamin und Abkömmlinge, die sogenannten „Weckamine" (oder **Psychoanaleptika**), weisen neben der peripheren indirekt sympathomimetischen Wirkung eine starke zentral stimulierende Wirkungskomponente auf und können daher auch der Gruppe der zentralen Analeptika zugeordnet werden (s. dort). Im Gegensatz zu zentralen Analeptika wie Pentetrazol oder Doxapram steht aber bei Amphetaminderivaten der periphere Kreislaufeffekt eindeutig im Vordergrund. Wichtigste Vertreter der Gruppe sind neben Amphetamin **Methamphetamin**, **Phenmetrazin** und **Methylphenidat** [Ritalin (H.M.)]. Der humanmedizinisch am häufigsten eingesetzte Vertreter ist Methylphenidat zur Behandlung des Aufmerksamkeits-Defizit-Syndroms (ADS) bei Kindern und Jugendlichen.

Aufgrund ihrer Suchtpotenz unterliegen diese Stoffe der Betäubungsmittelgesetzgebung. Die zentrale Wirkung der Weckamine betrifft überwiegend den Kortex (starke Stimulierung; Ursache ist Freisetzung des Neurotransmitters Dopamin), während das im Stammhirn gelegene Atemzentrum nur schwach erregt wird. Das ebenfalls im Stammhirn lokalisierte Kreislaufzentrum wird in therapeutischen Dosen kaum beeinflusst, in hohen, übertherapeutischen Dosen aber gehemmt (durch Wirkung von freigesetztem Noradrenalin auf α-Rezeptoren; vergleiche Clonidin und Xylazin), sodass bei hohen Dosen eine Senkung des Sympathikotonus und damit ein Blutdruckabfall in der Peripherie auftreten kann. Eine eigentliche

Weckwirkung, die nach der deutschen Bezeichnung „Weckamine" erwartet werden könnte, lässt sich allenfalls bei flachen Narkosen oder gegenüber der sedativen Wirkung von Hypnotika nachweisen; in tiefer Narkose oder bei Narkosezwischenfällen reicht die Weckwirkung nicht. Eine weitere zentrale Wirkung der Weckamine ist die Unterdrückung des Hungergefühls („appetitzügelnder Effekt").

Peripher wird aufgrund des indirekten sympathomimetischen Effektes in therapeutischen Dosen der Blutdruck stark erhöht, die Herzfrequenz sinkt meist reflektorisch ab. Da Weckamine außerdem den Abbau von Noradrenalin durch die MAO hemmen, hält der Effekt über Stunden an. ▶ **Anwendungsgebiete:** Vertretbar ist die Anwendung von Weckaminen beim Tier heute nur noch zur Blutdruckerhöhung bei operativen Eingriffen (vor allem unter hohen Rückenmarkanästhesien) bei kreislauflabilen Patienten. Hierbei haben Weckamine gegenüber anderen Kreislaufmitteln den Vorteil der langen Wirkung. ▶ **Dosierung:** für diese Indikation: 0,1–0,3 mg/kg i.m. Amphetamin oder Methamphetamin. Die analeptische Wirkung ist für medizinische Indikationen (z.B. Narkosezwischenfälle) nicht ausreichend. Hier sind andere, nicht der Betäubungsmittelgesetzgebung unterliegende zentral erregende Stoffe (z.B. Doxapram; s. zentrale Analeptika) vorzuziehen. Eine Anwendung von Weckaminen als Appetitzügler bei Kleintieren ist abzulehnen! Die Anwendung von Weckaminen zum Doping von Pferden ist ein Verstoß gegen die Betäubungsmittelgesetzgebung! ▶ **Wirkungsdauer:** lang (s.o.); allerdings tierartliche Unterschiede: die **Halbwertszeiten** von Amphetamin betragen 0,6 (Ziege), 1,1 (Schwein), 2 (Pferd), 4,5 (Hund) und 6,5 (Katze) Stunden. ▶ **Nebenwirkungen**, ▶ **Gegenanzeigen**, ▶ **Wechselwirkungen** siehe Ephedrin; allerdings sind Weckamine wesentlich stärker zentral erregend, und bei hohen Dosen kann durch Senkung des Sympathikotonus Blutdruckabfall auftreten (s.o.).

2.3 Adrenolytika

Substanzen, die zu einer **Blockierung** von α- oder β-Adrenozeptoren führen, werden als **Adrenolytika**, **Adrenozeptorenblocker** oder teilweise auch als **Sympatholytika** (analog zu Parasympatholytika) bezeichnet. Adrenolytika blockieren selektiv entweder α- (**α-Adrenolytika**) oder β-Rezeptoren (**β-Adrenolytika**); Adrenolytika wie **Labetalol** oder **Carvedilol** [Dilantrend (H.M.)], die beide Typen von Adrenozeptoren blockieren, werden beim Menschen zur Blutdrucksenkung eingesetzt, spielen veterinärmedizinisch aber keine Rolle.

Abzugrenzen von den Adrenolytika sind die **Antisympathotonika**, die im Gegensatz zu den Adrenolytika nicht Adrenozeptoren blockieren, sondern über zentrale oder periphere Angriffspunkte (vor allem an noradrenergen Nervenendigungen) den Tonus des Sympathikus senken. Antisympathotonika (z.B. **Reserpin**, **Guanethidin**, α-**Methyldopa** und **Clonidin**) werden humanmedizinisch zur Blutdrucksenkung bei Hypertonien verwendet und haben bisher kaum eine veterinärmedizinische Bedeutung. Im Folgenden sollen deshalb nur die Adrenolytika besprochen werden.

α-Adrenolytika

Wichtigste Vertreter dieser Gruppe, die näher besprochen werden sollen (s.u.), sind **Phentolamin** und **Phenoxybenzamin**. Das auch zentral wirksame α-Adrenolytikum **Yohimbin** war früher aufgrund seiner (umstrittenen) aphrodisierenden Wirkung in zahlreichen veterinärmedizinischen Kombinationspräparaten zur Brunstauslösung enthalten. Wichtiger ist, dass mit parenteral verabreichtem Yohimbin (0,1–0,2 mg/kg i.v.) zahlreiche Wirkungen des Analgetikums Xylazin [Rompun (V.M.)] antagonisiert werden können (s. bei Xylazin), was besonders bei Vergiftungen mit Xylazin von Interesse ist; ferner kann mit Yohimbin auch die Narkose bzw. Nachschlafdauer von Barbituraten verkürzt werden. Yohimbin ist allerdings in Deutschland nicht als Injektionslösung im Handel. Das α-Adrenolytikum **Tolazolin**, das die Wirkung von Xylazin ähnlich wie Yohimbin zu antagonisieren vermag (s. Xylazin), ist ebenfalls nicht mehr im Handel. Damit steht zur Antagonisierung von Xylazin und Xylazin-ähnlichen Analgetika zur Zeit nur das α_2-selektive Adrenolytikum **Atipamezol** [**Antisedan** (V.M.)], das zur Antagonisierung des zentral wirksamen α-Mimetikums Medetomidin entwickelt wurde, zur Verfügung. Atipamezol wird zusammen mit Medetomidin besprochen (▶ S. 109). Ein weiteres α-**Adrenolytikum** ist **Prazosin** [**Adversuten** (H.M.)], das gegenüber Phentolamin und Phenoxybenzamin den Vorteil hat, keine Tachykardie auszulösen (da nur postsynaptische α-Rezeptoren blockiert werden; s. u.), bisher aber nur humanmedizinisch zur Blutdrucksenkung bei Hypertonien eingesetzt wird. Ferner haben einige **Secalealkaloide** (z. B. **Dihydroergotamin**) eine α-adrenolytische Wirkung, die aber veterinärmedizinisch nicht therapeutisch ausgenutzt wird. Bei **Neuroleptika** (s. dort) stellt der ausgeprägte α-adrenolytische Effekt eine potenziell unerwünschte Nebenwirkung dar.

Phentolamin
Der auch am Tier therapeutisch auszunutzende Effekt von Phentolamin ist die durch α-Blockade ausgelöste Vasodilatation. Dieser Effekt ist besonders bei erhöhtem Sympathikotonus (z. B. Schock) ausgeprägt. **Anwendungsgebiet:** Spätphase des Schocks, um nach Volumenauffüllung die Perfusion lebenswichtiger Organe aufrechtzuerhalten (s. Schockbehandlung in ▶ Kap. U). ▶ **Dosierung:** am besten als i.v. Infusion bis zu einer Gesamtdosis von 1 mg/kg in 10–30 min. ▶ **Wirkungsdauer:** Nach Applikation von Einzeldosen sehr kurz. ▶ **Nebenwirkungen:** Anstieg der Herzfrequenz (da Phentolamin sowohl prä- wie postsynaptische α-Rezeptoren blockiert, wird durch den Wegfall des negativen Feedbacks über präsynaptische α-Rezeptoren die Freisetzung von Noradrenalin aus Varikositäten gesteigert, was am Herzen über die vermehrte Stimulation von β-Rezeptoren zur Frequenzsteigerung führt), gastrointestinale Symptome (Erbrechen, Durchfall, erhöhte Säureproduktion durch Überwiegen des parasympathischen Tonus), Miosis ▶ **Überdosierung:** Verstärkung dieser Symptome. ▶ **Gegenanzeigen:** Zustände, bei denen eine Blutdrucksenkung unerwünscht ist. ▶ **Wechselwirkungen:** Umkehr der Wirkung von Adrenalin (d. h. Blutdrucksenkung nach Adrenalin durch β-Stimulation).

Phenoxybenzamin
Wichtigster Unterschied zu Phentolamin ist die wesentlich längere Wirkung von Phenoxybenzamin (durch Alkylierung der α-Rezeptoren Wirkung über Tage). Ferner gelangt Phenoxybenzamin [**Dibenzyran** (H.M.)] im Gegensatz zu Phentolamin auch ins Gehirn, was bei schneller intravenöser Applikation hoher Dosen zu zentralen Erregungserscheinungen bis hin zu Krämpfen führen kann. ▶ **Anwendungsgebiet:** wie Phentolamin. ▶ **Dosierung:** 0,5–2 mg/kg langsam i.v. (bei i.m. oder s.c. starke lokale Reizerscheinungen). ▶ **Nebenwirkungen**, ▶ **Überdosierung**, ▶ **Gegenanzeigen** und ▶ **Wechselwirkungen** siehe Phentolamin.

β-Adrenolytika

Die zahlreichen Vertreter dieser Gruppe (Prototyp ist **Propranolol**) haben vielfältige Anwendungsgebiete. Beim Menschen werden sie vor allem in der Bluthochdrucktherapie eingesetzt, da sie trotz ihres zunächst vasokonstriktorischen Effekts (durch $β_2$-Blockade an den Gefäßen erhöhter α-Tonus) den Blutdruck senken. Der Wirkungsmechanismus der blutdrucksenkenden Wirkung ist nicht eindeutig geklärt; beteiligt sind die depressive Beeinflussung des Herzens (durch $β_1$-Blockade), die verminderte Freisetzung von Noradrenalin (durch Blockierung präsynaptischer $β_2$-Rezeptoren), die Verminderung der Reninsekretion (durch $β_1$-Blockade am juxtaglomerulären Apparat der Niere) sowie zentrale Effekte. Wirkungen der β-Adrenolytika, die auch veterinärmedizinisch auszunutzen sind, sind der antiarrhythmische Effekt bei tachykarden Herzrhythmusstörungen (s. Antiarrhythmika), die Verminderung von Stress-Symptomen (durch β-Blocker ist der Transporttod von Schweinen erheblich zu vermindern), die Unterbrechung einer durch Clenbuterol ausgelösten Tokolyse sowie, bei lokaler Anwendung, die Senkung des Augeninnendrucks in der Glaukombehandlung. Für die letztgenannte Indikation ist vor allem **Timolol** [**Chibro-Timoptol** (H.M.)] geeignet. Da es bei systemischer Anwendung von β-Adrenolytika über die Blockierung von $β_2$-Rezeptoren an den Bronchien insbesondere bei Asthmatikern zu unerwünschter Bronchokonstriktion kommen kann, wurden $β_1$-selektive (kardioselektive) β-Adrenolytika entwickelt (z. B. **Atenolol**), die aber veterinärmedizinisch eine geringe Rolle spielen. Näher besprochen werden soll an dieser Stelle nur **Propranolol**, das sowohl β_1- wie β_2-Adrenozeptoren blockiert.

Carazolol, der einzige β-Blocker, der zur Anwendung bei Tieren zugelassen war (unter dem Namen Suacron für Schweine) ist in Deutschland nicht mehr im Handel. Damit steht zurzeit kein β-Blocker mehr zur Anwendung bei lebensmittelliefernden Tieren zur Verfügung. Zum Teil können die Indikationsgebiete von β-Blockern beim Tier (z. B. der Einsatz während Tiertransporten) durch Azaperon (s. dort) abgedeckt werden.

Propranolol

Propranolol (unter gleichem Namen humanmedizinisch als Generikum im Handel) ist ein nicht selektives β-Adrenolytikum, d. h, es blockiert sowohl β_1- als auch β_2-Rezeptoren. Neben der β-adrenolytischen Wirkung hat Propranolol eine unspezifische membranstabilisierende, chinidinartige Wirkung, die im Bereich klinischer Dosen aber keine wesentliche Rolle zu spielen scheint. Da Propranolol die Blut-Hirn-Schranke penetriert, kann diese Wirkung bei Überdosierung aber zu Vergiftungserscheinungen führen, die denjenigen nach Überdosierung von Lokalanästhetika ähnelt (je nach Dosis zentrale Erregungserscheinungen bis hin zu Krämpfen oder zentrale Dämpfung). Propranolol ist nicht als Tierarzneimittel zugelassen und nicht in Tab. 1 der VO 37/2010 (EU) aufgeführt, sodass die Anwendung von Propranolol bei lebensmittelliefernden Tieren nicht erlaubt ist. Die Anwendung bei Schlachtequiden ist jedoch erlaubt, da Propranolol im Verzeichnis der zur Behandlung von Equiden wesentlichen Stoffe (sog. Positivliste für Equiden) (VO EG Nr. 1950/2006) zur Behandlung von Herzrhythmusstörungen aufgeführt ist. In diesem Falle ist die Anwendung durch eine Eintragung im Equidenpass zu dokumentieren und eine Wartezeit von **6 Monaten** einzuhalten. Bei Tierarten, die nicht der Lebensmittelgewinnung dienen, kann Propranolol unter Beachtung der üblichen Voraussetzungen (s. arzneimittelrechtliche Bestimmungen in der Einleitung) eingesetzt werden. ▶ **Anwendungsgebiete:** tachykarde Arrhythmien (s. Antiarrhythmika), auch zu Prophylaxe von Arrhythmien vor Halothannarkosen, arterielle Hypertonien. ▶ **Dosierung:** 0,05–0,1 mg/kg i.v. (Hund), bei der Katze auch höhere Dosen, bei oraler Verabreichung nur geringe Bioverfügbarkeit. ▶ **Wirkungsdauer:** relativ kurz (**Halbwertszeit** beim Hund 1–2 Stunden, bei der Katze 35 min), beim Hund sollte etwa alle 6–8 Stunden nachdosiert werden. ▶ **Nebenwirkungen:** Sedierung (durch zentral dämpfenden Effekt), Bradykardie, Blutdruckabfall, Bronchospasmen, verstärkte Darmmotilität (u. U. Durchfall). ▶ **Überdosierung:** Bradykardie bis zum AV-Block, zentrale Dämpfung (Ataxie, Hypopnoe, u. U. Bewusstlosigkeit) oder Erregung (bis hin zu Krämpfen). Besonders beim Hund wirkt Propranolol stark kardiodepressiv, während die Katze wesentlich unempfindlicher ist. ▶ **Gegenanzeigen:** bradykarde Rhythmusstörungen bzw. AV-Block, Bronchialasthma, Vorsicht bei insulinbehandeltem Diabetes mellitus (Gefahr des hypoglykämischen Schocks durch Hemmung der Glykogenolyse), Hochträchtigkeit (Wehenauslösung durch Überwiegen des α-Tonus). Propranolol penetriert wie andere β-Blocker die Plazentarschranke, daher strenge Indikationsstellung bei trächtigen Tieren. ▶ **Wechselwirkungen:** Verstärkung des kardiodepressiven Effekts von Narkotika, Verstärkung der Wirkung von Insulin (s. o.). Abschwächung der Wirkung von Broncholytika und Tokolytika.

Carazolol

Carazolol wurde in Tab. 1 der Verordnung 37/2010 (EU) für Rind und Schwein aufgenommen, darf also bei diesen Tierarten in der Europäischen Union angewendet werden. Derzeit sind jedoch in Deutschland keine Tierarzneimittel verfügbar, in denen Carazolol als wirksamer Bestandteil enthalten ist (früher war Carazolol unter dem Namen **Suacron** zur Anwendung beim Schwein im Handel). In diesem Fall besteht die Möglichkeit, nach §56a Abs. 2 Nr. 2 bzw. Nr. 3 AMG im sogenannten Therapienotstand u. a. ein carazololhaltiges humanmedizinisches Fertigarzneimittel umzuwidmen; zurzeit gibt es jedoch kein carazololhaltiges Präparat mehr auf dem deutschen Markt. Bei Vorliegen der entsprechenden Voraussetzungen nach §73 Abs. 3 AMG kann Carazolol aber auch aus Frankreich bezogen werden, wo es sich nach wie vor zur Behandlung von lebensmittelliefernden Tieren auf dem Markt befindet. Wie Propranolol führt auch Carazolol zu einer Blockierung von β_1- und β_2-Rezeptoren. ▶ **Anwendungsgebiete:** beim Schwein zur Behandlung von tachykarden

Rhythmusstörungen (z.B. durch Verladen, Transport, Umstallen, Deckakt, Geburt) sowie zur Prophylaxe des plötzlichen Herztodes. Carazolol soll die Geburtsdauer bei Schweinen und damit die Belastung der Tiere beim Geburtsvorgang verkürzen. ▶ **Dosierung:** 10 µg/kg i.m., beim Pferd führt Carazolol in einer Dosis von 10 µg/kg i.v. zu deutlicher Beruhigung. Bei Windhunden wird Carazolol in gleicher Dosis wie beim Schwein mit Erfolg zur Verhütung des plötzlichen Herztodes eingesetzt.

▶ **Wirkungsdauer:** 8–12 Stunden. ▶ **Nebenwirkungen:** beim Schwein keine bekannt, insbesondere für Umwidmungen, siehe aber bei Propranolol. Beim Pferd ruft Carazolol in einer Dosierung von 10 µg/kg i.v. Schweißausbruch an Vorderbrust und Hals hervor, ist ansonsten aber gut verträglich. ▶ **Überdosierung:** Bradykardie bis zum AV-Block (durch Atropin oder Orciprenalin zu behandeln). ▶ **Gegenanzeigen** und ▶ **Wechselwirkungen** siehe Propranolol.

B Pharmaka mit Wirkung auf periphere Mediatoren

W. Löscher

Mediatoren nehmen eine Mittelstellung zwischen Transmittern und Hormonen ein. Während **Transmitter** (z. B. Acetylcholin oder Noradrenalin) aus Nervenendigungen freigesetzt werden und im synaptischen Spalt auf Rezeptoren einwirken, und **Hormone** von den sie bildenden Organen (z. B. Adrenalin aus dem Nebennierenmark) in das Blut sezerniert werden und über das Blut an ihre Wirkstelle gelangen, werden Mediatoren vor allem im Gewebe gebildet und freigesetzt und wirken in der Umgebung ihrer Freisetzung. **Mediatoren** werden deshalb z. T. auch als lokale Hormone oder **Gewebshormone** bezeichnet. Einige Mediatoren können aber auch ins Blut diffundieren und fern vom Ort ihrer Freisetzung wirksam werden. Ferner werden einige Mediatoren (z. B. Angiotensin und Bradykinin) erst im Blut aus inaktiven Vorstufen gebildet. Mediatoren spielen vor allem bei pathophysiologischen Prozessen eine Rolle (z. B. vermehrte Freisetzung bei allergischen Vorgängen und Entzündungen), erfüllen aber auch physiologische Funktionen (z. B. Prostaglandine bei der Luteolyse). Die Wirkungen von Mediatoren werden zumeist über spezifische Rezeptoren vermittelt. Fast alle Mediatoren kommen auch im Gehirn vor, ihre Rolle für zentralnervöse Funktionen ist aber teilweise noch unklar.

Aus der großen Gruppe der Mediatoren sollen hier nur diejenigen Vertreter besprochen werden, deren pharmakologische Beeinflussung veterinärmedizinisch von Interesse ist (**Histamin, 5-Hydroxytryptamin, Prostaglandine**). Wichtige Mediatoren, auf die hier nicht näher eingegangen werden soll, sind **Angiotensin** (genauer gesagt das Renin-Angiotensin-Aldosteron-System), das Bedeutung für die Volumenregulation des Extrazellulärraumes und damit die Blutdruckstabilisierung hat; pathophysiologische Bedeutung beim Bluthochdruck; Hemmstoffe der Angiotensinbildung, z. B. **Captopril** und **Enalapril**, werden in der Hochdrucktherapie und zur Entlastung des Herzens bei Herzinsuffizienz verwendet; ▶ S. 164), die **Kinine Kallidin** und **Bradykinin** (Bedeutung für Volumenregulation und Fibrinolyse; pathophysiologische Bedeutung bei Ödemen, allergischem Asthma, Blutdruckabfall beim anaphylaktischen Schock; Hemmstoffe der Kininbildung, z. B. **Aprotinin**, werden zur Behandlung der Pankreatitis, des Karzinoids und bei Schockzuständen verwendet), sowie **Somatostatin, Enkephaline** und **Endorphine** (s. starke Analgetika), **Zytokine, Gastrin** und **Substanz P** und der **Platelet Activating Factor** (PAF).

1 Histamin

Histamin findet sich in hohen Konzentrationen vor allem in den Gewebsmastzellen (zusammen mit Heparin und bei einigen Tierarten Serotonin) und in den basophilen Leukozyten, daneben in der Mukosa des Gastrointestinaltrakts, in der Epidermis und im Zentralnervensystem (Rolle als Neurotransmitter?). Bei bestimmten pathophysiologischen Vorgängen, insbesondere bei **allergischen Reaktionen**, wird Histamin in großem Umfang aus Gewebsmastzellen freigesetzt und ist für die Symptomatik des krankhaften Vorganges mitverantwortlich (neben Histamin spielen andere Mediatoren, z. B. Kinine, für die allergische Symptomatik eine Rolle). Bei der schwerwiegendsten Form der allergischen Reaktion, dem **anaphylaktischen Schock**, wird Histamin dabei in großen Mengen ins Blut freigesetzt, was zu lebensbedrohlichen Effekten (Bronchospasmus, Herzarrhythmien, Kollaps) führt. Zu schlagartiger, massiver Histaminfreisetzung führen auch bestimmte Arzneimittel (**Histaminliberatoren**; z. B. d-Tubocurarin, Morphin, der Plasmaexpander Polyvinylpyrrolidon sowie jodhaltige Röntgenkontrastmittel). Die arzneimittelbedingte Histaminfreisetzung unterscheidet sich von einer Histaminfreisetzung durch eine arzneimittelbedingte allergische Reaktion dadurch, dass bereits der erste Kontakt mit dem Arzneimittel zur Histaminfreisetzung führt (bei einer Allergie erst nach Sensibilisierung) und zur Histaminfreisetzung eine höhere Konzentration des Arzneimittels notwendig ist als bei allergischen Reaktionen. Aufgrund der Konzentrationsabhängigkeit der Reaktion sollten histaminliberierende Arzneimittel möglichst nicht oder nur sehr vorsichtig i.v. appliziert werden. Besonders empfindlich gegenüber histaminfreisetzenden Arzneimitteln sind Hund und Pferd. Die Histaminfreisetzung aus Gewebsmastzellen und basophilen Leukozyten kann durch **Glukokortikoide** gehemmt werden, die Auswirkung einer Histaminfreisetzung durch **Antihistaminika**. Eine Hemmung der Histaminfreisetzung aus Mastzellen wird auch durch β_2-wirksame Sympathomimetika bewirkt (über β_2-Rezeptoren an den Mastzellen), die gleichzeitig den Vorteil haben, die histaminbedingte Bronchokonstriktion aufzuheben. Tatsächlich scheint **Adrenalin** im Organismus als endogener Antagonist von Histamin zu fungieren (Adrenalin wird zusammen mit Noradrenalin als Reaktion auf eine Histaminfreisetzung aus dem Nebennierenmark ausgeschüttet). Aufgrund seiner histaminantagonistischen Eigenschaften ist Adrenalin (neben Glukokortikoiden) Mittel der Wahl beim anaphylaktischen Schock. Arzneimittel, die selektiv die Histaminfreisetzung hemmen, über die aber noch wenig Erfahrungen beim Tier vorliegen, sind **Cromoglycinsäure** [Intal (H.M.)] und **Ketotifen** [**Zaditen** (H.M.)].

Wirkungen von Histamin: Die Wirkungen von Histamin werden über spezifische **Histaminrezeptoren** vermittelt. Dabei wird zwischen mehreren Rezeptorsubtypen unterschieden (H_1-, H_2-, H_3- und H_4-Rezeptoren). In den Wirkungen von Histamin gibt es große tierartliche Unterschiede. Besonders empfindlich gegenüber Histamin sind Hund und Pferd. Am Kreislauf kommt es bei den meisten Spezies durch Histamin zu einer Vasodilatation (und damit zu starkem Blutdruckabfall), an der sowohl H_1- als auch H_2-Rezeptoren beteiligt zu sein scheinen. Die Kapillarpermeabilität wird erhöht (über H_1-Rezeptoren Kontraktion der Endothelzellen), sodass es zum Austritt von Plasmawasser und Proteinen und damit zu allergischen Ödemen kommt. Am Herzen kommt es zu einer Frequenzzunahme (über H_2-Rezeptoren und reflektorisch durch den Blutdruckabfall) und zu einer Zunahme der Kontraktilität. An glattmuskulären Organen kommt es über H_1-Rezeptoren zu Kontraktionen (beim Wiederkäuer aber Vormagenrelaxation). Besonders empfindlich sind Bronchien (Bronchokonstriktion bis zum Bronchospasmus; beim Schaf aber Bronchorelaxation, da vorwiegend H_2-Rezeptoren), Darm und Uterus (besonders vor der Geburt). Am Magen führt Histamin über H_2-Rezeptoren zu einer Zunahme der Magensaftsekretion. Da Histamin durch Gastrin freigesetzt wird, wird angenommen, dass die physiologische Wirkung von Gastrin auf die Magensaftsekretion durch Histamin vermittelt wird. Histamin ist demnach neben Acetylcholin und Gastrin an der physiologischen Regulation der Magensäuresekretion beteiligt. Die Sekretionssteigerung an Magensaft kann durch Parasympatholytika und H_2-Antihistaminika gehemmt werden. An sensiblen Nervenendigungen wird durch Histamin Jucken und Schmerz ausgelöst.

1.1 Antihistaminika

Nach ihrer Selektivität für H_1- bzw. H_2-Rezeptoren werden Antihistaminika in H_1- und H_2-Blocker unterteilt. **H_2-Antihistaminika** wie **Cimetidin** [z.B. **CimeHEXAL** (H.M.)] oder **Ranitidin** [z.B. Zantic (H.M.)] wurden erst lange nach den H_1-Blockern entwickelt; Anwendungsgebiete sind aufgrund ihrer sekretionshemmenden Wirkung am Magen hyperazide Gastritis und Magenulzera. Humanmedizinisch haben diese Stoffe eine große Verbreitung gefunden, veterinärmedizinisch gewinnen sie zunehmend an Bedeutung und werden ausführlich in ▶ Kap. L beschrieben. An dieser Stelle soll die große Gruppe der **H_1-Antihistaminika** besprochen werden, die seit vielen Jahrzehnten im klinischen Einsatz ist. H_1-Antihistaminika lassen sich nach ihrer Struktur in drei Hauptgruppen einteilen: (1) die **Ethylendiamine**, die in zahlreichen Kombinationspräparaten enthalten sind, z.B. **Mepyramin**, **Tripelennamin** (Synonym: **Pyribenzamin**), **Chlorcyclizin** und **Clemizol**; (2) die **Ethanolamine**, z.B. **Diphenhydramin** [z.B. **Anaesthecomp**, **Betadorm**, **Sediat** u.a.; (H.M.)], **Clemastin** [**Tavegil** (H.M.)], **Chlorphenoxamin** [**Systral** (H.M.)] und (3) die **Alkylamine**, z.B.

Pheniramin, Chlorphenamin und Dimetinden [Fenistil (H.M.)]. Daneben werden Vertreter aus der Gruppe der Phenothiazinderivate (s. auch Neuroleptika) wie Promethazin [Atosil (H.M.)] als H_1-Antihistaminika verwendet. Neben der kompetitiven Blockierung von H_1-Rezeptoren haben H_1-Antihistaminika auch antiadrenerge, anticholinerge und antitryptaminerge Wirkungen, die sich in Nebenwirkungen wie Blutdruckabfall, Durchfall oder Obstipation u. a. äußern können.

Alle H_1-Blocker wirken zentral dämpfend, was z. T. therapeutisch ausgenutzt wird (z. B. Diphenhydramin in Form zahlreicher Präparate als rezeptfreies Schlafmittel). Am geringsten ausgeprägt ist die sedative Wirkung bei den Alkylaminen (z. B. Dimetinden). Neuere H_1-Antihistaminika wie Cetirizin [Zyrtec (H.M.)] oder Loratadin [z. B. Loraderm (H.M.)] haben kaum noch sedative Nebenwirkungen und deshalb als Antiallergika große Bedeutung erlangt. Ferner wirken H_1-Antihistaminika ähnlich wie Neuroleptika antiemetisch. Einige H_1-Blocker haben eine starke lokalanästhetische Wirkung (z. B. Diphenhydramin, Promethazin, Mepyramin), die bei lokaler Anwendung (z. B. bei allergisch bedingtem Juckreiz) ausgenutzt werden kann. ▶ **Anwendungsgebiete** für H_1-Antihistaminika: vor allem mildere allergische Reaktionen (Urtikaria, Juckreiz, Konjunktivitis). Beim allergisch bedingten Bronchialasthma haben H_1-Antihistaminika oft nur eine unzureichende Wirkung, da auch andere Mediatoren wie 5-Hydroxytryptamin, Prostaglandine und Leukotriene beteiligt sind. Beim anaphylaktischen Schock sind Antihistaminika nicht ausreichend wirksam und werden deshalb nur als flankierende Maßnahmen zu Adrenalin und Glukokortikoiden eingesetzt. Die zentral dämpfende und antiemetische Wirkung von Antihistaminika kann beim Tiertransport ausgenutzt werden. ▶ **Dosierung**: H_1-Blocker können oral, parenteral oder lokal verabreicht werden. Bei systemischer Applikation liegt die Dosis je nach Stoff bei 0,2–2 mg/kg. ▶ **Wirkungsdauer**: je nach Stoff etwa 8–12 Stunden.

Aus der großen Gruppe der H_1-Antihistaminika sind nur zwei Vertreter in für das Tier zugelassenen bzw. registrierten Präparaten enthalten: **Chlorphenamin** (im Kombinationspräparat Atussin zur Hustenbehandlung) und **Diphenhydramin** [Ancemin]. Mit Ausnahme von Chlorphenamin (in Tab. 1 der EU-VO 37/2010 für alle zur Lebensmittelgewinnung genutzten Säugetierarten aufgeführt) darf kein H_1-Antihistaminikum bei lebensmittelliefernden Tieren angewendet werden. Chlorphenamin ist zurzeit in Deutschland aber nicht als Monopräparat zur Behandlung von Allergien im Handel. Deshalb soll Diphenhydramin beispielhaft für die Gruppe der H_1-Antihistaminika näher besprochen werden.

Diphenhydramin

Diphenhydramin [in **Ancemin** (V.M.) zusammen mit Thiaminchloridhydrochlorid und Natriumascorbat] ist als Antihistaminikum zur kurzfristigen unterstützenden Behandlung von gering- und mittelgradigem Juckreiz bei atopischer und allergischer Dermatitis für Hunde und Pferde, die nicht der Lebensmittelgewinnung dienen, im Handel. Ancemin ist eine Injektionslösung zur subkutanen, intravenösen oder intramuskulären Anwendung. Diphenhydramin ist nicht in Tab. 1 der EU-VO 37/2010 aufgeführt. Die Anwendung von Diphenhydramin bei lebensmittelliefernden Tieren ist damit nicht erlaubt. ▶ **Anwendungsgebiete**: für Diphenhydramin (und andere H_1-Antihistaminika): atopische und allergische Dermatosen; darüberhinaus bei rechtlicher Voraussetzung für eine Umwidmung allergische Rhinitis, Urtikaria, Serumschock und Bronchialasthma. Ferner eignet sich Diphenhydramin aufgrund seiner sedativen und antiemetischen Wirkung zum Transport von Tieren (z. B. Hunden). ▶ **Dosierung**: bei systemischer Verabreichung, Großtiere 0,5–1, Kleintiere 1–2 mg/kg i.m. oder i.v. ▶ **Wirkungsdauer**: 8–12 Stunden. ▶ **Nebenwirkungen**: zentrale Dämpfung, gastrointestinale Störungen, Glaukomauslösung (durch anticholinerge Wirkung), Überempfindlichkeitsreaktionen (besonders bei lokaler Anwendung); ▶ **Überdosierung**: Verstärkung der zentralen Dämpfung, oft im Anschluss zentrale Erregung bis hin zu Krämpfen (vgl. Lokalanästhetika), atropinähnliche Symptome (Mydriasis, Obstipation etc.), bei sehr hohen Dosen Versagen von Herz und Atmung. ▶ **Gegenanzeigen**: Glaukom. ▶ **Wechselwirkungen**: Potenzierung der zentral dämpfenden Wirkung durch andere zentral dämpfende Pharmaka (Narkotika, Sedativa etc.).

2

5-Hydroxytryptamin (Synonym: Serotonin)

5-Hydroxytryptamin (5-HT) ist im Organismus vor allem in den enterochromaffinen Zellen des Gastrointestinaltrakts lokalisiert; daneben finden sich hohe Konzentrationen in den Thrombozyten und bei einigen Tierarten in den Mastzellen. Im Gehirn hat 5-HT die Funktion eines Neurotransmitters (s. Zentralnervensystem). Die **Wirkungen** von 5-HT werden durch Stimulation spezifischer Rezeptoren (**5-HT$_1$-, 5-HT$_2$-, 5-HT$_3$- und weitere 5-HT-Rezeptoren**) vermittelt (s. auch ▶ Kap. C). Der Name Serotonin, der häufig für 5-HT verwendet wird, geht auf die vasokonstriktorische Wirkung von 5-HT zurück, die besonders an Lungen- und Nierengefäßen ausgeprägt ist. An Gefäßen der Skelettmuskulatur wirkt 5-HT allerdings gefäßerweiternd, was zu einer Abnahme des peripheren Widerstandes führt. Am Herzen wirkt 5-HT positiv inotrop und chronotrop, was allerdings meist durch autonome Reflexvorgänge überdeckt wird. Glattmuskuläre Organe (Darm, Bronchien) werden durch 5-HT kontrahiert, allerdings gibt es wie bei anderen Mediatoren starke tierartliche Unterschiede in der Empfindlichkeit. Eine physiologische Bedeutung scheint 5-HT bei der Hämostase zu spielen (durch Förderung der Thrombozytenaggregation und lokale Vasokonstriktion). Pathophysiologisch scheint 5-HT an zahlreichen auch veterinärmedizinisch relevanten Erkrankungen beteiligt zu sein, so bei Allergien, Durchfallerkrankungen (Förderung der Darmtätigkeit durch Freisetzung von 5-HT), bei der malignen Hyperthermie der Schweine (5-HT-Rezeptoren sind an der Regulation des Calciumtransports, des Muskeltonus und der Körpertemperatur beteiligt) sowie neben anderen Mediatoren beim Bronchialasthma (Bronchokonstriktion durch Freisetzung von 5-HT). Beim Menschen hat 5-HT außerdem eine pathophysiologische Bedeutung beim Karzinoid (Geschwulst der enterochromaffinen Zellen im Dünndarm mit vermehrter Bildung von 5-HT; als Folge Durchfall, Bronchospasmen u. a. durch 5-HT ausgelöste Symptome) und bei Migräne. Ferner ist 5-HT an einigen Erkrankungen des Gehirns (Schizophrenie, Depressionen, Angstzustände) beteiligt. Antidepressiva, welche die Wirkung von 5-HT verändern, werden auch beim Tier eingesetzt (▶ S. 128). **5-HT-Antagonisten** wie **Methysergid** und **Cyproheptadin** werden humanmedizinisch beim Karzinoid und bei Migräne eingesetzt. Veterinärmedizinisch liegen bisher erst begrenzte klinische Erfahrungen mit 5-HT-Antagonisten vor; die oben angesprochene mögliche Beteiligung des Mediators an zahlreichen auch beim Tier relevanten Erkrankungen lässt aber absehen, dass selektive Antagonisten von 5-HT, z. B. der 5-HT$_2$-Antagonist **Ketanserin**, in der Zukunft auch Anwendungsgebiete in der Veterinärmedizin finden könnten. Ketanserin wird z. B. beim Pferd bei oberflächlicher Applikation zur Wundheilung eingesetzt und bekam für diese Indikation einen MRL für Equiden. Der partielle 5-HT1A-Agonist Ipsapirone wurde bereits für die Anwendung bei Schweinen als Anxiolytikum und Antiaggressivum patentiert. Die einzigen für die Anwendung beim Tier bisher zugelassenen 5-HT-Antagonisten sind **Amperozid** und **Metergolin**. Amperozid ist jedoch nicht mehr im Handel (zu Eigenschaften von Amperozid siehe frühere Auflagen dieses Buches).

Metergolin

Das Ergolinderivat Metergolin [**Contralac** (V.M.)] wurde in der Humanmedizin als Prolaktinantagonist verwendet. Es geht eine lang anhaltende Bindung an 5-HT-Rezeptoren ein und über seine antagonistische Wirkung im Hirnstamm wird die Prolaktinausschüttung gehemmt. Es hemmt ebenfalls die peripheren, vasokonstriktorischen Effekte von 5-HT. Außerdem besitzt es schwache dopaminerge Eigenschaften. In der Tiermedizin wird es zur **Unterbrechung der Laktation bei Hündinnen** z. B. bei Scheinträchtigkeit oder nach Absetzen der Welpen eingesetzt. ▶ **Dosierung**: 0,2 mg/kg/Tag p. o. (auf zwei Dosen verteilt) über 4–8 Tage. ▶ **Gegenanzeigen**: Mastopathien, Pyometra, gastrointestinale Störungen, eingeschränkte Leber- und Nierenfunktionen und Trächtigkeit. ▶ **Nebenwirkungen**: Zu Beginn der Behandlung können Erbrechen und leichter Durchfall sowie Reizbarkeit und Unruhe auftreten.

3 Prostaglandine

Prostaglandine (PGs) sind Metaboliten ungesättigter Fettsäuren, vor allem der **Arachidonsäure**, die in fast allen Zellen des Körpers gebildet werden und als Gewebshormone an zahlreichen physiologischen und pathophysiologischen Vorgängen beteiligt sind. Prostaglandine wirken lokal, das heißt in der näheren Umgebung ihrer Freisetzung aus Zellen. Die Synthese der wichtigsten Prostaglandine (**PGE$_2$** und **PGF$_{2\alpha}$**) sowie von **Thromboxan A$_2$** und **Prostacyclin** (**PGI$_2$**) ist in ▶ Abb. 9 dargestellt.

Prostaglandine, Thromboxan A$_2$ und Prostacyclin werden zusammen auch als **Prostanoide** bezeichnet, sollen im Weiteren aber der Einfachheit halber unter dem Begriff Prostaglandine zusammengefasst werden. Die hier zu besprechenden Prostaglandine werden aus Arachidonsäure durch

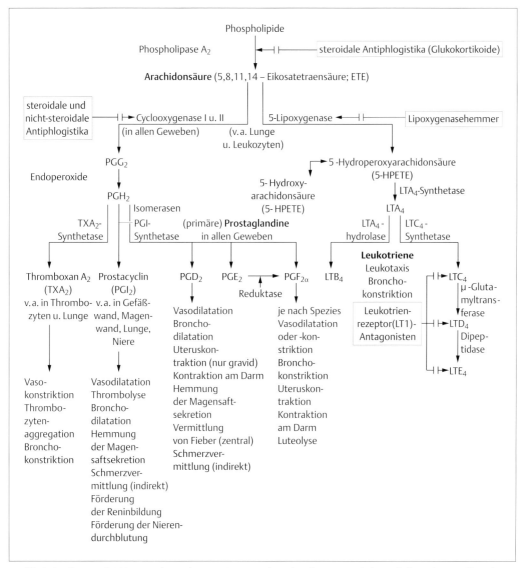

▶ **Abb. 9** Synthese und Wirkungen der wichtigsten Prostanoide und Leukotriene und pharmakologische Angriffspunkte zur Hemmung ihrer Wirkung.

das Enzym **Cyclooxygenase (Prostaglandinsynthetase)** über die Zwischenprodukte PGG_2 und PGH_2 (Endoperoxide) gebildet (▶ **Abb. 9**). Man unterscheidet zwei Isoenzyme der Cyclooxygenase (COX), die konstitutive COX 1 und die durch Entzündungsmediatoren induzierbare COX 2, die innerhalb kurzer Zeit große Mengen entzündungsfördernder Prostaglandine bildet, welche wiederum zu den klassischen Entzündungssymptomen wie Erythem, Schwellung und Schmerz führen. In einigen Geweben (z. B. Niere, Uterus oder ZNS) wird die COX 2 jedoch auch konstitutiv exprimiert.

In einem alternativen Abbauweg entstehen aus Arachidonsäure durch das Enzym **5-Lipoxygenase** die Mediatoren **5-Hydroxyarachidonsäure** (5-HETE) und die Leukotriene (▶ **Abb. 9**). Leukotriene sind sehr potente Entzündungsmediatoren. Sie steigern die mikrovaskuläre Permeabilität und verursachen eine Chemotaxis von Neutrophilen, Eosinophilen, Lymphozyten und Monozyten sowie die Aggregation von Eosinophilen und Neutrophilen. Außerdem induzieren sie die neutrophile Degranulation, die Freisetzung lysosomaler Enzyme und die Adhäsion zwischen Neutrophilen und Endothelzellen. Des Weiteren modulieren sie den Schmerz und die Immunantwort während einer entzündlichen Reaktion und sind aufgrund ihrer bronchokonstriktorischen Wirkung beim Bronchialasthma beteiligt.

Die verschiedenen Mediatoren (Prostaglandine, Leukotriene), die durch die Wirkung der Cyclooxygenase und Lipoxygenase aus Arachidonsäure entstehen, werden auch als **Eikosanoide** bezeichnet. Während die Cyclooxygenase in praktisch allen Zellen des Körpers vorkommt, findet sich die Lipoxygenase vor allem in der Lunge sowie in den Thrombozyten und Leukozyten. Auch die Enzyme, die Thromboxan A_2 und Prostacyclin aus Endoperoxiden synthetisieren, sind im Gegensatz zur Cyclooxygenase nicht ubiquitär. So wird Thromboxan A_2 vor allem in den Thrombozyten und in der Lunge gebildet, Prostacyclin vor allem in der Gefäßwand, der Magenwand, der Lunge und der Niere. PGE_2 und $PGF_{2\alpha}$ werden dagegen in fast allen Körperzellen synthetisiert. Prostaglandine und Leukotriene haben eine nur kurze Wirkungsdauer, da sie innerhalb von Minuten enzymatisch inaktiviert werden.

Die Synthese von Prostaglandinen und Leukotrienen kann pharmakologisch beeinflusst werden. So hemmen **Glukokortikoide** (steroidale Antiphlogistika) das Enzym **Phospholipase A_2**, das Arachidonsäure aus Phospholipiden der Zellwand freisetzt, und damit auch die Bildung von Prostaglandinen und Leukotrienen. Außerdem hemmen Glukokortikoide die COX 2. **Nicht-steroidale Antiphlogistika** (**schwache Analgetika**) wie Acetylsalicylsäure, Indometacin und Phenylbutazon hemmen COX 1 und COX 2 und damit die Bildung der Prostaglandine. Neuere nicht-steroidale Antiphlogistika hemmen z. T. selektiv die COX 2 (▶ **Kap. T**). Eine Vielzahl der pharmakologischen Wirkungen der Glukokortikoide und nicht-steroidalen Antiphlogistika lässt sich über deren Angriffspunkt bei der Prostaglandinsynthese erklären (s. schwache Analgetika und Antiphlogistika). Eine Neuentwicklung sind nicht-steroidale Antiphlogistika, die gleichzeitig die Cyclooxygenase und 5-Lipoxygenase hemmen, wie z. B. **Tepoxalin** [**Zubrin** (V.M.)], das für Hunde zur Entzündungshemmung und Schmerzbekämpfung bei Erkrankungen des Bewegungsapparates zugelassen wurde (s. schwache Analgetika). Humanmedizinisch sind in den letzten Jahren Substanzen entwickelt worden, die Cysteinyl-Leukotrien-Rezeptoren vom Typ 1 (CysLT1-Rezeptoren) an der glatten Muskulatur der Atemwege blockieren (z. B. Montelukast und Zarfirlukast) und als Leukotrienrezeptor(LT1)-Antagonisten in der Asthmatherapie eingesetzt werden. Die wichtigsten **Wirkungen** der Prostaglandine und Leukotriene sind in ▶ **Abb. 9** zusammengefasst.

Prostaglandine wirken wie andere Mediatoren über spezifische Rezeptoren. Es ist zu beachten, dass wie bei anderen Mediatoren z. T. große tierartliche Unterschiede in den Wirkungen bestehen. Durch die unterschiedlichen Effekte der einzelnen Prostaglandine können eine Reihe von physiologischen Vorgängen reguliert werden (z. B. Thrombozytenaggregation durch Thromboxan A_2, aber Thrombolyse durch Prostacyclin, Bronchokonstriktion durch Thromboxan A_2 und $PGF_{2\alpha}$, aber Bronchodilatation durch Prostacyclin und PGE_2). Physiologische Vorgänge, an denen Prostaglandine beteiligt zu sein scheinen, umfassen die Thrombusbildung, die Aktivität glattmuskulärer Organe (Bronchien, Uterus, Darm), die Bildung von Magenschleim (PGI_2 und PGE_2 üben eine Schutzfunktion an der Magenschleimhaut aus), den regionalen Blutfluss, Blutdruck, Nierenfunktion und vieles andere mehr. Bei einigen Tierarten (z. B. Rind, Schwein, Pferd, Schaf, jedoch nicht bei Primaten und Fleischfressern) scheint $PGF_{2\alpha}$ für die Rückbildung des Gelbkörpers, also die Luteolyse, verantwortlich zu sein (die Freisetzung von $PGF_{2\alpha}$ wird durch die Trächtigkeit gehemmt). Bei männlichen Tieren, vor allem bei Primaten und Schafen, kommen Prostaglandine in hohen Konzentrationen im Samen vor (der Name „Prostaglandine" leitet sich von der Prostata ab) und scheinen eine Rolle für den aktiven und passiven Spermientransport im weiblichen Genitaltrakt zu spielen. Pathophysiologisch haben Prostaglandine vor allem als Entzündungsmediatoren eine Bedeutung (Gefäßerweiterung, Hyperalgesie, Fieber, Förderung der Wirkung anderer Entzündungsmediatoren wie Histamin, 5-HT, Bradykinin), spielen eine Rolle beim Bronchialasthma und bei Thrombosen. 5-HETE und Leukotriene spielen durch ihre starke leukotaktische Wirkung vor allem bei Entzündungen eine Rolle, ferner aufgrund ihrer bronchokonstriktorischen Wirkung beim allergischen Asthma.

Der **klinische Einsatz** von Prostaglandinen wird durch die Vielzahl ihrer z.T. unerwünschten Wirkungen und ihre kurze Wirkungsdauer eingeschränkt. In der Veterinärmedizin werden $PGF_{2\alpha}$ (Freiname **Dinoprost**) bzw. synthetische Abwandlungsprodukte (z. B. Tiaprost und Cloprostenol) vor allem zur Luteolyse (Brunstinduktion und -synchronisation), zur Abortauslösung und zur Geburtseinleitung angewendet (▶ S. 204). Humanmedizinisch wird auch PGE_2 (Freiname **Dinoproston** [**Minprostin** E_2]) in Form von Vaginalgel oder -tabletten zur Abortauslösung und Geburtseinleitung verwendet.

$PGF_{2\alpha}$ (Synonym: Dinoprost)

$PGF_{2\alpha}$ (Dinoprost) ist zur Anwendung bei Pferd, Rind und Schwein [**Dinolytic, Anzaprost T** (V.M.)] im Handel. Der luteolytische Effekt von $PGF_{2\alpha}$ wird ausgenutzt zur Östrusinduktion bzw. -synchronisation (bei funktionsfähigem Corpus luteum) sowie (zusammen mit dem direkt uterusstimulierenden Effekt) zur Unterbrechung einer Trächtigkeit und (bei Rindern und Schweinen) zur Geburtseinleitung. ▶ **Anwendungsgebiete**: Bestimmung des Brunst- und Ovulationszeitpunktes bei Tieren mit normalem Brunstzyklus, Brunstinduktion bei Anöstrie, Aborteinleitung, Geburtseinleitung, persistierender Gelbkörper bei chronischer Endometritis. ▶ **Dosierung**: Pferd 0,01 mg/kg (bis 5 mg/Tier), Rind 0,05–0,07 mg/kg (25–35 mg/Tier), Schwein 0,07 mg/kg (bis 10 mg/Tier), Schaf 0,05–0,1 mg/kg (5–10 mg/Tier) i.m. oder s.c., nicht i.v. Spezieller Verabreichungsmodus bei Brunstinduktion (s. Pharmakologie des Uterus). ▶ **Wirkungsdauer**: sehr kurz (Halbwertszeit einige Minuten). ▶ **Nebenwirkungen**: bei Pferden Anstieg der Herzfrequenz (reflektorisch durch Blutdruckabfall), Schwitzen, leichte gastrointestinale Symptome; beim Rind bei Anwendung zur Geburtseinleitung vermehrtes Auftreten von Nachgeburtsverhalten; bei tragenden Sauen erhöhte Körpertemperatur und Atemfrequenz, verstärkter Kot- und Urinabsatz, Rötung der Haut, allgemeine Unruhe. Alle Effekte klingen innerhalb von einer Stunde wieder ab. Bei i.m. Verabreichung besteht durch lokale Vasokonstriktion eine erhöhte Gefahr von Infektionen durch Anaerobier. Asthmatiker sollten im Umgang mit $PGF_{2\alpha}$ besonders vorsichtig sein. ▶ **Überdosierung**: Verstärkung der Symptome; wenn versehentlich höhere Dosen in den Kreislauf gelangen, sind lebensbedrohliche Reaktionen (Bronchospasmus, Blutdruckanstieg, Kreislaufkollaps) möglich. ▶ **Gegenanzeigen**: intravenöse Applikation, Asthma. ▶ **Wechselwirkungen**: Verstärkung der Uteruswirkung durch Oxytocin oder Secalealkaloide (z. B. Methylergometrin). ▶ **Wartezeiten**: essbare Gewebe von Rind, Schaf, Schwein 2 Tage, Milch (Rind) 1 Tag.

$PGF_{2\alpha}$-Agonisten

Folgende Substanzen sind für die Anwendung am Tier im Handel: **Tiaprost** [**Iliren**], **Cloprostenol** als Racemat [**Cyclix, Estrumate** u.a.] und R(+)-Enantiomer [**Dalmazin, Genestran, Gonadovet, Ovaren**] und **Prostianol** (Synonym: **Luprostiol**, [**Prangovil, Pronilen**]). Die Stoffe wirken qualitativ wie $PGF_{2\alpha}$, zeichnen sich aber durch eine z.T. wesentlich höhere Wirkungspotenz und längere Wirkungsdauer aus. Angewendet werden sie, je nach Präparat, bei Rind, Schaf, Schwein und Pferd. ▶ **Anwendungsgebiete**, ▶ **Nebenwirkungen**, Symptome bei ▶ **Überdosierung**, ▶ **Gegenanzeigen** und ▶ **Wechselwirkungen** entsprechen $PGF_{2\alpha}$. ▶ **Wartezeiten**: ▶ S. 204, je nach Wirkstoff und Präparat aufgrund der unterschiedlichen Wirkungsdauer sehr unterschiedlich.

C Pharmaka mit Wirkung auf das Zentralnervensystem

W. Löscher

Das Zentralnervensystem (ZNS), also Gehirn und Rückenmark, ist empfindlicher gegenüber den Wirkungen von Arzneimitteln und Giftstoffen als jedes andere Organsystem. Aufgrund der hohen Empfindlichkeit neuronalen Gewebes gegenüber äußeren Einflüssen wird das Gehirn durch die sogenannte **Blut-Hirn-Schranke** geschützt, einer Barriere zwischen Blut und Hirngewebe, die aus Kapillarendothel, einer Basalmembran und direkt aufliegenden Gliazellfortsätzen besteht und zahlreiche körpereigene und körperfremde Substanzen am Eindringen in das Hirngewebe hindert. In Analogie zur Blut-Hirn-Schranke gibt es zwischen Blut und Liquor cerebrospinalis eine **Blut-Liquor-Schranke**, die ähnlichen Gesetzmäßigkeiten wie die Blut-Hirn-Schranke folgt. Zentral wirksame Pharmaka müssen also in der Lage sein, die Blut-Hirn-Schranke bzw. Blut-Liquor-Schranke zu passieren. Da der Übertritt meist durch Diffusion erfolgt, sind hohe Lipidlöslichkeit, geringer Ionisationsgrad bei physiologischem pH und nicht zu große Moleküle eines Arzneimittels die Voraussetzung für eine zentrale Wirkung. Hochgradig ionisierte Arzneimittel (z.B. saure Stoffe und quaternäre Ammoniumverbindungen) gelangen nicht oder nur in sehr geringem Umfang in das Gehirn. Die Penetration von Arzneimitteln vom Blut in das Gehirn kann neben den morphologischen Eigenschaften der Blut-Hirn-Schranke durch in den Endothelzellen der Schranke lokalisierte Efflux-Transporter wie **P-Glykoprotein** eingeschränkt werden. Diese Transporter dienen dem Schutz des Gehirns, indem sie die Hirnpenetration vieler lipophiler Substanzen durch Rücktransport ins Blut reduzieren. Einige Substanzen, z.B. Avermectine wie Ivermectin (s. Kapitel O), gelangen aufgrund ihrer hohen Affinität zu P-Glykoprotein nur in sehr geringem Umfang ins Gehirn, sodass es nach systemischer Applikation therapeutischer (anthelminthischer) Dosierungen zu keinen zentralnervösen Nebenwirkungen kommt. Genetische Veränderungen von P-Glykoprotein, wie sie z.B. bei einigen Hütehundrassen (z.B. Collies) vorkommen, können jedoch zu einer sehr viel höheren, toxischen Hirnkonzentration von Ivermectin und anderen Avermectinen und damit zu Vergiftungen führen (▶ Kap. O).

Die Bindung von Pharmaka an Plasmaproteine wirkt limitierend auf die Penetration ins Gehirn, da aufgrund der Molekülgröße nur der nicht gebundene Anteil penetrieren kann. Die Verdrängung eines zentral wirksamen Arzneimittels aus seiner Proteinbindung durch andere hochgebundene Arzneimittel kann also zu verstärkter zentraler Wirkung des Pharmakons führen, ebenso Erkrankungen, die die Plasmaproteinbindung beeinträchtigen (Hypoalbuminämie). Zu einer Störung der Schrankenfunktion kann es bei Meningitiden und Tumoren kommen, sodass auch Pharmaka, die normalerweise nicht zentral wirken, ins Gehirn gelangen. Die Blut-Hirn-Schranke kann durch direkte Injektion von Pharmaka in den Liquor umgangen werden (z.B. intrathekale Applikation von Penicillinen bei Infektionen des ZNS), da zwischen Liquor und Hirngewebe keine Schranke besteht, dabei ist aber an das Risiko erheblicher Nebenwirkungen zu denken (z.B. Krämpfe durch zu hohe Dosen von Penicillinen). Die Elimination von Arzneimitteln aus dem Gehirn bzw. Liquor in das Blut folgt den gleichen Gesetzmäßigkeiten wie der Eintritt (d.h., die Schranken müssen in der umgekehrten Richtung passiert werden), daneben werden Arzneimittel aber, der Liquorströmung folgend, durch Filtration an den Arachnoidalzotten in die venösen Sinus eliminiert. Dieser sogenannte „bulk flow" ist unabhängig von Lipidlöslichkeit, Ionisationsgrad und Molekülgröße, er wird durch den hydrostatischen Druckunterschied zwischen Liquor und venösem Sinus bestimmt.

In diesem Kapitel sollen Pharmaka besprochen werden, deren Wirkung auf das ZNS therapeutisch ausgenutzt wird. Zahlreiche Pharmaka, die in anderen Kapiteln besprochen werden, haben zentrale Nebenwirkungen (z.B. sedierender Effekt von Antihistaminika, zentral erregende und dämpfende Wirkung von Lokalanästhetika), die aber zumeist therapeutisch nicht nutzbar sind.

Der **Wirkungsmechanismus** vieler zentral wirksamer Arzneimittel ist nur unvollständig aufgeklärt, was vor allem auf die Komplexität des ZNS zurückzuführen ist. An allen Funktionen des ZNS sind elektrische und chemische Signalübertragungen beteiligt, sodass Funktionsänderungen durch Pharmaka in den meisten Fällen auf eine Beeinflussung der **Signalübertragung** zurückzuführen sind. Dabei kommt der Beeinflussung von **Neurotransmittern** eine zentrale Bedeutung zu. Während elektrische Signale an Nervenzellen und Nervenfasern durch Ionenströme (vor allem Na^+ und K^+) an der Zellmembran ausgelöst und weitergeleitet werden, erfolgt die Signalübertragung von einer Nervenzelle auf die andere mit Hilfe chemischer Überträgerstoffe, der Neurotransmitter. Dabei löst das an der Nervenendigung eintreffende elektrische Signal (Aktionspotenzial) die Freisetzung eines in der Nervenendigung gebildeten und gespeicherten Neurotransmitters aus (▶ Abb. 10). Der in den synaptischen Spalt (zwischen präsynaptischer Nervenendigung und postsynaptischem Neuron) freigesetzte Neurotransmitter bindet sich an spezifische Rezeptoren in der postsynaptischen Membran. Die Stimulation des Rezeptors führt über die Beeinflussung eines Ionenkanals zu einer Permeabilitätsänderung der Membran und damit, je nach beteiligtem Ionenkanal, zu einer Depolarisation oder Hyperpolarisation. Bei einigen Neurotransmittern ist dabei noch ein sogenannter „second messenger" (z.B. cAMP) eingeschaltet (vgl. ▶ Abb. 8 in ▶ S. 44). Je nach Reaktion der postsynaptischen Membran werden Neurotransmitter als exzitatorisch oder inhibitorisch bezeichnet (▶ Abb. 10).

Die Wirkung des Neurotransmitters wird durch Wiederaufnahme in die Nervenendigung oder durch chemischen Abbau im synaptischen Spalt beendet (▶ Abb. 10). Ein Überblick über die wichtigsten Neurotransmitter im ZNS von Säugetieren gibt ▶ Tab. 7. Wichtigster inhibitorischer Neurotransmitter im Gehirn ist γ-**Aminobuttersäure** (**GABA**), im Rückenmark **Glycin**. Wichtige exzitatorische Neurotransmitter sind neben **Acetylcholin** vor allem **Glutaminsäure** und **Asparaginsäure**.

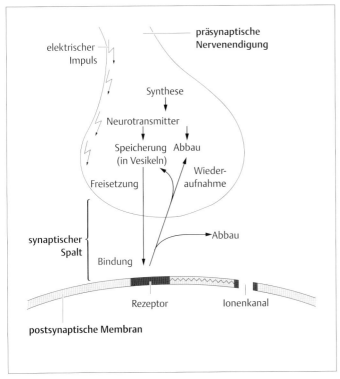

▶ **Abb. 10** Schematische Darstellung einer Synapse im Zentralnervensystem mit Synthese, Speicherung, Freisetzung, Wiederaufnahme und Abbau eines Neurotransmitters. Als Beispiel einer noradrenergen Synapse im Gehirn ▶ Abb. 8, ▶ S. 44.

Einige Neurotransmitter (z. B. **Noradrenalin, Adrenalin, Dopamin**) können aufgrund unterschiedlicher Rezeptortypen sowohl inhibitorisch als auch exzitatorisch wirken.

Pharmaka greifen auf unterschiedliche Weise in Neurotransmittersysteme ein: Sie können die Synthese oder den Abbau des Neurotransmitters verändern, die Wiederaufnahme beeinflussen oder direkt agonistisch oder antagonistisch an Rezeptoren wirken. Einige Beispiele für Agonisten und Antagonisten von Neurotransmittern finden sich in ▶ Tab. 7. Die dort aufgeführten Stoffe wurden nach ihrer Selektivität für den jeweiligen Rezeptor ausgesucht und werden zum Teil nur experimentell verwendet. Neben einem Eingriff in Neurotransmittersysteme können Pharmaka die Signalübertragung im ZNS beeinflussen, indem sie direkt an Ionenkanälen angreifen, da viele Ionenkanäle Rezeptoren aufweisen, über die ihre Funktion pharmakologisch verändert werden kann.

Zahlreiche **Erkrankungen des ZNS** haben ihre Ursache in Dysfunktionen von Neurotransmittersystemen in bestimmten Hirnregionen, so z. B. Morbus Parkinson (Mangel an Dopamin in den Basalganglien) und Morbus Huntington (Mangel an GABA in den Basalganglien). Bei Depressionen und Schizophrenien scheinen Monoamine (Dopamin, Noradrenalin, 5-Hydroxytryptamin) eine Rolle zu spielen, bei Epilepsien vor allem GABA und Glutamat. So haben epileptische Hunde (und Menschen mit bestimmten Epilepsieformen) eine signifikant erniedrigte GABA-Konzentration in der Cerebrospinalflüssigkeit. Pharmaka, die bei solchen Erkrankungen eingesetzt werden, greifen in die entsprechenden Neurotransmittersysteme ein, so verstärken z. B. Antidepressiva die Wirkung von Monoaminen und zahlreiche Antiepileptika die Wirkung von GABA, während Neuroleptika dopaminantagonistisch wirken. Die Aufklärung der Rolle von Neurotransmittern bei Erkrankungen des ZNS ermöglicht daher die Entwicklung spezifischer Pharmaka zur Behandlung dieser Erkrankungen. Bei der Besprechung von Pharmaka mit Wirkung auf das ZNS sollen zunächst die **Narkotika** behandelt werden.

▶ **Tab. 7** Neurotransmitter im Zentralnervensystem.

Neurotransmitter	spezifische Rezeptoren	Wirkung	Effekt auf Zellmembran	Agonisten	Antagonisten
Acetylcholin	muskarinartig	exzitatorisch	Abfall der K^+-Permeabilität	Muskarin	Atropin, Biperiden
	nikotinartig	exzitatorisch	Anstieg der Na^+-Permeabilität	Nikotin	Mecamylamin
Noradrenalin/ Adrenalin	α_1	exzitatorisch	Abfall der K^+-Permeabilität	Phenylephrin	Prazosin
	α_2	inhibitorisch	Anstieg der K^+-Permeabilität	Clonidin, Xylazin	Yohimbin
	β	exzitatorisch	über cAMP Abfall der K^+-Permeabilität	Isoprenalin	Propranolol
	β	inhibitorisch	über cAMP Hyperpolarisation	Isoprenalin	Propranolol
Dopamin	D_1	inhibitorisch	Anstieg von cAMP	Apomorphin	Flupentixol, Phenothiazinderivate
	D_2	exzitatorisch	Abfall von cAMP	Bromocriptin, Lisurid, Apomorphin	Sulpirid, Butyrophenone, Phenothiazinderivate

▶ Tab. 7 Fortsetzung.

Neurotransmitter	spezifische Rezeptoren	Wirkung	Effekt auf Zellmembran	Agonisten	Antagonisten
5-Hydroxytryptamin (5-HT)	5-HT$_1$ (A–D)	inhibitorisch	Anstieg der K$^+$-Permeabilität	Buspirone, Ipsapirone (5-HT$_{1A}$), Sumatriptane (5-HT$_{1D}$)	Propranolol (nicht selektiv)
	5-HT$_2$	exzitatorisch	Anstieg der Ca^{2+}-Permeabilität	LSD	Ketanserin, Ritanserin, Amperozid
	5-HT$_3$	exzitatorisch	Veränderung der Freisetzung anderer Transmitter	Quipazine	Ondansetron
γ-Aminobuttersäure (GABA)	GABA$_A$	inhibitorisch	Anstieg der Cl$^-$-Permeabilität	Muscimol, Progabid; Verstärkung der GABA-Wirkung durch Benzodiazepine und Barbiturate	Bicucullin, Picrotoxin, Pentetrazol
	GABA$_B$	inhibitorisch (präsynaptisch)	Abfall der Ca^{2+}-Permeabilität	Baclofen	Phaclofen
Glycin	Gly$_1$	inhibitorisch	Anstieg der Cl$^-$-Permeabilität	Glycin, β-Alanin	Strychnin
	Gly$_2$	exzitatorisch	Verstärkung der Wirkung von Glutamat	D-Serin	7-Chlorokynurensäure
Glutamat/Aspartat	NMDA	exzitatorisch	Anstieg der Na$^+$-, K$^+$- und Ca^{2+} Permeabilität	NMDA	Ketamin und andere „dissoziative" Anästhetika
	AMPA	exzitatorisch	Anstieg der Na$^+$- und K$^+$-Permeabilität	Quisqualat	Talampanel
	Kainat	exzitatorisch	Anstieg der Na$^+$- und K$^+$-Permeabilität	Kainat	

Die Angaben zu Rezeptorsubtypen sind nicht vollständig. Einige der aufgeführten Agonisten und Antagonisten werden bisher nur experimentell verwendet. Abkürzungen: LSD = Lysergsäurediethylamid, NMDA = N-Methyl-D-aspartat, AMPA = α-Amino-3-hydroxy-5-methyl-isoxazol-4-propionat.

Narkotika

Zunächst einige Begriffsdefinitionen: Unter **Narkose** („Betäubung") wird eine Ausschaltung der Empfindungs- und Sinneswahrnehmungen (inkl. Schmerz) verstanden, die durch Bewusstlosigkeit, Analgesie und Muskelrelaxierung charakterisiert ist. Dagegen führt die **Anästhesie** („Unempfindlichkeit"; Aesthesie = Vermögen, sensible Reize der verschiedensten Art, inkl. Schmerz, wahrzunehmen) zur Aufhebung von Empfindungs- und Sinneswahrnehmungen, aber nicht zwangsläufig zu Bewusstlosigkeit (z. B. Lokalanästhesie). Bei der **Analgesie** (Algesie = zentrales Schmerzwahrnehmungsvermögen) wird nur das Schmerzempfinden unterdrückt, das Bewusstsein und andere Sinneswahrnehmungen bleiben erhalten. **Narkotika** führen durch Ausschaltung von Erregungsbildung und -leitung im ZNS zu (1) genereller Schmerzausschaltung (Analgesie), (2) Bewusstlosigkeit und (3) Muskelerschlaffung. Allerdings haben nur einige Narkotika (z. B. Ether) eine analgetische Eigenwirkung; die meisten Narkotika führen erst durch die induzierte Bewusstlosigkeit zur Schmerzausschaltung. Von den Narkotika unterschieden werden „dissoziative" Anästhetika wie Ketamin (s. dort), das zu Analgesie, erhöhtem Muskeltonus (Katalepsie) und oberflächlichem Schlaf (aber keiner Bewusstlosigkeit) führt, **Analgetika** (z. B. Morphin, Xylazin), die zu einer generellen Schmerzausschaltung ohne Bewusstseinsverlust führen, und **Lokalanästhetika**, die, lokal appliziert, bei erhaltenem Bewusstsein in einem umschriebenen Körperbezirk die Schmerzwahrnehmung blockieren. Schließlich ist die **Neuroleptanalgesie** und die **Ataralgesie** von der Narkose zu unterscheiden (s. Benzodiazepine und Neuroleptika).

Der Wirkungsmechanismus der Narkotika ist nicht eindeutig geklärt. Zwar wurden in den letzten über 100 Jahren zahlreiche **Narkosetheorien** aufgestellt, viele dieser Theorien beschreiben aber eher die Folgen als die Ursachen einer Narkose. Eine plausible Theorie geht davon aus, dass Narkotika sich in der Lipidmatrix neuronaler Membranen lösen, dadurch die ursprüngliche „Ordnung" der Lipidstrukturen stören und zu einer Volumenzunahme der Membran führen, was Permeabilitätsänderungen der Membran und damit eine Verminderung der Zellerregbarkeit verursacht. Die zurzeit favorisierte Theorie geht jedoch von spezifischeren Effekten der Narkotika durch direkte Interaktion mit Neurotransmittersystemen (Verstärkung inhibitorischer Transmitter, Hemmung exzitatorischer Transmitter) aus; für Barbiturate wird sogar eine Barbituratbindungsstelle am GABA-Rezeptor/Chlorid-Kanal-Komplex postuliert, über die die Wirkung von GABA verstärkt wird.

Nach Verabreichung eines Narkotikums werden verschiedene **Narkosestadien** durchlaufen, die in ▶ Tab. 8 dargestellt sind. Welche Stadien erreicht werden, hängt von der verabreichten Dosis des Narkotikums und vom Typ des Narkotikums ab. Im **Analgesiestadium** (**Stadium I**), in dem das Bewusstsein, wenn auch eingetrübt, noch erhalten ist, sind bereits kleinere Eingriffe (z. B. Zahnextraktionen) möglich. Nicht alle Narkotika haben eine analgetische Eigenwirkung (ausgeprägt ist sie z. B. bei Diethylether); oft wird Schmerzlosigkeit erst nach Eintritt von Bewusstlosigkeit erreicht. Das darauffolgende **Exzitationsstadium** (**Stadium II**), das durch erhöhte Reaktion auf äußere Reize trotz bereits eingetretener Bewusstlosigkeit charakterisiert ist, sollte möglichst schnell durchschritten werden (durch Injektion einer ausreichenden Menge des Narkotikums bzw. schnelle Anflutung eines Inhalationsnarkotikums), um das eigentlich erwünschte **Toleranzstadium** (**Stadium III**) zu erreichen. Auch durch geeignete Prämedikation lässt sich das Risiko von unerwünschten Exzitationserscheinungen vermindern (s. u.). Das Toleranzstadium wird in 4 Unterstadien unterteilt, operiert wird im Allgemeinen bei III/2 oder III/3. Die Unterstadien lassen sich mit Hilfe der in ▶ Tab. 8 aufgeführten Kriterien unterscheiden. Neben ausfallenden Reflexen gibt auch die Pupillenweite Hinweise auf das erreichte Narkosestadium (in I normal, in II weit; in III/1 eng; wird dann mit Vertiefung der Toleranz weit; allerdings möglichen Einfluss der Prämedikation beachten). Bei zu tiefer Narkose (III/4) wird die Atmung zunehmend flacher, um im sogenannten **Asphyxiestadium** (**Stadium IV**) ganz auszusetzen (Hemmung von Atem- und Kreislaufzentrum im Hirnstamm). Nimmt die Wirkung des verabreichten Narkotikums durch Elimination wieder ab, werden die verschiedenen Narkosestadien in umgekehrter Reihenfolge durchlaufen; dabei kann es zu unerwünschten **postnarkotischen Exzitationserscheinungen** kommen.

1 Narkotika

▸ Tab. 8 Narkosestadien.

Stadium	Wirkungsort	Schleimhäute	Skelettmuskeltonus	Atmung	Puls	Blutdruck	Reflexe			
							Lidreflex	Kornealreflex	Schluckreflex	Hustenreflex
I Analgesie	sensorischer Cortex	normal	+	schnell, unregelmäßig	schnell	erhöht	+	+	+	+
II Exzitation	motorischer Cortex	gerötet	++	sehr unregelmäßig	schnell	erhöht	+	+	+	+
III Toleranz										
Unter-Stadium 1	Mittelhirn, Rückenmark	gerötet	+	langsam und regelmäßig	normal	normal	+	+	–	+
2	Rückenmark	normal	–	langsam und regelmäßig	normal	normal	–	+/–	–	–
3	Rückenmark	normal/blass	–	verzögert thorakal, hauptsächlich abdominal	schnell	Abfall	–*	–*	–	–
4	Medulla oblongata	blass	–	abdominal, paradox	schnell u. flach	Abfall	–	–	–	–
IV Asphyxie	Medulla (Paralyse)	zyanotisch	–	keine	Kollaps		–	–	–	–

* Beim Pferd fallen Lid- und Kornealreflex erst spät aus (III/4).

ZNS

Je nach Tierart und verwendetem Narkotikum kommt es im Anschluss an die Narkose zu einem unterschiedlich langen **Nachschlaf**, sodass die Tiere oft erst Stunden nach einer Narkose wieder steh- und reaktionsfähig sind.

Häufig wird zusätzlich zur Verabreichung des Narkotikums eine **Narkoseprämedikation** durchgeführt, die der Vorbereitung und Unterstützung der Narkose dient. Mit der Narkoseprämedikation werden verschiedene Ziele verfolgt: (1) Beruhigung des Patienten vor der eigentlichen Narkose mit Sedativa oder Hypnotika; häufig senkt diese Maßnahme auch die benötigte Menge an Narkotikum, ferner wird die Gefahr prä- bzw. postnarkotischer Exzitationen gemindert (besonders bei Verabreichung von Benzodiazepinen); (2) Unterstützung der Analgesie durch Verabreichung starker Analgetika (Morphinderivate, Xylazin); auch diese Maßnahme senkt die benötigte Dosis an Narkotikum und damit die Gefahr von Narkosezwischenfällen; (3) Muskelrelaxierung durch periphere Muskelrelaxanzien; dadurch kann auch bei relativ flacher Narkose (III/1–III/2) operiert werden; zentrale Muskelrelaxanzien (Guaifenesin oder Diazepam) können zum Ablegen von Pferden vor der eigentlichen Narkose eingesetzt werden; (4) Unterdrückung vegetativer Reflexe (vegetative Stabilisierung) z. B. durch Atropin; (5) Abschwächung bzw. Ausschaltung von Nebenwirkungen des Narkotikums, z. B. Hemmung parasympathischer Nebenwirkungen durch Atropin oder histaminbedingter Nebenwirkungen durch Antihistaminika; (6) vor Inhalationsnarkosen werden meist kurzwirksame Injektionsnarkotika verabreicht, um die Intubation zu ermöglichen und die Einleitungsphase der Inhalationsnarkose zu überbrücken. Auch eine Neuroleptanalgesie kann in der Narkoseprämedikation sinnvoll sein (s. Neuroleptika). Bei jeder Prämedikation ist daran zu denken, dass es auch zu unerwünschten Wechselwirkungen mit dem Narkotikum kommen kann (z. B. Einschränkung der Kreislaufregulationsfähigkeit durch Neuroleptika, Atemdepression durch morphinartige Analgetika, Xylazin etc.).

Bei der **Wahl von Narkotikum und Prämedikation** spielen zahlreiche Faktoren eine Rolle. So hat die voraussichtliche **Dauer** des chirurgischen Eingriffes einen erheblichen Einfluss auf die Wahl des verwendeten Narkotikums. Weiterhin wird die Wahl von der zu operierenden **Tierart** abhängen. Während bei Hunden und Katzen praktisch alle Narkotika ohne größere Einschränkungen verwendet werden können, bereitet die Vormagensituation von Wiederkäuern erhebliche Probleme bei der Durchführung von Narkosen, da es aufgrund der Motilitätshemmung des Magen-Darm-Traktes und der Seitenlage der Tiere zu Regurgitation und Aspiration von Vormageninhalt und Gasansammlungen im Pansen (Tympanie) kommen kann. Daher werden im Allgemeinen beim Rind andere Methoden der Schmerzausschaltung (Lokalanästhetika oder Analgetika in Kombination mit Sedativa) am stehenden Tier vorgezogen. Narkosen bei Schweinen sind aufgrund der Kreislauflabilität der Tiere risikoreicher als bei anderen Tieren. Die Narkose von Pferden ist aufgrund der Notwendigkeit, die Tiere zunächst abzulegen, aufwendiger als bei anderen Tierarten. Schließlich sind die z. T. **paradoxen Reaktionen** einiger Tierarten auf Narkotika und Substanzen, die in der Prämedikation verwendet werden, zu beachten. So führt Morphin (bzw. Morphinderivate) insbesondere in hohen Dosen bei einigen Tierarten zu Erregungserscheinungen, Ketamin führt zu Erregungserscheinungen beim Hund, ebenso einige Phenothiazinderivate (besonders nach intravenöser Injektion) beim Pferd. Auf derartige Speziesunterschiede wird bei der Besprechung der einzelnen Pharmaka noch näher hingewiesen werden. Paradoxe Erscheinungen treten vor allem dann auf, wenn die Tiere vor Prämedikation bzw. Narkose bereits stark erregt waren. Schließlich spielen der **Gesundheitszustand** und das **Alter** der Tiere eine Rolle für die Wahl des Narkotikums; bei alten, kreislauflabilen Tieren, nach größeren Blutverlusten, bei Infektionserkrankungen sowie bei beeinträchtigter Lungen-, Leber- oder Nierenfunktion besteht ein höheres Narkoserisiko. Jungtiere können in den ersten Lebenswochen Arzneimittel nur relativ schlecht eliminieren, was auch bei Narkosen zu bedenken ist.

Grundsätzlich erfordert die Durchführung einer Narkose Erfahrung und Kenntnis aller Risikofaktoren, um **Narkosezwischenfälle** möglichst zu vermeiden bzw. in der Lage zu sein, auf Narkosezwischenfälle richtig zu reagieren (Notfalltherapie!). Zwischenfälle ergeben sich insbesondere bei zu tiefer Narkose (Gefahr des Atemstillstandes bei zunächst weiter schlagendem Herzen; Behandlung mit Beatmung, bis die Wirkung des Narkotikums wieder nachlässt, u. U. zentrale Analeptika), aber auch bei zu flacher Narkose (Möglichkeit eines reflektorisch ausgelösten neurogenen Schocks; durch Atropin zu behandeln bzw. durch Prämedikation mit Atropin von vornherein zu verhindern). Die Reflexbereitschaft ist insbesondere nach Injektion von Barbituraten erhöht, sodass eine Prämedikation mit Atropin grundsätzlich anzuraten ist. Zur Behandlung eines Kreislaufkollapses, der vor allem zu Beginn einer Narkose (z. B. bei kreislauflabilen Patienten), aber auch postoperativ nach großen Operationen auftreten kann, siehe Schocktherapie (▶ Kap. U). Bei Herzstillstand können herzstimulierende Pharmaka wie Adrenalin, Isoproterenol oder Orciprenalin eingesetzt werden (s. dort), ein Herzversagen durch Kammerflimmern kann dagegen im Allgemeinen nur durch elektrische Defibrillation erfolgreich behandelt werden; ist keine Defibrillation vorhanden, können auch Lidocain (als Antiarrhythmikum 5 mg/kg i.v. alle 30 min oder Infusion) oder Kaliumchlorid (50–70 mg/kg als Infusion unter EKG-Kontrolle) versucht werden. Nach dem Defibrillieren tritt eine Asystolie auf, die mit herzstimulierenden Stoffen (s. o.) aufzuheben ist. Bei verminderter Atmung während der Narkose ist an die Entwicklung einer respiratorischen Azidose zu denken, der mit Natriumbicarbonat entgegenzuwirken ist.

Nach der unterschiedlichen Applikationsweise unterscheidet man zwei Gruppen von Narkotika: (1) **Inhalationsnarkotika**, die über einen Trachealtubus pulmonal in Dampf- oder Gasform verabreicht werden, und (2) **Injektionsnarkotika**, die parenteral (zumeist i.v.) verabreicht werden. In der Humanmedizin wird vor allem bei größeren Operationen die Inhalationsnarkose wegen ihrer besseren Steuerbarkeit bevorzugt, Injektionsnarkotika werden außer bei kurzdauernden Eingriffen vorwiegend zur Narkoseeinleitung und Intubation mit nachfolgender Inhalationsnarkose verwendet. In der Veterinärmedizin ist die Anwendung der Inhalationsnarkose aus praktischen und wirtschaftlichen Gründen außerhalb von Tierkliniken nach wie vor nur eingeschränkt möglich; hier spielen Injektionsnarkotika (und andere Methoden der Schmerzausschaltung) eine größere Rolle. Durch die Entwicklung moderner Injektionsnarkotika wie Propofol oder Alfaxalon, die zur Aufrechterhaltung einer Narkose nachdosiert oder infundiert werden können, gewinnt die Injektionsnarkose als Alternative zur Inhalationsnarkose bei kürzeren Operationen (< 90 min) zunehmend sowohl human- als auch veterinärmedizinisch an Bedeutung. Bei alleiniger Applikation eines Injektionsnarkotikums zur Durchführung einer Narkose wird klinisch zum Teil der Begriff **TIVA** („total intravenöse Anästhesie") verwendet, bei der zum Beispiel Propofol kombiniert mit einem kurzwirksamen Morphinderivat wie Fentanyl intravenös infundiert werden. Bei größeren, längerdauernden Eingriffen ist jedoch die Inhalationsnarkose aufgrund ihrer Steuerbarkeit vorzuziehen.

1.1 Inhalationsnarkotika

Inhalationsnarkotika (oder volatile Narkotika) werden unter Verwendung besonderer Apparaturen mit der Einatmungsluft vermischt und dem Patienten über einen Trachealtubus zugeführt. Man unterscheidet **geschlossene Systeme**, bei denen dem Patienten das in der Exspirationsluft enthaltene Narkotikum wieder zugeführt wird, und **halboffene Systeme**, bei denen der Patient nur frische Gasmischung einatmet. Halboffene Systeme führen demzufolge zu einem größeren Verbrauch an Narkotikum, sodass die Verwendung bei größeren Tieren mit zu hohen Kosten belastet ist. **Offene Systeme**, bei denen das Narkotikum über einfache Masken verabreicht wird, eignen sich für das Tier im Allgemeinen nicht. Allerdings sind für Kleintiere eine Reihe von Systemen (z. B. „Narkoseglocken") gebräuchlich, bei denen das ganze Tier in ein geschlossenes Behältnis verbracht wird, in welches das Inhalationsnarkotikum eingebracht und vom Tier eingeatmet wird. Solche Systeme sind jedoch in der Kontrollierbarkeit und Steuerbarkeit der Narkose konventionellen Narkoseapparaturen (mit kontrollierter Beatmung und Narkose über einen Trachealtubus) deutlich unterlegen. Inhalationsnarkotika werden in **gasförmige** und **dampfförmige Stoffe** unterschieden. Erstere befinden sich unter Normalbedingungen in gasförmigem Zustand (z. B. Stickoxydul), die dampfförmigen Narkotika (z. B. Halothan) sind dagegen bei Zimmertemperatur flüssig und müssen für die Narkose mit Hilfe eines Verdampfers in den dampfförmigen Zustand überführt werden. Die wichtigsten Inhalationsnarkotika sind in ▶ Tab. 9 aufgeführt. Die Narkose durch Inhalationsnarkotika wird durch eine Reihe physikalisch-chemischer Gesetzmäßigkeiten beeinflusst. Die Dauer bis zum Erreichen des Toleranzstadiums (**Einleitungsphase** oder **Anflutungsphase**) wird vor allem durch den **Partialdruck** des Narkotikums in der Einatmungsluft und durch die **Blutlöslichkeit** des Narkotikums bestimmt. Während die Einleitungszeit mit steigendem Partialdruck (bzw. Konzentration des Narkotikums in der Einatmungsluft; ▶ Tab. 9) abnimmt, ist die Blutlöslichkeit des Narkotikums mit der Einleitungszeit negativ korreliert, d.h., Inhalationsnarkotika mit hoher Blutlöslichkeit (s. Blut/Gaskoeffizienten in ▶ Tab. 9) haben eine lange Einleitungszeit, da es länger dauert, bis der Konzentrationsausgleich zwischen Blut und Einatmungsluft erreicht ist.

Schließlich ist die **Lipidlöslichkeit** (ausgedrückt durch den Öl/Blut-Verteilungskoeffizienten in ▶ Tab. 9) wichtig für die narkotische Wirkung des Inhalationsnarkotikums, da sie die Diffusion des Stoffes in das Gehirn bestimmt (s. Gehirn/Blut-Verteilungskoeffizienten in ▶ Tab. 9). Bei Narkotika mit hoher Lipidlöslichkeit (z.B. Halothan) kann daher mit geringeren Konzentrationen in Einleitungs- und Erhaltungsphase gearbeitet werden als bei Narkotika mit geringerer Lipidlöslichkeit (z.B. Diethylether, Stickoxydul). Bei eingetretener Narkose wird die Narkosetiefe über die Konzentration des Narkotikums während der **Erhaltungsphase** bestimmt (▶ Tab. 9). Soll die Narkose beendet werden, wird der Einatmungsluft kein Narkotikum mehr zugemischt. Da das Narkotikum fortwährend wieder durch Abatmung eliminiert wird, sinken Blut- und Gewebskonzentration. Die Dauer der **Elimination** (Abflutung) wird maßgeblich durch die Blutlöslichkeit des Narkotikums bestimmt. Inhalationsnarkotika mit hoher Blutlöslichkeit (Diethylether und Methoxyfluran) werden langsamer eliminiert, haben also einen längeren Nachschlaf, als solche mit geringer Blutlöslichkeit (Halothan, Enfluran, Isofluran, Sevofluran, Stickoxydul). Bei der Verwendung der verschiedenen in ▶ Tab. 9 aufgeführten Inhalationsnarkotika gibt es Unterschiede zwischen Human- und Veterinärmedizin. Humanmedizinisch werden vor allem **Enfluran**, **Isofluran**, **Desfluran**, **Sevofluran** und **Stickoxydul** verwendet, **Diethylether** (wegen der Explosionsgefahr und schlechten Steuerbarkeit), **Methoxyfluran** (wegen der Nierentoxizität) und **Halothan** (wegen der im Vergleich zu neueren Inhalationsnarkotika schlechten Verträglichkeit) dagegen praktisch nicht mehr. Veterinärmedizinisch finden vor allem Isofluran, Sevofluran und, in Kombination, Stickoxydul Anwendung, daneben selten auch noch Diethylether, Halothan und Methoxyfluran, während Enfluran und Desfluran keine Rolle spielen. Für Tiere zugelassen sind in Deutschland nur Isofluran und Sevofluran. Für die Besprechung von Methoxyfluran wird auf frühere Auflagen dieses Buches verwiesen.

Diethylether war das erste klinisch einsetzbare Narkotikum (Nachweis der narkotischen Wirkung beim Menschen 1846). Die relativ schlechte Steuerbarkeit der Narkose mit Ether durch das ungünstige Verhältnis von Lipidlöslichkeit zu Blutlöslichkeit führte schnell zur Suche nach weiteren Inhalationsnarkotika. Mit Chloroform (1847) begann die Ära der halogenierten Kohlenwasserstoffe, die mit Halothan (1956), Methoxyfluran (1959), Enfluran (1973), Isofluran (1984), Sevofluran (1994) und anderen zur Entwicklung der wichtigsten Inhalationsnarkotika führte. Halogenierte Kohlenwasserstoffe haben eine deutlich höhere Lipidlöslichkeit als Ether bei in der Regel viel niedrigerer Blutlöslichkeit, sodass sie schnell ins Gehirn anfluten, schnell abfluten und damit sehr gut steuerbar sind (Ausnahme Methoxyfluran). Dieser positiven Eigenschaft steht eine Reihe von Nachteilen gegenüber. Halogenierte Kohlenwasserstoffe wirken in der Regel depressiv auf Atmung und Kreislauf, sensibilisieren das Herz gegen Catecholamine (wie Adrenalin) und ß-Sympathomimetika, sind zum Teil vor allem bei wiederholter Applikation potenziell parenchymtoxisch (Chloroform und Halothan lebertoxisch, Methoxyfluran nierentoxisch) und können maligne Hyperthermie induzieren. Bei der Weiterentwicklung der Inhalationsnarkotika seit Halothan wurde zum Teil erfolgreich versucht, Inhalationsnarkotika ohne diese Nachteile zu entwickeln. Moderne Inhalationsnarkotika (wie z.B. Isofluran) sind nicht mehr parenchymtoxisch, da sie praktisch vollständig (ohne metabolische Abspaltung der parenchymtoxischen Halogensubstituenten) durch Abatmung eliminiert werden, haben aber in der Regel noch atem- und kreislaufdepressive Wirkungen und können maligne Hyperthermie induzieren.

▶ **Tab. 9** Inhalationsnarkotika.

Inhalations-narkotikum	Siedepunkt (°C)	spezif. Gewicht	Dampfdruck (mm Hg bei 20 °C)	maximal erreichbare Konzentration (%)	Verteilungskoeffizient Öl/Blut	Verteilungskoeffizient Blut/Gas	Verteilungskoeffizient Gehirn/Blut	Dauer der Einleitung (min)	Narkotisch wirksame Konz. in der Einatmungsluft (%) Einleitung	Narkotisch wirksame Konz. in der Einatmungsluft (%) Einhaltung
dampfförmige										
Diethylether	35	0,7	442	58	3	15,2	1,1	15	10–5	3–5
Halothan	50	1,86	241	32	330	2,3	2,6	3–6 (Kleintier) 6–10 (Großtier)	2–4 (Kleintier) 4–8 (Großtier)	1–1,2
Methoxyfluran	104	1,42	22,5	3	400*	13	2,3	10–20	3	0,3–1
Enfluran	57	1,52	175	23	120*	1,8	1,4	10	2–4	1,5–3
Isofluran	48,5	1,45	250	33	99	1,4	2,6	3–5	1,5–2,5	
Sevofluran	58,5		160	21	53**	0,65	1,7	kurz	5–7	3,3–3,8
gasförmige										
Stickoxydul	–89	1,53***	–	unbegrenzt	3	0,47	1,1	2–3	50–70****	

* Öl/Wasser-Verteilungskoeffizient, ** Öl/Gas-Verteilungskoeffizient, *** wenn Luft als 1 angenommen wird, **** ohne Kombination keine Toleranz erreicht

Diethylether

Diethylether (physikalisch-chemische Eigenschaften ▶ Tab. 9) ist leicht flüchtig, brennbar und im Gemisch mit Sauerstoff hochgradig explosiv. Diethylether wird deshalb in der Humananästhesiologie trotz vieler Vorteile gegenüber anderen Inhalationsnarkotika (s. u.) nicht mehr verwendet, da die Explosionsgefahr bei laufender Anwendung in Operationssälen zu groß ist (Diethylether reichert sich aufgrund seines spezifischen Gewichts am Boden an). Veterinärmedizinisch wird dagegen Diethylether noch (wenn auch in abnehmendem Maße) gelegentlich eingesetzt, was insbesondere dadurch zu vertreten ist, dass es unter Praxisbedingungen kaum zu Anreicherungen im Operationsbereich kommt (damit Explosionsgefahr geringer), Diethylether aber weit weniger toxisch ist als die meisten der anderen heute verwendeten Inhalationsnarkotika.

Aufgrund der hohen Blutlöslichkeit von Diethylether ist die Einleitungsphase selbst bei Verwendung relativ hoher Konzentrationen (▶ Tab. 9) lang und die Abflutung nach Narkosebeendigung langsam. Daher ist es zweckmäßig, die Narkose mit einem Injektionsnarkotikum einzuleiten oder Halothan in der Einleitung zu verwenden. Die Elimination von Diethylether erfolgt zu etwa 90 % über die Lungen. ▶ **Dosierung**: Die üblicherweise für Inhalationsnarkosen mit Diethylether verwendeten Konzentrationen sind in ▶ Tab. 9 aufgeführt. Höhere Konzentrationen empfehlen sich aufgrund von Reizwirkungen auf die Luftwege nicht. ▶ **Nebenwirkungen**: Atmung und Herzkreislauffunktionen werden kaum beeinflusst (Vorteil gegenüber anderen Inhalationsnarkotika, insbesondere Halothan). Diethylether führt durch Reizwirkung auf Schleimhäute zu einer Bronchialsekretion, die durch Prämedikation mit Atropin verhindert werden kann. Die während der Narkose auftretende Motilitätshemmung des Gastrointestinaltrakts kann auch postoperativ anhalten (Vorsicht bei Wiederkäuern), ebenso die Uterusatonie. Durch Ausschüttung von ADH besteht insbesondere bei älteren Hunden Anuriegefahr. Postoperativ können weiterhin Übelkeit und Erbrechen auftreten (beim Tier selten). Die **Toxizität** von Diethylether ist im Vergleich zu anderen Inhalationsnarkotika außerordentlich gering, zu Atemdepression und Blutdruckabfall kommt es erst in tiefer Narkose. ▶ **Gegenanzeigen**: entzündliche Veränderungen der Atmungsorgane, Leber- und Nierenschäden, Azidose, Schockzustände, Diabetes mellitus (Diethylether wirkt diabetogen) und zu hohe Außentemperaturen (niedriger Siedepunkt). ▶ **Wechselwirkungen**: Diethylether hat eine curareähnliche muskelrelaxierende und analgetische Eigenwirkung, was bei zusätzlicher Verwendung von Muskelrelaxanzien zu beachten ist (bei Verwendung von Diethylether kann im Allgemeinen auf Muskelrelaxanzien verzichtet werden). Aminoglykosidantibiotika (z. B. Streptomycin, Gentamicin) verstärken den muskelrelaxierenden Effekt von Diethylether und sollten daher möglichst nicht unmittelbar nach Narkosebeendigung eingesetzt werden.

Halothan

Halothan, wie Chloroform eine halogenierte Kohlenwasserstoffverbindung (physikalisch-chemische Eigenschaften ▶ Tab. 9), war ein veterinärmedizinisch häufig verwendetes Inhalationsnarkotikum, ist in seiner Bedeutung aber durch die Zulassung von Isofluran und Sevofluran für Tiere (s. u.) zurückgegangen, da Halothan nicht für Tiere zugelassen ist. Halothan war humanmedizinisch unter dem Namen Fluothane im Handel; in Deutschland ist Halothan aber nicht mehr als Fertigarzneimittel im Handel. In anderen Ländern wird es zum Teil noch verwendet und hat daneben experimentell (bei Tierversuchen) auch in Deutschland noch eine gewisse Bedeutung. Deshalb soll es als Prototyp der halogenierten Kohlenwasserstoffe hier besprochen werden. Halothan ist nicht in Tab. 1 des Anhangs der Verordnung (EU) NR. 37/2010 aufgeführt. Die Anwendung von Halothan bei lebensmittelliefernden Tieren ist damit nicht erlaubt. Halothan ist nicht entzündbar oder explosiv, wegen seines hohen Dampfdruckes und seiner hohen Wirkungspotenz sind aber spezielle Verdampfer notwendig, um genau dosieren zu können, da sonst leicht Überdosierungen entstehen. Im Gegensatz zu Diethylether hat Halothan eine nur schwache muskelrelaxierende und analgetische Eigenwirkung, daher ist die Kombination mit peripheren Muskelrelaxanzien sinnvoll. Aufgrund der niedrigen Blutlöslichkeit und der hohen Lipidlöslichkeit von Halothan ist die Einleitungsphase kurz (▶ Tab. 9), und nach der Narkose erholt sich

der Patient rasch (innerhalb von 5–15 min). Halothan wird wie Diethylether überwiegend über die Lungen eliminiert, etwa 15–20 % werden in der Leber verstoffwechselt. ▶ **Dosierung**: Konzentrationen für Einleitung und Erhaltung ▶ Tab. 9.
▶ **Nebenwirkungen**: Die Atmung wird mit zunehmender Narkosetiefe durch Halothan depressiv beeinflusst, was bei kontrollierter Beatmung aber ohne Bedeutung ist. Die Reizwirkung auf Schleimhäute ist geringer als bei Diethylether. Halothan wirkt stark depressiv auf Herz und Kreislauf (also starker Blutdruckabfall), da das Vasomotorenzentrum im Hirnstamm und die Freisetzung von Noradrenalin in der Peripherie gehemmt werden. Die pressorische Kreislaufregulation ist dadurch bei tiefen Narkosen ausgeschaltet (!), was insbesondere bei kreislauflabilen Patienten zu beachten ist. Am Herzen kommt es durch erhöhten Vagotonus zu Bradykardie (bei hohen Anflutungskonzentrationen Herzstillstand möglich, was durch Prämedikation mit Atropin zu verhindern ist) und Abnahme der Kontraktionskraft. Gleichzeitig sensibilisiert Halothan aber (wie alle halogenierten Kohlenwasserstoffverbindungen) das Herz gegen Catecholamine (Adrenalin, Noradrenalin, Isoproterenol) und andere β-sympathomimetisch wirkende Stoffe. Eine stressinduzierte Freisetzung von Adrenalin oder Noradrenalin aus dem Nebennierenmark kann daher zu lebensbedrohlichen Herzarrhythmien führen, sodass Aufregung der Tiere vor der Narkose und eine zu flache Narkose zu vermeiden sind. Die Gefahr von Herzarrhythmien ist durch Prämedikation mit Neuroleptika (Acepromazin) oder β-Blockern (z. B. Propranolol) zu vermindern, dabei ist aber zu beachten, dass diese Stoffe noch zusätzlich zu Halothan den Blutdruck senken. Aufgrund der Herzsensibilisierung dürfen keine $β_1$-mimetisch wirkenden Pharmaka (Adrenalin, Noradrenalin, Isoproterenol, Orciprenalin, Dobutamin) während der Halothannarkose eingesetzt werden (Gefahr von Kammerflimmern). Die schwerwiegendste Nebenwirkung einer Halothannarkose ist die sogenannte maligne Hyperthermie, die eine genetische Prädisposition des Patienten voraussetzt. Beim Menschen kommt eine derartige Prädisposition nur selten vor, ist aber als Narkoserisiko gefürchtet.

Wesentlich häufiger kommt eine genetisch bedingte Überempfindlichkeit gegenüber Halothan beim Schwein vor. Die maligne Hyperthermie ist durch Hyperthermie (beim Schwein bis auf 45 °C), Kontraktion von Skelettmuskelgruppen oder generalisierte Rigidität der Muskulatur, Azidose, Hyperkaliämie und Schocksymptomatik charakterisiert. Ursache ist eine genetisch bedingte Störung von Ca^{2+}-Transportvorgängen im sarkoplasmatischen Retikulum in der Muskulatur, die zu einer abrupten Freisetzung von Ca^{2+} durch Halothan und damit zu muskulärer Hyperaktivität und extremer Wärmeproduktion führt. Die maligne Hyperthermie tritt bei einigen Schweinerassen (besonders schnellwachsenden, muskelreichen) endemisch auf (bei einigen Rassen sind bis zu 95 % der Tiere empfindlich), ist aber auch bei Hunden beschrieben worden (besonders bei Windhunden). Da das Auftreten der malignen Hyperthermie beim Schwein mit einer generellen Stressempfindlichkeit der Tiere korreliert zu sein scheint, wurde früher Halothan (2–4 % für 5 min) bei jungen Schweinen (im Alter von 15 Wochen) verwendet, um stressempfindliche Tiere (PSE-Schweine) zu identifizieren (Halothan-Test als Selektionshilfe in der Schweinezucht). Bei Halothan-empfindlichen Tieren kann eine Hyperthermie auch durch Anstrengung bzw. Stress sowie durch periphere (depolarisierende) Muskelrelaxanzien (Succinylcholin), Lokalanästhetika vom Amidtyp (Lidocain) sowie durch andere halogenierte Inhalationsnarkotika (auch Enfluran und Isofluran) ausgelöst werden. Stickoxydul führt dagegen anscheinend zu keiner Hyperthermie. Nachdem bei Mensch und Schwein der für die maligne Hyperthermie ursächliche Gendefekt im Ryanodinrezeptor des sarkoplasmatischen Retikulums identifiziert wurde, können Merkmalsträger mittels Gensonden identifiziert werden. Durch Umstellung der Zuchtprogramme in der Schweinezucht konnte das Problem weitestgehend gelöst werden.

Die maligne Hyperthermie ist ohne Behandlung häufig tödlich. Die Behandlung ist vor allem symptomatisch (Beatmung mit reinem Sauerstoff, physikalische Kühlung, Korrektur der Azidose durch Natriumbicarbonat), kann aber auch mit **Dantrolen** (H.M.), einem peripheren Muskelrelaxans, das in der Muskelzelle die Calciumfreisetzung aus dem sarkoplasmatischen Retikulum vermindert (Dosierung: 4 mg/kg i.v.), versucht werden. Dantrolen ist in die Positivliste für Equiden zur Behandlung der malignen Hyperthermie während der Narkose aufgenommen worden, da dieser Narkosezwischenfall selten auch beim Pferd mit Inhalatationsnarkotika aus der Gruppe der chlorierten Kohlenwasserstoffe (Halothan, Isofluran u. a.) auftreten kann. Bei tiefen und langen Narkosen kann Halothan zu oft tödlichen Leberschädigungen führen, deshalb sollte Halothan nicht wiederholt angewendet werden. Auch ist die Gefährdung von Operateur und Personal durch Halothandämpfe (insbesondere bei offenen oder halboffenen Systemen) zu bedenken. ▶ **Überdosierung**: Verstärkung der beschriebenen Wirkung auf Herz, Kreislauf und Atmung, Gefahr der Asphyxie durch zu tiefe Narkose. ▶ **Gegenanzeigen**: Schockzustände bzw. Kreislauflabilität, Herzerkrankungen, Leber- und Nierenschäden, Azidose. Die Anwendung bei trächtigen Tieren erfordert Vorsicht. ▶ **Wechselwirkungen**: Keine β-wirksamen Sympathomimetika während einer Halothannarkose verwenden (Gefahr des Kammerflimmerns). Aminoglykosidantibiotika können die (schwache) muskelrelaxierende Wirkung von Halothan verstärken.

Enfluran

Enfluran hat gegenüber zuvor entwickelten halogenierten Kohlenwasserstoffverbindungen wie Halothan und Methoxyfluran den Vorteil, nicht toxisch auf das Parenchym zu wirken, da es fast vollständig ohne Abspaltung parenchymtoxischer Halogensubstituenten durch Abatmung metabolisiert wird. Aufgrund der geringen Blutlöslichkeit (▶ Tab. 9) setzt die narkotische Wirkung von Enfluran schnell ein, die Narkose ist gut steuerbar und klingt schnell ab. Enfluran hat wie Methoxyfluran eine ausgeprägte muskelrelaxierende Wirkung. In tiefer Narkose mit Enfluran können jedoch tonisch-klonische Muskelzuckungen als Zeichen einer zentral stimulierenden Wirkungskomponente auftreten. Enfluran war humanmedizinisch über zwei Jahrzehnte eines der populärsten Inhalationsnarkotika und hat ältere Substanzen wie Diethylether, Halothan oder Methoxyfluran verdrängt. Wegen der unerwünschten Wirkung auf das ZNS und des Umstandes, dass inzwischen Inhalationsnarkotika mit günstigeren Eigenschaften zur Verfügung stehen (z. B. Isofluran), hat Enfluran heute kaum noch eine Bedeutung. Veterinärmedizinisch wird Enfluran nur wenig eingesetzt (und ist nicht zur Anwendung bei Tieren zugelassen), obwohl Enfluran deutlich weniger toxisch ist als Halothan und Methoxyfluran. Erfahrungen liegen mit Enfluran vor allem bei Pferd, Hund und Katze vor. ▶ **Dosierung**: Die für Narkosen verwendeten Konzentrationen sind in ▶ Tab. 9 aufgezeigt. ▶ **Nebenwirkungen**: Enfluran wirkt mit zunehmender Narkosetiefe atemdepressiv, blutdrucksenkend und am Herzen negativ inotrop. Im Gegensatz zu Halothan und Methoxyfluran kommt es zu keiner Bradykardie; bei Hunden kann die Herzfrequenz sogar erhöht sein (reflektorisch durch Blutdruckabfall?). Die Sensibilisierung des Herzens gegen Catecholamine ist gering. Im Gegensatz zu anderen Inhalationsnarkotika kann Enfluran ähnlich wie Ketamin zu zentraler Erregung führen (charakterisiert durch paroxysmale Veränderungen im Elektroenzephalogramm), sodass Enfluran nicht bei epileptischen Tieren angewendet werden sollte. Symptome der kortikalen Erregung sind Muskelzuckungen, besonders im Bereich von Kopf, Hals und Vorderextremitäten. Bei Hunden können diese Erregungssymptome durch Prämedikation mit Diazepam (0,5 mg/kg) oder (besser, da längere Wirkung) Ethosuximid (50 mg/kg p.o. 1–2 Stunden vor der Narkose) verhindert werden (s. Antiepileptika). ▶ **Überdosierung**, ▶ **Gegenanzeigen** und ▶ **Wechselwirkungen** siehe Halothan.

Isofluran

Isofluran (physikalisch-chemische Eigenschaften ▶ Tab. 9) kommt den Anforderungen an ein ideales Inhalationsnarkotikum (schnelle An- und Abflutung, geringe Toxizität, hohe Wirkungspotenz) relativ nahe. Im Gegensatz zu Enfluran führt Isofluran nicht zu zentraler Erregung. **Isofluran** [Forene (H.M.), **Isoflo** (V.M.), **Isoba** (V.M.) und andere] ist als einziges Inhalationsnarkotikum für lebensmittelliefernde Tiere zugelassen (unter den Namen Isoflo und Isoba für Pferde, Hunde, Katzen, Reptilien, Kleinnager, Brieftauben und Ziervögel), wobei sein im Vergleich zu Halothan wesentlich höherer Preis die Anwendung beim Tier einschränkt. Aufgrund arzneimittelrechtlicher Bestimmungen darf bei den genannten Tierarten aus der Gruppe der Inhalationsnarkotika mit Ausnahme von Sevofluran (s. u.) nur noch Isofluran angewendet werden (da es keinen Grund zur Umwidmung humanmedizinischer Inhalationsnarkotika gibt). Isofluran ist in Tab. 1 der EU-VO 37/2010 zur Anwendung als Betäubungsmittel bei Equiden aufgeführt. ▶ **Dosierung**: Die für Narkosen verwendeten Konzentrationen sind in ▶ Tab. 9 dargestellt. ▶ **Nebenwirkungen**: Wie Halothan und Enfluran wirkt auch Isofluran mit zunehmender Narkosetiefe atemdepressiv und hypotensiv, führt aber ähnlich wie Enfluran im Gegensatz zu Halothan kaum zu einer Sensibilisierung des Herzens gegen Catecholamine. Ein wesentlicher Vorteil gegenüber Enfluran ist, wie bereits erwähnt, das Fehlen einer zentral erregenden Wirkungskomponente. Wie Enfluran kann auch Isofluran bei empfindlichen Schweinen zu maligner Hyperthermie führen. Isofluran wird praktisch vollständig durch Abatmung eliminiert, sodass es keine Parenchymtoxizität besitzt. ▶ **Überdosierung**, ▶ **Gegenanzeigen** und ▶ **Wechselwirkungen** siehe Halothan. ▶ **Wartezeiten**: 2 Tage für essbare Gewebe vom Pferd.

Sevofluran

Sevofluran [**Sevorane** (H.M.), **Sevoflo** (V.M.)] (physikalisch-chemische Eigenschaften ▶ Tab. 9) wurde über eine zentrale Zulassung EU-weit für Hunde zugelassen. Sevofluran ist nicht in Tab. 1 der EU-VO 37/2010 aufgeführt, sodass die Anwendung von Sevofluran bei lebensmittelliefernden Tieren nicht erlaubt ist. Ausnahme sind Schlachtequiden, da Sevofluran im Verzeichnis der zur Behandlung von Equiden wesentlichen Stoffe (sog. Positivliste für Equiden) (VO EG Nr. 1950/2006) aufgeführt ist. In diesem Falle ist die Anwendung durch eine Eintragung im Equidenpass zu dokumentieren und eine Wartezeit von 6 Monaten einzuhalten.

Ähnlich wie Isofluran führt Sevofluran nicht zur zentralen Erregung, sondern bei ▶ **Überdosierung** steht die Atemdepression im Vordergrund. Die minimale alveoläre Konzentration bei Hunden (MAC) beträgt 2,3 %. Für chirurgische Eingriffe werden ca. 1,5-fach höhere MAC-Werte benötigt. Sevofluran zeigt von allen hier besprochenen Inhalationsnarkotika die schnellste Anflutung. ▶ **Anwendungsgebiete**: Einleitung und Aufrechterhaltung der Anästhesie bei Hunden. ▶ **Dosierung**: Zur Anästhesieeinleitung werden Sevoflurankonzentrationen von 5–7 % in Verbindung mit Sauerstoff benötigt. Zur Aufrechterhaltung der Anästhesie genügen ohne Prämedikation 3,7–3,8 %, mit Prämedikation 3,3–3,6 %. Es treten keine wesentlichen ▶ **Wechselwirkungen** bei gleichzeitiger Anwendung von Propofol, Barbituraten, Benzodiazepinen und α_2-Sympathomimetika auf. ▶ **Nebenwirkungen**: Blutdruckabfall, gefolgt von Tachypnoe, Apnoe und Erbrechen, weitere Nebenwirkungen gleichen denen anderer halogenierter Anästhetika; die Herzfrequenz wird durch Sevofluran kaum beeinflusst. Die Halbwertszeit der terminalen Eliminationsphase beträgt ca. 50 min. Etwa 3–5 % des applizierten Sevoflurans werden metabolisiert, wobei auch Fluor-Ionen freigesetzt werden, die potenziell nephrotoxisch sein können. Nierenschäden nach Narkose mit Sevofluran sind jedoch bisher nicht beobachtet worden. Sevofluran sollte jedoch wegen seiner potenziellen nephrotoxischen Wirkung nicht bei Patienten mit eingeschränkter Nierenfunktion angewendet werden. Sevofluran ist ein Auslöser für die maligne Hyperthermie.

Stickoxydul (Synonym: Lachgas)

Stickoxydul (N_2O) ist das einzige gasförmige Inhalationsnarkotikum, das heute noch eine Rolle spielt (physikalisch-chemische Eigenschaften ▶ Tab. 9). Die Anwendung bei lebensmittelliefernden Tieren ist erlaubt, sodass Stickoxydul grundsätzlich bei allen Tierarten einsetzbar ist. Es ist weder brennbar noch explosiv, hat keine Reizwirkung auf den Respirationstrakt, wirkt stark analgetisch, aber nicht muskelrelaxierend. Die narkotische Wirkung von Stickoxydul ist allerdings nur schwach. Um Bewusstlosigkeit zu erreichen, sind über 80 % Stickoxydul im Inhalationsgemisch notwendig, was aufgrund des dann zu niedrigen Sauerstoffpartialdrucks nicht zu vertreten ist. Stickoxydul wird daher in erster Linie in Kombination mit anderen Narkotika verwendet (z. B. mit Isofluran, Halothan oder Sevofluran; z. B. 70 % N_2O, 1 % Halothan, 29 % O_2). Hierbei hat es den Vorteil, dass es aufgrund seiner sehr geringen Blutlöslichkeit sehr schnell wirkt und schnell eliminiert wird und durch die Kombination der Verbrauch des teureren dampfförmigen Inhalationsnarkotikums gesenkt wird. Durch Kombination mit Stickoxydul lässt sich z. B. der Halothanverbrauch um ca. 20 % senken. Eine Analgesie mit 50 % Stickoxydul wird in der Zahnheilkunde und in der Geburtshilfe durchgeführt, um die ausgeprägte analgetische Wirkung des

Stoffes auszunutzen. Wegen der schnellen Abflutung von N_2O sollte bei Narkosebeendigung noch einige Minuten mit Sauerstoff weiterbeatmet werden, um eine Rückatmung von N_2O zu reduzieren. ▶ **Dosierung**: ▶ Tab. 9. ▶ **Nebenwirkungen**: Ähnlich wie Enfluran scheint Stickoxydul erregend auf einige Teile des ZNS zu wirken. Darüber hinaus hat Stickoxydul aber, wenn auf eine ausreichende Sauerstoffversorgung geachtet wird, praktisch keine Nebenwirkungen. ▶ **Überdosierung**: führt zu zu geringer Sauerstoffversorgung und den damit verbundenen Folgen (Gewebshypoxie). ▶ **Gegenanzeigen**: aufgrund der möglichen Aufgasung im Darm nicht bei Ileus und Kolikern anwenden.

1.2 Injektionsnarkotika

Alle Injektionsnarkotika wirken mit steigender Dosis zunächst sedativ, dann hypnotisch, dann narkotisch, sodass Injektionsnarkotika auch zur Ruhigstellung von Patienten (z.B. in der Narkoseprämedikation oder für Untersuchungen) verwendet werden können. Bei Überdosierung wird durch Narkosevertiefung das Stadium der Asphyxie erreicht (▶ Tab. 8). Bei Verwendung von Injektionsnarkotika sollte daher immer die Möglichkeit einer Beatmung vorhanden sein! Im Folgenden sollen die wichtigsten Injektionsnarkotika besprochen werden.

Barbiturate

In der Veterinärmedizin gehören Barbiturate zu den häufig verwendeten Narkotika, haben aber durch arzneimttelrechtliche Einschränkungen (Einsatz bei lebensmittelliefernden Tieren; s.u.), Rücknahme von Präparaten vom Markt sowie die Entwicklung alternativer Injektionsnarkotika (z.B. Propofol) an Bedeutung verloren. Aus der ehemals großen Gruppe der Barbiturate sind zurzeit nur noch **Pentobarbital** und **Thiopental** in Deutschland als Narkotika im Handel. Weiterhin werden einige Barbiturate (vor allem **Phenobarbital**) aufgrund ihrer sedativ/hypnotischen Wirkung als Beruhigungs- bzw. Schlafmittel eingesetzt (▶ S. 86) und finden aufgrund ihrer antiepileptischen Wirkung Anwendung in der Epilepsiebehandlung (▶ S. 122). Zur Narkose werden drei Gruppen von Barbituraten verwendet: (1) die **klassischen Barbiturate** (hier hat nur **Pentobarbital** eine Bedeutung), (2) die **N-Methylbarbiturate (Methohexital, Hexobarbital** und **Narcobarbital**) und (3) die **Thiobarbiturate (Thiopental, Methitural, Thiamylal)**. Chemisch handelt es sich um Säuren (Derivate der Barbitursäure), die in Form stark alkalischer Natriumsalze in wässriger Lösung verwendet werden (Injektionslösungen sind daher stark lokal reizend und müssen streng i.v. injiziert werden).

Klassische Barbiturate haben eine geringere Lipidlöslichkeit als N-Methyl- und Thiobarbiturate und passieren die Blut-Hirn-Schranke daher langsamer, sodass die narkotische Wirkung erst mit einer Latenz eintritt. Bei klassischen Barbituraten wie Barbital oder Phenobarbital ist die Latenz so lang, dass diese Stoffe sich nicht als Injektionsnarkotika eignen, während die Latenz bei Pentobarbital nur 2–3 min beträgt. N-Methyl- und Thiobarbiturate wirken dagegen sofort (während der Injektion), sodass diese Barbiturate bei intravenöser Injektion individuell dosiert werden können, was die Gefahr von Narkosezwischenfällen reduziert.

Allerdings wirken N-Methyl- und Thiobarbiturate wesentlich kürzer als die klassischen Barbiturate, sodass Thiobarbiturate und N-Methylbarbiturate auch als **Kurznarkotika** bezeichnet werden. Die als Injektionsnarkotika verwendeten Barbiturate werden überwiegend in Form von Metaboliten renal eliminiert; bei der Metabolisierung entstehen aus Thiobarbituraten durch Desulfurierung noch wirksame Verbindungen, was den langen Nachschlaf nach Thiobarbituratnarkosen teilweise miterklärt (s.u.). Im Gegensatz zu anderen Arzneimitteln gibt die Halbwertszeit von Barbituraten (und anderen Injektionsnarkotika) keine Information über die Dauer der (narkotischen) Wirkung. Die kurze narkotische Wirkung von Thiobarbituraten und N-Methylbarbituraten beruht vor allem auf der sogenannten **Umverteilung:** Aufgrund der starken Durchblutung des Gehirns (das Gehirn wird von 17% des Herzminutenvolumens durchblutet, obwohl es nur etwa 2% des Körpergewichts ausmacht) steigt unmittelbar nach i.v. Injektion die Konzentration des Narkotikums im Gehirn (und anderen stark durchbluteten Organen wie Leber, Niere, Herz und Lunge, die zusammen mit dem Gehirn nur 6% Anteil am Körpergewicht haben, aber 70% des Herzminutenvolumens erhalten) stark an, sodass die Narkose eintritt. Durch den hohen Konzentrationsgradienten, der dadurch zwischen diesen Organen und der (relativ gesehen) weniger gut durchbluteten Muskulatur entsteht (nimmt bis zu 50 % des Körpergewichts ein, erhält aber nur 25 % des Herzminutenvolumens), wird das Narkotikum in die Muskulatur umverteilt, sodass die Gehirnkonzentration rasch wieder abfällt und die Narkose nur kurz andauert (je nach Stoff 5–20 min). Daneben entwickelt sich langsam eine Anreicherung des sehr lipidlöslichen Narkotikums im Fettgewebe. Wirkungsabnahme durch Speicherung im Fettgewebe hat zwar keinen Einfluss auf die Narkosedauer, da sich das Narkotikum aufgrund der schlechten Durchblutung des Fettgewebes nur langsam im Fett anreichert, sie spielt aber für die Nachschlafdauer von Thiobarbituraten eine Rolle. Fettarme Spezies (z. B. Hunde) haben einen längeren Nachschlaf und stärker ausgeprägte postnarkotische Exzitationen als fettreiche Spezies (z. B. Schweine). Bei N-Methylbarbituraten, die etwas schneller durch Metabolismus inaktiviert werden als Thiobarbiturate, hat dagegen das Fettgewebe keine Bedeutung für die Nachschlafdauer. Aufgrund der Umverteilung von Thiobarbituraten und N-Methylbarbituraten führen Nachinjektionen dieser Narkotika zu einer erheblichen Wirkungsverlängerung, da zum Zeitpunkt der Nachinjektion noch Narkotikum in Gehirn, Muskulatur und anderen Geweben vorhanden ist, sodass nach erneuter Applikation die Konzentrationsgradienten geringer sind als nach der ersten Injektion.

Neben einer erheblichen Verlängerung der narkotischen Wirkung können Nachinjektionen (besonders bei fettarmen Spezies) einen stundenlangen Nachschlaf und erhebliche postnarkotische Erregungserscheinungen nach sich ziehen. Bei klassischen Barbituraten spielt das Prinzip der Umverteilung nur eine untergeordnete Rolle für die Beendigung der narkotischen Wirkung, da aufgrund der geringeren Lipidlöslichkeit (langsamere Penetration durch die Blut-Hirn-Schranke) keine großen Konzentrationsdifferenzen zwischen unterschiedlich stark durchbluteten Geweben auftreten (dafür dauert die Verteilung einfach zu lange). Bei klassischen Barbituraten bestimmt daher vor allem der chemische Abbau die Dauer der Wirkung.

Aufgrund der geringeren Lipidlöslichkeit werden klassische Barbiturate auch kaum im Fettgewebe gespeichert. Im Gegensatz zu Thio- und N-Methylbarbituraten können klassische Barbiturate daher ohne Probleme zur Narkoseverlängerung nachinjiziert werden. Zu beachten ist, dass Barbiturate keine analgetische Eigenwirkung haben; Schmerzunempfindlichkeit wird erst nach Eintritt der Bewusstlosigkeit erreicht.

Klassische Barbiturate

Wie bereits angesprochen, spielt von den klassischen Barbituraten nur Pentobarbital als Injektionsnarkotikum eine Rolle.

Pentobarbital

Pentobarbital ist das einzige langwirkende Injektionsnarkotikum (beachte aber tierartliche Unterschiede) und kann (mit entsprechenden Nachinjektionen) auch für mehrstündige operative Eingriffe verwendet werden. Pentobarbital fällt aufgrund seiner Suchtpotenz als einziges Injektionsnarkotikum unter die Betäubungsmittelgesetzgebung. Die Verwendung der im Handel befindlichen Injektionslösungen [**Narcoren, Narkodorm** (V.M.)] wird also durch betäubungsmittelrechtliche Bestimmungen reguliert (s. dort). Als Injektionslösung wird Pentobarbital zur Prämedikation, Allgemeinnarkose sowie zur Einschläferung von Tieren (hierfür auch in **Eutha 77** und **Release**; s. Tötung von Tieren, ▶ S. 131) verwendet. Pentobarbital hat allerdings für lebensmittelliefernde Tiere keine Zulassung mehr und ist nicht in Tab. 1 der EU-VO 37/2010 aufgeführt. Die Anwendung von Pentobarbital bei lebensmittelliefernden Tieren ist damit, außer zur Euthanasie (▶ S. 131), nicht erlaubt. Als Narkotikum wird es vor allem bei Hund und Katze eingesetzt, ist aber neben Hund und Katze auch für Pferde, Tauben, Reptilien, Kleinnager, Frösche und Ziervögel zugelassen. ▶ **Dosierung**: 25–35 mg/kg i.v. bei Hund und (i.v. oder i.p.) Katze. Dabei sollten bei intravenöser Applikation zunächst nur ⅔ der Dosis rasch verabreicht werden (um das Exzitationsstadium rasch zu durchschreiten), bis zum Einsetzen der narkotischen Wirkung (2–3 min) gewartet werden und dann, je nach Reaktion des Patienten, langsam nachinjiziert werden. Bei intraperitonealer Applikation (Katze) setzt die Wirkung nach etwa 15 min ein. Zum Töten von Tieren werden 50–60 mg/kg i.v. verabreicht. ▶ **Narkosedauer**: bei Hund und Katze etwa 1 Stunde (▶ **Halbwertszeit** beim Hund im Plasma allerdings 8–13 Stunden, bei der Katze ca. 5 Stunden, Verteilungsvolumen um 1 l/kg); zur Aufrechterhaltung der Wirkung kann Pentobarbital beim Hund in stündlichem Abstand mit etwa 5 mg/kg i.v. nachinjiziert werden. Beim Schwein (z.B. im Rahmen experimenteller Untersuchungen) wirkt Pentobarbital wesentlich kürzer als bei Hund und Katze, sodass eine länger anhaltende Narkose nur durch i.v. Infusion (10 mg/kg/h im Anschluss an eine Bolusinjektion mit etwa 30 mg/kg) erreicht werden kann. Auf die Narkose folgt ein langer Nachschlaf; v.a. Hunde sind erst nach ca. 6–8 Stunden wieder stehfähig (Gefahr der Unterkühlung!). Die Nachschlafdauer kann durch zentrale Analeptika (z.B. Doxapram), Yohimbin (0,4 mg/kg i.v.) oder 4-Aminopyridin (0,5 mg/kg i.v.) verkürzt werden. ▶ **Nebenwirkungen**: Der Kreislauf wird durch Pentobarbital nur schwach depressiv beeinflusst (es kann Tachykardie auftreten), dagegen wirkt Pentobarbital wie alle Barbiturate atemdepressiv, sodass eine Intubation (um notfalls schnell beatmen zu können) empfehlenswert ist. Insbesondere beim Schwein kann es aufgrund der Hypoxie zu einem starken (reflektorischen) Anstieg der Herzfrequenz kommen (Gefahr der Herzüberlastung!). Bei schneller Injektion kann, wie bei allen Barbituraten, zuweilen ein Atemstillstand von bis zu einer Minute auftreten, die Atmung setzt im Allgemeinen danach ohne Behandlung wieder ein (sofern keine Überdosierung vorliegt). Während zu tiefer Narkose ist oft die sogenannte Cheyne-Stokes-Atmung zu beobachten, die durch lange Atempausen zwischen mehreren, sich langsam vertiefenden Atemzügen charakterisiert ist (periodische Atmung).

Pentobarbital passiert wie alle Barbiturate die Plazentarschranke, daher Vorsicht bei Schnittentbindung. Vegetative Reflexe werden durch Pentobarbital nicht ausreichend gehemmt, sodass Prämedikation mit Atropin sinnvoll ist. Bei ▶ **Überdosierung**: Atemstillstand und Kreislaufkollaps (s. Narkosezwischenfälle). Die Ausscheidung von Pentobarbital (und anderen Barbituraten) kann durch Alkalisierung des Harns mit Natriumbicarbonat durch Verminderung der tubulären Rückresorption beschleunigt werden. ▶ **Gegenanzeigen**: Operationen bzw. Manipulationen im Bereich des Pharynx-Larynx-Gebietes ohne geeignete Prämedikation (Gefahr der Auslösung von vegetativen Reflexen, z.B. Kreislauf- und Atmungsreflexe). Schwere Leber- und Nierenfunktionsstörungen, Schock. ▶ **Wechselwirkungen**: Potenzierung der zentralen Wirkung durch andere zentral dämpfende Pharmaka (Sedativa, Morphin, Xylazin etc.).

N-Methylbarbiturate

N-Methylbarbiturate wurden als Kurznarkotika zur Intubation, Narkoseprämedikation und zur Durchführung kurzdauernder, schmerzhafter Eingriffe verwendet. Sie haben gegenüber Thiobarbituraten den Vorteil, dass auch bei fettarmen Tieren nur ein relativ kurzer Nachschlaf auftritt und sich die Tiere dadurch schnell nach Beendigung der Narkose wieder erholen. Allerdings ist auch die Wirkungsdauer der N-Methylbarbiturate kürzer als die der meisten Thiobarbiturate. Das von seinen Eigenschaften vorteilhafteste N-Methylbarbiturat ist **Methohexital**, das jedoch wie **Narcobarbital** und **Hexobarbital** nicht mehr im Handel ist (zur Besprechung s. frühere Auflagen dieses Buches).

Thiobarbiturate

Wie N-Methylbarbiturate werden auch Thiobarbiturate zur Intubation, Narkoseprämedikation und zur Durchführung kurzdauernder operativer Eingriffe bzw. schmerzhafter Manipulationen verwendet. Hauptnachteil dieser Gruppe ist der zum Teil lang anhaltende Nachschlaf, der von postnarkotischen Erregungserscheinungen begleitet sein kann (besonders bei fettarmen Spezies wie Hund und Katze). Dennoch sind Thiobarbiturate die veterinärmedizinisch mit am häufigsten eingesetzten Narkotika. Bekanntestes Thiobarbiturat und Prototyp der Gruppe ist **Thiopental**.

Thiopental

Thiopental kann bei allen Tierarten für Kurznarkosen verwendet werden, ist jedoch in Deutschland nur als humanmedizinisches Präparat [**Trapanal** (H.M)] im Handel. Thiopental ist in Tab. 1 der EU-Höchstmengen-Verordnung aufgenommen worden, könnte also bei lebensmittelliefernden Tieren eingesetzt werden, es befindet sich in Deutschland aber kein tiermedizinisches Präparat im Handel. ▶ **Dosierung**: Aufgrund des sofortigen Wirkungseintrittes ist individuelle Dosierung möglich. Mittlere Dosen sind: Hund 15–30 mg/kg i.v., Katze 10–30 mg/kg i.v. bzw. 20–50 mg/kg i.p., Schwein 5–10 mg/kg i.v., Rind, Schaf, Ziege 10–20 mg/kg i.v., Pferd 9–17 mg/kg i.v. (bei Prämedikation auch niedriger). Narkosedauer: etwa 10–20 min (Halbwertszeit beim Hund im Mittel 7 Stunden, beim Schaf 3 Stunden); insbesondere beim Hund häufig langer Nachschlaf und postnarkotische Exzitation. Bei höheren Dosen kann es Stunden dauern, bis Hunde wieder stehfähig sind.

Auch beim Pferd ist die Aufwachphase häufig mit starken Exzitationen verbunden, sodass die alleinige Anwendung von Thiopental beim Pferd kontraindiziert ist. ▶ **Nebenwirkungen**: Wie bei anderen Barbituraten sind Injektionslösungen stark lokal reizend (Cave: paravenöse Injektion). Wie alle Barbiturate wirken auch Thiobarbiturate depressiv auf die Atmung (s. Pentobarbital). Dagegen erhöhen Thiobarbiturate im Gegensatz zu anderen Barbituraten durch periphere Vasokonstriktion den peripheren Widerstand, der Blutdruck steigt also an. Da auch die Koronargefäße enger gestellt werden und gleichzeitig das Herz infolge des erhöhten peripheren Widerstandes eine Mehrarbeit zu leisten hat, kann es zu Herzrhythmusstörungen kommen (durch Hypoxie am Herzen), die sich im EKG als ventrikuläre Extrasystolie zeigen. Besonders häufig treten derartige Rhythmusstörungen beim Hund auf (bei Thiopental ist bei 40% aller Hunde mit Herzarrhythmien zu rechnen). Die Herzarrhythmie wird durch alle Maßnahmen gefördert, die den Blutdruck weiter erhöhen, z.B. Intubation (reflektorische Blutdruckerhöhung) und Injektion von Kreislaufmitteln. Vermeiden lassen sich Herzarrhythmien durch Prämedikation mit blutdrucksenkenden Pharmaka (z.B. Neuroleptika wie Chlorpromazin und Acepromazin oder morphinähnliche Analgetika). Thiobarbiturate bewirken eine Vagusstimulation, die sich in starker Salivation und, besonders bei der Narkoseeinleitung, in Husten, aber auch schwerwiegenden Zwischenfällen wie einem Laryngospasmus äußern kann. Daher ist Prämedikation mit Atropin ratsam. Thiobarbiturate wirken teilweise bereits in klinischen Dosen lebertoxisch, sodass sie nicht wiederholt verabreicht werden sollten. ▶ **Überdosierung**, ▶ **Gegenanzeigen** und ▶ **Wechselwirkungen**: siehe Pentobarbital. Bei Kombination von Thiobarbituraten mit Halothan und anderen halogenierten Kohlenwasserstoffverbindungen treten gehäuft Herzarrhythmien auf. Weiterhin können β-wirksame Sympathomimetika die Wirkung von Thiopental am Herzen verstärken, sodass Kammerflimmern auftreten kann. Thiopental wird beim Tier stärker an Plasmaproteine gebunden (Rind 84%, Schwein 80%, Hund 77%) als Pentobarbital (50–60%) oder N-Methylbarbiturate (68–75%), sodass es bei Kombination mit anderen hochgebundenen Pharmaka (z.B. Chlorpromazin) zu einer Verdrängung aus der Plasmaproteinbindung und dadurch zu einer Wirkungszunahme kommen kann. Diese Wechselwirkung dürfte aber veterinärmedizinisch kaum praktische Bedeutung haben.

Thiamylal

Thiamylal war unter dem Namen Surital (V.M.) als Kurznarkotikum für Tiere (Rind, Schwein, Pferd, Hund und Katze) im Handel. Thiamylal wurde in Tab. 1 der EU-Höchstmengen-Verordnung aufgenommen, darf also auch bei lebensmittelliefernden Tieren eingesetzt werden; es gibt jedoch zur Zeit in Deutschland kein Fertigarzneimittel mit Thiamylal im Handel. Thiamylal ist ca. zweimal stärker wirksam als Methitural (s.u.), was bei Umstellung von Methitural auf Thiamylal unbedingt zu beachten ist. ▶ **Dosierung**: individuelle Dosierung möglich; mittlere Dosen: Hund/Katze 10–15 mg/kg i.v., Rind 7 mg/kg i.v., Schaf/Ziege 7–9 mg/kg i.v., Schwein 15–20 mg/kg i.v., Pferd (in Kombination mit anderen Narkotika oder entsprechender Prämedikation) 6 mg/kg i.v. Narkosedauer: 10–15 min (**Halbwertszeit** beim Hund etwa 11, beim Schaf 2 Stunden), Nachschlaf bis zu 3 Stunden. Nebenwirkungen, ▶ **Überdosierung**, ▶ **Gegenanzeigen**, ▶ **Wechselwirkungen** siehe Thiopental. Bei mit Thiamylal narkotisierten Hunden sind in 85% der Fälle Herzarrhythmien beobachtet worden. ▶ **Wartezeiten**: essbare Gewebe von Pferd, Rind, Schwein 10 Tage, Milch 5 Tage.

Methitural

Methitural [**Thiogenal**] war bis 1990 für Kurznarkosen bei Hund, Katze, Rind, Schaf, Pferd (nur nach geeigneter Prämedikation bzw. Kombination) und Raubkatzen im Handel und gehörte zu den populärsten Barbituraten in der Tiermedizin. Jetzt ist die Substanz nur noch im wissenschaftlichen Bereich von Interesse. ▶ **Dosierung**: wie bei allen Kurznarkotika bei i.v. Injektion individuelle Dosierung möglich; mittlere Dosen: Hund/Katze 35–40 mg/kg i.v. (bei der Katze auch 75–100 mg/kg i.p.), Schwein 20 mg/kg i.v. (mit steigendem Körpergewicht geringere Dosierung, Höchstdosis bei ausgewachsenen Tieren 3,5 g), Rind 12–16 mg/kg i.v., Schaf 10–20 mg/kg i.v., Pferd (in Kombination mit Xylazin) 6–8 mg/kg i.v., allein 10–15 mg/kg i.v. **Narkosedauer**: je nach Dosis 5–15 min (**Halbwertszeit** beim Hund 11 Stunden). Der Nachschlaf kann einige Stunden anhalten. ▶ **Nebenwirkungen**, ▶ **Überdosierung**, ▶ **Gegenanzeigen**, ▶ **Wechselwirkungen**: siehe Thiopental. Bei Hunden führt Methitural fast regelmäßig zu Herzarrhythmien.

Sonstige Injektionsnarkotika

Chloralhydrat

Chloralhydrat ist das älteste in der Veterinärmedizin gebräuchliche Injektionsnarkotikum und war unter gleichem Namen zur Anwendung bei Pferd, Rind, Schaf, Ziege und Schwein im Handel. Aufgrund der MRL-Gesetzgebung der EU ist Chloralhydrat seit Anfang 2000 für lebensmittelliefernde Tiere verboten und deshalb nur noch für den experimentellen (wissenschaftlichen) Einsatz von Interesse. Chloralhydrat ist nur noch in Form von Tabletten als humanmedizinisches Schlafmittel im Handel [**Chloraldurat** (H.M.)]. Die folgende Besprechung der Substanz erfolgt aus historischen Gründen und aufgrund der Verwendung der Substanz zu experimentellen Zwecken (Versuchstieranästhesiologie) und bei Tieren, die nicht der Lebensmittelgewinnung dienen. Praktische Bedeutung hatte Chloralhydrat vor allem bei Pferd und Schwein. Vorteilhaft bei parenteraler Anwendung ist das Fehlen von prä- und postnarkotischen Exzitationserscheinungen sowie die ausgeprägte sedativ/hypnotische Wirkung, die bei Prämedikation und Mischnarkosen ausgenutzt werden kann. Von Nachteil ist die nur unvollständige Schmerzausschaltung. Oral sollte Chloralhydrat heute nicht mehr angewendet werden, da (besonders beim Pferd) aufgrund der langsamen Resorption die Gefahr von pränarkotischen Exzitationserscheinungen besteht. Intravenös kann mit Chloralhydrat eine flache Narkose (III/1) erzeugt werden. Ein tieferes Narkosestadium sollte aufgrund starker Nebenwirkungen (Kreislaufdepression, langer Nachschlaf) bei höheren Dosen (beim Pferd über 150 mg/kg i.v.) mit Chloralhydrat allein nicht erzeugt werden, ist aber durch Kombination mit anderen Narkotika möglich. Im Organismus wird Chloralhydrat rasch zu Trichlorethanol metabolisiert, das als aktiver Metabolit die Hauptwirkung nach Verabreichung von Chloralhydrat trägt. ▶ **Dosierung** und ▶ **Narkosedauer**: Pferd: nach intravenösen Dosen von 80–100 mg/kg (langsam injizieren!) tiefe Sedation; zum Erzeugen einer flachen Narkose (III/1) sind 120–140 mg/kg notwendig. Die Konzentration der verwendeten Lösung sollte 10% nicht übersteigen. Narkosedauer beträgt etwa 1–1,5 Stunden. Intravenöse Dosierung beim Schwein 100–200 mg/kg (als 20- bis 40%ige Lösung); Narkosedauer 10–20 min. Beim Schwein kann Chloralhydrat auch i.p. verabreicht werden (200–220 mg/kg; Narkose nach 10–20 min für etwa 90 min), dafür dürfen aber nur Lösungen mit Konzentrationen von höchstens 3–4% verwendet werden, da sonst aufgrund der lokalen Reizwirkung von Chloralhydrat eine Peritonitis entstehen kann. Intravenöse Dosierung beim Rind 100–120 mg/kg; bei Kälbern ist Chloralhydrat als Narkotikum in Dosen bis zu 250 mg/kg i.v. verabreicht worden (Narkosedauer ca. 50 min). Bei Fleischfressern eignet sich Chloralhydrat nicht als Narkotikum (zu starke Atemdepression und Blutdruckabfall; Erbrechen nach oraler Gabe). Dagegen ist Chloralhydrat gut zur Narkose von Labornagern (z.B. Ratten) geeignet. ▶ **Nebenwirkungen**: Kreislauf und Atmung werden durch Chloralhydrat bis zum Toleranzstadium III/1 nur mäßig depressiv beeinflusst; in höheren Dosen hat Chloralhydrat eine stark negativ inotrope Wirkung am Herzen und führt durch Vasodilatation zu Blutdruckabfall und Zusammenbruch der Wärmeregulation. Die Atmung wird parallel zum Kreislauf depressiv beeinflusst. Weiterhin wirken hohe Dosen leber- und nierentoxisch. Wie andere halogenierte Kohlenwasserstoffverbindungen (s. Halothan) sensibilisiert

Chloralhydrat das Herz gegenüber Catecholaminen (Adrenalin, Noradrenalin, Isoproterenol) und anderen β-stimulierenden Substanzen, dieser Effekt ist allerdings wesentlich schwächer ausgeprägt als bei halogenierten Inhalationsnarkotika (z. B. Halothan). Bei intravenöser Applikation ist die Reizwirkung von Chloralhydrat zu beachten (Thrombophlebitis bei parenteraler Injektion), daher streng i.v. injizieren. Bei zu rascher Injektion hochkonzentrierter Lösungen besteht Hämolysegefahr. Aufgrund der Reizwirkung darf Chloralhydrat i.p. nur mit stark verdünnter Lösung (höchstens 3–4%) gespritzt werden. ▶ **Überdosierung**: Gefahr von Kreislaufkollaps und Atemlähmung. ▶ **Gegenanzeigen**: Leber- und Nierenfunktionsstörungen, Schock, Herzarrhythmien. ▶ **Wechselwirkungen**: Potenzierung der zentralen Dämpfung durch andere zentraldepressive Pharmaka. Chloralhydrat wird teilweise mit Magnesiumsulfat kombiniert (aufgrund der neuromuskulär blockierenden Wirkung von Magnesium), die therapeutische Breite dieser Kombination ist aber gering.

Althesin

Althesin ist in der Bundesrepublik Deutschland nicht auf dem Markt, wird aber von einer Reihe von Kleintierpraktikern aus England importiert [Saffan] und als Kurznarkotikum verwendet. Es handelt sich bei Althesin um ein Gemisch aus 2 Steroiden (Alfaxalon und Alfadolon), das ausschließlich zur Narkose („Steroidnarkose") von Katzen verwendet wird. Vorteil ist der rasche Wirkungseintritt, die kurze Erholungszeit und die große therapeutische Breite. Eine Reihe klinischer Studien weist darauf hin, dass Althesin auch bei Schweinen als Narkotikum angewendet werden kann (Prämedikation mit Azaperon; allerdings wirkt der Preis prohibitiv), während Pferde mit erheblichen Exzitationserscheinungen auf Althesin reagieren. Bei Hunden kann Althesin nicht angewendet werden, da für die Injektionslösung als Lösungsvermittler Cremophor EL verwendet wird, das beim Hund stark histaminfreisetzend wirkt. ▶ **Dosierung**: bei der Katze: 9–12 mg/kg i.v., Prämedikation mit Atropin ratsam. Narkosedauer: etwa 10 min. Die Wirkung kann durch Nachinjektionen verlängert werden. Althesin kann auch i.m. appliziert werden, Dosen um 12–18 mg/kg führen nach 8–10 min zur Narkose. ▶ **Nebenwirkungen**: Althesin hat bei der Katze eine große therapeutische Breite. In Dosen bis zu 20 mg/kg i.v. wird die Atmung nur schwach depressiv beeinflusst, 30 mg/kg verursachen Apnoe, Kollaps und Tod. Aufgrund des verwendeten Lösungsvermittlers (Cremophor EL) kann es bei Katzen auch in bestimmungsgemäßer Dosierung durch Histaminfreisetzung gelegentlich zu Pfoten- und Schwanzödemen sowie Bronchokonstriktion kommen. Bei Schnittentbindungen unter Althesin können Pfoten- und Schwanzödeme bei den Jungen auftreten.

Alfaxalon

Die gute Wirkung der Neurosteroid-Kombination in Althesin führte zur Entwicklung und Zulassung eines der in Althesin enthaltenen Neurosteroide (Alfaxalon) als eigenständiges Narkotikum für Hunde und Katze unter dem Namen **Alfaxan** (V.M.). Der Wirkungsmechanismus beruht wie bei anderen narkotisch wirksamen Neurosteroiden auf einer Modulation des $GABA_A$-Rezeptors. ▶ **Indikation**: zur Narkoseeinleitung vor einer Inhalationsnarkose sowie für Kurznarkosen. ▶ **Dosierung**: Hund 3 mg/kg i.v.; Katze 5 mg/kg i.v. Langsame Injektion über 60 Sekunden. ▶ **Narkosedauer**: etwa 10 min. Die Wirkung kann durch Nachinjektionen oder Infusion verlängert werden; dabei empfiehlt sich eine Intubation und gegebenenfalls kontrollierte Beatmung der Tiere. Zur Verlängerung der Narkosedauer werden entweder alle 10 min 1,3–1,5 (Hund) oder 1,6–1,8 (Katze) mg/kg nachinjiziert oder eine Infusion mit 8–9 (Hund) oder 10–11 (Katze) mg/kg/h durchgeführt. ▶ **Pharmakokinetik**: Halbwertszeit ca. 25 min beim Hund und 45 min bei der Katze. Verteilungsvolumen 2,4 (Hund) bzw. 1,8 (Katze) l/kg. ▶ **Nebenwirkungen**: Insbesondere bei Hunden kann es nach der Narkoseeinleitung zu einer vorübergehenden Apnoe kommen. In solchen Fällen empfiehlt sich eine endotracheale Intubation und Sauerstoffgabe. Bei der Katze hat Alfaxalon eine große therapeutische Breite. Bei ▶ **Überdosierung** kommt es bei Hund und Katze zu Apnoe und Blutdruckabfall.

Etomidat

Etomidat [**Hypnomidate** (H.M.)] ist ein Kurznarkotikum bzw. (in niedrigeren Dosen) Kurzhypnotikum, das bei Mensch und Tier eine größere therapeutische Breite hat als kurzwirksame Barbiturate, aber nicht für die Anwendung beim Tier im Handel ist. Mit Etomidat lassen sich beim Menschen mit 0,15 mg/kg i.v. Narkosen für 4–18 min erreichen; Vorteil ist das Fehlen von atem- und kreislaufdepressiven Wirkungen, es kommt jedoch häufig zu Myoklonien, die durch Vorbehandlung mit Diazepam unterdrückt werden können. Eine strukturähnliche Substanz, **Metomidat [Hypnodil]**, wurde lange Zeit als Hypnotikum bei Schweinen eingesetzt, ist aber nicht mehr im Handel. Im Vergleich zu Metomidat ist Etomidat weniger venenreizend.

Ketamin

Bei Ketamin [z. B. **Ketamin Inresa** (H.M.); **Ketavet**, **Narketan**, **Ketasel**, **Kemint**, **Ursotamin** u. a. (V.M.)] handelt es sich um kein Narkotikum im klassischen Sinn (s. Einleitung), sondern um ein Anästhetikum, das zu einem Zustand („dissoziative Anästhesie") führt, der durch starke Analgesie, oberflächlichen Schlaf und Katalepsie charakterisiert ist und Ähnlichkeiten mit der Neuroleptanalgesie aufweist (s. Neuroleptika). Während klassische Narkotika durch Depression des ZNS mit steigender Dosis Sedation, Hypnose, Narkose und Asphyxie bewirken, kommt es nach Ketamin mit steigender Dosis zu Katalepsie (Zustand hochgradiger motorischer Antriebslosigkeit bei gleichzeitig erhöhtem Muskeltonus), Anästhesie (Schmerzausschaltung und Hypnose, kein Toleranzstadium) und, bei Überdosierung, zu zentraler Erregung bis hin zu Krämpfen. Auch in anästhetisch wirksamen Dosen erregt Ketamin bereits bestimmte Regionen des ZNS (limbisches System), was unter anderen durch die Katalepsie charakterisiert ist, während thalamokortikale Bahnen gehemmt werden. Die zentral erregende Wirkung von Ketamin (chemisch einem Derivat des Halluzinogens Phencyclidin) kann beim Menschen zu Halluzinationen führen, die lange nach Beendigung der anästhetischen Wirkung noch anhalten können und die Anwendung von Ketamin in der Humanmedizin limitieren. Da sich der Patient im Zustand der Katalepsie nicht mehr gegen schmerzhafte Eingriffe wehren kann, aber noch voll schmerzempfindlich ist, muss auf eine genaue Einhaltung der Dosis geachtet werden (Unterdosierung beim Tier aus Gründen der Kostensenkung wäre ein Verstoß gegen das Tierschutzgesetz!).

Der Wirkungsmechanismus von Ketamin und anderen Vertretern der dissoziativen Anästhetika beruht auf einer Hemmung von Glutamat-Rezeptoren vom NMDA-Typ im Gehirn (▶ Tab. 7, ▶ S. 66). Erster Vertreter der Gruppe der dissoziativen Anästhetika war Phencyclidin, das unter dem Namen Sernyl auch für Rinder im Handel war, wegen seiner starken halluzinogenen Wirkung und erheblicher Missbrauchspotenz aber vor Jahrzehnten vom Markt genommen wurde und seitdem als nicht verkehrsfähige Substanz der Betäubungsmittelgesetzgebung unterliegt.

Auch bei ausreichend hoher Dosierung führt Ketamin im Gegensatz zu Narkotika zu keiner Muskelrelaxation (sondern Tonussteigerung); Pharyngeal- und Laryngealreflexe bleiben voll erhalten (Gefahr des Laryngospasmus), ebenso Husten-, Schluck- und Lidreflex. Bei viszeralen Schmerzen (Bauchoperationen) ist die anästhetische Wirkung von Ketamin nicht ausreichend. Hauptvorteil von Ketamin ist das Fehlen atem- und kreislaufdepressiver Wirkungen. Ketamin ist u. a. als Anästhetikum für Katze, Hund, Pferd, Rind, Schwein, Meerschweinchen und Kaninchen im Handel. Beim Hund ist Ketamin ohne Kombination (mit Xylazin oder Diazepam) nicht zu verwenden (s. u.). In den letzten Jahren hat sich Ketamin bei fast allen Tierarten zu einer der populärsten Substanzen für die operative Schmerzausschaltung entwickelt, wobei es meist kombiniert wird (z. B. mit Xylazin).

▶ **Dosierung**: Ketamin wird im Allgemeinen i.m. verabreicht, kann aber i.v. injiziert werden. Bei intramuskulärer Applikation betragen die anästhetischen Dosen 20–30 mg/kg bei der Katze, 8–10 mg/kg beim Hund (10 min nach 1–2 mg/kg Xylazin i.m. oder zusammen mit 1 mg/kg Xylazin i.v.), 2–5 mg/kg beim Rind (i.v.), 10 mg/kg beim Kalb, 10–20 mg/kg bei Schafen und Ziegen, 10–20 mg/kg bei Schweinen, 2 mg/kg beim Pferd (i.v.), 100–200 mg/kg beim Meerschweinchen, 75–100 mg/kg beim Kaninchen und 20–40 mg/kg bei verschiedenen Vogelarten. Bei Kombination mit Xylazin kann die Dosis von Ketamin etwa auf die Hälfte reduziert werden. Beim Schwein haben sich Kombinationen von Ketamin (10–15 mg/kg) mit Azaperon ([Stresnil]; 2 mg/kg) und bei jungen Tieren zusätzlich Lokalanästhesie (oder ein Thiobarbiturat) bewährt. Bei Pferden kann Ketamin zum Ablegen und zur Narkoseeinleitung mit Xylazin und Diazepam (oder Guaifenesin) kombiniert werden. Ohne Kombination führt Ketamin beim Pferd wie beim Hund zu initialen Erregungserscheinungen bis hin zu Krämpfen. Die anästhetische Wirkung setzt nach i.m. Applikation je nach Dosis nach 3–10 min ein und hält für 15–45 min an. Nachinjektionen sind möglich. Nach der Anästhesie erholen sich die Tiere nur langsam, stehen aber im Allgemeinen innerhalb von 2 Stunden wieder. Die **Halbwertszeit** von Ketamin beträgt bei der Katze etwa 1 Stunde (nach i.m. und i.v., Bioverfügbarkeit nach i.m. über 90%), beim Hund ebenfalls 1 Stunde, beim Pferd 40–60 min. ▶ **Nebenwirkungen**: Die Atmung wird bei den klinisch verwendeten Dosierungen kaum beeinflusst. Ketamin wirkt vasopressorisch (verstärkte Blutungsneigung) und am Herzen positiv inotrop und chronotrop, sodass auch bei kreislaufdepressiven Patienten im Gegensatz zu Narkotika Ketamin ohne erhöhtes Narkoserisiko angewendet werden kann. Ketamin führt zu Salivation, die durch Prämedikation mit Atropin zu verhindern ist. Beim Hund kommt es bei alleiniger Verabreichung von Ketamin zu initialen Erregungserscheinungen bis hin zu Krämpfen, sodass Ketamin bei dieser Spezies nur in Kombination mit Xylazin (oder Diazepam) angewendet werden sollte (Pferd s.o.). Ähnliches gilt für Raubkatzen. Bei ▶ **Überdosierung** Krämpfe, Atemlähmung, Herzarrhythmien. Die Krämpfe sind mit Diazepam (0,5 mg/kg i.v.) zu blockieren. ▶ **Gegenanzeigen**: Präeklampsie, Eklampsie, Epilepsie, Nieren- und Leberfunktionsstörungen. ▶ **Wechselwirkungen**: Die Kombination von Ketamin mit Xylazin führt zu besserer Anästhesie, Muskelrelaxation, geringerer Salivation (außer Wdk.), aber stärkerer Kreislauf- und Atemdepression. Bei Kombination von Ketamin mit Acepromazin (Hund 0,2 mg/kg i.v., Katze 1 mg/kg i.m.) wird die pressorische Kreislaufwirkung von Ketamin aufgehoben. ▶ **Wartezeiten**: essbare Gewebe von Rind, Schwein, Pferd, Kaninchen 3 Tage.

Die häufig durch Ketamin ausgelösten Erregungserscheinungen haben zur Einführung eines Kombinationspräparates [**Tilest**] geführt, bei dem ein Ketaminabkömmling (**Tiletamin**) mit einem Benzodiazepin (**Zolazepam**) kombiniert wurde. Die Kombination wurde zur Anwendung bei Katzen zugelassen; ist aber nicht mehr im Handel Experimentell ist das Kombinationspräparat auch bei Schweinen geprüft worden, bei denen es bei großen (über 100 kg) Tieren einen operationsfähigen Zustand auslöst, bei kleineren Tieren dagegen nicht (keine ausreichende Analgesie).

Propofol

Propofol (2,6-Diisopropylphenol) [**Disoprivan** (H.M.), **Rapinovet**, **Narcofol** und **PropoFlo Vet** (V.M.)] ist ein schnell- und kurzwirksames Injektionsnarkotikum, das keine chemischen Ähnlichkeiten mit den bisher besprochenen Substanzen aufweist. Es wird in Form einer Wasser/Öl-Emulsion intravenös angewendet. Es ähnelt in seiner schnell einsetzenden, aber nur kurzen narkotischen Wirkung den Thiobarbituraten, hat gegenüber diesen aber den großen Vorteil, dass es bei Nachinjektionen nicht zu kumulativen Wirkungen kommt. Propofol kann daher zur Verlängerung der narkotischen Wirkung problemlos nachinjiziert werden bzw. in Form einer Infusion auch für länger anhaltende Maßnahmen („TIVA") verwendet werden. Propofol ist unter dem Namen **Disoprivan** zur Einleitung und Aufrechterhaltung von Narkosen humanmedizinisch zugelassen. Für die Tiermedizin ist Propofol unter dem Namen **Rapinovet** für Hunde und Katzen und unter den Namen **Narcofol** und **PropoFlo Vet** für Hunde zugelassen worden. Propofol ist nicht in Tab. 1 der VO 37/2010 (EU) aufgeführt, sodass die Anwendung von Propofol bei lebensmittelliefernden Tieren nicht erlaubt ist. Ausnahme sind Schlachtequiden, da Propofol im Verzeichnis der zur Behandlung von Equiden wesentlichen Stoffe (sog. Positivliste für Equiden) (VO EG Nr. 1950/2006) aufgeführt ist. In diesem Falle ist die Anwendung durch eine Eintragung im Equidenpass zu dokumentieren und eine ▶ **Wartezeit** von 6 Monaten einzuhalten. ▶ **Anwendungsgebiete**: (1) einmalige Injektion für kleine Eingriffe von kurzer Dauer (bis zu 5 min); (2) zur Einleitung und Aufrechterhaltung einer Narkose durch Verabreichung von Mehrfachinjektionen; (3) zur Narkoseeinleitung vor Inhalationsnarkosen. ▶ **Dosierung**: um 4–6 mg/kg i.v. beim Hund und 6–8 mg/kg i.v. bei der Katze; Pferd 2–4 mg/kg i.v. Die narkotische Wirkung von Propofol tritt bei schneller i.v. Injektion analog zu Thiobarbituraten bereits unter bzw. unmittelbar im Anschluss an die Injektion ein. Andere Applikationsformen als die intravenöse sind nicht vorgesehen! Wird die

Narkose mittels Mehrfachinjektionen aufrechterhalten, sollten diese individuell nach Wirkung verabreicht werden; größenordnungsmäßig liegen die Dosen der Nachinjektionen bei 1,25–2,5 mg/kg i.v. Bei i.v. Infusion (im Anschluss an eine Bolusinjektion) führt eine Infusionsdosis von 0,2–0,5 mg/kg/min zur Aufrechterhaltung der Narkose (Hund), wobei aufgrund der atemdepressiven Wirkung von Propofol (s. u.) beatmet werden sollte. Bei der TIVA wird die Infusion von Propofol in der Regel mit einer Infusion von Fentanyl (0,01–0,02 mg/kg/h) kombiniert. Die Wirkungsdauer der narkotischen Wirkung beträgt bei einmaliger Applikation etwa 4–5 Minuten; die Erholungszeit nach Narkosebeendigung ist kurz (ca. 20–40 min). Die **Halbwertszeit** ($t_{0,5(\beta)}$) von Propofol beträgt beim Hund 15–23 min (in einer anderen Studie jedoch um 100 min), bei der Katze 55 min. Im Gegensatz zu kurzwirksamen Barbituraten wird Propofol sehr schnell metabolisch inaktiviert, sodass die Erholung nicht von der Aufnahme in Muskel oder Fett abhängt, was die im Vergleich zu Thiobarbituraten fehlende kumulative Wirkungsverstärkung bei Nachinjektionen erklärt. Die rasche Metabolisierung und fehlende Anreicherung in Fettgeweben erklären auch die kurze Erholungszeit nach Propofolapplikation (s. o.). Das **Verteilungsvolumen** von Propofol ist aufgrund seiner hohen Lipophilität sehr groß (um 4 l/kg beim Hund). ▶ **Nebenwirkungen**: nach Bolusapplikation Blutdruckabfall (aufgrund von Vasodilatation und negativ inotroper Wirkung), ein leichter Herzfrequenzanstieg (reflektorisch), eine vorübergehende Apnoe (bei zu schneller Injektion). Die i.v. Injektion kann aufgrund einer Reizung der Gefäßwand zu Schmerzreaktionen führen. Beim Menschen wurden in Analogie zu Etomidat Myoklonien nach Propofol beobachtet. In der Aufwachphase können bei Hund und Katze Erbrechen und Erregungserscheinungen auftreten. Bei ▶ **Überdosierung** (die therapeutische Breite von Propofol entspricht derer der Thiobarbiturate) kommt es in Analogie zu Barbituraten zu Atem- und Kreislaufdepression. Die Behandlung erfolgt symptomatisch (künstliche Beatmung, Schocktherapie). Wie bei anderen Injektionsnarkotika sollten deshalb bei Verwendung von Propofol ein Trachealtubus und apparative Voraussetzungen zur künstlichen Beatmung zur Verfügung stehen! ▶ **Gegenanzeigen**: Vorsicht bei Patienten mit Herz-, Leber-, Nieren- oder Atemfunktionsstörungen. ▶ **Wechselwirkungen**: Bei Prämedikation mit anderen zentral depressiv wirkenden Substanzen (z. B. Benzodiazepinen, Neuroleptika) kommt es zu einer Wirkungsverstärkung, sodass die Dosen von Propofol um 25–40 % gesenkt werden sollten (also auf um 4 mg/kg beim Hund und 6 mg/kg bei der Katze).

2 Hypnotika und Sedativa

Alle Arzneimittel, die die Aktivität des sogenannten Aktivierungszentrums („Wach-System") in der Formatio reticularis des Gehirns vermindern, wirken sedativ und, in höheren Dosen, hypnotisch. Das Ausmaß der sedativ/hypnotischen Wirkung wird hierbei zum einen von der Dosis, zum anderen vom jeweiligen Zustand des Aktivierungszentrums bestimmt. An erregten Patienten sind deshalb weit höhere Dosen zur Beruhigung und zentralen Dämpfung notwendig als bei „normalem" Erregungszustand. Das erklärt, warum gerade Hypnotika beim Tier oft erst in sehr hohen, praktisch schon narkotisch wirksamen Dosen die erwünschte zentrale Beruhigung auslösen.

2.1 Hypnotika

In der Humanmedizin werden bei Schlafstörungen zahlreiche Pharmaka mit zum Teil sehr unterschiedlicher Struktur als Schlafmittel eingesetzt; am gebräuchlichsten waren früher Vertreter aus der Gruppe der Barbiturate, die heute praktisch vollständig durch die bei den Sedativa besprochenen Benzodiazepine verdrängt worden sind.

Barbiturate wirken mit steigenden Dosen zunächst sedativ, dann hypnotisch; bei weiterer Dosissteigerung kommt es zur Narkose und, in toxischen Dosen, durch Ausfall medullärer Zentren zu Atemlähmung (Asphyxie) und Tod. Dagegen wirken Benzodiazepine analog zu Barbituraten zwar sedativ und in höheren Dosen hypnotisch; aber auch bei sehr hohen Dosen fehlt Benzodiazepinen die narkotische Wirkung und damit die Gefahr des Ausfalls vitaler Zentren. Benzodiazepine sind daher als Schlafmittel unproblematischer im Umgang als Barbiturate und haben als Schlaf- und Beruhigungsmittel heute die klassischen Hypnotika aus der Barbituratgruppe weitgehend verdrängt.

Veterinärmedizinisch haben Hypnotika keine große Bedeutung; sie werden nur gelegentlich bei Schlafstörungen von Tieren (z.B. Hunden) eingesetzt. Wichtiger ist der Einsatz von Hypnotika in subhypnotischen, sedativen Dosen, sie werden zur Sedation bei Untersuchungen, zur Prämedikation bei Narkosen, zum Tiertransport u.Ä. eingesetzt. Ähnlich wie in der Humanmedizin sind auch veterinärmedizinisch Barbiturate bei diesen Indikationen weitgehend durch Benzodiazepine und Neuroleptika verdrängt worden. Einige der beim Menschen früher als Hypnotika verwendeten Substanzen (**Pentobarbital, Chloralhydrat**) werden beim Tier auch als Injektionsnarkotika eingesetzt und sind bereits ausführlich besprochen worden. An dieser Stelle sollen Hypnotika aus der Gruppe der **Barbiturate** behandelt werden. Näheres zu **Chloralhydrat** siehe bei der Besprechung der Injektionsnarkotika. Benzodiazepine, die vor allem wegen ihrer sedativen Wirkung beim Tier eingesetzt werden, werden ausführlich unter **Sedativa** besprochen.

Barbiturate

Aus der großen Gruppe der Barbiturate spielen nur die langwirksamen **klassischen Barbiturate** als Hypnotika bzw. Beruhigungsmittel eine Rolle, da Thiobarbiturate und N-Methylbarbiturate zu kurz wirken. Barbiturate können oral oder parenteral verabreicht werden. Nach oraler Applikation werden Barbiturate rasch und vollständig resorbiert. Verabreichung in Form der gut löslichen Natriumsalze beschleunigt die Resorption erheblich. Die klassischen Barbiturate unterscheiden sich in erster Linie durch ihre Halbwertszeit und damit ihre Wirkungsdauer. Das älteste Barbiturat, **Barbital** (früheres Warenzeichen **Veronal**), wird heute nicht mehr als Hypnotikum verwendet, weil es zu lange wirkt („Hang over" noch am nächsten Tag). Tiermedizinisch ist von den klassischen Barbituraten nur Pentobarbital im Handel (als Narkotikum; s. dort).

Amobarbital [**Stadadorm**], das auch beim Tier wegen seiner sedativ/hypnotischen Wirkung Anwendung fand, ist ebenfalls nicht mehr als Hypnotikum im Handel. Auch **Pentobarbital** [**Nembutal**] ist als Schlafmittel nicht mehr im Handel. Eine Bedeutung hat nur noch **Phenobarbital** [**Luminal** (H.M.)], das als einziges Barbiturat noch als Schlafmittel im Handel ist. Zu beachten ist, dass sowohl Phenobarbital wie Pentobarbital der Betäubungsmittelgesetzgebung unterliegen, jedoch sind die Phenobarbital-haltigen auf dem Markt befindlichen Präparate [Luminal-Tabletten, Luminaletten-Tabletten, Luminal-Injektionslösung] „ausgenommene Zubereitungen" und können damit normal bezogen und verschrieben werden. Lediglich die Pentobarbital-Injektionslösung [**Narcoren, Narkodorm** (V.M.)] muss als Betäubungsmittel bezogen und verschrieben werden.

Pentobarbital wurde bereits als Injektionsnarkotikum ausführlich besprochen (s. dort). ▶ **Dosierung**: zum Erreichen einer sedativ/hypnotischen Wirkung bei oraler Applikation bei allen Tierarten um 2–5 mg/kg, bei intravenöser Applikation um 1–2 mg/kg. Bei höheren Dosen steigt die Gefahr pränarkotischer Erregungszustände. ▶ **Wirkungsdauer**: mehrere Stunden. **Phenobarbital** hat einen langsameren Wirkungseintritt (eignet sich deshalb nicht als Narkotikum) und eine längere Wirkungsdauer als Pentobarbital ▶ **Wirkungsdauer**: etwa 24 Stunden. ▶ **Dosierung**: Für die sedativ/hypnotische Wirkung werden beim Hund Dosen von 3–6 mg/kg p.o. verabreicht. Durch i.m. Injektion von 15–20 mg/kg kann beim Hund ein 10–12 Stunden dauernder Schlaf erzwungen werden. Phenobarbital spielt beim Hund aber vor allem als Antiepileptikum eine Rolle (s. dort). Bei fortlaufender Behandlung mit Barbituraten kommt es zur Entwicklung einer Toleranz, d.h., die sedativ/hypnotische Wirkung nimmt ab, was sich durch zentrale Adaptationsmechanismen und eine ausgeprägte Enzyminduktion (schnellerer Abbau des Barbiturats) erklärt. Ferner haben Barbiturate bei Dauerbehandlung Suchtpotenz, sodass es beim Absetzen der Behandlung zu Entzugserscheinungen kommen kann. ▶ **Nebenwirkungen**: Auch in hypnotischen Dosen wirken Barbiturate (schwach) depressiv auf die Atmung, der Blutdruck wird leicht gesenkt, ebenso der Tonus des Gastrointestinaltrakts. Bei Langzeitbehandlung (spielt vor allem in der Epilepsiebehandlung eine Rolle) mit hohen Dosen kann sich physische Abhängigkeit entwickeln (Gefahr eines Entzugssyndroms bei Absetzung der Medikation). ▶ **Überdosierung**: Es kommt zur klassischen Schlafmittelvergiftung (häufigste Suizidart beim Menschen), die durch die narkotischen Effekte der Barbiturate charakterisiert ist (s. Besprechung von Pentobarbital bei den Injektionsnarkotika). ▶ **Gegenanzeigen**: schwere Leber- und Nierenfunktionsstörungen. ▶ **Wechselwirkungen**: Addition der zentralen Wirkung mit allen zentral dämpfenden Pharmaka.

2.2 Sedativa

Unter diesem Oberbegriff sollen alle Pharmaka zusammengefasst werden, die veterinärmedizinisch vor allem wegen ihrer sedativen Wirkung verwendet werden, also Benzodiazepine und Neuroleptika. Diese Stoffe wirken mit steigender Dosis zunächst sedativ, dann hypnotisch, führen jedoch im Gegensatz zu Barbituraten bei weiterer Dosissteigerung zu keiner Narkose. Einige Pharmaka mit starker sedativer Wirkung beim Tier (Xylazin, Guaifenesin, einige Antihistaminika), aber anderen Hauptwirkungen werden an anderer Stelle besprochen. Die Sedativa, die in diesem Kapitel behandelt werden sollen, gehören humanmedizinisch zur großen Gruppe der **Psychopharmaka**. Psychopharmaka lassen sich in fünf Gruppen einteilen: **Ataraktika („Minor Tranquilizer")**, **Neuroleptika („Major Tranquilizer")**, **Antidepressiva**, **Psychoanaleptika** und **Psychotika**. Ataraktika und Neuroleptika werden vor allem wegen ihrer sedativen Wirkung beim Tier verwendet und sollen deshalb in diesem Kapitel unter dem Oberbegriff Sedativa besprochen werden. Antidepressiva werden im Kapitel „Medikamentöse Therapie von Verhaltensproblemen" besprochen; einige Psychoanaleptika, also Stoffe, die die psychische Aktivität erhöhen sollen, werden im Kapitel „Zentral erregende Stoffe" behandelt. Psychotika (z.B. Halluzinogene wie LSD) haben bei Mensch und Tier keine therapeutischen Anwendungsgebiete.

Ataraktika

Unter Ataraktika (Ataraxie = „Unerschütterlichkeit") werden Pharmaka mit vorwiegend dämpfender Wirkung auf die Psyche verstanden, die zu Anxiolyse (Beseitigung von Angstzuständen) und Verminderung von Spannungs- und Erregungszuständen („zähmender" Effekt beim Tier) führen. Ataraktika werden wegen ihrer allgemein beruhigenden Wirkung auch als **Tranquillanzien** oder **Minor Tranquillizer** bezeichnet. Die wichtigsten Vertreter der Ataraktika sind die **Benzodiazepine**. Das Propandiolderivat **Meprobamat**, das vor den Benzodiazepinen als Ataraktikum entwickelt wurde, ist nicht mehr im Handel (zur Besprechung siehe frühere Ausgaben dieses Buches).

Benzodiazepine

Benzodiazepine wirken dosisabhängig anxiolytisch, antikonvulsiv, zähmend (antiaggressiv), sedierend, hypnotisch und zentral muskelrelaxierend. Humanmedizinisch werden alle diese Wirkungen therapeutisch ausgenutzt, was die zahlreichen unterschiedlichen Anwendungsgebiete der Benzodiazepine erklärt (der Hauptvertreter **Diazepam** gehörte über Jahrzehnte humanmedizinisch zu den am häufigsten verschriebenen Arzneimitteln). Bei Dauerbehandlung lassen die Wirkungen der Benzodiazepine zum Teil stark nach (Toleranzentwicklung durch zentrale Adaptation), und bei langer Verabreichung hoher Dosen ist die Entwicklung einer Abhängigkeit möglich (Gefahr von Entzugserscheinungen nach Absetzen). Aufgrund der Suchtpotenz fallen Benzodiazepine seit 1986 unter die Bestimmungen des Betäubungsmittelrechts; jedoch sind alle auf dem Markt befindlichen Präparate ausgenomme Zubereitungen und können damit normal bezogen und verschrieben werden. Ein Vorteil gegenüber anderen Arzneimitteln mit ähnlichen Wirkungen (z.B. Barbituraten) ist die sehr geringe Toxizität der Benzodiazepine. Für die Anwendung beim Tier ist bisher nur ein Benzodiazepin als Monopräparat zugelassen (s.u.); die Stoffe werden daher bisher überwiegend in Form von humanmedizinischen Präparaten vor allem beim Kleintier angewendet, finden wegen ihrer großen therapeutischen Breite aber auch mehr und mehr Anwendung bei Nutztieren, z.B. bei Pferden. Ferner werden sie bei Zoo- und Wildtieren angewendet. Benzodiazepine wirken über spezifische Rezeptoren **(Benzodiazepin-Rezeptoren)** im ZNS, wobei diese Rezeptoren an $GABA_A$-Rezeptoren gekoppelt sind und die Wirkung des inhibitorischen Neurotransmitters GABA (Hyperpolarisation der postsynaptischen Membran durch vermehrten Chlorideinstrom) fördern. Die endogenen Liganden für diese Rezeptoren sind bisher nicht bekannt. Im Rückenmark hemmen Benzodiazepine polysynaptische Reflexe, was die zentral muskelrelaxierende Wirkung hoher Dosen erklärt. Im Gegensatz zu den Neuroleptika haben Benzodiazepine keine peripheren Wirkungen (z. B. auf das vegetative Nervensystem). Lebensbedrohliche Zustände wie Atemdepression, Herz-Kreislauf-Versagen und Verschwinden der Reflexe, wie sie für Vergiftungen mit Barbituraten und anderen Hypnotika typisch sind, treten bei Benzodiazepinen nicht auf, allerdings kann es bei zu schneller intravenöser Injektion aufgrund der muskelrelaxierenden Wirkung zu einem Atemstillstand kommen. Die wichtigsten Benzodiazepine sind **Diazepam** [**Valium**], **Chlordiazepoxid** [**Librium**], **Clonazepam** [**Rivotril**], **Nitrazepam** [**Mogadan**], **Oxazepam** [**Adumbran**], **Medazepam** [**Rudotel**], **Midazolam** [**Dormicum**], **Oxazepam** (**Adumbran**), **Brotizolam** (**Lendormin**), **Lorazepam** (**Tavor**), **Lormetazepam** (**Noctamid**) und **Flurazepam** [**Dalmadorm**]. Qualitativ wirken alle diese Stoffe gleich; sie unterscheiden sich aber in ihrer Wirkungspotenz und ihrer Wirkungsdauer. Für die Wirkungsdauer ist von Bedeutung, dass die meisten Benzodiazepine zu aktiven Metaboliten (häufig Desmethyldiazepam) verstoffwechselt werden, die die Wirkung der Ausgangssubstanz erheblich verlängern können. Einige Benzodiazepine werden humanmedizinisch nur als Schlafmittel verwendet (z. B. Flurazepam), andere nur als Antiepileptika (Clonazepam), während bei Diazepam, dem bekanntesten Benzodiazepin und Prototyp der Gruppe, praktisch alle Wirkungen therapeutisch ausgenutzt werden. Veterinärmedizinisch werden Benzodiazepine vor allem wegen ihrer sedativ/hypnotischen, antiaggressiven und antiepileptischen Wirkung eingesetzt; hierbei spielen zur Zeit v.a. Diazepam und, in geringerem Umfang, Clonazepam (s. auch Antiepileptika) eine Rolle. An dieser Stelle soll deshalb beispielhaft für die Benzodiazepine nur Diazepam näher besprochen werden. Erwähnenswert ist, dass zur Zeit in Deutschland erst ein Benzodiazepin (**Brotizolam** [**Mederantil**]) für die Anwendung bei lebensmittelliefernden Tieren zugelassen worden ist; Indikation ist Anregung der Fresslust (Appetitsteigerung) bei krankheitsbedingter Inappetenz beim Rind, ein Effekt, den alle Benzodiazepine bei zahlreichen Spezies ausüben, der aber nur kurz anhält und bei den bisher untersuchten Benzodiazepinen zumindest bei gesunden Tieren zu keiner Gewichtszunahme führt. Rechtlich ist Brotizolam aufgrund seiner Zulassung für Rinder das einzige Benzodiazepin, das bei lebensmittelliefernden Tieren angewendet werden kann. Die fresstriebsteigernde Wirkung wird bei 2–8 µg/kg bei verschiedenen Tierarten ausgelöst; höhere Dosen wirken sedativ. Mit Ausnahme von Brotizolam ist kein Benzodiazepin in Tab. 1 der VO 37/2010 (EU) aufgeführt, sodass bis auf Brotizolam die Anwendung von Benzodiazepinen bei lebensmittelliefernden Tieren nicht erlaubt ist. Eine Ausnahme ist die Anwendung von Diazepam, Midazolam und Zolazepam bei Schlachtequiden, da diese drei Benzodiazepine im Verzeichnis der zur Behandlung von Equiden wesentlichen Stoffe (sog. Positivliste für Equiden) (VO EG Nr. 1950/2006) aufgeführt sind. In diesem Falle ist die Anwendung durch eine Eintragung im Equidenpass zu dokumentieren und eine ▶ **Wartezeit** von 6 Monaten einzuhalten. Zolazepam, das 1989 in Kombination mit einem „dissoziativen Anästhetikum" (Tiletamin) zur Anwendung bei Katzen zugelassen wurde (s. bei Ketamin), ist allerdings in Deutschland nicht mehr im Handel. In der Schweiz ist außerdem das Benzodiazepin **Climazolam** [**Climasol ad us. vet.**] für Hund und Katze als Sedativum oder in Kombination mit Analgetika für kleinere chirurgische Eingriffe im Handel. Die Wirkungen von Benzodiazepinen können durch Applikation des Benzodiazepinantagonisten **Flumazenil** [**Anexate** (H.M.)] aufgehoben werden.

Diazepam

Diazepam [**Valium** (H.M.)] ist in Form von Tabletten, Retardkapseln, Sirup, Suppositorien und Injektionslösung im Handel. ▶ **Anwendungsgebiete**: Beim kleinen Haustier wird Diazepam (z. B. in Kombination mit Levomethadon) vor allem in der Narkoseprämedikation verwendet. Dabei erleichtert es die Intubation und schützt weitgehend vor prä- und postnarkotischen Exzitationen. Ferner kann Diazepam beim Hund zur Unterbrechung eines Status epilepticus und bei der Katze zur Dauerbehandlung einer Epilepsie eingesetzt werden (s. Antiepileptika). Die muskelrelaxierende Wirkung ist neben der Narkoseprämedikation auch bei Myalgien („Teckellähme") und Tetanus auszunutzen. Auch bei anderen Tierarten kann Diazepam als Ataraktikum (zur Beruhigung vor Untersuchungen,

Transporten, Narkoseprämedikation) eingesetzt werden, ist aber bisher für Nutztiere nicht zugelassen. Beim Pferd wird Diazepam (in Kombination mit Ketamin und Xylazin) zum Ablegen und zur Narkoseprämedikation verwendet und hat zum medikamentösen Ablegen das früher hierfür verwendete Guaifenesin (▶ S. 117) weitgehend verdrängt. Auch werden Diazepam und andere Benzodiazepine in Kombination mit einem morphinähnlichen Analgetikum oder Ketamin zur „Ataranalgesie" eingesetzt. Beim Pferd wird Diazepam missbräuchlich zum Doping verwendet. Diazepam wird üblicherweise parenteral gegeben, kann aber auch oral verabreicht werden (z.B. bei der Epilepsiebehandlung der Katze). ▶ **Dosierung**: Hund: zur Narkoseprämedikation um 1 mg/kg i.m. oder s.c.; dabei zeigen Hunde vor allem Ataxie der Hinterbeine, herabgesetzten Muskeltonus und (meist geringgradige) Sedation. Bei der Tetanusbehandlung wird die genannte Dosis nach Bedarf wiederholt verabreicht. Das Ausmaß der Sedation ist wie bei allen Hypnotika und Sedativa abhängig vom Erregungszustand des Tieres. ▶ **Wirkungsdauer**: ist beim Hund relativ kurz (**Halbwertszeit 2–5 Stunden**, aber Metabolisierung zu aktiven Metaboliten, die bei Dauerbehandlung kumulieren). Bei Katzen kann Diazepam bei aufgeregten Tieren zu einer Verstärkung der Erregung führen, bei ruhigen Tieren führen Dosen um 1 mg/kg i.v. zu Muskelrelaxierung und Sedation, wobei die Wirkung länger anhält als beim Hund (Halbwertszeit 15–20 Stunden). Sedative Dosen von Diazepam bei anderen Spezies sind 0,5 mg/kg i.v. beim Rind (stärkere Sedation als beim Hund, Tiere legen sich innerhalb von 2 min nieder, Wirkungsdauer etwa 4 Stunden) und 5–8 mg/kg i.m. beim Schwein. Beim Schwein kann Diazepam zur Prämedikation auch mit Azaperon kombiniert werden (0,25 mg/kg Diazepam + 0,4 mg/kg Azaperon). Ferner scheint Diazepam (0,25 mg/kg) mit Erfolg zur Verhinderung von Rangkämpfen und Ferkelfressen eingesetzt werden zu können. Es ist daher zu erwarten, dass Benzodiazepine wegen ihrer guten Verträglichkeit in Zukunft vermehrt Eingang in die Schweinepraxis finden werden. Beim Pferd sollte Diazepam nicht allein zur Sedation angewendet werden, da Abwehrreaktionen und Ataxie auftreten. Bei Kombination (z.B. mit Ketamin und Xylazin) in der Prämedikation liegen die wirksamen Dosen von Diazepam beim Pferd um 0,2 mg/kg i.m. oder i.v. Die Halbwertszeit von Diazepam beim Pferd liegt zwischen 7 und 22 Stunden. ▶ **Nebenwirkungen**: Wie alle Benzodiazepine hat auch Diazepam kaum eine Wirkung auf Kreislauf und Atmung. Bemerkenswert ist der appetitsteigernde Effekt von Diazepam (erhöhte Futteraufnahme trotz Sedation), der z.B. bei kranken Katzen auch therapeutisch ausgenutzt werden kann. Bei erregten Tieren kann es zu paradoxen Reaktionen kommen. Eine i.v. Injektion muss vorsichtig vorgenommen werden, da die muskelrelaxierende Wirkung bei hohen Dosen zu einer Beeinträchtigung der Atmung führen kann. ▶ **Überdosierung**: Erst bei sehr starker Überdosierung kommt es zu einem Blutdruckabfall; ansonsten steht die Verstärkung der sedativ/hypnotischen Wirkung im Vordergrund. ▶ **Gegenanzeigen**: Vergiftung mit zentraldämpfenden Pharmaka und Alkohol. ▶ **Wechselwirkungen**: Verstärkung der Wirkung von zentraldämpfenden Pharmaka. Wie alle Benzodiazepine ist auch Diazepam stark an Plasmaproteine gebunden (Hund 95%, Pferd 87%), sodass bei Kombination mit anderen hochgebundenen Pharmaka eine Verdrängung aus der Proteinbindung und damit Wirkungszunahme resultieren kann.

Neuroleptika

Neuroleptika („**Major Tranquilizer**") sind aufgrund ihrer starken sedierenden Wirkung die veterinärmedizinisch meist verwendete Gruppe der Sedativa (und Psychopharmaka); bei lebensmittelliefernden Tieren ist ihre Bedeutung jedoch durch Anwendungsverbote (z.B. Chlorpromazin) oder die Rücknahme von Zulassungen zurückgegangen. Unter Neurolepsie wird ein Zustand mit Dämpfung emotionaler Erregbarkeit, Verminderung des Antriebs, der Spontanbewegung und der Ausdrucksmotorik verstanden. Hauptindikation der Neuroleptika in der Humanmedizin sind deshalb Psychosen (vor allem Schizophrenie), während Neuroleptika beim Tier vor allem in der Narkoseprämedikation und zur Neuroleptanalgesie sowie zur Beruhigung vor und während Transporten, bei Untersuchungen, beim Umgruppieren von Schweinen u.Ä. eingesetzt werden. Missbräuchlich werden vor allem Phenothiazinderivate beim Pferdedoping eingesetzt. Wie bei allen zentral dämpfenden Pharmaka gibt es auch bei den Neuroleptika tierartliche Unterschiede im Ausmaß der zu erreichenden Sedation. So ist z. B. der alleinige Einsatz von Neuroleptika zur Sedation vor Untersuchungen und Manipulationen bei Rind und Pferd meist nicht zufriedenstellend, da die Neurolepsie leicht durch äußere Einflüsse (z. B. Schmerzreize) durchbrochen wird. Hier ist Xylazin vorzuziehen (s. dort). Bei Schweinen ist nur mit Azaperon eine ausreichende Sedation für Untersuchungen und Manipulationen zu erreichen. Neuroleptika verteilen sich sehr stark im Organismus (hohe Verteilungsvolumina, hohe Gewebskonzentrationen, niedrige Plasmakonzentrationen) und werden teilweise zu aktiven Metaboliten abgebaut, sodass die für Neuroleptika bei Nutztieren festgelegten Wartezeiten lang sind. Deshalb eignen sich Neuroleptika nicht zum Schlachttiertransport (was nicht ausschließt, dass sie vom Tierbesitzer unter Missachtung der Wartezeiten zu diesem Zweck eingesetzt werden).

Die wichtigsten **zentralen Wirkungen** der Neuroleptika ähneln z. T. denen der Benzodiazepine; so wirken Neuroleptika zähmend (antiaggressiv) und sedativ/hypnotisch. Im Gegensatz zu den Ataraktika wirken Neuroleptika aber antipsychotisch (neuroleptisch), antiemetisch und kataleptisch, erhöhen also den Muskeltonus. Ein Teil dieser Effekte, so die antipsychotische, antiemetische und kataleptische Wirkung, lässt sich durch die Dopamin-antagonistische Wirkung der Neuroleptika (▶ Tab. 7, ▶ S. 66) in bestimmten Hirnregionen erklären; daneben wirken Neuroleptika zentral aber auch Histamin-antagonistisch, anticholinerg und senken den Sympathikotonus zur Peripherie. Weiterhin führen Neuroleptika, ohne selbst analgetisch zu wirken, zu einer Verstärkung der analgetischen Wirkung von starken, morphinähnlichen Analgetika. Dieser Effekt wird in der **Neuroleptanalgesie** ausgenutzt, bei der ein Neuroleptikum mit einem morphinähnlichen starken Analgetikum (z. B. Levomethadon oder Fentanyl) kombiniert wird. Vorteile der Kombination sind Verstärkung der analgetischen und sedativen Wirkung bei gleichzeitiger Abschwächung der emetischen und vagusstimulierenden Wirkung des Analgetikums. Da Neuroleptika den Sauerstoffverbrauch der Gewebe senken, wird die Gefahr einer Gewebshypoxie als Folge der atemdepressiven Wirkung des Analgetikums gesenkt. Nachteilig ist die Beeinträchtigung der Kreislaufregulation, da Neuroleptika bereits in subtherapeutischen Dosen eine starke α-adrenolytische Wirkung in der Peripherie haben, sodass es insbesondere bei kreislauflabilen Patienten durch Ausschaltung der Gegenregulation zu einem starken Blutdruckabfall kommen kann. Humanmedizinisch ist die Neuroleptanalgesie zugunsten der Ataranalgesie verlassen worden, da Patienten sich häufig an Vorgänge während der Operation erinnerten (aufgrund des im Gegensatz zur Narkose Fehlens von Bewusstlosigkeit während der Neuroleptanalgesie). Bei der **Ataranalgesie** (Kombination eines Benzodiazepins mit einem Analgetikum) ist dies aufgrund des amnestischen Effekts der Benzodiazepine auszuschließen. Neben der α-adrenolytischen Wirkung haben die meisten Neuroleptika in höheren (therapeutischen) Dosen peripher auch eine parasympatholytische Wirkung, sodass das vegetative Nervensystem praktisch ausgeschaltet wird. Aufgrund ihrer Wirkung auf den Kreislauf haben Neuroleptika eine geringere therapeutische Breite als Ataraktika (v. a. Benzodiazepine). Insbesondere bei erregten Patienten kann es nach i.v. Injektion von Neuroleptika (besonders Phenothiazinderivaten) zu paradoxen Reaktionen kommen (Erregung, besonders häufig beim Pferd); bei epileptischen Patienten sind Neuroleptika wegen ihrer prokonvulsiven Wirkung kontraindiziert (hier sind Benzodiazepine in der Narkoseprämedikation vorzuziehen). Neuroleptika, die beim Tier für die Neuroleptanalgesie verwendet werden können, sind die Phenothiazinderivate **Chlorpromazin** (Bedeutung hat drastisch abgenommen), **Propionylpromazin**, **Acepromazin**, **Triflupromazin** und die **Butyrophenonderivate Droperidol** und **Fluanison**. Kombiniert wird vor allem mit dem starken Analgetikum **Levomethadon**; in Kombination mit Droperidol und Fluanison wird auch **Fentanyl** eingesetzt (s. starke Analgetika, ▶ S. 96).

Die Neuroleptanalgesie ist in der Narkoseprämedikation und zur Durchführung schmerzhafter Eingriffe in der tierärztlichen Praxis weit verbreitet und hat die früher bevorzugt eingesetzte Barbituratnarkose weitgehend verdrängt, obgleich sie nicht immer einen operationsfähigen Zustand des Patienten herbeiführt. Zu beachten ist, dass unter Neuroleptanalgesie die Tiere zwar immobilisiert sind und die Schmerzempfindlichkeit vollkommen ausgeschaltet ist, es besteht aber kein mit einer Narkose vergleichbares Toleranzstadium, d. h., Bewusstlosigkeit wird nicht erreicht, und die Tiere reagieren auf äußere Reize wie z. B. Lärm. Vorteil gegenüber den Injektionsnarkosen ist, dass bei Beachtung des kreislaufdepressiven Effektes die Gefahr von kritischen Zwischenfällen relativ gering ist. Bei Anwendung von Neuroleptika allein oder in Kombination mit starken Analgetika in der Prämedikation von Narkosen ist zu beachten, dass aufgrund der Potenzierung zentral dämpfend wirkender Stoffe die Dosis des Narkotikums gesenkt werden muss. Alternativ zur Kombination von Neuroleptika mit starken Analgetika werden Ataraktika (Benzodiazepine) mit morphinähnlichen Analgetika oder Ketamin kombiniert („Ataranalgesie"). Außerdem stellen die TIVA (s. o.; z. B. Propofol und Fentanyl) sowie Kombination von Ketamin und Xylazin (s. u.) sinnvolle Alternativen zur Neuroleptanalgesie dar.

Die unterschiedlichen hier zu besprechenden Neuroleptika haben qualitativ das gleiche Wirkungsspektrum, wobei einzelne Wirkungen aber unterschiedlich stark ausgeprägt sein können. Generell scheinen die sedativ/hypnotische Wirkung und die antipsychotische Wirkung negativ korreliert zu sein, d. h., Neuroleptika mit sehr starker antipsychotischer Wirkung (z. B. Haloperidol) wirken nur relativ schwach sedativ/hypnotisch. Im Folgenden sollen nun die vier wichtigsten Gruppen der Neuroleptika besprochen werden: die **Phenothiazinderivate**, die **Azaphenothiazinderivate**, die **Thioxanthenderivate** und die **Butyrophenonderivate**. Diese Gruppen von Neuroleptika werden heute auch als klassische Neuroleptika oder Antipsychotika bezeichnet, nachdem sogenannte „atypische" Neuroleptika oder Antipsychotika wie Clozapin [Leponex (H.M.)], Olanzapin [Zyprexa (H.M.)] oder Risperidon [Risperdal (H.M.)] entwickelt wurden, die beim Menschen weniger extrapyramidal-motorische Nebenwirkungen bei Dauerbehandlung von Psychosen aufweisen. Tiermedizinisch spielen diese Stoffe bisher keine Rolle, obwohl ein Vertreter (Amperozid) unter dem Namen Hogpax als Sedativum für Schweine zugelassen wurde, zurzeit aber nicht mehr als Tierarzneimittel auf dem Markt ist.

Phenothiazinderivate

Phenothiazinderivate sind die älteste Gruppe der Neuroleptika. Humanmedizinisch sind diese Stoffe weitgehend durch neuere Neuroleptika mit weniger Nebenwirkungen (z. B. Droperidol in der Neuroleptanalgesie) bzw. stärkerer antipsychotischer Wirkung (z. B. Haloperidol) verdrängt worden. Veterinärmedizinisch gehören Phenothiazinderivate wie Acepromazin aber nach wie vor zu den am häufigsten eingesetzten Neuroleptika, wobei ihre Bedeutung durch ihr Verbot für lebensmittelliefernde Tiere (s. u.) zurückgegangen ist. Phenothiazinderivate zeichnen sich durch ein sehr hohes Verteilungsvolumen aus (teilweise über 10 l/kg; hohe Gewebskonzentrationen), sodass nur sehr niedrige Plasmakonzentrationen auftreten. Teilweise werden die Stoffe zu aktiven Metaboliten abgebaut. Neben den bereits besprochenen zentralen und peripheren Wirkungen der Neuroleptika haben Phenothiazinderivate (in Analogie zu klassischen Antihistaminika) eine starke lokalanästhetische und antihistaminerge Wirkung, die jedoch therapeutisch keine Rolle spielt.

Chlorpromazin

Chlorpromazin ist der Prototyp der Phenothiazinderivate und soll hier beispielhaft besprochen werden, weil sich die Pharmakologie aller Phenothiazinderivate (und der meisten Neuroleptika) gleicht. Bekanntestes humanmedizinisches Warenzeichen war **Megaphen** (nicht mehr im Handel). Seit 1997 ist die Anwendung von Chlorpromazin bei lebensmittelliefernden Tieren aufgrund ungenügender Toxizitäts- und Rückstandsdepletionsdaten in der EU verboten. Auch humanmedizinisch ist Chlorpromazin nicht mehr im Handel. ▶ **Anwendungsgebiete**: bei Hund und Katze: Prämedikation von Narkosen (durch Kombination mit Chlorpromazin kann die Dosis des Narkotikums um 30–50 % gesenkt werden), Operationsvorbereitung, Beruhigung aggressiver Tiere, zur Beseitigung von Fremdkörpern in Rachen und Schlund und zur Beruhigung beim Transport. Chlorpromazin wird beim Tier vorwiegend parenteral verabreicht, kann aber auch oral appliziert werden. ▶ **Dosierung**: bei Hund und Katze 0,5–4 mg/kg langsam i.v. oder i.m., oral mindestens 3 mg/kg. ▶ **Wirkungsdauer**: beim Hund dosisabhängig 6–24 Stunden (**Halbwertszeit** 11 Stunden,

Metabolismus zu noch schwach wirksamen Metaboliten); bei anderen Tierarten teilweise kürzer.
▶ **Nebenwirkungen**: Ausschaltung der pressorischen Kreislaufregulation bis zum orthostatischen Kollaps, deshalb nur bei kreislaufgesunden Patienten anwenden und nicht nach größeren Blutverlusten. Photosensibilisierung an unpigmentierten Hautstellen bei Sonnenexposition möglich (**auch Gefahr für den Anwender!**); weiterhin Allergien, Magen-Darm-Störungen, Sekretionsstörungen an Speichel- und Schweißdrüsen (parasympatholytische Wirkung), Hypothermie, Nickhautvorfall. Insbesondere bei erregten Tieren besteht die Gefahr paradoxer Reaktionen. Die Atmung wird bei bestimmungsgemäßer Dosierung kaum beeinflusst. Bei Anwendung über einen längeren Zeitraum (wobei die sedative Wirkung nachlässt) besteht bei allen Neuroleptika durch die Dopamin-antagonistische Wirkung die Gefahr der Entwicklung Parkinson-ähnlicher Symptome (Tremor, Dyskinesie, Rigidität der Muskulatur). Bei Behandlung von trächtigen Tieren mit Chlorpromazin sind Lebernekrosen bei den Neugeborenen aufgetreten. Ferner sind intrahepatische Cholestasen nach Anwendung von Chlorpromazin beschrieben worden. ▶ **Überdosierung**: Verstärkung der beschriebenen Wirkungen. Bei Kreislaufkollaps können zum Durchbrechen der α-Adrenolyse hohe Dosen von α-Sympathomimetika (Norfenefrin) oder Dopamin eingesetzt werden. Neigung zu zentralen Krämpfen, daher keine Analeptika! ▶ **Gegenanzeigen**: kreislauflabile Patienten, starke Blutverluste, epileptische Patienten, akute Intoxikationen mit zentraldämpfenden Pharmaka oder Alkohol, Leberschäden. ▶ **Wechselwirkungen**: Wirkungsverstärkung von zentraldämpfenden Pharmaka (z. B. bei Kombination mit Pentobarbital kann die i.v. Dosis des Barbiturats, die zur Erreichung des Toleranzstadiums notwendig ist, um 50 % gesenkt werden). Wirkungsverstärkung von blutdrucksenkenden Mitteln. Chlorpromazin wird bei allen Spezies sehr stark an Plasmaproteine gebunden (Hund 87 %), sodass es bei Kombination mit anderen hochgebundenen Pharmaka zur Verdrängung aus der Bindung und damit zu einer Wirkungszunahme kommen kann.

Propionylpromazin
Propionylpromazin war unter dem Warenzeichen Combelen für Tiere im Handel. Seit dem 1. Januar 2000 ist die Substanz für lebensmittelliefernde Tiere verboten und nicht mehr im Handel. Auch humanmedizinisch ist kein Präparat im Handel, sodass sich eine weitere Besprechung der Substanz erübrigt.

Acepromazin
Acepromazin ist der wirkungsstärkste Vertreter aus der Gruppe der Phenothiazinderivate und verdrängte deshalb relativ rasch Chlorpromazin als Neuroleptikum in der Tiermedizin. Acepromazin [**Vetranquil**, **Sedalin** (V.M.)] ist zur Anwendung bei Pferd, Hund und Katze im Handel. Seit 1. Januar 2000 ist Acepromazin für die Anwendung bei lebensmittelliefernden Tieren verboten. Ausnahme ist die Anwendung bei Schlachtequiden, da Acepromazin im Verzeichnis der zur Behandlung von Equiden wesentlichen Stoffe (sog. Positivliste für Equiden) (VO EG Nr. 1950/2006) aufgeführt ist. In diesem Falle ist die Anwendung durch eine Eintragung im Equidenpass zu dokumentieren und eine ▶ **Wartezeit** von 6 Monaten einzuhalten.
▶ **Anwendungsgebiete**: wie bei Chlorpromazin; missbräuchlicher Einsatz beim Pferdedoping.
▶ **Dosierung**: bei oraler Verabreichung 1–2 mg/kg bei Kleintieren; bei parenteraler Verabreichung: Hund 0,5 mg/kg i.v. oder 0,5–1 mg/kg i.m., Katze 0,5–1 mg/kg i.m. Beim Pferd liegen die wirksamen Dosen bei 0,05–0,1 mg/kg i.v., 0,1–0,2 mg/kg i.m. und 0,2–0,5 mg/kg oral. ▶ **Wirkungsdauer**: je nach Dosis 6–12 Stunden (**Halbwertszeit** beim Pferd 3 Stunden). ▶ **Nebenwirkungen**, ▶ **Überdosierung**, ▶ **Gegenanzeigen**, ▶ **Wechselwirkungen** siehe Chlorpromazin. Wie Chlorpromazin hat Acepromazin eine sehr hohe Plasmaproteinbindung (beim Pferd 99 %). Die phototoxische Wirkung von Acepromazin ist deutlich geringer als die von Chlorpromazin.

Azaphenothiazinderivate
Von den Azaphenothiazinderivaten hat nur **Prothipendyl** [**Dominal**] tiermedizinisch (u. a. beim Pferd) eine gewisse Bedeutung erlangt, ist aber nicht mehr im Handel.

Thioxanthenderivate

Thioxanthenderivate sind chemisch den Phenothiazinderivaten sehr ähnlich und entsprechen daher auch in ihren Wirkungen weitgehend der wichtigsten Gruppe der Neuroleptika. Bekanntester Vertreter der Thioxanthenderivate ist **Chlorprothixen**.

Chlorprothixen

Chlorprothixen [**Truxal** (H.M.)] ist stärker sedativ und anticholinerg wirksam als Chlorpromazin, entspricht ansonsten aber in seinen Wirkungen dem Prototyp der Phenothiazinderivate. Chlorprothixen wird in verschiedenen Ländern vor allem beim Schwein als Neuroleptikum eingesetzt, ist in Deutschland aber nicht zur Anwendung beim Tier zugelassen. Chlorprothixen hat keinen MRL und darf deswegen in der EU nicht bei lebensmittelliefernden Tieren angewendet werden.

Humanmedizinisch ist Chlorprothixen unter dem Warenzeichen **Truxal** in Form von Saft und Dragees erhältlich. ▸ **Anwendungsgebiete**: siehe Chlorpromazin. ▸ **Dosierung**: Hund 2–4 mg/kg i.v. oder i.m., Pferd (zur Prämedikation) 0,75–1 mg/kg i.v. ▸ **Nebenwirkungen**, Symptome bei ▸ **Überdosierung**, ▸ **Gegenanzeigen**, ▸ **Wechselwirkungen** entsprechen weitgehend Chlorpromazin.

Butyrophenonderivate

Butyrophenonderivate wie **Haloperidol, Fluanison, Droperidol** oder **Azaperon** unterscheiden sich in ihrer chemischen Struktur erheblich von den bisher besprochenen Gruppen von Neuroleptika, weisen aber qualitativ das gleiche Wirkungsspektrum auf wie die klassischen Neuroleptika, wenn auch einige Wirkungen (z.B. die α-adrenolytische Wirkung) weniger stark ausgeprägt sind. Prototyp der Gruppe ist **Haloperidol** [**Haldol Janssen** (H.M.)], ein Neuroleptikum mit sehr starker antipsychotischer, aber relativ geringer sedativ/hypnotischer Wirkung, das humanmedizinisch als Antipsychotikum in der Psychiatrie eine erhebliche Bedeutung erlangt hat, veterinärmedizinisch aber keine Rolle spielt. Haloperidol ist gelegentlich allerdings in Dosen von 0,1–0,2 mg/kg p.o. mit Erfolg als Antiemetikum und Beruhigungsmittel bei Hund und Katze eingesetzt worden. Das einzige Butyrophenonderivat, das beim Tier eine größere Rolle spielt, ist **Azaperon.** Vorteil von Azaperon gegenüber anderen Neuroleptika ist vor allem die wesentlich geringere Beeinflussung der Kreislaufregulation. **Droperidol** war beim Menschen Mittel der Wahl für die Neuroleptanalgesie (kombiniert mit Fentanyl), spielt aber aufgrund des Verlassens der Neuroleptanalgesie (s.o.) in der Humananästhesiologie keine Rolle mehr und ist, auch aufgrund von Herzrhythmusstörungen, nicht mehr auf dem Markt (Besprechung s. frühere Auflagen). Veterinärmedizinisch war es unter dem Namen Halkan bis 2003 zur Anwendung als Sedativum bei Hund und Katze im Handel. Beim Großtier werden Butyrophenonderivate nur selten eingesetzt. Ihre Wirkung ist vor allem bei Pferd und Rind unsicher. Eine Rolle spielen Butyrophenonderivate deshalb vor allem in Form von Azaperon beim Schwein.

Azaperon

Azaperon [**Stresnil** (V.M.)] ist als Sedativum für Schweine im Handel. Es handelt sich um ein relativ untoxisches Neuroleptikum mit kurzer Wirkungsdauer. Azaperon ist das einzige Neuroleptikum, mit dem beim Schwein eine klinisch brauchbare Sedation für Manipulationen und Untersuchungen erreicht werden kann. Ferner ist Azaperon zurzeit das einzige für eine lebensmittelliefernde Spezies zugelassene Neuroleptikum, nachdem die Phenothiazinderivate bei lebensmittelliefernden Tieren nicht mehr eingesetzt werden dürfen. ▸ **Anwendungsgebiete**: zur Beruhigung während Geburt, Geburtshilfe, bei Aggressivität (Ferkelfressen der Sauen, Umgruppieren) und Transport (Reduzierung des Transporttodes beim Schwein) sowie zur Prämedikation vor Lokalanästhesie und Narkose. Bei Kombination von Azaperon mit dem Anästhetikum Ketamin und dem Thiobarbiturat Thiamylal [Surital] kann bei Schweinen ein operationsfähiges Stadium für kurze Eingriffe erreicht werden. ▸ **Dosierung**: Zur Sedation je nach Indikation 0,25–2 mg/kg i.m. (bis 0,5 mg/kg tritt im Allgemeinen keine Ataxie auf, bei höheren Dosen legen sich die Tiere meist spontan); zum Schweinetransport eignen sich Dosen um 0,4 mg/kg i.m.; zur Prämedikation 2 mg/kg i.m. Höhere Dosen (5–10 mg/kg) führen zur Immobilisierung mit Unterdrückung von Abwehrbewegungen. ▸ **Wirkungsdauer**: 1–3 Stunden. In der Allgemeinanästhesie haben sich beim Schwein, nachdem Metomidat [Hypnodil] nicht mehr verfügbar ist, Kombinationen von Azaperon (2 mg/kg i.m.) mit Ketamin (10–15 mg/kg i.m.) und bei jungen Tieren (< 100 kg) zusätzlich Thiobarbituraten oder Lokalanästhetika bewährt (s. bei Ketamin). Die **Halbwertszeit** von Azaperon beträgt beim Schwein ca. 2,5 Stunden. ▶ **Nebenwirkungen**: Azaperon bewirkt beim Schwein eine nur geringgradige Blutdrucksenkung (in Dosen von 0,5–3,5 mg/kg i.v. wird der arterielle Blutdruck um etwa 20 % gesenkt). Bei höheren Dosen können Salivation und Hyperpnoe auftreten. Körpertemperatur und Herzfrequenz werden in bestimmungsgemäßer Dosierung nicht beeinflusst. ▶ **Überdosierung**: Azaperon hat wie Droperidol eine große therapeutische Breite. Nach Applikation von 40 mg/kg i.m. bei Schweinen kommt es zu Salivation, Hyperpnoe und Hypothermie, aber zu keiner ernsthaften Kreislaufbeeinträchtigung. ▶ **Gegenanzeigen**: keine (auch bei kreislauflabilen Tieren anzuwenden). ▶ **Wechselwirkungen**: s. Chlorpromazin. ▶ **Wartezeiten**: 5 Tage beim Schwein.

Azaperon ist auch bei Pferden eingesetzt worden, wobei Dosen von 0,8 mg/kg i.m. zu einer ausgeprägten Sedation führten. Bei intravenöser Verabreichung kam es zu starkem Blutdruckabfall und häufig zu Erregungserscheinungen.

3
Analgetika

Unter **Analgetika** werden Stoffe verstanden, die die Schmerzempfindung unterdrücken. **Starke Analgetika** wie Morphin sind dabei in der Lage, auch stärkste Schmerzgefühle (z. B. postoperative Schmerzen) vollständig aufzuheben, während schwache Analgetika wie Acetylsalicylsäure, die im Gegensatz zu den zentral wirksamen starken Analgetika vor allem peripher an schmerzsensiblen Nervenendigungen wirken, im Vergleich deutlich schwächer analgetisch wirken und vor allem bei entzündlich bedingten Schmerzzuständen eingesetzt werden. Grundsätzlich ist zu beachten, dass Analgetika nur das Krankheitssymptom Schmerz unterdrücken, nicht aber die Schmerzursache aufheben. Neben den klassischen Analgetika vom Morphin- und Acetylsalicylsäure-Typ gibt es zahlreiche andere Substanzen oder Substanzgruppen mit analgetischer Wirkung (z. B. Xylazin oder Ketamin), die jedoch ausschließlich anästhesiologische Bedeutung und damit andere Indikationen haben als die klassischen Analgetika.

Bei der Entscheidung für ein bestimmtes Schmerzmittel muss beachtet werden, dass nicht jedes Analgetikum für jeden **Schmerztyp** geeignet ist. Man unterteilt Schmerzen in **nozizeptive Schmerzen** und **neuropathische Schmerzen**. Nozizeptive Schmerzen entstehen durch eine direkte Erregung von Nozizeptoren („Schmerzrezeptoren"), sie werden in akute Schmerzen (z. B. intraoperative und postoperative Schmerzen, Zahnschmerzen, orthopädische Schmerzen) und chronische Schmerzen (z. B. durch Arthritis oder Krebs) unterschieden. Neuropathische Schmerzen entstehen durch eine Schädigung oder Reizung sensibler Nervenfasern und können z. B. die Folgen von Diabetes mellitus, Krebs oder Hirnerkrankungen sein. Starke Analgetika vom Morphintyp (Opioide) wirken vor allem bei nozizeptiven Schmerzen, schwache Analgetika (Non-Steroidal Anti-Inflammatory Drugs, NSAIDs) vom Typ der Acetylsalicylsäure v. a. bei „banalen" nozizeptiven Schmerzen (z. B. Zahnschmerzen) und entzündlich bedingten Schmerzen. Neuropathische Schmerzen sprechen in der Regel nicht ausreichend auf die klassischen Analgetika an und werden deshalb häufig mit anderen Medikamenten (z. B. Antidepressiva, Antiepileptika) behandelt.

Ein weiteres Entscheidungskriterium bei der Auswahl eines Analgetikums (neben dem Schmerztyp) ist die Suchtpotenz des Wirkstoffs, die allerdings nur bei längerer Anwendung eines morphinähnlichen Analgetikums eine Rolle spielt. Da Analgetika, die dem Betäubungsmittelgesetz unterliegen (also morphinähnliche Analgetika), nur eingesetzt werden dürfen, wenn andere Analgetika keine ausreichende Wirkung haben, hat die Weltgesundheitsorganisation (WHO) zur Orientierung ein Dreistufenkonzept aufgestellt. Auf der ersten Stufe des WHO-Konzepts stehen NSAIDs, auf der zweiten Stufe wenig suchtpotente morphinähnliche Analgetika wie Tramadol und Codein und auf der dritten Stufe Morphin und morphinähnliche starke Analgetika. Wichtig ist bei jedem Konzept aber, die Grenzen der analgetischen Wirkung eines Schmerzmittels richtig einzuschätzen, da jeder Patient, egal ob Tier oder Mensch, ein

Recht auf adäquate Behandlung seiner Schmerzen hat. Zum Beispiel sprechen extrem starke Schmerzen wie postoperative Schmerzen oder Krebsschmerzen in der Regel nur auf morphinähnliche Analgetika ausreichend an, während – wie bereits ausgeführt – rheumatische Schmerzen in der Regel besser auf NSAIDs ansprechen. Bei der Behandlung postoperativer Schmerzen empfiehlt es sich, die Behandlung mit einem starken Analgetikum bereits perioperativ zu beginnen und dann postoperativ fortzusetzen.

3.1 Starke Analgetika

Unter „starken Analgetika" werden **Analgetika vom Typ des Morphins** („morphinartige Analgetika") verstanden. Analgetika dieses Typs spielen vor allem beim Hund (und gelegentlich beim Pferd) eine Rolle. Bis auf Levomethadon ist in Deutschland kein Analgetikum vom Typ des Morphins für Tiere zugelassen. In diesem Kapitel sollen neben den eigentlichen starken Analgetika vom Morphintyp auch zentral wirksame α-Rezeptoragonisten vom Typ des Xylazins besprochen werden, die bei einigen Tierarten eine starke analgetische (und sedative) Wirkung aufweisen.

Analgetika vom Typ des Morphins

Analgetika vom Typ des Morphins (**„Opioid-Analgetika"**) lassen sich in 3 Gruppen unterteilen: (1) natürlich vorkommende Verbindungen (Opiumalkaloide), (2) halbsynthetische und (3) vollsynthetische Verbindungen. Prototyp der starken Analgetika und Ausgangssubstanz für die halbsynthetischen und vollsynthetischen Abwandlungsprodukte ist **Morphin**, ein Alkaloid aus **Opium**, dem eingetrockneten Milchsaft der Kapseln des Schlafmohns *Papaver somniferum*. Morphin und von Morphin abgeleitete starke Analgetika werden deshalb auch als **Opiate** oder **Opioide** bezeichnet. Ein weiteres analgetisch wirksames Alkaloid aus Opium ist **Codein**, das aber überwiegend wegen seiner antitussiven Wirkung verwendet wird (s. Antitussiva). Qualitativ haben alle starken Analgetika vom Typ des Morphins das gleiche Wirkungsprofil, es gibt lediglich Unterschiede in der Ausprägung einzelner Wirkungskomponenten, der Wirkungsstärke und in der Wirkungsdauer. Aufgrund ihrer Suchtpotenz unterliegen mit Ausnahme von Tramadol (s. u.) alle Analgetika vom Typ des Morphins der Betäubungsmittelgesetzgebung. Morphin ist nach wie vor das umsatzstärkste starke Analgetikum, spielt aber tiermedizinisch eine viel geringere Rolle als in der Humanmedizin.

Morphin

Die zentralen Wirkungen von Morphin lassen sich in zentral dämpfende und zentral erregende Wirkungen unterteilen. Allerdings sind zum Teil erhebliche Speziesunterschiede in den Wirkungen von Morphin zu beachten.

Zentral dämpfende Wirkungen: (1) die analgetische Wirkung beruht auf einer Hemmung der Erregungsübertragung polysynaptischer Bahnen, was zu einer Abschirmung der Assoziationsareale des Frontalhirns führt. Der Schmerzreiz ist zwar noch lokalisierbar, er wird aber nicht mehr als unangenehm („schmerzhaft") bewertet. Durch die Abschirmung der Assoziationsareale, des sogenannten „protektiven Systems", werden auch zahlreiche andere, normalerweise als unangenehm bewertete Einflüsse nicht mehr als unangenehm empfunden (z.B. Hunger, Kälte, andere unangenehme Einflüsse der Umwelt), was die Euphorieentwicklung (und damit die Gefahr der Sucht) bei wiederholter Verabreichung von Morphin (und morphinähnlichen Analgetika) miterklärt. Die analgetische und zahlreiche andere Wirkungen von Morphin werden über sogenannte **Opiatrezeptoren** ausgelöst, die sowohl in Rückenmark und Gehirn wie auch in peripheren Organen (z.B. Dünndarm) lokalisiert sind. Opiatrezeptoren werden in verschiedene Subtypen unterteilt (μ, κ, δ), die verschiedene Wirkungen der Opioide vermitteln. Die klassischen morphinähnlichen Analgetika wirken vor allem über μ-Rezeptoren. Die physiologischen Agonisten für die verschiedenen Opiatrezeptoren sind die endogenen Opioide (Enkephaline, Endorphine, Dynorphine), analgetisch wirkende Polypeptide, die durch verschiedene Stimuli freigesetzt werden (unter anderem auch durch Akupunktur) und an zahlreichen physiologischen Funktionen beteiligt zu sein scheinen. Therapeutisch lassen sich endogene Opioide nicht einsetzen, da ihre Wirkung nur sehr kurz anhält und sie aufgrund der Molekülgröße nicht die Blut-Hirn-Schranke durchdringen können. Ähnlich wie mit Opioiden lässt sich auch mit Enkephalinen und Endorphinen eine Sucht erzeugen. (2) Morphin wirkt sedativ/hypnotisch; in höheren Dosen ergibt sich ein narkoseähnlicher Zustand. Allerdings gibt es starke tierartliche Unterschiede: am stärksten ist die sedativ/hypnotische Wirkung beim Hund ausgeprägt, während bei anderen Spezies häufig (besonders in hohen Dosen) Erregungserscheinungen auftreten (s. u.). (3) Morphin hemmt das Atemzentrum (gefährlichste Nebenwirkung von Morphin und morphinähnlichen Analgetika), indem die Reizschwelle für die Kohlendioxidspannung im Blut heraufgesetzt wird (bei Beatmung also Kohlendioxidzusatz wichtig). (4) Morphin hemmt das Hustenzentrum; diese Wirkung wird bei einigen Opioiden therapeutisch ausgenutzt (s. Antitussiva). (5) Morphin führt zu einer Dämpfung der Temperaturregulation; allerdings gibt es auch hier wieder tierartliche Unterschiede: Hypothermie nach Morphin ist besonders beim Hund zu beobachten, während bei Rindern, Ziegen, Katzen und Pferden häufig Hyperthermie auftritt. (6) Morphin dämpft das Brechzentrum in der Medulla oblongata; diesem antiemetischen Effekt geht oft ein emetischer Effekt durch direkte Stimulation des Brechzentrums voraus (s. u.). (7) Morphin führt zu einer Dämpfung sympathischer Zentren, sodass der Sympathikotonus zur Peripherie gesenkt wird. Bei wiederholter Verabreichung von Morphin entwickelt sich gegenüber allen dämpfenden Wirkungen von Morphin eine Toleranz; die Toleranzentwicklung ist aber langsamer als z. B. bei Barbituraten.

Zentral erregende Wirkungen von Morphin: (1) Erbrechen durch Stimulation der Chemorezeptortriggerzone (Brechzentrum) in der Medulla oblongata. Dieser Effekt ruft Dysphorie hervor, eine besonders beim Menschen häufige Reaktion auf Opioide, die einer Suchtentwicklung entgegensteht. Bei den verschiedenen Tierarten ist der emetische Effekt von Morphin besonders beim Hund ausgeprägt, während einige andere Spezies (z. B. Schweine und Geflügel) kein Erbrechen nach Morphin zeigen. Neuroleptika heben den emetischen Effekt von Morphin und anderen Opioiden auf (Neuroleptanalgesie). Bei der morphinähnlichen Verbindung **Apomorphin** wird der emetische Effekt therapeutisch ausgenutzt (s. Emetika). Ursache des emetischen Effekts ist wahrscheinlich eine Erregung von Dopamin-Rezeptoren. Die starke dopaminerge Wirkung von Apomorphin und anderen Opioiden (z. B. Fentanyl) führt bei einigen Spezies zu einer motorischen Stimulation, was beim Pferd missbräuchlich beim Doping ausgenutzt wird. Eine dopaminerge Wirkung der Opioide im Nucleus accumbens scheint bei der euphorischen Wirkung (und damit bei der Suchtpotenz) eine Rolle zu spielen. (2) Morphin löst durch Erregung des Oculomotoriuskerns eine Miosis aus, die besonders beim Hund ausgeprägt ist. Bei anderen Spezies (Katze, Schaf, Pferd) kann die Pupillenweite zunehmen. (3) Morphin kann bei allen Tierarten zu paradoxen Erregungserscheinungen führen; besonders gehäuft (insbesondere bei hohen Dosen) kommen derartige Reaktionen bei Wiederkäuern, Katzen, Schweinen und Pferden vor, sodass Morphin und andere Opioide bei diesen Tierarten kaum eingesetzt werden. Bei niedriger Dosierung (s. u.) sind aber auch bei Pferd, Schwein und Katze Erregungserscheinungen relativ selten. Die Erregungserscheinungen scheinen zum Teil (z. B. bei der Katze) durch Kombination mit Neuroleptika verhindert zu werden (Dopaminantagonismus?). In toxischen Dosen führt Morphin bei allen Spezies zu zentralen Erregungserscheinungen bis hin zu tonisch-klonischen Krämpfen.

Neben den zentralen Effekten hat Morphin auch eine Reihe von **peripheren Wirkungen**. So kommt es am Herzen zu einer ausgeprägten Bradykardie, die durch Vagusstimulierung (direkt und indirekt aufgrund der Hemmung sympathischer Zentren; s. o.) zu erklären ist. Insbesondere bei Hund und Katze sind als weitere Symptome des erhöhten Vagotonus Speicheln, Kotabsatz und Bronchokonstriktion zu beobachten. Prämedikation mit Atropin oder anderen Parasympatholytika ist daher anzuraten. An den Gefäßen kommt es zu einer Vasodilatation, die zum einen durch die Senkung des Sympathikotonus, zum anderen durch Histaminfreisetzung hervorgerufen wird. Bei gegen Histaminfreisetzung empfindlichen Spezies (Hund) darf Morphin deshalb nicht i.v. gespritzt werden (Gefahr anaphylaktoider Reaktionen). Die blutdrucksenkende Wirkung von Morphin wird durch Neuroleptika (besonders Phenothiazinderivate) verstärkt (bei Neuroleptanalgesie zu beachten). Am Magen-Darm-Trakt führt Morphin über Opiatrezeptoren zu einer Hemmung der Peristaltik, zu Pyloruskonstriktion und zu Spasmen;

es resultiert eine sogenannte spastische Obstipation; die stopfende Wirkung von Opiumzubereitungen (s. Antidiarrhoika) beruht dagegen auf einer atonischen Obstipation durch das spasmolytisch (aber nicht analgetisch) wirkende Opiumalkaloid Papaverin. Neben der Wirkung auf die glatte Muskulatur des Magen-Darm-Trakts führt Morphin zu Spasmen der Blasen- und Gallenblasenmuskulatur.

Zur therapeutischen Anwendung beim Tier wird Morphin vor allem parenteral verabreicht. Im Handel befinden sich verschiedene humanmedizinische Injektionslösungen (z. B. [Morphin Merck Ampullen]). Derzeit sind in Deutschland keine Tierarzneimittel verfügbar, in denen Morphin als wirksamer Bestandteil enthalten ist. Morphin darf nicht bei lebensmittelliefernden Tieren angewendet werden. Eine Ausnahme ist die Anwendung bei Schlachtequiden, da Morphin im Verzeichnis der zur Behandlung von Equiden wesentlichen Stoffe (sog. Positivliste für Equiden) (VO EG Nr. 1950/2006) aufgeführt ist. In diesem Falle ist die Anwendung durch eine Eintragung im Equidenpass zu dokumentieren und eine ▸ **Wartezeit** von 6 Monaten einzuhalten.

Bei oraler Anwendung sind aufgrund eines ausgeprägten First-Pass-Effekts wesentlich höhere Dosen von Morphin erforderlich als nach parenteraler Applikation. Neben der systemischen Anwendung gibt es auch die Möglichkeit der epiduralen Applikation (im Lumbalbereich) zur **Spinalanalgesie** bei Schmerzen kaudal des Rippenbogens. Aufgrund der Möglichkeit paradoxer Erregungserscheinungen nach Anwendung von Morphin bei Katze, Pferd, Wiederkäuer und Schwein wird Morphin vor allem beim Hund eingesetzt, wo es besonders in der Narkoseprämedikation den Vorteil einer ausgeprägten sedativ/hypnotischen Wirkung hat (stärker als bei anderen Opioiden). ▸ **Anwendungsgebiete**: (strenge Indikationsstellung beachten, da Betäubungsmittel), Narkoseprämedikation (Hund, Pferd), schwere Schmerzzustände (wie postoperative Schmerzen). ▸ **Dosierung**: Hund: Narkoseprämedikation 0,1–2 mg/kg i. m., bei Schmerzzuständen 0,1–0,5 mg/kg i. m. oder s. c.; Katze 0,1 mg/kg s. c. (bei höheren Dosen Gefahr der Exzitation), Schwein 0,2–0,9 mg/kg i. m., Pferd 0,1–0,2 mg/kg s. c. oder langsam i. v. Es empfiehlt sich eine gleichzeitige Verabreichung von Atropin. Bei bestimmungsgemäßer Dosierung führt Morphin nur selten zu paradoxen Reaktionen, beim Pferd kann es allerdings schon bei 0,1 mg/kg i. v. zu motorischer Stimulation kommen (missbräuchlich beim Doping ausgenutzt). Bei Wiederkäuern treten Erregungserscheinungen auch bereits nach niedrigen Dosen auf, sodass Morphin bei Wiederkäuern nicht eingesetzt werden sollte. ▸ **Wirkungsdauer**: einige Stunden (beim Hund 1–2 Stunden), deshalb u. U. wiederholte Applikation notwendig. Bei der Katze beträgt die ▸ **Halbwertszeit** von Morphin im Plasma 3 Stunden (Mensch 3–4 Stunden), beim Hund 40–80 min (nimmt mit steigender Dosis zu). Aus Hirngewebe wird Morphin allerdings langsamer eliminiert als aus Blutplasma (Halbwertszeit im Hirngewebe von Hunden 4 Stunden). Das Verteilungsvolumen von Morphin beträgt 1,4 l/kg (Katze). ▸ **Nebenwirkungen**: ergeben sich aus den oben besprochenen Wirkungen: Nausea, Erbrechen, Kot- und Harnabsatz, Salivation, Bronchospasmen, Obstipation, je nach Spezies und Dosis Sedation oder Erregung, Blutdruckabfall, Bradykardie, Miosis, Atemdepression; paradoxe Erregungserscheinungen möglich. ▸ **Überdosierung**: Verstärkung der unter Nebenwirkungen beschriebenen Symptome bis hin zu Koma und Atemlähmung (beim Hund allerdings erst bei sehr hohen Dosen); Abfall der Körpertemperatur, Krämpfe. Letale Dosen liegen beim Hund etwa bei 100–200 mg/kg s. c. oder i. v. Behandlung von Überdosierungssymptomen mit Morphinantagonisten und symptomatisch (u. U. Beatmung). Auch bei starker zentraler Dämpfung keine zentralen Analeptika (Krampfgefahr!). ▸ **Gegenanzeigen**: Krankheitszustände, bei denen eine Dämpfung des Atemzentrums vermieden werden muss. Aufgrund der atemdepressiven Wirkung Vorsicht bei Inhalationsnarkosen. Aufgrund möglicher zentraler Erregung Vorsicht bei epileptischen Patienten. Weiterhin Vorsicht bei schockgefährdeten Tieren (da zusätzlicher Blutdruckabfall). ▸ **Wechselwirkungen**: Die muskelrelaxierende Wirkung von d-Tubocurarin-ähnlichen („stabilisierenden") Muskelrelaxanzien wird verstärkt, ebenso die Wirkung von Herzglykosiden.

Halbsynthetische Morphinabkömmlinge

Halbsynthetische Morphinabkömmlinge wie **Hydromorphon** [Palladon (H.M.)] und **Hydrocodon** [Dicodid (H.M.)] spielen veterinärmedizinisch keine Rolle und sind auch humanmedizinisch überwiegend durch vollsynthetische Morphinabkömmlinge verdrängt worden. Hydrocodon, das eine ausgeprägte antitussive Wirkung besitzt, wird gelegentlich noch als Antitussivum eingesetzt (s. Antitussiva). In die Gruppe der halbsynthetischen Opioide gehört auch **Heroin (Diacetylmorphin)**, das im Gehirn zu Morphin abgebaut wird.

Vollsynthetische Morphinabkömmlinge

Vollsynthetische Morphinabkömmlinge haben das gleiche Wirkungsspektrum wie Morphin (zur Pharmakologie ▶ S. 96) und unterscheiden sich lediglich in Wirkungspotenz, Wirkungsdauer und Ausprägung einzelner Wirkungskomponenten. Klinisch haben die verschiedenen Vertreter dieser Gruppe Morphin weitgehend verdrängt. Der Versuch, Substanzen mit morphinähnlicher analgetischer Wirkung ohne Suchtpotenz zu entwickeln, ist jedoch bisher nicht gelungen. Zwar weisen einzelne Vertreter, wie z.B. Levomethadon, eine geringere Suchtpotenz auf als Morphin, können aber dennoch bei längerer Anwendung zu psychischer und physischer Abhängigkeit führen. Die bekanntesten und auch veterinärmedizinisch eingesetzten vollsynthetischen Morphinabkömmlinge sind **Levomethadon** und **Fentanyl**. Von Interesse ist ferner **Pentazocin**, das morphinagonistische und -antagonistische Wirkungen und damit weniger Nebenwirkungen und eine relativ geringe Suchtpotenz hat, aber auch der Betäubungsmittelgesetzgebung unterliegt. Das in seinen Wirkungscharakteristika dem Pentazocin ähnliche **Butorphanol**, das in Deutschland ausschließlich als Tierarzneimittel im Handel ist, untersteht bisher nicht dem Betäubungsmittelgesetz. **Buprenorphin** [Buprenovet (V.M.), Temgesic (H.M.)] unterscheidet sich von anderen Morphinderivaten dadurch, dass es nur als partieller Agonist an Opiodrezeptoren wirkt und damit weniger suchtpotent als volle Agonisten ist; trotzdem wurde es aufgrund seines Missbrauchsrisikos in das Betäubungsmittelgesetz aufgenommen. Buprenorphin wird zunehmend beim Tier als Alternative zu anderen Opioiden eingesetzt ▶ S. 102), vor allem zur intra-, peri- oder postoperativen Analgesie, ist jedoch schwächer analgetisch wirksam als klassische Opioidanaletika. Schließlich sei **Etorphin** [Immobilon] erwähnt, das vom Tierarzt zur Immobilisierung von Zoo-, Zirkus- und Wildtieren eingesetzt werden darf, bisher aber nicht in der Bundesrepublik Deutschland zugelassen ist. Etorphin ist bis zu 10 000-mal stärker wirksam als Morphin, was den Umgang mit diesem starken Analgetikum gefährlich macht. Eine Reihe weiterer Morphinanaloga spielen humanmedizinisch eine Rolle (**Piritramid** [Dipidolor (H.M.)], **Tilidin** [Valoron (H.M.)], **Tramadol** [Tramal (H.M.)]), werden beim Tier aber kaum angewendet. Tramadol, das schwächer analgetisch wirkt als Morphin, untersteht aufgrund seiner geringen Suchtpotenz als einziges morphinähnliches Analgetikum (neben Butorphanol) nicht der Betäubungsmittelgesetzgebung und wird deshalb häufig als relativ stark wirkendes Analgetikum beim Menschen eingesetzt. Beim Hund wird Tramadol im Gegensatz zum Menschen nicht zu seinem aktiven Hauptmetaboliten (M1) abgebaut, sodass Tramadol beim Hund keine ausreichende analgetische Wirkung hat. **Pethidin** (Synonym: Meperidin, [Dolantin (H.M.)]) wurde gelegentlich auch beim Tier eingesetzt, hat aber den Nachteil, wesentlich schwächer und kürzer als Morphin (und Levomethadon) zu wirken (Halbwertszeit bei Hund, Katze und Pferd 40–70 min), sodass anderen, länger und stärker wirksamen Opioiden wie Levomethadon der Vorzug zu geben ist.

Levomethadon

Levomethadon [L-Polamivet (V.M.), **L-Polamidon** (H.M.)] ist veterinärmedizinisch das meist verwendete Analgetikum vom Morphintyp. Humanmedizinisches Warenzeichen ist L-Polamidon (Injektionslösung und Tropfen). Veterinärmedizinisch ist Levomethadon unter dem Namen L-Polamivet in Kombination mit einem Parasympatholytikum (Fenpipramid) als Injektionslösung zur Anwendung bei Hund und Pferd im Handel. Wichtigste Unterschiede zu Morphin sind bessere Bioverfügbarkeit nach oraler Applikation, stärkere und längere analgetische Wirkung, langsamere Toleranzentwicklung und geringere Suchtpotenz. Levomethadon ist weniger sedativ, aber stärker atemdepressiv als Morphin; Vagus-Symptome nach Levomethadon sind stark ausgeprägt, sodass grundsätzlich mit einem Parasympatholytikum kombiniert wird. ▶ **Anwendungsgebiete**: zur Ausschaltung schwerer Schmerzen (z.B. postoperative Schmerzen), Narkoseprämedikation, Neuroleptanalgesie. Laut Annex II der EU-Höchstmengenverordnung darf Levomethadon bei lebensmittelliefernden Tierarten nur bei Equiden und nur i.v. verabreicht werden. ▶ **Dosierung**: Hund: Narkoseprämedikation und Neuroleptanalgesie 0,1–0,2 mg/kg i.v., zur Schmerzausschaltung maximal 0,1 mg/kg s.c. oder p.o., Pferd 0,05–0,1 mg/kg i.v. ▶ **Wirkungsdauer**: länger als bei Morphin (▶ **Halbwertszeit** beim Hund im Mittel 5 Stunden). Zur Neuroleptanalgesie wird Levomethadon üblicherweise mit Phenothiazinderivaten kombiniert (s. Neuroleptika). Bei Pferden empfiehlt sich grundsätzlich eine Kombination mit einem Sedativum. ▶ **Nebenwirkungen**, ▶ **Überdosierung**, ▶ **Gegenanzeigen**, ▶ **Wechselwirkungen** von Levomethadon s. Morphin. Tiere werden durch Levomethadon geräuschempfindlich. Bei Kombination mit Fenpipramid [Polamivet] fallen die vagusabhängigen Nebenwirkungen von Levomethadon weitgehend weg; hier ist aber auch an Nebenwirkungen, Überdosierungserscheinungen und Gegenanzeigen des Parasympatholytikums zu denken (s. Atropin, ▶ S. 38). Wird das humanmedizinische Präparat L-Polamidon bei Tieren angewendet, ist daran zu denken, dass im Gegensatz zu L-Polamivet in L-Polamidon kein Parasympatholytikum enthalten ist, sodass es zu starken vagotonen Nebenwirkungen (z.B. Speicheln, Erbrechen, Durchfall, Bradykardie) kommen kann. ▶ **Wartezeiten**: von L-Polamivet (Pferd) 3 Tage.

Fentanyl

Die wichtigsten Unterschiede zu Morphin sind die wesentlich höhere Wirkungspotenz und die kürzere Wirkungsdauer von Fentanyl [**Fentanyl-Janssen** (H.M.)]. Beim Menschen wirkt Fentanyl stark atemdepressiv, sodass bei Neuroleptanalgesien mit Fentanyl grundsätzlich beatmet werden muss, beim Tier ist die atemdepressive Wirkung weniger stark ausgeprägt. Fentanyl ist nicht in der VO (EU) 37/2010 aufgeführt, sodass die Anwendung von Fentanyl bei lebensmittelliefernden Tieren nicht erlaubt ist. Eine Ausnahme ist die Anwendung bei Schlachtequiden, da Fentanyl im Verzeichnis der zur Behandlung von Equiden wesentlichen Stoffe (sog. Positivliste für Equiden) (VO EG Nr. 1950/2006) aufgeführt ist. In diesem Falle ist die Anwendung durch eine Eintragung im Equidenpass zu dokumentieren und eine ▶ **Wartezeit** von 6 Monaten einzuhalten. ▶ **Anwendungsgebiete**: Nach den Bestimmungen der Betäubungsmittel-Verschreibungsverordnung darf Fentanyl vom Tierarzt im Gegensatz zu Morphin und Levomethadon nur für den Praxisbedarf verschrieben werden. Hauptanwendungsgebiet ist die Neuroleptanalgesie, Ataranalgesie oder TIVA (zusammen mit Propofol); zur Behandlung schwerer Schmerzzustände (z.B. postoperative Schmerzen) ist die Wirkungsdauer von systemisch appliziertem Fentanyl zu kurz. Humanmedizinisch gibt es hierfür seit einiger Zeit transdermale Pflaster [Durogesic], die Fentanyl über einen längeren Zeitraum kontrolliert freisetzen (topische Anwendung) und inzwischen auch zur Behandlung schwerer Schmerzen beim Kleintier eingesetzt werden. Da die Pflaster für den Menschen konzipiert wurden, ist die korrekte Dosierung vor allem bei kleinen Tieren (z.B. Katzen) schwierig. Missbräuchlich wird Fentanyl zur motorischen Stimulation beim Pferdedoping eingesetzt (Verstoß gegen die Betäubungsmittelgesetzgebung; wird strafrechtlich verfolgt!). ▶ **Dosierung Neuroleptanalgesie:** Hund 0,03–0,05 mg/kg i.v., Pferd 0,002 mg/kg i.m. oder langsam i.v. Gleichzeitige Verabreichung von Atropin ist sinnvoll. ▶ **Wirkungsdauer bei parenteraler Applikation:** 30–60 min (Hund und Pferd). Zur Aufrechterhaltung der Analgesie bei längeren Eingriffen ist es sinnvoll, Fentanyl zu infundieren. Zur Neuroleptanalgesie bei Hunden wurde Fentanyl üblicherweise mit Droperidol, seltener auch mit Fluanison kombiniert (s. Neuroleptika), die beide aber nicht mehr im Handel sind. ▶ **Nebenwirkungen**, ▶ **Überdosierungssymptome**, ▶ **Gegenanzeigen** und ▶ **Wechselwirkungen** s. Morphin. Fentanyl führt beim Pferd in Dosen von 0,004–0,02 mg/kg i.v. zu einem rauschähnlichen Bewegungsdrang für ca. 90 min.

Pentazocin

Pentazocin wurde als neuer Typ unter den morphinähnlichen Analgetika entwickelt, der sowohl morphinagonistische wie -antagonistische Wirkungen vereint und somit weniger Suchtpotenz als klassische Morphinderivate aufweisen sollte.

Die trotzdem noch vorhandene, wenn auch geringe Suchtpotenz führte jedoch bald nach Markteinführung zur Aufnahme in die Betäubungsmittelgesetzgebung. Pentazocin war unter dem Namen Fortral (H.M.) im Handel; derzeit sind in Deutschland aber keine Human- oder Tierarzneimittel verfügbar, in denen Pentazocin als wirksamer Bestandteil enthalten ist. Aufgrund seiner Ähnlichkeit zu Butorphanol, das in Deutschland bisher nicht dem Betäubungsmittelgesetz unterstellt wurde (s. u.), soll Pentazocin als erster Vertreter eines neuen Wirktyps von morphinähnlichen Analgetika kurz besprochen werden.

Opiatrezeptoren sind nicht einheitlich, sondern werden in verschiedene Subtypen (μ, κ, δ) unterteilt. Während Morphin und die klassischen Opioide ähnlich wie die endogenen Opioide auf alle Rezeptorsubtypen agonistisch wirken, wirkt Pentazocin je nach Rezeptorsubtyp partiell agonistisch (an κ-Rezeptoren; erklärt die analgetische Wirkung) oder antagonistisch (an μ-Rezeptoren; kann zum Auslösen von Entzugserscheinungen bei Opiatsüchtigen führen). Es zeichnet sich durch gute analgetische Wirksamkeit aus, ohne Übelkeit, Erbrechen und Darmspasmen hervorzurufen. Die atemdepressive Wirkung ist geringer als die von Morphin, und im Gegensatz zu Morphin und anderen herkömmlichen Opioiden scheint es Blutdruck und Herzfrequenz nur mäßig zu beeinflussen. In hohen Dosen werden Blutdruck und Herzfrequenz sogar erhöht (durch antagonistische Wirkung an Opioidrezeptoren?). Das Suchtpotenzial von Pentazocin ist relativ gering. Die Halbwertszeiten von Pentazocin bei verschiedenen Tierarten sind allerdings kurz: 100 min beim Pferd, 50 min bei der Ziege und beim Schwein, 20 min bei Hunden und 80 min bei Katzen. Pentazocin ist deshalb (und aufgrund nur schwacher sedativer Wirkung) bisher beim Tier nur zur Narkoseprämedikation verwendet worden (und aufgrund motorischer Stimulation beim Pferdedoping). ▶ **Dosierung**: Hund 1,5–3 mg/kg i.m., Pferd 0,5–1 mg/kg i.v. ▶ **Wirkungsdauer**: kurz (s. o.). ▶ **Nebenwirkungen**: schwächer als bei Morphin. ▶ **Überdosierung**: Erregungserscheinungen beim Hund ab 6–10 mg/kg, beim Pferd ab 2 mg/kg; weitere Symptome s. Morphin. ▶ **Gegenanzeigen**, ▶ **Wechselwirkungen** s. Morphin.

Butorphanol

Butorphanol ist unter den Präparatenamen **Turbogesic** und **Alvegesic** für Pferde sowie **Dolorex** für Hunde und Pferde als Injektionslösung im Handel. Butorphanol wurde in Tab. 1 der Verordnung (EU) Nr. 37/2010 für Equiden zur intravenösen Anwendung aufgenommen, sodass es auch bei Schlachtequiden eingesetzt werden kann. Zurzeit ist der große Vorteil von Butorphanol, dass es aufgrund seiner relativ geringen Suchtpotenz in Deutschland nicht dem Betäubungsmittelgesetz unterstellt wurde. Da Butorphanol in Deutschland nicht als Humanarzneimittel zugelassen ist, ist das Missbrauchsrisiko (noch) relativ gering. In den USA, in denen Butorphanol für Mensch und Tier im Handel ist, wurde dagegen Butorphanol wie alle anderen Morphinderivate aufgrund seiner Sucht- und Missbrauchspotenz der Betäubungsmittelgesetzgebung unterstellt. Butorphanol wirkt ähnlich wie Pentazocin als partieller Agonist an κ-Rezeptoren und als Antagonist (oder schwach partieller Agonist) an μ-Rezeptoren, was seine geringere Suchtpotenz im Vergleich zu klassischen μ-Rezeptoragonisten wie Morphin, Heroin oder Levomethadon erklärt. ▶ **Anwendungsebiete**: Für alle Indikationen, bei denen eine kurze Schmerzausschaltung erforderlich ist, vor allem also in der Anästhesiologie zur prä-, intra- und postoperativen Analgesie. Zur Sedation in Kombination mit zentral wirksamen α_2-Adrenozeptor-Agonisten (wie z.B. Detomidin; s. u.). Ferner bei erwachsenen Pferden und Jährlingen zur Linderung abdominaler Schmerzen, hervorgerufen durch eine Kolik des Magen-Darm-Traktes. ▶ **Dosierung**: Hund 0,2–0,4 mg/kg i.v., i.m. oder s.c., Pferd 0,05–0,1 mg/kg i.v. In Kombination mit einen Sedativum wie Detomidin (s. u.) ist die Dosierung von Buprenorphin auf 0,1–0,2 mg/kg (Hund) bzw. 0,01–0,02 mg/kg (Pferd) zu reduzieren; auch die Dosierung von Detomidin muss aufgrund synergistischer Wirkungsverstärkung der Kombination reduziert werden. ▶ **Wirkungsdauer**: kurz. ▶ **Pharmakokinetik**: Bei Pferden hat Butorphanol bei intravenöser Verabreichung einer Dosis zwischen 0,1 und 0,4 mg/kg ein lineares pharmakokinetisches Profil und eine hohe Clearance (zwischen 0,5 und 1,4 l/kg/h). Bei einer terminalen Halbwertszeit von unter 1 Stunde werden 99% der i.v. verabreichten Dosis durchschnittlich in weniger als 5 Stunden eliminiert. Beim Hund hat Butorphanol nach intramuskulärer oder subkutaner Verabreichung eine hohe Clearance (ca. 5,5 l/kg/h) und eine kurze terminale Halbwertszeit (< 2 Stunden). 99 % der i.m. oder s.c. verabreichten Dosis werden durchschnittlich in weniger als 10 Stunden eliminiert. ▶ **Nebenwirkungen:** schwächer als bei Morphin. Die beim Pferd am häufigsten beobachtete Nebenwirkung ist eine leichte Ataxie, die zwischen 3 und 10 Minuten bestehen bleibt. Ferner können Zittern und Unruhe nach der Anwendung auftreten. Beim Hund wurde über vorübergehende Ataxie, Anorexie und Diarrhö als selten auftretende Ereignisse berichtet. Wenn Butorphanol schnell intravenös injiziert wird, kann eine mittelgradige bis ausgeprägte kardiopulmonäre Depression auftreten. ▶ **Überdosierung:** s. Morphin, ▶ S. 96. ▶ **Gegenanzeigen**: Butorphanol darf nicht bei Pferden mit eingeschränkter Leber- oder Nierenfunktion und bei Fohlen im Alter von unter einem Monat angewendet werden. Die Kombination von Buprenorphin und Detomidin sollte nicht bei Pferden mit bestehender kardialer Rhythmusstörung angewendet werden. Außerdem bewirkt diese Kombination eine verminderte gastrointestinale Motilität und sollte folglich nicht bei Koliken mit Kotverhaltung angewendet werden. ▶ **Wechselwirkungen** s. Morphin. Wegen der antagonistischen Wirkung auf µ-Opioid-Rezeptoren kann Butorphanol möglicherweise die analgetische Wirkung bei Tieren aufheben, die bereits einen reinen µ-Opioid-Rezeptor-Agonisten erhalten haben. ▶ **Wartezeit**: Pferde: essbare Gewebe 0 Tage, Milch 0 Tage.

Buprenorphin

Buprenorphin [**Buprenovet** (V.M.), **Temgesic** (H.M.)] ist dreißigmal stärker analgetisch wirksam als Morphin, wirkt jedoch nur partiell agonistisch auf µ-Opioidreptoren und hat wie Pentazocin und Butorphanol auch antagonistische Eigenschaften (auf andere Opioidrezeptorsubtypen). Buprenorphin hat deshalb ein niedrigeres Suchtpotenzial als klassische Morphinderivate, untersteht aber trotzdem der Betäubungsmittelgesetzgebung. Seine analgetische Wirkungspotenz ist schwächer als die klassischer Opioidanalgetika wie z. B. Levomethadon. Die Wirkungsdauer von Buprenorphin ist lang (bis zu 72 Stunden beim Menschen, bis zu 12 Stunden beim Hund), da es nur langsam vom Opiodrezeptor abdissoziiert; der Wirkungseintritt ist allerdings relativ langsam (20–30 Minuten). In der Konsequenz wirken Opiodantagonisten wie Naloxon bei Überdosierung von Buprenorphin schlecht, sodass unter Umständen zur Behandlung einer Buprenorphin-induzierten Atemdepression statt Naloxon Doxapram gegeben werden muss, das direkt die Atmung stimuliert. Buprenorphin ist unter dem Namen Buprenovet® für Hunde und Katzen im Handel, darf aber nicht bei lebensmittelliefernden Tieren angewendet werden. Die Anwendung bei Schlachtequiden ist jedoch erlaubt, da Buprenorphin im Verzeichnis der zur Behandlung von Equiden wesentlichen Stoffe (sog. Positivliste für Equiden) (VO EG Nr. 1950/2006) aufgeführt ist. ▶ **Anwendungsgebiete:** peri- und postoperative Analgesie; Neuroleptanalgesie (in Kombination mit Acepromazin). Auch bei Versuchstieren (z. B. Mäusen und Ratten) wird Buprenorphin zunehmend zur intra- und postoperativen Analgesie verwendet, kann durch seine atemdepressive Wirkung aber das Narkoserisiko erhöhen. ▶ **Dosierung:** Hund und Katze 0,01–0,02 mg/kg (= 10–20 µg/kg), Pferd 0,01–0,05 mg/kg (= 10–50 µg/kg) i.m., s.c. oder langsam i.v. ▶ **Nebenwirkungen**: schwächer als bei Morphin. Buprenorphin verursacht keine Obstipation, kann aber gelegentlich eine ausgeprägte Atemdepression induzieren. ▶ **Überdosierung**: s. Morphin. ▶ **Gegenanzeigen**, ▶ **Wechselwirkungen** s. Morphin, ▶ S. 96.

Morphinähnliche Stoffe, die nicht als starke Analgetika verwendet werden

Eine Reihe von Stoffen, die sich von Morphin und Morphinanaloga ableiten, wird nicht als starke Analgetika verwendet, weil entweder andere Wirkungskomponenten therapeutisch ausgenutzt werden (**Antitussiva**) oder die analgetische Wirkung aufgrund der Strukturveränderungen fehlt (**Apomorphin, Loperamid, Morphinantagonisten**). Aufgrund der Strukturähnlichkeit mit den klassischen Opioiden sollen diese Stoffe hier kurz besprochen werden.

Morphinantagonisten (Opioidantagonisten)

Hierbei handelt es sich um Analoga von Morphin und morphinähnlichen starken Analgetika, die sich durch Substitution einer Allylgruppe am Stickstoffatom des Opioidmoleküls von den jeweiligen starken Analgetika unterscheiden. Die durch diese Substituierung entstehenden Substanzen heben praktisch alle zentralen und peripheren Wirkungen von Opioiden auf, also auch die lebensbedrohlichen Wirkungen bei Vergiftungen mit starken Analgetika vom Morphintyp, vor allem die Atemdepression. Da es sich um einen Antagonismus am Opiatrezeptor handelt, wird die Wirkung aller Opioide antagonisiert. Dagegen werden Atemdepressionen, die durch Nicht-Opioide (z.B. Barbiturate) verursacht werden, nicht vermindert! Die ersten Morphinantagonisten, **Nalorphin** (das Allylanalogon von Morphin) und **Levallorphan** (das Allylanalogon von Levorphanol), sind nicht mehr im Handel. Nalorphin und Levallorphan haben noch eine ausgeprägte agonistische Restwirkung (sie wirken als partielle Agonisten ähnlich wie Pentazocin auf einige Opioidrezeptorsubtypen agonistisch, auf andere antagonistisch). Dagegen ist der heute gebräuchlichste Morphinantagonist Naloxon (das Allylanalogon von Oxymorphon) ein reiner Antagonist. Ein langwirksamer Opioidantagonist ist Naltrexon [**Nemexin** (H.M.], das zur Behandlung der Opiatabhängigkeit im Handel ist. Da durch Morphinantagonisten auch die Wirkung der körpereigenen Endorphine aufgehoben werden, werden neben der klassischen Anwendung als Morphinantagonist für Naloxon heute zahlreiche andere Anwendungsgebiete diskutiert, bei denen Endorphine beteiligt zu sein scheinen, so einige Schockformen, bestimmte endogen oder exogen bedingte Atemdepressionen und Erkrankungen des Gehirns. Veterinärmedizinisch liegen hierzu erst begrenzte Erfahrungen vor (s.u.).

Naloxon

Naloxon ist in Form zahlreicher Humanpräparate [z.B. **Naloxon Inresa**] als Injektionslösung im Handel. Außerdem ist Naloxon in Kombination mit dem starken Analgetikum Tilidin [**Valoron N** (H.M.)] im Handel; durch den Zusatz von Naloxon unterliegt die Kombination nicht dem Betäubungsmittelgesetz, da die Missbrauchsgefahr extrem gering ist. Derzeit sind in Deutschland keine Tierarzneimittel verfügbar, in denen Naloxon als wirksamer Bestandteil enthalten ist. Naloxon ist nicht in der VO (EU) 37/2010 aufgeführt, sodass die Anwendung von Naloxon bei lebensmittelliefernden Tieren nicht erlaubt ist. Eine Ausnahme ist die Anwendung bei Schlachtequiden, da Naloxon im Verzeichnis der zur Behandlung von Equiden wesentlichen Stoffe (sog. Positivliste für Equiden) (VO EG Nr. 1950/2006) aufgeführt ist. In diesem Falle ist die Anwendung durch eine Eintragung im Equidenpass zu dokumentieren und eine ▸ **Wartezeit** von 6 Monaten einzuhalten. ▸ **Anwendungsgebiete**: Überdosierung mit Morphin bzw. Morphinanaloga, Beendigung der Wirkung von Opioiden; ferner zur Behandlung der Apnoe bei Welpen sowie zur Behandlung der Scheinträchtigkeit (Lactomanie) bei der Hündin (an beiden Prozessen scheinen endogene Opioide beteiligt zu sein, was die Wirkung von Naloxon erklären würde). In sehr niedrigen Dosierungen kann es durch Blockierung präsynaptischer Opioidrezeptoren zu einer Freisetzung endogener Opioide kommen und damit, da postsynaptische Opiatrezeptoren erst durch höhere Dosierungen blockiert werden, zu scheinbar agonistischen Wirkungen von Naloxon. ▸ **Dosierung**: zur Aufhebung der Wirkung von Opioiden: Da es sich um einen kompetitiven Antagonismus am Opiatrezeptor handelt, richtet sich die Dosierung nach der verabreichten Menge und nach der Potenz des Opioids. Bei intravenöser Applikation setzt die Wirkung von Naloxon so schnell ein, dass nach Wirkung dosiert werden kann. Dosierungen liegen beim Hund im Bereich um 0,05 mg/kg, beim Pferd um 0,01–0,02 mg/kg. Die Verabreichung kann innerhalb von 2–3 min wiederholt werden, bis der gewünschte Effekt eingetreten ist. ▸ **Wirkungsdauer**: Die Wirkungsdauer von Naloxon kann kürzer sein als die des verwendeten Opioids, sodass bei erfolgreicher Aufhebung von Vergiftungssymptomen der Patient keinesfalls aus der Beobachtung entlassen werden sollte. Zur Behandlung von Atemdepressionen bei Welpen werden 0,02 mg i.v. oder s.c. empfohlen, zur Behandlung der Laktomanie zweimal täglich 0,01 mg/kg s.c. (übliche Behandlungsdauer 3–5 Tage). Die Halbwertszeit von Naloxon beträgt beim Hund 70 min. ▸ **Nebenwirkungen**: Bei Ziegen ist nach i.v. Applikation von 0,1 mg/kg Naloxon eine erhöhte Frequenz von Pansenkontraktionen beobachtet worden (durch Morphin aufzuheben). Ansonsten sind keine Nebenwirkungen bekannt. ▸ **Überdosierung**: Auch bei starker Überdosierung hat Naloxon keine Eigenwirkungen.

Dopaminagonisten
Apomorphin

Apomorphin [Apomorphinhydrochlorid-Lösung (V.M.)] wurde bereits bei Morphin kurz behandelt. Näheres siehe bei Emetika. Apomorphin wird experimentell als Dopaminagonist verwendet; die ausgeprägte dopaminagonistische Wirkung erklärt sowohl den emetischen Effekt als auch die motorische Antriebssteigerung, die missbräuchlich beim Doping von Pferden ausgenutzt wird. Beim Menschen wird Apomorphin außerdem zur Libidosteigerung bei erektiler Dysfunktion verwendet, wobei die emetische Wirkung dann unerwünscht ist.

Meperidinabkömmlinge
Loperamid

Loperamid [Imodium (H.M.)] ist ein Meperidinabkömmling, der nach oraler Applikation nur lokal im Darm wirkt. Nach der Resorption wird Loperamid sofort metabolisiert (First-Pass-Effekt) und löst deshalb keine zentralen Effekte aus. Außerdem ist die Blut-Hirn-Schranke nicht durchlässig für Loperamid, da die Substanz ein Substrat für den Efflux-Transporter P-Glykoprotein in der Blut-Hirn-Schranke ist. Eingesetzt wird Loperamid als Antidiarrhoikum (s. dort).

Antitussiva

Zu den morphinähnlichen Antitussiva zählen **Codein, Hydrocodon** und **Normethadon**. Generell gilt, dass mit Zunahme der antitussiven Wirkung auch die Suchtpotenz und das Nebenwirkungsrisiko der einzelnen Stoffe zunehmen. **Hydrocodon** [**Dicodid** (H.M.)] und **Normethadon** fallen aufgrund ihrer Suchtpotenz unter die Bestimmungen der Betäubungsmittel-Verschreibungsverordnung. Codein ist zwar auch ein Betäubungsmittel, ist aber nur in Form „ausgenommener Zubereitungen" im Handel (s. u.). Sollen starke Hustenmittel wie Normethadon oder Hydrocodon angewendet werden, ist Hydrocodon vorzuziehen, da es weniger Nebenwirkungen aufweist als Normethadon. Zu den interessanten Entwicklungen aus der Gruppe der morphinähnlichen Antitussiva zählt **Dextromethorphan**, das wie Codein nur ein sehr geringes Suchtpotenzial hat. Veterinärmedizinisch wird aber nach wie vor allem Codein eingesetzt.

Codein

Codein ist laut Anlage III des Betäubungsmittelgesetzes zwar ein Betäubungsmittel, gilt aber in Lösungen bis zu 2,5% oder in Zubereitung bis zu 100 mg je abgeteilte Form als ausgenommene Zubereitung. Alle im Handel befindlichen Zubereitungen sind so konzentriert, dass sie normal verschrieben werden können. Prinzipiell hat Codein ein ähnliches Wirkungsspektrum wie Morphin, die antitussive Wirkung von Codein ist aber stärker ausgeprägt als die analgetische, atemdepressive und suchterzeugende Wirkung. Die analgetische Wirkung von Codein wird zum Teil in Kombinationspräparaten ausgenutzt (zusammen mit schwachen Analgetika). Als Monosubstanz ist Codein in zahlreichen humanmedizinischen Präparaten zur oralen Anwendung im Handel [**Codeinum phosphoricum Compretten, Codicompren, Codipertussin** u.a.]. Als Tierarzneimittel ist Codein nicht im Handel. Die Anwendung von Codein bei lebensmittelliefernden Tieren ist nicht erlaubt.
▶ **Anwendungsgebiete**: Hustendämpfung bzw. -hemmung bei trockener Schleimhaut (unproduktiver Reizhusten) oder entzündlichen Veränderungen im Bereich der Luftwege, die nicht mit erhöhter Sekretion einhergehen. Es ist grundsätzlich zu beachten, dass Husten ein physiologischer Prozess ist, der der Entfernung von Schleim, Fremdkörpern, Eiter u. Ä. dient. Seine Unterdrückung ist nur dann sinnvoll, wenn der Husten nicht zum Auswurf des irritierenden Materials führt (z.B. trockener Husten) oder der Husten bei entzündlichen Veränderungen zu einem laufenden schmerzhaften Reiz führt. Ferner kann eine Hustendämpfung bei starkem, anhaltendem und schwächendem Husten sinnvoll sein. Eine Kombination von Codein mit Expektoranzien (z.B. Ammoniumchlorid) ist nicht sinnvoll. ▶ **Dosierung**: (oral): Hund 1–2 mg/kg, Katze 0,25–4 mg/kg, Pferd bis zu 4 mg/kg. ▶ **Wirkungsdauer**: relativ kurz, deshalb 3- bis 4-mal täglich bzw. nach Effekt zu verabreichen. Codein wird teilweise zu Morphin abgebaut. ▶ **Nebenwirkungen**: Obstipation, bei der Katze kann es zu Erregungserscheinungen kommen. ▶ **Überdosierung**: bei starker Überdosierung morphinähnliche Vergiftungserscheinungen (s. Morphin). ▶ **Gegenanzeigen**: starke Bronchialsekretion sowie Krankheitszustände, bei denen eine Dämpfung des Atemzentrums vermieden werden muss; Langzeitverabreichung bei chronischer Obstipation.

Hydrocodon

Hydrocodon [**Dicodid** (H.M.)] gehört neben Normethadon zu den Antitussiva, die als Betäubungsmittel verschrieben werden müssen. Wie bei Codein steht auch bei Hydrocodon die antitussive Wirkung im Vordergrund; Hydrocodon ist allerdings wesentlich stärker antitussiv wirksam als Codein, sollte aber aufgrund seiner Suchtpotenz nur eingesetzt werden, wenn Codein nicht wirkt. Hydrocodon ist unter dem Warenzeichen Dicodid in Form von Tabletten und Injektionslösung im Handel. ▶ **Dosierung**: um 1 mg/kg oral (Hund) oder s.c. ▶ **Wirkungsdauer**: 2 Stunden. ▶ **Nebenwirkungen**, ▶ **Überdosierung**, ▶ **Gegenanzeigen**, ▶ **Wechselwirkungen** s. Codein.

Dextromethorphan

Dextromethorphan ist als Antitussivum (zusammen mit Guaifenesin, Ephedrin und Chlorphenamin) in **Atussin** enthalten, das für Pferd und Hund zur Behandlung von Erkrankungen der Atemwege im Handel ist. Für lebensmittelliefernde Tiere ist Dextromethorphan seit 1. Januar 2000 verboten. Dextromethorphan ist wie Codein ein Morphinabkömmling mit vergleichbarer antitussiver Wirkungsstärke, hat aber keine analgetische Wirkung und keine Suchtpotenz und fällt deshalb nicht unter die Bestimmungen der Betäubungsmittelgesetzgebung. Als Monopräparat ist Dextromethorphan als Antitussivum in Form verschiedener Präparate (Saft, Kapseln etc.) für den Menschen zugelassen, soll aber hier nicht weiter besprochen werden.

Analgetika vom Typ des Xylazins

Analgetika vom Typ des Xylazins wirken sedativ und (bei einigen Tierarten) analgetisch, haben aber aufgrund ihres Angriffspunktes an α-Adrenozeptoren auch zahlreiche periphere Wirkungen. Es handelt sich bei dieser Gruppe um peripher **und** zentral wirksame α_2-Rezeptoragonisten. Unmittelbar nach parenteraler Applikation führen diese Stoffe daher zunächst durch Stimulation **peripherer** postsynaptischer α-Adrenozeptoren zu einem Blutdruckanstieg (▶ S. 47), dann aber durch Stimulation **zentraler** prä- und/oder postsynaptischer α-Rezeptoren im Bereich des Kreislaufzentrums (Nucleus tractus solitarii) zu einer Senkung des Sympathikotonus und damit zu Blutdruckabnahme und einer Reduktion der Sympathikuswirkungen am Herzen (durch das resultierende Überwiegen des Vagotonus daher Senkung der Herzerregbarkeit). Ferner wird durch einen Effekt auf periphere präsynaptische α_2-Rezeptoren die Noradrenalinfreisetzung aus Varikositäten gehemmt.

Die sedative und analgetische Wirkung dieser Stoffe scheint über zentrale α_2-Rezeptoren vermittelt zu werden. Das Ausmaß der analgetischen Wirkung zeigt ähnlich wie bei den morphinartigen Analgetika starke tierartliche Unterschiede. Bei einigen Tierarten (s. u.) ist keine ausreichende analgetische Wirkung für schmerzhafte Manipulationen oder Eingriffe zu erreichen. Prototyp der Gruppe und Ausgangssubstanz für weitere Entwicklungen ist **Xylazin**, das etwa zeitgleich mit **Clonidin** in den 60er-Jahren entwickelt wurde (s. u.). Clonidin wird in erster Linie als Antihypertensivum beim Menschen eingesetzt, wobei seine Xylazin-ähnliche sedative Wirkung als unerwünschte Nebenwirkung angesehen wird. In den letzten Jahren wurden zahlreiche neue, zentral wirksame α_2-Agonisten entwickelt, die in ihren Wirkungsqualitäten Xylazin gleichen, sich aber in Wirkungspotenz und/oder Wirkungsdauer von Xylazin unterscheiden. Von Interesse für die Tiermedizin sind **Medetomidin**, **Detomidin** und **Romifidin**. Alle Stoffe dieser Gruppe haben aufgrund ihrer α-Rezeptor-agonistischen Wirkung ähnliche, z.T. schwerwiegende Nebenwirkungen, die ausführlich bei Xylazin besprochen werden. Ein Vorteil der Gruppe ist, dass alle erwünschten und unerwünschten Wirkungen durch selektive α-Rezeptor-Antagonisten aufgehoben werden können (s. u.).

Xylazin

Xylazin [**Rompun**, **Sedaxylan**, **Xylapan**, **Proxylaz** u. a. (V.M.)] ist in seiner analgetischen Wirkungsstärke dem Morphin vergleichbar. Die pharmakologische Zuordnung von Xylazin ist schwierig; genauso gut wie an dieser Stelle könnte es auch in Zusammenhang mit Injektionsanästhetika wie Ketamin besprochen werden.

Der Wirkungsmechanismus der analgetischen Wirkung von Xylazin ist unklar, die starke zentral α-mimetische Wirkung von Xylazin (s. u.) scheint aber maßgeblich beteiligt zu sein. Neben der starken analgetischen Wirkung zeichnet sich Xylazin vor allem durch eine ausgeprägte sedativ/hypnotische Wirkung aus. Am empfindlichsten gegenüber

diesen Wirkungen ist das Rind, am unempfindlichsten das Schwein. Xylazin ist heute Mittel der Wahl zur klinischen Sedierung des Rindes und wird daneben (meist in Kombination) wegen seiner analgetischen und sedativen Wirkung auch bei anderen Tierarten (mit Ausnahme des Schweines, s.u.) für operative Eingriffe eingesetzt. Nachteil von Xylazin sind die zahlreichen Nebenwirkungen und die teilweise nur geringe therapeutische Breite (s.u.). Unter verschiedenen Präparatenamen (s.o.) ist Xylazin als Injektionslösung bzw. Trockensubstanz zur Anwendung bei Rind, Pferd, Hund, Katze und Zoo- und Wildtieren im Handel. Nach der EU-Höchstmengen-Verordnung darf Xylazin bei Rindern und Equiden angewendet werden. Xylazin ist chemisch dem Antisympathotonikum Clonidin sehr ähnlich (das ebenfalls sedativ und analgetisch wirkt, beim Menschen aber zur Blutdrucksenkung bei Bluthochdruck eingesetzt wird) und wurde ursprünglich aufgrund seiner blutdrucksenkenden Wirkung als α-Adrenolytikum bezeichnet. Tatsächlich wirkt es wie Clonidin α-mimetisch (peripher wie zentral) und ähnelt Clonidin in vielen seiner Wirkungen. Die wichtigsten pharmakologischen ▶ **Wirkungen** von Xylazin sind die analgetische Wirkung (tierartabhängig 1/5 bis 1/1 der Wirkung von Morphin), die sedativ/hypnotische Wirkung (stärker als bei Morphin), die zentral muskelrelaxierende Wirkung (entspricht etwa der des Benzodiazepins Chlordiazepoxid), die stark blutdrucksenkende Wirkung (durch Erregung zentraler α-Rezeptoren und die dadurch ausgelöste Senkung des peripheren Sympathikotonus; ▶ Tab. 7) und die sekretionshemmende Wirkung (etwa 50% der Wirkungsstärke von Atropin). Bei Rindern und Schafen löst Xylazin allerdings Salivation aus (durch Atropin zu verhindern). Bei einigen Tierarten (Hund, Katze) stimuliert Xylazin das Brechzentrum. Bei der Katze ist diese Wirkung stärker ausgeprägt als bei den klassischen Emetika (z.B. Apomorphin) und wird deshalb auch klinisch ausgenutzt (s. Emetika). Am Kreislauf führt Xylazin initial zu Blutdruckerhöhung (durch Erregung peripherer α-Rezeptoren), Bradykardie (reflektorisch über den Vagus?) und, besonders beim Pferd, zu einem AV-Block zweiten Grades. Diese Effekte gehen nach etwa 15 min zurück (der AV-Block nach 1–3 min). Die depressive Wirkung auf das Herz ist durch Atropin zu verhindern. Im Anschluss an die initiale Blutdruckerhöhung kommt es wie bei Clonidin zu einer anhaltenden Blutdrucksenkung, die durch zentral wirksame α-Adrenolytika (z.B. Yohimbin) aufgehoben werden kann. Yohimbin vermindert auch die analgetische und sedative Wirkung von Xylazin. Die Atmung wird durch Xylazin vor allem beim Rind depressiv beeinflusst. Xylazin wirkt lokalanästhetisch (stärker als Procain), diese Wirkung wird aber nicht klinisch ausgenutzt.
▶ **Anwendungsgebiete**: Sedation, Analgesie und (allerdings nicht stark ausgeprägte) Muskelrelaxation für Untersuchungen und Behandlungen sowie bei chirurgischen Eingriffen; beim Großtier ohne Kombination keine ausreichende Analgesie in distalen Extremitätsbereichen. Beim Pferd hat Xylazin eine gute Wirkung gegen viszerale Schmerzen, die die von starken Analgetika vom Morphintyp übertrifft. In Kombination mit anderen Stoffen (Lokalanästhetika, Narkotika, Neuroleptika, Ketamin) eignet sich Xylazin für schmerzhafte Eingriffe am stehenden oder liegenden Tier. Weiterhin eignet sich Xylazin zum Auslösen von Erbrechen bei der Katze (s. Emetika). Xylazin wird i.m. (Wirkungseintritt nach 10–15 min) oder i.v. (Wirkungseintritt nach 3–5 min) appliziert; die analgetische Wirkung hält für etwa 15–20 min, die sedative Wirkung je nach Tierart für 0,5–4 Stunden an (nach i.m. längere Wirkung als nach i.v.). ▶ **Dosierung**: Rind: je nach gewünschtem Effekt zwischen 0,05 (Sedation und Analgesie für Ruhigstellung und kleinere Eingriffe) bis 0,3 (länger anhaltende Sedation und Analgesie, intensive Muskelrelaxierung, Seitenlage) mg/kg i.m. oder langsam i.v. Besonders in hohen Dosen sollte Xylazin nur bei gefasteten Tieren angewendet werden. Falls notwendig, lässt sich die Wirkung von Xylazin durch eine zweite Applikation ca. 10–30 min nach der ersten vertiefen und/oder verlängern. Pferd: 0,5–1 mg/kg i.v. oder 2–3 mg/kg i.m.; die Wirkung ist weniger stark ausgeprägt als beim Rind, deshalb ist für schmerzhafte Eingriffe eine Kombination mit anderen Stoffen (z.B. Acepromazin, Ketamin, Diazepam, Inhalationsnarkotika) notwendig. Hund: 1–3 mg/kg i.m. oder i.v.; wiederum ist für schmerzhafte Eingriffe eine Kombination erforderlich; als günstig hat sich die Kombination mit 6–10 mg/kg Ketamin oder 1 mg/kg Levomethadon erwiesen. Katze: 1–5 mg/kg i.v. oder i.m., auch s.c. möglich. Schaf/Ziege: 0,1–0,5 mg/kg i.m. oder i.v. Beim Schwein wird ohne

Kombination eine ausreichende Wirkung erst in toxischen Dosen (20–30 mg/kg i.m.) erreicht. Xylazin kann auch bei Vögeln (5–10 mg/kg i.m.) eingesetzt werden. ▶ **Wirkungsdauer**: s.o. Die ▶ **Halbwertszeit** von Xylazin nach i.v. oder i.m. Applikation beträgt beim Pferd 50–60 min, beim Rind 36 min, beim Schaf 23 min, beim Hund 30–35 min. Das Verteilungsvolumen liegt um 2 l/kg. Die Bioverfügbarkeit variiert nach i.m. Applikation stark (20–90%). ▶ **Nebenwirkungen**: Nach i.m. oder s.c. Applikation können Gewebsschäden auftreten. Xylazin führt zunächst zu Blutdruckanstieg und Bradykardie (besonders beim Pferd AV-Block möglich), dann Blutdruckabfall. Bei Hunden sind Todesfälle etwa 3–4 Stunden nach Applikation von Xylazin beschrieben worden. Bei Rind und Schaf tritt Salivation auf (Gefahr der Aspirationspneumonie), bei anderen Tierarten Sekretionshemmung. Weitere Nebenwirkungen: Atemdepression (beim Rind schon bei bestimmungsgemäßer Dosierung um bis zu 50%), Reduzierung der Pansentätigkeit, Tympanie, Durchfall, Erbrechen (Hund, Katze), Anstieg der Körpertemperatur beim Rind, bei anderen Tierarten z.T. erheblicher und anhaltender Abfall der Körpertemperatur durch Ausfall der Temperaturregulation, Mydriasis, Ptosis. Erregungserscheinungen sind seltener als nach Opioiden, scheinen besonders bei Hund und Katze vorzukommen, treten aber auch beim Rind in ca. 1% aller Fälle auf (Rompunbrüllen). Bei Pferden sind Erregungserscheinungen besonders nach i.v. Applikation beschrieben worden. Bei Rindern sinkt nach 0,2 mg/kg i.v. der Plasmainsulinspiegel, und es entwickelt sich eine Hyperglykämie. Hyperglykämien nach Xylazin sind auch bei Katzen beschrieben worden. Bei Rindern kann Xylazin nach Applikation im letzten Drittel der Trächtigkeit zu Frühgeburten führen (direkte Uterusstimulation über α-Rezeptoren). ▶ **Überdosierung**: Während bei Rindern die bei 50% der Tiere letal wirkende Dosis (LD_{50}) von Xylazin bei etwa 1 mg/kg liegt (also beim Dreifachen der höchsten klinischen Dosis), ist die therapeutische Breite von Xylazin bei anderen Tierarten zum Teil noch geringer. Beim Hund treten toxische Reaktionen bereits ab 5 mg/kg i.m. oder i.v. auf, bei der Katze ab 10 mg/kg. Beim Schwein liegen die analgetisch und sedativ wirkenden Dosen bereits im toxischen Bereich. In toxischen Dosen kommt es zu einer Verstärkung der oben beschriebenen Nebenwirkungen (Gefahr von Atemlähmung und Kollaps) sowie zu Krämpfen. Es gibt kein klinisch gebräuchliches spezifisches Antidot; ein Teil der Wirkungen von Xylazin lässt sich aber bei Rind, Pferd, Hund und Katze durch zentral wirksame α-Adrenolytika wie **Atipamezol** ([**Antisedan**]; s.u.) oder **Yohimbin** (0,1–0,2 mg/kg i.v.) aufheben. Yohimbin (s. α-Adrenolytika) verkürzt auch die Dauer der Analgesie und Sedation nach Xylazin. Das α-Adrenolytikum **Tolazolin** hat in Dosen von 0,5–1 mg/kg i.v. eine ähnliche Wirkung wie Yohimbin. Antagonistische Effekte auf die Wirkung von Xylazin sind bei Rindern, Hunden und anderen Tierarten auch für **4-Aminopyridin** (0,3–0,5 mg/kg i.v.), eine Substanz, die u.a. Acetylcholin im Gehirn freisetzt, beschrieben worden. Kombinationen von Yohimbin und 4-Aminopyridin erwiesen sich als besonders wirkungsstark. Sowohl Yohimbin wie 4-Aminopyridin sind allerdings nicht als Injektionslösung im Handel. Ferner hebt das Analeptikum **Doxapram** (s. dort) die herz- und atemdepressive Wirkung von Xylazin kurzfristig auf. ▶ **Gegenanzeigen**: Xylazin darf aufgrund seiner α-mimetischen Wirkung nicht bei hochtragenden Tieren angewendet werden (Gefahr von Frühgeburt bzw. Nachgeburtsverhalten). Weiterhin darf Xylazin nicht bei Herzerkrankungen angewendet werden. Vorsicht bei schon bestehender Atemdepression bzw. Schockgefahr. Aufgrund der Insulin-depressiven Wirkung nicht bei Patienten mit Diabetes mellitus einsetzen. ▶ **Wechselwirkungen**: Die zentral dämpfende Wirkung anderer Sedativa bzw. Narkotika und Analgetika wird verstärkt, was bei Kombination zu beachten ist. Ebenso ist an die Verstärkung atemdepressiver, herzdepressiver und blutdrucksenkender Wirkung zu denken, sodass z.B. nicht mit morphinähnlichen Analgetika kombiniert werden sollte. Bei Kombination mit Thiobarbituraten und Halothan treten vermehrt Herzrhythmusstörungen auf. ▶ **Wartezeiten**: je nach Präparat essbare Gewebe vom Pferd 1–3 Tage und vom Rind 0–1 Tag, Milch Pferd 1 Tag, Rind 0–1 Tag.

Medetomidin

Medetomidin [**Domitor, Cepetor, Sedator** (V.M.)] ist als Sedativum für Hunde und Katzen, zur kurzzeitigen Anästhesie in Kombination mit Ketamin bei Katzen und zur Prämedikation für Narkosen bei Hunden und Katzen zugelassen. Medetomidin ist nicht in der VO (EU) 37/2010 aufgeführt, sodass die Anwendung von Medetomidin bei lebensmittelliefernden Tieren damit nicht erlaubt ist. Medetomidin ist wesentlich potenter als Xylazin, d. h., vergleichbare Wirkungen können bereits bei sehr viel niedrigeren Dosen erreicht werden. Das Ausmaß der sedativen und vor allem analgetischen Wirkung ist allerdings der von Xylazin vergleichbar, sodass mit Medetomidin nicht stärkere Wirkungen erzielt werden können. Dies ist auch nicht zu erwarten, da bei Annahme einer Wirkungsvermittlung der sedativen und analgetischen Effekte über zentrale α_2-Rezeptoren und vollständiger Rezeptorbesetzung durch Agonisten wie Xylazin oder Medetomidin die Wirkung nach oben begrenzt ist. Es sollte von Medetomidin also keine stärkere analgetische Wirkung als von Xylazin erwartet werden! Medetomidin wird als spezifischer für α_2-Rezeptoren beschrieben als Xylazin. Wiederum ist dieser „Vorteil" nur relativ, da das Verhältnis der α_2/α_1-Bindung bei Xylazin immerhin 160 beträgt, d. h. in vivo kaum mit einer Wirkung auf α_1-Rezeptoren zu rechnen ist. Das sehr viel höhere α_2/α_1-Verhältnis (1600) von Medetomidin ist daher eher von akademischem Interesse. Die analgetische Wirkung von Medetomidin unterliegt wie die von Xylazin ausgeprägten tierartlichen Unterschieden. Beim Hund ist die analgetische Wirkung von Medetomidin für schmerzhafte Manipulationen oder Eingriffe meist nicht ausreichend. Allerdings scheint zur vollen Entfaltung einer analgetischen Wirkung wichtig zu sein, dass das Tier vor und ca. 15 min nach Applikation von Medetomidin ruhig gehalten wird, was unter Praxisbedingungen oft nicht möglich sein wird. Im Regelfall wird deshalb ähnlich wie bei Xylazin die Anwendung von Medetomidin zur Durchführung schmerzhafter Manipulationen nur in Kombination mit einer anderen analgetischen Substanz (z. B. Ketamin oder Levomethadon) zu ausreichender Analgesie führen. In hohen Dosierungen von Medetomidin verlieren Hunde das Standvermögen, d. h. sind immobilisiert, was auf die muskelrelaxierende Wirkung von Medetomidin zurückgeführt werden kann. Sedation und Immobilisierung können zu einer reduzierten Reaktion auf schmerzhafte Reize führen, sodass in jedem Fall darauf geachtet werden muss, dass je nach durchzuführender Maßnahme am Tier wirklich eine ausreichende Analgesie vorliegt.

▶ **Dosierung**: Hund: je nach Körpergewicht und Behandlungsziel (d. h. Ausmaß von Sedation und gegebenenfalls Analgesie) 10–20 µg/kg i.m. oder i.v.; kleine Hunde (< 10 kg) zeigen erst bei hohen Dosierungen (bis zu 40 µg/kg) ausreichende Wirkungen, sodass eine Berechnung der Dosierung über das metabolische Körpergewicht vorteilhaft sein kann. Bei Katzen werden entsprechende Wirkungen bei Dosierungen von 50–150 µg/kg i.m. oder s.c. erreicht. ▶ **Wirkungsdauer**: Die Wirkung von Medetomidin hält beim Hund länger an als die von Xylazin; insbesondere bei i.v. Applikation haben die Tiere u. U. noch 3 Stunden nach Applikation das Standvermögen nicht wieder erreicht. Die ▶ **Halbwertszeit** beträgt beim Hund etwa eine Stunde. ▶ **Nebenwirkungen**: entsprechen Xylazin (s. dort), halten aber länger an. In Analogie zu Xylazin führt Medetomidin beim Hund zu einer ausgeprägten Bradykardie (Reduktion der Herzfrequenz um ca. 50 %), AV-Block 1. und 2. Grades (gelegentlich auch 3. Grades mit Extrasystolien und Salvenextrasystolien), Abfall der Atemfrequenz und Abfall der Körpertemperatur. Im Gegensatz zu Xylazin sind nach Anwendung von Medetomidin in bestimmungsgemäßer Dosierung bisher keine Todesfälle bei Hunden berichtet worden. ▶ **Überdosierung**: Verstärkung dieser Effekte. Alle erwünschten und unerwünschten Wirkungen von Medetomidin können durch Applikation eines für Medetomidin entwickelten α_2-Rezeptor-Antagonisten reduziert bzw. aufgehoben werden. Dabei handelt es sich um den Wirkstoff **Atipamezol**, der unter dem Warenzeichen **Antisedan** für Hunde zugelassen worden ist. Atipamezol entspricht in seinen Wirkungen den bereits unter Xylazin besprochenen, zentral wirksamen α-Antagonisten Yohimbin und Tolazolin, zeigt im Vergleich zu diesen Substanzen aber eine höhere Selektivität für α_2-Rezeptoren und eine kürzere Wirkungsdauer. Die Halbwertszeit von Atipamezol beträgt beim Hund etwa 2–3 Stunden. Durch Verabreichung des Antagonisten kann z. B. die Aufwachphase nach Medetomidin auf wenige Minuten verkürzt werden. Die Applikation erfolgt intramuskulär in der 5-fachen Dosierung (in µg/kg) des vorher verabreichten Medetomidins. Bei Überdosierung von Atipamezol können Tachykardie und zentrale Erregungserscheinungen (Hyperaktivität, Muskeltremor) auftreten. Über die Verwendung von Atipamezol zur Antagonisierung der Wirkungen anderer α_2-Agonisten (z.B. Xylazin) liegen bisher wenig klinische Erfahrungen vor.

Detomidin

Detomidin [**Domosedan, Domidine, Cepesedan** (V.M.)] ist zur Sedation und Analgesie sowie zur Prämedikation zum medikamentellen Ablegen für Injektions- und Inhalationsnarkosen bei Pferden und Rindern zugelassen. Das Imidazolderivat Detomidin ist in der sedativ-analgetischen Wirkung potenter als Xylazin. ▶ **Dosierung**: Die sedativ-analgetischen Dosierungen liegen bei 20–40 µg/kg i.m. oder i.v. ▶ **Wirkungsdauer**: etwa 1 Stunde, bei höheren Dosierungen bis zu 4 Stunden. In Kombination mit Ketamin oder Barbituraten ist Detomidin zur Prämedikation für chirurgische Eingriffe beim Pferd geeignet. ▶ **Nebenwirkungen**: Beim Pferd wurden nach anfänglicher Hypertension ein Blutdruckabfall, Hypoxie, Bradykardie, Hypothermie, Hypoventilation, Diurese, Schwitzen und Tremor beobachtet. Alle weiteren Eigenschaften entsprechen Xylazin bzw. Medetomidin. ▶ **Wartezeiten**: essbare Gewebe von Pferd und Rind 2 Tage, Milch 0 Tage.

Romifidin

Romifidin [**Sedivet, Romidys** (V.M.)] ist für Pferde, Hunde und Katzen zugelassen. Es entspricht in seinen Eigenschaften weitgehend den bisher besprochenen Substanzen vom Typ des Xylazin. ▶ **Dosierung**: für leichte Sedierung liegen die Dosierungen beim Pferd bei 40 µg/kg i.v., für tiefe Sedierung bei 80 µg/kg. Hund 40–120 µg/kg i.m. oder i.v., Katze 200–400 µg/kg i.v. ▶ **Wirkungsdauer**: Pferd: leichte Sedierung: 0,5–1 Stunde, tiefe Sedierung: 0,5–1,5 Stunden. Bei Dosiserhöhung auf 120 µg/kg wird beim Pferd eine tiefe Sedation für bis zu 3 Stunden erzielt. Wie Detomidin kann Romifidin in Kombination mit analgetisch wirksamen Arzneimitteln (z.B. Ketamin oder Levomethadon) zur Prämedikation und Narkoseunterstützung bei chirurgischen Eingriffen verwendet werden. ▶ **Nebenwirkungen** und ▶ **Überdosierung** siehe bei den anderen ausführlich besprochenen Vertretern der Gruppe. ▶ **Wartezeiten**: essbare Gewebe 6 Tage.

3.2 Schwache Analgetika (Nicht-Opioid-Analgetika)

Die Bezeichnung „schwache" Analgetika bezieht sich auf den Unterschied in der analgetischen Wirkung dieser Stoffe zu den „starken Analgetika", d.h., durch schwache Analgetika werden vor allem geringere bis mittlere Schmerzen unterdrückt bzw. vermindert, während starke, nicht entzündliche Schmerzzustände (z.B. Krebsschmerzen oder postoperative Schmerzen) in der Regel nicht ausreichend beeinflusst werden. Bei entzündlich bedingten Schmerzen dämpfen schwache Analgetika im Gegensatz zu starken Analgetika die Schmerzempfindung vorwiegend durch periphere Angriffspunkte, d.h. durch eine Wirkung im Bereich der Schmerzrezeptoren (s.u.). Schwache Analgetika gehören beim Menschen zu den weltweit am häufigsten verwendeten Arzneimitteln.

Das erklärt sich unter anderem dadurch, dass mit Ausnahme der p-Aminophenolderivate (s.u.) alle schwachen Analgetika nicht nur analgetisch, sondern auch antiphlogistisch wirken und insbesondere entzündlich bedingten Schmerz (Hyperalgesie, z.B. bei rheumatischen Erkrankungen) vermindern. Weiterhin wirken alle schwachen Analgetika antipyretisch. Aufgrund dieser Wirkungen werden schwache Analgetika auch als **Antipyretika** bzw. als **nicht-steroidale Antiphlogistika** oder **nicht-steroidale antiinflammatorische Substanzen** (NSAIDs, zur Abgrenzung von den steroidalen Glukokortikoiden) bzw. **Antirheumatika** bezeichnet. Eine weitere häufig benutzte Bezeichnung für schwache Analgetika ist „Nicht-Opioid-Analgetika" zur Abgrenzung von den Opioid-Analgetika vom Typ des Morphins. Schwache Analgetika haben beim Menschen ein sehr großes Indikationsgebiet (Schmerzzustände wie Kopf-, Zahn-, Muskel- und Gelenkschmerzen, Rheumatherapie, Erkältungskrankheiten, „Kater" und vieles andere mehr). Auch beim Tier wird die analgetische, antiphlogistische und antipyretische Wirkung der schwachen Analgetika therapeutisch ausgenutzt, wenn auch der klinische Einsatz bei weitem nicht das Ausmaß des humanmedizinischen Einsatzes erreicht. An dieser Stelle sollen diejenigen Vertreter der Gruppe besprochen werden, die eine deutliche zentrale analgetische Wirkung aufweisen und deshalb auch zur Behandlung von nicht entzündlich bedingten Schmerzen eingesetzt werden können (**Acetylsalicylsäure, Paracetamol, Metamizol, Aminophenazon, Phenazon, Carprofen, Firocoxib**) während Vertreter, die überwiegend wegen ihrer antiphlogistischen Wirkung angewendet werden (nicht-steroidale Antiphlogistika wie **Phenylbutazon, Naproxen, Flunixin, Meloxicam** und **Indometacin**), im Kapitel „Pharmakologische Beeinflussung von Entzündungen" behandelt werden.

Alle schwachen Analgetika (inklusive der bei den Antiphlogistika näher besprochenen Vertreter) hemmen die Synthese von Prostaglandinen durch Blockierung der Cyclooxygenase (s. Prostaglandine in ▶ **Kap. B**). Die Hemmung der Prostaglandinsynthese ist für den größten Teil der erwünschten und unerwünschten **Wirkungen** der schwachen Analgetika verantwortlich. Für die analgetische Wirkung scheint vor allem die Hemmung der Synthese von Prostaglandin E_2 eine Rolle zu spielen, das sowohl zentral (im Hypothalamus) wie peripher (an Schmerzrezeptoren) für die Schmerzempfindung und -vermittlung bedeutsam ist. Prostaglandine vom Typ E spielen auch für die antipyretische Wirkung der schwachen Analgetika eine entscheidende Rolle, da sie (wiederum im Hypothalamus) für die Fieberentstehung (mit)verantwortlich sind. Schließlich sind verschiedene Prostaglandine an allen entzündlichen Vorgängen beteiligt (Kapillardilatation, Steigerung der Kapillarpermeabilität, Bindegewebsproliferation), sodass die Hemmung der Prostaglandinsynthese auch die antiphlogistische Wirkung der schwachen Analgetika erklärt. Eine weitere Wirkung der schwachen Analgetika, die allerdings nur beim Menschen therapeutisch ausgenutzt wird, ist die selektive Hemmung der Bildung von Thromboxan A_2 durch niedrig dosierte Acetylsalicylsäure (die selektive Hemmung beruht darauf, dass bei niedriger Dosierung Cyclooxygenase-hemmende Konzentrationen nur im Blut und seinen Bestandteilen erreicht werden, sodass in den Thrombozyten die Bildung von Thromboxan A_2 gehemmt wird), was in der Thromboseprophylaxe ausgenutzt wird. Unerwünschte **Nebenwirkungen**, die durch die Hemmung der Prostaglandinsynthese verursacht werden und deshalb bei allen schwachen Analgetika vor allem bei Dauerbehandlung auftreten können, sind: (1) Reizungen bis hin zu Ulzerationen im Magen-Darm-Trakt; Ursache hierfür ist zum einen die Konzentrationssenkung vasodilatatorisch wirksamer Prostaglandine, was zu lokaler Ischämie und damit zu Gewebsschädigung führt, zum anderen die Verminderung des sekretionshemmend wirkenden Prostaglandins E_2, was zu erhöhter Sekretion von Magensäure und damit in Verbindung mit verringerter Schleimsekretion zur Schleimhautreizung führt. Hierbei scheint auch die Verminderung des zytoprotektiv wirkenden Prostacyclins eine Rolle zu spielen; bei sauren Analgetika (z. B. Acetylsalicylsäure) hat ferner auch die Anreicherung des Stoffes in den Mukosazellen (pH-Falle) eine Bedeutung für die Schleimhautschädigung; (2) Gefahr von Blutungen (vor allem im Magen-Darm-Trakt) aufgrund der verzögerten Blutgerinnung durch Hemmung der Thrombozytenaggregation (Hemmung der Thromboxansynthese); (3) Bronchospasmus („Aspirin-Asthma", besonders bei Asthmatikern), da durch Hemmung der Prostaglandinsynthese aus Arachidonsäure vermehrt Lipoxygenaseprodukte, vor allem die bronchokonstriktorisch wirkenden Leukotriene, gebildet werden (▶ **Abb. 9**, ▶ **S. 61**); (4) Beeinträchtigung der Nierenfunktion, wahrscheinlich durch Verminderung von Prostacyclin und PGE_2, die für die Nierendurchblutung eine Rolle zu spielen scheinen. Bei chronischer Einnahme hoher Dosen können alle schwachen Analgetika Nierenschäden hervorrufen, die aber je nach Wirkstoff unterschiedlich schwer ausgeprägt sind. Alle diese Nebenwirkungen sind beim Tier, das meist nur kurzfristig behandelt wird, selten, können aber insbesondere bei längerer Verabreichung hoher Dosen auch beim Tier auftreten. Neben diesen bei allen schwachen Analgetika (wenn auch in unterschiedlichem Maße) auftretenden Nebenwirkungen haben die einzelnen Stoffe bzw. Stoffgruppen zahlreiche andere Nebenwirkungen, die unabhängig von der Prostaglandinsynthese zu sein scheinen (s. u.).

Wie bereits in Kapitel B unter „Prostaglandine" beschrieben, werden zwei Isoenzyme der Cyclooxygenase (COX) unterschieden, die konstitutive, für viele physiologische Vorgänge wichtige COX 1 und die durch Entzündungsmediatoren induzierbare COX 2, die in einigen Geweben (z. B. Niere, Uterus oder ZNS) aber auch konstitutiv exprimiert wird. Die typischen (z. B. gastrointestinalen) Nebenwirkungen von schwachen Analgetika (und anderen Vertretern der NSAIDs) werden vor allem auf die Hemmung der COX 1 zurückgeführt. Klassische Vertreter der Gruppe wie Acetylsalicylsäure, Phenylbutazon oder Indometacin hemmen beide Isotypen der Cyclooxygenase, sodass erwünschte und unerwünschte Wirkungen nicht zu trennen sind. Dies veranlasste die pharmazeutische Industrie, neue Substanzen mit selektiv inhibitorischer Wirkung auf COX 2 zu entwickeln. Vertreter der COX-2-selektiven NSAIDs („Coxibe") wie **Rofecoxib [Vioxx]**, **Celecoxib [Celebrex]** oder **Parecoxib [Dynastat]**, die in den letzten Jahren für den Menschen zugelassen wurden, führen bei starker antiphlogistischer und relativ starker analgetischer Wirkung tatsächlich weniger häufig zu gastrointestinalen Nebenwirkungen als die klassischen nichtselektiven COX-Hemmstoffe. Allerdings musste 2004 mit Rofecoxib [Vioxx] das erste COX-2-selektive NSAID aufgrund schwerer kardiovaskulärer Nebenwirkungen mit erhöhtem Risiko von Hirn- und Herzinfarkten wieder vom Markt genomxib (und wahrscheinlich der anderen COX-2-selektiven NSAIDs) auf einer prothrombotischen Wirkung, da durch die Hemmung der COX 2 die Synthese von Prostacyclin sinkt, die COX-1-abhängige Thromboxansynthese aber nicht reduziert wird, sodass es zu einem Ungleichgewicht zwischen dem prothrombotischen Thromboxan und dem antithrombotischen Prostacyclin kommt. Das erste für Tiere zugelassene COX-2-selektive NSAID aus der Gruppe der Coxibe ist **Firocoxib** ([**Previcox**]; ▶ S. 116). Mit Ausnahme von Firocoxib hemmen alle der im Folgenden beschriebenen schwachen Analgetika sowohl COX 1 als auch COX 2, sodass z. B. die Acetylsalicylsäure niedrigdosiert beim Menschen aufgrund ihrer antithrombotischen Wirkung in der Thromboseprophylaxe eingesetzt wird. NSAIDs mit vorwiegend COX-2-inhibitorischer Wirkung wie Meloxicam werden in ▶ Kap. T (Pharmaka zur Beeinflussung von Entzündungen) besprochen.

Derivate der Salicylsäure

Natriumsalicylat wurde bereits im 19. Jahrhundert als Antipyretikum verwendet, ist aber für die systemische Applikation zu stark lokal reizend und gewebsschädigend. Salicylsäure sollte deshalb heute nur noch oberflächlich als Keratolytikum bzw. Antimykotikum verwendet werden. Der wichtigste Vertreter der Salicylsäurederivate ist **Acetylsalicylsäure**, das unter dem Warenzeichen **Aspirin** wohl bekannteste schwache Analgetikum überhaupt.

Acetylsalicylsäure

Acetylsalicylsäure [**Aspirin** (H.M.)] hat alle Wirkungsqualitäten der schwachen Analgetika, wirkt also sowohl zentral wie peripher analgetisch als auch antipyretisch und antiphlogistisch. Acetylsalicylsäure [Aspirin] ist humanmedizinisch sicherlich der bekannteste Vertreter der schwachen Analgetika. Tiermedizinisch ist Acetylsalicylsäure unter dem Präparatenamen **ASS 100%** als Monopräparat sowie unter dem Namen **Anivet Plus** als Arzneimittelvormischung als Kombinationspräparat zusammen mit Sulfadimidin, Sulfamerazin und Oxytetrazyklin zur Behandlung von Schweinen im Handel. Acetylsalicylsäure wurde in Tab. 1 der VO (EU) 37/2010 für alle zur Lebensmittelerzeugung genutzten Tierarten aufgenommen, außer Fischen und außer zur Anwendung bei Tieren, von denen Milch oder Eier für den menschlichen Verzehr gewonnen werden. Damit ist die Umwidmung vom Schwein auf andere lebensmittelliefernde Tierarten möglich. Im Organismus wird Acetylsalicylsäure sehr schnell (innerhalb von Minuten) zu Salicylsäure deacetyliert, den für die Aufrechterhaltung der pharmakologischen Wirkungen verantwortlichen Metaboliten (Salicylsäure hemmt die Prostaglandinsynthese mit der gleichen Wirkungsstärke wie Acetylsalicylsäure selbst). Bei oraler Applikation wird Acetylsalicylsäure nach Resorption bereits bei der ersten Leberpassage deacetyliert (First-Pass-Metabolismus), sodass im Blut teilweise nur Salicylsäure nachweisbar ist. Salicylsäure wird überwiegend durch Koppelung an Glukuronsäure ausgeschieden. Hinsichtlich der Abbaugeschwindigkeit von Salicylsäure, die die Wirkungsdauer von Acetylsalicylsäure bestimmt, gibt es erhebliche Speziesunterschiede, die sich neben Unterschieden in der Glukuronidierung durch Unterschiede im Harn-pH (Herbivoren/Carnivoren) erklären. Die **Halbwertszeiten** von Salicylsäure liegen bei 0,8 (Ziege), 1 (Pferd), 6–10 (Schwein), 7–12 (Hund), 20–24 (Mensch) und 22–45 Stunden (Katze). Beim Rind liegt die Halbwertszeit von Salicylsäure nach i.v. Applikation von Acetylsalicylsäure bei 0,5 Stunden, nach oraler Applikation aufgrund von verzögerter Resorption jedoch bei 3–7 Stunden (Bioverfügbarkeit 70%). Die

Halbwertszeit von Salicylsäure ist bei den meisten Spezies dosisabhängig und nimmt mit steigenden Dosen zu (Sättigungskinetik). Das Verteilungsvolumen ist aufgrund des Säurecharakters niedrig (0,2–0,3 l/kg). Salicylsäure wird relativ stark an Plasmaproteine gebunden (Rind 64%, Schwein 75%, Hund 54%). Die lange Halbwertszeit von Salicylsäure bei der Katze beruht auf der schlechten Glukuronidierungsfähigkeit dieser Spezies; die Katze ist daher empfindlicher gegenüber Acetylsalicylsäure als andere Spezies.

Tiermedizinisch wird Acetylsalicylsäure vor allem wegen ihrer antiphlogistischen und antipyretischen Wirkung verwendet, wobei vor allem die antiphlogistische Wirkung bei anderen nichtsteroidalen Antiphlogistika stärker ausgeprägt ist (▶ **Kap T**). Bei infektiösen Darmstörungen ist die Wirkung von Acetylsalicylsäure fraglich, da die Substanz selbst zu einer Schädigung der Darmschleimhaut führen kann (s. u.). ▶ **Anwendungsgebiete**: für Monopräparate: beim Schwein zur Fiebersenkung bei infektiösen Erkrankungen, sofern erforderlich in Verbindung mit einer antibiotischen Behandlung, sowie zur Prophylaxe anaphylaktischer Reaktionen bei der Colienterotoxämie. Bei Ferkeln ist Acetylsalicylsäure mit Erfolg zur Reduzierung der durch Colienterotoxämie verursachten Absatzferkelverluste eingesetzt worden. Weitere Indikationen, vor allem beim Kleintier, sind Verminderung von Muskel- und Gelenkschmerzen (z.B. bei Arthrosen, Myalgien rheumatischer und anderer Genese) und Teckellähme. Im Gegensatz zu Metamizol reicht die analgetische Wirkung bei viszeralen Schmerzen nicht. ▶ **Dosierung**: Acetylsalicylsäure wird oral verabreicht. Schwein 50 mg/kg einmal täglich (oder 10 mg/kg alle 6 Stunden), Hund 25 mg/kg alle 8 Stunden, Katze 25 mg/kg einmal täglich (bei höheren Dosen Kumulation zu toxischen Konzentrationen!), Rind 100 mg/kg alle 12 Stunden (damit lassen sich aufgrund der verzögerten Resorption therapeutische Plasmakonzentrationen von Salicylsäure aufrechterhalten), Pferd 30–50 mg/kg alle 12 Stunden (Wirksamkeit aufgrund der kurzen Halbwertszeit fraglich). ▶ **Nebenwirkungen**: Die allen schwachen Analgetika gemeinsamen Nebenwirkungen wurden bereits in der Einleitung dargestellt. Besonders häufig treten bei Acetylsalicylsäure Reizungen der Magenschleimhaut mit Blutungs- und Ulzerationsgefahr auf. Weiterhin stimuliert Acetylsalicylsäure in hohen Dosen das Atemzentrum, was durch verstärkte Abatmung von Kohlendioxid zu einer respiratorischen Alkalose führen kann. Bei längerer Verabreichung hoher Dosen führen die respiratorische Alkalose und die sich entwickelnde Beeinträchtigung der Nierenfunktion zu starken Verlusten an Natriumbicarbonat, sodass die Alkalose in eine metabolische Azidose umschlagen kann. Aus diesem Grund (und zur Verminderung von Magenschleimhautschäden) wird Acetylsalicylsäure häufig mit Bicarbonat kombiniert. ▶ **Überdosierung**: Es kommt zu Erbrechen (beim Hund bereits ab 50 mg/kg), Benommenheit, Hyperventilation, Durchfall, Azidose, Blutungen, Hyperthermie (durch erhöhten Stoffwechsel), Kreislaufkollaps, Lungenödem, Tremor, Krämpfen und Koma. Die Behandlung ist symptomatisch (Bicarbonatinfusionen, Diuretika, Alkalisierung des Harns, um die renale Elimination zu erhöhen, Peritonealdialyse etc.). ▶ **Gegenanzeigen**: Trächtigkeit (Schwein); hämorrhagische Diathese, Magen- und Darmulzera. Vorsicht bei chronischen gastrointestinalen Störungen, Bronchialasthma und vorgeschädigter Niere. ▶ **Wechselwirkungen**: gleichzeitige Verabreichung von Glukokortikoiden erhöht die gastrointestinale Blutungsgefahr; die diuretische Wirkung von Furosemid wird vermindert; gleichzeitige Gabe anderer schwacher Analgetika verstärkt Wirkungen und Nebenwirkungen von Acetylsalicylsäure. ▶ **Wartezeiten:** Schweine, essbare Gewebe 1 Tag.

p-Aminophenolderivate (Anilinderivate)

p-Aminophenolderivate wie **Phenacetin** und **Paracetamol** wirken analgetisch und antipyretisch, aber nicht antiphlogistisch. Sie hemmen die Prostaglandinsynthese nur im Gehirn, was das Fehlen der antiphlogistischen Wirkung erklärt. Paracetamol [z.B. **Ben-u-ron** (H.M.)] wird humanmedizinisch zur Behandlung schmerz- und fieberhafter Zustände verwendet. Phenacetin, das bis Frühjahr 1986 Bestandteil von mehr als 200 humanmedizinischen Kombinationspräparaten war [z.B. Gelonida, Quadronal etc.], ist vor allem wegen seiner nierenschädigenden Wirkung bei Daueranwendung beim Menschen vom Markt genommen worden. Veterinärmedizinisch ist Paracetamol unter dem Namen **Pracetam 10% Arzneimittel-**

vormischung für **Schweine** im Handel. In der EU-Höchstmengenverordnung wurde Paracetamol in Tabelle 1 zur oralen Anwendung bei Schweinen aufgenommen. ▶ **Indikationen:** Symptomatische Behandlung zur Fiebersenkung bei akuten infektiösen Atemwegserkrankungen in Kombination mit einer geeigneten antiinfektiven Therapie. ▶ **Dosierung:** Die tägliche Dosis beträgt 30 mg Paracetamol/kg KG an 5 aufeinanderfolgenden Tagen und ist über das Futter zu verabreichen. ▶ **Nebenwirkungen:** Bei Schweinen sind nach Gabe bis zum Zehnfachen der empfohlenen Dosis keine Nebenwirkungen nachgewiesen worden. ▶ **Wartezeit:** essbare Gewebe 1 Tag.

Unabhängig von der antipyretischen und analgetischen Wirkung von Paracetamol hat die Anwendung dieser Substanz beim Tier zahlreiche Nachteile im Vergleich zu anderen schwachen Analgetika: (1) die für die meisten Indikationen notwendige antiphlogistische Wirkung fehlt; (2) Paracetamol wird schnell eliminiert (**Halbwertszeit** von Paracetamol beim Hund 2 Stunden, beim Schwein 1 Stunde, beim Pony 2 Stunden); (3) die Katze kann p-Aminophenolderivate nicht ausreichend durch Glukuronidierung entgiften, sodass bei dieser Spezies leicht Vergiftungen auftreten (gekennzeichnet durch Methämoglobinbildung, Anämie, Hämoglobinurie, Leberschädigung, Ikterus, Dyspnoe, Tachykardie). Vergiftungsgefahr besteht aufgrund der noch unzureichend ausgebildeten Glukuronidierungsfähigkeit auch beim Jungtier. Die fehlende antiphlogistische Wirkung der p-Aminophenolderivate wie Paracetamol liegt daran, dass diese Substanzen weder COX-1 noch COX-2 hemmen, aber ein anderes COX-Isoenzym (COX-3), das nur in Herz und Gehirn vorkommt und die analgetische und antipyretische Wirkung von Phenacetin und Paracetamol erklärt. Damit fehlen diesen Substanzen auch die COX-1-abhängigen typischen Nebenwirkungen der schwachen Analgetika.

Pyrazolonderivate

Pyrazolonderivate wie **Phenazon, Aminophenazon** und **Metamizol** wirken stärker analgetisch und antipyretisch als Acetylsalicylsäure und p-Aminophenolderivate und zeichnen sich zusätzlich durch eine spasmolytische Wirkung an glattmuskulären Organen aus. Besonders Metamizol ist in der Lage, auch schwere Schmerzzustände (z. B. Kolikschmerzen) zu beeinflussen. Beim analgetischen Effekt scheint die zentrale Wirkung eine größere Rolle zu spielen als periphere Angriffspunkte. Eine antiphlogistische Wirkung tritt erst bei hohen Dosen auf. Das gilt nicht für das Pyrazolonderivat **Phenylbutazon,** das stärker antiphlogistisch als analgetisch und antipyretisch wirkt und deshalb bei der Behandlung der Antiphlogistika näher besprochen werden soll. **Aminophenazon**, das synonym auch **Aminopyrin** bzw. **Amidopyrin** heißt und unter dem Warenzeichen **Pyramidon** früher neben Aspirin das wohl bekannteste schwache Analgetikum war, wird wegen seiner karzinogenen Wirkung (aufgrund von Nitrosierung zu dem potenten Karzinogen Dimethylnitrosamin) humanmedizinisch nicht mehr angewendet und ist in entsprechenden Kombinationspräparaten durch Propyphenazon ersetzt worden. Auch **Phenazon** (Synonym: **Antipyrin**), das älteste synthetische schwache Analgetikum, hat an Bedeutung verloren. Eine Bedeutung in Human- und Veterinärmedizin hat in erster Linie nach wie vor **Metamizol,** das vor allem unter dem Warenzeichen **Novalgin** bekannt geworden ist. Ein neues Pyrazolonderivat ist **Tepoxalin** (**Zubrin**), das zur Entzündungshemmung und Schmerzbekämpfung bei Erkrankungen des Bewegungsapparates von Hunden im Handel ist.

Metamizol

Metamizol wird synonym auch als **Noraminopyrinmethansulfonat** oder **Novaminsulfon,** im Englischen auch als **Dipyrone** bezeichnet. Für die Anwendung beim Tier ist Metamizol als Injektionslösung für Rind, Pferd, Schwein und Hund im Handel [**Chosalgan-S**, **Novacen**, **Metapyrin**, **Vetalgin**, **Metamizol WDT**, **Novaminsulfon** u.a. (V.M.)]. Für den humanmedizinischen Gebrauch gibt es Metamizol [**Novalgin** (H.M.) und andere Präparatenamen] auch in Form von Tabletten, Sirup, Tropfen und Zäpfchen. Das wichtigste und bekannteste Kombinationspräparat mit Metamizol in der Tiermedizin ist **Buscopan compositum** (zusammen mit dem Spasmolytikum Butylscopolamin), das für Rinder, Schweine, Pferde und Hunde zugelassen ist. Laut EU-Höchstmengenverordnung darf Metamizol bei Rindern, Schweinen und Equiden angewendet werden. Eine Umwidmung auf andere lebensmittelliefernde Tiere (z. B. kleine Wiederkäuer) ist möglich. ▶ **Anwendungsgebiete**: Die analgetisch/spasmolytische Wirkung von Metamizol wird zur Behandlung von Spasmen der glatten Muskulatur des Magen-Darm-Traktes (vor allem bei Kolik) und anderer Bauchhöhlenorgane sowie zur Behebung des Spasmus bei Schlundverstopfung durch Fremdkörper ausgenutzt; die analgetisch/antiphlogistische Wirkung zur Behandlung von schmerzhaften Erkrankungen von Muskeln und Gelenken. Bei schmerzhaften Koliken führt die Injektion von Metamizol zu einer Beruhigung, die häufig eine ungefährdete rektale Untersuchung erst ermöglicht und den Zustand der Tiere erheblich verbessert. ▶ **Dosierung**: bei allen Tierarten 20–50 mg/kg i.m. oder langsam i.v. Bei oraler Applikation (Kleintier) wird der gleiche Dosisbereich verwendet (die Resorption ist praktisch vollständig). ▶ **Wirkungsdauer**: Die Applikation der genannten Dosen wird bei Bedarf 1- oder 2-mal täglich (in 8-Stunden-Intervallen) wiederholt. Bei Hund und Pferd beträgt die **Halbwertszeit** von Metamizol 4–5 Stunden, bei der Katze 2–3 Stunden. ▶ **Nebenwirkungen**: Neben den für alle schwachen Analgetika typischen Nebenwirkungen (▶ **S. 109**) ist Metamizol beim Menschen vor allem durch Blutbildschäden bei Dauerverabreichung (bis hin zur Agranulozytose; typisch für die Gruppe der Pyrazolonderivate) und zum Teil tödlich verlaufende Schockzustände nach intravenöser Applikation in Verruf gekommen. Auch beim Pferd sind Leukozytendepressionen nach mehrfacher Verabreichung hoher Dosen über mehrere Tage beobachtet worden. Bei anderen Tierarten sind Blutbildschäden bisher nicht beschrieben worden, wobei allerdings berücksichtigt werden muss, dass Dauerbehandlungen über längere Zeit kaum durchgeführt werden. Bei längerer Anwendung sollte deshalb auch beim Tier das Blutbild kontrolliert werden. Wegen der Schockgefahr sollte Metamizol bei i.v. Verabreichung besonders langsam injiziert werden (hochkonzentrierte Lösung!). ▶ **Überdosierung**: es kommt zu starkem Speichelfluss, Erbrechen, Kreislaufkollaps, zunächst erhöhter Atemfrequenz und Krämpfen, dann Koma und Atemlähmung. Die Behandlung ist symptomatisch. ▶ **Gegenanzeigen**: Schädigungen des hämatopoetischen Systems. Strenge Indikationsstellung bei hypotoner oder instabiler Kreislaufsituation. Weiteres siehe bei Acetylsalicylsäure. ▶ **Wechselwirkungen**: in Kombination mit Neuroleptika (besonders Phenothiazinderivaten) schwere Hypothermie. Gleichzeitige Behandlung mit Induktoren der Lebermikrosomenenzyme (Barbiturate, Phenylbutazon) verkürzt die Halbwertszeit und damit die Wirkungsdauer von Metamizol. Weiteres siehe bei Acetylsalicylsäure. ▶ **Wartezeiten**: essbares Gewebe von Rind und Pferd 12 Tage, Schwein 15 Tage. Milch (Rind) 4 Tage.

Tepoxalin

Tepoxalin (▶ S. 407) [**Zubrin** (V.M.)] ist in Form von Tabletten zur Behandlung von Hunden im Handel. Die Anwendung von Tepoxalin bei lebensmittelliefernden Tieren ist verboten. Tepoxalin ist ein nicht-steroidaler Entzündungshemmer und besitzt analgetische und antiphlogistische Eigenschaften. Der duale Wirkmechanismus (Cyclooxygenase- und 5-Lipooxygenase-Hemmung) und die chemische Struktur unterscheiden Tepoxalin jedoch von anderen, in der Veterinärmedizin gebräuchlichen, nicht-steroidalen Entzündungshemmern. Die antiphlogistische und analgetische Potenz entspricht in etwa derjenigen von Naproxen. Die klinische Wirksamkeit von Tepoxalin entspricht derjenigen von Carprofen bzw. Meloxicam. Im Unterschied zu anderen nicht-steroidalen Entzündungshemmern hemmt Tepoxalin über einen dualen Wirkmechanismus sowohl die Aktivität der Cyclooxygenase als auch der 5-Lipooxygenase, sodass die Synthese von Prostaglandinen und Leukotrienen gehemmt wird (▶ **Kap. B 3**). Außerdem zeigt es immunmodulierende Eigenschaften, in Form einer Hemmung der Proliferation von Immunzellen und der Unterdrückung der Produktion verschiedener Zytokine (Interleukin-2, TNF-α), die bei der Entstehung und Aufrechterhaltung von chronischen Entzündungen eine wichtige Rolle spielen. ▶ **Anwendungsgebiete**: Entzündungshemmung und Schmerzbekämpfung bei akuten Erkrankungen bzw. akuten Schüben chronischer Erkrankungen des Bewegungsapparate ▶ **Dosierung**: 10 mg/kg pro Tag; die Behandlungsdauer sollte 4 Wochen nicht überschreiten. Die **Halbwertszeit** von Tepoxalin beträgt beim Hund nach oraler Applikation etwa drei Stunden. Tepoxalin wird sehr schnell in seinen ebenfalls aktiven

Carboxylsäure-Metaboliten umgewandelt. Dieser ist ein starker Cyclooxygenasehemmer, inhibiert jedoch nicht die 5-Lipooxygenase.

▶ **Nebenwirkungen**: Wie bei anderen nichtsteroidalen Antiphlogistika kann es zu gastrointestinalen Irritationen, Ulzerationen und Perforationen, Nephrotoxizität (insbesondere bei hypovolämischen Patienten sowie bei Patienten mit eingeschränkter Nierenfunktion) und Blutgerinnungsstörungen kommen. Tepoxalin scheint jedoch seltener zu gastrointestinalen Entzündungen und Ulzerationen im Magen zu führen als andere nicht-steroidale Entzündungshemmer, z. B. Naproxen und Indometacin. Mögliche Ursachen für die sehr geringen ulzerogenen Eigenschaften von Tepoxalin sind die nur schwach ausgeprägte Hemmung der Prostaglandinsynthese im Magen und die Fähigkeit, die Leukotriensynthese zu hemmen. Nach Tepoxalin werden selten Erbrechen, Diarrhö, Anorexie und/oder Hypersalivation beobachtet. Beim Hund kann es nach der Gabe von Tepoxalin gelegentlich zu Alopezie und Erythemen kommen.

▶ **Überdosierung**: Tepoxalin ist ein sehr gut verträglicher nicht-steroidaler Entzündungshemmer. In Sicherheits- und Langzeitstudien konnten toxische Effekte nur bei der Gabe hoher Dosierungen über längere Zeiträume beobachtet werden. Bei sehr hohen (toxischen) Akutdosen kann es zu Tod infolge von Magenulzerationen kommen.

▶ **Gegenanzeigen**: Patienten mit akuten oder chronischen Erkrankungen der Magen-Darm-Schleimhaut, mit akuten oder schweren chronischen Nierenfunktionsstörungen, mit Herzinsuffizienz, mit hämodynamischen Störungen (z. B. Dehydrierung, hypovolämischer Schock, Hypotonie) sollten nicht mit Tepoxalin behandelt werden. Bei Tieren mit chronischen Erkrankungen der Leber sollten aufgrund eines eingeschränkten Metabolismus nichtsteroidale Entzündungshemmer nur mit erhöhter Vorsicht angewandt werden. Aufgrund fehlender Erkenntnisse wird von der Verabreichung von Tepoxalin an Zuchttiere und tragende oder säugende Hündinnen abgeraten. Hunde unter 6 Monaten sollten nicht mit Tepoxalin behandelt werden.

▶ **Wechselwirkungen**: Aufgrund der sehr starken Proteinbindung (bis 98 %) kann Tepoxalin andere, ebenfalls stark proteinbindende Stoffe verdrängen und deren Wirkung potenzieren. So können die Serumspiegel und Wirkungsdauer von anderen entzündungshemmenden Stoffen, oralen Antikoagulanzien oder Diuretika erhöht werden. Von einer gleichzeitigen Anwendung mit Glukokortikoiden oder anderen nicht-steroidalen Entzündungshemmern wird abgeraten, da die gastrointestinalen Nebenwirkungen verstärkt werden könnten.

Arylpropionsäurederivate und Fenamate

Die Vertreter der Gruppe (Naproxen, Ibuprofen, Ketoprofen, Carprofen u. a.) werden aufgrund ihrer ausgeprägten antiphlogistischen Wirkung primär bei entzündlichen Erkrankungen eingesetzt und deshalb in ▶ Kap. T besprochen. Ein Vertreter der Gruppe, **Carprofen** [Rimadyl (V.M.)], ist aber auch zur Behandlung postoperativer Schmerzen beim Hund zugelassen und soll deshalb hier kurz besprochen werden. Neben Carprofen wurde auch das Fenamat **Flunixin** [Finadyne (V.M.)] zur Behandlung postoperativer Schmerzen beim Hund zugelassen, soll aber hier nicht weiter besprochen werden, da die Eigenschaften von Flunixin ausführlich in ▶ Kap. T beschrieben werden. Grundsätzlich ist zu beachten, dass selbst Nicht-Opioid-Analgetika mit relativ starker analgetischer Wirkung wie Carprofen und Flunixin nicht an die analgetische Wirkungspotenz von Opioid-Analgetika wie Morphin oder Levomethadon heranreichen und deshalb zur Behandlung schwerer postoperativer Schmerzen nicht ausreichend wirksam sind. Humanmedizinisch werden Nicht-Opioid-Analgetika – wenn überhaupt – nur nach Operationen eingesetzt, die nicht zu starken Schmerzen führen. Bei stärkeren Schmerzen werden sie entweder mit einem Opioid-Analgetikum kombiniert, oder das Opioid wird von vornherein entsprechend hoch dosiert allein gegeben. Es darf nicht vergessen werden, dass in der Humanmedizin Analgetika zur Behandlung postoperativer Schmerzen nach Bedarf gegeben werden, der Patient also je nach Umfang der Schmerzen nach einem stärker wirksamen Analgetikum verlangen kann, was das Tier nicht vermag. Deshalb sollte auch beim Tier die Anwendung von Nicht-Opioiden bei postoperativen Schmerzen auf Operationen beschränkt werden, die nicht zu starken postoperativen Schmerzen führen. Bei starken Schmerzen kann ein Nicht-Opioid ein Opioid nicht ersetzen!

Carprofen

Carprofen ist unter zahlreichen Namen [**Rimadyl, Canidryl, Carprodyl, Paracarb, Rimifin, Dolagis**] in Form von Tabletten und Injektionslösung zur Behandlung von Hunden, Katzen und Rindern im Handel, Carprofen wurde in der VO 37/2010 (EU) für Equiden und Rinder aufgenommen. ▶ **Anwendungsgebiete** beim Hund: Die Injektionslösung wird v. a. für das Einleiten einer Therapie mit Tabletten zur Behandlung von Entzündungs- und Schmerzzuständen bei akuten und chronischen Erkrankungen des Bewegungsapparates (wie Osteoarthritis) eingesetzt (s. ausführliche Besprechung in ▶ S. 398), kann aber auch zur Linderung von postoperativen Schmerzen unter Beachtung der obengenannten Einschränkungen verabreicht werden. Katze: zur Kontrolle und Linderung leichter bis mäßig starker postoperativer Schmerzen, wie sie bei kleineren oder mit mäßigen Schmerzen verbundenen Weichteiloperationen (wie z. B. Ovariohysterektomie, Kastration) auftreten. ▶ **Dosierung**: Die parenterale Dosis für Hunde und Katzen beträgt 4 mg/kg pro Tag i.v. oder s.c. ▶ **Wirkungsdauer**: Bei o.g. Dosis ist mit einer analgetischen Wirkung für 8–24 Stunden zu rechnen. Für die Behandlung postoperativer Schmerzen kann Carprofen auch perioperativ verabreicht werden. Bei längerer Behandlung sollte die Weiterbehandlung nach der initialen Injektion aufgrund der höheren Risiken der parenteralen Injektion oral erfolgen. Die Halbwertszeit von Carprofen beträgt beim Hund im Mittel 8 Stunden, bei der Katze 20 Stunden, beim Rind 40–60 Stunden und beim Pferd 20–40 Stunden. ▶ **Anwendungsgebiete** beim Rind: Carprofen ist als Zusatz zu einer antimikrobiellen Therapie zugelassen, um die klinischen Symptome bei akuten infektiösen Atemwegserkrankungen zu reduzieren. ▶ **Dosierung**: 1,4 mg/kg zur einmaligen s.c. oder i.v. Injektion in Kombination mit einer geeigneten antimikrobiellen Therapie. ▶ **Nebenwirkungen**: sind wie bei allen nicht-steroidalen Antiphlogistika v. a. gastrointestinale Störungen bis hin zur Ulzeration; hierbei ist zu beachten, dass Carprofen beim Hund überwiegend biliär ausgeschieden wird und dadurch hohe Konzentrationen im Darm erreicht werden. Die Anwendung bei Hunden, die jünger als 6 Wochen sind, oder bei alten Tieren kann erhöhte Nebenwirkungsrisiken zur Folge haben. Es wird diskutiert, dass nicht-steroidale Antiphlogistika postoperativ die Wundheilung stören und zu erhöhter Blutungsneigung führen. In klinischen Studien an Rindern wurde Carprofen bis zum 5-Fachen der empfohlenen Dosis nach intravenöser und subkutaner Applikation gut vertragen. Es kann eine vorübergehende lokale Schwellung an der Injektionsstelle auftreten. ▶ **Gegenanzeigen**: entsprechen denen anderer nicht-steroidaler Antiphlogistika (▶ S. 398). ▶ **Wechselwirkungen**: Hinsichtlich möglicher Wechselwirkungen ist die hohe Plasmaproteinbindung von Carprofen zu beachten. Die gleichzeitige Verabreichung anderer nicht-steroidaler oder steroidaler Antiphlogistika verstärkt die unerwünschten Wirkungen von Carprofen, erhöht also das Nebenwirkungsrisiko. Der direkte Hautkontakt mit Carprofen durch den Anwender ist zu vermeiden, da beim Menschen unter Umständen phototoxische Reaktionen auftreten können oder die Gefahr der Entwicklung einer Photoallergie besteht. ▶ **Wartezeiten**: essbare Gewebe vom Rind 21 Tage, Milch 0 Tage.

3.3 Coxibe

Wie bereits angesprochen versteht man unter Coxiben COX-2-selektive NSAIDs wie **Rofecoxib** [**Vioxx**], **Celecoxib** [**Celebrex**] oder **Parecoxib** [**Dynastat**], die in den letzten Jahren für den Menschen zugelassen wurden und bei starker antiphlogistischer und relativ starker analgetischer Wirkung weniger häufig zu gastrointestinalen Nebenwirkungen führen als die klassischen nicht selektiven COX-Hemmstoffe. Das erste für Tiere zugelassene COX-2-selektive NSAID aus der Gruppe der Coxibe ist **Firocoxib** [**Previcox**].

Firocoxib

Firocoxib [**Previcox** (V.M.)] ist in Form von Tabletten zur Behandlung von Schmerzen und Entzündungen bei der Osteoarthritis/Arthrose des Hundes im Handel. ▶ **Dosierung**: 5 mg/kg pro Tag. Firocoxib wird nach oraler Applikation schnell resorbiert. Maximale Plasmakonzentrationen werden bereits nach 1–1,5 Stunden erreicht. Die orale Bioverfügbarkeit liegt bei ca. 100 %. Gleichzeitige Fütterung hat keinen Einfluss auf die Bioverfügbarkeit. Bei einer 7-tägigen oralen Gabe wird beim Hund die Steady-State-Konzentration nach 3 Tagen erreicht. Firecoxib hat ein hohes Verteilungsvolumen (~ 3 l/kg) im Organismus. Firocoxib wird zu mehr als 90 % an Plasmaproteine gebunden. Die Substanz wird extensiv durch Dealkylation und Glukuronidierung in der Leber metabolisiert. Die mittlere Eliminationshalbwertszeit beträgt 7,6 Stunden. ▶ **Nebenwirkungen**: In therapeutischer Dosierung werden selten Erbrechen, Diarrhö und verminderte Futteraufnahme beobachtet. Diese Symptome sind in der Regel vorübergehend und reversibel, wenn die Therapie gestoppt wird. ▶ **Überdosierung**: Firocoxib hat trotz guter Verträglichkeit in therapeutischer Dosierung (5 mg/kg pro Tag) eine relativ geringe Sicherheitsbreite. Bereits bei einer 3-, 5- oder 10-fachen Überdosierung können z. T. schwere Nebenwirkungen auftreten. Am häufigsten sind die Leber (Lipidakkumulation), das Gehirn (Vakuolisierung) und das Duodenum (Ulzerationen) betroffen. ▶ **Gegenanzeigen**: Aufgrund unzureichender Kenntnisse ist die Anwendung von Firocoxib während der Trächtigkeit und der Laktation kontraindiziert. Bei sehr jungen Hunden (2–3 Monate) ist Firocoxib nur mit erhöhter Vorsicht anzuwenden. Die therapeutische Dosierung muss unbedingt eingehalten werden. An Tiere, die unter 10 Wochen alt sind und leichter als 3 kg sind, sollte Firocoxib nicht verabreicht werden. Auch bei geriatrischen Patienten mit eingeschränkter Leber- und Nierenfunktion darf Firocoxib nur mit erhöhter Vorsicht angewendet werden. Firocoxib wurde in Tab. 1 der VO 37/2010 (EU) für Equiden aufgenommen.

4

Zentrale Muskelrelaxanzien

Im Gegensatz zu den peripheren Muskelrelaxanzien, die direkt an der neuromuskulären Endplatte angreifen, führen zentrale Muskelrelaxanzien durch Dämpfung polysynaptischer Reflexbahnen in Stammhirn oder Rückenmark zu einer Erschlaffung der Skelettmuskulatur. Vorteil gegenüber den peripheren Muskelrelaxanzien ist, dass auch hohe Dosen zentraler Muskelrelaxanzien praktisch zu keiner Beeinträchtigung der Atemmuskulatur führen; insgesamt sind zentrale Muskelrelaxanzien aber schwächer relaxierend wirksam als peripher angreifende Stoffe, sodass für die Muskelrelaxierung bei Narkosen den peripheren Muskelrelaxanzien der Vorzug gegeben wird. Prototyp und ältester Vertreter der zentralen Muskelrelaxanzien ist das Propandiolderivat **Mephenesin**, das zur Behandlung von Muskelspasmen, Lumbago, Arthritiden u. Ä. im Handel ist [**Dolo Visano M Dragees** (H.M.)]. Ähnliche Indikationsgebiete hat auch das zentrale Muskelrelaxans **Methocarbamol** [**Ortoton** (H.M.)]. Sowohl Mephenesin wie Methocarbamol wurden früher auch zur Muskelrelaxierung in der Narkoseprämedikation sowie bei Tetanus und Strychninvergiftungen eingesetzt.

Beide Stoffe sind heute aufgrund ihrer Nebenwirkungen (u. a. Hämolyse und Nierenschäden) weitgehend durch neuere Pharmaka mit zentral muskelrelaxierender Wirkung verdrängt worden, vor allem durch die weit weniger toxischen **Benzodiazepine** wie **Diazepam** und **Chlordiazepoxid** (s. dort). Ein wichtiges humanmedizinisches Einsatzgebiet für zentrale Muskelrelaxanzien sind zerebrale und spinale Spastiken; hierfür hat sich vor allem das zentrale Muskelrelaxans **Baclofen** [**Lioresal**, (H.M.)] bewährt, das sich in seinem Wirkungsmechanismus von anderen zentralen Muskelrelaxanzien unterscheidet (GABA-agonistische Wirkung an GABAB-Rezeptoren, ▶ Tab. 7). Von gelegentlichen Anwendungen beim Kleintier abgesehen, spielen mit Ausnahme der Benzodiazepine die genannten zentralen Muskelrelaxanzien in der Veterinärmedizin keine Rolle.

Das Propandiolderivat **Chlorphenesin-carbamat** war als zentrales Muskelrelaxans für Hunde im Handel, spielt aber heute keine Rolle mehr. Das früher in der Tiermedizin wichtigste zentrale Muskelrelaxans war das Propandiolderivat **Guaifenesin** (Synonym: **Guajacolglyzerinether**), das für das Ablegen von Pferden aber überwiegend durch Diazepam verdrängt wurde (▶ S. 89).

Guaifenesin

Guaifenesin ist als 15 %ige Injektionslösung [**Myolaxin** (V.M.)] als Muskelrelaxans zum medikamentösen Niederlegen und zur Sedation beim Pferd im Handel. Weiterhin findet es sich aufgrund seiner expektorierenden Wirkung in Kombinationspräparaten [z. B. **Atussin** (V.M.)] zur Behandlung von Erkrankungen der Atemwege beim Tier (Pferd, Hund). Guaifenesin hat keinen MRL und darf deswegen nicht bei Tieren, die der Lebensmittelgewinnung dienen, angewendet werden. Ausnahme ist die Anwendung bei Schlachtequiden, da Guaifenesin im Verzeichnis der zur Behandlung von Equiden wesentlichen Stoffe (sog. Positivliste für Equiden) (VO EG Nr. 1950/2006) aufgeführt ist. In diesem Falle ist die Anwendung durch eine Eintragung im Equidenpass zu dokumentieren und eine ▶ **Wartezeit** von 6 Monaten einzuhalten. Guaifenesin, ein Propandiolderivat, ist chemisch verwandt mit dem Ataraktikum Meprobamat und den zentralen Muskelrelaxanzien Mephenesin und Chlorphenesin-carbamat (s. o.) und wirkt wie diese zentral muskelrelaxierend und sedativ/hypnotisch. Als Abkömmling von Guajakol wirkt es, wie bereits angesprochen, expektorierend (sekretolytisch) und außerdem analgetisch und antipyretisch. Die analgetische Wirkung reicht allein nicht für schmerzhafte Eingriffe aus, sodass mit Lokalanästhetika oder Narkotika kombiniert werden muss. Der Wirkungsmechanismus der muskelrelaxierenden Wirkung ist, wie bei allen zentralen Muskelrelaxanzien, die Hemmung bahnender polysynaptischer Reflexbögen durch Blockierung von Interneuronen in Hirnstamm und Rückenmark, was zur Abnahme des monosynaptischen Dehnungsreflexes und damit zur Abnahme des Muskeltonus führt. Von Nachteil ist, dass für eine ausreichende Wirkung sehr hohe Dosen von Guaifenesin verabreicht werden müssen und das Injektionsvolumen damit sehr groß ist. ▶ **Anwendungsgebiete**: medikamentöses Niederlegen und Sedation beim Pferd, Narkoseprämedikation (Guaifenesin eignet sich beim Pferd besonders zur Prämedikation vor Inhalationsnarkosen). Guaifenesin wird missbräuchlich beim Doping von Trabern eingesetzt. ▶ **Dosierung**: Pferd: zum Niederlegen 90–120 mg/kg langsam i.v. (über 2 min), zur Sedation 50 mg/kg i.v. Es ist ratsam, nur zuvor sedierte (z. B. mit Acepromazin oder Chloralhydrat) Tiere mit Guaifenesin abzulegen. Auch die Kombination von Guaifenesin mit einem Thiobarbiturat (gleichzeitig i.v.) ist sinnvoll. Die sekretolytischen Dosen von Guaifenesin liegen etwa bei einem Zehntel der muskelrelaxierenden Dosen. ▶ **Wirkungsdauer**: Die muskelrelaxierende Wirkung hält beim Pferd etwa 5–15 min an. Die **Halbwertszeit** von Guaifenesin beim Pferd liegt bei 60–80 min. ▶ **Nebenwirkungen**: vorübergehende Blutdrucksenkung und Tachykardie, die Atmung wird nicht beeinträchtigt; Hämolyse sowie Leukozytose mit Rechtsverschiebung (reversibel) können auftreten (verursacht durch den Lösungsvermittler Propylenglykol; durch Verabreichung von Glukose und Lävulose zu verhindern); bei versehentlicher paravenöser Injektion kann es noch Tage nach der Injektion zu einer Thrombophlebitis kommen. ▶ **Überdosierung**: Die therapeutische Breite von Guaifenesin ist relativ groß; erst bei 3- bis 4-facher Überdosierung kommt es zu Atemlähmung und Tod. Bei zweifacher Überdosierung kann es zu Streckspasmen kommen. ▶ **Wechselwirkungen**: Guaifenesin verstärkt die zentral dämpfende Wirkung von Narkotika, was bei der Dosierung des Narkotikums zu beachten ist. ▶ **Gegenanzeigen**: Vorschädigungen des hämatopoetischen Systems; strenge Indikationsstellung beim tragenden Tier.

5

Zentral erregende Stoffe (zentrale Analeptika)

Eine große Reihe von Pharmaka führt vor allem in toxischen Dosen zu zentraler Erregung bis hin zu Krämpfen, so z. B. Lokalanästhetika, Morphin und morphinähnliche Analgetika, Xylazin, einige schwache Analgetika, Ketamin und, in Form paradoxer Erregungserscheinungen, Neuroleptika.

Während bei diesen Stoffen die zentrale Erregung eine unerwünschte Wirkung ist, lässt sich bei den hier zu besprechenden Substanzen die zentral erregende Wirkung therapeutisch ausnutzen. Das beruht vor allem darauf, dass die im Folgenden behandelten Pharmaka (z. B. **Doxapram**) in subkonvulsiven Dosen zu einer Anregung vitaler Zentren (Atemzentrum, Kreislaufzentrum) im Stammhirn führen, was besonders bei Vergiftungen mit atem- und kreislaufdepressiv wirkenden Stoffen (Narkotika, Hypnotika) therapeutisch ausgenutzt werden kann. Derartige Pharmaka werden aufgrund ihres Angriffspunktes auch **Stammhirnanaleptika** (oder **Stammhirnkonvulsiva**, da sie in höheren Dosen Krämpfe auslösen) genannt. Die früher in ähnlicher Indikation (Anregung von Kreislauf und Atmung) eingesetzten **Rückenmarkkonvulsiva** (vor allem **Strychnin**) spielen heute keine therapeutische Rolle mehr, da sie in stammhirnerregenden Dosen bereits zu einer Blockierung von hemmenden Neuronen im Rückenmark führen, was zu erhöhter Reflexbereitschaft und reflektorisch ausgelösten Streckkrämpfen (Erstickungsgefahr!) führen kann. Strychnin wird noch gelegentlich in der Schädlingsbekämpfung eingesetzt; tödlich verlaufende Vergiftungen beim Tier treten nach oraler Giftaufnahme bereits bei niedrigen Dosierungen auf (0,5 mg/kg bei Rind und Pferd, 0,5–1 mg/kg beim Schwein, 0,8 mg/kg beim Hund, 2 mg/kg bei der Katze, 5 mg/kg beim Huhn). Eine Vergiftungsbehandlung muss vor allem darauf abzielen, die auftretenden Krämpfe (Gefahr des Erstickens) aufzuheben (Barbiturate wie Pentobarbital i.v. oder Diazepam i.v., u.U. Beatmung). Von den Rückenmark- und Stammhirnkonvulsiva abzugrenzen sind die **Methylxanthine** (z.B. **Coffein, Theophyllin**), deren zentral erregender Effekt wesentlich schwächer ausgeprägt ist und die vor allem wegen ihrer peripheren Wirkungen (s.u.) therapeutisch eingesetzt werden. Eine weitere Gruppe zentral erregender Stoffe sind zentral wirksame indirekte **Sympathomimetika** (**Amphetamin** und Abkömmlinge; s. dort), die aber wegen ihrer Suchtpotenz therapeutisch heute mit Ausnahme ihres humanmedizinischen Einsatzes zur Behandlung des Aufmerksamkeits-Defizit-Syndroms (ADS) keine Rolle mehr spielen. Als atemstimulierende Stoffe seien schließlich noch **Lobelin** und **Kohlendioxid** erwähnt, die an anderer Stelle besprochen werden.

Morphinantagonisten (s. dort) vermögen nur eine durch Morphin und morphinähnliche Analgetika (bzw. endogene Opioide) ausgelöste Atemdepression aufzuheben, eignen sich also nicht wie Stammhirnanaleptika zur generellen Atemanregung. Im Folgenden sollen die Stammhirnanaleptika und die Methylxanthine näher besprochen werden.

5.1 Stammhirnanaleptika

Hauptangriffspunkt dieser Stoffe ist das Stammhirn. In höheren Dosen werden aber auch andere Teile des Zentralnervensystems erregt; bei Überdosierung kommt es daher zu Krämpfen. Stammhirnanaleptika, die über Stimulation medullärer Zentren zu Atem- und Kreislaufstimulation führen, spielen humanmedizinisch schon lange keine Rolle mehr, da Schlafmittelvergiftungen und Narkosezwischenfälle heute intensivmedizinisch behandelt werden können (Beatmung, Schocktherapie, forcierte Diurese, Hämodialyse etc.). Veterinärmedizinisch steht außerhalb von Kliniken meist nicht der apparative Aufwand für intensivmedizinische Notfalltherapie (z.B. Beatmung) zur Verfügung, sodass vor allem bei medikamentös bedingten Atemdepressionen der Einsatz von stammhirnerregenden Pharmaka nach wie vor indiziert sein kann. Grundsätzlich sollte aber auch beim Tier einer Beatmung der Vorzug gegeben werden, wenn die Möglichkeit dazu besteht. Der Prototyp der Gruppe der Stammhirnanaleptika ist **Pentetrazol**, das aber in Deutschland nicht mehr im Handel ist (früher z.B. Cardiazol). Zur Besprechung von Pentetrazol wird auf frühere Auflagen dieses Buches verwiesen. Das zurzeit wichtigste therapeutisch einsetzbare Stammhirnanaleptikum ist **Doxapram**. **Bemegrid** (früheres Warenzeichen Eukraton) ist nicht mehr im Handel. Das früher verwendete **Picrotoxin** (GABA-Antagonist) ist obsolet, da es erst nach einer Latenz von mehreren Minuten wirkt (zu lange für einen sinnvollen Einsatz bei Atemdepression bzw. -stillstand) und nur eine geringe therapeutische Breite besitzt. Picrotoxin ist allerdings aufgrund seiner GABA-antagonistischen Wirkung zur Behandlung von Ivermectin-Vergiftungen beim Hund eingesetzt worden (das Anthelminthikum Ivermectin wirkt wie alle Avermectine GABA-mimetisch). Das Stammhirnanaleptikum **Nicethamid** führt zwar zu Atem- und Kreislaufstimulation, auf die zentral erregende Wirkung folgt aber eine zentrale Depression, sodass Nicethamid heute ebenfalls nicht mehr angewendet werden sollte.

Die therapeutische Breite von Stammhirnanaleptika ist abhängig vom Abstand zwischen atmungs- bzw. kreislauferregender und krampferregender Dosis. Bei Narkosen (bzw. Schlafmittelvergiftungen) ist die therapeutische Breite der Analeptika erheblich gesteigert, da selbst nach hohen Dosen beim narkotisierten Tier kaum Krämpfe auszulösen sind; bei schnell wirkenden Analeptika (z.B. Pentetrazol) kann daher bei intravenöser Injektion individuell nach Wirkung auf die Atmung dosiert werden. Bei bereits bestehendem Kreislaufkollaps können Analeptika nur dann wirken, wenn die Kreislaufsituation durch ein peripher wirkendes Sympathomimetikum verbessert wird, da die Analeptika sonst aufgrund der zu geringen

Perfusion nicht ausreichend schnell ihren Angriffspunkt im Stammhirn erreichen.

Doxapram

Doxapram [**Doxapram-V** (V.M.)] ist zur Anwendung bei Pferd, Rind, Schaf, Hund und Katze sowie bei Zootieren im Handel. Hauptangriffspunkt der atemstimulierenden Wirkung von Doxapram sind im Gegensatz zu Pentetrazol Chemorezeptoren im Karotis- und Aortenbereich, eine direkte Erregung des Atemzentrums scheint dagegen eher untergeordnet zu sein. Die Wirkung ist also eher der des Lobelins ähnlich. Wie Pentetrazol erregt Doxapram in höheren Dosen auch andere Teile des Zentralnervensystems; die konvulsive Dosis ist aber 70- bis 75-mal höher als die atemstimulierende Dosis, sodass die Substanz eine sehr große therapeutische Breite hat. Neben der atemstimulierenden Wirkung führt Doxapram zu einer Blutdruckerhöhung, die über den Sympathikus vermittelt zu werden scheint (durch Aktivierung des Kreislaufzentrums?). ▶ **Anwendungsgebiete**: Medikamentös bedingte Atemdepressionen (s. auch Xylazin), Atemstimulierung bei postnarkotischen und postoperativen Atemstörungen, Asphyxie der Neugeborenen. Ferner kann Doxapram zur Verkürzung von Narkosen bzw. Nachschlafdauer eingesetzt werden. Die ▶ **Wirkungsdauer** ist allerdings kurz. ▶ **Dosierung**: nach intravenöser Applikation führt Doxapram innerhalb von einer Minute zu einer erheblichen Stimulation der Atmung (bis zu 200%iger Anstieg des Atemminutenvolumens); die übliche Dosierung bei Hund und Katze liegt bei 1–2 mg/kg und sollte 5 mg/kg nicht überschreiten. Diese Dosis kann nach 15–20 min wiederholt werden. Bei Atemdepressionen durch morphinähnliche Analgetika ist Morphinantagonisten der Vorzug zu geben (bei Verwendung von Doxapram besteht die Gefahr von Krämpfen). Beim Pferd kann Doxapram als Atemstimulus in Dosen um 0,5 mg/kg i.v. eingesetzt werden. Oral wird Doxapram in ähnlichen Dosen zur Behandlung der Asphyxie von Neugeborenen (Fohlen, Kalb, Lamm) angewendet. ▶ **Nebenwirkungen**: keine bekannt, aber Vorsicht bei epileptischen Tieren. ▶ **Überdosierung**: führt zu Hyperventilation mit nachfolgender reduzierter Kohlendioxidspannung im Blut (Gefahr der respiratorischen Alkalose); im Gehirn kommt es zu Vasokonstriktion mit Gefahr von Hypoxie und Hirnschädigungen. ▶ **Gegenanzeigen**: Obstruktion der Atemwege, Koronarerkrankungen, Schilddrüsenüberfunktion. ▶ **Wechselwirkungen**: Hohe Dosen können nach Anästhesien mit halogenierten Kohlenwasserstoffen (z.B. Halothan, Chloralhydrat) und nach Anwendung von Sympathomimetika und Atropin zu Herzarrhythmien führen. ▶ **Wartezeiten**: essbare Gewebe von Pferd, Rind und Schaf 2 Tage.

5.2 Methylxanthine

Die Methylxanthine **Coffein** (1,3,7-Trimethylxanthin), **Theophyllin** (1,3-Dimethylxanthin) und **Theobromin** (3,7-Dimethylxanthin) zählen zu den ältesten Genuss- und Arzneimitteln und sind die aktiven Inhaltsstoffe von Kaffee (Coffein), Tee (Coffein, Theophyllin) und Kakao (Theobromin). Therapeutisch wird die Wirkung von Coffein und Theophyllin sowie der besser löslichen Komplexsalze Coffein-Natriumbenzoat, Coffein-Natriumsalicylat und Theophyllinethylendiamin (**Aminophyllin**) ausgenutzt. Theobromin spielt praktisch keine Rolle. Methylxanthine unterscheiden sich von den Stammhirnanaleptika vor allem dadurch, dass sie neben der zentral erregenden Wirkungskomponente stark ausgeprägte periphere Wirkungen besitzen (▶ Tab. 10), die therapeutisch ausgenutzt werden. Die zentral erregende Wirkung ist vor allem im Bereich der Großhirnrinde ausgeprägt, erst bei höheren Dosen und parenteraler Applikation kommt es zu einer Stimulation des Stammhirns und damit der autonomen Zentren für Atmung und Kreislauf. Die Wirkung auf vitale Stammhirnzentren ist aber auch in hohen Dosen sehr viel schwächer als bei Stammhirnanaleptika und reicht nicht aus, die Atem- und Kreislaufdepression bei Narkosezwischenfällen aufzuheben. Die Erregung der Großhirnrinde führt zur allgemeinen Steigerung der psychischen und motorischen Funktionen („**Psychoanaleptika**"), erst bei sehr hohen, toxischen Dosen kommt es zu Krämpfen. Methylxanthine werden wegen ihrer zentral stimulierenden Wirkung und der Wirkung auf Skelettmuskulatur und Atmung missbräuchlich beim Pferdedoping eingesetzt. Peripher greifen die Methylxanthine an zwei wesentlichen Steuermechanismen der Zellfunktion an: (1) sie führen zu einer Erhöhung der Konzentration von zyklischem AMP (durch Hemmung der für den Abbau von cAMP verantwortlichen Phosphodiesterasen), woraus eine Reihe von Wirkungen resultiert, die denen von β-Sympathomimetika (die durch Stimulation der Adenylatcyclase die Konzentration an cAMP erhöhen) gleichen. So kommt es zur Relaxation der glatten Gefäß- und Bronchialmuskulatur, zur Stimulation aller Herzfunktionen und zur Verstärkung von Lipolyse und Glykogenolyse. (2) Methylxanthine haben indirekte und direkte Wirkungen auf den transmembranalen Ca^{2+}-Ioneneinstrom und die Freisetzung von Ca^{2+}-Ionen aus intrazellulären Speichern, was zu einer Steigerung der Kontraktilität von Herz- und Skelettmuskulatur führt. Der diuretische Effekt von Methylxanthinen (▶ Tab. 10) erklärt sich durch die erhöhte Nierendurchblutung (Gefäßerweiterung); ferner stimulieren Methylxanthine die Magensaftsekretion. Zentral wirken Methylxanthine als Adenosinantagonisten, was die zentral stimulierende Wirkung erklärt. Aufgrund der stärkeren Wirkung auf Herz und Bronchien (▶ Tab. 10) ist Theophyllin im therapeutischen Einsatz Coffein vorzuziehen. Bei Daueranwendung kommt es gegenüber einigen Wirkungen zur Ausbildung einer Toleranz. Coffein, Theophyllin, Theobromin und das synthetische Theophyllinderivat **Diprophyllin** haben MRL-Werte, dürfen also auch bei lebensmittelliefernden Tieren angewendet werden, es sind zur Zeit aber keine tiermedizinischen Präparate mit diesen Stoffen in Deutschland im Handel. Als Prototyp der Gruppe soll Theophyllin besprochen werden. Coffein ist nicht mehr als Monopräparat, sondern nur noch in zahlreichen Kombinationspräparaten vor allem zur Behandlung von Schmerzen im Handel, da Coffein eine analgetische Wirkung hat.

Theophyllin
Theophyllin ist Coffein hinsichtlich der therapeutisch nutzbaren Effekte (Broncholyse, Herzstimulation) deutlich überlegen (▶ Tab. 10). Es eignet sich zur Bronchodilatation bei Asthma und anderen Erkrankungen der Luftwege. Ferner kann es zur Behandlung von akutem Herzversagen in der Notfalltherapie angewendet werden, bietet aber keine Vorteile gegenüber Strophanthin (das nach i.v. Injektion ebenfalls schnell wirkt). Verwendet wird Theophyllin in Form von Kapseln [z.B. **Bronchoretard** (H.M.)], Tropfen [**Solosin** (H.M.)] oder als Injekjtionslösung [z.B. **Euphylong** (H.M.)] sowie in Form des wasserlöslichen Ethylendiaminkomplexes (**Aminophyllin**), das u.a. unter dem Präparatenamen Aminophyllin humanmedizinisch im Handel ist; weder Theophyllin noch Aminophyllin sind zurzeit in Form tiermedizinischer Präparate im Handel. ▶ **Anwendungsgebiete** für Theophyllin bzw. Theophyllinethylendiamin: zur Behandlung von Bronchialasthma und bei anderen Indikationen für Bronchodilatation. Akute Herzinsuffizienz s.o. ▶ **Dosierung**: 5–6 mg/kg i.v., bis zu 10 mg/kg oral (Bioverfügbarkeit 80–90%). Bei Pferden werden 10 mg/kg initial und 5 mg/kg täglich zur Erhaltung über 10–14 Tage oral verabreicht. ▶ **Wirkungsdauer**: relativ kurz, aber tierartliche Unterschiede: **Halbwertszeit** beim Hund 6, bei der Katze 8, beim Schwein 11, beim Pferd 10–17 Stunden. Verteilungsvolumen um 0,6 l/kg. ▶ **Nebenwirkungen**: gastrointestinale Störungen, Tachykardie, Extrasystolie, zentralnervöse Erregung, Diurese (wesentlich stärker als bei Coffein). ▶ **Überdosierung**: Tachykardie und Tachyarrhythmien, Blutdruckabfall, Unruhe und Erregungserscheinungen bis hin zu Krämpfen, Muskelrigidität und -zittern,

▶ Tab. 10 Pharmakodynamische Wirkungen von Methylxanthinen.

Wirkung	Coffein	Theophyllin	Theobromin
zentrale Erregung	+++	++	–
Herzstimulation	+	+++	++
Broncho- und Vasodilatation	++	+++	+++
Stimulation der Skelettmuskulatur	+++	++	+
Diurese	+	+++	++

starke Diurese. Die therapeutische Breite von Theophyllin ist relativ gering. Bei mit Aminophyllin vergifteten Schweinen sind Hämorrhagien in der Niere und Gastroenteritis beobachtet worden. ▶ **Gegenanzeigen**: Herzrhythmusstörungen, Magen-Darm-Ulzera, Vorsicht bei Epilepsie. ▶ **Wechselwirkungen**: Verstärkung der Wirkung von Digitalisglykosiden und β-Sympathomimetika.

6 Antiepileptika

Beim Menschen ist **Epilepsie** nach dem Schlaganfall die zweithäufigste neurologische Erkrankung des Zentralnervensystems. Beim Tier kommt Epilepsie vor allem beim Hund und, seltener, bei der Katze vor, tritt aber auch bei vielen anderen Tierarten, z. B. Pferden, auf. Charakterisiert ist die Epilepsie bei Mensch und Tier durch das wiederholte und spontane Auftreten von Krämpfen zentralen Ursprungs (abzugrenzen also von medikamentös bedingten Krämpfen sowie extrazerebral bedingten Anfällen infolge von kardial bedingten Hypoxien, Hypoglykämien, Hypokalzämien, Leberschäden u. a.). Epilepsie ist kein einheitliches Krankheitsbild, sondern kommt in verschiedenen Formen vor: der **fokalen (partialen) Epilepsie** mit lokal begrenzten Anfällen (je nachdem, wo der Fokus im Gehirn lokalisiert ist, z. B. nur an einer Extremität oder an einer Körperseite) und der **generalisierten Epilepsie**, die nach Anfallstyp weiter unterteilt wird in Epilepsie mit kleinen generalisierten Anfällen (z. B. Absencen, myoklonische Anfälle, infantile Spasmen etc.) und großen generalisierten Anfällen (tonisch-klonische Anfälle mit Bewusstseinsverlust, auch als „Grand-mal"-Epilepsie bezeichnet). Besonders die oft schwer zu erkennenden Absencen (kurze Bewusstseineintrübungen mit generalisierten „Spike-Wave"-Komplexen im EEG) werden teilweise auch als „Petit-mal"-Epilepsie bezeichnet. Generalisierte Anfälle treten häufig im Anschluss an fokale Anfälle auf, man spricht dann von **sekundär generalisierten Anfällen**. Bei Hund und Katze ist der weitaus größte Teil der Epilepsien vom Grand-mal-Typ, häufig kombiniert mit fokalen Anfallsformen. Epileptische Anfälle halten oft nur relativ kurz an (bis zu einigen Minuten), es besteht aber die Gefahr, dass mehrere Anfälle in kurzem Zeitabstand aufeinanderfolgen, ohne dass das Tier sich zwischen den Anfällen erholt; in einem solchen Fall spricht man von einem **Status epilepticus**. Ein solcher Zustand muss möglichst schnell unterbrochen werden, sonst besteht die Gefahr der Erstickung, da die Atmung im Anfall aussetzen kann (Notfalltherapie!).

Epilepsien werden mit **Antiepileptika** (Synonym: **Antikonvulsiva**) behandelt; eine solche Behandlung ist prophylaktisch bzw. symptomatisch, d. h., es werden die Krämpfe verhindert oder unterdrückt, ohne die Krampfursache zu beheben. Antiepileptika müssen deshalb tagtäglich über Jahre verabreicht werden; setzt der Tierbesitzer bei Anfallsfreiheit des Tieres das Antiepileptikum ab, treten wieder Krämpfe auf, häufig in Form des lebensbedrohenden Status epilepticus. Ziel der Behandlung mit Antiepileptika ist die Anfallsfreiheit, was aber nicht immer zu erreichen ist. Untersuchungen an epileptischen Hunden haben gezeigt, dass auch bei Wahl geeigneter Antiepileptika und ausreichend hoher Dosierung nur bei bis zu 40 % der Tiere Anfallsfreiheit zu erreichen ist; weitere Tiere zeigen eine Reduktion der Anfallsfrequenz und etwa 20–40 % aller Hunde erweisen sich selbst bei hohen Dosen als resistent gegenüber der Behandlung. Bei solchen pharmakoresistenten Epileptikern hilft oft auch ein Wechsel auf ein anderes Antiepileptikum oder die Kombination verschiedener Antiepileptika nichts. Antiepileptika sind nicht in der Lage, alle Anfallsformen gleich gut zu unterdrücken (▶ **Tab. 11**), sodass es für die verschiedenen Epilepsieformen jeweils besonders geeignete Antiepileptika gibt. Bei Hund und Katze sind vor allem diejenigen Antiepileptika interessant, die gegen große generalisierte Anfälle und fokale Anfälle wirken **(Phenobarbital, Primidon, Phenytoin, Carbamazepin)**. Kleine generalisierte Anfälle treten bei Hund und Katze nur selten auf und brauchen, wenn sie auftreten, meist nicht behandelt zu werden. Antiepileptika zur Behandlung kleiner generalisierter Anfälle **(Ethosuximid, Valproinsäure,** früher auch **Trimethadion)** sind daher veterinärmedizinisch uninteressant. Valproinsäure (Synonym: Dipropylacetat) hat beim Menschen zwar auch eine Wirkung gegen große generalisierte und fokale Anfälle, beim Hund ist aber dieses Antiepileptikum aufgrund seiner sehr kurzen Halbwertszeit (▶ **Tab. 12**) nicht sinnvoll einzusetzen. Bei der Katze ist die Halbwertszeit von Valproinsäure zwar länger, es liegen aber keine klinischen Erfahrungen zur Behandlung epileptischer Katzen mit Valproinsäure vor. **Benzodiazepine** haben wie Valproinsäure beim Menschen eine Wirkung gegen zahlreiche Anfallsformen, werden aber vor allem bei kleinen generalisierten Anfällen bei Kindern und Jugendlichen (**Clonazepam, Nitrazepam, Clobazam**) und zur Unterbrechung des Status epilepticus (**Diazepam, Lorazepam**) eingesetzt. Nachteil der Benzodiazepine ist vor allem der Wirkungsverlust (Toleranzentwicklung) bei Dauerbehandlung; allerdings scheint bei der Katze Diazepam zur Dauerbehandlung von großen generalisierten Anfällen verwendet werden zu können (▶ S. 126). Im Folgenden sollen nur die Antiepileptika näher besprochen werden, die bei Hund und/oder Katze zur Behandlung der Grand-mal-Epilepsie eingesetzt werden können. Verwendet werden zum Teil humanmedizinische Präparate, da Antiepileptika mit Ausnahme von Phenobarbital nicht als Tierarzneimittel im Handel sind. Antiepileptika werden oral verabreicht, nur beim Status epilepticus muss parenteral (i.v.) appliziert werden (▶ S. 128).

Phenobarbital

Phenobarbital [**Phenoleptil** (v.M.), **Luminal** (H.M.)] wird sowohl als Hypnotikum (s. dort) wie als Antiepileptikum verwendet; humanmedizinische Warenzeichen sind **Luminal** (100 mg Tabletten) und **Luminaletten** (15 mg Tabletten). Für Hunde wurde Phenobarbital in Form von Tabletten (12,5 und 50 mg) unter dem Warenzeichen **Phenoleptil** zugelassen. Luminal ist auch als Injektionslösung (20%ig) im Handel. Phenobarbital fällt zwar seit 1984 unter die Betäubungsmittelgesetzgebung, ist aber in Form der im Handel befindlichen Präparate ausgenommene Zubereitung und kann daher normal bezogen und verschrieben werden. ▶ **Anwendungsgebiete**: fokale und große generalisierte Anfälle bei Hund und Katze. ▶ **Dosierung**: Hund 5–6 mg/kg pro Tag oral, am besten als Einzeldosis am Abend. Da bis zum Erreichen wirksamer Konzentrationen ca. 1–2 Wochen behandelt werden muss (Kumulation), kann erst danach beurteilt werden, ob die verabreichte Dosis ausreicht bzw. Phenobarbital bei dem betreffenden Tier wirkt. Wird die Behandlung mit einer höheren Initialdosis begonnen, sind die sedativen Wirkungen zu groß.

▶ Tab. 11 Wirkung von Antiepileptika bei verschiedenen Epilepsieformen.

Antiepileptikum	Epilepsieform			geeignet für	
	generalisierte Anfälle		fokale (partielle) Anfälle	Hund	Katze
	kleine generalisierte Anfälle (Petit mal)	große generalisierte Anfälle (Grand mal)			
Phenobarbital	–	+++	+++	ja	ja
Primidon	–	+++	+++	ja	?
Phenytoin	–	+++	+++	nein	?
Carbamazepin	–	+++	+++	nein	?
Ethosuximid	+++	–	–	keine Indikation	
Valproinsäure	+++	++	++	nein	?
Diazepam	++	+	+	ja*	ja
Clonazepam	++	+	+	ja*	?
Nitrazepam	++	+	+	?	?

* Wegen kurzer Wirkung nur zur Statusbehandlung.

Der Besitzer muss also informiert werden, dass das Tier in der ersten Woche der Behandlung noch Anfälle zeigen kann. Bleiben die Anfälle weiter bestehen, kann bis auf maximal 10 mg/kg/Tag gesteigert werden, dabei ist auf das Auftreten von Überdosierungsreaktionen zu achten (s. u.). Katze 3–5 mg/kg pro Tag oral; Weiteres wie beim Hund. ▶ **Wirkungsdauer**: Aufgrund der langen **Halbwertszeit** (▶ **Tab. 12**) braucht nur einmal täglich (am besten abends) verabreicht zu werden. Die sich unter Dauerbehandlung entwickelnde Enzyminduktion führt zu keiner messbaren Abnahme der Plasmakonzentration beim Hund. ▶ **Nebenwirkungen:** s. Primidon; allerdings ruft Phenobarbital viel seltener Störungen der Leberfunktion hervor, und Polydypsien sind seltener als nach Primidon. Wie bei Primidon entwickelt sich gegenüber den sedativen Nebenwirkungen eine Toleranz, sodass die Tiere 1–2 Wochen nach Behandlungsbeginn wieder normal reagieren. Bei Dauerbehandlung kann es zu physischer Abhängigkeit kommen, was bei Absetzen der Medikation zu Entzugskrämpfen führen kann (Gefahr des Status epilepticus); deshalb die Behandlung nie abrupt absetzen. ▶ **Überdosierung**, ▶ **Gegenanzeigen**, ▶ **Wechselwirkungen** s. Primidon.

Primidon

Primidon [**Mylepsinum** (H.M.)] ist zusammen mit Phenobarbital (s. u.) das am häufigsten verwendete Antiepileptikum beim Hund. In Form von Tabletten ist es unter den Warenzeichen **Mylepsinum, Resimatil** und **Primidon Holsten** im Handel; Primidon Holsten gibt es auch als Saft (u. U. für Katzen und kleine Hunde interessant). Im Organismus wird Primidon zu Phenobarbital verstoffwechselt, das bei Dauerbehandlung mit Primidon beim Hund den überwiegenden Teil der Wirkung zu tragen scheint. Die therapeutische Wirkung von Primidon und Phenobarbital ist praktisch gleich, Primidon weist aber mehr Nebenwirkungen auf als Phenobarbital und ist zudem wesentlich teurer, sodass von vornherein beim Hund einer Behandlung mit Phenobarbital der Vorzug gegeben werden sollte. Bei der Katze wird Primidon weniger stark zu Phenobarbital abgebaut als beim Hund; entgegen früheren Annahmen ist Primidon bei der Katze aber nicht toxischer als beim Hund; klinische Erfahrungen zur Behandlung epileptischer Katzen mit Primidon liegen aber kaum vor, sodass bisher nicht beurteilt werden kann, ob sich Primidon zur Epilepsiebehandlung bei der Katze eignet. Primidon ist nicht in der Verordnung 37/2010 (EU) aufgeführt, sodass die Anwendung von Primidon bei lebensmittelliefernden Tieren nicht erlaubt ist. Einzige Ausnahme ist die Anwendung bei Schlachtequiden, da Primidon im Verzeichnis der zur Behandlung von Equiden wesentlichen Stoffe (sog. Positivliste für Equiden) (VO EG Nr. 1950/2006) zur Krampfbehandlung bei Fohlen aufgeführt ist. In diesem Falle ist die Anwendung durch eine Eintragung im Equidenpass zu dokumentieren und eine ▶ **Wartezeit** von 6 Monaten einzuhalten. ▶ **Anwendungsgebiete**: fokale und große generalisierte epileptische Anfälle beim Hund. Eignung für die Katze nicht klar. Die Krampfbehandlung bei Fohlen wurde in die Positivliste für Equiden aufgenommen. ▶ **Dosierung**: Hund 35–50 mg/kg pro Tag oral verteilt auf 2–3 Dosen; falls keine Wirkung auftritt, kann bis zu Tagesdosen von 100 mg/kg erhöht werden, dabei ist aber auf das Auftreten von Überdosierungserscheinungen und Anzeichen einer Beeinträchtigung der Leberfunktion (s. u.) zu achten. Bei Behandlungsversuchen an Katzen sollte von Tagesdosen um 30–40 mg/kg ausgegangen werden. Bei Pferden 20 mg/kg oral 1- bis 2-mal täglich. ▶ **Wirkungsdauer**: Die Wirkung von Primidon ist kürzer als die von Phenobarbital (vgl. **Halbwertszeiten** in ▶ **Tab. 12**), sodass es zum Aufrechterhalten wirksamer Primidonkonzentrationen mehrmals täglich verabreicht werden muss. ▶ **Nebenwirkungen**: bei Hunden: zu Behandlungsbeginn Müdigkeit, Apathie, Ataxie, Nachhandschwäche, übermäßiger Hunger und Durst. Tierbesitzer müssen unbedingt auf diese Nebenwirkungen aufmerksam gemacht werden, sonst wird das Präparat vom Besitzer abgesetzt oder in seiner Dosis erniedrigt. Gegen die sedativen Nebenwirkungen entwickelt sich relativ schnell eine Toleranz. Durch die Kumulation von Phenobarbital kann es, wie bei allen Barbituraten, unter Dauerbehandlung zur Entwicklung einer physischen Abhängigkeit kommen. Bei abruptem Absetzen von Primidon besteht daher die Gefahr von Entzugserscheinungen (Inappetenz, Angst, Hyperthermie, Tremor, Krämpfe; durch Addition mit den wieder auftretenden epileptischen Anfällen Statusgefahr!). Der Tierbesitzer ist deshalb darauf aufmerksam zu machen, dass er keinesfalls ohne Rücksprache mit dem Tierarzt die Dosis reduzieren oder die Behandlung abbrechen darf. Insbesondere bei hohen Primidondosen kann es mit zunehmender Behandlungsdauer zu einem erheblichen Anstieg der Leberenzyme und zu klinischen Symptomen einer Beeinträchtigung der Leberfunktion kommen. In solchen Fällen ist Primidon abzusetzen und auf Phenobarbital umzustellen, das keine lebertoxische Wirkung aufweist. Bei Katzen kommt es unter Dauerbehandlung mit 40 mg/kg Primidon lediglich zu Sedation und Ataxie an den ersten Behandlungstagen; sonst wird Primidon in dieser Dosis von Katzen gut vertragen. ▶ **Überdosierung**: eine Überdosierung von Primidon ist vor allem durch zentral dämpfende Wirkungen charakterisiert. Beim Hund sollten, wenn nicht unbedingt notwendig, Tagesdosen von 50 mg/kg nicht überschritten werden. Das Vergiftungsbild bei Überdosierung entspricht dem einer Barbituratvergiftung (s. Hypnotika). ▶ **Gegenanzeigen:** schwere Leber- und Nierenfunktionsstörungen. ▶ **Wechselwirkungen**: Die Wirkung anderer zentral dämpfender Pharmaka wird verstärkt.

Phenytoin (Synonym: Diphenylhydantoin)

In Tablettenform ist Phenytoin unter den Warenzeichen **Zentropil, Phenytoin AWD** und **Phenhydan** im Handel. Phenhydan ist auch als Injektionslösung zu erhalten. Beim Menschen ist Phenytoin eines der wichtigsten Standardantiepileptika zur Behandlung fokaler und großer generalisierter Anfälle. Beim Hund ist Phenytoin dagegen aufgrund einer sehr kurzen Halbwertszeit (▶ Tab. 12) nicht zur Dauerbehandlung epileptischer Anfälle geeignet. Zudem wird die Halbwertszeit unter Dauerbehandlung noch weiter verkürzt, sodass selbst bei hohen Dosen und kurzen Dosierungsintervallen keine wirksamen Konzentrationen aufrechterhalten werden können. Untersuchungen mit Retardpräparationen von Phenytoin bei Hunden haben zwar eine klinische Wirksamkeit gezeigt, derartige für den Hund geeignete Retardpräparate sind aber zurzeit nicht im Handel. Bei der Katze weist Phenytoin eine sehr lange Halbwertszeit auf (▶ Tab. 12), sodass mit Tagesdosen von 3–5 mg/kg p.o.

▶ **Tab. 12** Halbwertszeiten von Antiepileptika bei Mensch, Hund und Katze.

Antiepileptikum	Halbwertszeit (Stunden)		
aktiver Metabolit	Mensch	Hund	Katze
Phenobarbital*	70–100	25–90	34–43
Primidon	6–12	4–12	7
• Phenobarbital*	70–100	25–90	34–43
Phenytoin*	15–20	2–6	24–108
Carbamazepin*	25–50	1–2	
• Carbamazepin-Epoxid*	8–15	2–6	
Ethosuximid	30–70	11–26	
Valproinsäure	8–15	1–3	9
• 2-en-Valproinsäure	13	2	
Diazepam	24–72	1–5	15–20
• Desmethyldiazepam	50–120	1–5	
Clonazepam	24–36	1–3	
Nitrazepam	17–31	2	

* Halbwertszeit verkürzt sich bei Dauerbehandlung durch Enzyminduktion.

wirksame Konzentrationen aufrechterhalten werden können. Klinische Erfahrungen zur Behandlung epileptischer Katzen mit Phenytoin liegen aber bisher kaum vor. Phenytoin ist bei der Katze relativ toxisch; schon Tagesdosen von weniger als 10 mg/kg können zu schweren Vergiftungssymptomen führen. Es sollten daher bei Katzen andere Antiepileptika bevorzugt werden. Phenytoin ist nicht in Tab. 1 der Verordnung 37/2010 (EU) aufgeführt, sodass die Anwendung bei lebensmittelliefernden Tieren nicht erlaubt ist. Einzige Ausnahme ist die Anwendung bei Schlachtequiden, da Phenytoin im Verzeichnis der zur Behandlung von Equiden wesentlichen Stoffe (sog. Positivliste für Equiden) (VO EG Nr. 1950/2006) aufgeführt ist. In diesem Falle ist die Anwendung durch eine Eintragung im Equidenpass zu dokumentieren und eine ▶ **Wartezeit** von 6 Monaten einzuhalten. Indikationen, die die Positivliste für Equiden für Phenytoin nennt, sind Krampfbehandlung bei Fohlen, Behandlung der Rhabdomyolyse und Behandlung vom Hahnentritt. Wie bereits in der allgemeinen Einleitung erläutert wurde, sind nicht alle in der Positivliste für Pferde aufgeführten Indikationen ausreichend klinisch belegt oder plausibel. Die beim Pferd eingesetzten Dosierungen liegen je nach Autor bei 2–20 mg/kg p.o., die auf 2–3 Applikationen pro Tag verteilt werden. Die Eliminationshalbwertszeit beim Pferd beträgt nur 3 Stunden, was für eine sinnvolle Therapie von z. B. Anfällen viel zu niedrig ist.

Neben der antiepileptischen Wirkung weist Phenytoin eine antiarrhythmische Wirkung am Herzen auf, die auf einer Blockierung des schnellen Na^+-Einstroms an Herzmuskelzellen beruht. Die antiarrhythmische Wirkung von Phenytoin ähnelt der des Lokalanästhetikums Lidocain; wie Lidocain kann Phenytoin deshalb zur Behandlung ventrikulärer Tachyarrhythmien (z. B. bei Herzglykosidvergiftungen) eingesetzt werden (s. Antiarrhythmika).

Carbamazepin

Während die bisher besprochenen Antiepileptika Primidon, Phenobarbital und Phenytoin ein ähnliches Grundgerüst aufweisen, handelt es sich bei Carbamazepin um eine den Phenothiazinderivaten ähnliche trizyklische Substanz. Tatsächlich hat Carbamazepin [**Tegretal**, **Timonil**, **Finlepsin** u. a. (H.M.)] neben der antiepileptischen Wirkung (bei fokalen und großen generalisierten Anfällen) auch eine antipsychotische Wirkungskomponente. Ferner zeigt es beim Menschen eine gute Wirkung bei Trigeminusneuralgien. Von Tierärzten ist Carbamazepin ähnlich wie Phenytoin wiederholt bei der Behandlung epileptischer Hunde versucht worden. Wiederum ist aber die Halbwertszeit von Carbamazepin beim Hund so kurz (▶ **Tab. 12**), dass keine sinnvolle Behandlung mit diesem Stoff durchführbar ist. Für die Katze liegen keine Untersuchungen vor.

6.1 Benzodiazepine

Humanmedizinisch werden sechs Benzodiazepine als Antiepileptika verwendet: **Diazepam** [**Valium** (H.M.)], **Clonazepam** [**Rivotril** (H.M.)], **Nitrazepam** [**Mogadan** (H.M.)], **Clobazam** [**Frisium** (H.M.)], **Lorazepam** [**Tavor** (H.M.)] und **Midazolam** [**Dormicum** (H.M.)]. Diazepam, Lorazepam und Midazolam werden allerdings nur akut zur Unterbrechung des Status epilepticus eingesetzt, während Clonazepam, Nitrazepam und Clobazam auch zur Dauertherapie einzelner Anfallsformen (vor allem kleine generalisierte Anfälle) verwendet werden. Wie bereits angesprochen, zeigt sich bei allen Benzodiazepinen unter Dauerbehandlung ein Wirkungsverlust, der teilweise auch durch Dosiserhöhung nicht auszugleichen ist. Auch beim Hund stellt sich unter Dauerbehandlung mit Diazepam oder Clonazepam eine rasche Toleranzentwicklung gegenüber dem antiepileptischen Effekt ein, sodass sich diese Substanzen nicht zur Dauerbehandlung epileptischer Anfälle beim Hund eignen, aber wie beim Menschen zur Statusunterbrechung eingesetzt werden können (s. u.). Im Gegensatz zu Hund und Mensch scheint sich bei epileptischen Katzen unter Dauerbehandlung mit Diazepam kein Wirkungsverlust zu entwickeln (mit Diazepam ist über Jahre bei Katzen Anfallsfreiheit erzielt worden). Die **Halbwertszeit** von Diazepam ist zudem bei der Katze deutlich länger als beim Hund (▶ **Tab. 12**), sodass mit relativ geringen Tagesdosen wirksame Konzentrationen erreicht und aufrechterhalten werden können. Benzodiazepine sind nicht in Tab. 1 der Verordnung 37/2010 (EU) aufgeführt, sodass ihre Anwendung bei lebensmittelliefernden Tieren nicht erlaubt ist. Einzige Ausnahme ist die Anwendung von Diazepam, Midazolam und Zolazepam bei Schlachtequiden, da diese Substanzen im Verzeichnis der zur Behandlung von Equiden wesentlichen Stoffe (sog. Positivliste für Equiden) (VO EG Nr. 1950/2006) aufgeführt ist. In diesem Falle ist die Anwendung durch eine Eintragung im Equidenpass zu dokumentieren und eine ▶ **Wartezeit** von 6 Monaten einzuhalten. Von den drei genannten Benzodiazepinen wird in der Positivliste für Equiden für Diazepam und Midazolam auch die Behandlung von Krämpfen aufgeführt. Diazepam hat beim Pferd eine Halbwertszeit von 8–22 Stunden, wäre also theoretisch wie bei der Katze für eine Dauerbehandlung von Anfällen geeignet; es ist allerdings nicht bekannt, ob es wie beim Menschen zu einer Wirkungsabnahme (Toleranz) beim Pferd kommt. Beim Fohlen beträgt die Halbwertszeit von Diazepam allerdings nur ca. 4 Stunden, was für eine Dauerbehandlung zu kurz ist. Midazolam eignet sich grundsätzlich nur zur Unterbrechung eines Status epilepticus oder anderer akuter Krampfsituationen (s.u.). ▶ **Anwendungsgebiete**: für Diazepam bei der Katze sind fokale und große generalisierte Anfälle. ▶ **Dosierung**: 0,5–2 mg/kg p.o., verteilt auf 2–3 Dosen (unter dem Warenzeichen Valium gibt es 2-, 5- und 10-mg-Tabletten). Diazepam hat wie alle Benzodiazepine eine sehr große therapeutische Breite, kann bei Dauerbehandlung aber zu physischer Abhängigkeit führen (Gefahr von Entzugskrämpfen beim Absetzen). ▶ **Nebenwirkungen**, ▶ **Überdosierung**, ▶ **Gegenanzeigen**, ▶ **Wechselwirkungen** s. bei der Besprechung von Diazepam als Ataraktikum.

Zusammenfassend bleibt also festzustellen, dass von den zur Verfügung stehenden Antiepileptika aufgrund der bisherigen Erfahrungen beim Hund nur **Primidon** und **Phenobarbital** und bei der Katze **Diazepam** und **Phenobarbital** zur Dauerbehandlung von Epilepsien geeignet sind. Beim Pferd ist die Situation unklar; Phenytoin oder Benzodiazepine sind aufgrund ihrer schnellen Elimination nicht für eine Dauerbehandlung von Anfällen geeignet, und Primidon hat wie beim Hund Nachteile gegenüber Phenobarbital.

6.2 Neue Antiepileptika oder Zusatzmedikation bei Pharmakoresistenz

Trotz Behandlung mit geeigneten Antiepileptika in ausreichend hoher Dosierung und adäquaten Dosierungsintervallen spricht ca. ein Drittel aller Hunde und Katzen nicht auf die Behandlung an, ist also pharmakoresistent. Leider sind die meisten der in den letzten Jahren für den Menschen entwickelten neuen Antiepileptika wie **Lamotrigin** [Lamictal (H.M.)], **Gabapentin** [Neurontin (H.M.)], **Pregabalin** [Lyrica (H.M.)], **Tiagabin** [Gabitril (H.M.)], **Topiramat** [Topamax (H.M.)], **Oxcarbazepin** [Trileptal (H.M.)] oder **Vigabatrin** [Sabril (H.M.)] aufgrund zu kurzer Halbwertszeit oder schlechter Verträglichkeit nicht zur Behandlung epileptischer Hunde (für Katzen liegen keine Erfahrungen vor) geeignet (zur Übersicht s. Löscher W: Pharmakologische Grundlagen zur Behandlung der Epilepsie bei Hund und Katze. Prakt. Tierarzt 84: 574–586, 2003). Eine Ausnahme sind **Felbamat** [Taloxa (H.M.)] und **Zonisamid** [Zonegran (H.M.)], die ausreichend lange **Halbwertszeiten** für eine Dauertherapie beim Hund aufweisen (Felbamat rund 7 Stunden, Zonisamid 15 Stunden) und in ersten klinischen Untersuchungen bei Phenobarbital- oder Primidon-resistenten Hunden als Zusatztherapie eine gewisse antiepileptische Wirkung zeigten. Weiterhin gibt es erste positive Erfahrungen mit einer Zusatztherapie mit Levetiracetam [Keppra (H.M.)], das beim Hund eine Eliminationshalbwertszeit von rund 4 Stunden hat, sodass dreimal täglich appliziert werden muss, um ausreichende Wirkstoffkonzentrationen aufrechtzuerhalten. Aufgrund der bisher nur geringen klinischen Erfahrung können noch keine Dosierungsempfehlungen gegeben werden. Erfreulicherweise befindet sich ein neues Antiepileptikum (**ELB 138; Imepition**), das speziell für epileptische Hunde entwickelt wird, in der klinischen Prüfung. Erste klinische Erfahrungen zeigen, dass diese Substanz bei Hunden ähnlich gut antiepileptisch wirkt wie Phenobarbital oder Primidon, aber deutlich besser vertragen wird. Bei Hunden mit Pharmakoresistenz gegenüber Phenobarbital oder Primidon führte die zusätzliche Behandlung mit ELB 138 bei vielen Tieren zu einer Reduktion der Anfälle.

Bei Hunden, die unter Phenobarbital oder Primidon nicht anfallsfrei werden, kann auch die zusätzliche Behandlung mit **Bromsalzen** zur Anfallsreduktion führen. ▶ **Dosierung**: Beim Hund wird **Kaliumbromid** (zusätzlich zu Phenobarbital) in Tagesdosen von 30–40 mg/kg, verteilt auf zwei Dosen, verabreicht; höhere Dosen können zu kumulativen Vergiftungen (Bromismus) führen. Die **Halbwertszeit** des Bromions liegt beim Hund bei 24 Tagen. Aufgrund der extrem langen Halbwertszeit dauert es zwei bis drei Monate, bis therapeutisch wirksame Konzentrationen von Kaliumbromid erreicht sind. ▶ **Nebenwirkungen**: Bromide, die wie Barbiturate ursprünglich als Schlafmittel eingesetzt wurden, haben sedative Nebenwirkungen. Bei Kombination mit Phenobarbital ist bei 10 % aller Hunde eine Pankreatitis beschrieben worden, die unter Monotherapie mit Phenobarbital sehr selten ist. Bei Katzen lässt sich Kaliumbromid aufgrund seines Geschmacks nur schwer oral verabreichen, zudem werden asthmatische Nebenwirkungen diskutiert. Von der Verwendung von Bromidsalzen zur Monotherapie von Epilepsien bei Hund oder Katze ist aufgrund der schlechten Steuerbarkeit der Therapie und der damit verbundenen Vergiftungsgefahr abzuraten!

6.3 Pharmaka zur Unterbrechung eines Status epilepticus

Da ein Status epilepticus möglichst schnell unterbrochen werden muss, sind nur intravenös injizierbare Antiepileptika mit sofort einsetzender Wirkung geeignet. Mittel der ersten Wahl sind aufgrund ihrer extrem schnellen Hirnpenetration **Benzodiazepine** wie **Diazepam** (**Valium**-Injektionslösung, ▶ **Dosierung**: 0,5–1 mg/kg i.v.), **Lorazepam** (**Tavor**-Injektionslösung, ▶ **Dosierung**: 0,2 mg/kg i.v.) und **Clonazepam** (**Rivotril**-Injektionslösung, ▶ **Dosierung**: 0,1–0,2 mg/kg i.v.). Wenn erforderlich, kann vorsichtig höher dosiert werden. Die Wirkung der Präparate setzt noch unter der Injektion ein (individuelle Dosierung möglich), hält aber beim Hund meist nicht lange an, sodass oft Nachinjektionen erforderlich sind (die therapeutische Breite von Benzodiazepinen ist aber sehr groß). Das wesentlich stärker wirksame Benzodiazepin **Midazolam** (**Dormicum**-Injektionslösung) sollte aufgrund seiner atemdepressiven Wirkung nur in Notfällen zur intravenösen Statusunterbrechung mit langsamer Injektion unter Beobachtung der Atemtätigkeit verwendet werden, wenn weniger potente Benzodiazepine nicht wirkten. Auch **Phenytoin** (**Epanutin**-Injektionslösung) kann versucht werden. ▶ **Dosierung**: 2 5 mg/kg i.v. (kurze Wirkung beim Hund, aber sehr lange Wirkung und Vergiftungsgefahr bei der Katze). **Phenobarbital** (**Luminal**-Injektionslösung) ist zur Statusunterbrechung weniger gut geeignet, da die Wirkung zu langsam einsetzt (erst nach 5–20 min), kann aber im Anschluss an Benzodiazepine oder Phenytoin zur Aufrechterhaltung der Wirkung eingesetzt werden. ▶ **Dosierung**: 4–6 mg/kg i.v. Ist kein injizierbares Antiepileptikum zur Hand oder ist der Status refraktär gegenüber Benzodiazepinen und Phenytoin oder Phenobarbital, kann im Notfall das Injektionsnarkotikum **Pentobarbital** (**Narcoren**, ▶ **Dosierung**: 30 mg/kg) verwendet werden, das eine Wirkungsdauer von etwa einer Stunde hat (s. bei Narkotika). N-Methyl- oder Thiobarbiturate wirken zu kurz. Bei Verwendung von Injektionsnarkotika ist an die Gefahr von Atemdepression und postnarkotischen Exzitationserscheinungen zu denken. Weiterhin kann im Notfall ein Status auch durch langsame i.v. Injektion des Lokalanästhetikums **Lidocain (Xylocain**, ▶ **Dosierung**: 2 mg/kg) unterbrochen werden (Halbwertszeit beim Hund 1,5 Stunden); Lidocain darf jedoch in keinem Fall mit Sperrkörperzusatz verwendet werden. Falls keine intravenöse Applikation eines Antiepileptikums zur Unterbrechung eines Status epilepticus möglich ist, können Benzodiazepine wie Diazepam, Lorazepam oder Midazolam auch rektal, sublingual oder bukkal/nasal appliziert werden.

7 Medikamentöse Behandlung von Verhaltensproblemen

Verhaltensprobleme (Verhaltensauffälligkeiten, „Verhaltensstörungen") treten bei Hund (und Katze) vor allem als erlernte Störungen als Reaktion auf nicht artgerechte Haltung, Isolation und soziale Deprivation auf. Am häufigsten sind durch die berufliche Abwesenheit des Halters trennungsassoziierte Verhaltensprobleme wie Trennungsangst, Aggressivität und Phobien. Diese Verhaltensprobleme können nur durch Verhaltenstherapie und – besser und effektiver – Änderungen der Haltungsbedingungen behandelt werden. Dabei kann eine begleitende medikamentöse Behandlung zu einem schnelleren Behandlungserfolg führen. Klinische Studien an Hunden mit Verhaltensproblemen haben gezeigt, dass die Kombination einer medikamentösen mit einer Verhaltenstherapie der alleinigen Verhaltenstherapie überlegen ist. Zudem hat die Verabreichung eines geeigneten Medikamentes den Vorteil, dass der Behandlungserfolg schneller eintritt als bei alleiniger Verhaltenstherapie.

Verhaltensauffälligkeiten, insbesondere Angstzustände und Depressionen, werden auf Störungen im Bereich der Monoamine, also Neurotransmitter wie Serotonin, Noradrenalin und Dopamin, zurückgeführt. Praktisch alle Antidepressiva greifen in den Monoaminstoffwechsel ein, so die Hemmstoffe der Monoaminoxidase (MAO) durch Hemmung des Abbaus von Monoaminen und die trizyklischen Antidepressiva durch Hemmung der Wiederaufnahme von Serotonin oder Noradrenalin aus dem synaptischen Spalt in das präsynaptische Neuron. Eine anxiolytische (und antiaggressive) Wirkung kann aber auch durch Eingriff in das GABAerge System erzielt werden, so z. B. durch die Benzodiazepine (▶ S. 88). Obwohl Arzneimittel wie die Benzodiazepine bereits seit langem vor allem zur Sedation von Tieren eingesetzt werden, ist die Verwendung von Antidepressiva zur Behandlung von Verhaltensproblemen bei Tieren in Deutschland relativ neu. Zurzeit sind drei Arzneimittel (**Selegilin, Clomipramin, Fluoxetin**) zur Behandlung von angstbedingten Verhaltensproblemen beim Hund zugelassen.

Neben durch Trennungsangst bedingten Verhaltensproblemen können Verhaltensänderungen gewollt anerzogen werden, so bei gefährlichen Hunden („Kampfhunden"). Bei derartigen Tieren kann die Verabreichung von aggressionshemmenden Psychopharmaka zu verändertem Verhalten führen, was beim sogenannten Wesenstest zu bedenken ist. Des Weiteren kann es im Alter zu Verhaltensänderungen, v. a. vom Typ der kognitiven Dysfunktionen kommen. Obwohl zur Behandlung derartiger Störungen nicht selten Substanzen wie **Propentofyllin** [**Karsivan** (V.M.)] eingesetzt werden, die aufgrund ihrer gefäßerweiternden Wirkung die Gehirndurchblutung fördern sollen, ist die klinische Wirkung derartiger Substanzen nicht belegt. Humanmedizinisch werden bei kognitiven Dysfunktionen u. a. **Nootropika** wie **Piracetam** [**Nootrop** (H.M.)] eingesetzt, für die jedoch keine tiermedizinischen Erfahrungen vorliegen.

Im Folgenden sollen die zur Behandlung von Hunden mit Verhaltensproblemen zugelassenen Arzneimittel Selegilin, Clomipramin und Fluoxetin näher besprochen werden.

Selegilin

Humanmedizinisch wird Selegilin (Synonym: **L-Deprenyl**) allein sowie in Kombination mit Levodopa zur Behandlung von Morbus Parkinson eingesetzt, da es durch Hemmung der Monoaminoxidase (MAO) Typ B den Abbau von Dopamin verlangsamt und damit dem Dopaminmangel im Striatum von Parkinsonpatienten entgegenwirkt. In dieser Indikation ist Selegilin in humanmedizinischen Präparaten wie **Movergan**, **Antiparkin** oder **Selepark** im Handel. Aufgrund der Beobachtung, dass Selegilin in hohen Dosen bei Parkinsonpatienten eine antidepressive Wirkung besitzt, wurde Selegilin bei Verhaltensproblemen bei Hunden klinisch geprüft. Dabei zeigte sich ein therapeutischer Effekt bei Verhaltensproblemen wie Trennungsangst, Angstaggressionen und Angstphobien. Der Wirkungsmechanismus dieser Wirkungen ist unklar. Da beim Menschen MAO-A-Inhibitoren antidepressiv wirken, wird angenommen, dass der antidepressive Effekt hoher Dosen von Selegilin auf eine Hemmung der MAO-A (und nicht der MAO-B) zurückzuführen ist, da Selegilin in hohen Konzentrationen beide MAO-Typen hemmt, während es in niedrigen Konzentrationen MAO-B-selektiv wirkt. Untersuchungen an Hunden zeigen jedoch, dass Selegilin auch in hohen Dosen zu keiner Hemmung der MAO-A führt und den zerebralen Metabolismus von Dopamin und Serotonin nicht verändert. Möglicherweise spielt die nach Selegilin beobachtete Erhöhung der Konzentration von Phenyläthylamin, einem endogenen Neuromodulator, der durch MAO-B abgebaut wird und in hohen Konzentrationen amphetaminartige Wirkungen hat, eine Rolle für die beobachteten Verhaltenseffekte beim Hund. Aufgrund der beim Hund beobachteten therapeutischen Wirkung bei Verhaltensproblemen wurde Selegilin [**Selgian** (V.M.)] in Form von Tabletten für

Hunde zugelassen. ▶ **Anwendungsgebiete**: sind die bereits beschriebenen angstbezogenen Verhaltensprobleme, wobei Selegilin nur als begleitende Medikation zu einer Verhaltenstherapie oder Änderungen der Haltungsbedingungen eingesetzt werden sollte. ▶ **Dosierung**: 0,5 mg/kg oral pro Tag. In klinischen Prüfungen traten die erwünschten Wirkungen erst nach längerer Behandlung und nicht bei allen Hunden auf. Zu beachten ist, dass Selegilin Verhaltensprobleme nicht lösen kann, sondern nur rein symptomatisch während der Behandlung dämpft. ▶ **Nebenwirkungen**: In äußerst seltenen Fällen wurden Erbrechen, Speichelfluss und Durchfall beobachtet. In klinischen Untersuchungen entwickelten ca. 10% der Hunde im Laufe der Behandlung eine Aggressivität, und bei ebenfalls ca. 10% der Hunde verstärkte sich eine bestehende Aggressivität oder verschlechterte sich das Allgemeinbefinden einschließlich des Aggressionsverhaltens. In der Summe entwickelte sich also bei 20% der Hunde das Aggressionsverhalten ungünstig. Ob das Aggressionsverhalten durch Selegilin beeinflusst wurde oder durch andere Faktoren, lässt sich allerdings anhand der vorliegenden Daten noch nicht abschließend beurteilen. ▶ **Wechselwirkungen**: Selegilin sollte nicht zusammen mit trizyklischen Antidepressiva wie Clomipramin, zentral dämpfenden Pharmaka, Sympathomimetika oder Prolaktinhemmstoffen eingesetzt werden. ▶ **Gegenanzeigen**: Aufgrund der MAO-Hemmung und der damit möglicherweise verbundenen dopaminergen Wirkung sollte Selegilin nicht bei tragenden oder laktierenden Hündinnen angewendet werden, da es zu einer verminderten Prolaktin-Sekretion kommen könnte.

Clomipramin

Clomipramin [**Clomicalm** (V.M.)] ist das erste klassische Antidepressivum, das für Tiere zugelassen wurde. Humanmedizinisch ist es seit über 30 Jahren in der klinischen Anwendung und unter Präparatenamen wie **Anafranil** im Handel. Es handelt sich also, wie so oft, um ein zunächst für den Menschen entwickeltes Medikament. Das Hauptindikationsgebiet in der Humanmedizin geht aus dem Begriff Antidepressivum hervor, doch sind Antidepressiva auch wichtig bei der Pharmakotherapie von Angststörungen. Das erklärt ihre Wirksamkeit bei angstbezogenen Verhaltensproblemen des Hundes. Clomipramin gehört zu den trizyklischen Antidepressiva des Imipramin-Typs. Es hemmt die Wiederaufnahme von Serotonin und, in höheren Konzentrationen, Noradrenalin; der Hauptmetabolit Desmethylclomipramin wirkt dagegen vorwiegend auf den Noradrenalin-Reuptake. Dadurch kommt es zu einer Erhöhung der synaptischen Konzentration dieser Monoamin-Transmitter, was die Verhaltenseffekte erklärt. Wie alle trizyklischen Antidepressiva ist Clomipramin aber nicht nur ein Hemmstoff des Monoamin-Uptakes, sondern wirkt antagonistisch an einigen Neurotransmitter-Rezeptoren (Muskarinrezeptor, α_1-Adrenozeptor, H_1-Histaminrezeptor, 5-HT_2A-Rezeptor), was vor allem für die unerwünschten Wirkungen der Substanz von Bedeutung ist. Clomipramin wurde unter dem Präparatenamen Clomicalm in Form von Tabletten für Hunde zugelassen. ▶ **Anwendungsgebiete**: sind wie bei Selegilin trennungsassoziierte Verhaltensprobleme wie Trennungsangst, Angstaggressionen und Angstphobien, wobei die Behandlung nur in Verbindung mit einer Verhaltenstherapie oder Änderungen der Haltungsbedingungen durchgeführt werden sollte. Dabei setzt die Wirkung von Clomipramin häufig erst einige Wochen nach Therapiebeginn ein, was auch aus der Depressionsbehandlung des Menschen bekannt ist. ▶ **Dosierung**: 1–2 mg/kg oral zweimal täglich. Die **Halbwertszeit** von Clomicalm beträgt beim Hund 6 Stunden. Wie bei Selegilin ist zu beachten, dass Clomipramin Verhaltensprobleme nicht lösen kann, sondern nur rein symptomatisch während der Behandlung dämpft. Erst die Kombination mit einer Verhaltenstherapie oder einer Verbesserung der Haltungsbedingungen führt zu einer kausalen Therapie der Störungen. Clomipramin ist zwar nicht für Katzen zugelassen, zeigte bei Tagesdosen von 0,5 mg/kg aber ähnliche therapeutische Effekte wie beim Hund. ▶ **Nebenwirkungen**: Die häufigsten Nebenwirkungen sind Erbrechen, Durchfall, Veränderungen des Fresstriebes und Lethargie. Im Gegensatz zu Selegilin gibt es keine klinischen Hinweise, dass Clomipramin Aggressionsverhalten induziert oder verstärkt. ▶ **Überdosierung**: Es kann zu Herzrhythmusstörungen (Bradykardie, Arrhythmien wie AV-Block) kommen. Aufgrund seiner potenziellen Wirkung auf das Herz sollte Clomipramin bei Hunden mit kardiovaskulären Dysfunktionen mit Vorsicht eingesetzt werden. Das

Gleiche gilt aufgrund der anticholinergen Wirkung von Clomipramin bei Hunden mit Engwinkelglaukom, herabgesetzter gastrointestinaler Motilität oder Harnverhalten. ▶ **Wechselwirkungen**: Clomipramin sollte nicht mit MAO-Inhibitoren kombiniert werden. Die hohe Plasmaproteinbindung kann zu Interaktionen mit anderen stark proteingebundenen Arzneimitteln führen. Clomipramin kann die Wirkung von Antiarrhythmika (Chinidin), Anticholinergika (z.B. Atropin), zentral dämpfenden Arzneimitteln, Sympathomimetika und Cumarinderivaten verstärken. ▶ **Gegenanzeigen**: Überempfindlichkeit gegen Clomipramin oder andere trizyklische Antidepressiva.

Fluoxetin

Fluoxetin [Reconcile (V.M.)] ist das erste (und bisher einzige) moderne Antidepressivum, das für Tiere zugelassen wurde. Humanmedizinisch ist es seit langem in der klinischen Anwendung und unter Präparatenamen wie Prozac (in den USA) und Fluctin im Handel. Es handelt sich also, wie auch bei den zuvor besprochenen Stoffen, um ein zunächst für den Menschen entwickeltes Medikament. Fluoxetin ist ein selektiver Serotoninwiederaufnahmehemmer (SSRI), der durch diesen Mechanismus die Konzentration von Serotonin (5-Hydroxytryptamin) im synaptischen Spalt erhöht. Da im Gegensatz zu klassischen Antidepressiva (wie Clomipramin) die Konzentration von Noradrenalin nicht verändert wird, haben SSRI weniger Nebenwirkungen (vor allem keine sedative Wirkung) als klassische Antidepressiva. ▶ **Anwendungsgebiete** sind wie bei Selegilin und Clomipramin Verhaltensauffälligkeiten (Trennungsangst) durch die Trennung des Hundes von seinem Besitzer, seinem normalen Zuhause oder anderen Hunden. Die Behandlung sollte in Kombination mit einer Verhaltenstherapie erfolgen. ▶ **Dosierung:** Reconcile ist als Kautabletten mit 8 mg, 16 mg, 32 mg oder 64 mg Fluoxetin erhältlich. Es wird einmal täglich eine Tablette verabreicht. Die Tablettenstärke richtet sich nach dem Gewicht des Hundes und wird so gewählt, dass der Hund eine tägliche Einzeldosis von 1–2 mg/kg Körpergewicht erhält. Die Tabletten sind zerkaubar und können mit oder ohne Futter verabreicht werden. Die klinische Wirkung tritt wie bei anderen Antidepressiva verzögert nach frühestens 1–2 Wochen Behandlung auf. **Pharmakokinetik**: Fluoxetin hat beim Hund eine **Halbwertszeit** von etwa 5–6 Stunden, der aktive Metabolit Norfluoxetin wird aber nur langsam abgebaut (Halbwertszeit 44–49 Stunden), sodass eine lange Wirkungsdauer resultiert. ▶ **Nebenwirkungen:** Die häufigsten Nebenwirkungen von Fluoxetin bei Hunden sind Anorexie (Appetitlosigkeit) und Lethargie (Teilnahmslosigkeit). Harnwegsstörungen (wie etwa Blaseninfektionen, unregelmäßiger Harnabsatz und Beschwerden beim Harnabsatz) und Symptome des zentralen Nervensystems (wie etwa Koordinations- und Orientierungsstörungen) wurden ebenfalls beobachtet. Weniger häufig wurden Gewichtsabnahme/Konditionsverlust, Pupillenerweiterung und selten epileptische Anfälle beobachtet. Bei ▶ **Überdosierung** kommt es zu einer Verstärkung der unter Nebenwirkungen beschriebenen Symptome. Zusätzlich kann aggressives Verhalten auftreten. Diazepam kann zur Antagonisierung der zentralnervös ausgelösten Überdosierungserscheinungen verwendet werden. ▶ **Gegenanzeigen**: Fluoxetin darf bei Hunden, die weniger als 4 kg wiegen, bei Hunden mit Epilepsie oder Hunden, die schon einmal Anfälle hatten, nicht angewendet werden. Auch bei Hunden, die möglicherweise überempfindlich (allergisch) gegen Fluoxetin oder andere SSRI sind, darf Fluoxetin nicht angewendet werden. Da Fluoxetin bisher bei trächtigen oder laktierenden Hündinnen nicht auf unerwünschte Wirkungen untersucht wurde, wird die Anwendung während der Trächtigkeit und Laktation nicht empfohlen.

8 Tötung von Tieren („Euthanasie")

Die Tötung von Tieren darf nicht grundlos erfolgen, erfordert also einen vernünftigen Grund und eine ethische Rechtfertigung. Unter „Euthanasie" („leichter Tod") wird die Einleitung eines schmerzlosen Todes mit schnellem Eintreten der Bewusstlosigkeit, gefolgt von kardialem und respiratorischem Ausfall verstanden. Nach §4 des Tierschutzgesetzes darf ein Wirbeltier nur unter Betäubung oder sonst, soweit nach den gegebenen Umständen zumutbar, nur unter Vermeidung von Schmerzen getötet werden. Ein Wirbeltier töten darf nur, wer die dazu notwendigen Kenntnisse und Fähigkeiten hat. Die Entscheidung zur Tötung und Durchführung der Tötung erfordern größtmögliche Sorgfalt und höchstes Verantwortungsbewusstsein. Die Wahl der Tötungsart hat tierschutzrechtliche Bedeutung. Das gewählte Verfahren soll einen schnellen und möglichst stressarmen Eintritt der Empfindungs- und Wahrnehmungslosigkeit garantieren. Die im Rahmen dieses Buches zu besprechenden pharmakologischen Tötungsmethoden umfassen die Überdosierung von Narkotika (Pentobarbital) sowie die Injektion von Tötungsmitteln (T 61) unter Betäubung. Bei aufgeregten Tieren kann es sich empfehlen, die Tiere vor der Verabreichung von Narkotika oder T 61 zu sedieren.

Pentobarbital

Pentobarbital [**Eutha 77** und **Release** (V.M.)] ist nach wie vor Mittel der Wahl zur Tötung von Tieren. Es hat eigentlich nur einen Nachteil: Es fällt unter die **Betäubungsmittelgesetzgebung** und die damit verbundenen betäubungsmittelrechtlichen Bestimmungen (s. dort), was einige Tierärztinnen und Tierärzte leider davon abhält, Pentobarbital zur Tötung von Tieren zu verwenden; sie scheuen den (überschaubaren) bürokratischen Aufwand, der mit dem Bezug von Betäubungsmitteln und dem Nachweis über Verbleib und Bestand von Betäubungsmitteln verbunden ist. Pentobarbital ist unter den Namen **Eutha 77** und **Release** zur Euthanasie von Tieren als Injektionslösung (enthalten 400 oder 300 mg Pentobarbital/ml) im Handel. Die intravenöse oder intraperitoneale Injektion von Pentobarbital ist eine schmerzlose und sichere Methode zur Euthanasie von Groß- und Kleintieren. Die Tiere fallen schnell in einen tiefen Schlaf, der bei Warmblütern rasch, schmerz- und reflexlos und ohne Exzitationen in den Tod durch Herz- und Atemstillstand übergeht. Bei wechselwarmen Tieren tritt der Tod, je nach Resorptions- und Stoffwechselgeschwindigkeit, mehr oder weniger verzögert ein. ▶ **Dosierung**: Pentobarbital wird vorzugsweise intravenös verabreicht; eine schnelle und sichere Wirkung ist aber auch bei einmaliger intraperitonealer, intrakardialer oder intrapulmonaler Injektion gewährleistet, sofern die i.v. Anwendung nicht möglich ist. Bei den einzelnen Injektionsarten sind jedoch unterschiedliche Dosierungen zu beachten! Die folgenden Angaben beziehen sich auf **Eutha 77** (enthält 400 mg Pentobarbital pro ml Injektionslösung): Hunde i.v. als Sturzinjektion 1 ml je 3–5 kg (entspricht 80–130 mg/kg), intraperitoneal 1 ml/kg (entspricht 400 mg/kg). Katzen intravenös 1 ml je 2–3 kg, intraperitoneal 1 ml/kg. Nerze, Iltisse intrakardial 1 ml/Tier. Hasen, Kaninchen, Meerschweinchen, Hamster, Ratten, Mäuse intravenös 1 ml je 1–2 kg, intraperitoneal 1 ml je 0,5–1 kg. Hühner, Tauben, Ziervögel intrakardial 1 ml/kg. Pferd, Pony intravenös als Sturzinjektion 1 ml je 4,5–5 kg, Rind intravenös als Sturzinjektion 1–2 ml je 10 kg, Schwein intravenös (Vena cava cranialis) als Sturzinjektion 0,1 l/kg bei KGW > 30 kg, 0,2 ml/kg bei KGW < 30 kg.
▶ **Anwendungseinschränkungen**: Tiere, die mit Pentobarbital getötet wurden, dürfen nicht zur Gewinnung von Lebensmitteln verwendet werden. ▶ **Gegenanzeigen**: Nicht für Narkosezwecke verwenden.

T 61 (V.M.)

T 61 ist als Injektionslösung zur exzitationslosen Tötung von Hunden, Katzen, Nerzen, Rindern, Pferden, Schweinen, Tauben, Ziervögeln, Hamstern, Meerschweinchen und kleinen Labortieren im Handel. Es handelt sich um ein **Kombinationspräparat** mit den Wirkstoffen **Embutramid** (200 mg/ml), **Mebezonium** (50 mg/ml) und **Tetracain** (5 mg/ml). Embutramid wirkt stark hypnotisch und narkotisch mit ausgeprägter depressiver Wirkung auf das Atemzentrum. Beim Hund erzeugen bereits 15 mg/kg i.v. eine vollständige Narkose. Bei 25 mg/kg setzt diese sofort und vollständig ein. Mebezonium bewirkt als peripheres Muskelrelaxans an der motorischen Endplatte eine Dauerdepolarisation. In Abhängigkeit von der Dosis werden zunächst die Gliedmaßen, dann die Rumpf- und Atemmuskulatur gelähmt. Beim Hund ist bereits nach 1–2 mg/kg i.v. eine deutlich muskellähmende Wirkung sichtbar. Tetracain ist ein Lokalanästhetikum zur Oberflächenanästhesie. Durch Kombination der drei Wirkstoffe wird bei korrekter Anwendung eine schnelle Euthanasie durch zentralnervöse Depression und Atemlähmung erzielt. Allerdings können anders als bei Pentobarbital während oder kurz nach Applikation Lautäußerungen und krampfartige Muskelaktivitäten auftreten. T 61 muss (außer bei i.v. Injektion) daher grundsätzlich an zuvor mit einem Barbiturat narkotisierte Tiere verabreicht werden (s. u.). ▶ **Dosierung**: Intravenöse Injektion: Hund: 0,3 ml/kg. Pferd, Schwein, Rind: 4–6 ml je 50 kg. Die Injektion soll zügig, aber nicht zu schnell erfolgen. Bei zu schneller Injektion kann es zu Schmerz- und Abwehrreaktionen kommen. Intrakardiale Injektion: Hund: 0,3 ml/kg. Intrapulmonale Injektion: Hund bis 10 kg: 0,7–1,0 ml/kg. Hund über 10 kg: 10–20 ml T 61 je nach Größe des Tieres. Katze, wenige Tage alt: 1 ml/Tier. Katze bis 6 Monate: 3 ml/Tier. Katze über 5 kg: 10 ml/Tier. Nerz: 0,5–1,0 ml/Tier. Taube, Ziervögel, Hamster, Meerschweinchen, kleine Labortiere: 0,5–2 ml/Tier. Warnhinweis: Bei nicht ausreichender Dosierung von T 61, die auch durch eine Fehlapplikation (z. B. paravenös) bedingt sein kann, kann bei zuvor nicht narkotisierten Tieren vor dem Eintritt der Bewusstlosigkeit eine durch das in T 61 enthaltene Muskelrelaxans bedingte Lähmung der Atemmuskulatur auftreten, was unbedingt zu vermeiden ist, da die Tiere sonst qualvoll bei nicht ausreichend gedämpftem Bewusstsein ersticken. ▶ **Anwendungseinschränkungen**: Nicht bei Tieren anwenden, die der Gewinnung von Lebensmitteln dienen. Mit T 61 getötete Tiere unterliegen in der Bundesrepublik Deutschland dem Tierkörperbeseitigungsgesetz. ▶ **Nebenwirkungen**: Tiere, die bei Bewusstsein sind, können auf die Applikation von T 61 mit Erstickungsanfällen, Angst, Schmerz, starkem Unbehagen, qualvollen Lautäußerungen und Exzitationen reagieren, insbesondere unter ungünstigen Resorptionsbedingungen (moribunde Tiere, Applikationsfehler, pulmonale Applikation). Gelegentlich verzögert eintretender Herzstillstand. **Vorsichtsmaßnahmen für die Anwendung**: T 61 soll intrapulmonal und intrakardial nur an bewusstlose (narkotisierte) Tiere verabreicht werden, um ein unter ungünstigen Umständen mögliches Ersticken bei Bewusstsein auszuschließen. Darüber hinaus besteht so ein geringeres Risiko von Fehlinjektionen einschließlich Selbstinjektion, die durch Abwehrbewegungen des Tieres provoziert werden können. ▶ **Gegenanzeigen**: Intrapulmonale oder intrakardiale Verabreichung an Tiere, die bei Bewusstsein sind.

D Lokalanästhetika

W. Löscher

Lokalanästhetika sind Stoffe, die, wenn sie lokal in die Umgebung von Nervenfasern appliziert werden, die Fortleitung von Aktionspotenzialen über die Nervenfasern reversibel blockieren und damit die Schmerzempfindung lokal aufheben. Im Gegensatz zu Stoffen, die durch zentralen Angriff zu Schmerzlosigkeit führen (starke Analgetika und Narkotika), wird die Schmerzempfindung also nur lokal im Bereich des Applikationsortes bzw. im Innervationsbereich der betroffenen Nerven ausgeschaltet, was für schmerzerzeugende Eingriffe in diesem Bereich ausgenutzt werden kann. Je nach Applikationsart unterscheidet man **Oberflächenanästhesie** (das Lokalanästhetikum wird direkt auf Schleimhäute aufgebracht, dadurch werden lokal Schmerzrezeptoren blockiert; auf intakter Haut wird dagegen meist keine ausreichende Wirkung erzielt), **Infiltrationsanästhesie** (das Lokalanästhetikum wird intra- oder subkutan gespritzt und diffundiert zu Nervenfasern und -endigungen in der Umgebung des Applikationsortes) und **Leitungsanästhesie** (das Lokalanästhetikum wird in die unmittelbare Umgebung eines Nerven gespritzt, sodass das gesamte Innervationsgebiet des Nerven anästhesiert wird). Zur Leitungsanästhesie zählt auch die **Rückenmarkanästhesie**, bei der das Lokalanästhetikum entweder in den Subarachnoidalraum (**intradurale Spinalanästhesie**) oder in den Epiduralraum des Rückenmarks (**Epiduralanästhesie**, d. h., die Dura mater wird nicht durchstochen) gespritzt wird, damit die im Applikationsbereich abgehenden Nerven anästhesiert werden. Rückenmarkanästhesien werden bei geburtshilflichen, gynäkologischen, urologischen und chirurgischen Eingriffen im Beckenbereich vorgenommen (Schmerzausschaltung im gesamten Innervationsbereich der anästhesierten Spinalwurzeln). Dabei ist die Epiduralanästhesie vorzuziehen, weil die Wirkung besser lokal begrenzt werden kann. Nicht jedes Lokalanästhetikum ist für alle Lokalanästhesieformen gleich gut geeignet, das gilt besonders für die Oberflächenanästhesie (▶ Tab. 13).

Viele sehr unterschiedliche Substanzen haben eine lokalanästhetische Wirkung, z. B. Phenothiazinderivate (Neuroleptika, Antihistaminika), Alkohole und Xylazin. Bei diesen Stoffen ist aber die lokalanästhetische Wirkung im Allgemeinen nur ein nicht therapeutisch ausgenutzter Effekt, während die im Folgenden besprochenen Lokalanästhetika hauptsächlich wegen ihres lokalanästhetischen Effektes verwendet werden. Um als Lokalanästhetikum angewendet werden zu können, müssen Stoffe wasserlöslich, sterilisierbar und gewebsverträglich sein; die Schmerzausschaltung soll möglichst schnell einsetzen, ausreichend lange anhalten und reversibel sein. Nach Resorption vom Wirkort soll das Lokalanästhetikum möglichst schnell inaktiviert werden, um systemische Wirkungen zu vermeiden. Hauptanwendungsgebiet der Lokalanästhetika ist die lokale Schmerzausschaltung für schmerzhafte Eingriffe; insbesondere kleinere Eingriffe lassen sich häufig mit Lokalanästhetika (u. U. in Kombination mit Sedativa) durchführen, sodass auf eine Narkose und die damit verbundenen Risiken verzichtet werden kann. Daneben haben Lokalanästhetika andere Anwendungsgebiete (Herzarrhythmien, Status epilepticus), auf die bei den systemischen Wirkungen und im speziellen Teil näher eingegangen wird.

Die heute eingesetzten Lokalanästhetika bestehen chemisch aus einer hydrophilen Aminogruppe (meist ein tertiäres Amin), die über eine Zwischenkette mit einer lipophilen aromatischen Gruppe verbunden ist. Die aromatische Gruppe ist mit der Zwischengruppe entweder über eine Esterbindung (Lokalanästhetika vom **Estertyp**) oder eine Amidbindung (Lokalanästhetika vom **Amidtyp**) verbunden. Diese Unterteilung ist pharmakologisch und klinisch wichtig, da Lokalanästhetika vom Estertyp bereits am Applikationsort und nach Resorption im Blut durch Esterasen aufgespalten und unwirksam gemacht werden können, während Lokalanästhetika vom Amidtyp erst in der Leber metabolisiert werden und damit schneller und im Allgemeinen auch länger wirken.

Aufgrund ihrer chemischen Struktur sind Lokalanästhetika schwach basisch reagierende Verbindungen (sekundäre oder tertiäre Amine mit einem pK_a von 7,6–9), die nur in Salzform wasserlöslich sind. Injektionslösungen haben einen pH von 4–6. Nach Injektion in das Gewebe liegen bei physiologischem pH (7,4) je nach Lokalanästhetikum nur 3–20 % des Stoffes unionisiert vor. Nur dieser unionisierte Anteil kann im Gewebe diffundieren und seinen Wirkort, die Nervenfaser, erreichen. Verschiebt sich der Gewebe-pH durch Entzündung in den sauren Bereich, so wird der unionisierte Anteil des Lokalanästhetikums noch kleiner, und es kann seine Wirkung verlieren. Lokalanästhetika wirken deshalb in entzündeten Geweben oft schlecht oder gar nicht.

Der **Wirkungsmechanismus** der Lokalanästhetika beruht auf einer reversiblen Senkung der Permeabilität der Nervenfaser für Na^+ und, in höheren Konzentrationen, K^+-Ionen. Durch die Unterbrechung dieser für Depolarisation und Repolarisation erforderlichen Ionenströme ist eine Fortleitung von Aktionspotenzialen nicht mehr möglich, sodass die Reizfortleitung der betroffenen Nervenfaser unterbrochen wird.

Die **Wirkungsdauer** der Lokalanästhesie hängt zum einen vom Typ des verwendeten Lokalanästhetikums ab (Amidtyp wirkt im Allgemeinen länger als Estertyp, s. o.), zum anderen von der Geschwindigkeit der Resorption vom Wirkort. Lokalanästhetika werden relativ schnell vom Wirkort in das Blut resorbiert, was auch dadurch gefördert wird, dass alle Lokalanästhetika mit Ausnahme von Cocain gefäßerweiternd wirken, also die Durchblutung im Bereich ihrer Wirkung erhöhen. Um die Resorption der Lokalanästhetika zu verzögern und damit ihre Wirkung zu verlängern, werden Lokalanästhetika häufig mit sogenannten **Sperrkörpern** kombiniert, d. h. mit vasokonstriktorischen Stoffen wie Adrenalin und Noradrenalin. Der Sperrkörperzusatz verlängert die Wirkung des Lokalanästhetikums, senkt durch die langsamere

▶ Tab. 13 Relative Wirksamkeit, Toxizität sowie gebräuchliche Konzentrationen von Lokalanästhetika.

Lokalanästhetikum	Wirksamkeit (Procain = 1)	Toxizität (Procain = 1)	gebräuchliche Konzentrationen für		
			Oberflächenanästhesie	Infiltrationsanästhesie	Leitungsanästhesie
Estertyp					
Cocain	2	3–4	2–4 %	–	–
Procain	1	1	–	0,5–1 % Klt. 1–2 % Grßt.	1–2 % Klt. 2–4 % Grßt.
Tetracain	10	10	0,5–2 %	0,1 % Klt. 0,2 % Grßt.	0,1–0,2
Benzocain			5–20 % (nicht für operative Zwecke)	–	–
Amidtyp					
Lidocain	1,5–2	1,5–2	(5 %)	0,5–1 %	1–2 %
Butanilicain	1	1	–	0,5–1 % Klt. 1–2 % Grßt.	1–2 %
Mepivacain	1,5–2	1,5–2	–	0,5–1 %	1–2 %
Bupivacain	5–10	5–10	–	(0,25–0,5 %)	0,25–0,5 %

Abkürzungen: Klt., Kleintiere; Grßt., Großtiere.

Resorption die Gefahr von systemischen Wirkungen und reduziert die Blutungsneigung des jeweiligen Gewebebezirks. Nachteilig ist zum einen die höhere Toxizität bei versehentlicher intravasaler Injektion (Sperrkörper sind hochwirksame Stoffe, deren Toxizität meist höher ist als die von Lokalanästhetika), zum anderen wird durch die verminderte Durchblutung des Operationsbezirks die Wundheilung verlängert und die Infektionsgefahr erhöht. Lokalanästhetika mit Sperrkörperzusatz dürfen nicht in endarteriellen Gefäßgebieten (Akren) injiziert werden (Nekrosegefahr)!

Neben der lokalen Wirkung auf die Reizfortleitung in Nervenfasern haben Lokalanästhetika nach Resorption ins Blut bzw. bei (versehentlicher) systemischer Applikation eine Reihe von **systemischen Wirkungen**, die sich ebenfalls aus ihren Effekten auf Erregungsbildung und -fortleitung erklären. So sinken am Herzen Erregbarkeit, Leitungsgeschwindigkeit und Kontraktionskraft. Dieser Effekt wird bei einigen Lokalanästhetika therapeutisch ausgenutzt (antiarrhythmische Wirkung; s. Procain und Lidocain). Weiterhin führen Lokalanästhetika mit Ausnahme von Cocain zu einer Gefäßdilatation. Aufgrund der kardiovaskulären Wirkungen kommt es zu einem Blutdruckabfall. Lokalanästhetika penetrieren rasch die Blut-Hirn-Schranke und wirken im Gehirn zunächst stimulierend durch Hemmung inhibitorischer Neurone. Dieser zentral stimulierende Effekt wird zum Teil missbräuchlich beim Pferdedoping ausgenutzt. Je nach Konzentration kommt es zu Ruhelosigkeit, motorischer Stimulation, Erbrechen, Tremor (oft erstes Anzeichen einer beginnenden Vergiftung) und klonischen Krämpfen. Auf die zentrale Stimulation folgt bei steigenden Konzentrationen durch den Ausfall exzitatorischer Neurone eine Depression mit Koma und zentraler Atemlähmung. Bei abnormer Erregung des Gehirns (Epilepsie) können Lokalanästhetika in geeigneten Konzentrationen antikonvulsiv wirken; therapeutisch ausnutzbar ist diese Wirkung vor allem bei Lidocain (s. dort), das zentral sedativ und antikonvulsiv wirkt, bevor es, in höheren Konzentrationen, selbst zu zentraler Stimulation und Krämpfen führt.

Aufgrund der pharmakologischen Wirkungen der Lokalanästhetika kann es relativ leicht zu **Vergiftungen** kommen. Häufige Ursache für Vergiftungen sind die versehentlich intravasale Injektion infolge mangelhafter Injektionstechnik, lokale Injektion von zu hoch konzentrierten Lösungen, die nur für die Oberflächenanästhesie vorgesehen sind, oder abnorme Resorptionsverhältnisse am Applikationsort (z. B. hyperämische Schleimhaut mit erhöhter Gefäßpermeabilität). Enthält das Lokalanästhetikum einen Sperrkörperzusatz, so kommt es bei versehentlicher intravasaler Injektion zu Kreislaufeffekten, die durch den Sperrkörper verursacht werden (Blutdruckanstieg, Tachykardie und Tachyarrhythmien bis zu Kammerflimmern). Neben der Gefahr von systemischen Wirkungen können alle Lokalanästhetika, besonders aber solche vom Estertyp, zu allergischen Reaktionen führen.

Aufgrund der Vergiftungsgefahr sollten eine Reihe von **Vorsichtsmaßregeln** bei der Anwendung von Lokalanästhetika befolgt werden: (1) die für die einzelnen Lokalanästhesiearten empfohlenen Konzentrationen des Lokalanästhetikums (▶ Tab. 13) sollten nicht überschritten werden; (2) die zulässige **Grenzdosis** des jeweiligen Lokalanästhetikums darf nicht überschritten werden; für Procain beträgt die Grenzdosis ohne Sperrkörperzusatz bei lokaler (z. B. subkutaner) Injektion 10 mg/kg, mit Sperrkörperzusatz 20 mg/kg; für die anderen Lokalanästhetika sind die Grenzdosen über die in ▶ Tab. 13 angegebene relative Wirksamkeit abzuleiten (für das 10-mal wirksamere Tetracain beträgt die Grenzdosis also 1 mg/kg). Grundsätzlich gilt, dass mit steigender lokalanästhetischer Wirkung auch die Toxizität steigt (▶ Tab. 13); (3) vor Injektion sollte aspiriert werden, um eine intravasale Injektion auszuschließen; (4) bei der Injektion sollten die Tiere genau beobachtet werden; bei Auftreten von Tremor (oft erstes Vergiftungssymptom) ist die Injektion sofort zu unterbrechen. **Vergiftungsbehandlung**: Im Vordergrund steht die Behandlung der zentralen Symptome. Krämpfe können mit intravenöser Injektion von Diazepam oder kurz wirksamen Narkotika wie Thiopental oder Hexobarbital unterbrochen werden. Grundsätzlich besteht bei Barbituraten die Gefahr, dass die atemdepressive Wirkung des Lokalanästhetikums verstärkt wird. Periphere Muskelrelaxanzien sind bei Vergiftungen mit Lokalanästhetika kontraindiziert. Bei starkem Blutdruckabfall Orciprenalin oder Dopamin und Volumenauffüllung (s. Schocktherapie). Bei schon vorliegender zentraler Depression muss beatmet werden. Zentrale Analeptika sind kontraindiziert. Bei Vergiftung durch Lokalanästhetika mit Sperrkörperzusatz muss zusätzlich zur Behandlung der zentralen Symptome das Herz mit β-Blockern geschützt werden.

Im Folgenden sollen nun die bekanntesten und wichtigsten Lokalanästhetika behandelt werden (zurzeit sind weltweit etwa 50 Lokalanästhetika in Verwendung). Zu beachten ist, dass bei allen handelsüblichen Lösungen schwächere Konzentrationen durch Verdünnen mit isotoner Kochsalzlösung oder Aqua pro inj. zum unmittelbaren Verbrauch selbst hergestellt werden können. Dies ist insbesondere bei Verwendung der meist hochkonzentrierten veterinärmedizinischen Präparate am Kleintier wichtig, um Vergiftungen vorzubeugen.

1
Lokalanästhetika vom Estertyp

Cocain

Cocain, ein Alkaloid aus den Blättern des in den Anden wachsenden Cocastrauches, ist das älteste bekannte Lokalanästhetikum. Aufgrund seiner Suchtpotenz wird die Anwendung von Cocain durch das Betäubungsmittelgesetz eingeschränkt. Pharmakologisch unterscheidet sich Cocain in einigen Punkten von synthetischen Lokalanästhetika: Es wirkt am Kreislauf indirekt sympathomimetisch, indem es die Wiederaufnahme von Noradrenalin aus dem synaptischen Spalt blockiert. Daher führt Cocain systemisch zu Vasokonstriktion (also kein Sperrkörperzusatz notwendig), Tachykardie, Mydriasis und anderen sympathomimetischen Effekten. Im Gehirn bewirkt Cocain eine starke Stimulation der Hirnrinde (synthetische Lokalanästhetika stimulieren dagegen die Hirnrinde nur mäßig). Cocain ruft damit u. a. Euphorie und psychische und physische Leistungssteigerung bei gleichzeitiger Hemmung des Hungertriebs hervor. Die Wirkung ähnelt also der von Amphetamin und Abkömmlingen, die wie Cocain im Gehirn zu einer Hemmung der Wiederaufnahme von Catecholaminen führen und wahrscheinlich über die damit verbundene Verstärkung dopaminerger Wirkungen zentral erregend wirken. Wie Amphetaminabkömmlinge wird auch Cocain aufgrund seiner zentral stimulierenden Wirkung beim Pferdedoping eingesetzt (Verstoß gegen das Betäubungsmittelgesetz!). In toxischen Konzentrationen kommt es wie bei anderen Lokalanästhetika zu Krämpfen, Koma, Atemlähmung und Tod. Bei wiederholter Verabreichung entwickelt sich eine psychische Abhängigkeit. ▶ **Anwendungsgebiete**: Cocain darf vom Tierarzt nur zur Lokalanästhesie bei Eingriffen am Kopf angewendet werden. Eine Bedeutung hat es hierbei nur für die Oberflächenanästhesie am Auge, weil es weniger reizend wirkt als synthetische Lokalanästhetika. Nachteil gegenüber anderen Lokalanästhetika ist, dass Cocainlösungen nicht haltbar sind und nicht sterilisiert werden können (nicht hitzestabil). Cocainlösungen sind daher nicht im Handel erhältlich, sondern müssen frisch hergestellt werden. Angewendet wird Cocain in 2- bis 4%igen Lösungen (▶ **Tab. 13**). Ferner kann Cocain auch in Form einer bis zu 2%igen Salbe oder Augentablette angewendet werden. ▶ **Wirkungsdauer**: etwa 30 min. Die **Vergiftungsgefahr** ist bei Anwendung am Auge gering; allerdings besteht die Gefahr der Hornhautschädigung (Ablösen von Hornhautepithel).

Procain

Procain ist der Prototyp der synthetischen Lokalanästhetika, seine klinische Bedeutung hat aber stark abgenommen. Bei systemischer Verabreichung (i.v.) wirkt Procain bei entsprechender Dosierung gegen tachykarde Arrhythmien; diese Wirkung wird bei **Procainamid** therapeutisch ausgenutzt (s. Antiarrythmika). Der zentral stimulierende Effekt von Procain wird missbräuchlich beim Doping von Pferden ausgenutzt (nach i.v. Applikation beträgt die Halbwertszeit von Procain beim Pferd 50 min, das Verteilungsvolumen 12,4 l/kg). Wie bei einigen anderen Lokalanästhetika vom Estertyp besteht bei Procain die lipophile aromatische Gruppe aus p-Aminobenzoesäure; derartige Lokalanästhetika werden als **p-Aminobenzoesäureester** bezeichnet. Procain hat von allen synthetischen Lokalanästhetika die geringste gewebsschädigende und systemtoxische Wirkung, allerdings hält die lokalanästhetische Wirkung nur relativ kurz an (rasche Resorption vom Wirkort und rasche Inaktivierung durch Esterasen). Für Oberflächenanästhesien ist Procain deshalb unbrauchbar.

Bekanntestes humanmedizinisches Warenzeichen von Procain war **Novocain**, das nicht mehr im Handel ist. Zurzeit ist Procain humanmedizinisch als Monopräparat unter seinem Namen Procain im Handel (1- und 2%ig). Für die Anwendung am Tier ist Procain unter folgenden Warenzeichen im Handel: **Isocain** ad us. vet. (2%ig, mit Adrenalin), **Procasel** (2%ig) und **Minocain** (2%ig). Außerdem ist Procain in einigen Kombinationspräparaten zusammen mit Antibiotika enthalten. Procain kann bei allen lebensmittelliefernden Tieren angewendet werden. ▶ **Anwendungsgebiete:** Infiltrations- und Leitungsanästhesie; gebräuchliche Konzentration ▶ **Tab. 13.** ▶ **Wirkungsdauer:** Die Wirkung setzt nach 5–10 min ein und hält für etwa 30 min an (mit Sperrkörper für etwa 60 min). ▶ **Nebenwirkungen** und Symptome bei ▶ **Überdosierung:** Lösungen mit mehr als 4% Procain wirken gewebsreizend. Systemische Reaktionen sind durch schnelle Anflutung (versehentliche i.v. Injektion, Injektion in stark durchblutete Gewebe) oder durch Verwendung zu hoher Konzentrationen möglich, die dabei auftretenden Symptome sind in der Einleitung beschrieben (s. systemische Effekte von Lokalanästhetika). Das Pferd ist etwa 20-mal empfindlicher als der Mensch gegenüber den zentral stimulierenden Effekten von Procain, was missbräuchlich beim Pferdedoping ausgenutzt wird. Bei Thorakolumbalanästhesien kann es insbesondere bei subarachnoidaler Injektion auch bei korrekter Konzentration und Gesamtdosis zu kardiovaskulären Effekten und Abnahme der Herzfrequenz kommen. Nach subkutaner Applikation beträgt die LD_{50} von Procain 450 mg/kg bei der Katze und 250 mg/kg beim Hund, nach i.v. Applikation 45 mg/kg (Katze). Procain kann zu Allergien führen (Kreuzallergie zu Sulfonamiden). ▶ **Gegenanzeigen:** schwere Überleitungsstörungen am Herzen, Herzinsuffizienz, Injektion von sperrkörperhaltigen Lösungen in arterielle Endgebiete. ▶ **Wechselwirkungen:** Die antibakterielle Wirkung von Sulfonamiden wird (lokal) vermindert, da die Abspaltung von p-Aminobenzoesäure aus Procain dem Wirkungsmechanismus der Sulfonamide (Substratkonkurrenz zur bakteriellen p-Aminobenzoesäure) entgegenwirkt. ▶ **Wartezeiten:** essbare Gewebe von Rind, Schaf, Ziege, Pferd, Schwein 1 Tag, Milch (Wdk.) 1 Tag. Für ein Präparat [Minocain] beträgt die Wartezeit allerdings unverständlicherweise für essbare Gewebe und Milch 5 Tage.

Tetracain

Tetracain unterscheidet sich von Procain vor allem durch eine wesentlich stärkere und längere lokalanästhetische Wirkung. Im Gegensatz zu Procain kann es daher auch für Oberflächenanästhesien eingesetzt werden; am Auge wirkt es allerdings stärker reizend als Cocain (hier ist Cocain vorzuziehen). Humanmedizinisch ist Tetracain [**Ophtocain, Acoin, Gingicain**] ausschließlich zur Oberflächenanästhesie im Handel. Obwohl Tetracain auch bei lebensmittelliefernden Tieren angewendet werden könnte (da es in Tab. 1 der VO 37/2010 (EU) aufgenommen wurde), gibt es in Deutschland kein veterinärmedizinisches Monopräparat. Es befindet sich zurzeit nur noch in T 61 (zusammen mit Mebezoniumiodid und Embutramid) zur Euthanasie von Tieren). ▶ **Anwendungsgebiete:** Oberflächenanästhesie. Für Infiltrations- und Leitungsanästhesie stehen keine Präparate mehr zur Verfügung; Konzentrationen ▶ **Tab. 13.** ▶ **Nebenwirkungen** und ▶ **Überdosierung** s. Procain (Tetracain ist wesentlich toxischer als Procain!; ▶ **Tab. 13**). Im Unterschied zu Procain führt Tetracain meist ohne vorherige zentrale Erregung zu einem Lähmungsstadium. Allergien sind nach Tetracain seltener als nach Procain. ▶ **Gegenanzeigen** und ▶ **Wechselwirkungen** s. Procain.

Benzocain

Benzocain (p-Aminobenzoesäuremethylester) ist ein wasserunlösliches Lokalanästhetikum, das im Gegensatz zu allen anderen Lokalanästhetika neutral, d.h. nicht ionisierbar, ist. Benzocain ist im Gegensatz zu anderen Lokalanästhetika nicht für Operationszwecke geeignet! Bekanntestes humanmedizinisches Warenzeichen ist **Anaesthesin** (5-, 10- und 20%ige Salbe und 6%iger Puder sowie Zäpfchen zur Behandlung von Hämorrhoiden, Pruritus ani und Fissuren und Pastillen zur kurzzeitigen, lokalen Behandlung von schmerzhaften Beschwerden im Mund- und Rachenraum). Veterinärmedizinisch gibt es ähnlich wie bei Tetracain in Deutschland keine für das Tier zugelassenen Monopräparate, obwohl Benzocain laut EU-Recht bei allen lebensmittelliefernden Tieren als Lokalanästhetikum angewendet werden kann. ▶ **Anwendungsgebiete:** Juckreiz- und Schmerzlinderung bei Wunden, Pruritus, Frostschäden und ähnlichem. ▶ **Wirkungsdauer:** Da Benzocain nur sehr langsam resorbiert wird, ist die Wirkungsdauer lang. ▶ **Nebenwirkungen**: treten aufgrund der langsamen Resorption bei lokaler Applikation kaum auf; allerdings Allergiegefahr. Bei systemischer Applikation führt Benzocain zur Methämoglobinbildung. ▶ **Überdosierung**: ist praktisch nicht möglich, höchstens bei Auftragen der Salbe auf großflächige Wunden (Gefahr der erhöhten Resorption).

2 Lokalanästhetika vom Amidtyp

Lokalanästhetika vom Amidtyp haben gegenüber den Lokalanästhetika vom Estertyp den Vorteil, dass die lokalanästhetische Wirkung schneller einsetzt und potenziell länger anhält. Bekanntester Vertreter der Gruppe und gebräuchlichstes Lokalanästhetikum überhaupt ist **Lidocain**.

Lidocain

Lidocain ist etwa zweimal wirksamer als Procain (▶ Tab. 13). Bekanntestes humanmedizinisches Warenzeichen ist **Xylocain** (0,5-, 1- und 2%ig mit und ohne Adrenalin); zur Oberflächenanästhesie ist Xylocain auch als 4%ige Lösung erhältlich. Für die Anwendung am Tier ist Lidocain unter dem Namen **Lidocain** als 2%ige Lösung zur Lokalanästhesie bei Hunden, Katzen und Pferden (nur für Pferde, die nicht der Lebensmittelgewinnung dienen) sowie als 5%ige Lösung unter dem Namen **Ursocain** zur Lokalanästhesie bei Pferden (auch solchen, die der Lebensmittelgewinnung dienen) im Handel. In der Verordnung 37/2010 (EU) ist Lidocain in Tab. 1 zur Lokal- und Regionalanästhesie von Equiden aufgenommen worden. Die Anwendung bei anderen lebensmittelliefernden Tieren ist nicht möglich, da hierfür Procain verfügbar ist. ▶ **Anwendungsgebiete**: Infiltrations- und Leitungsanästhesie; in hohen Konzentrationen (4–5%) auch zur Oberflächenanästhesie (hier ist aber Tetracain vorzuziehen). Konzentrationen für die verschiedenen Anwendungsgebiete ▶ Tab. 13. ▶ **Wirkungsdauer**: Die lokalanästhetische Wirkung setzt nach etwa 2–5 min ein und hält für 60–90 min an (bei Sperrkörperzusatz 180–240 min). Aufgrund seiner antiarrhythmischen Wirkung wird Lidocain systemisch zur Behandlung von ventrikulären tachykarden Arrhythmien (z. B. bei Herzglykosidvergiftung) eingesetzt (bei schweren Tachyarrhythmien 2 mg/kg i.v.). Es hat dabei den Vorteil, dass es geringer herzdepressiv wirkt als z. B. Procainamid und bei richtiger Dosierung die normale Herzfunktion kaum beeinflusst, aber Extrasystolen unterdrückt (s. Antiarrhythmika). Ein weiteres Anwendungsgebiet ist die Notfalltherapie beim Status epilepticus, wo Lidocain bei systemischer Verabreichung (2 mg/kg i.v.) in der Lage ist, Krämpfe zu unterbrechen (s. Antiepileptika). Grundsätzlich darf bei systemischer Anwendung von Lidocain kein Präparat mit Sperrkörperzusatz verwendet werden! ▶ **Nebenwirkungen** und ▶ **Überdosierung** bei Einsatz von Lidocain als Lokalanästhetikum s. Procain. Allergien sind seltener als bei Lokalanästhetika vom Estertyp (keine Kreuzallergie bei Allergie gegen Procain oder Tetracain). ▶ **Gegenanzeigen:** s. Procain. ▶ **Wartezeiten:** Pferd essbare Gewebe 5 Tage, Milch 5 Tage.

Butanilicain

Butanilicain entspricht in seiner lokalanästhetischen Wirkungspotenz Procain (▶ Tab. 13), ist also relativ schwach wirksam. Butanilicain war früher unter dem Warenzeichen **Hostacain** human- und veterinärmedizinisch im Handel, ist zurzeit aber nicht mehr erhältlich. ▶ **Anwendungsgebiete**: Infiltrations- und Leitungsanästhesie; zu verwendende Konzentrationen ▶ Tab. 13. Für die Oberflächenanästhesie ist Butanilicain nicht geeignet. ▶ **Nebenwirkungen**, ▶ **Überdosierung**, ▶ **Gegenanzeigen** s. Procain, wie bei Lidocain nur geringe Allergiegefahr.

Mepivacain

Die Wirkungsstärke von Mepivacain entspricht der von Lidocain, Mepivacain wirkt aber länger. Bekanntestes Warenzeichen ist **Scandicain** (H.M.), das in 0,5-, 1-, 2-, 3- und 4%iger Lösung im Handel ist. Außerdem wurde Mepivacain auf dem Wege der Standardzulassung für die humanmedizinische Anwendung zugelassen. In der Verordnung (EU) Nr. 37/2010 ist Mepivacain in Tab. 1 zur intraartikulären und epiduralen Anwendung als Lokalanästhetikum bei Equiden aufgenommen worden, es gibt aber zurzeit kein entsprechendes Tierarzneimittel im Handel, sodass bei entsprechenden

Voraussetzungen ein humanmedizinisches Präparat umgewidmet werden kann. Die Anwendung von Mepivacain bei anderen lebensmittelliefernden Tieren ist nicht möglich, da hierfür Procain verfügbar ist. ▶ **Anwendungsgebiete**: Infiltrations- und Leitungsanästhesie; Konzentrationen ▶ Tab. 13. ▶ **Wirkungsdauer**: Die Wirkung von Mepivacain setzt langsamer ein als die von Lidocain, die Wirkungsdauer ist etwa 2- bis 3-mal länger als die von Procain. ▶ **Nebenwirkungen**, ▶ **Überdosierung**, ▶ **Gegenanzeigen** s. Procain; wie bei Lidocain besteht geringe Allergiegefahr.

Bupivacain
Bupivacain ist das wirkungsstärkste Lokalanästhetikum vom Amidtyp und in seiner Wirkungsstärke der von Tetracain vergleichbar (▶ Tab. 13). Bupivacain hat eine längere Wirkung als die meisten anderen Lokalanästhetika. Bekanntestes humanmedizinisches Warenzeichen ist **Carbostesin** (0,25- und 0,5%ig); für die Anwendung am Tier ist Bupivacain nicht im Handel. **Bupivacain** ist nicht in der EU-VO 37/2010 aufgeführt, sodass die Anwendung von Bupivacain bei lebensmittelliefernden Tieren nicht erlaubt ist. Ausnahme ist die Anwendung bei Schlachtequiden, da Bupivacain im Verzeichnis der zur Behandlung von Equiden wesentlichen Stoffe (sog. Positivliste für Equiden) (VO EG Nr. 1950/2006) aufgeführt ist. In diesem Falle ist die Anwendung durch eine Eintragung im Equidenpass zu dokumentieren und eine ▶ **Wartezeit** von 6 Monaten einzuhalten. ▶ **Anwendungsgebiete**: vor allem zur Rückenmarkanästhesie; Konzentration ▶ Tab. 13. Beim Pferd wird die lang anhaltende Wirkdauer von Bupivacain für perioperative Analgesie und die Behandlung chronischer schwerer Schmerzen, zum Beispiel bei Laminitis, genutzt. ▶ **Wirkungsdauer**: je nach Konzentration 2–6 Stunden. ▶ **Nebenwirkungen**, ▶ **Überdosierung**, ▶ **Gegenanzeigen** s. Procain; wie bei Lidocain geringe Allergiegefahr.

Weitere Lokalanästhetika, die in die Positivliste für Equiden aufgenommen wurden, sind der Procainabkömmling **Oxybuprocain** [**Thilorbin** (H.M.)], das humanmedizinisch vor allem zur Oberflächenanästhesie des Auges eingesetzt wird, und das Amidtyp-Lokalanästhetikum **Prilocain** [**Xylonest** (H.M.)], das sich durch einen relativ raschen Wirkbeginn und eine lange Wirkdauer zwischen 3–6 Stunden auszeichnet. Diese Substanzen sind nicht als Tierarzneimittel im Handel und nicht in Tab 1 der Verordnung 37/2010 (EU) aufgeführt, sodass ihre Anwendung bei lebensmittelliefernden Tieren (mit Ausnahme von Schlachtpferden) nicht erlaubt ist. Beim Pferd wird Oxybuprocain wie beim Menschen zur Oberflächenanästhesie des Auges eingesetzt. Prilocain wird beim Pferd (besonders beim Fohlen) als Lokalanästhetikum zum Setzen eines intravenösen Katheters verwendet.

E Herzwirksame Pharmaka

F. R. Ungemach

1 Positiv inotrop wirksame Pharmaka

Positiv inotrop wirksame Pharmaka steigern die Kontraktionskraft des Herzens. Ihre Anwendung ist bei manifester Herzinsuffizienz infolge dilatativer Kardiomyopathie oder Klappeninsuffizienz ab Dekompensationsgrad III (gekennzeichnet durch Erschöpfung, Dyspnoe oder Husten bereits bei geringer körperlicher Belastung) angezeigt. Bei leichteren Formen der Herzinsuffizienz sind Inotropika nicht erforderlich und nicht empfehlenswert. Hierfür genügen arterielle und venöse Vasodilatatoren (z. B. ACE-Hemmer, ▶ S. 164), die durch Senkung der Vorlast und Nachlast das Herz entlasten. Wirkstoffe mit positiv inotroper Wirkung sind kontraindiziert bei hypertropher Kardiomyopathie mit und ohne stenotische Ursache, da in diesen Fällen die Herzinsuffizienz durch die Steigerung der Kontraktionskraft verschlechtert wird. Zur Behandlung schwerer Herzinsuffizienzen werden bei Tieren als Inotropika **Herzglykoside** und **Pimobendan**, das eine zusätzliche vasodilatierende Wirkung hat, eingesetzt, die je nach Schweregrad mit Diuretika (▶ Kap. H) und im Falle von Herzglykosiden mit Vasodilatatoren kombiniert werden können. Bei akuter Herzinsuffizienz mit drohendem Herzversagen und daraus resultierendem kardiogenen Schock ist das relativ selektiv β_1-sympathomimetisch wirksame Catecholamin **Dobutamin**, eventuell in Kombination mit Dopamin, das Mittel der Wahl und hat das früher eingesetzte g- oder k-Strophanthin fast völlig verdrängt (▶ S. 49). Adrenalin ist aufgrund seines ausgeprägten arrhythmogenen Potenzials und der aufgrund des hohen Sauerstoffbedarfs unökonomischen Steigerung der Herzleistung nur zur Reanimation bei Herzstillstand geeignet (▶ S. 49).

1.1 Herzglykoside

Als Herzglykoside steht eine Vielzahl pflanzlicher Inhaltsstoffe verschiedener Herkunft (z. B. **Digitoxin, Digoxin, Lanatosid C, Proscillaridin, g-** und **k-Strophanthin**) sowie teilsynthetische Abwandlungen (β-**Methyldigoxin,** β-**Acetyldigoxin,** Deslanosid, Meproscillaridin) zur Verfügung, die alle eine gemeinsame Grundstruktur, bestehend aus einem substituierten Steroidgerüst (Genin) und einem glykosidisch gebundenen Zuckerrest, aufweisen. Das Genin besitzt bei allen Herzglykosiden die gleiche charakteristische Verknüpfung der Ringsysteme sowie in Position 17β einen ungesättigten Lactonring und eine 14β-OH-Gruppe. Der Unterschied zwischen den einzelnen Herzglykosiden besteht in der Art des glykosidisch gebundenen Zuckers, der zusätzlich partialsynthetisch acetyliert oder methyliert sein kann, sowie insbesondere in der verschieden hohen Anzahl an OH-Substituenten am Genin, wobei diese Substitutionen das pharmakokinetische Verhalten bestimmen. Alle Herzglykoside besitzen somit eine gleiche Wirkungsqualität, die im Genin steckt. Der Unterschied besteht nur in der Wirkungsquantität, ausgehend von der Anzahl der OH-Gruppen und dem Zuckerrest.

Unter Berücksichtigung ihrer unterschiedlichen Pharmakokinetik können alle Herzglykoside gleichwertig zur Ökonomisierung der Herzarbeit und damit zur Leistungssteigerung am insuffizienten Herzmuskel eingesetzt werden. Durch ihre pharmakodynamischen Wirkungen können Herzglykoside den Circulus vitiosus bei der Pathophysiologie der dilatatorischen Herzinsuffizienz durchbrechen. Der Herzinsuffizienz liegt zumeist eine Kontraktionsschwäche der Kammermuskulatur zugrunde, deren wichtigste Ursachen eine idiopathische Dilatation, aber auch O_2-Mangel sowie Druck- oder Volumenbelastung sind. Die Folge ist eine verringerte Auswurfleistung, die das Herz durch Hypertrophie auszugleichen versucht und die weiterhin eine reflektorische Erhöhung des Sympathikotonus verursacht. Dadurch kommt es zu einer Zunahme der Herzfrequenz und der

Kontraktilität, gleichzeitig aber auch zu einem unökonomischen Anstieg des O_2-Bedarfs am Herzen. Eine weitere Folge der verringerten Auswurfleistung bei kongestiver Kardiomyopathie ist eine Zunahme des enddiastolischen Volumens, die zu erhöhter Wandspannung des Kammermyokards und im weiteren Verlauf zu einer Herzdilatation führt. Dadurch nehmen die Myokarddurchblutung und das O_2-Angebot vor allem im subendokardialen Bereich ab, obwohl unter den vorherrschenden Bedingungen ein erhöhter O_2-Bedarf besteht. Durch die Erhöhung des zentralvenösen Drucks kommt es zu venösem Rückstau mit der Folge kardialer Ödeme und einer Erhöhung der Vorlast. Herzwirksame Glykoside wirken an erster Stelle **positiv inotrop**, indem sie sowohl die Kontraktionskraft als auch die Kontraktionsgeschwindigkeit des Herzmuskels steigern. Dadurch erhöht sich die Auswurffraktion, das heißt, das Schlagvolumen nimmt zu, während das enddiastolische Volumen abnimmt. Herzglykoside wirken weiterhin **negativ chronotrop**. Die Senkung der Herzfrequenz ist besonders am insuffizienten Herzen ausgeprägt und wird einerseits bedingt durch einen Rückgang des reflektorischen Sympathikotonus infolge des erhöhten Herzminutenvolumens und andererseits in höheren Dosen ausgelöst durch eine direkte Erhöhung des Vagotonus. Durch diese Wirkungen kommt es zur **Ökonomisierung** der Herzarbeit. Am insuffizienten Herzen steigern Herzglykoside die Herzarbeit mehr als den O_2-Verbrauch, da bei geringerer Frequenz die Auswurffraktion erhöht wird, die Myokardfaserspannung abnimmt und das Herz sich wieder verkleinert, sodass unter diesen Bedingungen bei besserer O_2-Sättigung weniger Sauerstoff verbraucht wird. Am Herzen verursachen Herzglykoside ferner eine **negativ dromotrope** Wirkung, die zu einer Abnahme der Erregungsleitungsgeschwindigkeit im Reizleitungssystem des Vorhofs und zu einer Verlängerung der Refraktärzeit im AV-Knoten führt. Aufgrund dieser Wirkqualität können Herzglykoside auch zur Behandlung von supraventrikulären tachykarden Arrhythmien eingesetzt werden. Therapeutisch nicht erwünscht ist die „**positiv bathmotrope**" Wirkung in Form einer gesteigerten Erregbarkeit des Purkinje-Systems mit der Folge ektopischer Reizbildung im Kammerbereich. Durch diese unerwünschte Kammerautomatik kann es dosisabhängig zu Extrasystolen bis hin zu Kammerflimmern kommen. Als Folge der verbesserten Herzleistung nimmt durch das erhöhte Herzminutenvolumen die periphere Durchblutung, z. B. in der Niere, zu, während sich durch Abnahme des enddiastolischen Volumens der zentralvenöse Rückstau verringert. Dadurch werden kardiale Ödeme mobilisiert und gleichzeitig die Diurese gesteigert. Die diuretische Wirkung beruht in therapeutischen Konzentrationen ausschließlich auf einer erhöhten glomerulären Filtration infolge verbesserter Nierendurchblutung, durch die auch ein häufig bestehender sekundärer Hyperaldosteronismus durchbrochen werden kann. Klinische Zeichen einer Rekompensation und damit der Herzglykosidwirkung sind die Abnahme von Herzgröße und Herzfrequenz, ein Rückgang von Ödemen und des Körpergewichts, Verschwinden der Dyspnoe und eine verbesserte Kapillarfüllungszeit. Am EKG zeigt sich bei therapeutischen Wirkspiegeln vor allem eine verlängerte PQ-Zeit bei gleichzeitig verkürzter QT-Dauer.

Der **Wirkungsmechanismus** der kardialen Effekte von Herzglykosiden beruht im ersten Schritt auf einer Bindung an die α-Untereinheit der Na^+/K^+-ATPase an der Membranaußenseite („Herzglykosidrezeptor") unter kompetitiver Verdrängung von Kalium, wobei z. B. g-Strophanthin bei Ratten eine niedrige, bei Katzen hingegen eine relativ hohe Affinität zu diesem membranständigen Enzym aufweist. Durch diese Hemmung wird der Einwärtstransport von K^+ und der Auswärtstransport von Na^+ gedrosselt. Die intrazelluläre Na^+-Konzentration steigt an, während die Zelle Kalium verliert. Die Folge dieser Ionenverschiebungen ist eine Abnahme der Membranpotenzialdifferenz. Die positiv inotrope Wirkung kommt erst in einem zweiten Schritt zustande, der auf Entfernung des überschüssigen intrazellulären Na^+ beruht. Dieses Na^+ wird aus der Zelle über einen Na^+/Ca^{2+}-Antiport geschleust, der physiologisch Ca^{2+} im Austausch gegen Na^+ aus der Zelle transportiert. Durch die hohe intrazelluläre Na^+-Konzentration unter Herzglykosideinwirkung wird die Richtung dieses Gegentransportsystems jedoch umgekehrt, sodass nun vermehrt Ca^{2+} einströmt und in höheren intrazellulären Konzentrationen für die elektromechanische Kopplung zur Verfügung steht. Dies hat eine verstärkte Kontraktion der Herzmuskelzelle und damit die wichtige positiv inotrope Wirkung zur Folge. Mit der Kenntnis dieses Wirkungsmechanismus lassen sich auch die klinisch relevanten Interaktionen zwischen Herzglykosiden und Kalium bzw. Calcium erklären. Steigende K^+-Spiegel verdrängen Herzglykoside von ihrem Rezeptor und schwächen somit ihre Wirkung ab, während Hypokaliämie zu einer Verstärkung der Glykosidwirkung bis in den toxischen Bereich führt. Calcium hingegen fördert mit steigenden Konzentrationen die Wirkung der Herzglykoside.

▶ **Anwendungsgebiete**: manifeste Formen der Herzinsuffizienz ab Dekompensationsgrad III infolge von kongestiver Kardiomyopathie. Hunde mit dekompensierter Herzinsuffizienz sprechen in 40–50 % der Fälle auf Herzglykoside an, wobei jedoch bei Herzinsuffizienzformen durch Hyperthyreose, primäre Myokarderkrankungen (z. B. Myokarditis) oder durch mechanische Ursachen (z. B. Mitralklappeninsuffizienz) eine reduzierte Wirksamkeit besteht. Indiziert sind Herzglykoside aufgrund ihrer negativ dromotropen Wirkung auch zur Senkung der Kammerfrequenz bei Tachyarrhythmien supraventrikulären (nicht ventrikulären!) Ursprungs sowie bei Vorhofflimmern und Vorhofflattern. Abzulehnen ist eine prophylaktische Digitalisierung bei noch leistungsfähigem Herzen (z. B. zur Verhinderung einer Altersinsuffizienz) wegen nicht erwiesener Wirksamkeit bei voll bestehendem Intoxikationsrisiko.

Bei Herzinsuffizienz kann mit Herzglykosiden häufig kein ausreichender therapeutischer Erfolg erzielt werden, bzw. es kommt zwar zu einer Besserung der Symptomatik, jedoch zu keiner wesentlichen Lebensverlängerung. Ursache hierfür ist die ungünstige Beeinflussung des hämodynamischen Profils durch Herzglykoside. Diese senken nur längerfristig und begrenzt das venöse Blutangebot zum Herzen (Vorlast) und führen trotz anfänglicher Herabsetzung des Sympathikotonus zu einer tendenziellen Erhöhung des arteriellen Blutdrucks (Nachlast). Dadurch wird das Herz trotz verbesserter Herzarbeit stärker belastet, da es eine höhere Auswurffraktion gegen den Widerstand einer erhöhten Nachlast pumpen muss, wodurch sich der Schweregrad der Dekompensation verschlechtern kann. **Herzglykoside sind deshalb nur noch bei schweren Formen der Herzinsuffizienz ab Dekompensationsgrad III (gekennzeichnet durch Erschöpfung, Dyspnoe und/oder Husten schon bei geringer körperlicher Aktivität) angezeigt.** Zur effizienten Entlastung des Herzens empfiehlt sich hierbei immer eine Zusatzbehandlung mit Diuretika zur Senkung der Vorlast sowie mit Vasodilatatoren (z. B. ACE-Hemmer), die die Vorlast und Nachlast senken. Bis zum Dekompensationsgrad III sind Vasodilatatoren wie ACE-Hemmer allein ausreichend.

Alle Herzglykoside sind qualitativ gleichwertig bei diesen Indikationsgebieten einsetzbar, für die Wirkungsquantität sind jedoch die unterschiedlichen pharmakokinetischen Eigenschaften der einzelnen Wirkstoffe, aber auch bei den Einzelstoffen bestehende speziesabhängige und interindividuelle Unterschiede zu beachten. Die substanzbedingten Unterschiede in der **Pharmakokinetik** resultieren aus der differenten Polarität der einzelnen Herzglykoside, die einerseits durch die Anzahl der OH- und CHO-Substituenten am Genin erhöht und andererseits durch Methyl- oder Acetylgruppen am Zucker verringert wird. Die Polarität nimmt bei den wichtigsten Wirkstoffen in folgender Reihenfolge zu: Digitoxin < β-Methyldigoxin < Digoxin < g-Strophanthin. Umgekehrt proportional zur Polarität sind wichtige pharmakokinetische Parameter wie enterale Resorption, Proteinbindung, Zeit bis zum Wirkungseintritt und Metabolismusrate, die mit zunehmender Polarität abnehmen (▶ Tab. 14).

Die Resorption nach oraler Verabreichung (▶ Tab. 14) ist umso besser, je lipophiler das Herzglykosid ist. So ist Digitoxin zu über 90 % und damit praktisch vollständig bioverfügbar, während Digoxin aufgrund seiner zusätzlichen OH-Gruppe nur noch zu 60–70 % bioverfügbar ist. Durch Methyl- oder Acetylsubstitution lässt sich die Polarität von Digoxin verringern und dadurch die orale Bioverfügbarkeit bis auf 90 % erhöhen. g-Strophanthin, das gegenüber Digitoxin drei zusätzliche hydrophile Gruppen am Genin trägt, ist zu weniger als 10 % bioverfügbar und somit nicht mehr oral anwendbar. Ein weiterer Faktor, der besonders bei Herzglykosiden die orale Bioverfügbarkeit erheblich beeinflusst, ist die galenische Zubereitung. Herzglykoside sind in Tropfenform besser bioverfügbar als aus Tabletten. Weiterhin zeigten sich insbesondere bei Digoxin beim Vergleich der Freisetzungsraten aus Tabletten verschiedener Hersteller erhebliche Unterschiede, wodurch die erreichbaren Blutspiegel um mehr als das Doppelte schwanken können. Aus diesem Grund sollte bei einem eingestellten Patienten ein Präparatewechsel nach Möglichkeit vermieden werden. Falls dennoch ein anderes Präparat verwendet wird, muss trotz der Weiterverwendung des gleichen Glykosids der Patient u. U. neu eingestellt werden. Bei Wiederkäuern können Herzglykoside nicht oral eingesetzt werden, da sie bereits im Vormagensystem zersetzt werden.

Bei der Plasmaproteinbindung bestehen nur geringe tierartliche Unterschiede, jedoch wieder erhebliche Einflüsse durch die Polarität des Genins. Das lipophile Digitoxin wird zu über 80 % an Protein gebunden, während Digoxin und seine substituierten Derivate nur noch zu 20–40 % und g-Strophanthin in verschwindend geringem Umfang gebunden werden. Diese variable Proteinbindung bedingt entsprechende Unterschiede anderer pharmakokinetischer Parameter. Das Verteilungsvolumen von Digitoxin beträgt bei Hund und Katze 1,5 bzw. 1,2 l/kg, während Digoxin ein hohes Verteilungsvolumen von 19 bzw. 14,5 l/kg aufweist. Bei hoher Plasmaproteinbindung muss zum Erreichen des therapeutischen Wirkspiegels zunächst der Proteinpool aufgefüllt werden. Für Digitoxin ist deshalb die therapeutische, aber auch die toxische Plasmakonzentration mehr als 10-fach höher als für Digoxin (▶ Tab. 14). Je höher die Proteinbindung ist, umso länger dauert es, bis die Wirkung eintritt und das Wirkungsmaximum erreicht wird. So tritt nach intravenöser Gabe von g-Strophanthin, das kaum Proteinbindungen absättigen muss, die Wirkung innerhalb weniger Minuten ein, während Digitoxin so langsam anflutet, dass dieses Herzglykosid bei lebensbedrohlicher akuter Herzinsuffizienz nicht zur Einleitung einer Therapie eingesetzt werden kann. Mit zunehmender Polarität der Herzglykoside nimmt der Anteil des unverändert ausgeschiedenen Wirkstoffs zu. g-Strophanthin ist bereits so hydrophil, dass eine vollständige renale Ausscheidung des unveränderten Moleküls erfolgt. Digoxin wird nur in geringem Umfang (< 20 %) metabolisiert und ebenfalls überwiegend renal eliminiert. Digitoxin hingegen kann erst nach umfangreicher metabolischer Umwandlung unter Abspaltung der Zucker, geringfügiger Umwandlung zu Digoxin und nachfolgender Glukuronidierung ausgeschieden werden. Die erheblichen speziesabhängigen Differenzen der **Halbwertszeiten** von Herzglykosiden (▶ Tab. 14) sind sowohl durch unterschiedliche Metabolisierungsraten als auch durch Unterschiede in den Ausscheidungswegen bedingt. Die Katze eliminiert Digitoxin und Digoxin, vornehmlich aufgrund ihrer Glukuronidierungsschwäche, wesentlich langsamer als der Hund mit entsprechender Kumulationsgefahr, während für das nicht weiter metabolisierte g-Strophanthin bei den verschiedenen Spezies keine wesentlichen Unterschiede in den Halbwertszeiten bestehen. Die extrem lange Halbwertszeit für Digitoxin beim Menschen resultiert zum großen Teil aus einem enterohepatischen Kreislauf, während bei Hund und Katze für dieses Glykosid die renale Elimination überwiegt. Aus diesen Speziesunterschieden ergeben sich u. a. als Konsequenzen, dass bei Hund und Katze Digitoxin nur sehr begrenzt bei eingeschränkter Nierenfunktion eingesetzt werden kann und dass ferner grundsätzlich unterschiedliche Dosierungsrichtlinien für die Digitalisierung mit Digitoxin gelten. Für das im Einzelfall erforderliche **Dosierungsschema** einer Digitalisierung, die im Allgemeinen eine Langzeittherapie darstellt, ist immer zu berücksichtigen, dass alle Herzglykoside zur Kumulation neigen und nur eine geringe therapeutische Breite besitzen. Weiterhin stellen die in ▶ Tab. 14 angegebenen pharmakokinetischen Parameter nur Richtwerte dar, die erheblichen interindividuellen Schwankungen unterliegen und ferner teilweise auch, z. B. die Halbwertszeiten, dosisabhängig mit steigender Glykosidkonzentration zunehmen können.

Das Ausmaß einer Digitalisierung („so viel wie nötig, so wenig wie möglich") richtet sich nach dem Glykosidbedarf und der Glykosidempfindlichkeit des Patienten, wobei die angegebenen **Dosierungen** von Fall zu Fall zwischen 50 % und 200 % schwanken können. Die genaue Dosierung wird nach den klinischen Anzeichen einer Kompensation der Herzinsuffizienz gesteuert unter genauer Beobachtung hinsichtlich Intoxikationserscheinungen und Risikofaktoren, die die Glykosidempfindlichkeit beeinflussen können. Die **Applikationsart** richtet sich nach dem klinischen Bild. Außer in akuten Notfällen soll die Therapie aufgrund des geringeren Risikos immer oral durchgeführt werden. Die parenterale

▲ Tab. 14 Pharmakokinetische Parameter von Herzglykosiden.

	enterale Resorption (%) (Tabletten)	Proteinbindung (%)				Wirkungseintritt (min)			Wirkungsmaximum (h)	
		Mensch	Hund	Katze	Pferd	oral	i.v.		oral	i.v.
Digitoxin	> 90	90	89	87	83	180–300	30–120		12	4–12
β-Acetyldigoxin	70–90	30–40								
β-Methyldigoxin	80–90	20–30				120–180	15–30		5–8	1,5–6
Digoxin	60–70	25–30	27	18	36					
g-Strophanthin	< 10	5–10				–	5–10		–	0,5–1

	therapeutische Wirkspiegel (ng/ml)	toxische Wirkspiegel (ng/ml) Hund	Halbwertszeit (h)				renale Elimination (%)		
			Mensch	Hund	Katze	Pferd	Mensch	Hund	Katze
Digitoxin	14–26	> 40	218–256	10–14	60		35	60	80
β-Acetyldigoxin	1,5			ähnlich Digoxin			ähnlich Digoxin		
β-Methyldigoxin	0,8–1,7	> 2,0	33–55	25–35	67	28	60–70	70	
Digoxin	0,7–2,0	> 2,5	32–48	27–31	33–55*	29	50–80	70	
g-Strophanthin	0,6		12–23	26	24		> 95	95	

* dosisabhängig

Zufuhr soll nur intravenös erfolgen und der Notfalltherapie oder Zuständen vorbehalten bleiben, bei denen eine orale Verabreichung nicht möglich ist (z. B. Erbrechen). Intramuskuläre und subkutane Injektionen sind nicht zu empfehlen, da Umfang und Geschwindigkeit der Resorption starken Schwankungen unterliegen und es ferner zu schmerzhaften Reizungen an der Injektionsstelle kommt. Der Ablauf einer **Digitalisierung** gliedert sich in zwei Phasen, in eine initiale **Sättigungsphase** und eine sich daran anschließende **Erhaltungsphase**. Während der **Sättigungsphase** werden die erforderlichen Wirkspiegel aufgebaut. Die Sättigungstherapie wird bis zur klinischen Kompensation durchgeführt, die mit dem Erreichen des sogenannten Vollwirkspiegels eintritt. Bei dem allgemein gebräuchlichen, jedoch leicht irreführenden Begriff des **Vollwirkspiegels** handelt es sich nicht um eine bestimmbare Blutkonzentration, sondern um die Menge an Glykosid, die im Körper bei optimaler Kompensation vorhanden ist. Die Sättigungstherapie ist umso sicherer, je langsamer sie durchgeführt wird. Eine Sättigung ist auch im Akutfall mit einer einzigen intravenösen Dosis nicht möglich, da hierbei initiale Blutspiegelspitzen weit im toxischen Bereich auftreten würden. In kritischen Fällen kann eine schnelle Sättigung in 1–2 Tagen intravenös oder oral durchgeführt werden, wobei am ersten Tag dreimal die mutmaßliche tägliche Erhaltungsdosis verabreicht wird. Bei der üblichen mittelschnellen Digitalisierung wird in 2–3 Tagen durch zweimal tägliche Gabe der Erhaltungsdosis an den ersten beiden Tagen die Sättigung erreicht. Soweit es der Zustand des Patienten zulässt, sollte jedoch eine langsame Sättigung durchgeführt werden, die das geringste Risiko aufweist. Hierbei wird von Anfang an nur die mutmaßliche tägliche Erhaltungsdosis gegeben, wobei unter diesen Bedingungen, z. B. mit Digoxin, ca. 7 Tage (Hund) bis zur Sättigung benötigt werden. Im Anschluss an die Sättigung wird die Therapie mit der **Erhaltungsdosis** fortgeführt, die der täglich eliminierten Menge des Herzglykosids („Abklingquote") unter Berücksichtigung der oralen Bioverfügbarkeit entspricht.

Bei der Herzglykosidtherapie ist eine sorgfältige Einstellung und Überwachung des Patienten wegen der geringen **therapeutischen Breite** aller Herzglykoside zwingend erforderlich. Hierzu können heute mit Hilfe wenig aufwendiger Enzym-Immuno-Assays die Serumspiegel der Herzglykoside kontinuierlich kontrolliert werden. Die Bestimmungen sollen allerdings erst 8 Stunden nach der letzten Dosis durchgeführt werden. Bereits bei einem Überschreiten der therapeutischen Blutspiegel um weniger als das Doppelte treten Intoxikationserscheinungen auf, wobei die Glykosidempfindlichkeit nicht nur interindividuell, sondern auch intraindividuell stark schwanken kann.
▶ **Nebenwirkungen** treten bei Herzglykosidtherapie häufig auf und sind immer Anzeichen einer
▶ **Überdosierung**. Je nach Glykosid können erste objektivierbare Symptome einer Herzglykosidintoxikation **gastrointestinale Störungen** in Form von Anorexie, Nausea, Erbrechen peripheren und zentralen Ursprungs sowie Diarrhö und bei Pferden Kolik sein. **Neurotoxische Erscheinungen**, die mit geringerer Häufigkeit beobachtet werden, äußern sich in Müdigkeit, Apathie und Muskelschwäche. Am häufigsten treten kardiale Nebenwirkungen in Form von **Herzrhythmusstörungen** auf, die teilweise schon vor gastrointestinalen Störungen manifest werden und lebensbedrohliche Ausmaße annehmen können. Aufgrund der verschiedenartigen Wirkungen von Herzglykosiden auf die Erregungsbildung und -leitung am Herzen in Form vermehrter ektopischer ventrikulärer Reizbildung (positiv bathmotrope Wirkung) und negativ dromotroper Wirkung können praktisch alle möglichen Formen von Arrhythmien ausgelöst werden. Infolge ektopischer Reizbildung bei verkürzter Refraktärzeit des Ventrikels treten vielfach Extrasystolen (meist vom Bigeminustyp) auf, die dosisabhängig in ventrikuläre Tachykardien und finales Kammerflimmern übergehen können. Diese Form von Nebenwirkungen tritt seltener und vor allem nach intravenöser Verabreichung in Erscheinung. Beobachtet werden auch supraventrikuläre Tachykardien, bei höheren Dosen mit Block. Herzglykoside können andererseits bradykarde Rhythmusstörungen auslösen in Form von Sinusbradykardie bis hin zu bradykardem Vorhofflimmern, sinoatrialem Block und Sinusstillstand mit Übergang in einen AV-Ersatzrhythmus. Als besonders gefährliche Erscheinung kann sich aus der negativ dromotropen Wirkung ein AV-Block bis III. Grades entwickeln. **Begünstigende Faktoren** einer Herzglykosidintoxikation sind neben Wirkungssteigerung durch andere Arzneimittel

(▶ Tab. 15) insbesondere Störungen der Elektrolytspiegel in Form von Hypokaliämie, Hypomagnesiämie, Hypercalcämie, Alkalose und Azidose, Hypoxie, vorgeschädigtes Herz, eingeschränkte Nieren- und Leberfunktion sowie hohes Lebensalter. Die **Therapie einer Herzglykosidvergiftung** besteht bei weniger gefährlichen gastrointestinalen Störungen und leichteren Formen kardialer Symptome in einem 24-stündigen Absetzen des Glykosids und einer eventuellen Dosisreduktion, wobei zu beachten ist, dass entsprechend der Eliminationskinetik mehrere Tage bis zum Abklingen der unerwünschten Wirkungen vergehen können. Bei bedrohlichen Herzrhythmusstörungen richtet sich die sofort einzuleitende Therapie nach der vorherrschenden Symptomatik. Bei **Tachyarrhythmien** ist initial eine parenterale Kaliumzufuhr mit folgender oraler Gabe auch bei normalem Serumkalium unter EKG-Kontrolle wirksam (Dosierung ▶ S. 178). Kontraindiziert ist Kalium bei Hyperkaliämie, AV-Block und Niereninsuffizienz. Alternativ können in dringenden Fällen als Antiarrhythmika Phenytoin [Phenhydan (H.M.)], (2–5 mg/kg langsam i.v.) oder Lidocain ohne Sperrkörper [Xylocain (H.M.)] vor allem bei ventrikulären Ektopien und Kammerflimmern (2–4 mg/kg schnell i.v. initial, gefolgt von Infusion mit 50 µg/kg/min) Anwendung finden (▶ S. 158). Weniger geeignet sind β-Adrenolytika und Procainamid, während Chinidin und Verapamil kontraindiziert sind. Kontraindikation besteht außerdem für β-Sympathomimetika, Methylxanthine und Calcium, ferner ist die Zufuhr größerer Glukosemengen zu vermeiden. Grundsätzlich unterschiedlich ist die Therapie **bradykarder Rhythmusstörungen** bei Herzglykosidintoxikation. Hierbei sind sowohl Kalium als auch Antiarrhythmika, die wie die Herzglykoside die AV-Überleitung hemmen, absolut kontraindiziert. Bei Sinusbradykardie, sinoatrialem Block und auch AV-Block ist besonders eine Reduktion des Vagotonus mit Anticholinergika, vor allem mit Atropin (bis 0,04 mg/kg), angezeigt (s. Atropin, ▶ S. 38), bei AV-Überleitungsstörungen können auch mit Vorsicht β-Sympathomimetika wie Isoprenalin oder Orciprenalin angewendet werden, die jedoch unter den gegebenen Bedingungen besonders leicht Extrasystolen und Tachyarrhythmien auslösen können (▶ S. 48). In therapieresistenten Fällen bleibt als Ultima Ratio die Implantation eines Schrittmachers. Bei akut lebensbedrohlichen Digitalisvergiftungen kann Digitalis-Antitoxin vom Schaf gegeben werden [**Digitalis-Antidot** (H.M.)], das sog. Fab-Antikörperfragmente enthält, die mit Digitalisglykosiden unwirksame Glykosid-Antikörper-Komplexe bilden und Intoxikationserscheinungen innerhalb kürzester Frist beseitigen, wobei jedoch diese Therapieform in der Tiermedizin im Allgemeinen an den hohen Kosten scheitern wird.

▶ Tab. 15 Wechselwirkungen von Herzglykosiden mit anderen Arzneimitteln.

Wirkstoff	Ursache
Wirkungsverstärkung	
Thiazide, Schleifendiuretika Laxanzien (Abusus) Glukokortikoide ACTH Carbenoxolon Salicylate Amphotericin B	medikamentös bedingte Hypokaliämie und Hypomagnesiämie
Calcium	synergistische Wirkung
Chinidin Verapamil	reduzierte Elimination, erhöhte Toxizität
β-Sympathomimetika Methylxanthine	Verstärkung der heterotopen Reizbildung
Thyreostatika	verringerter Abbau, geringere Verteilung
Wirkungsabschwächung	
Kalium	Verdrängung vom Rezeptor
Aktivkohle Antacida Kaolin, Pektin Neomycin Cholestyramin Metoclopramid	Hemmung der Resorption
Laxanzien Metoclopramid Domperidon	beschleunigte Darmpassage
Barbiturate Phenytoin Phenylbutazon Rifampicin	erhöhter Abbau durch Enzyminduktion (nur Digitoxin)

▶ **Gegenanzeigen** für Herzglykoside sind Herzglykosidintoxikation, obstruktive Kardiomyopathien, hypertrophe Kardiomyopathie der Katze, ventrikuläre Tachykardien, schwere Bradykardie, AV-Block II. und III. Grades sowie Hypokaliämie und Hypercalcämie. Zwischen Herzglykosiden und einer Vielzahl von Arzneimitteln bestehen klinisch relevante ▶ **Wechselwirkungen**, die entweder zu Wirkungsverstärkung oder Wirkungsabschwächung führen können (▶ Tab. 15).

Für die **Auswahl des geeigneten Herzglykosids** aus der Vielzahl der zur Verfügung stehenden Präparate gilt, dass unter Praxisbedingungen zwei bis drei Präparate mit unterschiedlichen pharmakokinetischen Eigenschaften ausreichend sind, für die genügend Erfahrungen gesammelt wurden. In Betracht kommen hierfür insbesondere Digoxin und seine Derivate. Für diese Herzglykoside besteht in der Veterinärmedizin die größte Erfahrung. Digitoxin ist bei Hund und Katze aufgrund seiner pharmakokinetischen Nachteile weniger geeignet. Andere Digitalisglykoside wie **Lanatosid C** und **Deslanosid** sowie die Digitaloide **Proscillaridin**, **Meproscillaridin** und **Peruvosid** sind weder von der Wirksamkeit noch von der Verträglichkeit her überlegen. Dazu weisen diese Wirkstoffe eine relativ schlechte und variable enterale Resorption (< 50 %) sowie eine teilweise schnelle Ausscheidungsrate auf, wodurch eine gleichmäßige Wirksamkeit nicht immer gewährleistet ist. Diese Wirkstoffe sind deshalb nur bei Digitalisunverträglichkeit angezeigt. Ferner sollen nur Präparate auf der Basis von Reinglykosiden verwendet werden. Zubereitungen aus Pflanzenauszügen z. B. in Form von Tinkturen und Extrakten sind obsolet, da sie eine sehr ungleichmäßige Bioverfügbarkeit aufweisen und häufiger gastrointestinale Reizungen verursachen. In verschiedenen Handelspräparaten liegen die **Herzglykoside in fixer Kombination** z. B. mit Antiarrhythmika, Koronardilatoren wie Dipyridamol oder Adenosin, Methylxanthinen oder Elektrolyten vor. Diese zusätzlichen Wirkstoffe sind meist nicht wirksam bzw. unterdosiert oder besitzen ein unterschiedliches pharmakokinetisches Verhalten. Hinzu kommt verschiedentlich auch eine Beeinflussung der Wirksamkeit und Pharmakokinetik des Reinglykosids durch die zusätzlichen Wirkstoffe mit entsprechenden unerwünschten Auswirkungen auf die Glykosideinstellung. Aus diesen Gründen sind solche Kombinationspräparate, solange ihr Nutzen nicht eindeutig nachgewiesen ist, grundsätzlich abzulehnen.

Für kein Herzglykosid wurde eine Rückstandshöchstmenge festgesetzt, sodass diese Wirkstoffe nicht bei lebensmittelliefernden Tieren angewendet werden dürfen.

Digoxin

Digoxin wird aus den Blättern von *Digitalis lanata* gewonnen. Dieses Herzglykosid steht nur in Humanarzneimitteln als Tabletten oder Injektionslösung [**Lanicor** (H.M.)] für die in ▶ S. 141 ff. genannten ▶ **Anwendungsgebiete** zur Verfügung, wobei die Tropfen von Katzen wegen des Geschmacks schlecht angenommen werden. Digoxin ist aufgrund seiner zusätzlichen OH-Gruppe am Genin polarer als Digitoxin. Dadurch weist Digoxin eine schlechtere orale Bioverfügbarkeit auf, die 70 % nicht überschreitet und erheblichen tierartlichen Schwankungen unterliegt, wobei sehr niedrige Werte (15 %) bei Zwergschweinen gefunden wurden. Besonders bei diesem Glykosid spielen auch durch die galenische Zubereitung bedingte Schwankungen der enteralen Resorption eine Rolle, z. B. in Form stark variierender Bioverfügbarkeit bei Tabletten verschiedener Hersteller. Aus den pharmakokinetischen Daten für Digoxin in ▶ Tab. 14 geht hervor, dass dieses Herzglykosid nur mäßig an Plasmaproteine bindet. Die Wirkung tritt nach intravenöser Gabe relativ schnell innerhalb von 15 min nach Erreichen von Serumspiegeln um 1 ng/ml ein, wodurch sich Digoxin auch zur Behandlung von akuter Herzinsuffizienz und Herzversagen eignet. Digoxin verteilt sich in fast allen Geweben mit einem scheinbaren Verteilungsvolumen von 19 (Hund) bzw. 14,5 (Katze) l/kg. Die Ausscheidung erfolgt bei allen Spezies zu großen Teilen unverändert überwiegend renal. Die Eliminationsgeschwindigkeit unterliegt jedoch tierartlichen Schwankungen. Während für Hund und Pferd die **Halbwertszeit** ungefähr einen Tag beträgt, folgt die Ausscheidung bei der Katze einer Sättigungskinetik. Dadurch kommt es mit steigender Digoxindosis zu einer Verlängerung der Halbwertszeit. ▶ **Dosierung**: Unter Berücksichtigung des pharmakokinetischen Verhaltens und der eingeschränkten Bioverfügbarkeit beträgt die tägliche **Erhaltungsdosis** beim Hund 0,02 mg/kg, die auf zwei Einzeldosen verteilt werden sollte. Vielfach wird für den Hund eine Dosierung in Bezug auf die Körperoberfläche vorgeschlagen, wodurch die erheblichen Unterschiede in der Körpergröße ausgeglichen und eine höhere therapeutische Sicherheit erreicht werden soll (s. Anhang 1). Bei einer Dosierung nach der Körperoberfläche nimmt die Dosis/kg Körpergewicht mit zunehmendem Körpergewicht ab. Für Digoxin wird eine Dosis von 0,22 mg/m^2 zweimal täglich angegeben. Hierbei erhalten Hunde mit einem Körpergewicht unter 3 kg 0,015–0,02 mg/kg, von 5–10 kg ca. 0,01 mg/kg, von 20–50 kg 0,0055–0,0075 mg/kg als Einzeldosis. Die Erhaltungsdosis für Katzen beträgt 0,01 mg/kg pro Tag. Eine beim Hund zumeist durchzuführende mittelschnelle Sättigung erfolgt in 2 Tagen mit jeweils 2 Erhaltungsdosen pro Tag. Bei langsamer Sättigung mit der Erhaltungsdosis wird nach ungefähr 5 Halbwertszeiten (ca. 7 Tage beim Hund) der Vollwirkspiegel erreicht. In der **Notfalltherapie** kann streng intravenös eine Gesamtdosis von 0,03–0,04 mg/kg **fraktioniert** nach folgendem Schema verabreicht werden: initial 50 % der Dosis, dann im Abstand von jeweils 2 Stunden je 25 % der Dosis. Wegen des hohen Intoxikationsrisikos sollte diese Therapie nur unter EKG-Kontrolle durchgeführt werden. Für das Pferd werden Dosen von 0,06–0,08 mg/kg bis zur Sättigung (3-mal täglich für 2 Tage) und Erhaltungsdosen von 0,01–0,02 mg/kg (oral) bzw. 0,007–0,03 mg/kg bis zu zweimal täglich (intravenös), für das Rind 0,009 mg/kg (intravenös) und für das Schwein 0,007–0,01 mg/kg (oral) angegeben (Digoxin ist nicht für lebensmittelliefernde Tiere zugelassen). ▶ **Nebenwirkungen**: Die therapeutische Breite von Digoxin ist sehr gering. Beim Hund können bereits bei Blutspiegeln ab 2,5 ng/ml Nebenwirkungen auftreten, die sich sehr früh als gastrointestinale Störungen äußern und vor den kardialen Symptomen manifest werden. ▶ **Gegenanzeigen**: gelten wie bei allen anderen Herzglykosiden. Bei gestörter Nierenfunktion kann eine Dosisreduktion erforderlich werden, während eine Beeinträchtigung der Leberfunktion die Eliminationskinetik von Digoxin im Gegensatz zu Digitoxin nicht wesentlich beeinflusst. ▶ **Wechselwirkungen**: ▶ Tab. 15.

β-Methyldigoxin

β-Methyldigoxin (Metildigoxin) ist ein teilsynthetisches Produkt, bei dem eine Methylgruppe an den endständigen Zucker von Digoxin gekoppelt wurde. Dieses Herzglykosid besitzt derzeit die größte Bedeutung in der Tiermedizin für die auf ▶ S. 141 genannten ▶ **Anwendungsgebiete**, steht jedoch nur als Humanarzneimittel in verschiedenen Zubereitungsformen zur oralen und parenteralen Anwendung zur Verfügung [Lanitop (H.M.)]. Die Methylierung bedingt eine im Vergleich zu Digoxin geringere Polarität des Moleküls. Daraus resultiert insbesondere eine verbesserte enterale Bioverfügbarkeit bis zu 90 %, während die Proteinbindung nicht wesentlich beeinflusst wird. β-Methyldigoxin verhält sich somit hinsichtlich der erforderlichen Blutspiegel und der Geschwindigkeit des Wirkungseintritts gleichwertig zu Digoxin. Unterschiede bestehen jedoch bei der Elimination, da β-Methyldigoxin in großem Umfang in der Leber erst zu Digoxin demethyliert wird, dessen Ausscheidung anschließend überwiegend renal ohne weitere Veränderungen erfolgt. Die Demethylierung ist der geschwindigkeitsbestimmende Schritt bei der Elimination und scheint zudem beim Hund sättigbar zu sein, sodass die Halbwertszeit für β-Methyldigoxin bei dieser Spezies dosisabhängig zunimmt. Bei Katzen wurden verschiedentlich lange **Halbwertszeiten** (> 2,5 Tage) gemessen (▶ Tab. 14). ▶ **Anwendungsgebiete**: β-Methyldigoxin ist bei allen angegebenen Indikationen gleichwertig zu Digoxin. Aufgrund der höheren Bioverfügbarkeit und der teilweise langsameren Elimination werden für β-Methyldigoxin geringere tägliche **Erhaltungsdosen** von 0,01 mg/kg beim Hund bzw. 0,0075 mg/kg bei der Katze benötigt. Das Sättigungsschema ist entsprechend wie für Digoxin. Bei langsamer Sättigung werden beim Hund ca. 10 Tage bis zum Erreichen des Vollwirkspiegels benötigt. Für Pferde werden initial 0,01–0,02 mg/kg und zur Erhaltung 0,01 mg/kg angegeben. ▶ **Nebenwirkungen** und ▶ **Gegenanzeigen** gelten wie für Digoxin, wobei eine Dosisreduzierung auch bei eingeschränkter Leberfunktion erforderlich werden kann.

β-Acetyldigoxin

β-Acetyldigoxin ist ein Digoxinderivat, das am endständigen Zucker eine Acetylgruppe trägt und als Humanpräparat nur zur oralen Anwendung als Tabletten für die auf ▶ S. 141 ff. genannten ▶ **Anwendungsgebiete** zur Verfügung steht [Novodigal (H.M.)]. Die Acetylsubstitution steigert die Lipophilie und dadurch die enterale Bioverfügbarkeit des Wirkstoffs (▶ Tab. 14). Bei allen bisher untersuchten Spezies kommt es bereits in der Darmwand zu einer vollständigen Desacetylierung, sodass nur noch freies Digoxin den systemischen Kreislauf erreicht. Das pharmakodynamische und pharmakokinetische Verhalten ist deshalb nach erfolgter Resorption entsprechend Digoxin. Lediglich bei der ▶ **Dosierung** ist die um ca. 10–20 % höhere Resorptionsquote zu berücksichtigen, die eine adäquate Dosisreduktion im Vergleich zu Digoxin erfordert.

Digitoxin

Digitoxin ist ein aus den Blättern von *Digitalis purpurea* (Roter Fingerhut) gewonnenes Herzglykosid. Das Reinglykosid steht nur noch in Humanarzneimitteln als Tabletten [**Digitoxin AWD** (H.M.)] oder als Injektionslösung [**Digitoxin-Philo** (H.M.)] zur Verfügung. Im Vergleich zu anderen Herzglykosiden weist Digitoxin eine sehr geringe Polarität auf mit entsprechenden Auswirkungen auf das pharmakokinetische Verhalten. Aufgrund seiner Pharmakokinetik ist Digitoxin anderen Herzglykosiden wie Digoxin und seinen Derivaten eindeutig **unterlegen**. Digitoxin ist zwar als einziges Herzglykosid zu über 90 % und damit praktisch vollständig nach oraler Gabe bioverfügbar, sodass die Erhaltungsdosis gleich der täglich eliminierten Menge ist, es erfolgt jedoch in großem Umfang (bis zu 90 %) Bindung an Plasmaproteine. Daraus ergeben sich als Nachteile eine lange Anflutungszeit bis zum Eintritt der Wirkung und Erreichen des Wirkungsmaximums sowie das Erfordernis relativ hoher Sättigungsdosen, um den Vollwirkspiegel und den therapeutisch erforderlichen Plasmaspiegel von 14–26 ng/ml zu erreichen (▶ Tab. 14). Das Verteilungsvolumen beträgt bei Hund und Katze 1,5 bzw. 1,2 l/kg. Die Elimination erfolgt überwiegend durch Metabolismus in der Leber zu teilweise wirksamen Metaboliten, die nach Glukuronidierung bei den Haustieren hauptsächlich renal ausgeschieden werden. Während Digitoxin beim Hund zu den kurz wirksamen Herzglykosiden mit einer Halbwertszeit von 10–14 Stunden zählt, zeigt dieses Herzglykosid bei der Katze eine starke Neigung zur Kumulation. Die lange Halbwertszeit von 2,5 Tagen resultiert aus einer Metabolisierungsschwäche der Katze. Die extrem langsame Ausscheidung von Digitoxin beim Menschen mit einer Halbwertszeit im Bereich von 10 Tagen beruht nicht nur auf einer langsamen Biotransformation, sondern vor allem auf einem umfangreichen enterohepatischen Kreislauf, der bei Tieren hingegen nur eine untergeordnete Rolle spielt. Trotz seiner deutlich kürzeren **Halbwertszeiten** bei Hund und Katze ist Digitoxin auch bei diesen Tieren weniger geeignet als andere Herzglykoside. Beim Hund sind aufgrund der raschen Elimination hohe Erhaltungsdosen und zur Aufrechterhaltung eines konstanten Wirkspiegels eine mindestens zweimalige tägliche Verabreichung erforderlich. Bei der Katze sollte wegen der Kumulationsneigung anderen Herzglykosiden der Vorzug gegeben werden. Die immer wieder beobachtete schlechte Wirksamkeit von Digitoxin bei Hunden beruht zumeist auf Nichtbeachtung der pharmakokinetischen Besonderheiten. So weisen die angegebenen **Dosierungen** für Digitoxin eine erhebliche Schwankungsbreite auf, wobei für Tiere teilweise viel zu niedrige Dosen angegeben werden, die wahrscheinlich kritiklos vom Menschen auf das Tier übertragen wurden. ▶ **Dosierung**: Bei einem **Vollwirkspiegel** von 0,1–0,3 mg/kg beträgt beim Hund eine ausreichende Dosis zur Einleitung 0,05–0,1 mg/kg/12 Stunden, wodurch eine Sättigung in ca. 2 Tagen zu erreichen ist. Zur **Erhaltung** wird die Therapie mit zweimal täglicher Gabe von 0,03–0,06 mg/kg fortgeführt. Bei der Katze sollte wegen der verzögerten Ausscheidung nur eine langsame Sättigung durchgeführt werden. Hierzu wird von Anfang an nur einmal pro Tag die Erhaltungsdosis von 0,03–0,06 mg/kg verabreicht. Bei Großtieren sind wenig Erfahrungen für eine adäquate Dosierung vorhanden. Für das Pferd wird eine orale Dosis von 0,03–0,07 mg/kg angegeben, bei intravenöser Verabreichung sollen nur 20 % dieser Dosis erforderlich sein. ▶ **Anwendungsgebiete**: Digitoxin ist bei den üblichen Indikationen für Herzglykoside außer bei akutem Herzversagen ausreichend wirksam. Auch bei intravenöser Gabe ist die Zeit bis zum Wirkungseintritt für eine Notfalltherapie zu lang. Im Gegensatz zum Menschen soll Digitoxin bei Tieren, vor allem bei der Katze, bei gestörter Nierenfunktion nicht bzw. sehr vorsichtig eingesetzt werden. ▶ **Nebenwirkungen**: Ab Blutspiegelwerten > 40 ng/ml muss mit Nebenwirkungen gerechnet werden, wobei im Falle von Digitoxin meist die kardialen Intoxikationserscheinungen zuerst auftreten (▶ S. 141). ▶ **Gegenanzeigen** gelten wie bei allen Herzglykosiden (▶ S. 141). Dosisreduktion ist bei stark eingeschränkter Nieren- und Leberfunktion erforderlich. ▶ **Wechselwirkungen** ▶ Tab. 15.

Strophanthusglykoside

Als herzwirksame Glykoside werden aus den Samen von *Strophanthus kombé* das **k-Strophanthin** bzw. von *Strophanthus gratus* das **g-Strophanthin** (Ouabain) gewonnen. Als Tierarzneimittel sind keine Strophanthine mehr im Handel. g-Strophanthin ist nur noch in homöopathischen Humanarzneimitteln zur Injektion oder oralen Gabe ab D2 verfügbar. Die Strophanthine unterscheiden sich von den Digitalisglykosiden durch eine höhere Anzahl von hydrophilen Gruppen am Genin, wobei g-Strophanthin noch zwei OH-Gruppen mehr als k-Strophanthin trägt. Durch diese hydrophilen Substituenten besitzen alle Strophanthusglykoside eine charakteristisch hohe Polarität, die bereits bei k-Strophanthin so ausgeprägt ist, dass keine wesentlichen Unterschiede zu g-Strophanthin in den pharmakokinetischen Eigenschaften bestehen. g-Strophanthin und k-Strophanthin sind deshalb therapeutisch gleichwertig.

Aufgrund der hohen Polarität werden Strophanthusglykoside nur zu einem sehr geringen Teil (< 10 %) aus dem Darm resorbiert. Ausreichende Wirksamkeit kann somit nur durch parenterale Anwendung erzielt werden. Da die niedrige Resorptionsquote außerdem starken Schwankungen unterliegt, ist die orale Behandlung mit Strophanthusglykosiden therapeutisch sinnlos. Strophanthine binden nur minimal an Plasmaproteine, wodurch es vor allem zu einer schnellen Verteilung und zu einem fast sofortigen Wirkungseintritt schon bei Blutspiegeln um 0,6 ng/ml kommt (▶ Tab. 14). Strophanthin ist aufgrund dieser schnellen Wirkung allen anderen Herzglykosiden bei parenteraler Applikation in der Notfalltherapie überlegen. Strophanthusglykoside sind bereits so hydrophil, dass die Ausscheidung ohne weiteren metabolischen Umbau und fast vollständig renal erfolgt. Bei der Halbwertszeit bestehen keine relevanten speziesspezifischen Unterschiede (▶ Tab. 15). Die relativ schnelle Elimination ermöglicht eine gute Steuerbarkeit der Strophanthintherapie.

▶ **Anwendungsgebiete**: Das wichtigste Indikationsgebiet für k- und g-Strophanthin ist die intravenöse Einleitung einer Herzglykosidtherapie bei akuter Herzinsuffizienz sowie in der Notfalltherapie bei akutem Herzversagen oder kardial bedingtem Lungenödem. Weniger geeignet sind Strophanthine bei supraventrikulären Tachyarrhythmien, da sie im Vergleich zu den Digitalisglykosiden eine geringere bradykarde Wirkung besitzen. ▶ **Dosierung**: Die Verabreichung erfolgt streng und langsam intravenös, wobei für k- und g-Strophanthin die gleichen Dosierungen verwendet werden. Bei den angegebenen Indikationen beträgt die **Gesamtdosis** bei Hund und Katze 0,02–0,03 mg/kg, bei Pferden bis 0,02 mg/kg. Von dieser Dosis werden initial 25–50 % je nach Bedarf unter Beobachtung auf Überdosierungssymptome verabreicht. In Abständen von 30–60 min können jeweils weitere 25 % der Gesamtdosis injiziert werden. Aufgrund der ausschließlich parenteralen Anwendbarkeit eignen sich Strophanthusglykoside praktisch nicht zur Weiterführung einer Erhaltungstherapie. Die Erhaltungstherapie kann mit einem der zuvor besprochenen Digitalisglykoside durchgeführt werden. ▶ **Nebenwirkungen**: Wegen der schnellen Anflutung besteht ein hohes Intoxikationsrisiko, wobei vor allem kardiale Nebenwirkungen dominieren. ▶ **Wechselwirkungen** und ▶ **Gegenanzeigen** gelten wie bei allen Herzglykosiden (▶ S. 141). Bei Leberfunktionsstörungen ist keine Dosisreduktion notwendig.

1.2 Sonstige Inotropika

Neben dem nur in der Notfallmedizin bei akut drohendem Herzversagen und kardiogenen Schock verwendeten Catecholamin Dobutamin (▶ S. 49) wird in der Veterinärmedizin als Inotropikum noch der Calciumsensitizer Pimobendan bei der Behandlung von Herzinsuffizienz eingesetzt.

Pimobendan

Pimobendan [**Vetmedin** (V.M.)] ist ein Benzimidazol-Pyridazinon-Derivat, das zur oralen Anwendung bei Hunden mit Herzinsuffizienz zugelassen ist. Pimobendan wirkt sowohl positiv inotrop am Herzen als auch vasodilatierend. Der Wirkungsmechanismus ist grundsätzlich unterschiedlich zu dem der Herzglykoside. Durch Hemmung der Phosphodiesterase (PDE) III steigt der Gehalt an zyklischem AMP in Gefäßmuskelzellen mit der Folge einer Aktivierung der Proteinkinase A und nachfolgender Senkung des zytoplasmatischen Calciumgehalts und Relaxation der Gefäßmuskulatur. Durch die venöse und arterielle Vasodilatation kommt es zu einer Entlastung des Herzens infolge gesenkter Vorlast und Nachlast. Die Zunahme der Kontraktionskraft des Herzens beruht im therapeutischen Dosisbereich vorwiegend auf einer gesteigerten Bindung von Calcium an Troponin C, woraus eine verstärkte Kontraktilität der Myofilamente der Herzmuskelzelle resultiert. Aufgrund dieser spezifischen Wirkung als „Calciumsensitizer" kommt die positiv inotrope Wirkung ohne wesentliche Erhöhung der intrazellulären Calciumkonzentration zustande. Dadurch ist im Unterschied zu anderen Inotropika, die über einen erhöhten intrazellulären Calciumspiegel wirken, die Gefahr von Arrhythmien unter Pimobendan geringer. Ferner wird durch die Calciumsensitizer-Wirkung die Herzarbeit ohne wesentlichen zusätzlichen Energiebedarf gesteigert, gleichzeitig wird durch die Koronardilatation das Sauerstoffangebot für das Myokard verbessert. Erst bei übertherapeutischen Dosen steigt auch im Myokard die **Calciumkonzentration** durch die PDE-III-Hemmung an. Die Herzfrequenz wird nur gering beeinflusst. ▶ **Anwendungsgebiete**: Herzinsuffizienz durch dilatative Kardiomyopathie oder Klappeninsuffizienz (Mitral- oder Trikuspidalklappen-Regurgitation) ab Dekompensationsgrad III (gekennzeichnet durch Erschöpfung, Dyspnoe und/oder Husten schon bei geringer körperlicher Aktivität). ▶ **Dosierung**: beim Hund 0,5 mg/kg täglich oral, verteilt auf zwei Gaben; bei einer in den meisten Fällen erforderlichen Dauertherapie Einstellung auf eine Erhaltungsdosis von 0,2–0,6 mg/kg/Tag je nach Schweregrad der Symptome. Die orale Bioverfügbarkeit beträgt 60–63% und ist bei Anwesenheit von Futter reduziert. Deshalb sollte die Verabreichung eine Stunde vor der Fütterung erfolgen.

Spitzenspiegel im Plasma werden nach 30–60 min erreicht, die Plasmaproteinbindung beträgt ca. 93% und das scheinbare Verteilungsvolumen 2,6 l/kg. Pimobendan wird rasch mit einer Halbwertszeit von 0,4 Stunden aus dem Plasma eliminiert. In der Leber erfolgt eine umfangreiche Biotransformation, wobei der demethylierte Hauptmetabolit noch wirksam ist. Die Ausscheidung erfolgt zu über 80% über die Fäzes; eine Dosisanpassung ist deshalb bei beeinträchtigter Leberfunktion, nicht jedoch bei eingeschränkter Nierenfunktion, erforderlich. ▶ **Nebenwirkungen**: Pimobendan ist gut verträglich. Bei der doppelten therapeutischen Dosis kann eine Zunahme der Herzfrequenz auftreten, die nach Dosisreduktion wieder verschwindet. Der Blutglukosespiegel steigt transient an, in seltenen Fällen kommt es zu Erbrechen. ▶ **Gegenanzeigen**: hypertrophe Kardiomyopathie (mit und ohne stenotische Ursachen), stark eingeschränkte Leberfunktion, strenge Indikationsstellung bei diabetischer Stoffwechsellage. Bei Herzinsuffizienz bis zum Dekompensationsgrad III sind positiv inotrop wirkende Pharmaka nicht erforderlich und nicht empfehlenswert. ▶ **Wechselwirkungen**: Durch Calciumantagonisten wie Verapamil und Diltiazem und durch β-Adrenolytika wird die positiv inotrope Wirkung abgeschwächt.

2 Antiarrhythmika

Als Antiarrhythmika werden Arzneimittel zur Beseitigung von Störungen der regelmäßigen Schlagfolge des Herzens bezeichnet. Die Auswahl des geeigneten Antiarrhythmikums erfolgt je nach Art (Erregungsleitungsstörung: bradykard; Reizleitungsstörung: tachykard) und Lokalisation (supraventrikulär oder ventrikulär) der Herzrhythmusstörung (▶ Tab. 16).

2.1 Antiarrhythmika bei bradykarden Herzrhythmusstörungen

Das therapeutische Vorgehen bei bradykarden Erregungsleitungsstörungen richtet sich nach der Lokalisation. **Supraventrikuläre** Formen werden meistens durch eine Sinusbradykardie, seltener durch einen sinoaurikulären Block ausgelöst. Die

▶ **Tab. 16** Wirksamkeit von Antiarrhythmika bei verschiedenen Rhythmusstörungen.

Rhythmusstörung	Antiarrhythmikum							
	Chinidin	Procainamid	Lidocain	Phenytoin	Propranolol	Verapamil	Herzglykoside	Atropin, Isoproterenol
supraventrikulär								
Sinusbradykardie								+++
Tachykardie	++	++			+++	+++	++++	
Extrasystolie	+++	+++			++++	+++		
Vorhofflattern	++	++			+++	+++	++++	
Vorhofflimmern	+++	+++			+++	+++	+++	
ventrikulär								
AV-Block								++++
Extrasystolie	+	+++	++++	+++	+++	+		
Tachykardie	+	++	++++	++	+++	+		
Kammerflimmern			+++					

Ursache ist häufig ein erhöhter Vagotonus, z.B. bei Hirnödem oder Überdosierung von Arzneimitteln wie Herzglykoside, chinidinartig wirkende Antiarrhythmika, α$_2$-Mimetika oder β-Adrenolytika. **Ventrikuläre Bradykardien** können Folge einer Beeinträchtigung der atrioventrikulären Überleitung bis hin zum AV-Block III. Grades sein. Solche Überleitungsstörungen können ebenfalls z.B. durch Herzglykoside, β-Adrenolytika oder durch Hyperkaliämie verursacht werden.

Eine Behandlung bradykarder Rhythmusstörungen wird erst erforderlich, wenn der Puls so weit absinkt, dass hämodynamische Auswirkungen mit der Folge einer Minderdurchblutung lebenswichtiger Organe auftreten oder ektopische Reizbildungen mit der Gefahr bedrohlicher Arrhythmien (Extrasystolen, Kammerflimmern) zunehmen. Eine vitale **Indikation** stellt höher gradiger oder totaler AV-Block (Adam-Stokes-Anfall) dar.

Eine medikamentöse Therapie ist nur bei vorübergehenden, häufig durch Arzneimittel ausgelösten Bradykardien angezeigt. Für die Langzeitbehandlung kommt als sinnvolle Maßnahme nur eine Schrittmacherimplantation in Betracht. Zur medikamentösen Therapie bradykarder Rhythmusstörungen eignen sich Parasympatholytika oder β-Sympathomimetika.

Parasympatholytika wie **Atropin** reduzieren den Vaguseinfluss auf die Frequenz des Sinusknotens und auf die AV-Überleitung. ▶ **Anwendungsgebiete** sind deshalb in erster Linie supraventrikuläre, vagal bedingte Bradyarrhythmien, bradykardes Vorhofflimmern sowie sinoaurikulärer Block und AV-Blockierungen bis II. Grades. ▶ **Dosierung**: Die Dosierung für Atropin beträgt initial 0,02–0,04 mg/kg intravenös oder subkutan, beim Pferd maximal 0,01 g/kg s.c., wobei unter Erfolgskontrolle alle 4–6 Stunden nachdosiert werden kann. Eine Dauerbehandlung kann mit den gleichen Dosen oral weitergeführt werden. ▶ **Nebenwirkungen**: Bei den angegebenen Atropindosen kommt es bereits zum Auftreten des typischen Nebenwirkungsspektrums von Anticholinergika (▶ S. 38), wobei insbesondere tachykarde Rhythmusstörungen und Obstipationen bei einer Langzeittherapie Probleme verursachen. Behandlung der ▶ **Überdosierung** und ▶ **Gegenanzeigen**

s. Atropin (▶ S. 38.). Unter den ▶ **Wechselwirkungen** ist eine Verstärkung der anticholinergen Wirkung durch Chinidin von Bedeutung.

Alternativ können β-**Sympathomimetika** mit ausreichender Wirkung auf $β_1$-Rezeptoren wie **Isoproterenol** oder **Orciprenalin** [**Alupent** (H.M.)] angewendet werden. Diese Wirkstoffe beschleunigen durch Erhöhung des langsamen Na^+- und Ca^{2+}-Einstroms die spontane diastolische Depolarisation sowie die Depolarisationsgeschwindigkeit des Aktionspotenzials in allen Herzabschnitten und steigern dadurch die Herzfrequenz und die Erregungsleitung vor allem im AV-Knoten. Gleichzeitig steigt jedoch die Gefahr ektopischer Reizbildungen und folgender Tachyarrhythmien. ▶ **Anwendungsgebiete**: sind insbesondere AV-Überleitungsstörungen bis hin zu partiellem oder totalem AV-Block. Isoproterenol und Orciprenalin sind gleichermaßen geeignet, sie unterscheiden sich nur in ihren pharmakokinetischen Eigenschaften (▶ S. 48), während Adrenalin wegen seiner α-mimetischen Wirkungskomponente weniger geeignet ist. Der Vorteil von Orciprenalin ist die orale Anwendbarkeit und längere Wirkungsdauer, wodurch diese Therapie allerdings schlechter steuerbar wird. Mit Isoproterenol kann nur nach parenteraler Verabreichung ausreichende Wirkung erzielt werden, die jedoch für eine Dauerbehandlung zu kurz ist. ▶ **Dosierung**, ▶ **Nebenwirkungen**, ▶ **Gegenanzeigen** und ▶ **Wechselwirkungen** ▶ S. 48.

2.2 Antiarrhythmika bei tachykarden Rhythmusstörungen

Für die medikamentöse Therapie tachykarder Herzrhythmusstörungen infolge von Reizbildungsstörungen steht eine Vielzahl von Wirkstoffen zur Verfügung (▶ Tab. 17), die unterschiedlich je nach Lokalisation oder Ursache der Arrhythmie eingesetzt werden (▶ Tab. 16), wobei Krankheiten, die alleinige Ursache der Rhythmusstörung sein können (z.B. metabolische oder endokrine Störungen, Imbalanzen im Elektrolyt- oder Säure-Basen-Haushalt), auszuschließen sind.

Supraventrikuläre (atriale) Tachykardien können ihren Ursprung in einer erhöhten Sinusfrequenz haben. Tachyarrhythmien werden aber auch durch ektopische Erregungen in untergeordneten Reizbildungszentren sowohl im Vorhof als auch im Ventrikel ausgelöst. Solche ektopischen Erregungen können in Form von Extrasystolen auftreten oder insgesamt die Herzfrequenz bestimmen und zu totaler Arrhythmie, z.B. zu Vorhofflimmern oder zu lebensbedrohlichem Kammerflimmern, führen. Als Ursachen für tachykarde Rhythmusstörungen kommen erhöhter oder überwiegender Sympathikotonus (z.B. bei Angst, Schmerz, Herzinsuffizienz oder durch Parasympatholytika), gesteigerte Erregbarkeit (z.B. infolge der Erregung ventrikulärer ektopischer Reizbildungszentren durch Sympathikomimetika oder Herzglykoside) sowie pathologische fokale Reizbildungen (z.B. bei Herzinsuffizienz, Azidose, Hypokaliämie oder arzneimittelbedingt durch Herzglykoside, Sympathikomimetika, Chinidin) oder lokale Beeinträchtigung der Erregungsausbreitung (mit der Folge „kreisender" Erregungen) in Betracht.

Therapeutische Ansatzpunkte zur Behandlung derartiger Rhythmusstörungen sind entweder eine Verringerung der Erregungsbildung im Sinusknoten oder in ektopischen Reizbildungszentren, eine Verzögerung der Erregungsleitung und eine Verlängerung der Refraktärzeit. Diese Wirkungen werden von Antiarrhythmika durch eine Beeinflussung der Ionenströme von Natrium, Kalium und Calcium im Aktionspotenzial verursacht. So führt eine Hemmung des schnellen Natriumeinstroms zu einer Verlangsamung der Depolarisation und dadurch zu einer Verringerung der Leitungsgeschwindigkeit bei der Erregungsausbreitung. Eine ähnliche Reduzierung des Kaliumausstroms bewirkt eine verzögerte Repolarisation. Derartige Beeinträchtigungen der Na^+- und K^+-Permeabilität führen in der Summe zu verlangsamter Erregungsausbreitung bei gleichzeitig verlängerter Refraktärzeit. Vielfach wird weiterhin auch der langsame Na^+- und Ca^{2+}-Einstrom reduziert, wobei diese Wirkung in erster Linie bei supraventrikulären Tachykardien von Bedeutung ist, da die Aktionspotenziale im Sinus- und AV-Knoten vor allem von diesem langsamen Kationenstrom getragen werden. Infolge dieser Wirkungen besitzen alle Antiarrhythmika mit Ausnahme der Klasse III allerdings auch eine kardiodepressive, insbesondere negativ inotrope Wirkung.

Aufgrund ihrer unterschiedlichen Wirkung auf die verschiedenen Ionenflüsse im Aktionspotenzial

▶ **Tab. 17** Klassifizierung von Antiarrhythmika nach Vaughan Williams und Wirkungsmechanismus.

Antiarrhythmikum	Ionenkanal	Erregungsleitung			Refraktärzeit	
		Vorhof	AV	Kammer	absolut	relativ
Klasse I **Natriumantagonisten**						
I A:	Na$^+$, K$^+$, Ca^{2+}: ↓					
Chinidin		↓	↓↑	(↓)	↑	↑
Procainamid		↓	↓↑	↓	↑	↑
Disopyramid						
I B:	Na$^+$ ↓, K+ ↑, Ca^{2+}: 0					
Lidocain		(↓)	0	0	↓	↑
Phenytoin		↓	↑	(↑)	↓	↑
Mexiletin Tocainid						
I C:	Na+ ↓	↓	↓	↓	0	0
Ajmalin Propafenon Flecainid Lorcainid						
Klasse II **β-Adrenolytika** z. B. Propranolol	Ca^{2+} ↓	↓	↓	0	↑	↑
Klasse III	K$^+$ ↓	0	0	0	↑	↓
Amiodaron Sotalol						
Klasse IV **Calciumantagonisten**	Ca^{2+} ↓	(↓)	↓	0	0	0
Verapamil Diltiazem						

und der daraus resultierenden unterschiedlichen therapeutischen Anwendung werden die Antiarrhythmika entsprechend der Klassifizierung nach Vaughan Williams in 4 Klassen eingeteilt (▶ Tab. 17). Eine eigene Gruppe, die nicht in dieser Einteilung enthalten ist, stellen die Herzglykoside dar, die bei supraventrikulären Tachyarrhythmien angewendet werden können. Nur für einen Teil der aufgeführten Antiarrhythmika sind ausreichende therapeutische Erfahrungen bei Tieren vorhanden. Die größte Bedeutung in der Tiermedizin besitzen Wirkstoffe aus der Klasse I sowie β-Adrenolytika, während Calciumantagonisten bisher nur in begrenztem Umfang und die Stoffe der Klasse III (Amiodaron, Sotalol) noch nicht bei Tieren eingesetzt werden.

Membranstabilisierende Antiarrhythmika (Klasse I)

Alle Wirkstoffe dieser Gruppe blockieren ähnlich wie Lokalanästhetika die Natriumkanäle an erregbaren Membranen und hemmen somit den schnellen Na^+-Einstrom in der Depolarisationsphase. Die einzelnen Vertreter dieser Klasse unterscheiden sich jedoch in der Selektivität ihrer Wirkung auf die verschiedenen Ionenkanäle, weshalb diese „Natriumantagonisten" in 3 Untergruppen unterteilt werden (▶ Tab. 17).

Antiarrhythmika der Klasse I A: Chinidin, Procainamid

Der Prototyp dieser Gruppe ist **Chinidin**, das wie **Procainamid** und **Disopyramid** eine nicht selektive Blockade aller Ionenkanäle bewirkt. Die Vertreter dieser Gruppe werden deshalb auch als chinidinartig wirkende Substanzen bezeichnet, die insbesondere durch die Blockade des Na^+-Einstroms die Depolarisation und durch Hemmung des K^+-Ausstroms die Repolarisation verzögern. Von den Wirkstoffen dieser Klasse liegen bei Tieren ausreichende Erfahrungen für Chinidin und in geringerem Umfang auch für das nicht mehr im Handel befindliche Procainamid vor. Disopyramid [**Rythmodul** (H.M.)] besitzt neben der Natriumkanal-blockierenden Wirkung noch anticholinerge Eigenschaften, die zur antiarrhythmischen Wirkung beitragen. Die verfügbaren Daten für Tiere sind begrenzt. ▶ **Dosierung:** Für Hunde wird eine Dosis von 6–15 mg/kg dreimal täglich zur Behandlung von ventrikulären Tachyarrhythmien empfohlen. Wegen seiner negativ inotropen Wirkung und kurzen **Halbwertszeit** von 2–3 Stunden bei Hunden ist es ein Mittel zweiter Wahl.

Chinidin

Chinidin [**Cordichin** (H.M.)] ist ein optisches Isomer von Chinin und wird als Chinidinsulfat verwendet, das in Deutschland nur zur oralen Anwendung auf dem Markt ist. Chinidin setzt die Erregbarkeit und Automatiebereitschaft herab, vermindert die Ausbreitungsgeschwindigkeit ektopischer Erregungen und verlängert die Refraktärzeit, wobei im EKG mit steigenden Dosierungen eine QRS-Verbreiterung sowie eine PR- und QT-Verlängerung imponieren. Chinidin besitzt bei therapeutischer Dosierung eine dämpfende Wirkung auf ektopische Reizbildungen in der Vorhofmuskulatur, während eine Unterdrückung der Erregungsbildung im Kammerbereich erst durch übertherapeutische Dosen zu erzielen ist. Der hemmende Einfluss auf die Sinusfrequenz und AV-Überleitung wird durch die direkte anticholinerge und damit den Vagus dämpfende Wirkung von Chinidin aufgehoben, sodass hierdurch im therapeutischen Dosisbereich keine Beeinträchtigung, teilweise sogar eine Beschleunigung der homotopen Reizbildung zu beobachten ist. Die starke Unterdrückung supraventrikulärer ektopischer Reize ohne wesentlichen Änderungen des Sinusrhythmus führt bereits bei niedrigen Blutspiegeln zu einer Kardioversion und Rhythmisierung des Herzens, wobei nach entsprechender Verlangsamung der ektopischen Frequenz der Sinusrhythmus sprunghaft einsetzt. ▶ **Anwendungsgebiete:** Prophylaxe und Therapie supraventrikulärer Tachyarrhythmien, insbesondere Vorhofflattern und -flimmern. Bei ventrikulärer Extrasystolie ist Chinidin nur ein Mittel der 2. Wahl, da eine zufrieden stellende Wirkung erst bei höheren Plasmakonzentrationen zu erreichen ist, bei denen bereits eine Vielzahl unerwünschter Wirkungen auftreten kann. Die orale Bioverfügbarkeit unterliegt starken spezies- und präparatabhängigen Schwankungen und beträgt bei Pferden durchschnittlich 53 %, bei Hunden 72 %. Der Vorteil der oralen Anwendung liegt vor allem in der besseren Steuerbarkeit. Intravenöse Applikation führt zwar zu einem schnelleren Wirkungseintritt, bedingt jedoch aufgrund der geringen therapeutischen Breite von Chinidin ein hohes Nebenwirkungsrisiko. Intramuskuläre Injektionen sind schmerzhaft. Die therapeutischen Plasmaspiegel liegen beim Pferd <3, beim Hund <5 µg/ml, wobei individuell unterschiedlich schon bei wesentlich niedrigeren Plasmakonzentrationen eine Kardioversion erreicht werden kann. Die Proteinbindung beträgt >80 %, das scheinbare Verteilungsvolumen liegt zwischen 2,9 (Hund) und 6,6 (Pferd) l/kg, wobei die Gewebespiegel 10- bis 30-fach über den Plasmaspiegeln liegen können. ▶ **Wirkungsdauer**: Durch diese Depotwirkung besitzt Chinidin eine relativ lange Wirkungsdauer von 6–8 Stunden. Der metabolische Abbau weist tierartliche Unterschiede auf, bis zu 40 % werden unverändert renal ausgeschieden. Die **Halbwertszeiten** betragen bei der Katze nur 1,9 Stunden, beim Hund 4,4 Stunden, bei Schweinen 5,5 Stunden und bei Pferden 9,5 Stunden. ▶ **Dosierung:** Die Dosierungsangaben für Chinidin unterliegen erheblichen Schwankungen, wobei die Ursache vor allem darauf beruht, dass oft schon bei sehr niedrigen Dosen eine Kardioversion zustande kommt und die Dosierung dementsprechend individuell anzupassen ist. Für den Hund werden zur oralen Verabreichung 6–20 mg/kg alle 6 Stunden empfohlen. Als ein geeignetes Therapieschema erwies sich eine Initialdosis von 14 mg/kg und Wiederholungsgaben von 9 mg/kg im Abstand von 6 Stunden. Bei intravenöser Gabe betragen die Dosen bis zu 10 mg/kg, wobei z. B. initial 10 mg/kg und im Abstand von 6 Stunden 9 mg/kg gegeben werden können. Bei **Pferden** werden, nach einer initialen Testdosis von 5 g am ersten Tag, ab dem 2. bis maximal zum 10. Tag täglich bis zu dreimal 10 g zur Eingabe über die Nasenschlundsonde empfohlen. Ein anderes orales Dosierungsschema sieht eine Anfangsdosis von 47 mg/kg und eine Erhaltungsdosis von 16,5 mg/kg alle 6 Stunden vor. Bei intravenöser Gabe sind nur 50 % dieser Dosis erforderlich. Die intravenöse Verabreichung muss sehr langsam als Dauertropfinfusion (über 30 min) und unter fortlaufender EKG-Kontrolle erfolgen. ▶ **Nebenwirkungen:** Die **therapeutische Breite** von Chinidin ist gering, Nebenwirkungen können schon bei therapeutischen Dosen auftreten, Plasmakonzentrationen > 5 µg/ml liegen bereits im toxischen Bereich. Chinidin besitzt besonders bei Katzen eine relativ hohe Toxizität und sollte deshalb bei dieser Tierart nicht angewendet werden. Nebenwirkungen bei therapeutischen Wirkstoffspiegeln sind eine negativ inotrope Wirkung infolge einer Hemmung des Calciumeinstroms sowie paradoxe Tachykardien, die insbesondere vor der Kardioversion nach intravenöser Gabe auftreten. Ursache hierfür ist die direkte anticholinerge Wirkung von Chinidin, wodurch die hemmenden Vaguseinflüsse auf den Sinus- und AV-Knoten aufgehoben werden und somit supraventrikuläre Ektopien infolge verbesserter AV-Überleitung vermehrt auf die Kammer übergehen können. Zur Vermeidung dieser Nebenwirkungen kann eine vorangehende Digitalisierung durchgeführt werden, die bei Vorliegen einer Herzinsuffizienz zwingend erforderlich ist. Der Übergang in den toxischen Bereich erfolgt fließend, und es kommt hierbei in erster Linie zu gastrointestinalen Störungen und zu den für alle Antiarrhythmika typischen kardialen Nebenwirkungen. Durch zu starke Herabsetzung der Leitungsgeschwindigkeit können heterotope Reizbildungszentren vor dem Eintreffen der verzögerten regulären Erregung dominieren und ventrikuläre Extrasystolen auslösen, wodurch Antiarrhythmika selbst arrhythmogen wirken können. Im höheren Dosierungsbereich überwiegt eine allgemein kardiodepressive Wirkung, vor allem eine Abnahme der Überleitungsgeschwindigkeit bis hin zu AV-Block und Asystolie. Extrakardial bewirkt Chinidin eine Vasodilatation, die zusammen mit der verringerten Kontraktionskraft des Herzens, insbesondere nach intravenöser Gabe, zu einem starken Blutdruckabfall führen kann. Gastrointestinale Störungen äußern sich in Erbrechen und Durchfall. Bei Pferden können Kolik, Epistaxis und Überempfindlichkeitsreaktionen in Form von Urtikaria und Hufrehe auftreten. ▶ **Überdosierung:** Neben den kardiodepressiven Symptomen kommt es auch zu neurologischen Störungen wie Photophobie, Unruhe, Ataxie, Seh- und Hörstörungen. Die Therapie dieses „Cinchonismus" besteht in der Durchführung einer forcierten Diurese nach Ansäuerung des Harnes. ▶ **Gegenanzeigen:** dekompensierte Herzinsuffizienz, Bradykardie, Erregungsleitungsstörungen, bakterielle Endokarditis, Herzglykosidintoxikation und Thiobarbituratnarkose. Hyperkaliämie führt zu Wirkungsverstärkung. ▶ **Wechselwirkungen:** treten mit einer Vielzahl von Arzneimitteln auf. Chinidin erhöht die Serumkonzentration von Herzglykosiden. Die Wirkung von Anticholinergika und Curare-artigen Muskelrelaxanzien wird verstärkt. Mit β-Blockern und anderen Antiarrhythmika besteht gegenseitige Wirkungsverstärkung. Die Elimination von Cumarinderivaten wird verzögert. Phenobarbital und Phenytoin beschleunigen den Wirkungsverlust von Chinidin. Bei Hypokaliämie ist die Wirksamkeit verringert.

Procainamid

Procainamid war nur als Humanarzneimittel verfügbar und ist nicht mehr im Handel. Es hat qualitativ ähnliche kardiale Wirkungen wie Chinidin. Eine anticholinerge Wirkung ist ebenfalls nachweisbar. ▶ **Anwendungsgebiete**, ▶ **Nebenwirkungen**, ▶ **Gegenanzeigen** und ▶ **Wechselwir-**

kungen entsprechen im Wesentlichen denen von Chinidin. Ausführlichere Angaben hierzu sowie zur Pharmakokinetik und Dosierung von Procainamid bei Tieren finden sich in der 4. Auflage dieses Buches von 1999.

Antiarrhythmika der Klasse I B: Lidocain und Phenytoin

Prototyp dieser Gruppe ist **Lidocain**, von therapeutischer Bedeutung in der Tiermedizin ist weiterhin **Phenytoin**. Für die neueren, von Lidocain abgeleiteten Antiarrhythmika dieser Gruppe (**Mexiletin**, **Tocainid** und **Aprindin**) existieren nur begrenzte klinische Erfahrungen bei Tieren. Diese Wirkstoffe besitzen bei gleichem Wirkungsmechanismus insbesondere pharmakokinetische Vorteile gegenüber Lidocain, da sie in der Leber nur langsam metabolisiert werden. Daraus resultierten bei oraler Gabe eine ausreichende Bioverfügbarkeit sowie eine verzögerte Elimination, wobei z. B. für Tocainid beim Hund die **Halbwertszeit** 4,7 h beträgt. ▶ **Dosierung:** Zur Behandlung von Tachykardie und ventrikulären Arrhythmien beträgt beim Hund die orale Dosis für Tocainid 10–20 mg/kg und für Mexiletin [**Mexitil** (H.M.)] 5–8 mg/kg jeweils dreimal täglich. Für Apridin werden beim Hund Dosierungen von 1–2 mg/kg alle 8 Stunden oral oder 0,1 mg/kg/min i.v. als Dauertropf genannt. ▶ **Nebenwirkungen**, ▶ **Gegenanzeigen** und ▶ **Wechselwirkungen** entsprechen im Wesentlichen denen von Lidocain.

Lidocain

Das Lokalanästhetikum Lidocain kann *ohne Sperrkörper* als 2%ige Lösung auch als Antiarrhythmikum angewendet werden [**Xylocain** (H.M.), **Lidocainhydrochlorid** 2% (V.M.)]. Die elektrophysiologischen Grundlagen für die antiarrhythmische Wirkung sind allerdings komplexer als bei den chinidinartig wirkenden Stoffen. Lidocain wirkt bevorzugt am Ventrikel und senkt bei therapeutischen Blutspiegeln von 2–5 µg/ml nur mäßig den Natriumeinstrom in der Depolarisationsphase im gesunden Gewebe, während in depolarisiertem Gewebe bei höheren Frequenzen die Na^+-Leitfähigkeit stärker herabgesetzt wird. Im therapeutischen Bereich werden die Calciumkanäle praktisch nicht beeinflusst, der Kaliumausstrom wird hingegen beschleunigt und die Repolarisationsphase dadurch tendenziell verkürzt. Insgesamt resultiert aus diesen Wirkungen eine nur mäßige Herabsetzung der Geschwindigkeit der Erregungsleitung, eine Verkürzung der Aktionspotenzialdauer bei gleichzeitiger Verlängerung der relativen Refraktärzeit, wobei der Vorteil von Lidocain insbesondere darin besteht, dass in erster Linie nur pathologisch hohe Frequenzen und Extraerregungen, nicht jedoch der reguläre Erregungsablauf beeinflusst werden. ▶ **Anwendungsgebiete**: in der Kardiologie wird Lidocain bei ventrikulärer Extrasystolie und Tachyarrhythmie angewendet. Lidocain eignet sich in der Notfalltherapie bei Kammerflimmern und Herzglykosidintoxikation. Keine ausreichende Wirksamkeit besteht bei Vorhofrhythmusstörungen. Lidocain wird nach oraler Gabe zwar resorbiert, jedoch bei der ersten Leberpassage zu über 70% abgebaut und kann deshalb nur parenteral angewendet werden. Die Wirkung setzt nach intravenöser Gabe sehr schnell ein und ist von relativ kurzer Dauer (ca. 20–30 min), wodurch die Lidocaintherapie gut steuerbar ist. Aufgrund der schnellen metabolischen Inaktivierung in der Leber beträgt die **Halbwertszeit** beim Hund nur 0,9 Stunden. ▶ **Dosierung**: Die Dosierung als Antiarrhythmikum soll streng nach Wirkung und unter EKG-Kontrolle erfolgen und beträgt im Notfall 2–4 mg/kg langsam i.v. mit anschließender Infusion von 25–50 µg/kg/min bzw. wiederholten Injektionen von 0,5–2 mg/kg alle 20–60 min oder intramuskulär bis zu 6 mg/kg alle 90 min je nach Bedarf. ▶ **Nebenwirkungen**: Bei intravenöser Gabe von mehr als 4 mg/kg muss mit Nebenwirkungen gerechnet werden, die ab Blutspiegeln von 6 µg/ml auftreten. Die unerwünschten Wirkungen betreffen hierbei weniger das Herz, da Lidocain im Vergleich zu anderen Antiarrhythmika geringer kardiodepressiv und kaum negativ inotrop wirkt. Katzen reagieren besonders empfindlich auf Lidocain. ▶ **Überdosierung**: Als Überdosierungserscheinungen stehen für Lokalanästhetika typische zentralnervöse Symptome im Vordergrund (▶ S. 137). ▶ **Gegenanzeigen**: s. Procain (▶ S. 137). Bei Leberfunktionsstörungen oder verringerter Leberdurchblutung während Inhalationsnarkose kommt es zu Wirkungsverlängerung. ▶ **Wartezeiten**: s. unter ▶ S. 137.

Phenytoin (Diphenylhydantoin)

Phenytoin [**Phenhydan** (H.M.)] kann außer als Antiepileptikum auch als Antiarrhythmikum eingesetzt werden. Phenytoin hat sehr ähnliche Wirkungen auf elektrophysiologische Parameter des Herzens wie Lidocain und ist zusätzlich noch in der Lage, die AV-Überleitung zu verbessern.
▶ **Anwendungsgebiete:** Die wichtigste Indikation für Phenytoin als Antiarrhythmikum ist die Behandlung Herzglykosid-induzierter tachykarder ventrikulärer Rhythmusstörungen. Phenytoin kann oral oder intravenös angewendet werden, wobei die enterale Bioverfügbarkeit beim Hund nur bei 40 % liegt. Die therapeutischen Plasmaspiegel liegen bei 10–16 µg/ml. Die Elimination erfolgt rasch beim Hund, während die Katze zur Kumulation neigt (**Halbwertszeiten** ▶ S. 128).
▶ **Dosierung:** Die antiarrhythmische Dosierung beträgt beim Hund 2–5 mg/kg langsam i.v. (unter Umständen wiederholt) bzw. bis 30 mg/kg oral jeweils im Abstand von 8 Stunden. Bei der Katze soll die orale Tagesdosis 3 mg/kg nicht überschreiten.
▶ **Nebenwirkungen:** Mit Nebenwirkungen ist vor allem bei der Katze zu rechnen, wobei nur initial das Herz betroffen ist und nur geringe negativ inotrope Wirkungen auftreten. In späteren Phasen überwiegen neurologische Störungen. ▶ **Überdosierung:** Das größte Risiko besteht in dem Auftreten einer Asystolie. ▶ **Wechselwirkungen:** Cumarinderivate und Chloramphenicol erhöhen die Serumkonzentration von Phenytoin.

Antiarrhythmika der Klasse I C: Ajmalin, Propafenon, Flecainid

Wirkstoffe dieser Gruppe blockieren selektiv die Natriumkanäle, wodurch die Erregungsausbreitung sowohl am Vorhof als auch am Ventrikel sowie die AV-Überleitung verzögert werden. Die Dauer des Aktionspotenzials und die Refraktärzeit bleiben unverändert, die Kontraktionskraft wird nur gering beeinflusst. Vagolytische Wirkungen treten nicht auf. Für **Ajmalin** liegen wenig praktische Erfahrungen bei Tieren vor, und auch in der Humanmedizin wurden die Präparate durch besser wirksame und verträglichere Wirkstoffe verdrängt. Propafenon [**Rytmonorm** (H.M.)] wirkt zusätzlich β-adrenolytisch und calciumantagonistisch. ▶ **Anwendungsgebiete** und ▶ **Dosierung:** Begrenzte klinische Erfahrungen bei Hunden und Pferden zur Behandlung von Vorhofflimmern und supraventrikulärer Tachyarrhythmie zeigen eine kurze Wirkungsdauer (vor allem bei Beagles) mit einer Initialdosis bei Hunden von 1–2 mg/kg i.v., gefolgt von Dauertropfinfusion mit 8 µg/kg/min bzw. bei Pferden von 0,5–1 mg/kg i.v. und oraler Erhaltungsdosis bei Hunden und Pferden von 2 mg/kg dreimal täglich verteilt auf 3 Einzeldosen.
▶ **Nebenwirkungen:** selten Müdigkeit und Inappetenz, negativ inotrop → nicht bei manifester Herzinsuffizienz anwenden; bei Überdosierung AV-Block.

Flecainid [**Flecainid-Isis** (H.M.)] eignet sich beim Menschen gut zur Langzeitbehandlung und weist nur geringe Nebenwirkungen auf. Bei Tieren liegen noch keine Erkenntnisse vor.

β-Adrenolytika

Diese Substanzen bewirken durch Blockade von $β_1$-Adrenozeptoren eine Reduzierung des adrenergen Antriebs am Herzen. Hierdurch wird der langsame Calciumeinstrom vermindert, der durch den Sympathikotonus unterhalten wird; im Sinusknoten wird die spontane Depolarisation zwischen den Aktionspotenzialen verlangsamt, die Sinusknotenfrequenz nimmt ab. ▶ **Anwendungsgebiete**: Durch die o. g. Wirkungen werden **Sinustachykardien** vor allem bei Stresssituationen, z. B. beim Schweinetransport, verhindert oder behoben. β-Adrenolytika verzögern ferner die AV-Überleitung und können deshalb bei **Vorhofflattern** und **-flimmern** eingesetzt werden. Außerdem werden ektopische Reizbildungen auch im ventrikulären Bereich vermindert, sodass β-**Blocker** auch bei **ventrikulärer Extrasystolie** angewendet werden können. β-Adrenolytika sind aufgrund dieses kardialen Wirkungsspektrums auch in der Lage, den plötzlichen Herztod bei Schweinen und Windhunden unter Belastungssituationen zu verhindern. Weitere Anwendungsgebiete unter Ausnutzung ihrer antiarrhythmischen Wirkungsqualität sind Therapie der **Herzglykosidintoxikation** (▶ S. 141) und **Prämedikation vor Halothannarkosen** zur Verringerung der Arrhythmiegefahr. β-Blocker besitzen ferner noch eine lokalanästhetische, chinidinartige Wirkung. Veterinärmedizinisch von Bedeutung sind bei Hund und Katze **Propranolol** [**Dociton** (H.M.)] und beim Schwein **Carazolol** [früher **Suacron**

(V.M.), in Deutschland nicht mehr im Handel], die sowohl β$_1$- als auch β$_2$-Rezeptoren blockieren.
▶ **Nebenwirkungen**: Sedation; β-Adrenolytika, die sowohl β$_1$- als auch β$_2$-Rezeptoren blockieren, weisen in ihrem Nebenwirkungsspektrum neben einer kardiodepressiven, negativ chronotropen, dromotropen und inotropen Wirkung (β$_1$) mit der Gefahr einer Sinusbradykardie, eines AV-Blocks und einer Dekompensation einer Herzinsuffizienz (Kombination mit Herzglykosid) auch bronchokonstriktorische Wirkungen (β$_2$) auf (Vorsicht bei Pferden mit chronischer obstruktiver Bronchitis). Als kardioselektiver β$_1$-Blocker mit entsprechend geringerem Risiko für Bronchospasmen wird bei Hund und Katze auch **Atenolol** [Tenormin (H.M.)] angewendet.

▶ **Dosierung**: Propranolol wird beim Hund je nach Wirkung in Dosen von 0,04–0,1 mg/kg intravenös verabreicht, wobei die höheren Dosen vor allem bei Herzglykosidintoxikation erforderlich sein können, sowie bis 1 mg/kg dreimal täglich oral. Bei Pferden werden 0,03 mg/kg i.v. empfohlen. **Atenolol**: Hund und Katze 1–2 mg/kg ein- bis zweimal täglich oral. Weitere Angaben, auch zu Carazolol, sowie ▶ **Nebenwirkungen**, ▶ **Überdosierung** und ▶ **Gegenanzeigen** ▶ S. 54. ▶ **Wechselwirkungen**: Kombinierte Gabe mit Calciumantagonisten wie Verapamil und Diltiazem kann zu einem AV-Block und kardialer Depression führen. Weitere Wechselwirkungen ▶ S. 54.

Antiarrhythmika der Klasse III: Amiodaron und Sotalol

Der antiarrhythmische Wirkungsmechanismus dieser Gruppe beruht auf einer Verlängerung der Phasen 3 und 4 des Aktionspotenzials und damit der absoluten Refraktärzeit. ▶ **Anwendungsgebiete** sind supraventrikuläre und ventrikuläre Tachyarrhythmien. Begrenzte klinische Erfahrungen gibt es bei Hunden und Pferden für den Wirkstoff **Amiodaron** [Amiodaron-ratiopharm (H.M.)] mit folgenden ▶ **Dosierungen**: bei Hunden 10–25 mg/kg zweimal täglich oral, anschließend 7,5 mg/kg ein- bis zweimal täglich; bei Pferden 5 mg/kg i.v. Die Halbwertszeit ist beim Hund relativ lange mit 7,5 Stunden und bis zu drei Tagen nach wiederholter Gabe. ▶ **Nebenwirkungen**: beim Menschen wurden Inappetenz, Erbrechen, Hepatopathie, Lungenfibrose, Kardiodepression und Arrhythmien beobachtet. Für **Sotalol** [Sotalol-ratiopharm (H.M.)], das zusätzlich ß-adrenolytisch wirkt und bei vergleichbarer Wirksamkeit weniger Nebenwirkungen als Amiodaron hat, gibt es kaum klinische Erfahrungen bei Tieren.

Calciumantagonisten

Unter den Wirkstoffen dieser Gruppe besitzen **Verapamil** [Isoptin (H.M.)], **Diltiazem** [Dilzem (H.M.)] und die Gruppe der Dihydropyridine mit dem Prototyp **Nifedipin** [Adalat (H.M.)] die größte therapeutische Bedeutung. Alle diese Substanzen hemmen an erregbaren Strukturen den Calciumeinstrom über die Zellmembran durch Blockade des vom Membranpotenzial gesteuerten langsamen Ca^{2+}-Kanals. Sie werden deshalb auch als Calciumkanalblocker bezeichnet. Die Ionenflüsse über diesen Kanal bestimmen das Aktionspotenzial im Sinusknoten, am Vorhof und im AV-Knoten, ferner hängt die Kontraktilität des Herzens sowie der Tonus glattmuskulärer Organe (Blutgefäße, Hohlorgane) von diesem Calciumeinstrom ab. Eine Blockade dieser Calciumkanäle hat somit am Herzen eine negativ chronotrope Wirkung durch Abnahme der Sinusknotenfrequenz, eine Verzögerung der sinoatrialen Erregungsausbreitung und der AV-Überleitung (**antiarrhythmische Wirkung**) sowie einen negativ inotropen Effekt zur Folge. An Arteriolen und Koronargefäßen kommt es zu Vasodilatation und dadurch zu Blutdrucksenkung und verbesserter Koronardurchblutung (**antihypertensive Wirkung**). Durch die Tonusabnahme an glattmuskulären Organen können Spasmen z.B. am Gastrointestinal-, Urogenital- oder Bronchialtrakt beseitigt werden (**spasmolytische Wirkung**). Die verschiedenen Calciumantagonisten unterscheiden sich jedoch erheblich in ihrer Organotropie, woraus unterschiedliche Indikationsgebiete resultieren. Verapamil wirkt bevorzugt am Herzen und hat nur eine sehr kurze vasodilatatorische Wirkung, während Dihydropyridine wie Nifedipin keine therapeutisch ausnutzbaren kardialen Wirkungen besitzen, dafür aber zu ausgeprägter und lang anhaltender Vasodilatation führen. Diltiazem nimmt eine Mittelstellung ein. Als Antiarrhythmika können deshalb nur **Verapamil** oder **Diltiazem** eingesetzt werden. ▶ **Anwendungsgebiete**: sind vergleichbar zu den β-Adrenolytika, Sinustachykardie und Vorhofflattern bzw. -flimmern. **Verapa-**

mil kann oral und intravenös angewendet werden, die enterale Bioverfügbarkeit liegt allerdings nur bei 10–20%. Beim Hund wurde eine **Halbwertszeit** von 0,8–2,5 Stunden ermittelt. ▶ **Dosierung**: Eine antiarrhythmische Wirksamkeit konnte beim Hund nach Dosen von 0,05–0,1 mg/kg langsam intravenös alle 8 Stunden bzw. 0,5 mg/kg oral im Abstand von 6 Stunden, bei Katzen nach 1–3 mg/kg dreimal täglich oral beobachtet werden. Diese Dosen können bei normaler myokardialer Funktion überschritten werden. Für **Diltiazem** werden bei Hund und Katze Dosen von 1–2,5 mg/kg dreimal täglich oral empfohlen. ▶ **Nebenwirkungen**: traten bei Vorliegen einer Herzinsuffizienz bereits bei einer i.v. Gabe von 0,15 mg/kg stark in den Vordergrund in Form von Bradykardie, AV-Blockierungen, Blutdruckabfall, Müdigkeit. Eine bestehende Herzinsuffizienz wird verstärkt. ▶ **Überdosierung**: es kommt zu Blutdruckabfall (Schockgefahr) sowie zu vollständigem AV-Block und Asystolie. Bei Langzeitanwendung können sich Obstipation und Ödeme entwickeln. ▶ **Gegenanzeigen**: sind vor allem dekompensierte Herzinsuffizienz, AV-Blockierungen, kardiogener Schock. ▶ **Wechselwirkungen**: Die kardiodepressive Wirkung wird durch β-Adrenolytika, andere Antiarrhythmika und Inhalationsnarkotika, der Blutdruckabfall durch Diuretika und Antihypertensiva verstärkt. Der Plasmaspiegel von Digoxin wird erhöht. Inkompatibilität besteht mit alkalischen Lösungen.

Herzglykoside

Herzwirksame Glykoside können insbesondere aufgrund ihrer negativ dromotropen Wirkung und der dadurch verlängerten AV-Überleitungszeit zur Behandlung supraventrikulärer Tachyarrhythmien eingesetzt werden. Sie sind Mittel der Wahl bei Vorhofflattern oder Vorhofflimmern. ▶ **Gegenanzeigen**: Eine absolute Kontraindikation besteht bei Arrhythmien ventrikulären Ursprungs. Bei Anwendung anderer Antiarrhythmika ist häufig eine vorherige Digitalisierung erforderlich. Weitere Einzelheiten ▶ S. 141.

F   Kreislaufwirksame Pharmaka

W. Löscher und F. R. Ungemach

Arzneimittel mit einer direkten oder indirekten Wirkung auf den Gefäßtonus und damit Blutdruck und Organdurchblutung spielen in der Humanmedizin (z. B. bei der Behandlung des Bluthochdrucks) eine größere Rolle als in der Veterinärmedizin. Viele kreislaufwirksame Pharmaka sind bereits an anderen Stellen dieses Buches besprochen worden. Im Folgenden soll daher mit Ausnahme von ACE-Hemmern und Calciumkanalblockern nur ein Überblick über die relevanten Arzneimittelgruppen und, falls möglich, entsprechende Querverweise auf andere Kapitel gegeben werden.

1 Blutdruckerhöhende Pharmaka

Pressorisch wirksame Pharmaka spielen v. a. bei der Behandlung von akuten oder chronischen hypotonen Kreislaufregulationsstörungen (orthostatische Dysregulationen) eine Rolle, die durch Erkrankungen des Kreislaufsystems, aber auch durch Verabreichung von Arzneimitteln (z. B. α-Rezeptorenblockern) oder im Verlauf von Vergiftungen (▶ Kap. U) und Blutverlusten ausgelöst werden können. Da bei Tieren aufgrund ihrer Körperstellung orthostatische Dysregulationen im Unterschied zum Menschen ohne Bedeutung sind, ist die medikamentöse Behandlung einer Hypotonie nur bei schwerer Kreislaufdysregulation und Gefahr eines Schocks erforderlich. Bei akutem Herz-Kreislauf-Versagen und beim Kreislaufschock werden **Sympathomimetika** intravenös angewendet. Die größte Bedeutung besitzen hierfür Catecholamine, in erster Linie **Dopamin** (▶ S. 46 und ▶ Kap. 4). Es ist bei einer ▶ Dosierung von 3–5 µg/kg/min Mittel der Wahl bei hypovolämischem, spinalem und neurogenem Schock. Dopamin kann aber auch bei anderen Schockformen, insbesondere in Verbindung mit eingeschränkter Nierenfunktion, verwendet werden. Bei kardiogenem Schock durch myokardiale Insuffizienz wird **Dobutamin** eventuell in Kombination mit Dopamin (5–10 µg/kg/min) eingesetzt. **Adrenalin** ist nur beim anaphylaktischen Schock sowie zur Reanimation bei Herzstillstand und **Noradrenalin** bei Schockformen mit hämodynamisch kritischer Vasodilatation, die bei septischem oder neurogenem Schock auftreten kann, angezeigt. Catecholamine können aufgrund ihrer Unwirksamkeit nach oraler Applikation und ihrer kurzen Wirkungsdauer nur als Dauertropfinfusion verabreicht werden. Bei der Behandlung des akuten Kreislaufversagens und des Schocks steht zusätzlich zur Catecholamingabe, außer beim kardiogenen Schock, immer eine adäquate Volumensubstitution mit Vollelektrolytlösungen und Plasmaersatzmitteln im Vordergrund (▶ Kap. G und **Kap. U**). Der therapeutische Wert oral verabreichter direkt und indirekt wirkender Sympathomimetika wie Norfenefrin, Etilefrin oder Ephedrin (▶ S. 43) zur Blutdrucksteigerung ist wegen ihrer variablen und begrenzten Bioverfügbarkeit, kurzen Wirkungsdauer und schnell auftretenden Toleranz fraglich. Ähnliches gilt für das Methylxanthin Coffein (▶ S. 120). Andere zentrale Analeptika wie Bemegrid, Pentetrazol oder Doxapram (▶ S. 120) sind zur Behandlung einer Hypotonie obsolet. Das relativ selektiv im venösen Gefäßgebiet vasokonstringierend wirkende Secalealkaloid **Dihydroergotamin** (▶ S. 203) ist bei orthostastischen Beschwerden angezeigt und deshalb bei Tieren für die Hypotoniebehandlung ohne Bedeutung. Bei hypotensiven Krisen kann alternativ zu Sympathomimetika auch das stark pressorisch wirksame **Angiotensin** (▶ S. 57) eingesetzt werden, wobei aufgrund der kurzen Wirkung im Allgemeinen die Verabreichung über einen Dauertropf gewählt wird. Die stark vasokonstriktorische und damit blutdrucksteigernde Wirkung von **Vasopressin** (ADH; ▶ S. 200) kann für die Reanimation von Patienten mit Herzkreislaufstillstand genutzt werden, wobei sich bei Patienten mit Asystolie Vorteile gegenüber Adrenalin ergeben, da Adrenalin für seine Wirkung Sauerstoff benötigt, während Vasopressin gleichzeitig den Blutfluss in den Koronarien verbessert und damit die Verfügbarkeit von Sauerstoff erhöht. Vasopressin [Pitressin (H.M.)] ist allerdings zurzeit in Deutschland nicht mehr im Handel.

2 Blutdrucksenkende Pharmaka

Arzneimittel, die durch zentralen oder peripheren Angriff den Vasotonus senken, gehören humanmedizinisch zu den am häufigsten in der Pharmakotherapie eingesetzten Präparaten, da mit ihnen verbreitete Erkrankungen wie Bluthochdruck, Herzinsuffizienz, Koronarinsuffizienz und Durchblutungsstörungen behandelt werden können. Veterinärmedizinisch spielt bei Hunden und Katzen neben der Herzinsuffizienz (▶ Kap. E) auch die Behandlung des Bluthochdrucks zunehmend eine Rolle. Eine Blutdrucksenkung kann durch die folgenden Arzneimittelgruppen erreicht werden: (1) Stoffe, die postsynaptische Rezeptoren des Sympathikus blockieren (α- oder β-Adrenolytika; ▶ Kap. A); (2) Stoffe, die nikotinartige Rezeptoren an vegetativen Ganglien blockieren (**Ganglioplegika**, obsolet); (3) Stoffe, die über periphere oder zentrale Angriffspunkte den Sympathikotonus senken (**Antisympathotonika** wie Clonidin, Reserpin, Guanethidin, α-Methyldopa; ▶ Kap. A; auch Xylazin gehört pharmakologisch in diese Gruppe, wird aber ausschließlich wegen seiner analgetischen und sedativen Wirkung eingesetzt, ▶ S. 105); (4) Hemmstoffe des Angiotensin converting Enzyme („ACE-Hemmer", z.B. Captopril und Enalapril; ▶ S. 164); (5) **Calciumkanalblocker** (z.B. Nifedipin, Verapamil, Diltiazem; s. auch ▶ S. 167); (6) **Vasodilatatoren**, die direkt an der Gefäßmuskulatur angreifen (z.B. Hydralazin, Dihydralazin, Diazoxid, Minoxidil, Nitroprussid-Natrium und einige Diuretika; ▶ Kap. H).

Einige vasodilatatorisch wirkende Verbindungen werden in der Humanmedizin v.a. zur Behandlung der Koronarinsuffizienz, d.h. einer verminderten Sauerstoffversorgung des Herzens durch degenerative Veränderungen der Koronargefäße, eingesetzt. Ziel ist hierbei v.a., durch Senkung von Vor- und/oder Nachlast des Herzens den Sauerstoffbedarf des Herzmuskels und damit die Gefahr von Angina-pectoris-Anfällen bzw. Herzinfarkt zu reduzieren. Die Reduktion von Vor- und Nachlast des Herzens wird auch bei der Therapie der Herzinsuffizienz in Human- und Veterinärmedizin stark zunehmend anstelle von Herzglykosiden eingesetzt (▶ S. 141 und ▶ S. 164). Unter den **Koronartherapeutika** stehen drei Gruppen im Vordergrund: (1) organische Nitrite und Nitrate (z.B. Glyceroltrinitrat und Isosorbiddinitrat); (2) Calciumkanalblocker (▶ S. 167) und (3) α-Adrenozeptorenblocker (▶ Kap. A). Ferner können Vor- bzw. Nachlast des Herzens auch durch ACE-Hemmer (▶ S. 164), Vasodilatatoren wie Dihydralazin (s.u.) und den α-Blocker Prazosin (▶ Kap. A) gesenkt werden. Veterinärmedizinische Indikation zur Blutdrucksenkung mit **Prazosin** ist die präoperative Behandlung des Phäochromozytoms (▶ **Dosierung** beim Hund 0,1 mg/kg zwei- bis dreimal täglich oral in Kombination mit einem α-Adrenolytikum, z.B. Propranolol, zur Senkung der Tachykardie).

Bei akuter Herzinsuffizienz und bei hypertensiver Krise: **Dihydralazin** [Nepresol (H.M.)], ▶ **Dosierung**: 0,1–0,5 mg/kg i.v. bei Hund und Katze, Weiterführung mit 0,5–2 mg/kg zweimal täglich oral oder mit **Hydralazin** (nur noch als Kombination mit ß-Adrenozeptorenblocker und Diuretikum im Handel, z.B. [Pertenso (H.M.)]; 0,5–3 mg/kg zweimal täglich beim Hund, ca. 1 mg/kg zweimal täglich bei der Katze. **Nitroprussid-Natrium** [Nipruss (H.M.)]: bei hypertensiver Krise notfallmedizinisch und zur kontrollierten Blutdrucksenkung bei chirurgischen Eingriffen. ▶ **Dosierung:** i.v. Infusion mit 1 µg/kg/min beginnen. Die Plasmahalbwertszeit beträgt wenige Minuten, sodass eine Verabreichung als Dauertropfinfusion erforderlich ist. Frisch angesetzte Lösungen sind auch unter Lichtausschluss nicht mehr als 4 Stunden haltbar. Für diese Indikation können auch organische Nitrate, z.B. **Gylceroinitrat** (Nitroglycerin, [Nitrolingual infus. (H.M.)]) eingesetzt werden; ▶ **Dosierung:** 1–3 µg/kg/min als Dauertropfinfusion beim Hund, sofortiger Wirkungseintritt, Dauer 30–45 min. Nitroprussid-Natrium und organische Nitrate und Nitrite, die auch als „Nitrovasodilatatoren" bezeichnet werden, führen zu einer Erhöhung der Konzentration von Stickstoffmonoxid (NO) in der Gefäßmuskulatur, was über eine vermehrte Bildung von cGMP und den dadurch ausgelösten Ca^{2+}-Ausstrom die Relaxation der glatten Muskulatur bewirkt. NO, das identisch mit EDRF ist („endothelium-derived relaxing factor"), scheint auch für die physiologische Regulation des Gefäßtonus eine wichtige Rolle zu spielen.

Für weitergehende Einzelheiten zum Einsatz von vasodilatatorisch wirksamen Arzneimitteln in der Therapie von Herz- und Kreislauferkrankungen wird auf die entsprechenden Kapitel in Forth/Henschler (Aktories K, Förstermann KU, Hofmann FB, Starke K. 2005: Allgemeine und Spezielle Pharmakologie und Toxikologie. Begründet von Forth W, Henschler D, Rummel W. 9. Auflage; 2005. München: Urban & Fischer) und in Egner et al. Blutdruck auf den Punkt gebracht. Ein Leitfaden für die Kleintierpraxis, Abschnitt 4: F. Ungemach: Therapie, 4. Auflage, Babenhausen: VBS Vet Verlag; 2007) verwiesen.

Im Folgenden wird ausführlicher der veterinärmedizinische Einsatz von ACE-Hemmern, die die Vor- und Nachlast des Herzens senken, sowie von Calciumkanalblockern als Vasodilatatoren besprochen. Pimobendan, das ebenfalls die Vor- und Nachlast senkt, ist wegen seiner positiv inotropen Wirkung am Herzen in ▶ S. 152 beschrieben.

2.1 Hemmstoffe des Angiotensin-Konversionsenzyms (ACE-Hemmer)

Das Angiotensin-Konversionsenzym (Angiotensin-I-converting Enzyme; ACE) bewirkt durch Dipeptidabspaltung (1) eine Überführung von Angiotensin I in das aktive Oktapeptid Angiotensin II, einen der stärksten körpereigenen vasokonstriktorischen Mediatoren, und (2) eine Inaktivierung von Bradykinin, einen stark wirksamen endogenen Vasodilatator. Durch Hemmung dieses Enzyms z. B. mit **Captopril** oder **Enalapril** kommt es zu einer Durchbrechung der bei herzinsuffizienten Patienten bestehenden Stimulation des Renin-Angiotensin-Aldosteronsystems (RAAS), die eine der wichtigsten Ursachen für die Progredienz einer Herzinsuffizienz ist. Die Folge ist eine verringerte Bildung von Angiotensin II, eine Zunahme von Bradykinin, eine reduzierte Aldosteronsekretion und ein Anstieg des Serumkaliums. Dadurch kommt es zu einer arteriellen und venösen Vasodilatation und einer Verringerung des Plasmavolumens, die zu einer Blutdrucksenkung ohne wesentlichen Anstieg der Herzfrequenz führen. Die resultierende Senkung sowohl der Vorlast als auch der Nachlast bewirkt eine Entlastung des Herzens mit der Folge einer erhöhten Auswurffraktion und eines verringerten enddiastolischen Volumens bei gleichzeitig geringerer Arrhythmiegefahr sowie einer Abnahme der pulmonalen Kongestion. Während ACE-Hemmer anfangs in der Humanmedizin vorwiegend zur Blutdrucksenkung eingesetzt wurden, gewinnen sie zunehmend an Bedeutung zur Behandlung der Herzinsuffizienz, wobei sie aufgrund der günstigen Beeinflussung der Hämodynamik den Herzglykosiden überlegen sind. Sie weisen auch wesentliche Vorteile gegenüber anderen Vasodilatatoren auf, da sie nicht nur eine gleichzeitige arterielle und venöse Vasodilatation bewirken, sondern auch den Sympathikotonus senken und zu vermehrter Natrium- und Wasserausscheidung führen. ACE-Hemmer wirken durch Unterdrückung der Angiotensin-II-induzierten Bildung von Wachstumsfaktoren einer Myokardhypertrophie entgegen. Bei chronisch niereninsuffizienten Hunden und Katzen mit renaler Hypertonie führen sie zu einer Verringerung des intraglomerulären Drucks und Hemmung von Wachstumsfaktoren für glomeruläre Hypertrophie und Sklerose. ▶ **Anwendungsgebiete**: kongestive Herzinsuffizienz bei Hund und Katze, insbesondere bei idiopathischer dilatativer Kardiomyopathie und Mitralklappeninsuffizienz und hypertrophe (nicht obstruktive) Kardiomyopathie der Katze. Hierbei können ACE-Hemmer als Monotherapie bis zum Schweregrad III einer Herzinsuffizienz nicht nur Dekompensationssymptome wie Atemnot und Husten in Ruhe und Bewegung abmildern oder beseitigen, sondern auch die Progression verringern, wobei die Angaben über eine Verlängerung der Überlebenszeit bei Hunden differieren. Erst bei akut dekompensierter Herzinsuffizienz ist eine kombinierte Gabe von Diuretika und/oder Inotropika wie Herzglykoside erforderlich. Für die Behandlung kongestiver Herzinsuffizienz sind verschiedene ACE-Hemmer zur Anwendung beim Hund zugelassen. Bei der Katze sind therapeutische Erfahrungen bei diesem Indikationsgebiet sowie bei hypertropher (nicht obstruktiver) Kardiomyopathie vorhanden. ACE-Hemmer können bei Hund und Katze auch zur Blutdrucksenkung bei allen Hypertonieformen eingesetzt werden. ACE-Hemmer werden auch zur Behandlung der chronischen Niereninsuffizienz bei Hunden und Katzen empfohlen.

Captopril ist der Prototyp der ACE-Hemmer, der wie **Lisinopril** in unveränderter Form nach oraler Gabe wirksam ist. Demgegenüber sind die Wirkstoffe der zweiten Generation nur als Acetatester ausreichend oral bioverfügbar. Der erste Wirkstoff dieser Gruppe war Enalapril. Aus der Vielzahl der humanmedizinisch eingesetzten Wirkstoffe liegen außerdem klinische Erfahrungen bei Tieren mit **Benazepril**, **Ramipril**, **Imidapril** und **Quinapril** vor. Diese Ester sind unwirksame Prodrugs, aus denen erst in der Leber durch Esterasen der wirksame Bestandteil freigesetzt wird. Dadurch kommt es zeitverzögert zum Wirkungseintritt mit einem Wirkungsmaximum nach 4–6 Stunden (unter Captopril nach 1–2 Stunden). Alle diese Verbindungen sind kompetitive Hemmstoffe des ACE, wobei die Stoffe der zweiten Generation eine höhere Affinität besitzen und langsamer vom Enzym wieder abdissoziieren. Sie sind deshalb im Vergleich zu Captopril bei niedrigerer Dosis und länger wirksam, sodass sie nur ein- bis zweimal, Captopril hingegen zwei- bis dreimal täglich verabreicht werden müssen. ▸ **Nebenwirkungen**: ACE-Hemmer sind bei therapeutischen Dosen gut verträglich. Gesunde Hunde vertragen je nach Wirkstoff über längere Frist bis zum 30-Fachen ohne toxische Reaktionen. Zu Beginn der Therapie und bei hoher Dosierung kommt es zu Blutdruckabfall, der zu Mattigkeit und Sedation sowie zu einer Einschränkung der Nierenfunktion mit reversiblen Anstiegen von Harnstoff und Kreatinin im Blut führt. Die Therapie soll deshalb einschleichend mit niedrigen Dosen begonnen und während der Behandlung die renale Funktion auf Anzeichen einer Azotämie kontrolliert werden. Besondere Gefährdung besteht bei Tieren mit schwerer Herzinsuffizienz und vorgeschädigter Niere sowie bei gleichzeitiger Gabe von anderen Vasodilatatoren und Diuretika und bei natriumarmer Diät. Hier kann bereits eine zwei- bis dreifache ▸ **Überdosierung** zu starkem Blutdruckabfall und Nierenversagen sowie zu einer Ataxie führen. In einem solchen Fall ist eine vorsichtige Volumenauffüllung mit isotoner Natriumchloridlösung und eventuell Dopamin angezeigt. Vereinzelt tritt durch Bradykinin induzierter rauer, trockener Reizhusten auf. Allergische Reaktionen wurden bei Tieren bisher nicht beobachtet. Diarrhö wurde in seltenen Fällen beobachtet. ▸ **Gegenanzeigen**: Herzerkrankungen durch stenotische Ursachen (Mitralklappen-, Aortenstenose) und obstruktive hypertrophe Kardiomyopathie; Hypotonie; strenge Indikationsstellung und Dosisanpassung bei eingeschränkter Nierenfunktion. Eine Behandlung trächtiger und säugender Tiere ist nicht zu empfehlen, da unter ACE-Hemmern bei Labortieren embryo- und fetotoxische Effekte auftraten und entsprechende Untersuchungen bei trächtigen Haustieren fehlen. ▸ **Wechselwirkungen**: Verstärkung der Hyperkaliämie durch kaliumsparende Diuretika (Amilord, Triamteren, Spironolacton); verstärkter Blutdruckabfall bei gleichzeitiger Gabe von anderen Vasodilatatoren und Diuretika (Dosisanpassung erforderlich); gleichzeitige Gabe von nicht-steroidalen Antiphlogistika kann durch weitere Einschränkung der Nierendurchblutung zu akutem Nierenversagen führen.

Ein neueres pharmakotherapeutisches Prinzip in der Humanmedizin ist der Einsatz von **Angiotensin-II-Rezeptor-Antagonisten** (AT_1-Rezeptor-Antagonisten) anstelle von ACE-Hemmern. Wirkstoffe wie das Prodrug **Losartan** [**Lorzaar** (H.M.)] oder **Valsartan** [**Diovan** (H.M.)] sind selektive nicht kompetitive Hemmstoffe am Angiotensin-II-Typ1(AT_1)-Rezeptor. Sie heben die Wirkung von Angiotensin II, auch die des über Chymase gebildeten Angiotensin II auf, welches gegen ACE-Hemmer resistent ist, und können wie ACE-Hemmer ein stimuliertes RAAS durchbrechen. Sie werden deshalb ebenfalls zur arteriellen und venösen Blutdrucksenkung sowie zur Senkung der Vorlast und Nachlast am insuffizienten Herzen eingesetzt. Im Unterschied zu ACE-Hemmern bleibt Bradykinin unverändert, sodass die initiale Hypotonie schwächer ausfällt und Bradykinin-induzierte Nebenwirkungen von ACE-Hemmern wie trockener Husten praktisch nicht auftreten. Bei Tieren liegen bisher noch keine ausreichenden therapeutischen Erfahrungen vor. Ein weiterer pharmakologischer Ansatzpunkt zur Durchbrechung eines erhöhten RAAS-Systems ist der Einsatz von **Renininhibitoren**, die am Startpunkt der RAAS-Kaskade eingreifen und die Freisetzung von Angiotensin I aus Angiotensinogen unterdrücken. Als Renininhibitor ist der Wirkstoff **Aliskiren** [**Rasilez** (H.M.)] in der Humanmedizin zur oralen Therapie einer essenziellen Hypertonie zugelassen. Bei Tieren sind bisher keine klinischen Erfahrungen bekannt.

Als ACE-Hemmer sind mehrere Wirkstoffe zur Anwendung bei Hunden zugelassen. Somit besteht im Allgemeinen keine therapeutische Notwendigkeit für die Anwendung von ACE-Hemmern, die nur für den Menschen zugelassen sind, wie Captopril oder Quinapril. Der einzige Vorteil dieser Wirkstoffe ist der schnellere Wirkungseintritt. Bei dem Prodrug **Quinapril** [**Accupro** (H.M.)] tritt die Wirkung nach Umwandlung in Quinaprilat innerhalb von 30 min ein und erreicht ihr Maximum nach 2 Stunden. Für den Hund werden Dosen von 0,5–0,75 mg/kg einmal täglich oral empfohlen. ACE-Hemmer sind nicht in der VO (EU) 37/2010 aufgeführt, sodass ihre Anwendung bei lebensmittelliefernden Tieren nicht erlaubt ist.

Captopril
Captopril ist nur als Humanarzneimittel in Tablettenform erhältlich [z. B. **Lopirin** (H.M.)]. ▶ **Anwendungsgebiete**: s. o. ▶ **Dosierung**: Hund 1–2 mg/kg, Katze 0,5–1 mg/kg alle 8–12 Stunden. Therapiebeginn mit niedrigerer Dosis. Verabreichung an nüchterne Tiere, bei denen bis zu 75 % der Dosis resorbiert werden. Bei gefütterten Tieren ist die Bioverfügbarkeit auf 30–40 % reduziert. Captopril ist in unveränderter Form wirksam. Die Wirkung tritt schnell mit einem Maximum nach ca. 2 Stunden ein. Die **Halbwertszeit** beträgt beim Hund 2,8 Stunden und ist bei Nierenfunktionsstörungen verlängert. Captopril wird zu 95 % renal und 50 % davon in unveränderter Form ausgeschieden. ▶ **Nebenwirkungen**: s. o., Captopril beeinträchtigt den Geschmackssinn und kann vereinzelt Erbrechen, Durchfall und Anorexie auslösen. ▶ **Gegenanzeigen** und ▶ **Wechselwirkungen**: s. o.

Enalapril
Enalapril ist in Form von Tabletten zu 1–20 mg zur Anwendung beim Hund zugelassen [**Enacard, Enadog, Enalatab, Prilenal** (V.M.)]. ▶ **Anwendungsgebiete**: s. o. Enalapril besitzt eine ca. 15-fach höhere Bindungsstärke an das ACE als Captopril. ▶ **Dosierung**: Hund und Katze 0,25–0,5 mg/kg ein- bis zweimal täglich. Enalapril ist ein unwirksamer Ester, der zu 65 % aus dem Magen-Darm-Trakt resorbiert wird, wobei die Resorption nicht durch Futter beeinflusst wird. Hauptsächlich in der Leber erfolgt eine schnelle Hydrolyse zu dem wirksamen Metaboliten Enalaprilat. Die **Halbwertszeit** von Enalapril beträgt 1,8, von Enalaprilat hingegen 10,5 Stunden. Die Wirkung tritt verzögert mit einem Maximum nach 4–6 Stunden ein und hält 12–24 Stunden an. Die Ausscheidung erfolgt zu ca. 70 % renal und zu ca. 20 % über die Galle. ▶ **Nebenwirkungen**: s. o. Gesunde Hunde vertrugen bis zu 15 mg/kg ohne toxische Erscheinungen. ▶ **Gegenanzeigen** und ▶ **Wechselwirkungen**: s. o.

Benazepril
Benazepril ist zur Anwendung beim Hund in Form von Tabletten von 2,5–20 mg zugelassen [**Benakor, Fortekor** (V.M.)]. ▶ **Anwendungsgebiete**: s. o. ▶ **Dosierung**: beim Hund 0,25–0,5 mg/kg ein- bis zweimal täglich, bei der Katze einmal täglich. Es handelt sich um ein unwirksames Prodrug, das nach oraler Verabreichung zu ca. 40 % bioverfügbar ist, wobei die Resorption nicht durch Futter beeinflusst wird. Die Umwandlung in das wirksame Benazeprilat findet vorwiegend in der Leber statt. Maximale Blutspiegel werden nach ca. 2 Stunden erreicht. Die Wirkung hält ca. 24 Stunden an und ein Steady State stellt sich nach 4 Tagen ein. Die **Halbwertszeit** beträgt beim Hund 3,5 Stunden. Die Ausscheidung erfolgt zu jeweils ca. 50 % renal und biliär. ▶ **Nebenwirkungen**: s. o. Gesunde Hunde vertrugen 15–30 mg/kg ohne toxische Erscheinungen. ▶ **Gegenanzeigen** und ▶ **Wechselwirkungen**: s. o.

Imidapril
Imidapril [**Prilium** (V.M.)] ist als Lösung zur oralen Anwendung bei Hunden zugelassen. ▶ **Anwendungsgebiete**: s. o. ▶ **Dosierung**: 0,25 mg/kg einmal täglich für Hunde ab einem Körpergewicht von 4 kg. Imidapril wird rasch resorbiert, wobei die Bioverfügbarkeit bei gleichzeitiger Futteraufnahme herabgesetzt ist. Der Wirkstoff wird mit einer **Halbwertszeit** von 2 Stunden zum wirksamen Metaboliten Imidaprilat (überwiegend in der Leber, aber auch in der Niere) hydrolysiert, der nach fünf Stunden sein Blutspiegelmaximum erreicht. Die Halbwertszeit des Metaboliten beträgt 10 Stunden. Ein Steady State stellt sich nach zweimaliger Gabe ein. 40 % der Dosis werden renal und der Rest biliär ausgeschieden. ▶ **Nebenwirkungen**: s. o. Gesunde Hunde vertrugen wiederholte Gaben von 5 mg/kg pro Tag ohne Anzeichen von unerwünschten Wirkungen. ▶ **Gegenanzeigen** und ▶ **Wechselwirkungen**: s. o.

Ramipril

Ramipril [**Vasotop** (V.M.)] ist in Tablettenstärken von 0,625–2,5 mg für die Katze und bis 10 mg für den Hund zugelassen. ▶ **Anwendungsgebiete:** Hund: s.o.; Katze: Senkung eines erhöhten systolischen Blutdrucks (zwischen 160 und 230 mm Hg) ▶ **Dosierung**: für Hund und Katze: 0,125–0,25 mg/kg einmal täglich. Nach Umwandlung in das wirksame Ramiprilat tritt die Wirkung in ca. 1–2 Stunden ein. Die Eliminationshalbwertszeit beträgt beim Hund dosisabhängig 9–16 Stunden. Die Ausscheidung erfolgt zu ca. 15% renal und zu über 80% biliär. ▶ **Nebenwirkungen**: s.o. Ramipril hat eine große therapeutische Breite (> 10) bei gesunden Hunden. ▶ **Gegenanzeigen** s.o.; dekompensierte Niereninsuffizienz bei der Katze ▶ **Wechselwirkungen**: s.o.

2.2 Calciumkanalblocker

Von den Calciumkanalblockern wirken Substanzen aus der Gruppe der Dihydropyridine vornehmlich selektiv an Gefäßen, indem sie eine Erschlaffung der glatten Gefäßmuskulatur von Arterien, Arteriolen und Koronarien bewirken. Im therapeutischen Dosisbereich haben sie kaum kardiodepressive Wirkung, sodass es unter ihrem Einfluss zu arterieller Vasodilatation mit reflektorischer Tachykardie kommt. Im Unterschied hierzu überwiegt bei Wirkstoffen aus den Gruppen der Benzothiazepine (Diltiazem) und noch ausgeprägter bei den Phenylalkylaminen (Verapamil) die negativ dromotrope und negativ inotrope Wirkung am Herzen, während der blutdrucksenkende Effekt deutlich schwächer und kürzer und bei Verapamil nicht therapeutisch ausnutzbar ist. ▶ **Anwendungsgebiete**: Verapamil und Diltiazem werden deshalb hauptsächlich als Antiarrhythmika bei supraventrikulärer Tachyarrhythmie sowie bei hypertropher Kardiomyopathie eingesetzt. Für Dihydropyridine hingegen ist das Anwendungsgebiet Hypertonie und hypertensive Krise. Klinische Erfahrungen bei Hund und Katze bestehen mit den Wirkstoffen **Nifedipin** [**Adalat** (H.M.)] und dem länger wirksamen **Amlodipin** [**Norvasc** (H.M.)]. ▶ **Dosierung:** Nifedipin beim Hund 0,01–0,02 mg/kg langsam i.v. (bis 0,08 mg/kg in 4–8 Stunden), 0,1–0,5 mg/kg drei- bis viermal täglich oral; für **Amlodipin** beim Hund 0,05–0,1 mg/kg und bei der Katze 0,1–0,2 mg/kg jeweils einmal täglich oral (**Wirkungseintritt** nach ca. 20 min). ▶ **Nebenwirkungen**: Tachykardie, Mattigkeit, Tokolyse. ▶ **Überdosierung**: Hypotonie, Schockgefahr und kardiale Depression bis Herzversagen (Therapie: Schockbehandlung, Calciumglukonat i.v., Herzglykoside oder β-Sympathomimetika). ▶ **Gegenanzeigen**: Hypotonie, Schock, schwere Herzinsuffizienz, Spätphase der Trächtigkeit. ▶ **Wechselwirkungen**: verstärkter Blutdruckabfall mit anderen Vasodilatatoren und Diuretika, Erhöhung des Plasmaspiegels von Digoxin.

G Wasser- und Elektrolythaushalt – Infusionstherapie

F. R. Ungemach

In diesem Kapitel werden die Lösungen besprochen, die Anwendung finden zur Substitution von Wasser, Elektrolyten und Energieträgern bei entsprechenden Verlusten sowie zur Deckung des Erhaltungsbedarfs. Hierzu zählt als spezielle Form der Substitutionstherapie die orale Rehydratation sowie als Sonderfall der Infusionstherapie die Volumensubstitution im Schockgeschehen und der Blutersatz (s. auch ▶ S. 433).

1 Infusionslösungen zur Behandlung von Störungen im Wasser- und Elektrolythaushalt

Eine Infusionstherapie zur Behebung von Störungen im Wasser- und Elektrolythaushalt erstreckt sich je nach Umfang der Imbalanzen auf die verschiedenen oder alle Flüssigkeitskompartimente des Organismus. Das gesamte Körperwasser des tierischen Organismus beträgt bei adulten Tieren ca. 60 % des Körpergewichts, wovon zwei Drittel auf den Intrazellulärraum (IZR) und das restliche Drittel auf den Extrazellulärraum (EZR) (Intravasalraum und Interstitialraum) entfallen. Während diese Größen speziesabhängig nur geringen Schwankungen unterliegen, ändert sich der Körperwassergehalt altersabhängig. Bei Neugeborenen liegt der Wasseranteil über 70 % des Körpergewichts und nimmt mit zunehmendem Alter kontinuierlich ab. Ferner besitzen kachektische Tiere einen höheren (über 65 %) und adipöse Tiere einen niedrigeren (bis unter 50 %) Wasseranteil. Die Elektrolytzusammensetzung ist bei allen Spezies nahezu gleich, erhebliche Unterschiede bestehen jedoch zwischen EZR und IZR. Bei gleicher Osmolalität von 280–300 mosmol/kg und damit Isotonie zwischen beiden Kompartimenten stellt Natrium das Hauptkation und dadurch das osmotische Rückgrat des EZR dar, während diese Funktion im IZR von Kalium getragen wird. Ionen sind somit nicht frei zwischen diesen Kompartimenten austauschbar, eine ungehinderte Diffusion in beiden Richtungen besteht nur für Wasser. Jede Veränderung der Osmolalität im EZR ist deshalb von entsprechenden Wasserverschiebungen (in den IZR oder aus dem IZR) begleitet. Dadurch wird die Aufrechterhaltung der Isotonie zwischen beiden Kompartimenten, als einer wichtigen Regelgröße im Flüssigkeitshaushalt, ermöglicht. Die Folge solcher Verschiebungen sind entsprechende Änderungen des Volumens und der Osmolalität im EZR und IZR je nach Art der Dehydratation (▶ Tab. 18). Da Volumen und Zusammensetzung der Extrazellulärflüssigkeit renal kontrolliert werden, versucht die Niere, bei Verschiebungen des Natrium/Wasser-Verhältnisses über Regulationsmechanismen wie Durst, ADH-Ausschüttung und das Renin-Angiotensin-Aldosteron-System neben der Blutisotonie auch eine Isoionie und insbesondere die Isovolämie aufrechtzuerhalten. Versagen diese Regulationsmechanismen, z. B. bei anhaltenden Verlusten, so erlangt die Volumenerhaltung erste Priorität, allerdings zu Lasten des Elektrolyt- und Säure-Basen-Haushalts.

Daraus ergibt sich als wichtigstes therapeutisches Ziel zur Unterstützung der renalen Kompensationsfähigkeit eine adäquate Volumenauffüllung mit einer Infusionslösung, die den jeweilig bestehenden Verschiebungen des Natrium-Spiegels Rechnung trägt und die Wiederherstellung der Isotonie ermöglicht.

Zur Infusionstherapie stehen eine Vielzahl unterschiedlich formulierter gebrauchsfertiger Lösungen zur Verfügung, die sich grundsätzlich einteilen lassen in
- Elektrolytlösungen (kristalloide Lösungen)
  - nur mit Natrium als Kation
  - mit Kationenkombinationen ähnlich dem Serumionogramm (isoionische Lösungen)
  - mit unterschiedlichen Natriumkonzentrationen (Vollelektrolyte, Halb- und Drittelelektrolyte)

▶ Tab. 18 Störungen im Flüssigkeitshaushalt des Organismus.

Form der Störung	Ursachen (Beispiele)	Serum-Na⁺	EZR (Volumen)	IZR	Therapie
Dehydratation					
hypoton	Nieren-, NNR-Insuffizienz, Diarrhö	↓	↓	↑	0,9- bis 5,8%ige NaCl-Lösung, Vollelektrolytlösung
isoton	sekretorische Diarrhö, Blutverluste	0	↓	0	Vollelektrolytlösung
hyperton	Durst, Diabetes insipidus, Schweiß, osmotische Diurese, Diarrhö	↑	↓	↓	Halb-, Drittel-Elektrolytlösungen, 5%ige Glukoselösung
Hyperhydratation					
hypoton	Wasservergiftung, hypotone Infusionslösung	↓	↑	↑	0,9- bis 5,8%ige NaCl-Lösung
isoton	Herzinsuffizienz, Ödeme	0	↑	0	Diuretika
hyperton	Überinfusion hypertoner Lösungen, Kochsalzvergiftung	↑	↑	↓	Diuretika, (Drittel-Elektrolytlösung)

- elektrolytfreie Lösungen
  - insbesondere 5%ige Glukoselösung
- Kombinationen elektrolythaltiger und -freier Lösungen
- Plasmaersatzstoffe (kolloidale Lösungen).

Die Auswahl der richtigen Infusionslösung richtet sich nach der vorliegenden Art der Dehydratation (▶ Tab. 18), wobei die Lösungen durch individuellen Zusatz von Säure- oder Basenäquivalenten oder einzelner Elektrolyte zur Korrektur entsprechender Imbalanzen „bilanziert" werden können, jedoch die Lösungen in ihrer endgültigen Formulierung möglichst blutisoton sein sollen.

Die **Verabreichung** erfolgt definitionsgemäß intravenös, bei sehr kleinen Tieren auch intraperitoneal oder subkutan (nur isotone Elektrolytlösungen). Hypertone Lösungen (> 450 mosmol/l) sollen zur Vermeidung von Gefäßschäden und Gewebsirritationen bis hin zu Nekrosen bei versehentlicher paravenöser Verabreichung ausschließlich über einen zentralvenösen Zugang infundiert werden. Infusionslösungen sollten wegen der meist sehr großen Mengen körperwarm verabreicht werden, da der Organismus zur Aufwärmung z. B. von 1 l Lösung von 25 °C auf 37 °C Energie entsprechend dem Brennwert von 50 g Glukose verbraucht.

Die **Dosierung** von Infusionslösungen erfolgt immer bedarfsadaptiert. Der Gesamtbedarf ergibt sich aus der Summe von Erhaltungsbedarf und Korrekturbedarf.

Der **Erhaltungsbedarf** entspricht den Flüssigkeitsverlusten über Perspiration, Schweiß, Urin und Fäzes abzüglich des im intermediären Stoffwechsel gebildeten Wassers von ca. 5–7 ml/kg/Tag. Der Erhaltungsbedarf ist nicht zum Körpergewicht, sondern zur Körperoberfläche bzw. zum metabolischen Körpergewicht ($kg^{0,75}$) proportional und nimmt deshalb mit zunehmender Körpermasse ab. Unter Normalbedingungen gelten folgende Richtwerte für adulte Tiere, wobei die Katze einen etwas niedrigeren Erhaltungsbedarf hat:

Körpermasse (kg)	ml/kg/Tag
< 5	120–80
5–20	80–50
20–100	50–30
> 100	30–10
Katze	
1–8	80–50

▶ **Tab. 19** Flüssigkeitsbedarf bei Dehydratation.

Dehydratationsgrad (% des Körpergewichts)		Korrekturbedarf (ml/kg/Tag)
leicht	(4–6 %)	40–60
mittel	(6–8 %)	60–80
schwer	(> 8 %)	> 80 (–120)

Der Erhaltungsbedarf pro kg Körpermasse ist umso höher, je kleiner das Tier ist. Ein erhöhter Bedarf besteht bei Jungtieren (bei neugeborenen Kälbern z. B. 80 ml/kg und Tag), laktierenden Tieren sowie bei Leistung, steigenden Außentemperaturen und Fieber, wobei ein Anstieg der Körpertemperatur um 1 °C einen ca. 10 % höheren Bedarf bedingt. Solange das Tier noch Wasser und Nahrung zu sich nimmt, sind von dem ermittelten Erhaltungsbedarf die über die Tränke aufgenommenen und im Futter präformierten Flüssigkeitsmengen in Abzug zu bringen. In defizitären Situationen wird der Erhaltungsbedarf um die Menge des **Korrekturbedarfs** überschritten, der abhängig ist vom Dehydratationsgrad, von abnormen Verlusten (Blutung, Erbrechen, Durchfall) oder von einem absoluten oder relativen intravasalen Volumenmangel. Der Dehydratationsausgleich wird nach folgender Formel berechnet:

(Dehydratationsgrad [%] : 100) × kg KGW = Volumensubstitution in Liter

Der Bedarf durch fortlaufende Flüssigkeitsverluste ist zu schätzen und kann näherungsweise mit 50 % des Erhaltungsbedarfs veranschlagt werden. Bei starken Durchfällen können die täglichen Verluste 5–10 % des Körpergewichts betragen. Je nach dem Schweregrad der Dehydratation erreicht das Flüssigkeitsdefizit die in ▶ Tab. 19 angegebenen Werte, bei Verlusten über 10 % des Körpergewichts kommt es zu Schocksymptomen, über 12 % zum dekompensierten Schock mit Kollaps. Aus der Tabelle ergeben sich die erforderlichen Infusionsmengen für den Korrekturbedarf, die um die Menge des Erhaltungsbedarfs zu ergänzen sind. Als Schätzwert für einen 10 kg schweren Hund mit hochgradiger Dehydratation, der kein Futter und Wasser mehr aufnimmt, ergibt sich somit eine Infusionsmenge von ca. 1,5 l/Tag. Die angegebenen Mengen stellen allerdings nur eine Richtschnur dar, da aufgrund der vielen beeinflussenden Faktoren die genaue Infusionsmenge meist nur annähernd abzuschätzen ist. Eine Infusion zu großer Volumina führt zu Hyperhydratation, gekennzeichnet durch Polyurie und Ödeme, sowie, je nach Infusionslösung, unter Umständen zu Elektrolytimbalanzen. Es empfiehlt sich daher immer, eine Infusionstherapie unter Kontrolle der Wasserbilanz und des Serumionogramms durchzuführen und die Infusion anhand des Hämatokrits und der Urinproduktion zu steuern.

Bei der Flüssigkeitstherapie ist neben der Infusionsmenge die Infusionsgeschwindigkeit von besonderer Bedeutung. Für die Infusion ist nur der Intravasalraum therapeutisch zugänglich, der nur ca. 8 % des Flüssigkeitsraums im Körper ausmacht und somit eine begrenzte Aufnahmefähigkeit besitzt. Ferner ist der Austausch mit dem Interstitialraum, der mit der Infusionstherapie erreicht werden soll, diffusionslimitiert. Pauschal kann angenommen werden, dass Defizite im Intravasalraum praktisch sofort (innerhalb einer Stunde) ausgeglichen werden können, während der Ausgleich mit dem Interstitialraum ca. 15 Stunden dauert und eine Korrektur von Störungen im IZR mehr als 24 Stunden benötigt. Die Infusionsrate ist somit begrenzt durch die Kreislaufkapazität und die Umverteilungskinetik in den Interstitialraum. Eine zu schnelle Infusion kann deshalb zu einer Überladung des Kreislaufsystems und zu einer renalen Ausscheidung von Bestandteilen der Infusionslösung vor Umverteilung in den Interstitialraum führen. Als generelle Regel gilt, dass die Infusionsgeschwindigkeit umso höher sein soll, je größer das Defizit und der Volumenmangel sind. Die höchsten Infusionsraten sind beim Volumenmangelschock erforderlich und können bei Hunden in der ersten Stunde bis zu 100 ml/kg, bei Katzen, die empfindlicher gegen Überinfusion reagieren, bis zu 60 ml/kg, bei neugeborenen Kälbern 50–80 ml/kg betragen. Bei Dehydratationen kann die Infusionsrate initial 30–40 ml/kg/h betragen, bis 50 % des Korrekturbedarfs aufgefüllt sind. Anschließend wird mit 8–25 ml/kg/h weiter infundiert, wobei die höheren Geschwindigkeiten für kleinere Tiere gelten. Großtieren wie Pferden können bei der Schockbehandlung in den ersten 15 min bis zu 10 Liter Flüssigkeit infundiert werden. Die Infusion lässt sich z. B. anhand des Hämatokrits steuern, der zwischen 20 und 50 % liegen sollte.

Die Gesamtinfusion soll so bemessen werden, dass 50 % des Korrekturbedarfs in 6 Stunden und 75 % in 24 Stunden verabreicht werden. Der Rest sollte fraktioniert innerhalb von 48 Stunden unter Bilanzkontrolle gegeben werden.

Bei hohen Infusionsraten empfiehlt sich die Kontrolle des zentralvenösen Drucks (< 10 cm H$_2$O), um der Entwicklung einer **Überinfusion** vorzubeugen, die gekennzeichnet ist durch Unruhe, Tachykardie und zunehmende kardiale Insuffizienz, Tachypnoe und Erbrechen. Bei Auftreten von Erbrechen ist die Infusion sofort abzubrechen, um eine dramatische Verschlechterung durch ein Lungenödem, das sich durch Husten und Dyspnoe anzeigt, zu verhindern. Während bei Großtieren eine Überinfusion praktisch nicht eintritt, weisen kleinere Tiere, vor allem bei Vorliegen einer Herzinsuffizienz, sowie Jungtiere und Katzen eine reduzierte Kreislaufkapazität und damit eine höhere Gefährdung für Überinfusion auf.

Hypertone Lösungen sind langsamer als isotone Lösungen zu infundieren.

Infusionslösungen finden häufig auch als Trägerlösung für verschiedene Arzneimittel Verwendung. ▶ Tab. 20 gibt einen Überblick über die zuzusetzende Menge eines Wirkstoffs, um bei konstanter Infusionsrate die gewünschte Dosierung zu erzielen. Bei jeder Zumischung ist die Kompatibilität des Arzneimittels mit der jeweiligen Infusionslösung zu beachten.

▶ **Tab. 20** Arzneimittelzusatz zu Infusionslösungen. Zuzusetzende Menge eines Arzneimittels zu 1000 ml Infusionslösung, um eine gewünschte Infusionsrate bei konstanter Flüssigkeitszufuhr von 2,5 ml/kg/h zu erreichen:

Arzneimittelzusatz (mg/l)	Infusionsrate (µg/kg/min) (bei 2,5 ml/kg/h)
24	1
120	5
240	10
600	25
1200	50
2400	100

1 ml wässriger Lösung entspricht ungefähr 20 Tropfen.

1.1 Natriumchloridlösungen

Als Infusionslösungen sowie als Injektionslösungen stehen reine **Kochsalzlösungen** in Konzentrationen von 0,9–10 % zur Verfügung, wobei jedoch die Einsatzgebiete dieser Lösungen aufgrund ihrer einseitigen Formulierung stark eingeschränkt sind.

Isotone Natriumchloridlösung

Natriumchloridlösung in einer Konzentration von 0,9 % (isotone Kochsalzlösung) enthält 154 mmol/l NaCl und besitzt somit eine theoretische Osmolarität von 308 mosmol/l [**isotonische Natriumchloridlösung ad us. vet.** (V.M.)]. Diese Lösung ist somit blutisoton, weshalb sie auch fälschlicherweise als „physiologische" Kochsalzlösung bezeichnet wird. Im Vergleich zum Serumionogramm (▶ Tab. 21) weist diese Lösung aber eine zu hohe Natrium- und insbesondere Chloridkonzentration auf und ermöglicht wegen ihrer einseitigen Formulierung keine bilanzierte Elektrolytzufuhr. Deshalb ist isotone Kochsalzlösung als Infusionslösung zum Flüssigkeitsersatz bei isotoner Dehydratation und Volumenmangel nur kurzfristig angezeigt, wenn keine isoionischen Lösungen zur Verfügung stehen.

▶ **Anwendungsgebiete:** Die eigentlichen Anwendungsgebiete sind in erster Linie Hyponatriämie und Hypochlorämie, insbesondere bei hypotoner Dehydratation, lang anhaltendem Erbrechen und starken Flüssigkeitsverlusten über Schweiß, akute

Addisonkrise. Da Natriumchlorid kaum Inkompatibilitäten mit Arzneimitteln aufweist, eignet sich isotone Kochsalzlösung auch als Trägerlösung für Arzneistoffe. Weitere ▶ **Anwendungsgebiete** sind: Zusatzbehandlung bei Alkalose, Hyperkaliämie und Hypercalcämie sowie Masseninfusion zur Bronchosekretolyse (▶ S. 210). Äußerlich kann 0,9 %ige Natriumchloridlösung zur Spülung von Augen und Wunden angewendet werden. ▶ **Dosierung**: erfolgt bedarfsadaptiert entsprechend den bestehenden Elektrolytimbalanzen nach den allgemeinen Dosierungsrichtlinien für Infusionslösungen (▶ S. 168). Zur Korrektur von Störungen im Natrium- und Chloridhaushalt ist eine zusätzliche orale Applikation möglich.
▶ **Nebenwirkungen**: resultieren aus der unphysiologischen Zusammensetzung, wodurch es bei größeren Infusionsmengen zu einer Verringerung anderer Serumelektrolyte, insbesondere von Kalium und Bicarbonat kommt, mit der Folge von Hypokaliämie und metabolischer Azidose, die durch die hohe Zufuhr von Chloridionen noch verstärkt wird. Durch Zusatz von 25 mmol/l Natriumbicarbonat zur isotonen Kochsalzlösung kann der Entwicklung einer Azidose vorgebeugt werden.
▶ **Gegenanzeigen**: Hypokaliämie, hypertone Dehydratation, isotone und hypertone Hyperhydratation sowie Azidose. ▶ **Wartezeiten**: keine.

Hypertone Natriumchloridlösungen

Natriumchloridlösungen stehen auch als 5,85- bis 20 %ige Elektrolytkonzentrate zur Verfügung [**Natriumchlorid 5,85 %** bis **20 % Braun** (H.M.), [**Natriumchloridlösung DeltaSelect** (H.M.)], wobei die 5,85 %ige Lösung einer 1-molaren NaCl-Lösung entspricht. Dementsprechend handelt es sich hierbei um stark hypertone Lösungen, die nur als Zusatz zu Infusionslösungen oder als streng intravenöse Injektionen angewendet werden dürfen. ▶ **Anwendungsgebiete:** beschränken sich auf lebensbedrohliche Hyponatriämie und Hypochlorämie, wie akute saloprive Exsikkose oder hypochlorämische Urämie, sowie auf Natriummangelzustände, die ohne Zufuhr größerer Flüssigkeitsmengen zu behandeln sind, wie insbesondere hypotone Hyperhydratation. Hypertone Kochsalzlösung kann ferner Großtieren, bei Pferden auch in Kombination mit HES (▶ S. 189), zugeführt werden, um eine schnelle Plasmaexpansion bei Volumenmangel mit hohen Hämatokritwerten (> 50 %) zu erzielen. Wegen der hohen Natriumchloridbelastung ist eine strenge Indikationsstellung mit sorgfältiger Nutzen-Risiko-Abschätzung erforderlich.
▶ **Dosierung**: Die Dosierung soll unter Kontrolle des Serumionogramms langsam i.v. mit einer Rate von 1 ml/ kg/min beim Kleintier und 4 ml/kg/min bei Großtieren erfolgen, wobei durch 1 ml der 5,85 %igen Lösung 1 mmol NaCl zugeführt wird.
▶ **Nebenwirkungen**: Bei zu schneller Infusion besteht die Gefahr einer Kreislaufüberlastung und Natriumintoxikation mit Demyelinisierung der Pons. Weitere ▶ **Nebenwirkungen** und ▶ **Gegenanzeigen** s. isotone Natriumchloridlösung.

1.2 Elektrolytlösungen mit Kationenkombinationen

Diese Lösungen setzen sich im Unterschied zur isotonen Kochsalzlösung aus den wichtigsten im Serum vorkommenden Kationen zusammen (**Tab. 21**), wodurch auch bei Zufuhr größerer Mengen die Entstehung von Elektrolytimbalanzen weitgehend vermieden werden kann. Solche isoionischen Lösungen sind in den meisten Fällen die Infusionslösungen der ersten Wahl.

Als Prototyp kann die **Ringer-Lösung** betrachtet werden, die jedoch nur Chlorid als Anion und somit kein Puffersystem enthält. Bei Anwendung von **Ringer-Lactat-Lösung** hingegen entsteht bei Abbau des labilen Anions L-Lactat im intermediären Stoffwechsel Bicarbonat in nahezu äquimolaren Mengen, sodass diese Lösung zeitverzögert eine Pufferungskapazität entsprechend dem normalen Standardbicarbonat liefert. Voraussetzung hierfür ist allerdings eine intakte Leberfunktion. Anstelle von Lactat tritt in verschiedenen Lösungen Acetat oder Malat in gleicher Funktion. Der Vorteil von Acetat besteht in seiner Anwendbarkeit bei Leberfunktionsstörungen, da der metabolische Abbau zu CO_2 auch in anderen Geweben erfolgt, sowie bei Lactatazidose und Hyperglykämie. Verschiedene Infusionslösungen enthalten zusätzlich noch 1–1,5 mmol/l Magnesium.

Die Untergliederung der isoionischen Infusionslösungen erfolgt entsprechend der Natriumkonzentration und der daraus resultierenden unterschiedlichen Indikationsgebiete in Voll-, Zweidrittel-, Halb- und Eindrittelelektrolytlösungen.

▶ **Tab. 21** Wichtigste Elektrolyte in Serum und Infusionslösungen.

Elektrolyt	Serum	Vollelektrolyte		Zweidrittel-elektrolyte	Halb-elektrolyte	Eindrittel-elektrolyte
		Ringer	Ringer-Lactat			
(mmol/l)						
Natrium	135–145	147	129,9	100–110	70	45–55
Kalium	3,5–5	4	5,4	18–20	2,5	bis 25
Calcium	2–2,5	2,3	1,8	2	bis 1,25	–
Magnesium	0,7–1	–	–	bis 4	bis 0,75	bis 3
Chlorid	106–115	155,6	111,7	90	bis 76,5	50
Hydrogen-carbonat	24–28	–	–	–	–	–
Lactat	bis 1	–	27,2	–	22,5 oder	bis 25 oder
Acetat		–	–	bis 38	bis 25	bis 20
Phosphat	2–5	–	–	–	–	bis 12,5
Kohlenhydrate				bis 6 %	5 %	5 %
theoretische Osmolarität (mosmol/l)	280–300	311	276	> 500	> 430	> 400

Vollelektrolytlösungen

Hierbei handelt es sich um Infusionslösungen mit einem Natriumgehalt > 120 mmol/l, die somit plasmaisoton sind [**Ringer-Lösung** (H.M.), **Ringer-Lactat-Lösung** (H.M.); mit Magnesiumzusatz: **Sterofundin**, **Tutofusin** (H.M.)]. In einigen Lösungen ist Lactat durch Acetat ersetzt [**Ringer-Acetat-Lösung** (H.M.)]. Ein Teil dieser Infusionslösungen ist auch in fixer Kombination mit Glukose in einer Konzentration bis zu 5 % mit der zusätzlichen Kennzeichnung G5 oder D5 verfügbar (▶ S. 184), wobei zu beachten ist, dass es sich hierbei um hypertone Lösungen handelt (> 560 mosmol/l). ▶ **Anwendungsgebiete**: für alle diese Infusionslösungen sind isotone und hypotone Dehydratation, Ersatz extrazellulärer Flüssigkeitsverluste, kurzfristiger intravasaler Volumenersatz sowie als Trägerlösung für Elektrolytkonzentrate und kompatible Arzneistoffe. Lösungen ohne organische Anionen eignen sich ferner zur Behandlung leichter hypochlorämischer Alkalosen. Lactat- oder acetathaltige Lösungen können bei mäßiger metabolischer Azidose eingesetzt werden (▶ S. 175). Zuckerhaltige Lösungen eignen sich zusätzlich zur partiellen Deckung des Kohlenhydratbedarfes ▶ **Dosierung**: erfolgt bedarfsadaptiert entsprechend den allgemeinen Richtlinien für Infusionslösungen (▶ S. 168). ▶ **Nebenwirkungen** sind bei Beachtung der Indikationsgebiete und Dosierungsrichtlinien nicht zu erwarten. ▶ **Gegenanzeigen** sind Hyperhydratationszustände, Lactatazidose bei Verwendung lactathaltiger Lösungen sowie je nach Kohlenhydratzusatz Hyperglykämie und Glukoseverwertungsstörungen bzw. Fruktose- oder Sorbitintoleranz. Vorsicht ist ferner geboten bei dekompensierter Herzinsuffizienz, eingeschränkter Nierenfunktion, Lungenödem, Hypernatriämie und Hyperchlorämie. ▶ **Wechselwirkungen**: Aufgrund des Calciumgehaltes können bei Zumischungen von karbonat- oder phosphathaltigen Lösungen Ausfällungen auftreten. Inkompatibel sind ferner

z. B. Ringer-Lactat-Lösung mit Digitalisglykosiden, Tetracyclinen, Thiopental, Morphin. ▶ **Wartezeiten**: Die Einhaltung von Wartezeiten ist nicht erforderlich.

Elektrolytlösungen mit einem Natriumgehalt < 120 mmol/l

Diese Lösungen finden insbesondere Anwendung zur Deckung des Erhaltungsbedarfs an Wasser und Elektrolyten sowie zur Korrektur hypertoner Dehydratationen. Die Einteilung erfolgt entsprechend der Natriumkonzentration in Zweidrittel-, Halb- und Eindrittelelektrolytlösungen, wobei sich diese Lösungen weiterhin in Abhängigkeit von ihren Indikationsgebieten im Kaliumgehalt und in den zugesetzten Puffersystemen unterscheiden (Tab. 21). Fast alle Lösungen enthalten als Energielieferanten oder zum Ersatz von „freiem" Wasser Kohlenhydratzusätze bis zu 5% (▶ S. 184) und sind somit hyperton (▶ Tab. 21). Aus diesem Grund werden häufig anstelle dieser fixen Kombinationen individuell aus 5%iger Glukose- und Ringer-Lösung im Verhältnis von 1 : 1 bis 5 : 1 je nach Natriumbedarf zusammengestellte **Erhaltungslösungen** verwendet (als Standardzulassungen verfügbar), die den Vorteil besitzen, plasmaisoton zu sein, deren Kaliumgehalt jedoch bei fehlender Nahrungsaufnahme zu niedrig ist. ▶ **Anwendungsgebiete**: **Zweidrittelelektrolyte** (teilweise zusätzlich mit „OP" zum Handelsnamen gekennzeichnet) finden Anwendung bei isotoner Dehydratation und insbesondere als Erhaltungslösungen zur Deckung des Wasser- und Elektrolytbedarfs in postoperativen und posttraumatischen Phasen, in denen erhöhter Natriumbedarf, fehlende Nahrungsaufnahme und beeinträchtigte Lactatverwertung bestehen. **Halbelektrolyte** (teilweise Zusatzbezeichnung „H") sind wegen ihres niedrigen Kaliumgehaltes weniger zur basalen Bedarfsdeckung geeignet. Die wichtigste Indikation besteht in der Behandlung der hypertonen Dehydratation zum Ausgleich des Verlustes elektrolytarmer Flüssigkeit. ▶ **Anwendungsgebiete** für **Eindrittelelektrolyte** (teilweise Zusatzbezeichnung „B") sind ebenfalls hypertone Dehydratation sowie Deckung des basalen Erhaltungsbedarfs vor allem unter Berücksichtigung eines erhöhten Kaliumbedarfes. ▶ **Gegenanzeigen** sind hypotone Dehydratation und Hyponatriämie sowie Hyperkaliämie bei Verwendung kaliumreicher Lösungen.

Ansonsten gelten die gleichen Gegenanzeigen und Vorsichtsmaßregeln wie bei Vollelektrolytlösungen. ▶ **Nebenwirkungen**, ▶ **Wechselwirkungen**, ▶ **Wartezeiten**: s. Vollelektrolyte.

Die ▶ **Dosierung** dieser Lösungen erfolgt bedarfsadaptiert nach den üblichen Infusionsrichtlinien, bei Eindrittelelektrolytlösungen nach Möglichkeit unter Kontrolle des Serumionogramms (▶ Kap. G).

1.3 Lösungen zur oralen Rehydratation

Ein oraler Flüssigkeits- und Elektrolytersatz ist mit Vollelektrolytlösungen in begrenztem Umfang möglich, solange das Darmepithel ausreichende Resorptionsfähigkeit besitzt. Diese Voraussetzung ist jedoch bei Durchfallerkrankungen insbesondere infolge viraler Schädigung der Darmmukosa oder bei einer durch bakterielle Enterotoxine induzierten sekretorischen Diarrhö nicht mehr gegeben, da in diesen Fällen eine Nettosekretion von Wasser und Elektrolyten in das Darmlumen mit entsprechenden Verlusten besteht. Bei diesen Diarrhöen bleibt aber die Resorption von Glukose und Aminosäuren erhalten, die im Co-Transport mit Natrium im stöchiometrischen Verhältnis von 1 : 1 erfolgt. Bei oraler Verabreichung von glukose- und natriumhaltigen Lösungen kommt es somit durch Stimulation dieses mukosalen Transportsystems zu einer gleichzeitigen Resorption von Glukose und Natrium und zwangsläufig auch von Wasser zum osmotischen Ausgleich, wodurch die diarrhöbedingten Wasser- und Elektrolytverluste verringert oder sogar ausgeglichen werden können und es zu einer Rehydratation kommt. Ferner trägt die Eindickung des Darminhalts zum Sistieren des Durchfalls bei. Auf diesem Wirkprinzip beruht die **WHO-Lösung** zur Behandlung der Cholera mit folgender Zusammensetzung (mmol/l): Glukose 111, Na^+ 90, K^+ 20, Cl^- 80, HCO_3^- 30. Wichtige Voraussetzung für solche Rehydratationslösungen ist ein molares Verhältnis von Natrium und Glukose von ungefähr 1 : 1. Handelsübliche Rehydratationslösungen können statt Bicarbonat Citrat [**Elotrans** (H.M.)] oder Acetat [**Effydral** (V.M.)] enthalten. Vorteil von Citrat und Acetat im Vergleich zu Bicarbonat sind bessere Schmackhaftigkeit und keine Anhebung des pH-Werts im Labmagen. Zur Herstellung von Lösungen zur oralen Rehydratation für Tiere stehen auch Präparate mit Glycin und Laktose anstelle von Glukose [**Effydral** (V.M.)], kaliumfreie Lösungen [**Ursolyt G** (H.M.)] sowie diverse Diätfuttermittel zur Verfügung (z.B. [**Diaproof**]: vergleichbare Elektrolytmischung mit Adsorbenzienzusatz). Die gebrauchsfertige Lösung soll nach Möglichkeit isoton sein, um eine initiale Verstärkung der Wasserverluste durch hypertone Lösungen im Darmlumen zu vermeiden. Nicht geeignet für orale Rehydratationslösungen sind Fruktose und beim Kalb und Ferkel Saccharose. ▶ **Anwendungsgebiete**: sind Ausgleich durchfallbedingter Flüssigkeits- und Elektrolytverluste, leichte bis mittelschwere Dehydratationen. Bei starken Dehydratationen (> 8% des Körpergewichts) ist eine zusätzliche parenterale Rehydratation erforderlich. Diese Lösungen eignen sich wegen ihres nicht mehr als 2%igen Glukosegehalts nur zur unterstützenden Behandlung einer Hypoglykämie. Bei Kälbern scheint sich ein vorbeugender Einsatz dieser Lösungen bei Stresssituationen zu bewähren. ▶ **Dosierung** kann ad libitum erfolgen. Beim Kalb können über maximal 2 bis 3 Tage dreimal täglich 1–2 l einer körperwarmen Lösung eingegeben werden, wobei bis zu 2 Tagen sonstige Nahrung abgesetzt werden soll. Gebrauchsfertige Lösungen sind täglich frisch mit abgekochtem Wasser herzustellen. Der Vorteil der oralen Rehydratation beruht auf der leichten Durchführbarkeit, der Verwendbarkeit nicht steriler Lösungen sowie der geringen Gefahr von ▶ **Nebenwirkungen**. ▶ **Gegenanzeigen**: Malabsorption, da bei fehlender Glukoseresorption die Wasserverluste verstärkt werden. ▶ **Wartezeiten**: keine.

1.4 Lösungen zur Korrektur von Störungen im Säure-Basen-Haushalt

Der pH-Wert der Körperflüssigkeiten wird in sehr engen Grenzen konstant gehalten. Bei Verschiebungen des pH unter 7,35 besteht eine Azidose, über 7,45 eine Alkalose. Die Aufrechterhaltung der pH-Konstanz erfolgt durch ein Zusammenspiel renaler und respiratorischer Regulationsmechanismen mit verschiedenen Puffersystemen in den Körperflüssigkeiten. Da diese Puffersysteme alle untereinander im Gleichgewicht stehen, genügt zur Ermittlung des Säure-Basen-Status die Erfassung eines Puffersystems. Der diagnostisch wichtigste Puffer ist das Bicarbonat-Kohlensäuresystem. Bei einem normalen pH-Wert von 7,4 beträgt das Verhältnis von $HCO_3 : H_2CO_3 = 20 : 1$. Jede Verschiebung dieses Verhältnisses bedeutet eine Störung, wobei das Ausmaß der Imbalanzen anhand der Abweichung des gemessenen Standardbicarbonats vom Normalwert von 24 mmol/l als sogenannter „Base Excess" (BE) ermittelt wird. Bei den metabolischen Formen von Azidose und Alkalose stehen Verschiebungen des Bicarbonatspiegels im Mittelpunkt, gekennzeichnet durch einen negativen BE (Bicarbonatdefizit) bei azidotischen und einen positiven BE (Bicarbonatüberschuss) bei alkalotischen Stoffwechsellagen. Derartige metabolische Störungen des Säure-Basen-Haushalts sind die eigentlichen Indikationsgebiete für die verfügbaren Korrekturlösungen, mit denen je nach Bedarf Protonenakzeptoren oder Protonendonatoren entsprechend dem BE zugeführt werden. Respiratorische Formen der Azidose oder Alkalose, bei denen primär Veränderungen des pCO_2 dominieren, können zumeist durch andere Maßnahmen, meist respiratorischer Art, reguliert werden. Bei Störungen des Säure-Basen-Status und ihrer Korrektur ist ferner zu berücksichtigen, dass Verschiebungen des pH-Wertes der Extrazellulärflüssigkeit charakteristische Veränderungen anderer Elektrolyte insbesondere von Kalium, Chlorid und ionisiertem Calcium bewirken.

Lösungen zur Korrektur von Azidosen

Metabolische Azidosen sind gekennzeichnet durch ein Bicarbonatdefizit (negativer BE), bedingt durch direkten Bicarbonatverlust oder übermäßige Säurebelastung (z.B. bei Ketoazidose, Lactatazidose, Niereninsuffifizienz, Methanol-, Phenol-, Salicylatvergiftung). Im Gefolge einer Azidose kommt es weiterhin zur Ausbildung einer Hyperkaliämie, einerseits durch den Austausch von intrazellulärem Kalium gegen extrazelluläre Wasserstoffionen, die von intrazellulären Proteinen abgepuffert werden, andererseits durch tubuläre Rückresorption von Kalium im Tausch gegen Protonen. Ferner nimmt mit sinkendem pH der Anteil des ionisierten und damit biologisch aktiven Calciums zu. Durch die Korrektur einer Azidose können somit bestehende Kalium- und Calciummangelzustände klinisch manifest werden. Das therapeutische Ziel bei der Azidosebehandlung ist die Senkung der Wasserstoffionenkonzentration durch Zufuhr von Protonenakzeptoren. Bei milden Azidosen mit einem Bicarbonatdefizit < 5 mmol/l, vor allem bei anaerober Stoffwechsellage oder eingeschränkter Nierenfunktion, genügt meist die Verabreichung einer kaliumarmen isoionischen Infusionslösung mit labilen organischen Anionen wie Lactat oder Acetat, z. B. Ringer-Lactat-Lösung oder Halbelektrolytlösung mit Acetat [**Deltajonin HG5** (H.M)], wodurch es zu einer Verbesserung der Gewebs- und Nierenperfusion und damit zur Beseitigung der Azidose durch Lactatabtransport und renale Kompensationsmechanismen kommt. Erst bei ausgeprägten Azidosen (Standardbicarbonat < 20 mmol/l) wird die zusätzliche Gabe von Protonenakzeptoren erforderlich. Die größte Bedeutung hat hierbei **Natriumbicarbonat**, das bei leichten bis mittelschweren Azidosen auch indirekt in Form von **Natriumlactat** oder **-acetat** zugeführt werden kann. Eine weitere, auch bei respiratorischer Azidose anwendbare Puffersubstanz ist **Trometamol**.

Natriumbicarbonat

Bicarbonat (Synonym: Hydrogencarbonat) ist der „Routinepuffer", mit dem das zentrale Elektrolytdefizit bei metabolischer Azidose ersetzt werden kann. Allerdings wird hierbei in der Regel nicht die Ursache der Azidose beseitigt. Bei der Abpufferung wird Kohlensäure gebildet, wodurch der pCO_2 ansteigt, der durch entsprechende Abatmung reguliert werden muss. Deshalb kann Bicarbonat nur bei Vorhandensein einer ausreichenden Atemfunktion eingesetzt werden. Natriumbicarbonat steht als Infusionslösung in Konzentrationen von 4,2 % und 8,4 % zur Verfügung [**Natriumhydrogencarbonat** (H.M.)]. Eine 1,4 %ige Lösung ist isoton, bei ihrer Verwendung müssen jedoch pro mmol Bicarbonat 6 ml Wasser zugeführt werden. Die höher konzentrierten Lösungen eignen sich für Fälle, in denen eine geringere Wasserlast erwünscht ist. Die Konzentration der 8,4 %igen Lösung beträgt 1 mol/l, sodass bereits durch 1 ml dieser Lösung 1 mmol Bicarbonat zugeführt wird. Es handelt sich hierbei allerdings um eine stark hypertone Lösung mit einer theoretischen Osmolarität von 2000 mosmol/l, die erheblich gefäßreizend wirkt und deshalb unverdünnt nur streng zentralvenös verabreicht werden darf. Bei der Abpufferung mit Natriumbicarbonat werden relativ hohe Natriummengen zugeführt, sodass unter Umständen eine Senkung der Natriumkonzentration durch zusätzliche Infusionen von Halbelektrolyt- oder 5 %iger Glukoselösung erforderlich wird. Intravenös verabreichte Bicarbonationen verteilen sich schnell und gleichmäßig im gesamten EZR, können aber Zellmembranen nur langsam überwinden. Somit beträgt das bei schneller Infusion zugängliche Verteilungsvolumen nur 0,2 l/kg. Bei Azidosen ist aber der IZR je nach Schweregrad immer unterschiedlich stark mitbetroffen und deshalb in die Berechnung des Korrekturbedarfs mit einzubeziehen. Wegen des begrenzten Austauschs mit dem IZR sollte allerdings zur Vermeidung zu hoher Serumspiegel an Bicarbonat ein gesamter Verteilungsraum von maximal nur 0,3 l/kg zugrunde gelegt werden. Überschüssige Bicarbonationen werden renal ausgeschieden, wodurch es zu einem auch therapeutisch ausnutzbaren Anstieg des pH-Wertes im Harn und dadurch zu einer beschleunigten Ausscheidung von sauren Arzneimitteln und Giften kommen kann. ▶ **Anwendungsgebiete**: metabolische Azidose, Alkalisierung des Harnes, z. B. bei Barbiturat- oder Salicylatvergiftung. ▶ **Dosierung**: erfolgt auf der Grundlage des Basendefizits (–BE) nach der Formel: (–BE) × 0,3 × kg KGW = mmol Bicarbonat/Tier. 1 g Natriumbicarbonat entspricht 12 mmol Bicarbonat. 50 % der Dosis werden sofort (innerhalb der ersten Stunde), der Rest fraktioniert in 12–24 Stunden unter Kontrolle des Säure-Basen-Status verabreicht, wobei die Tagesmenge dem Korrekturbedarf entsprechen soll. Bei Blindpufferung liegt die Dosis bei 1 bis maximal 3 mmol/kg je nach Schweregrad der Azidose. Die Infusionsrate sollte 1,5 mmol/kg/h nicht überschreiten. ▶ **Nebenwirkungen**: Bei zu schneller Infusion können Nebenwirkungen in Form von Blutdruckabfall und bei der Katze zentralnervöse Störungen auftreten. Unverdünnte Lösungen bewirken lokale Reizungen der Gefäßwand bis hin zu Nekrosen. Durch vermehrte Rückverteilung von Kalium in den IZR sowie renale Ausscheidung als Gegenion zu Bicarbonat kann sich eine Hypokaliämie ausbilden. Bestehende Hypokaliämie oder Hypocalcämie können klinisch manifest werden. **Normales Serumkalium bei Azidose** bedeutet immer Hypokaliämie! Die renale Ausscheidung basischer Arzneimittel wird verzögert. ▶ **Überdosierung**: führt zu einem Übergang in Alkalose, zu Hypernatriämie, Hypokaliämie und hypocalcämischer Tetanie. Durch Verschlechterung der HbO_2-Dissoziation entsteht eine Gewebshypoxie. Eine paradoxe ZNS-Azidose kann zu Atemstillstand führen. ▶ **Gegenanzeigen**: sind respiratorische Azidose, metabolische Alkalose und Hypernatriämie. Relative Kontraindikationen stellen Hypokaliämie, Hyperhydratationszustände sowie Hypoventilation dar. Bei Kaliummangel kann Kaliumbicarbonat anstelle des Natriumsalzes verwendet werden. ▶ **Wechselwirkungen**: Mit Calcium- und Magnesium-haltigen Lösungen können Ausfällungen auftreten, deshalb enthalten handelsübliche Voll- oder Halbelektrolytlösungen organische Anionen (▶ S. 173) anstelle eines Bicarbonatzusatzes. Eine ungeprüfte Zumischung von Arzneimitteln ist zu vermeiden, da unter anderem wegen des stark alkalischen pH-Werts der Lösung ein hohes Inkompatibilitätsrisiko besteht. Bicarbonat-haltige Lösungen sind nicht hitzesterilisierbar. ▶ **Wartezeiten**: keine.

Natriumlactat, -acetat und -malat

Wie bereits in ▶ Kap. G.1.2 ausgeführt, entsteht intrazellulär im intermediären Stoffwechsel Bicarbonat in äquimolaren Mengen aus den labilen organischen Anionen Lactat, Acetat, Malat oder Gluconat. Von Lactat wird nur das L-Isomer verstoffwechselt. Die Wirkung tritt zeitverzögert ein und hält länger an, sodass diese Substanzen nicht zum sofortigen Azidoseausgleich geeignet sind. Der Vorteil besteht insbesondere in der „weichen" Abpufferung bei intrazellulärer Azidose und einer dadurch geringeren Gefahr einer Überpufferung. Voraussetzung ist eine ausreichende Kapazität des Intermediärstoffwechsels und (insbesondere für Lactat) der Leberfunktion. Hypoglykämie kann die Bicarbonatbildung reduzieren. Zur Verfügung stehen Lactat und Acetat in isoionischen Infusionslösungen [**Sterofundin** (H.M.), **Ringer-Lactat-Lösung** (H.M.), **Ringer-Acetat-Lösung Bernburg** (H.M.)]. ▶ **Anwendungsgebiete** sind leichte bis mittelschwere metabolische Azidosen. ▶ **Dosierung**: errechnet sich nach derselben Formel wie für Natriumbicarbonat, wobei jedoch unter Hypoglykämie und reduzierter Stoffwechselleistung verringerte Pufferwirkung besteht. Von den üblicherweise verwendeten racemischen Mischungen aus L- und D-Lactat wird nur die Hälfte in Form des L-Isomers zu Bicarbonat verstoffwechselt (1 mmol Natriumlactat = 112 mg; 1 mmol Natriumacetat = 136 mg). ▶ **Nebenwirkungen**: Lactatstau und Lactatazidose können auftreten. ▶ **Gegenanzeigen**: sind Alkalosen, Hypernatriämie, Hypoxie sowie bei Lactat zusätzlich Leberinsuffizienz, Lactatazidose, Diabetes mellitus. Vorsicht ist bei Hypokaliämie geboten. Hierbei können die entsprechenden Kaliumsalze dieser Säuren Anwendung finden. ▶ **Wechselwirkungen**: Beim Mischen mit anderen Arzneimitteln können Inkompatibilitäten auftreten.

Trometamol

Ein weiteres therapeutisches Prinzip zur Behandlung von Azidosen stellt Trometamol (THAM, „TRIS-Puffer") dar [**THAM Köhler 3M** (H.M.), **TRIS 36**, **34% Braun** (H.M.)]. Es handelt sich hierbei um eine organische aminhaltige Base, die direkt Kohlensäure unter Bildung von Bicarbonat neutralisiert, wodurch gleichzeitig der pCO_2 ohne Beanspruchung der Lungenfunktion absinkt. Dieser Puffer ist somit auch begrenzt bei respiratorischer Azidose anwendbar. Trometamol entfaltet wegen seiner schnellen Verteilung in den IZR besonders eine intrazelluläre Pufferwirkung. Die Ausscheidung des überwiegenden Teils einer Dosis erfolgt schnell in ionisierter und unionisierter Form über die Niere durch glomeruläre Filtration ohne tubuläre Rückresorption, wodurch relativ hohe Harnkonzentrationen aufgebaut werden, die eine therapeutisch durchaus erwünschte diuretische Wirkung ausüben. Ein Teil der Dosis wird jedoch nur sehr langsam ausgeschieden, sodass bei mehrfacher Verabreichung Kumulationsgefahr besteht. ▶ **Anwendungsgebiete** sind metabolische und akute respiratorische Azidosen, vor allem bei Vorliegen einer Hypernatriämie. ▶ **Dosierung** erfolgt nach der Standardformel (– BE) × 0,3 × kg Körpergewicht = mmol Trometamol/Patient. 36%ige Lösungen enthalten 3 mmol/ml Trometamol. Die maximale Infusionsrate soll 1 mmol/kg in der Stunde, die Tageshöchstmenge 5 mmol/kg nicht überschreiten (1 mmol = 121 mg). ▶ **Nebenwirkungen**: Bei zu schneller Infusion kommt es durch rasches Absinken des pCO_2 zu einer Atemdepression. Wegen der Kumulationsgefahr soll Trometamol nicht länger als einen Tag verabreicht werden. Eine 3,6%ige isotone Lösung ist stark alkalisch und muss zur Vermeidung einer Gefäßwandschädigung streng intravenös verabreicht werden. ▶ **Überdosierung** kann insbesondere bei respiratorischer Azidose zum Atemstillstand führen, sodass bei dieser Indikation immer eine Beatmungsmöglichkeit zur Verfügung stehen soll. ▶ **Gegenanzeigen** sind Alkalose und Niereninsuffizienz mit Anurie. Vorsicht ist erforderlich bei Hypokaliämie und Hypoglykämie. ▶ **Wechselwirkungen**: Zu den stark alkalischen Lösungen sollen keine anderen Arzneimittel zugemischt werden.

Lösungen zur Korrektur einer Alkalose

Wesentliche Ursachen von Alkalose sind Kalium-, Wasserstoff- und Chloridverluste z.B. bei anhaltendem Erbrechen oder iatrogen durch Diuretika. Eine bestehende Alkalose verstärkt sich durch den Austausch von extrazellulären Wasserstoffionen gegen intrazelluläres K^+ unter Ausbildung einer intrazellulären Azidose. Ferner wird der Kaliumspiegel durch die vermehrte renale Ausscheidung als Gegenion zu Bicarbonat weiter gesenkt. Der wichtigste therapeutische Ansatzpunkt ist demzufolge die Zufuhr von Kaliumchlorid zum Ausgleich der bestehenden ursächlichen Imbalanzen. Durch die Kaliumzufuhr wird auch im Tausch gegen intrazelluläre Wasserstoffionen eine Azidose im IZR und Alkalose im EZR beseitigt. Bei hypochlorämischer Alkalose infolge starken Erbrechens empfiehlt sich die zusätzliche Verabreichung von Ringer-Lösung, isotoner Kochsalzlösung oder konzentrierten Kochsalzlösungen. Da in vielen Fällen diese Substitutionstherapie bereits zum Ausgleich von Alkalosen führt, ist der Einsatz von Säureäquivalenten erst bei schweren metabolischen Alkalosen erforderlich. Als Chlorid- und Protonendonatoren können **Salzsäure** [**Salzsäure 7,25% Braun** (H.M.)], **Ammoniumchlorid** oder Hydrochloride der Aminosäuren L-**Lysin** und L-**Arginin** als Infusionszusätze Anwendung finden. Unterstützende Wirkung kann durch schwach diuretisch wirkende Carboanhydrasehemmer wie **Acetazolamid** [**Diamox** (H.M.)], die renal die Bicarbonat-Ausscheidung erhöhen, erzielt werden (▶ **Dosierung**: dreimal täglich 7 mg/kg).

▶ **Anwendungsgebiete:** für diese Lösungen sind schwere metabolische Alkalosen (hoher Bicarbonatüberschuss), Verlust saurer Sekrete, für Ammoniumchlorid auch Ansäuerung des Harnes [**Extin N** (H.M.)]. ▶ **Dosierung** richtet sich nach dem Basenüberschuss bzw. Chloriddefizit entsprechend der Formel (+ BE) (bzw. Cl^--Defizit) × 0,3 × kg KGW = mmol Säureäquivalent/Patient. Salzsäure wird als isotone Lösung (0,15 mmol/ml = 0,58%) in 5% Glukose mit einer Rate bis zu 1 mmol/kg/h verabreicht. Die Zufuhr von Ammoniumchlorid soll 0,25 mmol/kg in der Stunde und 1 mmol/kg pro Tag nicht überschreiten (1 mmol = 53,5 mg). Die maximale Infusionsrate von Aminosäuren-Hydrochloriden (isoton bei 100 mmol/l) beträgt 1,5 mmol/kg/h. 50% des Korrekturbedarfs werden sofort ausgeglichen, ein weiterer Ausgleich soll erst nach erneuter Kontrolle erfolgen. ▶ **Nebenwirkungen**: Bei Überdosierung kann sich eine hyperchlorämische Azidose ausbilden, bestehende Hyperkaliämie wird verstärkt. Arginin und Lysin können Aminosäureimbalanzen und Erbrechen bewirken. Aus Ammoniumchlorid entstehender Ammoniak wird in der Leber zu Harnstoff verstoffwechselt. Bei eingeschränkter Leberfunktion besteht somit die Gefahr einer Ammoniakintoxikation, während sich bei herabgesetzter Nierenfunktion eine Azotämie ausbilden kann. ▶ **Gegenanzeigen**: Azidosen, Hyperchlorämie, Vorsicht bei Hyperkaliämie. Zusätzliche Kontraindikationen für Ammoniumchlorid sind Leber- und Niereninsuffizienz sowie Hyperammonämie. ▶ **Wechselwirkungen**: Aufgrund des im Allgemeinen niedrigen pH-Wertes der Lösung besteht ein hohes Inkompatibilitätsrisiko.

1.5 Lösungen zur Kaliumsubstitution

Kalium ist das wichtigste Kation im IZR und liegt dort in einer ca. 30-fach höheren Konzentration als im EZR vor. Deshalb spiegeln bereits geringfügige Änderungen im diagnostisch zugänglichen Plasmaraum beträchtliche Änderungen des gesamten Körperbestandes an Kalium wider. Aufgrund der tragenden Rolle von Kalium bei der Erregungsbildung und -leitung vor allem am Herzen erfordern Plasmakonzentrationen außerhalb des Bereiches von 3,5–5,5 mmol/l therapeutische Maßnahmen.

Hypokaliämien entstehen, wie bereits beschrieben, bei Alkalosen oder durch absolute Kaliumverluste, z. B. bei Durchfall, Erbrechen, Anorexie (vor allem Wiederkäuer), oder iatrogen bedingt, z. B. durch Diuretika, Laxanzien, Insulinüberdosierung, kaliumarme Infusionslösungen. In Folge treten am Herzen Extrasystolen, Überleitungsstörungen und erhöhte Herzglykosidempfindlichkeit sowie Schwäche der Skelettmuskulatur auf. Die Therapie besteht in einer intravenösen oder oralen Zufuhr von Kaliumsalzen, in den meisten Fällen als Kaliumchlorid. Kaliumsalze mit Pufferkapazität, z. B. mit Bicarbonat, Hydrogenphosphat, organischen Anionen, sind nur bei dem seltener vorkommenden Kaliummangel bei Azidose indiziert.

Kaliumchlorid

Wegen der großen Gefahr kardialer Nebenwirkungen bei intravenöser Kaliumzufuhr sollte eine Kaliumsubstitution, außer bei Vorliegen eines paralytischen Ileus, wenn möglich, oral durchgeführt werden. Der Nachteil besteht jedoch darin, dass Kalium in höheren Konzentrationen stark reizend auf die Magen-Darm-Schleimhaut wirkt. Deshalb besitzen **Kaliumchlorid**-Tabletten einen magensaftresistenten Überzug, wodurch Kalium erst im Darm langsam freigesetzt wird [**Kalinor retard P** (H.M.)]. Falls wegen Durchfall oder Erbrechen eine orale Zufuhr nicht möglich ist, können ersatzweise kaliumreiche Erhaltungslösungen [**Tutofusin OP** (H.M.)] infundiert werden (▶ S. 173). Für die intravenöse Zufuhr in lebensbedrohlichen Fällen stehen konzentrierte kaliumchloridhaltige Infusionszusätze mit 1 mol/l [**Kaliumchlorid 7,45 % Braun** (H.M.)] zur Verfügung. ▶ **Anwendungsgebiete**: sind Hypokaliämie, hypochlorämische Alkalose, Herzglykosidintoxikation und paralytischer Ileus, auch bei scheinbarer Normokaliämie. ▶ **Dosierung**: Bei oraler Gabe beträgt die Tagesdosis bis zu 1 mmol/kg verteilt auf 3 Einzelgaben (1 mmol = 74,5 mg). Zur Infusion sollen nur Lösungen mit Kaliumkonzentrationen bis maximal 40 mmol/l verwendet werden. Der Austausch mit dem IZR geht langsam vor sich und deshalb steht für die Infusion initial nur das begrenzte Verteilungsvolumen des EZR von 0,2 l/kg zur Verfügung mit der Gefahr einer Kaliumüberladung des EZR und daraus resultierenden Nebenwirkungen bei zu schneller Infusion. Aus diesem Grund soll die Infusionsrate für Kalium 0,3 mmol/kg/h nicht überschreiten. Die maximale Tagesdosis liegt bei 3 mmol/kg. ▶ **Nebenwirkungen**: bei oraler Verabreichung gastrointestinale Reizungen bis hin zu Ulzerationen. Bei **intravenöser** Kaliumzufuhr kommt es auch unter Beachtung der Dosierungsrichtlinien zu charakteristischen Veränderungen im EKG mit QRS-Verbreiterung und Erhöhung der T-Amplitude als Ausdruck einer verringerten Erregbarkeit des Herzens. ▶ **Überdosierung**: führt, insbesondere bei zu schneller i.v. Zufuhr, bei Serumkonzentrationen > 8 mmol/l zu lebensbedrohlichen kardialen Nebenwirkungen, gekennzeichnet durch bradykarde Rhythmusstörungen bis hin zu AV-Block, Kammerflimmern und Asystolie. Zur Vermeidung dieser gefährlichen Situation empfiehlt es sich, Kaliuminfusionen unter EKG-Kontrolle durchzuführen. Als Sofortmaßnahme bei schwerer Hyperkaliämie werden nach Abbrechen der Kaliumzufuhr Calciumionen infundiert, die am Myokard die Kaliumwirkungen antagonisieren. Hierzu werden 0,5–1,0 ml/kg einer 10 %igen Calciumgluconatlösung langsam i.v. zugeführt (Vorsicht bei digitalisierten Patienten, EKG-Kontrolle). Eine Senkung des Serumkaliumspiegels kann durch Steigerung der renalen Kaliumausscheidung mit Schleifendiuretika (z. B. Furosemid, 2 mg/kg i.v.) oder Einschleusung von Kalium in den IZR in Verbindung mit der insulinabhängigen Glukoseaufnahme und der nachfolgenden kaliumabhängigen Glykogenbildung erreicht werden. Zu diesem Zweck wird 10 %ige Glukoselösung in einer Menge von 1 ml/kg zusammen mit 1 I.E. Normal-(Alt-)Insulin pro 2 g Glukose langsam infundiert. Zur Vermeidung einer Hypoglykämie sollte nach Absetzen von Insulin die Glukoseinfusion noch einige Stunden weitergeführt werden. Auch durch Zufuhr von Natriumbicarbonat kann Kalium im Tausch gegen intrazelluläre Wasserstoffionen in den IZR verschoben werden. ▶ **Gegenanzeigen**: für die Zufuhr von Kaliumsalzen sind Hyperkaliämie, Hypomagnesiämie und Niereninsuffizienz. Vorsicht ist bei metabolischer Azidose geboten. ▶ **Wechselwirkungen**: In Verbindung mit kaliumsparenden Diuretika kommt es zur Kumulation von Kalium. Durch Kaliumionen wird die Wirkung von Herzglykosiden abgeschwächt.

1.6 Calciumhaltige Lösungen

Calcium zählt zu den wichtigsten Kationen im Organismus und liegt zu über 90% in den Knochen gebunden vor. Dieser Speicher steht in ständigem Austausch mit der kleinen restlichen Calciummenge in Serum und Interstitialflüssigkeit, wobei sich dieses Kation vorwiegend extrazellulär verteilt. Somit liegt bei einer Calciumkonzentration im Blut von 2,5 mmol/l (= 5 mval/l) die intrazelluläre Konzentration unter 1 µmol/l. Im Serum ist Calcium zu 40% an Proteine gebunden, 10% befinden sich in löslichen diffusiblen Komplexen mit verschiedenen Anionen, die restlichen 50% liegen als freies ionisiertes Calcium vor. Nur dieser Anteil an ionisiertem Calcium ist biologisch aktiv und für die vielfältigen Wirkungen von Calcium verantwortlich, z.B. bei Freisetzung von Hormonen und Neurotransmittern, Vermittlung der Wirkung von „second messengers", Blutgerinnung, Aktionspotenzialen erregbarer Membranen, elektromechanischer Kopplung der Muskulatur, woraus z.B. die positiv inotrope Wirkung am Herzen resultiert. Wegen der hohen biologischen Wirksamkeit ist der Blutspiegel von Calcium in sehr engen Grenzen reguliert, wobei die Calciumhomöostase durch die drei Regelsysteme Parathormon, 1α,25-OH-Dihydrocholecalciferol (Calcitriol) und Calcitonin über Mobilisation aus dem Skelett, teilweise Resorption und renale Ausscheidung aufrechterhalten wird. Dieses komplexe Regelsystem ist bei plötzlich eintretendem erhöhtem Calciumbedarf, z.B. post partum, oft nicht in der Lage, sich der veränderten Bedarfssituation schnell genug anzupassen. Ferner können auch Niereninsuffizienz oder Verschiebungen einzelner Komponenten dieses Regelkreises, z.B. durch Hypoparathyreoidismus, Vitamin-D-Mangel, sowie iatrogen bedingte Calciumverluste (z.B. durch Diuretika oder Komplexbildner), aber auch pH-abhängige Veränderungen des Ionisationsgrades einen akuten absoluten oder relativen Mangel an ionisiertem Calcium bewirken. Die akute Symptomatik einer Hypocalcämie ist insbesondere gekennzeichnet durch Tetanie und Parese, einerseits verursacht durch den Wegfall des membranstabilisierenden Effekts von Calcium an Nerven- und Muskelzellen mit der Folge erhöhter Na^+- und K^+-Permeabilität und dadurch gesteigerter Erregbarkeit, andererseits bedingt durch das Fehlen ausreichender Mengen an Calcium für die elektromechanische Kopplung mit der Folge einer Muskelschwäche.

Die Therapie akuter hypocalcämischer Zustände besteht in der intravenösen Zufuhr löslicher Calciumsalze, wobei überwiegend **Calciumchlorid** oder das besser gewebsverträgliche **Calciumglukonat** zur Anwendung kommen. ▶ **Anwendungsgebiete** für diese Calciumlösungen sind hypocalcämische Zustände, in der Veterinärmedizin vor allem Gebärparese des Rindes sowie Eklampsie bei Hund und Schwein. Eine weitere Indikation ist der Hypoparathyreoidismus. Aufgrund eines „gefäßabdichtenden" Effekts von Calcium werden Calciuminfusionen ferner bei Krankheitsbildern mit erhöhter Kapillarpermeabilität, wie Allergien oder durch direkte Histaminliberation ausgelöste anaphylaktoide Erscheinungen durchgeführt. Der Einsatz von Calcium bei kardialer Reanimation aufgrund seiner positiv inotropen Wirkung ist heute umstritten. Wegen der geringen therapeutischen Breite ist die intravenöse Calciumzufuhr bei chronischen Störungen des Calciumstoffwechsels wie Osteomalazie oder Rachitis nicht zu empfehlen und auch nicht notwendig. In diesen Fällen genügt meistens die orale Calciumsubstitution, falls erforderlich in Kombination mit Vitamin D_3. Reine Calciumsalzlösungen sind nicht indiziert bei unspezifischem Festliegen (Downer-Cow-Syndrom) sowie bei den eigentlichen Magnesiummangelzuständen der Gras-, Stall- und Transporttetanie, da hier in vielen Fällen keine Hypocalcämie, sondern Defizite von Phosphor oder Magnesium vorliegen. Im Hinblick auf diese Indikationen werden jedoch viele Calciuminfusionslösungen als Kombination mit Magnesiumsalzen und teilweise mit Phosphorzusatz angeboten. Bei ausreichendem Magnesiumanteil können solche Lösungen zur Behebung von Hypomagnesiämien, die häufig auch von Calciummangel begleitet sind, eingesetzt werden. Hierfür sollte Magnesiumchlorid in einem Gewichtsverhältnis (g/g) von mindestens 1 : 2 mit Calciumchlorid bzw. 1 : 6 mit Calciumglukonat vorliegen. Niedrigere Magnesiumkonzentrationen genügen nur zur Behandlung latenter Formen. Es wird jedoch angenommen, dass solche Zusätze eine bessere Verträglichkeit der Calciuminfusion aufgrund der antagonistischen Wirkungen von Magnesium und Calcium am Herzen bewirken sollen, wobei aber zu berücksichtigen ist, dass im Verlaufe einer hypocalcämischen Gebärlähmung der Magnesiumspiegel tendenziell bereits ansteigt. Solange die Serumkonzentration von Magnesium nicht unter 0,85 mmol/l abfällt, kann mit reinen Calciumlösungen die gleiche Wirkung erzielt werden.

Der therapeutische Wert eines Phosphorzusatzes ist zweifelhaft und nur unter dem Aspekt zu sehen, dass in vielen Fällen bei Gebärparese oder unspezifischem Festliegen gleichzeitig eine Hypophosphorämie bestehen kann, wobei jedoch eine Phosphorsubstitution, z.B. mit konzentrierten Lösungen anorganischer **Phosphorsäuresalze** [**Natriumphosphat Braun** (H.M.)] oder organischen Phosphorverbindungen wie **Butafosfan** [**Catosal** (V.M.)] oder **Toldimfos** [**Metaphosol** (V.M.)], eigentlich erst sinnvoll bei Serumphosphorspiegeln < 1,35 mmol/l ist. Aufgrund der kombinierten Zusammensetzung wird für „**Calcium-Magnesium-Phosphor-Lösungen**" häufig das Indikationsgebiet „unspezifisches nicht traumatisches Festliegen" angegeben. Wegen des hohen Calciumgehaltes ist die intravenöse Zufuhr jedoch nur bei Vorliegen einer gesicherten Diagnose angezeigt. Phosphatzusätze sind ferner enthalten in Eindrittelelektrolytlösungen und in elektrolythaltigen Glukoselösungen.

Calcium verteilt sich nach der Infusion überwiegend im EZR mit einem Verteilungsvolumen von ungefähr 0,2 l/kg. Dieser Verteilungsraum wird bei intravenöser Zufuhr relativ schnell aufgefüllt, und nur durch strikte Einhaltung der Dosierungsrichtlinien sind lebensgefährliche, perakut verlaufende Hypercalcämien zu vermeiden. ▶ **Dosierung**: bedarfsadaptiert, wobei die erforderliche Substitutionsmenge bei akuter Hypocalcämie mit Serumcalciumspiegeln < 1 mmol/l im Bereich von 0,2–0,3 mmol Ca^{2+}/kg liegt. Mit dieser Menge wird allerdings bei akuter Gebärparese nur das augenblickliche Defizit im EZR aufgefüllt. Der Ausgleich der weiter anhaltenden Calciumverluste über die Milch erfolgt durch Erhöhung der Gesamtdosis einer einmaligen Verabreichung bis 0,5 mmol/kg. Zur Vermeidung einer Hypercalcämie durch diese Dosis empfiehlt es sich, soweit es die Gewebsverträglichkeit der verwendeten Calciumlösung zulässt, 50 % sofort intravenös und den Rest subkutan als Depot für die weiterlaufenden Calciumverluste zu verabreichen und so den Zeitraum bis zur Neueinstellung einer Homöostase dieses Kations zu überbrücken. Eine Wiederholung von Calciuminfusionen soll frühestens nach 6 Stunden erfolgen, für weitere Nachbehandlungen ist ein Intervall von mindestens 24 Stunden einzuhalten. Bei der intravenösen Calciumverabreichung ist zur Vermeidung von gefährlichen Nebenwirkungen die **Infusionsgeschwindigkeit** von besonderer Bedeutung. Calciumlösungen sind langsam intravenös zu verabreichen, z.B. soll beim erwachsenen Rind die Infusionsdauer für 500 ml mindestens 5–10 min, bei Kleintieren 15–30 min für die erforderliche Dosis betragen. Diese Dosierungsangaben können nur als Richtschnur gelten und sind im Einzelfall immer dem bestehenden Defizit und Kreislaufzustand anzupassen. Die oft lebensbedrohlichen perakuten kardialen Nebenwirkungen bei intravenöser Calciumzufuhr sind meistens durch eine zu hohe Infusionsrate bedingt. Bereits bei Einhaltung der üblichen Dosierungsrichtlinien kommt es während der Infusion zu einer transienten Hypercalcämie mit Serumspiegeln > 3 mmol/l. ▶ **Nebenwirkungen**: Hierbei auftretende Nebenwirkungen am Herzen treten initial als Bradykardie infolge einer Herabsetzung der Erregungsbildung und -leitung in Erscheinung. Im weiteren Verlauf kommt es zu einer Zunahme der Kontraktionskraft und -geschwindigkeit mit der Folge von Tachykardie, Extrasystolen und akutem O_2-Mangel des Myokards im toxischen Bereich. Weitere Symptome dieser perakuten, während oder bis zu 30 min nach der Infusion auftretenden Hypercalcämien sind Muskelzittern, Unruhe, Schweißausbrüche und Blutdruckabfall bis hin zum Kollaps. Um diese Symptome einer ▶ **Überdosierung** rechtzeitig zu erkennen und gegebenenfalls die Infusion abzubrechen, ist eine regelmäßige Kontrolle der Herztätigkeit mehrmals pro Minute während der Infusion erforderlich. Neben dieser perakuten Verlaufsform kann 6–10 Stunden nach der Infusion noch eine akute Hypercalcämie manifest werden. Die Symptome wie Muskelzittern, Unruhe, Zähneknirschen und Festliegen können bei nicht ausreichender Diagnosestellung als Rezidiv der Hypocalcämie fehlgedeutet werden. Die Therapie einer Hypercalcämie besteht im Akutfall in der langsamen intravenösen Zufuhr von 15–50 mg/kg von calciumkomplexierendem Natrium-EDTA. Wegen der Nephrotoxizität dieser

Therapieform sollte in nicht lebensbedrohlichen Fällen eine Beschleunigung der renalen Calciumausscheidung durch Schleifendiuretika (Furosemid, 2 mg/kg) in Verbindung mit Infusion isotoner Kochsalzlösung sowie eine Senkung des ionisierten Calciums durch Bicarbonat oder längerfristig eine Verminderung des Körpercalciumbestands durch Glukokortikoide durchgeführt werden. Bei oraler Calciumverabreichung kann eine Obstipation auftreten. Bei lang dauernder Zufuhr besteht die Gefahr von Hypercalcurie, Nephrocalcinose und Konkrementbildung. ▶ **Gegenanzeigen**: Hypercalcämie, Vorsicht ist erforderlich bei Hyperparathyreoidismus, Azidose, Niereninsuffizienz und Herzglykosidintoxikation. ▶ **Wechselwirkungen**: Calcium steigert bei parenteraler Anwendung die Wirksamkeit von Herzglykosiden, sodass bei sonst tolerierter und unveränderter Dosierung eine Herzglykosidintoxikation auftreten kann. Die kardiale Wirkung von β-Adrenergika und Methylxanthinen wird ebenfalls verstärkt. Glukokortikoide vermindern durch Vitamin-D-Antagonismus die Calciumresorption und steigern die renale Ausscheidung. Calciumverbindungen setzen die enterale Aufnahme von Tetracyclinen herab. Eine Vielzahl von Substanzen ist inkompatibel mit Calcium, deshalb sollen zu Calciumlösungen insbesondere nicht Sulfate, Bicarbonat, Tetracycline, Chlorphenamin, Streptomycin oder Nitrofurantoin zugemischt werden.

Calciumchlorid

Als **Calciumchlorid** wird nach Arzneibuch das hygroskopische Dihydrat dieses Salzes mit einem Calciumgehalt von 27% bezeichnet. Vielfach findet auch das Hexahydrat Verwendung, dessen Calciumanteil allerdings um ein Drittel geringer ist. Aufgrund des hohen Nebenwirkungsrisikos soll Calciumchlorid in Infusionslösungen eine Konzentration von 10% nicht überschreiten. Handelsübliche Lösungen enthalten 8% Calciumchlorid in Kombination mit 3–4% Magnesiumchlorid [**Calmasel** (V.M.)]. In diesen stark hypertonen Lösungen liegt die Calciumkonzentration bei 0,54 mmol/ml (Dihydrat) (1 mmol = 147 mg) bzw. 0,37 mmol/ml (Hexahydrat) (1 mmol = 119 mg). Entsprechend den allgemeinen Dosierungsrichtlinien für Calcium beträgt somit die **Maximaldosis** bei Verwendung 8%iger Dihydratlösungen 1 ml/kg für Großtiere und bis 0,3 ml/kg bei Kleintieren. Zur oralen Anwendung hochkonzentrierter Calciumchloridlösungen werden wegen der starken lokalen Reizwirkung und des bitteren Geschmacks speziell formulierte Gele verwendet, die als Mineral- oder Ergänzungsfuttermittel im Handel sind. Aufgrund der schnellen und vollständigen Dissoziation von Calciumchlorid in Verbindung mit dem Auftreten einer milden Azidose infolge des hohen Chloridanteils kann mit diesem Calciumsalz im Vergleich zu Calciumglukonat ein zuverlässigerer Anstieg des extrazellulären ionisierten Calciums, eine langsamere Ausscheidung sowie eine ausgeprägtere positiv inotrope Wirkung erzielt werden. Calciumchloridlösungen besitzen aber auch ein wesentlich höheres **Nebenwirkungspotenzial**. Aufgrund des stärkeren Dissoziationsgrades kommt es bei ▶ **Überdosierung** und zu rascher Infusion schneller zu den gefährlichen kardialen Erscheinungen einer akuten Hypercalcämie. Weiterhin sind diese Lösungen sehr stark gewebsreizend, paravenöse Injektion führt zu ausgeprägten Nekrosen (Behandlung: Infiltration des betroffenen Gebiets mit isotoner Kochsalzlösung sowie mit 1%iger Procainlösung und mit 150 I.E. Hyaluronidase [**Hylase „Dessau"** (H.M.)] – nicht zulässig bei lebensmittelliefernden Tieren – und lokale Applikation von Glukokortikoiden). Calciumchloridhaltige Lösungen müssen deshalb streng intravenös und langsam verabreicht werden, wobei ihr Einsatz nur unter strenger **Indikationsstellung** einer akuten Hypocalcämie gerechtfertigt ist. Weitere ▶ **Nebenwirkungen**, ▶ **Wechselwirkungen** und ▶ **Gegenanzeigen** gelten wie für alle Calciumhaltigen Lösungen. Eine zusätzliche Kontraindikation stellt Hyperchlorämie dar. ▶ **Wartezeiten**: keine.

Calciumglukonat, Calciumboroglukonat

Der entscheidende Vorteil von **Calciumglukonat** ist die gute Gewebsverträglichkeit, sodass dieses Calciumsalz auch subkutan verabreicht werden kann. Calciumglukonat steht allerdings nur in Konzentrationen bis zu 10% zur Verfügung [**Calciumgluconat Sandoz** 10% (H.M.)], da höher konzentrierte Lösungen nicht mehr stabil sind. Aufgrund des relativ niedrigen Calciumanteils von 9% in dieser Verbindung würde eine ausreichende Calciumsubstitution mit 10%iger Calciumglukonatlösung im Vergleich zu den üblichen Calciumchloridlösungen die Zufuhr wesentlich größerer Flüssigkeitsmengen erfordern. Durch Zusatz kleiner Mengen Borsäure unter Bildung von **Calciumboroglukonat** kann jedoch die Löslichkeit erheblich verbessert werden. In diesem Komplex bildet Calciumglukonat noch in wesentlich höheren Konzentrationen eine stabile wässrige Lösung. Die in der Veterinärmedizin gebräuchlichen Calciumboroglukonatlösungen enthalten üblicherweise 24 bzw. 38% Calciumglukonat (1 mmol = 448 mg) [Calciumboroglukonat Infusionslösung, Kalzibosel (V.M.),], teilweise ebenfalls mit Magnesiumchloridzusätzen. ▶ **Dosierung:** Die 24%ige Lösung enthält pro ml 0,54 mmol Ca^{2+}. Von dieser Lösung werden bei Klein- und Großtieren bis zu 0,5 ml/kg intravenös und 0,5 ml/kg subkutan als Depot verabreicht. Verschiedentlich wird eine gleichzeitige Verabreichung von 150 I.E. Hyaluronidase [Hylase „Dessau" (H.M.)] in das subkutane Depot empfohlen (nicht zulässig bei lebensmittelliefernden Tieren). Die 38%ige Lösung mit einem Calciumgehalt von 0,86 mmol/ml wird mit 0,3 ml/kg intravenös infundiert. Aufgrund der starken Hypertonie dieser Lösung sollte keine subkutane Applikation erfolgen. Calciumglukonat kann auch oral verabreicht werden, zumal dieses Calciumsalz geschmacklos und wenig lokal reizend ist. Jedoch wird Calcium aus dieser Verbindung heraus im Vergleich zu Calciumchlorid schlechter enteral resorbiert mit der Folge einer geringeren und vor allem variierenden Bioverfügbarkeit. Außer den allgemein für Calcium-haltige Lösungen gültigen bestehen keine zusätzlichen ▶ **Nebenwirkungen**, ▶ **Gegenanzeigen** und ▶ **Wechselwirkungen**. ▶ **Wartezeiten**: keine.

1.7 Magnesiumhaltige Lösungen

Magnesium ist ein essenzielles Biometall und das zweitwichtigste intrazelluläre Kation. 45% des Körperbestandes befinden sich im IZR, 50% in den Knochen (30% davon austauschbar) und nur 5% im EZR, wovon 30% an Protein gebunden sind. Der Bedarf liegt bei ca. 0,6 g/kg Futter und erhöht sich bei laktierenden Tieren auf 2 g/kg Futter. Magnesium dient als Cofaktor für viele Enzymsysteme, insbesondere bei der Übertragung von Phosphatgruppen. Extrazelluläres Magnesium spielt eine wichtige Rolle für die Erregbarkeit von Nerven und Muskulatur. Auf das ZNS wirkt Magnesium dämpfend, an der neuromuskulären Endplatte verringert dieses Kation die Acetylcholinfreisetzung. Am Herzen kommt es, ähnlich zur Wirkung von Kalium, zu verzögerter Erregungsleitung und negativ inotroper Wirkung. Zwischen Magnesium und Calcium besteht eine enge Wechselwirkung, indem Calcium antagonistisch auf die kardialen und neuromuskulären Effekte von Magnesium wirkt. Magnesium wirkt außerdem spasmolytisch an der glatten Muskulatur. Ferner konkurrieren Calcium und Magnesium bei der enteralen Resorption. Magnesium stimuliert weiterhin die Sekretion von Parathormon und wirkt somit regulierend auf den Serumcalciumspiegel. Die Serummagnesiumspiegel liegen zwischen 0,75 und 1,1 mmol/l (1,5–2,2 mval/l). Symptome einer akuten Hypomagnesiämie treten bei Werten unter 0,5 mmol/l auf. Ursachen für Magnesiumverluste sind Erbrechen, Durchfälle, Pankreatitis, magnesiumfreie Infusionslösungen sowie Futter mit zu niedrigem Magnesiumgehalt. Dies trifft besonders für junges eiweißreiches Gras und Weidefutter zu, durch deren Verfütterung die insbesondere beim Rind häufig vorkommenden, als Gras-, Weide- oder Transporttetanie bezeichneten Magnesiummangelzustände verursacht werden. Akuter Magnesiummangel im EZR äußert sich infolge gesteigerter neuromuskulärer Erregbarkeit als Muskeltremor, Tetanie, Festliegen, fortschreitender Bewusstseinsverlust und Arrhythmien bis hin zum Herzstillstand. Die Unterscheidung zu hypocalcämischen Zuständen ist oft erschwert, zumal im Zuge einer Hypomagnesiämie der Serumcalciumspiegel deutlich abfallen kann. ▶ **Anwendungsgebiete**: Bei der Indikation Hypomagnesiämie, insbesondere in Form von Gras-, Stall- oder Weidetetanie, besteht die Therapie in der parenteralen Zufuhr von Magnesiumsalzen, wie Magnesiumchlorid, Magnesiumsulfat oder Magnesiumglukonat. ▶ **Dosierung**: Die erforderliche Dosis beträgt bei langsamer (mindestens 15 min) intravenöser Zufuhr 0,15–0,25 mmol Magnesium/kg. Zusätzlich können mit gewebsverträglichen Magnesiumlösungen subkutane Depots gesetzt werden. Empfehlenswert ist zumeist die Verabreichung einer kombinierten Calcium/Magnesium-Lösung, da einerseits häufig gleichzeitig eine Hypocalcämie besteht und andererseits Calcium durch seine magnesiumantagonistische Wirkung an erregbaren Membranen die Gefahr von Nebenwirkungen bei Überdosierung verringert. Geeignet zur Therapie einer manifesten Hypomagnesiämie sind Lösungen mit mindestens 4% **Magnesiumchlorid** ($MgCl_2 \times 6\,H_2O$, Magnesiumanteil 12%, 1 mmol = 203 mg) und maximal 8% Calciumchlorid (1 : 2) (▶ S. 180). Der Magnesiumgehalt dieser Lösung beträgt 0,2 mmol Magnesium/ml [**Magneversol WDT** (V.M.)]. Noch bessere therapeutische Wirkung wird bei Lösungen mit höherem Magnesiumchlorid- (10%) und geringerem Calciumchloridanteil (2%) angenommen. Diese Lösungen sind streng intravenös zu verabreichen. **Magnesiumsulfat** ($MgSO_4 \times 7\,H_2O$, Magnesiumanteil 10%, 1 mmol = 246,5 mg) kann als 20%ige Lösung angewendet werden [**Cormagnesin** (H.M.)]. Die 20%ige Lösung enthält pro ml 0,8 mmol Magnesium. 0,3 ml/kg werden teils langsam intravenös, teils subkutan als Depot appliziert, wobei die subkutane Injektion zur Verringerung der lokalen Reizwirkung auf mehrere Stellen verteilt werden soll. Nach oraler Verabreichung wird Magnesiumsulfat nur in geringem Umfang (< 20%) resorbiert und kann deshalb als salinisches Abführmittel eingesetzt werden (▶ S. 233). **Magnesiumglukonat** (Magnesiumanteil 5,35%, 1 mmol = 451 mg) weist eine bessere Gewebeverträglichkeit, jedoch einen geringeren Dissoziationsgrad und dadurch verzögerten Wirkungseintritt auf. Die 10%ige Lösung [**Magnerot Injekt** (H.M.)] enthält 0,22 mmol Magnesium/ml. Die erforderliche Menge (bis zu 1 ml/kg) wird auf intravenöse und subkutane Injektionen verteilt. Orale Magnesiumsubstitution kann durch 0,1 g Magnesiumoxid/kg als Futtersupplement erfolgen. ▶ **Nebenwirkungen**: Bei zu schneller Zufuhr und Überdosierung treten als Zeichen einer Hypermagnesiämie (Serumspiegel > 2 mmol/l) ZNS-Depression, Blutdruckabfall, Muskelschwäche und bradykarde Arrhythmien bis zum diastolischen Herzstillstand auf. Die lebensbedrohlichen kardialen Nebenwirkungen können durch Infusion von Calciumglukonat antagonisiert werden. ▶ **Gegenanzeigen** stellen Hypermagnesiämie, Myasthenia gravis und bradykarde Überleitungsstörungen am Herzen dar. Besondere Vorsicht ist bei digitalisierten Patienten und bei Vorliegen von Nierenfunktionsstörungen erforderlich. ▶ **Wechselwirkungen**: Mit Calciumionen besteht funktioneller Antagonismus. Polymyxin B, Carbonate und Phosphate sind inkompatibel mit magnesiumhaltigen Lösungen; Verstärkung der Wirkung nicht depolarisierender Muskelrelaxanzien. ▶ **Wartezeiten**: keine.

2

Kohlenhydrathaltige Lösungen

Diese Lösungen enthalten **Glukose** oder als Zuckeraustauschstoffe **Fruktose** oder mehrwertige Zuckeralkohole wie **Sorbitol** und **Xylitol** in Konzentrationen von 5–50%. Der Abbau dieser Kohlenhydrate im Intermediärstoffwechsel liefert einen Energiegewinn von 16,75 kJ (4 kcal)/g Zucker. Ein wichtiges **Indikationsgebiet** für diese Lösungen ist somit die Energiezufuhr insbesondere bei Hypoglykämie und parenteraler Ernährung. Eine ausreichende Kohlenhydratzufuhr und Deckung des täglichen kalorischen Erhaltungsbedarfs kann allerdings erst mit hochkonzentrierten Lösungen ab 40% erreicht werden, da bei geringeren Konzentrationen hierfür zu große Infusionsvolumina erforderlich wären. Lösungen bis 10% finden außer zur partiellen Deckung des Kohlenhydratbedarfs auch zur teilweisen Substitution von „freiem Wasser" bei hypertoner Dehydratation Anwendung. Dieses Indikationsgebiet beruht auf dem Wirkprinzip, dass bei Zufuhr einer isotonen 5%igen Kohlenhydratlösung nach rascher vollständiger Verstoffwechselung des Zuckers nur noch freies ungebundenes Wasser zurückbleibt, das Rehydratation und Beseitigung hyperosmolarer Zustände bewirkt. Lösungen über 5% sind hyperton, wobei die hohe Osmolarität hochkonzentrierter Lösungen von Sorbitol oder seines Isomers Mannitol zur Osmotherapie bei Nierenversagen und Hirnödem als weiterem Indikationsgebiet ausgenutzt werden kann (▶ Kap. H). Die ▶ **Dosierung** (▶ Tab. 22) erfolgt bedarfsadaptiert, wobei die Tageshöchstmenge sowohl dem Kohlenhydratbedarf (proportional zum metabolischen Körpergewicht [$kg^{0,75}$]) als auch dem Flüssigkeitsdefizit anzupassen ist. Weiterhin ist die Infusionsgeschwindigkeit so zu bemessen, dass (1) die Glukoseverwertungskapazität ausreicht, die pro Zeiteinheit zugeführte Kohlenhydratmenge zu verstoffwechseln, um eine Hyperglykämie und ein Überschreiten der Nierenschwelle mit unerwünschten renalen Verlus-

▶ **Tab. 22** Tagesdosen, Infusionsgeschwindigkeiten, Energiegehalt und Osmolarität kohlenhydrathaltiger Lösungen.

Körpergewicht (kg)	Konzentration der Kohlenhydratlösung (%)				
	Glukose				Fruktose
	5	10	20	40	10
Tageshöchstmengen (ml/kg/Tag)					
< 2	100	100	100	70	90
2–5	80	80	80	55	65
5–20	60	60	60	40	50
20–100	40	40	40	30	35
> 100	30	30	30	15	25
max. Infusionsgeschwindigkeit (ml/kg/h)					
< 2	25	12	6	3	7,5
2–5	20	10	5	2,5	5,5
5–20	15	7	3,5	2	4
20–100	10	5	2,5	1,5	3
> 100	6	3	1,5	0,8	2
Energiegehalt (kJ/l)	837	1674	3349	6698	1674
theoretische Osmolarität (mosmol/l)	277	555	1110	2220	555

Die angegebenen Dosen sind Richtwerte, die im Regelfall bei adulten Tieren nicht überschritten werden sollen.

ten durch Glykosurie zu vermeiden, und dass (2) keine Überinfusion erfolgt. Im Regelfall ist somit die Infusionshöchstmenge bei niederprozentigen Lösungen durch das Volumen (ml/kg) begrenzt, während bei Lösungen über 20 % die zugeführte Glukosemenge (kJ/kg) limitierend wirkt.

Bis zu einer Konzentration von 10 % ist eine subkutane Verabreichung kleinerer Volumina möglich, Lösungen ab 20 % müssen streng zentralvenös und langsam infundiert werden, um ▶ **Nebenwirkungen** in Form lokaler Irritationen bis hin zu Thrombophlebitis zu vermeiden. Bei intraperitonealer Applikation können stark hypertone Zuckerlösungen eine vorübergehende Wasserverschiebung in die Bauchhöhle unter Verstärkung bestehender Dehydratationen bewirken. Ebenso kann die orale Gabe hochkonzentrierter Lösungen Diarrhö infolge osmotisch bedingter Wasserverluste in das Darmlumen verursachen. Diese besonders bei den schlecht resorbierbaren Zuckeraustauschstoffen Sorbitol und Xylitol ausgeprägte osmotische Laxanzienwirkung kann allerdings auch therapeutisch als abführende Wirkung ausgenutzt werden (▶ S. 233).

Bei Verabreichung größerer Volumina kommt es zur Verdünnung der Konzentration von Serumelektrolyten. Eine Kontrolle des Serumionogramms ist deshalb bei Infusion von Kohlenhydratlösungen immer empfehlenswert. Die Gefahr einer Entstehung insbesondere von Hyponatriämie und Hypokaliämie kann durch die kombinierte Gabe von Halbelektrolytlösungen (▶ S. 174) vermindert werden. Stark hypertone Kohlenhydratlösungen vergrößern infolge ihrer osmotischen Wirkung das intravasale Volumen, wodurch bei kardiovaskulären Erkrankungen gefährliche ▶ **Nebenwirkun-**

gen ausgelöst werden können. Zu schnelle Zufuhr hochkonzentrierter Lösungen (ab 40%ig) kann zur Ausbildung eines hyperosmolaren Komas führen. ▶ **Gegenanzeigen**: Hyperglykämie, Hyperhydratationszustände, vor allem isotone und hypotone Formen, sowie hypotone Dehydratation. Eine bestehende Azidose, insbesondere Lactatazidose, kann durch die bei der Verstoffwechselung entstehenden organischen Säuren verstärkt werden. Vorsicht ist erforderlich bei Hyponatriämie und Hypokaliämie. ▶ **Wechselwirkungen** können aufgrund des relativ sauren pH-Wertes von Kohlenhydratlösungen im Bereich von pH 3,2–5,5 in Form von Ausfällungen bei Zumischungen auftreten, β-Lactamantibiotika und Tetracycline werden in Zuckerlösungen inaktiviert. Bei Zumischung kompatibler Arzneistoffe und Elektrolytlösungen sind Keimkontaminationen sorgfältig zu vermeiden.

Die Auswahl der geeigneten Kohlenhydratlösungen erfolgt nach folgenden Kriterien:
1. Anwendungsgebiete:
   - basale Bedarfsdeckung und Rehydratation: Lösungen bis zu 10% in Kombination mit Halbelektrolytlösungen oder in Kombination mit Ringer-Lösung im Verhältnis 1 : 1
   - partielle oder komplette parenterale Deckung des Energiebedarfs: Lösungen ab 20%
2. Verfügbarkeit der Energie:
   - akute Hypoglykämie: nach Möglichkeit schnell metabolisierbare Glukose
   - parenterale Energiezufuhr: Kombination von Glukose und Zuckeraustauschstoffen, die rasch bzw. protrahiert Energie liefern, z. B. in Form einer Glukose-Xylitol-Kombination im Verhältnis von 1 : 1 bis 2 : 1 [**GX-Lösung 20% DeltaSelect** (H.M.)], Glukose-Sorbitol-Kombination im Verhältnis 1 : 1 [**Ursolyt GS** (V.M.)] oder Glukose-Sorbitol-Fruktose-Kombinationen im Verhältnis 4 : 2 : 1 [**Sorbivert** (V.M.)]
3. bestehende Kohlenhydratintoleranzen:
   - Diabetes mellitus, Postaggressionssyndrom, Fruktoseintoleranz u. a.

Zur totalen parenteralen Energiebedarfsdeckung sind Glukose und Zuckeraustauschstoffe nur bedingt und kurzfristig geeignet. Bei einem Energiebedarf von durchschnittlich 300 kJ/kg bei Kleintieren und einem Energiegehalt von 16,75 kJ/g Zucker müssen 17,5 g Glukose/kg entsprechend 87,5 ml einer 20%igen Glukoselösung pro kg Körpergewicht infundiert werden. Für eine ausgewogene Energiebedarfsdeckung bei totaler parenteraler Ernährung mit vertretbaren Infusionsvolumina sind deshalb Zusätze von Lipiden [**Lipofundin N** (H.M.)] und Aminosäuren [**Aminofusin forte** (H.M.)] oder fertig formulierte Kombinationslösungen aus Aminosäuren, Elektrolyten, Fetten und Kohlenhydraten [**Combiplasmal** (H.M.)] angezeigt, die allerdings auf den menschlichen Bedarf ausgerichtet sind.

2.1 Glukoselösungen

Glukose (Dextrose, Traubenzucker) ist ein physiologischer Energieträger, der überall im Organismus umgesetzt werden kann und bei der Glykolyse über Abbau zu Pyruvat oder Lactat mit nachfolgender Einschleusung in den Zitronensäurezyklus sowie über den Pentose-Phosphat-Zyklus schnell verwertbare Energie in Form energiereicher Phosphate liefert. Als praktisch sofort verfügbare Energiequelle reduziert Glukose den Katabolismus von Lipiden und trägt dadurch bei Ketose zur Senkung der Bildung von Ketonkörpern bei. Die intrazelluläre Aufnahme und damit die Einschleusung von Glukose aus der Blutbahn in den intermediären Stoffwechsel sind insulinabhängig. ▶ **Anwendungsgebiete**: Indikationen für Glukosezufuhr sind hypoglykämische Zustände; 5- bis 10%ige Lösungen [**Glucose-Lösung 5%** oder **10% ad us. vet.** (V.M.)] dienen ferner zum Ersatz von „freiem Wasser" bei hypertoner Dehydratation, als Trägerlösung für kompatible Elektrolytkonzentrate sowie als Bestandteil basaler Erhaltungslösungen. Lösungen ab 10% können bei der Behandlung der Ketose des Rindes eingesetzt werden, höher konzentrierte Lösungen finden als hochkalorische Infusionstherapie zur partiellen (20%) oder kompletten (ab 40%) parenteralen Deckung des Energiebedarfs Anwendung [**Glucose-Lösung 20%** oder **40% ad us. vet.** (V.M.)]. Ein weiteres Indikationsgebiet stellt in Kombination mit Insulin die intrazelluläre Einschleusung von Kalium bei akuter Hyperkaliämie dar (▶ S. 178). Glukoselösungen sind nicht geeignet zur Osmotherapie, da wegen schneller Verstoffwechselung und tubulärer Rückresorption von Glukose nach zu kurzer Wirkung eine unerwünschte Flüssigkeitsüberladung entstehen kann. ▶ **Dosierung** erfolgt entsprechend den Angaben in ▶ **Tab. 22**, angepasst an das Flüssigkeits- und Kohlenhydratdefizit, wobei bei Gabe von Lösungen über 10 % Kontrollen des Blut- oder Harnglukosespiegels erforderlich sind und transiente Hyperglykämien nur durch Dauertropfinfusion oder gleichzeitige Insulingabe (1 I.E. Normalinsulin/1,5–3 g Glukose) vermieden werden können. Bei der Infusion von konzentrierten Glukoselösungen besteht ein erhöhtes Risiko für die Ausbildung einer Hypokaliämie infolge von Kaliumverschiebung in den IZR bei der zellulären, insulinabhängigen Glukoseaufnahme und Glykogenbildung. ▶ **Gegenanzeigen**: Spezifische zusätzliche Kontraindikationen für Glukoseapplikation bestehen bei Glukoseverwertungsstörungen bei Diabetes mellitus und in posttraumatischen bzw. postnarkotischen Phasen, vor allem bei alten und schwerkranken Tieren („Postaggressionssyndrom"). ▶ **Wechselwirkungen** gelten wie für alle kohlenhydrathaltigen Lösungen. ▶ **Wartezeiten**: keine.

2.2 Zuckeraustauschstoffe

Hierunter sind Kohlenhydrate wie Fruktose oder die mehrwertigen Zuckeralkohole Sorbitol und Xylitol zu verstehen, die insulinunabhängig verstoffwechselt werden und deshalb auch als Energieträger bei Diabetes mellitus und anderen Glukoseverwertungsstörungen als zusätzlichem **Anwendungsgebiet** eingesetzt werden können. Diese Kohlenhydrate sind als Energielieferanten der Glukose gleichwertig, sie werden jedoch langsamer umgesetzt mit der Folge einer verzögerten Freisetzung von Energie. Sie finden deshalb auch Anwendung zur Komplettierung des Substratangebots mit protrahiert wirkenden Stoffen bei parenteraler Deckung des Energiebedarfs.

Fruktoselösungen

Für Fruktose (Lävulose, Fruchtzucker) besteht eine Standardzulassung für Tiere als 10 %ige Lösung, die derzeit nicht im Handel ist. Zugelassen sind 10- bzw. 20 %ige Lösungen in Kombinationen mit Glukose [**Invertzucker-Infusionslösung 200 ad us. vet.**; **Invert** [V.M.] I]. Fruktose wird überwiegend in der Leber verstoffwechselt und deshalb langsamer umgesetzt als die ubiquitär verwertbare Glukose. Nach oraler Gabe wird Fruktose langsamer resorbiert als Glukose. ▶ **Dosierung**: Die Dosierung (▶ **Tab. 22**) erfolgt ebenfalls bedarfsadaptiert entsprechend dem Flüssigkeits- und Kohlenhydratdefizit, aufgrund des geringeren Utilisationsgrades jedoch mit geringerer Dosis und langsamer als Glukose. Trotz fehlender Insulinabhängigkeit des Fruktoseabbaus kann nach Zufuhr hoher Dosen, insbesondere bei diabetischer Stoffwechsellage, durch Überlastung der hepatischen Fruktosephosphorylierung initial eine Umwandlung in Glukose erfolgen, deren Verstoffwechselung dann insulinpflichtig ist. ▶ **Nebenwirkungen**: Weitere Nebenwirkungen bei Fruktoseapplikation sind eine erhöhte Gefahr einer Lactatazidose infolge des nahezu vollständigen Abbaus zu Glyceriden. ▶ **Überdosierung**: Durch die starke Verarmung der Leber an energiereichen Phosphaten beim Fruktosestoffwechsel kann es bei Überdosierung zu einer Leberschädigung kommen. Aus diesem Grund sollten hochprozentige Fruktoselösungen nach Möglichkeit nicht angewendet werden. Fruktoselösungen sind nicht zur Osmotherapie geeignet. ▶ **Gegenanzeigen**: Zusätzliche Kontraindikationen sind schwere Leberschädigung sowie die seltenen Fälle von Fruktoseintoleranz, wobei es zu tödlich verlaufenden Hypoglykämien und Leberschädigung kommen kann. ▶ **Wechselwirkungen**: wie bei allen kohlenhydrathaltigen Lösungen. ▶ **Wartezeiten**: keine.

Sorbitol-, Xylitol-Lösungen

Sorbitol (Sorbit) und Xylitol (Xylit) sind 6- bzw. 5-wertige Zuckeralkohole, die ebenfalls insulinunabhängig verstoffwechselt werden. Sorbitol [**Sorbitol-Infusionslösung 40** (H.M.)]; 10 %ig in Kombination mit Glukose/Fruktose [**Sorbivert** (V.M.)] wird in der Leber durch die Sorbitdehydrogenase in Fruktose umgewandelt und so in den Energiestoffwechsel eingeschleust. Deshalb gelten für Sorbitol die gleichen ▶ **Anwendungsgebiete**, ▶ **Dosierungen**, ▶ **Nebenwirkungen** und ▶ **Gegenanzeigen** wie für Fruktose. Aufgrund der schlechten enteralen Resorption, langsamen Metabolisierung und geringen tubulären Rückresorption können hypertone Sorbitollösungen auch als Osmotherapeutika und osmotisch wirksame Laxanzien eingesetzt werden. ▶ **Wartezeiten**: keine.

Xylitol [**Xylitolinfusionslösung 5** und **10** (H.M.)] wird ebenfalls in der Leber ohne die Beteiligung von Insulin über d-Xylulose zu Fruktose-6-Phosphat metabolisiert. Da diese Verstoffwechselung langsamer als bei Fruktose abläuft, soll bei Langzeitinfusion bei gleicher Gesamtdosis die Infusionsgeschwindigkeit nur etwa die Hälfte des Wertes für Fruktose (▶ **Tab. 22**) betragen. Xylitol kann auch bei bestehender Fruktoseintoleranz angewendet werden. ▶ **Nebenwirkungen**: Als zusätzliche Nebenwirkung können nach Langzeitverabreichung Ablagerungen von Oxalatkristallen in Gehirn und Niere auftreten. ▶ **Wartezeiten**: keine.

3

Plasmaersatzstoffe

Reine Elektrolyt- oder Kohlenhydratlösungen eignen sich nur sehr kurzfristig zur Volumensubstitution im Intravasalraum, da diese Lösungen keine kolloidosmotisch wirksamen Bestandteile enthalten. Bei Zufuhr größerer Mengen dieser Lösungen kommt es deshalb zur Verdünnung der kolloidosmotisch wirksamen Blutbestandteile und dadurch zur Abnahme des onkotischen Drucks. Dies führt zu einer Verschiebung der Starling-Kräfte zugunsten eines überwiegenden hydrostatischen Drucks. Diesem Druck folgend diffundiert die zugeführte Flüssigkeit schnell aus dem Gefäßraum in den Interstitialraum, wodurch sich Ödeme ausbilden können. Die intravasale Verweildauer wird weiterhin durch die zusätzliche schnelle renale Ausscheidung dieser Lösungen begrenzt. Für einen länger dauernden intravasalen Volumenersatz eignen sich deshalb nur Lösungen, die einen ausreichend hohen Anteil an kolloidosmotisch wirksamen Bestandteilen aufweisen („kolloidale Infusionslösungen").

Ideale Voraussetzungen bietet hierfür **Vollblut**. **Bluttransfusionen** sind immer erforderlich bei Blutverlusten über 25% des Blutvolumens sowie bei Anämie und Hämolyse zur Aufrechterhaltung einer ausreichenden Sauerstofftransportkapazität. Die **Transfusionsmenge** soll bei Hund und Katze 10–20 ml/kg, in akuten Fällen bei starken Blutverlusten und massiver Hämolyse bis 60 ml/kg betragen, bis ein normaler Hämatokrit erreicht ist, wobei in schweren Schockzuständen das zusätzlich erforderliche Volumen durch gleichzeitige Gabe kristalloider und eventuell kolloidaler Infusionslösungen über einen separaten venösen Zugang auszugleichen ist. Blutkonserven sollen schonend auf Körpertemperatur aufgewärmt werden und die Transfusionsschläuche vor Beginn mit isotoner Kochsalzlösung gespült werden. ▶ **Nebenwirkungen**: Unverträglichkeitsreaktionen, insbesondere wenn das Tier früher bereits schon eine Bluttransfusion erhalten hat. Das Risiko ist jedoch geringer als beim Menschen aufgrund der bei Hunden unterschiedlichen Blutgruppenstruktur mit geringerer Antigenität. Zur Vermeidung von Transfusionsreaktionen empfiehlt sich jedoch die Durchführung einer Kreuzreaktion vor der Transfusion, wobei zu beachten ist, dass nach Dextraninfusionen die Kreuzprobe undeutlich werden kann. Ideales Spenderblut sollte die Antigene (Canine Erythrocyte Antigene) CEA_1, CEA_2, CEA_7 nicht aufweisen. Um Unverträglichkeitsreaktionen (Unruhe, Zittern, Tachykardie, Tachypnoe) rechtzeitig erkennen zu können, soll in nicht akuten Fällen in den ersten 30 min langsam transfundiert werden (0,2 ml/kg). Bei zu schneller Infusion von Zitratblut kann es besonders bei Tieren mit eingeschränkter Leberfunktion zu einer Zitratüberladung mit Hypocalcämie kommen. Bei Auftreten von Unverträglichkeitsreaktionen ist die Bluttransfusion abzubrechen und die Behandlung eines anaphylaktischen Schocks einzuleiten (kristalloide + kolloidale Infusionslösungen, bei Bedarf Adrenalin, hoch dosiert Glukokortikoide, eventuell Antihistaminika; ▶ **Kap. U**).

Bei den eigentlichen **Plasmaersatzstoffen** handelt es sich um kolloidosmotisch wirksame Makromoleküle, die als hyperonkotische Lösungen meist in isotoner Elektrolytlösung eingesetzt werden. Die hierfür zur Anwendung kommenden Verbindungen sollten folgenden Anforderungen genügen:
1. genügend lange Verweildauer im Intravasalraum, hierzu ist ein ausreichend großes Molekulargewicht (> 25 000) erforderlich, damit die Substanzen nicht durch die Gefäßwand permeieren können und außerdem nur sehr langsam glomerulär filtriert werden
2. langsame, jedoch möglichst vollständige Abbaubarkeit

3. biologische Indifferenz, insbesondere keine pharmakologischen Eigenwirkungen sowie keine antigenen oder pyrogenen Eigenschaften
4. keine Einflüsse auf die Blutviskosität
5. hohe Wasserbindungskapazität und Löslichkeit in hyperonkotischen Konzentrationen, durch diese beiden Faktoren kann es zu einer Flüssigkeitsmobilisation aus dem Interstitialraum kommen, wodurch das Intravasalvolumen stärker vergrößert wird, als dem eigentlichen Infusionsvolumen entspricht = Plasmaexpanderwirkung
6. Sterilisierbarkeit, Lagerfähigkeit und niedrige Kosten

Diese Voraussetzungen werden zum großen Teil von einer Reihe kolloidaler Stoffe erfüllt. Die wichtigsten therapeutisch eingesetzten Plasmaexpander sind **Hydroxyethylstärke** und **Gelatinepräparate** sowie früher **Dextran**.

Die Zufuhr von **Albuminlösungen** oder eine Transfusion von **Blutplasma** ist zur Volumensubstitution im Allgemeinen nicht erforderlich, da hierfür kolloidale Infusionslösungen ausreichen. Anwendungsgebiete sind schwere Hypoproteinämien sowie Zufuhr von Gerinnungsfaktoren, die in frisch gewonnenem Plasma mit ausreichender Aktivität enthalten sind, bei Gerinnungsstörungen.

Dextrane

Dextrane besaßen früher die größte Bedeutung als Plasmaexpander. Sie wurden zunehmend von Hydroxyethylstärkepräparaten verdrängt. Seit 2005 sind keine dextranhaltigen Human- und Tierarzneimittel als Plasmaersatzstoffe mehr im Handel. Ausführliche Angaben zu Dextranen und ihrer klinischen Anwendung finden sich in der 7. Auflage dieses Buches.

3.1 Gelatinepräparate

Gelatinepräparate enthalten halbsynthetische Polypeptide, die durch Abbau nativer Gelatine und verschiedenartiger Repolymerisierung hergestellt werden. Zur Verfügung stehen **Oxypolygelatine**, (Gelatine-polysuccinat) [**Gelafundin** (H.M.)] und **harnstoffvernetzte Gelatine** (Polygelin) in Konzentrationen von bis zu 4% in isotoner Elektrolytlösung. Wegen des niedrigen mittleren Molekulargewichts von ca. 30 000, des relativ hohen Anteils niedermolekularer Fragmente, die bereits während der Infusion die Blutbahn wieder verlassen, und des Abbaus durch Proteasen ist die Halbwertszeit für den volumenstabilisierenden Effekt mit 3–4 Stunden entsprechend kurz. Die Wasserbindungskapazität beträgt nur 14 ml/g, mit den handelsüblichen Lösungen ist somit kein Plasmaexpansionseffekt zu erzielen. Gelatinepräparate besitzen keinen „coating"-Effekt für zelluläre Blutbestandteile. ▶ **Anwendungsgebiete**: Das Indikationsgebiet beschränkt sich auf kolloidalen Volumenersatz bei Hypovolämie. ▶ **Dosierung**: Aufgrund der raschen Elimination richtet sich die Dosis nach dem Volumendefizit, wobei die Tageshöchstmenge nur durch die Hämodilution begrenzt wird und deshalb nach dem Hämatokrit (> 30%) zu steuern ist. Schnellinfusionen sind möglich, die Infusionsgeschwindigkeit ist der kardiozirkulatorischen Situation anzupassen. ▶ **Nebenwirkungen**: Durch die halbsynthetische Herstellung wurde die Antigenität von Gelatinepräparaten reduziert, dennoch ist die Häufigkeit anaphylaktischer Reaktionen mehr als doppelt so hoch wie bei Dextranen. Aufgrund der fehlenden Expanderwirkung besteht außer bei ▶ **Überdosierung** keine Gefahr von Gerinnungsstörungen und Dehydratation des Interstitialraumes. ▶ **Gegenanzeigen** Hypervolämie, Hyperhydratationszustände, dekompensierte Herzinsuffizienz und Niereninsuffizienz. ▶ **Wechselwirkungen**: Beim Mischen mit anderen Arzneimitteln sind Inkompatibilitäten möglich. Bei gleichzeitiger Gabe anderer Histamin-liberierender Pharmaka besteht ein erhöhtes Risiko für das Auftreten anaphylaktischer Reaktionen.

Hydroxyethylstärke

Hydroxyethylstärke (HES) ist ein synthetisches Polysaccharid aus hydroxyethyliertem Amylopectin. Das mittlere Molekulargewicht beträgt je nach Präparat 70 000 [**Expafusin** (H.M.)], 130 000 [**VitaHES** (H.M.)], 200 000 [**HAES-steril** (H.M.)] oder 450 000 Dalton [**Plasmafusin** (H.M.)]. Verwendet werden 6- und 10%ige hyperonkotische Konzentrationen in isotoner Elektrolytlösung oder in hypertoner 7,2%iger Natriumchloridlösung [**HyperHAES** (H.M.)]. Auch die hochmolekularen Lösungen mit 200 000 Dalton besitzen aufgrund der kugelförmigen Molekülstruktur von HES noch eine ausreichend niedrige Viskosität. Erst bei sehr hohem Molekulargewicht und Substitutionsgrad weisen die Lösungen eine hohe Viskosität auf. Der Abbau erfolgt langsam durch die Serumamylase entsprechend dem Substitutionsgrad mit Hydroxyethylgruppen, der im Bereich von 0,4–0,7 liegt. Ein Teil wird durch lysosomale Enzyme im mononukleären Phagozytosesystem abgebaut. Die jeweilige in den Präparaten enthaltene HES-Fraktion wird hinsichtlich ihres Molekulargewichts und Substitutionsgrads gekennzeichnet, z. B. als HES 200/0,5 für eine Fraktion mit durchschnittlich 200 000 Dalton und 50%iger O-2-Hydroxyethyl-Substitution. Die Verweildauer im Gefäßraum ist umso länger, je höher der Substitutionsgrad ist. Bei den niedermolekularen Präparaten fällt nach einem nur 3–4 Stunden anhaltenden Volumensubstitutionseffekt das Plasmavolumen wieder kontinuierlich ab. Bei den höhermolekularen Polymeren kommt es hingegen nach diesem Zeitraum zu einer weiteren Zunahme von kolloidosmotisch wirksamen Bestandteilen, die durch die Serumamylase abgespalten werden, und dadurch zu einem protrahierten sekundären Volumeneffekt, durch den sich die ersatzwirksame **Halbwertszeit** auf 8–12 Stunden beim Menschen verlängert. Die Wasserbindungskapazität beträgt 14 ml/g, 6%ige Lösungen von HES 200/0,5 wirken somit nicht direkt expansiv, erst mit der hyperonkotischen 10%igen Lösung kann eine initiale Expansion auf ca. 145% des Infusionsvolumens erzielt werden. ▶ **Anwendungsgebiete**: (1) kolloidaler Volumenersatz bei Hypovolämie. Mit hypertonen HES-Präparaten [HyperHAES] lässt sich bei der Initialtherapie einer akuten Hypovolämie schon durch geringe Infusionsvolumina nach einmaliger Bolusgabe von 4 ml/kg ein Plasmaexpansionseffekt erzielen („small volume resuscitation"). (2) Störungen der Mikrozirkulation und Thromboseprophylaxe. Hierbei wirkt HES durch den „coating"-Effekt, durch den die zellulären Bestandteile und die Gefäßinnenwand mit einem dünnen HES-Film überzogen werden, der Aggregation von Thrombozyten und Erythrozyten entgegen und verhindert dadurch die Stase in der Endstrombahn infolge dieses „sludge"-Phänomens und wirkt antithrombotisch. ▶ **Dosierung**: Die Tagesdosis ist auf maximal 10–20 ml/kg bzw. 1,2 g HES/kg beschränkt. Darüber hinausgehender Flüssigkeitsbedarf ist durch Zusatzinfusion isotoner Elektrolytlösungen zu decken, wobei die Infusionsgeschwindigkeit der kardiozirkulatorischen Situation anzupassen ist. Die Infusion wird nach dem Hämatokrit (> 30%) und der kardiozirkulatorischen Situation gesteuert. ▶ **Nebenwirkungen**: Bei Überschreitung der Höchstdosen treten Nebenwirkungen in Form von Gerinnungsstörungen auf. Die Gerinnungsstörungen werden verursacht durch Verdünnung von Gerinnungsfaktoren und durch den „Coating"-Effekt und äußern sich in erhöhter Blutungsneigung. HES besitzt nur geringe antigene und keine direkten Histamin-liberierenden Eigenschaften. ▶ **Überdosierung** kann eine akute Volumenüberlastung des Kreislaufs und Nierenversagen auslösen. HES-Lösungen sind **nicht** geeignet zur Behandlung von Dehydratationen. Vielmehr werden bestehende Exsikkosen verstärkt und sollen deshalb vor Beginn der HES-Infusion ausgeglichen werden. Zur Verhinderung einer Dehydrierung des Interstitialraumes durch die Plasmaexpansion können isotone Elektrolytlösungen gleichzeitig infundiert werden. ▶ **Gegenanzeigen**: Hypervolämie, Hyperhydratationszustände, dekompensierte Herzinsuffizienz und Niereninsuffizienz. Vorsicht ist erforderlich bei hämorrhagischen Diathesen und Dehydratationen des EZR. ▶ **Wechselwirkungen**: Beim Mischen mit anderen Arzneimitteln können Inkompatibilitäten auftreten. Die Aktivität der Serumamylase wird scheinbar erhöht.

H Nierenwirksame Pharmaka

F. R. Ungemach

1 Diuretika

Diuretika sind Pharmaka, die eine Steigerung der Harnausscheidung bewirken. Eine vermehrte Diurese kann erzielt werden (1) durch Erhöhung eines pathologisch eingeschränkten Glomerulumfiltrats oder (2) durch Reduzierung der tubulären Rückresorption von Elektrolyten und Wasser. Eine Zunahme der glomerulären Filtration lässt sich über eine Steigerung der Nierendurchblutung erreichen. Therapeutische Ansatzpunkte für eine Verbesserung der Nierenperfusion sind eine Auffüllung des Intravasalraums durch Infusion von Elektrolytlösungen oder Plasmaexpandern, eine Erhöhung des Herz-Minuten-Volumens z. B. durch Herzglykoside oder Methylxanthine oder eine Dilatation der Nierenarteriolen z. B. durch Dopamin. Als eigentliche Diuretika werden jedoch Pharmaka verstanden, die durch direkte Beeinflussung von Rückresorptionsprozessen im Tubulussystem der Niere eine vermehrte Harnausscheidung bewirken. Hierzu zählen die relativ mild wirkenden **Carboanhydrase-Hemmstoffe**, die mittel starken **Benzothiadiazine** und die stark wirksamen **Schleifendiuretika**. Eine Sonderstellung nehmen die **kaliumsparenden Diuretika** und **Aldosteron-Antagonisten** ein. Eine weitere Gruppe mit geringerer Bedeutung bilden die **osmotischen Diuretika**, welche die tubuläre Rückresorption von Wasser durch osmotische Bindung verringern und somit ohne primäre Beeinflussung des Ausscheidungsmusters von Elektrolyten zu einer Mehrausscheidung von Wasser führen. Demgegenüber reduzieren Benzothiadiazine und Schleifendiuretika, die die größte therapeutische Bedeutung besitzen, primär die Rückresorption von Elektrolyten durch Eingriff in verschiedene aktive und passive Ionentransportvorgänge in der Henle-Schleife (Schleifendiuretika) und im distalen Tubulus (Benzothiadiazine) mit der Folge erhöhter Konzentrationen vor allem von Natrium und Chlorid im Harn („Saluretika"). Dieser Mehrausscheidung von Elektrolyten folgt sekundär Wasser aus

▶ **Tab. 23** Indikationen für Diuretika.

Indikation	Thiaziddiuretika Hydrochlorothiazid	Schleifendiuretika Furosemid	Osmodiuretika Mannitol 10 %
generalisierte Ödeme	X (1–2)	X (1–2)	–
Lungenödem	–	X (1–2)	–
Hirnödem	–	X (1–2)	X (1500)
Aszites/Hydrothorax, -perikard	–	X (1–2)	–
Herzinsuffizienz	X (1–2)	X (1–2)	–
Hypertonie	X (0,5–2)	X (0,5–1)	–
Nierenversagen	–	X (5–10)	X (1500)
forcierte Diurese	–	X (5–10)	X (1500)
Steinprävention	(X) (1–2)	–	–
Diabetes insipidus	X (2,0)	–	–

Angaben in Klammern: Dosierung in mg/kg.

osmotischen Gründen, wodurch die eigentliche diuretische Wirkung zustande kommt. Je nach Wirkungsstärke sind diese Diuretika in der Lage, bis zu 40 % des glomerulär filtrierten Natriums zur Ausscheidung zu bringen. Durch den renalen Flüssigkeitsverlust kommt es zu einer Verringerung des Plasmavolumens und zu einem Anstieg des onkotischen Drucks im Intravasalraum, wodurch Flüssigkeit aus dem Gewebe mobilisiert wird. ▶ **Anwendungsgebiete**: Zu den wichtigsten Indikationen für Diuretika in der Tiermedizin (▶ Tab. 23) zählt deshalb die Ausschwemmung nicht entzündlicher Ödeme, z. B. des Euters oder des Gesäuges sowie von generalisierten Ödemen renalen, hepatogenen und insbesondere kardialen Ursprungs. Somit können Diuretika als Zusatztherapie bei der Behandlung einer Herzinsuffizienz eingesetzt werden, wenn durch ACE-Hemmer und Herzglykoside keine zufriedenstellende Ödemausschwemmung zu erzielen ist. Ferner entlasten sie das Herz durch Senkung der Vorlast infolge einer Verringerung des Plasmavolumens. Stark wirksame Verbindungen, wie Schleifendiuretika, eignen sich auch zur Herbeiführung einer schnellen Druckentlastung bei Hirn- und Lungenödemen sowie zur Mobilisierung von Flüssigkeitsansammlungen in Körperhöhlen (z. B. bei Aszites, Hydrothorax, Hydroperikard). Weitere Indikationen für stark wirksame Diuretika sind die Durchführung einer forcierten Diurese bei Vergiftungen zur Beschleunigung der Giftausscheidung sowie die Aufrechterhaltung eines Restharnflusses bei drohendem oder beginnendem Nierenversagen, um eine Minimalausscheidung harnpflichtiger Substanzen zu gewährleisten und ein Verstopfen von Harnkanälchen durch Ausfällungen zu verhindern. Voraussetzung für den Einsatz von Diuretika ist eine gewisse Restfunktion der Niere. Bei Anurie besteht keine Wirkung mehr, vielmehr sind Diuretika bei Auftreten einer Anurie abzusetzen. Diuretika finden bei Menschen und zunehmend auch bei Hunden und Katzen Anwendung zur Behandlung von Bluthochdruck, bei Tieren meist nur in Kombination mit Vasodilatatoren wie ACE-Hemmer, Calcium-Kanalblocker oder β-Adrenolytika (▶ S. 163). Der blutdrucksenkende Effekt beruht neben der initialen Blutvolumenverringerung durch die natriuretische Wirkung auf einer in ihrem Mechanismus noch nicht endgültig geklärten Abnahme der Empfindlichkeit gegenüber peripheren vasokonstriktorischen Effekten von Catecholaminen, als Folge möglicherweise von Verschiebungen der Natrium- und Calciumhomöostase der Gefäßmuskelzellen. Weniger häufige Indikationen für Diuretika sind Hypercalcämie, Hyperkaliämie, Diabetes insipidus und Glaukom.

Als Voraussetzung für die Durchführung einer Behandlung mit Diuretika muss der Kreislauf zum Transport der mobilisierten Flüssigkeit in der Lage sein. Ferner sollen vor Beginn der Therapie bestehende Elektrolytimbalanzen behoben sein, da sich die Mehrausscheidung der Elektrolyte nur auf bestimmte Ionen, insbesondere auf Kalium, Natrium und Chlorid, erstreckt, sodass unter Diuretikaeinwirkung die Ionenzusammensetzung vom Normalharn abweicht. Daraus resultiert als wichtigste Nebenwirkung ein Verlust dieser Ionen. ▶ **Nebenwirkungen**: Imbalanzen der Serumelektrolyte, bei Benzothiadiazinen und Schleifendiuretika vor allem eine Hypokaliämie. Im Gefolge dieser Ionenverschiebungen können auch Störungen im Säure-Basen-Haushalt auftreten, und zwar in Form einer Alkalose bei natriuretischen Diuretika oder einer Azidose bei kaliumsparenden Diuretika und Carboanhydrase-Hemmstoffen. Bisher konnte noch kein ideales Diuretikum gefunden werden, das dem Körper Flüssigkeit mit einer Ionenzusammensetzung im physiologischen Verhältnis entzieht. Bei kurzfristiger Anwendung ist die Gefahr solcher Nebenwirkungen relativ gering. Bei Langzeittherapie lässt sich dieses Risiko durch Vermeidung der Gabe von Höchstdosen, durch eine intermittierende Therapie, durch eine kombinierte Verabreichung eines kaliumsparenden Diuretikums oder durch Kaliumsubstitution (▶ S. 178) vermindern. Besonders bei Durchführung einer forcierten Diurese besteht die Gefahr der Entstehung einer Hypomagnesiämie, Hyponatriämie und Hypovolämie, die sich nachteilig auf Herz-Kreislauf-Funktionen auswirken kann und mit einem erhöhten Thromboserisiko verbunden ist. Im Verlauf einer Diuretikatherapie sollte deshalb nicht nur eine Kontrolle des Serumionogramms, sondern auch der Wasserbilanz durchgeführt werden. Aus der Reihe weiterer, meist substanzspezifischer Nebenwirkungen ist noch die diabetogene Wirkung von Thiazid- und Schleifendiuretika von Bedeutung, durch die es zu einer Hyperglykämie und verringerten Glukosetoleranz und damit zu einer Verschlechterung eines latenten oder manifesten Diabetes mellitus kommen kann. Als Ursache wird eine herabgesetzte Insulinfreisetzung, erhöhte Glukoneogenese und Glykogenolyse angenommen.

Die Verwendung der früher gebräuchlichen **Quecksilberdiuretika** (z. B. Mersalyl), die nicht mehr im Handel sind, ist heute obsolet.

Wegen zu schwacher und zu kurzer Wirkung werden **Methylxanthine**, vor allem das als Bronchospasmolytikum in der Tiermedizin eingesetzte Theophyllin (▶ S. 121), heute kaum noch als Diuretika verwendet. Mit Aminophyllin-Dosen von 5–10 mg/kg wird eine diuretische Wirkung durch direkte Hemmung der tubulären Rückresorption von Natrium und Chlorid sowie vor allem durch eine verstärkte Nierendurchblutung infolge einer Steigerung des Herz-Minuten-Volumens erzielt. Als Nebenwirkung der gesteigerten Nierendurchblutung kommt es zu Auswirkungen auf das Nadelgegenstromsystem durch Auswaschung des Konzentrationsgradienten im Nierenmark und dadurch zu einer Hemmung der Harnkonzentrierungsvorgänge.

Von fraglichem therapeutischem Wert sind **Diuretika pflanzlicher Herkunft**, z. B. in Zubereitungen aus Schachtelhalmkraut, Wacholderbeeren, Birkenblättern oder Bärentraubenblättern. Die darin enthaltenen Wirkstoffe induzieren nur eine begrenzte Wasserdiurese, bedingen andererseits aber die Gefahr möglicher Nierenreizungen bis hin zu Hämaturie bei Überdosierung.

1.1 Osmotische Diuretika

Der sechswertige Zuckeralkohol **Mannitol** (Mannit) wird in hypertoner Lösung als Osmotherapeutikum z. B. zur Mobilisierung von Ödemen (v. a. Hirnödem) und zur Aufrechterhaltung eines Restharnflusses bei Oligurie/Anurie eingesetzt. Hierzu findet, allerdings mit geringerer Bedeutung, auch der Zuckeraustauschstoff **Sorbitol**, ein Isomer des Mannitols, Verwendung. Die starke diuretische Wirkung, die die Harnproduktion bis zu zehnfach steigern kann, ist bedingt (1) durch die praktisch fehlende Verstoffwechselung, insbesondere von Mannitol, wodurch die osmotisch wirksamen Bestandteile ausreichend lange erhalten bleiben und (2) durch die renale Elimination nur in Form glomerulärer Filtration ohne nennenswerte tubuläre Rückresorption. Dadurch verbleibt das Lösungswasser beim Osmotherapeutikum, das somit den Körper unter Induzierung einer osmotischen Diurese und ohne Zurücklassung einer Wasserlast verlässt, wobei die Elektrolytkonzentration im Harn tendenziell unter den Normalwerten liegen kann. Hochprozentige Glukose- oder Fruktoselösungen weisen hingegen infolge schneller Verstoffwechselung und tubulärer Rückresorption der osmotisch wirksamen Bestandteile einen geringeren diuretischen Effekt bei gleichzeitiger Volumenbelastung durch zurückbleibendes freies Wasser auf und sind deshalb nicht zur Osmotherapie geeignet. Als osmotische Diuretika stehen 40%ige Sorbitollösungen [**Sorbitol Infusionslösung 40** (H.M.)] oder 10- bis 20%ige Mannitollösungen [**Mannit-Lösung 10–20%, Osmofundin 15%** (H.M.)] zur Verfügung. Mannitol wird nach intravenöser Gabe praktisch nicht verstoffwechselt und ist somit nicht als Energieträger, sondern nur zur Osmotherapie geeignet. Sorbitollösungen sind hingegen weniger zur osmotischen Diurese verwendbar, da dieser Zuckeralkohol im Gegensatz zu Mannitol einem substanziellen Metabolismus unterliegt.
▶ **Anwendungsgebiete:** für Mannitollösungen sind Hirnödem nach Ausschluss intrakranieller Blutungen, Senkung des Augeninnendrucks bei Glaukom, Einleitung einer osmotischen Diurese bei Oligurie/Anurie zur Aufrechterhaltung eines Restharnflusses im akuten Nierenversagen sowie forcierte Diurese bei Vergiftungen, wobei für diese Indikation Schleifendiuretika besser geeignet sind. Mannitol ist auch bei stark herabgesetzter Nierenfunktion noch wirksam, solange eine restliche glomeruläre Filtration besteht. Osmotherapeutika sind nicht geeignet zur Ausschwemmung generalisierter Ödeme, da sie eine natriumarme Diurese bewirken.

Aufgrund der fehlenden enteralen Resorption von Sorbitol und Mannitol eignen sich diese Zuckeralkohole ferner als osmotisch wirksame **Abführmittel** zur rektalen Verabreichung als Klistiere. ▶ **Dosierung:** Die maximale Tagesdosis für Mannitol beträgt 1,5 g/kg, die langsam streng intravenös mit einer Geschwindigkeit von höchstens 0,3 g/kg/h zu verabreichen ist. ▶ **Nebenwirkungen:** Durch zu schnelle Infusion der hyperosmolaren Lösungen kann es, vor allem bei eingeschränkter Nierenfunktion, durch die Flüssigkeitsverschiebung aus dem IZR in den EZR zu einer akuten Volumenbelastung des kardiovaskulären Systems kommen. Die Infusion darf deshalb nur fortgeführt werden, wenn nach einer Testdosis von ca. 0,2 g/kg innerhalb von 5 min eine Mindestdiurese von > 1 ml/kg/h zustande kommt. Jede osmotische Diurese setzt einen ausreichenden Hydratationszustand voraus. Eine osmotische Diurese ist nur kurzzeitig durchführbar. Eine Langzeittherapie soll nicht mit Mannitollösungen erfolgen. Kontrollen der Wasserbilanz sind erforderlich. Mannitol erhöht die Nierendurchblutung, wodurch es zu einem Auswascheffekt des osmotischen Gradienten im Nierenmark und zu einem Verlust der Konzentrierungsfähigkeit der Niere kommen kann. ▶ **Gegenanzeigen:** sind nach Probeinfusion anhaltende Oligurie/Anurie, Dehydratationen, kardiale Dekompensation, Lungenödem und intrakranielle Blutungen, Fruktoseintoleranz bei Sorbitol. Bei Hypervolämie ist Vorsicht geboten. ▶ **Wechselwirkungen:** Aufgrund ihrer Konzentration und Dosierung eignen sich Osmotherapeutika nicht zum Mischen mit anderen Arzneimitteln.

1.2 Carboanhydrase-Hemmstoffe

Verbindungen mit Sulfonamidstruktur können das Enzym Carboanhydrase, das auch in den Zellen des proximalen Tubulus vorkommt, hemmen. Durch Hemmung dieses Enzyms wird in den Tubuluszellen die Synthese von Kohlensäure aus Kohlendioxid und Wasser herabgesetzt mit der Folge einer Verringerung der Konzentration von H^+-Ionen, die bei der Dissoziation der Kohlensäure entstehen und die aktiv in das Tubuluslumen im Austausch gegen Natrium sezerniert werden. Dadurch kommt es zu einer Hemmung der Rückresorption von Natrium und Bicarbonat unter Bildung eines stark alkalischen Harnes und Auslösung eines diuretischen Effekts durch die erhöhte Natriumkonzentration im Tubuluslumen. Der Einfluss auf die Natrium-Rückresorption ist jedoch nur auf den proximalen Tubulus beschränkt, sodass durch Regulationsmechanismen in distalen Abschnitten die natriuretische Wirkung wieder verringert werden kann. Dort führt das erhöhte Natriumangebot einerseits zu einer kompensatorisch erhöhten Rückresorption von Natrium im Austausch zu einer gesteigerten Kaliumsekretion und andererseits über einen Feedback-Mechanismus zu einer Herabsetzung der glomerulären Filtration. Somit haben Carboanhydrasehemmer im Vergleich zu anderen Diuretika nur einen geringen und kurzen diuretischen Effekt, der weiterhin durch eine sich infolge der renalen Bicarbonatverluste in wenigen Tagen entwickelnde metabolische Azidose begrenzt wird. Als Carboanhydrasehemmstoff ist heute nur noch **Acetazolamid** [Diamox (H.M.)] im Handel. Acetazolamid hemmt auch in anderen Organen die Carboanhydrase, die z.B. eine Rolle bei der Bildung des bicarbonatreichen Kammerwassers im Auge oder bei der Pankreassekretion spielt. ▶ **Anwendungsgebiete:** Wegen der begrenzten Wirksamkeit hat Acetazolamid als Diuretikum keine Bedeutung mehr. Hauptindikation ist der akute Glaukomanfall. Weniger gesicherte Indikationen sind akute Pankreatitis und epileptische Krampfanfälle. ▶ **Dosierung:** 5–10 mg/kg oral, i.m., i.v. bei Hund und Katze. ▶ **Wirkungsdauer:** bis zu 8 Stunden. Gute und schnelle enterale Resorption, Ausscheidung über die Niere in unveränderter Form, erhöhte renale Elimination bei alkalischem Harn. ▶ **Nebenwirkungen:** Hyperpnoe durch Anstieg der CO_2-Spannung im Blut, Herabsetzung der thyreoidalen Jodaufnahme, bei längerer Anwendung Hypokaliämie und metabolische Azidose. ▶ **Gegenanzeigen:** Kalium- und Natriummangel, schwere Leber- und Nierenfunktionsstörungen, Sulfonamidallergie. ▶ **Wechselwirkungen:** verstärkte Toxizität von Salicylaten, verzögerte Ausscheidung von Chinidin.

1.3 Benzothiadiazine

Benzothiadiazine (Thiaziddiuretika) sind Weiterentwicklungen der Carboanhydrase-Hemmstoffe und besitzen ebenfalls eine charakteristische Sulfonamidstruktur. Im Gegensatz zu Wirkstoffen wie Acetazolamid liegt der Angriffspunkt für die diuretische Wirkung nicht nur im frühen distalen Tubulus, sondern vor allem im proximalen Sammelrohr und beruht dort auf einer Hemmung der Rückresorption von Natrium und Chlorid über den Na^+/Cl^--Kotransporter. Prototyp dieser Wirkstoffgruppe ist **Chlorothiazid**, das jedoch nicht mehr im Handel ist. Beispiele aus der Vielzahl der therapeutisch eingesetzten Verbindungen dieser Gruppe sind **Hydrochlorothiazid** [**Esidrix** (H.M.)], **Trichlormethiazid**, **Bendroflumethiazid** [in Kombination mit Amilorid als **Tensoflux** (H.M.)] sowie die chemisch stärker abweichenden Thiazidanaloga **Chlortalidon** [**Hygroton** (H.M.)], **Mefrusid** [in Kombination mit Nifedipin als **Sali-Adalat** (H.M.)], **Clopamid** [**Biserin** (H.M.)] und **Xipamid** [**Aquaphor** (H.M.)], das auch Ähnlichkeiten zu Furosemid aufweist. Es ist kein Wirkstoff aus dieser Gruppe mehr als Tierarzneimittel auf dem Markt. Alle Wirkstoffe haben eine qualitativ gleiche Wirkung. Unterschiede bestehen nur in der Wirkdauer und Wirkungsstärke. Entsprechend der Wirkdauer beim Menschen erfolgt die Einteilung in kurz wirksame (< 12 Stunden) wie Chlorothiazid, in mittellang wirksame (< 24 Stunden) wie Hydrochlorothiazid und Mefrusid und in lang wirksame (> 24 Stunden) Verbindungen wie Bendroflumethiazid, Trichlormethiazid und Chlortalidon. ▶ **Dosierung:** Aufgrund unterschiedlicher Wirkungsstärke sind Dosierungen für Chlortalidon von 2–3 mg/kg, für Hydrochlorothiazid und Mefrusid von 1 mg/kg erforderlich. Neben einer insgesamt mäßigen bis mittelstarken diuretischen Wirkung weisen diese Wirkstoffe bei Vorliegen eines Diabetes insipidus auch einen antidiuretischen Effekt auf. Thiaziddiuretika besitzen aufgrund ihrer sehr geringen akuten Toxizität eine große **therapeutische Breite**. ▶ **Überdosierung:** Dosisüberschreitungen führen in erster Linie zu einer Wirkungsverlängerung. ▶ **Nebenwirkungen:** Das Nebenwirkungsspektrum ist bei allen Verbindungen qualitativ gleich und insbesondere durch Elektrolytverluste und eine diabetogene Wirkung gekennzeichnet.

Hydrochlorothiazid

Hydrochlorothiazid [**Esidrix** (H.M.)] unterscheidet sich von Chlorothiazid nur durch das Fehlen einer Doppelbindung, ist jedoch ca. 10-fach stärker wirksam. Hydrochlorothiazid ist in Tab. 1 der Verordnung (EU) Nr. 37/2010 zur Anwendung bei Rindern aufgeführt (s. Anhang 7), es befindet sich aber kein Tierarzneimittel mehr im Handel. Die diuretische Wirkung erfolgt vom Tubuluslumen aus und beruht auf einer Hemmung des chloridgekoppelten Natriumtransports in den oberen Abschnitten des distalen Tubulus und des proximalen Sammelrohrs. Durch Hemmung der Rückresorptionsprozesse kommt es zu einer Mehrausscheidung von Natrium und Chlorid und durch osmotische Wasserbindung zu einer Zunahme des Wasserflusses. Die erhöhte Ausscheidung umfasst 5–10 % des ultrafiltrierten Natriums, sodass insgesamt eine mäßige bis mittelstarke diuretische Wirkung zustande kommt. Für diese Wirkung ist eine Hemmung der Carboanhydrase im proximalen Tubulus bei therapeutischer Dosierung ohne Bedeutung. Die Bicarbonatausscheidung ist nur geringfügig gesteigert, der Harn reagiert schwach alkalisch, und es entwickelt sich keine metabolische Azidose, die die diuretische Wirkung vermindern kann. Mit dem hypertonen Harn wird auch vermehrt Kalium ausgeschieden, da aufgrund des erhöhten Natriumangebots im distalen Tubulus eine gesteigerte Rückresorption von Natrium im Austausch gegen Kalium stattfindet. Die kaliuretische Wirkung wird verstärkt durch eine gleichzeitige Aktivierung des Renin-Angiotensin-Aldosteron-Systems und umfasst 2–4 % des glomerulär filtrierten Kaliums. Eine vermehrte Calciumrückresorption im distalen Tubulus kann zur Prävention calciumhaltiger Harnsteine ausgenutzt werden. Hydrochlorothiazid besitzt wie alle Thiaziddiuretika eine in ihrem Mechanismus noch nicht völlig aufgeklärte antidiuretische Wirkung auf die gesteigerte Wasserdiurese beim Diabetes insipidus. ▶ **Anwendungsgebiete**: nicht entzündliche Ödeme von Euter und Gesäuge, kardiale, renale und hepatogene Ödeme; unterstützend bei kongestiver Herzinsuffizienz und arterieller Hypertonie; Diabetes insipidus centralis und renalis; Prävention von Oxalatsteinen. ▶ **Dosierung**: Pferd und Rind 0,5–1 mg/kg, Schwein, Schaf, Hund und Katze 0,5–2 mg/kg i.m., s.c. oder oral als Tagesdosis, eventuell auf 2 Einzeldosen verteilt. Hydrochlorothiazid ist nach oraler Gabe ausreichend bioverfügbar (> 70 % beim Menschen). Die Proteinbindung liegt bei 65 %. Hydrochlorothiazid wird nicht metabolisiert, sondern als Wirkvoraussetzung in unveränderter Form überwiegend renal durch glomeruläre Filtration und aktive tubuläre Sekretion ausgeschieden. Beim Hund erfolgt zusätzlich eine Ausscheidung über die Fäzes nach biliärer Sekretion. Eine geringe Menge geht in die Milch über. Die Wirkung tritt nach 1–2 Stunden ein und hält bis zu 12 Stunden, bei steigenden Dosen noch länger an. Beim Rind wurde nach oraler Gabe hoher Dosen eine Wirkungsdauer bis zu 72 Stunden beobachtet. Somit ist die biologische **Halbwertszeit** von Hydrochlorothiazid wesentlich länger als die Eliminationshalbwertszeit, die im Bereich von 20 min beim Hund, 2 Stunden beim Pferd und 3–10 Stunden beim Menschen liegt. Hydrochlorothiazid besitzt aufgrund seiner geringen akuten Toxizität eine große therapeutische Breite. ▶ **Nebenwirkungen**: Kaliumverluste insbesondere bei Therapiebeginn. Zur Vermeidung einer Hypokaliämie Therapiebegrenzung auf maximal 3 Tage, Langzeitbehandlung mit reduzierter Dosis oder intermittierend im Rhythmus von 2–3 Tagen oder Kombination mit einem kaliumsparenden Diuretikum und Kontrolle der Serumelektrolyte. Verminderte Glukosetoleranz, Verschlechterung eines latenten oder manifesten Diabetes mellitus. Bei Langzeittherapie: Hyponatriämie, Hypomagnesiämie, Hypercalcämie, hypochlorämische Alkalose. Eine verzögerte Harnsäureausscheidung ist bei Dalmatinern zu beachten. Selten allergische Reaktionen. ▶ **Gegenanzeigen**: schwere Leber- und Nierenfunktionsstörungen, therapieresistente Hypokaliämie, Hypercalcämie, Sulfonamidallergie. ▶ **Wechselwirkungen**: verstärkter Kaliumverlust durch Glukokortikoide und Laxanzien; Erhöhung der Wirkung und Toxizität von Herzglykosiden durch Kaliumverluste; Abschwächung der Insulinwirkung; Verringerung der diuretischen Wirkung durch nicht-steroidale Antiphlogistika und Probenecid.

Bendroflumethiazid

Bendroflumethiazid gehört zu den stark und länger wirksamen Vertretern aus der Gruppe der Benzothiadiazine und steht nicht mehr als Tierarzneimittel, sondern nur noch als Humanarzneimittel in Kombination z. B. mit dem kaliumsparenden Diuretikum Amilorid [**Tensoflux** (H.M.)] zur Verfügung. Bei gleichem diuretischem Wirkungsmechanismus wie Hydrochlorothiazid (s. o.) ist Bendroflumethiazid ca. 10-fach stärker wirksam. ▶ **Anwendungsgebiete**: s. Hydrochlorothiazid. ▶ **Dosierung**: bei Hund und Katze als Tagesdosis 0,1–0,2 mg/kg. Die Bioverfügbarkeit bei oraler Gabe ist im Allgemeinen gut. Die Plasmaproteinbindung beträgt beim Hund 93 %. Die Wirkung tritt nach ca. 1 Stunde ein, erreicht ihr Maximum nach 4 Stunden und hält bis zu 24 Stunden und länger an. Die Ausscheidung erfolgt renal und umfasst beim Hund in 24 Stunden bis zu 70 % der Dosis. Im Harn erscheint neben der unveränderten Substanz noch ein Hydrolyseprodukt. Die Eliminationshalbwertszeit beträgt beim Hund 2,5 Stunden. **Therapeutische Breite** und ▶ **Nebenwirkungen**: s. Hydrochlorothiazid. ▶ **Gegenanzeigen** und ▶ **Wechselwirkungen**: s. Hydrochlorothiazid.

1.4 Schleifendiuretika

Als Schleifendiuretika werden Wirkstoffe bezeichnet, deren Angriffspunkt für die diuretische Wirkung am aufsteigenden Ast der Henle-Schleife liegt. Wegen ihrer sehr hohen, die anderen Gruppen von Diuretika übertreffenden Wirkstärke werden sie auch als High-ceiling-Diuretika bezeichnet. Mit Ausnahme von **Muzolimin** handelt es sich um Carbonsäuren, die teilweise eine Sulfonamidstruktur besitzen. Hauptvertreter dieser Gruppe ist **Furosemid** [**Dimazon** (V.M.)] und sein stärker und länger wirksames Analog **Torasemid** [**Unat** (H.M.)]. Ferner zählen zu den Schleifendiuretika **Bumetanid**, **Piretanid** [**Arelix** (H.M.)], **Etacrynsäure** sowie das Prodrug **Etozolin**, das über seinen Metaboliten Ozolinon wirkt. Schleifendiuretika induzieren eine sehr rasch einsetzende, intensive Diurese, die jedoch nur wenige Stunden anhält. Eine Wirksamkeit besteht vielfach noch bei stark eingeschränkter Nierenfunktion und bei Indikationen, bei denen Thiaziddiuretika nicht mehr ausreichend wirken, z. B. bei akutem Nierenversagen, bei Hirn- oder Lungenödem. Schleifendiuretika sind auch geeignet zur Durchführung einer forcierten Diurese. Die starke Diuresesteigerung führt aber andererseits innerhalb kurzer Frist zu einem Flüssigkeitsverlust, der in hohen Dosen bis zu 7 % des Körpergewichts betragen kann und eine erhebliche Kreislaufbelastung für den Patienten bedeutet. Von den Schleifendiuretika hat nur Furosemid veterinärmedizinische Bedeutung erlangt, begrenzte Erfahrungen bei Tieren liegen außerdem noch für Bumetanid und Etacrynsäure vor.

Furosemid

Furosemid [**Dimazon** (V.M.)] ist als injizierbares oder oral anzuwendendes Diuretikum zur Anwendung bei Pferd, Rind, Hund und Katze im Handel. Das wichtigste Strukturmerkmal für die diuretische Wirkung ist eine Carboxylgruppe, während die Sulfonamidstruktur ohne Bedeutung ist. Als Wirkungsvoraussetzung wird Furosemid in unveränderter Form glomerulär filtriert und aktiv tubulär sezerniert und erreicht somit in relativ hoher Konzentration als Säureanion seinen Wirkort am aufsteigenden Schenkel der Henle-Schleife. Dort hemmt Furosemid von der luminalen Seite her den $Na^+/K^+/2Cl^-$-Kotransporter und damit den aktiven Transport von Chlorid in die Tubuluszelle und in Folge auch die an diesen Transport gekoppelte Rückresorption von Natrium und Kalium. Die Hemmung der Natriumrückresorption ist wesentlich stärker als nach Thiaziddiuretika und umfasst bis zu 40 % des glomerulär filtrierten Natriums mit der Folge entsprechend umfangreicher Mehrausscheidung von Wasser, zumal unter der Wirkung von Schleifendiuretika ein plasmaisotoner Harn ausgeschieden wird. Zu dem diuretischen Effekt von Schleifendiuretika trägt vermutlich noch eine Steigerung der Nierendurchblutung bei, die zu einer Auswaschung des Konzentrationsgradienten im Nierenmark und zu einem Verlust der Konzentrierungsfähigkeit der Niere führen kann. Ursächlich wird hierfür eine Erhöhung des renalen Spiegels an vasodilatatorisch wirkendem Prostaglandin E_2 angenommen, insbesondere da diese Steigerung der Nierendurchblutung durch nicht-steroidale Antiphlogistika, wie Indometacin, aufgehoben werden kann. Die starke initiale Zunahme der Natriumausscheidung führt zu einem schnell eintretenden „Rebound"-Phänomen, wobei u. a. eine Aktivierung des Renin-Angiotensin-Aldosteron-Systems und eine kompensatorische Verringerung der glomerulären Filtration eine Rolle spielt. Bereits nach relativ kurzer, sehr intensiver Diuresesteigerung fällt die Natrium- und Wasserausscheidung auf Werte unterhalb der Ausgangslage ab. Eine bei Herzinsuffizienz therapeutisch wichtige extrarenale Wirkung ist ein vasodilatatorischer Effekt im Bereich der venösen Kapazitätsgefäße, der zu einer Senkung der Vorlast des Herzens durch dieses „venöse Pooling" führt. Neben der Mehrausscheidung von Natrium kommt es auch unter Schleifendiuretika zu charakteristischen Kaliumverlusten als Folge einer Hemmung der Rückresorption in der Henle-Schleife, durch einen vermehrten Austausch gegen das im distalen Tubulus stark konzentrierte Natrium sowie durch eine Aldosteronausschüttung. Weiterhin wird auch die Ausscheidung anderer Elektrolyte, insbesondere von Magnesium und Calcium, gesteigert. ▶ **Anwendungsgebiete**: Ausschwemmung aller Arten nicht entzündlicher Ödeme, wegen der intensiven diuretischen Wirkung auch bei akuten Ödemzuständen, vor allem zur Druckentlastung bei Hirn- und Lungenödem, zur Mobilisierung von Flüssigkeitsansammlungen in Körperhöhlen (Aszites, Hydrothorax, Hydroperikard), bei akutem Nierenversagen und zur forcierten Diurese bei Vergiftungen. Weitere Anwendungsgebiete sind unterstützende Behandlung bei Herzinsuffizienz, arterielle Hypertonie, Hypercalcämie, Nasenbluten bei Rennpferden, Zusatzbehandlung bei Hufrehe. ▶ **Dosierung**: ein- bis zweimal täglich bei Pferd und Rind 0,5–1 mg/kg i.m. oder i.v., beim Rind 2–4 mg/kg oral, bei Hund und Katze initial bis zu 2 mg/kg i.v., i.m., s.c. oder oral ein- bis zweimal täglich, zur Langzeittherapie (bei Herzinsuffizienz oder Hypertonie) einmal täglich oral. **Nur** bei akutem Nierenversagen und zur Durchführung einer forcierten Diurese sind höhere Dosierungen bis zu 5 mg/kg erforderlich und vertretbar. Bei diesen hohen Dosierungen ist immer für ausreichenden Ersatz von Flüssigkeit und Elektrolyten zu sorgen. Bei Behandlungsdauer von mehr als 3 Tagen sind Kontrollen der Serumelektrolyte und der Wasserbilanz durchzuführen sowie therapiefreie Intervalle einzulegen oder kombiniert kaliumsparende Diuretika anzuwenden. Bei Nierenversagen wird eine kombinierte Anwendung mit Dopamin (▶ S. 46) empfohlen. Furosemid ist oral gut bioverfügbar (> 60 %). Maximale Blutspiegel werden nach 1–2 Stunden erreicht, wirksame Plasmakonzentrationen liegen bei 0,2–0,3 µg/ml. Die Proteinbindung beträgt mehr als 85 %. Die Wirkung tritt nach i.v. Gabe praktisch sofort, nach oraler Verabreichung innerhalb einer Stunde ein. ▶ **Wirkungsdauer:** 2–3 Stunden i.v. und 5–6 Stunden oral, beim Rind konnte nach 5 mg/kg bis zu 24 Stunden eine Wirkung beobachtet werden. Bei intravenöser Applikation kommt es durch verstärkte renale Elimination des Wirkstoffs zu Wirkungsabschwächung, sodass Furosemid nach oraler oder i.m. Verabreichung vergleichbar oder besser und länger wirksam ist. Furosemid wird nur geringfügig zu diuretisch unwirksamen Metaboliten abgebaut. Der überwiegende Anteil wird, als Wirkvoraussetzung, in unveränderter Form durch glomeruläre Filtration und aktive tubuläre Sekretion über die Niere ausgeschieden, sodass hohe Konzentrationen im Primärharn aufgebaut werden. Die Eliminationshalbwertszeit beträgt nach i.v. Injektion 12–15 min beim Hund und 30 min beim Pferd und nach oraler Gabe 4,3 Stunden beim Hund. ▶ **Nebenwirkungen**: Furosemid besitzt eine geringe akute Toxizität. Die sehr intensive diuretische Wirkung führt vor allem bei Dosen > 5 mg/kg zu schwerwiegenden Störungen des Elektrolythaushalts und umfangreichen Volumenverlusten bis zu 7 % des Körpergewichts, mit der Folge von Blutdruckabfall, Hämokonzentration und erhöhtem Thromboserisiko. Bei längerer Behandlung: vor allem Hypokaliämie und Hyponatriämie, ferner Hypomagnesiämie und Hypocalcämie, Harnsäureanstieg (beim Dalmatiner zu beachten), Verschlechterung einer metabolischen Alkalose durch Chloridverluste. Weitere Nebenwirkungen können gastrointestinale Störungen mit okkultem Blut in den Fäzes beim Hund, Hyperglykämie und entsprechende diabetogene Wirkungen (seltener als bei Thiaziddiuretika) und Sulfonamidallergie sein. Höhere Dosen (> 8 mg/kg) führen insbesondere bei intravenöser Verabreichung zu Veränderungen der Elektrolytzusammensetzung in der Endolymphe des Innenohrs mit der Folge vorübergehender Taubheit. ▶ **Gegenanzeigen**: therapieresistente Hypokaliämie und Hyponatriämie, Hypovolämie, Hypotonie, Niereninsuffizienz mit Anurie, schwere Leberfunktionsstörung, Sulfonamidallergie. ▶ **Wechselwirkungen**: Verstärkung der oto- und nephrotoxischen Wirkungen von Aminoglykosidantibiotika sowie der Nephrotoxizität von älteren Cephalosporinen; Erhöhung der Wirkung und Toxizität von Herzglykosiden, Anstieg der Digoxin-Serumkonzentration; Abschwächung der diuretischen Wirkung durch Probenecid und durch Hemmstoffe der Prostaglandinsynthese, wie nicht-steroidale Antiphlogistika; bei gleichzeitiger Gabe von ACE-Hemmern Reduzierung der Dosis um 25–50 % zur Vermeidung eines zu starken Blutdruckabfalls. **Doping**: Die starke Vermehrung des Harnvolumens führt zu einer Verringerung der Konzentration anderer Pharmaka im Urin, worauf bei Durchführung von Dopinganalysen zu achten ist. Bei einmaliger Applikation ist dieser Effekt jedoch nur kurzfristig und führt auch zu keiner wesentlichen Beschleunigung der Ausscheidung anderer Arzneimittel. Die Rennleistung wird durch Schleifendiuretika nicht beeinflusst. ▶ **Wartezeiten:** essbare Gewebe und Milch jeweils 1 Tag.

Bumetanid und Etacrynsäure

Diese beiden Schleifendiuretika haben bisher keine Bedeutung in der Veterinärmedizin erlangt. ▶ **Anwendungsgebiete**: Bei qualitativ gleicher Wirkung, aber etwas stärkeren Nebenwirkungen, erfolgt die Anwendung bei denselben Indikationsgebieten wie für Furosemid.

Bumetanid [**Burinex** (H.M.)] ist ca. 40-mal stärker wirksam als Furosemid. ▶ **Dosierung**: beim Hund 0,05–0,1 mg/kg i.v., s.c., i.m. oder oral. Bei akutem Nierenversagen und forcierter Diurese sind höhere Dosen erforderlich. Beim Pferd genügen 0,01–0,02 mg/kg zur Gewinnung von Harnproben. Die Ausscheidung erfolgt unverändert renal. Die Eliminationshalbwertszeit beträgt beim Hund nach intravenöser Injektion nur 9 min.

Etacrynsäure entfaltet ihre diuretische Wirkung sowohl von der luminalen als auch von der vasalen Seite her. ▶ **Dosierung**: Gebräuchliche Dosen liegen bei 0,3–3 mg/kg i.v. oder oral. ▶ **Nebenwirkungen**, ▶ **Gegenanzeigen** und ▶ **Wechselwirkungen** entsprechen Furosemid.

1.5 Kaliumsparende Diuretika

Kaliumsparende Diuretika sind Wirkstoffe, die, im Gegensatz zu den bisher besprochenen Diuretika, die renale Kaliumausscheidung nicht erhöhen, sondern verringern. Diese Diuretika wirken erst in späten distalen Tubulusabschnitten und im proximalen Sammelrohr und führen dort zu einer Hemmung der Natriumrückresorption und der Kaliumsekretion. Es bestehen aber prinzipielle Unterschiede im Wirkungsmechanismus. Der **Aldosteron-Antagonist Spironolacton** wirkt durch Verdrängung von Aldosteron von seinem Rezeptor, während die kaliumsparenden Diuretika **Triamteren**, **Amilorid** und wahrscheinlich auch **Chlorazanil** Aldosteron-unabhängig ihre natriuretische und kaliumretinierende Wirkung über eine Hemmung des Na⁺/K⁺-Gegentransports entfalten. Die diuretische Wirkung ist nur mäßig. Der therapeutische Einsatz beschränkt sich deshalb vor allem auf die Kombination mit Thiazid- oder Schleifendiuretika zur Minderung der unerwünschten Kaliumverluste sowie auf einige spezifische Anwendungen z. B. von Spironolacton bei erhöhter Aldosteronsekretion und kongestiver Herzinsuffizienz.

Amilorid und Triamteren

Die kaliumsparenden Diuretika **Triamteren** und **Amilorid**, die nicht als Tierarzneimittel im Handel sind, haben wegen ihrer schwachen diuretischen Wirkung als Monotherapeutika keine praktische Bedeutung. Ihr Einsatz erfolgt in erster Linie als Kombinationspartner zu Thiaziddiuretika, z. B. mit Hydrochlorothiazid: Amilorid [**Amilorid/HCT AL** (H.M.)]; Triamteren [**Triarese** (H.M.)] oder zu Schleifendiuretika z. B. mit Furosemid (+ Amilorid [**Diaphal** (H.M.)]). Der Wirkort liegt im späten distalen Tubulus und in den proximalen Sammelrohren. Dort kommt es an der luminalen Membran von Tubuluszellen zu einer Blockade des Natriumkanals und entsprechender Hemmung der Rückresorption von Natrium. Daraus resultiert ein schwacher natriuretischer Effekt, der nur 3–5 % des filtrierten Natriums erfasst, sowie eine Hyperpolarisation der apikalen Membran von Tubuluszellen, wodurch der Antrieb für den Ausstrom von K⁺- (und H⁺-)Ionen über diese Membran herabgesetzt wird. Diese Wirkung ist nicht an die Anwesenheit von Aldosteron gebunden. Die Chlorid- und Bicarbonat-Ausscheidung ist mäßig erhöht.

▶ **Anwendungsgebiete**: kombinierter Einsatz mit Thiazid- oder Schleifendiuretika zur Minderung der Kaliumverluste bei unveränderter natriuretischer Wirkung; Verringerung von Kaliumverlusten bei Herzglykosidintoxikation. Amilorid und Triamteren werden nur oral appliziert. Die Wirkung tritt nach 2 Stunden ein, erreicht ihr Maximum nach 6–8 Stunden und hält 12–24 Stunden an. Somit besteht beim Menschen eine gute Übereinstimmung mit dem Wirkungsverlauf oral verabreichter Thiaziddiuretika.

Amilorid

▶ **Dosierung**: beim Hund 0,1–0,5 mg/kg oral (nicht ausreichend klinisch belegt). Geringe orale Bioverfügbarkeit (maximal 40 % beim Menschen), Proteinbindung bis 40 %. Sehr geringe Metabolisierung, überwiegend renale Ausscheidung in unveränderter Form durch glomeruläre Filtration und tubuläre Sekretion. Eliminationshalbwertszeit (nur für Menschen bekannt): 6–9 Stunden. **Therapeutische Breite**: Dosen ab 2 mg/kg sind für den Hund toxisch.

Triamteren

▶ **Dosierung**: beim Hund oral 3–5 mg/kg als Tagesdosis, verteilt auf 2 Einzelgaben. Gute Bioverfügbarkeit (bis 90 % beim Menschen), Proteinbindung ca. 55 %. Schnelle Metabolisierung durch Hydroxylierung und anschließende Sulfatierung. Der entstehende Metabolit ist noch diuretisch wirksam und wird tubulär sezerniert. Eliminationshalbwertszeit (beim Menschen) 3–4 Stunden. **Therapeutische Breite**: Die toxische Dosis für den Hund liegt bei 30 mg/kg.

▶ **Nebenwirkungen** von Triamteren und Amilorid: Hyperkaliämie vor allem bei eingeschränkter Leber- und Nierenfunktion, seltener metabolische Azidose. ▶ **Gegenanzeigen**: Hyperkaliämie, schwere Leber- und Nierenfunktionsstörungen. ▶ **Wechselwirkungen**: Verstärkung einer durch ACE-Hemmer ausgelösten Hyperkaliämie.

Aldosteron-Antagonisten

Als Aldosteron-Antagonisten sind **Spironolacton** und sein wirksamer Metabolit **Canrenon** von therapeutischer Bedeutung. Spironolacton ist für Hunde in Tablettenform zugelassen [**Prilactone** (V.M.)]. Das wasserlösliche Kaliumcanrenoat zur intravenösen Applikation steht nur als Humanarzneimittel zur Verfügung [**Aldactone** (H.M.)]. Das Steroid Spironolacton wirkt über seine aktiven Metaboliten 7α-Thiomethyl-Spironolacton und Canrenon als kompetitiver Hemmstoff von Aldosteron an dessen Rezeptoren in Niere, Herz und Blutgefäßen. Dadurch kommt es in im distalen Tubulus und in den Sammelrohren zu einer Hemmung der Aldosteron-vermittelten Natriumrückresorption, die im Austausch gegen Kalium erfolgt. Die Folge ist eine geringfügig gesteigerte Natriurese, die lediglich 2 % des glomerulär filtrierten Natriums erfasst, sodass nur eine entsprechend mäßige Diuresesteigerung bei gleichzeitiger Kaliumretention zustande kommt. Im Gegensatz zu Amilorid oder Triamteren ist diese Wirkung aldosteronabhängig und nimmt mit steigenden Aldosteronspiegeln, z. B. bei bestehender Herzinsuffizienz zu. Neben der Senkung der Vorlast des Herzens durch die extrazelluläre Volumenabnahme beugt Spironolacton auch den noch nicht vollständig erklärbaren kardiovaskulären Wirkungen von Aldosteron vor, die durch myokardiale und vaskuläre Fibrosierung gekennzeichnet sind. Spironolacton wirkt somit der Hypertrophie von Herz und Gefäßen und der Progression einer Herzinsuffizienz entgegen. ▶ **Anwendungsgebiete**: kongestive Herzinsuffizienz durch valvuläre Regurgitation in Kombination mit einer Standardtherapie der Herzinsuffizienz (und gegebenenfalls einer diuretischen Zusatztherapie mit einem Thiazid- oder Schleifendiuretikum). Durch zusätzliche Gabe von Spironolacton zu einer Standardtherapie der Herzinsuffizienz konnte das Morbiditäts- und Mortalitätsrisiko herzinsuffizienter Hunde gesenkt werden. Weitere ▶ **Anwendungsgebiete**: primärer und sekundärer Hyperaldosteronismus; nicht entzündliche Ödeme, die auf andere Diuretika nicht ansprechen. ▶ **Dosierung**: Hund und Katze einmal täglich 2 mg/kg Spironolacton oral bzw. Kaliumcanrenoat intravenös. Spironolacton ist bei Hunden nach oraler Gabe gut bioverfügbar (>80–90% zusammen mit Fütterung) und wird rasch umgewandelt in seine wirksamen Hauptmetaboliten, deren maximale Plasmaspiegel nach 2–4 Stunden erreicht werden. Das Wirkungsmaximum wird erst nach 2–3 Tagen erreicht, die Wirkung kann mehrere Tage anhalten. Die Elimination der Metaboliten erfolgt renal (ca. 20%) und biliär (ca. 70%) mit einer **Halbwertszeit** für Canrenon von 9–14 Stunden. ▶ **Nebenwirkungen**: Hyperkaliämie, insbesondere bei Leber- und Nierenfunktionsstörungen (Kontrolle des Serumkaliums); Prostataatrophie; möglicherweise kanzerogen. ▶ **Gegenanzeigen**: Hypoaldosteronismus, Hyperkaliämie, Hyponatriämie, schwere Niereninsuffizienz, trächtige und laktierende Tiere, heranwachsende Tiere. ▶ **Wechselwirkungen**: Wirkungsminderung durch nicht-steroidale Antiphlogistika, Erhöhung der Plasmaspiegel von Digoxin, Verstärkung einer durch ACE-Hemmer, Calciumkanalblocker, ß-Blocker und andere kaliumsparende Diuretika ausgelösten Hyperkaliämie; Beeinflussung des Abbaus von Arzneimitteln, die durch Cytochrom-P-450-Enzyme verstoffwechselt werden. **Anwendersicherheit**: Spironolacton ist beim Menschen potenziell hautsensibilisierend.

2 Pharmaka mit antidiuretischer Wirkung

2.1 Hormonale Antidiurese

Vasopressin

Das Hypophysenhormon **Vasopressin**, ein zyklisches Nonapeptid, bewirkt in physiologischen Konzentrationen eine hormonale Antidiurese durch Steigerung der Wasserpermeabilität im distalen Tubulus und in den Sammelrohren. Zur Anwendung kam früher aus Hypophysen von Schlachttieren gewonnenes Vasopressin, das als Tannat 36–72 Stunden nach i.m. oder s.c. Injektion wirksam ist. Vasopressin (synonym Adiuretin oder ADH) ist zur Zeit nicht mehr im Handel, kann jedoch durch das synthetische Vasopressin-Analogon **Desmopressin** ersetzt werden, das in Form von Tabletten, Nasensprays und Lösungen zur Anwendung am Menschen im Handel ist [**Minirin** (HM)]. Desmopressin ist das Medikament erster Wahl beim Diabetes insipidus centralis von Hunden und Katzen, weil es verglichen mit dem natürlichen Hormon über eine bessere antidiuretische Wirkung, eine reduzierte vasopressorische Wirkung und eine verlängerte Halbwertszeit verfügt. Die intranasale ▶ **Dosierung** von Desmopressin bei Hund und Katze liegt bei 6–24 μg 1- bis 2-mal täglich; bei subkutaner Applikation beträgt die Dosis um 1 μg/kg.

2.2 Nicht hormonale Antidiurese

Beim Diabetes insipidus renalis ist die Vasopressinausschüttung nicht gestört. Vielmehr kommt die gesteigerte Wasserdiurese durch eine morphologische und funktionelle Schädigung der Zellmembranen im distalen Tubulus, an denen Vasopressin angreift, zustande. Vasopressin ist deshalb unwirksam. Bei dieser **Indikation**, aber auch beim Diabetes insipidus centralis, kann therapeutisch die antidiuretische Wirkung von **Thiaziddiuretika** ausgenutzt werden, die bei Vorliegen einer Polyurie eine 50- bis 85%ige Reduzierung des Harnvolumens bei Hund und Katze in einer ▶ **Dosierung** von z. B. 2 mg/kg für Hydrochlorothiazid bewirken. Der Mechanismus dieser antidiuretischen Wirkung ist noch nicht endgültig aufgeklärt und möglicherweise ausgelöst durch eine sich entwickelnde negative Natriumbilanz, verringerten Durst, eine Vasopressin-ähnliche Eigenwirkung und einen Anstieg von zyklischem AMP. Weitere Einzelheiten ▶ S. 194.

Verschiedene Pharmaka haben eine antidiuretische Nebenwirkung, wie das Antikonvulsivum Carbamazepin, das die Vasopressinsynthese und -freisetzung stimuliert, oder nicht-steroidale Antiphlogistika, die die renale Vasopressinwirkung verstärken.

I Beeinflussung der Uterusfunktion

R. Kroker

Während der Gestation hat der Uterus zwei Aufgaben zu erfüllen, nämlich im Stadium der Trächtigkeit zu erschlaffen, um die Durchblutung und damit den materno-fetalen Stoffwechsel aufrechtzuerhalten, sowie während des Partus sich rhythmisch zu kontrahieren, um Frucht und Nachgeburt auszutreiben. Die Uterusfunktionen können folgendermaßen beeinflusst werden:
1. Steigerung der Uterusmotilität durch a) wehenfördernde Oxytocika wie Oxytocin und Prostaglandin $F_{2\alpha}$ und b) blutungsstillende, postpartal einzusetzende Secalealkaloide.
2. Eine Reduzierung der Uterusmotilität wird durch sogenannte Tokolytika bewirkt. Dazu zählen β_2-sympathomimetisch wirksame Stoffe wie Clenbuterol, Isoxsuprin, Fenoterol und Buphenin. Entsprechende Präparate werden zur Wehenhemmung eingesetzt.

Mit Hilfe dieser Stoffe bzw. entsprechender Derivate kann nun zu unterschiedlichen Zeitpunkten der Trächtigkeit entweder ein Abbruch oder die Geburtseinleitung herbeigeführt werden. Weiterhin kann der Geburtszeitpunkt hinausgezögert bzw. in der Nacht vermieden werden. Zu beachten ist, dass zahlreiche Arzneimittel unerwünschte Wirkungen auf die Uterusmuskulatur ausüben können; z. B. führen Barbiturate, nicht-steroidale Antiphlogistika und Papaverin zur Hemmung der Muskelkontraktion.

1 Steigerung der Uterusmotilität

1.1 Oxytocin und Oxytocinderivate

Oxytocin
Injektionslösungen: 1 I.E. entspricht 1,68 µg des synthetischen Standards.

Oxytocin [**Oxytosel** (V.M.), **Oxytocin Albrecht** (V.M.), **Oxytocin Bengen** (V.M.)] ist ein aus 9 Aminosäuren bestehendes Peptidhormon, das in den Nervenzellen des Nucleus supraopticus und des Nucleus paraventricularis des Hypothalamus gebildet wird. Es gelangt durch Neurosekretion in den Hypophysenhinterlappen, wo es an Neurophysin gebunden gespeichert wird. Die Freisetzung aus dieser Proteinbindung erfolgt in Anwesenheit von Ca^{2+} durch nervale Stimuli. Freisetzungsreize sind der Saugreiz und eine Dilatation von Zervix und Vagina. Beim Rind erfolgt darüber hinaus eine zyklusabhängige Oxytocinsynthese im Corpus luteum. Oxytocin führt über eine Membrandepolarisation zur Muskelkontraktion. Nach erfolgter Kontraktion ist die Muskelzelle refraktär, bis Oxytocinasen das Hormon enzymatisch abgebaut haben. Nach erfolgter Repolarisation wird die Muskelzelle wieder sensibel gegenüber Oxytocin.

Diese Rhythmik umfasst einen Zeitraum von 3–5 min. Das Myometrium ist gegenüber Oxytocin nur in Gegenwart hoher Östrogenkonzentrationen ansprechbar (Ausnahme: Puerperium). Progesteron reduziert die Kontraktionsfähigkeit durch Oxytocin. Daneben beeinflusst Oxytocin die Diurese und Salurese. Über Interaktionen mit der Insulin- und Glukagonsezernierung wird eine Glukosemobilisierung hervorgerufen. Oxytocin war das erste Peptidhormon, das synthetisch hergestellt wurde. Generell ist Oxytocin Mittel der Wahl zur Anregung der Uteruskontraktion im Partus und Frühpuerperium und bei Wehenschwäche. Spezielle ▶ **Anwendungsgebiete** mit ▶ **Dosierung** in I.E./Tier sind: **Atonia uteri sub partu** und **post partum**: Rind 25 i.v.; **Retentio secundinarum**: Rind 25, Pferd 50–60/Stunde als Dauertropfinfusion; **unterstützende Therapie bei Endometritis im Frühpuerperium**: Rind 25 i.v., Schaf 5–10 i.m.; **Milchabgabestörung**: Rind 0,5–10 i.v., 20–40 i.m./s.c., Pferd 30–40 i.m., Schwein 1–10 i.v., 15 i.m., Hund 0,2–1 i.v./i.m./s.c.; **Entfernung der Residualmilch zur Unterstützung der Mastitistherapie**: Rind 0,5–10 i.v., 20–40 i.m./s.c., Schwein 1–10 i.v., 15 i.m.; **Wehenschwäche**: Schaf 5–10 i.v., 1–20 i.m., Ziege 1–3 i.m./s.c., Pferd 8–30 i.v., 40 i.m., Schwein 1–10 i.v., 20–25 i.m., Hund 0,15–1,0 i.v./i.m./s.c., Katze 2–5 i.m.; **Unterstützung der Uterusinvolution**: Rind

80 i.m., 2–5 i.v.; **Verkürzung der Geburtsdauer**: Schwein 1–10 i.v., 20–25 i.m.

Oxytocin wird als Peptid im Gastrointestinaltrakt inaktiviert. Resorptionen über die Schleimhäute des Nasen-Rachen-Raums sind begrenzt möglich, aber es sind 20- bis 30-fach höhere Dosen notwendig (**rd.**) als nach parenteraler Gabe. **Halbwertszeiten** liegen zwischen 1 und 9 min.

Die Bindung erfolgt an β-Globuline, beim Menschen liegt Oxytocin nur in freier Form vor. Durch Oxytocinasen in der Leber, Niere und in der Milchdrüse wird Oxytocin durch Reduktion der Disulfidbrücken inaktiviert. Die **Ausscheidung** erfolgt überwiegend über die Niere, wobei es als unveränderte Substanz oder als Glycinamid eliminiert wird.

▶ **Nebenwirkungen**: Uterine Hyperkontraktibilität, Tetanus uteri, Uterusruptur (besonders bei Fleischfressern), Geburtsverhaltung (Schwein bei > 10 I.E. i.v.). β-Adrenolytika und Prostaglandine verstärken die wehenfördernden Eigenschaften von Oxytocin. ▶ **Gegenanzeigen**: Geburtshindernisse, vor allem eine nicht geöffnete Zervix, sowie Lageanomalien und Krampfwehen.

Da Oxytocin auch zur Milchejektion führt, eignet es sich zur **Agalaktiebehandlung**. ▶ **Dosierung**: Hund und Katze –0,5 I.E./kg i.m., s.c.; Schwein – 0,3 I.E./kg; Rind und Pferd –0,2 I.E./kg.

Insgesamt sollte eine Dosis von 40 I.E./Tier nicht überschritten werden. Die i.v. Injektion muss sehr langsam erfolgen. Bei i.v. Anwendung zur Förderung der Milchejektion genügen ca. 20–50 % der o.g. Dosen. Wiederholungsbehandlung nach Bedarf.

▶ **Wartezeiten**: nach i.m. und s.c. Applikation für essbare Gewebe 3 Tage, ansonsten 0 Tage.

Carbetocin

Das zyklische Polypeptid Carbetocin [Inj.-Lösungen: **LongActon**, **Depotocin** (V.M.)] ist ein synthetisches Derivat des Oxytocin. Aufgrund seiner Resistenz gegenüber Peptidasen wird es langsamer abgebaut und ist dadurch länger wirksam. Dabei bleiben die erwünschten pharmakodynamischen Effekte des Oxytocins erhalten, ohne dass in der Regel Wiederholungsbehandlungen notwendig sind. ▶ **Anwendungsgebiete**: sind mit denen des Oxytocins vergleichbar. ▶ **Dosierung**: Rind 0,175–0,35 mg/Tier; Schwein 0,1–0,21 mg/Tier i.v., i.m.

Als ▶ **Gegenanzeigen** gelten die bei Oxytocin aufgeführten, obwohl die ▶ **Nebenwirkungen** unter Carbetocin weniger ausgeprägt zu sein scheinen. ▶ **Wartezeiten**: 0 Tage.

1.2 Secalealkaloide

Secalealkaloide sind Inhaltsstoffe von *Claviceps purpurea*, einem Pilz, der Getreide befällt. Die verschiedenen Alkaloide besitzen eine der Lysergsäure vergleichbare Grundstruktur. Angriffspunkt der auch als Mutterkornalkaloide bezeichneten Stoffe sind die glatte Muskulatur der Gebärmutter, der Blutgefäße und das Zentralnervensystem.

Die erregende Wirkung auf die Gebärmutter zeigt sich in einer Zunahme rhythmischer Kontraktionen, die bei Dosiserhöhung zur Dauerkontraktion führen kann. Diese Wirkungen werden einerseits durch agonistische bzw. antagonistische Effekte an α-Adreno- bzw. Serotoninrezeptoren vermittelt, andererseits sind auch direkt erregende Wirkungen am glatten Muskel dafür verantwortlich.

Besonders die Alkaloide **Ergometrin** und **Methylergometrin** werden aufgrund ihrer relativ spezifischen Wirkung auf den Uterus therapeutisch postpartal eingesetzt.

▶ **Anwendungsgebiete**: Uterusatonie post partum, Blutungen in der Nachgeburtsphase, Lochialstauungen, mangelhafte Involution. ▶ **Dosierung**: Hund, Katze: Methylergometrin [**Methergin** (H.M.)] 1–3 µg/kg i.v., i.m., s.c. Nach i.m. Verabreichung setzt die Wirkung in ca. 15 min ein und hält 2–4 Stunden an. Vor allem Methylergometrin wird nach oraler Gabe rasch resorbiert und hat eine hohe Bioverfügbarkeit.

▶ **Gegenanzeigen**: Ein Einsatz sub partu gilt als Gegenanzeige, da die Gefahr einer Dauerkontraktion mit Fruchtschäden groß ist. ▶ **Wechselwirkungen**: Verstärkung der Vasokonstriktion durch Makrolide und Tetracycline.

Das Mutterkornalkaloid **Ergotamin** wird in der Humanmedizin zur Therapie der Migräne, das Ergolinderivat **Metergolin** ([**Liserdol** (H.M.), **Contralac** (V.M.)], ▶ S. 60) und **Bromocriptin** [**Pravidel** (H.M.)] auch in der Tiermedizin durch die Unterdrückung der Prolaktinsekretion zur Laktationshemmung z. B. bei der Laktomanie der Hündin eingesetzt.

1.3 Prostaglandine und Agonisten

Prostaglandine sind Abkömmlinge von 3- bis 4-fach ungesättigten Fettsäuren. Wichtigste Vorstufe ist die Arachidonsäure, die über mehrere Schritte zur Vorstufe der Prostaglandine, dem Prostaglandin H_2, umgewandelt wird (▶ S. 61).

Die Synthese findet mit Ausnahme der Erythrozyten in allen Geweben statt. Dementsprechend vielfältige Wirkungen werden durch diese Stoffe ausgeübt. Besonders im Vordergrund steht die kontraktile Wirkung auf die glatte Muskulatur und insbesondere auf den Uterus. ▶ **Anwendungsgebiete**: Den Prostaglandinen $F_{2\alpha}$ und E_2 kommen wichtige Funktionen bei der Einleitung und Aufrechterhaltung der Wehentätigkeit zu. $PGF_{2\alpha}$ entfaltet luteolytische Wirkungen, die zu einem Abfall der Progesteronkonzentration führen, wodurch die intrazelluläre Ca^{2+}-Konzentration im Myometrium erhöht wird. Als Folge davon ergeben sich oxytocinartige Uteruskontraktionen. Im Zeitraum der Frühschwangerschaft sind die genannten Prostaglandine zur Abortinduktion wirksam. Im Gegensatz zum $PGF_{2\alpha}$ wirkt PGE_2 am nicht graviden Uterus relaxierend. Zur Geburtseinleitung und Brunstsynchronisation können diese Stoffe ebenfalls verabreicht werden, wegen der starken ▶ **Nebenwirkungen** ist aber Oxytocin vorzuziehen. In der Veterinärmedizin werden Prostaglandin $F_{2\alpha}$ und Analoga überwiegend wegen der luteolytischen Wirkung eingesetzt.

Bei ▶ **Überdosierungen** treten folgende Symptome auf: Bronchokonstriktion, Ataxie, Nausea, Vomitus, Salivation, Puls- und Atemfrequenzerhöhung sowie frequentes Urinabsetzen. Obwohl die folgenden Präparate auch für Anwendungsgebiete vorgesehen sind, die nicht unmittelbar mit einer Beeinflussung der Uterusfunktion verbunden sein müssen, werden sie der Vollständigkeit wegen hier aufgeführt.

Insbesondere bei der Injektion in verschmutzte Hautbezirke besteht die Gefahr von Anaerobierinfektionen.

Prostaglandin $F_{2\alpha}$

Siehe auch ▶ S. 63.

$PGF_{2\alpha}$ (Synonym: Dinoprost)

Bei Behandlungen mit $PGF_{2\alpha}$ während der Gravidität oder im Diöstrus wird bei Pferd, Rind und Schaf eine Luteolyse induziert, wodurch bei trächtigen Tieren im ersten Drittel der Trächtigkeit ein Abort eingeleitet wird bzw. eine vorzeitige Einleitung der Brunst und Ovulation stattfindet (nicht beim Hund und Primaten). Beim Schwein dagegen ist nur während der Trächtigkeit eine ausreichende Luteolyse zu erzielen.

Entsprechende Produkte sind nicht mehr auf dem Markt.

Prostaglandin-$F_{2\alpha}$-Agonisten

Diese Arzneimittelgruppe (s. auch ▶ S. 61) wurde mit dem Ziel entwickelt, die direkte Wirkung auf die glatte Muskulatur im Vergleich zum $PGF_{2\alpha}$ zu reduzieren und die spezifisch luteolytische Eigenschaft zu erhöhen. Darüber hinaus sollten günstigere pharmakokinetische Voraussetzungen zur Verlängerung der therapeutischen Wirksamkeit geschaffen werden.

Diese Vorgaben treffen auf die folgenden Präparate zu.

▶ **Anwendungsgebiete**: Cloprostenol [**Estrumate**, **PGF Veyx** (V.M.)] bei Rind und Schwein s. Prostaglandine und Agonisten. Cloprostenol: Rind und Schwein 1 µg/kg.

Die orale Wirksamkeit dieser Stoffe ist 10- bis 20-fach geringer als die von $PGF_{2\alpha}$. Die **Halbwertszeiten** betragen 1–34 Stunden.

▶ **Nebenwirkungen**: Die therapeutische Breite ist groß. Erst bei vielfacher Überdosierung treten die spezifischen Nebenwirkungen auf. Empfindlich ist das Pferd, bei dem bereits bei ca. 3-facher Dosierung Schwitzen und erhöhte Darmmotilität zu beobachten ist. ▶ **Gegenanzeigen**: i.v. Injektionen (Kollapsgefahr); Obstruktionen der Atemwege und spastische Erkrankungen des Magen-Darm-Trakts. **Cave**: Asthmatiker und Schwangere sollten den direkten Kontakt vermeiden.

▶ **Wartezeiten**: Tag Cloprostenol: Rind: essbare Gewebe 2 Tage, Milch 1 Tag.

(+)-Cloprostenol

Im Unterschied zu dem unter $PGF_{2\alpha}$-Agonisten beschriebenen als racemisches Gemisch vorliegenden Cloprostenol ist in (+)-Cloprostenol [**Dalmazin** Inj.-Lsg. (V.M.)] das rechtsdrehende

Enantiomer enthalten. Es besitzt eine ca. 3,5-fach höhere biologische Wirksamkeit als das Racemat. ▶ **Anwendungsgebiete:** Es gelten die unter Prostaglandine und Agonisten aufgeführten Indikationen. ▶ **Dosierung:** Rind 150 µg/Tier i.m., Schwein 75 µg/Tier i.m. Ansonsten gelten die für diese Stoffgruppe beschriebenen ▶ **Nebenwirkungen**, ▶ **Gegenanzeigen** und Warnhinweise. ▶ **Wartezeiten:** Rind 0 Tage; Schwein 1 Tag.

Latanoprost

Latanoprost als spezifisches Prostaglandin-$F_{2\alpha}$-Analogon hat eine große therapeutische Bedeutung beim Menschen zur örtlichen Glaukombehandlung. Da es in der Positivliste für Equiden aufgenommen wurde, kann es nicht nur bei nicht lebensmittelliefernden Tieren, sondern auch bei Schlachtieren angewendet werden, wenn ein entsprechender Eintrag in den Equidenpass erfolgt und eine Wartezeit von 6 Monaten eingehalten wird.

1.4 Glukokortikoide

Vor allem fluorierte Glukokortikoide wie Dexamethason sind in der Lage, insbesondere beim Schaf und Rind im letzten Trimenon Uteruskontraktionen auszulösen. Wahrscheinlich beruht diese Wirkung auf einer gesteigerten Östrogensynthese. Dexamethason-Dosierungen von ca. 0,04 mg/kg lösen nach ca. 2–4 Tagen einen Abort mit Nachgeburtsverhaltung aus. Bei der Anwendung von Glukokortikoiden ist die Hochträchtigkeit als Gegenanzeige zu beachten (▶ S. 412).

2 Reduzierung der Uterusmotilität (Tokolytika)

Es ist schon lange bekannt, dass sympathomimetisch wirksame Substanzen uterusrelaxierend wirken. Eine klinische Anwendung dieses Effektes war aber erst möglich, als die selektiv β_2-Adrenozeptoren erregenden Substanzen eingeführt und damit die unerwünschten kardialen Wirkungen reduziert wurden. Die heute als Tokolytika verwendeten Stoffe wie Fenoterol, Buphenin, Salbutamol, Terbutalin, Isoxsuprin und Clenbuterol (die beiden Letzteren waren bzw. sind auch in der Veterinärmedizin zugelassen) finden z. T. auch als Bronchospasmolytika Anwendung (▶ S. 49). Die Anwendung dieser Stoffe bei lebensmittelliefernden Tieren hat starke rechtliche Einschränkungen erfahren (s. Allgemeine Einleitung ▶ S. 19 und ▶ S. 49).

Clenbuterol

Das Verhältnis der β_2/β_1-Wirkung von Clenbuterol [**Planipart** Inj.-Lsg. (V.M.) **Ventipulmin** Gel, Granulat (V.M.)] ist bei Versuchstieren > 200.

▶ **Anwendungsgebiete**: Pferd, Rind: Erweiterung der weichen Geburtswege vor der Geburt, erwünschte Erschlaffung der Uterusmuskulatur und Aufhebung der Wehen zur Vornahme von geburtshilflichen Maßnahmen, Ausschaltung von Wehen, Geburtsverschiebung. ▶ **Dosierung:** Pferd: 0,8 µg/kg p.o., über Tränke oder Futter, Rind: 0,8 µg/kg i.m., i.v. Eine **Wiederholungsbehandlung** kann nach 24 Stunden vorgenommen werden. Der Wirkungseintritt (i.m.) erfolgt nach ca. 20 min. Die **Halbwertszeit** beträgt beim Rind 17–20 h. ▶ **Gegenanzeigen:** Wehenschwäche. ▶ **Nebenwirkungen:** Durch β_1-Stimulation bewirkte Nebenwirkungen sind selten, vereinzelt werden Tachykardie, Tachypnoe sowie Schwitzen beobachtet. Beim Kaiserschnitt ist eine erhöhte Blutungsneigung zu beachten. ▶ **Wechselwirkung:** Die Wirkung wird durch β-Adrenolytika antagonisiert. Oxytocin, $PGF_{2\alpha}$ und Ergometrin führen zu einer Aufhebung der Relaxation. **Cave**: Keine Anwendung beim Hund, da schon bei geringen Dosen Herzmuskelnekrosen auftreten.

▶ **Wartezeiten**: Pferd: 28 Tage, Rind: essbares Gewebe 12 Tage, Milch 3 Tage.

Isoxsuprin

Präparate mit dem Wirkstoff Isoxsuprin waren zur Anwendung für Rind, Pferd und Hund noch bis 2003 auf dem Markt. Isoxsuprin wird schnell resorbiert und verteilt. Nach oraler Verabreichung werden maximale Serumkonzentrationen beim Hund nach 20–60 min, beim Pferd nach 8 Stunden erreicht. **Halbwertszeiten** von ca. 2 Stunden wurden beim Menschen ermittelt. Isoxsuprin wird nahezu vollständig glukuronidiert und sulfatiert, die Ausscheidung erfolgt zu 70–80 % (Hund) renal.

J Pharmakotherapie des Respirationstrakts

F. R. Ungemach

Die Therapie von Atemwegserkrankungen, insbesondere von Bronchitiden und anderen obstruktiven Atemwegserkrankungen richtet sich gegen die charakteristische Symptomentrias Auswurf, Husten und Atemnot. Behandlungsziele sind:
- Beseitigung der Exposition gegenüber die Bronchialschleimhaut irritierenden Einflüssen (z. B. Bekämpfung von Infektionen, verringerte Exposition gegenüber Staub, Gasen, Allergenen, Witterungseinflüssen)
- Beseitigung einer gesteigerten entzündlichen Sekretion der Bronchialschleimhaut, insbesondere wenn die anfängliche Hyperkrinie mit Absonderung eines relativ dünnflüssigen serösen Schleims in eine Dyskrinie übergegangen ist, bei der ein muköser, ungewöhnlich zäher Schleim gebildet wird, durch den es zu einer Mukostase kommt
- Beseitigung eines Spasmus der Bronchialmuskulatur und eines entzündlichen Ödems der Bronchialschleimhaut, die zusammen mit der Mukostase zu Atemnot und Hustenreiz führen
- Beseitigung eines unproduktiven Hustens

Die wichtigsten hierfür eingesetzten Arzneimittelgruppen sind:
- Bronchospasmolytika und Glukokortikoide
- Expektoranzien
- Antitussiva (in wenigen Ausnahmefällen)
- antimikrobiell wirksame Substanzen

1 Bronchospasmolytika

Als Bronchodilatatoren werden β_2-Sympathomimetika, Methylxanthine und Parasympatholytika eingesetzt. Eine Sonderstellung nehmen Glukokortikoide ein. Ferner kommen als „Prophylaktika" Hemmstoffe der Mastzelldegranulation und, mit fraglichem therapeutischem Wert, H_1-Antihistaminika zur Anwendung.

Mit den in der Humanmedizin weit gebräuchlichen Anwendungsformen von Bronchospasmolytika als Dosieraerosol kann bei entsprechend kleiner Tröpfchengröße (< 5 µm) auch in tiefen Abschnitten des Bronchialbaums eine ausreichend hohe Wirkstoffkonzentration mit schnellem Wirkungseintritt bei gleichzeitig verminderter oder fehlender systemischer Belastung (z. B. bei Anwendung bronchial kaum resorbierbarer Glukokortikoide wie Beclometason oder Parasympatholytika wie Ipratropiumbromid) erzielt werden. Diese Applikationsform erfordert jedoch eine aktive (inspiratorische) Mitarbeit des Patienten und ist deshalb bei Tieren weniger geeignet.

Die größte Bedeutung als Bronchospasmolytika besitzen β-**Sympathomimetika** und **Methylxanthine**. Beide Wirkstoffgruppen greifen über unterschiedliche Mechanismen in das cAMP-System der Bronchialmuskelzelle ein, wodurch es zu einer Calciumverschiebung und zu einer Relaxation der Bronchialmuskulatur kommt. Diese Wirkstoffe entfalten ihre direkte bronchodilatatorische Wirkung bei akutem Bronchialasthma und bei chronisch obstruktiven Atemwegserkrankungen unabhängig von der den Bronchospasmus auslösenden Ursache. Sie werden deshalb auch als „Overall dilators" bezeichnet.

Bei **β-Sympathomimetika** resultiert die bronchospasmolytische Wirkung aus einer Erregung von β_2-Adrenozeptoren im Bronchialgewebe, durch die es zu einer Steigerung der Synthese von cAMP kommt. Weitere nach therapeutischen Dosen auftretende und bei den ▶ **Anwendungsgebieten** Bronchialasthma und chronische Bronchitis erwünschte Wirkungen sind eine sekretomotorische Wirkung infolge gesteigerter Ziliaraktivität, eine Hemmung der Synthese und Freisetzung von Histamin sowie eine Senkung des cholinergen Tonus. **Wirkstoffe:** Als Bronchospasmolytika eingesetzte β-Sympathomimetika sollten möglichst selektiv auf β_2-Adrenozeptoren und nur noch gering auf β_1-Rezeptoren am Herzen wirken. Dadurch lassen sich unerwünschte kardiale Wirkungen minimieren. Aus diesem Grund finden **Adrenalin** (▶ S. 45) und die nicht selektiven β-Sympathomimetika **Isoprenalin** und

Orciprenalin (▶ S. 48), die gleichermaßen auf β$_1$- und β$_2$-Adrenozeptoren wirken, heute außer in Notfällen, z.B. bei akutem Bronchospasmus im Gefolge einer anaphylaktischen Reaktion, keine Anwendung mehr als Bronchospasmolytika. Eine Sonderstellung nimmt **Ephedrin** (▶ S. 51) ein, das zwar ebenfalls nicht selektiv auf β$_1$- und β$_2$-Adrenozeptoren wirkt, zusätzlich aber aufgrund seiner indirekten α-sympathomimetischen Wirkung zu einer erwünschten Abschwellung der Bronchialschleimhaut führt. Mittel der Wahl sind heute β$_2$-selektive Sympathomimetika wie **Terbutalin** [**Bricanyl** (H.M.)], **Fenoterol** [**Berotec** (H.M.)], **Clenbuterol** [**Ventipulmin** (V.M.)] oder **Salbutamol** [**Sultanol** (H.M.)], die eine zunehmende Selektivität für β$_2$-Adrenozeptoren aufweisen. Clenbuterol ist als einziger Wirkstoff aus dieser Gruppe als Tierarzneimittel zugelassen, u. a. auch als fixe Kombination mit dem Sekretolytikum Dembrexin zur Anwendung bei Pferden [**Venti Plus** (V.M.)]. β$_2$-selektive Sympathomimetika sind in therapeutischen Dosierungen weitgehend frei von kardialen ▶ **Nebenwirkungen**, wie erhöhte Arrhythmiegefahr und gesteigerter Sauerstoffbedarf des Herzens. Bei Clenbuterol scheinen allerdings tierartliche Unterschiede zu bestehen, da bei Hunden schon nach therapeutischen Dosen Herzmuskelnekrosen beobachtet wurden. Alle β-Sympathomimetika lösen die Entwicklung einer Toleranz aus, durch die der bronchodilatatorische Effekt abgeschwächt wird. Ursache ist eine Abnahme der Dichte von β$_2$-Adrenozeptoren im Bronchialgewebe, die bereits nach wenigen Tagen ihr Maximum erreicht. Durch Glukokortikoide, die eine Neubildung dieser Rezeptoren induzieren, kann dieser Wirkungsverlust verhindert oder schnell, innerhalb eines Tages, behoben werden. ▶ **Dosierung**, Pharmakokinetik, weitere ▶ **Nebenwirkungen**, ▶ **Wechselwirkungen**, ▶ **Gegenanzeigen** und ▶ **Wartezeiten** ▶ S. 49.

❗ Aufgrund missbräuchlicher Anwendung in der Tiermast wurde die Anwendung von β$_2$-Sympathomimetika bei allen Tieren, die der Lebensmittelgewinnung dienen, mit Ausnahme von Pferden, in der Europäischen Union verboten. Bei Rindern ist nur noch der Einsatz zur Tokolyse als ausschließlich durch den Tierarzt zu verabreichende Injektion von β$_2$-Sympathomimetika erlaubt (s. Lebensmittelrechtliche Bestimmungen, ▶ S. 20).

Aus der Gruppe der **Methylxanthine** kommt nur **Theophyllin** als Bronchospasmolytikum oral oder parenteral in Form des wasserlöslichen Ethylendiaminsalzes [**Aminophyllin** (H.M.)] zur Anwendung. Die bronchodilatatorische Wirkung wird nicht über β$_2$-Adrenozeptoren vermittelt, kommt aber ebenfalls infolge einer Erhöhung des cAMP-Gehalts der Bronchialmuskelzelle zustande, die aus einer Hemmung der cAMP-spaltenden Phosphodiesterasen 3 und 4 resultiert. Weitere für die ▶ **Anwendungsgebiete** Bronchialasthma und chronische Bronchitis erwünschte therapeutische Wirkungen sind eine Steigerung der Ziliaraktivität, eine Stabilisation der Mastzellmembran sowie eine Atemstimulation und eine antiinflammatorische und immunmodulierende Wirkung. ▶ **Dosierung**: ▶ S. 120. Die bronchodilatatorische Wirkung tritt schnell ein. Die therapeutische Breite ist relativ gering: Die wirksamen Blutspiegel liegen zwischen 8 und 15 μg/ml. ▶ **Nebenwirkungen**: Bereits ab 20 μg/ml, die insbesondere nach parenteraler Gabe der üblichen Dosen erreicht werden können, treten Unruhe und Tachykardie auf. Theophyllin wird deshalb vorwiegend als Reservemedikament in der Notfalltherapie und bei Versagen von β$_2$-Mimetika und Glukokortikoiden eingesetzt. Weitere Einzelheiten zu Pharmakokinetik, ▶ **Nebenwirkungen**, ▶ **Gegenanzeigen**, ▶ **Wechselwirkungen** und ▶ **Wartezeiten**: ▶ S. 120.

Parasympatholytika wirken bronchospasmolytisch, indem sie durch Blockade cholinerger Muskarinrezeptoren den bronchialen Reflexbogen unterbrechen, bei dem es, insbesondere bei irritablem Bronchialsystem, z.B. bei chronischer Bronchitis, durch verschiedenartige Reizung der Bronchialschleimhaut zu einer Erhöhung des Vagotonus kommt. Parasympatholytika wirken nicht direkt bronchodilatatorisch und sind nur begrenzt bei cholinerg bedingten Bronchospasmen wirksam. Ihr Einsatz erfolgt vorwiegend prophylaktisch und vielfach in Kombination mit β-Sympathomimetika. **Atropin** wurde früher in verschiedenen Formen von Inhalationspräparaten verabreicht. Seine Anwendung als Bronchospasmolytikum ist heute obsolet, da eine Resorption über die Bronchialschleimhaut erfolgt, wodurch es zu parasympatholytischen Nebenwirkungen (▶ S. 38) und zu einer unerwünschten Herabsetzung der Ziliaraktivität und der tracheobronchialen Sekretion mit der Folge von Dyskrinie und Mukostase kommt. In der Humanmedizin werden heute die ausschließlich inhalativ applizierbaren quaternären Ammoniumverbindungen **Ipratropiumbromid** [Atrovent (H.M.)] und **Tiotropiumbromid** [Spiriva (H.M.)] eingesetzt. Ipratropiumbromid wird i.v. auch als Antiarrhythmikum [Itrop (H.M.)] bei bradykarden Rhythmusstörungen angewendet. Bei Verabreichung als Aerosol findet praktisch keine Resorption statt, sodass keine Nebenwirkungen, auch keine Beeinflussung der mukoziliaren Clearance, auftreten. Für Tiere liegen keine ausreichenden klinischen Erfahrungen vor.

Glukokortikoide wirken nicht direkt bronchodilatatorisch, sie besitzen aber eine große Bedeutung als Zusatztherapie bei sonst gegen andere Bronchospasmolytika refraktären und bei allergischen Bronchospasmen. Die Wirkung tritt erst nach einer Latenzzeit von 4–6 Stunden ein und beruht (1) auf einem permissiven Effekt für Catecholamine infolge einer Erhöhung der Dichte von bronchialen $β_2$-Rezeptoren, wodurch eine bestehende Toleranz gegenüber β-Sympathomimetika wieder rückgängig gemacht wird und (2) auf den antiinflammatorischen und antiallergischen Wirkungen der Kortikosteroide. Dadurch kommt es in den Atemwegen zu einer Unterdrückung der eosinophilen Infiltration, einer Verringerung der Bildung von Zytokinen und der Freisetzung von bronchokonstriktorischen Mediatoren (wie Histamin oder Leukotriene) sowie zu einer Abnahme von entzündlichen Infiltrationen, Ödemen und Sekretion der Bronchialschleimhaut. Dadurch werden die bronchiale Hyperreagibilität und der Schweregrad der Obstruktion reduziert und irreversible Umbauvorgänge der Bronchialschleimhaut verhindert. Exazerbationen treten seltener auf. ▶ **Anwendungsgebiete:** Zusatztherapie bei akutem, insbesondere allergischem Bronchialasthma und bei sonst refraktären chronisch obstruktiven Bronchialerkrankungen und Lungenemphysem. Glukokortikoide sind als Monotherapie bei bronchokonstriktorischen Zuständen nicht ausreichend. ▶ **Dosierung**, ▶ **Nebenwirkungen**, ▶ **Gegenanzeigen**, ▶ **Wechselwirkungen**, ▶ **Wartezeiten:** ▶ S. 412. Zur Reduzierung systemischer Nebenwirkungen können zur Inhalationstherapie Glukokortikoide angewendet werden, die nur sehr gering über die Bronchialschleimhaut resorbiert werden, wie z. B. **Beclometason** [Sanasthmyl (H.M.)], **Budesonid** [Pulmicort (H.M.)], **Flunisolid** [Syntaris (H.M.)] oder **Fluticason** [Flutide (H.M.)]. Als Nebenwirkung ist aber ein erhöhtes lokales Infektionsrisiko, insbesondere das Auftreten von Mykosen auf der Rachenschleimhaut zu beachten. Nach Anwendung sollte eine gründliche Spülung des Maul- und Rachenraums (z. B. durch Tränken der Tiere) erfolgen.

H_1-**Antihistaminika** (▶ S. 58) werden zur Bronchospasmolyse zumeist in Kombination mit β-Sympathomimetika und Expektoranzien eingesetzt. Ihre Wirkung bei Bronchospasmen ist jedoch unzureichend, da sie nur prophylaktisch gegen ein enges Spektrum überwiegend histaminerg ausgelöster Bronchokonstriktionen wirken, bei denen im Allgemeinen gleichzeitig auch noch andere bronchokonstriktorisch wirksame Mediatoren beteiligt sind, die nicht durch H_1-Antihistaminika beeinflusst werden können. Als unerwünschte Nebenwirkungen fördern diese Wirkstoffe aufgrund ihrer anticholinergen Wirkung einen Sekretstau und setzen ferner die Ansprechbarkeit von β-Adrenozeptoren herab. Wegen des ungünstigen Nutzen-Risiko-Verhältnisses ist deshalb die Anwendung von H_1-Antihistaminika bei obstruktiven Atemwegserkrankungen **nicht mehr gerechtfertigt**.

Als **Prophylaktika** finden **Mastzelldegranulationshemmer** wie **Dinatriumcromoglycat** [Intal (H.M.)], **Nedocromil** oder **Ketotifen** [Zaditen (H.M.)] Anwendung. Diese Wirkstoffe hemmen die Freisetzung der für die Sofort- bzw. Spätreaktion verantwortlichen bronchokonstriktorischen Mediatoren Histamin bzw. Leukotriene, indem sie die Mastzellmembran stabilisieren und die Calcium-abhängige Degranulation sowie die Freisetzung von Arachidonsäure verhindern. Weitere Wirkungen sind eine verringerte Empfindlichkeit tryptaminerger C-Fasern der Lunge, eine Zunahme der Anzahl und Affinität von β-Rezeptoren sowie bei Ketotifen eine H_1-antihistaminerge Wirkung.

Cromoglycinsäure wird nur lokal als Inhalation angewendet. Eine Resorption der stark polaren Substanz findet nicht statt, sodass kaum Nebenwirkungen auftreten. Ketotifen wird oral gut resorbiert, als Nebenwirkung tritt eine Sedation auf. Für beide Wirkstoffe fehlen klinische Erfahrungen bei Tieren.

Leukotrien-Rezeptor-Antagonisten, z.B. der Wirkstoff **Montelukast** [Singulair (H.M.)] werden in der Humanmedizin als Zusatztherapie bei Asthma bronchiale eingesetzt. Therapeutische Erfahrungen bei Tieren sind noch nicht vorhanden.

2 Antitussiva

Als Antitussiva werden im Wesentlichen Wirkstoffe aus der Gruppe der Opioide, häufig in wenig sinnvollen Kombinationen, eingesetzt. Prototyp dieser Gruppe (▶ S. 104) ist **Codein** [Codeinsaft CT; Codeinum phosphoricum compren Tabletten (H.M.)], das betäubungsmittelrechtlichen Vorschriften unterliegt, wobei jedoch alle Handelspräparate ausgenommene Zubereitungen sind. Anwendung finden ferner noch **Dihydrocodein** [Paracodin (H.M.) ausgenommene Zubereitung] und **Dextromethorphan** [Silomat DMP (H.M.)], [Atussin (V.M.), eine nicht sinnvolle Kombination]. Die stark wirksamen Opioid-Antitussiva **Hydrocodon** und **Normethadon** sind außer Handel. Mit der antitussiven Wirkung nimmt das Suchtpotenzial zu, das bei Codein nur noch gering ist und bei Dextromethorphan praktisch fehlt. Eine Sonderstellung besitzt **Noscapin** [Capval (H.M.)], ein Opiumalkaloid, das jedoch nicht zu den Opiaten gehört. Die antitussive Wirkung ist nur halb so stark wie bei Codein, von Vorteil sind aber das Fehlen eines Suchtpotenzials, eine atemstimulierende und schwach bronchodilatierende sowie kaum sedierende Wirkung. Diese Wirkstoffe dämpfen alle zuverlässig durch Depression des Hustenzentrums im ZNS jede Art von Hustenreiz.

Anwendung finden ferner noch eine Reihe von Verbindungen, die nicht zu den Opioiden gehören, wie **Benproperin** [Tussafug (H.M.)], **Butamirat, Butetamat, Clobutinol, Clofedanol, Isoaminil, Levodropropizin** [(Quimbo (H.M.)], **Oxeladin, Pipazetat** oder **Pentoxyverin** [Sedotussin (H.M.)].

Für diese Wirkstoffe wird sowohl ein zentraler als auch ein peripherer Angriffspunkt angenommen. Eine gesicherte antitussive Wirkung konnte jedoch nur für Clobutinol, das allerdings vom Markt genommen werden musste, etwa in der Stärke von Codein, nachgewiesen werden. Für Pipazetat wird für den Hund eine Dosis von 3 mg/kg dreimal täglich oral empfohlen.

Der Einsatz dieser Wirkstoffe darf nur unter strenger Indikationsstellung erfolgen, da sie auch einen sinnvollen protektiven Hustenreiz unterdrücken. Bei akuter und chronischer Bronchitis sowie bei chronisch obstruktiven Atemwegserkrankungen sind diese Antitussiva nur selten indiziert, da hierbei ein produktiver Husten zur Entfernung des Bronchialsekrets auftritt, bei dem es sich um einen wichtigen Selbstreinigungsmechanismus des Respirationstrakts handelt. Auslösende Ursachen eines Hustens bei Bronchitis sind in erster Linie Bronchokonstriktion und Sekretstau. Eine kausale antitussive Therapie ist in diesen Fällen deshalb die Gabe von Bronchospasmolytika und Expektoranzien, wodurch die Hustenanfälle reduziert werden, das produktive Abhusten des Bronchialsekrets aber weiterhin ungehindert möglich ist. Zentral wirksame Antitussiva unterdrücken hingegen den erforderlichen sinnvollen Hustenreflex und fördern einen Sekretstau mit erhöhter Gefahr einer bakteriellen Superinfektion. Sie sind deshalb bei allen Prozessen mit Hyperkrinie und Dyskrinie sowie in Kombination mit Expektoranzien **kontraindiziert**. Ein weiterer Nachteil bei obstruktiven Atemwegserkrankungen ist die atemdepressive Wirkung der Opioide (mit Ausnahme von Noscapin). ▶ **Anwendungsgebiete:** Die einzige sinnvolle Indikation für diese Antitussiva ist ein unproduktiver, quälender Reizhusten bei trockenen Schleimhäuten, z. B. bei Entzündungen im Larynx- und Pharynxbereich, bei Neoplasmen, zu Beginn einer Bronchitis, wenn noch keine gesteigerte Bronchialsekretion besteht, oder infolge extrapulmonaler Ursachen. ▶ **Dosierung:** Dextromethorphan 1,2 mg/kg dreimal täglich oral. Weitere Einzelheiten zu ▶ **Dosierung**, ▶ **Nebenwirkungen** und ▶ **Gegenanzeigen** von Codein: ▶ S. 104.

3 Expektoranzien

Als Expektoranzien kommt eine Vielzahl pflanzlicher oder chemisch definierter Wirkstoffe, häufig in Kombinationspräparaten, zur Anwendung. Therapieziel ist die Beseitigung eines endobronchialen Sekretstaus, der infolge einer Dyskrinie mit Absonderung eines ungewöhnlich zähen Bronchialsekrets entstanden ist und der ein auslösender Reiz für Husten und ein wichtiger Faktor für Bronchialobstruktion sowie ein guter Nährboden für Bakterien ist. Eine Verbesserung der mukoziliaren Clearance kann erreicht werden durch Sekretolytika und Mukolytika, die zu einer Verflüssigung des Bronchialsekrets führen, sowie durch Sekretomotorika, die durch Erhöhung der Ziliaraktivität einen beschleunigten Abtransport bewirken. Soweit Expektoranzien über keine sekretomotorischen Eigenschaften verfügen, kann es bei starker Mukostase durchaus sinnvoll sein, ein Sekretomotorikum kombiniert zu verabreichen. Grundvoraussetzung für eine Therapie mit Expektoranzien ist ein erhaltener protektiver Hustenreiz, der eine rasche Abhustung des verflüssigten Schleims ermöglicht. Pharmakologisch unsinnig und absolut kontraindiziert sind deshalb fixe Kombinationen von Expektoranzien und zentral wirksamen Antitussiva. ▶ **Anwendungsgebiete:** Förderung der Expektoration bei akuter und chronischer Bronchitis und bei chronisch obstruktiven Atemwegserkrankungen. Mit Expektoranzien ist keine kausale Therapie, sondern nur eine vorübergehende symptomatische Besserung möglich.

Ein sicherer und vergleichbarer Wirksamkeitsnachweis für Expektoranzien ist mit den heute zur Verfügung stehenden pharmakologischen Methoden nur begrenzt möglich. Deshalb ist anzunehmen, dass unter den vielen gebräuchlichen Wirkstoffen sich eine Reihe von Substanzen, insbesondere pflanzlicher Herkunft, befindet, die nicht ausreichend wirksam sind, sondern nur einen Placeboeffekt ausüben. Dies trifft insbesondere auch für die sogenannten Hustentees zu, die eine gewisse expektorierende Wirkung weniger über ihre Inhaltsstoffe als über die zugeführte Flüssigkeitsmenge entfalten dürften.

3.1 Sekretolytika

Sekretolytika induzieren eine vermehrte Bildung eines serösen Sekrets mit verringerter Viskosität. Ferner kommt es zu einer Zunahme der dünnflüssigen interziliaren Solphase, auf der die zähen Gel-Plaques des Bronchialsekrets schwimmen. Durch die gesteigerte Absonderung eines dünnflüssigeren Sputums wird eine bestehende Dyskrinie in eine Hyperkrinie umgewandelt, wobei ein leichter abhustbarer Bronchialschleim gebildet wird.

Wasser

Wird dem Körper Wasser entzogen, kommt es mit zunehmender Dehydratation zur Produktion eines zähen Bronchialschleims und zu einer Verminderung der interziliaren Solphase. Wasser ist deshalb ein einfaches und geeignetes Sekretolytikum. Als Wirkungsvoraussetzung jeder Therapie mit Expektoranzien ist für eine ausreichende Flüssigkeitsaufnahme auch bei Normothermie zu sorgen. Eine Sekretolyse kann auch direkt durch eine Flüssigkeitszufuhr über Inhalation oder Infusion bewirkt werden. Zur Inhalation sind fein vernebelte Aerosole isotoner Lösungen, z. B. isotoner Natriumchloridlösung, geeignet. Hypotone Lösungen, insbesondere destilliertes Wasser, sind ungeeignet, da sie einen Bronchospasmus auslösen können; durch hypertone Lösungen kann es zu einer Sekretüberflutung kommen. Bei Pferden kann eine Sekretolyse durch „Masseninfusion" von isotoner Natriumchloridlösung induziert werden, indem 30 l/500 kg mit einer Infusionsgeschwindigkeit von 10 l/h an 3 aufeinanderfolgenden Tagen intravenös verabreicht werden. Sinnvoll ist die Gabe eines Bronchospasmolytikums vor der Infusion. Weitere Einzelheiten zur Infusion von isotoner Natriumchloridlösung ▶ S. 171.

Reflexsekretolytika

Zu den Reflexsekretolytika gehört die Vielzahl der traditionell angewendeten Expektoranzien pflanzlicher Herkunft, insbesondere **ätherische Öle**, **Saponine**, **Radix Ipecacuanhae** und **Guaifenesin** sowie anorganische Salze, wie **Jodide** und **Ammoniumchlorid**.

Diese Wirkstoffe werden überwiegend in Kombinationspräparaten, teilweise sinnvoll mit Bronchospasmolytika, zum Teil aber auch nicht sinnvoll mit Antitussiva kombiniert, eingesetzt.

Sie haben jedoch in neuerer Zeit gegenüber besser charakterisierten Expektoranzien (wie z. B. Bromhexin oder Acetylcystein) stark an Bedeutung verloren. Bei inhalativer Gabe stimulieren diese Substanzen über eine direkte Reizung der Bronchialschleimhaut die Sekretion der Bronchialdrüsen. Nach oraler Verabreichung kommt es infolge einer Irritation der Magenschleimhaut durch diese (oft auch emetisch wirkenden) Substanzen zu einer reflektorischen Stimulation des N. vagus, die zu einer vermehrten serösen Bronchialsekretion führt.

Ammoniumchlorid [**Tussivet Agraria** (V.M.)] wird als 6%ige Lösung zum Eingeben bei Pferden, Rindern und Schweinen zur Sekretolyse eingesetzt. ▶ **Dosierung:** 20–30 mg/kg oral. Eine Tagesdosis von 50–100 mg/kg soll nicht überschritten werden. Ammoniumchlorid wird therapeutisch auch zur Behandlung von Alkalosen und zur Ansäuerung des Harnes eingesetzt (▶ S. 178). ▶ **Nebenwirkungen:** Magenreizung, Hyperventilation. ▶ **Überdosierung:** Gefahr von Azidose, Lungenödem und Hyperammonämie. ▶ **Gegenanzeigen:** eingeschränkte Leber- und Nierenfunktion. Insgesamt ist das Nutzen-Risiko-Verhältnis von Ammoniumchlorid als Expektorans als eher negativ zu beurteilen. ▶ **Wartezeiten:** keine.

Kaliumjodid und andere Jodsalze fanden oral und parenteral als Expektoranzien bei verschiedenen Tierarten Anwendung. Kaliumjodid ist heute nur noch in einigen homöopathischen Humanarzneimitteln als Kombinationspartner enthalten. ▶ **Dosierung:** Für eine ausreichende sekretolytische Wirkung sind Dosen von 50–100 mg/kg täglich, verteilt auf mehrere Einzeldosen, über mehrere Tage erforderlich. Zur Vermeidung eines Jodismus ist die Therapie intermittierend durchzuführen. ▶ **Nebenwirkungen:** Magenreizung, Jodismus (Jodschnupfen, -husten, Konjunktivitis, Hautausschlag, Schwellung von Lymph- und Speicheldrüsen), Hypothyreose. ▶ **Gegenanzeigen:** Hyperthyreose, akute Bronchitis, Hochträchtigkeit. Kaliumjodid sollte, wie andere Jodsalze, nicht mehr als Expektorans Anwendung finden.

Der Extrakt aus **Radix Ipecacuanhae** wirkt über einen irritierenden Effekt auf die Magenschleimhaut nicht nur als Emetikum (▶ S. 223), sondern auch als Reflexsekretolytikum. Der wirksame Bestandteil ist das Saponin Emetin, das zu ca. 2% in dem Extrakt enthalten ist. ▶ **Dosierung:** als Expektorans 1–2 mg/kg oral. ▶ **Nebenwirkungen:** ▶ S. 223.

Als **pflanzliche Expektoranzien** kommen insbesondere Extrakte aus Süßholzwurzel (wirksamer Bestandteil: Glycyrrhizin), Spitzwegerichkraut [**tetesept** (H.M.), Inhaltsstoffe: Schleim- und Bitterstoffe, Aucubin], Primelwurzel [**Sinuforton** (H.M.), Inhaltsstoffe: Saponine] oder aus Schachtelhalmkraut [**Equisil N** (H.M.), Inhaltsstoffe: Flavonglykoside] sowie ätherische Öle inhalativ, oral und parenteral zumeist in Kombination zur Anwendung. Ihr Einsatz als Expektoranzien beruht vorwiegend auf empirischen Erfahrungen. Als gesichert kann eine expektorierende Wirkung angenommen werden bei **Anisöl** [**Bronchoforton** (H.M.)] und **Fenchelöl** (Inhaltsstoff: Anethol), **Eukalyptusöl** [**Pinimenthol** (H.M.), **Soledum Balsam** (H.M.) Inhaltsstoff: Cineol], **Campher, Levomenthol** [**Retterspitz Quick** (H.M.) **Tumarol** (H.M.)], **Thymianöl** [**Aspecton** (H.M.), Inhaltsstoff: Thymol], **Fichtennadel- und Latschenkieferöl** [**Santasapina V** (H.M.), **Pinimenthol** (H.M.), Inhaltsstoff: Borneol], **Efeublätterextrakt** [**Hedelix** (H.M.), **Tuma Hustenlöser** (H.M.), Inhaltsstoff: α-Hederin] sowie bei **Terpinhydrat**, einem Oxidationsprodukt von Terpentinöl (Oleum terebinthinae). Der Wirkungsmechanismus besteht in einer direkten Reizung und Hyperämie der Bronchialschleimhaut, die zu einer bis zu dreifachen Steigerung der Bronchialsekretion führen kann. Ferner scheint das Surfactant-System der Lunge beeinflusst zu werden. Nach oraler Gabe sollen sich die ätherischen Öle in der Bronchialschleimhaut anreichern. Inwieweit eine Reflexsekretolyse eine Rolle spielt, ist unklar. ▶ **Dosierung:** Exakte Dosierungen sind für Tiere nicht ermittelt, da diese Wirkstoffe überwiegend kombiniert und häufig als schlecht definierte Phytotherapeutika zur Anwendung kommen. ▶ **Nebenwirkungen:** Reizung des Magen-Darm-Trakts und der Harnwege, bei Katzen Salivation, Laryngo- und Bronchospasmus. ▶ **Gegenanzeigen:** Anwendung bei Katzen.

Guajakol ist ein phenolischer Bestandteil des Buchenholzteers, der vor allem in Form des Glycerinethers **Guaifenesin** als Expektorans [**Fagusan** (H.M.), **Wick Hustenlöser** (H.M.)] und in wenig sinnvollen Kombinationspräparaten mit zentral wirksamen Antitussiva [**Atussin** (V.M.),] zur Anwendung kommt. Guaifenesin findet ferner noch in ca. zehnfach höheren als den expektorierenden Dosen Anwendung als zentrales Muskelrelaxans zum medikamentösen Niederlegen von Pferden (▶ S. 117). Die expektorierende Wirkung beruht sowohl auf einer Reflexsekretolyse als auch auf einem sekretomotorischen Effekt infolge einer Steigerung der Ziliaraktivität. ▶ **Dosierung:** oral 8–15 mg/kg als Monotherapie, 1–3 mg/kg in Kombination mit Bronchospasmolytika verteilt auf 3–4 Dosen pro Tag. ▶ **Nebenwirkungen:** Außer einer gastrointestinalen Reizung treten bei den niedrigen Dosen zur Expektoration keine Nebenwirkungen auf. ▶ **Überdosierung** und ▶ **Gegenanzeigen:** ▶ S. 117.

Bromhexin und -derivate

Bromhexin, sein wirksamer Metabolit **Ambroxol** und das nur für Pferde zugelassene Bromhexin-Derivat **Dembrexin** besitzen derzeit die größte Bedeutung unter den Sekretolytika. Für diese Wirkstoffe konnte in zahlreichen kontrollierten Studien eine expektorierende Wirkung bei Mensch und Tier mit vermehrter Bildung eines dünnflüssigeren Bronchialschleims nachgewiesen werden, wodurch es bei obstruktiven Atemwegserkrankungen zu vorübergehender symptomatischer Besserung in Form von verringertem Atemwegswiderstand, verbesserter Ventilation bei geringerer Atemarbeit und Abnahme der Hustenfrequenz kommt.

Bromhexin

Bromhexin [**Bisolvon** (V.M.)] ist ein synthetisches, von dem pflanzlichen Alkaloid Vasicin abgeleitetes Bronchosekretolytikum zur oralen und parenteralen Anwendung bei Rind, Schwein, Hund und Katze. Bromhexin bewirkt in den peribronchialen Drüsen eine Steigerung der serösen Sekretion, wodurch es zu einer vermehrten Bildung eines Bronchialschleims mit geringer Viskosität kommt. Zur Verflüssigung des Sputums trägt auch noch eine Depolymerisierung von Schleimbestandteilen (mukolytische Wirkung) bei. Die gesteigerte Sekretionsleistung der Bronchialschleimhaut führt ferner zu einer vermehrten Ausscheidung von Immunoglobulinen und anderen Plasmaproteinen, aber auch von Antibiotika in das Bronchialsekret. Durch die gleichzeitige Gabe von Bromhexin kommt es zu erhöhten Wirkstoffspiegeln von antibakteriell wirksamen Substanzen im Lungengewebe und Endobronchialraum. Bei kombinierter Gabe von Bromhexin z.B. mit Oxytetracyclin entstehen jedoch keine ausreichend hohen antibakteriell wirksamen Konzentrationen von Oxytetracyclin im Bronchialsekret von Schweinen. ▶ **Anwendungsgebiete:** unterstützende Behandlung bei akuter und chronischer Bronchitis mit pathologischer Schleimbildung und gestörter, mukoziliarer Clearance; Atemnotsyndrom der Neugeborenen infolge Fruchtwasseraspiration. ▶ **Dosierung:** in Tagesdosen: Rind und Pferd 0,15 mg/kg i.m. oder 0,3 mg/kg oral; Kalb 0,5 mg/kg i.m. oder oral; Schwein 0,3 mg/kg i.m. oder oral; Ferkel 0,5 mg/kg i.m. oder oral; Hund und Katze 0,5 mg/kg i.m. oder 1 mg/kg oral. Langsame intravenöse Applikation ist möglich, sie bringt aber keine Vorteile. Die Therapie ist über mehrere Tage bis zum Abklingen der auf Dyskrinie hinweisenden Symptome (Lungengeräusche, Husten, Nasenausfluss) durchzuführen. Bei akutem Atemnotsyndrom kann die Dosis erhöht werden. Bromhexin wird enteral gut resorbiert, unterliegt aber einem nicht unerheblichen First-Pass-Effekt. Maximale Blutspiegel werden bei oraler Gabe nach ca. 1 Stunde erreicht. ▶ **Wirkungsdauer:** wird mit 6–8 Stunden angegeben. Die Ausscheidung erfolgt renal überwiegend in Form von Metaboliten, unter denen sich Ambroxol als ein wirksamer Metabolit befindet, der ebenfalls therapeutisch als Sekretolytikum angewendet wird. ▶ **Nebenwirkungen:** Bromhexin ist relativ gut verträglich und hat eine große therapeutische Breite. Vereinzelt können lokale Schleimhautreizungen am Gastrointestinaltrakt auftreten. Bei inhalativer Verabreichung kann durch Irritation der Bronchialschleimhaut ein Bronchospasmus ausgelöst werden. ▶ **Gegenanzeigen:** beginnendes Lungenödem; Vorsicht bei Magen-Darm-Ulzera. ▶ **Wechselwirkungen:** erhöhte pulmonale Ausscheidung von verschiedenen Antibiotika und Sulfonamiden (s.o.). ▶ **Wartezeiten:** für essbare Gewebe: Rind 3 Tage, Schwein 0 Tage. Nicht bei Tieren anwenden, deren Milch für den menschlichen Verzehr gewonnen wird.

Dembrexin

Dembrexin [**Sputolysin** (V.M.)] ist ein Bromhexin-Derivat, das sich von dem Bromhexin-Metaboliten Ambroxol nur durch den Austausch der Aminogruppe am Benzolring gegen eine Hydroxylgruppe unterscheidet. ▶ **Anwendungsgebiete:** Dieser Wirkstoff ist zur oralen Anwendung beim Pferd als Bronchosekretolytikum für die gleichen Indikationen wie für Bromhexin zugelassen. Dembrexin ist ferner als fixe Kombination mit dem Bronchospasmolytikum Clenbuterol zur Anwendung beim Pferd zugelassen [**Venti Plus** (V.M.)]. Im Unterschied zu Bromhexin beruht die Wirkung nicht nur auf einer Beeinflussung der Schleimviskosität. Von Bedeutung für die sekretolytische Wirkung ist insbesondere auch die vermehrte Synthese des Surfactants, einer in Alveolarzellen gebildeten oberflächenaktiven Substanz aus Phospholipiden, die als „Atelektasefaktor" das Verkleben und Kollabieren von Alveolen und Bronchiolen verhindert sowie die Adhäsivität und das Zusammenfließen der Gel-Plaques des Bronchialschleims herabsetzt. Weiterhin wird durch Bildung einer dünnflüssigeren interziliaren Solphase die Ziliarbewegung gesteigert und dadurch der Sekretabtransport beschleunigt. ▶ **Dosierung:** Pferd täglich 0,6 mg/kg i.v. oder 0,3 mg/kg zweimal täglich oral über mehrere Tage bis zum Verschwinden der Symptome einer Dyskrinie. Wenn innerhalb von 5 Tagen keine sichtbare Besserung eintritt, soll eine Therapieumstellung erfolgen. Nach oraler Gabe erfolgt eine fast vollständige Resorption. Die Bioverfügbarkeit beträgt allerdings nur ca. 30 %, da aufgrund eines hohen First-Pass-Effekts bis zu 70 % der Dosis vor Erreichen des systemischen Kreislaufs metabolisiert werden. Maximale Blutspiegel werden nach ungefähr 30 min erreicht. Die Eliminationshalbwertszeit beträgt beim Pferd 1–3 Stunden. Die Ausscheidung erfolgt nach vollständiger Metabolisierung der Substanz sehr schnell überwiegend renal. ▶ **Nebenwirkungen:** bisher keine bekannt. ▶ **Gegenanzeigen:** beginnendes Lungenödem; Leber- und Nierenfunktionsstörungen. ▶ **Wechselwirkungen:** Eine zu Bromhexin ähnlich erhöhte pulmonale Ausscheidung von Antibiotika ist bisher noch nicht ausreichend belegt. ▶ **Wartezeiten:** 3 Tage für essbares Gewebe.

Ambroxol

Der hydroxylierte und demethylierte Bromhexin-Metabolit Ambroxol ist nur in Humanarzneimitteln zur oralen, parenteralen oder inhalativen Anwendung als Bronchosekretolytikum auf dem Markt [**Mucosolvan** (H.M.)]. ▶ **Anwendungsgebiete:** s. Bromhexin. Der Wirkungsmechanismus beruht wie bei Dembrexin ebenfalls in erster Linie auf einer Beeinflussung des Surfactant-Systems der Lunge (s. Dembrexin). ▶ **Dosierung:** Die erforderlichen Dosen sind im Vergleich zu Bromhexin drei- bis viermal höher. Pharmakokinetisch bestehen keine wesentlichen Unterschiede zu Bromhexin. ▶ **Nebenwirkungen** und ▶ **Gegenanzeigen:** s. Bromhexin. Bei Tieren fehlen bisher ausreichende klinische Erfahrungen mit Ambroxol.

3.2 Mukolytika

Mukolytika sind Wirkstoffe, die bereits sezerniertes Bronchialsekret in seinen physikalisch-chemischen Eigenschaften verändern. Ohne Beeinflussung der Sekretionsleistung der Bronchialdrüsen kommt es durch Depolymerisierung von Makromolekülen zu einer Herabsetzung der Sputumviskosität. Von größter therapeutischer Bedeutung als Mukolytikum ist die Thiolverbindung **Acetylcystein**. Ein weiterer Wirkstoff mit freier SH-Gruppe ist **Mesna** (2-Mercaptoethansulfonsäure) [**MESNA Cell** (H.M.)]. Mukolytische Eigenschaften besitzen ferner auch Verbindungen ohne freie SH-Gruppen, wie **Carbocistein** (S-Carboxymethyl-L-Cystein) [**Transbronchin** (H.M.)] und **Eprazinon**, deren Wirkungsmechanismus nicht auf einer Depolymerisierung von Glykoproteinen, sondern möglicherweise auf einer Normalisierung eines erniedrigten Sialomuzingehalts im Sputum mit nachfolgender Senkung der Schleimviskosität und auf einer Reduzierung Kinin-induzierter Bronchospasmen beruht. Außer für Acetylcystein fehlen klinische Erfahrungen bei Tieren mit diesen Wirkstoffen, die als Nebenwirkung Magen-Darm-Beschwerden verursachen können. Keine Anwendung finden mehr **Tyloxapol**, ein inhalativ zu verabreichendes Netzmittel, sowie die Inhalation von Enzymen, wie proteolytisches **Trypsin** oder nukleinsäurespaltende **Dornase**, die wegen ihres ungünstigen Nutzen-Risiko-Verhältnisses auch bei purulentem Sputum obsolet sind.

Acetylcystein

N-Acetyl-L-Cystein [**Fluimucil** (H.M.)] ist das am häufigsten in der Humanmedizin oral, parenteral und inhalativ verwendete Mukolytikum. Für Pferde ist Acetylcystein als oral anzuwendendes Pulver zugelassen [**Equimucin** (V.M.)]. Mit seiner freien SH-Gruppe ist Acetylcystein in der Lage, Glykoproteine im Bronchialsekret durch Spaltung von Disulfidbrücken zu depolymerisieren und dadurch die Viskosität des Bronchialsekrets herabzusetzen. Acetylcystein entfaltet eine mukolytische Wirkung auch auf Sekretansammlungen in den Nasennebenhöhlen und im Mittelohr. Zusätzlich wirkt Acetylcystein aufgrund seiner antioxidativen Eigenschaften lokal entzündungshemmend und trägt zu einer erhöhten Glutathionsynthese bei. ▶ **Anwendungsgebiete:** unterstützende Therapie bei bronchopulmonalen Erkrankungen mit abnormer Sekretbildung und Mukostase; Erleichterung des Sekretabflusses bei Sinusitis und Otitis; Antidot bei Paracetamolvergiftung. ▶ **Dosierung:** bei Hund und Katze 5 mg/kg bis zu dreimal täglich als Inhalation in Form einer 10- bis 20 %igen Lösung mit pH 7–9 oder dreimal täglich 3–5 mg/kg oral; beim Pferd 10 mg/kg zweimal täglich oral. Im Allgemeinen ist eine mehrtägige Therapie erforderlich, für Pferde sollte sie mindestens 2 Wochen dauern. Wegen der großen therapeutischen Breite ist eine individuelle Dosisanpassung möglich. Bei Inhalation tritt die Wirkung sofort ein. Acetylcystein wird nach oraler Gabe gut resorbiert und schnell gespalten unter Bildung der endogenen Aminosäure Cystein. **Paracetamolvergiftung:** hochdosierte Therapie möglichst innerhalb von 8 Stunden nach Paracetamolaufnahme; nach 15 Stunden besteht keine ausreichende Wirkung mehr; Initialdosis: 150 mg/kg unverdünnt langsam i.v., anschließend Infusion von 50 mg/kg innerhalb von 4 Stunden und von 100 mg/kg während der folgenden 16 Stunden in 5 %iger Glukoselösung; Gesamtdosis 300 mg/kg. ▶ **Nebenwirkungen:** Acetylcystein besitzt eine geringe Toxizität; die orale LD_{50} liegt beim Hund im Bereich von 1 g/kg. Da bei therapeutischen Dosen die Ziliaraktivität herabgesetzt wird und die inhalative Applikation bronchokonstriktorisch wirkt, empfiehlt sich die kombinierte Gabe von sekretomotorisch und bronchodilatatorisch wirkenden Pharmaka, z. B. von $β_2$-Sympathomimetika oder Theophyllin. Vereinzelt treten gastrointestinale Reizungen auf. ▶ **Gegenanzeigen:** Vorsicht bei asthmatischen Patienten; wegen unzureichender Erfahrungen sollte die Anwendung bei trächtigen und laktierenden Tieren unter strenger Indikationsstellung erfolgen. ▶ **Wechselwirkungen:** Acetylcystein vermindert durch Zersetzung die Wirkung von Tetracyclinen (außer Doxycyclin) und Cephalosporinen. Eine gleichzeitige Verabreichung von Amoxicillin, Doxycyclin, Erythromycin und Thiamphenicol ist zwar möglich, trotzdem sollten Antibiotika immer zeitversetzt um ca. zwei Stunden zur Acetylcysteingabe verabreicht werden. Acetylcystein soll nicht mit Metallteilen in Berührung kommen (Vorsicht bei Inhalatoren). Lichtgeschützt aufbewahren. Auftretender Geruch nach Schwefelwasserstoff vor Ablauf der Haltbarkeitsdauer ist ohne Bedeutung. ▶ **Wartezeiten:** keine.

3.3 Sekretomotorika

Sekretomotorika sind Wirkstoffe, die die Aktivität des Flimmerepithels der Bronchialschleimhaut steigern. Eine vermehrte Ziliarbewegung fördert die mukoziliare Clearance und unterstützt die expektorierende Wirkung von Sekreto- und Mukolytika. Die stärkste sekretomotorische Wirkung besitzen Pharmaka, die direkt die Ziliaraktivität durch Stimulation des β-adrenergen Systems der Bronchialschleimhaut erhöhen, z. B. $β_2$-Sympathomimetika oder Theophyllin (▶ S. 206). Einige Sekretolytika besitzen zusätzlich auch eine sekretomotorische Wirkung, z. B. Guaifenesin oder Ambroxol, das durch Verdünnung der interziliaren Solschicht die Beweglichkeit der Zilien erleichtert. Parasympathomimetika eignen sich wegen ihrer bronchokonstriktorischen Eigenschaften nicht als Sekretomotorika.

K Behandlung von Lebererkrankungen

R. Kroker

Lebererkrankungen werden durch virale, bakterielle, parasitäre, diätetische, toxische, immunogene und sekundär als Folge von Primärerkrankungen induzierte Prozesse ausgelöst. Neben den direkten Schädigungen entstehen als Folgen der Primärerkrankung häufig nekrotische, entzündliche und entzündlich-degenerative Veränderungen des Parenchyms und der galleableitenden Wege. Da diese Schäden mit teilweisem oder vollständigem Funktionsausfall verbunden sind, wurde der Therapiegrundsatz abgeleitet, dass die metabolische „Arbeit" der Leber unter diesen Bedingungen unterstützt werden müsse und der Leber die Stoffwechselsubstrate angeboten werden, die sie für ihre Leistungen benötigt.

Aufgrund dieser Annahmen sind eine Vielzahl human- und veterinärmedizinischer Präparate im Handel, die als Leberschutztherapeutika bezeichnet werden. Dagegen steht, dass die Leber aufgrund ihrer zentralen Stellung im Stoffwechsel mit enormer Reservekraft ausgestattet ist, diese nur zu einem Bruchteil genutzt wird und die zum Stoffwechsel benötigten Substrate im Überschuss an das Organ herangeführt werden. Deswegen lässt sich ein teilweiser reversibler oder irreversibler Funktionsausfall nicht durch ein exogenes Substratangebot kompensieren. Kontrollierte klinische Untersuchungen, die die Wirksamkeit der aus Zuckern und Zuckeraustauschstoffen, Aminosäuren wie Methionin, Leberhydrolysaten, Vitamin-B-Komplexen, Orotsäure und anderen Stoffen zusammengesetzten **Leberschutztherapeutika** nachweisen, existieren nicht. Auch durch die Verabreichung von **Choleretika** und **Cholagoga** werden keine therapeutisch relevanten Effekte erzielt. Erstere steigern den Gallefluss, während letztere über eine Kontraktion der Gallenblase zu ihrer Entleerung führen und zur Erhöhung des zirkulierenden Gallensäurepools beitragen. Zwar sind intrahepatische Cholestasen primär oder sekundär am Krankheitsgeschehen beteiligt, und die intrazellulär kumulierenden Gallensäuren können Zellschädigungen auslösen, die verwendeten **Choleretika** steigern aber nicht die Sekretion der Gallensäuren in die Kanalikuli, sondern fördern den gallensäureunabhängigen Gallefluss, also eine Hydrocholerese. **Cholagoga** beeinflussen eventuell Malabsorptionen, ohne der Leberschädigung entgegenzuwirken. In diesem Sinne können unter Leberschutz nur begleitende Maßnahmen wie Ruhigstellung, diätetische Veränderungen etc. verstanden werden.

1 Leberschutztherapeutika

1.1 Kombinationen aus Aminosäuren/Zuckern/Vitaminen und anderen Stoffen

Handelspräparate: Inj.-Lsg. (i.v., s.c.) [**Amynin** (V.M.)], Würfel zum Eingeben [**Hepakan** (V.M.)].

Für diese Präparate liegen kaum Indikationen vor. Hepakan kann bei Hund und Katze beim Vorliegen von Funktionsstörungen der Leber eingesetzt werden, wobei die zugelassenen Indikationen sich auf „unterstützende Behandlung bei Stoffwechselstörungen beschränken". Einige Präparate können bei falscher Indikationsstellung zu unerwünschten Wirkungen führen, wie z. B. die Verabreichung von Methionin beim hepatoenzephalen Syndrom. Auch die Verabreichung von Fruktose ist abzulehnen, da im Vergleich zur Glukose vermehrt ATP verbraucht wird und eine Energieverarmung der Leberzelle gefördert wird.

1.2 Choleretika

Wirksame Choleretika sind die Gallensäuren selbst, die während ihrer Sekretion in die Gallekanälchen Wasser mittransportieren. Anwendung findet die Dehydrocholsäure, aber auch eine große Zahl anderer Einzelstoffe und pflanzlicher Zubereitungen. Aufgrund der zu vernachlässigenden therapeutischen Bedeutung wird auf eine nähere Darstellung verzichtet.

Clanobutin

Clanobutin ist ein Oxy-Buttersäure-Derivat mit verschiedenen Wirkungen wie Erhöhung des gallensäureunabhängigen Galleflusses und der Sekretion des exokrinen Pankreas.

▶ **Anwendungsgebiete**: unspezifische Verdauungsstörungen, denen auch Leber- und Pankreasstörungen zugrunde liegen können. Es ist zweifelhaft, ob die oben beschriebenen Wirkungen klinisch relevant sind. Eine Zulassung besteht nicht mehr.

Silibinin

Silymarin Trockensubstanz [**Legalon SIL** (H.M.)] wird aus der Mariendistel gewonnen, während Silibinin eine Komponente des Silymarins darstellt. In verschiedenen experimentellen Modelluntersuchungen zeigten sich hepatoprotektive Wirkungen gegenüber Toxinen (z. B. Phalloidin, Tetrachlorkohlenstoff, Detergenzien), die über eine Stabilisation der Membranen, Abfangen von reaktiven Produkten und über eine Stimulation der RNA-Synthese und damit der Proteinsynthese erklärt werden. Auch in klinischen Versuchen ergaben sich Hinweise auf eine zumindest supportive Wirkung von Legalon bei verschiedenen Lebererkrankungen.

▶ **Anwendungsgebiete**: Da die Toxizität von Silibinin gering ist, können bei folgenden Indikationen Behandlungsversuche unternommen werden: toxische Leberschäden, Begleittherapie bei chronisch-entzündlichen Lebererkrankungen und -zirrhose. ▶ **Dosierung**: Hunde, Katzen 30–40 mg/kg; 2- bis 3-mal täglich.

2 Therapie von Lebererkrankungen

In der Kleintierpraxis werden Behandlungen akuter und chronischer Hepatitiden erforderlich. Insbesondere bei der akuten Hepatitis besteht aber kein prinzipieller Behandlungsbedarf, wenn die Grunderkrankung (Bakteriämien, Colitis ulcerosa, Toxine, Arzneimittel) beseitigt wird sowie symptomatische Maßnahmen ergriffen werden, wie beispielsweise eine Rehydratation. Die überwiegend beim Hund zu diagnostizierende chronische Hepatitis ähnelt der aktiven chronisch-aggressiven Hepatitis des Menschen. Bei dieser Erkrankung ist auch beim Hund eine immunsuppressive Therapie mit **Glukokortikoiden** oder **Azathioprin** angezeigt. Insbesondere mit **Prednisolon** [**Prednisolon-Susp.** 1 % Inj.-Lösg., **Prednisolon 5 und 50 mg** (V.M.)] liegen positive Erfahrungen vor. ▶ **Dosierung:** Je nach Schwere der Erkrankung wird folgendes Dosierungsschema vorgeschlagen: initial 2 mg/kg. Nach Besserung der klinischen Symptome: 0,5–1 mg/kg als Erhaltungsdosis. Die Verabreichung sollte beim Hund morgens, bei der Katze abends erfolgen. ▶ **Nebenwirkungen**, ▶ **Wechselwirkungen** und ▶ **Gegenanzeigen** ▶ S. 428. In der Humanmedizin liegen günstige Erfahrungen mit dem zytostatisch-antilymphozytär wirksamen Azathioprin [**Imurek**, (H.M.)] vor. Bei Kombination mit Prednisolon und einer ▶ **Dosierung** von 1–2 mg/kg kann die Prednisolondosierung auf 0,1–0,2 mg/kg reduziert werden.

Bei der durch Kupferakkumulation in den Leberzellen von **Bedlington-Terriern** hervorgerufenen Lebererkrankung, die dem Morbus Wilson des Menschen ähnelt, können folgende Behandlungsversuche unternommen werden: kupferarme Diät, Verabreichung von **D-Penicillamin**. ▶ **Dosierung:** 15 mg/kg p.o. eine halbe Stunde vor der Fütterung. ▶ **Nebenwirkungen:** gelegentlich kann Erbrechen auftreten.

Beim **hepatoenzephalen Syndrom** und dem möglicherweise daraus resultierenden **Leberkoma** werden folgende Behandlungsversuche vorgeschlagen: Um die intestinale Ammoniakproduktion der Darmbakterien zu reduzieren, sind nicht resorbierbare Chemotherapeutika per os zu verabreichen. Bewährt hat sich **Neomycin**. ▶ **Dosierung:** 20 mg/kg alle 6 Stunden. Unterstützend kann eine **Laktuloseverabreichung** wirken (▶ **Dosierung:** 30 % Laktulose in warmem Wasser, mit 20–30 ml/kg p.o.). Weiterhin können Lösungen von **verzweigtkettigen Aminosäuren** infundiert werden. ▶ **Dosierung:** i.v. mit einer Infusionsrate von 2 ml/kg/h, wobei der Blutammoniakgehalt kontrolliert werden sollte. Falls die Tiere Nahrung aufnehmen, ist der Proteingehalt so niedrig wie möglich zu halten. Auf keinen Fall dürfen methioninhaltige Lösungen gegeben werden, da die daraus entstehenden Mercaptane das Krankheitsbild verschlechtern.

L Magen-Darm-wirksame Pharmaka

F. R. Ungemach

1 Antazida

Als Antazida im engeren Sinne gelten Wirkstoffe, die bei Hyperazidität des Magens und daraus resultierenden Folgeerkrankungen (wie Gastritis oder Magenulzera) lokal verabreicht werden, um bereits sezernierte überschüssige Magensäure zu neutralisieren oder zu adsorbieren. Bei diesen Indikationsgebieten können aber auch systemisch wirkende Pharmaka eingesetzt werden, die ohne Einfluss auf schon sezernierte Magensäure die weitere Säuresekretion hemmen. Hierzu zählen insbesondere Histamin-H_2-Rezeptor-Antagonisten, Hemmstoffe der Protonenpumpe und Anticholinergika.

1.1 Antazida

Die wichtigsten therapeutisch eingesetzten Antazida enthalten allein oder in Kombination schwache Basen wie **Aluminiumhydroxid** oder **Magnesiumhydroxid** oder Salze schwacher Säuren wie **Magnesiumsilicat, Aluminium-Magnesiumsilicathydrat, Magnesium-** oder **Calciumcarbonat** sowie **Natriumbicarbonat, Magnesiumoxid** (Algeldrat). Magnesium- und Aluminiumhydroxide und ihre Silikate sowie ihre Komplexe, z. B. **Magaldrat** (Magnesiumaluminathydrat) [Riopan (H.M.)], **Hydrotalcit** (Aluminium-Magnesiumhydroxidcarbonathydrat) [Talcid (H.M.)] oder **Almasilat** (Aluminiummagnesiumsilikat) [Megalac (H.M.)] wirken neutralisierend und/oder adsorptiv. Als Fertigspezialitäten sind nur Humanarzneimittel verfügbar (▶ Tab. 24), die teilweise sinnvolle Zusätze wie Milchpulver oder Adstringenzien (in erster Linie Wismutsalze), aber auch weniger sinnvolle Kombinationen, z. B. mit Spasmolytika, enthalten.
▶ **Anwendungsgebiete**: sind bei Hund und Katze vor allem Hyperazidität des Magens sowie, auch bei Fohlen und Schweinen, unterstützende Behandlung bei Gastritis und Magen- und Duodenalulzera; bei Wiederkäuern: Pansenazidose. Therapieziel ist eine schnelle und lang anhaltende Anhebung des pH-Werts im Magen auf Werte > 6 im Pansen bzw. > 3 im Magen von Monogastriern. Dort kommt es bei diesen pH-Werten zu einem Schleimhautschutz nicht nur infolge verringerter Säureeinwirkung, sondern auch durch Hemmung der peptischen Aktivität und durch Bindung anderer aggressiver Faktoren, wie Gallensäuren, Lysolecithin und Toxinen sowie durch eine milde adstringierende Wirkung bei aluminiumhaltigen Präparaten und eine Steigerung der Bildung von gastroprotektivem Prostaglandin E_2 durch Schichtgitterantazida wie Hydrotalcit. Die einzelnen Antazida unterscheiden sich hinsichtlich ihrer Säurebindungskapazität, der Geschwindigkeit des Wirkungseintritts und der Wirkungsdauer (▶ **Tab. 24**). Da das praktisch sofort wirkende Natriumbicarbonat wegen seiner Nebenwirkungen heute obsolet ist, findet besonders Calciumcarbonat Anwendung für Indikationen, wie z. B. akute Pansenazidose, bei denen eine rasche Säurebindung erwünscht ist. Bei den anderen ▶ **Anwendungsgebieten** ist den verzögert, aber protrahiert wirkenden Magnesiumtrisilicat- oder Aluminiumhydroxid-haltigen Antazida der Vorzug zu geben.
▶ **Dosierung**: orale Verabreichung der in ▶ Tab. 24 angegebenen Dosen, wobei insbesondere bei hohen Dosierungen eine beschleunigte Ulkusheilung nachgewiesen ist. Im Unterschied zum Menschen weisen Fleischfresser keine kontinuierliche, sondern eine intermittierende Säuresekretion auf, sodass häufig verabreichte niedrige Einzeldosen, wie in der Humanmedizin, nicht erforderlich sind. Vielmehr soll die Verabreichung bei Hund und Katze in Abständen von 4–5 Stunden in Verbindung mit der Fütterung oder noch besser eine Stunde danach, am Maximum der Säuresekretion erfolgen. Dadurch wird auch eine längere Verweildauer der Antazida im Magen ermöglicht. Bei Fohlen wird eine Verabreichung viermal täglich empfohlen. Antazida verbleiben auch in Abhängigkeit von der Zubereitungsform z. B. als Gele länger im Magen als in Tablettenform. Bei Wiederkäuern kann die Gabe von Antazida nach 8–12 Stunden wiederholt werden. Die verschiedenen Antazida weisen große

Magen-Darm-wirksame Pharmaka

▶ **Tab. 24** Eigenschaften, Dosierung und Nebenwirkungen von Antazida.

Wirkstoff	Natriumbicarbonat	Calciumcarbonat	Magnesiumhydroxid	Magnesiumtrisilikat	Aluminiumhydroxid Aluminiumoxid
Säurebindung	++	+++	+++	++	+
Wirkeintritt	sofort	schnell	schnell	langsam	langsam
Wirkdauer (min)	kurz	40	> 60	> 60	> 120
Dosierung					
Hund (mg/kg)	50–100	50–100	10–20	20	10
Rind (g/Tier)	60–120	60–300	100–300		15–30
Schaf (g/Tier)	40–60	10–20	10–30		1–2
Nebenwirkungen					
reaktive Hyperazidität	+	+ (?)	+ (?)	0	0
Darmmotilität	0	↓			↓
systemische Alkalose	+++	+	±	0	0
Sonstige	CO_2 ↑ → Tympanie Magenruptur	Ca^{2+} ↑	Mg^{2+} ↑		Phosphat ↓
	←		Urolithiasis	→	
Handelsname (H.M.)	früher: „Bullrichsalz" Alkala N	Rennie (mit $MgCO_3$)	Maaloxan (mit $Al[OH]_3$)	Megalac (Almasilat)	Aludrox (Algeldrat)

0: keine Wirkung.

Differenzen im Umfang ihrer Resorption und damit auch entsprechende Unterschiede im Hinblick auf ihre systemischen Nebenwirkungen auf. Die stärkste Resorption findet bei Natriumbicarbonat statt, das deshalb auch als „systemisches" Antazidum bezeichnet wird. Bei allen anderen „nicht systemischen" Antazida ist die Resorptionsquote wesentlich niedriger, Aluminiumsalze werden fast nicht resorbiert.

▶ **Nebenwirkungen**:
Natriumbicarbonat: Bei der Neutralisation von Magensäure wird CO_2 gebildet, wodurch es zu Tympanie und Magenüberdehnung kommen kann. Die Dehnung der Magenwand stimuliert die Freisetzung von Gastrin mit der Folge einer reaktiven Säurefreisetzung („acid rebound"). Die hohe Resorption kann zu Hypernatriämie mit entsprechender Flüssigkeitsretention (Vorsicht bei Herz-, Kreislauf- und Niereninsuffizienz) und zur Ausbildung einer systemischen Alkalose führen. Infolge Alkalisierung des Harnes besteht erhöhte Gefahr für die Entstehung einer Urolithiasis. Aufgrund der hohen Inzidenz von Nebenwirkungen ist Natriumbicarbonat heute als Antazidum obsolet.

Nicht systemische Antazida: Calcium-, Magnesium- und Aluminium-haltige Antazida bilden im Gastrointestinaltrakt schwerlösliche basische Komplexe, die nur in geringem Umfang resorbiert werden. Unerwünschte Folgewirkungen können bei eingeschränkter Nierenfunktion auf-

treten, ferner kann durch eine Alkalisierung des Harnes die Neigung zu Harnsteinbildung erhöht sein. Das alkalische Milieu im Magen-Darm-Trakt begünstigt die Aszension von Bakterien aus tieferen Darmabschnitten. Antazida wirken unterschiedlich auf die Darmmotilität: Calcium- und Aluminiumsalze wirken obstipierend, Magnesiumsalze hingegen laxierend. Zur Reduzierung der Auswirkungen auf die Darmmotorik werden häufig Kombinationen laxierender und obstipierender Antazida eingesetzt. **Calciumhaltige Antazida:** Durch die schnelle Anhebung des pH-Werts kann es zu einer Pansenalkalose kommen. Bis zu 35% des Calciums können resorbiert werden. Bei längerer Anwendung besteht deshalb die Gefahr einer Hypercalcämie, Calciurie, metastatischer Calcifizierung und systemischer Alkalose sowie Alkalisierung des Harnes mit Gefahr von Urolithiasis. Eine Langzeittherapie soll deshalb nicht mit calciumhaltigen Antazida durchgeführt werden. Eine Tageshöchstdosis von 300 mg/kg soll bei nierengesunden Patienten und von 30 mg/kg bei Patienten mit eingeschränkter Nierenfunktion nicht überschritten werden. **Magnesiumhaltige Antazida:** insbesondere Magnesiumoxid bewirkt eine rasche Erhöhung des pH-Werts mit der Gefahr einer Pansenalkalose. Die Resorptionsquote erreicht maximal 20% und ist bei verminderter Nierenfunktion zu beachten. Der Harn-pH kann um 0,5–1,5 ansteigen. **Aluminiumhaltige Antazida** werden nicht in relevanten Mengen resorbiert. Mit Ausnahme von Aluminiumphosphat bilden Aluminiumsalze im Gastrointestinaltrakt unlösliche Komplexe mit Phosphat und hemmen dadurch die Phosphatresorption. Ferner kommt es zu einer Bindung von Fluoriden. Langzeitfolgen hiervon sind Osteoporose und Osteomalazie. Die Phosphatbindung durch Aluminiumhydroxid kann therapeutisch zur Senkung zu hoher Phosphatspiegel eingesetzt werden.
▶ **Gegenanzeigen**: Niereninsuffizienz, Pansenalkalose. ▶ **Wechselwirkungen**: Antazida beeinflussen durch Adsorption und pH-Änderungen die Resorption und renale Elimination vieler Arzneimittel: Resorptionsminderung von Eisen, Tetracyclinen, Cimetidin, Ranitidin, Benzodiazepinen, β-Adrenolytika; Resorptionssteigerung von Sulfonamiden; renale Elimination von schwachen Basen und Digoxin verzögert, von nicht-steroidalen Antiphlogistika beschleunigt. ▶ **Wartezeiten**: keine.

Sucralfat [**Ulcogant** (H.M.)] ist ein basisches praktisch nicht resorbierbares Aluminiumsalz von sulfatierter Saccharose. Es besitzt nur noch geringe neutralisierende Eigenschaften als Antazidum. Seine Haupteigenschaft ist eine zytoprotektive Wirkung auf der Magenschleimhaut, indem es beim sauren pH des Magens mit Proteinen stabile Komplexe bildet, die Gallensäuren und Pepsin adsorbieren. Weiterhin bildet Sucralfat spezifisch auf Ulkusläsionen eine Schutzschicht, durch die Säure und Pepsin kaum mehr diffundieren können.
▶ **Anwendungsgebiete**: Magen-Darm-Ulzera. ▶ **Dosierung**: Hund, Katze, Fohlen 20–40 mg/kg zwei- bis dreimal täglich oral. ▶ **Nebenwirkungen**: in seltenen Fällen Obstipation. ▶ **Wechselwirkungen**: Bindung anderer Arzneimittel, z.B. von Tetracyclinen oder H_2-Antihistaminika, die mindestens 2 Stunden vor Sucralfat verabreicht werden sollten.

1.2 Hemmstoffe der Säuresekretion

Pharmaka, die die Magensekretion hemmen, werden häufig bei Gastritis und Magenulzera zusammen mit Antazida angewendet. **Anticholinergika** (Parasympatholytika) hemmen über eine Blockade neuronaler Muskarin-M_1-Rezeptoren in der Magenschleimhaut die über M_3-Rezeptoren an der Parietalzelle vermittelte basale Sekretion von Magensäure und Pepsin, während die über Histamin und Gastrin stimulierte Säuresekretion praktisch nicht beeinflusst wird. Ältere Wirkstoffe wie **Atropin** sind jedoch heute wegen fehlender Selektivität auf die M_1-Rezeptoren und vorhandener starker Wirkung auf Muskarin-M_2-Rezeptoren mit entsprechenden parasympatholytischen Nebenwirkungen (▶ S. 38) bei den erforderlichen Dosen (z. B. bis 0,04 mg/kg Atropin) nicht mehr gebräuchlich. Als Ersatz steht der relativ spezifisch wirkende m_1-Antagonist **Pirenzepin** [**Gastrozepin** (H.M.)] zur Verfügung, der im therapeutischen Dosisbereich nur noch geringe vagolytische Wirkungen außerhalb des Gastrointestinaltrakts, z.B. am Herzen, auslöst. Bei Tieren sind bisher noch keine Erfahrungen mit Pirenzepin vorhanden, wobei auch zu berücksichtigen ist, dass bei Hunden und Katzen im Unterschied zum Menschen die basale Säuresekretion eine geringere Bedeutung hat. Veterinärmedizinische Anwendung als Säuresekretionshemmer finden heute Histamin-H_2-Rezeptor-Anatagonisten und Hemmstoffe der Protonenpumpe in den Parietalzellen des Magens, die auch auf die bei den Tieren dominierende stimulierte Säuresekretion hemmend wirken.

Zur Säuresekretionshemmung können auch Prostaglandin-E_1-Analoga wie **Misoprostol** [**Arthotec** (H.M.)] eingesetzt werden, die durch Verminderung der Säuresekretion und Steigerung der Bicarbonat- und Schleimsekretion zytoprotektiv wirken. ▸ **Anwendungsgebiete**: Gastritis, Magenulzera, Refluxösophagitis, Ulkusprophylaxe bei Behandlung mit nicht-steroidalen Antiphlogistika (wegen deutlicher Unterschiede in der Wirkungsdauer ist diese Wirkung fraglich). ▸ **Dosierung**: beim Hund 2–5 µg/kg dreimal täglich oral. Therapeutische Erfahrungen bei Tieren sind noch begrenzt. Wirkung über aktiven Metaboliten, ▸ **Wirkungsdauer**: 3–6 Stunden (Mensch). ▸ **Nebenwirkungen**: transiente gastrointestinale Störungen mit Durchfall, Erbrechen, Bauchschmerzen, Blähungen; vaginale Blutungen. ▸ **Gegenanzeigen**: Trächtigkeit und Laktation. ▸ **Wechselwirkungen**: Verstärkung diarrhöischer Nebenwirkungen durch magnesiumhaltige Antazida (aluminiumhaltige Antazida sind deshalb zu bevorzugen).

Histamin-H_2-Rezeptor-Antagonisten

Bekanntester Vertreter dieser Gruppe ist **Cimetidin** [**Cimetidin STADA** (H.M.)], das durch reversible Blockade von Histamin H_2-Rezeptoren an den Belegzellen vorwiegend die stimulierte Säure- und Pepsinsekretion hemmt, wobei die Schleimsekretion nicht beeinflusst wird. Die Pankreassekretion wird ebenfalls reduziert. ▸ **Anwendungsgebiete**: Behandlung und Rezidivprophylaxe von Magen- und Duodenalulzera, akute Pankreatitis, Verhinderung der Digestion oral substituierter Pankreasenzyme. ▸ **Dosierung**: beim Hund 5–10 mg/kg oral alle 6–8 Stunden, 5 mg/kg i.v. zweimal täglich; bei der Katze 2,5 mg/kg oral alle 12 Stunden; Fohlen, (Schwein) 10 mg/kg oral oder 7 mg/kg i.v. drei- bis viermal täglich. Cimetidin wird gut (> 70 %) enteral resorbiert, in Anwesenheit von Futter ist die Resorption verzögert. Die Eliminationshalbwertszeit beträgt beim Hund 1,3–2 Stunden. Die Ausscheidung erfolgt renal. ▸ **Nebenwirkungen**: gering außer einer für Cimetidin typischen Hemmung von Cytochrom-P450-abhängigen Prozessen und verschiedenen Glukuronidierungsreaktionen im Arzneimittelstoffwechsel. Dadurch als ▸ **Wechselwirkungen**: Verzögerung der Ausscheidung vieler Arzneimittel durch die Hemmung des metabolischen Abbaus; Verminderung der Resorption durch Antazida.

Neuere H_2-Antihistaminika, wie **Ranitidin** [**Sostril** (H.M.)] oder **Famotidin** [**Pepdul** (H.M.)], sind noch stärkere Hemmstoffe der Magensekretion, die den Metabolismus anderer Arzneimittel kaum noch beeinflussen. Bei Tieren sind begrenzte therapeutische Erfahrungen vorhanden. ▸ **Dosierung**: empfohlene Dosis für Ranitidin beim Hund 0,5–2 mg/kg zwei- bis dreimal täglich oral oder i.v.; Fohlen: 0,5 mg/kg alle 12 Stunden oral.

Protonenpumpen-Hemmstoffe

Einen anderen Angriffspunkt haben **Hemmstoffe der Protonenpumpe**, die sich wie die substituierten Benzimidazole **Omeprazol** [**GastroGard** (V.M.), **Antra** (H.M.)] und die nur als Humanarzneimittel verfügbaren Wirkstoffe **Lansoprazol** [**Agopton** (H.M.)] oder **Pantoprazol** [**Pantozol** (H.M.)] bei sauren pH-Werten im intrazellulären Kanalsystem der Parietalzellen der Magenschleimhaut anreichern und dort kovalent an die Protonenpumpe binden und dadurch die H^+/K^+-ATPase irreversibel hemmen. Diese Substanzen haben eine stärkere Wirkung als die nur partiell wirksamen Anticholinergika oder Histamin-H_2-Rezeptor-Antagonisten, da sie sowohl die basale als auch die stimulierte Säuresekretion hemmen. Durch die irreversible Hemmung haben diese Wirkstoffe eine lange Wirkungsdauer, die nicht mit dem Verlauf ihrer Blutspiegel korreliert. In der Veterinärmedizin liegen therapeutische Erfahrungen bei Pferden, Hunden und Katzen mit Omeprazol vor.

Omeprazol

Der Prototyp der Protonenpumpenhemmer Omeprazol [**GastroGard** (V.M.)] ist als oral zu verabreichende Paste für Pferde und Fohlen ab einem Alter von 4 Wochen und einem Körpergewicht über 70 kg zugelassen. ▸ **Anwendungsgebiete**: Behandlung und Prävention von Magengeschwüren (Equine gastric Ulcer Syndrome). Bei Hunden und

Katzen liegen Erfahrungen bei der Behandlung von Magen-Duodenal-Ulzera, Refluxösophagitis sowie als Zusatztherapie zur Antibiose bei durch *Helicobacter pylori* verursachten rezidivierenden Gastritiden und Magenulzera vor. ▸ **Dosierung**: Pferde und Fohlen 4 mg/kg einmal täglich für bis zu 28 Tage, anschließend Reduzierung auf 2 mg/kg bis zur 8. Woche. Bei akuten Magenulzera kann eine Initialbehandlung mit intravenöser Gabe eines geeigneten humanmedizinischen Injektionspräparats [**Antra pro infusione**, (H.M.)] erforderlich sein. Für Hunde und Katzen werden 0,5–1 mg/kg einmal täglich oral empfohlen. Wegen der Säurelabilität des Wirkstoffs beträgt die orale Bioverfügbarkeit bei Pferden und Hunden nur 10–15 % nach Verabreichung der Paste. Humanmedizinische Präparate liegen als säuregeschützte Formulierungen vor, aus denen die Freisetzung erst intraduodenal erfolgt, wodurch die Bioverfügbarkeit auf bis zu 70 % gesteigert werden kann. Die Eliminationshalbwertszeit beträgt beim Pferd 1,3–3,45 Stunden und beim Hund 1–1,3 Stunden. Sie ist wesentlich kürzer als die Wirkungsdauer von mehr als 24 Stunden. Omeprazol wird umfangreich metabolisiert und innerhalb von ein bis drei Tagen praktisch vollständig biliär (50 % beim Pferd, 70 % beim Hund) und renal ausgeschieden. ▸ **Nebenwirkungen**: Omeprazol ist bei Pferden gut verträglich. Bei adulten Pferden traten bei mehrwöchiger Verabreichung von Dosen bis zum Zehnfachen, bei Fohlen bis zum Fünffachen der therapeutischen Dosis keine unerwünschten Wirkungen auf. Mögliche gastrininduzierte tumorigene Wirkung auf enterochromaffine Zellen im Magen und Entstehung von Karzinoiden wurden nur bei Labortieren bei sehr hohen Dosen beobachtet (keine Langzeitbehandlung!). ▸ **Gegenanzeigen**: stark eingeschränkte Nieren- und Leberfunktion, Überempfindlichkeit; nicht bei Stuten anwenden, deren Milch für den menschlichen Verzehr bestimmt ist. ▸ **Wechselwirkungen**: Wirkungsverlängerung verschiedener Arzneimittel wie Cumarine (Warfarin), Benzodiazepine oder Theophyllin durch Cytochrom-P450-Hemmung. ▸ **Wartezeiten**: Pferd essbare Gewebe 0 Tage.

Zur **Eradikation** von *Helicobacter pylori* bei Hunden und Katzen: 10- bis 14-tägige Behandlung mit Omeprazol in Kombination mit Amoxicillin (15–20 mg/kg zweimal täglich oral) oder Metronidazol (10–20 mg/kg dreimal täglich oral) sowie verschiedentlich empfohlem Wismutnitrat (10 mg/kg zwei- bis dreimal täglich oral). In der Humanmedizin wird alternativ auch ein Makrolidantibiotikum eingesetzt, z. B. Clarithromycin.

2 Antizymotika

Antizymotika oder Antitympanika sind Arzneimittel, die einer übermäßigen Gasbildung durch Fehlgärungsprozesse von Mikroorganismen im Magen-Darm-Trakt entgegenwirken. Hierzu zählen (1) schaumbrechende Substanzen, die aufgrund ihrer oberflächenaktiven Wirkung die Schaumbildung, die bei der Durchmischung von Ingesta während überschießender Gasbildung im Pansen auftritt, beseitigen und ein Entweichen des Gases auf natürlichem Wege ermöglichen, sowie (2) Antiseptika, die ruminale Gärungsprozesse und damit die Gasbildung verringern. Als schaumbrechende Wirkstoffe werden vor allem **Dimethylpolysiloxane** (Dimeticon) [**Silicosel** (V.M.)] bei Wiederkäuern und seltener bei Pferden eingesetzt. Simeticon ist ein durch Siliciumdioxid aktiviertes Dimeticon [**Methysilox Antitympanikum** (V.M.), **Lefax** (H.M.)]. Als Antiseptikum wurde **Formaldehyd** in Kombination mit Dimethylpolysiloxanen verwendet. Eine Wirkung gegen Blähungen besitzen auch **Olivenöl**, **n-Octylalkohol** und **Acetylbutylat** sowie **Karminativa**, die ätherische Öle mit leicht spasmolytischer Wirkung enthalten, z. B. Anisöl, Fenchelöl, Kamillenöl, Kümmelöl, Menthol oder Terpentinöl. ▸ **Anwendungsgebiete:** kleinschaumige Gärung bei akuter Tympanie, abnorme Gärungsvorgänge, Flatulenz, Meteorismus. Bei der Gaskolik der Pferde sind die Wirkstoffe nur wenig geeignet, da sie kaum zum Wirkort gelangen. ▸ **Dosierung** für große und kleine Wiederkäuer: Dimethylpolysiloxane in 2- bis 5 %iger Lösung 2–10 mg/kg oral mit Wasser vermischt oder direkt intraruminal eingeben (je nach Konzentration 100–500 ml für ein Rind), bei Bedarf wiederholen. Formaldehyd (bis 0,5 %ige Lösung) 2,5–3 mg/kg oral (Rind 300 ml, Schaf 100 ml dieser Lösung dreimal täglich), Olivenöl bis 1 l beim Rind oral. ▸ **Nebenwirkungen**: keine außer einer mehrtägigen Verfärbung von Zähnen und Milch nach der Gabe von Terpentinöl. ▸ **Wechsel-**

Magen-Darm-wirksame Pharmaka

wirkungen: keine. ▶ **Wartezeiten**: für Dimethylpolysiloxan keine Wartezeit, für Simeticon-haltige Präparate 2 Tage. Eine antitympanische Wirkung kann auch mit 5-Hydroxytryptamin-Antagonisten wie Ketanserin, Ritanserin und Misanserin erzielt werden. Zum Beispiel erhöht Ketanserin in Dosen von 0,1 mg/kg die Frequenz der Pansenkontraktionen und bewirkt dadurch eine Zunahme des Gasruktus. Diese Wirkstoffe sind jedoch nicht für lebensmittelliefernde Tiere zugelassen.

3 Emetika

Zahlreiche Arzneimittel lösen als unerwünschte Nebenwirkung zentral oder peripher Erbrechen aus (▶ Tab. 25). Die emetische Wirkung beruht hierbei meistens auf einer Stimulation von Dopamin-D_2-, 5-HT_3- und NK_1-Rezeptoren in der „Chemorezeptoren-Trigger-Zone" der außerhalb der Blut-Hirn-Schranke gelegenen Area postrema oder auf einer direkten Irritation der Schleimhaut in den oberen Abschnitten des Verdauungstrakts.

Nur von einigen wenigen Wirkstoffen wird die emetische Wirkung bei Hund, Katze und seltener beim Schwein, nicht jedoch bei Nagetieren, Rindern und Pferden, therapeutisch insbesondere zur Entfernung nicht ätzender Gifte ausgenutzt. Als Emetika kommen in erster Linie zentral wirkende Verbindungen wie **Apomorphin** und **Xylazin** in Betracht, während Wirkstoffe mit peripherer Wirkung, wie **Kupfersulfat**, **Kochsalz** und Extrakte aus der **Brechwurz** (Radix Ipecacuanhae) eine untergeordnete Rolle spielen.

Grundsätzlich gilt, dass eine Magenspülung dem Einsatz von Emetika vorzuziehen ist. Medikamentelles Auslösen von Erbrechen darf nur bei Patienten erfolgen, die bei Bewusstsein sind und erbrechen können. Erbrechen soll nicht ausgelöst werden nach Aufnahme von ätzenden Giften sowie von organischen Lösungsmitteln und Detergenzien.

3.1 Zentral wirksame Emetika

Apomorphin

Apomorphin [**Apomorphinhydrochlorid-Lösung 0,5 %** (V.M.)] ist ein Dopaminagonist, der bereits bei niedrigen Blutspiegeln die Dopamin-D_2-Rezeptoren in der Area postrema erregt und dadurch das Brechzentrum stimuliert. Bei steigenden Blutspiegeln kommt es jedoch durch zunehmende Wirkung an Opioidrezeptoren im ZNS über μ-Opioidrezeptoren zu einer Hemmung des Brechzentrums, wodurch die emetische Wirkung wieder aufgehoben wird. Über die Dopingwirkung von Apomorphin bei Pferden ▶ S. 104. Apomorphin soll wegen zu starker zentral erregender Wirkungen nicht bei Katzen angewendet werden. Bei Schweinen besteht keine ausreichende emetische Wirksamkeit. ▶ **Anwendungsgebiete**: Emetikum für den Hund bei Vergiftungen mit nicht ätzenden Giften (wenn keine Magenspülung möglich ist), zur Entfernung stumpfer Fremdkörper und zur Operationsvorbereitung. ▶ **Dosierung**: einmalig 0,08 mg/kg s.c.; 0,03 mg/kg i.m. Die Wirkung ist umso besser, je langsamer Apomorphin im ZNS anflutet. Bei zu schneller Anflutung kommt es noch vor ausreichendem Erbrechen zu einer Hemmung des Brechzentrums. Wegen dieses biphasischen Effekts auf das Brechzentrum wirkt Apomorphin bei i.v. Applikation nur schlecht, oft nicht ausreichend emetisch und subkutan besser als intramuskulär. Die i.v. Applikation sollte außerdem wegen mög-

▶ Tab. 25 Beispiele für emetisch wirksame Arzneimittel.

Apomorphin Xylazin
Herzglykoside Morphin und Opioide Zytostatika Dopamin Secalealkaloide Narkotika Östrogene
nicht-steroidale Antiphlogistika Saponine
Expektoranzien (Reflexsekretolytika, z. B. Ammoniumchlorid oder Radix Ipecacuanhae) Piperazin Carbamate Organophosphate chlorierte Kohlenwasserstoffe organische Lösungsmittel Alkohole Schwermetalle

licher Kollapsgefahr vermieden werden. Nach s.c. Injektion kommt es nach vorangehender Nausea und Salivation innerhalb von 3–10 min zu Erbrechen. Tritt nach der ersten Dosis keine Wirkung ein, werden auch wiederholte Gaben keinen Effekt bringen, sondern nur die Stimulierbarkeit des Brechzentrums weiter herabsetzen und sonstige Nebenwirkungen verstärken. ▶ **Nebenwirkungen**: Durch Vagusstimulation kommt es zu einem Blutdruckabfall bis hin zu akuter Kreislaufinsuffizienz bei i.v. Gabe; Sedation. ▶ **Überdosierung**: profuses Erbrechen, zunehmende ZNS-Depression, Krämpfe, Kollaps, Koma und Ateminsuffizienz. Antidote: Naloxon (▶ S. 103) und Metoclopramid gegen das Erbrechen (▶ S. 228). ▶ **Gegenanzeigen**: Bewusstlosigkeit, Narkose, Koma; Schock, Kreislaufinsuffizienz; Vergiftungen mit organischen Lösungsmitteln und Detergenzien (Aspirationsgefahr), mit Ätzgiften, insbesondere mit Säuren und Laugen sowie mit Strychnin und ähnlichen Rückenmarkkonvulsiva; Ösophagusobstruktion. Vorsicht bei Hernien, Prolaps und kurz nach abdominalen Operationen. ▶ **Wechselwirkungen**: Wirkungsabschwächung durch Neuroleptika.

Xylazin

Xylazin [**Rompun** (V.M.)] besitzt neben seinen sedierenden und analgetischen Eigenschaften bei Hund und Katze einen ausgeprägten emetischen Effekt. Die Auslösung des Erbrechens scheint im Zusammenhang mit der zentralen α-mimetischen Wirkung von Xylazin zu stehen, da die emetische Wirkung durch $α_2$-Adrenolytika wie Yohimbin oder Atipamezol (▶ S. 108) antagonisiert werden kann. ▶ **Anwendungsgebiete**: entsprechend Apomorphin (s.o.); Narkoseprämedikation. Besonders empfindlich reagiert die Katze, bei der Xylazin das Emetikum der Wahl ist. Bei dieser Tierart kann bereits mit (hinsichtlich der Sedation subtherapeutischen) Dosen von 0,5–1 mg/kg i.m. Erbrechen sicher ausgelöst werden. Beim Hund sind hierfür schon sedativ wirksame Dosen von 1–2 mg/kg i.m. erforderlich. Beim Schwein kommt es erst im toxischen Bereich zur Emesis. Die Wirkung tritt bei Hund und Katze in 5–10 min ein. ▶ **Nebenwirkungen** und weitere Einzelheiten zu Xylazin: ▶ S. 105. ▶ **Gegenanzeigen**: s. unter Apomorphin.

3.2 Peripher wirksame Emetika

Erbrechen kann peripher durch Wirkstoffe ausgelöst werden, die nach oraler Verabreichung eine Irritation der Schleimhaut des oberen Verdauungstrakts bewirken. Hierzu zählen hochkonzentrierte Lösungen anorganischer Salze, wie Kochsalz oder Kupfersulfat, sowie Saponine, die z. B. in der Brechwurz (Radix Ipecacuanhae) enthalten sind. ▶ **Anwendungsgebiete**: Auslösung von Erbrechen bei Hund, Katze und Schwein bei Vergiftungen mit nicht ätzenden Substanzen, vor allem wenn mit zentral wirkenden Emetika keine ausreichende Wirkung erzielt werden kann. ▶ **Gegenanzeigen**: s. Apomorphin.

Natriumchlorid ist oft das einzige rasch verfügbare Emetikum. Die Anwendung erfolgt oral als hochkonzentrierte, möglichst gesättigte Lösung in lauwarmem Wasser. ▶ **Dosierung**: je nach Größe des Tieres 30–60 ml. Erbrechen tritt nach 10–20 min ein. ▶ **Nebenwirkungen**: Bei Ausbleiben des Erbrechens ist Magenspülung erforderlich, da es sonst zu schweren resorptiven Kochsalzvergiftungen kommen kann, wobei sehr junge Tiere besonders gefährdet sind (▶ S. 171).

Kupfersulfat löst als 1%ige wässrige Lösung nach oraler Gabe innerhalb von 30–45 min Erbrechen aus. ▶ **Dosierung**: 10–50 ml je nach Größe des Tieres. ▶ **Nebenwirkungen**: Ungelöste Kristalle wirken stark lokal reizend. Bei einmaliger Gabe ist wegen der geringen Resorption keine Vergiftung zu befürchten.

Radix Ipecacuanhae enthält das Saponin Emetin, ein potentes Emetikum mit peripherer und wahrscheinlich auch zentraler Wirkung. Ipecacuanha-Extrakte wirken auch expektorierend, indem sie vermutlich über eine vagale Stimulation infolge der Irritation der Magenschleimhaut eine Reflexsekretolyse erzeugen (▶ S. 210). Die Anwendung als Emetikum erfolgt in Form eines Ipecacuanha-Sirups (Rp. Ipecacuanha-Fluidextrakt 5,5, Glycerol 10,0, Zuckersirup ad 100,0; bei Zusatz von Konservierungsstoffen, wie 0,1 % p-Hydroxybenzoesäureester, bis zu 3 Monate gekühlt haltbar). ▶ **Dosierung**: 1–2 mg/kg oral. Wirkungseintritt nach 15–30 min. ▶ **Nebenwirkungen**: Reizungen des Magen-Darm-Trakts. Bei Ausbleiben des Erbrechens kann es zu resorptiven Vergiftungen kommen (Magenspülung!) mit Albuminurie, Kardiodepression und Kollaps. Katzen scheinen besonders empfindlich zu reagieren.

4 Antiemetika und Prokinetika

4.1 Antiemetika

Antiemetika sind Arzneimittel zur Verhinderung oder Beseitigung von Erbrechen. Erbrechen kann durch eine Vielzahl unterschiedlich wirkender Pharmaka mit peripherem oder zentralem Angriffspunkt unterdrückt werden. Es gibt allerdings kein „Breitband-Antiemetikum", das in der Lage wäre, Erbrechen jeglicher Genese zu verhindern. Für die Auswahl des geeigneten Antiemetikums ist eine ätiologische Indikationsstellung erforderlich. Grundsätzlich gilt bei Hund und Katze, dass nicht jedes kurzfristige Erbrechen behandelt werden muss, da diese Tierarten leicht erbrechen können und der Vomitus oft eine nützliche Schutzmaßnahme des Organismus zur Entfernung aufgenommener schädlicher Bestandteile aus dem Magen ist. **Indikationen** für den Einsatz von Antiemetika (▶ Tab. 26) sind lang anhaltendes Erbrechen, z. B. ausgelöst durch metabolische Ursachen (Urämie, Ketoazidose), Medikamente, Toxämien und Infektionskrankheiten, Magen-Darm-Reizungen, Verhaltensstörungen sowie hirnorganisch oder postoperativ bedingt. Antiemetika sind v. a. angezeigt, wenn bereits Elektrolytimbalancen bestehen, die einen Circulus vitiosus bedingen (hypochlorämisches Erbrechen). Verschiedene Wirkstoffe eignen sich zur Prophylaxe der Reisekrankheit (Kinetose).

Für die Therapie des Erbrechens werden verschiedentlich **Wirkstoffe mit peripherer Wirkung**, wie oral wirksame Adsorbenzien und Adstringenzien (z. B. Kaolin, Pektin oder Wismutsalze, ▶ S. 238 und 239) und Antazida angewendet. Diese Wirkstoffe sind allerdings als Antiemetika von untergeordneter Bedeutung, da sie bei unsicherer Wirkung unter Umständen selbst durch eine initiale Reizung der Magenschleimhaut und durch Magendehnung emetisch wirken können. **Parasympatholytika** mit geringer oder fehlender zentraler Wirkung können begrenzt bei Erbrechen infolge von Magenspasmen und direkten Reizungen der Magenschleimhaut wirksam sein, indem sie spasmolytisch wirken, eine erhöhte Magensaft- und Speichelsekretion herabsetzen und afferente vagale Reizeinströme zum Brechzentrum unterdrücken. Die bei Hund und Katze erforderlichen Dosen von Wirkstoffen wie **Atropin** (0,02 mg/kg), **Propanthelin** (0,25 mg/kg), **Methylscopolamin** (0,3–1 mg/kg; nicht bei der Katze anwenden), **Butylscopolamin** [Buscopan (H.M.)] oder **Glykopyrrolat** [Robinul (H.M.)] verursachen jedoch bereits ausgeprägte parasympatholytische Nebenwirkungen (▶ S. 38). Ferner kommt es zu einer verzögerten orthograden Magenentleerung, wodurch erneut Erbrechen ausgelöst werden kann. Diese Wirkstoffe sind deshalb nur bei starken Magenspasmen indiziert und sollen nicht länger als 3 Tage angewendet werden. Gegenanzeigen sind vor allem Ileus und sonstige obstruktive Prozesse im Magen-Darm-Trakt.

Als eigentliche Antiemetika werden Wirkstoffe verstanden, die direkt im ZNS am Brechzentrum oder an der damit verbundenen Area postrema angreifen, wobei diese zentrale antiemetische Wirkung bei verschiedenen Verbindungen durch periphere Wirkungen auf die Magenmotilität unterstützt wird. Das Brechzentrum liegt bilateral in der Medulla und wird durch Reizeinströme aus verschiedenen Regionen des Gehirns oder aus der Peripherie erregt, wobei die Erregung über Muskarinrezeptoren und Histamin-H_1-Rezeptoren läuft. Das Brechzentrum kann stimuliert werden (1) direkt durch die Großhirnrinde oder über vagale Afferenzen, vor allem aus dem Gastrointestinaltrakt, (2) durch Reizeinstrom aus dem Gleichgewichtsorgan und (3) durch Erregung der Chemorezeptoren in der außerhalb der Blut-Hirn-Schranke gelegenen Area postrema. In ihrer „Chemorezeptoren-Trigger-Zone" (CTZ) wird die Erregung über Dopamin-D_2-Rezeptoren, serotoninerge 5-Hydroxytryptamin($HT)_3$-Rezeptoren und Neurokinin(NK)-1-Rezeptoren vermittelt. Entsprechend ihrer blockierenden Wirkung auf die verschiedenen Rezeptortypen lassen sich die Antiemetika in 6 Klassen einteilen: 1. **Anticholinergika** (Muskarinrezeptoren); 2. H_1**-Antihistaminika** (Histamin-H_1-Rezeptoren); 3. **Neuroleptika**, insbesondere Phenothiazine (Histamin-H_1- und Dopamin-D_2-Rezeptoren); 4. Substanzen mit Hemmwirkung auf Dopamin-D_2-Rezeptoren (**Metoclopramid** und **Domperidon**), die eine zusätzliche prokinetische Wirkung auf die Magen-Darm-Motilität ausüben; 5. **5-HT_3-Rezeptor-Antagonisten** und 6. **NK_1-Rezeptor-Antagonisten**. Das geeignete Antiemetikum wird bei den verschiedenen Formen des Erbrechens je nach beteiligtem Rezeptortyp ausgewählt:

Anticholinergika und H_1-Antihistaminika sind gut wirksam zur Unterdrückung von Nausea und Erbrechen infolge direkter Stimulation des Brechzentrums, bei peripherem Erbrechen infolge Reizung sensorischer Nerven des Magen-Darm-Trakts und des Herzens und bei zentralem Erbrechen infolge hirnorganischer (z.B. intrakranielle Drucksteigerung) oder emotionaler Ursachen oder bei der Reisekrankheit, bei der durch ständige ungewohnte passive Bewegungen über das Gleichgewichtsorgan unter Beteiligung von Muskarin- und Histamin-H_1-Rezeptoren im Vestibularkern das Brechzentrum erregt wird. Neuroleptika und sonstige Dopamin-D_2-Antagonisten sowie 5-HT_3- und NK_1-Rezeptor-Antagonisten wirken bevorzugt bei Erbrechen, das durch in der Blutbahn befindliche emetisch wirksame Substanzen ausgelöst wird, die durch Reizung von Dopamin-D_2-Rezeptoren, 5-HT_3- und NK_1-Rezeptoren in der Area postrema das Brechzentrum stimulieren. Hierzu zählen metabolisches Erbrechen (z.B. bei Urämie oder Ketoazidose) und arzneimittelinduziertes Erbrechen (▶ Tab. 25). Eine Sonderstellung nehmen **Glukokortikoide** ein, die, wie z.B. Dexamethason, über einen nicht näher bekannten Mechanismus gegen zytostatikabedingtes Erbrechen wirksam sind.

Anticholinergika

Als Antiemetika prinzipiell geeignet sind ZNS-gängige Anticholinergika, wie **Atropin** oder **Scopolamin**. Die Wirkung beruht auf einer Blockade von cholinergen Muskarinrezeptoren im Brechzentrum und im Vestibularkern, ferner werden vagale Reize auf die Magenmotilität unterdrückt und dadurch Magenspasmen verringert. Die antiemetische Wirkung ist besonders bei Kinetosen ausgeprägt, wobei Scopolamin im Vergleich zu Atropin überlegen ist.

Scopolamin

Scopolamin besitzt unter allen Antiemetika die stärkste Wirksamkeit bei der Unterdrückung der Reisekrankheit. Zur Verfügung stand früher nur ein Humanarzneimittel in Form eines Pflasters, das als transdermales therapeutisches System in Form eines Membranpflasters eine konstante Wirkstoffabgabe über längere Zeiträume ermöglicht [**Scopoderm TTS** (H.M.)]. ▶ **Anwendungsgebiete**: Prophylaxe gegen Symptome der Reisekrankheit. Wegen praktisch fehlender Wirkungen auf Histamin-H_1- und Dopamin-D_2-Rezeptoren besteht bei anderen Formen des Erbrechens keine ausreichende Wirkung. Scopolamin ist wegen zentral erregender Wirkungen nicht zur Anwendung bei Katzen geeignet. ▶ **Dosierung**: beim Hund 0,03 mg/kg s.c. alle 6 Stunden. Ein Nachteil von Scopolamin als Antiemetikum ist die kurze Wirkdauer von nur einigen Stunden (▶ Tab. 26). Die Wirkung ist deshalb insbesondere bei längeren Reisen unsicher. Für das Membranpflaster, das eine Wirkdauer bis zu 72 Stunden besitzt und beim Menschen gut zur Vorbeuge gegen Seekrankheit geeignet ist, bestehen bei Hunden keine Erfahrungen. ▶ **Nebenwirkungen**: Ein weiterer wesentlicher Nachteil ist das Auftreten ausgeprägter parasympatholytischer Nebenwirkungen an verschiedenen Organsystemen bei therapeutischen Dosen. Als noch erwünscht können eine Hemmung der Speichel- und Magensaftsekretion sowie die Verringerung von Magenspasmen angesehen werden. Unerwünschte Wirkungen sind Akkomodationsstörungen, Photophobie, mögliche Auslösung eines Glaukomanfalls, Tachykardie, Blasenatonie und Obstipation. Eine sedative Wirkung ist nicht ausgeprägt vorhanden. Weitere Einzelheiten sowie ▶ **Gegenanzeigen** und ▶ **Wechselwirkungen**: ▶ S. 39.

Aufgrund der kurzen Wirkung und des ungünstigen Nutzen-Risiko-Verhältnisses ist Scopolamin heute, außer bei starken Magenspasmen, nicht mehr als Antiemetikum bei Tieren gebräuchlich.

H_1-Antihistaminika

H_1-Antihistaminika mit zentraler Wirkungskomponente unterdrücken Erbrechen durch Blockade von Histamin-H_1-Rezeptoren im Brechzentrum und im Vestibularkern. Zur antiemetischen Wirkung scheint noch eine in therapeutischen Dosen vorhandene Hemmung von Muskarinrezeptoren beizutragen. Eine Reihe von Wirkstoffen unterschiedlicher chemischer Struktur findet als Antiemetika oral, rektal, i.v. oder i.m. bei Hund und Katze Anwendung (▶ Tab. 26) wie die Alkylamine **Dimenhydrinat** [**Vomex A** (H.M.)], **Diphenhydramin** [**Emesan** (H.M.)], ferner die Ethylendiamine **Cyclizin** und **Meclozin** [**Peremesin N** (H.M.)] sowie das in dieser Gruppe am stärksten wirksame **Pro-**

methazin [Atosil (H.M.)], ein Phenothiazinderivat, bei dem im Gegensatz zu anderen als Neuroleptika eingesetzten Phenothiazinen die antihistaminerge Wirkung im Vordergrund steht. H_1-Antihistaminika, insbesondere **Betahistin** [**Aequamen** (H.M.)] wirken auch als **Antivertiginosa** bei vestibulären Schwindelanfällen und Gleichgewichtsstörungen.
▶ **Anwendungsgebiete:** Kinetose, hirnorganisches und postoperatives Erbrechen, Operationsvorbereitung. Die Wirkung bei metabolischem und arzneimittelinduziertem Erbrechen ist nicht zufriedenstellend. ▶ **Dosierung:** ▶ Tab. 26. Die einzelnen Wirkstoffe unterscheiden sich hinsichtlich der Geschwindigkeit des Wirkungseintritts und der Wirkungsdauer (▶ Tab. 26). Bei Dimenhydrinat und Diphenhydramin tritt die Wirkung bereits nach 15–30 min ein, hält aber nur einige Stunden an, sodass nach 8 Stunden nachdosiert werden muss. Ähnliches gilt für Cyclizin, das ebenfalls z.B. erst unmittelbar vor Reiseantritt verabreicht werden soll. Demgegenüber haben Meclozin und insbesondere Promethazin eine so lange Wirkungsdauer, dass eine einmalige Gabe für einen Tag ausreicht. Wegen des verzögerten Wirkungseintritts (bei Promethazin 3–6 Stunden) sollte zur Prophylaxe der Reisekrankheit die Verabreichung mehrere Stunden, z.B. am Abend vor dem Reiseantritt, erfolgen. ▶ **Nebenwirkungen:** ▶ Tab. 26, alle aufgeführten H_1-Antihistaminika haben eine zentral dämpfende Wirkung, wobei die bei Promethazin am stärksten und bei Meclozin am geringsten ausgeprägte Sedation für eine antiemetische Therapie bei Tieren durchaus erwünscht sein kann. Ferner besitzen alle Wirkstoffe parasympatholytische Wirkungen ähnlich, jedoch schwächer als Scopolamin (▶ S. 39). Für Cyclizin und Meclozin wurden bei Labortieren teratogene Effekte nachgewiesen. Der Einsatz bei trächtigen Tieren sollte deshalb nur unter strenger Indikationsstellung erfolgen. ▶ **Wechselwirkungen:** gegenseitige Wirkungsverstärkung mit anderen zentral dämpfenden Pharmaka. Weitere Einzelheiten zu H_1-Antihistaminika ▶ S. 58.

Neuroleptika

Neuroleptika, vor allem aus der Gruppe der Phenothiazine, wie **Chlorpromazin**, **Acepromazin** [**Vetranquil** (V.M.)], **Triflupromazin**, **Perphenazin** [**Decentan** (H.M.)] und mit geringerer Bedeutung auch Butyrophenone, wie **Droperidol** [**Xomolix** (H.M.)] oder **Haloperidol** [**Haldol** (H.M.)], eignen sich zur oralen oder parenteralen antiemetischen Therapie bei Hund und Katze. Durch die Blockade sowohl von Histamin-H_1-Rezeptoren im Brechzentrum als auch von Dopamin-D_2-Rezeptoren in der Area postrema wirken Neuroleptika als „Breitband-Antiemetika" bei folgenden ▶ **Anwendungsgebieten:** ▶ Tab. 26; hirnorganisches, metabolisches, arzneimittel- und toxininduziertes Erbrechen, Antagonisierung von Apomorphin-induziertem Erbrechen. Die Wirksamkeit bei Kinetosen ist, außer für Perphenazin, wegen geringer anticholinerger Wirkung im therapeutischen Dosisbereich nur gering. ▶ **Dosierung:** ▶ Tab. 26. Die antiemetischen Dosen liegen teilweise nur geringfügig unter den zur Sedation gebräuchlichen Dosierungen. Die Wirkung der Phenothiazine tritt innerhalb einer Stunde ein. Acepromazin und insbesondere die Butyrophenone besitzen eine lange Wirkungsdauer von über einem Tag, die für Haloperidol bis zu 4 Tage betragen kann. ▶ **Nebenwirkungen:** ▶ Tab. 26. Im Vordergrund stehen sedierende und α-adrenolytische Wirkungen mit der Folge hypotoner Kreislaufdysregulation, die bei schwer dehydrierten Patienten zum peripheren Kreislaufversagen führen können. Extrapyramidale Nebenwirkungen mit Tremor und Muskelspasmen können nach höheren Dosierungen, insbesondere von Butyrophenonen, auftreten. Phenothiazine können allergische Reaktionen auslösen. Parasympatholytische Nebenwirkungen sind nur gering ausgeprägt. Weitere Einzelheiten: ▶ S. 90.

Dopamin-D_2-Rezeptor-Antagonisten

Die vorwiegend als Antiemetika verwendeten Wirkstoffe **Domperidon** und **Metoclopramid** sowie seine Derivate **Alizaprid** [**Vergentan** (H.M.)] und **Bromiprid** wirken direkt über zentrale und sekundär über periphere Angriffspunkte antiemetisch, indem sie zum einen in der Chemorezeptoren-Trigger-Zone (CTZ) der Area postrema Dopamin-D_2-Rezeptoren und in hohen Dosen auch 5-HT_3-Rezeptoren blockieren und zum anderen im oberen Gastrointestinaltrakt durch Erhöhung der Magen-Darm-Motilität prokinetisch wirken. Durch die ausgeprägte antidopaminerge Wirkung sind diese Wirkstoffe bei schwerem, sonst schwer

▶ Tab. 26 Antiemetika, Indikationen, Dosierung und Nebenwirkungen.

Wirkstoff	Indikation Erbrechen	Dosis (mg/kg) Hund/Katze		Wirkungsdauer (Stunden)	Nebenwirkungen		
					sedativ	parasympatholytisch	sonstige
Anticholinergika (Scopolamin)	Kinetose (Magenspasmen)	(0,03 s.c.)/–		4–6	+/–	+++	
H₁-Antihistaminika							
Dimenhydrinat	Kinetose	4–8/10–12		< 8	+	++	
Diphenhydramin	hirnorganisch	2–4	oral	< 8	+	++	teratogen (?)
Cyclizin	post-operativ	4			+	++	
Meclozin		1–4/1–2		> 12	+	++	
Promethazin		0,2–2		24	+++	++	
Phenothiazine							
Chlorpromazin	hirnorganisch	0,5	i.m.	6	+++	+	α-adrenolytisch
Triflupromazin	metabolisch	0,3	i.m.	12	+++	+	
Perphenazin	medikamentös	0,1	oral	6	+++	+	
Acepromazin	toxininduziert	0,15	i.m.	24	+++	+	
Butyrophenone							
Haloperidol	hirnorganisch metabolisch	0,02–0,04	oral, i.m.	24–96	+++	+/–	extrapyramidale Wirkungen
Droperidol	medikamentös Toxin-induziert	0,01	oral, i.m.	24–96	+++	+/–	
D₂-Antagonisten							
Metoclopramid	schweres Erbrechen jeder Genese (außer Kinetose); Gastritis, gastrointestinale Motilitätsstörung	0,1–0,5	oral, parenteral	< 6	++	+/–	extrapyramidale Wirkungen
Domperidon		0,3–0,5	oral	< 6	0	+/–	Magen/Darm

behandelbarem metabolischem und arzneimittelinduziertem Erbrechen den bisher beschriebenen Antiemetika überlegen. Sie besitzen neben der zentralen antiemetischen Wirkung einen prokinetischen Effekt auf Ösophagus, Magen und proximale Dünndarmabschnitte. Als Folge wird durch Erhöhung des Tonus des unteren Ösophagussphinkters und durch verstärkte Magen- und Dünndarmmotorik die orthograde Magenentleerung beschleunigt, die präemetische Magenatonie und ein gastroösophagaler Reflux verhindert. Es besteht somit auch eine Wirksamkeit bei Erbrechen infolge verzögerter Magenentleerung, bei Refluxösophagitis sowie bei peptischen Ulzera. Wegen fehlender Wirkung am Brechzentrum und Vestibularkern sind sie nicht ausreichend wirksam bei Kinetosen. Vielmehr ist ihr Einsatz zur Verhinderung der Reisekrankheit aus tierschützerischen Gründen abzulehnen, da sie zwar Erbrechen durch die Verhinderung der präemetischen Magenatonie unterdrücken, nicht aber ausreichend die Nausea verhindern können.

Metoclopramid

Metoclopramid [**Paspertin** (H.M.)], das neben Dopamin-D_2-Rezeptoren in hohen Dosen auch serotoninerge 5-HT_3-Rezeptoren blockiert, kann bei Hund und Katze oral, rektal oder parenteral eingesetzt werden. ▶ **Anwendungsgebiete**: metabolisches und arzneimittelinduziertes Erbrechen, Antagonisierung von apomorphininduziertem Erbrechen, Reizmagen, Motilitätsstörungen im oberen Gastrointestinaltrakt, leichtere Formen der Refluxösophagitis, Vorbereitung zur gastrointestinalen Endoskopie oder Röntgendiagnostik. Metoclopramid erwies sich auch als wirksam bei Erbrechen im Gefolge einer Parvovirose. ▶ **Dosierung**: ▶ Tab. 26. Bei Hund und Katze 0,1–0,3 mg/kg dreimal täglich oral, rektal, i.m., s.c. oder i.v.; in schweren Fällen kann die Dosis auf 1 mg/kg erhöht werden; bei Dauertropfinfusion 0,02 mg/kg/h. Therapiedauer nicht länger als drei Tage. Metoclopramid ist enteral ausreichend (bis zu 70%) bioverfügbar. Die Wirkung tritt in weniger als einer Stunde ein und hält nur einige Stunden an, sodass mehrmals täglich nachdosiert werden muss. Metoclopramid besitzt ein hohes Verteilungsvolumen und passiert die Blut-Hirn-Schranke. Metoclopramid wird schnell metabolisiert (hoher First-Pass-Effekt in der Leber) und in überwiegend konjugierter Form renal ausgeschieden. Die **Halbwertszeit** beim Hund beträgt 90 min. ▶ **Nebenwirkungen**: ▶ Tab. 26. Durch die zentrale antidopaminerge Wirkung werden reversible extrapyramidale, Parkinson-ähnliche Symptome ausgelöst mit Ruhelosigkeit, bei längerer Therapie mit Tremor und Rigor. In höheren Dosen können Sedation, Durchfälle oder Obstipationen auftreten. Eine gesteigerte Prolaktinausschüttung kann zu Gynäkomastie und Galaktorrhö führen. Bei Neugeborenen besteht die Gefahr einer Methämoglobinämie. Parasympatholytische Nebenwirkungen fehlen. ▶ **Gegenanzeigen**: Obstruktionen und Perforationen im Magen-Darm-Trakt; schwere Leber- und Nierenfunktionsstörung; Phäochromozytom; prolaktinabhängige Karzinome. ▶ **Wechselwirkungen**: Anticholinergika (wie Atropin) schwächen die motilitätssteigernde, Apomorphin und Opioide die antiemetische Wirkung ab; Neuroleptika erhöhen die Gefahr extrapyramidaler Nebenwirkungen; die Wirkung sedierender Pharmaka wird verstärkt.

Domperidon

Domperidon [**Motilium** (H.M.)] gilt als spezifischer Dopamin-D_2-Rezeptor-Antagonist und kann als Tropfen oder Tabletten bei Hund und Katze eingesetzt werden. ▶ **Anwendungsgebiete**: s. Metoclopramid. ▶ **Dosierung**: ▶ Tab. 26. 0,3–0,5 mg/kg alle 8 Stunden. Bei starkem Erbrechen kann die Dosis verdoppelt werden. ▶ **Nebenwirkungen**: Domperidon passiert nicht die intakte Blut-Hirn-Schranke, weshalb praktisch keine zentralen Nebenwirkungen (wie Tremor oder Sedation) auftreten. Als Nebenwirkung bei höheren Dosen oder nach längerer Anwendung wird gelegentlich infolge von Prolaktinfreisetzung eine Galaktorrhö beobachtet. ▶ **Gegenanzeigen**: Neugeborene; Obstruktionen und Perforationen im Magen-Darm-Trakt. ▶ **Wechselwirkungen**: Wirkungsabschwächung durch Anticholinergika.

5-HT_3-Rezeptor-Antagonisten

Eine neuere antiemetische Wirkstoffklasse sind 5-Hydroxytryptamin(5-HT)-Antagonisten, die wie Dolasetron [**Anemet** (H.M.)], Granisetron [**Kevatril** (H.M.)], Ondansetron [**Zofran** (H.M.)] oder Tropisetron [**Navoban** (H.M.)] mit hoher Affinität hemmend am 5-HT$_3$-Rezeptor wirken, der in der CTZ der Area postrema und peripher in vagalen Nervenendigungen sowie auf enterochromaffinen Zellen vorkommt und an diesen Zellen die Freisetzung von Serotonin (5-HT) z.B. durch zytotoxische Substanzen unterdrückt. ▶ **Anwendungsgebiete**: Diese Wirkstoffe sind ebenfalls bei sonst kaum therapierbarem Erbrechen insbesondere bei Zytostatika- und Strahlentherapie (z.B. nach dem Zytostatikum Cisplatin) wirksam. Der Effekt kann durch gleichzeitige Gabe von Dexamethason verstärkt werden. Eine weitere Wirkung ist eine Verminderung der Motilität des Gastrointestinaltrakts. Begrenzte klinische Erfahrungen liegen für **Ondansetron** bei Hunden vor. ▶ **Dosierung**: 0,1–1 mg/kg oral oder i.v. ein- bis zweimal täglich. Ondansetron zeigte im Allgemeinen eine gute Verträglichkeit bei Hunden; Collies und Katzen scheinen empfindlicher zu reagieren. ▶ **Nebenwirkungen**: Obstipation, Blutdruckabfall, Arrhythmien und neurotoxische Wirkung, wenn der Auswärtstransport über die Blut-Hirn-Schranke durch einen genetischen Defekt des P-Glykoproteins (z.B. bei bestimmten Collierassen) herabgesetzt ist.

Für **Ingwer** [Zintona (H.M.)] wurde über einen antiemetischen Effekt berichtet, der auf eine antagonistische Wirkung des Inhaltsstoffs 8-Gingerol an 5-HT$_3$-Rezeptoren zurückgeführt wird. In mehreren klinischen Studien konnte bei Menschen jedoch keine klinisch relevante prophylaktische Wirkung vor postoperativer Übelkeit und Erbrechen durch ingwerhaltige Phytotherapeutika nachgewiesen werden.

NK$_1$-Rezeptor-Antagonisten

Ein weiteres neues antiemetisches Wirkprinzip ist die Verwendung der Neurokinin-1(NK$_1$)-Rezeptor-Antagonisten, von denen für Tiere **Maropitant** [Cerenia (V.M.)] sowie als Humanarzneimittel **Aprepitant** [Emend (H.M.)] und sein Prodrug Fosaprepitant [(Ivemend (H.M.)] zugelassen sind. Diese Wirkstoffe unterdrücken durch Blockade der NK$_1$-Rezeptoren im Brechzentrum in der CTZ der Area postrema und im Gastrointestinaltrakt die emetische Wirkung des Neuropeptids Substanz P (Tachykinin), das als potenter NK$_1$-Rezeptor-Agonist eine zentrale Rolle im Brechvorgang und besonders auch beim verzögerten zytostatikainduziertem Erbrechen spielt. Maropitant ist für Hunde als Injektionslösung und als Tabletten für folgende ▶ **Anwendungsgebiete** zugelassen: Prävention und Behandlung von Erbrechen, einschließlich Erbrechen verursacht durch Chemotherapie, durch orale oder subkutane Gabe in Verbindung mit anderen unterstützenden Maßnahmen (Diätkontrolle, Flüssigkeitsersatz, eventuell Kombination mit Dexamethason oder 5-HT$_3$-Rezepetor-Antagonisten); Vorbeugung von Erbrechen bei der Reisekrankheit (nur oral). **Hinweis** zum Einsatz bei der Reisekrankheit: aus tierschützerischen Gründen ist zu beachten, dass Maropitant zwar effizient das Erbrechen, nicht jedoch die Übelkeit unterdrücken kann, die sich in Form von Speicheln und Lethargie äußert! Maropitant wirkt nicht sedativ. ▶ **Dosierung**: bei Erbrechen, das nicht durch Reisekrankheit verursacht ist, einmal täglich 1 mg/kg subkutan und/oder 2 mg/kg oral über maximal 5 Tage; bei Reisekrankheit 8 mg/kg einmal täglich für maximal 2 Tage. Bei bestehendem Erbrechen ist die subkutane Gabe wegen unsicherer Resorption nach oraler Verabreichung zu bevorzugen. Wirksame Plasmaspiegel werden eine Stunde und Maximalwerte zwei Stunden nach oraler Gabe erreicht. Zur Vorbeugung von Erbrechen sollte die Verabreichung deshalb mindestens eine Stunde vorher (z.B. vor Reiseantritt) erfolgen. Die Wirksamkeit hält 12 (Reisekrankheit) bis 24 Stunden (sonstiges Erbrechen) an. Die orale Bioverfügbarkeit beträgt dosisabhängig 24–37% und unterliegt erheblichen interindividuellen Schwankungen. Die Tabletten sollen nach einer kleinen Zwischenmahlzeit, aber nicht zusammen mit Futter verabreicht werden. Die Plasmaproteinbindung beträgt 99%. Maropitant wird umfangreich in der Leber metabolisiert und nur zu 1% unverändert renal ausgeschieden. Die Halbwertszeit beim Hund liegt dosisabhängig zwischen 4 und 5,5 Stunden. Bei wiederholter täglicher Gabe kommt es zur Akkumulation. ▶ **Nebenwirkungen**: Erbrechen bei Verabreichung auf leeren Magen. Ansonsten werden Dosen bis 10 mg/kg gut vertragen. Bei Überdosierung kann es ab 20 mg/kg zu vermehrtem Speichelfluss, Erbrechen und wässrigem Kot kommen. ▶ **Gegenanzeigen**: bei trächtigen und laktierenden Hündinnen sowie bei Tieren < 16 Wochen nur nach vorheriger Nutzen-Risiko-Abwägung anwenden; Vorsicht bei eingeschränkter Leberfunktion und bestehenden Herzerkrankungen. ▶ **Wechselwirkungen**: nicht zusammen mit Calcium-Kanal-Blockern anwenden; gegenseitige Wirkungsbeeinträchtigung mit Arzneimitteln mit ebenfalls hoher Plasmaproteinbindung möglich.

4.2 Prokinetika

Prokinetika sind Pharmaka mit fördernder Wirkung auf die gastrointestinale Motilität, indem sie den Tonus des unteren Ösophagussphinkters und des Pylorus steigern und darüber hinaus die peristaltischen Wellen des Magen-Darm-Trakts vom Magen ausgehend koordinieren, wobei die Angriffspunkte je nach Wirkstoff entweder proximal an Magen, Dünndarm oder distal an Zäkum und Kolon liegen. ▶ **Anwendungsgebiete**: gastrointestinale Motilitätsstörungen wie gastroösophageale Refluxkrankheit mit leichteren Formen einer Refluxösophagitis, diabetische und postoperative Gastroparese, funktionelle Dyspepsie, Reizmagen, intestinale Pseudoobstruktion, Reizdarm, atonische Obstipationen, paralytischer Ileus und postoperative Darmatonie.

Metoclopramid und Domperidon besitzen neben der zentralen antiemetischen Wirkung einen prokinetischen Effekt auf Ösophagus und Magen-Darm-Motilität. Über einen im Detail noch nicht geklärten Mechanismus (überwiegender Parasympathikotonus durch Dopamin-Antagonismus, Steigerung der Acetylcholinfreisetzung im Plexus myentericus über Stimulation von 5-HT$_4$-Rezeptoren und Sekretin-Antagonismus) erhöhen sie den cholinergen Tonus am unteren Ösophagus, Magen und Dünndarm. Bei Pferden erstreckt sich die prokinetische Wirkung von Metoclopramid vom Magen bis zum Ileozäkalbereich, am Kolon besteht keine Wirksamkeit. ▶ **Dosierung**: Hund und Katze s.o.; Pferd bei paralytischem Ileus 0,02–0,1 mg Metoclopramid/kg i.v. oder s.c. bis zu viermal täglich. **Nebenwirkung**, ▶ **Gegenanzeigen** und ▶ **Wechselwirkungen**: s.o.

Motilitätsfördernde Wirkung am oberen Magen-Darm-Trakt haben ferner **Cisaprid**, Makrolide wie **Erythromycin** sowie **Lidocain** und **Acepromazin** und das Pantothensäureanalog **Dexpanthenol**, wobei der Wirkungsmechanismus für die drei letzteren Stoffe nicht näher bekannt ist.

Cisaprid ist ein Wirkstoff mit einer Procainamid ähnlichen Struktur, der wie Metoclopramid als ein 5-HT$_4$-Rezeptor-Agonist am oberen Magen-Darm-Trakt Acetylcholin an postganglionären Nervenendigungen des myoenterischen Plexus verstärkt freisetzt. Cisaprid wird nur als Prokinetikum eingesetzt, da die Dopamin-antagonistische und antiemetische Wirkung geringer als bei Metoclopramid und therapeutisch nicht ausnutzbar ist. Es stand bis zur Marktrücknahme nur als Humanarzneimittel zur oralen Anwendung für die oben genannten ▶ **Anwendungsgebiete** mit Motilitätsstörungen am oberen Gastrointestinaltrakt zur Verfügung. ▶ **Dosierung**: Hund 0,1–0,5 mg/kg, Katze 0,5 mg/kg (bis 5 mg/Tier) jeweils zwei- bis dreimal täglich oral, Pferd 0,1 mg/kg; nicht zusammen mit dem Futter verabreichen. Für Tiere liegen keine pharmakokinetischen Daten vor; umfangreiche Biotransformation erfolgt in der Leber über das Cytochrom-P450-3A4-Isoenzym.

▶ **Nebenwirkungen**: Bei Menschen wurden gelegentlich abdominale Krämpfe und Diarrhö beobachtet. Wegen schwerer kardialer Nebenwirkungen, die wahrscheinlich infolge von Arzneimittelinteraktionen durch eine Cisaprid-abhängige Hemmung des Fremdstoff-metabolisierenden Enzyms Cytochrom P450 3A auftraten, wurden Cisapridpräparate 2003 in Deutschland vom Markt genommen. ▶ **Gegenanzeigen**: Zustände mit erhöhter gastrointestinaler Motilität; Dosisreduzierung bei eingeschränkter Leberfunktion; mangels Erfahrungen nicht bei Neugeborenen und Säuglingen anwenden. ▶ **Wechselwirkungen**: gegenseitige Hemmung des hepatischen Abbaus mit anderen über Cytochrom P450 3A4 metabolisierten Wirkstoffen, wie Azolantimykotika (Ketoconazol, Miconazol) oder Makrolidantibiotika sowie durch Grapefruitsaft; beschleunigte Resorption anderer Arzneimittel durch erhöhte Dünndarmmotilität; Antagonisierung durch Parasympatholytika.

Das Antibiotikum **Erythromycin** ist ein Agonist am Motilinrezeptor. Es zählt zur Gruppe der Motilide, die wie andere Makrolide den Druck des unteren Ösophagussphinkters erhöhen und die Kontraktionen im Antrum und Jejunum fördern. ▶ **Dosierung**: Die empfohlenen Dosen für Pferde mit paralytischem Ileus liegen bei 1–2 mg/kg i.v. bis zu dreimal täglich. Erythromycin ist nicht zur Motilitätstherapie zugelassen. Wegen der Resistenzproblematik subinhibitorischer Wirkspiegel ist seine Anwendung zu diesem Zweck kritisch zu betrachten.

Zur Motilitätssteigerung am Dickdarm ist Metoclopramid nicht und Cisaprid nur bedingt geeignet. Bei Atonie des Dickdarms können Parasympathomimetika eingesetzt werden. Wegen zu drastischer Wirkung sind direkte Parasympathomimetika wie Carbachol obsolet. Geeignet ist bei dieser Indikation das nicht ZNS-gängige indirekte Parasympathomimetikum **Neostigmin** [Konstigmin (H.M.)]. Weitere Einzelheiten: ▶ S. 37.

5

Laxanzien

Als Abführmittel werden Wirkstoffe eingesetzt, die die Passage des Darminhalts beschleunigen und dosis- oder substanzabhängig zur Ausscheidung von weichen, geformten bis hin zu flüssigen Fäzes führen. Während Abführmittel früher nach zunehmender Wirkstärke als Laxativa < Purgativa < Drastika unterteilt wurden, erfolgt heute die Einteilung nach dem Wirkungsmechanismus in

- Laxanzien, die den Wassergehalt der Fäzes erhöhen (volumenwirksame Laxanzien)
    - durch Bindung von Wasser im Darmlumen: Quellstoffe, osmotisch wirksame Laxanzien (z. B. salinische Abführmittel, nicht resorbierbare Zuckeralkohole)
    - durch Steigerung der Nettosekretion von Wasser und Elektrolyten in das Darmlumen infolge einer direkten Reizung der Darmmukosa, z. B. durch Anthrachinonderivate oder Rizinusöl

  Volumenwirksame Laxanzien bewirken nicht nur eine Aufweichung der Fäzes, sondern führen auch sekundär zu einer Erhöhung der Darmmotilität. Dieser motilitätssteigernde Effekt resultiert aus Dehnungsreizen auf die Mechanorezeptoren in der Darmwand infolge der Zunahme des Ingestavolumens durch die intestinale Wasserretention.
- Gleitmittel
- direkt die Peristaltik anregende Wirkstoffe

Zu letzteren zählen in erster Linie **Parasympathomimetika**, die durch direkten neuromuskulären Angriff am Darm über m-Cholinozeptoren die Darmmotilität erhöhen und die Darmsekretion steigern. Direkte Parasympathomimetika, wie **Carbachol** (▶ S. 35), sollten wegen zu drastischer Wirkung auf die Darmperistaltik sowie wegen zu starker Steigerung der Darmsekretion keine Anwendung als Abführmittel mehr finden. Eine schwächere, aber immer noch purgative Wirkung besitzen **indirekte Parasympathomimetika**. Am besten geeignet aus dieser Gruppe ist **Neostigmin** (▶ S. 37), dessen Einsatz jedoch nur für das **Anwendungsgebiet** der atonischen Obstipation, insbesondere der postoperativen Darmatonie, angezeigt ist. Beim Pferd ist nur am Zäkum und Dickdarm eine ausreichende motilitätssteigernde Wirkung vorhanden. Bei allen anderen Indikationen für Laxanzien (s. u.) ist Neostigmin wegen zu starker Wirkungen nicht geeignet. ▶ **Dosierung**: ▶ S. 37. Die Wirkung tritt nach parenteraler Gabe in 10–20 min, nach oraler Verabreichung innerhalb von 2–4 Stunden ein. ▶ **Nebenwirkungen**: Neostigmin besitzt die geringsten Nebenwirkungen dieser Gruppe, insbesondere fehlen zentralnervöse Wirkungen. ▶ **Überdosierung**: Gefahr von Kolik, Darminvaginationen und -rupturen. ▶ **Gegenanzeigen**: Ileus, spastische Kolik (▶ S. 37).

▶ **Anwendungsgebiete** für Laxanzien (außer Parasympathomimetika): Obstipationen, wobei Laxanzien erst dann indiziert sind, wenn sich durch diätetische Maßnahmen, z. B. durch faserreiche Diät, keine Heilungserfolge erzielen lassen. Angezeigt ist der Einsatz von Abführmitteln bei Vergiftungen, Anschoppungskolik, zur Ausscheidung von Bezoaren, zur Vorbereitung von Operationen und diagnostischen Maßnahmen im Darmtrakt, bei anorektalen Beschwerden, zur Herabsetzung der für die Defäkation erforderlichen Bauchpresse bei Vorliegen von Hernien oder nach abdominalen Operationen, teilweise zur Unterstützung einer anthelminthischen Therapie (insbesondere bei der Bekämpfung von Zestoden). Die Anwendung von Laxanzien erfolgt oral oder rektal (vorzugsweise als Klysma). ▶ **Nebenwirkungen:** bei längerfristiger Anwendung können auftreten: Malabsorption, spastische Kolitis, wässrige Diarrhö mit Wasser- und Elektrolytverlusten, insbesondere Kaliumverluste mit der Folge einer sich progressiv entwickelnden Darmatonie, sowie eine reflektorisch verminderte Kolonaktivität nach dem Absetzen der Laxanzien. Die aus diesen Nebenwirkungen resultierende

Darmträgheit und Obstipation nach Beendigung einer Laxanzientherapie sind reversibel und sollen nicht durch eine erneute Gabe von Abführmitteln, sondern mit gezielten Maßnahmen, wie Kaliumzufuhr, behandelt werden. ▶ **Überdosierung:** führt zu Koliken, Flatulenzen und profusen Durchfällen, zu Dehydrationen und Hypokaliämie mit Muskelkrämpfen und -schwäche. ▶ **Gegenanzeigen:** Eine absolute Gegenanzeige für Laxanzien ist ein bestehender Ileus. ▶ **Wechselwirkungen:** Verstärkung der Wirkung von Herzglykosiden durch Kaliummangel bei Langzeitverabreichung und Überdosierung.

Beispiele für Arzneimittel, die als Nebenwirkung zu einer Obstipation führen können, sind Opiate, Eisenpräparate, Antazida, Diuretika, Parasympatholytika, α_2-Agonisten (z.B. Xylazin) oder Antidepressiva.

5.1 Laxanzien mit Reizwirkung auf die Darmmukosa

Diphenylmethanderivate, **Anthrachinone** und **Rizinusöl** wirken nach oraler oder rektaler Gabe als „Kontaktlaxanzien" irritierend auf die Schleimhaut entweder des proximalen Dünndarms oder des Kolons. Eine Resorption findet nur in geringem Umfang statt. Als Folge der Reizwirkung auf die Darmmukosa kommt es über eine Erhöhung von Prostaglandinen und zyklischen Nukleotiden zu einer sekretagogen, hydragogen und antiresorptiven Wirkung mit gesteigerter Elektrolyt- und Flüssigkeitssekretion in das Darmlumen, wobei verschiedentlich gleichzeitig die Glukose- und Natriumresorption reduziert ist. Ferner wird die Darmmotilität, wahrscheinlich durch eine Stimulation des Plexus myentericus, erhöht und dadurch der intestinale Transit beschleunigt. Einige Stunden nach oraler Gabe kommt es zum Abgang weicher bis halbflüssiger Fäzes. ▶ **Anwendungsgebiete:** ▶ S. 231. Wegen ihrer nur mild bis mittelstarken und verzögert eintretenden Wirkung sind diese Laxanzien nicht zur Giftentfernung aus dem Darm geeignet.

Obsolet als Laxanzien sind wegen zu drastischer Wirkung **Crotonöl**, **Podophyllum** und **Bariumchlorid**.

Diphenolische Laxanzien

Diphenylmethanderivate werden nur begrenzt in der Veterinärmedizin eingesetzt. Auf dem Markt sind **Bisacodyl** [Dulcolax (H.M.)] und **Natriumpicosulfat** [Laxoberal (H.M.)] zur oralen und rektalen Anwendung. Das nur bei Schweinen und Primaten wirksame **Phenolphthalein** sowie die Isatinderivate **Phenisatin** und **Oxyphenisatin** sind außer Handel.

Bisacodyl hat eine relativ starke laxierende Wirkung und wirkt bei Hund und Katze in einer Dosierung bis zu 1 mg/kg oral innerhalb von 6–8 Stunden und rektal nach 0,5–1 Stunden. Nach Abspaltung der zur Verbesserung der Magenverträglichkeit an die Phenolgruppen gebundenen Acetatreste im Dünndarm wird Bisacodyl zuerst resorbiert, in der Leber glukuronidiert und biliär wieder in das Duodenum ausgeschieden. Das polare Glukuronid wird praktisch nicht resorbiert und erst im Dickdarm unter Freisetzung des wirksamen Bisacodyls bakteriell gespalten. Dadurch erklärt sich der verzögerte Wirkungseintritt. ▶ **Nebenwirkungen:** Wegen lokal reizender Wirkung auf die Magenschleimhaut sollen oral nur magensaftresistente Darreichungsformen verwendet werden. Rektale Verabreichung kann eine Proktitis auslösen. Überdosierung führt zu profusen Durchfällen und Erbrechen (▶ S. 231).

Die Wirkung von Natriumpicosulfat, einem Schwefelsäureester von Bisacodyl, tritt schon nach 2–4 Stunden ein.

Anthrachinonderivate

Prototyp dieser Gruppe ist das synthetische **Dantron** (1,8-Dihydroxyanthrachinon). Anthrachinone werden auch aus pflanzlichen Glykosiden (Hydroxyanthracen-Glykoside), die in Sennablättern (Inhaltsstoffe **Sennoside A** und **B**) [Depuran N (H.M.)], Rhabarberwurzel (**Rhizoma rhei**), Faulbaumrinde (**Cortex frangulae**) oder Aloeextrakt (Inhaltsstoff: **Aloin**) [Kräuterlax (H.M.)] enthalten sind, durch bakterielle Hydrolyse im Kolon als sogenannte „Emodine" freigesetzt. Über die Wirksamkeit pflanzlicher Glykoside als Abführmittel bestehen nur begrenzte veterinärmedizinische Erfahrungen. ▶ **Dosierung:** Für Sennoside werden bei Hund und Katze Dosen von 0,25–0,35 mg/kg, für Aloe bei Pferden 8–30 g/Tier angegeben. Wegen möglicher genotoxischer Eigenschaften wird die Anwendung bei trächtigen Tieren nicht empfohlen.

Dantron hat in der Veterinärmedizin stark an Bedeutung verloren und ist nicht mehr als Tierarzneimittel im Handel. Für weitere Einzelheiten siehe 6. Auflage dieses Buches.

Rizinusöl

Rizinusöl [**Laxopol** (H.M.)] ist das Triglyzerid der Rizinolsäure, die durch pankreatische Lipasen im Dünndarm freigesetzt wird und dort als anionisches Detergens eine irritierende Wirkung auf die Darmmukosa, möglicherweise über eine Histaminfreisetzung entfaltet. Bei Hunden ist die Wirksamkeit wegen geringer Aktivität der Darmlipasen herabgesetzt. Bei ruminierenden Wiederkäuern besteht keine ausreichende Wirkung. ▶ **Dosierung**: oral: Hund 5–25 ml/Tier; Katze 3–10 ml/Tier; Kälber und Fohlen 25–60 ml/Tier. Da der Wirkort im proximalen Dünndarm liegt, tritt die Wirkung relativ schnell ein: bei kleinen Tieren nach 2–6 Stunden, bei Großtieren nach 12–18 Stunden. Durch die schnelle Ausscheidung ist die Wirkung selbst limitierend. Rizinolsäure wird teilweise resorbiert und wie andere Fettsäuren metabolisiert. ▶ **Nebenwirkungen**: Darmkrämpfe bei hohen Dosen. Rizinolsäure ist ein Histaminliberator und kann insbesondere bei Hunden anaphylaktoide Reaktionen hervorrufen; verringerte Resorption fettlöslicher Vitamine. ▶ **Nebenwirkungen** und **Wechselwirkungen** bei ▶ **Überdosierung** sowie ▶ **Gegenanzeigen**: ▶ S. 231. ▶ **Wartezeiten**: keine.

5.2 Osmotische Laxanzien

Zu dieser Gruppe zählen salinische Laxanzien und Zuckeralkohole. Als **salinische Laxanzien** werden schwer resorbierbare Salze, insbesondere **Magnesiumsulfat** und **Natriumsulfat**, zur Darmreinigung auch **Natriumdihydrogenphosphat-Dihydrat/Dinatriumhydrogenphosphat-12 H_2O** [**Fleet Phosphosoda** (H.M.)] eingesetzt, die nach oraler Gabe zum größten Teil im Darmlumen verbleiben und dort osmotisch Wasser binden. Infolge der Volumenzunahme der Ingesta kommt es durch den Dehnungsreiz auf die Darmwand zu einer Erhöhung der Darmmotilität. Magnesiumsalze scheinen zusätzlich auf die Darmperistaltik über eine Freisetzung von Cholecystokinin zu wirken.

Eine lokale Reizwirkung ist nicht vorhanden. Salinische Laxanzien lösen eine starke und schnell einsetzende Abführwirkung aus, durch die es bei Hund und Katze innerhalb von 2–3 Stunden, bei Pferden in 3–12 Stunden und bei Wiederkäuern nach 12–18 Stunden zum Abgang wässriger Fäzes kommt. ▶ **Anwendungsgebiete**: ▶ S. 231. Salinische Laxanzien sind nur indiziert, wenn eine starke und schnell einsetzende Abführwirkung, z.B. bei Vergiftungen, erforderlich ist. Um zu starke Flüssigkeitsverluste zu vermeiden, sollen keine hypertonen, sondern nur maximal isotone Lösungen verabreicht werden.

▶ **Dosierung**: Magnesiumsulfat-Heptahydrat (Bittersalz) oral: Pferd 0,2 g/kg, andere Tierarten 0,5–1 g/kg als 3,3- bis 3,7%ige (isotone) Lösung in Wasser oder als Anhydrid 1,8%ig [**FX Passage SL** (H.M.)]. **Natriumsulfat-Dekahydrat** (Glaubersalz) oral: alle Tierarten 0,5–1 g/kg als 3,2%ige (isotone) Lösung in Wasser (als Anhydrid 1,4- bis 1,8%ig). Beim Rind soll die erforderliche Dosis fraktioniert verabreicht werden: Erwachsene Rinder erhalten am ersten Tag 80–120 g in 1 l Wasser, an den folgenden Tagen wird nach Wirkung dosiert bis zu einer Gesamtdosis von 500 g/Tier. Die Verabreichung soll zumindest teilweise über die Schlundrinne erfolgen.

Eine wiederholte Verabreichung soll nicht erfolgen. Zur Vermeidung einer Dehydratation ist für ausreichende Flüssigkeitszufuhr zu sorgen. Eine Resorption findet in beschränktem Umfang, bei Magnesiumsulfat bis zu 20% der Dosis, statt. ▶ **Nebenwirkungen**: leichte kolikartige Schmerzen; Gefahr einer sekundären Magendilatation bei Dünndarmobstipationen; Wasser- und Elektrolytverluste, Dehydratation mit Gefahr einer Verstärkung des Schockgeschehens bei Kolik; bei eingeschränkter Nierenfunktion Gefahr einer Hypermagnesiämie mit neurologischen Störungen (Therapie: Calciuminfusion; ▶ S. 180) bzw. Kreislaufbelastung durch resorbiertes Natrium. ▶ **Gegenanzeigen**: Ileus, Anschoppungskolik im Dünndarm, sekundäre Obstipation (Gefahr eines prästenotischen Staus), Dehydratation, Schock, Nieren- und Herzinsuffizienz. ▶ **Wartezeiten**: keine.

Als osmotisch wirksame Laxanzien eignen sich auch die milder wirksamen nicht resorbierbaren **Zuckeralkohole Mannitol** oder **Sorbitol** als

20%iges Klysma (▶ S. 193). Nach rektaler Gabe kommt es schnell zur Auslösung einer Defäkation. Das synthetische Disaccharid **Laktulose** [Bifiteral (H.M.)] kann nicht nur zur Behandlung einer Hyperammonämie und Hepatoenzephalopathie, sondern auch bei chronischen Obstipationen angewendet werden. Laktulose wird in den oberen Darmabschnitten nicht gespalten und nur sehr gering resorbiert. Erst bei seiner mikrobiellen Spaltung in unteren Darmabschnitten entstehen organische Säuren, die über Senkung des pH-Werts des Darmes und durch osmotische Wirkung einen laxierenden Effekt entfalten. ▶ **Dosierung**: Hund und Katze 0,5–2 ml einer 50- bis 65%igen Lösung zweimal täglich oral oder 25 ml/kg einer Verdünnung von 3 Teilen mit 7 Teilen Wasser als Klysma. Pferd: 0,3 ml/kg einer 50%igen Lösung oral, viermal täglich. ▶ **Nebenwirkungen**: Blähungen, bei Durchfällen Dosisreduktion.

5.3 Quellstoffe

Schleimstoffe (Mucilaginosa) sind pflanzliche oder teilsynthetische höhermolekulare Polysaccharide, die wie Ballaststoffe nicht resorbiert werden und die Eigenschaft haben, Wasser unter Bildung von Hydrokolloiden zu binden und dabei aufzuquellen. Voraussetzung ist ausreichendes Vorhandensein von Flüssigkeit. Gute Quelleigenschaften besitzen Ballaststoffe wie geschroteter **Leinsamen**, **Weizenkleie**, **Flohsamen** (Semen Psyllii), **Traganth**, **Agar-Agar** und die teilsynthetischen Quellstoffe **Methyl-** und **Carboxymethylcellulose**. Nach oraler Gabe führen diese Wirkstoffe im Darm durch Quellung zu einer Zunahme des Ingestavolumens. Durch den daraus resultierenden Dehnungsreiz kommt es zu einer Steigerung der Darmperistaltik und einer Verkürzung der Transitzeit.

Unterstützt wird der laxierende Effekt durch die infolge mikrobieller Zersetzung im Dickdarm entstehenden osmotisch wirksamen Abbauprodukte. Die abführende Wirkung ist mild (weiche bis halbflüssige Fäzes) und tritt verzögert erst nach 12–24 Stunden ein. ▶ **Anwendungsgebiete**: ▶ S. 231; vor allem geeignet bei chronischer Obstipation und zur Erleichterung der Defäkation, wenn eine starke Bauchpresse unerwünscht ist; Sandkolik des Pferdes; ungeeignet bei Vergiftungen. Bei Durchfällen kann durch die wasserbindende Wirkung eine begrenzte obstipierende Wirkung erzielt werden. ▶ **Dosierung**: Methyl- und **Carboxymethylcellulose** bei Hund und Katze 0,1 g/kg; Agar-Agar 2–10 g/Tier; mit viel Flüssigkeit eingeben. **Flohsamen** [Mucofalk (H.M.)] aus Samenschalen von Flohwegerich (*Plantago afra*) oder Indischem Flohsamen (*Plantago ovata*) enthält 10–15% Schleimstoffe. Er hat ein höheres Quellvermögen als Leinsamen oder Weizenkleie und kann in Gegenwart von Wasser auf ein Mehrfaches seines Volumens aufquellen. Dosis beim Pferd: 1 g/kg oral. Eine wiederholte Verabreichung ist möglich. ▶ **Nebenwirkungen**: kaum Elektrolytverluste; bei nicht ausreichender Flüssigkeitszufuhr besteht Gefahr eines Obstruktionsileus; Meteorismus. ▶ **Gegenanzeigen**: Ileus; sekundäre Obstipation. ▶ **Wechselwirkungen**: keine bekannt.

Höhermolekulares **Polyethylenglykol** (**Macrogol 3350**) wird zur Behandlung chronischer Obstipationen und bei Koprostase eingesetzt [Movicol (H.M.)]. Dieser hochmolekulare mehrwertige Alkohol besitzt ein ausgeprägtes Wasserbindungsvermögen. Zur oralen Verabreichung werden 13 g Macrogol 3350 in 125 ml Wasser gelöst, das vollständig gebunden wird. Während der Darmpassage erfolgt keine Metabolisierung und nur geringfügige Resorption, sodass die gesamte gebundene Wassermenge ins Kolon gelangt. Dort kommt es durch Hydratisierung und Erweichung der Fäzes und durch Volumenzunahme des Darminhalts zur laxativen Wirkung. Bei Koprostase sind höhere Dosen erforderlich. ▶ **Nebenwirkungen**: abdominale Schmerzen. ▶ **Gegenanzeigen**: Ileus, akut entzündliche Darmerkrankungen. Bei Tieren liegen noch keine therapeutischen Erfahrungen vor.

5.4 Gleitmittel

Nicht resorbierbare Mineralöle (z. B. **Paraffinöl**) und anionische Detergenzien (z. B. **Natriumdioctylsulfosuccinat**) bewirken eine Erhöhung der Gleitfähigkeit und Aufweichung der Fäzes, wodurch es ohne einen Eingriff in den Wasser- und Elektrolythaushalt zu einer erleichterten Defäkation ohne wesentliche Beanspruchung der Bauchpresse kommt. Ähnlich wirkt auch **Glycerol**, das, da es nur aus dem Kolon nicht resorbiert wird, nur rektal als Suppositorium [Glycilax (H.M.)]

oder Klysma in Kombination mit Natriumdioctylsulfosuccinat [**Norgalax** (H.M.)] (s.u.) angewendet wird. ▶ **Dosierung**: als Klysma beim Hund: 3 ml einer 85%igen Lösung. Glycerol regt infolge Schleim- und Wassersekretion in das Darmlumen sekundär auch die Motilität des Rektums an. Die Verträglichkeit ist allgemein gut. Durch Wasserentzug aus dem Gewebe kann es zu lokalen Reizungen kommen.

Paraffinöl

Paraffinöl ist ein Mineralöl, das in dickflüssiger Form (**Paraffinum subliquidum** [**Obstinol M** (H.M.)]) und dünnflüssiger Form [**Paraffinum perliquidum** (V.M.)] oral oder rektal als Darmgleitmittel mit milder laxierender Wirkung angewendet wird, wobei dickflüssigem Paraffinöl der Vorzug zu geben ist. ▶ **Anwendungsgebiete**: ▶ S. 231; insbesondere zur schonenden Stuhlregulierung bei leichteren Obstipationen und zur Erleichterung der Defäkation; Anschoppungskolik; Sandkolik; bei Vergiftungen nur geeignet zur Entfernung lipidlöslicher Gifte und zur Durchbrechung eines enterohepatischen Kreislaufs lipophiler Giftstoffe (z. B. Lindan). ▶ **Dosierung**: oral 0,5–1 ml/kg, bei Pferden bis zu 2 ml/kg über die Nasenschlundsonde; rektal 0,5 ml/kg als Druckklysma. Langzeitverabreichung ist zu vermeiden. Paraffinöl in nicht emulgierter Form wird nur in sehr geringem Umfang resorbiert. ▶ **Nebenwirkungen**: bei oraler Verabreichung Gefahr einer Aspiration und Lipidpneumonie; resorbiertes Paraffin wird regional in Mesenteriallymphknoten abgelagert, wodurch, insbesondere bei längerer Verabreichung, Fremdkörpergranulome entstehen können; Inkontinenz des Analsphinkters; verringerte Resorption fettlöslicher Vitamine; Obstipationsgefahr bei Langzeitverabreichung. Nach Paraffinbehandlung sind nachfolgende chirurgische Eingriffe am Darm erschwert. ▶ **Gegenanzeigen**: Ileus, Erbrechen. ▶ **Wechselwirkungen**: Durch Netzmittel, z. B. durch anionische Detergenzien, wie Natriumdioctylsulfosuccinat, wird der Ölfilm aufgebrochen unter Bildung einer resorbierbaren Paraffinemulsion mit erhöhter Gefahr der Entstehung von Fremdkörpergranulomen im Bauchraum; verminderte Resorption fettlöslicher Vitamine. ▶ **Wartezeiten**: keine.

Natriumdioctylsulfosuccinat

Natriumdioctylsulfosuccinat (**Docusat**) [**Potsilo** (H.M.), **Norgalax** (H.M.)] ist ein anionisches Netzmittel, das aufgrund seiner Detergens-Eigenschaften zu einer Aufweichung der Fäzes nach oraler und rektaler Gabe führt. Der laxierende Effekt ist gering und tritt nach oraler Gabe stark verzögert innerhalb von 24–48 Stunden ein. ▶ **Anwendungsgebiete**: ▶ S. 231 ; insbesondere zur schonenden Darmreinigung und Erleichterung der Defäkation; nicht geeignet bei Vergiftungen. ▶ **Dosierung**: bei Hund und Katze 1–5 mg/kg einmal täglich. ▶ **Nebenwirkungen**: keine. ▶ **Gegenanzeigen**: Ileus. ▶ **Wechselwirkungen**: Verstärkung der Resorption von Paraffinölen (s. o.).

6 Antidiarrhoika

Zur Behandlung von Durchfällen kommt eine Vielzahl unterschiedlicher pflanzlicher und synthetischer Wirkstoffe zum Einsatz, die über
- motilitätshemmende,
- adsorbierende und/oder
- adstringierende und entzündungshemmende sowie
- chemotherapeutische

Wirkungen einen antidiarrhoischen (styptischen) Effekt ausüben sollen. Eine sinnvolle Therapie von Durchfallerkrankungen lässt sich jedoch nur mit einigen wenigen der hierfür eingesetzten Wirkstoffe durchführen. Für die meisten Pharmaka fehlen bis heute, trotz breiten Einsatzes als traditionell angewendete Arzneimittel, schlüssige Beweise ihrer klinischen Wirksamkeit als Antidiarrhoika. Diese negative Einschätzung der Wirksamkeit trifft für die überwiegende Mehrzahl der auf dem Markt befindlichen Tierarzneimittel zur Behandlung von Durchfällen zu, die Adsorbenzien, Adstringenzien oder Parasympatholytika zumeist in wissenschaftlich nicht begründeten und pharmakologisch sinnlosen Kombinationen enthalten.

Grundlegende Therapieprinzipien bei Diarrhöen sind diätetische Maßnahmen sowie ausreichender Elektrolyt- und Flüssigkeitsersatz und Azidoseausgleich möglichst in Form einer oralen Rehydratation (▶ S. 174) oder bei schweren

Exsikkosen durch parenterale Infusionstherapie (▶ S. 168). Häufig sind keine weiteren therapeutischen Maßnahmen erforderlich, da Durchfallerkrankungen in vielen Fällen selbstlimitierend sind. Soweit die auslösenden Ursachen bekannt sind, kann zusätzlich eine kausale, z. B. eine antiinfektiöse oder antiparasitäre Therapie durchgeführt werden. Bei nachgewiesenen bakteriellen Enteritiden kommen insbesondere die nicht resorbierbaren Aminoglykosidantibiotika, Colistin sowie verschiedene Sulfonamide und Darmdesinfizienzien, z. B. Kresole, Acridinderivate, Methenamin oder die obsoleten und beim Hund gefährlichen 8-Hydroxychinoline zum Einsatz. **Grundsätzlich gilt, dass eine antibakterielle Therapie bei Enteritiden selten und nur bei gleichzeitig bestehender Bakteriämie erforderlich ist.** Eine unkritische Anwendung antimikrobiell wirksamer Pharmaka ist bei Diarrhöen wegen verschiedener Nebenwirkungen, wie Störungen der Pansen- und Darmflora, Resistenzselektion oder Mukosaschädigung, z. B. durch Aminoglykosidantibiotika, abzulehnen.

Eine sinnvolle zusätzliche Therapie stellt bei schweren profusen und bei chronischen Durchfällen, vor allem bei sekretorischen Diarrhöen der Einsatz von motilitätshemmenden und antisekretorisch wirkenden Pharmaka dar. Hierzu eignen sich besonders Opioide, wie **Loperamid**. Abgesehen von wenigen Indikationen sind **Parasympatholytika** als Motilitätshemmer bei Durchfallerkrankungen ungeeignet, vielfach sogar kontraindiziert. Eine antisekretorische Wirkung bei viralen oder durch bakterielle Enterotoxine ausgelösten sekretorischen Diarrhöen besitzen Hemmstoffe der Prostaglandinsynthese, wie **Acetylsalicylsäure**, **Indometacin** oder **basisches Wismutsalicylat**, ferner Phenothiazine, z. B. **Chlorpromazin**, und **Somatostatin** über einen Calcium-Calmodulin-Antagonismus, das pflanzliche Alkaloid **Berberin** aus der Berberitze sowie das an peripheren α_2-Adrenozeptoren wirkende **Lidamidin**. Außer Wismutsubsalicylat sind diese Wirkstoffe noch nicht ausreichend für den therapeutischen Einsatz bei Durchfallerkrankungen erprobt. **Glukokortikoide** können bei der spezifischen Indikation der allergischen Formen einer Gastroenteritis angezeigt sein.

Nicht erforderlich bei Durchfällen sind trotz weiter Verbreitung Adsorbenzien (mit Ausnahme bei Vergiftungen) und Adstringenzien als sogenannte „Styptika". Diese Wirkstoffe stoßen auf zunehmende Ablehnung, da bisher kein therapeutischer Wert in kontrollierten Studien nachgewiesen werden konnte. Vielmehr können insbesondere Adsorbenzien mit dem Selbstreinigungsprozess des Darmes interferieren.

6.1 Opioide

Für Opiate konnte gezeigt werden, dass sie eine differenzierte Wirkung auf die verschiedenen Komponenten der Darmmotorik ausüben. Über μ-Opioidrezeptoren im Plexus myentericus des Darmes kommt es zu einer Steigerung der rhythmischen segmentalen Kontraktion sowie des Tonus der Darmmuskulatur und des Analsphinkters, während die propulsive Motorik und damit die orthograde Peristaltik vermindert wird. Dadurch kommt es zu einer Verlängerung der Transitzeit bis hin zur Stase des Darminhalts und zu einer Verlängerung der Kontaktzeit mit der Darmmukosa. Neben diesem regulierenden Effekt auf die Darmmotorik besitzen Opioide noch einen davon getrennt auftretenden antisekretorischen Effekt, der über δ-Opioidrezeptoren vermittelt und durch Morphinantagonisten, wie Naloxon, aufgehoben wird und der für die antidiarrhoische Wirkung der Opioide von wichtiger Bedeutung ist. Durch Eingriff in die Ionentransportvorgänge in der Darmwand werden die Chlorid- und Bicarbonatsekretion und der daran gekoppelte osmotische Wasserfluss in das Darmlumen reduziert. Opioide sind bei sekretorischen Diarrhöen in der Lage, die durch bakterielle Enterotoxine oder durch sekretagoge Hormone (wie Prostaglandine) ausgelöste Erhöhung der Nettosekretion von Elektrolyten und Wasser in eine Nettoresorption umzukehren. Opioide können bei akuten und chronischen, sonst unstillbaren Durchfällen eingesetzt werden. Schon seit langem wurden hierfür **Opiumzubereitungen**, z. B. Opiumtinktur (zusätzlich wirksam über eine Auslösung einer atonischen Obstipation durch das spasmolytisch wirkende Opiumalkaloid Papaverin) oder Codein verwendet. ▶ **Dosierung**: Opiumtinktur bei Hunden und Pferden: (0,1–) 0,4 g/kg. Diese Arzneimittel wurden weitgehend verdrängt durch die spezifisch zur Behandlung von schweren Diarrhöen entwickelten Pethidinabkömmlinge **Diphenoxylat** und dessen Metabolit **Difenoxin**. Diese Opioide gehen nur in geringem Umfang in das ZNS über. Sie weisen aber immer noch ein gewisses Suchtpotenzial auf und werden in Kombination mit Atropin angewendet. ▶ **Dosierung**: für Diphenoxylat beträgt beim Hund 0,075–0,15 mg/kg oral alle 8 Stunden. ▶ **Nebenwirkungen**: gering, gelegentlich Erbrechen und Müdigkeit. ▶ **Gegenanzeigen**: sehr junge Tiere, Ileus.

Der therapeutisch wichtigste Stoff dieser Gruppe ist **Loperamid**, dessen großer Vorteil das praktische Fehlen eines Suchtpotenzials ist.

Loperamid

Das Piperidin-Opioid Loperamid, das strukturelle Ähnlichkeit zu Diphenoxylat aufweist, ist nur als Humanarzneimittel zur oralen Verabreichung [**Imodium N** (H.M.)] auf dem Markt. Loperamid besitzt praktisch kein Suchtpotenzial mehr, da diese Verbindung eine intakte Blut-Hirn-Schranke kaum überwinden kann, wahrscheinlich weil Loperamid ein gutes Substrat für die MDR-1-Gen-exprimierte P-Glykoprotein-Effluxpumpe in den Endothelzellen der Hirnkapillaren ist und dadurch schnell wieder aus dem Gehirn heraustransportiert wird. Ferner wird Loperamid umfangreich in der Leber metabolisiert, sodass durch diesen „First-Pass-Effekt" die systemischen Blutspiegel nach oraler Gabe niedrig bleiben. Loperamid reichert sich in der Darmwand an und bewirkt dort über Opioidrezeptoren eine ausgeprägte Sekretionshemmung und Regulierung der Darmmotorik bei Diarrhöen. ▶ **Anwendungsgebiete**: akute und chronische Diarrhöen jeglicher Genese, insbesondere sekretorische Diarrhöen. Der Einsatz sollte jedoch auf die Behandlung schwerer profuser Durchfälle beschränkt werden, die nicht selbstlimitierend und sonst unstillbar sind. Veterinärmedizinische Erfahrungen liegen bisher bei Hunden und begrenzt auch bei Pferden vor. Erfahrungen bei der Neugeborenendiarrhö fehlen (s.u.). ▶ **Dosierung**: Hund, Katze oral 0,08 mg/kg als Initialdosis, dann 0,04 mg/kg nach jedem ungeformten Kotabgang, maximal bis zu 0,16 mg/kg pro Tag. Bei Katzen und kleinen Hunden ist wegen genauerer Dosierbarkeit die Tropfenform zu bevorzugen. Für Pferde werden 0,04–0,1 mg/kg zwei- bis viermal täglich angegeben. Loperamid wird nach oraler Gabe nur in geringem Umfang resorbiert. Es unterliegt einem umfangreichen First-Pass-Effekt und enterohepatischen Kreislauf und wird fast vollständig über die Fäzes ausgeschieden. Die Eliminationshalbwertszeit liegt beim Menschen im Bereich von 7–15 Stunden. ▶ **Nebenwirkungen**: gering, insbesondere fehlen unerwünschte zentrale Opioidwirkungen. Gelegentlich können abdominale Schmerzen, Mundtrockenheit und Müdigkeit auftreten, bei länger dauernder Anwendung kann sich ein paralytischer Ileus entwickeln. Die Anwendung sollte auf wenige Tage beschränkt werden. ▶ **Überdosierung**: führte bei Kleinkindern zu zentralen morphinartigen Wirkungen mit Somnolenz, Atemdepression, Hypotonie und Krämpfen (**Antidot**: Naloxon). Bei bestimmten Hunderassen, wie Collies, Australian Shepherds oder Shetland Sheepdogs, bei denen relativ häufig Subpopulationen mit einem genetischen Defekt des P-Glykoprotein-Transporters vorkommen, können bereits in therapeutischen Dosen diese zentralnervösen Intoxikationserscheinungen auftreten. ▶ **Gegenanzeigen**: Stenosen im Darmtrakt, Ileus; wegen der negativen Erfahrungen bei Kleinkindern sollten auch junge Tiere nicht mit Loperamid behandelt werden (**Cave**: Neugeborenendiarrhö); eine Anwendung bei akuten bakteriellen Enteritiden sollte möglichst vermieden werden, da Loperamid die Verweildauer von Bakterien und Enterotoxinen im Darm verlängert und den Selbstreinigungsprozess des Darmes stört. ▶ **Wechselwirkungen**: bei gleichzeitiger Einnahme von Wirkstoffen wie Chinidin, Verapamil oder Ketoconazol, die die P-Glykoprotein-Effluxpumpe hemmen, kann es zu Atemdepression kommen.

6.2 Parasympatholytika

Durch die anticholinerge Wirkung atropinähnlicher Wirkstoffe kommt es zu einer Senkung des Tonus der Darmmuskulatur, wobei diese Wirkung vor allem bei Vorliegen spastischer Zustände ausgeprägt ist. Parasympatholytika sind deshalb gut geeignet zur Beseitigung von Magen-Darm-Spasmen, insbesondere von kolikartigen Zuständen, wobei hierfür zur Verminderung von Nebenwirkungen z.B. nicht **Atropin**, sondern nicht ZNS-gängige quaternäre Amine wie **Butylscopolamin**, **Prifiniumbromid** oder das nicht mehr als Fertigarzneimittel verfügbare **Benzetimid** vorzuziehen sind (▶ S. 38). Wegen ihrer motilitätshemmenden und antisekretorischen Wirkung werden Anticholinergika vielfach auch als Antidiarrhoika eingesetzt, z. B. Atropin, **Scopolamin** oder Benzetimid. ▶ **Anwendungsgebiete,** bei denen eine ausreichende antidiarrhoische Wirkung zu erwarten ist, sind jedoch nur Durchfälle, ausgelöst durch einen erhöhten Parasympathikotonus, z. B. psychogener Ursache, nach Überdosierung von Parasympathomimetika oder bei Vergiftungen mit Organophosphaten und Carbamaten. ▶ **Dosierung,** ▶ **Nebenwirkungen** und weitere Einzelheiten ▶ S. 39.

> Soweit nicht stark schmerzhafte abdominale Krämpfe auftreten, sind bei der Vielzahl der anderen Diarrhöformen Parasympatholytika nicht indiziert, da sie aus folgenden Gründen wirkungslos sind oder sogar kontraindiziert sein können:

(1) Bei Diarrhöen liegt vielfach nicht eine Erhöhung, sondern bereits eine Herabsetzung von Motorik und Tonus der Darmmuskulatur vor. (2) Parasympatholytika haben, anders als Opioide, keine differenzierte Wirkung auf die Darmmotorik. Vielmehr setzen sie unspezifisch den Tonus der Darmmuskulatur und des Analsphinkters herab und hemmen sowohl die rhythmische segmentale Kontraktion als auch die propulsive Motorik und die bei Pferd und Katze ausgeprägte retrograde Peristaltik im Kolon. Die anticholinerge Wirkung führt zur Bildung eines „offenen Darmrohrs", wodurch die Transit- und Kontaktzeit des Darminhalts noch weiter herabgesetzt und das Durchfallgeschehen trotz der antisekretorischen Wirkung noch verstärkt werden kann. Parasympatholytika stellen deshalb nur in den oben genannten Ausnahmefällen eine sinnvolle Therapie bei Durchfallerkrankungen dar, sodass für ihren Einsatz eine strenge Indikationsstellung erforderlich ist.

6.3 Adsorbenzien

Adsorbenzien finden eine breite Anwendung als unspezifisch wirkende Agenzien bei unkomplizierten Durchfallerkrankungen. Als Wirkungsprinzip wird eine unspezifische oder auch spezifische Adsorption von schädlichen Substanzen im Gastrointestinaltrakt, z. B. von Bakterien, Bakterientoxinen, Giftstoffen oder lokal reizenden Stoffen, an die nicht resorbierbaren Adsorbenzien angenommen. Folgende Wirkstoffe, die sich insbesondere bezüglich ihrer Adsorptionskapazität unterscheiden, finden als intestinale Adsorbenzien bei allen Tierarten häufig als Kombination untereinander Anwendung:

- **Aktivkohle** [Kohle-Compretten (H.M.), **Kohle-Pulvis** (H.M.); **Sanosorb** (V.M.) in Kombination mit anderen Adsorbenzien] ist ein stark wirksames Universaladsorbens für nicht ionisierte Verbindungen. ▶ **Anwendungsgebiete:** Adsorption von Giften (▶ Kap. U), zweifelhafte Wirkung bei der enteralen Bindung von Bakterientoxinen. ▶ **Dosierung:** bei Vergiftungen ▶ Kap. U.
- **Kaolin** (Aluminiumsilikat, Bolus alba, weißer Ton) [**Sanosorb** (V.M.) in Kombination mit anderen Adsorbenzien] wird häufig mit dem Mucilaginosum **Pektin**, einer aus Schalen von Äpfeln oder Zitrusfrüchten gewonnenen Polygalakturonsäure, im Verhältnis von 20 g Kaolin plus 4,5 g Pektin in 100 ml Wasser kombiniert. Sie sind in Diätfuttermitteln zur unterstützenden Behandlung von Durchfallerkrankungen enthalten. ▶ **Dosierung:** 1–2 ml/kg der o. g. Lösung aus Kaolin und Pektin alle 4–6 Stunden. Für diese Mischung wird eine nicht belegte adsorbierende, adstringierende, schleimhautschützende und wasserbindende Wirkung im Darmtrakt angenommen. Bei alkalischem pH-Wert findet wieder eine teilweise Desorption statt. Kaolin erwies sich als wirkungslos zur Bindung des *E.-coli*-TS-Enterotoxins.
- **Attapulgit** (Magnesium-Aluminium-Silikat) und **Bentonit** (kolloidales Aluminiumtrisilikat) wirken qualitativ und quantitativ ähnlich wie Kaolin.
- **Siliziumdioxid** ist ein noch stärkeres Adsorbens als Aktivkohle und in Kombination mit anderen Wirkstoffen in verschiedenen Durchfallmitteln enthalten [**Entero-Teknosal VET** (V.M.); **Sanosorb** (V.M.) in Kombination mit anderen Adsorbenzien]. ▶ **Anwendungsgebiete:** als Adsorbens bei Vergiftungen; Wirkung bei Diarrhö ist nicht belegt. ▶ **Dosierung:** In Kombination mit anderen Adsorbenzien (z. B. Aktivkohle) liegen die Dosen im

Bereich von 0,5 g/kg, wobei für Tiere keine exakten Dosierungen ermittelt wurden.
- **Wismutsalze** (Bismutsalze) und verschiedene andere Adstringenzien wirken zusätzlich noch schwach adsorptiv. Die für eine ausreichende Adsorption erforderlichen hohen Dosen können im Falle von Wismutsubsalicylat für Katzen toxisch sein.
- **Huminsäuren** [Dysticum (V.M.), **Humocarb formuliert** (V.M.)] sind aus Humus, Torf, Moor und Braunkohle gewonnene Polykondensate von Polyhydroxycarbonsäuren. Diese sauer reagierenden polyvalenten Huminstoffe bilden Komplexe mit unterschiedlichen chemischen Stoffen und Toxinen und eignen sich ähnlich wie Aktivkohle als Universaladsorbenzien bei Vergiftungen. ▶ **Dosierung:** bei Durchfallerkrankungen und Vergiftungen 0,5–1 g/kg in 20- bis 30%iger wässriger Suspension zweimal täglich über drei bis fünf Tage.

Für keines dieser Adsorbenzien konnte bisher in klinisch kontrollierten Versuchen der eindeutige Beweis einer therapeutischen Wirksamkeit bei Durchfallerkrankungen erbracht werden. Durch ihre flüssigkeitsadsorbierende Wirkung können sie jedoch die Fäzeskonsistenz verbessern. Diese rein symptomatische Wirkung führt zu einer Verfestigung der Fäzes und zu einer Abnahme der Häufigkeit des Kotabsatzes, was von den Tierhaltern subjektiv als angenehm empfunden wird. Die Grunderkrankung bleibt aber unbeeinflusst. So ist z. B. das häufig verwendete Adsorbens Kaolin nicht in der Lage, die intestinalen Wasser- und Elektrolytverluste zu verringern oder die Krankheitsdauer bei Durchfällen zu verkürzen. Nach Feststellung der Weltgesundheitsorganisation sind Adsorbenzien nicht von Nutzen zur Behandlung einer akuten Diarrhö. Behandlung von Durchfallerkrankungen ist deshalb keine begründete **Indikation** für Adsorbenzien. Gerechtfertigt ist der Einsatz von Aktivkohle bei Vergiftungen. Das häufig vorgebrachte Argument, dass Adsorbenzien als Antidiarrhoika zumindest keine Nebenwirkungen aufweisen, ist nicht schlüssig, da diese Wirkstoffe mit dem Selbstreinigungsprozess des Darmes interferieren, eine längere Verweildauer von Bakterien und Toxinen im Darm bewirken und ferner auch protektive Substanzen, wie Enzyme und Magensäure, adsorbieren. Weiterhin kommt es zu ▶ **Wechselwirkungen** mit anderen gleichzeitig oder kombiniert oral verabreichten Arzneimitteln, die ebenfalls adsorbiert und damit wirkungslos werden können. ▶ **Wartezeiten:** keine.

6.4 Adstringenzien

Eine Vielzahl der als Antidiarrhoika eingesetzten Tierarzneimittel enthalten eines oder mehrere Adstringenzien zumeist in Kombination mit anderen Wirkstoffen. Der vermeintliche antidiarrhoische Effekt wird zurückgeführt auf die Eigenschaft von adstringierend wirkenden pflanzlichen Gerbstoffen oder von Schwermetallsalzen und -ionen, durch oberflächliche Denaturierung von Proteinen die obere Epithelschicht der Darmschleimhaut ohne Zelltod mit einer Koagulationsdeckschicht zu verfestigen. Dadurch soll es zu Schleimhautschutz, Sekretionsminderung, Blutstillung und verringerter Resorption toxischer Stoffe kommen. Adstringenzien sollen im Darm auch eine antimikrobielle Wirkung entfalten. Zusätzlich zur adstringierenden Wirkung besitzen verschiedene Wirkstoffe auch adsorptive Eigenschaften. Die beschriebenen adstringierenden Eigenschaften sind z. B. für Wismut-, Aluminium- oder Zinkverbindungen bei äußerlicher Anwendung zur Verschorfung von Wunden und bei Verbrennungen belegt. Demgegenüber ist bisher nicht nachgewiesen, dass Adstringenzien auch im Darm, insbesondere unter den Bedingungen einer Diarrhö, in den angewendeten Dosierungen einen ausreichenden und therapeutisch sinnvollen Effekt entfalten, und es konnte für die Wirkstoffe noch nicht der Beweis einer klinischen Wirksamkeit bei Durchfallerkrankungen in kontrollierten Studien erbracht werden. Der therapeutische Wert von Adstringenzien zur Behandlung akuter Diarrhöen ist deshalb, ebenso wie für die Adsorbenzien, als zweifelhaft zu beurteilen. Die Anwendung dieser Wirkstoffe kann heute, trotz des relativ geringen Nebenwirkungspotenzials, nicht mehr als rational begründete antidiarrhoische Therapie angesehen werden. Eine Ausnahme scheint basisches Wismutsalicylat zu sein, das eine gewisse antidiarrhoische Wirkung besitzt, die wahrscheinlich durch die entzündungs- und sekretionshemmende Anti-Prostaglandin-Wirkung des Salicylatanteils und weniger durch das Wismution bedingt ist. Neben verschiedenen pflanzlichen Gerbstoffen (eingeteilt in hydrolysierbare Gerbstoffe, wie Gallotannin und Elagitannine, kondensierte Gerbstoffe, wie Proanthocyanidine sowie komplexe Gerbstoffe) aus Frauenmantelkraut, Tormentillwurzelstock, Eichenrinde, Rathaniawurzel, Hamamelisblättern und Blaubeeren werden in traditionell angewendeten, sogenannten „Durchfallmitteln" insbesondere folgende Adstringenzien, vielfach in Kombination, bei verschiedenen Tierarten angewendet:

- **Tannin** (Gerbsäure) [**Reto** (V.M.), **Durchfallpulver N** (V.M.)] oder sein Komplex mit Albumin [**Tannalbin** (H.M.)] wird z.B. beim Hund und Pferd in Dosen von 10–20 mg/kg, bei Bedarf bis zu viermal täglich oral (Hund bis 2 g/Tier, Pferd bis 25 g/Tier) verabreicht. ▸ **Dosierung:** Die angegebenen Dosierungen sind klinisch nicht ausreichend belegt, sollen aber verschiedentlich den Schweregrad von Diarrhöen verringert haben. Tannin wird nach Umwandlung in Gallussäure teilweise resorbiert. ▸ **Überdosierungen:** sind zu vermeiden und können gastrointestinale Reizungen und zentrilobuläre Lebernekrosen hervorrufen. ▸ **Wartezeiten:** keine.
- **Kolloidales Silber** hat neben einer adstringierenden Wirkung auch noch eine in niedrigsten Konzentrationen auftretende antimikrobielle (oligodynamische) Wirkung, für die jedoch nicht bewiesen ist, dass sie auch unter den im Darm herrschenden Bedingungen auftritt. ▸ **Dosierung:** Die empfohlenen Dosierungen für Durchfallerkrankungen unterliegen erheblichen Schwankungen von 0,3–5 mg/kg jeweils 2- bis 5-mal täglich oral. ▸ **Nebenwirkungen:** Silber wird kaum resorbiert und besitzt bei oraler Anwendung keine systemischen, sondern nur lokal reizende Nebenwirkungen im Gastrointestinaltrakt.
- **Wismut(Bismut-)salze** wie basisches Wismutsalicylat, -gallat oder -nitrat sind nur noch als basisches Bismutnitrat in Humanarzneimitteln zur oralen Anwendung im Handel [**Angass** (H.M.)]. Sie besitzen adstringierende und schwach adsorbierende Eigenschaften. Nur für **Wismutsalicylat** (Bismutsubsalicylat) konnte eine prophylaktische Wirkung bei enterotoxinbedingten Diarrhöen sowie eine Abschwächung der Symptome bestehender Diarrhöen gezeigt werden. Von Bedeutung für diese Wirksamkeit scheint das im Darm durch Spaltung unter Bildung von Wismutcarbonat entstehende Natriumsalicylat zu sein, das durch Prostaglandinsynthesehemmung antiinflammatorisch und antisekretorisch wirken kann. ▸ **Dosierung:** Die hierfür erforderlichen Dosen liegen jedoch mit 60 mg/kg ungefähr dreimal höher als die üblichen empfohlenen Dosierungen. Basisches **Wismutnitrat** wirkt keimtötend auf *Helicobacter pylori*, der bei Mensch, Hund und Schwein auf der Magen-Darm-Schleimhaut vorkommen und rezidivierende Gastritis sowie Magen- und Duodenalulzera verursachen kann. Dosen von 10 mg/kg zweimal täglich werden bei Mensch und Hund in Kombination mit lokaler Antibiose (z.B. durch Amoxicillin, Clarithromycin oder Metronidazol) und Säuresekretionshemmung durch Omeprazol zur Eradikation und Verhinderung von Rezidiven eingesetzt (▸ S. 219). ▸ **Nebenwirkungen:** bei kurzzeitiger oraler Gabe keine außer eine Schwarzfärbung der Fäzes. Wismut kann neurotoxische Erscheinungen auslösen, die Sicherheitsbreite ist allerdings groß, da basische Wismutsalze kaum resorbiert werden. Die Salicylatfraktion wird jedoch in messbarem Umfang resorbiert. Wismutsubsalicylat sollte deshalb bei Katzen nur mit Vorsicht und nicht in höheren Dosierungen angewendet werden.
- **Aluminiumhydroxidbissalicylat** soll oral bei Durchfällen adsorbierend sowie nach Spaltung im alkalischen Milieu adstringierend und über den Salicylatanteil entzündungswidrig wirken. Entsprechende Wirkungsnachweise fehlen jedoch. Bei den empfohlenen hohen Dosierungen können eine nicht unerhebliche Salicylatresorption und daraus resultierende Unverträglichkeitserscheinungen nicht ausgeschlossen werden. Wegen nicht belegter Wirkung bei nicht auszuschließendem Risiko sollte basisches Aluminiumsalicylat nicht mehr als Antidiarrhoikum eingesetzt werden.

6.5 Arzneimittel zur Behandlung einer Colitis ulcerosa

Eine große Bedeutung in der Therapie und Rezidivprophylaxe von Colitis ulcerosa besitzt neben Glukokortikoiden das nicht-steroidale Antiphlogistikum **5-Aminosalicylsäure** (5-ASA, **Mesalazin**). Die Wirksamkeit beruht auf lokalen antiinflammatorischen Effekten an und in der Dickdarmschleimhaut durch Hemmung der Bildung von Entzündungsmediatoren, Unterdrückung der Chemotaxis und Abfangen zytotoxischer Sauerstoffradikale. Eine systemische Wirkung ist für dieses Anwendungsgebiet nicht erforderlich und auch nicht erwünscht. Therapeutische Erfahrungen bei Kolitis und Colon irritabile sind für Hund, Katze und begrenzt für Pferde vorhanden. Wirkungsvoraussetzung ist, dass eine ausreichend hohe Menge 5-ASA den Dickdarm erreicht. 5-ASA würde normalerweise nahezu vollständig im oberen Dünndarm resorbiert. Um die bei dieser Indikation nicht erwünschte Resorption zu minimieren, werden entweder retardierte galenische Formulierungen von Mesalazin mit magensaftresistentem Überzug eingesetzt, die den Wirkstoff erst in den unteren Abschnitten des Dünndarms freigeben [**Salofalk** (H.M.)], oder die nur gering resorbierbaren Prodrugs **Sulfasalazin** und **Olsalazin** verwendet, bei denen es sich um Azoverbindungen handelt, aus denen 5-ASA erst im Dickdarm durch mikrobielle Spaltung der Azo-Bindung freigesetzt wird. Während bei retardierten Mesalazinpräparaten pH-abhängig noch bis zu 50 % der 5-ASA resorbiert werden und im Harn erscheinen, beträgt die Bioverfügbarkeit nach oraler Gabe von Sulfasalazin < 25 % und von Olsalazin bei Mensch und Pferd nicht mehr als 2–5 %. Diese Prodrugs erreichen somit zum größten Teil bzw. nahezu vollständig den Wirkungsort, an dem 60–80 % der 5-ASA z. B. aus Sulfasalazin freigesetzt werden. Nur ca. 20 % der freigesetzten 5-ASA werden aus dem Kolon resorbiert, partiell wird sie in der Darmwand zu N-Acetyl-5-ASA metabolisiert. Der Hauptanteil der 5-ASA wird mit den Fäzes ausgeschieden.

Sulfasalazin

Sulfasalazin ist eine über eine Azo-Brücke verknüpfte Verbindung aus Salicylsäure und Sulfapyridin (Salazosulfapyridin). Sie steht als Humanarzneimittel z. B. in Form von magensaftresistenten Tabletten [**Azulfidine** (H.M.); **Colo-Pleon** (H.M.)] zur Verfügung. Nach oraler Gabe wird diese Verbindung im Dickdarm mikrobiell in 5-ASA und das gut resorbierbare Sulfonamid Sulfapyridin gespalten, das renal ausgeschieden wird und für die therapeutische Wirkung ohne Bedeutung ist. ▶ **Anwendungsgebiete**: bei Hund und Katze: akute und chronische Formen der idiopathischen, granulomatösen, ulzerösen und eosinophilen Kolitis, Colon irritabile; beim Pferd: unterstützend bei Typhlocolitis. ▶ **Dosierung**: 20–40 mg/kg zweimal täglich beim Hund und 20–25 mg/kg zweimal täglich bei der Katze über 2–4 Wochen. Eine längere Behandlung mit reduzierter Dosis (10–15 mg/kg zweimal täglich) ist möglich. Bei Entzündung des Colon descendens und Proktitis Anwendung als Suppositorien oder als Klysma mit 3–50 ml/Hund bzw. 3–8 ml/Katze einmal täglich. ▶ **Nebenwirkungen**: gelegentlich Inappetenz und Erbrechen, bei Hunden vereinzelt Keratoconjunctivitis sicca; Blutbildschäden sind möglich; reversible Oligospermie; allergische Hautreaktionen. ▶ **Gegenanzeigen**: Überempfindlichkeit gegen Sulfonamide und Salicylate, strenge Indikationsstellung bei Katzen und bei trächtigen Tieren sowie bei eingeschränkter Leber- und Nierenfunktion. ▶ **Wechselwirkungen**: Beeinträchtigung der intestinalen Resorption von Digoxin und Folsäure, Verdrängung von anderen Wirkstoffen (z. B. Cumarine, Methotrexat, Phenylbutazon, Salicylate, Thiaziddiuretika, Phenytoin) aus der Plasmaproteinbindung durch den Sulfonamidanteil. Gleichzeitige Gabe von Antibiotika kann durch Störung der Darmflora die mikrobielle Spaltung im Dickdarm und damit die Wirksamkeit herabsetzen.

Olsalazin

Olsalazin [**Dipentum** (H.M.)] ist das Natriumsalz der Azodisalicylsäure, in der zwei Moleküle 5-ASA über eine Azo-Bindung verknüpft sind. 5-ASA dient hierbei als sein eigener Carrier, und bei der Spaltung im Dickdarm werden zwei Moleküle 5-ASA freigesetzt. Dadurch und aufgrund der geringeren Resorption im Dünndarm können mit niedriger Dosis im Kolon höhere Wirkstoffspiegel als mit Sulfasalazin erreicht werden. Ein weiterer Vorteil ist die geringere Nebenwirkungsrate, da kein weiteres Trägermolekül anfällt, das wie der Sulfonamidanteil in Sulfasalazin zu einer systemischen Belastung führt. Die pharmakokinetischen

Wirkungsvoraussetzungen einer praktisch fehlenden Resorption von Olsalazin und einer umfangreichen 5-ASA-Freisetzung in unteren Darmabschnitten sind bei Mensch und Pferd belegt. ▶ **Anwendungsgebiete**: s. Sulfasalazin. ▶ **Dosierung**: Hund 10–20 mg/kg, Pferd 10 mg/kg jeweils zweimal täglich. ▶ **Nebenwirkungen**: in den ersten Behandlungstagen aufgrund einer sekretagogen Wirkung transiente Durchfälle und gastrointestinale Beschwerden. ▶ **Gegenanzeigen**: Überempfindlichkeit gegen Salicylate; strenge Indikationsstellung bei trächtigen und säugenden Tieren sowie bei stark eingeschränkter Leber und Nierenfunktion. ▶ **Wechselwirkungen**: Verminderung der Wirkung von Furosemid, Spironolacton und Rifampicin, Verstärkung der Gefahr von gastrointestinalen Blutungen nach Glukokortikoiden sowie von unerwünschten Wirkungen von Methotrexat und der blutzuckersenkenden Wirkung von Sulfonylharnstoffen.

6.6 Probiotika

Als probiotisches Arzneimittel ist zur oralen Anwendung bei Kälbern ein *E.-coli*-Hydrolysat aus dem definierten apathogenen *Escherichia-coli*-Stamm Nissle 1917 zugelassen [Ponsocol (V.M.)]. ▶ **Anwendungsgebiete**: Prophylaxe von Durchfällen bei neugeborenen Kälbern. Dieser *E.-coli*-Stamm wurde aus dem menschlichen Darm isoliert und soll seine probiotische Wirkung dadurch entfalten, dass er eine Überwucherung der Darmflora mit Krankheitserregern verhindert, ihnen der Zutritt zum Darmepithel verwehrt wird und damit ihre Haftung, Vermehrung und Penetration nicht mehr stattfinden kann. Die Wirkung des *Escherichia-coli*-Stamm Nissle 1917 wird zurückgeführt auf seine Fähigkeit, gut an der Darmwand zu haften, antimikrobielle Substanzen gegen pathogene Keime zu bilden, kurzkettige Carbonsäuren zu produzieren, die Motilität und Durchblutung des Kolons anzuregen und im Kolon ein anaerobes Milieu zu fördern. Der Bakterienstamm ist genetisch stabil, nicht enteroinvasiv und zeigte bisher keine Toxinbildung oder pathogenen Eigenschaften. ▶ **Dosierung**: pro Tier 15 ml einer Lösung mit ca. 10^8 KBE/ml (KBE: koloniebildende Einheiten) einmal täglich vor der Fütterung. ▶ **Nebenwirkungen**: sehr große therapeutische Breite, bis zum 1000-Fachen der vorgesehenen Dosierung sind ohne unerwünschte Wirkungen verträglich. ▶ **Wechselwirkungen**: antimikrobiell wirksame Arzneimittel mit Wirkung gegen gramnegative Erreger können die Wirkung einschränken. ▶ **Wartezeiten**: 0 Tage.

7 Antiadiposita

Als Antiadiposita (Abmagerungsmittel) sind für Hunde die Wirkstoffe **Dirlotapid** und **Mitratapid** zugelassen. Diese Wirkstoffe sind Hemmstoffe des mikrosomalen Trigylzerid-Transport-Proteins (MTP). Die Wirkung beruht in erster Linie auf einer lokalen MTP-Hemmung in Enterozyten, wodurch der Aufschluss von Triglyceriden und die Resorption von Fettsäuren, Monoglyceriden und Cholesterin aus den Nahrungsfettmizellen blockiert wird. Es kommt zu einer Trigylceridakkumulation in den Darmzellen mit verringerter Bildung und Freisetzung von Lipoproteinen (Chylomikronen) in die Blutbahn. Durch diesen primär lokalen Effekt kommt es zu vermehrter Freisetzung von Peptid YY und Glukagon-like-Peptid 1 aus dem Darm, die indirekt im Hypothalamus Sättigungsgefühl und Appetitminderung auslösen. Daraus und aus der verminderten Fettresorption kommt es zu geringerer Futteraufnahme und Gewichtsabnahme, wobei der Effekt vom Fettgehalt des Futters abhängig ist und nach sechs Monaten Behandlung zu einem durchschnittlichen Gewichtsverlust von 18–20 % führen kann. ▶ **Anwendungsgebiete**: Unterstützung der Behandlung von Übergewicht und Fettleibigkeit bei erwachsenen Hunden als Teil eines umfassenden Maßnahmenkatalogs zur Gewichtsreduzierung mit geeigneter Ernährungsumstellung (restriktive Fütterung) und vermehrter körperlicher Betätigung.

Grundsätzlich sollte vor der Anwendung von MTP-Inhibitoren abgewägt werden, ob die erwünschte Gewichtsreduktion nicht durch diätetische Maßnahmen und vermehrte körperliche Aktivität allein erreicht werden kann.

Dirlotapid

Dirlotapid [**Slentrol** (V.M.)] ist für Hunde als Lösung zum Eingeben zugelassen. ▸ **Anwendungsgebiete**: s.o. ▸ **Dosierung**: Initialdosis 0,05 mg/kg einmal täglich oral. Nach zwei Wochen Verdopplung der Dosis, nach vier Wochen und im weiteren monatliche Dosisanpassung nach dem Umfang des Gewichtsverlusts. Liegt die Gewichtsreduktion < 3 % im Vergleich zum Vormonat, kann die Dosis um 50 % erhöht werden (Höchstdosis 1 mg/kg pro Tag). Übersteigt der Gewichtsverlust 12 %, sollte die Dosis um 25 % reduziert werden. Die Behandlungsdauer beträgt 12 Monate. Dirlotapid wird nach oraler Gabe schnell resorbiert und hauptsächlich über die Fäzes ausgeschieden. Die Plasmaproteinbindung beträgt > 99 %. Bei längerfristiger Verabreichung kommt es zu einer vorübergehenden Kumulation. ▸ **Nebenwirkungen**: vor allem im ersten Behandlungsmonat kann es transient zu Lethargie, Anorexie und Durchfall kommen. Bei Auftreten dieser Nebenwirkungen sollte die Dosis erforderlichenfalls reduziert werden. Die ALT kann sporadisch ohne weitere Anzeichen einer Leberschädigung ansteigen. Nach Behandlungsende kann es wieder zu schneller Gewichtszunahme kommen, wenn die Futtermenge nicht ausreichend reduziert wurde und kein geeignetes Ernährungs- und Bewegungsprogramm durchgeführt wird. ▸ **Überdosierung**: bei dem Zehnfachen der zugelassenen Höchstdosis von 1 mg/kg pro Tag kommt es zu Erbrechen, Durchfall und erhöhten AST und ALT-Werten, die nach Absetzen spontan verschwinden. ▸ **Gegenanzeigen**: Leberfunktionsstörungen; nicht bei trächtigen und laktierenden Hündinnen anwenden; bei Zuchttieren sollte eine Nutzen-Risiko-Abwägung durchgeführt werden. Nicht anwenden bei Tieren mit Schilddrüsenunterfunktion oder M. Cushing und bei Katzen. ▸ **Wechselwirkungen**: die Resorption fettlöslicher Vitamine ist verringert. **Anwendersicherheit**: Haut- und Augenkontakt meiden; versehentliche Aufnahme kann für Kleinkinder und Schwangere gesundheitsschädlich sein.

Mitratapid

Mitratapid [**Yarvitan** (V.M.)] ist für Hunde als Lösung zum Eingeben zugelassen. ▸ **Anwendungsgebiete**: s.o. ▸ **Dosierung**: 0,63 mg/kg einmal täglich oral für 21 Tage, anschließend 14 Tage behandlungsfreies Intervall gefolgt von einer zweiten Behandlungsphase für drei Wochen. Die Verabreichung erfolgt zusammen mit dem Futter. Die Pharmakokinetik ist ähnlich wie bei Dirlotapid. ▸ **Nebenwirkungen**: s. Dirlotapid, Während der Behandlung dosisabhängig abfallende Globulin-, Albumin-, Gesamtprotein-, Calciumkonzentrationen, verringerte Aktivität der alkalischen Phosphatase und Hyperkaliämie bilden sich innerhalb von zwei Wochen nach Behandlungsende zurück. ▸ **Überdosierung**: bei drei- bis fünffacher Überdosierung kommt es zu weichen bis flüssigen Fäzes, Erbrechen, Salivation, Anorexie, starker Gewichtsabnahme, Abmagerung, Dehydratation und blassen Schleimhäuten. ▸ **Gegenanzeigen**: s. Dirlotapid; Hunde unter 18 Monate. ▸ **Wechselwirkungen**: s. Dirlotapid.

M Desinfektionsmittel

R. Kroker

In der Tiermedizin besitzt die Desinfektion eine größere Bedeutung als in der Humanmedizin, da insbesondere die Verbreitung von Krankheitserregern in Tierbeständen zu verhindern ist, Infektionsherde zu eliminieren und Ansteckungswege vom Tier zum Menschen zu beseitigen sind. Ohne ausgedehnte Desinfektionsmaßnahmen ist die moderne Tierhaltung nicht möglich. Die Verminderung von Krankheitserregern wird entweder durch physikalische oder chemische Verfahren vorgenommen. Physikalische Verfahren wie Hitze, UV- oder γ-Strahlen spielen bei der Sterilisation von Instrumenten, Verbandmaterial etc. eine Rolle. Die leichter durchführbare chemische Desinfektion dient der Wasser-, Kadaver-, Fäkalien-, Stall-, Praxisraum- und Instrumentendesinfektion. Daneben werden Haut- und Schleimhautdesinfektionen durchgeführt.

Folgende Anforderungen sind an Desinfektionsmittel zu stellen:

- schnelle und sichere Abtötung von Krankheitserregern
- breites Wirkungsspektrum gegen Bakterien (einschließlich Sporen), Viren, Pilze und Parasiten
- die Anwendungskonzentration darf für Tier und Mensch nicht toxisch sein
- gute lokale Gewebeverträglichkeit bei fehlender Systemtoxizität (nach akzidenteller Aufnahme)
- Unschädlichkeit gegenüber den zu desinfizierenden Gegenständen
- schneller Abbau in der Umwelt
- niedriger Preis

Die Voraussetzung erfüllt weder ein Einzelstoff, noch die überwiegend als fixe Kombinationen angebotenen Präparate. In ▶ Tab. 27 sind die verwendeten Stoffe u. a. mit Einsatzgebieten aufgelistet. Daraus geht hervor, dass Tuberkelbakterien und Sporen (Milzbrand, Rauschbrand, Pararauschbrand)

▶ Tab. 27 Als Desinfektionsmittel verwendete Einzelstoffe bzw. Stoffgruppen.

Stoff/Handelspräparat	Wirkungsspektrum	Wirkmechanismus	Anwendungsbereich
Alkohole/Ethanol 70% Satinazid	Bakterien (inkl. Tuberkelbakterien), bedingt Viren	Proteindenaturierung	Haut, Hände (60–80%)
Aldehyde/Formaldehydlösung DAB (35–37%)	Bakterien (inkl. Tuberkelbakterien), Viren, Pilze, bedingt Sporen	Reaktion mit freien Aminogruppen von Proteinen (denaturierend)	Flächen, Räume (3%ig), Instrumente (Glutardialdehyd)
Phenolderivate/Kodan-Tinktur Septikal	Bakterien (inkl. Tuberkelbakterien), Pilze, bedingt Viren	Denaturierung von Proteinen, Schädigung der Zellmembran	Haut, Räume, Flächen, Ausscheidungen, Instrumente
Detergenzien (Ampholyte, Invertseifen)/Tego 103 S, Quartamon	Bakterien, Pilze	Schädigung der Zellmembran	Haut, Hände
Halogene (Jod, Chlor)/Betaisodona, Jodo-Muc, Chloramin T	Bakterien, Pilze, bedingt Viren und Sporen	Hemmung verschiedener Enzyme	Ausscheidungen, Wasser (Chlor), Haut (Jod)

nur bedingt und im Falle von Sporen nicht sicher abgetötet werden. Kleine hüllenlose Viren, wie das MKS-Virus, sind in der Regel widerstandsfähiger als solche mit Hülle (Schweinepest, Pockenvirus). Problematisch ist auch die Bekämpfung von Kokzidienoozysten und Spulwurmeiern. Aufgrund der Bedeutung der Desinfektion im veterinärmedizinischen Bereich hat die Deutsche Veterinärmedizinische Gesellschaft Richtlinien zur Prüfung von chemischen Desinfektionsmitteln geschaffen, deren Erfüllung Voraussetzung zur Aufnahme in die Desinfektionsliste der DVG ist. Die Veröffentlichung der laufend fortgeschriebenen Listen erfolgt u. a. im Deutschen Tierärzteblatt. Die ▶ Tab. 28 zeigt Auszüge aus der 12. Liste. Desinfektionsmittel haben außerdem zur antiseptischen lokalen Behandlung von Wunden und Ulzera sowie Körperhöhlen eine Bedeutung.

Nachfolgend werden summarisch einige Desinfektionsmittel bezüglich ihrer pharmakologischen Eigenschaften vorgestellt.

▶ **Tab. 28** Hinweise zur Auswahl von Desinfektionsmitteln (mod. nach 12. Desinfektionsliste der DVG).

Name	Wirkstoffe	anzuwendende Konzentration und Einwirkungszeit		
		Bakterizidie	Fungizidie	Viruzidie
ANTIBAC	Aldehyde	1% 2 Stunden	1% 1 Stunde	1% 1 Stunde
Calgonit sterizid 1,0	Aldehyde	2% 1 Stunde	2% 2 Stunden	2% 2 Stunden
CIRCOSEPT neu	verschiedene Aldehyde	2% 2 Stunden	2% 1 Stunde oder 1,5% 2 Stunden	2% 2 Stunden
JEME®-ODES B1 (nur bis Mitte 2008 auf dem Markt)	Aldehyde	1% 2 Stunden	1% 2 Stunden	1% 2 Stunden
Lysovet®V 1 (nur bis Mitte 2008 auf dem Markt)	Aldehyde	1% 2 Stunden	1% 2 Stunden	1% 2 Stunden
Rodasept® (nur bis Mitte 2008 auf dem Markt)	Aldehyde			
DIVOSAN SD	quartäre Ammoniumverbindungen, Aldehyde	3% 2 Stunden	6% 2 Stunden	2% 2 Stunden
FINK-Antisept T	quartäre Ammoniumverbindungen, Aldehyde	3% 2 Stunden	6% 2 Stunden	2% 2 Stunden
Fordesin®	Aldehyde, quartäre Ammoniumverbindungen	2% 2 Stunden	2% 2 Stunden	
Almaseptica Desinfektion F 21	Aldehyde, kationische Tenside	3% 2 Stunden	3% 2 Stunden	3% 1 Stunde
TEGO® vet	Aldehyde, quartäre Ammoniumverbindungen	2% 2 Stunden	2% 2 Stunden	
VENNO-VET 1	organische Säuren, Alkohol, Tenside	2% 2 Stunden	1% 1 Stunde	1% 2 Stunden

Desinfektionsmittel

▶ **Tab. 28** Fortsetzung.

Name	Wirkstoffe	anzuwendende Konzentration und Einwirkungszeit	
		antiparasitäre Wirkungen	
		Wurmeier	Kokzidien
Calgonit sterizid P 24	Kresole	2% 2 Stunden	4% 2 Stunden
Dessau DES SPEZIAL N	Kresole	2% 2 Stunden	4% 2 Stunden
ENDOSAN FORTE S NEU	Kresole	2% 2 Stunden	4% 2 Stunden
JEME®-OKOK5	Phenolverbindungen, Schwefelkohlenstoff, Chloroform	5% 2 Stunden	5% 2 Stunden
		Tuberkulozidie	
ORGANOSEPT NEU	organische Säuren	4% 4 Stunden oder 5% 2 Stunden	
NOACK–DES ENDO	Kresole	6% 2 Stunden oder 4% 3 Stunden	
NEOPREDISAN 135-1	Kresole	6% 2 Stunden oder 4% 3 Stunden	

1 Oxidationsmittel

Diese Verbindungen setzen entweder direkt oder indirekt **reaktive Sauerstoffspezies** frei, deren hohe Reaktivität zu oxidativen Veränderungen von Zellbestandteilen von Mikroorganismen führt.

Wasserstoffperoxid

Anwendung als 1- bis 3%ige Lösung. Über Freisetzung von naszierendem Sauerstoff durch Katalasen desinfizierende Wirkung auf Wunden, wobei durch die starke Schaumbildung auch eine mechanische Reinigung erfolgt. Nicht bei Taschenwunden verwenden, da sonst die Gefahr einer Gasemphysembildung besteht. Der Nachteil liegt in der kurzen Wirkungsdauer.

Kaliumpermanganat

Anwendung als 0,1- bis 1%ige Lösung. Es desinfiziert und adstringiert durch oxidative Wirkung. 1%ige Lösung nur zum Betupfen von Wunden, da sonst Verätzungsgefahr besteht.

2 Halogene

Halogene wirken wahrscheinlich über **Enzymhemmungen** keimtötend.

Chlor

Chlorgas reagiert mit Wasser unter Bildung von Salzsäure und unterchloriger Säure, wobei letztere unter Abgabe von Sauerstoff zu Salzsäure zerfällt. Aufgrund dieser Eigenschaften dient es zur Wasserdesinfektion, obwohl es aufgrund seiner starken schleimhautreizenden Eigenschaften an Bedeutung verloren hat. Zur Schwimmbaddesinfektion beispielsweise wird die Anwendung von Ozon bevorzugt.

Hypochlorite

Hypochlorite sind Salze der unterchlorigen Säure. Diese wird im sauren Milieu freigesetzt. Lösungen von Hypochloriten (z. B. Dakin-Lösung) wirken **keimtötend** und lösen nekrotisiertes Gewebe, aber auch Blutgerinnsel, auf. Das Calciumsalz

(**Chlorkalk**) wird zur Fäkalien- und Kadaverdesinfektion verwendet.

Jod
Anorganische Jodverbindungen

Anorganische Jodverbindungen in Form von wässrigen [**Lugol-Lösung** konz. (V.M.)] oder alkoholischen Lösungen gehören zu den äußerst wirksamen **Haut-** und **Schleimhautdesinfektionsmitteln**. Sie werden insbesondere bei der intrauterinen **Sterilitätsbehandlung** infolge von Endometritiden und Pyometren bei Rind und Pferd angewendet. Aber auch die **topische** Behandlung bakterieller und fungaler Hautinfektionen ist zu erwähnen. Ihre Verwendbarkeit wird durch die **starke lokale Reizwirkung** begrenzt. Auch auf die Gefahr von **Jodallergien** muss verwiesen werden. Als Komplex mit Nonoxinol wird Jod als sog. Dipmittel verwendet [**Gelstadip forte** (enthält Nonoxinol-Jodkomplex), **Ujosan conc.** (V.M.)]. Die Behandlung erfolgt nach dem Melkvorgang, wobei ca. ein Drittel der Zitze in die Gebrauchslösung (verfügbare Jodkonzentration 21%) eingetaucht werden soll. Dies dient der Mastitisprophylaxe. Demzufolge gelten diese Produkte als Arzneimittel. Bei bestimmungsgemäßer Anwendung (z.B. Reinigung der Zitzen vor dem Melken) verändert sich die physiologische Jodkonzentration der Milch nicht. ▸ **Wartezeiten:** 0 Tage.

3
Jodophore

Komplexe von elementarem Jod mit neutralen Polymeren, die eine verzögerte Freisetzung von Jod bewirken. Gebräuchlich sind Verbindungen mit Polyvinylpyrrolidon, das sogenannte Povidon-Jod [**Eudip**, **Calgodip forte** (V.M.)]. In beiden findet sich ca. 10% verfügbares Jod. Bei Verdünnung um den Faktor 10 treten bakterizide und fungizide Wirkungen auf, wobei aber nur 80–90% der Bakterienpopulation erfasst wird. Die Wirkung hält nur 1–6 Stunden an und ist geringer als die von 1%iger Jodtinktur oder 0,5%iger Chlorhexidinlösung. Auf die Gefahr einer Jodallergie und Schilddrüsenfunktionsstörung nach längerer Anwendung ist zu achten.

4
Alkohole

Einwertige aliphatische Alkohole als 60- bis 80%ige Lösungen wirken **proteinfällend** und **keimtötend**. **Ihre Wirksamkeit nimmt mit steigender Kettenlänge ab.** Sporen werden nicht erfasst. Neben **Ethanol** haben noch **n-Propanol** und **Isopropanol** praktische Bedeutung, wobei die Händedesinfektion und die Sprühdesinfektion von Geräten und Gegenständen zu nennen sind. Mehrwertige Alkohole wie 1,2-Propylenglykol und Triethylenglykol werden gelegentlich als Aerosole zur Luftdesinfektion verwendet.

5
Aldehyde

Aldehyde wirken stark **proteindenaturierend** und keimtötend. Das häufig **verwendete Formaldehyd** weist aber auch starke gewebsreizende und ätzende Eigenschaften auf.

Glutaraldehyd ist verträglicher und wird zur Instrumentendesinfektion eingesetzt.

6
Phenol-Derivate

Phenole wirken proteindenaturierend und erhöhen die Permeabilität der Zellmembranen. Aufgrund der letztgenannten Wirkung begründet sich die relativ hohe Toxizität beim Tier, die auch aufgrund des guten Penetrationsvermögens zu neurotoxischen Wirkungen (Hypothermie, Krämpfe, Atemlähmung) und Nierenschäden führen kann. Besonders empfindlich sind Katzen und Fische, da bei diesen Spezies Schlüsselenzyme zur Entgiftung dieser Verbindungen durch Konjugation mit Glucuronsäure fehlen.

Thymol, Kresol, Chlorphenole, Hexachlorophen

Diese Verbindungen sind alkylierte, arylierte oder halogenierte Derivate, deren keimtötende Wirkung größer als die des Phenols ist, während die systemische Toxizität reduziert ist.

7
Tenside

Tenside sind asymmetrisch aufgebaut, und je nach Ladung des hydrophoben Anteils werden sie in **anionische** und **kationische Tenside** eingeteilt. Wenn der Anteil kationischer und anionischer Ladungen gleich ist, spricht man von **Ampholyten**. Diese Stoffe penetrieren in Zellmembranen und schädigen diese. Sie denaturieren außerdem Proteine.

Kationische Tenside
Diese auch als Invertseifen bezeichneten Verbindungen [z. B. **Dobendan** (H.M.)] wirken bakterizid und fungizid, zeigen aber gegenüber Sporen und Mykobakterien keine Wirkung. Als Anwendungsgebiete sind Instrumenten- und Händedesinfektion zu nennen.

Anionische Tenside
Aufgrund ihrer schwach desinfizierenden Wirkung werden sie nur als Reinigungsmittel verwendet.

Ampholyte
Ampholyte sind hautverträglicher als Invertseifen und zeichnen sich durch ein breiteres Wirkungsspektrum aus.

8
Guanidin-Derivate
Chlorhexidin
Als 0,1- bis 0,2 %ige Lösung angewendet, zählt dieses Biguanid zu den wichtigsten chirurgischen Desinfektionsmitteln [**Chlorhexamed** (H.M.)]. Außer Viren werden grampositive und -negative Bakterien (die teilweise resistent sind) sowie Pilze erfasst. Nach sehr schnellem Wirkungseintritt persistiert der Wirkstoff lange auf Haut und Schleimhaut und wird durch die Gegenwart von Blut und Eiter nicht beeinflusst. Bei längerer Anwendung können Kontaktdermatitis und Photosensibilisierung ausgelöst werden. Von Nachteil ist auch die Verfärbung von Zähnen und Mundschleimhaut beim Einbringen in die Mundhöhle.

9
Sonstige Desinfektionsmittel
Hexetidin
Aufgrund eines Eingriffs im Thiaminstoffwechsel besitzt Hexetidin [**Hexoral** (H.M.)] in 0,1 %iger Lösung eine breite bakterizide, fungizide und teilweise viruzide Wirkung, wobei aber *Proteus* und *Pseudomonas* spp. kaum erfasst werden. Es wirkt rasch und gewebsschonend und haftet lang auf Schleimhäuten (bis 12 Stunden). Von Nachteil ist, dass keine Sporen erfasst werden und die Wirksamkeit in Anwesenheit von organischem Material wie Eiweiß eingeschränkt wird.

N Pharmaka zur Behandlung und Verhütung bakterieller Infektionen

R. Kroker

1 Einleitung

1.1 Begriffsbestimmung

Nach Art ihrer Anwendung werden diese Arzneimittel in
- Desinfektionsmittel,
- Antibiotika und
- Chemotherapeutika unterteilt.

Dabei dienen **Desinfektionsmittel** (▶ Kap. M) zur Bekämpfung pathogener Erreger (auch Parasiten, Viren und Pilze) außerhalb des Tierkörpers, die auf Gebrauchsgegenständen, Ausscheidungen und in Stallungen vorhanden sind oder sich auf der Haut bzw. zugänglichen Schleimhäuten (z. B. Mund) befinden. Im Gegensatz zu Desinfektionsmitteln können Antibiotika und Chemotherapeutika systemisch verabreicht werden, um Infektionserreger im Tierkörper zu bekämpfen.

Antibiotika sind Stoffe, die von Pilzen oder Bakterien produziert werden und das Wachstum von Bakterien hemmen (bakteriostatische Wirkung) oder diese abtöten (bakterizide Wirkung). **Chemotherapeutika** sind synthetisch hergestellte Stoffe mit vergleichbarer Wirkung.

Zwischen beiden Gruppen wird nicht streng unterschieden, da häufig Antibiotika chemisch verändert werden (z. B. Aminopenicilline).

Zur Vereinfachung wird im Text nur der Begriff Antibiotika verwendet.

1.2 Therapiegrundsätze und Auswahlkriterien

Der Einsatz von Antibiotika erfordert immer eine exakte Diagnose, basierend auf klinischer Untersuchung und erforderlichenfalls weiterführenden labordiagnostischen Untersuchungen, Immunstatus der Tiere, epidemiologischen Aspekten und sonstigen Erfahrungen und Kenntnissen.

Wenn eine bakterielle Infektionserkrankung festgestellt, der Erreger aber noch nicht eindeutig identifiziert ist und aufgrund der Schwere der Erkrankung eine sofortige Behandlung erforderlich ist, kann der Tierarzt mit der Behandlung beginnen, ohne dass mikrobiologische Befunde (durch Erregeridentifizierung, Antibiogramm) vorliegen müssen. Aber auch in diesem Falle sind fachlich nachvollziehbare klinische Befunde und diagnostische Maßnahmen erforderlich (▶ Abb. 11).

Vor Beginn der Behandlung mit einem Antibiotikum sollte eine mikrobiologische Diagnostik mit Erregeridentifizierung und Antibiogramm in angemessenem Umfang eingeleitet werden. Dies ermöglicht eine gezielte Weiterbehandlung bei Therapiewechsel, falls mit dem zuerst ausgewählten Antibiotikum nicht der gewünschte Behandlungserfolg erreicht wird (▶ Abb. 11).

Wirkungsmechanismus

Antibiotika haben innerhalb der Bakterien spezifische Angriffspunkte, wobei entweder
- das Wachstum der Bakterien gehemmt wird

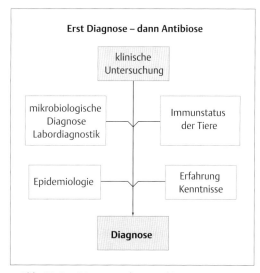

▶ Abb. 11 Erst Diagnose – dann Antibiose.

oder durch Schädigung essenzieller Strukturen wie z. B. der Zellwand
- die Bakterien abgetötet werden.

Die hemmende Wirkung wird als **Bakteriostase** bezeichnet, wobei die so in ihrem Wachstum gestörten Bakterien dann durch körpereigene Abwehrmechanismen eliminiert werden müssen.

Bakterizid wirkende Stoffe führen bei ausreichender Konzentration am Wirkort und ausreichender Wirkdauer zu einem Absterben der Bakterien.

Zur Veranschaulichung der Angriffspunkte von Antibiotika muss der morphologische Aufbau der Bakterienzelle berücksichtigt werden. **Grampositive Bakterien** weisen sehr dünne äußere und innere Zellmembranen auf, wobei die nicht in der Säugetierzelle vorkommende Mureinschicht sehr ausgeprägt ist. Diese Mureinschicht besteht aus Proteoglykanen und verleiht der einem großen osmotischen Druck ausgesetzten Bakterienzelle physikalische Stabilität. **Gramnegative Bakterien** besitzen eine weitere äußere Membran mit selektiver Permeabilität und eine dünne Mureinschicht.

Prinzipiell können die Wirkungsmechanismen der Antibiotika in acht Kategorien eingeteilt werden:

Bakterizide Wirkungen:
- Lysis der Bakterienzelle durch direkte Interaktionen mit Lipidregionen der Zellmembran: Polypeptidantibiotika
- Synthesestörung des Peptidoglykangerüstes der Bakterienzelle mit Lysis: β-Laktame, Vancomycin
- Angriff auf zelluläre Makromoleküle durch reaktive Intermediärprodukte: Nitrofurane, Nitroimidazole
- Hemmung der Funktion von Nukleinsäuren entweder durch Hemmung der DNA-abhängigen RNA-Polymerase: Ansamycine oder durch Hemmung des DNA-Supercoilings oder der DNA-Synthese: Chinolone

Bakteriostatische Wirkungen:
Bakteriostatische Wirkungen entfalten sich auf verschiedenen Ebenen der Proteinsynthese. Während dieses Prozesses werden die in der m-RNA enthaltenen genetischen Informationen in eine korrespondierende Peptidkette übersetzt (Translation). Die dazu benötigten aktivierten Aminosäuren transportiert die t-RNA zu den Kodons der m-RNA, wo das Enzym Peptidylsynthase die Quervernetzung der Aminosäuren katalysiert.
- Angriff auf die 30s-Untereinheit des Ribosoms durch Hemmung des Andockens des t-RNA-Aminosäurekomplexes: Tetracycline
- Interaktion mit der 30s-Untereinheit mit Ablesefehlern an der m-RNA, wodurch unkorrekte Aminosäuren eingebaut werden und „Nonsense"-Proteine entstehen: Aminoglykoside. Sie wirken auch über nicht ganz geklärte Prozesse bakterizid.
- Interferenz mit der Peptidyltransferase und ihren Substraten und mit der Translokation eines neugebildeten Aminosäure-t-RNA-Komplexes: Chloramphenicol, Makrolide, Lincosamide
- Beeinflussung des Bakterienstoffwechsels bei der essenziellen Bildung von Folsäure bzw. Purinen: Sulfonamide, Diaminopyrimidine wie Trimethoprim

Auswahlkriterien für ein geeignetes Antibiotikum

Das geeignete Antibiotikum ist aufgrund folgender Kriterien auszuwählen: Die Wahl erfolgt nach größtmöglicher Übereinstimmung mit den Auswahlkriterien (▶ Tab. 29).

Dazu sind Auswahlkriterien für Antibiotika genannt und den jeweiligen Wirkstoffen zugeordnet. Der Wirkstoff, der die größte Übereinstimmung mit den Auswahlkriterien aufweist, sollte bevorzugt werden. Können zur Behandlung einer bakteriellen Infektion mehrere Antibiotika eingesetzt werden, ist nach Möglichkeit das Antibiotikum mit dem schmalsten Spektrum, der größten therapeutischen Breite und, falls erforderlich, mit einer guten Gewebegängigkeit auszuwählen.

Ist die Immunabwehr beeinträchtigt, zum Beispiel bei septikämischen Prozessen oder durch die Behandlung mit immunsuppressiven Pharmaka, so ist bei der Wahl der Therapie zu beachten, dass bakterizid wirkende Antibiotika eingesetzt werden. Bakteriostatisch wirkende Antibiotika können in diesem Fall keine ausreichende Keimreduktion garantieren.

▶ Tab. 29 Eigenschaften der für Tiere zugelassenen Antibiotika (aus: Leitlinien für den sorgfältigen Umgang mit antimikrobiell wirksamen Tierarzneimitteln. Dt. Tierärzteblatt 48. Jhg., Nov. 2000).

Wirkstoffgruppen/ Wirkstoffe (Beispiele)	Spektrum	therapeutische Breite	Besonderheiten	Wirktyp	Pharmakokinetik: Gewebegängigkeit
Aminoglykoside					
Apramycin Gentamicin Kanamycin Neomycin Spektinomycin Streptomycin, Dihydrostreptomycin	gramneg. z. T. grampos.	system. Anwendung: gering, orale/lokale Anwendung: mittel	Neurotoxizität, Ototoxizität, Nephrotoxizität	bakterizid	gering
Amphenicole					
Chloramphenicol	grampos. + gramneg.	mittel		bakteriostatisch	groß
Florfenicol		groß		bakteriostatisch	
Ansamycine					
Rifamycin	grampos.	groß		bakterizid	
β-Laktame					
Penicilline:					
Aminopenicilline (Ampicillin, Amoxicillin)	grampos. + gramneg.		Allergiepotenzial bes. Benzylpenicillin		
Amoxicillin + Clavulansäure	grampos. + gramneg. + β-Laktamasebild.				
Benzylpenicillin	grampos. + Pasteurellen	groß		bakterizid	mittel
Cloxacillin, Oxacillin	grampos.				
Cephalosporine:					
frühe Generation (z. B. Cefacetril, Cephalexin)	grampos. + (gramneg.)		Kreuzallergie möglich zwischen β-Laktamen		
neuere Generation (z. B. Cefoperazon, Ceftiofur, Cefovecin Cefquinom)	grampos. + gramneg. + β-Laktamasebildner				

▶ **Tab. 29** Fortsetzung.

Wirkstoffgruppen/ Wirkstoffe (Beispiele)	Spektrum	therapeutische Breite	Besonderheiten	Wirktyp	Pharmakokinetik: Gewebegängigkeit
Fluorchinolone					
Danofloxacin Difloxacin Enrofloxacin Marbofloxacin Orbifloxacin Ibofloxacin	grampos. + gramneg. + Mykoplasmen	groß	potenziell gelenkschädigend beim Jungtier	bakterizid	groß
Fusidinsäure					
	grampos.	groß		bakteriostatisch	groß
Lincosamide					
Clindamycin Lincomycin	grampos. + Mykoplasmen	mittel	gastrointestinale Störungen	bakteriostatisch	groß
Makrolide					
Erythromycin Spiramycin Tylosin Tilmicosin Tulathromycin Tylvalosin Gamithromycin	grampos. + Pasteurellen + Mykoplasmen	mittel	parenteral: lokale Reizungen möglich	bakteriostatisch	groß
Pleuromutiline					
Tiamulin Valnemulin	grampos. + Mykoplasmen	groß	Unverträglichkeit mit Ionophoren	bakteriostatisch	groß
Polypeptidantibiotika					
Colistin Polymixin B	gramneg.	system. Anwendung: gering, orale/lokale Anwendung: mittel	lokale Reizungen möglich Neurotoxizität	bakterizid	gering
Bacitracin	grampos.	mittel (nur zur lokalen Anwendung)			

▶ Tab. 29 Fortsetzung.

Wirkstoffgruppen/ Wirkstoffe (Beispiele)	Spektrum	therapeutische Breite	Besonderheiten	Wirktyp	Pharmakokinetik: Gewebegängigkeit
Sulfonamide					
Sulfadiazin, Sulfadoxin, Sulfadimidin u. a.	grampos. + gramneg.	mittel	potenziell nephrotoxisch	bakteriostatisch	mittel
Kombination mit Trimethoprim			Schockgefahr bei i.v. Anwendung	bakterizid	
Tetracycline					
Tetracyclin Chlortetracyclin Oxytetracyclin Doxycyclin	grampos. + gramneg. + Mykoplasmen + Chlamydien	mittel	parenteral: lokale Reizungen möglich	bakteriostatisch	groß

Dosiswahl – Einfluss der Pharmakokinetik und -dynamik

Die Höhe und die Dauer der antibakteriellen Wirkspiegel am Infektionsort hängen – in Abhängigkeit von der Dosierung – von den pharmakokinetischen Eigenschaften des Antibiotikums ab. Die Gewebegängigkeit und damit die erreichbaren Gewebespiegel können sich erheblich unterscheiden: So besitzen z. B. Wirkstoffe aus den Gruppen der Aminoglykosid- und Polypeptidantibiotika ein geringes scheinbares Verteilungsvolumen (V_D), sodass sie nur begrenzt in Gewebe und in die Zellen übergehen und dort unter Umständen keine ausreichend hohen Wirkstoffkonzentrationen erreichen können. Antibiotika mit einem hohen V_D können Gewebespiegel erreichen, die die Blutspiegel übersteigen (z. B. Fluorchinolone, Makrolidantibiotika, Amphenicole).

Um die therapeutische Wirkung zu sichern, ist die Kenntnis sehr wichtig, ob das betreffende Antibiotikum zeit- oder konzentrationsabhängige Wirkungen zeigt (▶ Abb. 12, ▶ S 254). **Konzentrationsabhängig** bedeutet, dass die Wirksamkeit vom Erreichen einer ausreichend hohen Spitzenkonzentration abhängig ist (▶ Abb. 12 (1)). Diese Eigenschaften besitzen u. a. Fluorchinolone und Aminoglykoside (▶ Tab. 30). Bei den **zeitabhängig** wirkenden Antibiotika ist die Zeitspanne entscheidend, innerhalb derer die Wirkstoffkonzentration im Zielgewebe ausreichend weit oberhalb der **minimalen Hemmkonzentration (MHK)** des zu bekämpfenden bakteriellen Erregers liegt (übrige derzeit verwendete Antibiotika) (▶ Abb. 12 (2), ▶ Tab. 30).

Diese Eigenschaften werden durch folgende Beziehungen beschrieben:
konzentrationsabhängig:
- c_{max}/MHK
  c_{max} = maximale Konzentration

  Forderung:
- c_{max}/MHK > 10
  Quotient AUIC = AUC/MHK
  AUC = Fläche unter der Kurve (Plasmaspiegel)

  Forderung:
- AUIC > 125 (gramnegative Erreger)
- AUIC > 30 – 40 (grampositive Erreger)

Zur Berechnung der zu erreichenden Plasmaspiegel kann entweder die c_{max} oder die AUC herangezogen werden, wobei die o. g. Werte erreicht oder überschritten werden sollen.

Bei zeitabhängigen Antibiotika müssen die Dosishöhe und das -intervall so gewählt werden, dass für einen möglichst langen Zeitraum der relevante MHK-Wert nicht unterschritten wird (▶ Abb. 12).

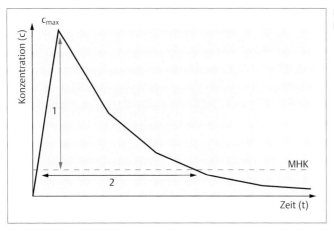

▶ **Abb. 12** Konzentrations- (1) und zeitabhängige (2) Wirkungen von Antibiotika.

▶ **Tab. 30** Pharmakodynamische Klassifizierung von Antibiotika in Bezug auf mögliche Dosierungsschemata und klinische Wirksamkeit.

Antibiotikum pharmakodynamische Kenngrößen	Dosierungshinweise
konzentrationsabhängige Wirkung mit verlängerten PAE	
Aminoglykoside Fluorchinolone Streptogramine	maximale c_{max} $c_{max} >$ MHK
zeitabhängige Wirkung mit kurzen oder ohne PAE	
β-Laktame Makrolide* Lincomycine/Clindamycin Oxazolidinone	maximale Expositionszeit t > MHK oder MBK
zeitabhängige Wirkung mit persistenten PAE	
Makrolide (Azithromycin, Tulathromycin) Ketolide Tetracycline Vancomycin	maximale Tagesdosen t > MHK oder MBK

*außer neuerer Makrolide, Abkürzungen: s. Text.

Weitere wichtige Parameter stellen sogenannte postantibiotische Effekte (PAE) dar. Fluorchinolone, aber auch Aminoglykoside weisen auch nach Absinken der Wirkstoffkonzentrationen unter die MHK-Werte über einen längeren Zeitraum wachstumshemmende Effekte gegenüber Bakterien auf.

Deswegen kann die Klassifizierung der Antibiotika wie in ▶ Tab. 30 dargestellt erweitert werden.

Aus diesen Eigenschaften kann sich ergeben, dass entgegen früheren Vorschlägen, bei denen sich Dosierungsintervalle ausschließlich nach der Halbwertszeit orientieren, eine einmalige Tagesdosis (z. B. Fluorchinolone) ausreichend sein kann.

Wirkungsspektrum

Das Wirkungsspektrum eines Antibiotikums gibt an, welche Erregerart durch die Substanz in ihrem Wachstum gehemmt oder abgetötet wird. Werden von einem Antibiotikum sowohl grampositive als auch gramnegative Bakterien erfasst, spricht man von einem Breitspektrum-Wirkstoff. Bei der Auswahl der Wirkstoffklasse muss sichergestellt sein, dass mit dem gewählten Wirkstoff die an der Infektion beteiligten Erreger sicher erfasst und gehemmt bzw. abgetötet werden.

Wirkstoffe mit einem schmalen Spektrum sind gegenüber Breitspektrumantibiotika im Grundsatz zu bevorzugen, da somit eine geringere Beeinflussung der physiologischen Keimflora und ein geringerer Selektionsdruck auf kommensale Keime erfolgt.

Die therapeutische Breite macht eine Aussage zur Sicherheit des Präparates bei seiner therapeutischen Anwendung. Es wird die Dosis-Wirkung der erwünschten und unerwünschten Wirkungen in ein Verhältnis gesetzt.

Für die Sicherheit in der klinischen Anwendung ist es entscheidend, ab welchem Verhältnis von Überdosierung zu Dosierung mit schwerwiegenden

Nebenwirkungen zu rechnen ist. Je größer der Quotient Überdosierung/Dosierung ist, umso größer ist die therapeutische Breite und damit der Abstand zwischen therapeutischer Dosis und der Dosis, ab der mit solchen Nebenwirkungen zu rechnen ist. Bei Antibiotika mit einer geringen therapeutischen Breite (≤ 2) können bereits bei geringfügiger Überdosierung bis zum Doppelten der therapeutischen Dosis schwerwiegende Nebenwirkungen auftreten. Die therapeutische Breite wird in Sicherheitsstudien an den Zieltierarten ermittelt, bei denen das Präparat in einer mehrfachen der zugelassenen Dosierung und über einen längeren als den zugelassenen Behandlungszeitraum auf mögliche Nebenwirkungen geprüft wird. Hierfür sind neben den Wirkstoffcharakteristika auch formulierungsspezifische bzw. präparatspezifische Eigenschaften (besonders lokale Verträglichkeit) von Bedeutung.

Kombinationen von Antibiotika

Bei perakut verlaufenden oder bei von Mischinfektionen hervorgerufenen Erkrankungen (z. B. Septikämien) können Antibiotika kombiniert werden. Die mit der Nutztierhaltung bei Krankheitsausbrüchen einhergehenden ökonomischen Risiken haben dazu geführt, dass bei fehlender Erregeridentifikation eine Vielzahl von fixen Kombinationen auf dem Markt sind oder waren, deren Zusammensetzungen häufig gegen prioritäre Regeln der Kombinationstherapie verstoßen.

Dabei können die folgenden unerwünschten Interaktionen auftreten:
1. Die Kombinationspartner heben sich in ihren therapeutischen Einzelwirkungen auf oder reduzieren diese.
2. Die Kombination verstärkt toxische Wirkungen der Einzelsubstanzen.
3. Eine neue unerwartete Wirkungsqualität tritt auf.

Die unter 1. geschilderte unerwünschte Interaktion kann durch physikochemische, pharmakokinetische oder pharmakodynamische Interaktionen eintreten. Kombinationen bakterizid und bakteriostatisch wirkender Antibiotika schließen sich generell aus, da eine Hemmung des Bakterienwachstums die Aktion bakterizider Wirkstoffe blockiert. Die daraus resultierende Wirkungsminderung begünstigt die Zunahme mehrfach resistenter Erreger. Die Kombination potenzieller Allergene kann darüber hinaus die Sensibilisierungsgefahr erhöhen. Weiterhin kann es zu additiven Organtoxizitäten führen, die Diagnosestellung erschweren und das Auftreten von Superinfektionen begünstigen. Sinnvolle Kombinationen erhöhen die bakterielle Aktivität, erweitern additiv das Wirkungsspektrum, verzögern die Resistenzentwicklung und reduzieren die Toxizität eines Kombinationspartners, indem dessen Dosis gesenkt werden kann. Unter diesen Voraussetzungen können beispielsweise folgende Kombinationen empfohlen werden:
- Sulfonamide und Diaminopyrimidine, aufgrund der Sequenzialeffekte im Bakterien- bzw. Protozoenstoffwechsel
- die Kombination zweier bakterizid wirksamer Antibiotika
- β-Laktam-Antibiotika und Aminoglykoside, durch die erhöhte Membranpenetration der Aminoglykoside
- β-Laktam-Antibiotika und β-Laktamase-Inhibitoren (z. B. Clavulansäure) bzw. β-Laktamase-stabile Isoxazolylpenicilline

Die **fixe Kombination** mit Glukokortikoiden ist aufgrund deren immunsuppressiver Eigenschaften zu vermeiden. Falls bei bestimmten hyperergischen Erkrankungen (z. B. interstitielle Pneumonie) eine derartige Kombination angewendet werden muss, müssen Antibiotika in ihrer Wirkungsdauer die immunsuppressive Wirkung überschreiten, d. h., sie müssen individuell nachdosiert werden. Wenn trotz gezielter Therapie Therapieversagen (mit größerer Wahrscheinlichkeit bei nicht exakt gestellter Diagnose) eintritt, so können folgende Gründe vorliegen:
- Der Wirkstoff erreicht nicht den Ort der Infektion, da dieser abgekapselt oder schwer zugänglich ist. Chirurgische Maßnahmen oder lokale Instillation sollten erwogen werden.
- Die Erreger sind gegenüber dem angewendeten Präparat a priori resistent oder haben während der Therapie Resistenzen entwickelt.

Resistenzen gegenüber Antibiotika

Folgende Resistenzmechanismen werden unterschieden:

Die sogenannte „**natürliche Resistenz**", bei der Bakterienspezies in bezug auf ein Antibiotikum von vornherein resistent sind. Meist fehlt bei den Erregern der Angriffspunkt des Antibiotikums, wie z. B. bei gramnegativen Erregern gegenüber Benzylpenicillin, oder es handelt sich um eine „chromosomal determinierte Resistenz", bei der bakterielle Mutanten aus einer sonst empfindlichen Population selektiert werden.

Ein besonderes Problem stellt die sogenannte „übertragbare Resistenz" dar, die auf dem Erwerb zusätzlicher Erbinformationen beruht. Diese sind dabei außerhalb des Chromosoms auf Plasmiden lokalisiert und beinhalten häufig Resistenzgene gegenüber mehreren Antibiotika (z. B. das Plasmid IR 72 von *E. coli*: Chloramphenicol, Kanamycin, Streptomycin, Sulfonamide, Tetracycline). Die Informationen können direkt von einem Bakterium auf andere übertragen werden, wobei beispielsweise Mehrfachresistenzen von Salmonellen auf empfindliche *E. coli* transferiert werden können. Resistenz(R)-Plasmide können durch Konjugation, Transduktion (mittels Bakteriophagen) oder Transformation (DNA-Transfer nach Auflösung einer Zelle) weitergegeben werden. Aber auch Transposons („springende Gene") können Mehrfachresistenzen durch Überspringen von einem DNA-Molekül zu einem anderen induzieren. Da ein derartiger Transfer von in Haus- und Nutztieren angesiedelten Bakterien auf mögliche humanpathogene Erreger (und umgekehrt) erfolgen kann, muss sich der Tierarzt dieses Problems bewusst sein.

Weitere Kriterien zur Auswahl eines Antibiotikums betreffen die Geschwindigkeit der Resistenzentwicklung. Aminoglykoside, wie Streptomycin, zählen zum Typ der „Einschritt-Resistenz"-induzierenden Stoffe, d. h., die Resistenzentwicklung erfolgt sehr rasch. Der Einsatz sollte infolgedessen besonders kritisch überprüft und die Anwendung von Substanzen wie β-Laktam-Antibiotika, bei denen die Resistenzentwicklung nach dem „Mehrschritt-Typ" erfolgt, prinzipiell vorgezogen werden.

Große Gefahren in Bezug auf Resistenzentwicklungen bergen ungezielte **prophylaktische Anwendungen** von Antibiotika in sich, insbesondere dann, wenn niedrigere als therapeutische Dosierungen verwendet werden. Eine Infektionsprophylaxe ohne Kenntnis des möglichen Erregers ist abzulehnen (dies gilt nicht bei einigen chirurgischen Indikationen, Behandlungen in der Nachgeburtsphase), da kein Antibiotikum alle in Frage kommenden Erreger wirksam erfasst. Viele klinische Studien zeigen, dass eine Wirksamkeit dieser Behandlung sich nicht absichern lässt. Vielmehr besteht die Gefahr einer Superinfektion mit resistenten Bakterien bzw. Pilzen. Eine **Metaphylaxe**, d. h. Chemoprophylaxe in der Inkubationszeit nach erfolgter Ansteckung, wird mit therapeutischen Dosen durchgeführt, wenn bekannt ist, dass z. B. stallspezifisch ein bestimmter Erreger immer wieder zu Komplikationen führt. Allerdings sollte auch der hygienische Standard überprüft werden.

Kriterium für die Entscheidung, ob eine Bakteriumspezies sensibel oder resistent gegenüber einem Antibiotikum ist, stellt die Höhe der MHK-Werte in Bezug auf sogenannte „Breakpoints" dar. Der mikrobiologische Grenzwert basiert auf der bimodalen Verteilung der MHK-Werte innerhalb einer Bakterienpopulation (▶ Abb. 13).

Obwohl der mikrobiologische Breakpoint einen wichtigen Teilaspekt bei der Entscheidung über die Wirksamkeit eines Antibiotikums darstellt, müssen noch weitere Eigenschaften des Antibiotikums berücksichtigt werden, um **klinische Breakpoints** festzulegen. Diese Grenzwerte können sich durchaus von den mikrobiologischen Werten unterscheiden, da folgende zusätzliche Parameter in die Bewertung einfließen:
- mikrobiologische Kriterien
- chemisch-physikalische Eigenschaften des Antibiotikums
- pharmakodynamische Wirkungseigenschaften
- pharmakokinetisches und toxikologisches Profil des Antibiotikums
- klinische Kenntnisse und Erfahrungen

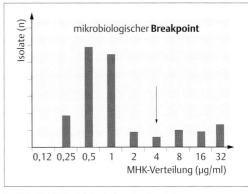

▶ **Abb. 13** Mikrobiologischer Breakpoint.

Für die Abschätzung des zu erwartenden Therapieerfolges ist nur der **klinische Grenzwert** notwendig. Aus der Kenntnis des klinischen Grenzwertes (s. Anhang 11) und der MHK des Erregers kann der Tierarzt schlussfolgern, ob der betreffende Wirkstoff geeignet ist – bei ordnungsgemäßer Dosierung – den Erreger im betroffenen Organsystem/Gewebe effizient zu bekämpfen. Nicht für alle in der Veterinärmedizin eingesetzte Wirkstoffe existieren klinische Breakpoints. Oft werden deswegen Werte aus der Humanmedizin übernommen (z. B. DIN-Werte), die aber nur bedingt auf die Tiermedizin übertragbar sind. Im Anhang 11 sind einige veterinärmedizinische, klinische Breakpoints zusammengefasst.

Neben- und Wechselwirkungen

Eine **gestörte Leberfunktion** bzw. eine vorliegende **Niereninsuffizienz** schränken die Therapiemöglichkeiten ein. Antibiotika, die bei Leberschäden nicht mehr konjugiert werden, zeigen eine verzögerte Elimination und können demzufolge kumulieren und toxisch wirken. Dies gilt für Chloramphenicol, Gyrasehemmer und Sulfonamide. Ihre Anwendung bei bestehenden Leberschäden ist abzulehnen. Vorwiegend biliär eliminierte Antibiotika sind mit Vorsicht anzuwenden (z. B. Erythromycin), da auch hier Eliminationsverzögerungen auftreten können, wenngleich der chemotherapeutische Index (höchste Toxizität gegen Erreger/niedrigste Toxizität gegen Wirt) bei Makroliden vergleichsweise günstig ist. Zu bedenken ist aber, dass der Wirkstoff länger im Organismus persistiert und bei lebensmittelliefernden Tieren die bestehende Wartezeit nicht mehr ausreicht (auch bei Niereninsuffizienz zu beachten!). Einige Antibiotika sind potenziell hepatotoxisch und dürfen beim Vorliegen von Leberschäden nicht verabreicht werden (s. stoffspezifische Kapitel). Antibiotika, die überwiegend unverändert renal eliminiert werden, wie Benzylpenicillin und Gentamicin, können auch bei Leberschäden angewendet werden.

Bei einer **Niereninsuffizienz** ist die Verabreichung einiger Antibiotika kontraindiziert. Dies betrifft insbesondere diejenigen mit nephrotoxischem Potenzial, wie Polypeptidantibiotika, Aminoglykoside, Gyrasehemmer.

Andere, wie Tetracycline, zwingen zur Dosisreduzierung, um toxische Leberschäden zu vermeiden. Im humanmedizinischen Bereich sind Dosisreduzierungen (auch bei Sulfonamiden) an gleichzeitige Veränderungen der Kreatinin-Clearance geknüpft. Benzylpenicillin kann aufgrund seiner guten Verträglichkeit auch bei Niereninsuffizienz verabreicht werden. Dies gilt auch bei leichten Reduzierungen der Tagesdosen für Ampicillin, Amoxicillin, Isoxazolylpenicilline, Erythromycin, Rifamycin und Doxycyclin. (**Cave**: nicht bei lebensmittelliefernden Tieren, da sonst die Wartezeiten nicht ausreichen.)

2 Spezieller Teil

2.1 β-Laktamantibiotika

Diese Gruppe setzt sich aus Abkömmlingen der **6-Aminopenicillansäure** – den Penicillinen – und der **7-Aminocephalosporansäure** – den Cephalosporinen, Cephamycinen und Oxacephemen – zusammen. Die beiden letztgenannten Gruppen spielen in der Veterinärmedizin keine Rolle und werden deswegen nicht weiter behandelt. Der **Wirkungsmechanismus** ist für alle β-Laktamantibiotika mit einer Synthesehemmung des Peptidoglykans verknüpft. Dadurch wird die Entstehung des für die physikalische Stabilität der Bakterienzelle verantwortlichen Mureins gestört. Grampositive Bakterien besitzen im Vergleich zu gramnegativen Bakterien dickere Mureinanteile, wohingegen letztere eine äußere Membran aufweisen, die selektive Permeabilitäten bewirken können. Die beim letzten Syntheseschritt zum Peptidoglykan beteiligten Transpeptidasen werden durch Spaltung des β-Laktamringes acetyliert und damit inaktiviert. Weiterhin gehen β-Laktame kovalente Bindungen mit „Penicillin-bindenden Proteinen (PBP)" ein, die neben enzymatischen Eigenschaften auch an Zellteilungsvorgängen beteiligt sind und auch zur Lysis der Bakterienzellen führen können. Zum Erreichen der PBP müssen β-Laktame die Zellwände und den periplasmatischen Raum der Bakterien passieren, wobei Benzylpenicillin leicht in grampositive Bakterien eindringt. Bei der Permeation gramnegativer Bakterien spielen „Porin"-Proteine eine große Rolle, die negativ geladen sind und z.B. von Cephalosporinen mit positiver Ladung leicht passiert werden können. Diese Porine können mutieren und so Resistenz aufbauen. Daneben können auch Enzyme induziert werden, die den β-Laktamring spalten. Inzwischen sind über 100 derartige Enzyme bekannt. Insgesamt sind β-Laktamantibiotika aufgrund ihrer guten bakteriziden Wirksamkeit und ihrer geringen Toxizität bei sensiblen Erregern **Mittel der Wahl**. ▶ **Nebenwirkungen**: Als wichtigste Nebenwirkung ist das Auftreten von **allergischen Reaktionen** zu nennen, wobei die Inzidenz bei Penicillinen am höchsten zu sein scheint. Das Spektrum der individuellen Reaktionen reicht von Exanthemen, hämolytischen Anämien, Serumkrankheit bis zu anaphylaktischen Reaktionen. **Kreuzallergien** zwischen Penicillinen und Cephalosporinen sind selten, da die metabolisch entstehenden stark allergenen Penicilloyl-Verbindungen nach Behandlung mit Cephalosporinen nicht auftreten. Die äußerliche Anwendung fördert die Allergieentwicklung besonders und ist deswegen abzulehnen. Da kleinste Mengen von Penicillinen (inkl. die o.g. Metaboliten) allergische Reaktionen induzieren können, ist auf strenge Einhaltung der Wartezeiten zu achten. Eine seltene Nebenwirkung ist das Auftreten von **neurotoxischen Symptomen** (Erregungszustände, Konvulsionen). Diese treten lediglich bei extrem hohen Dosierungen sowie bei Kumulation durch stark verlängerte Ausscheidung und bei Schädigung der Blut-Hirn-Schranke (z.B. bei Meningitiden) auf. Therapie: **Barbiturate** (▶ S. 87).

Weitere seltene Nebenwirkungen sind **Nierenschäden** (bei Cephalosporinen der I. Generation) und **Hyperkaliämien** nach hochdosierten Gaben der K-Salze.

▶ **Wechselwirkungen**: Bei Kombination mit Stoffen, die eine schnelle bakteriostatische Wirkung entfalten (Tetracycline, Chloramphenicol, Makrolide, Lincomycin) treten Wechselwirkungen in Form einer Wirkungsabschwächung auf (durch Wachstumshemmung), während Aminoglykoside synergistisch wirken. Die wasserlöslichen Penicilline gelten als galenisch inkompatibel gegenüber Sulfonamiden, Schwermetallionen, Oxidationsmitteln, hohen Alkoholkonzentrationen und pH-Wert-Veränderungen.

Cave: Penicilline sind für Meerschweinchen, Goldhamster und Chinchillas unverträglich. Auch bei anderen kleinen Pflanzenfressern ist äußerste Vorsicht geboten. Keine orale Applikation beim Kaninchen (weitere Hinweise s. Anhang 4).

Penicilline

In ▶ Tab. 31 sind die in der Veterinärmedizin gebräuchlichen Penicilline unter Berücksichtigung wichtiger Stoffeigenschaften zusammengefasst.

Benzylpenicillin und seine Salze und Ester
Benzylpenicillin
Handelspräparate: [**Penicillin-G-Natrium** wässrige Lösung (V.M.)], Suspension zur Mastitistherapie [**Masticillin 3 Mega** (V.M.)].

Benzylpenicillin wird aus *Penicillium notatum* gewonnen und wurde als erstes Antibiotikum überhaupt bereits in den Jahren 1940/41 klinisch erprobt. Noch heute werden im Gegensatz zu den später entwickelten β-Laktamantibiotika Konzentrationsangaben in Internationalen Einheiten durchgeführt (1 I.E. = 0,6 µg des kristallinen Na-Salzes). Benzylpenicillin ist säurelabil, d.h., es wird nach oraler Applikation durch die Magensäure zerstört. Benzylpenicillin befindet sich in zahlreichen **Kombinationspräparaten**. Dabei sind Kombinationen mit bakteriostatisch wirksamen Substanzen, wie mit Tetracyclinen und Sulfonamiden, abzulehnen. Obwohl Kombinationen mit Aminoglykosiden, speziell mit Streptomycin und Dihydrostreptomycin, durchaus sinnvoll wären, sind die Resistenzen gegenüber diesen Antibiotika verknüpft mit Mehrfachresistenzen auch gegenüber Penicillinen so hoch, dass die Anwendung auch dieser Kombinationen heute nicht mehr ohne Weiteres empfohlen werden kann.

Das **Wirkungsspektrum** umfasst überwiegend grampositive Erreger. Als empfindlich sind Erreger mit minimalen Hemmkonzentrationen von ca. 0,12 µg/ml anzusehen. Dazu zählen Streptokokken, Pneumokokken, Corynebakterien, Listerien, Erysipelothrix, *Pasteurella multocida*, *Actinomyces*, Bacteroides, Fusobakterien und Spirochäten. Staphylokokken (insbesondere *St. aureus*), *E. coli* und *Proteus* sind häufig aufgrund der Bildung von Penicillinasen resistent, wobei diese Enzyme den β-Laktamring durch Spaltung der C-N-Bindung öffnen. Unterschiedlich empfindlich sind auch *Bacillus anthracis*, Listerien, Clostridien und Campylobacter. Aufgrund der überwiegend extrazellulären Verteilung müssen zum Erreichen einer therapeutischen Wirksamkeit in Abhängigkeit vom Erreger **Serumspiegel** von mindestens 0,1–1 I.E./ml erzielt werden. Zu beachten ist, dass in Gelenken, Lunge, Perikard, Pleuralraum, Knochenmark, Pankreas und Milz nur sehr geringe Konzentrationen zu finden sind. Aufgrund der kurzen **Halbwertszeit** von Benzylpenicillin (Rind: 0,7 Stunden, Pferd: 0,6 Stunden) sind parenterale Applikationen im Abstand von 4–6 Stunden erforderlich. Die tubuläre Sekretion kann durch andere Substanzen gehemmt werden (Probenecid). Aufgrund des begrenzten Wirkungsspektrums und möglicher Resistenzen ist der Therapie eine **Sensitivitätsprüfung** voranzustellen. Bei vorliegender Resistenz besteht **Kreuzresistenz** zu allen anderen Penicillinen, selten gegenüber Cephalosporinen.

▶ **Anwendungsgebiete**: Infektionen mit den genannten empfindlichen Erregern. ▶ **Dosierung**: Für wässrige Lösungen von Benzylpenicillin gelten bei intramuskulärer und intravenöser Verabreichung Richtdosierungen von ca. 20 000 I.E./kg. Bei lebensmittelliefernden Tieren kann die Dosis nicht ohne Weiteres erhöht werden, da sonst die Wartezeiten nicht ausreichen, während bei Hund und Katze Dosiserhöhungen ohne Weiteres möglich sind. Innerhalb von 24–48 Stunden sollte ein **Therapieerfolg** sichtbar werden, da sonst ein Therapiewechsel angezeigt ist. **Mastitiden**, die durch empfindliche Staphylokokken und Streptokokken hervorgerufen werden, werden durch hoch dosierte (1–3 Mio.I.E./Euterviertel) intramammär verabreichte Benzylpenicillinzubereitungen wirk-

▶ Tab. 31 Hinweise zur Stabilität und Pharmakokinetik von Penicillinen.

Freiname	säurestabil	Penicillinase-stabil	enterale Resorption	$t_{1/2}$ (h)
Benzylpenicilline/Salze, Ester				
Benzylpenicillin	–	–	< 20 %	0,6 Pfd, 0,7 Rd
Penethamat		s. Text		1,35 Rd
Procainbenzylpenicillin	–	–		
Benzathinbenzylpenicillin	+	–		
Phenoxypenicilline				
Phenoxymethylpenicillin	+	–	ca. 60 %	
Propicillin	+	–	– 50 %	
Isoxazolylpenicilline				
Cloxacillin	+	+	– 50 %	
Oxacillin	+	+	– 30 %	< 1 Hd
Dicloxacillin	+	+	– 50 %	
Aminopenicilline				
Ampicillin	+	–	– 50 %	0,5 Hd 1,5 Pfd 0,6 Kb
Amoxicillin	+	–	– 75 %	0,8 Kb

Zeichenerklärungen: $t_{1/2}$ = Halbwertszeit, Kb = Kalb, Hd = Hund, Rd = Rind, Pfd = Pferd

sam bekämpft. Wiederholungsbehandlung: nach 24 Stunden.

▶ **Wartezeiten**: wässrige Zubereitungen (Na-, K-Salze): essbare Gewebe 5 Tage, Milch 4 Tage (5 Tage i.mamm.).

Procain-Benzylpenicillin

Handelspräparate: Lösungen zur parenteralen Injektion [**Procillin 30** (V.M.)], zur intrazisternalen Mastitisbehandlung [**Vetriproc 30** (V.M.)].

Procain-Benzylpenicillin ist das Procainsalz des Benzylpenicillins: 1 mg Procain-Benzylpenicillin entspricht 1011 I.E. Benzylpenicillin. ▶ **Dosierung**: Zur i.m. und s.c. Applikation werden bei einem Dosierungsintervall von 24 Stunden folgende Dosierungen vorgeschlagen: Pferd, Rind, Schwein: 6000–12 000 I.E./kg, Kalb, Schaf, Ziege: 9000–30 000 I.E./kg, Ferkel: 12 000–18 000 I.E./kg, Hund und Katze: ~15 000 I.E./kg.

Starke Dosiserhöhungen (~50 000 I.E./kg) können nur bei nicht lebensmittelliefernden Tieren zur Behandlung von Respirations- und Urogenitalerkrankungen empfohlen werden. Die Behandlung sollte bis zu 2 Tage nach Abklingen der klinischen Symptome fortgesetzt werden. Zur Bekämpfung von durch empfindliche Strepto- und Staphylokokken hervorgerufene **Mastitiden** in der **Laktionsphase** stehen mehrere Präparate zur Verfügung, die bis zu 3 Mio. I.E. Procainpenicillin enthalten. In der **Trockenstehperiode** werden Präparate angewendet, die als Kombinationsbestandteil Aminoglykoside enthalten. Es sind diejenigen vorzuziehen, die beispielsweise Neomycin [Mastitarforte] enthalten, da in diesem Fall die Resistenzsituation im Vergleich zu Streptomycin z. B. günstiger ist. Nach intramuskulärer oder subkutaner Verabreichung wird als **Wirkstoff Benzylpenicillin** protrahiert freigegeben (Depotwirkung), sodass prinzipiell das dort Ausgeführte gilt. Zu beachten ist aber, dass die **Wirkstoffkonzentrationsmaxima** im Blut später (Rind: 2–4 Stunden, Schwein: 3 Stunden, Pferd: 1–3 Stunden, Hund: 8–10 Stunden) erreicht werden und in der Regel niedriger sind als nach Applikation wässriger Benzylpenicillinzubereitungen. Das bedeutet, dass bei der Anwendung von Depotpräparaten sichergestellt sein muss, dass die Erreger empfindlich sind, insbesondere auch darum, da langanhaltende Wirkstoffspiegel von 24–36 Stunden erreicht werden sollen,

▶ **Tab. 32** Wartezeiten bei wässrigen Zubereitungen von Procain-Benzylpenicillin (Pulver, Tabletten; alle Spezies).

Appl.-Art	Tierkörper (Tage)	Milch (Tage)	Eier (Tage)
parenteral	10	4	10
lokal (große Wundfläche)	10	4	11
oral, intrauterin	5	2,5*	10
*bei i.mamm.		bis 5	

die einen schnellen Therapiewechsel erschweren. Um während der Anflutungsphase schon hohe therapeutische Blutspiegel zu haben, ist es sinnvoll, mit Benzylpenicillin zu kombinieren.

▶ **Nebenwirkungen**: Nachteil des Procain-Penicillins ist die Kombination zweier Allergene, wodurch die **Allergisierungsgefahr** wächst. Eine besondere **Sensitivität** weisen **Schweine** auf, die 4 Stunden p. appl. mit **Zittern, Inkoordination, Erbrechen, Fieber** und **Aborten** reagieren können. Insbesondere beim Vorliegen von Rotlaufinfektionen scheinen diese Nebenwirkungen verstärkt aufzutreten, werden aber oft nicht erkannt, da sie auf die Infektionserkrankung zurückgeführt werden. Darüber hinaus wurden embryotoxische Wirkungen nachgewiesen.

In der Humanmedizin wird ein anderes Depot-Benzylpenicillin verwendet, das **Clemizol-Benzylpenicillin** (Megacillin), das in seinen Eigenschaften dem Procain-Benzylpenicillin vergleichbar ist.

▶ **Wartezeiten**: wässrige Zubereitungen ▶ **Tab. 32**; ölige Zubereitungen mit folgenden Unterschieden: parenteral Milch 7/10* Tage, i.mamm. (laktierend) 6/7* Tage, restl. Tierkörper 5/6* Tage, lokal (große Wundfläche) 7/10* Tage (* mit Al-Stearat).

Benzylpenicillin-Benzathin

1 mg wasserfreies Benzylpenicillin-Benzathin entspricht 1309 I.E. Benzylpenicillin. Dieses Salz des Benzylpenicillins stellt eine noch effizientere **Depotform des Benzylpenicillins** dar. **Blutspiegelmaxima** werden in Abhängigkeit von der Dosis und der galenischen Zubereitung z. T. erst nach Tagen erreicht und bewegen sich über Wochen im Grenzbereich wirksamer Konzentrationen emp-

▶ **Tab. 33** Wartezeiten Benzylpenicillin-Benzathin (alle Zubereitungen, alle Spezies).

Appl.-Art	essbare Gewebe	Milch	Eier
i.mamm. (laktierend)	15	15	
i.mamm. (trockenstehend)	▶ S. 263		
lokal	1	1	0

findlicher Erreger. Dieses Verhalten wird in der Humanmedizin zur parenteralen Therapie von Infektionen mit sehr sensitiven Erregern (Lues) genutzt, bei denen ein langanhaltender Blutspiegel benötigt wird. Die Erregeridentifikation und Sensitivität muss unter diesen Bedingungen absolut gesichert sein. Derartige Indikationen sind in der Veterinärmedizin ohne Bedeutung, zumal bereits nach 1–2 Tagen (Rind) Blutspiegel < 0,1 µg/ml erreicht werden. Ein Monopräparat ist auch nicht auf dem Markt. Kombinationen mit Procain-Benzylpenicillin waren auf dem Markt und sind evtl. günstiger zu beurteilen, da durch die Kombination früher höhere und wirksame Konzentrationen im Blut erreicht werden sollen, aber durch die lang anhaltenden Eliminationsphasen sind Resistenzentwicklungen und Superinfektionen zu berücksichtigen. ▶ **Dosierung**: in Kombination mit Procain-Benzylpenicillin: Pferd, Rind –10 000 I.E./kg; Schwein, Ziege, Kalb, Schaf –20 000 I.E./kg; Hund, Katze –30 000 I.E./kg.

Wiederholungsbehandlungen sind nach 2–3 Tagen vorzunehmen. Sowohl in **Kombination** mit Benzylpenicillin als auch mit Procain-Benzylpenicillin werden Mastitispräparate angewendet. Die **Ausscheidung** in der **Laktationsperiode** erfolgt sehr viel schneller als bei parenteraler Anwendung, d.h., ein Depoteffekt ist kaum vorhanden, während nach Anwendung in der Trockenstehperiode mit langanhaltenden Wirkstoffspiegeln zu rechnen ist.
▶ **Wartezeiten**: ▶ Tab. 33.

Penethamathydrojodid

Handelspräparate: Injektionslösungen [**Ingel-Mamyzin**, **Mastinject** (V.M.)].

Penethamathydrojodid stellt eine basische veresterte Form des Benzylpenicillins dar. Standardisierung: 1058 I.E. = 1 mg Benzylpenicillin.

▶ **Anwendungsgebiete**: Mastitiden, die durch Streptokokken und Staphylokokken (außer β-Laktamasebildner) verursacht werden. ▶ **Dosierung**: Rinder und Pferde 10 000 I.E./kg, Sauen und Schafe –15 000 I.E./kg i.m.

Aufgrund seiner Basizität mit einem pK_a-Wert von 8,5 liegt es nach parenteraler Applikation im Serum überwiegend in nicht ionisierter Form vor und passiert Barrieren wie die **Blut-Milch-Schranke**. In der Milch wird es aufgrund des dort meist vorliegenden leicht sauren Milieus um den Faktor 2–5 gegenüber dem Serum angereichert und Benzylpenicillin freigesetzt. So werden z.B. nach Applikation von 10 000 I.E./kg bis zu 1,5 I.E. Benzylpenicillin/ml messbar. Die **Serumhalbwertszeit** beträgt beim Rind 1,35 Stunden, das Verteilungsvolumen 0,68 l/kg und die Ausscheidung in der Milch soll nach ca. 72 Stunden beendet sein.

Cave: Penethamat passiert aufgrund seiner physikochemischen Eigenschaften auch die Blut-Hirn-Schranke. Aufgrund des hohen Jodanteils kann es zu **Sensibilisierungen** gegen Jod mit allergischen Reaktionen bis zum anaphylaktischen Schock kommen. Thyreotoxikosen sind ebenfalls nicht auszuschließen. Eine mehr als zweimalige Behandlung im Abstand von 24 Stunden ist auf keinen Fall zu empfehlen. Intrazisternal zu verabreichende benzylpenicillinhaltige Präparate sind vorzuziehen.

▶ **Wartezeiten**: essbare Gewebe 10 Tage, Milch 4 Tage.

Phenoxypenicilline (Oralpenicilline)

Oralpenicilline sind relativ **säurestabil** und die Alkalisalze gut wasserlöslich. Wichtige Vertreter sind **Phenoxymethylpenicillin** [**Isocillin** (H.M., **Phenoxypen** WSP, V.M.)], das biosynthetisch erzeugt wird (Zusatz von Präkursoren mit Phenoxymethylgruppen im Fermentationsansatz); **Pheneticillin**, **Propicillin** und **Azidocillin** werden halbsynthetisch erzeugt. 1 Mill. E. Propicillin entsprechen 0,7 g, während bei den anderen genannten Vertretern dieser Gruppe 1 Mill. E. ca. 0,6 g entsprechen. Die Wirkungsspektren sind mit Ausnahme von Azidocillin, das mit Ampicillin vergleichbare Aktivitäten gegenüber *Hämophilus* spp., *Bordetella* spp. und Enterokokken aufweist, untereinander vergleichbar. Propicillin und Pheneticillin sind weniger wirksam gegenüber grampositiven Bakterien als Benzylpenicillin, wobei aber Pheneticillin eine relative Stabilität gegenüber Staphylokokken-β-Laktamasen aufweist. ▶ **Anwendungsgebiete**: bei Hund und Katze: Nach eingeleiteter parenteraler Penicillintherapie können Oralpenicilline zur Weiterbehandlung eingesetzt werden. Veterinärmedizinische Monopräparate sind nur für Hühner, aber nicht für Hunde und Katzen auf dem Markt. ▶ **Dosierung**: Hund und Katze: Phenoxymethylpenicillin 8–16 mg/kg im Abstand von 8 Stunden.

Die Resorptionsquote liegt in der Größenordnung von 60% (Azidocillin 75%), variiert aber stark in Abhängigkeit von der Futteraufnahme. Größere Bedeutung bei der oralen Therapie in der Veterinärmedizin haben Ampicillin und Amoxicillin erlangt, da sie ein breiteres Wirkungsspektrum aufweisen, obwohl bei gesicherter Diagnose Antibiotika mit einem schmaleren Wirkungsspektrum vorgezogen werden sollten.

Phenoxypen WSP, V.M.

Phenoxymethylpenicillin ist das einzige für die Tiermedizin zugelassene Phenoxypenicillin. Es weist ein relativ schmales, überwiegend gegen grampositive Bakterien gerichtetes Wirkungsspektrum auf. ▶ **Anwendungsgebiet**: Prävention der Mortalität der durch *Clostridium perfringens* hervorgerufenen nekrotischen Enteritis. ▶ **Dosierung**: 13,5–20 mg/kg über 5 Tage über das Trinkwasser (maximale Löslichkeit: 250 mg Phenoxypen/l Wasser).

Die orale Bioverfügbarkeit liegt bei ca. 70% und es wird nahezu unverändert eliminiert. **Wartezeit**: 2 Tage. Nicht bei Legehennen anwenden.

Isoxazolylpenicilline
(Penicillinase-feste Penicilline)

Die zwei noch in der Veterinärmedizin angewendeten Vertreter dieser Gruppe sind **Oxa-** und **Cloxacillin**. 1 mg des jeweiligen Na-Salzes entsprechen 1346 und 1248 I.E. **Handelspräparate**: Oxacillin: Mastitispräparate: [**Stapenor, Stapenor Retard** (V.M.)]; Cloxacillin: Mastitispräparate [**Penivet** (V.M, **Cloxamycin** L)], in Kombination mit Cloxacillin-Benzathin] oder mit Ampicillin-Trihydrat zur Anwendung in der Trockenstehperiode [**Gelstamp** (V.M.)] bzw. als Uterusstäbe [**Aniclox** (V.M.)] zur Bekämpfung von Endometritiden bei Rindern.

Die **Stabilität** gegenüber **Staphylokokken-β-Laktamase** ist ca. 50- bis 250-fach höher als bei Benzylpenicillin. Eine enterale Resorption von 30–50% ist gegeben. ▶ **Anwendungsgebiete**: bei oraler Applikation Infektionen mit Benzylpenicillin-resistenten Erregern. ▶ **Dosierung**: Für Hunde liegen zur oralen Verabreichung Dosierungsvorschläge für Dicloxacillin und Oxacillin im Bereich von 11–55 mg/kg 2- bis 3-mal tgl. vor. Blutspiegel von ca. 2–3 µg/ml sollten erreicht werden. Die **Halbwertszeiten** betragen weniger als 1 Stunde.

▶ **Anwendungsgebiete**: Eine wesentlich größere veterinärmedizinische Bedeutung besitzen **Cloxa-** und **Oxacillin** zur **intramammären Anwendung** beim Vorliegen von **Mastitiden** in der **Laktationsphase** und in der **Trockenstehperiode**. Neben der Bakterizidie gegenüber β-Laktamase-bildenden Staphylokokken hat die Wirkung gegen *A. pyogenes* praktische Bedeutung, die aber nur bei Anwendung in der Trockenstehperiode abgesichert ist.

▶ **Dosierung**: Zur Behandlung in der **Laktationsphase** stehen eine Vielzahl von Präparaten zur Verfügung mit Dosisempfehlungen von 200–500–1000 mg Cloxacillin bzw. 1000 mg Oxacillin/Euterviertel. Die höheren Dosierungen sind vorzuziehen. **Nachbehandlungen** nach 24 Stunden. Falls während der Sensitivitätsprüfung resistente Staphylokokken gefunden werden, ist mit **Kreuzresistenzen** gegenüber **Cephalosporinen** zu rechnen. Mehrere **Kombinationspräparate** mit **Ampicillin** sind im Handel. Diese Kombination ist durchaus sinnvoll, da Cloxacillin nicht nur die β-Laktamase-Bildner erfasst, sondern auch die Produktion dieses Enzyms teilweise hemmt, sodass Ampicillin wirksam sein kann und gramnegative Infektionserreger wie *E. coli* miterfasst. Zur Anwendung in der Trockenstehperiode stehen Langzeitformulierungen mit Cloxacillin-Benzathin allein [Mammin T.S.], in Kombination mit Cloxacillin-Na oder mit Ampicillin-Trihydrat zur Verfügung. Dabei werden pro Viertel 500–1000 mg Cloxacillin verabfolgt. Da bei dieser speziellen Indikation Resistenzprüfungen schwer möglich sind, sind die Kombinationspräparate vorzuziehen, wobei die Kombination mit Ampicillin zu empfehlen ist. Kombinationen von Langzeitformulierungen mit Cloxacillin-Na (bzw. Oxacillin-Na) haben durch letztere den Vorteil, dass schnell hohe Eutersekretspiegel erreicht werden.

▶ **Nebenwirkungen**: **Parenteral** sollte Dicloxacillin nicht verabreicht werden, da **starke lokale Reizerscheinungen** beobachtet werden.

Cave: Sowohl nach Anwendung von Cloxacillin als auch von oxacillinhaltigen Euterinjektoren in der Trockenstehperiode wurden einige Fälle beschrieben, in denen nach dem Einsetzen der Laktation schwere akute Mastitiden mit septikämischem Verlauf auftraten. Als Erreger wurde *B. cereus* identifiziert, der über kontaminierte Arzneimittelchargen evtl. auch durch traumatische Irritationen im Euterbereich in das Gewebe gelangt. Der Erreger ist nur mit Aminoglykosiden (außer Spektinomycin), Erythromycin und Tylosin erfassbar. ▶ **Wartezeiten**: zur Anwendung in der Laktationsphase: Rind (essbare Gewebe, Milch): 6 Tage; bei einigen Präparaten kann die Wartezeit kürzer sein.

Wartezeiten für alle in der Trockenstehperiode anwendbaren Präparate: Rind (essbare Gewebe, Milch): bei trockenstehenden Kühen, die früher als 35 Tage vor dem Geburtstermin behandelt werden, gilt die Wartezeit bis einschließlich 5 Tage nach Beginn der Laktation.

Nach Anwendung an trockenstehenden Tieren innerhalb 35 Tage vor dem Geburtstermin beträgt die Wartezeit 40 Tage. Uterusstäbe: Rind essbares Gewebe 6, Milch 3 Tage.

Aminopenicilline (Breitspektrumpenicilline)

Durch Einführen einer Aminogruppe am Benzylrest entstehen Penicilline mit erweitertem Wirkungsspektrum. Wichtigste Vertreter sind **Ampicillin** und **Amoxicillin**. Sie sind **oral** anwendbar (nicht bei ruminierenden Tieren und Pferden, da sonst schwere Magen-Darm-Störungen auftreten), aber nicht β-Laktamase-stabil. Gegenüber grampositiven Bakterien ist ihre Wirkung 2- bis 5-fach geringer, während ihre Wirksamkeit gegenüber gramnegativen Enterobakterien, wie *E. coli*, 4- bis 10-mal stärker ist als diejenige von Benzylpenicillin. Resistent sind vor allem *Pseudomonas aeruginosa*, Klebsiellen und Proteus-Stämme.

▶ **Anwendungsgebiete**: Aufgrund der außerordentlich guten Verträglichkeit haben Aminopenicilline eine große veterinärmedizinische Bedeutung bei der Behandlung von Erkrankungen des Respirations-, Gastrointestinal- und Urogenitaltraktes, die durch grampositive und gramnegative Erreger hervorgerufen werden. Zur oralen Verabreichung sollte Amoxicillin bevorzugt werden, da es besser und konstanter bioverfügbar ist.

Ampicillin

Handelspräparate: Ampicillin ist als **Na-Salz** oder **Trihydrat** in verschiedenen Darreichungsformen im Handel, als ölige Injektionssuspension [**Ampisan** 20], Filmtabletten, Salbe etc. [**Ampitab**, **Ampicillin Dosierer**, **Ampisel-Pulver** 10%].

▶ **Dosierung**: Bei Pferd, Rind, Kälbern und Schweinen sollten bei i.m. Injektionen 3-mal tgl. ca. 10 mg/kg und bei Hund und Katze bis 20 mg/kg verabreicht werden. Bei oraler Applikation werden vergleichbare Dosierungen vorgeschlagen, die insbesondere bei der Katze bis auf 50 mg/kg erhöht werden können. Durch die breite Anwendung hat sich in den letzten Jahren die Resistenzsituation (insbesondere von *E. coli* und *St. aureus*) verschlechtert. Die vorgesehene Anwendungsdauer beträgt 3–5 Tage. Ein Antibiogramm sollte vor Therapiebeginn erstellt werden.

Zur intrazisternalen Anwendung sind Kombinationspräparate mit Cloxacillin auf dem Markt (▶ S. 262).

Die **Halbwertszeit** ist sehr kurz (Hund i.v.: 30 min, Pferd i.v.: 93 min, Kalb: 45 min). Das scheinbare Verteilungsvolumen im Körper ist größer als das von Benzylpenicillinen, wohl auch weil die **Proteinbindung** gering ist, von 35 (Hund)–18% (Rinder). Die Bioverfügbarkeit beträgt 30–50% und ist bei gleichzeitiger Fütterung stark eingeschränkt. Als therapeutisch wirksam gelten Serumkonzentrationen von ca. 5 µg/ml.

Cave: Ampicillin ist in wässriger Lösung sehr instabil. Nur frisch angesetzte Lösungen verwenden.

▶ **Wartezeiten**: ölige Suspension i.m.: essbare Gewebe von Rind, Kalb, Schwein: 21 Tage, Milch 6 Tage; oral: essbare Gewebe Kalb, Schwein: 4 Tage, Broiler: 6 Tage.

Amoxicillin

Handelspräparate: ölige Suspension Clamoxyl (40 mg, 200 mg, Dosierer, Metritis, Uterin 1000 mg) ([**Amoxicillin 15 %**]; Tabletten [**Amoxibol, Amoxin**]; Pasten, Suspensionen [**Vetrimoxin-Paste**, **Vetrimoxin Pulver, Amoxanil 200 F**], Pulver zur Anwendung bei Broilern [**Biamoxi**]; Inj.-Lösung [**Tamox 150**].

In Kombination mit Clavulansäure: Tabletten [**Synulox**], Inj.-Suspension [**Synulox RTU** (V.M.)].

Amoxicillin hat ein **vergleichbares Wirkungsspektrum** wie **Ampicillin**, ist aber nach oraler Applikation besser bioverfügbar, und die Resorption wird durch gleichzeitige Futteraufnahme weniger beeinflusst. Auch die Gewebekonzentration scheint höher zu sein. ▶ **Dosierung**: Generell gelten orale Dosierungen von 5–10 mg/kg im Abstand von 12 Stunden als therapeutisch wirksam, während beispielsweise bei Anwendung öliger Suspensionen mit und ohne Aluminiumstearat die einmalige Applikation von bis zu 10 mg/kg pro Tag ausreicht. Falls Resistenzen gegenüber Amoxicillin vorliegen, ist die Kombination mit dem β-Laktamasen-Hemmer **Clavulansäure** von Interesse. Clavulansäure enthält ebenfalls einen β-Laktam-Ring, ist selbst aber nicht antibakteriell wirksam und blockt die Wirkung der β-Laktamasen durch direkte Bindung an deren aktive Zentren. Die **Halbwertszeit** ist etwas kürzer als die von Amoxicillin (1,1 Stunden zu 0,8 Stunden). Aufgrund dieser Eigenschaften ist eine Behandlung von Infektionen mit β-Laktamasen-bildenden Bakterien möglich (bei Klebsiellen nur begrenzt). Die Dosierung beträgt 10 mg Amoxicillin und 2,5 mg Clavulansäure/kg. Bei chronischen und rezidivierenden Erkrankungen kann die Anwendungsdauer auf bis zu 28 Tage (chron. Blasenentzündungen) ausgedehnt werden. ▶ **Wartezeiten**: differieren für Amoxicillin stark in Abhängigkeit von der galenischen Zubereitung und der Applikationsform (▶ Tab. 34).

Carboxyl-Penicilline

Das früher in der Humanmedizin häufig zur Bekämpfung von **Pseudomonasinfektionen** verwendete **Carbenicillin** ist nicht mehr im Handel. Veterinärmedizinische Erfahrungen liegen vor. ▶ **Anwendungsgebiete**: Pseudomonas- und Proteusinfektionen beim Hund. ▶ **Dosierung**: es werden parenterale Tagesdosierungen von 50–200 mg/kg empfohlen, die auf 4–6 Einzeldosen aufgeteilt werden sollen.

Acylaminopenicilline/Ureidopenicilline

Wichtige Vertreter dieser Gruppe sind **Azlocillin, Mezlocillin, Piperacillin** [**Piperacillin ratiopharm** (H.M.)] u. a. m. Alle Vertreter dieser Gruppe, die durch Substitution der Aminogruppe von Ampicillin mit modifizierten Ureidoseitenketten entstehen, wirken auch gegen *Pseudomonas aeruginosa*, **Enterobakterien** und **-kokken** (aber: keine β-Laktamasenstabilität). Veterinärmedizinische Präparate sind nicht auf dem Markt, und auch entsprechende Daten zur Anwendung bei Tieren fehlen. ▶ **Dosierung**: In der Humanmedizin liegen

▶ **Tab. 34** Wartezeiten Amoxicillin · 3 H$_2$O.

Spezies	Applikationsart	essbare Gewebe (Tage)	Milch (Tage)
Kalb	oral	11	
Schwein/Ferkel	oral	3	
Schwein/Ferkel	i.m. (wässrig)	14	
Wdk/Pferd	i.m. (wässrig)	16 (14 S.RTU)	3 (4 S.RTU)
Kalb	i.m. (ölig ohne Al-Stearat)	20, 30 (Schw.)	
Pferd/Kalb/Schwein/Schaf	i.m. (ölig mit Al-Stearat)	50	3
Rind	i.ut. (ölig mit Stearat)	5	1
Broiler, Masthähnchen	oral	12	nicht bei Legehennen

die Dosisempfehlungen bei ca. 30 mg/kg 3 × tgl., die aber erhöht werden können.

Cephalosporine

Cephalosporine leiten sich von der 7-Amino-Cephalosporansäure ab, wobei nicht wie bei den Penicillinen ein fünf-, sondern ein sechsgliedriger Heterocyclus ankondensiert ist. Vielfach werden Cephalosporine nach ihrem Wirkungsspektrum und ihrer Stabilität gegenüber β-Laktamasen als Substanzen der 1.–4. Generation klassifiziert, was aber wenig aussagekräftig ist. Sinnvoller erscheint die zusätzliche Berücksichtigung der Darreichungsform:
- parenteral anwendbare Stoffe mit geringer oder
- mit stärkerer β-Laktamasenstabilität und
- oral anwendbare Stoffe

Der **Wirkungsmechanismus** der Cephalosporine ist dem der Penicilline nahezu identisch. Das **Wirkungsspektrum** variiert substanzabhängig. Gegenüber β-Laktamasen gramnegativer Erreger sind sie, wenn überhaupt, nur begrenzt stabil, während sie durch Staphylokokken-Laktamasen in ihrer Wirkung kaum beeinflusst werden. Beim Vorliegen von Oxacillin- bzw. Cloxacillin-resistenten Staphylokokken können **Kreuzresistenzen** mit Cephalosporinen auftreten.

Generell sind Cephalosporine zu den gutverträglichen Antibiotika zu rechnen. ▶ **Nebenwirkungen**: Beim Hund werden Nausea, Erbrechen und Injektionsschmerz berichtet. Von den Penicillinen unterscheidet das **nephrotoxische Potenzial** der Cephalosporine. Insbesondere das kaum noch verwendete Cefaloridin führt dosisabhängig zu tubulären Nekrosen. Andere Cephalosporine sind um den Faktor 2–10 weniger toxisch. Kombinationen mit den noch nephrotoxischeren Aminoglykosiden und Diuretika wie Furosemid sollten nur bei vitalen Indikationen eingesetzt werden. Das scheinbare Verteilungsvolumen beschränkt sich auf den extrazellulären Raum.

Parenteral anwendbare Cephalosporine mit geringer β-Laktamasenstabilität

Zu dieser Gruppe zählen u. a. das Cefalotin, Cefaloridin, Cefazolin und Cefotiam.

Das Wirkungsspektrum von Cefalotin, Cefaloridin und Cefazolin ist vergleichbar, obwohl Cefalotin weniger wirksam gegenüber E. coli sein soll. Folgende Beispiele pharmakokinetischer Daten liegen bei den einzelnen Spezies vor (▶ Tab. 35).

Nach i.m. Applikation dieser Stoffe erfolgt eine relativ rasche Resorption von der Injektionsstelle mit Serummaxima innerhalb von 30 min. ▶ **Anwendungsgebiete**: Eine Behandlung von Hund und Katze insbesondere beim Vorliegen von Harn-

▶ Tab. 35 Pharmakokinetische Daten von Cephalosporinen.

Substanz	Spezies	Dosierungen	Halbwertszeit	Proteinbindung	Verteilungsvolumen	c_{max}
Cephalothin	Pferd	11 mg/kg i.v.	15 min	18 %	0,15 l/kg	
		11 mg/kg i.m.	47 min	–	–	11,3 µg/ml
	Hund	10 mg/kg i.m.	46 min	40 %	ca. 0,2 l/kg	9,3 µg/ml
Cephaloridin	Hund	10 mg/kg i.m.	49 min	10 %	ca. 0,2 l/kg	
	Rind	10 mg/kg i.v.	37 min	–		
Cefazolin	Hund	10 mg/kg i.m.	54 min	80 %	–	35 µg/ml
Cefalexin	Hund	25 mg/kg p.o.	80–120 min	–	–	~25 µg/ml
Cefadroxil	Hund	20 mg/kg p.o.	120 min	–	–	~20 µg/ml
	Katze	20 mg/kg p.o.	190 min	–	–	~20 µg/ml
Cefquinom	Kalb	1 mg/kg p.o.	180 min	15 %	–	3 µg/ml
	Pferd	1 mg/kg p.o.	120 min			2,5 µg/ml

wegsinfektionen und Septikämien ist möglich. ▶ **Dosierung**: 10–20 mg/kg i.m. oder i.v., 2- bis 3-mal tgl. über 3–5 Tage.

Oral anwendbare Cephalosporine

Als erstes Präparat wurde **Cefalexin** (**1. Generation**) eingeführt, das nahezu vollständig resorbiert und kaum metabolisiert wird. Über 90 % werden über die Nieren ausgeschieden. Allerdings ist die **Wirksamkeit** im Vergleich zu den parenteral zu verabreichenden Cephalosporinen eingeschränkt. Dies gilt auch für die später auf den Markt gekommenen **Cefaclor** [Panoral], **Cefradin** und **Cefadroxil**. In zugelassenen veterinärmedizinischen Präparaten findet sich nur Cefalexin (s. u.). Im Falle des **Cefadroxil** liegen einige Erfahrungen bei Hund und Katze vor. Die **Halbwertszeiten** betragen 2 bzw. 2,6 Stunden. Konzentrationsmaxima werden nach ca. 1–2 Stunden erreicht und liegen nach einer Dosis von 20 mg/kg im Bereich von 10–20 µg/ml.

Diese Werte liegen über der minimalen bakteriziden Konzentration gegenüber Streptokokken (außer *Str. faecalis*) und Staphylokokken, während verschiedene *E.-coli*-Stämme höhere Konzentrationen benötigen. Hinzu kommt, dass nur in der Niere höhere Wirkstoffspiegel im Vergleich zum Plasma vorliegen. Damit grenzt sich das Indikationsspektrum sehr ein, auch wenn Dosierungen von 20 mg/kg 3 × tgl. berücksichtigt werden. Bei der Katze ist eine Erhöhung der Einzeldosis nicht sinnvoll, da dadurch kaum höhere Serumspiegel erzielt werden.

Cefalexin

Handelspräparate: Cefalexin ist erhältlich in Form von Dragees, Tabletten, Filmtabletten und Suspension [**Chassot-Cefaseptin, Cefalexin, Cefazid, Rilexine, Rilexine 200 LC** (V.M.)].

Es zeigt eine gute Wirksamkeit gegenüber Erregern von bakteriellen Hauterkrankungen beim Hund. Die relevanten Strepto- und Staphylokokken weisen MHK-Werte zwischen 0,03 und 6,25 µg/ml auf. Auch β-Laktamasen produzierende Benzylpenicillin-resistente Staphylokokken werden weitgehend erfasst.

▶ **Anwendungsgebiete**: beim Hund: bakterielle Infektionen der Haut mit grampositiven und -negativen Cefalexin-empfindlichen Erregern wie oberflächliche und tiefe Dermatitiden, Follikulitis, Furunkulose, Staphylokokkenallergie. ▶ **Dosierung**: 25 mg/kg bzw. 15 mg/kg [Rilexine] 2 × tgl. über maximal 3 Wochen.

Cefalexin wird nahezu vollständig resorbiert und im gesamten Organismus verteilt. Eine Passage der Blut-Hirn-Schranke erfolgt nicht.

Nach 2 Stunden werden maximale Serumkonzentrationen von 13–25 µg/ml erreicht. Als **Halbwertszeit** wurden 80–20 min ermittelt. 6 Stunden p. appl. liegen die Konzentrationen in der Haut zwischen 2 und 3,6 µg/g. ▶ **Gegenanzeigen**: Niereninsuffizienz und das Vorliegen von Resistenzen gegenüber β-Laktamantibiotika. Die Anwendung bei tragenden und neugeborenen Hunden erfordert strengste Indikationsstellung. ▶ **Nebenwirkungen**: gelegentliches Erbrechen. ▶ **Wechselwirkungen**: Die potenziell nephrotoxische Wirkung kann durch die gleichzeitige Anwendung von Aminoglykosiden, Polypeptidantibiotika, Methoxyfluran, Furosemid und Etacrynsäure verstärkt werden. Kombinationen mit bakteriostatisch wirksamen Antibiotika können sich antagonisieren.

Cefalexin ist auch als Eutersuspension [**Rilexine 200 LC** (V.M.)] zur Behandlung klinischer Mastitiden zugelassen, wobei Staphylokokken (auch penicillinasebildende), Streptokokken und *E. coli* erfasst werden. ▶ **Dosierung**: 200 mg pro erkranktes Euterviertel. Die Behandlung soll 4-mal im Abstand von 12 Stunden erfolgen.

▶ **Wartezeiten**: Rind: essbare Gewebe 4 Tage, Milch: 3 Tage.

Parenteral anwendbare Cephalosporine mit erhöhter β-Laktamasenstabilität

Die Hauptvertreter dieser Gruppe, **Cefotaxim** und **Cefoxitin** (Cephamycin-Derivat) verfügen über eine hohe β-**Laktamasenstabilität**, wodurch eine Vielzahl von Enterobakterien erfasst werden, die gegenüber Aminopenicillinen oder älteren Cephalosporinen resistent sind, wie z. B. resistente Stämme von *E. coli*, Klebsiellen und Proteus. **Cefotaxim** entfaltet zusätzlich eine Pseudomonas-Aktivität. Diese ist aber begrenzt, während z. B. **Cefsulodin** sehr spezifisch gegenüber Pseudomonas wirksam ist. Ein vergleichbares Wirkungsspektrum besitzt das **Cefaperazon** [**Peracef** (V.M.)], ohne aber dessen Wirkungsintensität zu erreichen (Ausnahme: *Pseudomonas aeruginosa*). Beim Menschen wird

Cefaperazon überwiegend über die Galle eliminiert, während beim Hund die renale Ausscheidung überwiegt. Die **Halbwertszeit** bei dieser Spezies beträgt 44 min, die Proteinbindung 23 % (Mensch 87 %). ▶ **Anwendungsgebiete**: Cefaperazon ist als **Mastitispräparat** zugelassen. ▶ **Dosierung**: Es werden 250 mg pro erkranktes Euterviertel instilliert und klinische Mastitiden während der Laktation behandelt, die durch Strepto- und Staphylokokken sowie E. coli hervorgerufen sind. Nach 2 Tagen ist eine Wiederholungsbehandlung möglich. Die klinische Wirksamkeit bei Vorliegen von St.-aureus-Infektionen ist teilweise unbefriedigend. ▶ **Wartezeiten**: essbare Gewebe 2 Tage, Milch 4 Tage.

Nach neueren Untersuchungen ist auch das **Cefacetril** [Ubrocef (V.M.)] in diese Gruppe einzuordnen. ▶ **Anwendungsgebiete**: Es ist zur intramammären Behandlung von Mastitiden in der Laktationsphase zugelassen. Cefacetril zeigt minimale bakterizide Hemmkonzentrationen von bis zu 2 µg/ml gegenüber grampositiven (auch penicillinresistenten) Kokken und von 2–4 µg/ml gegen die Mehrzahl der E.-coli-Stämme. Eine begrenzte Wirksamkeit besteht ebenfalls gegenüber Klebsiellen. ▶ **Dosierung**: Pro erkranktem Euterviertel sind 250 mg (1 Injektor) zu instillieren. Bei schweren akuten Mastitiden ist die Behandlung nach 24 Stunden zu wiederholen. ▶ **Wartezeiten**: Milch: 6 Tage, essbare Gewebe: 5 Tage.

Zu dieser Gruppe zählt auch **Ceftiofur** (3. Generation) [Excenel 1 und 4 g, Excenel RTU 50 mg/ml (V.M.)] ▶ **Anwendungsgebiete**: Ceftiofur ist zur Behandlung von **Atemwegserkrankungen** von Kälbern und Schweinen und zur Therapie bakterieller Infektionen der puerperalen Metritis innerhalb von 10 Tagen nach dem Abkalben des Rindes zugelassen. Es wurde auch die Wirksamkeit gegenüber Mannheimia haemolytica, Pasteurella multocida und Haemophilus somnus beim Rind/Kalb und Pasteurella multocida, Actinobacillus pleuropneumoniae und Streptococcus suis beim Schwein belegt. Als weitere Indikation gilt die Panaritiumbehandlung des Rindes. Nach oraler und intramuskulärer Verabreichung wird Ceftiofur sehr rasch zu Desfuroylceftiofur metabolisiert; innerhalb von 2–4 Stunden ist keine Muttersubstanz im Plasma detektierbar. **Halbwertszeiten** von 9 Stunden beim Rind und 13 Stunden beim Schwein wurden ermittelt. 60–80 % der Metaboliten werden renal, der Rest über die Fäzes eliminiert. ▶ **Dosierung**: Als Empfehlung gilt 1 mg/kg beim Kalb bzw. 3 mg/kg beim Schwein 3–5 × im Abstand von 24 Stunden. ▶ **Nebenwirkungen**: Reaktionen an der Injektionsstelle. ▶ **Wartezeiten**: [Excenel RTU]: Rinder 8 Tage, Schweine 5 Tage, Milch 0 Tage. Excenel 1 und 4 g: Rind 7 Tage Milch 1 Tag; Schwein 3 Tage.

Zentral zugelassen wurde ein Produkt [**Naxcel** (V.M.)], das **Ceftiofur** als kristalline Base in öliger Formulierung enthält.

▶ **Anwendungsgebiete**: Bakterielle Atemwegserkrankungen, die durch Actinobacillus pleuropneumoniae, Pasteurella multocida, Haemophilus parasuis und Streptococcus suis beim Schwein hervorgerufen werden, sowie die Behandlung durch Infektionen mit Streptococcus suis verursachter Septikämien, Polyarthritiden und Polyserositiden. Es gibt Hinweise, dass die Mortalitätsrate der durch Str. suis induzierten Meningitiden reduziert werden kann. ▶ **Dosierung**: 5 mg Ceftiofur/kg (1 ml/20 kg i.m.) einmalig. ▶ **Nebenwirkungen**, ▶ **Gegenanzeigen** und ▶ **Wechselwirkungen**: s. Cephalosporine. Zu beachten sind lokale Reaktionen an der Injektionsstelle, die reversibel sind.

Ceftiofur wird auch sehr schnell nach Verabreichung von **Naxcel** zum aktiven Metaboliten Desfuroylceftiofur biotransformiert. Die Proteinbindung von Ceftiofur und seinem Hauptmetaboliten beträgt ca. 70 %. Maximumkonzentrationen im Plasma (4,2 ± 0,9 µg/ml) werden nach ca. 22 Stunden p. appl. erreicht. Circa 60 % bzw. 15 % der Dosis werden innerhalb von 10 Tagen über den Urin bzw. die Fäzes eliminiert. Die lange Wirkungsdauer resultiert daraus, dass wirksame Blutspiegel von 2,0 µg/ml über 158 Stunden erhalten bleiben. Die anhaltende Wirksamkeit bringt den Vorteil der einmaligen Injektion, erhöht aber das Risiko von Resistenzentwicklungen. Allerdings ist die bakterizide Wirkung zeitabhängig, sodass sensitive Bakterien sicher abgetötet werden sollten. Die Anwendung sollte in Verbindung mit einer Sensitivitätsprüfung erfolgen. ▶ **Wartezeiten**: Schwein 71 Tage.

Vertreter der **4. Generation**, das **Cefquinom** (einziger Vertreter in der Veterinärmedizin) weist eine hohe Penetrationsfähigkeit durch die bakterielle Zellmembran und ein breites **Wirkungsspektrum** auf und zeichnet sich durch eine sichere β-Laktamasenstabilität aus. Handelspräparate: [**Cobactan** 2,5 % Injektionssuspension, Cobactan 4,5 % Pulver und Lösungsmittel für Rinder und Pferde, Cobactan DC 150 mg, Cobactan LA 7,5 % für Rinder, Cobactan LC (V.M.)] ▸ **Anwendungsgebiete**: Durch Anwendung der Injektionslösungen werden bei Rindern, Schweinen und Pferden zur Behandlung von bakteriellen Infektionen der Atemwege folgende Erreger erfasst: Rinder: *Pasteurella multocida*, *Mannheimia haemolytica* und *Histophilus somni* (7,5 %); Schweine: *Pasteurella multocida*, *Haemophilus parasuis*, *Actinobacillus pleuropneumoniae*, *Streptococcus suis*; Pferde: *Streptococcus equi* subsp. *zooepidemicus*; Fohlen: schwere bakterielle Infektionen mit hohem Septikämie-Risiko.

Weitere Anwendungsgebiete: Rind: Dermatitis digitalis, infektiöse Bulbar-Nekrose (Ballenfäule) und akute interdigitale Nekrobazillose (Panaritium); akute *E.-coli*-Mastitiden mit gestörtem Allgemeinbefinden; Kälber: *E.-coli*-Septikämie des Kalbes; Schwein/Ferkel: Zur Behandlung des Metritis-Mastitis-Agalaktie Syndroms CMMA) unter Beteiligung von *E. coli*, *Staphylococcus* spp., *Streptococcus* spp. Verringerung der Mortalität bei durch *Streptococcus suis* verursachten Meningitiden.

Zur Behandlung von Arthritis, verursacht durch *Steptococcus* spp., *E. coli* und andere Cefquinom-empfindliche Erreger; zur Behandlung von Epidermitis (leichte oder mäßige Veränderungen), verursacht durch *Staphylococcus hyicus*. ▸ **Dosierung**: Nach der **therapeutischen** Dosierung von 1–2 mg/kg werden nach 1,5–2 Stunden maximale Serumkonzentrationen von 3 µg/ml erreicht. Die **Halbwertszeit** beträgt ca. 2,5 Stunden. Die **Proteinbindung** ist gering, die Ausscheidung erfolgt ohne nennenswerte Metabolisierung renal. Die **Verabreichung** erfolgt intramuskulär und wird täglich über 3–5 Tage durchgeführt. ▸ **Wartezeiten:** Rind 5 Tage, Milch 1 Tag, Schwein 3 Tage (Injektionssuspension), Rind 2 Tage, Milch 1,5 Tage, Pferd 4 Tage (wässr. Inj.-Lsg.).

▸ **Gegenanzeige:** Die 7,5%ige Lösung darf nicht bei laktierenden Rindern angewedet werden.

Als Salbenzubereitung [**Cobactan LC** (V.M.)] zur Behandlung von Mastitiden, die durch Staphylokokken und Streptokokken sowie durch *E. coli* hervorgerufen werden, wird Cefquinom ebenfalls angewendet. ▸ **Dosierung**: Nach dreitägiger Applikation von 75 mg/Viertel werden nach der letzten Behandlung wirksame Milchspiegel über 24 Stunden aufrechterhalten. ▸ **Wartezeiten**: essbare Gewebe 4 Tage, Milch 5 Tage.

Eine weitere Salbenzubereitung [**Cobactan DC** 150 (V.M.)] ist zur Behandlung subklinischer Mastitiden zum Zeitpunkt des Trockenstellens zugelassen. ▸ **Wartezeiten:** essbare Gewebe: 2 Tage, Milch: 49 Tage nach Anwendung in der Trockenstehperiode von weniger als 7 Wochen.

2.2 Aminoglykosid-Antibiotika

Die Antibiotika dieser Gruppe sind als basische, stark polare, polykationische Oligosaccharide anzusehen. Der **Angriffspunkt** geht von einer Bindung an die 30-S-Untereinheit der Ribosomen aus, wobei aber nicht primär die Proteinsynthese blockiert wird, sondern die Translokation in Form von Fehlsteuerungen der Proteinsynthese (Nonsens-Proteine) beeinflusst wird, wodurch bakterizide Effekte ausgelöst werden. Interaktionen mit der Bakterienmembran sollen zusätzliche Wirkungen ausüben. Die **Resistenzsituation** ist bei den einzelnen Vertretern unterschiedlich (s. dort). Die Entwicklung der Resistenz beruht auf durch R-Faktoren induzierten enzymatischen Inaktivierungen (Adenylierungs-, Phosphorylierungs- und Acetylierungsreaktionen), die bei den einzelnen Stoffen unterschiedlich sein können. Deswegen liegen in dieser Gruppe z. T. nur **partielle Kreuzresistenzen** vor. Bei physiologischem pH liegen Aminoglykoside in ionisiertem Zustand vor und penetrieren biologische Membranen kaum. Sie wirken nur auf extrazellulär gelegene Keime. Die **Proteinbindung** ist gering.

Nach **oraler Gabe** werden keine therapeutischen Blutspiegel erreicht. Über **glomeruläre Filtration** werden sie in aktiver Form mit einer **Halbwertszeit** von ca. 2 Stunden ausgeschieden. ▸ **Nebenwirkungen**: Aminoglykoside unterscheiden sich nur quantitativ in ihrem Nebenwirkungsspektrum. Grundsätzlich können dosisabhängige **Schädigungen** des **Innenohrs** und der **Nieren** sowie **neuromuskuläre Blockaden** auftreten. Die Schädigung des Innenohrs beruht auf der relativ hohen Wirkstoffkonzentration in der Perilymphe und der langsamen Elimination sowie der besonderen Affinität zu den dort befindlichen sensorischen Zellen. Inwieweit das Gleichgewichtsorgan oder das Hörorgan betroffen ist, hängt vom Stoff und der betroffenen Spezies ab. Die nephrotoxische Wirkung wird auf eine Resorption der Aminoglykoside in die proximalen Tubuluszellen und die Freisetzung lysosomaler Enzyme zurückgeführt. Besonders die Katze ist gefährdet. Bereits bei zweimaliger täglicher Applikation von 4,4 mg Gentamicin/kg treten Symptome wie reduzierte Osmolarität des Urins sowie erhöhte Na$^+$- und K$^+$-Ausscheidung auf. Bei dieser, aber auch bei anderen Spezies sind bestehende Nierenfunktionsstörungen vor Therapiebeginn auszuschließen, da dadurch erhöhte Blutspiegel auftreten, die die Wahrscheinlichkeit des Auftretens von Nebenwirkungen verstärken.

Im Zustand der Dehydratation treten ebenfalls hohe Blutspiegel nach parenteraler Applikation auf, da Aminoglykoside nur extrazellulär verteilt werden. Besonders nach zu schneller i.v. Applikation können neuromuskuläre Blockaden auftreten, die wahrscheinlich auf der präsynaptischen Hemmung der Freisetzung von Acetylcholin an der motorischen Endplatte beruhen und durch Calcium (5–10 mg/kg bei Hund und Katze) antagonisierbar sind.

Narkotika wie Ether oder Barbiturate erniedrigen diese toxische Schwellendosis, ebenso periphere Muskelrelaxanzien vom Curaretyp. Aufgrund schneller Resistenzentwicklungen und des Nebenwirkungspotenzials sollten die veterinärmedizinisch noch wirksamen Aminoglykosidantibiotika nur sehr gezielt verwendet werden.

Streptomycin/Dihydrostreptomycin

Streptomycin wurde als erstes Aminoglykosid durch Gewinnung aus Kulturfiltraten von *Streptomyces griseus* isoliert. Wenig später wurde durch katalytische Hydrierung von Streptomycin Dihydrostreptomycin hergestellt. Beide Stoffe wirken kaum gegen Streptokokken, in saurem Milieu ist die Wirksamkeit stark abgeschwächt. Eine bakterizid wirksame Konzentration kann im Organismus nur schwer erreicht werden. Als empfindlich gelten Keime mit einer minimalen **Hemmkonzentration** (**MHK**) von bis zu 10 µg/ml. Bereits nach wenigen Kontakten mit Bakterien kann eine **Resistenz** auftreten (One-Step-Mutation), indem die Bindung an der ribosomalen 30-S-Untereinheit verhindert wird, die nur diesen beiden Aminoglykosiden zu eigen ist. Daneben können die beschriebenen enzymatischen Inaktivierungen auftreten. Aufgrund dieser Unterschiede zu den anderen Aminoglykosidantibiotika bestehen nur partielle Kreuzresistenzen.

Die Resistenzlage ist ungünstig, 30–70 % der *E.-coli*-Stämme und bis zu 45 % der Salmonellen sind resistent.

In Bezug auf **toxische Wirkungen** schädigt Dihydrostreptomycin stärker und irreversibel den *N. cochlearis*, während durch Streptomycin der vestibuläre Anteil des Innenohrs angegriffen wird. Ototoxische Effekte treten bei der Katze nach 50 mg/kg über 25 Tage als **erste toxische Erscheinungen in Form von Ataxien** auf. Dies gilt bei höheren Dosierungen auch für den Hund. Sekundär können auch nephrotoxische Wirkungen auftreten. Besonders bei älteren Kühen wurden nach Streptomycin allergische Reaktionen beobachtet.

Tauben sind gegenüber den neuromuskulär blockierenden Eigenschaften sehr empfindlich. Das Vergiftungsbild stellt sich durch Ataxien und Atemnot dar.

Die Anwendung von Streptomycin und Dihydrostreptomycin als Monopräparate ist aufgrund der gegenwärtigen Resistenzlage und der Gefahr des Auftretens von Nebenwirkungen nicht angezeigt. Monopräparate sind nicht mehr auf dem Markt. Bei Kombination mit β-Laktamantibiotika treten synergistische Effekte besonders im grampositiven Bereich auf, da offenbar durch die Zellwandschädigung der Bakterien die Penetration der Aminoglykoside erleichtert wird. Häufig treten aber Mehrfachresistenzen gegenüber beiden Arzneimittelgruppen auf, sodass bei einer Nutzen-Risiko-Abschätzung diese auf dem Markt vorhandenen Präparate nur bedingt empfohlen werden können (i.mamm. [Mastipen Comp]).

▶ **Wartezeiten**: intramammär: Rind: 30 Tage, Milch: 3,5 Tage.

Kanamycin

Handelspräparate: Injektionslösung [**Kanamysel** (V.M.)].

Das aus *Streptomyces kanamyceticus* isolierte Kanamycin besitzt ein **breites Wirkungsspektrum**, das sich insbesondere auf Brucellen, Salmonellen, Klebsiellen, Shigellen, *E. coli*, *Proteus vulgaris*, Staphylokokken, *Arcanobacterium pyogenes*, z. T. auch *Pseudomonas aeruginosa* u. a. m. erstreckt.

Als empfindlich gelten Erreger, deren MHK nicht ≤16 (*E. coli*) µg/ml liegt. Es muss häufig mit **Resistenzen** gerechnet werden. So waren von Kälbern isolierte Stämme von *P. multocida* und einigen Salmonella-Arten bis zu 90 % resistent. Gegen Streptomycin und Gentamicin besteht nur eine partielle **Kreuzresistenz**.

▶ **Dosierung**: Zur parenteralen Therapie von bakteriellen Infektionskrankheiten werden Tagesdosen von bis zu 15 mg/kg bei allen Spezies angegeben, die auf 3–4 Einzeldosen verteilt werden sollen. Als **Behandlungsdauer** sind 3–4 Tage vorgesehen. Bei akut lebensbedrohenden Zuständen, wie z. B. Septikämien, kann Kanamycin mit Penicillinen verabreicht werden. Es muss aber immer getrennt appliziert werden, da Inkompatibilitäten auftreten können. Das pharmakokinetische Verhalten unterscheidet sich kaum von anderen Vertretern der Aminoglykoside. Allerdings ist bei Hunden und Schweinen die **Halbwertszeit** mit ca. 1 Stunde sehr kurz (Wdk.: 2–3 Stunden, Pferd: 1,5–2 Stunden). ▶ **Nebenwirkungen**: Neben Neomycin zählt Kanamycin zu den Stoffen mit höchster nephrotoxischer Potenz. Besonders bei langfristiger Behandlung können bei 35–75 % der Patienten klinische Symptome wie Albuminurie, Hämaturie und Leukozyturie beobachtet werden, die allerdings meist reversibel sind. Weiterhin wird insbesondere von Schädigungen des N. cochlearis (Hörvermögen) berichtet. Aufgrund des möglichen Vorliegens resistenter Keime und des hohen Nebenwirkungspotenzials sollte Kanamycin **nur als Reservepräparat** beim Vorliegen von Infektionen, z. B. des Urogenitaltraktes, mit empfindlichen gramnegativen Erregern verwendet werden.

▶ **Wartezeiten**: parenteral: essbare Gewebe von Rind, Kalb, Fohlen, Schwein, Schaf: 45 Tage; Milch: 3 Tage.

Gentamicin

Handelspräparate: wässrige Injektionslösungen [**Frieso-Gent**, **Vepha-Gent forte**, **Genta 5 %** (V.M.)], Pulver zur oralen Verabreichung [**Vetagent oral** (V.M.)], in Kombination mit Dexamethason in Form von Augentropfen für Hunde und Katzen [**Tiacil** (V.M.)]. In Kombination mit Clotrimazol und Betamethason als Ohrentropfen für Hunde (Otomax).

Gentamicin wird von *Micromonospora*-Arten isoliert (deswegen Schreibweise „i" der vorletzten Silbe). Das in der Therapie verwendete Gentamicin besteht aus den drei Untereinheiten C_1, C_{1a} und C_2, die sich durch das Vorhandensein verschiedener Aminozucker unterscheiden. Im Unterschied zum Wirkungsspektrum von Kanamycin wird *Pseudomonas aeruginosa* gut erfasst. Als sensibel gelten Erreger mit einer MHK von 1–4 µg/ml. Vor Therapiebeginn sollte genau abgewogen werden, ob nicht andere Antibiotika, die weniger toxisch und gegenüber dem Krankheitserreger vergleichbar wirksam sind, eingesetzt werden können. Nur wenn schwerste, durch gentamicinempfindliche „Problemkeime" (*E. coli*, Pseudomonas, Klebsiellen, Proteus) hervorgerufene Infektionskrankheiten des Atmungs-, Verdauungs- oder Urogenitalsystems vorliegen, ist der Einsatz gerechtfertigt, da sonst die noch günstige Resistenzsituation verändert wird, wie dies in den USA bereits der Fall ist.

▶ **Dosierung**: Zur subkutanen und langsamen intravenösen Injektion stehen eine Vielzahl von Präparaten zur Verfügung, die wie folgt bei allen Haus- und Nutztieren dosiert werden sollen:

4 mg (Katze 3 mg) Gentamicin/kg (= 6,8 mg G.sulfat) im Abstand von 12 Stunden (beim Hund ab 2. Tag 24 Stunden) über 3–5 (bei schweren Erkrankungen bis 10) Tage. Aufgrund der langsameren Elimination sollten **Jungtiere** in den ersten zwei Lebenswochen bei Wiederholungsbehandlungen mit der halben Dosis behandelt werden. Falls die angegebene Therapiedauer überschritten werden muss, ist die Nierenfunktion zu überprüfen. Besonders kritisch ist der orale Einsatz von Gentamicin in Pulverform zur Bekämpfung von *E.-coli*-Enteritiden zu beurteilen. Der Einsatz von Antibiotika generell gilt beim Vorliegen von *E.-coli*-induzierten sekretorischen Diarrhöen nicht mehr als indiziert, wenn keine septikämischen Verläufe vorliegen (dann sollte aber parenteral appliziert werden). Vielmehr sollten Maßnahmen wie die orale Rehydratation den Vorzug erhalten (▶ S. 174). Die kombinierte Anwendung mit Dexamethason als Augentropfen ist nur bei primär **nicht bakteriell bedingten** entzündlichen und allergischen Erkrankungen des vorderen Augenabschnittes indiziert. Gentamicin soll lediglich Sekundärinfektionen bekämpfen. Ansonsten sind

die in ▶ S. 412 beschriebenen Neben- und Wechselwirkungen sowie Gegenanzeigen zu beachten.

Die **Resistenzentwicklung** erfolgt relativ langsam und ist plasmidgebunden. Die Kreuzresistenz gegenüber anderen Aminoglykosidantibiotika ist meistens einseitig. Bei Gentamicinresistenz liegen auch Resistenzen gegen Strepto-, Neo- und Kanamycin (nicht Amikacin) vor, während umgekehrt resistente Keime noch gentamicinempfindlich sind. Die Resistenzlage ist gegenwärtig sehr günstig. Pharmakokinetische Besonderheiten liegen nicht vor, abgesehen davon, dass die Elimination bei Jungtieren im Vergleich zu adulten Tieren langsamer verläuft, was aber sicherlich auch auf andere Aminoglykoside zu übertragen ist. So verkürzt sich die **Halbwertszeit** bei Kälbern von 149 (Tag 1 p.p.), 118 (Tag 10) auf 76 min, was auf einer Erniedrigung des Verteilungsvolumens, nicht auf einer Erhöhung der Clearance beruht.

▶ **Wartezeiten**: Wässrige Injektionslösung (i.m., s.c., i.v.): essbare Gewebe von Rind, Kalb, Pferd: 95 Tage, vom Schwein: 60 Tage; Milch: 3 Tage. Pulver (oral): essbare Gewebe von Kalb, Schwein: 20 Tage.

Neomycin

Handelspräparate: [**Neomycinsulfat** p.o., **Neomy** (V.M.)].

Neomycin wird aus *Streptomyces friadiae* bzw. dessen Komponente B (Framycetin) aus *Streptomyces lavendulae* gewonnen. Das **Wirkungsspektrum** ist dem des Kanamycin vergleichbar. Dies gilt auch für die **Resistenzentwicklung**, die jedoch im Vergleich zum Gentamicin rascher erfolgt. Komplette Kreuzresistenz besteht zwischen Neomycin und Kanamycin, partielle gegenüber Gentamicin. Mit Vorsicht ist Neomycin in Form von Salben, Pudern, Lösungen etc. zur Behandlung auf Haut und Schleimhaut anzuwenden, da die Gefahr einer **Sensibilisierung** und des Auftretens einer Kontaktdermatitis relativ hoch ist. Außerdem ist Neomycinsulfat in der Veterinärmedizin zur oralen Anwendung in einer ▶ **Dosierung** von 10 mg/kg bei Kälbern, Lämmern, Schweinen bzw. 30 mg/kg bei Broilern, Legehennen und Puten zur Behandlung von *E.-coli*-Enteritis zugelassen [Neomy (V.M.)]. Es sollten aber die bei Gentamicin getroffenen Aussagen bezüglich der Problematik bei der oralen Anwendung von Chemotherapeutika beachtet werden.

Die Proteinbindung ist höher als im Falle des Kanamycin bzw. Gentamicin (ca. 50 % Schaf, Rind). Da das oto- und nephrotoxische Potenzial stärker ist als bei anderen Aminoglykosidantibiotika, wird das in zahlreichen Parenteralia enthaltene Neomycin kaum mehr empfohlen.

▶ **Wartezeiten**: bei oraler Applikation (Pulver): essbare Gewebe von Kalb, Lamm, Schwein: 14 Tage. Huhn: 7 Tage, Eier: 0 Tage.

Spektinomycin

Handelspräparate: Injektionslösung [**Spectam** (V.M.)], zur Anwendung beim Schwein [**Spectam Doser** (V.M.)], beim Huhn [**Spectam W** (V.M.)], Brieftaube (**Aviosan**, V.M.). Es sind mehrere Kombinationspräparate mit Lincomycin auf dem Markt [**Lincospectin** (V.M.)]. Therapeutisch sinnvolle Vorteile bietet diese Kombination nur in beschränktem Maße.

Die Gewinnung erfolgt aus *Streptomyces spectabilis* bzw. *flavopersicus*. Da die Substanz in ihrer chemischen Struktur keine Aminozucker enthält, wird sie den Aminocyclitolen zugerechnet. Das **Wirkungsspektrum** ist zwar breit, die Wirkungsintensität aber relativ gering. Bakterizide Konzentrationen können im Organismus praktisch nicht erreicht werden. Ein weiterer Nachteil ist die schnelle **Resistenzentwicklung** nach dem „One-Step"-Typ. Zwischen Streptomycin und Spektinomycin können gegenseitig übertragbare Resistenzen vorliegen, mit Erythromycin und Tylosin werden Kreuzresistenzen beschrieben. Es muss mit häufigen Resistenzen gerechnet werden (bis zu 50 % bei von Kälbern und Schweinen isolierten *E. coli*). Vorteilhaft ist lediglich das geringere oto- und nephrotoxische Potenzial dieses Stoffes im Vergleich zu den bereits genannten Aminoglykosiden. Als Monopräparat ist Spektinomycin in verschiedenen Darreichungsformen zur Anwendung bei unten genannten Spezies im Handel.

▶ **Dosierung**: Es werden Dosierungen von 11–20 mg/kg für adulte bzw. 20–30 mg/kg für Jungtiere zur parenteralen Anwendung empfohlen. Zur oralen Behandlung werden bei Ferkeln je nach Lebensalter zwischen 10 und 30 mg/kg zweimal täglich über 3–5 Tage empfohlen. Neben den zuvor getroffenen Einschränkungen zur oralen Anwendung kann auch die parenterale Applikation mit dem vorgeschlagenen Dosierungsintervall aufgrund der begrenzten Wirksamkeit und der gegenwärtigen Resistenzlage kaum empfohlen werden. Der prophylaktische Einsatz ist wegen der schnellen Resistenzentwicklung strikt abzulehnen.

▸ **Wartezeiten**: parenterale Applikation: essbare Gewebe vom Schwein: 30 Tage. Orale Applikation: Schwein 30 Tage, Huhn 15 Tage, Eier 0 Tage.

Apramycin

Handelspräparate: Vormischungen [**Apralan G100** (V.M.)], Pulver [**Apralan soluble** (V.M.)], wässrige Lösung [**Apramycin Doser aniMedica** (V.M.)].

Apramycin wird nur veterinärmedizinisch eingesetzt und von *Streptomyces tenebarius* gewonnen. Das Molekül enthält eine bizyklische Oktadiose. ▸ **Anwendungsgebiete**: Der zugelassene therapeutische Einsatz beschränkt sich auf E.-coli-induzierte Enteritiden bei Schweinen verschiedener Altersstufen. ▸ **Dosierung**: 12,5–20 mg/kg] über die Dauer von 5–7 Tagen bis zu 3 Wochen (Vormischung). Auch bei Anwendung von Apramycin ist die bereits geschilderte Problematik der Behandlung sekretorischer Diarrhöen zu beachten (s. Gentamicin).

▸ **Wartezeiten**: essbare Gewebe: 28 Tage [Apralan soluble], 14 Tage [Apralan G20 und G100], 42 Tage für Saugferkel [Doser].

Neuere Aminoglykoside

Zu den neueren Aminoglykosiden zählen neben Gentamicin **Sisomycin**, **Tobramycin** [**Gernebcin** (H.M.)], **Netilmicin** [**Certomycin** (H.M.)], **Dibekacin** und **Amikacin** [**Biklin** (H.M.)]. Keines der Präparate ist zur veterinärmedizinischen Anwendung zugelassen.

Wesentliche pharmakokinetische Unterschiede zu den bereits beschriebenen Aminoglykosiden bestehen nicht. Mit Ausnahme von Amikacin bestehen keine bemerkenswerten Unterschiede im **Wirkungsspektrum** im Vergleich zu Gentamicin.

Amikacin

Amikacin weist eine höhere Stabilität gegenüber inaktivierenden Bakterienenzymen auf und ist gegen gentamicinresistente *E.-coli-*, *Proteus-*, *Klebsiella-* und Staphylokokken-Arten meist noch wirksam. ▸ **Dosierung**: Für Hunde mit intakter Nierenfunktion werden Dosierungen von 5–10 mg/kg s.c. bzw. i.m. im Abstand von 8 Stunden bei systemischen Infektionen und im Abstand von 12 Stunden beim Vorliegen von Urogenitalinfektionen empfohlen, wenn Gentamicinresistenzen vorliegen. Für die Anwendung bei Katzen liegen kaum Erfahrungen vor. Das nephrotoxische Nebenwirkungspotenzial scheint allerdings relativ niedrig zu sein.

2.3 Tetracycline

Der Name „Tetracycline" wird aus dem diesen Stoffen zugrunde liegenden Naphthacen-Kern abgeleitet. Die einzelnen Derivate unterscheiden sich durch ihre Substituenten in Positionen 5, 6, 7 und 2 (Rolitetracyclin). Abgesehen von Rolitetracyclin sind Tetracycline kaum wasserlöslich.

Tetracycline wirken bei extra- und intrazellulär gelagerten Keimen bakteriostatisch durch Hemmung der Proteinsynthese. Nachdem Tetracycline über ein spezifisches Transportprotein in die Bakterienzelle transportiert worden sind, hemmen sie die Elongationsphase der Proteinsynthese durch Bindung an die ribosomale 30-S-Untereinheit mit Hemmung der Bindung der t-RNA an die Akzeptorregion. Diese antianabolen Wirkungen können auch bei eukaryontischen Zellen auftreten, wenngleich die erreichbare intrazelluläre Konzentration geringer ist. Es werden eine Vielzahl von Erregern durch Tetracycline erfasst, wobei Konzentrationen von 0,5–2 µg/ml als Grenzen der Empfindlichkeit gelten. Primär sensibel sind Staphylokokken, Streptokokken, *Bacillus anthracis*, Clostridien, Listerien, *E. coli*, Klebsiellen, Salmonellen, Shigellen, Pasteurellen, Brucellen, Bacteroides, Mykoplasmen, Rickettsien, Chlamydien etc. Als Indikationen gelten generell lokale und systemische Infektionen mit den o.g. Erregern, wobei Blut- oder Plasmaspiegel von 0,5–2 µg/ml erreicht und bis zu 2 Tagen über das Abklingen der klinischen Symptome hinaus aufrechterhalten werden sollten. Der therapeutische Wert der Tetracycline wird durch die weit verbreitete **Resistenz** eingeschränkt. Besonders häufig sind Erreger wie *Streptococcus* sp., *Salmonella* sp., *E. coli*, Pasteurellen und *Pseudomonas spp.* betroffen, die oft auch extrachromosomale Mehrfach-Resistenz-Faktoren aufweisen. Der Resistenzmechanismus ist in einer durch Tetracycline selbstinduzierten Inhibition des Transportprozesses in die Bakterienzelle zu suchen. Es liegen wenige kontrollierte Studien vor, anhand derer abgesicherte Dosierungsschemata abgeleitet werden können. Innerhalb der Gruppe der Tetracycline liegen fast immer Kreuzresistenzen vor.

Deswegen sind Tetracycline – abgesehen von den neuen Tetracyclinen (s. u.) – nur noch primär indiziert bei Infektionen durch Chlamydien, Mykoplasmen, Rickettsien und Campylobacter. Ansonsten ist der Einsatz von Tetracyclinen gegenwärtig nur nach erfolgtem Nachweis der Erregersensitivität zu empfehlen. Gegenüber Breitspektrumpenicillinen weisen Tetracycline zwar den Vorteil eines Verteilungsvolumens >1 l/kg und damit von höheren zellulären Gewebskonzentrationen auf, die Inzidenz von Nebenwirkungen ist aber ebenfalls höher, wenngleich Tetracycline zu den weniger toxischen Chemotherapeutika zählen. ▶ **Nebenwirkungen**: Nach oraler, aber auch parenteraler Anwendung (durch Elimination) kommt es relativ häufig zu gastrointestinalen Störungen mit Erbrechen, Meteorismus und Diarrhöen, entweder durch direkte Irritationen durch das nicht resorbierte Arzneimittel oder durch Störungen der physiologischen Darmflora. Innerhalb kurzer Zeit kann es zur Überwucherung durch tetracyclinresistente Keime, wie Staphylokokken, E. coli, Clostridien oder Candida-Arten kommen, die dann zur Entwicklung von Enterokolitiden beitragen. Besonders empfindlich reagieren Hamster, Meerschweinchen und Pferd, wobei bei letzterem besonders unter Stresssituationen letal verlaufende Diarrhöen auftreten. Rinder entwickeln eine Pansentympanie. Bei zu schneller intravenöser Applikation wurden bei Rind, Pferd und Hund Blutdruckabfall, Schweißausbruch und Unruhe beobachtet, wobei aber eine Beteiligung der verwendeten Lösungsvermittler wahrscheinlich ist. Intramuskulär zu verabreichende Präparate sind lokal reizend und können zu Gewebsnekrosen führen. Insbesondere bei vorgeschädigter Leber sind nach mehrmaliger Anwendung von Tetracyclinen fettige Leberdegenerationen beobachtet worden, die beim Vorliegen renaler Ausscheidungsstörungen besonders häufig auftreten. Bei feuchter Lagerung oder hohen Temperaturen entstehen über Dehydratationen Epianhydro- oder Anhydroprodukte, die nephrotoxisch (Glykosurie, Aminoazidurie, Proteinurie) wirken. Die Bildung von Anhydrotetracyclin nach Lichteinwirkung wird mit der Entstehung von Photodermatitiden in Verbindung gebracht.

Da Tetracycline mit zwei- und dreiwertigen Kationen Chelate bilden, sollte die Gabe während der Mineralisationsphase der Zähne vermieden werden, da die insbesondere mit Dentin eingegangenen Verbindungen zu gelblichen Pigmentierungen führen. Das mögliche Entstehen schlecht resorbierbarer Chelatverbindungen ist auch bei oraler Applikation zu beachten. Möglichen Interaktionen mit Futterbestandteilen kann durch gleichzeitige Gabe von konkurrierenden Komplexbildnern vorgebeugt werden. Zu beachten ist die relative Instabilität von Lösungen. Mischspritzen sind zu vermeiden.

Chlortetracyclin (CTC)

Handelspräparate: Chlortetracyclin ist in verschieden Darreichungsformen im Handel [**CTC-HCL, Chlortetracyclin C20 KS/AMV, CTC-Blauspray** (V.M.)].

▶ **Anwendungsgebiete**: Beim Vorliegen empfindlicher Erreger kann CTC zur oralen Behandlung von Bronchopneumonie, Urogenitalerkrankungen, Puerperalerkrankungen und Dermatitiden angewendet werden. Großsittiche (außer Glanz- und Nymphensittiche) müssen nach der Psittakose-VO prophylaktisch und therapeutisch bei Importen bzw. Erregernachweis behandelt werden. In der Nachgeburtsphase sind verschiedene intrauterin zu verabreichende Präparate anwendbar. Die lokale Wundbehandlung kann nicht empfohlen werden, da die meisten beteiligten Erreger nur mäßig empfindlich oder resistent sind. Darüber hinaus steigt die Sensibilisierungsgefahr. ▶ **Dosierung**: Kalb: 20–50 mg/kg/Tag p.o. (im Abstand von 12 Stunden), Schwein: 60 mg/kg/Tag (85 mg/kg bei der Herstellung von Fütterungsarzneimitteln). Bei **Wiederholungsbehandlungen** nicht die maximale Dosis verwenden. **Behandlungsdauer**: zusätzlich 2 Tage nach Abklingen der Symptome.

Zur Psittakosebehandlung erhalten Wellensittiche 500 mg/kg Futter über 6 Wochen, während an Psittaciden zum Erreichen therapeutischer Gewebespiegel bis zu 2500–5000 mg/kg Futter verabreicht werden muss. Diese Dosierungen gelten zugleich als Grenzbereich hepatotoxischer Wirkungen. Bei intrauteriner Anwendung in der Nachgeburtsphase gelten folgende Dosierungen: Rind, Pferd: 8 mg/kg (4 g/Tier), Schwein, Schaf, Ziege: 20 mg/kg (2 g/Tier). Dabei werden keine therapeutischen Blutspiegel erreicht. ▶ **Gegenanzeigen**: keine orale Anwendung bei ruminierenden Wiederkäuern und Pferden.

Das **CTC-Blauspray** ist zur Behandlung kontaminierter Wunden bei Rind, Schwein und Schaf zugelassen, wobei aber die Resistenzsituation besonders berücksichtigt werden sollte.

Die **Bioverfügbarkeit** beträgt 24 % (Hund), 20–40 % (Huhn) und ca. 50 % (Kalb). Die **Halbwertszeiten** im Serum liegen bei Hühnern und Kanarienvögeln bei 2, beim Hund bei 5 und beim Kalb bei 9 Stunden. Chlortetracyclin wird weitgehend metabolisiert, wobei bereits u. a. im Magen-Darm-Trakt das inaktive Isochlortetracyclin entsteht.

▶ **Wartezeiten**: Orale Anwendung: essbare Gewebe Kalb, Schwein: 14 Tage. Spray: 0 Tage

Oxytetracyclin (OTC)

Handelspräparate: Injektionslösung [**Ursocyclin 10 %** (V.M.)], Injektionslösung mit Langzeit-Formulierung (Long Acting) [**Terramycin LA** (V.M.)], Tabletten zur intrauterinen Applikation [**Terramycin-Uterus-Schaumtabletten** (V.M.)].

Erregersensitivität: ▶ S. 272. ▶ **Anwendungsgebiete**, **Wiederholungsbehandlungen** und **Behandlungsdauer**: s. Chlortetracyclin.

▶ **Dosierung**: Zur intramuskulären und subkutanen Verabreichung werden folgende Initialdosen empfohlen: Rind, Schaf, Schwein 20 mg/kg. Die Applikation sollte einmalig erfolgen, wobei eine Wiederholungsbehandlung nach 2–4 Tagen erfolgen sollte. Bei Neugeborenen ist aufgrund der verzögerten Elimination eine einmalige Verabreichung pro Tag ausreichend. Bei adulten Tieren liegen die Halbwertszeiten nach intravenöser Anwendung bei 4 (Schwein), 6 (Hund), 8–10 Stunden (Wdk.). Nach intramuskulärer bzw. subkutaner Verabreichung werden längere mit starken individuellen Schwankungen behaftete **Halbwertszeiten** ermittelt. Diese sollen bei sog. „Long-acting"-Präparaten [z. B. Terramycin LA] so lang sein, dass ein nur 3- bis 5-tägiges Behandlungsintervall eingehalten werden müsste. Einige Untersucher finden dagegen keine signifikanten pharmakokinetischen Unterschiede hinsichtlich der Elimination im Vergleich zu „konventionellen" Darreichungsformen. Dass die „Long-acting"-Zubereitungen – bedingt durch eine lokale Wirkstoffpräzipitation – darüber hinaus noch eine stärkere lokale Reizwirkung als andere Zubereitungen aufweisen, sollte vor dem Einsatz dieser Präparate berücksichtigt werden. Nach oraler Verabreichung liegt die **Bioverfügbarkeit** um 50 % und der Metabolismus ist weniger ausgeprägt als im Falle des Chlortetracyclins.

▶ **Wartezeiten**: parenterale Applikation: essbare Gewebe Rind, Schaf, Schwein: 21 Tage; Milch: 6 Tage. Intrazisternale Applikation: essbare Gewebe Rind: 10 Tage, Milch: 4 Tage.

Tetracyclin (TC)

Handelspräparate: Injektionslösungen [**Tetracyclin 100 %** (V.M.)], Arzneimittelvormischungen [**Tetracyclin-HCL 25 % AMV** (V.M.)], zur intrauterinen Applikation [**Tetracyclin-Stab 2000** (V.M.)].

▶ **Anwendungsgebiete**: s. Chlortetracyclin. **Dosierung**: Schwein 85 mg/kg/Tag, Kalb 20 mg/kg/Tag. Beim Menschen soll TC nach oraler Gabe bis zu 80 % resorbiert werden, bei den untersuchten Haus- und Nutztieren scheinen aber keine relevanten Unterschiede zwischen OTC, CTC und TC zu bestehen. Dies betrifft auch die übrigen pharmakokinetischen Parameter.

▶ **Wartezeiten**: orale Applikation: essbare Gewebe Kalb, Schwein: 14 Tage. Intrauterine Applikation: essbare Gewebe 10 Tage, Milch 6 Tage.

Neue Tetracycline

Zu diesen zählen Doxycyclin und Minocyclin, die gegenüber den vorher genannten Stoffen Vorteile bezüglich des Wirkungsspektrums, des pharmakokinetischen Verhaltens und der Toxizität aufweisen.

Doxycyclin

Handelspräparate: Doxycyclin-hyclat-Tabletten [**Ronaxan 100** (V.M.)], Futtermittelvormischung [**Pulmodox 5 % Premix** (V.M.), **Pulmodox**, Pulver, V.M.].

Im Vergleich zu den älteren Tetracyclinen weisen diese Präparate bezüglich des Wirkungsspektrums Unterschiede auf, indem die Aktivität gegenüber *St. aureus* erhöht ist und auch plasmidtragende Tetracyclin-resistente sowie Penicillinresistente Stämme im Wachstum gehemmt werden.

▶ **Anwendungsgebiete**: für Hund und Katze: Behandlung akuter und subakuter Infektionen des Respirationstraktes durch folgende Erreger: *Streptococcus, Staphylococcus, Corynebacterium, Pasteurella, Bordetella, Acinetobacter, Mycoplasma, Bacteroides, Clostridium perfringens*. ▶ **Dosierung**: 10 mg/kg p.o. alle 12 Stunden über 3–5 Tage. ▶ **Gegenanzeigen**: keine Behandlung von trächtigen Tieren, Jungtieren im Zahnwachstumsalter und von Tieren mit gestörter Nahrungs- und Flüssigkeitsaufnahme. Die Verabreichung sollte über Verpackung in Fleischbällchen erfolgen, da sonst Ösophagusulzera auftreten können. ▶ **Nebenwirkungen** und ▶ **Wechselwirkungen** entsprechen qualitativ den bereits genannten Tetracyclinen, außer dass die Interaktion mit zwei- und dreiwertigen Kationen schwächer ist (nicht bei Fe^{2+}). Allerdings ist die Toxizität geringer im Vergleich zu den zuvor genannten Tetracyclinen. Nur auf phototoxische Reaktionen ist besonders zu achten.

Die **Halbwertszeiten** liegen beim Hund bei 10 Stunden (Katze 8 Stunden), die **Verteilungsvolumina** bei 1,7 bzw. 0,9 l/kg. Im Gegensatz zum Menschen mit einer oralen **Bioverfügbarkeit** von über 90% werden bei Hund und Katze lediglich 70% (45% nach mehrmaliger Applikation) bzw. 45% nach einmaliger Verabreichung erreicht.

Bei der Bekämpfung der Psittakose wird Doxycyclin mit einer Dosis von 75 mg/kg i.m. 6 × im Abstand von 5 Tagen erfolgreich eingesetzt.

Die zentrale Zulassung eines Gels [**Doxirobe Gel**] zur Behandlung von Parodontalerkrankungen bei Hunden wurde vom pharmazeutischen Unternehmer zurückgenommen. Es handelte sich dabei um eine spezifische Gelzubereitung, die nach Einbringung in Zahntaschen am Zahnfleisch haftet, nachdem das Produkt mit Hilfe einer mitgelieferten Kanüle in einer Menge von 0,5 ml in die Zahnfleischtasche instilliert wird. Das dort entstehende Koagulat entfaltet lokale Wirkspiegel über mindestens 7 bis zu 28 Tagen. Nicht bei Hunden unter 1 Jahr anwenden, da sonst Zahnverfärbungen auftreten können.

Als **Futtermittelvormischung** und als p.o. zu verbreichendes Pulver wurde Doxycyclin für Schweine zur Metaphylaxe von durch *Pasteurella multocida* und *Mycoplasma hyopneumoniae* hervorgerufenen Atemwegserkrankungen zugelassen [**Pulmodox 5% Premix, Pulmodox (V.M.)**]. ▶ **Dosierung**: 12,5 mg Doxycyclin/kg/Tag über 8 Tage, was ca. 250 mg/kg Gesamtfutter pro Tag entspricht.

Doxycyclin ist nach oraler Aufnahme zu ca. 33% bioverfügbar, die Plasmaproteinbindung beträgt ca. 93%, das Verteilungsvolumen 1,2 l/kg. Das Verhältnis der Konzentrationen Lunge/Plasma beträgt ca. 1 : 1,3.

▶ **Wartezeiten**: Schwein 7 Tage.

Minocyclin

Veterinärmedizinische Präparate von Minocyclin sind nicht auf dem Markt.

2.4 Fenicole

Zu dieser Gruppe zählen Chloramphenicol, Florphenicol und Thiamphenicol. Die beiden erstgenannten sind in Deutschland zugelassen, während Thiamphenicol in einigen Mitgliedstaaten der EU auf dem Markt ist.

Chloramphenicol

Handelspräparate: Injektionslösung (i.m., s.c., i.v.) [**Chloromycetin Palmitat** (V.M.)], Spray [**Chloramphenicol-Pumpspray** (V.M.)], Pulver für Brieftauben [**Chloramphenicol N** (V.M.)].

Chloramphenicol (CP) wurde ursprünglich aus *Streptomyces venezuelae* isoliert, wird ab 1950 aber rein synthetisch hergestellt und ist von der chemischen Struktur ein p-Nitrophenyl-dichloracetyl-aminopropandiol. CP-Base ist bitter, sehr stabil und schlecht wasserlöslich (auch CP-Palmitat, aber geschmacksneutral). Für parenterale Anwendung eignet sich das gut wasserlösliche CP-Succinat.

Der **Wirkungsmechanismus** beruht auf der Bindung der Propandiolseitenkette an die 50-S-Untereinheit der Ribosomen und Hemmung der Peptidyltransferasenaktivität. Dadurch wird die Bindung der Aminosäuresubstrate an den Enzymkomplex gestört und die Peptidkettenbildung inhibiert. Die darauf zurückzuführende Hemmung der bakteriellen Proteinsynthese führt zum **bakteriostatischen Wirktyp**.

Das **Wirkungsspektrum** umfasst die meisten grampositiven und gramnegativen Bakterien, Rickettsien, Chlamydien, Mykoplasmen, Leptospiren und Bacteroides. St. aureus, E. coli, Klebsiellen, Proteus, Salmonellen und Shigellen weisen zu einem unterschiedlichen Prozentsatz **Resistenzen** auf, die generell plasmidgebunden sind und sich nur langsam entwickeln. Resistent sind *Pseudomonas aeruginosa* und Mykobakterien. Bei nachgewiesener Chloramphenicolempfindlichkeit können ansonsten lokale und systemische bakterielle Infektionskrankheiten behandelt werden. Da die Blut-Hirn-Schranke passiert wird, können mit CP auch bakterielle Meningoenzephalitiden und Gehirnabszesse therapiert werden.

▶ **Dosierung**: Hund und Katze 30 mg/kg (i.m., p.o.) im Abstand von 12 Stunden. Tauben erhalten 150–250 mg/l Trinkwasser.

Die Behandlungsdauer von CP sollte bis nach dem Abklingen der klinischen Symptome durchgeführt werden und beträgt in der Regel ca. 7 Tage. Sie kann aber auch beim Vorliegen von beispielsweise chronisch rezidivierenden Harnwegsinfektionen des Hundes bis zu 4 Wochen betragen. Während der Therapie sollen **Blutspiegel** von **5–10 µg/ml** erreicht werden. Nach oraler Verabreichung (das Palmitat ist aufgrund der Geschmacksneutralität vorzuziehen) ist die Resorption nahezu vollständig. In der Leber erfolgt eine weitgehende Biotransformation mit Nitroreduktion und Glukuronidierung.

Aufgrund des UDP-Glukuronyltransferasemangels der Katze bzw. der Neugeborenen ist die Eliminationshalbwertszeit hier am längsten. Das scheinbare **Verteilungsvolumen** ist sehr hoch (▶ Tab. 36).

Die Ausscheidung erfolgt überwiegend renal. Ferner liegt ein enterohepatischer Kreislauf vor.
▶ **Nebenwirkungen**: Hierbei wird primär das beim Menschen mit einer Inzidenz von 1 : 400 000 bis 1 : 50 000 beobachtete Auftreten von **aplastischen Anämien** diskutiert, die mit einer Letalitätsrate von 50–60 % einhergehen sollen. Da keine klaren Dosis-Wirkungs-Beziehungen beim Auslösen dieser Erkrankungen zu erkennen sind und darüber hinaus der Verdacht genotoxischer Wirkungen nicht ausgeräumt wurde, wurde Chloramphenicol in Tab. 2 des Anhangs der Verordnung (EU) Nr. 37/2010 aufgenommen. Dementsprechend ist die Anwendung bei lebensmittelliefernden Tieren verboten, entsprechende Zulassungen wurden widerrufen.

Beim Hund und Kalb wurden ebenfalls Fälle aplastischer Anämie nach CP beschrieben, die aber nicht direkt mit denen des Menschen vergleichbar sind. Des Weiteren treten auch leichtere Formen von Knochenmarkdepressionen auf, die streng dosisabhängig und reversibel sind. Folgende Symptome werden dabei beobachtet: Absinken der Erythropoese, Erniedrigung des Hämoglobins und der Retikulozytenzahl, Neutropenie, Anstieg des Serumeisens. Diese Veränderungen wurden bei Katzen nach 50 mg/kg nach 3 Wochen Anwendung und bei Hunden nach 225 mg/kg beschrieben. Das beim Menschen nach Anwendung an Neugeborenen und Frühgeburten beschriebene **Gray-Syndrom** mit Erbrechen, Hypothermie, Atemstörungen, grauer Hautverfärbung und unbeherrschbarem Kreislaufversagen wird bei Haus- und Nutztieren nicht beschrieben. Da aber auch bei neugeborenen Tieren die diesem Syndrom zugrunde liegende mangelnde Glukuronidierungskapazität vorliegt, sollte CP bei dieser Altersgruppe vorsichtig angewendet werden. Die **intravenöse Applikation** von unveresterten CP-Präparaten, die einen Lösungsvermittler enthalten, ist zu vermeiden, da kollapsähnliche Symptome auftreten können, die von Hämolysen begleitet werden.

Eine i.v. Applikation sollte mit CP-Succinat durchgeführt werden. Aufgrund der immunsuppressiven Eigenschaften von CP sollten gleichzeitige Vakzinierungen nicht stattfinden. Als ▶ **Wechselwirkungen** sind zu beachten, dass CP mikrosomale Enzyme nicht-kompetitiv hemmt und somit die Elimination von anderen Pharmaka verlängern kann. Die eigene Ausscheidung wird beim Vorliegen von Leber- und Nierenschäden verzögert.

▶ **Tab. 36** Pharmakokinetische Daten für Chloramphenicol.

Spezies	Halbwertszeit (h)	Verteilungsvolumen (l/kg)
Katze	5,1	2,36
Hund	4,2	1,7

Thiamphenicol

Das Wirkungsspektrum ist dem des Chloramphenicols ähnlich, Thiamphenicol besitzt aber geringere Aktivität gegen Staphylokokken und Enterobakterien. Eine höhere, aber reversible Hämotoxizität im Vergleich zu Chloramphenicol wird beschrieben. Der Ersatz der Nitrogruppe durch eine Methylsulfonylgruppe soll dafür verantwortlich sein, dass aplastische Anämien nach Thiamphenicol bisher nicht beobachtet worden sind.

Florphenicol

Handelspräparate: wässrige Lösungen [**Nuflor 300** Rind, **Nuflor** Schwein (V.M.)].

Florphenicol besitzt anstelle eines Chlorsubstituenten Fluor und wirkt gegen eine große Zahl grampositiver und -negativer Erreger. Eine sehr gute In-vitro- und In-vivo-**Wirksamkeit** wurde beim Rind gegen *Pasteurella* spp., *Haemophilus* spp. und *Arcanobacterium pyogenes* nachgewiesen, aber auch gramnegative Erreger wie *E. coli*, Salmonellen und Klebsiellen werden erfasst. Beim Schwein werden Infektionen des Respirationstraktes mit *Actinobacillus pleuropneumoniae*, Pasteurellen und *Mycoplasma hyopneumoniae* therapiert.
▶ **Anwendungsgebiete**: Florphenicol ist zugelassen zur Therapie von Atemwegserkrankungen bei Rindern und Schweinen nach Infektionen mit Pasteurella *multocida*, *Mannheimia* (*Pasteurella*) *haemolytica*, *Actinobacillus* und Mykoplasmen. Die Resistenzlage ist günstig. ▶ **Dosierung**: 20 mg/kg (Rind) bzw. 15 mg/kg (Schwein) sollen zweimal im Abstand von 48 Stunden i.m. verabreicht werden. Der **Wirkungsmechanismus** entspricht dem des Chloramphenicol. Nach intramuskulärer Injektion an Rindern wird eine maximale Serumkonzentration von 3,2 µg/ml nach 3,3 Stunden erreicht, beim Schwein nach 15 mg/kg i.m. 3,8–13,6 µg/ml. Als **Halbwertszeit** wurden ca. 18 Stunden beim Rind und 3,6 Stunden beim Schwein ermittelt. Wirksame Konzentrationen werden über 48 Stunden aufrechterhalten. Im „Steady state" ergibt sich ein Verteilungsvolumen von 0,77 bzw. 0,95 (Schwein) l/kg.
▶ **Nebenwirkungen**: Eine reduzierte Futteraufnahme wurde während der Behandlung beobachtet. Ebenso können Diarrhöen und perianale Ödeme (Schwein) auftreten. Die Induktion von aplastischen Anämien, wie im Fall von Chloramphenicol beim Menschen beobachtet, soll durch Florphenicol nicht hervorgerufen werden. ▶ **Gegenanzeigen**: Aufgrund mangelnder Erfahrungen sollte bei Zuchtbullen und trächtigen Tieren keine Behandlung erfolgen. Dies gilt auch für laktierende Tiere.
▶ **Wartezeiten**: Rind: i.m. 30 Tage, s.c. 44 Tage; Schwein: 18 Tage.

2.5 Makrolide

Makrolide besitzen einen Makrolactonring, der mit einem oder mehreren Aminozuckern bzw. neutralen Zuckern verknüpft ist, die für die antibiotische Wirkung essenziell sind. Eine Klassifizierung erfolgt in Abhängigkeit von der Anzahl der Kohlenstoffatome im Lactonring. Zur 14-C-Gruppe zählen Erythromycin und Oleandomycin, während Spiramycin, Josamycin, Tilmicosin, Acetylisovaleryltylosin und Tylosin 16 C Atome haben. Neuere Makrolide, wie Tulathromycin und Gamithromycin, zeichnen sich durch eine längere Wirksamkeit aus, was auf zusätzliche Aminogruppen zurückgeführt wird. Die Gruppe dieser Substanzen werden deswegen als Azalide bezeichnet. Die einzelnen Vertreter der Makrolide sind strukturell inhomogen. So liegen beispielsweise im Falle des Erythromycins A-, B-, C-, D- und E-Formen vor. Makrolide reagieren basisch und sind instabil gegenüber Säuren und Laugen. Der **Wirkungsmechanismus** beruht auf einer Hemmung der Proteinsynthese durch Bindung an die 50-S-Untereinheit der Ribosomen. Dabei erfolgen kovalente Bindungen an Proteine des Peptidyltransferase-Zentrums, wodurch die Elongationsphase gestört wird und dadurch bakteriostatische Wirkungen ausgeübt werden. In hohen Konzentrationen werden auch bakterizide Wirkungen erreicht.

Generell werden nur grampositive Keime, gramnegative Kokken und Mykoplasmen erfasst. Die **Resistenzentwicklung** variiert bei den einzelnen Substanzen dieser Gruppe. Untereinander finden sich Kreuzresistenzen. Diese werden durch eine Methylierungsreaktion an der bakteriellen rRNA hervorgerufen, wodurch auch die Kreuzresistenzen gegenüber Lincosamiden und Streptograminen entstehen.

Auch enzymatische Inaktivierungen finden statt. Bei allen Makroliden besteht ein kardiovaskuläres Nebenwirkungspotenzial, was aber zwischen den einzelnen Vertretern der Gruppe stark variiert. Als pharmakodynamische **Wechselwirkung** ist bei Makroliden generell zu beachten, dass ihre Wirkung durch die gleichzeitige Gabe von Chloramphenicol und Lincosamiden antagonisiert wird, da diese Substanzen die gleiche Bindungsstelle an den Ribosomen verwenden.

Erythromycin

Handelspräparate: Erythromycin-Base zur i.m. Anwendung [**Erythrocin vet. 200** (V.M.)], als Thiocyanat zur oralen Anwendung [**Erythrocin W, Erythromycinthiocyanat 10%** (V.M.)], Erythromycin-Base zur i.mamm.-Behandlung [**Erytrotil** (V.M.)].

Erythromycin (E) wird durch *Streptomyces erythreus* gebildet. Es ist eine schwache Base, die mäßig wasserlöslich ist (2 mg/l). Mit schwachen Säuren wie Stearinsäure, Lactobionsäure, Bernsteinsäure etc. werden gut wasserlösliche Salze gebildet, während verestertes Erythromycin wie das E-Thiocyanat und E-Estolat (Laurylsulfat des Propionylesters) relativ säurestabil und deswegen oral einsetzbar sind. Von therapeutischer Bedeutung ist, dass Erythromycin sehr gut gewebegängig ist und in verschiedenen Organen und Kompartimenten wie Lunge, Niere, Leber, Milz und Milch bzw. Euterlymphe gegenüber dem Serum angereichert wird.

Dabei erfolgt die Elimination aus dem Gewebe langsamer als aus dem Serum. Nachteilig wirkt sich die z. T. schon unter der Therapie, insbesondere bei Staphylokokken, einsetzende **Resistenzentwicklung** aus, die auf einer verminderten Affinität der Ribosomen gegenüber Erythromycin beruht. Dadurch schränkt sich der Indikationsbereich auf die Behandlung bakterieller Erkrankungen ein, die durch penicillinresistente Erreger hervorgerufen und nach entsprechenden Prüfungen als empfindlich anzusehen sind. Keime mit einer MHK von < 0,5 µg/ml gelten als gut, bis 4,0 µg/ml als mäßig empfindlich. ▶ **Anwendungsgebiete**: Unter den obengenannten Voraussetzungen können folgende Erkrankungen behandelt werden: Mykoplasmosen, Infektionen des Respirations- und Urogenitaltraktes, Knochenmarkinfektionen, Metritis, Pyodermie, Mastitis (auch parenteral).

▶ **Dosierung**: Rind, Kalb, Schaf, Schwein: 5 mg/kg zweimal täglich i.m. oder i.v. (nur als Lactobionat). Mastitisbehandlung beim Rind: 300 mg pro Euterviertel. Als Ester über das Trinkwasser: Kalb 10 mg/kg, Geflügel 25–80 mg/kg (nicht über das Futter). Hund und Katze: 10–20 mg/kg zweimal täglich s.c. bzw. 5–10 mg/kg 4-mal täglich oral. **Anwendungsdauer**: 3–5 Tage.

▶ **Nebenwirkungen**: Intramuskuläre Injektionen sind schmerzhaft und können zu lokalen Entzündungsreaktionen führen. Das Estolat, aber evtl. auch andere Ester, können intrahepatische Cholestasen auslösen. ▶ **Gegenanzeigen**: Eine Anwendung bei Pferden wird nicht empfohlen, da diese mit z. T. schweren gastrointestinalen Störungen reagieren.

Die **Plasmahalbwertszeiten** liegen in der Größenordnung von 1–3 Stunden. Die **Verteilungsvolumina** betragen 1–2 l/kg. Erythromycin und seine Metaboliten werden überwiegend biliär ausgeschieden und durchlaufen einen enterohepatischen Kreislauf.

▶ **Wechselwirkungen**: Da Erythromycin die Aktivität mikrosomaler Enzyme hemmt, kann eine pharmakokinetische Beeinflussung anderer Pharmaka auftreten. **Cave**: Aufgrund der Inkompatibilität mit zahlreichen anderen Stoffen – keine Mischspritzen.

▶ **Wartezeiten**: essbare Gewebe: i.m./s.c. 30 Tage; Milch: 8 Tage, i.mamm. 7 Tage; Milch: 3 Tage (Salze, Base); Kalb, Huhn und Pute: 3 Tage, Ei: 10 Tage (p.o.).

Tylosin

Handelspräparate: AMV [**Tylosin G 5%** (V.M.)], Pulver [**Tylan G 25%** (V.M.)], Inj.-Lsg. [**Tylan 200** (V.M.)], Tylosin-Tartrat, oral über Trinkwasser [**Tylan soluble** (V.M.)].

Tylosin wird nur in der Veterinärmedizin verwendet und aus *Streptomyces fradiae* isoliert. Es ist als Base schwach wasserlöslich. In seinen pharmakologischen Eigenschaften ist es dem Erythromycin vergleichbar. Die **Resistenzentwicklung** soll langsamer als bei diesem sein, obwohl auch Berichte vorliegen, die auf eine während der Therapie auftretende Resistenzsteigerung hinweisen. Besonders häufig werden Resistenzen bei *Brachyspira hyodysenteriae* und *Mycoplasma gallisepticum* beobachtet. Bei Staphylokokken und Streptokokken finden sich plasmidübertragene Resistenzen, die eine Gruppenresistenz gegen Makrolide-Lincosamide-Streptogramin B (MLS-Resistenz) verursachen.

▶ Tab. 37 Dosierungsschema für Tylosin.

Spezies	Dosis	Appl.-Art	Intervall (Stunden)
Rind	10 mg/kg	i.m.	12
Kalb	10 mg/kg	i.m.	12
Schaf, Ziege	10 mg/kg	i.m.	12–24
Schwein	7–10 mg/kg	i.m., oral	8
Geflügel	25 mg/kg 500 mg Base/l	s.c. Trinkwasser	24
Hund, Katze	10 mg/kg	i.m., oral	12

▶ **Anwendungsgebiete**: Der Indikationsbereich entspricht weitgehend dem des Erythromycins, wobei aber die gute Wirksamkeit bei Mykoplasmeninfektionen zu erwähnen ist. Tylan soluble ist über die Eingabe mit dem Trinkwasser auch zur Therapie der porcinen intestinalen Adenomatose (PIA) zugelassen, wobei aber Nachbehandlungen [z.B. Econor 10%] über 3 Wochen empfohlen werden.

▶ **Dosierung**: ▶ Tab. 37. Vor der Therapie ist ein Antibiogramm anzufertigen. Die Therapiedauer soll 3–5 Tage betragen. Ein **Blutspiegel** von 1 µg/ml (bei Mykoplasmen z.T. auch < 0,1 µg/ml) muss aufrechterhalten werden. Die **Halbwertszeiten** betragen 1 Stunde (Hund) bis 2,5 Stunden (Rind). Die Proteinbindung liegt bei 35–45% (Rind, Schaf). Im Vergleich zum Serum werden deutlich höhere Gewebekonzentrationen beobachtet (Lunge, Leber, Niere, Euter). Ansonsten ist das pharmakokinetische Verhalten dem des Erythromycins vergleichbar. ▶ **Nebenwirkungen**: Abgesehen von fehlender Hepatotoxizität gilt dies auch für die unerwünschten Wirkungen. Zusätzlich wird bei Schweinen von Ödematisierungen und Prolaps des Rektums mit Diarrhöen und Erythemen berichtet.

▶ **Wartezeiten**: orale Applikation: essbare Gewebe Schwein 1 Tag, Schaf 17 Tage. Parenterale Applikation: essbare Gewebe Schwein 7 Tage, Rind 28 Tage. Milch 5 Tage.

Tylvalosin (Früher Acetylisovaleryltylosin)

Handelspräparat: Arzneimittel-Vormischung [**Aivlosin 8,5 mg/g Pulver** (V.M.)].

Tylvalosin ist ein C-16-Makrolid und hat dieselbe chemische Struktur wie Tylosin.

▶ **Anwendungsgebiete**: Zur Therapie und Prävention der enzootischen Pneumonie beim Schwein, hervorgerufen durch empfindliche Stämme von *Mycoplasma hyopneumoniae*. Krankhafte Lungenveränderungen und Gewichtsverluste werden reduziert, die Infektion mit *Mycoplasma hyopneumoniae* wird jedoch nicht eliminiert. Zur Behandlung der durch *Lawsonia intracellularis* verursachten proliferativen Enteropathie des Schweins in Herden, für die eine Diagnose vorliegt. Behandlung von klinischen Ausbrüchen der durch *Brachyspira hyodysenteriae* verursachten Schweinedysenterie in Herden, in denen die Krankheit auftritt. ▶ **Dosierung**: 2,125 mg/kg über 7 Tage (Pneumonic, (ca. 1 kg Aivlosin/Tonne Futter/Tag). 4,25 mg/Kg über 10 Tage (Enteropathie, Dysenterie). Vor der Therapie ist ein Antibiogramm anzufertigen.

Nach oraler Applikation werden bereits nach 2 Stunden relevante Blutspiegel erreicht und es erfolgt eine Verstoffwechslung zu 3-0-Acetyltylosin. Die Ausscheidung erfolgt überwiegend über die Fäzes. ▶ **Wechselwirkungen**: Kreuzresistenzen zu anderen Makroliden sind möglich.

▶ **Wartezeiten**: 2 Tage.

Spiramycin

Handelspräparate: Tabletten in Kombination mit Metronidazol [**Suanatem** 1/10 (V.M.)].

Spiramycin wird von *Streptomyces ambofaciens* synthetisiert und stellt ein Gemisch aus drei verschiedenen Derivaten dar. Es ist in seiner Wirkung dem Erythromycin vergleichbar, doch schwächer wirksam.

Resistenzentwicklungen erfolgen nach dem Oligo-Step-Schema. Spiramycin nimmt damit eine Zwischenstellung zwischen Streptomycin (One-Step-Typ) und Penicillinen (Multiple-Step-Typ) ein. Die Konzentrationen in Parenchymen sind 20- bis 60-mal höher als im Serum. Auch die Milch- und Speichelspiegel sind vergleichsweise sehr hoch. Nach parenteraler Applikation von ca. 10 mg/kg können bis zu 3 Tage bakteriostatisch wirksame Konzentrationen von 1 µg/ml in der Milch nach-

▶ **Tab. 38** Dosierungsschema für Spiramycin.

Tier	Dosis	Appl.-Art	Intervall (Stunden)
Rind	6–10 mg/kg	i.m., i.v.	24
Hund	10–12 mg/kg	i.m., i.v., s.c.	24

Die Anwendungsdauer beträgt 2–7 Tage.

gewiesen werden. ▶ **Anwendungsgebiete**: Gingivitis und Stomatitis beim Hund (in Kombination mit Metronidazol per os).

In **Kombination mit Metronidazol** wird Spiramycin per os zur Behandlung von Stomatitiden, Gingivitiden etc. bei Hunden erfolgreich eingesetzt. Dabei reichert sich insbesondere Spiramycin im Speichel an und entfaltet so eine therapeutische Wirkung.

▶ **Dosierungen**: Spiramycin: 16–33 mg/kg, Metronidazol: 8–16 mg/kg (▶ **Tab. 38**) ▶ **Nebenwirkungen**: Erbrechen. ▶ **Gegenanzeigen**: Trächtigkeit und Lebererkrankungen.

Nach oraler Gabe wird Spiramycin nur unvollständig resorbiert. Es werden 4-fach höhere Dosen als bei parenteraler Administration angewendet. Die **Halbwertszeiten** liegen zwischen 7 Stunden (Hund) und 20 Stunden (Rind). Abgesehen vom Rind, bei dem die renale Ausscheidung überwiegt, wird Spiramycin **über die Galle eliminiert**.

Zulassungen für lebensmittelliefernde Tiere liegen nicht mehr vor.

Kitasamycin

Kitasamycin ist zur Zeit nicht auf dem Markt.

Kitasamycin wird aus *Streptomyces Kitasatoensis Hata* isoliert und besteht aus mehreren unterschiedlich substituierten Komponenten, wobei die Komponente A 3 das Josamycin ist, das in der Humanmedizin verwendet wird. Bei pH 2 und pH 10 ist es relativ instabil. Mit einer MHK von 0,5–2 µg/ml werden grampositive Bakterien wie Staphylokokken, Streptokokken, Clostridien und *Bacillus* spp. und mit einer MHK von 0,1–3 µg/ml gramnegative Keime wie Hämophilus, Mykoplasmen und Leptospiren erfasst. Unwirksamkeit besteht gegenüber *Bordetella* spp., *E. coli*, *Proteus* spp., *Pseudomonas* spp., *Salmonella* spp. und *Shigella* spp.

▶ **Anwendungsgebiete**: Pneumonie, Dysenterie beim Schwein, Mykoplasmeninfektionen bei Huhn und Pute inkl. Sinusitis. ▶ **Dosierung**: 20 mg/kg/Tag (Schwein), 50 mg/kg/Tag (Huhn, Pute) über das Trinkwasser und 20 mg/kg i.m. (Schwein). Behandlungsdauer: 3–5 Tage.

Es entwickeln sich unterschiedliche Resistenzen, wobei auch Übertragungen durch R-Faktoren beobachtet werden. Dies geht mit Kreuzresistenzen gegenüber Lincosamiden und anderen Makrolidantibiotika einher. Dieses Makrolid-Lincosamid-resistenztragende Plasmid kann Resistenzen auf humanpathogene Staphylokokken übertragen.

Nach oraler Applikation liegt die Bioverfügbarkeit von Kitasamycin in der Größenordnung von 20–30 %. Das scheinbare Verteilungsvolumen liegt bei Schweinen bei ca. 0,6 l/kg. Die Proteinbindung beträgt ca. 35 % (Hund). Als Eliminationshalbwertszeiten werden 2,5–3 Stunden bestimmt. Die Elimination der überwiegend rasch entstehenden inaktiven Metaboliten erfolgt biliär, nur ca. 4 % werden renal ausgeschieden. ▶ **Gegenanzeigen**: Da schwere Leberfunktionsstörungen die Elimination stark verzögern, gelten diese als Gegenanzeigen.

Tilmicosin

Handelspräparat: Inj.-Lsg. [**Micotil 300**], Arzneimittelvormischung [**Pulmotil G 20 %**], Pulver, Pulmotil G 20 % AMV, Tränke [**Pulmotil AC**].

Tilmicosin wird aus Tylosinphosphat synthetisiert und sein pharmakodynamisches Wirkungsspektrum erstreckt sich insbesondere auf Erreger der **enzootischen Pneumonie** der **Jungrinder** und Pneumonien von Ferkeln und Mastschweinen, die durch *Actinobacillus pleuropneumoniae*, *Mycoplasma hyopneumoniae* und *Pasteurella multocida* hervorgerufen werden.

Folgende MHK-Werte wurden ermittelt: *Pasteurella multocida*: 0,25–6,25 µg/ml, *Mannheimia haemolytica* 0,5–8 µg/ml, *Staphylococcus aureus* 0,78 µg/ml, *Arcanobacterium pyogenes* 0,024 µg/ml, *Fusobacterium necrophorum* 3,1 µg/ml. Da der **Lungen/Serum-Konzentrationsquotient** zeitabhängig zwischen 15 und 45 beträgt und die **Lungenkonzentrationen** des Wirkstoffes 3–4 Tage nach der Applikation von 10 mg/kg s.c. die MHK-Werte der o.g. Erreger meist überschreiten, soll eine einmalige Applikation zur Bekämpfung der enzootischen Pneumonie ausreichend sein.

Auch nach oraler Verabreichung beim Schwein wird Tilmicosin in hohen Konzentrationen in den Alveolarmakrophagen im Lungengewebe angereichert. ▶ **Dosierung**: bei der Verabreichung als Fütterungsarzneimittel beim Schwein betragen je nach Körpergewicht 8–20 mg Tilmicosin/kg. Als Injektion werden 10 mg/kg verabreicht.

Die **Serumeliminationshalbwertszeit** beträgt beim Kalb ca. 6 Stunden.

Als **Metabolite** werden N-Desmethyltilmicosin und ein N-demethyliertes hydroxyliertes Biotransformationsprodukt gefunden. Nach parenteraler Verabreichung werden ca. 70 % via Fäzes, der Rest renal eliminiert.

▶ **Nebenwirkungen**: Tilmicosin weist speziesspezifische **kardiovaskuläre Toxizitäten** auf. Intravenöse Gaben therapeutischer Dosen beim Hund erzeugen Tachykardien durch adrenerge Stimulation und herabgesetzte Ventrikelkontraktilität durch direkte Myokardschädigung. Gleiche Effekte werden beim Affen beobachtet. Diese treten auch beim Kalb, allerdings im übertherapeutischen Dosisbereich, auf. Auch beim Schwein und bei Equiden darf Tilmicosin nicht parenteral verabreicht werden.

Cave: Da auch der Mensch empfindlich reagiert, sollte der Anwender nach Selbstinjektionen einen Arzt aufsuchen (in den USA sind 2 Todesfälle aufgetreten). Die vom Zulassungsinhaber in den Packungsbeilagen beschriebenen Vorsichtsmaßnahmen müssen berücksichtigt werden. **Cave**: Symptomatische Behandlung mit Dopamin, nicht Epinephrin.

▶ **Wartezeiten**: Rind essbare Gewebe: 52 Tage, (Inj.-Lsg.) Kalb: 42 Tage, Schwein: 14 Tage. Huhn essbare Gewebe: 12 Tage (Tränke). Schwein essbare Gewebe: 12 Tage (Vormischung).

Tulathromycin

Handelspräparat: Inj.-Lsg. für Rinder und Schweine [**Draxxin 100 mg/ml** (V.M.)].

Diese Substanz ist ein C15-Makrolid und wird wie das in der Humanmedizin verwendete Azithromycin der Gruppe der Azalide zugerechnet.

Tulathromycin wurde zentral zugelassen und ist in vitro bei Rindern gegen *Mannheimia haemolytica*, *Pasteurella multocida*, *Haemophilus somnus* und *Mycoplasma bovis* und bei Schweinen gegen *Actinobacillus pleuropneumoniae*, *Pasteurella multocida* und *Mycoplasma hyopneumoniae* wirksam. ▶ **Anwendungsgebiete**: bei Rindern: Therapie und Metaphylaxe von Atemwegserkrankungen. Zusätzlich wurde die Behandlung der infektiösen bovinen Keratokonjunktivitis (IBK) zugelassen. Bei Schweinen: Therapie und Metaphylaxe von Atemwegserkrankungen, hervorgerufen durch die o. g. Erreger. ▶ **Dosierung**: 2,5 mg/kg (1 ml/40 kg) einmalig.

Die maximale Konzentration im Plasma wird nach ca. 30 min erreicht und beträgt 0,5–0,6 µg/ml. Die Konzentrationen in der Lunge sind wesentlich höher. Die Eliminationshalbwertzeit beträgt bei beiden Spezies ca. 90 (!) Stunden. Das Verteilungsvolumen erreicht Werte von 11–13 l/kg.

▶ **Nebenwirkungen**: Beim Rind werden Schmerzreaktionen und reversible Schwellungen an der Injektionsstelle beobachtet, die bis zu 30 Tagen bestehen können. Kardiotoxische Reaktionen treten erst bei sehr hohen Überdosierungen auf. ▶ **Gegenanzeigen**: Nicht bei laktierenden Rindern anwenden.

▶ **Wartezeiten**: essbare Gewebe: Rind 49 Tage, Schwein 33 Tage.

Gamithromycin

Handelspräparat: [**Zactran** 150 mg/ml, Injektionslösung für Rinder (V.M.)]

Gamithromycin besitzt einen 15-C-Laktonring mit einem alkylierten Stickstoffatom in 7α-Position. In Feldisolaten wurde die antibakterielle Wirksamkeit gegenüber *Mannheimia haemolytica*, *Pasteurella multocida* und *Histophilus somni* nachgewiesen. Dabei wurden folgende MHK/MBK-Werte bestimmt:

Keimart	MHK (µg/ml)	MBK (µg/ml)
Mannheimia haemolytica	0,5	1
Pasteurella multocida	1	2
Histophilus somni	1	2

▶ **Anwendungsgebiete**: Zur Therapie und Metaphylaxe von Atemwegserkrankungen (BRD) beim Rind hervorgerufen durch die o. g. Erreger. ▶ **Dosierung**: 6 mg Gamithromycin/kg (1 ml/25 kg) s.c. in den Halsbereich.

Maximale Plasmakonzentrationen werden nach 30–60 min erreicht, die Halbwertszeit beträgt mehr als 2 Tage. Das Verteilungvolumen ist im Steady State 25 l/kg, dementsprechend hohe Gewebewerte (Lunge) werden erreicht.

▸ **Nebenwirkungen:** Schwellungen an der Injektionsstelle, die vereinzelt bis zu 35 Tagen auftreten können. ▸ **Gegenanzeigen**: Nicht bei laktierenden Tieren anwenden.

Resistenzen: Die bei Makroliden vorkommende MLS-Resistenz ist zu beachten.

Wartezeit: 64 Tage.

2.6 Lincosamide

Die Grundstruktur der Lincosamide besteht aus einer Aminosäure und einer schwefelhaltigen Oktose. Im Gegensatz zur Monobase sind die Salze (Hydrochloride und Phosphate) relativ stabil.

Der **Wirkungsmechanismus** beruht auf einer Bindung an die 50-S-Untereinheit der bakteriellen Ribosomen und stört die Aminoacyl-+-RNA-Bindung an die Peptidyltransferase und ist damit vom **Wirktyp** primär bakteriostatisch. Das **Wirkungsspektrum** umfasst überwiegend grampositive Kokken, gramnegative Anaerobier und einige Mykoplasmen. Die **Resistenzentwicklung** erfolgt nach dem Multiple-Step-Typ, es wird aber auch der Transfer von R-Faktoren beobachtet. Die Resistenzsituation ist derzeit günstig, Kreuzresistenzen gegenüber Makrolidantibiotika (Erythromycin) sind zu beachten. Lincosamide weisen ein hohes **Verteilungsvolumen** (> 1 l/kg) auf. Nach entsprechender Dosierung werden therapeutische Gewebespiegel auch in Lunge, Synovia, Knochen, Haut, Bauchhöhle, Herzbeutel und Galle erreicht. Die Verabreichung von Lincosamiden bei Pferd, Kaninchen und Hamster ist kontraindiziert, da schwere Kolitiden durch Wachstumsbegünstigung von Clostridien induziert werden können. ▸ **Nebenwirkungen**: gastrointestinale Störungen, Hautrötungen, Unruhe. Die intramuskuläre Injektion ist lokal irritierend. Allergische Reaktionen und neuromuskuläre Blockaden sind selten.

Lincomycin

Handelspräparate: Inj.-Lsg. und Tabletten [**Albiotic ad us. vet**. (V.M.)], Pulver [**Albiotic TOP** (V.M.)], in Kombination mit Neomycin zur intramammären Anwendung [**Albiotic intramammär** (V.M.)].

▸ **Tab. 39** Dosierungsschema für Lincomycin.

Spezies	Appl.-Art	Dosis	Intervall (Stunden)
Hund, Katze	i.m.	10 mg/kg	12
Hund, Katze	oral	20 mg/kg	12
Schwein	i.m.	10 mg/kg	12

▸ **Anwendungsgebiete**: nach Nachweis der Erregerempfindlichkeit bei Schwein, Hund und Katze: akute und chronische Infektionen des Respirationstraktes, Arthritiden, Schweinedysenterie, Wund- und Knocheninfektionen. Lincomycin sollte nicht verabreicht werden, wenn Infektionen mit Bakterien vorliegen, bei denen Penicilline oder Makrolide wirksam sind.

▸ **Dosierung**: ▸ Tab. 39. Die i.m. Verabreichung ist vorzuziehen, da die Bioverfügbarkeit nach oraler Gabe niedrig ist. Besonders gleichzeitige Fütterung reduziert die Resorption stark. Die **Halbwertszeiten** betragen 3–5 Stunden. Etwa 50% des Lincomycins wird metabolisiert und renal sowie biliär eliminiert. Lincomycin sollte nicht mit anderen Arzneimitteln vermischt werden, da zahlreiche Inkompatibilitäten bestehen.

▸ **Wartezeiten**: Schwein essbare Gewebe: 7 Tage (Albiotic TOP: 5 Tage).

In **Kombination mit Neomycin** ist Lincomycin als Lösung zur intramammären Anwendung auf dem Markt. Es wird bei laktierenden Rindern bei Infektionen des Euters mit Staphylokokken, Streptokokken und *E. coli* eingesetzt.

Weitere fixe Kombinationen liegen mit **Spektinomycin** (▸ S. 271) vor [Lincospectin Pulver/TOP (V.M.)]. ▸ **Anwendungsgebiete**: sind Schweinedysenterie und Atemwegserkrankungen bei Broilern und Junghennen.

▸ **Wartezeiten**: Schwein 2 Tage.

Clindamycin

Handelspräparate: Kapseln [**Cleorobe 25, 75, 150, 300 mg** (V.M.)]; Kapseln, Saft, Ampullen.

Clindamycin ist zur Anwendung beim Hund mit folgenden Indikationen zugelassen und insbesondere bei Allergien bzw. Resistenzen gegenüber β-Laktam-Antibiotika und Makroliden Mittel der 1. Wahl. ▶ **Anwendungsgebiete**: Behandlung von infizierten Wunden, Abszessen, Mundhöhlen- und Zahninfektionen, wobei folgende Erreger erfasst werden: Staphylokokken, Streptokokken (außer *Enterococcus faecalis*), *Bacteriodaceae*, *Fusobacterium necrophorum* und *Clostridium perfringens*. Ein weiteres Anwendungsgebiet stellt die durch *Staph. aureus* induzierte Osteomyelitis dar.

▶ **Dosierung**: 5,5 mg/kg alle 12 Stunden über 7–10 Tage; bei Osteomyelitis 11 mg/kg alle 12 Stunden. **Behandlungsdauer**: bis 4 Wochen (in komplizierten Fällen bis 12 Wochen).

Als sensibel gelten Erreger mit einer MHK ≤ 0,5 μg/ml, ab 4 μg/ml sind sie resistent. Da z.T. hohe Resistenzquoten vorliegen (*Staph.-aureus*-Stämme bis zu 80%; Anaerobier wie Fusobakterien und Bacteroides-Arten 25–30%), sollten insbesondere bei der Osteomyelitis-Behandlung die Erreger identifiziert und eine Sensitivitätsprüfung vorgenommen werden. Bei banalen Wundinfektionen sollte Clindamycin nur als Reserveantibiotikum verwendet werden, um die Resistenzsituation nicht weiter zu verschlechtern.

Clindamycin ist nach **oraler Applikation** nahezu **vollständig bioverfügbar**, wobei von Vorteil ist, dass die Verabreichung über das Futter die Resorption nicht beeinflusst. **Maximale Blutspiegel** werden nach ca. 75 min erreicht, die **Halbwertszeit** beträgt ca. 5 Stunden. Das Verteilungsvolumen ist > 1 l/kg. Dementsprechend penetriert es in die Pleuralflüssigkeit, Prostata, Knochen, Gelenke und Parenchyme. Die Plazenta-, aber nicht die Blut-Hirn-Schranke wird passiert. Die Elimination erfolgt über die Niere und Fäzes, wobei im Urin zu ca. je 30% die Muttersubstanz, ein sulfoxidierter und glukuronidierter Metabolit sowie zu ca. 10% N-Dimethylclindamycin gefunden werden.

▶ **Nebenwirkungen** und ▶ **Gegenanzeigen**: Da eine Parallelresistenz zu Lincomycin besteht, sind Behandlungen bei entsprechenden Resistenzen obsolet. Zu Makrolidantibiotika liegen partielle Kreuzresistenzen vor. Bei schweren Nieren- und Leberfunktionsstörungen ist der Serumspiegel von Clindamycin zu überwachen (Maximalspiegel ca. 5 μg/ml). Aufgrund starker gastrointestinaler Nebenwirkungen sollte keine Behandlung von Kaninchen, Hamstern, Meerschweinchen, Pferden, Wiederkäuern und Chinchillas erfolgen.

▶ **Wechselwirkungen**: Bei gleichzeitiger Verabreichung von neuromuskulär blockierenden Substanzen können additive Wirkungen auftreten. In Verbindung mit der Verabreichung von Aminoglykosidantibiotika sind **nephrotoxische Wirkungen** nicht auszuschließen.

Pirlimycin

Handelspräparat: Lösung zur intramammären Anwendung [**Pirsue 5 mg/ml** (V.M.)].

Pirlimycin ist ein halbsynthetisches Lincosamid. ▶ **Anwendungsgebiete**: Behandlung subklinischer Mastitiden bei laktierenden Kühen. Das Wirkungsspektrum umfasst Staphylokokken (auch Penicillinase-positive) und Streptokokken, einschließlich *Str. agalactiae*, *Str. dysgalactiae* und *Str. uberis*. *E. coli* wird nicht erfasst. ▶ **Dosierung**: 50 mg/infiziertes Euterviertel im Abstand von 24 Stunden! Bei durch Koagulase-negativen Staphylokokken hervorgerufenen Mastitiden erfolgt die Behandlung über 2 Tage, bei subklinischen Mastitiden über 8 Tage. Aufgrund des basischen pK_a-Wertes von 8,5 reichert sich Pirlimycin im sauren Milieu an. Nach intramammärer Verabreichung werden 10–13% renal und 24–30% über die Fäzes ausgeschieden. ▶ **Gegenanzeigen**: Die Behandlung ist kontraindiziert bei Isolaten mit einer MHK > 2 μg/ml, bei *E.-coli*-Infektionen und bei tastbaren Euterveränderungen aufgrund chronischer, subklinischer Mastitiden.

▶ **Wartezeiten**: essbare Gewebe: 23 Tage, Milch: 5 Tage.

2.7 Polypeptidantibiotika

Die wichtigsten Vertreter der Polypeptidantibiotika sind die **Polymyxine**, bei denen es sich um verzweigte, zyklische Dekapeptide handelt. Durch Aminogruppen erhalten diese Substanzen polare und durch endständige Fettsäurereste auch hydrophobe Eigenschaften, wodurch sich diese Moleküle in die bakterielle Zellmembran einlagern können und deren Funktion als Permeabilitätsbarriere stören. Dadurch werden bei **gramnegativen Bakterien** bakterizide Wirkungen erzielt. Es werden nur extrazellulär gelegene Keime erfasst. Die **Resistenzentwicklung** ist chromosomal gebunden, und es treten relativ selten resistente gramnegative Keime auf. Dem stehen aber nach parenteraler Verabreichung hohe systemische Toxizitäten gegenüber, wobei insbesondere neurotoxische und muskelrelaxierende Eigenschaften, die sich in Parästhesie, Ataxie, neuromuskulärer Blockade, Apnoe und peripherer Atemlähmung darstellen, sowie Nephrotoxizität mit Proteinurie, Hämaturie und Oligurie bereits nach therapeutischen Dosierungen auftreten. Deswegen dürfen Polymyxine auf keinen Fall mit potenziell nephro- und neurotoxischen sowie muskelrelaxierenden Substanzen kombiniert werden. Absolute ▶ **Gegenanzeige**: Nierenfunktionsstörungen. Als weitere ▶ **Nebenwirkung** ist die starke lokale Reizung nach intramuskulärer Applikation zu nennen. Aufgrund des hohen Nebenwirkungsrisikos ist die parenterale Applikation nur gerechtfertigt, wenn andere Antibiotika wie Breitspektrumpenicilline oder Gentamicin nicht wirksam sind. Dagegen kann beim Vorliegen gramnegativer Erreger durchaus eine topische bzw. orale Therapie durchgeführt werden, da Polymyxine kaum resorbiert werden.

Colistin

Handelspräparate: Pulver [**Belacol 12 %**, **Animedistin 12 % N** (V.M.)], Inj.-Lsg. (i.m.) [**Colistin-Injektions-Lösung** (V.M.)].

Colistin (Polymyxin E) wird noch teilweise nach Einheiten dosiert (1 E = 0,03 µg Colistin-Base) und als Sulfat in der Tiermedizin eingesetzt, während das lokal besser verträgliche Methansulfonat nur in humanmedizinischen Präparaten vorliegt. Unter Beachtung der eingangs genannten Einschränkungen und nach Erstellung eines Antibiogramms ergeben sich als ▶ **Anwendungsgebiete**: oral: Darminfektion mit Salmonellen und *E. coli* (Rind, Kalb, Schwein, Huhn); intramuskulär: septikämische Verlaufsformen von *E.-coli*-, Salmonellen-, Pseudomonas-, Klebsiellen-Infektionen. ▶ **Dosierung**: ▶ Tab. 40. Für Hund und Katze kommen bei Darminfektionen Colistin-Tabletten in Frage. Die **Anwendungsdauer** beträgt 5–7 Tage.

Die **Halbwertszeit** liegt im Bereich von 4–5 Stunden; speziesspezifische Untersuchungen liegen aber kaum vor. Der **Blutspiegel** kann nur sehr begrenzt zur pharmakokinetischen Beurteilung herangezogen werden, da weit mehr als 50 % an Gewebeproteine gebunden sind. Es sollten aber

▶ **Tab. 40** Dosierungsschema für Colistin-Sulfat.

Spezies	Appl.-Art (Stunden)	Dosis	Intervall (Stunden)
Rind	p.o.	2 mg/kg	12
Kalb, Schwein	p.o.	2,5 mg/kg	12
Hund, Katze	p.o.	2,5 mg/kg	8
Huhn	p.o.	3 mg/kg	12
Schwein, Rind	i.m.	3 mg/kg	24
Kalb, Ferkel	i.m.	3 mg/kg	24

therapeutische Spiegel von 3–5 µg/ml im Serum erreicht werden.

▶ **Wechselwirkungen**: Colistin ist inkompatibel mit Stoffen wie Cephalosporinen, Erythromycin, Kanamycin, zweiwertigen Kationen, ungesättigten Fettsäuren und Polyphosphaten. Es liegt in zahlreichen Kombinationspräparaten vor, wobei die Kombination mit den ebenfalls bakterizid wirksamen Penicillinen vorteilhaft sein kann.

▶ **Wartezeiten**: oral: Schwein, Kalb, Rind, Huhn: 2 Tage; Milch, Eier: 0 Tage. intramuskulär: Schwein, Kalb, Rind: 20 Tage, nicht bei laktierenden Tieren.

Polymyxin B

Polymyxin B kann bei lebensmittelliefernden Tieren nicht mehr angewendet werden, da es nicht in Tab. 1 der EU-VO 37/2010 eingeordnet wurde.

Polymyxin B wird als Sulfat angewendet und auf Gewichtsbasis dosiert. Es ist in zahlreichen humanmedizinischen Lokalpräparaten für die Dermatologie, HNO- und Augenheilkunde enthalten, wobei aber viele sinnlose Kombinationspräparate vorhanden sind. In der Veterinärmedizin war die **Mastitisbekämpfung** beim Vorliegen von **gramnegativen Erregern** als Indikation zu nennen, wobei aber bei entsprechender Wirksamkeit cephalosporinhaltige Präparate vorgezogen werden sollten, da diese weniger euterepithelreizend sind und eine breitere Wirkung entfalten.

In der Kleintierpraxis kann Polymyxin B zur Bekämpfung von Enteritiden bei entsprechender Erregeridentifikation mit einer Tagesdosis von 7–8 mg/kg verabfolgt werden. Auch im Falle des Polymyxins ist besonders zu beachten, dass zahlreiche Inkompatibilitäten (Colistin) vorliegen können.

Bacitracin, Tyrothricin

Beide **Polypeptidantibiotika** wirken gegen **grampositive Bakterien**, wobei Tyrothricin auch einige Pilze miterfasst. Aufgrund ihrer **hohen systemischen Toxizität** ist nur eine lokale, evtl. orale Behandlung möglich, da diese Stoffe nicht resorbiert werden. Eine Instillation in Körperhöhlen ist wegen des hohen Nebenwirkungsrisikos abzulehnen. Da bei Enteritiden mit Epithelschäden die Resorptionsrate steigen kann, sollten nur noch **dermatologische Indikationen** berücksichtigt werden. Zugelassene Präparate sind nicht mehr auf dem Markt.

2.8 Ansamycingruppe

Zu dieser Gruppe gehören die aus *Streptomyces mediterranées* isolierten **Rifamycine**. Sie wirken **bakterizid** aufgrund einer Hemmung der DNA-abhängigen RNA-Polymerase. **Rifamycin SV**, **Rifazin**, **Rifamycin** und **Rifamid** wirken fast ausschließlich gegenüber **grampositiven Bakterien**, während **Rifampicin** gegen **Mykobakterien** und insbesondere gegenüber *M. tuberculosis* (MHK = 0,5 µg/ml) stark wirksam ist. Rifampicin ist immer noch Mittel der Wahl bei der Kombinationstherapie der Tuberkulose des Menschen. Auch in der Veterinärmedizin wird Rifampicin [**Rifampicin Hefa** (H.M.)] zur Behandlung therapieresistenter Staphylokokkeninfektionen eingesetzt. ▶ **Dosierung**: beim Hund 10–20 mg/kg p.o. über 3–5 Tage (HWZ: 7 Stunden). Weiterhin wird Rifampicin (in Deutschland auf der Positivliste für Equiden) zur Behandlung von Fohlenpneumonien, die durch *Rhodococcus equi* hervorgerufen worden sind, verwendet (▶ **Dosierung**: 10–25 mg/kg p.o. oder i.m.). Rifamycine sind relativ untoxisch; lediglich die mögliche Entwicklung intrahepatischer Cholestasen ist zu beachten. In der Bundesrepublik Deutschland war **Rifamycin SV** zur Mastitisbehandlung zugelassen. Weiterhin wird das nicht in Deutschland zugelassene **Rifaximin** zur Mastitis- und Uterusbehandlung verwendet.

▶ **Anwendungsgebiete**: akute und chronische Mastitiden bei Rindern während der Laktation, die durch Staphylokokken und Streptokokken hervorgerufen werden. Aufgrund des engen Wirkungsspektrums und der schnellen Resistenzentwicklung nach dem One-Step-Typ sollte Rifamycin nur nach Erregeridentifikation und beim Vorliegen von penicillinresistenten Erregern oder Penicillinallergien verwendet werden.

▶ **Dosierung**: 50–100 mg/Euterviertel alle 12 Stunden über 3–5 Tage.

2.9 Pleuromutilingruppe

Zu dieser Gruppe zählen Tiamulin und Valnemulin, die über eine Bindung an die 50-S-Untereinheit der Ribosomen bakteriostatisch wirken und sowohl grampositive als auch gramnegative Erreger erfassen.

Tiamulin

Handelspräparate: Inj.-Lsg. (i.m.) [**Denagard Pro Inj** (V.M.)], Pulver [**Tiamutin 20% Pulver** (V.M.)], wässr. Lsg. [**Ursomutin 12,5%**].

Tiamulin ist ein semisynthetisches Derivat des Antibiotikums Pleuromutilin. In Form des Hydrogenfumarats ist es wasserlöslich. In-vitro-Aktivitäten umfassen überwiegend *Brachyspira hyodysenteriae*, Mykoplasmen, Streptokokken, Staphylokokken, Pasteurellen, Treponemen, Leptospiren und Arcanobakterien. ▶ **Anwendungsgebiete**: Dysenterie, enzootische Pneumonie und Hämophilus-Pleuropneumonie beim Schwein sowie Mykoplasmen-Pneumonie (CRD) und Sinusitis beim Huhn (nicht bei Legehennen). ▶ **Dosierung**: 10 mg/kg, bei einer Behandlungsdauer von 10 Tagen. ▶ **Nebenwirkungen**: Bei Schweinen wird mit relativ hoher Inzidenz über das Auftreten von Erythemen und Todesfällen berichtet. Möglicherweise stehen diese Erkrankungen mit schlechten hygienischen Haltungsbedingungen im Zusammenhang, in dem durch den Hautkontakt von mit Tiamulin- bzw. Tiamulinmetaboliten kontaminierten Harn oder Kot allergische Reaktionen induziert werden. Bei der gleichzeitigen Applikation mit ionophor wirksamen Substanzen wie Monensin, Salinomycin und

Narasin treten schwere Unverträglichkeitsreaktionen auf. Es liegen Hinweise vor, dass Tiamulin fremdstoffmetabolisierende Enzyme induziert, die die Bildung reaktiver Metabolite der Ionophoren bewirken und die für eine Erhöhung der Nervenleitungsgeschwindigkeit, Verlängerung der Refraktärzeiten peripherer Nerven und Störung der intraventrikulären Erregungsleitung des Herzens verantwortlich gemacht werden. Daraus resultieren Muskelschwächen, Paraplegien und Tod der Tiere. Erst nach Erregeridentifikation und Sensitivitätsprüfung anwenden.

▶ **Wartezeiten**: oral: Schwein essbare Gewebe 14 (7) Tage. parenteral: 21 Tage. Huhn: essbare Gewebe: 3 Tage (nicht bei Legehennen).

Valnemulin

Handelspräparate: Vormischungen in verschiedenen Stärken [**Econor** (V.M.)].

Valnemulin wurde über ein zentrales Verfahren als Vormischung zur Metaphylaxe und Behandlung der enzootischen Pneumonie und Dysenterie beim Schwein zugelassen. Darüberhinaus ist die Behandlung klinischer Symptome bei der Ileitis (porcine proliverative Enteropathie) und ein reduziertes Auftreten klinischer Symptome bei Kolitis (porcine Spirochätose) zugelassen. ▶ **Dosierung**: 10–12 mg/kg über bis zu 4 Wochen. Bei der Anwendung bei Ileitis bzw. Kolitis gelten Dosierungen von 1–1,5 und 3–4 mg Valnemulin/kg. Folgende Erreger werden erfasst: (▶ Tab. 41).

Valnemulin wird zu nahezu 100 % resorbiert und in der Leber oxidiert, wobei das Pleuromutilingerüst bestehen bleibt. Nachdem bei zahlreichen Schweinen über Nebenwirkungen in Form von Hyperthermie, Erythembildung, Ataxien und Todesfällen berichtet wurde, ohne dass der Pathomechanismus geklärt werden konnte, wurde zeitweilig die Zulassung suspendiert. Nachdem in der Zwischenzeit genetisch bedingte Rassendispositionen (dänische und schwedische Landrasse) als Ursache der Unverträglichkeitsreaktionen identifiziert werden konnten und entsprechende Warnhinweise in die Produktinformationen aufgenommen wurden, wurde das Ruhen der Zulassung Ende 2001 zurückgenommen.

▶ **Nebenwirkungen**: sind selten und neben den o.g. Symptomen werden auch Ödematisierungen beobachtet. Todesfälle sind selten und betragen < 1 %. Falls die genannten unerwünschten Wirkungen auftreten, sollten die Tiere isoliert und symptomatisch behandelt werden. Valnemulinkonzentrationen > 200 mg/kg Futter können zu reduzierter Futteraufnahme führen.

▶ **Wartezeiten**: 1 Tag.

2.10 Fusidinsäure

Handelspräparate: Ophthalmikum [**Fucithalmic Vet** (V.M.)], Gel [**Fuciderm** (V.M.)].

Die Isolation erfolgte aus *Fusidium coccimeum* und zeichnet sich durch eine Steroidstruktur aus. Der **Wirkungsmechanismus** beruht auf einer Blockierung der Transferreaktion t-RNA-gebundener Aminosäuren und ist vom Typ her **bakteriostatisch**. Besondere Wirksamkeit liegt gegenüber **Staphylokokken** vor. Die **Resistenzentwicklung** erfolgt schnell nach dem One-Step-Typ. ▶ **Anwendungsgebiete**: Aufgrund der guten Gewebsdiffusion (auch in Knochengewebe) eignet sich das Na-Salz der Fusidinsäure bei Penicillinallergie und bei Versagen anderer Chemotherapeutika zur Behandlung von **Staphylokokkeninfektionen** (Osteomyelitis, Haut- und Wundinfektion). ▶ **Dosierung**: Bei Hund und Katze können Tagesdosen bis 20–30 mg/kg auf 3 Einzeldosen verteilt p.o. angewandt werden. Die Therapiedauer beträgt bis

▶ **Tab. 41** Valnemulin: Erreger und MHK-Werte.

Spezies	MHK (µg/ml)	MHK_{50} (µg/ml)	MHK_{90} (µg/ml)
Mycoplasma hyopneumoniae	0,0009–0,125	0,0025	0,01
Brachyspira hyodysenteriae	0,025–4,0	0,2	1,0
Brachyspira pilosicoli	0,0156–2,0	0,0156	0,5
Lawsonia intracellularis	< 2,0*		

*: Konzentration, die wahrscheinlich das intrazelluläre Wachstum hemmt.

zu 2 Wochen. Oral anzuwendende Zubereitungen sind nicht mehr auf dem Markt.

Eine tropfbare Augensalbe [**Fucithalmic Vet** (V.M.)] ist für die Behandlung von Konjunktividen beim Hund zugelassen, wobei eine gute Wirksamkeit insbesondere bei Infektionen mit *Staph. aureus* und *intermedius* besteht. Als Gel [**Fuciderm** (V.M.)] in Kombination mit Betametasonvalerat ist Fusidinsäure zur Initialbehandlung von Pyodermien, wie z. B. bei akut nässenden Dermatitiden und Intertrigo beim Hund geeignet.

2.11 Novobiocin

Novobiocin wird durch *Streptomyces sphaeroides* und *Str. niveus* gebildet. Die Substanz selbst und das Na-Salz sind gut wasserlöslich. Sie hemmt die DNA-Synthese, aber auch die RNA-Synthese, die Zellatmung und führt zu Membrandefekten. Da ähnliche Effekte auch bei Säugerzellen angenommen werden müssen, erklärt sich das hohe toxische Potenzial. Erfasst werden insbesondere grampositive Kokken, vor allem Staphylokokken. Die **Resistenzentwicklung** geschieht unter der Therapie nach dem One-Step-Typ. ▶ **Anwendungsgebiete** und ▶ **Nebenwirkungen**: Da einerseits zahlreiche Nebenwirkungen wie Hepatotoxizität, Überempfindlichkeitsreaktionen, Gastrointestinalstörungen sowie reversible Leukopenien beobachtet wurden und andererseits ein ungünstiges pharmakokinetisches Verhalten vorliegt (Eiweißbindung 90 %, niedriges Verteilungsvolumen), kommt die Anwendung nur bei ansonsten therapieresistenten Infektionen (Tonsillitis, Pharyngitis, Pyodermien) bei Hund und Katze in Betracht.

▶ **Dosierung**: Hund, Katze: 20 mg/kg zweimal täglich p.o.

2.12 Sulfonamide

Die Synthese von **Prontosil** und der Nachweis der therapeutischen Wirksamkeit bei bakteriellen Infektionen leitete eine Entwicklung ein, in deren Verlauf zahlreiche Sulfonamide hergestellt wurden. **Sulfonamide** stellen **Derivate des p-Amino-Benzoe-Sulfonamids** (Sulfanilamids) aus einem Benzolkern mit einer Amino- und einer Sulfonamidgruppe dar.

Durch Substitution am N^1 wird die Eliminationshalbwertszeit verlängert, während durch N^4-Substitution schwer resorbierbare Formen entstehen, die unwirksam sind.

Der Wirkungsmechanismus beruht auf einer kompetitiven Hemmung der Dihydropteroinsäure-Synthetase durch Substratkonkurrenz zur p-Aminobenzoesäure, wodurch es im wachsenden Mikroorganismus zu einer Hemmung der Synthese von Folsäure kommt, einem wichtigen Baustein der bakteriellen DNA-, RNA- und Eiweißsynthese. Über diesen Eingriff in die Folsäuresynthese wird die Bakterienentwicklung gehemmt (bakteriostatischer Effekt), wodurch die körpereigenen Abwehrkräfte in die Lage versetzt werden, die Bakterien abzutöten. Bakterien, die nicht selbst Folsäure synthetisieren müssen, sondern wie der Wirtsorganismus exogene Folsäure nutzbar machen können, sind unempfindlich gegenüber Sulfonamiden (natürliche Resistenz). Bei empfindlichen Bakterien tritt die Sulfonamidwirkung nicht sofort ein, sondern erst nach einer konzentrationsabhängigen Latenzzeit, da die bereits von den Bakterien synthetisierte Folsäure erst verbraucht werden muss. Aus diesem Grund besitzen Sulfonamide eine hohe therapeutische Aktivität in den frühen Stadien einer akuten Infektion, da zu diesem Zeitpunkt die Infektionserreger eine hohe Teilungsrate und damit hohe Folsäureproduktion aufweisen, und das retikulo-endotheliale System des Wirtsorganismus aktiviert und in der Lage ist, die durch das Sulfonamid in ihrer Vermehrungsfähigkeit und Vitalität geschädigten Keime zu phagozytieren. Chronisch verlaufende Infektionen können mit Sulfonamiden dagegen weit weniger effektiv beeinflusst werden.

Sulfonamide haben sowohl in vitro als auch in vivo ein sehr breites **Wirkungsspektrum**. Es umfasst neben zahlreichen grampositiven und gramnegativen Keimen auch Chlamydien und einige Protozoenarten (Kokzidien, Toxoplasmen). Die Wirkung ist an proliferierende Erreger gebunden und bakteriostatisch, bei hohen Konzentrationen auch bakterizid. Bei veterinärmedizinisch relevanten **Infektionserregern** haben Sulfonamide eine z.T. hohe antibakterielle Aktivität, wie gegen *E. coli*, Shigella-Arten, Klebsiella-Arten, *Proteus vulgaris*, Pasteurella-Arten (*P. multocida* und *Mannheimia haemolytica*), Staphylokokken-Arten

(z. B. *Staph. aureus*), Streptokokken-Arten (z. B. *equi*), Pneumokokken, Salmonellen-Arten und Actinomyces-Arten. Eine z. T. weniger ausgeprägte Wirkung besteht ferner gegenüber Brucella-Arten, Clostridien, *Listeria monocytogenes*, Corynebakterien, Bordetellen, *Haemophilus*-Arten, *Actinobacillus lignieresii* und Pseudomonas-Arten. In Analogie zum Wirkungsmechanismus von Sulfonamiden bei Bakterien wird auch bei Kokzidien die für den Aufbau der Schizontenkerne notwendige Folsäuresynthese gehemmt. Das Maximum der Wirkung tritt dabei erst bei der zweiten Schizontengeneration ein. Die verbleibende Anzahl der Schizonten aus der ersten Generation reicht für einen klinischen Kokzidioseausbruch nicht mehr aus, kann aber zu einer (erwünschten) Immunitätsausbildung führen. Die **Resistenz** verschiedener Stämme von primär sulfonamidempfindlichen Bakterien gegenüber der Wirkung von Sulfonamiden kann durch natürliche Selektion, Spontanmutationen, Enzymadaptation oder, bei gramnegativen Erregern, durch Übertragung von R-Faktoren entstehen. Ursachen für die Entwicklung einer Resistenz scheinen vor allem eine erhöhte bakterielle Synthese von p-Aminobenzoesäure und/oder eine Veränderung des normalerweise durch Sulfonamide gehemmten bakteriellen Enzyms Dihydropteroinsäure-Synthetase zu sein. Eine einmal entwickelte Resistenz ist im Allgemeinen irreversibel und erstreckt sich stets auf die ganze Gruppe der Sulfonamide, nicht aber auf andere Antibiotika. Resistenzentwicklungen werden vor allem durch niedrige Dosierung des Sulfonamids und eine nicht ausreichend lange Behandlungsdauer gefördert. Neuere Arbeiten zur derzeitigen Resistenzsituation mit von erkrankten Tieren isolierten Infektionserregern haben gezeigt, dass zur Zeit mit Resistenzen gegenüber Sulfonamiden im gesamten Wirkungsspektrum gerechnet werden muss. So erwiesen sich 55 % der bakteriellen Pneumonieerreger beim Kalb als resistent gegen Sulfonamide. Eine Vielzahl von Stämmen von *E. coli* von Kalb, Schwein, Hund und Katze zeigte sich resistent gegen verschiedene Sulfonamide. Weiterhin wurden z. T. erhebliche Resistenzen im gesamten Spektrum primär sulfonamidempfindlicher Infektionserreger in Isolaten vom Schwein gefunden. Auch bei Kokzidien muss mit Resistenzen gerechnet werden. Aufgrund dieser Problematik muss vor Anwendung der Sulfonamide ein **Antibiogramm** erstellt werden. Bei vorliegender Erregersensitivität können durch diese hervorgerufene Erkrankungen behandelt werden, wobei in der Regel therapeutische Blutspiegel nach der in der ▶ Tab. 42 angegebenen Dosis mindestens 3, besser aber 5–7 Tage aufrechterhalten werden

▶ **Tab. 42** Sulfonamide zur therapeutischen Anwendung (Monopräparate).

Stoff/Handelsname	Spezies	Dosis (mg/kg)	Appl.-Art	Intervall	therapeutische Blutspiegel (µg/ml)
Sulfadimidin AMV	alle lebensmittelliefernden Tiere (LmiT)	100	p.o.	24 h	20–50
Sulfadimidin pro. Inj.	alle LmiT außer Geflügel		i.m., i.v., s.c.		
Retardon, Sulfadimethoxin	Hund, Katze Brieftaube	40	p.o.		
Trimethosel P	Pferd	1000 mg/l Trinkwasser	p.o.		
Sulfamethoxypyridazin/ Sulfamethoxy25 P Langzeitsulfonamid 25 %	außer Ziege und Geflügel	50–75	i.v., i.m., s.c.	24 h	20–50
Sulfaclozin/Sulfaclozin-Natrium 10 %	Hühner Truthühner	0,3 g/l Trinkwasser	p.o. über 3 Tage		

sollen. Dabei sollte die Initialdosis im oberen Bereich der angegebenen Dosierungen angesiedelt sein und i.v. verabreicht werden, während Erhaltungsdosen i. m., s.c. oder p.o. mit ⅔ bis ½ der Initialdosen fortgeführt werden sollen. Aufgrund der Basizität parenteraler Formulierungen mit der damit verbundenen lokalen Irritation sollten nach der Initialbehandlung orale Zubereitungen je nach Indikation bevorzugt werden. Hinweise zu therapeutischen Anwendungen finden sich in ▶ Tab. 42.

In der Humanmedizin erfolgt eine Einteilung der Sulfonamide nach pharmakokinetischen Gesichtspunkten, wobei unter Zugrundelegung der **Halbwertszeit** zwischen kurz wirkenden ($t_{1/2} < 8$ Stunden), mittellang wirkenden ($t_{1/2} = 8-24$ Stunden) und lang wirkenden Sulfonamiden ($t_{1/2} > 24$ Stunden) unterschieden wird. Diese Klassifizierung ist auf Tiere nicht übertragbar, da zwischen den einzelnen Spezies große Unterschiede bestehen und im Vergleich zum Menschen die Halbwertszeit allgemein kürzer ist (▶ Tab. 43). Auch andere pharmakokinetische Kenndaten wie Proteinbindung, Verteilungsvolumen etc. weisen große interspezifische Schwankungen auf, wobei letzteres allgemein hoch ist und dem Gesamtkörperwasser entspricht. Dies gilt auch für den **Metabolismus**, wobei in unterschiedlichem Ausmaß an der N^4-Position eine Acetylierung oder in geringem Umfang eine Glukuronidierung stattfindet. Die Ausnahme bildet der Hund, der kaum acetylieren kann. Die acetylierten, unwirksamen Produkte werden glomerulär filtriert und tubulär sezerniert, aber nicht rückresorbiert, während die freien unkonjugierten Sulfonamide glomerulär filtriert und bei saurem pH-Wert in unionisierter Form verstärkt rückresorbiert werden. ▶ **Nebenwirkungen**: Bei niedrigem pH-Wert des Harns, wie dies bei Karnivoren physiologischerweise der Fall ist, oder bei Erkrankungen, bei denen der pH-Wert gesenkt oder der renale Urinfluss erniedrigt ist, ist bei Sulfonamiden mit einer Auskristallisation in den Nierentubuli zu rechnen, wobei Inappetenz, Hämaturie, Kristallurie, Nierenkoliken und zwanghafter Harnabsatz auftreten. Beim Auftreten solcher Symptome ist die Behandlung abzubrechen und ausreichend Flüssigkeit u.U. mit Zusatz von Natriumbicarbonat zuzuführen. Die Gefahr des Auftretens dieser Nebenwirkung kann bei ausreichender Flüssigkeitszufuhr **während der Therapie** reduziert werden.

Weiterhin werden nach Verabreichung hoher Dosen bei oraler Applikation Verdauungsstörungen beobachtet. Diese äußern sich u.a. in einer Hemmung der Zelluloseverdauung beim Rind, die nach 2–3 Tagen nach der Behandlung zurückgeht. Speziell beim Geflügel können Blutgerinnungsstörungen auftreten, die mit massiven Hämorrhagien einhergehen (hämorrhagisches Syndrom). Allergische Reaktionen (Exantheme, Urtikaria, Fieber) sind beim Tier selten. Bei Früh- und Neugeborenen kann durch die Verdrängung von Bilirubin aus der Plasmaproteinbindung ein Kernikterus ausgelöst werden. Die Anwendung von systemisch wirksamen Sulfonamiden bei trächtigen Tieren und Neugeborenen erfordert deshalb strengste Indikationsstellung. ▶ **Gegenanzeigen**: schwere Leber- und Nierenfunktionsstörungen, verminderte Flüssigkeitsaufnahme bzw. Flüssigkeitsverluste (z.B. durch Exsikkose), Schädigung des hämatopoetischen Systems, Überempfindlichkeit gegen Sulfonamide. ▶ **Wechselwirkungen**: Die in der Humanmedizin als häufig zitierte Wechselwirkung durch Verdrängung von an Plasmaproteinen gebundenen Arzneimitteln (z.B. orale Antidiabetika, Salicylate, Phenytoin) aus der Proteinbindung durch Sulfonamide dürfte beim Tier keine Rolle spielen, da diese Mittel entweder veterinärmedizinisch nicht verwendet werden oder beim Tier eine geringere Proteinbindung als beim Menschen aufweisen. Über Wechselwirkungen mit Phenylbutazon wurde dagegen berichtet. Das zur Behandlung von Harnwegsinfektionen eingesetzte Methenamin (Hexamethylentetramin) sollte nicht mit Sulfonamiden verwendet werden, da Wirkungseinbuße und Kristallurie resultieren können. Die Wirkungen von Sulfonamiden kann durch Lokalanästhetika aus der Gruppe der p-Aminobenzoesäureester (z.B. Procain, Tetracain) lokal aufgehoben werden. Aufgrund **chemisch-physikalischer Inkompatibilitäten** sollten Mischspritzen vermieden werden. Bei lokaler Anwendung ist zu beachten, dass Sulfonamide durch Eiter und Gewebeautolysate inaktiviert werden. Die mögliche Steigerung der Antikoagulations-Wirkung von Cumarinderivaten durch Sulfonamide (durch Verminderung der Vitamin-K-Synthese) dürfte veterinärmedizinisch keine Relevanz haben.

▶ Tab. 43 Pharmakokinetik von Sulfonamiden und Trimethoprim/Baquiloprim.

	Halbwertszeit in Stunden								
	Mensch	Rind	Ziege	Schaf	Schwein	Pferd	Hund	Katze	Kanin.	Huhn
Sulfachlorpyridazin	8	1–4	5	6						0,7–1,5
Sulfadiazin (Sulfapyrimidin)	10–24	3–7	7	3–7	8	3–10	7–10	12–17	3	
Sulfadimethoxin	40	10–12	8–9	8	6–17	11–18	8–13	10	5–7	9–10
Sulfadimidin (Sulfamethazin)	3–14	8–11 (Kalb 25)	3–8	3–10	9–16 (Ferkel 20)	10–13	4–17		3	7–10
Sulfadoxin	170–200	10–15	6–11	11	6–9	14–16	22–80			
Sulfaethoxypyridazin		10–15		11	16	22				
Sulfaisomidin (Sulfamethoxypyrazin)	7		2		11				5	
Sulfalen	65–84	8–14			21		14	20		
Sulfamerazin (Sulfamethyldiazin)	15–30	6–8		5–13	8–21	5–9	4–12			
Sulfamethoxazol	8–12	2–11		2	3	5	8–12	10		
Sulfamethoxydiazin (Sulfamethoxin, Sulfamethoxypyrimidin)	36	14	4		9	8				
Sulfamethoxypyridazin	36–40	8–12 (Färsen 7–26)	10	7–15	10	14	20–24		6–10	
Sulfanilamid	9–11	5–6	5–10	3		9			1–3	

▶ **Tab. 43** Fortsetzung.

	Halbwertszeit in Stunden									
	Mensch	Rind	Ziege	Schaf	Schwein	Pferd	Hund	Katze	Kanin.	Huhn
Sulfaperin (5-Methylsulfadiazin, Isosulfamerazin)	35–41	7			9	12	4			2
Sulfaphenazol	9–10	2–7			4 (Minipigs 39)	9–14	3		1	
Sulfapyrazol (Sulfamethylphenazol)		8–17		39	11–12	11–24	18–34			
Sulfapyridin		10			12		5			
Sulfaquinoxalin	4	4								16–22
Sulfathiazol		2–10		2	2–11	3	4		1,5	1
Trimethoprim	10	1 (Kalb 7)	1	0,5	2,5	3	3			1
Baquiloprim	10						15			

Keine Daten lagen zu Sulfaclozin (Sulfachlorpyrazin) vor. Ferner liegen keine Daten zu Phthalylsulfathiazol, Succinylsulfathiazol, Sulfaloxinsäure und Formosulfathiazol vor, da diese Sulfonamide nur oral verabreicht werden und praktisch nicht resorbiert werden. Die in Klammern stehenden Sulfonamidbezeichnungen stellen Synonyme dar.

▶ **Wartezeiten**:
Sulfadimidin
p.o.: essbare Gewebe: Huhn 14 Tage, Schwein und Kalb 12 Tage, Pferd, Rind und Ziege 10 Tage, Schaf 8 Tage; Milch 3 Tage.
parenteral: essbare Gewebe: Rind, Pferd und Schaf 12 Tage, Schwein 10 Tage, Rind (Bolus) 21 Tage; Milch 5 Tage.
Sulfamethoxypyridazin
essbare Gewebe: Rind, Kalb, Pferd, Schwein, Schaf 10 Tage; Milch 5 Tage.
Langzeitsulfonamid (s.c.): Essbare Gewebe: Rind, Kalb 18 Tage; Schwein 12 Tage; Milch 5 Tage.
Sulfadimethoxin
essbare Gewebe: Pferd 10 Tage.
Sulfaclozin
essbare Gewebe: Huhn 16 Tage; Pute 21 Tage.
Sulfadiazin
essbare Gewebe: Pferd, Schwein, Rind 10 Tage.
Sulfadoxin
essbare Gewebe: Pferd, Schwein, Rind 8 Tage; Milch 4 Tage.

2.13 Trimethoprim und Kombinationen von Sulfonamiden mit Trimethoprim

Handelspräparate für **Trimethoprim** sind nicht mehr auf dem Markt.

Trimethoprim hemmt die Reduktion der Dehydrofolsäure und blockiert damit die bakterielle Nukleinsäuresynthese. Es wirkt **bakteriostatisch** insbesondere gegenüber Staphylo- und Streptokokken.

Es wird als **Monopräparat** in der **Veterinärmedizin** als i.mamm. zu verabreichendes Präparat beim Rind verwendet, wobei aufgrund des begrenzten Wirkungsspektrums und möglicher Resistenzen besonders bei Streptokokken die Erstellung eines Antibiogramms unbedingt erforderlich ist.

▶ **Dosierung**: 200 mg pro erkranktes Euterviertel im Abstand von 12 Stunden mindestens dreimalig. Trimethoprim ist basisch, verteilt sich rasch im Euter und tritt auch in die Blutbahn über, wo jedoch aufgrund der kurzen Eliminationshalbwertszeit von 1–2 Stunden (Rind) nur kurzfristig nachweisbare Konzentrationen zu finden sind.

▶ **Nebenwirkungen**: sind nicht zu erwarten.
▶ **Gegenanzeigen**: schwere Nierenfunktionsstörungen und Schädigung des hämatopoetischen Systems.

Wesentlich größere Bedeutung hat **Trimethoprim** in **Kombination** mit **Sulfonamiden** in Form von Injektionslösungen zur parenteralen Anwendung.

Handelspräparate: mit **Sulfadiazin** [Trimetotat-Paste (V.M.)], mit **Sulfadoxin** [Borgal Lösung 24 % (V.M.)], mit **Sulfadimidin** [Riketron N (V.M.)].

Der prinzipielle Fortschritt durch die Kombination von Trimethoprim mit Sulfonamiden besteht darin, dass die bakterielle Folsäuresynthese an zwei aufeinanderfolgenden Schritten gehemmt und die **Wirksamkeit** beider Substanzen damit **potenziert** wird. Es tritt eine synergistische Wirkung auf, die auch als **Sequenzialeffekt** bezeichnet wird. Dadurch lassen sich die Dosierungen der Einzelkomponenten senken, und es tritt eine bakterizide Wirkung auf, aber nur dann, wenn ein Konzentrationsverhältnis von 1 Teil Trimethoprim zu 20 Teilen Sulfonamid am Wirkort vorliegt. Dies wird beim Menschen durch Kombination mit mittellang wirkenden Sulfonamiden wie Sulfamethoxazol [Cotrimoxazol (H.M.)] in einem Mischungsverhältnis von 1 : 5 zumindest vorübergehend im Blut hervorgerufen. Bedingt durch die kurze Halbwertszeit des Trimethoprims bei den Haus- und Nutztieren werden optimale Konzentrationsverhältnisse kaum erreicht, da sowohl Trimethoprim als auch die beim Menschen verwendeten Mittelzeitsulfonamide beim Tier eine sehr viel kürzere Halbwertszeit haben. Deswegen sind Kombinationen mit Sulfamethoxazol und Sulfadiazin mit einem vorgesehenen Dosierungsintervall von 24 Stunden nicht zu empfehlen. Andererseits werden bei Kombinationen mit beim Tier langwirkenden Sulfonamiden wie Sulfadoxin oder Sulfadimethoxin Dosierungen der Sulfonamidkomponente von 15–25 mg/kg einmal täglich vorgeschlagen, aus der während der „trimethoprimlosen" Zeit z.T. lange subtherapeutische Phasen resultieren, die die Resistenzentwicklung fördern. Wenn überhaupt, können lediglich letztgenannte Präparate unter Anwendung der zugelassenen Höchstdosis des Sulfonamids empfohlen werden. Es muss aber auch berücksichtigt werden, dass aufgrund der ungünstigen Resistenzsituation gegenüber Sulfonamiden auch die Kombination in der empfohlenen Dosierung z.T. ungenügend wirkt. ▶ **Nebenwirkungen**, ▶ **Wechselwirkungen** und ▶ **Gegenanzeigen**: Es gilt das bei den jeweiligen Sulfonamiden Ausgeführte. Zusätzlich wurden nach intravenöser Verabreichung beim Pferd lebensbedrohliche Schockreaktionen beobachtet. Deswegen ist Folgendes zu beachten: Vorinjektion einer geringen Menge mit Beobachtung des Patienten sowie langsame Hauptinjektion, Verabreichung einer körperwarmen Injektionslösung sowie sofortiger Abbruch der Injektion bei ersten Zeichen einer Unverträglichkeitsreaktion.

▶ **Wartezeiten**: werden von der Sulfonamidkomponente bestimmt.

Baquiloprim

Als Kombinationsbestandteil von Sulfonamiden steht ein weiteres **Diaminopyrimidin-Derivat**, das Baquiloprim, im Vorfeld der Zulassung. Es hemmt wie Trimethoprim die Reduktion der Dehydrofolsäure und übt damit in Kombination mit Sulfonamiden einen vergleichbaren **Sequenzialeffekt** aus. Auch das **antimikrobielle Wirkungsspektrum** entspricht generell dem des Trimethoprim. Das Gleiche gilt für die ▶ **Gegenanzeigen**. Von großem Vorteil gegenüber Trimethoprim sind aber die im Vergleich zu Langzeitsulfonamiden günstigeren pharmakokinetischen Eigenschaften. Da die **Halbwertszeiten** beim Rind 10 Stunden (Hund 15 Stunden) betragen, sind bessere Kombinationsmöglichkeiten als mit Trimethoprim gegeben. Die **Verteilungsvolumina** sind mit 5,4 l/kg (Rind) und 6 l/kg (Hund) hoch. Die **Resistenzsituation** ist günstiger als bei Sulfonamiden.

2.14 Nitrofurane

Alle Nitrofurane wurden in Tab. 2 der EU-VO 37/2010 aufgenommen und dürfen deswegen bei lebensmittelliefernden Tieren nicht mehr verwendet werden. Da alle Zulassungen widerrufen wurden, sind keine Präparate für lebensmittelliefernde Tiere auf dem Markt.

Die therapeutisch eingesetzten Substanzen sind 5-Nitrofuranderivate. Der Wirkungsmechanismus basiert auf einer Reduktion der 5-Nitrogruppen durch bakterielle Nitroreduktasen mit dem Entstehen reaktiver Metabolite, die Mikroorganismen über Chromosomenbrüche schädigen. Darüber hinaus bestehen Interaktionen mit dem Zitronensäurezyklus, der Protein-, DNA- und RNA-Synthese. Die Wirkung erstreckt sich auf grampositive und -negative Bakterien sowie teilweise auf Trichomonaden und Kokzidien. Die Umsetzung der Nitrofurane durch Redoxreaktionen wird auch durch Enzymsysteme der Säugetierzellen durchgeführt, wobei u. a. die Xanthin-Oxidase, NADPH-Cytochrom-C-Reduktase, Aldehydoxidase und Succinat-Dehydrogenase beteiligt sind. Die dabei entstehenden reaktiven Metabolite werden für mutagene Wirkungen der Nitrofurane über kovalente Bindungen an Makromoleküle verantwortlich gemacht. Weitere toxische Effekte beruhen auf dem Verbrauch von Reduktionsäquivalenten, Hemmung der DNA- und Proteinsynthese sowie der Bildung reaktiver Sauerstoffspezies. Nitrofurane stehen im Verdacht, kanzerogene Eigenschaften zu entfalten. Demnach steht bei Anwendung dieser Gruppe dem zweifellos bei günstiger Resistenzlage bestehenden Nutzen ein hohes toxisches Risiko gegenüber.

Als einziges Nitrofuran ist noch Furazolidon (Furazolidon-t (Kapseln u. Pulver) für Brieftauben zugelassen. ▶ **Anwendungsgebiete**: Zur Behandlung von Infektionen des Magen-Darm-Traktes, hervorgerufen durch *Escherichia coli*. Die Anwendung sollte unter Berücksichtigung eines Antibiogramms erfolgen. ▶ **Dosierung**: 25 mg Furazolidon/kg (1 Kapsel/Tier bzw. 1 Beutel Pulver (für ca. 40 Tauben) über das Trinkwasser über 5–7 Tage.

2.15 Nitroimidazole

Nitroimidazole besitzen wie Nitrofurane in Position 5 am Ring eine Nitrogruppe, deren Reduktion durch bakterielle Nitroreduktasen zu reaktiven Produkten führt, die Schädigungen von insbesondere anaeroben Erregern auslösen. Auch Wirkungen gegen Protozoen werden durch diese Substanzen ausgeübt. Vergleichbar den Nitrofuranen entstehen reaktive Stoffwechselprodukte auch durch reduzierende Enzyme im Säugetierorganismus, wodurch der Verdacht mutagener und kanzerogener Wirkung dieser Substanzen zu erklären ist. Obwohl die Resistenzsituation günstig ist, kann aufgrund des hohen toxischen Potenzials sowohl für das Tier selbst als auch in Bezug auf Rückstände in Lebensmitteln eine therapeutische

Anwendung nur eingeschränkt empfohlen werden. Ronidazol, Dimetridazol und Metronidazol wurden inzwischen in Tab. 2 der EU-VO Nr. 37/2010 aufgenommen, während Ipronidazol nicht mehr auf dem Markt ist.

Dimetridazol
Handelspräparate: Kapseln und Pulver zur Anwendung über das Trinkwasser [**chevi-col** (V.M.)].
Dimetridazol ist gegen Clostridien, *Campylobacter*, *Bacteroides* spp., Histomonaden und Trichomonaden mit MHK-Werten von bis zu 1 µg/ml wirksam. ▶ **Anwendungsgebiete**: Es bestehen nur noch Zulassungen zur Metaphylaxe der Trichimonose (*Trichomonas gallinae*, gelber Knopf) der Brieftaube. ▶ **Dosierung**: 80 mg/kg über das Futter bzw. 500 mg/l Trinkwasser. ▶ **Nebenwirkungen**: Bei höheren Dosen können zentralnervöse Effekte auftreten. Es besteht eine **Kreuzresistenz** zu anderen Vertretern dieser Gruppe sowie zu Nitrofuranen.

Ronidazol
Handelspräparat: [**Rizdol 10 % Bt**]
    Ronidazol ist mit einer MHK von 1 µg/ml gegen *E. coli*, *Salm. typhimurium*, *Staphylococcus aureus* und *Streptococcus pyogenes* sowie gegen Histomonaden und Trichomonaden wirksam. ▶ **Anwendungsgebiete**: Ronidazol ist nur noch als Pulver zur Behandlung der Trichimonose (*Trichomonas gallinae*) bei Brieftauben zugelassen. Die Wirksamkeit ist belegt. ▶ **Dosierung**: Über 5–7 Tage werden über das Trinkwasser 60 mg/l verabfolgt. Die Ausscheidung erfolgt über die Niere. Ansonsten gilt das beim Dimetridazol Gesagte.

Carnidazol (Spartrix, V.M.)
Auch Carnidazol wird bei Brieftauben zur Behandlung von *Trichomonas gallinae* eigesetzt. ▶ **Dosierung**: Alttauben: 1 Tablette (10 mg/Taube); **frisch abgesetzte Jungtauben**: ½ Tablette.

Metronidazol
Metronidazol wird in Kombination mit **Spiramycin (Suanatem 1 und 10)** beim Hund zur Therapie von Stomatitiden, Gingivitiden etc. eingesetzt (▶ S. 279).

2.16 Gyrasehemmer
Chemisch können Gyrasehemmer in 4 Gruppen unterteilt werden, nämlich in die Chinolone, Naphthyridine, Cinnoline und Pyridopyrimidine. Ausgangspunkt der Entwicklung der Gyrasehemmer ist die Nalidixinsäure. Gemeinsam ist allen Vertretern eine Carboxylgruppe in Position 3, eine Ketogruppe in Position 4 sowie ein Stickstoffatom in Position 1. Gegenwärtig werden überwiegend Vertreter der Gruppe der Fluorchinolone therapeutisch verwendet, die in 6-Stellung des Grundgerüstes fluoriert sind und in 7-Stellung einen Piperazinsubstituenten aufweisen. Speziell die Fluorchinolone zählen zu den bedeutendsten Entwicklungen antibakteriell wirksamer Substanzen der letzten Jahrzehnte und sie zeichnen sich gegenüber den älteren Gyrasehemmern, wie Nalidixinsäure, Enoxacin und Pipemidsäure, durch ein breiteres Wirkungsspektrum und eine günstigere Pharmakokinetik aus. Ihre **Wirkung** beruht auf einer Hemmung des den Bakterien eigenen Enzyms DNA-Gyrase, einer Topoisomerase II. Dieses Enzym bewirkt eine Aufspaltung beider DNA-Stränge und ihre Wiederverknüpfung über eine Überspiralisierung (Super Coiling) der ringförmigen DNA-Doppelhelix in entgegengesetzter Drehrichtung. Dadurch wird das Molekül kompakter, und wichtige Reaktionen wie Replikation und Transkription können ablaufen. Fluorchinolone hemmen den Wiederverschluss der DNA, wodurch die Polymerasenreaktionen nicht mehr ablaufen können. Auch Topoisomerasen IV werden gehemmt, wodurch die Zellteilung beeinflusst wird. Noch weitere, nicht genau bekannte Effekte führen zu einer bakteriziden Wirkung. Fluorchinolone haben ein sehr breites **Spektrum** gegenüber fast allen gramnegativen und -positiven Bakterien, wobei lediglich bei Fluorchinolonen der 1. und 2. Generation gegenüber Streptokokken und grampositiven Anaerobiern eine geringere Intensität vorliegt. Allerdings sind einige neu entwickelte in der Humanmedizin verwendete Fluorchinolone (Moxifloxacin, Trovafloxacin) auch gegen Anaerobier wirksam. **Resistenzen** entwickeln sich über Mutationen der Gyrase- oder Topoisomerasengene. Bei Enterobacteriaceae ist dafür eine Mutation in zwei Schritten nötig, während bei *Campylobacter* nur eine Mutation zur Resistenz führt. Neben dieser chromosomal determinier-

ten Resistenz weisen Einzelberichte darauf hin, dass auch plasmidinduzierte Resistenzen auftreten könnten. ▶ **Anwendungsgebiete**: Als Indikationen gelten fast alle bakteriellen Infektionen, wobei Harnwegs-, Knochen- und Gelenks- sowie Atemwegsinfektionen besonders gut behandelbar sind. Dies ist u.a. auch dadurch begründet, dass eine gute **Verteilung** in die Gewebe stattfindet. Die **Bioverfügbarkeit** nach oraler Gabe ist bei fast allen Vertretern hoch. Die **Halbwertszeiten** liegen zwischen 4 und 7 Stunden. Die **Elimination** erfolgt renal, bei bestehenden Nierenschäden ist mit einer Verzögerung der Ausscheidung zu rechnen. ▶ **Nebenwirkungen**: mit einer Gesamtinzidenz von 4–10% treten beim Menschen Übelkeit, Erbrechen, Diarrhö, an der Haut Juckreiz und Photosensibilisierung sowie zentralnervöse Störungen wie Kopfschmerzen und Schlafstörungen auf. Zu beachten sind im Tierexperiment beobachtete toxische Wirkungen, wie Nierenschäden, Einflüsse auf die Spermatogenese, EEG-Veränderungen (Hund, Katze) sowie Arthropathien, die insbesondere bei jungen Hunden schwere Knorpelerosionen und Gelenkhöhlenergüsse nach sich ziehen können. Veränderungen dieser Art finden sich auch im Anfangsstadium bei der beim Menschen und Hund beobachteten Arthritis deformans.

Cave: Aufgrund der großen Bedeutung von **Fluorchinolonen** in der Humanmedizin und insbesondere des partiellen Anstiegs von Resistenzen bei Zoonoseerregern (Salmonellen, *Campylobacter*) sollten diese Produkte nicht bei Bagatellinfektionen und nur nach gestellter Diagnose und Sensibilitätsprüfungen sowie beim Vorliegen von Resistenzen gegenüber anderen Antibiotika verwendet werden.

Fluorchinolone

Wirkstoffe: Norfloxacin, Ofloxacin, Ciprofloxacin, Moxifloxacin, Sparfloxacin.

In der Veterinärmedizin werden in der Zwischenzeit eine Vielzahl von Fluorchinolonen erfolgreich eingesetzt.

Enrofloxacin

Handelspräparate:
- Tabletten: Hund, Katze (außer 150 mg) [**Baytril 15/50/150 mg flavour** (V.M.)];
- orale Lösung: Ferkel (0,5%), Kalb (2,5%), Huhn und Pute (10%) [**Baytril 0,5/2,5/10%** (V.M.)];
- Inj.-Lsg.: Schwein, Kaninchen, Hund und Katze (2,5%), Kalb, Schwein und Hund (5%), Rind (10%) [**Baytril-Das Orginal 2,5/5/10%** (V.M.)]

Darüber hinaus sind zahlreiche enrofloxacinhaltige Generika auf dem Markt.

Enrofloxacin enthaltende Präparate sind für ▶ **Anwendungsgebiete** zugelassen, bei denen folgende Infektionserreger vorliegen: *E. coli*, *Salmonella* spp., *Pasteurella* spp., *Haemophilus* spp. und zusätzlich *Mycoplasma* spp. (Rind, Huhn, Pute), Staphylokokken (Hund, Katze).

Bei Ferkeln und Schweinen sind nur *E.-coli*-induzierte Erkrankungen (Diarrhöen, MMA-Komplex) zur Behandlung zugelassen.

▶ **Dosierung**: 5 mg/kg p.o. oder s.c. über 3 Tage (Hund, Katze); 1,7 (Ferkel)–2,5 mg/kg s.c., i.m. über 3 (Schwein, 1–2 bei MMA-Komplex), –5 (Kalb), –10 (Hund, Kaninchen) Tage. 10 mg/kg KGW (5–10 g Enrofloxacin/100 ml Trinkwasser in Abhängigkeit vom Wasserverbrauch) über 3–5 Tage (Huhn, Pute). 3 Stäbe (200 mg Enrofloxacin u. 1000 mg Procainbenzylpenicillin/Stab) intrauterin ein- oder mehrmalig im Abstand von 1–2 Tagen (Rind).

Zur oralen bzw. parenteralen Behandlung sollten maximale Blutkonzentrationen von bis zu 1 µg/ml erreicht werden. Die **Bioverfügbarkeit** ist nach oraler Applikation mit der nach parenteraler Verabreichung vergleichbar. Die **Halbwertszeiten** liegen bei den o. g. Spezies zwischen 2 und 7 Stunden. **Hauptmetabolit** ist das Ciprofloxacin, das in seiner chemotherapeutischen Wirkungspotenz dem Enrofloxacin vergleichbar ist.

▶ **Nebenwirkungen**: vereinzelt gastrointestinale Störungen (außer beim Huhn). ▶ **Gegenanzeigen**: Unter Gegenanzeigen ist der auf der besonderen Empfindlichkeit von Hunden gegenüber der knorpelschädigenden Eigenschaft von Enrofloxacin beruhende Hinweis, „Hunde und Katzen bis zum Alter von 12 Monaten bzw. bis zum Abschluss des Wachstums" nicht zu behandeln, unbedingt zu beachten. Auch bei der Anwendung von in der Humanmedizin eingesetzten Produkten muss diese Kontraindikation beachtet werden. Die therapeutische Breite von Enrofloxacin ist bezüglich dieser Nebenwirkung beim wachsenden Hund sehr gering, wobei wahrscheinlich einzelne Rassen besonders disponiert sind (Labrador?). Andere Spezies dürfen bei bestehenden Knorpelschädigungen nicht behandelt werden. Weitere Kontraindikationen bei Hund und Katze sind: zentrale Anfallsleiden, Behandlung von trächtigen und in der Stillzeit stehenden Tieren.

▶ **Wechselwirkungen**: mögliche antagonistische Effekte bei zusätzlicher Behandlung mit Chloramphenicol, Tetracyclinen und Makroliden. Die Elimination von Theophyllin kann verzögert werden. Der Anwendung von Enrofloxacin sollte eine besonders sorgfältige Nutzen-Risiko-Analyse vorausgehen, da einerseits diese Präparate eine große therapeutische Bedeutung haben, andererseits ein durch unkontrollierte Anwendung bedingter Anstieg der Resistenz vermieden werden muss. Die Erstellung eines Antibiogramms vor und gegebenenfalls während der Therapie ist wichtig.

▶ **Wartezeiten**: essbare Gewebe: Schwein, Kalb 7 Tage, Kaninchen: 5 Tage. Applikation von Baytril 10%: Pute 11 Tage, Huhn 9 Tage, Eier 9 Tage. Baytril 0,5%: Ferkel 5 Tage. 10% Inj.-Lsg.: Rind essbare Gewebe: 7 Tage (i.v.), 14 Tage (s.c.), Milch: 3 Tage (i.v.), 5 Tage (s.c.).

Difloxacin

Handelspräparate: orale Lösung und Tabletten [**Dicural 15/50/100/150 mg** (V.M.)], Inj.-Lsg. [**Dicural 50 mg/ml** (V.M.)] Dicural Orale Lösung (V.M.).

Die o.g. Produkte wurden zentral zugelassen und sind demnach europaweit auf dem Markt. Die Lösung wird bei Hühnern und Puten eingesetzt, die Injektionslösung bei Rindern und Hunden, während die Tabletten zur Anwendung beim Hund bestimmt sind. Difloxacin besitzt eine breite bakterizide Wirkung gegen gramnegative, eine Reihe grampositiver Bakterien und gegen Mykoplasmen.

Die Verabreichung an Hühner und Puten erfolgt über das Trinkwasser. Dabei wird der Wirkstoff bei Hühnern zu 96%, bei Puten zu 58% resorbiert, die Halbwertszeiten betragen jeweils 7 Stunden.

▶ **Anwendungsgebiete**: Huhn, Pute: chronische Infektionen des Respirationstraktes durch *E. coli* und *Mycoplasma gallisepticum* sowie durch *Pasteurella multocida* bei Puten. Hund: Infektionen der Harnwege und des Respirationstraktes durch *E. coli*, *Staph. intermedius* und *Proteus*. Haut- und Weichteilinfektionen durch *E. coli* und *Staph. intermedius*. Rind: Atemwegserkrankungen, die durch *Pasteurella multocida*, *Mannheimia haemolytica* oder Mykoplasmen hervorgerufen werden. ▶ **Dosierung**: Huhn, Pute 10 mg/kg/Tag für 5 Tage; Hund 5 mg/kg max. 10 Tage. ▶ **Gegenanzeigen**: manifeste Beinschwächen, Osteoporose. Dies gilt auch für die Anwendung bei Legehennen.

▶ **Nebenwirkungen**, ▶ **Gegenanzeigen** und ▶ **Wechselwirkungen**: für den Hund s.u. Enrofloxacin.

▶ **Wartezeiten**: Huhn und Pute: essbare Gewebe 1 Tag. Rind: essbare Gewebe 46 Tage.

Marbofloxacin

Handelspräparate: Tabletten: Katze (5 mg), Hund (5, 20 und 80 mg) [**Marbocyl Tabl.** (V.M.)]. Inj.-Lsg.: Kalb (2%), Schwein (2% und 10%), Rind (10%) [**Marbocyl Inj.-Lsg.** (V.M.)]. Lyophilisat: Hund und Katze [**Marbocyl FD** (V.M.)]. Bolus: Rind [**Marbocyl Bolus** (V.M.)].

Das **Wirkungsspektrum** ist dem des Enrofloxacin vergleichbar. ▶ **Anwendungsgebiete**: Hund, Katze: Haut- und Weichteilinfektionen (▶ **Dosierung**: 2 mg/kg bis 28, max. 40 Tage), Harnwegsinfektionen (Hund), Infektionen des Respirationstraktes. Rinder, Schweine: Infektionen des Respirationstraktes, MMA-Syndrom [Marbocyl 10%]. Neugeborene Kälber: durch *E. coli* K 99⁺ hervorgerufene Enteritiden (▶ **Dosierung**: 2 mg/kg 3–5 Tage).

Nach i.m. oder s.c. Injektion werden maximale Blutkonzentrationen innerhalb einer Stunde erreicht. In den Geweben werden höhere Wirkstoffkonzentrationen erreicht als im Plasma. Die **Halbwertszeiten** betragen ca. 5 Stunden (Rind) bis 10 Stunden (Schwein). Marbofloxacin wird nahezu unverändert über Harn und Fäzes eliminiert. ▶ **Gegenanzeigen**: s. Enrofloxacin.

▶ **Wartezeiten**: Rind 6 Tage, Schwein 4 Tage; Milch: 36 Stunden.

Danofloxacin

Handelspräparate: Inj.-Lsg.: [**Advocid 2,5% und 180 mg/ml** (V.M.)].

Wirkungsspektrum: s.o. ▶ **Anwendungsgebiete:** Rinder, Schweine (Inj.-Lsg. 2,5%): Infektionen des Respirationstraktes (Pasteurellen) und Gastroenteritiden (*E. coli*).

▶ **Dosierung**: Rind, Schwein: 1,25 mg/kg i.m. täglich über 2 Tage. Danofloxacin wird schnell resorbiert und besitzt ein hohes Verteilungsvolumen von ca. 4 l/kg. Es erfolgt ebenfalls eine Anreicherung des Wirkstoffes in den Geweben, in der Lunge z. B. auf das 5-Fache im Vergleich zum Plasmaspiegel. Unter ▶ **Nebenwirkungen**, ▶ **Gegenanzeigen** und ▶ **Wechselwirkungen** gelten für die genannten Produkte die für Enrofloxacin getroffenen Aussagen.

▶ **Wartezeiten**: essbare Gewebe: Rind 5 Tage, Schwein 4 Tage.

Ibafloxacin, Orbifloxacin

Handelspräparate: Ibafloxacin: Tabletten [**Ibaflin /150/300/mg** (V.M.)], Gel [**Ibaflin Gel 3%** (V.M.)], Orbifloxacin Tabletten: [**Orbax 25/75 mg** (V.M.)].

Ibafloxacin wurde für den Hund zur Behandlung von Haut-, Harnwegs- und Atemwegserkrankungen zugelassen, während Orbifloxacin nur zur Behandlung von Haut- und Harnwegsinfektionen angewendet wird, wobei Infektionen mit *E. coli* und *Proteus mirabilis* im Vordergrund stehen. Für Ibafloxacin wurden bei caninen Isolaten MHK-Werte von 0,032–0,5 µg/ml für *E. coli*, Staphylokokken, *Proteus mirabilis*, Pasteurellen und Salmonellen gefunden. Die Eliminationshalbwertzeit beträgt 5–6 Stunden. Unter ▶ **Nebenwirkungen**, ▶ **Gegenanzeigen** und ▶ **Wechselwirkungen** gelten die für Enrofloxacin getroffenen Aussagen.

▶ **Dosierung**: Ibafloxacin wird mit einer Dosierung von 15 mg/kg täglich über 10 Tage (beim Vorliegen von Pyodermien 21 Tage) verabreicht. Orbifloxacin wird über 10 Tage mit 2,5 mg/kg täglich verabreicht.

O Antiparasitika

F. R. Ungemach

Antiparasitika sind Chemotherapeutika zur Bekämpfung oder Vorbeugung von Infektionen oder Infestationen mit Endo- bzw. Ektoparasiten. Antiparasitär wirksame Arzneimittel spielen in der Veterinärmedizin eine bedeutende Rolle wegen der hohen Inzidenz von Parasitenbefall und -belästigung bei Tieren und der daraus resultierenden alljährlichen ökonomischen Verluste durch Leistungsminderung bei Nutztieren. Ferner besitzt eine konsequente Bekämpfung von Parasitosen bei Tieren, die im engen Kontakt mit Menschen leben, eine wichtige hygienische Bedeutung (z. B. Askariden beim Hund).

Ein ideales Antiparasitikum sollte gegen alle Entwicklungsstadien möglichst vieler Parasitenspezies unter gleichzeitiger Schonung des Wirtsorganismus wirksam sein. Während früher meist nur Wirkstoffe mit kleinem Wirkungsspektrum und relativ hoher Wirtstoxizität verfügbar waren, weisen neuere Pharmaka häufig ein breites Spektrum gegen verschiedene Gattungen, Familien oder Ordnungen und unterschiedliche Entwicklungsstadien von Parasiten bei gleichzeitig besserer Verträglichkeit für den Wirtsorganismus auf. Eine weitere Optimierung antiparasitärer Therapie wurde durch die Entwicklung vielfältiger spezifischer Darreichungsformen erreicht, wie Applikation in Form von Ohrclips, Halsbändern, Boli mit vorprogrammierter Wirkstofffreigabe, Aufguss(Pour-on)-Präparaten oder Auftropf(Spot-on)-Formulierungen. Durch diese therapeutischen Systeme wird einerseits der Forderung nach einfacher Handhabung insbesondere bei Herdenbehandlung Rechnung getragen, andererseits auch die Kontaktzeit des Wirkstoffs mit dem Parasiten verlängert und dadurch der Behandlungserfolg gesteigert. Ferner können durch die konstante Freisetzung kleiner Wirkstoffmengen bei geringerer Belastung des Wirtstieres ausreichende therapeutische Konzentrationen am Ort des Parasitenbefalls während eines ganzen oder mehrerer Entwicklungszyklen oder über eine gesamte Weidesaison aufrechterhalten werden.

Antiparasitäre Chemotherapie ist allerdings nur ein Bestandteil einer umfassenden Parasitenbekämpfung, die insbesondere auch hygienische Maßnahmen zur Reduzierung des Parasitendrucks und der Reinfektion wie Desinfektion, ausreichende Hygiene von Futter, Ausläufen und Weiden, Bekämpfung von Zwischenwirten und Vektoren, Kotbeseitigung oder Mitbehandlung der Lagerstätten beinhaltet. Der Einsatz von Antiparasitika erfolgt im Allgemeinen nach einem **strategischen Behandlungsplan**, dessen bestimmende Faktoren Entwicklungszyklen und Lebensräume der Parasiten, saisonale Schwankungen des Parasitendrucks, Ausbildung von Immunität bei den Wirtstieren, Resistenzentwicklung bei den Parasiten und ökonomische Aspekte sind.

Seit einiger Zeit kommen zunehmend **Kombinationspräparate** zur Parasitenbekämpfung auf den Markt, in denen verschiedene Anthelminthika zur gleichzeitigen Bekämpfung von Nematoden und Zestoden und/oder zusätzlich noch Wirkstoffe gegen Ektoparasiten enthalten sind. Solche „Schrotschusspräparate" stehen im Widerspruch zu guter veterinärmedizinischer Praxis, da sie einerseits dazu verleiten, auf eine für eine gezielte Parasitenbekämpfung immer erforderliche exakte Diagnosestellung zu verzichten, und andererseits bis auf wenige Ausnahmefälle keine parasitologisch und therapeutisch begründbaren Indikationen für solche Kombinationen bestehen. In der überwiegenden Mehrzahl aller Fälle liegt ein gleichzeitiger Befall mit Nematoden, Zestoden und Ektoparasiten nicht vor, sodass die Tiere unnötigerweise mit nicht erforderlichen arzneilich wirksamen Stoffen behandelt und belastet werden. Eine mögliche Ausnahme für eine unter Umständen sinnvolle kombinierte Anwendung ist die Bekämpfung von Ektoparasiten, die Vektoren für die Übertragung von Endoparasiten sind, oder die Kombination von adultiziden und larviziden Ektoparasitiziden. Grundsätzlich ist deshalb der therapeutische Wert der angebotenen Kombinationsarzneimittel zweifelhaft und, nicht zuletzt auch aus tierschützerischen Gründen, einer dem jeweiligen Einzelfall nach exakter Diagnose angepassten Parasitenbekämpfung mit Monopräparaten immer der Vorzug zu geben.

1 Anthelminthika

Im Rahmen dieses Kapitels soll nur auf Anthelminthika und auf Mittel zur Bekämpfung von Ektoparasiten eingegangen werden. Antiprotozoika werden gesondert abgehandelt (▶ Kap. V).

1 Anthelminthika

Anthelminthika sind Chemotherapeutika zur Behandlung des Befalls mit Nematoden, Zestoden und Trematoden. Der Durchbruch in der anthelminthischen Therapie ist in den frühen sechziger Jahren mit der Entdeckung von Thiabendazol gelungen, aus dem eine ganze Reihe weiterer Benzimidazole mit immer breiterem Wirkungsspektrum bei gleichzeitig geringer Toxizität für den Wirtsorganismus abgeleitet wurde. Den vorläufigen Höhepunkt der Entwicklung gut verträglicher Breitspektrum-Anthelminthika bilden die Avermectine und Milbemycine. Es gibt bisher zwar noch keinen Wirkstoff, der gegen alle Parasiten wirksam wäre, aber die modernen Wirkstoffe sind zum Teil nicht nur gegen fast alle Nematoden (intestinal und extraintestinal) sowie gegen deren Entwicklungsstadien inklusive inhibierter Larven, sondern auch gleichzeitig gegen Zestoden (neuere Benzimidazole) und Trematoden (Albendazol) oder gegen Ektoparasiten (Avermectine) wirksam. Anthelminthika mit schmaler Wirkungsbreite, insbesondere die meisten Zestoden- und Trematodenmittel, haben bei exakt gestellter Diagnose jedoch weiterhin ihre therapeutische Berechtigung.

Anthelminthika wirken durch direkten Angriff am Parasiten. Voraussetzung hierfür ist eine ausreichende Wirkstoffkonzentration am Ort des Parasitenbefalls, wofür bei extraintestinalen Formen eine ausreichende Resorption und systemische Wirkspiegel erforderlich sind. Weiterhin muss der Wirkstoff in chemotherapeutisch wirksamen Mengen oral oder kutikulär vom Parasiten aufgenommen werden. Der Mechanismus der anthelminthischen Wirkung besteht in einem möglichst selektiven Eingriff (1) in den Stoffwechsel oder (2) in neuromuskuläre Übertragungsmechanismen des Parasiten. Folgen sind (1) eine **Erschöpfung der Energiereserven** z. B. durch Entkopplung der oxidativen Phosphorylierung (bei den meisten Fasziioliziden), eine Hemmung der Glukoseaufnahme und mitochondrialer Enzyme (z. B. Benzimidazole) oder (2) eine **spastische Paralyse** durch Hemmung der Acetylcholinesterase (organische Phosphorsäureester) oder durch direkte cholinerge Wirkung (z. B. Levamisol, Pyrantel) oder (3) eine **schlaffe Paralyse** häufig durch eine Verstärkung bei Parasiten inhibitorisch wirkender Neurotransmitter wie Glutamat (durch Avermectine, Milbemycine) oder γ-Aminobuttersäure (GABA) (durch Piperazin, Avermectine oder Milbemycine). Diese paralytischen Wirkungen treten im Allgemeinen sofort ein und führen primär zu einer Lähmung und nicht zu einer Abtötung von Parasiten, die dann bei intestinaler Lokalisation durch die normale Peristaltik (eventuell unterstützt durch Laxanzien) ausgetrieben werden. Diese Wirkung wird als vermifuge Wirkung bezeichnet. Demgegenüber kommt es durch Anthelminthika, die in den Energiestoffwechsel eingreifen, erst zeitverzögert zum Wirkungseintritt, wobei der Parasit zumeist abgetötet wird (vermizide Wirkung). Diese Wirkstoffe benötigen für eine ausreichende Wirkung eine entsprechend lange Kontaktzeit mit dem Parasiten. Weitere Wirkungsmechanismen sind eine Hemmung der Tubulinpolymerisation (Benzimidazole) sowie eine Schädigung des Teguments von Zestoden (z. B. Praziquantel, Bunamidin).

Eine genaue **Diagnosestellung** ist vor Einleitung jeder anthelminthischen Therapie (auch bei Wirkstoffen mit breitem Spektrum) erforderlich. Ein wichtiges Kriterium für die Auswahl des geeigneten Anthelminthikums bzw. der geeigneten Darreichungsform ist die Lokalisation der Parasiten. Während bei intestinalen Helminthen Präparate mit geringer enteraler Resorption und dadurch niedrigerer Belastung des Wirtsorganismus günstig sind, müssen bei extraintestinalen Formen systemisch wirkende Chemotherapeutika mit entsprechend meist höherem Risiko für den Wirt Anwendung finden. Falls extraintestinale Helminthen sensible intestinale Entwicklungsphasen aufweisen, kann auch oral mit kaum resorbierbaren Wirkstoffen durch **Wiederholungsbehandlung** unter Berücksichtigung der Entwicklungszyklen eine ausreichende Wirkung erzielt werden. Ein Behandlungsplan mit wiederholter Verabreichung entsprechend den Präpatenzzeiten der einzelnen Parasiten ist insbesondere immer dann erforderlich, wenn keine ausreichende Wirkung gegen immature oder larvale Stadien besteht. Ein Problem stellen häufig hypobiotische Larven mit verminderter Stoffwechselrate und Resorption dar. Der geeignete **Behandlungszeitpunkt** ergibt sich aus den saisonalen Unterschieden im Parasitendruck. Um die Parasitenbürde und die Kontamination der Weiden niedrig zu halten, empfehlen sich Behandlungen vor dem Weideaustrieb und in geeigneten Abständen in Abhängigkeit vom Parasitendruck während der Weidesaison (z. B. nach 3, 8 und 13 Wochen) sowie im Herbst bei der Aufstallung. Im Einzelnen ist das geeignete metaphylaktische Bekämpfungsprogramm der Art der Parasiteninfektion, den klimatischen Bedingungen sowie der Wirkungsbreite und -dauer des Anthelminthikums anzupassen. Ein weiteres Kriterium ist der erwünschte **Behandlungserfolg**. Bei Herdenbehandlung von Nutztieren, aber auch in Zwingern, wird in den meisten Fällen nur eine Steigerung der ökonomischen Effizienz und deshalb keine vollständige Wurmfreiheit, sondern eine Reduktion der Wurmbürde um mindestens 70–80%, optimal um mehr als 90%, ausreichend sein. Unter diesen Bedingungen bleibt immer noch ein ausreichender antigener Stimulus für die Ausbildung einer Wirtsimmunität erhalten. Demgegenüber ist bei Helminthosen von sogenannten Gesellschaftstieren, wie Hund und Katze, die in engem Kontakt mit dem Menschen leben, bei Befall mit humanpathogenen Parasiten aus hygienischen Gründen zur Verhinderung von Zoonosen, aber auch aus ethischen Gründen eine vollständige **Wurmfreiheit** erforderlich. Hierbei ist zu berücksichtigen, dass es mit keinem derzeit verfügbaren Anthelminthikum möglich ist, dieses Therapieziel bei Askariden des Hundes durch eine einzige Behandlung zu erreichen. Die hygienisch erforderliche vollständige Entwurmung ist nur bei Durchführung des vorgeschriebenen Programms von Wiederholungsbehandlungen gewährleistet. Anstelle von Behandlungsprogrammen finden auch **therapeutische Systeme** in Form von intraruminal zu verabreichenden Boli oder Wirkstoff-Folien Anwendung, die je nach Präparat einen Zeitraum von 90–150 Tagen das Anthelminthikum kontinuierlich in konstanter Menge oder intervallweise abgeben. Da diese Boli im Vormagen liegen bleiben, können bei Vorhandensein von mehr als 2 Boli Drucknekrosen der Vormagenschleimhaut auftreten.

Nematoden können gegenüber verschiedenen Gruppen von Anthelminthika **Resistenzen** entwickeln, die eine genetische Grundlage haben. Die Resistenzentwicklung erfolgt im Unterschied zur bakteriellen Resistenz jedoch relativ langsam und nimmt im Allgemeinen 9–10 Generationen des Parasiten in Anspruch. Probleme bestehen heute insbesondere bei Schaf und Ziege für *Haemonchus*, *Trichostrongylus* und *Ostertagia* spp. sowie bei Pferden für kleine Strongyliden vor allem wegen der häufig praktizierten mehrfachen Anwendung pro Jahr über lange Fristen. Resistenzen gegen Zestoden- und Leberegelmittel spielen derzeit noch keine Rolle. Ursache der Resistenz ist eine Selektion der primär (genetisch) geringer empfindlichen Individuen einer Helminthenpopulation. Die gegen einen Wirkstoff entwickelte Resistenz erstreckt sich meist als Gruppenresistenz auf alle chemisch verwandten bzw. über den gleichen Mechanismus wirkenden Anthelminthika (im parasitologischen Sprachgebrauch auch: „Nebenresistenz"), während Wirkstoffe aus anderen chemischen Gruppen **und** mit anderem Angriffspunkt noch weiterhin wirksam sind, wobei jedoch Mehrfachresistenzen auftreten können. Somit kann z. B. bei bestehender Resistenz gegenüber der gesamten Gruppe der Benzimidazole mit Levamisol oder Avermectinen noch eine anthelminthische Wirkung erzielt werden. Beispiele für Nebenresistenzen infolge eines gleichen Wirkungsmechanismus sind Levamisol und Morantel. Resistenzbegünstigende Faktoren sind Zeitpunkt und Häufigkeit der Behandlung, Art und Wirksamkeit des Anthelminthikums und die Populationsdynamik der Parasiten. Durch Rotationsbehandlung mit unterschiedlichen Anthelminthika kann die Resistenzentwicklung verzögert werden, wobei jedoch die Rotation niemals in einer Generation, sondern langsam erst in der Folgegeneration oder besser im jährlichen Abstand erfolgen soll, da sonst eine beschleunigte Ausbildung von Resistenzen gegen mehr als einen Wirkstoff möglich ist. Ein spontanes Verschwinden oder eine Verringerung der Resistenz nach Wegfall des Selektionsdrucks tritt auch bei längerem Absetzen des Anthelminthikums in der Regel nicht auf.

Bei der Anwendung von Anthelminthika sind teilweise relativ lange **Wartezeiten** einzuhalten (z. B. bei einigen neueren Benzimidazolen, Avermectinen, verschiedenen Faszioliziden), die bei der häufig bestandsweise durchgeführten Behandlung erhebliche wirtschaftliche Probleme bedingen können. Deshalb sind verschiedene Anthelminthika nicht zum Einsatz bei laktierenden Rindern oder Legegeflügel geeignet.

1.1 Anthelminthika gegen Nematoden

Zur Behandlung des Nematodenbefalls bei Tieren steht eine große Palette breit wirksamer und relativ gut verträglicher Wirkstoffe zur Verfügung, wobei große therapeutische Bedeutung derzeit verschiedene **Benzimidazole**, **Avermectine**, **Milbemycine**, **Emodepsid** und **Pyrantel**, aber auch noch das weniger sichere **Levamisol** besitzen. An Bedeutung verloren haben Anthelminthika mit schmalem Wirkungsspektrum, wie **Piperazin**, **Diethylcarbamazin** und insbesondere **Organophosphate** wegen ihrer geringen Sicherheitsbreite. Völlig verdrängt wurde das früher häufig eingesetzte **Phenothiazin**, das in Dosen von 50–200 mg/kg eine gute Wirkung gegen viele adulte Magen- und Dickdarm-Nematoden aufweist. Die therapeutische Breite ist bei den meisten Tierarten allerdings gering, sodass seine Anwendung heute obsolet ist. Weniger gebräuchlich ist in der Veterinärmedizin das Oxyurenmittel **Pyrvinium-Pamoat** [Molevac (H.M.)], das in der Pferdepraxis bei Befall mit *Oxyuris equi* eingesetzt wurde. Bedeutungslos sind heute auch die Verbindungen **Methyridin**, **Thenium** und **Disophenol**. Die Anwendung von anderen **Phenolverbindungen**, von **Naphthalin** und **Tetrachlorkohlenstoff** zur Bekämpfung von Nematoden ist obsolet.

Der Einsatz von Anthelminthika gegen Nematoden erfolgt nicht nur therapeutisch, sondern beim Nutztier in erster Linie vorbeugend im Rahmen von Behandlungsprogrammen zur Verhinderung von Verlusten. Mit solchen Programmen soll bei der Weidehaltung die Infektion der Weideflächen durch entsprechende Behandlungen vor dem Austreiben und während der Weidesaison niedrig gehalten und durch Behandlung nach Aufstallung bei Wiederkäuern die Winterostertagiose verhindert werden. Strategische Anwendungen werden auch, soweit möglich, bei tragenden Tieren und während der Saugperiode vor allem bei Welpen, Ferkeln und Fohlen zur Verhinderung intrauteriner und galaktogener Wurminfektionen durchgeführt. Die hygienisch erforderliche Wurmfreiheit bei Askariden des Hundes ist nur durch ein Behandlungsprogramm mit mehrtägiger Verabreichung (über 3–5 Tage) und bei Welpen durch Wiederholung im dreiwöchigen Abstand (3., 6. und 9. Lebenswoche) zu erzielen. Generell ist zu beachten, dass sich die Wirkung von Anthelminthika bei den einzelnen Tierarten aufgrund unterschiedlicher Metabolisierung und Ausscheidung unterscheiden kann.

Benzimidazole

Benzimidazole zählen neben Avermectinen zu den wichtigsten heute eingesetzten Anthelminthika zur Nematodenbekämpfung, die sich insbesondere durch eine große Wirkungsbreite und gute Verträglichkeit bei den behandelten Tieren auszeichnen. Die erste therapeutisch eingesetzte Verbindung dieser Gruppe war **Thiabendazol**, das jedoch noch einige Lücken in seinem Wirkungsspektrum gegenüber Nematoden aufweist. Eine Wirkungsverbesserung konnte durch Substitutionen am Benzimidazolkern erzielt werden, durch die die Löslichkeit der Verbindungen reduziert und dadurch die Resorption herabgesetzt und die Kontaktzeit mit dem Parasiten verlängert wurden. Therapeutische Bedeutung erlangten 5-Carbamat-substituierte Benzimidazole, von denen als erste die heute nicht mehr gebräuchlichen Wirkstoffe **Parbendazol** und **Cambendazol** eingesetzt wurden. Mit den neueren Benzimidazolen **Mebendazol**, **Fenbendazol**, **Oxfendazol**, **Flubendazol** und **Oxibendazol** gelang die Erweiterung des Wirkungsspektrums auf Zestoden, **Albendazol** ist zusätzlich noch gegen adulte Leberegel wirksam. Eine Sonderstellung nimmt **Triclabendazol** ein, das keine Wirkung gegenüber Nematoden, dafür aber gegen unreife und reife Leberegel aufweist. Eine eigene Gruppe stellen die Probenzimidazole **Febantel**, **Netobimin** und **Thiophanat** dar, aus denen das eigentlich wirksame Benzimidazol erst durch Biotransformation im Wirtsorganismus entsteht. Von den genannten Verbindungen sind Oxibendazol, Netobimin und Thiophanat bisher noch nicht in Deutschland zur Anwendung bei Tieren zugelassen.

Der grundlegende **Mechanismus der anthelminthischen Wirkung** von Benzimidazolen ist eine Hemmung der Polymerisation von Tubulin zu Mikrotubuli. Dadurch werden wichtige strukturelle und funktionelle Eigenschaften der Helminthenzelle beeinträchtigt, wie Ausbildung des Zytoskeletts, Spindelbildung bei der Mitose sowie Aufnahme und intrazellulärer Transport von Nährstoffen und Stoffwechselsubstraten. Als Folge kommt es besonders durch verringerte Glukoseaufnahme und Herabsetzung mitochondrialer Reaktionen, z. B. in Form einer Hemmung der Fumarat-Reduktase, zu einer ATP-Verarmung. Die Wirkung tritt langsam ein und erfordert eine ausreichend lange Kontaktzeit zwischen Anthelminthikum und Parasit, die oft nur durch wiederholte Dosierung oder Langzeitformulierungen zu erzielen ist. Nach Erschöpfung der Energiereserven kommt es zum Absterben des Parasiten und zu seiner Expulsion in 2–3 Tagen. Benzimidazole besitzen meist auch eine ovizide Wirkung, die nach ca. 8 Stunden infolge einer Hemmung der Spindelbindung und Störungen des Metabolismus während der Embryogenese eintritt.

Die Breite des Wirkungsspektrums und insbesondere die Wirkung auf verschiedene Entwicklungsstadien und extraintestinale Formen der Parasiten werden in erster Linie durch die **pharmakokinetischen Eigenschaften** der einzelnen Benzimidazole bestimmt. Benzimidazole werden oral oder auch direkt intraruminal verabreicht, wobei die Wirkung gegen intestinale Nematoden umso besser ist, je geringer die Resorption und je länger dadurch die Verweildauer von Muttersubstanz und aktiven Metaboliten im Gastrointestinaltrakt ist. Viele der neueren breit wirksamen Benzimidazole liegen im Darmlumen als schwerlösliche, schlecht und variabel resorbierbare Präzipitate vor. Demgegenüber wird das nur begrenzt wirksame Thiabendazol rasch resorbiert, metabolisch inaktiviert und renal eliminiert. Die bessere Wirksamkeit von Benzimidazolen bei Rindern und Pferden beruht vorwiegend auf der langen Verweildauer in Pansen oder Zäkum und der dadurch längerfristigen Abgabe wirksamer Konzentrationen aus diesen Reservoirs. So ist auch bei direkter Verabreichung in den Labmagen wegen der schnelleren Ausscheidung die Wirkung im Vergleich zur intraruminalen Gabe reduziert. Bei Tierarten mit einhöhligem Magen, insbesondere bei Karnivoren, unterliegen Benzimidazole einer erhöhten Resorption und vor allem einer schnelleren Passage, sodass oft nur bei wiederholter Nachdosierung eine ausreichende Wirksamkeit besteht. Die schlecht löslichen neueren Benzimidazole werden jedoch noch in genügendem Umfang resorbiert, um auch außerhalb des Darms wirksame Spiegel gegen extraintestinale und gewebsständige Parasitenformen zu erreichen. Aufgrund des hohen Verteilungsvolumens kommt es teilweise noch in der Lunge zu therapeutisch wirksamen Konzentrationen. Ferner werden z. B. Oxfendazol, Fenbendazol und Albendazol in der Leber zu aktiven Metaboliten umgewandelt, die zusammen mit der Muttersubstanz in den Darm rücksezerniert werden. Durch diesen entero-enteralen Kreislauf werden histotrope Phasen der Parasiten in der Darmwand längerfristig höheren Benzimidazolkonzentrationen ausgesetzt und somit auch gegen solche Formen eine Wirkung erzielt. Benzimidazole werden verschiedentlich biliär ausgeschieden, wodurch in den Gallengängen Wirkstoffkonzentrationen auftreten können, die z. B. bei Albendazol fasziolizid wirksam sind. Enteral sezernierte Benzimidazolmetabolite weisen häufig ebenfalls eine geringe Löslichkeit und entsprechend lange Persistenz im Darmlumen auf.

Während somit alle Benzimidazole hochwirksam (> 90 %) gegen adulte und intestinale larvale Stadien zahlreicher Magen-Darm-Nematoden bei Haus-, Wild- und Zootieren sowie bei Haus- und Wildgeflügel sind, kann mit den neueren Benzimidazolen wie Mebendazol, Fenbendazol, Oxfendazol oder Albendazol auch eine zuverlässige Wirkung gegen verschiedene inhibierte und histotrope Larvenstadien sowie bei extraintestinalen Helminthosen z. B. gegen Wanderlarven oder gegen adulte und immature Lungenwürmer erzielt werden. Gegenüber Trichuren beim Rind (nicht jedoch bei kleinen Wiederkäuern und Wild) sowie gegenüber Strongyloiden insbesondere beim Schwein sind die meisten Benzimidazole nicht ausreichend wirksam. **Resistenzen**, die die ganze Gruppe der Benzimidazole umfassen, sind derzeit in Europa bei Trichostrongyliden des Schafes sowie bei kleinen Strongyliden des Pferdes sehr weit verbreitet, insbesondere wegen der wiederholten, langjährigen Anwendung bei diesen Tierarten. Zur Erkennung bestehender Resistenzen eignet sich die Durchführung eines Eizahlreduktionstests zwei Wochen nach der Medikation. Nur Oxibendazol scheint bisher noch ausreichende Wirkung bei bestehender Benzimidazolresistenz zu besitzen. Bei Nematoden der Rinder, die maximal nur bis in die zweite Weidesaison behandelt werden, sowie bei Schweinen und Hunden liegen in Europa noch keine Hinweise auf Resistenzen vor.

Von den einzelnen Benzimidazolen sind sehr unterschiedliche therapeutische **Dosen** erforderlich: während für die neueren Wirkstoffe wie Fenbendazol, Oxfendazol, Flubendazol oder Albendazol bereits Dosen von 5–10 mg/kg ausreichend wirksam sind, kann mit dem schnell eliminierten Thiabendazol auch bei Dosen von 75–100 mg/kg nur eine vergleichsweise begrenzte Wirkung erzielt werden. Mit wiederholten kleineren Dosen lässt sich allgemein eine bessere Wirkung als mit einer einzigen hohen Dosis erreichen. Insbesondere bei neueren Benzimidazolen treten aufgrund der geringen Resorption sowie der schnellen und umfangreichen Verteilung nur niedrige Blutspiegel auf, die nicht mit dem Wirkungsverlauf korrelieren, da die Wirksamkeit lediglich durch die Konzentration und Persistenz des Anthelminthikums am Ort der Parasiteninfektion bestimmt wird.

Alle Benzimidazole besitzen eine geringe Toxizität. Für Haus-, Wild- und Zootiere besteht eine allgemein sehr gute **Verträglichkeit**, auch bei jungen, kranken und geschwächten Tieren. **Überdosierung** ist mit den neueren, niedrig dosierten Benzimidazolen praktisch nicht möglich, das 8- bis 10-Fache der therapeutischen Dosis wird auch bei mehrmaliger Gabe symptomlos vertragen. Bei den älteren höher dosierten Verbindungen Thiabendazol, Parbendazol und Cambendazol können demgegenüber schon bei einzelnen Spezies bei 2- bis 4-facher Überdosierung. ▶ **Nebenwirkungen** in Form von Benommenheit, Inappetenz, Erbrechen und vereinzelt Durchfall auftreten. Trotz ihrer geringeren therapeutischen Breite sind auch diese Verbindungen vergleichsweise, z.B. zu Organophosphaten, sicher und verträglich. Die gesamte Wirkstoffklasse der Benzimidazole besitzt jedoch **teratogene** oder **embryotoxische Eigenschaften**, und diese toxischen Wirkungen können teilweise schon im therapeutischen Dosisbereich auftreten. Aus diesen Gründen ist der Einsatz von Benzimidazolen bei trächtigen Tieren nur begrenzt möglich, wobei sich das Schaf als besonders empfindliche Spezies erwies. Verschiedene Benzimidazole sind deshalb bei einzelnen Tierarten in frühen Phasen der Trächtigkeit während der Embryogenese (z.B. Cambendazol bei Schaf und Schwein, Parbendazol beim Schaf, Albendazol bei Rind und Schaf) oder während der gesamten Trächtigkeit (z.B. Fenbendazol und Oxfendazol beim Hund) **kontraindiziert**. Aber auch in allen anderen Fällen sind bei der Anwendung von Benzimidazolen an trächtigen Tieren die vorgegebenen Dosierungen genau einzuhalten und Überdosierungen grundsätzlich zu vermeiden. Ebenfalls im Zusammenhang mit der antimitotischen Wirkung der Benzimidazole stehen Störungen der männlichen Fertilität, die bei Langzeitverabreichung übertherapeutischer Dosen bei verschiedenen Tierarten beobachtet wurden und für die keine unwirksamen Grenzdosen bekannt sind. Benzimidazole sollen deshalb bei männlichen Zuchttieren nur mit Vorsicht angewendet werden. Bei Vögeln können Mauserstörungen sowie vereinzelt eine Reduktion von Legeleistung und Schlupfrate (z.B. durch Mebendazol bei Fasanen und Wachteln) auftreten. Beim Schaf kann Oxfendazol die Konzentration flüchtiger Fettsäuren im Pansen verringern. Inwieweit diese Beeinflussung des Metabolismus der Pansenflora durch Langzeitformulierungen von Benzimidazolen klinisch relevant werden kann, ist noch ungeklärt. Die nach Behandlung von Lungenwurmbefall beobachteten Lungenveränderungen (z.B. Ödem) sind sehr wahrscheinlich nicht substanzbedingt, sondern durch die antigenen Eigenschaften der abgetöteten Parasiten verursacht. Mit solchen allergischen Reaktionen muss bei der Anwendung von Anthelminthika mit vermizider oder larvizider Wirkung auf extraintestinale Parasitenformen gerechnet werden. Aus Gründen der **Anwendersicherheit** ist bei der Verabreichung von Benzimidazolen der Kontakt mit menschlicher Haut und Schleimhaut zu vermeiden. ▶ **Wechselwirkungen** mit anderen Mitteln sind außer einer erhöhten Toxizität bei gleichzeitiger Verabreichung von Fenbendazol oder Oxfendazol mit Bromsalan-Fasioliziden, die in Deutschland jedoch nicht zugelassen sind, nicht bekannt. Von Bedeutung ist, dass Benzimidazole die Nebenwirkungen von Cholinesterasehemmstoffen, die unter Umständen gleichzeitig gegen Ektoparasiten eingesetzt werden, im Allgemeinen nicht verstärken. Lediglich beim Pferd wur-

Antiparasitika

den gastrointestinale Störungen bei gleichzeitiger Gabe von Oxfendazol und Dichlorvos beobachtet.

Für Benzimidazole gelten sehr unterschiedliche **Wartezeiten**, die je nach Präparat von 6 Tagen für Thiabendazol bis zu 28 Tagen in essbaren Geweben für die moderneren Benzimidazole reichen. Diese Verbindungen zählen aufgrund ihrer hohen Verteilung und langsamen Elimination zu den starken Rückstandsbildnern und können deswegen teilweise bei laktierenden Tieren nicht angewendet werden.

Thiabendazol

Thiabendazol ist das älteste therapeutisch als Anthelminthikum eingesetzte Benzimidazol und stand als Paste zur oralen Anwendung für die Bekämpfung von Magen-Darm-Nematoden bei Pferd, Rind und Ziege zur Verfügung. Thiabendazol besitzt gute bis sehr gute **Wirkung** (> 90 %) gegen adulte Formen der meisten Magen-Darm-Nematoden (▶ Tab. 44), insbesondere gegen Magen-Darm-Strongyliden und Strongyloiden, während von den immaturen Formen nur die Stadien erfasst werden, die sich im Magen-Darm-Trakt entwickeln. Histotrope Larvenstadien sowie extraintestinale Wanderlarven und Parasitenarten erfordern, soweit sie erfassbar sind, wesentlich höhere Dosierungen. Mäßige Wirkung besteht bei Wiederkäuern gegenüber schweren Parasitosen mit *Ostertagia*, *Cooperia* und *Nematodirus* spp.; *Dicrocoelium*, Trichuren und Lungenwürmer werden bei allen Spezies nur schlecht, zumeist erst bei mindestens doppelter Dosis erfasst. Gegen Askariden besteht allgemein schlechte Wirksamkeit. Bei Pferden ist eine gute Wirkung gegen 4. Larvenstadien und adulte Formen kleiner Strongyliden und adulte Formen großer Strongyliden vorhanden, während die Wirkung gegen *Trichostrongylus axei*, *Strongylus vulgaris* und 4. Larvenstadien von Oxyuren mäßig bis schlecht ist. Eine Wirkung gegen kleine Leberegel bei Wiederkäuern wird erst bei 5-facher Dosis erzielt. Thiabendazol besitzt ovizide Wirkung sowie gute Wirksamkeit gegen frühe Stadien der Wanderlarven und Geschlechtsformen von *Trichinella spiralis*. Bei der Anwendung von Thiabendazol sind die üblichen **Benzimidazolresistenzen** bei Trichostrongyliden des Schafes und kleinen Strongyliden des Pferdes zu beachten und zu ihrem Ausschluss Wirksamkeitskontrollen mit dem Eizahlreduktionstest durchzuführen. Thiabendazol wird auch im Pflanzenschutz eingesetzt, ferner besteht zusätzlich eine antimykotische Wirkung, durch die mit anthelminthisch wirksamen Dosen auch Behandlungserfolge bei der Trichophytie des Rindes erzielt wurden. ▶ **Dosierung**: bei Pferd, Schwein und kleinen Wiederkäuern (50–) 100 mg/kg, bei nicht laktierenden Rindern (75–) 100 mg/kg und bei Milchkühen 66 mg/kg, bei Wildtieren 200 und Zootieren 100 mg/kg. Zur Bekämpfung von Trichuren und Lungenwürmern sind höhere Dosen erforderlich (s. o.).

Die begrenzte Wirksamkeit ist durch die pharmakokinetischen Eigenschaften von Thiabendazol bedingt, das sehr schnell resorbiert wird und deshalb nur kurz mit den Parasiten in Kontakt kommt. Maximale Blutspiegel werden nach 4–7 Stunden erreicht, die Verteilung erfolgt in fast alle Organe und Gewebe. Thiabendazol wird rasch zu über 99 % zum inaktiven Hydroxymetabolit umgewandelt und überwiegend in konjugierter Form hauptsächlich renal und geringer über die Fäzes ausgeschieden, wobei innerhalb von 3 Tagen eine praktisch vollständige Ausscheidung erfolgt. Thiabendazol weist somit nur eine sehr geringe Rückstandsbildung in den Geweben auf, und auch die Ausscheidung über die Milch beträgt weniger als 0,1 % der Gesamtdosis. ▶ **Nebenwirkungen**: Thiabendazol ist allgemein gut verträglich, es treten nur selten schwere Nebenwirkungen auf. Eine gefährliche Überdosierung ist praktisch nicht möglich. Beim Hund ist die therapeutische Breite relativ klein, wobei häufig Erbrechen beobachtet wird. Weitere ▶ **Nebenwirkungen**: Inappetenz, selten Durchfall, Benommenheit, Sehstörungen, Juckreiz und eine Beeinträchtigung der Leberfunktion, wobei diese Wirkungen zum Teil auch durch die abgetöteten Parasiten bedingt sein können. Teratogene Eigenschaften wurden auch beim Schaf nicht beobachtet. ▶ **Wechselwirkungen** sind nicht bekannt.

Parbendazol

Parbendazol ist ein Benzimidazol-Carbamat zur oralen Anwendung gegen adulte und teilweise larvale Stadien verschiedener Magen-Darm-Nematoden bei Schwein, Rind und Schaf. Parbendazol besitzt allgemein eine gute Wirkung (> 90 %) mit einem vergleichbaren **Wirkungsspektrum** wie

Thiabendazol. Parbendazol ist nicht mehr im Handel und ist nicht in Tab. 1 der EU-VO Nr. 37/2010 (s. Anhang 7) aufgenommen, sodass die Anwendung bei lebensmittelliefernden Tieren verboten ist. Weitere Angaben zu diesem Wirkstoff finden sich in der 4. Auflage dieses Buches.

Cambendazol

Cambendazol ist ein älteres substituiertes Benzimidazol. Gegenüber adulten und unreifen Stadien verschiedener Magen-Darm-Nematoden besteht eine hohe Wirksamkeit (> 95%) mit einem zu Thiabendazol vergleichbaren **Wirkungsspektrum** (▶ **Tab. 44**). Cambendazol ist nicht mehr im Handel und ist nicht in Tab. 1 der EU-VO Nr. 37/2010 (s. Anhang 7) aufgenommen, sodass die Anwendung bei lebensmittelliefernden Tieren verboten ist. Weitere Angaben zu diesem Wirkstoff finden sich in der 4. Auflage dieses Buches.

Mebendazol

Mebendazol ist ein moderneres Breitspektrum-Anthelminthikum, das aufgrund seiner guten Wirksamkeit bei Helmintheninfektionen von Mensch und Tier eine weite Verbreitung gefunden hat. Mebendazol wird oral als Paste bei Pferden [**Telmin** (V.M.)] und als Tabletten bei Hunden (**Mebentab** KH) und Katzen angewendet. Mebendazol ist nicht zur Anwendung bei Rindern, Schweinen und Geflügel zugelassen. Das **Wirkungsspektrum** ist deutlich breiter als von Thiabendazol und umfasst, neben adulten und teilweise larvalen Stadien einer Vielzahl von Magen-Darm-Nematoden, auch verschiedene extraintestinale Parasitenformen und erstreckt sich, allerdings mit begrenzter Wirkung, auch auf Zestoden (▶ **Tab. 44**). Bei Pferden besteht nicht nur eine sehr gute Wirksamkeit (> 95%) gegen adulte große und kleine Strongyliden, sondern auch gegen Askariden und Oxyuren (bei mehrtägiger Behandlung) inklusive ihrer unreifen Darmlumenstadien. Die Wirkung gegen immature Darmlumenstadien der Strongyliden sowie gegen *Strongyloides westeri* ist mäßig bis schlecht (< 80%). Mebendazol ist nicht wirksam gegen *Habronema* spp. und 3. Larven von *Gasterophilus* spp., die allerdings in Kombination mit Trichlorfon [**Telmin plus Trichlorfon** (V.M.)] erfasst werden können. Die Wirksamkeit gegen Zestoden ist mäßig, eine ausreichende Wirkung gegen *Ano-*

plocephala spp. kann erst mit mindestens doppelter nematodenwirksamer Dosis erreicht werden. Beim Schaf erstreckt sich die Wirkung auf nicht inhibierte unreife und reife Stadien von Trichostrongyliden, Strongyliden und *Trichuris* sowie auf adulte Lungenwürmer, während gegen deren unreife Stadien nur mäßige Wirkung erzielt wird. Mit gleichen Dosen wird auch eine ausreichende Wirkung bei Monieziabefall erreicht. Nicht genügend ist die Wirksamkeit gegen *Strongyloides*. Praktisch keine Wirkung kann gegen Protostrongyliden erzielt werden. Gegen adulte große Leberegel sind 5-fach höhere Dosen erforderlich. Beim Schwein werden außer *Strongyloides ransomi* die adulten Formen der wichtigsten Magen-Darm-Nematoden sowie Wanderlarven der Askariden gut erfasst. Bei Hund und Katze besteht gute Wirksamkeit gegen adulte Formen von Spul-, Haken- und Peitschenwürmern. Pränatale und galaktogene Askariden- und Hakenwurminfektionen sind durch prophylaktische Behandlung des Muttertieres nicht zu beeinflussen. Zestoden liegen teilweise ebenfalls im Wirkungsspektrum, jedoch ist die Wirkung auf Taenien weniger ausgeprägt und variabel. Mebendazol ist unzureichend wirksam gegen *Dipylidium caninum* und gegen *Echinococcus granulosus*, der eine große Infektionsgefahr für den Menschen darstellt. Beim Geflügel ist Mebendazol gut wirksam gegen reife und teilweise unreife Stadien von Magen-Darm- und Luftröhrenwürmern. Bestehende **Benzimidazolresistenzen** erstrecken sich auch auf Mebendazol (s. Thiabendazol). ▶ **Dosierung**: einmalig beim Pferd 9 mg/kg, beim Schaf 20 mg/kg. Bei Hunden und Katzen kann die hygienisch erforderliche Entwurmung bei Trichurisbefall nur durch Wiederholungsbehandlungen an 3–5 aufeinander folgenden Tagen mit 20 mg/kg erreicht werden. Bei Toxocara-Befall sind bei Welpen weitere Behandlungen entsprechend der Präpatenzzeiten in der 3., 6. und 9. Lebenswoche erforderlich. Die Expulsion der Parasiten erfolgt 2–5 Tage nach der Behandlung. Mebendazol wird sehr variabel enteral resorbiert. Bei Hunden liegt die Resorptionsquote < 10%, während bei Schweinen > 30% bioverfügbar sind. Bei schweren Parasitosen kann die Resorption stark reduziert sein. Mebendazol wird schnell und umfangreich zu weitgehend inaktiven Metaboliten abgebaut. Mit einem hohen Verteilungsvolumen

▶ **Tab. 44** Anthelminthisches Wirkungsspektrum von Benzimidazolen.

	Thiabendazol	Mebendazol	Flubendazol	Albendazol	Fenbendazol	Oxfendazol	Febantel
Rind, Schaf							
		(Schaf)					
Haemonchus*	xx	xx		xx	xx²	xx²	xx
Ostertagia	(x)¹	(xx)		xx²	xx²	xx²	xx
Trichostrongylus*	xx	xx		xx	xx²	xx²	xx
Cooperia	x¹	xx		xx	xx²	xx	xx
Nematodirus	(x)¹	x		(xx)	xx²	xx²	(xx)
Bunostomum	(xx)	xx		x	x	(xx)	(xx)
Oesophagostomum	(xx)	x		(xx)	xx	(xx)	(xx)
Strongyloides	xx	–		x	(x)	–	–
Trichuris	–¹	x¹		n.p.	(x)	–	–
Dictyocaulus	–¹	(x)		x(x)	xx²	xx²	xx
Moniezia	0	x		–¹	x¹	x	–
Fasciola hepatica	0	(x)¹		(x)	0	0	0
Pferd							
Strongyliden							
• große	(xx)	(xx)		(xx)	x(x)³	x(x)	x
• kleine*	(xx)	(xx)		(xx)	x(x)³	x(x)	(xx)
Strongyloides	(xx)	–		–	x¹	–	0
Oxyuren	(x)	xx		xx	x(x)³	xx	xx
Askariden	–¹	xx		(xx)	(x)¹	x(x)	xx
Trichostrongylus	(x)	(x)		–	–¹	x)	–
Schwein							
Anoplocephala	0	–¹		0	0	0	0
Hyostrongylus	xx	(xx)	(xx)		xx³		(xx)
Oesophagostomum	(xx)	(xx)	(xx)		xx³		xx
Ascaris	–	xx	xx		xx³		xx
Tricuris	–	(xx)	(xx)		–		–¹
Strongyloides	–¹	–	–		–¹		0
Metastrongylus	–	–	–		–¹		x¹

▶ Tab. 44 Fortsetzung.

	Thiaben-dazol	Meben-dazol	Fluben-dazol	Alben-dazol	Fenben-dazol	Oxfen-dazol	Febantel
Hund, Katze							
Askariden		(xx)	(xx)		(xx)		–
Ancylostoma		(xx)			xx		–
Uncinaria		(xx)	(xx)		xx		–
Trichuris		(xx)	(xx)		xx		xx
Taenien		–	–¹		xx		0
Dipylidium		0	0		0		0
Echinococcus		0	0		0		0
Geflügel							
					(Taube)		
Askariden		xx	xx		xx		
Capillaria		xx	xx		xx		
Heterakis		–	–				
Syngamus		–	–				
Raillietina		0	–¹				

Wirksamkeit:
- xx: > 90 %
- x: > 80 %
- –: < 80 %
- 0: unzureichend oder nicht vorhanden
- n.p.: nicht geprüft oder nicht empfohlen

Angaben in Klammern: Wirkung nur gegen adulte Formen
[1] Wirkung bei erhöhter Dosis oder mehrfacher Gabe
[2] Wirkung gegen inhibierte Larvenstadien
[3] erhöhte Dosis gegen immature Formen
[*] hohe Resistenzraten gegen Benzimidazole in Europa

kommt es zu einer uneinheitlichen Verteilung mit höchsten Konzentrationen in Leber und Niere. Die Ausscheidung erfolgt beim Hund zu über 90 % mit den Fäzes, während beim Schwein bis zu 50 % renal eliminiert werden. ▶ **Nebenwirkungen**: Mebendazol ist allgemein gut verträglich und besitzt insbesondere bei Pferd und Schwein eine große therapeutische Breite (> 5). Beim Hund können hingegen schon im therapeutischen Dosisbereich gelegentlich vorübergehende, allerdings nicht schwerwiegende Nebenwirkungen in Form von Erbrechen, Durchfall und vereinzelten Leberschäden auftreten. Bei Wachteln und Fasanen wurde eine Reduktion der Legeleistung und Schlupfrate beobachtet. Bei Hühnervögeln kann es zu einer Störung der Mauser kommen. Während die Ratte sehr empfindlich auf teratogene Eigenschaften von Mebendazol reagiert, konnten bei Pferden und Schafen keine derartigen Wirkungen in therapeutischer Dosierung festgestellt werden. Bei Hunden traten nach 5-facher Überdosierung embryotoxische Wirkungen auf. Die Anwendung von Mebendazol bei trächtigen Tieren soll deshalb nur unter strenger Indikationsstellung erfolgen. ▶ **Gegenanzeigen**: Milch von Mebendazol-behandelten Tieren darf nicht zum menschlichen Verzehr verwendet werden. ▶ **Wechselwirkungen** und **Anwendersicherheit**: s. Thiabendazol.

Flubendazol

Bei Flubendazol handelt es sich um ein fluoriertes Mebendazol, das als Kautablette, Arzneimittelvormischung, Pulver oder Paste zur oralen Anwendung bei Schwein, Huhn, Hund und Katze zugelas-

Antiparasitika

sen ist [**Flubenol** (V.M.)]. Das **Wirkungsspektrum** entspricht bei diesen Spezies dem des Mebendazols (▶ Tab. 44), beim Huhn besteht außerdem noch begrenzte Wirksamkeit gegen den Zestoden *Raillietina cesticillus*. Während Flubendazol gegen Nematoden hochwirksam ist (> 95 %), kann gegen *Raillietina cesticillus* auch bei höheren Dosen nur eine unvollständige Wirkung (70 %) erreicht werden. ▶ **Dosierung**: beim Schwein einmalig 5 mg/kg Körpergewicht oder bei Bestandsbehandlung 10–30 mg pro kg Mischfutter für 5–10 Tage; beim Huhn für 7 Tage ein Futter mit einem Gehalt von 30 mg pro kg, zur Behandlung von Zestoden ist die doppelte Dosis erforderlich; bei Hund und Katze 22 mg/kg Körpergewicht, zur Bekämpfung von Taenien ist mindestens dreimalige Gabe notwendig. **Resistenzen** sind bei Huhn und Karnivoren nicht bekannt. Für *Oesophagostomum*-Arten beim Schwein liegen vereinzelte Bericht über Resistenzen vor. Flubendazol besitzt eine minimale Löslichkeit und wird nach oraler Gabe nur zu einem kleinen Teil resorbiert mit der Folge sehr niedriger Plasma- und Gewebespiegel. In Eier geht nur eine geringe Menge über, sodass für Flubendazol keine Wartezeit bei Legehennen eingehalten werden muss. Flubendazol wird schnell metabolisiert und zu über 80 % mit dem Kot oder den Exkrementen ausgeschieden. ▶ **Nebenwirkungen**: Dieses Benzimidazol weist eine gute Verträglichkeit auf, nach mehrtägiger Gabe übertherapeutischer Dosen traten, außer vereinzeltem Erbrechen bei Karnivoren, keine Nebenwirkungen auf. Teratogene Wirkungen wurden bisher auch bei empfindlichen Spezies nicht beobachtet. Flubendazol hat beim Huhn keinen Einfluss auf Legeleistung und Schlupfrate. Mauserstörungen können nicht ausgeschlossen werden. ▶ **Gegenanzeigen**: Flubendazol darf nicht angewendet werden bei trächtigen und säugenden Katzen, unter 1 Jahr alten Hunden und Katzen, die zur Zucht vorgesehen sind, sowie bei Masthähnchen. ▶ **Wechselwirkungen**: keine bekannt. ▶ **Wartezeiten** je nach Präparat: Schwein: essbare Gewebe 4–21 Tage; Huhn ist für essbare Gewebe 0–10 Tage, Eier 0–7 Tage.

Albendazol

Albendazol ist ein breit wirkendes Anthelminthikum zur oralen Anwendung beim Rind und Schaf [**Valbazen** (V.M.)], das nicht nur hochwirksam (> 95 %) gegen adulte und juvenile Stadien zahlreicher Magen-Darm-Nematoden ist, sondern auch gute Wirkung gegen verschiedene Zestoden und in höheren Dosierungen gegen adulte Leberegel aufweist. Über das **Wirkungsspektrum** von Thiabendazol hinaus wirkt Albendazol auch auf histotrope und inhibierte larvale Stadien sowie auf extraintestinale Parasiten (▶ Tab. 44). Gegen inhibierte Larven von *Ostertagia* spp. (Winterostertagiose) besteht eine variable Wirkung (bis 90 %). Lungenwürmer werden als adulte (> 90 %) und immature Formen (bis 80 %) erfasst. Die Wirksamkeit gegen *Moniezia* spp. ist schwankend, liegt aber zumeist über 90 %. Ebenfalls etwas höhere Dosen sind für die Wirkung auf adulte Formen von *Fasciola hepatica* notwendig. Protostrongyliden sind fast überhaupt nicht beeinflussbar. **Resistenzen**: s. Thiabendazol. ▶ **Dosierung**: zur Bekämpfung von Nematoden beim Rind 7,5 mg/kg und beim Schaf 3,8 mg/kg, gegen Zestoden und Trematoden sind höhere Dosen von 10–15 mg/kg und gegen Dicrocoelium eine zweimalige Behandlung mit 7,5 mg/kg im Abstand von einer Woche erforderlich. Albendazol wird relativ umfangreich (> 45 %) resorbiert. In der Leber und teilweise im Pansen entsteht ein anthelminthisch noch wirksamer Sulfoxidmetabolit, der sowohl biliär ausgeschieden als auch direkt in den Darm rücksezerniert wird und mitverantwortlich ist für die gute Wirksamkeit auch außerhalb des Darmlumens. Albendazol ist beim Rind und beim Schaf gut verträglich und besitzt einen großen Sicherheitsspielraum. ▶ **Nebenwirkungen**: Außer vereinzelt auftretender Verringerung der Konzeptionsrate wurden keine Nebenwirkungen festgestellt. ▶ **Gegenanzeigen**: Teratogene Wirkungen treten bei verschiedenen Tierarten schon in niedrigen Dosierungen auf, das 2,5-Fache der therapeutischen Dosis führte beim Rind zu embryotoxischen Wirkungen. Albendazol ist deshalb beim Rind im ersten Monat der Trächtigkeit kontraindiziert. ▶ **Wechselwirkungen** und Anwendersicherheit: s. Thiabendazol. ▶ **Wartezeiten**: Milch 5 Tage, essbare Gewebe präparatabhängig beim Schaf 10–14 Tage, beim Rind 14–28 Tage.

Netobimin, das bisher noch nicht in Deutschland zugelassen ist, ist ein unwirksames Probenzimidazol, das mikrobiell durch Pansen- und Darmflora unter Ringschluss zu Albendazol als dem anthelminthischen Wirkprinzip umgewandelt wird. Das **Wirkungsspektrum** entspricht dem des Albendazols, wobei beim Schaf nach oraler Gabe von 7,5 mg/kg adulte Formen und teilweise 4. Larven von Magen-Darm-Nematoden und Lungenwürmern sowie durch 20 mg/kg inhibierte Larvenstadien, Bandwürmer und adulte Leberegel erfasst werden. ▶ **Nebenwirkungen**, ▶ **Wechselwirkungen**, ▶ **Gegenanzeigen**: s. Albendazol.

Fenbendazol
Fenbendazol [Panacur (V.M.)] steht in verschiedenen Zubereitungsformen zur oralen Anwendung und als intraruminaler Bolus als Breitspektrumanthelminthikum für Rind, Schaf, Schwein, Pferd, Hund, Katze und Brieftaube zur Verfügung. Mit einem vergleichbaren **Wirkungsspektrum** (▶ Tab. 44) wie Albendazol beim Rind und Mebendazol bei anderen Spezies ist Fenbendazol gut wirksam gegen mature und immature, teilweise auch inhibierte Formen der meisten Magen-Darm-Nematoden und Lungenwürmer. Die Wirkung gegen ein begrenztes Spektrum von Zestoden ist variabel. Trematoden werden praktisch nicht erfasst. Von den Zestoden werden *Moniezia* spp. beim Wiederkäuer unterschiedlich und meist erst bei höheren Dosen erfasst. Eine Wirkung beim Pferd gegen Anoplocephaliden ist nicht ausreichend, Bandwürmer bei Hund und Katze sind (außer Taenien) unempfindlich. Beim Schwein kann erst durch mehrmalige Gabe höherer Dosen ausreichende Wirksamkeit gegen Metastrongyliden und Trichuren erzielt werden. Bei Pferden besteht eine weniger ausgeprägte Wirkung gegen Larvenstadien kleiner Strongyliden und Wanderlarven großer Strongyliden. Bei Hunden besteht auch Wirksamkeit gegen Giardien. **Resistenzen**: s. Thiabendazol. ▶ **Dosierung**: Rind 7,5 mg/kg oder ein „Slow-Release"-Bolus mit einer Wirkungsdauer von 140 Tagen zur einmaligen Verabreichung bei Weideauftrieb an ruminierende, nicht laktierende Rinder; Schaf und Ziege 5 mg/kg, bei Monieziabefall 10 mg/kg; **Pferde** 7,5 mg/kg, bei Befall mit Askariden 10 mg/kg und gegen Strongyloides beim Fohlen 50 mg/kg; Schweine 5 mg/kg oder für 15 Tage im Futter 6,8 mg pro kg Mischfutter, zur Bekämpfung von Metastrongyliden und Trichuren einmalig 25 mg/kg Körpergewicht; **Hunde** und **Katzen** 50 mg/kg für 3 Tage; **Brieftauben** 100 mg pro kg Futter für 3 Tage. Bei Welpen sind Wiederholungsbehandlungen entsprechend den Präpatenzzeiten erforderlich. In der Literatur sind Dosierungen angegeben für Kaninchen, Hasen und Kleinnager von 5–7,5 mg/kg, für Igel von 20–100 mg/kg und für Reptilien von 50 mg/kg. Fenbendazol wird nach oraler Gabe teilweise resorbiert. Insbesondere bei Karnivoren erfolgt eine schnelle Resorption, die eine höhere Dosierung erforderlich macht. In der Leber wird dieses Benzimidazol in erheblichem Umfang metabolisiert, wobei mit Ausnahme des Pferdes als Hauptmetabolit Oxfendazol entsteht, ein Sulfoxidmetabolit, der anthelminthisch wirksam ist und selbst therapeutisch eingesetzt wird. Oxfendazol gelangt biliär und durch direkte enterale und abomasale Sekretion zurück in den Gastrointestinaltrakt und trägt somit einen wesentlichen Anteil an der Gesamtwirkung. Die **Halbwertszeit** beträgt bei Wiederkäuern 21–35 Stunden und ist bei Verabreichung in den Pansen länger als nach Applikation in den Labmagen. Bei Tieren mit einhöhligem Magensystem sind die Halbwertszeiten kürzer (Schwein: 12 Stunden, Hund: 10 Stunden). Die Ausscheidung erfolgt überwiegend über die Fäzes, in die Milch gehen nur geringe Mengen über. Fenbendazol besitzt bei allen Tieren eine sehr geringe akute Toxizität und dadurch eine große Sicherheitsbreite (z. B. beim Rind > 50), sodass Intoxikationen nach Überdosierungen praktisch nicht möglich sind. ▶ **Nebenwirkungen**: Bei Einhaltung der Dosierungsrichtlinien treten keine Nebenwirkungen auf. Eine Verringerung von flüchtigen Fettsäuren im Pansen von Schafen ist ohne klinische Bedeutung. Bei Tauben kann es zu Mauserstörungen kommen. Bei Hunden wurden nach 3-facher therapeutischer Dosis teratogene Wirkungen beobachtet, für die der Metabolit Oxfendazol verantwortlich zu sein scheint. ▶ **Gegenanzeigen**: Behandlung von trächtigen Hunden bis Tag 39 und von trächtigen Katzen. Die gegen verschiedene Parasiten erforderlichen erhöhten Dosierungen sollen bei Schweinen nicht im ersten Drittel der Trächtigkeit zur Anwendung kommen. Bolusgabe ist kontraindiziert für präruminierende

Kälber unter 3 Monaten und für Schafe, die der Milchgewinnung dienen. ▶ **Wechselwirkungen**: Bei gleichzeitiger Verabreichung mit Bromsalan-Faszioliziden (in Deutschland nicht zugelassen) kann es bei Rindern zu akut toxischen Erscheinungen und Todesfällen kommen. **Anwenderhinweis**: s. Thiabendazol. ▶ **Wartezeiten**: Rind: essbare Gewebe 7 Tage, Milch 6 Tage; Schaf: essbare Gewebe 10 Tage; Schwein: essbare Gewebe 5 Tage; Pferd: in Abhängigkeit vom jeweiligen Präparat und Dosishöhe 7–20 Tage und bei Fohlen (nach der erhöhten Dosis von 50 mg/kg) 60 Tage. Langzeitbolus: 200 Tage für essbare Gewebe beim Rind.

Oxfendazol

Oxfendazol, der Sulfoxidmetabolit von Fenbendazol, kann in verschiedenen Zubereitungen beim Rind oral oder als Intervallbolus direkt intraruminal sowie beim Schaf oral als Anthelminthikum angewendet werden [**Systamex** (V.M.)]. Oxfendazol besitzt vielfach bereits bei Dosen unterhalb von 5 mg/kg eine hohe Wirksamkeit (> 95 %) gegen adulte und larvale Formen von Magen-Darm-Nematoden und Lungenwürmern inklusive hypobiotischer Stadien sowie eine Teilwirkung gegen Zestoden (*Moniezia* spp.). Oxfendazol weist eine ausgeprägte ovizide Wirkung auf. Das anthelminthische **Wirkungsspektrum** entspricht dem des Fenbendazols (▶ Tab. 44). **Resistenzen**: s. Thiabendazol. ▶ **Dosierung**: Rind 4,5 mg/kg oral bzw. ein Bolus bei Weideauftrieb mit einer Wirkungsdauer von 125–150 Tagen; Schaf 5 mg/kg; Pferd 10 mg/kg. Oxfendazol wird umfangreich, auch bei Wiederkäuern bis zu 50 % der Dosis, resorbiert, wobei die Resorption jedoch nach direkter abomasaler Verabreichung oder nach Auslösung des Schlundrinnenreflexes deutlich verringert ist. Die Resorption erfolgt langsam, sodass maximale Blutspiegel erst nach 12–24 Stunden erreicht werden. Oxfendazol besitzt ein großes Verteilungsvolumen und geht auch in die Lunge und Atmungswege über. Die **Halbwertszeit** liegt bei Wiederkäuern und Pferden zwischen 20 und 30 Stunden. In der Leber, bei Wiederkäuern teilweise auch schon im Pansen, wird Oxfendazol zu dem wirksamen Thiometaboliten Fenbendazol reduziert, der in der Leber wieder zu Oxfendazol oxidiert werden kann. Resorbierte Muttersubstanz und Metaboliten unterliegen zum Teil einer Rücksekretion in den Labmagen. Bei Wiederkäuern werden dadurch relativ lange anthelminthisch wirksame Konzentrationen in Labmagen und Dünndarm aufrechterhalten, während beim Pferd Oxfendazol schnell zum unwirksamen Sulfonmetaboliten verstoffwechselt wird. Die Ausscheidung, auch der Metaboliten, erfolgt zu > 80 % mit dem Kot, weniger als 1 % geht in die Milch über. ▶ **Nebenwirkungen**: Oxfendazol ist gut verträglich, bei 3- bis 5-facher Überdosierung treten keine Nebenwirkungen auf. Oxfendazol erwies sich aber bei verschiedenen Spezies, z. B. beim Schaf bei der 4,5-fachen therapeutischen Dosis, als teratogen. Eine strenge Indikationsstellung und vorsichtige Dosierung ist deshalb bei trächtigen Tieren erforderlich. ▶ **Gegenanzeigen**: Nicht bei Schafen anwenden, deren Milch für den menschlichen Verzehr gewonnen wird. Bolus nicht an noch nicht ruminierende Rinder verabreichen. ▶ **Wechselwirkungen**, **Anwenderhinweise**: s. Fenbendazol. ▶ **Wartezeiten**: für Milch 5 Tage beim Rind, für essbare Gewebe bei Rind und Schaf 14 Tage, nach Bolusgabe 127 Tage.

Febantel

Bei Febantel handelt es sich um ein Probenzimidazol, aus dem erst bei der metabolischen Umwandlung im Organismus des Wirtstiers durch Ringschluss die eigentlich anthelminthisch wirksamen Verbindungen in Form von Fenbendazol und dessen Metaboliten Oxfendazol entstehen. Febantel steht in verschiedenen Formulierungen zur oralen Anwendung bei Rind, Schaf, Schwein, Pferd und Hund zur Verfügung [**Rintal** (V.M.) **Strantel** (V.M.)]. Obwohl die anthelminthische Wirkung durch Fenbendazol und Oxfendazol getragen wird, weist Febantel im Vergleich zu diesen Benzimidazolen ein schmaleres **Wirkungsspektrum** auf (▶ Tab. 44). Febantel ist hochwirksam (> 95 %) gegen adulte und viele larvale Stadien der meisten Magen-Darm-Nematoden und Lungenwürmer. Vielfach ist jedoch nur begrenzte Wirkung gegen Trichuren und *Strongyloides* spp. möglich. Febantel wirkt nur gering auf inhibierte Larvenstadien, die Wirkung gegen Zestoden unterliegt starken Schwankungen und ist bei den verwendeten Dosierungen nicht ausreichend. Wie die eigentlichen Benzimidazole besitzt auch Febantel keine Wirkung gegen *Habronema* spp. und Gasterophiluslarven. Beim Hund wird lediglich *Trichuris vulpis* sicher erfasst, während gegen Haken- und Spulwürmer eine variable Wirkung (60–100%) besteht. In Kombination mit Pyrantel soll es gegenüber Magen-Darm-Nematoden des Hundes (z. B. Hakenwürmern) zu einer (unter praktischen Bedingungen wenig bedeutsamen) Wirkungspotenzierung und nach einmaliger Gabe zu ausreichender Parasitenreduktion kommen. Febantel steht für Hunde nur noch in fixer Kombination mit Praziquantel und Pyrantelembonat [**Drontal plus** (V.M.)] zur gleichzeitigen Bekämpfung von Nematoden und Zestoden des Hundes zur Verfügung. Aus helminthologischer Sicht ist diese Dreierkombination als wenig sinnvoll einzustufen, da hierfür unter den hiesigen Bedingungen nur selten eine Indikation besteht. **Resistenzsituation**: Da Febantel erst nach Umwandlung in Benzimidazolverbindungen wirksam wird, richten sich die bekannten Benzimidazolresistenzen (s. Thiabendazol) auch gegen dieses Probenzimidazol. ▶ **Dosierung**: Rind 7,5 mg/kg; kleine Wiederkäuer 5 mg/kg; Pferd 6 mg/kg; Schwein 5 mg/kg; Hund dreimalige Behandlung im Abstand von 12 Stunden mit jeweils 10–25 mg/kg Körpergewicht, für das oben genannte Kombinationspräparat wird eine einmalige Gabe von 15 mg/kg angegeben. Bei Welpen kann die hygienisch erforderliche Wurmfreiheit nur durch weitere Wiederholungsbehandlungen entsprechend der Präpatenzzeiten erreicht werden. Febantel wird bei allen Tierarten zu über 40% enteral resorbiert und schnell und vollständig metabolisiert unter Bildung der wirksamen Metaboliten, die erst später zu unwirksamen Metaboliten umgewandelt werden. Die entstehenden Fenbendazol- und Oxfendazolverbindungen gelangen teilweise biliär zurück in den Darm. Die **Halbwertszeit** für Febantel liegt zwischen 24 Stunden (Schaf) und 3 Tagen (Schwein). Die Ausscheidung erfolgt über Fäzes und Nieren und nur in geringen Mengen über die Milch. ▶ **Nebenwirkungen**: Febantel besitzt eine große therapeutische Breite (> 6), sodass im therapeutischen Dosisbereich außer einer kurzzeitigen Gewichtsdepression bei Welpen keine relevanten Nebenwirkungen auftreten. Aufgrund des entstehenden Metaboliten Oxfendazol muss mit embryotoxischen und teratogenen Wirkungen gerechnet werden, wobei jedoch bis zu einer 5-fachen Überdosierung keine derartigen Wirkungen beobachtet wurden. ▶ **Gegenanzeigen**: Anwendung bei trächtigen und säugenden Hündinnen in den ersten zwei Dritteln der Trächtigkeit. Nicht anwenden bei Stuten, deren Milch für den menschlichen Verzehr gewonnen wird. ▶ **Wechselwirkungen** und **Anwenderhinweise**: s. Fenbendazol. ▶ **Wartezeiten**: Rinder, Schafe für essbare Gewebe 14 Tage, Milch 2 Tage; Schweine 6 Tage; Pferde 20 Tage für essbare Gewebe.

Tetrahydropyrimidine: Pyrantel, Oxantel und Morantel

Prototyp der Gruppe dieser zyklischen Amidine ist **Pyrantel**, das wie Oxantel als gut verträgliches Breitspektrum-Anthelminthikum gegen Magen-Darm-Nematoden eingesetzt wird. Sein Methylanaloges **Morantel** ist nicht mehr im Handel.

Pyrantel

Pyrantel steht als schwerlösliches Pamoat (= Embonat-Salz) als Tablette, in Pastenzubereitung oder als Suspension zur oralen Bekämpfung von Magen-Darm-Nematoden bei Pferden, Hunden und Katzen zur Verfügung [**Banminth** (V.M.)]. Die pharmakodynamischen Wirkungen bestehen in einer direkten Acetylcholin-artigen Wirkung auf m- und n-Cholinozeptoren in parasympathisch innervierten Organen, in vegetativen Ganglien und an der neuromuskulären Endplatte. In höheren Konzentrationen kommt es auch zu einer Hemmung der Acetylcholinesterase und dadurch zu einer zusätzlichen indirekten cholinergen Wirkung. Die Folgen dieser Wirkung sind eine depolarisierende neuromuskuläre Blockade, nikotinartige und muskarinartige Wirkungen, wobei Pyrantel ca. 100-fach stärker als Acetylcholin wirkt und die Effekte zwar langsamer eintreten, jedoch länger anhalten. Bei den Parasiten führt die nikotinartige Wirkung zu einem Depolarisationsblock in den Ganglien mit der Folge einer spastischen Paralyse. Pyrantel übt derartige cholinerge Wirkungen grundsätzlich auch im Wirtsorganismus aus, jedoch werden aufgrund der geringen Bioverfügbarkeit normalerweise keine ausreichenden systemischen Wirkstoffspiegel erreicht. ▶ **Anwendungsgebiete**: Bekämpfung der wichtigsten Magen-Darm-Nematoden bei Pferd, Hund, Katze und Zootieren. Das Wirkungsspektrum (▶ Tab. 45) umfasst mit hoher Wirksamkeit nur reife und unreife Darmlumenstadien, während histotrope, inhibierte und extraintestinale Larvenstadien und Parasiten, z.B. Lungenwürmer und Gefäßwürmer, nicht ausreichend erfasst werden. Keine Wirkung besteht gegen Zestoden und Trematoden sowie beim Pferd gegen *Habronema* spp. und Gasterophiluslarven. **Resistenzen** gegen Pyrantel sind bisher in Europa ohne Bedeutung. Für *Oesophagostomum*-Arten beim Schwein liegen vereinzelte Berichte über Resistenzen vor. Aufgrund des unterschiedlichen Wirkungsmechanismus ist Pyrantel bei vorhandener Benzimidazolresistenz noch wirksam, während mit Morantel und dem ähnlich wirkenden Levamisol eine Nebenresistenz möglich ist. ▶ **Dosierung**: oral 19 mg (= 6,6 mg Base)/kg beim Pferd (in doppelter Dosis auch gegen Anoplocephaliden wirksam), 14,5 mg (= 5 mg Base)/kg beim Hund und 57,7 mg (= 20 mg Base)/kg bei der Katze. Eine hygienisch erforderliche vollständige Entwurmung kann insbesondere bei Welpen nur durch Wiederholungsbehandlungen in Abständen entsprechend der Präpatenzzeiten erreicht werden. In Kombination mit Febantel [**Drontal plus** (V.M.)] soll es gegenüber Magen-Darm-Nematoden des Hundes (z.B. Hakenwürmer) zu einer Wirkungspotenzierung und nach einmaliger Gabe bei adulten Hunden zu ausreichender Parasitenreduktion kommen. Wegen schlechter Akzeptanz kann bei Katzen eine nochmalige Verabreichung nach 2 Wochen erforderlich werden. Bei Pferden und Karnivoren wird das schwerlösliche Pamoatsalz im Unterschied zu dem gut löslichen Pyranteltartrat nur gering resorbiert und kann somit noch in Dickdarmabschnitten seine Wirkung auf lumenständige Nematoden entfalten. Resorbiertes Pyrantel wird schnell metabolisiert, sodass nur niedrige maximale Blutspiegel nach 4–8 Stunden und geringe Rückstandskonzentrationen auftreten. Die Ausscheidung erfolgt überwiegend über die Fäzes in teilweise unveränderter Form, beim Hund werden bis zu 40 % renal eliminiert. Aufgrund der geringen Bioverfügbarkeit und schnellen Metabolisierung besitzt Pyrantel bei allen Spezies nach oraler Gabe (im Gegensatz zur parenteralen Verabreichung) eine geringe akute Toxizität und dadurch eine große therapeutische Breite (> 7). ▶ **Nebenwirkungen**, ▶ **Überdosierung** und ▶ **Gegenanzeigen**: Im Normalfall ist bei Einhaltung der vorgegebenen Dosierungen nicht mit Nebenwirkungen zu rechnen. Lediglich bei stark geschwächten Tieren und insbesondere bei erhöhter Resorption infolge Darmwandläsionen während massiver Helminthosen können Überdosierungserscheinungen in Form von Muskeltremor, Salivation, Tachypnoe, Defäkation, Diarrhö und herabgesetzter Aktivität der Acetylcholinesterase auftreten (**Antidot**: Atropin). Die Behandlung stark geschwächter Tiere mit Pyrantel stellt deshalb eine Gegenanzeige dar. Teratogene und embryotoxische Wirkungen wurden nicht beobachtet, sodass Pyrantel auch während der Trächtigkeit eingesetzt werden kann. ▶ **Wechselwirkungen**: Verstärkung der unerwünschten Wirkung durch nikotinartig wirkende Arzneimittel, direkte und indirekte Parasympathomimetika und depolarisierende Muskelrelaxanzien (z.B. Suxamethonium). Von praktischer Bedeutung sind hierbei Interaktionen mit anderen Antiparasitika, wie nikotinartig wirkendes Levamisol und Diethylcarbamazin sowie Cholinesterase-hemmende Organophosphate und Carbamate, die unter Umständen gleichzeitig zur Behandlung von Ektoparasiten angewendet werden. Es wird vielfach angenommen, dass neuromuskulär lähmend wirkendes Piperazin in Parasiten die spastisch paralysierende Wirkung von Pyrantel antagonisieren kann. Obwohl diese Interaktion in vivo ohne Bedeutung zu sein scheint, sollte eine gleichzeitige Gabe vermieden werden. **Hinweis**: Bei der Lagerung ist zu berücksichtigen, dass Pyrantel lichtempfindlich ist. ▶ **Wartezeiten**: Pferd: essbare Gewebe präparatabhängig 0 oder 1 Tag. Milch von Pyrantel-behandelten Stuten darf nicht für den menschlichen Verzehr gewonnen werden. Die Anwendung von Pyrantel bei anderen lebensmittelliefernden Tieren ist nicht mehr zugelassen, da eine Rückstandshöchstmenge nur für essbare Gewebe des Pferdes festgesetzt wurde.

Weitere Angaben zur Anwendung von Pyrantel bei Wiederkäuern und Schweinen finden sich in der 4. Auflage dieses Buches.

Morantel

Morantel ist ein methylsubstituiertes Pyrantel, das früher als nicht regurgitierbarer Bolus aus Kunststofffolie mit konstanter Wirkstofffreigabe über einen längeren Zeitraum [**Paratect Flex** (V.M.)] im Handel war, der direkt in den Vormagen von Rindern verabreicht wurde. Morantel besitzt gleiche pharmakodynamische (cholinerge) Wirkungen wie Pyrantel. ▶ **Anwendungsgebiete**: Prophylaxe von Infektionen durch Magen-Darm-Nematoden des Rindes während der Weidesaison und der Stallhaltungsperiode. Das **Wirkungsspektrum** ist vergleichbar zu Pyrantel (▶ Tab. 45), wobei eine etwas bessere Wirkung gegen immature Formen besteht. **Resistenzen**: Bei *Haemonchus*, *Trichostrongylus* und *Ostertagia* spp. wurden vor allem in außereuropäischen Regionen Mehrfachresistenzen beschrieben, die sich zum Teil auch auf Levamisol und Benzimidazole erstreckten. ▶ **Dosierung**: einen Bolus für Rinder ab 100 kg Körpergewicht unmittelbar vor dem Weideaustrieb. Ein Bolus enthielt 11,8 g Morantelbase, wovon täglich 130–150 mg freigesetzt wurden. Dadurch konnten bis 90 Tage lang ausreichende Wirkstoffspiegel im Vormagensystem aufrechterhalten werden. Diese Langzeitformulierung bot normalerweise über die gesamte Weidesaison Schutz vor kumulativer Entwicklung infektiöser Larven auf der Weide. Vor allem unter der Schneedecke überwinterte Formen der Larven von Magen-Darm-Würmern, die die erste Infektionsquelle von erstsömmerigen Jungrindern darstellen, konnten sich nicht entwickeln. Bei lang anhaltendem Spätsommer und Herbst konnte eine zusätzliche Chemoprophylaxe erforderlich werden. Neben einer Verringerung der Inzidenz einer Winterostertagiose bestand durch dieses Therapieprinzip auch bis zu 60 Tage Wirksamkeit gegen Lungenwurmlarven. Von dem freigesetzten Morantel werden über 70 % unverändert mit den Fäzes ausgeschieden, ein geringer Anteil wird im Labmagen und in den oberen Darmabschnitten resorbiert und schnell in der Leber metabolisiert. ▶ **Nebenwirkungen**: Morantel besitzt eine gute, etwas bessere Verträglichkeit als Pyrantel. Aufgrund der geringen Freisetzungsrate traten bei Verwendung der Boluszubereitungen keine systemischen Nebenwirkungen auf. Erst bei gleichzeitiger Freisetzung des gesamten Bolusinhalts wurden bei Kälbern (> 110 mg/kg) vorübergehend leichte cholinerge Überdosierungssymptome (s. Pyrantel) beobachtet. Die Folie des Bolus zerfiel nach Ablauf der Wirkstofffreisetzung. Bei nicht sachgemäßer Verabreichung des Bolus konnte es durch zu frühe Entfaltung der Folie zu Schlundverstopfung kommen. ▶ **Gegenanzeigen**: Kontraindiziert war der Bolus bei noch nicht ruminierenden Tieren und Kälbern unter 100 kg Körpergewicht sowie das Pulver bei laktierenden Rindern. ▶ **Wechselwirkungen**: s. Pyrantel. ▶ **Wartezeiten**: bei Verwendung des Bolus für Milch und essbare Gewebe: keine.

Oxantel

Oxantel, das m-Oxyphenolderivat von Pyrantel, ist nur in Kombination mit Pyrantel und Praziquantel als Tabletten für Hunde zugelassen [**Dolpac** (V.M.)]. Die anthelminthische Wirkung beruht auf dem gleichen cholinergen Wirkungsmechanismus wie bei Pyrantel. Das **Wirkungsspektrum** beinhaltet Magen-Darm-Nematoden, wobei im Unterschied zu Pyrantel auch Trichuren erfasst werden. Aufgrund der geringen Resorption im Dünndarm werden im Kolon hohe, auch gegen Peitschenwürmer wirksame Wirkstoffspiegel erreicht. Für das handelsübliche Kombinationspräparat beträgt die ▶ **Dosierung** von Oxantel 20 mg/kg oral. ▶ **Nebenwirkungen**, ▶ **Überdosierung**, ▶ **Gegenanzeigen** und ▶ **Wechselwirkungen:** s. Pyrantel.

Imidazothiazole: Tetramisol und Levamisol

Zur Gruppe der Imidazothiazole zählen außer der therapeutisch bedeutsamen Verbindung Levamisol noch Tetramisol und Butamisol und aufgrund seiner chemischen Struktur auch das Probenzimidazol Febantel.

Als Anthelminthikum wurde zuerst **Tetramisol** eingesetzt, ein Racemat aus den D- und L-Isomeren Dexamisol und Levamisol. Bald wurde jedoch erkannt, dass die anthelminthische Wirkung nur durch das linksdrehende Levamisol hervorgerufen wird, während für die unerwünschten Wirkungen auf den Wirtsorganismus beide Isomere verantwortlich sind. Aus diesen Gründen wurde Tetramisol durch Levamisol praktisch völlig verdrängt, da mit diesem Isomer bei nur halb so hoher Dosis und dadurch deutlich besserer Verträglichkeit eine vergleichbare anthelminthische Wirkung erzielt werden kann.

Levamisol ist eine gut wasserlösliche Verbindung, die deshalb nicht nur oral als Drench [**Ripercol Drench** (V.M.)] oder Pulver [**Concurat L** (V.M.), **Nilverm nova** (V.M.)], sondern auch als Injektionslösung intramuskulär und subkutan sowie in alkoholischer Lösung als Aufgusspräparat (Spot-on, Pour-on) auf den Rücken perkutan angewendet werden kann [**Belamisol Spot-on** (V.M.), **Niratil pour on** (V.M.)] zur Bekämpfung von intestinalen und extraintestinalen Nematoden bei Rind, Schaf, Schwein und Geflügel (Hühner, Puten, Gänse, Enten, Fasane und Tauben). Der **Wirkungs-**

Antiparasitika

▶ Tab. 45 Wirkungsspektrum verschiedener Anthelminthika.

	Pyrantel	Morantel*	Levamisol	Avermectine Milbemycine	Piperazin	Organophosphate*		
						DCV	TCF	Cou
Rind, Schaf								
Haemonchus	(xx)	xx	xx	xx	0		xx	(xx)
Ostertagia	(xx)	(xx)²	(xx)	xx²	(x)		(x)	(x)
Trichostrongylus	(x)	(xx)	xx	xx	0		(x)	(xx)
Cooperia	(xx)	(xx)	xx	xx	(xx)	0	0	(xx)
Nematodirus	xx	xx	xx	(x)	(x)		0	0
Bunostomum	(x)	(x)	(xx)	(x)	(–)		0	0
Oesophagostomum	(–)	(x)	(xx)	xx	(xx)		x	0
Strongyloides	(–)	(x)	–	(x)	0		0	0
Trichuris	–	–	(–)	(–)	0		0	0
Dictyocaulus	0	–	xx	xx²	0		0	0
Moniezia	0	0	0	0	0		0	0
Fasciola hepatica	0	0	0	0	0		0	0
Pferd								
Strongyliden								
goße	(xx)		(x)	xx	0(x)		(x)	–
kleine	(x)		(x)	xx	0(x)		(xx)	(x)¹
Strongyloides	–		–	(xx)	0		0	0
Oxyuris	(x)		(xx)	xx	(x)		xx	x
Askariden	(xx)		xx	x	xx		xx	xx
Trichostrongylus	0		0	(x)	0		0	0
Anoplocephala	–¹		0	0	0		0	0
Schwein								
Hyostrongylus	(xx)		–	xx	–		(x)	(x)
Oesophagostomum	(xx)		x	xx	(x)		(xx)	–
Ascaris	xx		xx	xx	(xx)		xx	(xx)
Tricuris	–		–	(–)	0		x	(xx)
Strongyloides	–		x	xx	0		–	–
Metastrongylus	0		x	x	0			

▶ Tab. 45 Fortsetzung.

	Pyrantel	Morantel*	Levamisol	Avermectine Milbemycine	Piperazin	Organophosphate*		
						DCV	TCF	Cou
Hund, Katze								
Askariden	xx	xx			xx³	(xx)		
Ancylostoma	xx	xx			0	(xx)		
Uncinaria	xx	xx			–	(xx)		
Trichuris	–	0			0	(x)		
Taenien	0	0			0	0		
Dipylidium	0	0			0	0		
Echinococcus	0	0			0	0		
Geflügel	60 mg Base/kg		40 mg/kg oral					
Askariden	xx	xx			xx³			x
Capillaria	(xx)	xx			0			xx
Heterakis	–	–			(x)			
Syngamus	0	x			0			
Raillietina	0				0			

Wirksamkeit:
- xx: > 90 %
- x: > 80 %
- –: < 80 %
- 0: unzureichend oder nicht vorhanden

Angaben in Klammern: Wirkung nur gegen adulte Formen
[1] Wirkung bei erhöhter Dosis oder mehrfacher Gabe
[2] Wirkung gegen inhibierte Larvenstadien
[3] erhöhte Dosis gegen immature Formen

DCV = Dichlorvos, TCF = Trichlorfon, Cou = Coumafos; *nicht mehr als Tierarzneimittel zur Nematodenbekämpfung zugelassen

mechanismus von Levamisol beruht, ähnlich wie bei Pyrantel, auf einer direkten cholinergen Wirkung, die in höheren Dosen durch eine zusätzliche Hemmung der Acetylcholinesterase verstärkt wird. Dadurch kommt es bei den Parasiten in den Ganglien zu einem Depolarisationsblock mit der Folge einer schnell eintretenden spastischen Paralyse. Im Wirtsorganismus ruft Levamisol nikotinartige Wirkungen mit gleicher Wirkstärke wie Nikotin hervor, ferner können muskarinartige Wirkungen und in höheren Dosen auch neuromuskuläre Blockaden auftreten. Darüber hinaus besitzt Levamisol **immunstimulierende Eigenschaften**, die therapeutisch bei immunsuppressiven Situationen zur Wiederherstellung insbesondere einer ausreichenden T-Zellpopulation ausgenutzt werden können. Begrenzte therapeutische Erfahrungen liegen für Hunde bei chronisch entzündlichen Erkrankungen, z. B. bei rheumatoider Arthritis, vor, wobei für eine Verbesserung des Immunstatus Dosen im Bereich von 25–30 % der anthelminthisch wirksamen Dosierung, verabreicht in 3-Tages-Rhythmen, vorgeschlagen werden. Das **anthelminthische Wirkungsspektrum** von Levamisol umfasst aufgrund seiner guten systemischen Bioverfügbarkeit die wichtigsten gastrointestinalen und extraintestinalen Nematoden, wie Lungen- und Gefäßwürmer, sowie viele ihrer larvalen Stadien (▶ Tab. 45). Die Wirkung gegen inhibierte Larvenstadien von *Ostertagia* spp. ist nur gering, eine ovizide Wirkung fehlt. Über das Auftreten von **Resistenzen** bei *Haemonchus* und

Antiparasitika

Trichostrongylus spp. bei Rind und Schaf und für *Oesophagostomum*-Arten beim Schwein liegen vereinzelte Berichte vor. Levamisol ist bei bestehender Benzimidazolresistenz noch wirksam, mit Pyrantel und Morantel ist eine Nebenresistenz möglich. Es gibt jedoch bereits Hinweise auf Mehrfachresistenzen gegen Levamisol und Benzimidazole bei Trichostrongyliden kleiner Wiederkäuer in Europa. ▶ **Dosierung**: intramuskulär und subkutan 5 mg/kg, bei oraler Gabe 7,5 mg/kg und bei Aufgussbehandlung (nur beim Rind) 10 mg/kg. Levamisol besitzt im Gegensatz zu den Benzimidazolen eine sofort eintretende antiparasitäre Wirkung, deren Wirkungsstärke weniger von der Dauer der Einwirkungszeit auf den Parasiten, sondern in erster Linie von der Höhe der erreichbaren Blutspiegel abhängt. Levamisol wird aus dem Magen-Darm-Trakt und über intakte Haut gut und schnell resorbiert, sodass auch diese Applikationsformen eine zur Injektionsbehandlung vergleichbare Bioverfügbarkeit aufweisen. Die maximalen Blutspiegel liegen allerdings nach intramuskulärer Verabreichung mit Werten bis zu 10 µg/ml etwa doppelt so hoch wie nach oraler Gabe. Bei patenten Lungenwurminfektionen empfiehlt sich deshalb immer eine Injektionsbehandlung, die auch höhere Blutspiegel als die Aufgussbehandlung liefert. Levamisol ist relativ kurz wirksam. Die Spitzenspiegel werden bereits nach einer Stunde erreicht, teilweise erfolgt ein Übergang in wirksamer Form in den Atmungs- und Verdauungstrakt. Der größte Teil wird umfassend metabolisiert und renal ausgeschieden, wobei innerhalb von 24 Stunden bereits über 90 % der Dosis im Harn erscheinen. Die **Halbwertszeit** beträgt beim Rind 4 Stunden, eine wesentliche Rückstandsbildung findet nicht statt. Levamisol hat eine geringe, gerade noch ausreichende **therapeutische Breite**. ▶ **Nebenwirkungen**: können bei Wiederkäuern bei strenger Einhaltung der vorgeschriebenen Dosierungen vermieden werden. ▶ **Überdosierung**: Bei doppelter therapeutischer Dosis können jedoch schon Überdosierungserscheinungen, insbesondere nach Injektionsbehandlung auftreten. Die letale Dosis für Tetramisol liegt bei kleinen Wiederkäuern bei parenteraler Gabe je nach Gesundheitszustand zwischen 45 und 80 mg/kg. Pferde und Fleischfresser reagieren noch empfindlicher, sodass ein Einsatz bei diesen Tierarten nur unter strenger Indikationsstellung erfolgen sollte. Beim Hund wurden bereits nach oraler Gabe von 12 mg Levamisol/kg schwere Intoxikationserscheinungen beobachtet. Die Symptomatik der Nebenwirkungen ist gekennzeichnet durch muskarin- und nikotinartige Wirkungen, die ähnlich einer Organophosphatvergiftung in Form von Salivation, Unruhe, Muskeltremor, Bradykardie, Miosis, verstärktem Harn- und Kotabsatz bis hin zu Diarrhö, Kollaps und Ateminsuffizienz auftreten. Bei verschiedenen Hunderassen kommt es bei therapeutischen Dosen häufig zu Erbrechen. Leichtere Nebenwirkungen klingen ohne Behandlung in 2–3 Stunden ab, bei Intoxikationen kann als **Antidot** Atropin verwendet werden. Für Levamisol konnten keine teratogenen Wirkungen nachgewiesen werden. Die Injektionslösung wirkt an der Injektionsstelle stark lokal reizend, es sollen deshalb nicht mehr als 10 ml an einer Stelle appliziert werden. Auch bei der Aufgussbehandlung kann es zu lokalen Hautirritationen (auch beim Anwender, deshalb nur mit Handschuhen anwenden) und Haarausfall kommen. ▶ **Gegenanzeigen**: Tiere mit nassem Haarkleid sollen nicht mit dem Aufgusspräparat behandelt werden. Nicht anwenden bei Legegeflügel und bei Tieren, deren Milch für den menschlichen Verzehr gewonnen wird. ▶ **Wechselwirkungen**: s. Pyrantel. ▶ **Wartezeiten**: essbares Gewebe: je nach Präparat 8 oder 14 Tage nach oraler, i.m. oder s.c. Gabe; 22 oder 25 Tage (präparatabhängig) nach Pour-on-Applikation.

Makrozyklische Laktone: Avermectine und Milbemycine

Avermectine

Avermectine sind Fermentationsprodukte des in Japan als natürlicher Bodenorganismus vorkommenden Strahlenpilzes *Streptomyces avermitilis*. Sie stellen eine Gruppe aus vier chemisch nahe verwandten Paaren von Avermectin A_1, A_2, B_1 und B_2 dar, bei denen es sich um sehr lipophile, in wässrigem Medium praktisch unlösliche makrozyklische Laktone handelt. Die Avermectine zeichnen sich durch ein breites antiparasitäres Wirkungsspektrum aus bei gleichzeitig guter Verträglichkeit für den Wirtsorganismus. Das Wirkungsspektrum umfasst adulte und die meisten larvalen Stadien von fast allen bei Tieren vorkommenden Magen-

Darm-Nematoden und Lungenwürmern sowie grabende und saugende Ektoparasiten wie Milben und Läuse und parasitische Stadien von Magen- und Hautdasseln. Wegen dieses breiten Wirkungsspektrums werden Avermectine als **Endektozide** bezeichnet. Trematoden und Zestoden sind aufgrund einer natürlichen Resistenz unempfindlich, da in ihrem Nervensystem die durch Glutamat und γ-Aminobuttersäure (GABA) gesteuerten Chloridkanäle in inhibitorischen Neuronen als Angriffspunkt für die antiparasitäre Wirkung der Avermectine fehlen. Als Tierarzneimittel finden aus der Gruppe der Avermectine **Abamectin** sowie die partialsynthetischen Verbindungen **Ivermectin**, **Doramectin**, **Eprinomectin** und **Selamectin** Anwendung.

Ivermectin

Ivermectin [**Ivomec** (V.M.), **Qualimec** (V.M.)] war das erste bei Nutztieren therapeutisch eingesetzte Avermectin. Es besteht aus einem Gemisch von 80 % 22,23-Dihydroavermectin B_{1a} und 20 % 22,23-Dihydroavermectin B_{1b}. Es steht in verschiedenen Darreichungsformen zur subkutanen Injektion bei Rindern, Schafen und Schweinen, zur oralen Anwendung bei Pferden (Paste), Rindern (Bolus) und Schweinen (Arzneimittelvormischung) sowie zur äußerlichen Verabreichung als Aufguss bei Rindern und Rotwild zur Verfügung.

Der **Wirkungsmechanismus** beruht auf einer schnellen Immobilisation der Parasiten in Form einer schlaffen Paralyse. Diese lähmende Wirkung kommt hauptsächlich durch eine hochaffine Bindung der Avermectine an Glutamat-gesteuerte Chloridkanäle in Nerven- und Muskelzellen der Parasiten zustande, wodurch es postsynaptisch zu einem vermehrten Chlorideinstrom und damit zu einer Hyperpolarisation und herabgesetzter Erregbarkeit mit nachfolgender Paralyse kommt. Ferner führt Ivermectin wie andere Avermectine in höherer Dosierung auch zu einer Potenzierung der Wirkung des inhibitorischen Neurotransmitters GABA über mehrere Angriffspunkte am GABA-System: (1) in relativ hohen Konzentrationen wird die präsynaptische Freisetzung von GABA erhöht; (2) die Affinität des GABA-Rezeptors für GABA wird erhöht; (3) die Affinität der Bindungsstelle für Benzodiazepine am GABA-Rezeptor-Komplex wird erhöht. Die postsynaptischen Wirkungen der Avermectine scheinen durch eine eigenständige Bindungsstelle am GABA-Rezeptor-Komplex vermittelt zu werden. Durch die verschiedenen prä- und postsynaptischen Effekte auf das GABA-System wird die Wirkung von GABA auf Chloridkanäle von Nervenzellmembranen verstärkt und als Folge eines erhöhten Chlorideinstroms durch die längerfristig geöffneten Ionenkanäle, synergistisch zur Wirkung an den Glutamat-gesteuerten Kanälen, eine Hyperpolarisation der Membranen ausgelöst. Avermectine scheinen zusätzlich eine eigenständige, GABA-unabhängige Wirkung am $GABA_A$-Rezeptor zu entfalten. GABA- und Glutamat-gesteuerte Chloridkanäle spielen eine wichtige Rolle in peripheren Interneuronen von Nematoden und in neuromuskulären Synapsen von Arthropoden, sodass Ivermectin bei diesen Parasiten eine gute Wirksamkeit aufweist. Demgegenüber ist Ivermectin unwirksam gegen Zestoden und Trematoden, bei denen GABA und Glutamat keine Bedeutung als Neurotransmitter im peripheren Nervensystem besitzen und die dadurch eine natürliche Resistenz aufweisen. Bei Vertebraten ist die intakte Blut-Hirn-Schranke im Allgemeinen gering permeabel für Avermectine. Der wichtigste Grund hierfür scheint zu sein, dass makrozyklische Laktone gute Substrate für die MDR-1-Gen-exprimierte P-Glykoprotein-Effluxpumpe sind, die bei Säugern bis auf wenige rassespezifische Ausnahmen (z. B. Colliesubpopulationen, s. u.) auch in der Blut-Hirn-Schranke vorkommt. Durch einen schnellen Auswärtstransport über die Blut-Hirn-Schranke werden im Gehirn die Ivermectinkonzentrationen niedrig und unterhalb der toxischen Grenzwerte gehalten und erreichen nicht mehr als 10 % der Plasmaspiegel. Trotzdem kann Ivermectin schon in relativ niedrigen Dosierungen auch an Neuronen des Gehirns von Säugetieren zu einer Verstärkung GABA-erger Prozesse führen, wodurch es z. B. bei Nagetieren zu einer Erhöhung der Krampfschwelle kommt. Zentralnervöse Ausfallserscheinungen treten im Allgemeinen aber wegen der im Vergleich zu den Parasiten um mehrere Größenordnungen geringeren Affinität der Avermectine für den GABA-Rezeptor von Säugern und der niedrigen Wirkspiegel im Gehirn erst in Dosen auf, die weit über den anthelminthisch wirksamen Dosierungen liegen (s. u.). Säuger besitzen ferner keine

Glutamat-gesteuerten Chloridkanäle. Ivermectin weist deshalb eine hohe selektive Toxizität gegen Nematoden und Arthropoden auf, während die Verträglichkeit bei Säugern mit wenigen Ausnahmen sehr gut ist. Das **Wirkungsspektrum** umfasst in vivo adulte und die meisten larvalen Stadien von fast allen Magen-Darm-Nematoden und Lungenwürmern, inklusive extraintestinaler, z. B. intraarterieller Wanderlarven (wie Wanderlarven von *S. vulgaris* beim Pferd) sowie histotroper und inhibierter Formen (▶ **Tab. 45**). Gegen enzystierte Larvenstadien kleiner Strongyliden in der Dickdarmschleimhaut besteht keine ausreichende Wirkung. Für Trichuren konnte nur eine begrenzte Wirksamkeit (bis max. 80 %) nachgewiesen werden. Ivermectin ist ferner wirksam bei Augenwürmern (*Thelazia* sp.) bei Magen- und Haut-Habronematose (Sommerwunden), gegen Mikrofilarien von *Onchocerca* spp. sowie gegen alle parasitischen Stadien der Magendasseln (*Gasterophilus* spp.) und Hautdasseln (*Hypoderma bovis*). Die Wirkung gegen Ektoparasiten erstreckt sich insbesondere auf Haarlinge (nur Aufguss), Läuse und die Räudemilben *Sarcoptes*, *Chorioptes* (nur Aufguss) und *Psoroptes* spp. (nur Injektion). Ivermectin besitzt keine ovizide Wirkung. **Resistenzen** gegen Ivermectin spielen bisher in Europa noch eine geringe Rolle. Es gibt erste Hinweise auf Resistenzentwicklung gegen makrozyklische Laktone bei kleinen Strongyliden des Pferdes und bei *Cooperia*-Spezies des Rindes. Aufgrund des spezifischen Wirkungsmechanismus bestehen Nebenresistenzen nur innerhalb der Gruppe der makrozyklischen Lactone. Ivermectin ist deshalb z. B. auch bei Benzimidazol- oder Levamisol-resistenten Nematoden wirksam. ▶ **Dosierung**: zur Bekämpfung von Endo- und Ektoparasiten 0,2 mg/kg beim Pferd und Schaf (oral), beim Rind 0,2 mg/kg subkutan oder 0,5 mg/kg als Aufguss oder ein intraruminaler Bolus (die Aufgussbehandlung soll nicht auf nasser Haut oder kurz vor Regenschauern und, wegen der erforderlichen systemischen Wirkung, bei Räudebehandlung nur auf gesunde Hautareale erfolgen); 0,3 mg/kg subkutan oder 0,1 mg/kg über 7 Tage bei Verwendung eines Fütterungsarzneimittels mit Ivomec Prämix beim Schwein. Wiederholungsbehandlungen sind nur entsprechend epidemiologischer Gegebenheiten (z. B. Verhinderung einer Reinfektion auf der Weide, Behandlung bei der Aufstallung) und unter Berücksichtigung von Entwicklungszyklen (z. B. bei Läusen nach 28 Tagen) erforderlich. Beim Schwein sollen Wiederholungsbehandlungen frühestens nach Ablauf von 21 Tagen durchgeführt werden. Der Bolus wird bei Weideaustrieb verabreicht und wirkt bis zu 125 Tage. Durch einmalige subkutane Injektion oder Aufgussbehandlung können danach erfolgende Nematodeninfektionen über einen Zeitraum von 2–4 Wochen wirksam kontrolliert werden. Das Pour-on-Präparat eignet sich besonders zur Aufstallungsbehandlung am Ende der Weidesaison. Ivermectin ist systemisch wirksam und bei oraler und subkutaner Applikation nahezu bioäquivalent. Maximale Blutspiegel im Bereich von 20–30 ng/ml werden nach 3–8 Stunden erreicht. Die **Halbwertszeit** beträgt bei Schweinen 0,5 und bei Rindern 3 Tage. Für eine antiparasitäre Wirkung ausreichende Blutspiegel werden allerdings über längere Zeiträume aufrechterhalten, die nach parenteraler Gabe sich z. B. über einen ganzen Lebenszyklus von Räudemilben erstrecken. Die Verteilung erfolgt mit einem scheinbaren Verteilungsvolumen von 2 l/kg in alle Organe mit besonders hohen Konzentrationen in Leber und Fettgewebe. Die Ausscheidung geschieht langsam zu über 50 % vorwiegend in unveränderter Form über die Fäzes. Hierbei können bis zu 3 Wochen lang antiparasitär wirksame Konzentrationen in den Fäzes auftreten, die hinsichtlich der **Umweltverträglichkeit** von Bedeutung sein können. Unter bestimmten klimatischen Bedingungen können für den Abbau von Kuhdung wichtige Insekten und ihre Larven abgetötet werden. Unter den in Europa vorherrschenden Bedingungen und insbesondere bei einer diskontinuierlichen, maximal dreimaligen Behandlung pro Jahr sind keine ökologischen Auswirkungen hierdurch zu befürchten. Avermectine können in der Umwelt mit einer Halbwertszeit von bis zu 240 Tagen lange persistieren. Sie sind toxisch für Fische und bestimmte im Wasser lebende Organismen. Deshalb sollen Arzneimittelreste nicht in Gewässer gelangen. Im Boden gebundenes Ivermectin wird nur langsam freigesetzt, sodass eine Gefährdung von Wasserorganismen nicht auftritt. Aufgrund seiner pharmakokinetischen Eigenschaften ist Ivermectin ein potenzieller Rückstandsbildner, nach dessen Anwendung entsprechend lange Wartezeiten einzuhalten sind (s. u.). Ivermectin wird über einen längeren Zeitraum auch in die Milch ausgeschieden und darf deshalb nicht bei laktierenden Rindern eingesetzt werden. ▶ **Nebenwirkungen**: Ivermectin zeichnet sich bei Pferd, Rind und Schwein durch eine sehr gute Verträglichkeit aus. Als Nebenwirkungen werden im therapeutischen Dosisbereich Reizungen in Form schmerzhafter Schwellungen an der Injektionsstelle, vor allem bei intramuskulärer Gabe, beobachtet, die besonders bei Pferden ausgeprägt sind und möglicherweise auf Lösungsmitteleffekten beruhen. Pferde sollen deshalb nur oral behandelt werden. Bei Rindern, Schafen und Schweinen soll die Injektion nur subkutan erfolgen. Beim Aufgussverfahren kann es zu vorübergehenden Irritationen an der Applikationsstelle kommen. Weiterhin können durch das Absterben von Parasiten lokale Reaktionen auftreten, z. B. Ödeme und Pruritus bei Behandlung der Onchozerkose und Nachhandlähmung oder Festliegen von Rindern durch Abtötung von Dassellarven im Wirbelkanal. Zur Vermeidung dieser Schäden sollte die Abdasselung unmittelbar nach der Schwärmzeit der Dasselfliege (keinesfalls von Dezember bis März) erfolgen, bevor die Larven Schäden im Tierkörper verursachen können. Abgesehen von diesen Nebenwirkungen besitzt Ivermectin eine große therapeutische Breite. ▶ **Überdosierung**: Zentralnervöse Intoxikationserscheinungen infolge der GABA-ergen Wirkung treten erst nach mehr als 10- (Pferd) bis 30-facher (Rind) Überdosierung auf. Bei Rindern kommt es nach Dosen von 8 mg/kg zu neurotoxischen Erscheinungen. Die Neurotoxizität von Avermectinen und anderen makrozyklischen Laktonen ist gekennzeichnet durch ZNS-Depression mit Somnolenz, Ataxie, akustische und taktile Übererregbarkeit und Ruderbewegungen. Außerdem treten Tremor, Salivation und Mydriasis auf. Besonders empfindlich gegenüber Ivermectin reagieren Schildkröten und Hunde, bevorzugt kurz- und langhaarige Collies, englische Hütehunde wie Shetland Sheepdogs, Australian Shepherds, Old English Sheepdogs, Border Collies und möglicherweise auch Bobtails. Schwere Intoxikationen nach Ivermectingabe wurden auch vereinzelt bei Hunden anderer Rassen, z. B. Windhunden, McNab oder weißen Schäferhunden, berichtet. Die Ursache scheint in einer bei Subpopulationen dieser Rassen häufig vorkommenden Defektmutation des MDR-1-Gens zu liegen. Dadurch kommt es zu keiner ausreichenden Expression des MDR-1-P-Glykoprotein-Transporters in der Blut-Hirn-Schranke. Durch den fehlenden Auswärtstransport können sich Avermectine im Gehirn dieser Tiere bei therapeutischen Dosen bis zum 30-Fachen des Plasmaspiegels anreichern und neurotoxische Konzentrationen erreichen. Diese Überempfindlichkeit ist für alle makrozyklischen Laktone aus der Gruppe der Avermectine und Milbemycine anzunehmen und wurde auch bereits nach Moxidectin und Milbemycinoxim beobachtet, wobei Ivermectin und Doramectin potentere Substrate für den MDR-1-P-Glykoprotein-Transporter zu sein scheinen als Selamectin oder Moxidectin. Bei überempfindlichen Tieren kam es bereits ab Ivermectindosen von 0,05 mg/kg zu Benzodiazepin-ähnlicher Sedation, bei Dosen von 0,2–0,6 mg/kg war das Vollbild der beschriebenen Überdosierungserscheinungen manifest. Die Symptome traten mit mehrstündiger Verzögerung auf und führten zu komatösen Zuständen, die bis zu 12 Tage anhielten. In mehr als 50 % der Fälle kam es zum Exitus, wobei erhöhte Ivermectinkonzentrationen im Gehirn nachgewiesen wurden. **Ein spezifisches Antidot zur Behandlung einer Avermectinvergiftung ist nicht bekannt.** Mit dem GABA-Antagonisten Picrotoxin konnten nur vereinzelt Erfolge erzielt werden. ▶ **Gegenanzeigen**: Ivermectin soll deshalb nicht bei Schildkröten und Hunden angewendet werden. Es stehen diagnostische Tests auf PCR-Basis zur Erkennung Ivermectin-empfindlicher Hunde zur Verfügung. Als sichere Behandlung mit Ivermectin bei Hunden gilt eine niedrig dosierte Prophylaxe der Herzwurmerkrankung (*Dirofilaria immitis*) mit Dosen von 6–12 µg/kg einmal monatlich. Teratogene und embryotoxische Wirkungen wurden bei Haustieren nicht beobachtet. Wegen nicht ausreichender Erkenntnisse besteht jedoch eine Kontraindikation für Ivermectin bei Schweinen bis zum 40. Tag der Trächtigkeit. Bei Schweinen soll Ivermectin nur an Ferkel und Läufer verabreicht werden. Ivermectin soll nicht intramuskulär oder intravenös injiziert werden. Laktierende und trockenstehende Rinder, Schafe und Stuten dürfen nicht mit Ivermectin behandelt werden. Bei Färsen, Maidenstuten und bei trockenstehenden Tieren muss zwischen letzter Behandlung und errechnetem Geburtstermin ein Zeit-

Antiparasitika

raum von 60 Tagen liegen. Bei Anwendung des Aufgusspräparats sollen Handschuhe getragen und jeglicher Kontakt mit Haut, Schleimhaut und Augen sowie Essen und Trinken vermieden werden. ▶ **Wechselwirkungen**: gegenseitige Wirkungsverstärkung mit Benzodiazepinen. ▶ **Wartezeiten**: essbare Gewebe (präparatabhängig): beim Rind 38 oder 42 Tage bei subkutaner Injektion, 21–31 Tage für Pour-on-Formulierungen oder 127 Tage bei Bolusgabe; beim Schaf 42 Tage (Injektion); beim Schwein 28–35 Tage (subkutane Injektion) oder 7 Tage (Prämix); Rotwild 28 Tage (Pour-on) und beim Pferd 21–35 Tage (orale Paste).

Ivermectin ist auch für Pferde als Kombinationspräparat mit Praziquantel in Form eines oral einzugebenden Gels [**Equimax** (V.M.)] zur einmaligen Behandlung von Mischinfektion mit adulten Zestoden und Nematoden oder Dassellarven zugelassen. Das klinische Erfordernis einer solchen Kombination ist fraglich.

Abamectin

Abamectin ist ein Gemisch aus natürlichen Fermentationsprodukten von *Streptomyces avermitilis* in derselben Zusammensetzung wie Ivermectin, jedoch ohne weitere partialsynthetische Abwandlung. Dieser Wirkstoff unterscheidet sich somit von Ivermectin nur durch eine zusätzliche Doppelbindung in dem Ringsystem der enthaltenen Avermectine. Aus diesem Grund besitzt Abamectin ähnliche pharmakodynamische und pharmakokinetische Eigenschaften wie Ivermectin. Abamectinhaltige Präparate sind derzeit in Deutschland nicht mehr auf dem Markt. Es war zur Anwendung beim Rind zur Bekämpfung der bei Ivermectin als ▶ **Anwendungsgebiete** aufgeführten Endo- und Ektoparasiten zugelassen. ▶ **Dosierung**: 0,2 mg/kg einmalig subkutan. ▶ **Nebenwirkungen**, **Unverträglichkeiten**, **ökologische Auswirkungen** und ▶ **Wechselwirkungen**: s. Ivermectin. Abamectin ist schlechter verträglich als Ivermectin. Bereits eine drei- bis vierfache Überdosierung löste bei Kälbern ZNS-Symptome mit Ataxie, Depression und Festliegen aus und führte vereinzelt zum Tod. Bei älteren Rindern traten ab der vier- bis fünffachen therapeutischen Dosis Intoxikationserscheinungen, bei der zehnfachen Dosis Todesfälle auf. ▶ **Gegenanzeigen**: Kälber unter 4 Monate; trocken stehende Rinder und Färsen in den letzten 60 Tagen vor dem Abkalben. ▶ **Wartezeiten**: 42 Tage für essbare Gewebe.

Doramectin

Doramectin [**Dectomax** (V.M.)] ist ein partialsynthetisch abgewandeltes 25-Cyclohexyl-Derivat von Avermectin A_{1a}. Aufgrund der nahen chemischen Verwandtschaft zu Ivermectin bestehen große Ähnlichkeiten hinsichtlich des Wirkungsmechanismus und des antiparasitären Wirkungsspektrums sowie der pharmakokinetischen Eigenschaften und der Zieltierverträglichkeit. ▶ **Anwendungsgebiete**: Bekämpfung der für Ivermectin genannten Endo- und Ektoparasiten inklusive Weidestechfliegen (Aufguss) beim Rind, Schaf und Schwein. ▶ **Dosierung:** Rind, Schaf: 0,2 mg/kg einmalig intramuskulär und 0,5 mg/kg als Aufguss beim Rind; Schwein: 0,3 mg/kg intramuskulär am Ohrgrund. Doramectin wird langsam, aber vollständig von der Injektionsstelle resorbiert. Die Blutspiegel erreichen ein Maximum von 25–35 ng/ml innerhalb von 5 Tagen. Bei einer guten, jedoch ungleichmäßigen Geweberverteilung mit einem scheinbaren Verteilungsvolumen von 2,4 l/kg werden die höchsten Konzentrationen in Leber- und Fettgewebe erreicht. Doramectin persistiert wie Ivermectin lange im Organismus mit entsprechend lang anhaltenden antiparasitären Wirkspiegeln, sodass drei bis sechs Wochen nach der Verabreichung auftretende Nematodeninfektionen wirksam kontrolliert werden können. Die Eliminationshalbwertszeit beträgt 6–8 Tage. Die Ausscheidung erfolgt nahezu vollständig in überwiegend unveränderter Form über die Fäzes. ▶ **Nebenwirkungen**, **Unverträglichkeiten**, **Umweltverträglichkeit** und ▶ **Wechselwirkungen:** s. Ivermectin. Klinisch relevante lokale Reizungen an der Injektionsstelle wurden bisher nicht beobachtet. Jungrinder vertragen die 25-fache, trächtige Rinder und neugeborene Kälber die dreifache therapeutische Dosis ohne auffällige systemische Symptome. Bei Collies führten Einzeldosen von 0,5 mg/kg zu typischen neurologischen Intoxikationserscheinungen, bei 1 mg/kg kam es zu Todesfällen. ▶ **Gegenanzeigen**: Tiere, die der Milchgewinnung dienen; Färsen in den letzten 60 Tagen und nicht laktierende Schafe in den letzten 70 Tagen vor dem Geburtstermin. ▶ **Wartezeiten:** essbare Gewebe: Schaf 70 Tage; Rind 60 Tage (Injektion) bzw. 35 Tage (Pour-on); Schwein 56 Tage.

Eprinomectin

Eprinomectin ist ein partialsynthetisch abgewandeltes 4-Epi-Avermectin B_1. Es ist als Aufguss-Präparat zur Anwendung beim Rind zugelassen [Eprinex Pour-On (V.M.)]. Es besitzt den charakteristischen antiparasitären Wirkungsmechanismus der Avermectine und zu Ivermectin vergleichbare ▶ **Anwendungsgebiete** aufgrund seines gleichen Wirkungsspektrums gegen adulte und unreife Magen-Darm-Nematoden inklusive inhibierter Larvenstadien und adulter Lungenwürmer und ihrer 4. Larvenstadien sowie gegen Ektoparasiten. ▶ **Dosierung:** einmalige Anwendung von 0,5 mg/kg auf sauberen Hautarealen. Eprinomectin wird zu ca. 30 % in 7–10 Tagen über die Haut resorbiert. Im Plasma erreicht Eprinomectin Spitzenspiegel von durchschnittlich 22,5 ng/ml nach 2–5 Tagen und ist bis zu drei Wochen nachweisbar. Durch die für Avermectine typische Persistenz im Körper können nach einmaliger Behandlung danach erfolgende Nematodeninfektionen über zwei und mit variabler Wirkung bis vier Wochen wirksam kontrolliert werden. Über 85 % werden unverändert über die Fäzes ausgeschieden. ▶ **Nebenwirkungen, Umweltverträglichkeit, Anwendersicherheit** und ▶ **Wechselwirkungen:** s. Ivermectin. Eprinomectin hat bei dermaler Applikation eine gute lokale und systemische Verträglichkeit. Drei- bis fünffache Überdosierungen wurden reaktionslos vertragen. ▶ **Gegenanzeigen:** innerliche Anwendung. Eine Anwendung bei laktierenden Rindern ist möglich. ▶ **Wartezeiten:** essbare Gewebe 15 Tage, Milch 0 Tage.

Selamectin

Selamectin ist ein partialsynthetisch abgewandeltes Monosaccharidderivat von Doramectin, das derzeit als einziger Wirkstoff aus der Gruppe der Avermectine für Hunde und Katzen als Endektozid zugelassen ist. Es ist als Lösung zum Auftropfen auf den Rücken im Handel [Stronghold (V.M.)]. ▶ **Anwendungsgebiete**: Mit dem für Avermectine typischen antiparasitären Wirkungsmechanismus ist Selamectin bei folgenden Indikationen wirksam: Behandlung und Verhütung von Flohbefall bei Hund und Katze, Teil einer Behandlungsstrategie bei allergischer Flohdermatitis, durch seine oviziden und larviziden Wirkungen kann Selamectin dazu beitragen, die Infestation von Flöhen in der Umgebung des Tieres zu kontrollieren. Ohrräude bei Katzen, Sarcoptesräude beim Hund; adulte intestinale Stadien von Askariden bei Hund und Katze sowie von Hakenwürmern bei der Katze; Vorbeugung des Herzwurmbefalls bei Hund und Katze (wirksam gegen larvale L3- und L4-Stadien, während adulte Stadien von *Dirofilaria immitis* nicht erfasst werden). ▶ **Dosierung:** Einzeldosis von 6 mg/kg als Spot-on zwischen den Schulterblättern (Wirkungsdauer ca. einen Monat nach einmaliger Gabe) nach folgendem Therapieschema: gegen Flohbefall und Flohdermatitis einmal monatlich während der Flohsaison; einmalig bei Ohrräude; zweimalig im Abstand von einem Monat bei Sarcoptesbefall; einmalig bei Askariden- und Hakenwurmbekämpfung; zur Herzwurmprophylaxe in monatlichen Intervallen von einem Monat vor bis einen Monat nach der Moskitosaison. Selamectin wird langsam über die Haut, bei der Katze schneller als beim Hund, resorbiert, Spitzenspiegel im Blut von > 400 ng/ml werden nach 15 Stunden bei Katzen und von 28 ng/ml nach 3 Tagen bei Hunden erreicht. Bei Katzen ist die Bioverfügbarkeit mit ca. 70 % nach kutaner Gabe deutlich höher als beim Hund mit einer Bioverfügbarkeit von ca. 5 %. Nach oraler Aufnahme ist Selamectin bei der Katze vollständig, beim Hund zu über 60 % bioverfügbar. Selamectin verteilt sich mit einem scheinbaren Verteilungsvolumen von 1,25 (Hund) und 2,2 l/kg (Katze) gut in die Gewebe. Selamectin wird langsam ausgeschieden. Die Eliminationshalbwertszeiten nach i.v. Gabe betragen ca. 14,5 Stunden beim Hund und 59 bis 78 Stunden bei der Katze bzw. nach dermaler Gabe 8 (Katze) und 11 Tage (Hund). Messbare Blutspiegel bestehen bis zu 30 Tage nach einmaliger kutaner Applikation. Die Ausscheidung erfolgt überwiegend in unveränderter Form und hauptsächlich über die Fäzes. ▶ **Nebenwirkungen:** Selamectin ist bei Hund und Katze gut verträglich, die therapeutische Breite ist > 10. Auch Ivermectin-sensitive Collies vertrugen bis zu 40 mg/kg äußerlich und 15 mg/kg oral reaktionslos. Selamectin kann bei Zuchttieren, trächtigen und säugenden Tieren angewendet werden. Gelegentlich kommt es bei Katzen an der Applikationsstelle vorübergehend zu lokaler Reizung und Haarausfall. Bei oraler Aufnahme durch starkes Ablecken kann es kurzfristig zu gesteigerter Salivation und gelegentlichem Erbrechen kommen. **Umweltverträglichkeit**, **Anwendersicherheit** und ▶ **Wechselwirkungen:** s. Ivermectin. ▶ **Gegenanzeigen:** nicht bei Tieren jünger als 6 Wochen, nicht oral, parenteral und im Gehörgang anwenden; die Tiere zwei Stunden nach der Behandlung nicht in Oberflächengewässern baden.

Milbemycine

Milbemycine sind Fermentationsprodukte des Strahlenpilzes *Streptomyces cyanogriseus* oder *hygroscopicus* var. *aureolacrimosus*. Es handelt sich chemisch um Aglykone der Avermectine mit einem sehr ähnlichen makrozyklischen Laktonring ohne Disaccharidseitenkette. Der antiparasitäre Wirkungsmechanismus und damit das vergleichbare endektozide **Wirkungsspektrum** beruht wie bei den Avermectinen auf einer Lähmung der neuronalen und neuromuskulären Übertragung bei Nematoden und Arthropoden durch Erhöhung des Anioneneinstroms über Glutamat- und GABA-gesteuerte Chloridkanäle an inhibitorischen Neuronen. In der Tiermedizin kommen aus der Gruppe der Milbemycine **Milbemycin D**, **Milbemycinoxim** und **Moxidectin** zur Anwendung.

Milbemycin D wird außerhalb Europas bei Hunden gegen Magen-Darm-Nematoden und zur Prophylaxe der Herzwurmerkrankung in Dosen von 1 mg/kg einmal monatlich angewendet. Die therapeutische Breite ist klein, es kommt bereits bei therapeutischen Dosen zu Arrhythmien und bei Collies zu den für die Avermectine beschriebenen charakteristischen ZNS-Symptomen.

Moxidectin

Moxidectin ist das einzige in Deutschland zur Anwendung beim Rind, Schaf und Pferd zur oralen Anwendung, subkutanen Injektion und als Aufgusspräparat zugelassene Milbemycin [**Cydectin** (V.M.), **Equest** (V.M.)], das ein gleiches Wirkungsspektrum gegen Endo- und Ektoparasiten wie die Avermectine besitzt. Für Hunde und Katzen ist nur ein Kombinationspräparat mit Imidacloprid im Handel (s.u.). ▶ **Anwendungsgebiete:** s. Ivermectin. ▶ **Dosierung:** Rind: 0,2 mg/kg subkutan, 0,5 mg/kg als Aufguss; Schaf: 0,2 mg/kg oral als Drench; Pferd: 0,4 mg/kg oral. Moxidectin wird schnell und vollständig von der Injektionsstelle resorbiert, die Bioverfügbarkeit nach oraler Gabe beträgt beim Schaf 22%. Die Verteilung erfolgt in alle Gewebe, wobei der größte Anteil im Fettgewebe gespeichert wird, aus dem nur sehr langsam eine Ausscheidung mit einer **Halbwertszeit** von bis zu 28 Tagen erfolgt, sodass über mehrere Wochen wirksame Spiegel bestehen. Durch die lange Persistenz im Organismus ist eine einmalige Verabreichung ausreichend, um auch später erfolgende Infektionen über 2 (kleine Strongyliden) bis zu 5 (*Ostertagia ostertagi*) oder 6 Wochen (Dictyocaulose) zu kontrollieren. Über 90% werden nach teilweiser Biotransformation über die Fäzes ausgeschieden. ▶ **Nebenwirkungen**, **ökotoxikologische Auswirkungen** und ▶ **Wechselwirkungen:** s. Ivermectin. Lokale Reizerscheinungen an der Injektionsstelle treten bei therapeutischer Dosierung nicht auf. ▶ **Überdosierung:** Moxidectin ist schlechter verträglich als Ivermectin. Bei jungen Rindern und Pferden kann bereits die dreifache, bei Fohlen die zweifache therapeutische Dosis zu charakteristischen Überdosierungserscheinungen mit Inappetenz, herabhängender Unterlippe, Salivation, Ataxie, Depression, Muskeltremor und Festliegen führen. Die Symptome sind transient und verschwinden im Allgemeinen spontan nach 24–72 Stunden. ▶ **Gegenanzeigen:** Kälber unter 8 Wochen und Fohlen unter 4 Monaten; keine Behandlung von Tieren, deren Milch für den menschlichen Verzehr gewonnen wird, von Färsen und trockenstehenden Rindern in den letzten 60 Tagen vor dem Abkalben, mit Ausnahme der Aufgussbehandlung bei Kühen und der oralen Behandlung von Milchschafen. ▶ **Wartezeiten:** essbare Gewebe: Rind 65 Tage nach Injektion und 14 Tage nach Aufgussbehandlung, Schaf 14 Tage, Pferd 32 Tage; Milch: Rind 0 Tage (nur nach Aufgussbehandlung); Milchschaf 5 Tage (nach oraler Gabe).

Moxidectin ist ferner als Kombination mit dem Ektoparasitizid Imidacloprid (▶ S. 346) in Form von Spot-on-Präparaten zur Anwendung bei Hunden und Katzen ab der 7. bzw. 9. Lebenswoche zugelassen [**Advocate für Hunde** (V.M.), **Advocate für Katzen** (V.M.)]. ▶ **Anwendungsgebiete:** gleichzeitige Vorbeugung und Behandlung eines Befalls mit Flöhen sowie als Teil einer Behandlungsstrategie bei allergischer Flohdermatitis, Magen-Darm-Nematoden, Prophylaxe von Herzwurmerkrankungen. Eine Wirksamkeit besteht ferner gegen Sarcoptes-, Demodex- und Ohrmilben. Die klinische Notwendigkeit einer solchen Kombination ist fraglich. Während Moxidectin perkutan resorbiert wird und über die Blutbahn wirkt, verteilt sich Imidacloprid auf der Hautoberfläche. ▶ **Dosierung:** einmalig 2,5 mg/kg bei Hunden und 1 mg/kg bei Katzen. Maximale Plasmakonzentrationen von Moxidectin werden bei Katzen 1–2 Tage, bei Hunden 4–9 Tage nach der Behandlung erreicht und sind über einen Monat lang nachweisbar. ▶ **Nebenwirkungen:** s. Ivermectin. Bei äußerlicher Applikation ist die therapeutische Breite > 5, auch für Ivermectin-sensitive Collies. Bei empfindlichen Hunderassen (Collies und englische Hirtenhunde) kann es nach oraler Gabe jedoch durch Dosen von 0,4 mg/kg zu den typischen zentralnervösen Intoxikationserscheinungen kommen, während Beagles 1 mg/kg oral reaktionslos vertrugen. Ein Ablecken des Präparats und eine versehentliche orale Aufnahme sind zu vermeiden. ▶ **Gegenanzeigen:** s. Ivermectin, Hundewelpen jünger als 7 und Katzenwelpen unter 9 Wochen.

Milbemycinoxim

Milbemycinoxim ist ein Gemisch aus 20 % des A3- und 80 % des A4-Derivats von 5-Didehydromilbemycin. Es ist in Tablettenform zur Anwendung bei Hund und Katze in Kombination mit dem zur Flohbekämpfung eingesetzten Wachstumsregulator **Lufenuron** (▶ S. 349) [**Program plus** (V.M.)] oder in Kombination mit dem Bandwurmmittel Praziquantel (▶ S. 326) [**Milbemax** (V.M.)] zugelassen. ▶ **Anwendungsgebiete:** zur gleichzeitigen Vorbeugung von Flohbefall (präadulte Stadien von *Ctenocephalides canis* und *Ct. felis*) und Herzwurmerkrankung (3. und 4. Larvenstadien von *Dirofilaria immitis*) und/oder Bekämpfung intestinaler adulter Stadien von Magen-Darm-Nematoden wie Askariden, Spul- und Hakenwürmer [Program plus (V.M.)] oder zur Bekämpfung von Mischinfektionen von adulten Zestoden und Nematoden und zur Herzwurmprophylaxe [Milbemax (V.M.)]. Das klinische Erfordernis solcher Kombinationspräparate ist fraglich. ▶ **Dosierung:** Hund 0,5 mg/kg, Katze 2 mg/kg oral zusammen mit dem Futter einmalig bzw. einmal monatlich von 30 Tage vor bis 30 Tage nach Floh- bzw. Moskitosaison oder Reise in Herzwurmendemiegebiete. Milbemycinoxim wird nach oraler Gabe gut resorbiert, Spitzenspiegel im Blutplasma von 200–300 ng/ml werden nach 2–5 Stunden erreicht. Die Eliminationshalbwertszeit beträgt 48–72 Stunden beim Hund und 13 Stunden bei der Katze. ▶ **Nebenwirkungen:** Milbemycinoxim ist gut verträglich. Gelegentlich wurden blasse Schleimhäute und erhöhte Darmperistaltik beobachtet. Bei Katzen kann es nach Überdosierung zu vorübergehendem Zittern kommen. Die **therapeutische Breite** ist > 10. Bei gegenüber Avermectinen und Milbemycinen empfindlichen Hunderassen wie Collies kommt es erst ab zehnfacher Überdosierung zu den charakteristischen Symptomen mit ZNS-Depression, Mydriasis und Salivation. Ein Antidot ist nicht bekannt. Bei starkem Befall mit zirkulierenden Mikrofilarien kann es durch Proteine, die beim Zerfall nach dem Absterben freigesetzt werden, zu Unverträglichkeitsreaktionen bis hin zum Schock kommen. Bei bestehendem Herzwurmbefall sollten deshalb zuerst die adulten Würmer bekämpft werden. Milbemycinoxim kann bei Zuchttieren, trächtigen und säugenden Tieren angewendet werden. Wegen fehlender Untersuchungen wird die Kombination mit Praziquantel nicht zur Anwendung bei trächtigen und laktierenden Tieren empfohlen. ▶ **Gegenanzeigen:** Hundewelpen unter einem Alter von zwei Wochen, Katzenwelpen unter einem Alter von sechs Wochen oder einem Körpergewicht von 0,5 kg. ▶ **Wechselwirkungen:** nicht zusammen mit anderen antiparasitär wirkenden Makroliden (z. B. Avermectine) anwenden.

Weitere Anthelminthika gegen Nematoden

Piperazin

Piperazin ist ein älteres Anthelminthikum, dessen Bedeutung aufgrund seines schmalen Wirkungsspektrums gegen einige wenige Magen-Darm-Nematoden heute stark zurückgegangen ist. Die Anwendung erfolgt ausschließlich oral über Futter oder Wasser als Citratsalz in Form von Pulver [**Piperazincitrat** (V.M)] bei Hühnern, Tauben, Pferden und Schweinen. Piperazin ruft bei Askariden eine schlaffe Paralyse hervor, wodurch es zur Austreibung gelähmter, aber noch lebender Parasiten kommt. Während früher eine curareartige neuromuskuläre Blockade infolge anticholinerger Wirkung angenommen wurde, scheint nach neueren Erkenntnissen eine GABA-agonistische Wirkung und eine daraus resultierende Erhöhung des Ruhepotenzials der somatischen Muskulatur für die lähmende Wirkung verantwortlich zu sein. Piperazin greift weiterhin hemmend in den intermediären Stoffwechsel ein und senkt den Phospholipidgehalt. Das **Wirkungsspektrum** von Piperazin ist sehr eng und umfasst nur lumenständige adulte und begrenzt auch larvale Stadien einiger Magen-Darm-Nematoden (▶ Tab. 45). Sehr gute Wirksamkeit besteht gegen Askariden und teilweise auch gegen Oxyuren, während gegen viele andere Parasitenspezies keine praktisch ausreichende Wirkung erzielt werden kann. Besonders bei Wiederkäuern werden epidemiologisch bedeutsame Nematoden und bei Pferden verschiedene Formen kleiner und großer Strongyliden nicht genügend erfasst. Piperazin ist unwirksam gegen histotrope und inhibierte Larvenstadien sowie gegen extraintestinale Parasitenformen. Eine intrauterine Askarideninfektion kann bei Hunden nicht verhindert werden. Piperazin besitzt keine Wirkung gegen Zestoden und Trematoden sowie keine ovizide Wirkung. ▶ **Dosierung:** Die Dosen sind relativ hoch: einmalig bei Pferden 160–300 mg/kg, Schweinen 90–120 mg/kg, Hühnern 100–330 mg/kg, Tauben 240–500 mg/kg, Puten 300–500 mg/kg, Gänsen 1000 mg/kg, Hunden 110–200 mg/kg und Katzen 150 mg/kg. Aufgrund der begrenzten Wirkung gegen immature Stadien sind Wiederholungsbehandlungen im Abstand von 2–6 Wochen entsprechend der Präpatenzzeiten unter Umständen erforderlich. Pferde und Schweine scheuen die spontane Aufnahme wegen des säuerlichen Geschmacks. Piperazinsalze werden nach oraler Gabe gut resorbiert. Maximale Blutspiegel werden nach 2 Stunden erreicht. Piperazin wird zum Teil metabolisiert und zu > 30 % im Urin ausgeschieden. Die Gesamtausscheidung ist nach 1–3 Tagen abgeschlossen. Piperazin geht beim Geflügel in Eier über, erreicht dort ein Maximum innerhalb von 2 Tagen und ist bis zu 17 Tage als Rückstand nachweisbar. Die akute Toxizität von Piperazin ist gering, die LD_{50} liegt bei 4–6 g/kg. Bei Haustieren beträgt die **therapeutische Breite** mindestens 3 (Katze) bis 6 (Pferd). ▶ **Nebenwirkungen:** sind bei Einhaltung der angegebenen Dosierungen nicht zu erwarten. ▶ **Überdosierung:** Überdosierungserscheinungen, die vor allem bei kleinen Hunden und Katzen sowie bei Welpen infolge Nichteinhaltung einer genau gewichtsbezogenen Dosierung beobachtet wurden, äußern sich in gastrointestinalen Erscheinungen wie Salivation, Erbrechen und Diarrhö sowie in neurotoxischen Symptomen mit Unruhe, Tremor, Ataxie, Apathie und Paresen. Piperazin wirkt, zumindest beim Schwein, nicht embryotoxisch oder teratogen. Beim pH des Magens kommt es zur Bildung geringer Mengen von N-Nitrosopiperazinen, die als potenzielle Mutagene und Karzinogene anzusehen sind. Wegen dieses Risikofaktors wird Piperazin beim Menschen nicht mehr verwendet. Auch bei Tieren sollte auf die Anwendung verzichtet werden, da der begrenzte Nutzen das mögliche Risiko nicht aufwiegt, und anderen besser wirksamen und weniger bedenklichen Anthelminthika der Vorzug gegeben werden. ▶ **Gegenanzeigen:** Kontraindiziert ist die Anwendung bei Legehennen und bei Tieren mit chronischen Leber- und Nierenschäden. ▶ **Wechselwirkungen:** treten mit Phenothiazinen in Form von Übererregungen auf. Durch Anthelminthika wie Pyrantel und Levamisol kann möglicherweise die Wirkung auf die Parasiten antagonisiert werden (▶ S. 311). Bei gleichzeitiger Gabe von Abführmitteln wird die Piperazinwirkung abgeschwächt. ▶ **Wartezeiten:** Hühner: 2 Tage für essbare Gewebe und 5 Tage für Eier; Schweine 4 Tage für essbare Gewebe; Pferde 6 Monate für essbare Gewebe und Milch, Eintragung in den Equidenpass ist erforderlich.

Diethylcarbamazin

Diethylcarbamazin ist ein Piperazinderivat, das als Citrat oral und intramuskulär zur Bekämpfung von Lungenwürmern bei Rind und Schaf und zur Prophylaxe der Herzwurmerkrankung bei Hunden eingesetzt wurde. Diethylcarbamazin-Präparate sind nicht mehr im Handel. Der Wirkstoff wurde nicht in Tab. 1 der EU-VO Nr. 37/2010 aufgenommen (s. Anhang 7). Eine Anwendung bei lebensmittelliefernden Tieren ist deshalb nicht mehr zulässig. Weitere Informationen zu Diethylcarbamazin finden sich in der 4. Auflage dieses Buches.

Organische Phosphorsäureester

Organophosphate, die vor allem als Insektizide und Akarizide im Pflanzenschutz und zur Bekämpfung von Ektoparasiten am Tier Anwendung finden, besitzen zumeist auch eine vermizide und larvizide Wirkung auf Nematoden. Aus der Vielzahl der zur Verfügung stehenden Verbindungen sind jedoch nur wenige aufgrund ihrer pharmakokinetischen Eigenschaften und ihrer gerade noch vertretbaren Wirtstoxizität für die systemische Anwendung gegen Endoparasiten geeignet. Gegen ein begrenztes Spektrum von Nematoden sowie gegen parasitische Larvenstadien verschiedener Arthropoden wurden früher bei Schweinen, Pferden, Fleischfressern, Wiederkäuern und bei Geflügel z. B. folgende Organophosphate oral eingesetzt: **Coumafos**, **Dichlorvos**, **Haloxon**, **Naftalofos**, **Trichlorfon**. Für diese Wirkstoffe wurden mit Ausnahme von Coumafos für Bienen keine Rückstandshöchstmengen festgesetzt, sodass sie nicht in Tab. 1 der EU-VO Nr. 37/2010 aufgenommen wurden (s. Anhang 7). Ihre Anwendung bei lebensmittelliefernden Tieren ist deshalb verboten. Verschiedene Organophosphate finden noch therapeutische Anwendung zur Bekämpfung von Ektoparasiten bei Hund und Katze sowie bei Bienen (▶ S. 340). Dort und in ▶ S. 37 finden sich nähere Angaben zum Wirkungsmechanismus, zu Nebenwirkungen und zur Toxizität; anthelminthisches Wirkungsspektrum s. in ▶ Tab. 45. Weitere Einzelheiten zu ihrem Einsatz als Anthelminthika finden sich in der 4. Auflage dieses Buches von 1999.

Nitroscanat

Nitroscanat, ein Breitspektrumanthelminthikum zur gleichzeitigen Bekämpfung von Nematoden und Zestoden beim Hund (▶ Tab. 46) ist nicht mehr im Handel [früher: **Lopatol** (V.M.)]. Der antiparasitäre Wirkungsmechanismus ist nicht genau bekannt. Wegen lokaler Irritation am Gastrointestinaltrakt und genotoxischer Eigenschaften sollte anderen, weniger bedenklichen Anthelminthika der Vorzug gegeben werden. Weitere Informationen zu Nitroscanat finden sich in der 7. Auflage dieses Buches von 2006 in.

Emodepsid

Ein neues Wirkprinzip gegen Magen-Darm-Nematoden ist der Wirkstoff Emodepsid aus der Gruppe der Depsipeptide, das ein halbsynthetisches Derivat des Pilzes *Mycelia sterilia* ist, der zur Mikroflora der in Japan vorkommenden Pflanze *Camelia japonica* gehört. Der Wirkstoff ist für Katzen als Spot-on-Präparat in Kombination mit Praziquantel zur gleichzeitigen Bekämpfung von Nematoden und Zestoden zugelassen [**Profender** (V.M.)]. Der nematizide Wirkungsmechanismus von Emodepsid ist eine Stimulation präsynaptischer Sekretinrezeptoren (Latrophilin-Rezeptoren) an der neuromuskulären Endplatte von Nematoden, wodurch es über eine Freisetzung inhibitorischer, postsynaptisch wirkender Neurotransmitter zu Paralyse und Tod des Parasiten kommt. ▶ **Anwendungsgebiet**: Bei Katzen besteht Wirksamkeit gegen unreife und reife adulte Stadien Askariden und Hakenwürmer wie *Toxocara cati*, *Toxascaris leonina* und *Ancylostoma tubaeformae*. Die **Dosis** beträgt 3 mg/kg einmalig. Nach topischer Verabreichung werden innerhalb von 3 Tagen maximale Serumkonzentrationen von 32 µg/l erreicht. Emodepsid verteilt sich in alle Gewebe mit höchsten Konzentrationen im Fett. Die Ausscheidung erfolgt langsam mit einer **Halbwertszeit** von 9 Tagen hauptsächlich über die Fäces. ▶ **Nebenwirkungen** und ▶ **Überdosierung**: vorübergehende Salivation, Erbrechen und Tremor können gelegentlich durch Ablecken der Applikationsstelle unmittelbar nach Verabreichung oder nach fünf- bis zehnfacher Überdosierung auftreten. ▶ **Gegenanzeigen**: nicht anwenden bei Katzenwelpen, die jünger als 8 Wochen oder leichter als 0,5 kg sind. Trotz Hinweisen auf eine Beeinträchtigung der embryo-fetalen Entwicklung bei Labortieren kann Emodepsid bei trächtigen und laktierenden Katzen angewendet werden. ▶ **Wechselwirkungen**: Emodepsid ist ein Substrat für die P-Glykoprotein-Effluxpumpe und sollte deshalb nicht gleichzeitig mit anderen Arzneimitteln, die Substrat oder Hemmstoff von P-Glykoprotein sind, wie Avermectine und andere antiparasitär wirkende makrozyklische Laktone, Erythromycin, Prednisolon oder Ciclosporin, angewendet werden. **Anwendersicherheit**: schwangere Frauen sollen Kontakt mit dem Arzneimittel vermeiden, Kinder sollen keinen lang

Antiparasitika

dauernden und intensiven Kontakt mit den behandelten Tieren in den ersten 24 Stunden nach Applikation haben.

1.2 Anthelminthika gegen Zestoden

Von den bisher besprochenen, gegen Nematoden wirksamen Breitbandanthelminthika besitzen nur einige Wirkstoffe auch eine Wirksamkeit gegenüber Bandwürmern. Hierzu zählen die neueren Benzimidazole wie Mebendazol, Albendazol oder Fenbendazol, die jedoch nur ein begrenztes Wirkspektrum gegen Zestoden aufweisen, das sich zumeist nur auf *Taenia, Moniezia* und *Anoplocephala* spp. beschränkt und im Allgemeinen höhere Dosierungen als für die Bekämpfung von Nematoden erfordert (▶ Tab. 44). Lediglich Nitroscanat (s. o.) ist sowohl gegen Nematoden als auch gegen Zestoden der Fleischfresser variabel wirksam (▶ Tab. 46). Bei der Bekämpfung von Bandwurminfektionen kommen deshalb vorwiegend Wirkstoffe zur Anwendung, die nur ein schmales, auf Zestoden begrenztes **Wirkungsspektrum** besitzen, mit denen jedoch im Allgemeinen die wichtigsten Bandwurmarten erfasst werden können.

Früher standen nur pflanzliche Präparate wie **Kamala** und **Arecolin** sowie **Zinnverbindungen** zur Verfügung, die aber nahezu vollständig durch Chemotherapeutika wie **Niclosamid**, **Praziquantel**, **Epsiprantel**, **Bunamidin** sowie, mit geringerer Bedeutung, **Resorantel**, **Dichlorophen** und **Bithionol** verdrängt wurden. Gegenüber den nur paralysierend auf Zestoden wirkenden pflanzlichen Verbindungen sind die neueren Wirkstoffe stärker und breiter wirksam sowie besser verträglich. Diese Verbindungen führen durch Tegumentschädigung und durch Eingriffe in den Parasitenstoffwechsel zu einem Absterben des Scolex und durch diese zestizide Wirkung zu einer sicheren Expulsion der Bandwürmer. Ein weiterer Vorteil besteht in der zum Teil vorhandenen Wirksamkeit gegen unreife extraintestinale Stadien, z. B. bei Zystizerkose. **Resistenzen** spielen bei Zestoden bisher noch keine Rolle.

Wegen der wichtigen hygienischen Bedeutung für den Menschen ist bei der Behandlung von Bandwurminfektionen der Fleischfresser, vor allem bei Echinokokkose, das **Therapieziel** eine vollständige (100%ige) Austreibung aller Zestoden mit Scolex. Zur Strategie einer Bandwurmbekämpfung gehört aber nicht nur die Chemotherapie bei nachgewiesenem Zestodenbefall, sondern auch eine prophylaktische Behandlung von Fleischfressern in endemischen Echinokokkosegebieten, von Jagd- und Hütehunden, von Mäuse jagenden Katzen, bei Flohbefall sowie die gleichzeitige Bekämpfung von Zwischenwirten, z. B. Flöhen und Haarlingen.

Pflanzliche Wirkstoffe: Kamala und Arecolin

Zu den älteren Bandwurmmitteln zählen die pflanzlichen Produkte Kamala und Arecolin.

Für **Kamala** mit dem wirksamen Bestandteil Rottlerin wurden als Anwendungsgebiete die Behandlung von Darmnematoden und Darmzestoden bei allen Tierarten beansprucht. Da weder die Wirksamkeit gegen diese Parasiten noch die Verträglichkeit bei Haus- und Nutztieren ausreichend belegt sind, ist die Anwendung von Kamala bei Darmhelminthosen obsolet.

Arecolin, ein Alkaloid aus der Betelnusspalme, war bis zur Einführung der neueren Chemotherapeutika das Mittel der Wahl bei Bandwurminfektionen des Hundes. **Wirkungsspektrum:** gesicherte Wirkung beim Hund gegen verschiedene Taenienformen, *Dipylidium caninum, Mesocestoides corti* und *Multiceps multiceps*. Die Wirksamkeit gegen Echinokokken, insbesondere gegen *E. multilocularis*, ist nicht ausreichend (▶ Tab. 46). Wegen der unzureichenden Wirkung gegen Echinokokken und des relativ großen Nebenwirkungspotenzials sollte Arecolin heute nicht mehr zur Bandwurmbekämpfung beim Hund eingesetzt werden. Arecolin-Präparate sind nicht mehr im Handel. Weitere Informationen zu Arecolin finden sich in der 6. Auflage dieses Buches.

Nicht pflanzliche Wirkstoffe gegen Zestoden

Zinnverbindungen hatten als Gemische von metallischem Zinn und Dibutyl-Zinndilaurat gewisse Bedeutung als gut verträgliche, oral anzuwendende Mittel zur Bekämpfung von Darmzestoden beim Geflügel in einer Dosierung von 120–250 mg/kg.

Aus der Gruppe der halogenierten Diphenole besitzen insbesondere **Dichlorophen** und **Bithionol** neben einer bakteriziden und fasziolizidenen

▶ **Tab. 46** Wirkungsspektrum von Anthelminthika gegen Zestoden der Fleischfresser.

	Arecolin*	Niclosamid*	Praziquantel	Epsiprantel**	Bunamidin*	Nitroscanat*
Taenia	xxx	xxx	xxx	xxx	xxx	xxx
Dipylidium	xx	x	xxx	xxx	x	xxx
Mesocestoides	x	x	xxx	xxx	xx	–
Echinococcus	0	0	xxx	xx	xx	0/x

0 = keine ausreichende Wirkung; * = nicht mehr als Tierarzneimittel im Handel; ** = Wirkung nur auf reife Darmlumenstadien.

Wirkung auch eine vermizide und purgative Wirkung auf Darmzestoden von Fleischfressern und Geflügel bei einer oralen ▶ **Dosierung** von 200–300 mg/kg. Es besteht keine ausreichende Wirkung gegen Echinokokken. Wegen der geringen **therapeutischen Breite** infolge gastrointestinaler ▶ **Nebenwirkungen** haben diese Wirkstoffe nur geringe Bedeutung als Bandwurmmittel erlangt.

Resorantel, ein Bromresorcylanilid, ist eine weitere diphenolische Verbindung mit vermizider **Wirkung** auf Zestoden der Wiederkäuer und Fleischfresser sowie gegen Paramphistomen. ▶ **Dosierung:** Durch eine orale Dosis von 60–80 mg/kg bei Rind, Schaf und Ziege bzw. 30–50 mg/kg bei Hunden kommt es zum Absterben und zur Mazeration der Bandwürmer. Resorantel wird schnell ausgeschieden. ▶ **Nebenwirkungen:** Resorantel ist relativ gut verträglich, bis zum 6- bis 10-Fachen der therapeutischen Dosis treten kaum Nebenwirkungen auf. ▶ **Gegenanzeigen:** Eine Anwendung bei lebensmittelliefernden Tieren ist nicht mehr zulässig, da der Wirkstoff nicht in Tab. 1 der EU-VO Nr. 37/2010 aufgenommen wurde (s. Anhang 7).

Die genannten Wirkstoffe sind in Deutschland nicht als Arzneimittel zugelassen. Ihre Anwendung bei lebensmittelliefernden Tieren ist verboten.

Niclosamid

Niclosamid, ein chloriertes Nitrosalicylat, war das erste gut verträgliche Bandwurmmittel, das in Form von Tabletten oder Pulver sowohl in der Humanmedizin [**Yomesan** (H.M.)] als auch als Piperazinsalz in der Tiermedizin breite Anwendung fand bei Hund, Katze, Rind, Schaf und Ziege, heute allerdings an Bedeutung verloren hat. **Wirkungsspektrum**: Nur im Darm befindliche Zestodenformen. Bei Fleischfressern werden Taenien gut erfasst, geringer bis wenig ausgeprägt ist die Wirkung gegen *Dipylidium caninum* und *Mesocestoides* spp., gegen Echinokokken ist die Wirkung unzureichend (▶ Tab. 46). Wirksamkeit besteht ferner gegen *Moniezia* spp. und pathogene Jugendstadien der Paramphistomen bei Wiederkäuern, *Anoplocephala* spp. bei Pferden sowie gegen Zestoden bei Geflügel und Karpfen. Niclosamid ist nicht mehr als Tierarzneimittel zugelassen. Der Wirkstoff wurde nicht in Tab. 1 der EU-VO Nr. 37/2010 aufgenommen und darf deshalb nicht bei lebensmittelliefernden Tieren angewendet werden (s. Anhang 7). Weitere Angaben zu diesem Wirkstoff finden sich in der 4. Auflage dieses Buches von 1999.

Praziquantel

Praziquantel ist ein Pyrazinisochinolinderivat, das in Form von Tabletten oder Pellets sowie als Injektionslösung und Spot-on zur Bandwurmbekämpfung bei Hunden und Katzen [**Droncit** (V.M.)] sowie oral als Drench anzuwendende Suspension zur Behandlung der Monieziose beim Schaf [**Cestocur** (V.M.)] und als oral anzuwendendes Gel für die Bekämpfung von *Anoplocephala perfoliata* bei Pferden zur Verfügung steht. **Wirkungsspektrum**: Praziquantel kann als das derzeit wirksamste Präparat gegen Zestoden und als das Mittel der Wahl bei Echinokokkeninfektionen der Fleischfresser angesehen werden. Praziquantel besitzt eine ausgezeichnete zestizide Wirkung gegen sämtliche Altersstadien aller wichtigen bei Hund und Katze vorkommenden Zestoden (▶ Tab. 46). Während Echinokokken bereits mit den üblichen therapeutischen Dosen erfasst werden, sind für *Diphyllobothrium latum* höhere Dosierungen erforderlich. Praziquantel ist ferner wirksam bei reifen Darmstadien der Monieziose des Schafes, der Anoplocephalidose des Pferdes, bei der Zystizerkose und bei Schistosomen des Rindes sowie bei Zestoden- und Trematodeninfektionen des Menschen. **Wirkungsmechanismus**: Tegumentschädigung an den vorderen Bandwurmabschnitten. Dadurch kommt es zu einer Störung der Ca^{2+}-Permeabilität mit der Folge einer starken Kontraktion sowie einer Dysregulation des Stoffwechsels und letztendlich zum Absterben des Parasiten. Praziquantel übt diese Wirkungen in vitro bereits bei Konzentrationen von 0,01 µg/ml aus. ▶ **Dosierung**: bei Hund und Katze einmalig 5 mg/kg oral mit dem Futter bzw. i.m. oder s.c., bei manifestem Befall mit Echinokokken zweimalig i.m. im Abstand von einem Tag; als Spot-on bei der Katze 8 mg/kg; beim Pferd 1 mg/kg und beim Schaf 3,75 mg/kg einmalig oral. Futterentzug oder diätetische Maßnahmen sind nicht erforderlich. Nach oraler Gabe wird Praziquantel bei allen bisher untersuchten Spezies schnell und fast vollständig resorbiert. Maximale Blutspiegel werden je nach Tierart in 0,3–2 Stunden erreicht. Die Verteilung erfolgt in alle Organe mit Anreicherung in Leber und Dünndarm. Dieses pharmakokinetische Verhalten bedingt die gute Wirksamkeit auch gegen extraintestinale Zestodenstadien. Praziquantel wird in aktiver Form in das Darmlumen rücksezerniert und kann somit in relativ hohen Konzentrationen die sonst schlecht angreifbaren jungen Stadien von *E. granulosus* in den Lieberkühn-Krypten unter dem Mukus erreichen. In der Leber wird Praziquantel rasch zu unwirksamen Metaboliten abgebaut. Die **Halbwertszeit** für die Muttersubstanz beträgt bei Hund, Katze und Schaf 2–3 Stunden. Die Ausscheidung erfolgt vollständig innerhalb von 48 Stunden überwiegend renal, teilweise infolge biliärer und enteraler Sekretion auch über die Fäzes. ▶ **Nebenwirkungen**: Praziquantel besitzt nur eine sehr geringe Toxizität und zeichnet sich bei Hund und Katze durch eine gute Verträglichkeit aus. Bis zu 50 mg/kg werden symptomlos vertragen, darüber kann es zu Erbrechen kommen. Bei subkutaner Injektion können lokale Reizerscheinungen an der Injektionsstelle auftreten. Aus diesem Grund sollen nicht mehr als 3 ml pro Injektionsstelle appliziert werden. Bei Schafen wird die fünffache therapeutische Dosis symptomlos vertragen. Bei Pferden ist die therapeutische Breite > 5. Bei starkem Befall kann es durch abgestorbene Bandwürmer zu vorübergehenden kolikartigen Erscheinungen und Durchfall kommen. ▶ **Gegenanzeigen**: keine. Praziquantel kann auch an trächtige Tiere verabreicht werden. Nicht an Stuten verabreichen, deren Milch zum menschlichen Verzehr gewonnen wird. ▶ **Wechselwirkungen**: Gleichzeitige Gabe von Dexamethason kann zur Herabsetzung der Serumkonzentration von Praziquantel führen. Mit anderen Mitteln gegen Endo- und Ektoparasiten sind keine Wechselwirkungen bekannt. ▶ **Wartezeiten**: essbare Gewebe: Schaf und Pferd 0 Tage; Milch: Schaf 0 Tage.

Praziquantel steht auch in fixer Kombination mit Pyrantelembonat [**Drontal** (V.M.)] und zusätzlich Febantel [**Drontal plus** (V.M.)], mit Milbemycinoxim [**Milbemax** (V.M.)] oder mit Emodepsid [**Profender** (V.M.)] zur gleichzeitigen Bekämpfung von Nematoden und Zestoden bei Hunden und Katzen zur Verfügung. Für Pferde sind oral zu verabreichende Kombinationspräparate mit Ivermectin [**Equimax** (V.M.), **Eqvalan duo** (V.M.)] oder mit Moxidectin [**Equest Pramox** (V.M.)] zur einmaligen Behandlung von Mischinfektion mit adulten Zestoden und Nematoden oder Dassellarven zugelassen. ▶ **Wartezeiten:** präparatabhängig für essbare Gewebe mit Ivermectin 30 bis 35 Tage und mit Moxidectin 64 Tage.

Aus helminthologischer Sicht sind diese Kombinationen als wenig sinnvoll einzustufen, da hierfür unter den hiesigen Bedingungen nur selten eine Indikation besteht.

Epsiprantel

Epsiprantel ist ein Pyrazin-Benzazepin-Derivat, das in fixer Kombination mit Pyrantelembonat zur oralen Bekämpfung von Nematoden und Zestoden beim Hund zugelassen ist [**Banminth-Plus** (V.M.)]. Der Wirkstoff übt wahrscheinlich durch einen zu Praziquantel ähnlichen Mechanismus mit Tegumentschädigung und nachfolgender Störung des Glukosestoffwechsels und der Calciumpermeabilität mit Tetanie des Parasiten eine zestizide Wirkung aus, wobei die Parasiten teilweise im Darm mazeriert werden. Das **Wirkungsspektrum** umfasst alle wichtigen Zestoden des Hundes inklusive *Echinococcus granulosus*. Da Epsiprantel im Unterschied zu Praziquantel nur sehr gering aus dem Magen-Darm-Trakt resorbiert wird, beschränkt sich seine Wirkung auf darmständige adulte Zestodenstadien (▶ Tab. 46). ▶ **Dosierung:** beim Hund einmalig 5,5 mg/kg oral, für die Katze liegt die Dosierungsempfehlung bei 2,75 mg/kg einmalig oral. ▶ **Nebenwirkungen:** Epsiprantel ist gut verträglich, außer gelegentlichem Erbrechen und Durchfall treten auch bei mehrfacher Überdosierung keine unerwünschten Wirkungen auf. ▶ **Gegenanzeigen** und ▶ **Wechselwirkungen:** keine bekannt. Epsiprantel kann bei trächtigen und säugenden Hündinnen sowie bei Welpen angewendet werden. Zur Beurteilung des therapeutischen Wertes einer fixen Kombination mit Pyrantel s. unter Praziquantel.

Bunamidin

Bunamidin, ein Naphthalinderivat, wurde als Hydrochlorid zur oralen Behandlung von Bandwurminfektionen bei Hund und Katze eingesetzt. **Wirkungsspektrum:** alle wichtigen Zestoden der Fleischfresser inklusive *Echinococcus granulosus*, begrenzte Wirksamkeit auch gegen immature Stadien der Echinokokken, variable Wirkung gegen *Dipylidium caninum* (60–90%) (▶ **Tab. 46**). Bunamidin ist ferner wirksam gegen Askariden und bei der Monieziose des Schafes. **Wirkungsmechanismus:** vermizid durch Tegumentschädigung mit nachfolgender Abnahme der Glukoseaufnahme, wobei teilweise der Parasit im Darm mazeriert wird. Bunamidin, das weniger gut verträglich ist als Praziquantel, ist nicht mehr als Tierarzneimittel im Handel. Weitere Angaben zu diesem Wirkstoff finden sich in der 4. Auflage dieses Buches von 1999.

1.3 Mittel zur Bekämpfung von Trematoden

Nur einige der gegen Nematoden und Zestoden wirksamen Anthelminthika können auch zur Bekämpfung des Befalls mit Trematoden eingesetzt werden. So sind verschiedene nicht mehr eingesetzte Zestodenmittel, wie z. B. Resorantel, Bithionol und Niclosamid, gegen Pansenegel wirksam. Von weitaus wichtigerer Bedeutung als die Behandlung der Paramphistomose ist die Bekämpfung des Leberegelbefalls bei Wiederkäuern aufgrund der weiten Verbreitung und der hohen wirtschaftlichen Verluste durch die Fasziolose. Zu ihrer Bekämpfung wurden Chemotherapeutika entwickelt, die ein sehr enges **Wirkungsspektrum** aufweisen, das sich in den meisten Fällen nur auf *Faszciola hepatica* (und *F. gigantica*) beschränkt und die deshalb als Fasziolizide bezeichnet werden. Hierzu zählt eine Vielzahl halogenierter Kohlenwasserstoffe. Die älteste Gruppe sind chlorierte aliphatische Kohlenwasserstoffe (**Tetrachlorkohlenstoff**, **Tetrachlorethan**). Bessere Wirkung und Verträglichkeit besitzen halogensubstituierte diphenolische Verbindungen (z. B. **Hexachlorophen**, **Bithionol**, **Niclofolan**, **Bromfenofos**) sowie Nitrophenole (**Nitroxinil**), das Sulfonamid **Clorsulon** und insbesondere halogenierte Salicylsäureanilide (wie **Oxyclozanid**, **Rafoxanid**, **Brotianid**, **Closantel**). Die meisten dieser Verbindungen weisen einen gemeinsamen fasziolizden Wirkungsmechanismus auf, der auf einer Entkopplung der oxidativen Phosphorylierung beruht, die zu einer ATP-Verarmung und letztlich zum Absterben des Parasiten infolge Energiemangels führt. Eine Sonderstellung innerhalb der Gruppe der Fasziolizide nehmen **Diamfenetid** und die Benzimidazole **Albendazol** und **Triclabendazol** hinsichtlich chemischer Struktur, Wirkungsmechanismus und -spektrum sowie Verträglichkeit ein.

Wegen der im Lebergewebe ablaufenden Entwicklung von *F. hepatica* und der Absiedelung adulter Formen in den Gallengängen können nur solche Chemotherapeutika eine fasziolizide Wirkung in vivo entfalten, die sich aufgrund ihrer **pharmakokinetischen Eigenschaften** im Lebergewebe anreichern und in ausreichend hohen Konzentrationen biliär ausgeschieden werden. Mit Ausnahme von Diamfenetid können bei den üblichen therapeutischen Dosierungen mit allen erwähnten Fasziolizden ausreichend hohe, teilweise über den Serumspiegeln liegende Konzentrationen in der Galle erreicht werden, um die in den Gallengängen parasitierenden über 8 Wochen alten und adulten Formen der Leberegel abzutöten. Demgegenüber sind, vornehmlich aufgrund der hohen Proteinbindung, die Konzentrationen an freiem Wirkstoff im Blut zu niedrig, um die im Leberparenchym wandernden jugendlichen, unter 8 Wochen alten Stadien genügend zu schädigen. Durch Dosiserhöhung ist es zwar möglich, auch 4–6 Wochen alte und vereinzelt auch noch jüngere Leberegel zu erfassen, jedoch ist wegen der geringen *therapeutischen Breite* der meisten Fasziolizide eine ausreichende Dosiserhöhung, außer bei Benzimidazolen, nur sehr begrenzt durchführbar (▶ **Tab. 47**). Die Wirkung bei akuter Fasciolose ist deshalb begrenzt und Wiederholungsbehandlungen sind in 3- bis 8-wöchigem Abstand erforderlich. Lediglich Diamfenetid und Triclabendazol besitzen eine z. T. selektive Wirkung auf sehr junge Leberegelstadien

(▶ Tab. 47). Über **Resistenzen** von *Fasciola hepatica* gibt es außer vereinzelt für Salicylsäureanilide und Triclabendazol kaum Hinweise.

Trotz ihrer relativ geringen therapeutischen Breite sind Fasziolizide mit Ausnahme der Benzimidazole bei trächtigen Tieren anwendbar. Bei hochträchtigen und schwer erkrankten Tieren ist vorsichtige und exakte Dosierung erforderlich. Die gebräuchlichen Leberegelmittel stellen wegen ihrer zumeist langsamen Ausscheidung (überwiegend biliär mit enterohepatischem Kreislauf, nur gering renal) und entsprechend langen **Halbwertszeiten** potente Rückstandsbildner dar, die über längere Zeiträume in Geweben nachgewiesen werden können und auch in die Milch übergehen. Bei chronischer Fasciolose ist ferner mit einem verzögerten Abbau in der Leber zu rechnen. Bei ihrer Anwendung sind deshalb im Allgemeinen lange **Wartezeiten** zu beachten, meistens besteht keine Zulassung für die Anwendung bei Tieren, die der Milchgewinnung dienen. Wegen der üblicherweise herdenmäßig durchzuführenden Leberegelbekämpfung ist die Anwendung von Fasziolziden in Milchviehbeständen wirtschaftlich nicht unproblematisch. Milchhygienisch von Bedeutung ist ferner, dass Fasziolzidrückstände teilweise Prozesse bei der Käseherstellung beeinträchtigen können.

Aliphatische chlorierte Kohlenwasserstoffe

Tetrachlorkohlenstoff (CCl_4) ist ebenso wie der von ihm abgeleitete Wirkstoff **Hexachlorethan** aufgrund der nur auf adulte Leberegel (> 12 Wochen) beschränkten Wirksamkeit und der hohen Toxizität, die bereits im therapeutischen Dosisbereich zu Todesfällen führen kann (▶ Tab. 47), **obsolet**, insbesondere da auch heute wesentlich besser wirksame und verträgliche Leberegelmittel zur Verfügung stehen. Ausführlichere Angaben zu diesen Wirkstoffen finden sich in der zweiten Auflage dieses Buches von 1994. Diese Wirkstoffe sind nicht in Tab. 1 der EU-VO 37/2010 aufgenommen und dürfen deshalb nicht bei lebensmittelliefernden Tieren angewendet werden (s. Anhang 7).

Halogenierte diphenolische Verbindungen

Zur Gruppe dieser Fasziolizide zählen die heute nicht mehr gebräuchlichen, in ihrer Wirkung auf adulte Leberegel beschränkte und aufgrund der relativ hohen erforderlichen Dosierungen nur gering verträglichen Verbindungen **Hexachlorophen** (▶ Tab. 47) und **Bithionol**, die auch gegen einige Zestoden bei Fleischfressern und Geflügel wirksam sind und die ferner eine für lokale Antisepsis nutzbare antimikrobielle Wirkung besitzen. Eine größere Bedeutung in der Leberegelbekämpfung haben aus dieser Gruppe die etwas breiter wirksamen und besser verträglichen Stoffe **Niclofolan** und **Bromfenofos** erlangt.

Hexachlorophen und Bithionol sind wegen ihrer begrenzten Wirksamkeit und geringen therapeutischen Breite heute als Fasziolizide obsolet. Sie befinden sich auch seit einiger Zeit nicht mehr im Handel, ebenso wie die bei relativ niedrigen Dosen gut fasziolzid wirksamen Stoffe **Bromfenofos** und **Niclofolan** (▶ Tab. 47). Auf eine weitergehende Besprechung dieser Wirkstoffe wird deshalb verzichtet. Ausführlichere Angaben finden sich in der 2. Auflage dieses Buches von 1994.

Diese Wirkstoffe sind nicht in Tab. 1 der EU-VO 37/2010 aufgenommen und dürfen deshalb nicht bei lebensmittelliefernden Tieren angewendet werden (s. Anhang 7).

Nitroxinil

Das von dem Nematodenmittel Disophenol abgeleitete Nitrophenolderivat Nitroxinil ist seit einiger Zeit nicht mehr im Handel und darf wegen fehlendem MRL-Wert nicht mehr bei lebensmittelliefernden Tieren angewendet werden. Sein Wirkungsspektrum erstreckt sich auf große Leberegel > 8 Wochen (▶ Tab. 47) und auf verschiedene Magen-Darm-Nematoden bei Wiederkäuern und Hunden sowie auf parasitische Stadien der Nasendassel. Bei den erforderlichen fasziolziden Dosen besteht eine brauchbare therapeutische Breite (▶ Tab. 47). Ausführlichere Angaben zu diesem Wirkstoff finden sich in der 2. Auflage dieses Buches von 1994.

Salicylsäureanilide

Verbindungen mit einem Salicylsäureanilid als chemischer Grundkörper waren ein erster Höhepunkt der Entwicklung verträglicher Fasziolizide. Wirkstoffe wie **Brotianid** und das chemisch ähnliche, in Deutschland nicht zugelassene **Clioxanid** sowie **Oxyclozanid** und insbesondere **Rafoxanid** und **Closantel** sind, wie die halogenierten Phenole, ebenfalls Entkoppler der oxidativen Phosphorylierung und als solche hochwirksam gegen große Leberegel. Sie weisen dazu im Vergleich zu anderen Fasziolizide eine günstigere therapeutische Breite auf, die auch bei Dosiserhöhung zur Bekämpfung juveniler Stadien noch ausreichende Sicherheit bietet. Große Leberegel können gegen einzelne Salicylsäureanilide beim Rind gelegentlich **Resistenzen** entwickeln.

Brotianid (▶ Tab. 47) hat nie eine breite therapeutische Bedeutung erlangt und befindet sich auch seit einiger Zeit nicht mehr im Handel. Weitergehende Angaben zu diesem Wirkstoff finden sich in der 2. Auflage dieses Buches von 1994.

Closantel

Closantel ist als 5 %ige Suspension zur oralen Anwendung bei Rindern und Schafen zugelassen [**Flukiver** (V.M.)]. **Wirkungsspektrum:** adulte große Leberegel (> 8 Wochen), gegen immature Stadien besteht beim Rind ab der 6. Woche, beim Schaf ab der 4. Woche eine Teilwirkung, beim Rind gegen subdermale Hypodermalarven, beim Schaf ferner adulte und larvale Stadien von *Haemonchus contortus* (keine Wirkung gegen andere Trichostrongyliden) sowie alle parasitischen Larvenstadien der Nasendassel (*Oestrus ovis*). Resistenzen großer Leberegel gegen Closantel und andere Salicylsäureanilide sind möglich, wurden in Europa bisher aber noch nicht beobachtet. ▶ **Dosierung:**

▶ **Tab. 47** Wirksame und toxische Dosen von Fasziolizide beim Rind.

Fasziolizid		Dosis (mg/kg)						
		wirksame						toxische
		Alter der Leberegel (Wochen)						
		< 1	> 1	> 4	> 6	> 8	12	
Hexachlorethan	oral	–	–	–	–	–	150	150–200
Hexachlorophen	oral	–	–	–	–	15	20	25
Niclofolan	oral	–	–	–	–	3	3	> 12
	s.c.					0,8	0,8	> 4
Bromfenofos	oral	–	–	–	12	12	12	> 35
Nitroxinil	i.m./s.c.	–	–	(13)	13	10	10	> 40
Brotianid	oral	–	–	–	(30)	15	15	> 100
Oxyclozanid	oral	–	–	–	–	10	10	> 60
Rafoxanid	oral	–	–	(10)	10	7,5	7,5	> 80
Closantel*	oral	–	–	–	(10)	10	10	60
Diamfenetid	oral	100	100	100	100	(100)	(100)	> 400
Albendazol*	oral	–	–	(15)	15	10	10	> 100
Triclabendazol*	oral	15	12,5	12,5	10	6	6	> 100

– = keine ausreichende Wirkung; Werte in Klammern = weniger als 70 %ige Wirkung; * = für lebensmittelliefernde Tiere zugelassen.

Rind und Schaf einmalig 10 mg/kg oral. Die Behandlung sollte ca. 8 Wochen nach der Aufstallung im Herbst erfolgen. Closantel wird langsam resorbiert, die Bioverfügbarkeit beträgt 50%. Spitzenspiegel im Blut von 45–60 µg/ml werden nach 2–3 Tagen erreicht. Die Ausscheidung erfolgt langsam zu mehr als 80% über die Galle und die Fäzes in überwiegend unveränderter Form. Die **Halbwertszeit** beträgt 2–3 Wochen. ▶ **Nebenwirkungen:** Rinder vertragen oral bis zum Sechsfachen, Schafe bis zum Vierfachen der therapeutischen Dosis symptomlos. ▶ **Überdosierung:** Bei höherer Überdosierung kommt es zu Inappetenz, unkoordinierten Bewegungen, allgemeiner Schwäche, Sehstörungen oder Blindheit. Beim Rind traten bis 82,5 mg/kg oral keine Todesfälle auf. Bei parenteraler Anwendung ist Closantel toxischer. Bei männlichen Tieren kommt es zu degenerativen Veränderungen des Keimepithels ohne erkennbare Beeinträchtigung der Spermaqualität. ▶ **Gegenanzeigen:** Tiere, die der Milchgewinnung dienen. ▶ **Wechselwirkungen:** keine bekannt. ▶ **Wartezeiten:** für essbare Gewebe 28 Tage beim Rind und 42 Tage beim Schaf.

Oxyclozanid

Oxyclozanid war bei Rind und Schaf zur Behandlung der Fasciolose auf dem Markt. **Wirkungsspektrum:** Oxyclozanid wirkt gut nur gegen Leberegelstadien (> 10 Wochen) in den Gallengängen. Präadulte Formen im Lebergewebe werden wegen der sehr hohen Proteinbindung dieses Fasziolizids beim Rind nur unbefriedigend erfasst, beim Schaf kann erst bei 3-facher Dosis oral ausreichende Wirkung erzielt werden. In Deutschland ist kein Oxyclozanid-haltiges Tierarzneimittel mehr im Handel. Angaben zu diesem Wirkstoff finden sich in der 6. Auflage dieses Buches von 2003.

Rafoxanid

Rafoxanid, ein jodiertes Salicylanilid mit gewissen strukturellen Ähnlichkeiten zu Thyroxin, hat eine breite anthelminthische Wirksamkeit und gute Verträglichkeit. Dieses Fasziolizid stand früher zur Anwendung bei Rind, Schaf und Wildwiederkäuern zur Verfügung. Das Wirkungsspektrum umfasst neben adulten und teilweise auch präadulten großen Leberegeln (> 6 Wochen) auch alle parasitischen Larvenstadien der Nasendassel *(Oestrus ovis)* sowie die Nematoden *Haemonchus* und *Bunostomum* spp. In Deutschland ist kein Rafoxanid-haltiges Tierarzneimittel mehr im Handel. Angaben zu diesem Wirkstoff finden sich in der 6. Auflage dieses Buches von 2003.

Diamfenetid

Diamfenetid, ein Diacetamidophenoxyethylether [Handelsname in USA: **Coriban** (V.M.)], nimmt eine Sonderstellung unter den Fasziloziden ein und ist spezifisch zur Bekämpfung der akuten Fasziolose geeignet. Der Wirkstoff ist jedoch in Europa nicht zugelassen und darf wegen fehlender MRL-Festsetzung bei lebensmittelliefernden Tieren nicht angewendet werden. **Wirkungsspektrum:** Im Gegensatz zu allen anderen Fasziloziden wirkt Diamfenetid spezifisch auf sehr junge Stadien von *F. hepatica*, wobei die Wirksamkeit mit zunehmendem Alter der Leberegel abnimmt: 100% wirksam gegen 1 Tag bis 8 Wochen alte Stadien, nur 50–70% wirksam gegen adulte, eiproduzierende Parasiten. **Wirkungsmechanismus:** Diamfenetid wird im Lebergewebe zu einem Aminmetaboliten desacetyliert, der toxisch auf die in unmittelbarer Nachbarschaft wandernden jugendlichen Stadien von Leberegeln wirkt. Durch schnellen Abbau des Metaboliten erreichen nur geringe Konzentrationen die adulten Stadien in den Gallengängen. ▶ **Dosierung:** Schaf einmalig 100 mg/kg oral. Eine vollständige Elimination von Leberegeln ist nur in Kombination mit einem sicher adultiziden Fasziolizid (z. B. mit einem Salicylsäureanilid) möglich. Diamfenetid wird gut, jedoch langsam resorbiert und reichert sich innerhalb von 3 Tagen in Leber und Galle an. ▶ **Nebenwirkungen** und ▶ **Überdosierung:** Diamfenetid ist wegen der schnellen Entgiftung des toxischen Metaboliten relativ gut verträglich. Nebenwirkungen treten erst bei Dosen über 400 mg/kg und insbesondere bei Stallhaltung in Form von Störungen des Sehvermögens und Wollausfall auf, über 1600 mg/kg kommt es zu Todesfällen. Diamfenetid wirkt nicht teratogen und ist ohne Einfluss auf die Fertilität. ▶ **Gegenanzeigen** und ▶ **Wechselwirkungen:** keine bekannt.

Benzimidazole

Verschiedene Benzimidazole besitzen auch eine Wirkung gegen adulte Stadien großer Leberegel, wofür aber, z. B. im Falle von Thiabendazol oder Mebendazol, mindestens 5-fach höhere Dosen als gegen Nematoden erforderlich sind, sodass eine sichere Leberegelbekämpfung mit diesen Anthelminthika nicht praktikabel ist. Gute Wirksamkeit in niedrigen Dosen bei der Fasziolose besitzen nur **Albendazol** und das ausschließlich gegen Trematoden wirkende **Triclabendazol**, die beide aufgrund der sehr geringen akuten Toxizität den Vorteil einer großen therapeutischen Breite, außer bei trächtigen Tieren, aufweisen.

Albendazol

Albendazol [**Valbazen** (V.M.)], ein neueres Benzimidazol, wird in erster Linie zur Bekämpfung von Nematoden eingesetzt. Bei nur geringfügiger Erhöhung der hierfür erforderlichen Dosen um das 1,5- bis 2-Fache wird aber auch eine Wirkung gegen große und kleine Leberegel erzielt. ▶ **Dosierung:** Orale Dosen von 7,5 mg/kg beim Schaf und 10–15 mg/kg beim Rind haben eine variable (50–100%) Wirkung auf adulte Leberegel. Präadulte Stadien unter 6 Wochen werden nur zu einem geringen Prozentsatz (bis 25%) abgetötet. Aufgrund der großen **therapeutischen Breite** sind diese Dosen sehr gut verträglich. Albendazol ist das einzige Leberegelmittel, das auch bei Milchrindern und -schafen angewendet werden darf. Weitere Einzelheiten zu Albendazol ▶ S. 308.

Triclabendazol

Triclabendazol [**Fasinex** (V.M.)], ein chloriertes Thio-Benzimidazol, ist als Suspension zur oralen Anwendung als Drench bei Rind und Schaf zugelassen. **Wirkungsspektrum**: Triclabendazol nimmt unter den Benzimidazolen eine Sonderstellung ein, da dieser Wirkstoff nicht gegen Nematoden, sondern nur gegen Trematoden wirksam ist. Triclabendazol ist aber auch unter den Fasioliziden einzigartig, da bereits bei niedriger Dosierung eine **gleichzeitige** Wirkung gegen frühe und ältere juvenile Stadien sowie adulte große Leberegel besteht. **Resistenz**: In Europa wurden in Schaf- und Rinderherden vereinzelt gegen Triclabendazol resistente *F. hepatica* nachgewiesen. Es bestand keine Kreuzresistenz mit anderen Fasioliziden. Der trematizide Wirkungsmechanismus von Triclabendazol ist nicht aufgeklärt. Er scheint auf einer anderen Wirkungsweise als die anthelminthische Wirkung von Benzimidazolen auf Nematoden zu beruhen. ▶ **Dosierung:** Rind 12 mg/kg, Schaf 10 mg/kg zum Zeitpunkt der Aufstallung im Herbst. Bei einer Dosis von 5–6 mg/kg werden bei Schaf und Rind adulte *F. hepatica* vollständig, 4–8 Wochen alte Stadien zu 70–80% abgetötet. Wasserbüffel benötigen die doppelte Dosis. Durch Erhöhung der Dosis auf 10 mg/kg werden alle 6–8 Wochen alten Stadien erfasst, 12,5 mg/kg töten bereits 1 Woche alte und 15 mg/kg nur 1 Tag alte Entwicklungsstadien ab. Triclabendazol eignet sich somit sowohl zur Bekämpfung der akuten als auch der chronischen Fasciolose. Triclabendazol wird zu über 70% aus dem Darm resorbiert und schnell und nahezu vollständig metabolisiert. Die Hauptmetaboliten sind das Sulfoxid und Sulfon dieses Benzimidazols, die nach einem bzw. drei Tagen ihre Maximalwerte im Plasma erreichen. Zu über 95% der resorbierten Triclabendazolmenge wird in meist wirksamer Form biliär und über die Fäzes ausgeschieden. ▶ **Nebenwirkungen:** Bei Sonneneinstrahlung kann es bei Rindern vereinzelt zu Entzündungen unpigmentierter Hautareale kommen. Die **therapeutische Breite** ist > 10, 200 mg/kg werden von Schafen symptomlos vertragen. ▶ **Gegenanzeigen:** nicht bei Tieren anwenden, deren Milch für den menschlichen Verzehr gewonnen wird, sowie bei trockenstehenden trächtigen Färsen und Schafen in den letzten zwei Monaten vor dem Geburtstermin. ▶ **Wechselwirkungen:** keine bekannt. ▶ **Wartezeiten:** Rind, Schaf je nach Präparat 50 oder 56 Tage für essbare Gewebe.

2 Mittel zur Bekämpfung von Ektoparasiten

Zur Bekämpfung des Befalls von Haustieren mit Arthropoden (Insekten und Spinnentieren) werden Stoffe mit insektizider und akarizider Wirkung (**Ektoparasitizide** oder **Ektozide**), **Insektenentwicklungshemmer** und Insekten abwehrende **Repellenzien** eingesetzt. Die größte Bedeutung unter den Ektoziden besitzen heute pflanzliche Insektizide aus **Pyrethrum** und davon abgeleitete synthetische **Pyrethroide**, **organische Phosphorsäureester** und **Carbamate** zum Teil in kombiniertem Einsatz mit **Synergisten** (z. B. Piperonylbutoxid) sowie **Avermectine**, **Chlornicotinylverbindungen**, **Fipronil** und **Amitraz**. An Bedeutung verloren

Antiparasitika

haben **Phenolderivate**, **Benzylbenzoat**, **Sulfide**, **Schwefel-** und **teerhaltige Präparate**, **Undecylensäure**, **Perubalsam** u. a., **chlorierte zyklische Kohlenwasserstoffe**, wie **Lindan**, sind nicht mehr im Handel. Eine Sonderstellung nehmen **Varroosemittel** für Bienen ein. **Therapieziel** ist die Ausmerzung oder Reduktion von Arthropoden, die als Lästlinge oder Schädlinge direkt Krankheiten wie Dermatosen oder Anämie verursachen, Krankheiten übertragen (Sommermastitis, Keratokonjunktivitis, „Reisekrankheiten" bei Hunden, Borreliose) oder die Tiere stark beunruhigen. Die Wirkung richtet sich sowohl gegen permanent auf den Tieren lebende als auch gegen temporär auf den Tieren befindliche Ektoparasiten, insbesondere gegen Räudemilben, Zecken, Haarlinge, Federlinge, Läuse, Flöhe, sowie gegen Stechmücken, Bremsen, stechende, leckende und saugende Fliegen. Insektizide und Akarizide wirken je nach Aufnahmeweg durch die Arthropoden als Kontakt-, Fraß- oder Atemgifte. Die **Wirkung** beruht in den meisten Fällen auf neurotoxischen Effekten, sodass Larven, Nymphen und adulte Formen erfasst werden, während eine ovizide Wirkung meistens nicht besteht. Die toxischen Wirkungen auf das Nervensystem führen zu Immobilisation und Paralyse (Knock down) und nach entsprechender Einwirkungszeit zum Absterben (Kill) der Parasiten. Bei nicht ausreichend langer Expositionsdauer können sich Parasiten von dem immobilisierenden Effekt wieder erholen. Neben der insektiziden gibt es auch insektifuge Wirkungen in Form von Austreibe-, Ablöse- und Abschreckwirkung (Repellenseffekt), wobei für verschiedene Wirkstoffe, z. B. Pyrethrine, ein fließender Übergang zwischen insektifugen und insektiziden Effekten bei steigender Dosis besteht. Wachstumsregulatoren beeinträchtigen die normale Parasitenentwicklung. Gegenüber Insektiziden und Akariziden können sich **Resistenzen** entwickeln, die auch als Mehrfach-, Gruppen- oder Kreuzresistenzen für mehrere Wirkstoffe auftreten können. Die Resistenzentwicklung bei Arthropoden, die weltweit und insbesondere bei Zecken zunimmt, beruht auf einer Selektion primär, d. h. genetisch resistenter Individuen, die bereits vor dem Einsatz der Wirkstoffe in der Population vorhanden sind (präadaptiv). Begünstigende Faktoren sind: ein hoher und lang anhaltender Selektionsdruck, vor allem bei Arthropoden, die keinen Wirtswechsel durchführen, sowie bei Verwendung von Langzeitformulierungen während der Stallhaltung, ferner längerfristige Unterdosierung, wirkungsmindernde Faktoren, Verwendung von Kombinationen antagonistischer Wirkstoffe, gleichzeitige unkontrollierte Anwendung von Entwesungsmitteln in der Umgebung der Tiere, falscher Einsatz im Hinblick auf die Entwicklungszyklen. Die **Bekämpfung** von Ektoparasiten erfolgt in erster Linie lokal am Ort des Parasitenbefalls. In verschiedenen Fällen, z. B. bei blutsaugenden Arthropoden, Grabmilben und im Wirtsorganismus sich entwickelnden Larvenstadien (wie Dassellarven) kann auch eine zusätzliche oder alleinige systemische Behandlung (z. B. mit einigen Organophosphaten oder Avermectinen) erfolgen. Wegen möglicher antagonistischer Wirkungen und zur Vermeidung einer unkontrollierten Resistenzselektion sollen nur geprüfte **Kombinationen** insektizider Wirkstoffe zur Anwendung kommen. Sinnvoll können Kombinationen sein, durch die es zur Erweiterung des Wirkungsspektrums kommt, z. B. gemeinsamer Einsatz eines Flohbekämpfungsmittels mit einem gegen Zecken wirksamen Akarizid, oder kombinierte Gabe eines adultiziden und eines larviziden/oviziden Wirkstoffs, um alle Entwicklungsstadien, z. B. bei Flöhen erreichen zu können. Die besonders in der Kleintierpraxis weitverbreiteten Kombinationen antiparasitärer Wirkstoffe mit Kortikosteroiden und antimikrobiell wirksamen Substanzen sind nicht empfehlenswert, da diese fixen Kombinationen im Allgemeinen der Situation des Einzelfalls nicht gerecht werden und das Krankheitsbild verschleiern können.

Voraussetzung für den Behandlungserfolg bei der Anwendung von Mitteln gegen Ektoparasiten ist das Erreichen der Kill-Dosis, resultierend aus einer ausreichend hohen Konzentration und langer Kontaktzeit am Ort des Befalls, unter Umständen auf der gesamten Körperoberfläche oder in Rückzugsgebieten (z. B. Schenkelfalten oder distalen Körperregionen). Wirkungsminderungen können durch Regen, Ablecken, Schwitzen, schmutziges und verfilztes Fell sowie durch Hyperkeratosen bei chronischen Räudeformen verursacht werden. Bei starker Borken- oder Krustenbildung ist eine Vorbehandlung oder Entfernung notwendig. **Behandlungsstrategie:** Bei Räude ist eine Ganzkörperbehandlung aller Tiere eines Bestandes empfehlenswert. Auch bei Flohbefall sollen alle zusammen lebenden Tiere gleichzeitig behandelt werden. Wegen der häufig fehlenden oviziden Wirkung sind Wiederholungsbehandlungen zur Erfassung des Schlupfes erforderlich. Die Zeitabstände richten sich nach den Entwicklungszyklen der jeweiligen Parasiten und sind so zu wählen, dass der Schlupf bereits im Larvenstadium, noch bevor es zu erneuter Eiablage kommt, ausgemerzt wird.

Ein konsequenter Schutz gegen Ektoparasiten ist vor allem in Regionen und zu den Jahreszeiten erforderlich, in denen es zu einem Befall mit blutsaugenden Arthropoden kommen kann, die als Vektoren für Krankheitsübertragung dienen, z.B. Borreliose, Babesiose und Ehrlichiose durch Zecken, Leishmaniose durch Phlebotomen (Schmetterlingsmücken), Dirofilariose durch Stechmücken. Hierzu sind Antiparasitikaformulierungen zu verwenden, die einen Langzeitschutz während der Ektoparasitensaison oder während Reisen in Endemiegebiete (z.B. gegen Mücken in wärmeren Regionen) gewährleisten. Die Wirkung des Antiparasitikums soll sicher insektizid/akarizid innerhalb der Zeit nach dem Stich sein, bevor es zur Erregerübertragung kommt, die z.B. bei Borrelien erst mehrere Stunden nach einem Zeckenbiss erfolgt. Die Wirkung soll ferner auch gut repellierend sein, um ein Aufsitzen und Stechen der Arthropoden zu verhindern, was unbedingt erforderlich ist bei Krankheiten, bei denen es zu einer sofortigen Erregerübertragung kommt, wie bei der Leishmaniose. Bei Präparaten ohne ausreichende repellierende Wirkung kann es initial zu einem Ansaugen von Zecken kommen, bevor die abtötende Wirkung eintritt.

Zusätzlich zur Bekämpfung von Ektoparasiten am Tier sollte auch eine Entwesung der Umgebung durchgeführt werden, um Parasiten in ihren Rückzugsgebieten außerhalb der Tiere, z.B. in Ställen, an Weidezäunen, in den Lagerstätten, auszumerzen. Zur Verhinderung eines Neubefalls werden antiparasitäre Wirkstoffe in Form von Langzeitformulierungen angewendet, die über längere Fristen, z.B. für eine ganze Weidesaison, eine Kontrolle des Arthropodenbefalls auf der Hautoberfläche ermöglichen. Insektizide und Akarizide stehen in einer großen Vielfalt unterschiedlicher Zubereitungen und Applikationsformen zur Verfügung, die einen gezielten Einsatz entsprechend den verschiedenen Anwendungsstrategien ermöglichen. Zur **externen therapeutischen Behandlung** eines Ektoparasitenbefalls, insbesondere bei Räude und stark verschmutztem Fell, eignen sich vor allem Bade- und Waschlösungen, Shampoos oder Lotionen von Kontaktinsektiziden. Vor dem Ausspülen der Wirkstofflösungen ist auf ausreichend lange Kontaktzeit zu achten. Durch Weglassen des Ausspülens nach Badbehandlung kann ein Residualeffekt bis zu 10 Tagen erzielt werden. Durch Verwendung von Emulsionen oder öligen Lösungen können Wirkstoffe auch in die Haut eindringen. Bei leichterem Befall und geringerer Fellverschmutzung können puderförmige Zubereitungen (z.B. gegen Flöhe, Läuse, Federlinge) mit einer Residualwirkung von 3–7 Tagen oder Sprays ohne Residualwirkung (gegen Fliegen und Stechmücken) eingesetzt werden. Gegen Zecken empfiehlt sich immer ein Dippen oder Waschen der befallenen Körperregionen. Das Einreiben oder Aufsprühen der Wirkstofflösungen soll gegen den Fellstrich erfolgen. Für landwirtschaftliche Nutztiere sind nur noch wenige extern anzuwendende Kontaktinsektizide zulässig, die kostengünstig z.B. in Tauchbädern einsetzbar sind. **Systemische Wirkung** gegen Ektoparasiten wird überwiegend durch Verabreichung in Form von Injektionen oder Aufgießverfahren erreicht, wobei die Wirkstoffe nach Resorption ausreichend hohe Blutspiegel erreichen müssen, um bei Aufnahme von Körperflüssigkeiten durch die Arthropoden als Fraßgifte zu wirken oder im Wirtsorganismus sich entwickelnde Larvenformen abzutöten. Allerdings ist gegenüber Ektoparasiten, die sich nicht von Blut und Lymphe, sondern wie z.B. Nagemilben (*Chorioptes* spp.) von Hautschuppen ernähren, die Wirkung systemischer Ektozide nicht ausreichend. Zur **Prophylaxe** des Befalls mit Arthropoden kommen auf der Körperoberfläche wirksame Langzeitformulierungen zur Anwendung, aus denen über längere Zeiträume konstant repellierende oder insektizide Wirkstoffmengen freigesetzt werden. Da hierbei keine oder nur unwesentliche Mengen resorbiert werden, wird die Belastung des Wirtsorganismus gering gehalten. Zur Langzeitprophylaxe werden Halsbänder und Ohrclips eingesetzt. Eine Sonderform stellt die kontinuierliche Puderstaubbehandlung in Melkständen dar. **Halsbänder** für Hunde und Katzen werden je nach Tiergröße in unterschiedlichen Längen und dadurch unterschiedlichem Wirkstoffgehalt angewendet, wobei über einen Zeitraum von 4–5 Monaten die Wirkstoffe puderförmig (Carbamate) oder gasförmig (Vaporeffekt) (Organophosphate) freigesetzt werden. Dadurch kann eine Wirksamkeit bei mäßigem Flohbefall, gegen Spätschlupf und zur Verhinderung des Neubefalls erzielt werden. Eine nur begrenzte Wirkung besteht gegen Zecken und kann insbesondere im Kopfbereich und distal an den Extremitäten ungenügend sein. Halsbänder können lokal irritierend wirken. Durch gasförmige Wirkstoffe kann das Riechvermögen vorübergehend beeinträchtigt werden. Bei Rindern werden zur Langzeitkontrolle von stechenden, beißenden und saugenden Insekten, wie Bremsen, Weidestechfliegen und Kopffliegen, **Ohrclips** eingesetzt, aus denen über einen Zeitraum von 4–5 Monaten Wirkstoffe aus der Trägermatrix freigesetzt werden, die sich im Haarkleid und den oberen Hautschichten ausbreiten. Bei Anbringung zum Weideaustrieb kann bei Behandlung aller Tiere einer Weidegruppe die Entwicklung von Arthropodenpopulationen auf der Weide niedrig gehalten und nahezu über die gesamte Weideperiode die Belästigung durch Insekten stark vermindert werden, wozu im Allgemeinen ein Ohrclip pro Tier genügt. Da keine nennenswerte Resorption stattfindet, ist eine Einhaltung von Wartezeiten nicht erforderlich und somit auch die Anwendung bei laktierenden Tieren möglich. Am Ende der Weidesaison sollen die Ohrclips vor der Aufstallung zur Vermeidung von Resistenzselektion abgenommen werden. Die Ohrclips müssen ferner vor der Schlachtung entfernt werden. Es stehen auch Aufgussverfahren zur Verfügung, nach deren Anwendung sich der Wirkstoff im Lipidmantel der Haut ausbreitet und bis zu einem Monat Schutz gibt.

Insektizide und Akarizide sollten im Idealfall eine hohe **selektive Toxizität** für Arthropoden und eine geringe Toxizität für Warmblüter und andere nützliche Lebewesen wie Bienen und Fische besitzen. Alle verfügbaren Wirkstoffe sind für Warmblüter jedoch mehr oder weniger toxisch und besitzen zum Teil eine ausgeprägte Schadwirkung auf Bienen und Fische. Die Warmblütertoxizität ist relativ hoch bei chlorierten zyklischen Kohlenwasserstoffen und Organophosphaten, geringer bei Carbamaten und niedrig bei Pyrethrinen und Pyrethroiden. Auch nach äußerlicher Anwendung kann es zu resorptiven Vergiftungen kommen, vor allem bei Vorliegen großflächiger Hautläsionen (z. B. bei Räude) oder durch Ablecken. Besonders empfindlich sind junge Tiere unter 3 Monaten, kranke und geschwächte Tiere sowie bei einer Reihe von Wirkstoffen Katzen und hochträchtige Tiere. Verschiedene Wirkstoffe und vielfach auch die galenischen Zubereitungen wirken auf empfindlichen Hautregionen und Schleimhäuten lokal reizend. Kutane Überempfindlichkeitsreaktionen können auch als Folge von Sensibilisierung vor allem bei Langzeitanwendung auftreten. ▶ **Wechselwirkungen:** Durch vergleichbar neurotoxisch wirkende Stoffe, insbesondere durch verschiedene Anthelminthika, können die Nebenwirkungen verstärkt werden. Zur Gewährleistung der **Anwendersicherheit** sollen bei der Anwendung am Tier Schutzhandschuhe, eventuell auch Schutzkleidung getragen werden. Essen, Rauchen und Trinken während der Anwendung ist zu vermeiden. In geschlossenen Räumen ist für eine gute Belüftung zu sorgen. Einsprühung soll nicht gegen die Windrichtung erfolgen. Ein enger Kontakt mit frisch behandelten Tieren und ein zu enger Kontakt von Kleinkindern mit Insektenhalsbänder tragenden Haustieren sind zu vermeiden. **Ökotoxikologie:** Wegen möglicher Fisch- und Bienentoxizität sowie wegen Kumulation in der Umwelt soll dafür Sorge getragen werden, dass keine unkontrollierten Wirkstoffmengen in die Umwelt und insbesondere in Gewässer gelangen. Behältnisse und nicht verbrauchte Arzneimittelreste sollen verpackt über Sondermüllabgabe entsorgt werden. Die verschiedenen insektiziden Wirkstoffe haben ein sehr unterschiedliches **Rückstandsverhalten**, sodass teilweise Anwendungsverbote (z. B. für Lindan) bei lebensmittelliefernden Tieren bestehen, während andererseits bei externer Anwendung in einzelnen Fällen (z. B. pyrethroidhaltige Ohrclips) die Einhaltung einer Wartezeit nicht erforderlich ist.

2.1 Pflanzliche Insektizide

In verschiedenen Pflanzen kommen insektizide Stoffe vor, von denen **Nikotin**, **Rotenon** und **Pyrethrine** zur Bekämpfung von Ektoparasiten Anwendung gefunden haben. Bedeutung besitzen heute noch Pyrethrumextrakte, während Rotenon, ein Wirkstoff aus der Derriswurzel, und Nikotin obsolet sind. Die Anwendung von Nikotin bei Tieren, die der Lebensmittelgewinnung dienen, ist verboten.

Pyrethrum

Pyrethrum ist ein Extrakt aus Chrysanthemenarten, der als Wirkstoffe Pyrethrine und Cinerine enthält. Pyrethrum, das wegen seiner kurzen Residualwirkung meistens mit dem Synergisten **Piperonylbutoxid** (s.u.) kombiniert wird, wird weit verbreitet im Agrarbereich sowie als Haushaltsinsektizid in Sprayform eingesetzt. Pyrethrum-haltige Präparate wurden bei Rindern, Schweinen, Pferden, Hunden und Katzen nur äußerlich als Waschlösung oder als Spray und in Halsbändern für Hunde und Katzen angewendet. Die insektiziden Inhaltsstoffe von Pyrethrum sind schnell wirkende Kontaktgifte, die bei praktisch allen als Ektoparasiten bedeutsamen Arthropoden einen Knock-down-Effekt von allerdings nur kurzer Dauer erzeugen. Zur Abtötung sind deshalb eine entsprechend lange Einwirkungszeit (z.B. bei Kombination mit einem Synergisten) und eine gleichmäßige Verteilung auf der Körperoberfläche zur Verhinderung einer Auswanderung der Parasiten in unbehandelte Regionen erforderlich. Pyrethrumextrakte haben in ihrem Wirkungsfächer auch einen repellierenden Effekt auf Insekten. Die Inhaltsstoffe von Pyrethrum sind neurotoxisch wirksam und führen neben einer Beeinflussung von Kalium- und Chloridkanälen zu einer lang dauernden Öffnung von Na^+-Kanälen an der Nervenmembran. Das charakteristische Symptomenbild der dadurch gestörten axonalen Erregungsleitung bei Arthropoden ist gekennzeichnet durch initiale Erregungszustände, gefolgt von Koordinationsstörungen, Lähmung und Tod bei entsprechend langer Einwirkungsdauer. ▶ **Anwendungsgebiete:** Bekämpfung und Abwehr aller oberflächlich auf der Haut parasitierenden Arthropoden. **Resistenzen** sind bekannt und bei Zecken derzeit zunehmend. Pyrethrum ist jedoch kein starker Resistenzbildner, vor allem wegen der geringen Haltbarkeit infolge einer schnellen Zersetzung durch Licht, Luft und Wärme. ▶ **Dosierung:** Bei der früher üblichen Kombination mit Piperonylbutoxid enthielten gebrauchsfertige Waschlösungen 0,015 % Pyrethrumextrakt mit einem Gehalt an Gesamtpyrethrinen von 25 %. Die Anwendung erfolgt großflächig, meist auf der gesamten Körperoberfläche. Pyrethrine werden von Warmblütern kaum resorbiert und schnell hydrolytisch gespalten mit der Folge einer ausschließlich lokalen äußerlichen Wirksamkeit, sehr geringer Warmblütertoxizität und unbedeutender Rückstandsbildung in essbaren Geweben und Milch. ▶ **Nebenwirkungen:** Pyrethrumextrakt wirkt lokal irritierend auf empfindlichen Hautpartien, Schleimhäuten und Augen. In seltenen Fällen können Sensibilisierung und nach Sprayanwendung asthmatische Zustände auftreten. Pyrethrumextrakte sind oral und dermal praktisch ungiftig und auch bei jungen Katzen anwendbar. Die dermale LD_{50} für Warmblüter liegt im Bereich von 1,5–5 g/kg. Vorsicht ist bei Vorliegen großflächiger Hautläsionen geboten. ▶ **Überdosierung:** Übererregbarkeit, Tremor, Muskelkrämpfe und nachfolgend Paralyse (Therapie: Diazepam). **Ökotoxizität:** Pyrethrum ist hochtoxisch für Bienen, Fische und Reptilien und praktisch ungiftig für Vögel. Aufgrund der leichten Zersetzbarkeit kommt es zu keiner Persistenz in der Umwelt. ▶ **Wechselwirkungen** und ▶ **Gegenanzeigen:** keine bekannt. Als Synergist zu Pyrethrinen und Pyrethroiden wird **Piperonylbutoxid** (seltener Sesamex und Sulfoxide) in fixer Kombination eingesetzt. Diese Substanz besitzt keine insektizide Eigenwirkung, sondern hemmt den metabolischen Abbau von Pyrethrinen durch Arthropoden. Dadurch wird die Einwirkungsdauer von Insektiziden verlängert mit der Folge einer länger dauernden Immobilisierung und dadurch stärkeren Abtötungswirkung. Ein Mischungsverhältnis von 2 bis 5 : 1 von Synergist zu Pyrethrum erhöht bis zu 10-fach die Toxizität für Arthropoden. Metabolismus hemmende Synergisten können bestehende Resistenzen, die häufig auf beschleunigtem Wirkstoffabbau beruhen, durchbrechen. Die Warmblütertoxizität von Piperonylbutoxid ist sehr gering (orale LD_{50} bei der Ratte: 7,5 g/kg). Es sind derzeit keine Tierarzneimittel mit Pyrethrum zugelassen.

2.2 Pyrethroide

Unter dem Begriff Pyrethroide wird eine Vielzahl chemischer Verbindungen zusammengefasst, die sich strukturell von den Pyrethrinen ableiten, einen gleichen insektiziden/repellierenden Wirkungsmechanismus besitzen und die sich im Vergleich zu Pyrethruminhaltsstoffen durch eine höhere Stabilität gegenüber Lichteinwirkung und dadurch Langlebigkeit sowie durch eine stärkere Wirkung auszeichnen. Aus der Vielzahl der im Agrar- und Haushaltsbereich, und dort häufig in Kombination mit dem Synergisten Piperonylbutoxid (▶ S. 337) eingesetzten Verbindungen finden auch einige Wirkstoffe bei Tieren zur Bekämpfung von Ektoparasiten Anwendung (▶ Tab. 48). Bei gleichem neurotoxischem Wirkungsmechanismus wie Pyrethrum hält der Knock-down-Effekt jedoch länger an. Bei der Verwendung von Ohrclips und Halsbändern überwiegt die repellierende Wirkung (Fuß-Rückzieh-Effekt) sowie ein Anti-Feeding-Effekt, der den Parasiten abhält, den Wirt zu stechen. Eine ausreichende akarizide Wirkung gegen Zecken und Räudemilben ist nur bei bestimmten Zubereitungsformen vorhanden. Pyrethroide sind nur äußerlich wirksam und besitzen eine Langzeitwirkung, die je nach Darreichungsform 2 Wochen bis 5 Monate betragen kann. ▶ **Anwendungsgebiete:** Abwehr und Bekämpfung von stechenden, beißenden und saugend-leckenden Insekten, wie Weidestechfliegen, Kopffliegen, Bremsen, Flöhe. Puder-, Shampoo- und Spot-on-Präparate sowie Halsbänder wirken auch gegen am Tier befindliche adulte Zecken und verhindern mit hoher Sicherheit das Stechen durch Schmetterlingsmücken (Überträger der Leishmaniose). Mit **Flumethrin** und **Deltamethrin** als Aufgusspräparat kann am Rind zusätzlich Wirkung gegen stationäre Ektoparasiten (Läuse, Haarlinge) und bei Psoroptes- und Chorioptesräude erzielt werden. Die Wirkung gegen Zecken ist beim Hund nicht immer gewährleistet. Flumethrin wird auch zur Bekämpfung der Varroose bei Bienen eingesetzt (▶ S. 353). Flucythrinat- und Fenvalerathaltige Tierarzneimittel sind nicht mehr im Handel. Permethrin ist in Kombination mit anderen Ektoziden, wie Imidacloprid [**Advantix** (V.M.)] zur Bekämpfung und Vorbeuge des Befalls mit blutsaugenden Ektoparasiten (Flöhe, Zecken und Phlebotomen) bei Hunden zugelassen. **Resistenzen** sind möglich, aber bei den als Indikation beanspruchten Arthropoden in Deutschland noch nicht beobachtet. ▶ **Dosierung:** ausschließlich externe Anwendung, ▶ Tab. 48. Pyrethroide werden in der Leber in mindertoxische Metaboliten hydroxyliert, anschließend glukuronidiert und renal oder über die Fäzes ausgeschieden. ▶ **Nebenwirkungen:** s. Pyrethrum (▶ S. 337). Die gebräuchlichen Pyrethroide besitzen eine sehr geringe akute Toxizität bei dermaler Verabreichung (▶ Tab. 48). Gelegentlich kann es zu vorübergehenden Unruheerscheinungen kommen. Bei Katzen besteht wegen ihrer Glukuronidierungsschwäche ein hohes Intoxikationsrisiko vor allem bei Kontakt mit hoch konzentrierten Präparaten. ▶ **Gegenanzeigen:** Bei großflächigen Hautläsionen besteht bei Puder- und Shampoo-Anwendung die Gefahr resorptiver Vergiftungen, die eine substanzspezifische Symptomatik aufweisen:

- Typ-I-Pyrethroide ohne Cyanogruppe (z. B. **Permethrin**): Tremor, Übererregbarkeit, generalisierte tonisch-klonische Krämpfe, Mydriasis, Erschöpfung (T-Syndrom)
- Typ-II-Pyrethroide mit Cyanogruppe (alle anderen Verbindungen in ▶ Tab. 48): Salivation, Erbrechen, Exzitationen, Tremor, klonische Krämpfe mit Phasen von Paralyse, lokale Parästhesien (CS-Syndrom)

Bei Hühnern kommt es zu einer tierartspezifischen Anreicherung im Gehirn. Anwendung bei trächtigen und säugenden Tieren ist möglich. Keine höher konzentrierten Präparate bei Katzen anwenden. Nach dermaler Anwendung von permethrinhaltigen Arzneimitteln (z. B. bei Umwidmung des für Hunde zugelassenen Präparats Exspot, V.M.) wurden bei Katzen teilweise schwere Intoxikationen mit Tremor, Ataxie, Krämpfen, Mydriasis, Hyperthermie, Tachykardie und ventrikulären Extrasystolen beobachtet. Bei frühzeitiger symptomatischer Behandlung ist die Prognose günstig. **Anwendersicherheit:** Hautkontakt meiden; lokale Parästhesien beim Umgang können auftreten; bei empfindlichen Personen können Pyrethroide bereits in geringer Konzentration zu Befindlichkeitsstörung, bei unsachgemäßer Anwendung auch zu Erscheinungen einer akuten Vergiftung mit reversiblen Symptomen wie Reizungen der Augen, Schleimhäute und Atemwege, Benommenheit und Kopfschmerz führen. Es gibt bislang keine Hinweise auf irreversible Schäden. Bei empfindlichen Personen kann die Persistenz von Pyrethroiden im Wohnbereich zu Problemen führen. **Ökotoxizität:** s. Pyrethrum (▶ S. 337), jedoch längere Persistenz in der Umwelt. Keine Anwendung in Gewässernähe. ▶ **Wechselwirkungen:** nicht zusammen mit

2 Mittel zur Bekämpfung von Ektoparasiten

▶ Tab. 48 Veterinärmedizinisch eingesetzte Pyrethroide.

Wirkstoff/ Applikationsform	Handelsname	Tierart	Dosis	Wirkdauer	LD50 (dermal) [mg/kg] (Versuchstiere)
Ohrclips					
Cypermethrin	Flectron*	Rind	1/Tier	3–5 Monate	> 1600
Flucythrinat					> 1000
Fenvalerat					> 2500
Permethrin (cis : trans = 40 : 60)	Auriplak				> 2500
Permethrin					
Spot-on	Exspot (74 %) Advantix (50 %)**	Hund < 15 kg: > 15 kg:	744 mg/Tier 1488 mg/Tier	4 Wochen	
Shampoo, Puder (inkl. Zecken)	Defencare (1 %)	Hund Katze	10 mg/kg	einmalig	
Emulsion	Wellcare (1 %)	Pferd	4 mg/kg	bis zu 2 Wochen	
Deltamethrin					
Aufguss (0,75 %)	Butox***	Rind/Schaf	0,75 mg/kg	4–6 Wochen	
Halsband	Scalibor	Hund		5–6 Monate	
Shampoo	Scalibor (nicht im Handel)	Hund	bis 1,5 mg/kg	2 Wochen	
Flumethrin					
Aufguss (1 %)	Bayticol***	Rind/(Schaf)	2 mg/kg	4 Wochen bis 7 Monate	
Halsband	Kiltix	Hund			
Strips (90 %)	Bayvarol	Honigbiene	4 Strips/Volk		
Cyfluthrin					
Aufguss (1 %)	Bayofly***	Rind/(Schaf)	0,2 mg/kg	4–6 Wochen	> 5000

* in Kombination mit Permethrin, ** in Kombination mit Imidacloprid, *** nicht bei Pferden anwenden (Unverträglichkeitsreaktion bei Sonnenschein).

Organophosphaten anwenden. Wegen der geringen kutanen Resorption entstehen bei externer Anwendung keine relevanten Rückstände, sodass der Einsatz auch bei laktierenden Tieren möglich ist. ▶ **Wartezeiten:** Pferde: bei Permethrin für essbare Gewebe und Milch 6 Monate und Eintragung der Behandlung in den Equidenpass; beim Rind: für Permethrin und Cypermethrin bei Anwendung als Ohrclips und für Cyfluthrin als Aufgusspräparat: 0 Tage für Milch und essbare Gewebe; für Deltamethrin als Aufgusspräparat 18 Tage für essbares Gewebe, 0 Tage für Milch; für Flumethrin Pour-on 5 Tage für essbare Gewebe, 8 Tage für Milch.

Antiparasitika

2.3 Organische Phosphorsäureester

Mindertoxische Verbindungen der Alkylphosphate sind seit Langem im Einsatz als Insektizide und Akarizide sowohl im Bereich des Pflanzenschutzes als auch zur Bekämpfung von Ektoparasiten am Tier. Einige Organophosphate wurden früher auch gegen Endoparasiten angewendet. Organische Phosphorsäureester wirken auf Arthropoden als Kontakt- und Fraßgifte, einige flüchtige Verbindungen wie **Dimpylat**, **Dichlorvos** oder **Phoxim** wirken zusätzlich auch als Atemgifte. Vergleichbar zum Mechanismus der indirekten parasympathomimetischen Wirkung bei Warmblütern kommt es auch bei Arthropoden zu einer praktisch irreversiblen Hemmung von Cholinesterasen, die im cholinergen Nervensystem der Parasiten eine Störung der neuromuskulären Übertragung und Lähmung bewirkt. Die höhere, selektive Toxizität für Arthropoden ist durch deren geringe Entgiftungskapazität bedingt, während Warmblüter diese Verbindungen rasch entgiften können. Heute werden in Tierarzneimitteln in Deutschland keine aliphatischen (z. B. Dichlorvos), sondern nur noch aromatisch substituierte Phosphorsäureester und für lebensmittelliefernde Tiere nur noch Coumafos und Phoxim eingesetzt. ▶ **Anwendungsgebiete:** Bekämpfung von temporär oder stationär am Tier befindlichen Insekten, Zecken und Milben. Aufgrund ihrer lipophilen Eigenschaften werden Organophosphate sowohl über die Haut als auch nach oraler Gabe resorbiert, sodass sie ihre Wirksamkeit nicht nur oberflächlich auf der Haut, sondern auch (z. B. bei Räude) in tieferen Hautschichten sowie, nach Resorption, über wirksame Blutspiegel als Fraßgifte und gegen Wanderlarven entfalten können. **Resistenzen** sind häufiger als bei Pyrethroiden und können mit substanzspezifischen Unterschieden bei Fliegen und Zecken bestehen. **Anwendungsformen:** lokale Anwendung als Bade-, Wasch- und Sprühlösungen, als Puder und in Halsbändern mit gasförmiger Abgabe, systemische Verabreichung oral oder über ölige Lösungen als Auftropfpräparate (Spot-on). Zur Erreichung einer akariziden Wirkung ist eine höhere (meist doppelte) Dosierung nötig. Die auf der Haut verbleibenden Wirkstoffmengen haben einen mehrtägigen Residualeffekt, trotzdem sind im Allgemeinen Wiederholungsbehandlungen erforderlich. Resorbierte Organophosphate werden relativ rasch zu untoxischen Metaboliten abgebaut und meist in 1–2 Tagen zu über 90 % ausgeschieden.

Aus diesen Gründen sind diese Verbindungen keine starken **Rückstandsbildner**. ▶ **Nebenwirkungen:** Vereinzelt (insbesondere bei Verwendung von Halsbändern) kommt es zu lokalen Reizungen und allergischen Reaktionen. Auch die bei therapeutischen Dosen auftretende Hemmung von Serumcholinesterasen ist in den meisten Fällen ohne klinische Relevanz. Die mindertoxischen Organophosphate besitzen jedoch im Vergleich zu Pyrethroiden eine relativ geringe therapeutische Breite, deshalb sind auch bei äußerlicher Anwendung die vorgeschriebenen Dosierungen genau einzuhalten. ▶ **Überdosierung:** Bei geringfügiger Überdosierung können parasympathomimetische Nebenwirkungen und bei Vorliegen großflächiger Hautläsionen resorptive Vergiftungen auftreten (Symptomatik und Behandlung mit Atropin ▶ S. 38). Besonders gefährdet sind Katzen, Windhunde (?), sehr junge und geschwächte Tiere. Weitere **Nebenwirkungen:** verzögerte Neurotoxizität bei Hühnern und Schafen sowie Abortgefahr bei hochträchtigen Tieren. **Ökotoxikologie:** Organophosphate sind nur wenig in der Umwelt persistent. Die Bienen- und Fischtoxizität ist substanzbedingt unterschiedlich, z. B. hoch bei Diazinon bzw. gering bei Coumafos. ▶ **Gegenanzeigen:** Katzen unter 1 Jahr, Vorsicht bei Windhunden (?), späte Phasen der Trächtigkeit, Herzinsuffizienz, Bronchospasmus, Krampfneigung, Leber- und Nierenerkrankungen. ▶ **Wechselwirkungen:** nicht in nahem zeitlichem Zusammenhang mit Cholinergika (z. B. Levamisol, Pyrantel), Hemmstoffen der Cholinesterase (z. B. Carbamate), peripheren depolarisierenden Muskelrelaxanzien (Succinylcholin) oder mit Neuroleptika der Phenothiazinreihe anwenden.

Coumafos

Coumafos wurde früher gegen Ektoparasiten bei Rind und Schwein eingesetzt. Da eine Rückstandshöchstmenge nur für Honig festgesetzt ist, ist seine Anwendung nur noch bei Bienen zur Diagnose und Bekämpfung der Varroose zulässig (s. u., ▶ S. 352).

Cythioat

▶ **Anwendungsgebiete:** waren orale Bekämpfung des Flohbefalls bei Hunden und Katzen sowie von Zecken und der Demodikose bei Hunden. ▶ **Dosierung:** Orale Gabe von Tabletten oder öliger

Lösung gegen Flöhe und Zecken 3 mg/kg (Hund) oder 1,5 mg/kg (Katze) jeden 3. Tag für 2 Wochen. Bei Demodikose 3 mg/kg, zweimal wöchentlich, bis zu 12 Wochen. Die **Toxizität** ist mit einer oraler LD_{50} von 160 mg/kg bei der Ratte relativ hoch. **Therapeutische Breite:** > 10. Cythioat-haltige Tierarzneimittel sind nicht mehr im Handel.

Dimpylat (Synonym: Diazinon)

▶ **Anwendungsgebiete:** nur in **Floh-Zeckenhalsbändern** (V.M.) für Hunde und Katzen (mit Wirkstoffgehalten von 2,1–5,7 g) gegen Flöhe (*Ctenocephalides canis* und *Ct. felis*) und Zecken (*Ixodes ricinus, Rhipicephalus sanguineus*). Wirksamkeit gegen Zecken etwas eingeschränkt. ▶ **Dosierung:** 1 Halsband/Tier je nach Größe. Wirksam 3–5 Monate. Nicht wasserlöslich, Halsbänder können im Wasser angelegt bleiben. ▶ **Nebenwirkungen:** s. o., der Geruchsinn kann bei angelegten Halsbändern beeinträchtigt sein (z. B. für Jagdhunde weniger geeignet). **Toxizität:** Orale LD_{50} bei Hunden > 300 mg/kg.

Dichlorvos

Dichlorvos (Dimethyldichlorvinylphosphat, DDVP) wurde früher in Flohhalsbändern bei Hunden und Katzen sowie oral zur systemischen Bekämpfung der Demodikose bei Hund und Katze angewendet. Es sind keine Tierarzneimittel mit dem als potenziell kanzerogen eingestuften Dichlorvos mehr im Handel.

Fenthion

Fenthion [**Tiguvon** (V.M.)] ist ein Thiophosphorsäureester in öliger Lösung mit systemischer Wirkung zum Auftropfen auf den Rücken bei Hunden und Katzen. ▶ **Anwendungsgebiete:** Flohbekämpfung. ▶ **Dosierung:** Hund 8–25 mg/kg, Katze 6–15 mg/kg. Der Wirkstoff wird innerhalb von 8 Stunden perkutan resorbiert. Eine einmalige Gabe ist bis zu 4 Wochen wirksam. **Toxizität:** Minimal toxische Dosis beim Rind 25 mg/kg. Dermale LD_{50} bei der Ratte: 275 mg/kg.

Heptenofos

Heptenofos wurde früher als Insektizid und Akarizid zur Ganzkörperbehandlung eingesetzt. Der Wirkstoff ist außer Handel und darf nicht mehr bei lebensmittelliefernden Tieren angewendet werden. Weitere Angaben in der 4. Auflage dieses Buches von 1999.

Phoxim

▶ **Anwendungsgebiete:** Phoxim [**Sebacil** (V.M.)] wird eingesetzt bei der Bekämpfung des Befalls mit Räudemilben, Läusen, Haarlingen, Fliegen, Zecken und Fliegenlarven in Wunden bei Schaf und Schwein. Phoxim erwies sich bei diesen Indikationen auch beim Pferd als wirksam. ▶ **Dosierung:** Ganzkörperbehandlung mit 0,05%iger Bade-, Wasch- oder Sprühlösung. Bei Räudebehandlung bis 0,1%ige Lösung und Wiederholung der Behandlung nach 7 Tagen oder bei Schweinen als Pour-on zum Aufgießen auf den Rücken bei Lausbefall und Sarcoptesräude. ▶ **Gegenanzeigen:** Nicht bei Tieren anwenden, die der Milchgewinnung dienen. **Toxizität:** Dermale LD_{50} bei der Ratte > 1000 mg/kg. ▶ **Wartezeiten:** essbare Gewebe vom Schaf 35 Tage, vom Schwein 28 Tage (Badelösung) bzw. 16 Tage (Pour-on).

Tetrachlorvinphos

Tetrachlorvinphos [**Zecken-Flohband** (V.M.)] wird zur Floh- und Zeckenbekämpfung in Halsbändern für Hunde und Katzen angewendet. Die Wirkung gegen Zecken ist nicht zufriedenstellend. ▶ **Dosierung:** s. Dimpylat. **Toxizität:** orale LD_{50} bei der Ratte 500–2000 mg/kg.

Trichlorfon (Synonym: Metrifonat)

Trichlorfon wurde früher bei landwirtschaftlichen Nutztieren inklusive Fischen als Ektoparasitizid und zur Abdasselung äußerlich angewendet. Da für den Wirkstoff keine Rückstandshöchstmenge festgesetzt und er nicht in Tab. 1 der EU-VO Nr. 37/2010 aufgenommen wurde, ist seine Anwendung bei lebensmittelliefernden Tieren verboten.

2.4 Carbamate

Carbaminsäurederivate werden therapeutisch als indirekte Parasympathomimetika, z. B. bei Darm- und Blasenatonie, eingesetzt. Ihre Wirkung beruht auf einer reversiblen Hemmung der Cholinesterase (▶ S. 36). Die hierfür eingesetzten Wirkstoffe wie **Neostigmin** besitzen keine insektizide Wirkung. Erst durch Erhöhung der Lipophilie dieser Verbindungen, insbesondere durch

Substitution mit aromatischen Resten, kann eine insektizide und akarizide Wirksamkeit erreicht werden. Eine Vielzahl solcher Carbamate hat Anwendung zur Bekämpfung von Arthropoden im Pflanzenschutz und bei der Entwesung gefunden. Veterinärmedizinisch werden **Propoxur** sowie **Bendiocarb** zur äußerlichen Bekämpfung von Ektoparasiten eingesetzt. **Carbaril** ist nicht mehr im Handel. Die Wirkung beruht, vergleichbar zu den Organophosphaten, als Fraß- und Kontaktgift für saugende und beißende Arthropoden auf einer Hemmung von Cholinesterasen, die zu einer Störung der neuromuskulären Erregungsübertragung im cholinergen Nervensystem der Parasiten und dadurch zu einer schnell eintretenden Lähmung führt. Die indirekte cholinerge Wirkung und die Wirkungsdauer nehmen mit steigender Lipophilie zu und sind bei Insekten stärker ausgeprägt und länger anhaltend als bei Warmblütern. **Resistenzen** sind seltener als bei Organophosphaten, aber häufiger als bei Pyrethroiden. Carbamate werden von Säugetieren resorbiert, jedoch schnell metabolisch abgebaut und überwiegend renal ausgeschieden, wobei allerdings genauere pharmakokinetische Daten für die verschiedenen Tierarten fehlen. ▶ **Nebenwirkungen:** Wegen der schnellen Inaktivierung und Elimination sowie der zeitlich begrenzten reversiblen Hemmung der Cholinesterase besitzen Carbamate eine deutlich niedrigere Warmblütertoxizität als Organophosphate und sind auch bei Katzen und Welpen (z.B. bei Anwendung als Puder oder in Halsbändern) relativ gut verträglich. Insbesondere bei Vorliegen großflächiger Hautläsionen kann es zu parasympathomimetischen Nebenwirkungen (▶ S. 36) kommen. ▶ **Überdosierung:** Antidot bei Überdosierungen ist **Atropin**. Obidoxim ist unwirksam und kontraindiziert. **Ökotoxizität:** Carbamate besitzen keine lange Persistenz in der Umwelt, sind jedoch fisch- und bienentoxisch. ▶ **Gegenanzeigen** und ▶ **Wechselwirkungen**: s. Neostigmin (▶ S. 37).

Carbaril

Carbaril ist 1-Naphthyl-N-methylcarbamat, das früher in Halsbändern und als Puder bei Hunden und Katzen gegen Ektoparasiten eingesetzt wurde. **Toxizität:** Beim Hund liegt die LD_{50} oral bei 750 mg/kg und dermal > 2000 mg/kg.

Da Carbaril im Verdacht steht, mutagene und karzinogene Wirkungen auszulösen, wurde die Zulassung Carbaril-haltiger Tierarzneimittel widerrufen.

Propoxur

Propoxur, ein Isopropoxyphenyl-substituiertes N-methylcarbamat wird als Halsband, Puder oder Shampoo [**Bolfo** (V.M.)] sowie in Halsbändern auch als Kombination mit dem Pyrethroid Permethrin [**Kiltix** (V.M.)] angewendet. ▶ **Anwendungsgebiete: Halsband** (Puderprinzip, Wirkstoffgehalt: 0,94 g/10 g): bei Hund und Katze gegen Flohbefall, wobei mit Halsbändern bis zu 5 Monaten ein Schutz gegen Flöhe und bis zu 10 Wochen auch gegen Zecken erreicht werden soll, der aber in distalen Körperregionen nicht ausreichend sein dürfte. In Kombination mit dem länger akarizid wirksamen Permethrin soll der Zeckenschutz bis zu 7 Monate verlängert werden. **Puder** 1%ig: bei Hund und Katze ein- bis zweimal pro Woche gegen Flöhe, Läuse, Zecken und Haarlinge. **Shampoo** 0,1- bis 0,2%ig: bei Hunden als Initialbehandlung gegen Flöhe und Läuse. Bei Zeckenbefall empfiehlt sich eine direkte Behandlung am Ort des Parasitenbefalls mit Puder. ▶ **Nebenwirkungen:** s.o., der Geruchssinn kann bei angelegten Halsbändern beeinträchtigt sein (z.B. für Jagdhunde weniger geeignet). **Toxizität:** Propoxur ist trotz ca. 4-fach höherer Toxizität als Carbaril gut bei Hunden und Katzen verträglich. LD_{50} bei der Ratte dermal > 2400 mg/kg, oral 100 mg/kg. ▶ **Gegenanzeigen:** Tiere mit großflächigen Hautläsionen, kranke und rekonvaleszente Tiere.

2.5 Chlorierte zyklische Kohlenwasserstoffe

Eine Vielzahl von Organochlorverbindungen, deren Prototyp **DDT** (Dichlordiphenyltrichlorethan) ist, besitzt insektizide Wirkung und fand früher breite Anwendung im Pflanzenschutz. Diese Verbindungen sind allgemein chemisch sehr beständig und besitzen eine lange Persistenz in der Umwelt. Aufgrund ihrer hohen Lipophilie kommt es zu einer Anreicherung in der Nahrungskette und zu langer Rückstandsbildung z.B. in tierischen Lebensmitteln. Wegen der ökologischen Auswirkungen und der Kumulation von Organochlorverbindungen im menschlichen Organismus wurde bereits 1972 in Deutschland die Herstellung und Anwendung von DDT untersagt.

Heute ist der Einsatz chlorierter zyklischer Kohlenwasserstoffe im Pflanzenschutz verboten. In der Pflanzenschutzmittel-Höchstmengenverordnung wurden für organische Chlorkohlenwasserstoffe bis auf wenige Ausnahmen Höchstmengen in tierischen Lebensmitteln festgelegt. Folglich wurde auch die Anwendung aller in dieser Verordnung genannten Chlorkohlenwasserstoffe bei Pferden, Rindern, Schweinen, Schafen und Ziegen zur Bekämpfung von Parasiten, Schädlingen und Lästlingen verboten (Verordnung über Stoffe mit pharmakologischer Wirkung). Mittlerweile ist auch die Anwendung der Wirkstoffe **Bromociclen** und **Lindan** bei lebensmittelliefernden Tieren nicht mehr erlaubt, da für diese Wirkstoffe keine Rückstandshöchstmengen festgesetzt wurden. Seit 2008 besteht ein europaweites Verkehrsverbot für Lindan, das als einziger Wirkstoff dieser Gruppe noch zur Anwendung bei Mensch und Kleintieren zugelassen war.

Lindan

Lindan ist das γ-Isomer des Hexachlorcyclohexans (γ-HCH), das bis 2008 als Gel zur äußerlichen Anwendung im äußeren Gehörgang von Katzen [*Orisel uno* (V.M.)] und in humanmedizinischen Präparaten zur Kopfwäsche und Ganzkörperbehandlung bei Scabies und Kopflausbefall zugelassen war [*Jacutin* (H.M.)]. Das lipidlösliche γ-HCH hat eine schnell eintretende insektizide und akarizide Wirkung, die die Wirkungsstärke von DDT übertrifft und bei Arthropoden zu Übererregung und anschließender Lähmung führt. Der **Wirkungsmechanismus** ist nicht genau bekannt, er beruht jedoch vermutlich, wie bei DDT, auf einer Störung der Repolarisation von Nervenzellmembranen durch Offenhaltung von Natriumkanälen.
▶ **Anwendungsgebiete:** Lindan wurde zur Bekämpfung des Befalls mit Flöhen, Läusen, Zecken und insbesondere Räudemilben inklusive Ohrräude angewendet. Aufgrund der Persistenz von Lindan im Säugerorganismus und in der Umwelt und wegen seiner tumorpromovierenden Wirkung besteht seit 2008 ein europaweites **Verkehrsverbot** für diesen Wirkstoff, wodurch alle Lindan-haltigen Arzneimittel ihre Zulassung verloren haben. Für lebensmittelliefernde Tiere bestand schon vorher ein **Anwendungsverbot**. Akute Vergiftungen durch Behandlungsfehler, Ablecken, über die Milch oder Aufnahme von Lindan-haltigen Insektenködern spielen heute kaum noch eine Rolle (Symptome: nach oraler Aufnahme Erbrechen, Durchfall, nach 2–3 Stunden Mydriasis, Erregungszustände bis hin zu tonisch-klonischen Krämpfen und final zentrale Atemlähmung; Therapie: Antikonvulsiva, z. B. Diazepam oder Phenobarbital, bei oraler Aufnahme salinische Laxanzien und Aktivkohle, später nicht resorbierbare Öle wie Paraffinum subliquidum. Keine Milch oder resorbierbare Öle, keine Sympathomimetika!).

Bromociclen

Bromociclen (Synonym: Bromodan) [früher: **Alugan** (V.M.)], ein Brommethyl-substituiertes Hexachlorbicyclohepten, war früher als Tierarzneimittel zur äußerlichen Bekämpfung von Räudemilben, Flöhen und Läusen bei Klein- und Großtieren im Handel. Es befindet sich kein Tierarzneimittel mit diesem Wirkstoff mehr auf dem Markt. Bei ähnlicher Wirkung wie andere halogenierte zyklische Kohlenwasserstoffe besitzt Bromociclen eine geringere perkutane Resorption und Toxizität sowie eine kürzere Verweildauer im Organismus als die meisten anderen Organochlorverbindungen. Der Wirkstoff wurde nicht in Tab. 1 der EU-VO Nr. 37/2010 aufgenommen (s. Anhang 7). Eine Anwendung bei lebensmittelliefernden Tieren ist deshalb nicht mehr zulässig.

2.6 Makrozyklische Laktone: Avermectine und Milbemycine

Die Avermectine **Ivermectin**, **Abamectin**, **Doramectin** und **Eprinomectin** sowie Milbemycine wie **Moxidectin** sind als **Endektozide** zur systemischen Bekämpfung nicht nur gegen Nematoden, sondern auch als Fraßgift mit Wirksamkeit gegen saugende und grabende Ektoparasiten bei Rind und Schwein zugelassen. Für Geflügel gibt es keine geeigneten Arzneimittel aus der Gruppe der antiparasitären Makrolide. ▶ **Anwendungsgebiete:** Befall mit Läusen, Räudemilben (*Psoroptes*, *Chorioptes*, *Sarcoptes* sp.) und Dassellarven. **Selamectin** und **Milbemycinoxim** werden bei Hund und Katze zur Vorbeugung und Bekämpfung des Flohbefalls sowie zur Behandlung der Ohrräude und Sarcoptesräude eingesetzt. **Resistenzen** sind bisher nicht bekannt. ▸ **Dosierung,** ▸ **Nebenwirkungen,** ▸ **Gegenanzeigen,** ▸ **Wechselwirkungen** und ▸ **Wartezeiten** ▸ S. 316.

2.7 Triazapentadiene

Amitraz
Amitraz ist ein Formamidinderivat aus der Gruppe der Triazapentadiene, das zur Bekämpfung von Ektoparasiten als Waschlösung [**Ectodex** (V.M.)] für Hunde zugelassen ist. Das Aufgusspräparat für Schweine ist nicht mehr im Handel [**Topline** (V.M.)]. Weitere Angaben zur Anwendung von Amitraz beim Schwein finden sich in der 7. Auflage des Buches. Amitraz hat eine insektizide und akarizide Wirkung sowie eine nach der Behandlung andauernde repellierende Wirkung auf Fliegen und Zecken. Es besteht keine Wirkung gegen Flöhe. Als antiparasitärer Wirkungsmechanismus wird eine Wirkung auf Oktopaminrezeptoren im ZNS der Parasiten angenommen, die zu Übererregbarkeit, abnormem Verhalten, Paralyse und Tod führt. ▸ **Anwendungsgebiete:** bei Hunden Demodikose. ▸ **Dosierung:** bei Hunden Ganzkörperbehandlung mit einer 0,05%igen Lösung (1 : 100 Verdünnung der 5%igen Handelslösung), nach vollständiger Durchnässung des Fellkleids wird das Shampoo nicht ausgespült. Wiederholung der Behandlung im wöchentlichen Abstand, bis keine lebenden Milben oder Eier mehr in Hautgeschabseln mikroskopisch nachweisbar sind. Die dermale Resorption von Amitraz ist begrenzt (< 40%), resorbiertes Amitraz wird umfangreich, ohne wesentliche tierartliche Unterschiede metabolisiert und als Konjugat überwiegend renal ausgeschieden (nach 24 Stunden über 60%). ▸ **Nebenwirkungen:** geringe lokale Reizung. Amitraz wirkt bei Säugern agonistisch an α_2-Adrenozeptoren und schwach antiserotoninerg. Dadurch kann es vor allem bei Hunden nach der Waschbehandlung zu Sedation, nach kurzem Blutdruckanstieg zu Hypotension, Bradykardie, Hypothermie, Erbrechen und Hyperglykämie kommen, ferner wird die Motilität des Gastrointestinaltrakts herabgesetzt. Diese Nebenwirkungen sind in den meisten Fällen, auch nach Ablecken, gering ausgeprägt und spontan reversibel. ▸ **Überdosierung:** Mit schwerwiegenden Nebenwirkungen ist auch bei 5-facher Überdosierung nicht zu rechnen. Bei starker Überdosierung kommt es zu Tachykardie und Hyperventilation. Die LD_{50} beträgt dermal 2,1–5 g/kg (Maus, Ratte) und oral 100 mg/kg (Hund). Besonders empfindlich reagieren Pferde auf Amitraz, weshalb bei ihnen die Anwendung kontraindiziert ist. Weitere ▸ **Gegenanzeigen:** Glaukom, Bradykardie, Hyperthermie; keine Behandlung bei starker Hitze; keine Anwendung bei Chihuahuas; Welpen unter 3 Monaten und Katzen. Bei trächtigen Hündinnen fehlen ausreichende Verträglichkeitsuntersuchungen. ▸ **Wechselwirkungen:** nicht zusammen mit anderen Insektiziden anwenden. **Ökotoxikologie:** Amitraz wird rasch in der Umwelt zersetzt. Wegen der hohen Fischtoxizität sollen keine Reste in Gewässer gelangen. Amitraz ist nicht toxisch für Vögel und Bienen und kann daher auch zur Varroosebekämpfung eingesetzt werden. **Anwendersicherheit:** bei Anwendung Schutzkleidung tragen und jeden Kontakt mit Haut und Augen vermeiden.

2.8 Phenylpyrazolverbindungen

Aus der Gruppe der Phenylpyrazolverbindungen mit insektizider und akarizider Wirkung sind für Tiere die Wirkstoffe **Fipronil** und **Pyriprol** zugelassen. Der antiparasitäre **Wirkungsmechanismus** beruht auf einer nicht kompetitiven Blockade von GABA-gesteuerten Chloridkanälen im Nervensystem der Arthropoden. Dadurch kommt es zu Übererregung, unkontrollierten ZNS-Aktivitäten und Tod der Parasiten. Entsprechende Rezeptoren bei Vertebraten weisen eine deutlich geringere Affinität auf. In 24 (Flöhe) bis 48 Stunden (Zecken), bei Flöhen noch vor der Eiablage nach der Blutmahlzeit, kommt es zum Absterben der Parasiten. Phenylpyrazole besitzen keine repellierende Wirkung.

Fipronil
Fipronil ist als 0,25%ige Sprühlösung zur Ganzkörperbehandlung und als besser verträgliche Spot-on-Formulierung bei Hund und Katze zugelassen [**Frontline** (V.M.)]. ▸ **Anwendungsgebiete:** Bekämpfung des Befalls mit Flöhen (*Ctenocephalides canis* und *Ct. felis*), Zecken (*Ixodes ricinus, Rhipicephalus sanguineus*) und Haarlingen (*Trichodectes*

canis, Felicola subrostratus) bei Hunden und Katzen. ▶ **Dosierung:** einmalig; als Spot-on 5 mg/kg bei der Katze und mindestens 6,7 mg/kg bei Hunden, bei Verwendung des Sprays Ganzkörperbehandlung durch Besprühen des Fells mit 7,5–15 mg/kg. Durch die gute Haftung am Fellkleid und durch Reservoirbildung in fetthaltigen Epidermisschichten und in Talgdrüsen entsteht ein Residualeffekt, der vor einem Wiederbefall mit Flöhen für 1–3 Monate und gegen Zecken bis zu einem Monat schützt. Durch häufiges Baden der Tiere wird die Wirkdauer verkürzt. Aus den verwendeten Formulierungen heraus wird Fipronil nur in sehr geringem Umfang nach dermaler und oraler Verabreichung resorbiert, sodass auch nach Ablecken nur geringe Mengen systemisch bioverfügbar sind, die schnell umfangreich metabolisiert und vorwiegend biliär ausgeschieden werden. ▶ **Nebenwirkungen:** Bei Verwendung der handelsüblichen Formulierungen werden dermal bis zum 2,5-Fachen der therapeutischen Dosis ohne auffällige Symptome vertragen. Die akute Toxizität von Fipronil ist gering mit einer dermalen LD_{50} von > 2000 mg/kg bei der Ratte. Die orale LD_{50} beträgt für die Reinsubstanz beim Hund 640 mg/kg, für das Fertigpräparat > 2000 mg/kg. ▶ **Überdosierung:** Nach mehrmaliger oraler Gabe führten 10–20 mg/kg der Reinsubstanz bei Hunden zu Symptomen einer Überdosierung mit reversiblen neurotoxischen Erscheinungen in Form von Übererregung, Tremor und Krämpfen. Wegen der geringen Resorption sind auch bei Ablecken des Fells nach der Behandlung mit dem Fertigarzneimittel keine Intoxikationserscheinungen zu erwarten. Spot-on-Formulierung nicht bei Hunden unter einem Körpergewicht von 2 kg und bei Katzen unter einem Alter von 12 Wochen anwenden. Das Kaninchen reagiert wesentlich empfindlicher mit Todesfällen nach oraler Gabe von 8 mg/kg der Reinsubstanz. ▶ **Gegenanzeigen:** kranke und geschwächte Tiere, Vorliegen von Hautläsionen. Nach Anwendung insbesondere von größeren Mengen der Sprayformulierung können bei Anwendern und behandelten Tieren Überempfindlichkeitsreaktionen auftreten, die wahrscheinlich durch das alkoholische Lösungsmittel verursacht sind. ▶ **Wechselwirkungen:** nicht zusammen mit anderen Ektoparasitika anwenden.

Fipronil ist auch in Kombination mit **Methopren** (▶ S. 349) als Spot-on-Lösung für Hund und Katze zugelassen zur Bekämpfung der oben genannten Flöhe, Zecken und Haarlinge [**Frontline Combo** (V.M.)]. Durch die kombinierte Verabreichung des Insektenwachstumshemmers Methopren mit larvizider und ovizider Wirkung werden auch die Entwicklungsstadien von Flöhen abgetötet, die von dem nur adultizid wirksamen Fipronil nicht erreicht werden, und die Flohentwicklung bis zu 6 Wochen gehemmt.

Pyriprol

Pyriprol ist für Hunde als 12,5%ige Lösung zum Auftropfen auf die Haut zugelassen (**Prac-tic**, V.M.). ▶ **Anwendungsgebiete**: Behandlung und Vorbeugung von Flohbefall (Ctenocephalides canis und C. felis) sowie Zeckenbefall (Ixodes ricinus, Rhipicephalus sanguineus, Ixodes scapularis, Dermacentor variabilis, Ambloyomma americanum). Das Mittel eignet sich auch als Teil einer Behandlungsstrategie zur Kontrolle der Flohstichallergie. ▶ **Dosierung**: 12,5 mg/kg einmalig als Spot-on auf den Rücken. Durch Anreicherung in den Talgdrüsen und kontinuierliche Wirkstoffabgabe an obere Hautschichten und Haare hält die Wirkung bis zu einem Monat an. Pyriprol wird nur langsam in geringen Mengen über die Haut resorbiert. ▶ **Nebenwirkungen**: vorübergehende lokale Reaktionen an der Behandlungsstelle wie Fellverfärbungen, Haarausfall und Juckreiz sowie kosmetische Effekte wie ein fettiges oder verklebtes Aussehen der Haare. Durch Ablecken des Präparats direkt nach der Behandlung kann kurzzeitig vermehrtes Speicheln auftreten. Nach drei- bis fünffacher Überdosierung wurden reversible milde neurologische Symptome wie Unruhe und leichte Inkoordination beobachtet. ▶ **Überdosierung**: die akute Toxizität von Pyriprol ist gering mit einer dermalen LD_{50} von > 2000 mg/kg bei der Ratte. Nach einer einmaligen Überdosierung mit dem Zehnfachen der empfohlenen Dosis traten bei Hunden Erbrechen, Appetitlosigkeit, Muskelzittern, Krämpfe, Unruhe und angestrengte Atmung auf. Alle Symptome verschwanden spontan innerhalb von 48 Stunden mit Ausnahme des Appetitverlustes. ▶ **Gegenanzeigen**: kranke und rekonvaleszente Tiere, Hunde unter 8 Wochen oder 2 kg Körpergewicht. Anwendung bei trächtigen und laktierenden Hündinnen nur unter strenger Indikationsstellung. Pyriprol soll nicht bei Katzen und Kaninchen angewendet werden. **Ökotoxizität**:

Antiparasitika

Pyriprol darf nicht in Gewässer gelangen, da es im Wasser lebende Organismen schädigen kann.

2.9 Chlornicotinoide

Als Wirkstoffe aus der Gruppe Neonicotinoide werden die Chlornicotinyl-Insektizide **Imidacloprid** und **Nitenpyram** zur Flohbekämpfung bei Hund und Katze eingesetzt. Diese Chlornicotinoide, die länger schon im Pflanzenschutz eingesetzt werden, sind Agonisten, die mit hoher Affinität an postsynaptische nikotinerge Cholinozeptoren im Nervensystem von Insekten binden. Die Rezeptorbindung der Neonicotinoide ist um ein Vielfaches stärker als die von Nikotin. Durch die starke und lang anhaltende Bindung kommt es zu einer Dauerdepolarisation der Neuronen mit generalisiertem Tremor und nachfolgender Paralyse der Insekten mit Schädigung der Ganglien, Nerven und Muskeln und schließlich dem Tod der Insekten durch Hemmung der Erregungsübertragung. Der Knock-down-Effekt durch Lähmung tritt schnell ein und hält lange an, weil Chlornicotinoide von Insekten nur sehr gering über die Cholinesterase abgebaut werden. Dadurch kommt es nach äußerlicher Verabreichung innerhalb von 24 Stunden zum Absterben der auf dem Tier befindlichen Flöhe, sodass es zu keiner Eiablage nach der Blutmahlzeit mehr kommt. Imidacloprid und Nitenpyram wirken selektiv toxisch auf Insekten und sind gut verträglich bei Vertebraten, weil sie nur eine geringe Affinität zu Nikotinrezeptoren von Säugern, z. B. an der neuromuskulären Endplatte, besitzen und dort eine ca. 1000-fach schwächere und sehr kurz anhaltende Wirkung ausüben. Außerdem können diese Wirkstoffe die Blut-Hirn-Schranke nur in geringem Umfang überwinden. Im Gehirn von Vertebraten wurden ferner keine spezifischen Bindungsstellen gefunden. **Ökotoxikologie:** Chlornicotinoide sind untoxisch für Vögel, Fische und wirbellose Wasserorganismen.

Imidacloprid

Imidacloprid ist ein Chloronicotinylnitroguanidin und als Spot-on-Formulierung zur äußerlichen Flohbekämpfung bei Hund und Katze zugelassen [**Advantage** (V.M.)]. Imidacloprid ist an postsynaptischen nikotinergen Cholinozeptoren im Nervensystem von Insekten etwa 50-fach stärker wirksam als Nikotin mit der Folge einer adultiziden Wirkung auf Flöhe durch Hemmung der nervalen Erregungsübertragung. ▶ **Anwendungsgebiete:** Vorbeugung und Behandlung des Flohbefalls (*Ctenocephalides felis* und *Ct. canis*) bei Hunden und Katzen. **Resistenzen** sind bisher keine bekannt, es besteht keine Kreuzresistenz mit anderen Gruppen von Insektiziden. ▶ **Dosierung:** einmalig mindestens 10 mg/kg zwischen den Schulterblättern auftropfen. Imidacloprid breitet sich rasch vom Applikationsort auf der Haut aus und bleibt auf Haut und Fell haften. Die Wirkung hält bis zu 4 Wochen an, sodass eine Wiederholung im Monatsabstand während der Flohsaison erforderlich werden kann. Nach dermaler Applikation wird nur eine sehr geringe Menge über die Haut resorbiert. Nach oraler Aufnahme wird Imidacloprid schnell und nahezu vollständig resorbiert. Der Wirkstoff wird rasch zu über 95 % in 48 Stunden eliminiert. Nach umfangreicher Metabolisierung (über 80 %) werden ca. 75 % renal und über 20 % biliär ausgeschieden. ▶ **Nebenwirkungen:** Imidacloprid ist nach dermaler Anwendung gut verträglich, die **therapeutische Breite** ist > 5. Die akute dermale und orale Toxizität ist sehr gering. In seltenen Fällen wurden Irritationen durch die Spot-on-Formulierung an der Applikationsstelle beobachtet, Augen- und Schleimhautkontakt soll deshalb vermieden werden. Nach Ablecken kann es zu vorübergehender Salivation kommen. ▶ **Überdosierung:** Symptome einer Überdosierung nach akzidenteller oraler Aufnahme von mehr als der dreifachen therapeutischen Dosis sind ZNS-Übererregung bis hin zu Krämpfen, lokomotorische Inkoordination mit Ataxie, Tremor, Mydriasis und beeinträchtigte Atmung; Behandlung: Aktivkohle, eventuell forcierte Diurese, β-Adrenolytika und Atemanaleptika; ein spezifisches **Antidot** ist nicht bekannt. Imidacloprid kann bei Zuchttieren sowie bei trächtigen und säugenden Tieren angewendet werden. Bei Anwendern wurden vereinzelt Überempfindlichkeitsreaktionen mit Parästhesien, Symptomen einer Urtikaria (Juckreiz, lokale Ödeme, Rhinitis) berichtet. ▶ **Gegenanzeigen:** nicht bei Saugwelpen unter 8 Wochen anwenden. Wegen des Benzylalkoholgehalts ist besondere Vorsicht bei Katzenwelpen geboten. ▶ **Wechselwirkungen:** keine bekannt.

Imidacloprid ist auch als Kombination mit Permethrin oder mit Moxidectin in Spot-on-Präparaten zur Anwendung bei Hunden und Katzen zugelassen.

Sinnvoll ist die Kombination mit dem adultizid wirksamen Pyrethroid Permethrin (▶ S. 337) [**Advantix** (V.M.)], da hierdurch zusätzlich zu Flöhen auch andere Ektoparasiten mit einer zwei bis vier Wochen anhaltenden abtötenden und repellierenden Wirkung bekämpft werden können, wie Zecken (*Ixodes ricinus, Rhipicephalus sanguineus, Dermacentor reticulatus*) und Stechmücken (Phlebotomen und Culiciden).

▶ **Anwendungsgebiete:** für die Kombination mit dem Endektozid Moxidectin (▶ S. 322) [**Advocate** (V.M.)] sind die gleichzeitige Vorbeugung und Behandlung eines Befalls mit Flöhen und Rundwürmern inklusive der Prophylaxe von Herzwurmerkrankungen. Eine Wirksamkeit besteht ferner gegen Sarcoptes- und Ohrmilben. Der Wert dieses Kombinationspräparats darf angezweifelt werden.

Nitenpyram

Nitenpyram ist ein zu Imidacloprid strukturell eng verwandtes Nitromethylenderivat, das zur oralen Flohbekämpfung bei Hunden und Katzen in Tablettenform zugelassen ist [**Capstar** (V.M.)]. Die Wirkung ist eine zu Imidacloprid sehr ähnliche Hemmung der Erregungsübertragung mit abtötender Wirkung auf adulte Flöhe. ▶ **Anwendungsgebiete**: Behandlung von Flohbefall mit *Ctenocephalides felis*. ▶ **Dosierung**: Mindestens 1 mg/kg einmal täglich oder jeden zweiten Tag oral mit einer kleinen Menge Futter vermischt eingeben, bis der Flohbefall unter Kontrolle ist. Nitenpyram wird gut und schnell zu über 90 % aus dem Gastrointestinaltrakt resorbiert. Wirksame Blutspiegel werden nach 10–20 min und maximale Blutspiegel nach 30–120 min erreicht. Dadurch tritt bereits nach 15–30 min die Wirkung auf Flöhe ein, die nach 6 Stunden mit einer Abtötungsrate von > 95 % nach der ersten Blutmahlzeit ihr Maximum erreicht. Die Eliminationshalbwertszeit beträgt bei Hunden 3–4 Stunden und bei Katzen 8 Stunden. Über 90 % der Dosis werden bei Hunden und Katzen innerhalb von 1–2 Tagen hauptsächlich in unveränderter Form renal ausgeschieden. Nitenpyram hat keine Langzeitwirkung, sodass eine zusätzliche effiziente Kontrolle unreifer Flohstadien erforderlich ist und bei erneutem Befall die Behandlung zu wiederholen ist. ▶ **Nebenwirkungen:** keine außer einem initial kurzzeitig auftretenden Juckreiz, der von den auf das Arzneimittel mit erhöhter Aktivität reagierenden Flöhen verursacht sein soll. Nitenpyram ist ansonsten bei Hund und Katze gut verträglich mit einer **therapeutischen Breite** > 50. ▶ **Überdosierung:** Überdosierungserscheinungen treten erst bei mehr als 100-facher Überdosierung mit Speicheln, Erbrechen, weichen Fäzes, Tachypnoe, Krämpfen und verminderter Aktivität auf und verschwinden spontan innerhalb von 24 Stunden. ▶ **Gegenanzeigen:** nicht anwenden bei Tieren, die jünger als vier Wochen sind und weniger als 1 kg wiegen. Nitenpyram kann an trächtige und laktierende Tiere verabreicht werden. ▶ **Wechselwirkungen:** keine bekannt.

2.10 Metaflumizon

Metaflumizon ist ein Wirkstoff aus der Gruppe der Semicarbazone, der als Spot-on für Katzen zur Flohbekämpfung (**ProMeris**, V.M.) und für Hunde in Kombination mit Amitraz zur Floh- und Zeckenbekämpfung (**ProMeris Duo**, V.M.) zugelassen ist. Metaflumizon ist bei Insekten ein Antagonist am Natriumkanal und führt durch Reizleitungshemmung zu Paralyse und Tod der Parasiten. ▶ **Anwendungsgebiete**: für Katzen zur Vorbeuge und Behandlung von Flohbefall (*Ctenocephalides felis* und *Ct. canis*), für Hunde (als Kombination mit Amitraz) zur Vorbeugung und Behandlung von Flohbefall (*Ctenocephalides felis* und *Ct. canis*) und Zeckenbefall (*Ixodes ricinus, Ixodes hexagonus, Rhipicephalus sanguineus, Dermacentor reticulatus, Dermacentor variabilis*); Teil einer Behandlungsstrategie bei allergischer Flohdermatitis. ▶ **Dosierung**: während der Flohsaison in Intervallen von 4–6 Wochen einmalig bei Katzen 40 mg/kg, bei Hunden 20 mg/kg (in Kombination mit 20 mg/kg Amitraz) auf die Haut im Nacken auftropfen. Metaflumizon verteilt sich rasch auf der Haut, maximale topische Konzentrationen werden nach 2 Tagen erreicht und nehmen innerhalb von 56 Tagen allmählich ab. Metaflumizon wird über die Haut resorbiert, wobei aber nur niedrige Plasmaspiegel auftreten. ▶ **Nebenwirkungen**: bis zu fünffacher Überdosierung wurden bei Katzen keine Nebenwirkungen beobachtet.

Durch Ablecken unmittelbar nach der Behandlung kann es kurzzeitig zu vermehrtem Speicheln kommen. ▶ **Gegenanzeigen**: Tiere < 8 Wochen. Anwendung bei trächtigen und laktierenden Tieren nur unter strenger Indikationsstellung.

2.11 Insektenwachstumshemmer – Wachstumsregulatoren

Die Suche nach wirksamen Insektiziden mit geringer Wirtstoxizität führte zur Entwicklung von Regulatoren des Insektenwachstums, die in spezifische Vorgänge der Insektenentwicklung eingreifen, die bei Vertebraten nicht vorkommen. Durch das Fehlen eines spezifischen Angriffspunkts bei Säugern und Geflügel ergibt sich eine sehr gute Verträglichkeit für den Wirtsorganismus. Zur Wachstumsregulation kommen drei Wirkprinzipien zum Einsatz: 1. Analoge des Juvenilhormons (**Methopren**, **Pyriproxifen**), 2. Hemmstoffe der Chitinsynthese (**Lufenuron**, **Triflumuron**, **Diflubenzuron**) und 3. Wirkstoffe, die den Häutungs- und Verpuppungsprozess unterbrechen (**Dicyclanil**, **Cyromazin**). Mit diesen Stoffen können nur eine larvizide und ovizide Wirkung gegen Entwicklungsstadien erzielt werden, während adulte Insekten nicht erreicht werden, sodass bei manifestem Flohbefall zusätzlich eine kombinierte Behandlung mit einem adultizid wirksamen Mittel erforderlich sein kann. Umgekehrt kann es auch sinnvoll sein, ein adultizides Insektizid mit einem Insektenwachstumshemmer zu kombinieren, um gleichzeitig die Entwicklungsstadien einer Flohpopulation abzutöten.

Juvenilhormon-Analoge

Die Entwicklung von Insekten wird durch das Juvenilhormon und Ekdyson gesteuert. Für einen geregelten Ablauf der larvalen Entwicklung ist ein Gleichgewicht von Juvenilhormon und Ekdyson wichtig, wobei der Juvenilhormonspiegel in späteren Reifestadien und für Häutungen abnehmen muss. Durch Gabe von Wirkstoffen, z. B. (**S**)-**Methopren**, **Fenoxycarb** oder **Pyriproxifen**, die wie Juvenilhormone wirken, wird dieses Gleichgewicht gestört mit der Folge einer Behinderung der Häutungen und Verpuppung, Abbruch der Metamorphose und Tod im Puppenstadium. Durch diese Wirkstoffe kommt es zu keiner insektiziden Wirkung auf adulte Insekten und bestimmte Larvenstadien, sodass kein sofortiger Effekt eintritt. Es besteht jedoch aufgrund der Schädigung der Tochtergeneration eine gute Residualwirkung.

Pyriproxifen

Pyriproxifen ist ein Fenoxycarbderivat, das trotz unterschiedlicher chemischer Struktur ähnlich wie das Juvenilhormon auf Insekten wirkt. Es ist als Spot-on-Formulierung zur äußerlichen Bekämpfung des Flohbefalls bei Hund und Katze zugelassen [**Cyclio** (V.M.)]. Pyriproxifen verhindert in Flohlarven nach kutikularer und oraler Aufnahme das Absinken des Juvenilhormonspiegels im letzten Larvenstadium. Dadurch kommt es zu einem Entwicklungsstopp in der pupalen Phase, da die Ausbildung zum adulten Stadium durch Verhinderung der Verpuppung nicht erfolgt. Aufgrund einer lang dauernden Speicherung in Flohlarven sind alle Larvenstadien empfindlich. Bei adulten Flöhen kommt es nach Aufnahme über das Blut der Wirtstiere sowie über die Kutikula zu einer Infertilität der männlichen und weiblichen Flöhe. Durch die Anreicherung in Floheiern sind anschließend gelegte Eier steril, bzw. die Entwicklung eventuell noch schlüpfender Larven wird gehemmt. ▶ **Anwendungsgebiete**: Verhinderung der Vermehrung von Pyriproxifen-empfindlichen Flöhen (*Ctenocephalides felis*). **Kreuzresistenzen** mit verschiedenen Gruppen von Insektiziden sind nicht bekannt. ▶ **Dosierung**: Hund 2 mg/kg, Katze 10 mg/kg jeweils einmalig auf die Rückenhaut auftropfen. Pyriproxifen verteilt sich rasch über die Körperoberfläche und bildet ein Reservoir in lipidhaltigen Epidermisschichten und Talgdrüsen. Dadurch und wegen der guten UV-Stabilität hält die Wirkung nach einmaliger Verabreichung bis zu drei Monate an. Eine sterilisierende Wirkung auf weibliche Flöhe wird in 24 Stunden erreicht. Pyriproxifen wird teilweise über die Haut resorbiert, Spitzenspiegel treten nach 3–8 Stunden bei Katzen und nach 1–2 Tagen bei Hunden auf. Trotz raschen Abfalls werden wirksame Konzentrationen im Blut über mehr als eine Woche aufrechterhalten. Die Eliminationshalbwertszeit beträgt beim Hund 6 Tage und bei der Katze 36 Tage. ▶ **Nebenwirkungen**: sind keine bekannt und wegen des spezifischen Wirkungsmechanismus und dadurch fehlenden Angriffspunkts bei Säugern nicht zu erwarten. Bis zum 30-Fachen der therapeutischen Dosis wurden von Katzen reaktionslos vertragen. Pyriproxifen kann bei trächtigen und säugenden Hündinnen angewendet werden. ▶ **Gegenanzeigen:** Nicht anwenden bei Katzen mit einem Körpergewicht unter 1 kg und bei Hundewelpen bis zu einem Alter von einem Monat, bei kranken und rekonvaleszenten Tieren sowie, wegen fehlender Untersuchungen, bei trächtigen und säugenden Katzen. **Ökotoxikologie:** Pyriproxifen ist toxisch für Fische und Krustentiere. ▶ **Wechselwirkungen:** keine bekannt.

Mit Pyriproxifen kann bei Hunden in Kombination mit dem adultizid wirksamen Pyrethroid Permethrin [früher als **Duowin** (V.M.) im Handel] neben der Vorbeugung zur Vermehrung der Flöhe zugleich eine Bekämpfung des Befalls mit adulten Flöhen erzielt werden.

(S)-Methopren

Das Terpenoid (S)-Methopren besitzt eine den Juvenilhormonen sehr ähnliche Struktur. Es verhindert die Verpuppung und hat auch eine ovizide Wirkung. Es ist in einem Tierarzneimittel in Kombination mit dem adultizid wirksamen Ektozid Fipronil als Spot-on-Lösung für Hund und Katze zur Bekämpfung von Flöhen, Zecken und Haarlingen zugelassen [**Frontline Kombo** (V.M.)]. Sein Einsatz erfolgt ferner in der Landwirtschaft und als 0,007- bis 0,15%ige Sprühlösung zusammen mit 0,5% Permethrin zur Raumentwesung und zur Umgebungsbehandlung bei Flohbefall [**vet-kem fogger**]. ▶ **Dosierung:** 6 mg/kg in Kombination mit Fipronil. Bei Verwendung der Spot-on-Formulierung verteilt sich (S)-Methopren innerhalb eines Tages im Haarkleid und scheint nicht transdermal resorbiert zu werden, sodass es noch nach 60 Tagen auf der Haut nachweisbar ist. ▶ **Nebenwirkungen:** (S)-Methopren ist aufgrund eines fehlenden Angriffspunkts bei Säugern extrem untoxisch (LD_{50} oral bei der Ratte: > 34 000 mg/kg; beim Hund 5000–10 000 mg/kg; LD_{50} dermal bei Kaninchen: 3000–10 000 mg/kg), sodass es auch dem Trinkwasser zur Moskitobekämpfung zugesetzt werden kann. Der Wirkstoff ist nicht teratogen und wirkt nicht irritierend auf Haut und Augen. **Ökotoxikologie:** (S)-Methopren ist lichtempfindlich und deshalb nicht stabil in der Umwelt. Es ist nicht toxisch für Fische und Bienen.

Chitinsynthesehemmer

Benzoylharnstoff-Derivate, wie **Lufenuron**, **Diflubenzuron**, **Triflumuron** und das Harnstoffderivat **Fluazoron** können als Hemmstoffe der Chitinsynthese die Arthropodenentwicklung unterdrücken. Diese Stoffe entfalten ihre Wirkung nach Aufnahme in die Eier der Parasiten. Dort hemmen sie durch einen nicht genauer bekannten Wirkungsmechanismus die Chitinsynthese, wodurch es bei Larven zu einer Entwicklungshemmung in der Embryogenese, zu einer Behinderung des Schlupfes, zum Ausbleiben von Häutungen und zu einer Fehlbildung der Kutikula kommt. Mit Ausnahme von Fluazoron ist die Wirkung auf Entwicklungsstadien von Zecken und Milben nicht ausgeprägt. In Deutschland ist nur Lufenuron als Tierarzneimittel für Hunde und Katzen zugelassen. Diflubenzuron wird in Lachsfarmen zur Bekämpfung des Seelausbefalls eingesetzt.

Lufenuron

Lufenuron [**Program** (V.M.)] ist für Hunde und Katzen als Lacktablette sowie für Katzen als 7%ige oral zu verabreichende Suspension und als 10%ige Injektionslösung zugelassen. ▶ **Anwendungsgebiete:** Verhinderung und Bekämpfung des Flohbefalls (*Ctenocephalides canis* und *Ct. felis*) [**Program** (V.M.)]. Lufenuron entfaltet seine Wirkung nach systemischer Behandlung der Wirtstiere, wobei der Wirkstoff nach Aufnahme einer Blutmahlzeit durch die adulten Flöhe in die Eier gelangt. Es wird nicht nur die Embryogenese und larvale Entwicklung gehemmt, sondern auch ein Teil der adulten Flöhe durch Kutikulaschädigung abgetötet. Da Lufenuron in erster Linie nur auf Entwicklungsstadien wirkt, ist bei manifestem Flohbefall eine zusätzliche Bekämpfung der adulten Flöhe mit einem Insektizid angezeigt. ▶ **Dosierung:** 10 mg/kg bei Hund und Katze als Tablette sowie als subkutane Injektion bei Katzen, als Oralsuspension bei Katzen 30 mg/kg jeweils einmal pro Monat. Zusammenlebende Hunde und Katzen sollen immer gleichzeitig behandelt werden. Lufenuron wird nach oraler Gabe schnell zu etwa 40–50% resorbiert. Bei Gabe zusammen oder unmittelbar nach der Fütterung ist die Bioverfügbarkeit verbessert. Der Wirkstoff wird im Fettgewebe gespeichert und aus diesem langsam freigesetzt. Die **Halbwertszeit** beträgt beim Hund 27 Tage, bei der Katze 34–38 Tage, sodass während des gesamten einmonatigen Dosierungsintervalls wirksame Blutspiegel bestehen. Bei Verwendung der injizierbaren Depotformulierung für Katzen kann die Flohentwicklung für 3 bis 6 Monate unterdrückt werden. Die Ausscheidung erfolgt überwiegend biliär über die Fäzes. ▶ **Nebenwirkungen:** Aufgrund des fehlenden Angriffspunkts bei Vertebraten hat Lufenuron eine geringe akute Toxizität. Eine dreimalige monatliche Gabe der 10-fachen (Hund) bzw. 16-fachen (Katze) therapeutischen Dosis wird ohne unerwünschte Wirkungen vertragen. Trächtige Tiere können ebenfalls behandelt werden. ▶ **Wechselwirkungen:** keine bekannt. Lufenuron kann zusammen mit anderen Insektiziden angewendet werden. **Ökotoxikologie:** Lufenuron ist untoxisch für Vögel und Fische.

Lufenuron ist auch als Kombinationspräparat mit Milbemycinoxim zur gleichzeitigen Flohbekämpfung und Herzwurmprophylaxe bei Hunden im Handel [**Program plus** (V.M.)] (▶ S. 322).

Sonstige Insektenwachstumshemmer
Dicyclanil

Dicyclanil ist ein Insektenwachstumshemmer aus der Gruppe der Pyrimidinamine, der als Pour-on-Lösung zur äußerlichen Anwendung bei Schafen zugelassen, aber derzeit nicht im Handel ist [**Clik 5% Pour-on** (V.M.)]. ▶ **Anwendungsgebiete:** Vorbeugung des Schmeißfliegenbefalls bei Schafen verursacht durch *Lucilla sericata*. Die insektenwachstumsregulierende Wirkung ist ähnlich wie bei dem Triazinderivat **Cyromazin**, das in Deutschland nicht als Arzneimittel, sondern als Entwesungsmittel zur Stallfliegenbekämpfung eingesetzt wird. Die Wirkung beruht auf einer in ihrem Mechanismus nicht genauer bekannten Beeinträchtigung des Häutungs- und Verpuppungsprozesses bei Dipteren ohne Eingriff in die Chitinsynthese. Eiablage und Ausbrütung der ersten Schmeißfliegenlarven werden nicht gestört. Erste Larvenstadien nehmen den Wirkstoff über Hautschuppen und Wolle auf, wodurch dann der Häutungsprozess von der ersten zur zweiten Larve unterbrochen wird, sodass sich keine späteren Larvenstadien entwickeln können, die sich von Muskelgewebe ernähren. ▶ **Dosierung:** 30–100 mg/kg werden entlang des Rückens, über Hinterleib und Schwanz verteilt. Die Schutzwirkung hält bis zu 4 Monate vor, wenn die Tiere nicht während 3 Monaten nach Behandlung geschoren werden. Starke Fellverschmutzungen sind vor Behandlung zu entfernen. Beim Umgang mit dem Arzneimittel und mit behandelten Schafen Hautkontakt vermeiden. Bei bestehendem Schmeißfliegenbefall empfiehlt sich eine zusätzliche Behandlung mit einem adultizid wirksamen Ektozid. Dicyclanil wird in Abhängigkeit von Wolldichte und -länge bis zu 5% innerhalb von 7 Tagen perkutan resorbiert. Maximale Plasmaspiegel werden nach 12–48 Stunden erreicht. Es verteilt sich gut in alle Organe. Die Ausscheidung erfolgt nach teilweiser Biotransformation über Harn und Fäzes mit einer Eliminationshalbwertszeit von bis zu 10 Tagen. ▶ **Nebenwirkungen:** Eine 5-fache Überdosierung führte bei Schafen zu keinen lokalen und systemischen unerwünschten Wirkungen. Dicyclanil ist gering toxisch bei Säugern. Die dermale LD_{50} liegt bei der Ratte > 2000 mg/kg. Der Wirkstoff ist bei Labortieren weder teratogen noch reproduktionstoxisch. Wegen fehlender Untersuchungen sollte jedoch bei trächtigen Schafen und Zuchttieren die Anwendung nur unter strenger Indikationsstellung erfolgen. ▶ **Gegenanzeigen:** nicht bei Schafen anwenden, deren Milch für den menschlichen Verzehr gewonnen wird. **Ökotoxizität:** Dicyclanil hat schädliche Wirkungen auf Dungfliegen und im Wasser lebende Avertebraten. ▶ **Wartezeiten:** essbare Gewebe Schaf: 40 Tage.

2.12 Repellenzien

Repellenzien sind Arthropoden abwehrende Stoffe, die nach Auftragen auf die Körperoberfläche für einen bestimmten Zeitraum ein Aufsitzen oder Stechen von Fliegen, Bremsen, Mücken und anderen Insekten sowie von Zecken verhindern. **Pyrethrumextrakt** und **Pyrethroide** haben in niedrigen Dosierungen, die noch keinen Knockdown-Effekt bewirken, eine abschreckende Wirkung auf Insekten, indem sie eine Reizung von taktilen Elementen in den Extremitäten bewirken („Fuß-Rückzieh-Effekt") (▶ S. 337).

Als Repellenzien im engeren Sinn werden Wirkstoffe verstanden, die aufgrund ihres Geruches die Lockstoffwirkung von Körpersekreten auf Arthropoden aufheben und einen Insekten abstoßenden Duftmantel über der Haut bilden. Hierzu zählen **ätherische Öle**, wie **Citronellol**,

Eukalyptusöl, Lorbeeröl, Lavendelöl, Menthol, Perubalsam, Pfefferminzöl, Teebaumöl oder Nelkenöl, die häufig in Hundehalsbändern, Sprays und Shampoos im Zoofachhandel und vielfach nicht als Arzneimittel, sondern als Tierpflegemittel angeboten werden. Zur Anwendung kommen hierbei auch **Niemöl** (Neembaumöl), **Kokosöl**, **Knoblauchpulver** und die stark riechende **Undecylensäure**, die außerdem noch antimykotische Eigenschaften besitzt. Die repellierende Wirkung dieser Verbindungen ist unsicher, sodass mit keinem dieser Präparate ein zufriedenstellender Schutz z. B. vor Zeckenbefall erreicht werden kann. Systemische Nebenwirkungen sind wegen der geringen Toxizität dieser pflanzlichen Stoffe bei Hunden nicht zu erwarten, bei Katzen kann es jedoch infolge Ableckens zu unerwünschten Wirkungen kommen. Bei Katzen wurden nach Neembaumöl Vergiftungserscheinungen ähnlich zu Permethrin mit Hypersalivation, Ataxie, Zittern bis hin zu Krämpfen beobachtet. Ferner haben ätherische Öle ein allergenes Potenzial. Aufgrund des starken, teilweise unangenehmen Geruchs führen diese Mittel zu einer für die Tiere und teilweise auch für die Halter starken Belästigung und zu einer vorübergehenden Beeinträchtigung des Geruchssinns bei Hunden. Unsicher ist auch die repellierende Wirkung oraler Gaben von Vitamin B_1.

Eine sichere Insekten abwehrende Wirkung von 6–8 Stunden, gegen Zecken von 2–4 Stunden, kann mit Verbindungen wie **Ethylhexandiol** sowie mit den Wirkstoffen **Dibutylphthalat**, **Dimethylphthalat**, **Diethyltoluamid** (DEET) [Mira Fliegenschutz, für Tiere], **Prallethrin** [Parisol, für Tiere] sowie N-Acylpiperidine wie **Icaridin** (2-(2-Hydroxyethyl)-1-piperidin-carbonsäure-methylpropylester, Bayrepel) [Autan, für Menschen], das länger gegen Zecken und geringer hautreizend als DEET wirkt, erreicht werden, die auch kombiniert als 20- bis 75%ige alkoholische Lösung oder als Salbe auf die Haut aufgetragen werden. Die im Handel befindlichen Präparate mit diesen Wirkstoffen sind keine Arzneimittel. ▶ **Nebenwirkungen:** selten kutane Überempfindlichkeitsreaktionen. Wegen starker lokaler Reizwirkung ist Kontakt mit Augen, Schleimhäuten und Wunden zu vermeiden. Diethyltoluamid kann bei zu häufiger großflächiger Anwendung kumulieren und ZNS-Depression auslösen. Die dermale LD_{50} liegt bei Labortieren bei 4280 mg/kg für DEET und > 5000 mg/kg für Icaridin.

2.13 Sonstige Wirkstoffe gegen Ektoparasiten

Der Einsatz von **Arsenaten** zur Bekämpfung von Ektoparasiten ist heute obsolet. Veraltet ist die Anwendung von gefälltem oder sublimiertem **Schwefel** als Antiscabiosum und von **Teerzubereitungen**, die weniger wegen ihrer eher unsicheren antiparasitären Wirkung, sondern vor allem wegen der Juckreiz stillenden und antiseborrhoischen Wirkung bei Ekzemen, auch parasitären Ursprungs, eingesetzt wurden (Kontraindikation: Katze) (▶ S. 549).

Mesulfen

Mesulfen (Dimethylthianthren) ist eine organische schwefelhaltige Verbindung, die früher als 80%ige oder 20%ige Lösung zur Bekämpfung von Räudemilben äußerlich bei Rindern, Schweinen, Hunden, Pelztieren, Nagern und Geflügel angewendet wurde und neben der antiparasitären noch eine Juckreiz stillende Wirkung besitzt. Die Ganzkörperbehandlung erfolgt abschnittsweise in 3 Schritten im Tagesabstand. Nicht bei Katzen und jungen Tieren anwenden. Die Anwendung bei lebensmittelliefernden Tieren ist nicht mehr zulässig.

Benzylbenzoat

Benzylbenzoat, ein wesentlicher Bestandteil des Perubalsams, ist in verschiedenen antiparasitär wirkenden Dermatika enthalten [**Penochron** (V.M.), **Prurivet S** (V.M.), **Antiscabiosum für Kinder** (H.M.)]. Ferner wird Benzylbenzoat auch als Lösungsvermittler in öligen Lösungen verwendet. In 10- bis 25%iger Lösung besteht akarizide Wirkung gegen Räudemilben, insbesondere bei Ohrräude. ▶ **Nebenwirkungen:** lokale Reizwirkung auf Haut, Schleimhäuten und Augen. Kontakt mit Augen und Schleimhäuten ist zu vermeiden. Resorptive Vergiftung ist dermal und oral möglich und führt zu ZNS-Stimulation und Konvulsionen. Die anekdotisch berichtete Überempfindlichkeit von Katzen konnte in Versuchen mit Applikation einer bis zu 20%igen Benzylbenzoat-haltigen Gelformulierung im äußeren Gehörgang nicht bestätigt werden.

Antiparasitika

2.14 Varroosemittel

Zur Bekämpfung der in Europa durch die Milbenart *Varroa destructor* ausgelösten Bienenseuche Varroose (Varroatose) stehen verschiedene Akarizide zur Verfügung wie **Coumafos**, **Flumethrin**, 60%ige **Ameisensäure**, 15%ige **Milchsäure**, 3,5%ige **Oxalsäure, Thymol** und der in Deutschland hierfür nicht zugelassene Wirkstoff **Amitraz** (▶ S. 344). Das früher in Form von Räucherstreifen verwendete **Brompropylat** sowie **Cymiazol**, ein Thiazolidinderivat, und **Fluvalinat** aus der Gruppe der Pyrethroide sind nicht in Tab. 1 der EU-VO Nr. 37/2010 aufgenommen und dürfen deshalb wegen fehlender Rückstandshöchstmenge für Honig nicht mehr angewendet werden.

▶ **Anwendungsgebiete:** Diagnose oder Therapie des Befalls mit Varroamilben. Es sollen immer alle Völker eines Standes behandelt werden. Die **Verträglichkeit** für die Bienenvölker ist begrenzt. Bei Einhaltung der Anwendungshinweise kommt es zu einer starken Reduzierung der Milbenbürde bei noch tolerierbarem Totfall in den Bienenvölkern. Bei zu niedrigen Außentemperaturen kann die Bienensterblichkeit erhöht sein.
▶ **Gegenanzeigen:** Varroosemittel dürfen nicht während der Tracht und (mit Ausnahme von Thymol) nur vor Beginn der Honigernte angewendet werden. ▶ **Wartezeiten:** keine bei Anwendung nach der letzten Honigernte des Jahres. Bei Sommerbehandlung darf erst die Honigernte der Tracht des folgenden Jahres genutzt werden.

Ameisensäure

▶ **Dosierung:** Ameisensäure [**Ameisensäure ad us. vet. 60%** (V.M.)] wird über einen Zeitraum von 10 Tagen mit täglich 6–15 g bis zu einer Gesamtdosis von 85 g einer 60%igen Lösung pro Zarge im Bienenvolk in geeigneten Verdunstern, die eine kontinuierliche Freisetzung gewährleisten, eingesetzt. Die Außentemperatur soll zwischen 6 °C und 25 °C liegen. Der Wirkungsmechanismus beruht auf einer Atmungshemmung der Varroamilben durch Übersäuerung ab einer Wirkstoffkonzentration von 500 ppm in der Luft. Ein behandlungsbedingter Totfall von Jungbienen kann auftreten. Das Rückstandsrisiko in Honig und Wachs ist gering. ▶ **Wartezeiten:** s. o.

Milchsäure

▶ **Dosierung:** Milchsäure [**Milchsäure 15% ad us. vet.** (V.M.)] wird in einer Menge von 8 ml/Wabe zweimal im Abstand von ein bis fünf Wochen im Spätherbst oder Winter auf die mit Bienen besetzten Waben aufgesprüht. Die Außentemperatur darf nicht unter 4 °C und nicht über 10 °C liegen, um Totenfall und Brutschädigung der Bienen zu vermeiden. Das Rückstandsrisiko in Honig und Wachs ist gering. ▶ **Wartezeiten:** s. o.

Thymol

Thymol [**Apiguard** (V.M.)] ist ein Bestandteil des ätherischen Thymianöls. ▶ **Dosierung:** Von dem 25%igen Gel werden 50 g zweimal im Abstand von zwei Wochen pro Bienenvolk verdunstet. Als Wirkungsmechanismus für die akarizide Wirkung wird eine Proteindenaturierung nach inhalativer und dermaler Aufnahme durch die Milben angenommen. Die Anwendung soll wegen Beeinträchtigung der Wirksamkeit bei sehr geringer Aktivität des Bienenvolks und nicht bei Tagestemperaturen unter 15 °C und über 40 °C erfolgen. Überdosierungen führen zu einer Beunruhigung der Bienen. Thymolrückstände im Honig sind unbedenklich. Wegen Geschmacksbeeinträchtigung des Honigs darf keine Behandlung während der Tracht erfolgen.

Coumafos

Coumafos [**Perizin** (V.M.)] ist ein Organophosphat, das nur noch zur Anwendung bei Bienen zur Diagnose und Bekämpfung der Varroose zugelassen ist. Die Varroamilben nehmen den Wirkstoff beim Saugakt über die Hämolymphe der Bienen auf. In verschiedenen europäischen Staaten wurden bereits Resistenzen beobachtet. ▶ **Dosierung:** 16–32 mg/Bienenvolk einer 0,064%igen gebrauchsfertigen Lösung werden zweimal im Abstand von einer Woche entlang der Wabengassen aufgeträufelt. Nicht bei Temperaturen unter 5 °C anwenden. Anwendung nur außerhalb Trachtzeit und bis spätestens 6 Wochen vor Beginn der Tracht. Unter diesen Voraussetzungen liegt der Bienentotenfall unter 1% und es braucht keine Wartezeit für den Honig eingehalten zu werden. Bei Behandlung von weniger als 6 Wochen vor oder innerhalb der Tracht darf der gewonnene Honig nicht zum menschlichen Verzehr oder zur Verfütterung an Bienen verwendet werden. Wachs behandelter Waben ist nicht zum menschlichen Verzehr geeignet. Weitere Details zu organischen Phosphorsäureestern: ▶ S. 340.

Flumethrin

Flumethrin [**Bayvarol** (V.M.)] ist ein Pyrethroid.
▶ **Dosierung:** Von dem Präparat werden je nach Entwicklungszustand des Bienenvolkes 2–4 Streifen/Volk in die Waben des zentralen Brutnestbereichs für eine Dauer von 4–6 Wochen eingehängt. Wegen der Langzeitwirkung werden auch die mit den Bienen aus der Zelle schlüpfenden Milben erreicht. Varroamilben können gegen Flumethrin resistent werden. Vor der Anwendung sollte deshalb ein Resistenztest durchgeführt werden. ▶ **Wartezeiten:** s.o. Waben und Kittwachs behandelter Bienenstöcke sind nicht für den menschlichen Verzehr geeignet. Weitere Details zu Pyrethroiden: ▶ S. 337.

Oxalsäure

3,5%ige Oxalsäuredihydratlösung [**Oxalsäuredihydrat-Lösung 3,55 (m/V) ad us. vet.** (V.M.), **Oxuvar** (V.M.)] wird in 60%iger Saccharoselösung in einer Menge von 30–50 ml pro Bienenvolk auf die bienenbesetzten Wabengassen (5–6 ml pro Wabengasse) in der brutfreien Zeit im Spätherbst geträufelt. Die Außentemperatur soll nicht unter 3 °C liegen. Einmalige Anwendung. Es darf keine Anwendung in der Trachtzeit erfolgen. Die Verteilung im Bienenvolk erfolgt äußerlich durch Körperkontakt. Oxalsäure wirkt als Kontaktgift auf die Varroamilbe, wobei die akarizide Wirkung auf den niedrigen pH-Wert der Lösung zurückgeführt wird. Konzentrationen ab 5 % führen zu erhöhtem Bienentotenfall, verschlechterter Überwinterung und Frühjahrsentwicklung der Völker. Die Oxalsäurelösung wirkt stark korrosiv, jeder Hautkontakt ist zu vermeiden (säurefeste Handschuhe und Schutzbrille). Die Lösung darf nicht in die Umwelt gelangen, unverbrauchte Reste sind über Sondermüll zu entsorgen. ▶ **Wartezeit:** nach der Behandlung im Spätherbst darf der Honig erst im darauf folgenden Frühjahr geerntet werden.

P Pharmaka zur Behandlung von Pilzinfektionen

R. Kroker

Pilzerkrankungen werden in den letzten Jahren bei Haustieren vermehrt diagnostiziert. Beim Vorliegen von Mykosen ist zu beachten, dass die Therapie von allgemeinen hygienischen Maßnahmen begleitet werden muss. Es sind die Haltungsbedingungen zu überprüfen und das Umfeld der Tiere muss ebenfalls in die Pilzbekämpfungsmaßnahmen einbezogen werden. Für den mit den befallenen Tieren in Kontakt stehenden Menschen ist zu beachten, dass verschiedene Mykosen, wie z. B. Trichophytien und Mikrosporien, übertragbar sind, wobei insbesondere Kinder gefährdet werden. Ansonsten gelten allgemeine Therapiegrundsätze, wie sie auf ▶ S. 249 dargestellt sind.

1 Polyenantibiotika

Aus *Actinomyces*-Stämmen wurden antimykotisch wirksame Verbindungen isoliert, die sich durch einen makrozyklischen Laktonring auszeichnen. Da der starre Teil des Ringsystems, der zahlreiche Doppelbindungen besitzt (Polyen!), lipophile Eigenschaften aufweist, während sich am flexiblen Teil hydrophile Hydroxylgruppen konzentrieren, ergeben sich amphotere Eigenschaften. Darauf beruht auch der Wirkungsmechanismus, indem sich das Molekül an den nur in Pilzmembranen befindlichen Sterolen anlagert, diese in ihrer Bindung an Phospholipide lockert und somit zur Porenbildung führt, wodurch zytoplasmatische Bestandteile austreten.

Polyenantibiotika sind instabil in wässrigen Lösungen und sollten zur parenteralen Anwendung frisch hergestellt werden.

Natamycin

Natamycin war als einziges **Polyenantibiotikum** in der Veterinärmedizin zugelassen. Es wirkt **fungistatisch**. ▶ **Anwendungsgebiete:** Zur äußerlichen **Therapie** von Trichophytien (Glatzflechte) bei Rind und Pferd werden 0,1%ige gebrauchsfertige Suspensionen hergestellt und entweder mit einem Schwamm aufgetragen oder mit einer Spritze aufgesprüht. Dabei werden folgende Volumina benötigt: Kalb (6–9 Monate): ca. 0,7 l, Rind: ca. 1 l, Pferd: ca. 2 l. Eine **Wiederholungsbehandlung** ist nach 4–5 Tagen durchzuführen. Um **phototoxische Reaktionen** zu vermeiden, sollten die Tiere während und einige Stunden nach der Behandlung nicht dem Sonnenlicht ausgesetzt werden. Eine transkutane **Resorption** erfolgt nicht. ▶ **Wartezeiten:** 0 Tage.

Amphotericin B

Handelspräparate: Suspension, Tabletten, Amphotericin-B-Natrium-Desoxycholatkomplex zur i.v. Infusion [**Amphotericin B** (H.M.)].

Amphotericin B wirkt **fungistatisch**, in hohen Konzentrationen auch **fungizid** gegen Hefen wie *Candida* (Candidiasis, Soor) und *Cryptococcus* (Kryptokokkose), hefeähnliche Pilze wie *Histoplasma* (Lymphangitis epizootica), *Blastomyces* (Nordamer. Blastomykose und Sporotrichien), Schimmelpilze wie *Aspergillus*, *Penicillium* und *Scopulariopsis* (Hühnerschnupfen) sowie gegen weitere Fadenpilze wie *Mucor*, *Rhizopus* und *Coccidioides*. Gegenüber Dermatophyten wie *Microsporum* und *Trichophyton*-Arten besteht keine Wirksamkeit. Primär resistente Pilze sind selten. Es bestehen **Kreuzresistenzen** gegenüber anderen Polyenen, nicht immer aber mit Natamycin. Neben **topischen Anwendungen** kann Amphotericin B bei **schweren Systemmykosen** i.v. infundiert werden. Dazu wird zunächst eine Amphotericinstammlösung unter Zugabe von 10 ml Aqua dest. hergestellt, die mit einer 5%igen Glukoselösung bis zu einer Konzentration von 0,1 mg/ml verdünnt wird. Diese Lösung muss langsam infundiert werden, wobei Tagesdosen von 0,5–1 mg/kg (5–10 ml/kg) erreicht werden sollen. Die **Behandlung** ist **2- bis 3-mal** pro Woche durchzuführen. Bei Aspergillosen und Kryptokokken-Meningitiden wird eine

Kombination mit **Flucytosin** empfohlen, wobei die Dosis von Amphotericin B auf 0,5 mg/kg reduziert wird. Die **Liquorgängigkeit** ist gering, bei Meningitis aber gesteigert (Behandlungsmöglichkeit von Candida-Meningitiden). Die **Elimination** erfolgt zu 20–30 % über die Fäzes. 5 % werden unverändert im Urin gefunden. Der Verlauf ist biphasisch mit einer **initialen Halbwertszeit** von ca. 20 Stunden, während die zweite Eliminationsphase eine **Halbwertszeit** von ca. 15 Tagen aufweist. Oral ist Amphotericin B kaum bioverfügbar. ▶ **Nebenwirkungen:** Der therapeutische Wert ist durch die hohe Systemtoxizität stark eingeschränkt. Es wirkt beim Hund schon ab 2 mg/kg stark **nephrotoxisch**. Hinzu kommen **Arrhythmien, Leberschäden, anaphylaktische Reaktionen, hämolytische Anämien, starke Gefäßwandirritation** und schon bei therapeutischen Dosen **Erbrechen** und **Fieber**. Deswegen sollte Amphotericin B nur stationär unter Kontrolle von Nieren- und Leberfunktionen angewendet werden. ▶ **Gegenanzeigen:** Die parenterale Gabe bei Oberflächenmykosen oder nicht nachgewiesenen Infektionen ist kontraindiziert.

Nystatin

Handelspräparate: [**Nystatin** (H.M.)].

Nystatin ist kaum wasserlöslich. Es besitzt ein dem Amphotericin B vergleichbares **Wirkungsspektrum**, wird aber überwiegend bei mukokutanen *Candida*-Infektionen per os oder lokal eingesetzt. Resistenzen liegen kaum vor. ▶ **Dosierung:** Beim Hund werden Dosierungen von 10 000–20 000 E/kg im Abstand von 8 Stunden empfohlen. ▶ **Nebenwirkungen:** Anorexie und gastrointestinale Irritationen. Eine systemische Anwendung ist aufgrund starker Toxizität nicht möglich.

2 Azole

In der Humanmedizin werden seit ihrer Entdeckung vor ca. 30 Jahren Antimykotika aus der Reihe der Imidazolderivate am häufigsten eingesetzt. Essenziell für die Wirkung ist der Imidazolring, während die Substituenten am C-Atom weitgehend das pharmakokinetische Verhalten bestimmen. Weiterentwicklungen waren die Triazolderivate wie das Iatroconazol und Fluconazol.

Die antifungalen Effekte werden durch Hemmung der De-novo-Synthese vom Ergosterol, einem Membranlipid der Pilze, ausgeübt, wobei die Blockade der 4-Demethylierung von Lanosterol durch eine Hemmung von Cytochrom-P-450-Isoenzymen zugrunde liegt. Darüber hinaus wird die Aufnahme von RNA- und DNA-Bausteinen gehemmt, der Fettsäurestoffwechsel und oxidative und peroxidative Enzymsysteme beeinflusst. Dies führt zu Membranschäden der Zellen und zum Zelltod. Der Wirktyp ist **fungistatisch**, allerdings wird bei hohen Konzentrationen auch Fungizidie beobachtet. Es gibt Hinweise, dass Azole nach systemischer Applikation das Immunsystem stimulieren. Das Wirkungsspektrum umfasst fast alle veterinärmedizinisch relevanten Pilze und Hefen sowie auch grampositive Bakterien. Resistenzentwicklungen liegen praktisch nicht vor. Nach oraler oder intravenöser Applikation (Miconazol) sind einige Nebenwirkungen zu beachten (s. u.).

Enilconazol

Handelspräparat: konzentrierte Lösung [**Imaverol** (V.M.)].

Enilconazol wird bei Pferd, Rind und Hund zur Behandlung von Dermatomykosen, die durch *Trichophyton* spp. und *Microsporum* spp. verursacht werden, äußerlich als Waschlösung verwendet, wobei das Konzentrat 1 : 50 mit lauwarmem Wasser zu verdünnen ist. Die Anwendung sollte einmal täglich im 3- bis 4-tägigen Abstand erfolgen. Eine 4-malige Anwendung ist im Allgemeinen ausreichend. ▶ **Wartezeiten:** 4 Tage, Milch 2 Tage.

Itraconazol

Handelspräparat: Itrafungol Lösung zum Eingeben (V.M.).

Das schon in der Humanmedizin zugelassene Triazolantimykotikum Itraconazol ist für Katzen zugelassen worden und weist ein breites **Wirkungsspektrum** auf: *Trichophyton* spp., *Microsporum* spp., Hefen, verschiedene dimorphe Pilze, Zygomyceten, Eumyceten (*Aspergillus* spp.). ▶ **Dosierung:** 5 mg/kg einmal tgl. p.o. in drei alternierenden Perioden von jeweils 7 Tagen. Zwischen jeder Behandlungsphase sollten 7 behandlungsfreie Tage liegen, Wenn nach 4 Wochen noch positive Kulturen vorliegen, kann die Behandlung wiederholt werden.

Maximale Blutspiegel werden bereits nach 2 Stunden erreicht, die **Halbwertszeit** beträgt 12 Stunden. Da nach mehrtägigen Behandlungen der Wirkstoff kumuliert, müssen die Behandlungspausen eingehalten werden. Itraconazol reichert sich u.a. in der Haut und im Katzenhaar an. ▶ **Nebenwirkungen:** Erbrechen, Durchfall, Speichelfluss, Anstieg der Leberenzyme. ▶ **Wechselwirkungen:** Da Itraconazol Cytochrom-P-450-Untereinheiten hemmt, sollte die gleichzeitige Gabe systemisch verfügbarer Wirkstoffe vermieden werden. ▶ **Gegenanzeigen:** Leber- und Nierenfunktionsstörungen.

Clotrimazol, Econazol, Miconazol
Handelspräparate: [Chotrimazoe (H.M.), Mykoderm (H.M.)].

Alle Präparate sind zur lokalen Behandlung von bei Hund und Katze vorkommenden Dermatomykosen geeignet. Zubereitungen von Miconazol können i.v. mit einer Dosierung von 10–20 mg/kg verabreicht werden. ▶ **Nebenwirkungen:** Nicht selten treten Thrombophlebitiden auf. Erbrechen, Diarrhö, allergische Reaktionen werden beobachtet.

Cave: Durch den Lösungsvermittler Cremophor EL besteht beim Hund bei i.v. Anwendung die Gefahr anaphylaktoider Reaktionen. Die perorale Verabreichung von Ketoconazol ist vorzuziehen.

Ketoconazol
Ketoconazol ist schwer wasserlöslich und stark lipophil. Das Wirkungsspektrum umfasst Hefen, Dermatophyten und grampositive Bakterien (*Staph. aureus* und *epidermidis*, Enterokokken) und ist dem des Amphotericin B vergleichbar, obwohl letztere Substanz bei Infektionen wie Blastomykosen noch vorgezogen wird. ▶ **Dosierung:** Zur Therapie von tiefen Hautmykosen, mukokutaner Candidiasis sowie System- und Organmykosen werden bei Hund und Katze folgende Dosierungen empfohlen: ▶ **Tab. 49**. Generell gelten als Dosierungsrichtlinien 10–30 mg/kg/Tag (auf 3-mal täglich verteilt). Die Verabreichung sollte mit dem Futter erfolgen (▶ S. 456).

3
Flucytosin und Griseofulvin

Flucytosin
Flucytosin ist ein fluoriertes Pyrimidin, das in der Pilzzelle zu Fluorouracil metabolisiert wird und damit als Antimetabolit des Cytosins wirkt. Die sich daraus ergebende Interferenz mit der RNA- und Proteinsynthese führt zu **fungistatischen Wirkungen**. Diese metabolische Aktivierung findet in Säugetierzellen kaum statt.

Flucytosin entfaltet eine starke **Wirksamkeit** gegenüber Candida-Arten, *Cryptococcus neoformans*, *Torulopsis glabrata*, *Sporothrix schenckeii*, *Aspergillus*-Arten (insbesondere *A. fumigatus*) und den Erregern der Chromoblastomykose. Es ist aber zu beachten, dass primär resistente *Candida*-Stämme (20–50%), *Cryptococcus*- und *Aspergillus*-Stämme vorkommen. Andere Erreger systemischer Mykosen sind primär resistent.

Da auch unter der Therapie **Resistenzentwicklungen eintreten**, ist der Gebrauch eingeschränkt. Er erstreckt sich auf generalisierte Mykosen durch

▶ **Tab. 49** Dosierungsschema für Ketoconazol.

Spezies	Indikation	Einzeldosis	Intervall	Anwendungsdauer
Hund, Katze	Candidiasis	10 mg/kg	1× täglich	bis 8 Wochen
Hund	Coccidioidomykose	10 mg/kg	3× täglich	6 Monate
Katze	Coccidioidomykose	20 mg/kg	2× täglich	6 Monate
Hund	Blastomykose	20 mg/kg	2× täglich	6 Monate
Katze	Blastomykose	5 mg/kg	2× täglich	2–6 Monate
Hund, Katze	Histoplasmose	10 mg/kg	2× täglich	2–6 Monate

Cryptococcus neoformans, Candida albicans, Aspergillus fumigatus und auf die Behandlung der Chromoblastomykose. Die Kombinationsbehandlung mit Amphotericin B bei Infektionen mit den drei erstgenannten Erregern vermindert deren sekundäre Resistenzbildung, ermöglicht eine niedrigere Amphotericin-B-Dosierung und verbessert die klinische Wirksamkeit.

Flucytosin wird oral gut resorbiert und verteilt, wobei eine hohe **Penetration** in ZNS und Synovia stattfindet. Die Ausscheidung erfolgt über glomeruläre Filtration mit einer **Halbwertszeit** von 2–4 Stunden. Bei **Nierenfunktionsstörungen** ist es ratsam, Serumspiegelbestimmungen durchzuführen (gewünschter Bereich: ca. 40 µg/ml, Maximalkonzentrationen: 80 µg/ml) und **Dosisanpassungen** zu berücksichtigen. ▸ **Nebenwirkungen:** Flucytosin wird gut vertragen. Beim Überschreiten der genannten Blutspiegel werden **gastrointestinale Irritationen, reversible Leberfunktionsstörungen, Neutropenien** und **Thrombozytopenien** sowie beim Hund **Erytheme** und **transiente Alopezien** beobachtet. Bei der Kombinationsbehandlung mit Amphotericin B ist als **Wechselwirkung** zu beachten, dass die renalen Effekte von Amphotericin B die Halbwertszeit von Flucytosin verlängern können. ▸ **Gegenanzeigen:** Die Anwendung bei trächtigen Tieren ist kontraindiziert.

Griseofulvin

Griseofulvin ist ein **Benzofuran-Derivat**, das kaum wasserlöslich ist. Über eine Beeinflussung des Guaninstoffwechsels mit damit einhergehender Hemmung der Nukleinsäuresynthese der Pilze wirkt Griseofulvin **fungistatisch**. Das Wirkungsspektrum umfasst Dermatophyten wie Trichophyton-, Mikrosporum- und Epidermophytonarten. Resistenzbildungen sind selten, Kreuzresistenzen nicht bekannt. Zur **Therapie** von Trichophytien und Mikrosporuminfektionen werden folgende Dosierungsschemata empfohlen (▸ **Tab. 50**).

Die **Resorption** nach oraler Gabe ist stark von der Partikelgröße abhängig. In ultramikronisierter Form (Partikelgröße: 0,8–2,7 µm) ist die Resorption besser als im Vergleich zur mikronisierten Form (bis 10 µm). Griseofulvin lagert sich innerhalb von 4–8 Stunden nach Aufnahme in Keratinvorstufen ab. Nachdem diese in Keratin umgewandelt werden, bleibt Griseofulvin gebunden und verhindert so eine fungale Invasion im neugebildeten Keratin von Haut, Haar und Horn. Die Eliminationshalbwertszeit im Plasma beträgt ca. 24 Stunden. ▸ **Nebenwirkungen:** Erbrechen, Diarrhöen, Leberschäden. Es gibt Hinweise auf kanzerogene Wirkungen. ▸ **Gegenanzeigen:** Lebergeschädigte und trächtige Tiere sind von der Behandlung auszuschließen.

▸ **Tab. 50** Dosierungsschema für Griseofulvin.

Spezies	Dosis	Frequenz und Behandlungsdauer
Hund/Katze	• 25 mg/kg (mikronisiert) • 12,5 mg/kg (ultramikronisiert)	1× täglich für 3–6–12 Wochen p.o.

4 Lokalantimykotika

Bevor die systemisch wirksamen Stoffe in die Therapie eingeführt wurden, waren die lokal wirksamen Antimykotika die einzigen Pharmaka zur Behandlung von Pilzinfektionen. Sie haben zwar häufig ein breites Wirkungsspektrum, die Wirkungsintensität aber ist gering. Darüber hinaus sind viele Pilzgattungen resistent gegenüber diesen Wirkstoffen. Aus diesen Gründen haben derartige Präparate nur noch eine therapieunterstützende Bedeutung. Einige der nachfolgend genannten Stoffe werden in ▸ **Kap. M** besprochen.

4.1 Phenole und Derivate

Verschiedene Kombinationen, die z. B. Thymol und Propionsäure oder Hexachlorophen und Dichlorphen enthalten, waren auf dem Markt. ▸ **Anwendungsgebiete:** unterstützende Therapie bei **Trichophytien**.

4.2 Schwefelhaltige Verbindungen

Handelspräparate: Lösung, Creme **Tinatox** (H.M.)].

Der in Tonoftal enthaltene, gut verträgliche Wirkstoff **Tolnaftat** wirkt fungizid gegenüber Dermatophyten.

4.3 8-Hydroxycholin- und 8-Hydroxychinaldin-Derivate

Diese Substanzen können insbesondere gegen Hefen verwendet werden. Zugelassene Präparate sind nicht auf dem Markt.

4.4 Aliphatische Carbonsäuren

Handelspräparat: [**Skinman** soft (H.M.)].

Der im o. g. Präparat enthaltene Wirkstoff Undecylensäure hat eine begrenzte Wirksamkeit bei Mykosen von Haut und Schleimhaut.

4.5 Invertseifen

Quaternäre Ammoniumverbindungen, wie das Dodecylammoniumchlorid, wirken aufgrund ihrer Grenzflächenaktivität auch fungizid. Ihr Vorteil beruht auf einer geringen Toxizität. Allerdings werden sie durch Eiweiß rasch inaktiviert.

4.6 Bromnitropropanderivate

Bronopol (2-Bromo-2-Nitropropan-1,3-diol) wird u. a. als antimikrobielles Konservierungsmittel und bei topisch angewendeten Arzneimitteln eingesetzt. Da es aber auch antifugale Eigenschaften besitzt, wurde es zur äußeren Anwendung bei Fischen zugelassen. Zurzeit ist kein Präparat auf dem Markt.

Bronopol (2-Bromo-2-nitropropan-1,3-diol) wird als antimikrobielles Konservierungsmittel u.a. in Kosmetika, Bedarfgegenständen und topisch angewendeten Arzneimitteln verwendet. Da es aber auch topische antifungale Eigenschaften besitzt, wurde es als Lösung zur Behandlung von Fischen zugelassen.

▶ **Anwendungsgebiete**: Prophylaxe und Reduktion von Infektionen mit *Saprolegnia* spp. von in Farmen gehaltenen Atlantiklachsen und Regenbogenforellen und deren Eiern. ▶ **Dosierung**: Eier: 50 mg Bronopol/l Inkubatorwasser für 30 Minuten. Fische: 20 mg/l Wasser 30 Minuten tgl. über 14 Tage.

Wirkungsmechanismus: Über eine Blockade der Thiol-enthaltenen Enzyme werden die Zellmembranen so verändert, dass Erreger zerstört werden.

Eine Aufnahme des Wirkstoffs in Fischgewebe findet nicht statt.

Wartezeit: 0 Tage, nicht bei Lachseiern anwenden, die für den menschlichen Verzehr bestimmt sind.

4.7 Sonstige

Die Anwendung von anderen Wirkstoffen wie **aromatischen Carbonsäuren** (Salicylsäurederivate) und **Triphenylmethanfarben** (Malachitgrün) kann aufgrund der begrenzten Wirksamkeit und der Sensibilisierungsgefahr bzw. hoher Toxizität nicht mehr empfohlen werden.

Q Chemotherapie von Tumorerkrankungen

R. Kroker

Die zytostatische Chemotherapie hat in den letzten 30 Jahren über die chirurgische Behandlung und die Strahlentherapie hinaus am meisten zu Fortschritten in der Tumortherapie beigetragen. Dennoch sind die Erwartungen in diese Therapieform nicht erfüllt worden, da spezifische Schwierigkeiten einer erfolgreichen zytostatischen Chemotherapie entgegenstehen. Abgesehen von den in der Tumortherapie verwendeten Hormonen interferieren die verwendeten Stoffe meist mit unspezifischen biochemischen Prozessen und schädigen dadurch die Tumorzelle, aber auch die Wirtszellen. Das Ausmaß der Zellschädigungen hängt von der jeweiligen Phase des Zellteilungszyklus ab. Die meisten Zellen in normalen Geweben stehen in der Ruhephase G_0 oder in der postmitotischen Ruhepause G_1 und sind relativ unempfindlich gegenüber Zytostatika. Empfindliche Phasen stellen insbesondere die S-(DNA-Synthese-)Phase und die M-(Mitose-)Phase dar, wobei in Tumorgeweben die Wachstumsfraktion der Zellen höher als in den meisten anderen Geweben ist. Zytostatika weisen folgende Angriffspunkte auf: a) Angriffe an den Nukleoproteinen, b) Interaktionen mit der DNA-Biosynthese, c) Mitosehemmung, d) Beeinflussung von Enzymen. Je nachdem, ob die antiproliferative Wirkung alle oder nur bestimmte Phasen des Zellzyklus erfasst, erfolgt eine Unterteilung in phasenspezifische und -unspezifische Zytostatika. Eine weitere Klassifizierung erfolgt aufgrund ihrer Wirkungsmechanismen.

Das **Nebenwirkungspotenzial** von Zytostatika wird hauptsächlich durch eine Reproduktionshemmung schnell proliferierender Gewebe, wie des hämatopoetischen Systems, der Haut und -anhangsgebilde und des Keimepithels bestimmt. Besonders die Myelosuppression mit Leukopenie und nachfolgender Thrombozytopenie und Anämie limitiert die Therapie mit Zytostatika. Folgende Substanzen führen zu spezifischen toxischen Reaktionen:

Kardiotoxizität durch Adriamycin und Daunorubicin. **Pulmonale Toxizität** durch Bleomycin und Busulfan. **Hepatotoxizität** durch Methotrexat, 6-Mercaptopurin, Doxorubicin, Vincaalkaloide und Cytarabin. **Nephrotoxizität** durch Cisplatin, Cyclophosphamid und Methotrexat. **Neurotoxizität** durch Methotrexat, Cisplatin und Vincaalkaloide.

Stark myelosuppressiv wirken Doxorubicin, Cyclophosphamid, Vinblastin und Cisplatin. Asparaginase kann allergische Reaktionen auslösen und ist bei Pankreatitiden kontraindiziert. Cisplatin darf nicht bei der Katze angewendet werden, da es stark lungentoxisch wirkt.

Die lokale Toxizität von Vincaalkaloiden, Doxorubicin und Actinomycin erfordert eine sehr sorgfältige intravenöse Applikation, da paravenöse Verabreichungen schwere Gewebsnekrosen verursachen.

Nicht vergessen werden darf, dass die meisten Zytostatika teratogen und kanzerogen wirksam sind. Zur Reduktion möglicher Nebenwirkungen und Verbesserung der Wirksamkeit steht in der Humanmedizin die zytostatische **Kombinationstherapie** im Vordergrund, wobei individuell zusammengestellte Kombinationen überwiegen. Dabei sollten folgende Prinzipien berücksichtigt werden: a) Es sollten Zytostatika mit bekannter Wirkung gegenüber einer bestimmten Tumorform kombiniert werden, b) Es sollten Substanzen, die in unterschiedlichen Phasen des Zellzyklus eingreifen, verwendet werden (▶ Tab. 51), c) Es sollten keine Stoffe mit gleichgerichteten spezifischen Toxizitäten appliziert werden (s.o.), d) Zur Regeneration der Wirtszellen müssen behandlungsfreie Intervalle eingehalten werden.

1
Zytostatika

Handelspräparate: ▶ Tab. 51.

Die Therapie mit Zytostatika ist in der veterinärmedizinischen Praxis die Ausnahme und hat nur bei Hunden und Katzen eine gewisse Bedeutung. Aber auch bei diesen Spezies muss sichergestellt sein, dass das Allgemeinbefinden des Tieres noch relativ ungestört ist, dass gewisse Erfolgsaussichten wie z. B. bei der Behandlung von Lymphosarkomen und myeloproliferativen Tumoren bekannt sind und dass insbesondere die Patientenbesitzer zur Mitwirkung motiviert sind.

Die folgenden Therapieprotokolle sollten konsequent eingehalten werden. Eine Unterbrechung kann Rezidivbildungen fördern, deren Ansprechbarkeit häufig geringer ist als während der Initialbehandlungen. Eine Polychemotherapie erweist sich in der Tumorbehandlung in vielerlei Hinsicht als vorteilhaft. Zum einen werden durch die Angriffspunkte in der Tumorzelle primär resistente Zellklone eher erfasst und zum anderen die Entwicklung resistenter Klone verzögert. Allerdings dürfen die angewendeten Pharmaka keine sich überschneidenden Toxizitäten aufweisen.

Zur Therapie ist es empfehlenswert, die Dosis auf m^2 Körperoberfläche zu beziehen, da sonst die Gefahr besteht, bei leichten Tieren unterzudosieren, während schwere Tiere überdosiert würden. Eine entsprechende Umrechnungstabelle liegt als Anhang 1 vor. Zur Kombinationstherapie von **Lymphosarkomen** gibt es folgende ▶ **Dosierungsempfehlungen:** 1. Woche: Vincristin: 0,5 (Ktz.)–0,8 mg/m^2 (Hd.) i.v. nur am 1. Tag. Cytarabin: 100 mg/m^2 (Hd., Ktz.) i.v., s.c. am 2. und 4. Tag. Cyclophosphamid: 50 mg/m^2 einmal tgl. p.o. jeden 2. Tag. Prednisolon: 40 mg/m^2 p.o. zweimal tgl.

2.–8. Woche: Vincristin und Cyclophosphamid wie in der 1. Woche, Prednisolon 20 mg/m^2 zweimal tgl.

Wenn nach dieser Behandlungsperiode eine Remission erfolgt ist, kann mit 20 mg Prednisolon/m^2 zweimal tgl. und 2 mg Chlorambucil/m^2 p.o. am 1. und 4. Tag jeder Woche weiterbehandelt werden.

Während der Therapie sollte vor jeder Behandlungswoche eine Blutbildkontrolle durchgeführt werden. Wenn beim Hund Werte von < 4000 Leukozyten/µl oder < 1500/µl polymorphkerniger, neutrophiler Granulozyten vorliegen, sollte entweder in Abhängigkeit vom Erkrankungsbild die Behandlung unterbrochen oder mindestens das Cyclophosphamid aus der Kombinationsbehandlung eliminiert werden. Wenn die Myelosuppression zurückgeht, kann Cyclophosphamid mit reduzierter Dosis (75 %) wieder eingesetzt oder beim Vorliegen von Hämaturien durch Chlorambucil ersetzt werden. Bei der Katze sind weniger myelosuppressive Effekte zu befürchten, sondern eine Cyclophosphamid-induzierte hämorrhagische Zystitis steht im Vordergrund.

Monotherapien können u. a. mit Doxorubicin, Methotrexat und L-Asparaginase durchgeführt werden. So wird L-Asparaginase mit 400 I.E./kg wöchentlich oder 10 000 I.E./m^2 im Abstand von 1–3 Wochen s.c. bei Hund und Katze eingesetzt. Neben Lymphomen können auch **Osteosarkome** mit **Doxorubicin** behandelt werden: 30 mg/m^2 im Abstand von 3 Wochen streng i.v. (30 min) bei Hund und Katze: 15 min. Vor der Infusion sollte zur Schockprophylaxe 2 mg Prednisolon/kg i.v. gegeben werden.

Zur Behandlung von **myeloproliferativen Tumoren** wird empfohlen: Busulfan 2 mg/m^2 (Ktz., Hd.) p.o. einmal tgl. Cyclophosphamid: 30 (Ktz.)–60 mg (Hd.)/m^2 einmal tgl. jeden 2. Tag. Methotrexat: je 5 mg/m^2 p.o. an 3 Tagen pro Woche. Prednisolon: 20 mg/m^2 zweimal tgl.

Die **Behandlungsdauer** wird von der Verträglichkeit und Wirksamkeit abhängig gemacht (s. o.). Anhaltspunkte zur Weiterbehandlung gibt folgendes Schema: 1. Behandlungszeitraum: 8 Wochen. Nach Remission jede 2. Woche über 4 Monate, dann jede 3. Woche über 6 Monate. Beim Auftreten von Infektionen oder Blutungen sollte die Behandlung unterbrochen werden, während eine komplikationslose Therapie eine Dosiserhöhung um 25 % rechtfertigt.

Der folgende Behandlungsvorschlag betrifft die Behandlung von **Schilddrüsen- bzw. Mammakarzinomen** beim Hund, wobei dies sowohl als Primärtherapie als auch zur Nachbehandlung nach operativer Entfernung des Tumors vorgenommen werden kann:

Doxorubicin 30 mg/m^2 i.v. am 1. Tag. Cyclophosphamid 50 mg/m^2 p.o. 3.–6. Tag.

Als **akute Nebenwirkungen** können anaphylaktische Reaktionen und Arrhythmien auftreten, während ab einer Gesamtdosis von 250 mg Doxorubicin/m² **Myokardschäden** und **Herzversagen** zu beobachten sind. Bevor ein neuer Behandlungszyklus eingeleitet wird, sollte ca. 10 Tage nach der ersten Behandlung eine Blutbildkontrolle erfolgen. Falls die Zahl der neutrophilen Leukozyten < 2000/µl und die der Thrombozyten < 50 000/µl beträgt, sollte die erneute Behandlung aufgeschoben werden. Bei **Weichteilsarkomen** und **Karzinomen** der Katze wird ein vergleichbares Behandlungsschema empfohlen. Allerdings sollte die Dosis von **Doxorubicin** nur 20–25 mg/m² betragen. Eine Wiederholung der Behandlung kann ab Tag 22 vorgenommen werden, wobei ebenfalls Blutbildkontrollen vorangestellt werden müssen. Neben kardiotoxischen Wirkungen sind auch mögliche **Nierenschädigungen** zu beachten. **Anaphylaktische Reaktionen** können durch die vor der Doxorubicinapplikation vorzunehmende Verabreichung von 0,5 mg Dexamethason/kg i.v. vermieden werden.

Beim Vorliegen von **Mastzelltumoren** kann beim Hund (s. u.) die Behandlung mit **Prednisolon** allein vorgenommen werden (Ansprechrate ca. 20%), während die Katze kaum auf chemotherapeutische Maßnahmen anspricht. Folgendes **Dosierungsschema** ist für den Hund zu empfehlen: Prednisolon: 60 mg/m² zweimal tgl. 2 Wo-

▶ **Tab. 51** Einteilung der Zytostatika nach ihrem Wirkungsmechanismus.

Gruppe	Präparate	Wirkungsmechanismus
phasenunabhängige Stoffe		
Alkylanzien	Cyclophosphamid Chlorambucil Busulfan	Übertragung eines Alkylrestes auf nukleophile Zentren der DNA (bevorzugt Guanin) Hemmung der Transkription bzw. Replikation
	Cysplatin	kovalente Bindung an Basen mit Quervernetzung der DNA
polyzyklische Antibiotika	Bleomycin [Bleomycinum-Hexal (H.M.)] Doxorubicin [Doxorubicin (H.M.)], Actinomycin-Dactinomycin	senkrechte Anlagerung an die DNA-Doppelhelix im Sinne einer Interkalation. Veränderung der Sekundärstruktur. Blockade der DNA-abhängigen RNA-Polymerase
Glukokortikoide	Prednisolon (▶ S. 428)	lymphoklastische Wirkung
Enzyme	L-Asparaginase	katalysiert die Spaltung von Asparagin von Asparagin-abhängigen Tumortypen in der postmitotischen (G_1) Phase
S-Phasen-spezifische Stoffe Antimetabolite		
Folsäureantagonisten Pyrimidinantagonisten Purinantagonisten	Methotrexat [Methotrexat (H.M.)] Cytarabin [Cytarabin (H.M.)] 6-Mercaptopurin	aufgrund struktureller Ähnlichkeit mit Folsäure bzw. Nukleinsäurebausteinen Verdrängung der Substrate mit Synthesehemmung
Hydroxyharnstoff		Hemmung der Ribonukleosid-Diphosphatreduktase
M-Phasen-spezifische Stoffe		
Vinca-Alkaloide	Vincristin [Vincristin (H.M.)] Vinblastin [Vinblastin GRY (H.M.)]	Bindung an Tubulin und Hemmung der Funktion des Spindelapparates, Mitoseblockade

chen lang; 30 mg/m² zweimal tgl. die nächsten beiden Wochen; danach die gleiche Dosis einmal tgl. für 5 Monate. Falls aufgrund der Freisetzung vasoaktiver Amine gastrointestinale Störungen auftreten, empfiehlt sich die Verabreichung von Cimetidin [**Cimetidin**-CT (H.M.)] mit 5–10 mg/kg dreimal tgl. p.o. Eine Behandlung mit Doxorubicin ist erfolgversprechender. Dosisempfehlungen liegen bei 30 mg/m² im Abstand von 21 Tagen, wobei eine kumulative Dosis von 240 mg/m² nicht überschritten werden sollte, um kardiotoxische Wirkungen zu vermeiden. Ein vergleichbares Behandlungsschema wird bei der Katze empfohlen.

Im Zuge einer Langzeittherapie kann ein **Cushing-Syndrom** eintreten, das aber auch auf Adenokarzinomen der Nebennierenrinde (primärer, adrenokortikaler Cushing) oder zu 80–85 % auf Hypophysen-Hypothalamus-Tumoren (sekundärer, hypophysärer Cushing) beruhen kann. Bei diesen Fällen hat sich eine zytostatische Therapie mit Mitotane [Lysodren (H.M.)] bewährt, dass europaweit zugelassen ist. Wirksamer Bestandteil dieses Präparates ist o,p-Dichlordiphenyldichlorethan (o,p-DDD, Mitotane), das mit DDT chemisch eng verwandt ist und auch als Metabolit von DDT gefunden wird. Der **Wirkungsmechanismus** ist unklar, nachgewiesen wurde eine relativ selektive Zytotoxizität zur Nebennierenrinde. **Dosierungsschema** (Hund)**:** Initialbehandlung: 50 mg/kg p.o. einmal tgl. 5–10 Tage. Dauerbehandlung: 12,5–50 mg/kg p.o. 1- bis 2-mal/Woche. Das Dosierungsschema variiert in Abhängigkeit von der Verträglichkeit. Das Vorliegen von **Nieren- und dekompensierter Herzinsuffizienz** ist eine Gegenanzeige.

Inwieweit sich das inzwischen für Hunde zur Behandlung des Cushing-Syndroms zugelassene Trilostan (Vetoryl, V.M.) bei diesen Erkrankungen einsetzen lässt, ist derzeit unklar.

Als **Begleitmaßnahmen** werden Infektionsprophylaxe mit Antibiotika, Kaliumsubstitution (▶ S. 178) und die Überwachung von Polydipsie und -urie empfohlen.

Mastinib

In der Zwischenzeit wurde der Wirkstoff **Mastinib** zur Anwendung bei Hunden zugelassen.

Handelspräparat: **Masivet**. Mastinib ist ein Protein-Tyrosinkinase-Inhibitor; auch verschiedene Wachstumsfaktoren werden gehemmt.

▶ **Anwendungsgebiet**: Behandlung von nicht resezierbaren Mastzelltumoren des Hundes (Grad 2 oder 3) mit bestätigter Mutation des C-Kit-Tyrosinkinase-Rezeptors. Als Dosis werden 12,5 mg/kg 1-mal täglich empfohlen. Die Eliminationshalbwertszeit beträgt 3–6 Stunden. Die Proteinbindung beträgt 93 %. Es liegt eine biliäre Ausscheidung vor. Als ▶ **Nebenwirkungen** sind zu beachten: Nierentoxizität, Anämie, Neutropenie, Transaminasenanstieg, Anorexie und Ödeme. Magivet sollte nicht bei trächtigen oder laktierenden Hündinnen angewendet werden. Ansonsten richten sich die Gegenanzeigen nach vorliegenden Schädigungen der Leber, Niere oder des Blutbildes.

R Vitamine und Spurenelemente

R. Kroker

1 Vitamine

Vitamine sind essenzielle Wirkstoffe für die Aufrechterhaltung der physiologischen Funktionen des Organismus. Ihre vielfältigen Aufgaben im Stoffwechsel, die teilweise über eine Beteiligung als prosthetische Gruppe bei enzymatischen Prozessen abzuleiten sind, sind in den ▶ Tab. 52, ▶ Tab. 53 summarisch zusammengefasst. Vitamine kommen entweder in Form von Vorstufen, den Provitaminen, oder als direkt wirksame Form in der Natur vor und werden mit der Nahrung aufgenommen. Im Gegensatz zum Menschen werden von Haus- und Nutztieren einzelne Vitamine endogen erzeugt. Die verschiedenen Vitamine werden üblicherweise entsprechend ihrer chemisch-physikalischen Eigenschaften in fett- und wasserlösliche Vitamine unterteilt. Zur ersteren Gruppe zählen die Vitamine A, D, E und K, während zu den wasserlöslichen Vitaminen die Vertreter der B-Gruppe und Vitamin C zu rechnen sind.

Der tägliche Vitaminbedarf unserer Haus- und Nutztiere wird normalerweise über das Futter gedeckt. Allerdings muss insbesondere bei der Intensivtierhaltung das Futter mit Vitaminen supplementiert werden, da entweder der natürliche Gehalt nicht mehr ausreicht oder durch technologische Bearbeitung bzw. Lagerung des Futters der Vitamingehalt reduziert wird. Da viele kostengünstige Präparate auf dem Markt sind und Vitamine im Allgemeinen wenig toxisch sind, werden in der tierärztlichen Praxis Vitamine unkritisch angewendet, ohne dass tatsächlich ein Vitaminbedarf vorliegt. Auch pharmakologische Effekte, d. h. Wirkungen, die sich von den physiologischen Wirkungen durch die Verabreichung höherer Dosierungen unterscheiden, können nur sehr begrenzt erreicht werden. Ein Anwendungsbedarf ergibt sich neben der Beseitigung von Mangelzuständen dann, wenn gestörte Resorptionsverhältnisse oder eine pathologische Vormagen- bzw. Darmflora vorliegen. Weiterhin kann es zu Störungen kom-

▶ **Tab. 52** Stoffwechselfunktionen wasserlöslicher Vitamine.

Vitamin	Stoffwechselfunktion
B_1	Koenzym der Pyruvatdecarboxylase, 2-Oxoglutaratdehydrogenase und der Transketolase
B_2	prosthetische Gruppe von Flavinenzymen bei der Wasserstoffübertragung im Aminosäure- und Fettsäurestoffwechsel
B_6	Koenzym von Aminosäuredecarboxylasen, Aminotransferasen, Hydrolasen und Phosphorylasen; Beteiligung bei der Bereitstellung von biogenen Aminen im Gehirnstoffwechsel
Nikotinamid	Bestandteil von NAD^+ und $NADP^+$; Übertragung von Wasserstoff im Intermediärstoffwechsel; Koenzym von Dehydrogenasen
Pantothensäure	Bestandteil von Koenzym A; Übertragung von Acetyl-CoA auf Oxalacetat; Beteiligung bei der β-Oxidation und der Synthese von Fettsäuren, Steroiden und Phosphatiden
Cholin	Bildung von Acetylcholin und Lecithin; Methylgruppendonator
Biotin	Prosthetische Gruppe von Carboxylasen; Bildung des Koenzyms Carboxybiotin, das zur Synthese im Pyrimidinnukleotiden führt
Folsäure	Übertragung aktiver Methylgruppen u. a. bei der DNA-Synthese
B_{12}	„Extrinsic factor" des antiperniziösen Prinzips; prosthetische Gruppe der Methylmalonyl-CoA-Isomerase
C	Redoxverbindung, reversible Wasserstoff- bzw. Elektronenübertragung; Beteiligung an Hydroxylierungen

Vitamine und Spurenelemente

▶ **Tab. 53** Stoffwechselfunktionen fettlöslicher Vitamine.

Vitamin	Stoffwechselfunktion
A	Proteinstoffwechsel der entwicklungsgeschichtlich vom Ektoderm abgeleiteten Organe (Haut, Schleimhäute); Bildung des Sehpurpurs; Knochenwachstum
D	Regulation des Calcium- und Phosphatstoffwechsels; Steuerung der Calciumresorption und des Einbaus in die Knochenmatrix
E	physiologisches Antioxidans; Membranschutz durch Hemmung der Lipidperoxidation; immunstimulierend
K_1	essenzieller Faktor für die Prothrombinbildung in der Leber

▶ **Tab. 54** Bedarfsdeckung fettlöslicher Vitamine über das Futter bezogen auf kg Trockengewicht.

Spezies	Vitamin A	Vitamin D	Vitamin E
	Mengeneinheit		
	mg/kg	µg/kg	mg/kg
wachsende Tiere			
Huhn	0,5	5	10
Hund	1,5	12,5	50
Katze	30	25	80
Schwein	0,5	7,0	10
Schaf	0,1	1,75	
Pferd	0,6		
Kalb	0,7	7,0	15–60
Rind (laktierend)	1,2		
Legehenne	1,2		

men, wenn der Metabolismus oder die Umwandlung des Vitamins in eine aktive Form gestört sind. In ▶ **Tab. 54** ist der physiologische Bedarf an fettlöslichen Vitaminen der einzelnen Tierspezies zusammengefasst. Ein diätetisch bedingter Mangel an wasserlöslichen Vitaminen hat weniger große Bedeutung. Falls Mangelerscheinungen auftreten, werden die in ▶ **Tab. 55** beschriebenen Symptome beobachtet.

1.1 Fettlösliche Vitamine

Dazu zählen die Vitamine A, D, E und K. Auf dem Markt sind sehr viele Kombinationspräparate mit Vitaminen, die noch weitere Wirkstoffe enthalten. Die Kombination der Vitamine A, D und E wird besonders oft angeboten. Da es sehr selten ist, dass ein genereller Vitaminmangel vorliegt, ist die Verabfolgung dieser Kombinationen wenig sinnvoll. Dies gilt auch für Chemotherapeutika-Vitamin-Kombinationen. Bei diagnostiziertem Vitaminmangel sollte gezielt substituiert werden, auch im Hinblick darauf, dass fettlösliche Vitamine im Gegensatz zu den wasserlöslichen Vitaminen akkumulieren und ein nicht unerhebliches Nebenwirkungspotenzial aufweisen.

Vitamin A (Retinol)

Handelspräparate: **Bela-Mono-Vit A** (Oral), Inj.-Lsg. **UrsovitAD3EC**, Im tierischen Organismus wird aus den in grünen Teilen von Pflanzen enthaltenen Karotinoiden, wie z. B. β-Karotin, das Vitamin A, auch als Retinol bezeichnet, gebildet. Die Bildungsrate von Vit. A aus den Karotinoiden (Provit. A) variiert speziesabhängig. In tierischen Fetten dagegen ist Vit. A selbst enthalten. Obwohl die Dosis heute auf Gewichtsbasis angegeben werden soll, liegen viele Angaben in Internationalen Einheiten vor. Dabei entspricht 1 I.E. Vit. A = 0,300 µg Retinol = 0,550 µg Vit.-A-Palmitat. Beim Vorliegen von **Vitamin-A-Mangelzuständen** werden folgende Blutkonzentrationen bestimmt: Katze < 2 mg/l; Wdk. < 0,8–1 mg/l; Kalb < 1,2–1,5 mg/l; Hund < 1,5 mg/l.

Bei der Therapie bzw. Supplementierung des Futters ist zu beachten, dass Katzen Karotinoide nicht in Vit. A umwandeln können und demzufolge dieses direkt zugeführt bekommen müssen.
▶ **Dosierung:** Die Therapie von Mangelerscheinungen von Vit. A wird mit folgenden Tagesdosen durchgeführt: oral: 0,1–0,3 mg Vit. A bzw. 0,18–0,55 mg Vit.-A-Palmitat/kg. Parenteral: 0,2–0,6 mg Vit. A bzw. 0,36–1,1 mg Vit.-A-Palmitat/kg. Die Behandlung kann durch Blutspiegelmessungen kontrolliert werden. Bei verschiedenen Hauterkrankungen, wie z. B. bei der Trichophytie, wird Vit. A

▶ **Tab. 55** Vitaminmangelerscheinungen bei Haus- und Nutztieren.

Vitamin	Mangelerscheinung
A	Epithelveränderungen in Form von Störungen der Keratinisierung und Oberflächenschäden; Nachtblindheit (Rind, Schaf, Schwein, Hund); Anasarka (Rind); verminderte Resistenz und Reproduktionsstörungen; Nachgeburtsverhaltung; erhöhter Zerebrospinalflüssigkeitsdruck
D	bei wachsenden Tieren niedrige Calcium- und Phosphatblutkonzentrationen; mangelnde Ossifikation der Knorpel; Gelenkschwellungen und erhöhte Frakturneigung; Rachitis; bei erwachsenen Tieren: Osteomalazie
E	bei Jungtieren: Muskeldystrophie (Geflügel, Hund, Wdk., Schwein); Herzmuskelschäden; Leberschäden; Encephalomalazie und exsudative Diathese (Junggeflügel); Yellow Fat Disease bei Karnivoren
K	verlängerte Blutgerinnung und Hämorrhagien; Sweet Clover Disease (Rinder)
B_1	neuromuskuläre Blockaden; Tremor; Konvulsionen; Enzephalomalazien (Rind, Pferd)
B_2	Dermatitiden; Wachstumsstörungen
B_6	mikrozytäre, hypochrome Anämie; Leukopenie; Konvulsionen
Nikotinamid	Ulzera und schwarze Verfärbung der Mundschleimhaut (Black Tongue des Hundes); Perosis-ähnliche Symptome (Gfl.); intestinale Nekrosen (Schwein)
Pantothensäure	fettige Leberdegeneration (Katze); retardiertes Wachstum, exsudative Dermatitis (Gfl.)
Cholin	Perosis beim Geflügel; Inkoordinationen (Schwein)
Biotin	embryonale Schäden, Dermatitis (Gfl.); spastische Lähmungen (Schwein)
Folsäure	makrozytäre, hypochrome Anämie, verminderte Federqualität (Gfl.)
B_{12}	Ketose (Rind); Diarrhöen; Stomatitis; Inkoordinationen (Schwein, Gfl.)
C	Skorbut (Primaten, Meerschweinchen)

als unterstützende Therapie angewandt, obwohl Wirksamkeitsbeweise ausstehen.

In vielen Säugetierzellen liegt Vitamin A in zwei aktiven Formen, der All-trans- und der 9-cis-Retinsäure, vor. Beide Verbindungen beeinflussen Transkriptionsprozesse im Zellkern, sodass bei Mangelerscheinungen Störungen der Proteinsynthese und bei Überschuss fetale Wachstumsstörungen erfolgen.

Während beim Menschen und den meisten Tierarten Vitamin A im Blut als Retinol mit dem Retinobindungsprotein transportiert wird, erfolgt dies bei Karnivoren in Form von Retinolestern, die an Lipoproteine gebunden sind. Die Blutkonzentrationen liegen bei diesen Spezies wesentlich höher als bei anderen Tierarten bzw. als beim Menschen. Als weitere Besonderheit gilt die renale Elimination von fettlöslichen Vitamin-A-Verbindungen bei Karnivoren.

Vit. A wird in der Leber gespeichert und bei Bedarf in gebundener Form sezerniert. Die Speicherkapazität der Leber wird ab Dosierungen > 2 mg/kg überschritten, wodurch nach längerer Anwendung **Intoxikationen** auftreten können. **Symptomatik:** Lethargie, Gewichtsverlust, Alopezie, Knochen- und Gelenkschmerzen, mangelhaftes Hornwachstum und fettige Degeneration der Leber. Nach Aufnahme hoher Dosen in der Frühschwangerschaft treten beim Menschen teratogene Wirkungen in Form von Malformationen der Nieren und des ZNS auf. Als Grenzdosis zum Auslösen dieser Wirkungen wird 0,15 mg Retinol/kg genannt.

Bei der Injektion werden an der Injektionsstelle hohe Wirkstoffkonzentrationen festgestellt.

Deswegen wurden spezifisch für die Injektionsstelle dosisabhängige ▶ **Wartezeiten** festgelegt:

Ölige Lösungen: –50 mg/Tier: 0 Tage; 150–225 mg/Tier: 10 Tage; bei Steigerung der Dosis um je 75 mg/Tier weitere Wartezeiterhöhungen um jeweils 10 Tage bis zu 110 Tagen. Wässrige Lösungen: bis 150 mg/Tier: 0 Tage; 150–450 mg/Tier: 5 Tage; 450–900 mg/Tier: 10 Tage; 900–2700 mg/Tier: 20 Tage. Oral: 0 Tage.

Mit **Carofertin** wurde erstmalig das Provitamin A β-Carotin in der Veterinärmedizin als Monopräparat zur Injektion zugelassen.

Im Blut wird β-Carotin an alle drei Lipoproteinfraktionen (VLDL < LDL < HDL) gebunden transportiert, wobei die LDL-rezeptorabhängige Aufnahme sowohl für die β-Carotinanreicherung im Kolostrum als auch für die Versorgung steroidproduzierender Zellen von Bedeutung zu sein scheint.

Carofertin wurde für die intramuskuläre und subkutane Injektion bei Rind und Schwein zugelassen. Es ist zur Zeit nicht auf dem Markt. ▶ **Anwendungsgebiete:** Beim Schwein Prophylaxe und unterstützende Therapie von Fruchtbarkeitsstörungen, Stabilisierung der Wurfgröße und ganzjährige Ergänzung der β-Carotin-Versorgung. Beim Rind kann Carofertin zur Prophylaxe und Unterstützung der Therapie von Fruchtbarkeitsstörungen und Endometritiden, zur Stabilisierung der Corpora lutea und Anhebung des Progesteronspiegels und Ergänzung der β-Carotin-Versorgung eingesetzt werden. ▶ **Nebenwirkungen:** In einzelnen Fällen wurden bei Sauen anaphylaktoide Reaktionen (Hautausschläge, Kreislaufstörungen) mit lebensbedrohlichem Erscheinungsbild beobachtet. ▶ **Gegenanzeigen:** Aufgrund des Gehaltes an Benzylalkohol darf Carofertin nicht bei neugeborenen Tieren angewendet werden. ▶ **Wartezeiten**: essbare Gewebe, Milch: 0 Tage.

Vitamin A wurde in der Humanmedizin zur Behandlung der juvenilen Akne erfolgreich eingesetzt, aber aufgrund der erforderlichen hohen Dosierungen und langen Anwendung traten oft Nebenwirkungen auf. Deswegen wurden **Retinoide** entwickelt, von denen besonders **Etrinat** und **Isotretinoin [Isotretinoin ratiopharm** (H.M.)] erwähnt werden sollen. ▶ **Anwendungsgebiete:** hyperkeratotische Hauterkrankungen und zystische Akne. ▶ **Dosierungen:** 0,5–1,5 mg/kg/Tag über mehrere Wochen. Diese Stoffe werden auch in der Kleintierpraxis bei entsprechenden Indikationen eingesetzt. ▶ **Nebenwirkungen:** qualitativ dem Vitamin A vergleichbar. Auch diese Stoffe wirken **teratogen**.

Vitamin D_3 (Calciferol)

Handelspräparate: per os und i.m., s.c. [**Ursovit D3 wässrig 20** u. **1000** (V.M.)].

Provitamin ist das in der Leber aus Cholesterin synthetisierte 7-Dehydrocholesterin, aus dem unter Einwirkung von UV-Strahlen das Vit. D_3 gebildet wird. Vergleichbar wirksam ist das Vitamin D_2 (Ergocalciferol), das aus Ergosterin gebildet wird, therapeutisch aber keine Rolle spielt. Aus Ergosterin entsteht als weiteres Produkt das Dehydrotachysterol [AT 10 (H.M.)], das zur Tetaniebehandlung in der Humanmedizin eingesetzt wird.

Vit. D_3 wird in der Leber zu 25-Hydroxycholecalciferol (25-OH-D_3) umgewandelt. In den Tubuluszellen der Niere können über eine weitere Hydroxylierung das 1,25-DiOH-D_3 und das 24,25-DiOH-D_3 entstehen, wobei diese Prozesse durch Parathormon gesteuert werden. Die beiden letztgenannten Verbindungen sind 5- bzw. 25-mal stärker wirksam als Vit. D_3. 1,25-DiOH-D_3, auch Calcitriol genannt, gilt als die eigentlich wirksame Verbindung. Da die Synthesen im Organismus erfolgen, sind diese Verbindungen keine Vitamine im eigentlichen Sinne. Mangelerscheinungen treten überwiegend nur dann auf, wenn die Tiere keinem UV-Licht ausgesetzt sind. Meistens sind Jungtiere betroffen, bei denen dann das Krankheitsbild der **Rachitis** entsteht. Bei erwachsenen Tieren bildet sich eine **Osteomalazie** aus. Neben der Prophylaxe und Therapie dieser Erkrankungen wird die calciummobilisierende Eigenschaft von Vit. D_3 zur prophylaktischen Behandlung der Gebärparese und des hypocalcämischen Festliegens der Rinder genutzt. ▶ **Dosierung:** (1 µg Vit. D_3 = 40 I.E.): parenteral (i.m.): laktierendes Rind: 25–50 µg/kg (Gebärparese: 250 µg/kg eine Woche vor dem Abkalben); Kalb: 100 µg/kg; Schaf, Ziege, Schwein: 50 µg/kg; Hund: 200 µg/kg. Einmalige Behandlung als Stoßtherapie. Oral: Pferd, Rind: 5–10 µg/kg; Schaf, Ziege: 4–10 µg/kg; Schwein: 5 µg/kg; Hund: 2 µg/kg; Geflügel: 3–9 (Truthahn –25) µg/kg täglich für eine Woche. Die **Toxizität** von Vitamin D_3 wird oft unterschätzt, sodass ▶ **Überdosierun-**

gen verbunden mit ▶ **Nebenwirkungen** häufiger vorkommen als Mangelerscheinungen. Als Folge davon werden Entmineralisierungen der Knochen und durch ein exzessives Ansteigen von Ca^{2+} und PO_4^{3-} im Blut die Kalzifizierung anderer Gewebe beobachtet. $25-OH-D_3$ und Calcitriol werden in der Veterinärmedizin noch nicht eingesetzt.

▶ **Wartezeiten**: s. Vit. A.

Im Goldhafer (*Trisetum flavescens*) und anderen Pflanzen ist $1,25-DiOH-D_3$ in glykosidischer Bindung oder eine sehr ähnliche Substanz enthalten, die bei Wiederkäuern und Pferden zum Krankheitsbild der **enzootischen Kalzinose** führen kann, in deren Verlauf ausgedehnte Kalzifizierungen und Osteoporosen auftreten.

Vitamin E (α-Tocopherol)

Handelspräparate: Wässr. Inj.-Lsg. [**Vitamin E und Selenium** (V.M.)].

Die Tocopherole werden von Pflanzen synthetisiert, wobei das α-Tocopherol die stärkste Vit.-E-Aktivität aufweist. Die Wirkung beruht auf antioxidativen Effekten an biologischen Membranen. Die Bildung von freien Radikalen und Hydroperoxiden aus ungesättigten Fettsäuren wird gehemmt. Ein Überangebot an ungesättigten Fettsäuren begünstigt Vit.-E-Mangelerscheinungen. Diese stellen sich bei Jungtieren durch **Muskeldystrophie** dar. Bei Karnivoren kommt eine **Steatitis** (bräunliche Verfärbung des Fettgewebes und Entzündungen) hinzu. Weitere Symptome: **Welpen**: Degeneration des Keimepithels, Retinadegeneration. **Geflügel**: Encephalomalazie, exsudative Diathese. **Schwein**: Lebernekrose (Hepatosis dietetica), Herzmuskeldegeneration (Mulberry Heart Disease). ▶ **Dosierung:** parenteral: 25–30 mg/kg/Tag (Nerz: 10–20 mg/kg/Tag). Oral: 40 mg/kg/Tag (Geflügel: 300 mg/Tier). Die **Toxizität** ist gering. Erst nach extrem hohen Dosen wird retardiertes Wachstum beobachtet. ▶ **Wartezeiten:** 0 Tage.

Außer beim Vorliegen von Steatitiden bewirkt die **Kombination mit Selen** meistens einen therapieunterstützenden Effekt. Selen schützt ebenfalls Membranen, wobei über eine selenabhängige Glutathionperoxidase Peroxide abgebaut werden. ▶ **Dosierung:** 0,2 mg Se/kg (0,6 mg Na-Selenit) und 5 mg Vit. E/kg. **Wiederholung** nach 2 Wochen, maximal viermalige Anwendung. Diese Dosierungen sollten nicht überschritten werden, da Selen relativ toxisch ist (▶ S. 373). ▶ **Wartezeiten:** öl. Inj.-Lsg.: Pferd, Rind, Schwein: essbare Gewebe: 30 Tage. Milch: 0 Tage, oral: 0 Tage.

Vitamin K (Phyllochinone)

Handelspräparate: wässrige Inj.-Lsg. [**Konakion** (H.M.)].

Das in Pflanzen vorkommende Phytomenadion (Vit. K_1) wird im Pansen oder durch Darmbakterien in das wirksamere Vit. K_2 umgewandelt oder synthetisiert. Von therapeutischer Bedeutung ist auch das synthetische Produkt Vit. K_3 (**Menadion**). Nur beim Geflügel und Menschen ist die bakterielle Synthese zu gering, um den Eigenbedarf zu decken. Deswegen sind Geflügelbestände besonders gefährdet und werden prophylaktisch mit Vit. K supplementiert.

Über einen Vit.-K/Vit.-K-Epoxid-Zyklus werden durch Carboxylierung inaktive Prothrombin-Vorstufen aktiviert. Beim Mangel an Vit. K werden demzufolge Störungen der Blutgerinnung und Hämorrhagien beobachtet. Auch bei chronischen Lebererkrankungen oder durch Aufnahme von Vit.-K-Antagonisten, wie Dicumarol in Süßkleearten (Sweet Clover Disease) beim Wiederkäuer oder durch Rodentizide (Warfarin), wird die Prothrombinbildung reduziert und eine Vit.-K-Substitution erforderlich. Bei diesen Erkrankungen ist die Verabreichung von Vit. K_3 unwirksam. ▶ **Dosierung:** (Vit. K_1): **Hund, Katze**: je nach Schwere der Erkrankung 0,25–5 mg/kg zweimal tgl. i.v., aber Schockgefahr. Wenn es das Krankheitsbild erlaubt, i.m.: Wdk.: 2–4 mg/kg. **Schwein**: 1–2 mg/kg. Die **Behandlungsdauer** richtet sich nach dem klinischen Bild. Zur **Prophylaxe** beim Geflügel werden 5–10 mg Menadion/l Trinkwasser verabreicht. Derartige Maßnahmen sind besonders bei Verabreichung von Sulfonamiden angezeigt. ▶ **Wartezeiten:** 0 Tage.

1.2 Wasserlösliche Vitamine

Da bei ausgewogener Fütterung wasserlösliche Vitamine ausreichend zugeführt bzw. von der Pansen- oder Darmflora synthetisiert werden, sind Mangelzustände sehr selten. Eine Supplementierung des Futters ist nur in Ausnahmefällen notwendig. Ebenso wenig ist die Applikation von Multivitaminpräparaten zur Therapieunterstützung bei systemischen Grunderkrankungen generell erforderlich. Nur nach schweren chronischen Krankheiten mit einhergehender Inappetenz und Durchfällen empfiehlt sich ein Einsatz derartiger Präparate, da bei reduzierter Futteraufnahme und endogener Synthese die Speicher wasserlöslicher Enzyme schnell entleert werden. Auch die fixe Kombination mit Antibiotika ist nur in wenigen Fällen therapeutisch sinnvoll einzusetzen.

Vitamin C (Ascorbinsäure)

Handelspräparate: Inj.-Lsg. [**Vitamin C forte** (V.M.)].

Haus- und Nutztiere decken ihren Eigenbedarf an Vitamin C durch Eigensynthese. Nur Primaten und Meerschweinchen können aufgrund eines genetisch bedingten Enzymmangels aus der Vorstufe L-Gulonlakton keine Ascorbinsäure bilden. Auftretende Mangelerscheinungen werden beim erwachsenen Menschen als **Skorbut** und beim Kleinkind als Möller-Barlow-Erkrankung bezeichnet. Dabei werden petechiale Blutungen, Ekchymosen, retardiertes Knochen- und Zahnwachstum beobachtet. Beim Meerschweinchen finden sich Schwellungen der costochondralen Verbindungen und Hämorrhagien in den Gelenkbereichen, wodurch Bewegungen schmerzhaft werden. 10–30 mg Ascorbinsäure/kg verhindern diese Mangelsymptome. Obwohl die Anwendung von Vitamin C u. a. beim Vorliegen von Infektionskrankheiten oder zur Verhinderung der Hüftgelenksdysplasie beim Welpen empfohlen wird, stehen substanzielle Nachweise der Wirksamkeit aus.

Vitamin-B-Gruppe

In dieser Gruppe fasst man die Stoffe Thiamin, Riboflavin, Pyridoxin, Cyanocobalamin, Nikotinamid, Folsäure, Pantothensäure und Biotin zusammen.

Vitamin B_1 (Thiamin)

Handelspräparate: wässrige Inj.-Lsg. verschiedener Hersteller, zusätzlich sind noch andere B-Vitamine enthalten [**Vitamin-B-Komplex pro inj.** (V.M.), **Thiasel** (B_1-Monopräparat) Inj-Lsg (V.M.)].

Ein dem beim Menschen vergleichbares Krankheitsbild des Thiaminmangels (Beriberi) findet sich bei Wiederkäuern und Pferden. Dabei wird beim Wiederkäuer Thiamin durch bakterielle Thiaminasebildner, die insbesondere beim Vorliegen von Pansenazidosen entstehen, zerstört, während Pferde das Krankheitsbild durch Aufnahme thiaminaseenthaltender Pflanzen wie Adlerfarn entwickeln. Bei Thiaminmangel ist überwiegend das zentrale Nervensystem betroffen und Symptome wie Koordinationsstörungen, Hyperreflexie mit Konvulsionen sowie Paresen werden beobachtet. Auch Bradykardien und Herzmuskelschäden treten auf. **Thiasel** ist für die Behandlung von B_1-Mangelzuständen wie **Zerebrokortikalnekrose, Polioenzephalomalazie und zur unterstützenden Behandlung bei Neuritiden bei Boviden** zugelassen. Die **Dosierung** beträgt bis zu 1 mg/kg halb i.m-i.v.

In Geflügelbeständen treten insbesondere bei Puten vergleichbare Symptome auf, die aber durch einen erhöhten Bedarf verursacht werden. Der Einsatz des Kokzidiostatikums Amprolium (nur noch für Brieftauben auf dem Markt) soll dazu beitragen. Die langfristige Fütterung von Karnivoren mit rohen Fischinnereien kann ebenfalls zum Mangelsyndrom führen, da dadurch auch Thiaminantagonisten aufgenommen werden. ▶ **Dosierung:** Zur parenteralen Therapie werden folgende Dosierungen empfohlen: 0,5–2 mg/kg. ▶ **Nebenwirkungen:** Bei wiederholter i.v. Applikation kann es zum **Kreislaufkollaps** kommen. Sehr hohe Dosen rufen **Bradykardien** hervor. ▶ **Wartezeiten:** 0 Tage.

Vitamin B_2 (Riboflavin)

Handelspräparate: s. Vitamin-B-Komplex-Präparate.

Der Bedarf an Riboflavin wird durch pflanzliche und tierische Futtermittel gedeckt, falls keine Qualitätsmängel vorliegen. Wiederkäuer synthetisieren in ausreichendem Maße Riboflavin im Vormagensystem, während Schweine und Geflügel enteral gebildetes Riboflavin nur unzureichend verwerten können. Deswegen sind diese Spezies besonders auf die Zufuhr über das Futter angewiesen. Bei Mangel werden folgende speziesspezifische Symptome beobachtet: Hund: Dermatitis mit Erythemen und Hauttrockenheit, Apathie, Ataxie. Katze: Fettleber, Hodenhypoplasie, periaurikuläre Alopezie. Pferd: katarrhalische Konjunktivitis, Lakrimation, Photophobie. Geflügel: Fußparalyse mit verdrehter Zehenstellung, Diarrhö, hohe Mortalität, reduzierte Eiproduktion, hohe embryonale Sterblichkeit. Schwein: retardiertes Wachstum, seborrhoische Dermatitis, Katarakt, schlechte Reproduktion. ▶ **Dosierung:** Zur therapeutischen Behandlung werden folgende Dosierungen empfohlen: 0,1–0,5 mg/kg parenteral oder oral. ▶ **Nebenwirkungen:** sind nicht bekannt. ▶ **Wartezeiten:** 0 Tage.

Vitamin B$_6$ (Pyridoxin)

Handelspräparate: Vitamin-B-Komplex-Präparate.

Vitamin B$_6$ ist in allen pflanzlichen und tierischen Futtermitteln enthalten und auch im Säugetierorganismus ubiquitär. Aufgrund der wichtigen Funktionen im Aminosäurestoffwechsel führt ein Mangel zu Störungen der Proteinsynthese. Während der Gravidität ist der Bedarf erhöht. Folgende **Symptome** werden beim Mangel beobachtet: Katze: Gewichtsverlust, mikrozytäre, hypochrome Anämie (spricht nicht auf Eisen- oder Kupfertherapie an), Leukopenie, Konvulsionen, Nierenfibrose und Tubulusatrophien. Hund: hohe Mortalität der Welpen, Anorexie, Leukopenie, mikrozytäre hypochrome Anämie, Konvulsionen. Schwein: epileptiforme Anfälle, Anämie und Leukopenie. Bei Pflanzenfressern treten die o. g. Krankheitserscheinungen nach Aufnahme von Schachtelhalmen (Equisetum-Arten) auf. ▶ **Dosierung:** Pferd, Rind, Schwein: 0,2–1 mg/kg. Hund, Katze: 2–5 mg/kg parenteral oder oral. Bei Vergiftungen durch Equisetum bis 10 mg/kg i.v. ▶ **Wartezeiten**: 0 Tage.

Nikotinamid, Nikotinsäure (Niacin)

Handelspräparate: Vitamin-B-Komplex-Präparate.

Nikotinamid bzw. seine Vorstufe Nikotinsäure werden in Hefe, Leber, Erdnüssen und Fleisch in hohen Konzentrationen gefunden. Pflanzliche Nahrungsmittel, insbesondere Kartoffeln und Zerealien mit Ausnahme des Weizens, sind relativ arm an Niacin. Außer bei der Katze kann Tryptophan im Organismus zu Nikotinamid umgewandelt werden. Bei Wiederkäuern wird es im Vormagensystem, bei Equiden und Geflügel im Darm gebildet. Wenn Menschen oder Nicht-Herbivoren überwiegend mit Korn oder Kornprodukten ernährt werden, entwickelt sich ein Mangelsyndrom, das beim Menschen **Pellagra** und beim Hund als „Black tongue" bezeichnet wird. Wie der Name „Black tongue" besagt, verfärbt sich die Zunge rötlich-schwarz, der Speichel verdickt sich, und es treten Ulzerationen auf. Beim Menschen entwickeln sich Dermatitiden, Dementia und Diarrhöen.

Auch bei der Katze finden sich Ulzerationen der Mundschleimhaut, daneben soll die Anfälligkeit für respiratorische Erkrankungen steigen. Beim Schwein finden sich neben Dermatitiden (besonders in der Ohrgegend) intestinale Nekrosen. Auch beim Geflügel werden Mangelerscheinungen beobachtet, wobei Enten, Puten und Gänse einen besonders hohen Bedarf haben. Als Symptomatik werden **Perosis-ähnliche Erscheinungen** beobachtet. Ein Niacingehalt von 27 mg/kg Futter für Hühner bzw. von 55–70 mg/kg für Enten, Gänse und Puten soll ausreichen. ▶ **Dosierung:** Zur Therapie von Mangelerscheinungen werden folgende Dosierungen empfohlen: 0,2–1 mg (Geflügel –10)/kg. Beim Schwein werden beim Vorliegen von intestinalen Nekrosen verbunden mit Enteritiden ca. 3 mg/kg empfohlen. ▶ **Nebenwirkungen:** selten Krämpfe, Durchfall, Hypotension, Tachykardie und Hyperglykämie. ▶ **Wartezeiten:** 0 Tage.

Vitamin B$_{12}$ (Cyanocobalamin)

Handelspräparate: wässrige Inj.-Lsg. [**Vitamin B$_{12}$** (V.M.)].

Vitamin B$_{12}$ gehört zur Gruppe der Corrinoide, die identisch mit dem „extrinsic factor" des antiperniziösen Prinzips sind. In der Magenschleimhaut gehen sie mit einem Mukoproteid eine Verbindung ein, dem „Intrinsic factor" des antiperniziösen Prinzips, der im Ileum über die Bindung an einen Rezeptor endozytotisch aufgenommen wird. Wiederkäuer und Pflanzenfresser bilden das Vitamin im Vormagen bzw. im Dickdarm. Auch von der Darmflora des Geflügels wird das Vitamin gebildet. Da es aber ebenso wie beim Schwein ungenügend resorbiert wird, sind diese Spezies auf eine exogene Versorgung angewiesen. Eine Bedarfsdeckung wird ab einem Gehalt im Futter von 10 µg (Ferkel 30 µg)/kg Trockensubstanz erreicht. Die beim Menschen als Mangelerscheinung auftretende **perniziöse Anämie** wird bei Haus- und Nutztieren nicht beobachtet. Bei Wiederkäuern beruht ein Mangel überwiegend auf unzureichender Kobaltzufuhr. Als Folge davon wird der Propionsäurestoffwechsel gestört und die Ausbildung von Ketosen gefördert. Auch anämische Zustände werden beobachtet. Bei Schweinen und Geflügel zeigen sich bei mangelhafter Fütterung mit tierischen Proteinen Durchfall, Erbrechen, Stomatitis, Inkoordinationen und reduzierte Legetätigkeit.

Saugferkel fallen durch Hyperirritabilität, Schmerzen im Hinterviertel und fettige Leberdegeneration auf. ▶ **Dosierung:** 1,5–3 µg/kg i.m., s.c. ▶ **Wartezeiten:** 0 Tage.

Folsäure

Handelspräparate: Vitamin-B-Komplex-Präparate.

Die wirksame Form dieses Pteridinderivates, die 5,6,7,8-Tetrahydrofolsäure, ist vor allem an der Nukleinsäuresynthese beteiligt. Da Folsäure sowohl mikrobiell im Magen-Darm-Trakt gebildet wird als auch in den Futtermitteln enthalten ist, treten Mangelerscheinungen selten auf. Nur beim Geflügel kann ein Mangel entstehen, da die Resorption limitiert ist. Zusätzliche Behandlungen mit Folsäureantagonisten wie Sulfonamiden können einen Mangel auslösen. Speziell bei Hunden können Mangelerscheinungen durch eine antiepileptische Therapie mit Primidon, Phenytoin und Barbituraten eintreten, da diese Stoffe entweder die Tetrahydrofolsäurereduktase oder die Resorption der Folsäure hemmen. Beim Geflügel treten folgende Symptome auf: Hühner: schlechte Federbildung, Depigmentationen, makrozytäre, hypochrome Anämie. Puten: zervikale Paralyse. Bei Hunden wird vom Auftreten von Glossitis, Leukopenie und Anämie berichtet. ▶ **Dosierung:** zur Therapie von Mangelerscheinungen beim Geflügel: 40–50 mg Folsäure/l Trinkwasser oder 150 mg/Tier parenteral. Hunde: 1–2 mg/kg oral oder parenteral. ▶ **Wartezeiten:** 0 Tage.

Pantothensäure

Handelspräparate: in Vit.-Komplex-Präparaten.

Pantothensäure ist in vielen Futtermitteln, insbesondere in Kleie und Hefe, enthalten. Herbivoren sind aufgrund ihrer Eigensynthese von der exogenen Zufuhr unabhängig. Im Säugetierorganismus ist das Vitamin Bestandteil von Koenzym A. Ungenügende Versorgung führt zu folgenden Krankheitserscheinungen: Katze: fettige Degeneration der Leber und intestinale Nekrosen. Hund: Hypocholesterinämie und retardiertes Wachstum. Geflügel: Zusammenkleben der Augenlider durch viskoses Exsudat, Verdickung und Verkrustung der Haut im Fußbereich, Federverlust und Depigmentationen. Enten zeigen lediglich ein retardiertes Wachstum und hohe Mortalität. Schweine: schlechtes Wachstum, Bewegungsstörungen, Diarrhö, Reproduktionsstörungen. ▶ **Dosierung:** Zur **Prophylaxe** in Geflügelbeständen werden 5,5 mg/kg Futter verabreicht. **Therapeutisch** werden folgende Dosierungen verwandt: Kalb: 4–6 mg/kg. Schweine: 10 mg/kg. Hund, Katze: 20–40 mg/kg. Als 5 %ige Salbe kann Pantothensäure bei nicht infektiösen Hauterkrankungen und als Augensalbe lokal eingesetzt werden. ▶ **Wartezeiten:** 0 Tage.

Biotin

Handelspräparate: Tabl. für Hunde und Pferde [**Gabiotan 5/15** (V.M.)].

Das in allen Futtermitteln enthaltene Biotin ist zum großen Teil als Biocytin an Proteine gebunden und wird nach hydrolytischer Spaltung im Dünndarm resorbiert. Beim Menschen werden Mangelerscheinungen in Form von Dermatitiden dann beobachtet, wenn angeborene Verwertungsstörungen vorliegen oder große Mengen Eiklar verzehrt werden. Im Eiklar ist das Glykoprotein Avidin enthalten, das einen stabilen Komplex mit Biotin eingeht, der nicht resorbierbar ist. Beim Geflügel und selten beim Schwein können bei intensiver Getreidemast Mängel auftreten, die sich durch folgende Symptomatik äußern: Geflügel: brüchige Federn, Dermatitis im Fußbereich, am Schnabel und an den Augenlidern, embryonale Schäden mit Chondrodystrophie und Syndaktylie. Schwein: Dermatitis und spastische Lähmung der Hintergliedmaßen. ▶ **Dosierung:** Folgende Dosierungen werden bei Mangel empfohlen: 100 µg/Tier beim Geflügel und 200 µg/kg beim Schwein oral.

Bei Hund und Pferd ist Biotin darüber hinaus als Gabiotan für folgende ▶ **Anwendungsgebiete** zugelassen: Therapie von Biotin-Mangelerkrankungen beim Hund: stumpfes, glanzloses, trockenes, sprödes Haar, Haarbruch und -ausfall, seborrhoisches Ekzem und Dermatitiden. Pferd: Hufdefekte; Hornbruch, lose Wand, Adjuvanstherapie bei Huferkrankungen. ▶ **Dosierung:** Hund: 0,5 mg/kg, Pferd: 0,05 mg/kg täglich über 2 Monate (Hund) bis 12 Monate (Pferd). ▶ **Wartezeiten:** 0 Tage.

Cholin

Handelspräparate: wässrige Inj.-Lsg. [**Vitamin-B-Komplex** (V.M.)].

Oral aufgenommenes Cholin wird gut resorbiert und im Organismus zur Bildung von Acetylcholin und Lecithin verwendet. Cholin kann auch aus Methionin synthetisiert werden und dient als Methylgruppendonator. Nur beim Wiederkäuer ist die Eigensynthese bedarfsdeckend. Bei den einzelnen Spezies treten neben einer **fettigen Leberdegeneration** folgende zusätzliche **Mangelsymptome** auf: Geflügel: in Verbindung mit Manganmangel-Perosis, Wachstumsstörungen. Schwein: Inkoordinationen. ▶ **Dosierung:** Schwein, Geflügel: 1–2 mg/kg Futtertrockengewicht. Hund, Katze: 250 µg/kg parenteral. ▶ **Wartezeiten:** 0 Tage.

2

Spurenelemente

Der Säugetierorganismus benötigt für zahlreiche lebenswichtige Prozesse chemische Elemente, die aufgrund ihrer Bedeutung auch als „essenzielle Elemente" bezeichnet werden. Es werden diejenigen essenziellen Elemente als Spurenelemente bezeichnet, deren Anteil am Körpergewicht < 0,1 mg/g beträgt. Eine defizitäre Versorgung mit Spurenelementen ruft Mangelerscheinungen hervor, die durch Zugabe aufgehoben werden können. Metallische Spurenelemente sind überwiegend an der Wirkung von Enzymen beteiligt, indem sie a) Bestandteile eines aktiven Enzymzentrums sind oder b) zur Aktivierung eines Enzyms beitragen. In ▶ Tab. 56 erfolgt eine Zusammenstellung über Funktionen von Spurenelementen bzw. in welchen Verbindungen sie Bestandteile sind.

Oft ist die Funktion von Spurenelementen noch unbekannt. Es bestehen auch z. T. schwer überschaubare Wechselwirkungen. Normalerweise werden unsere Haus- und Nutztiere ausreichend über Wasser, pflanzliche und tierische Futtermittel oder durch mit Bodenbestandteilen kontaminierte Pflanzen versorgt. Einseitige Ernährung, unphysiologische Haltungsformen oder geographisch unterschiedliche Bodenkonzentrationen von Spurenelementen können zur Unterversorgung, aber auch zum Überangebot führen. Bei nicht ausreichender Versorgung können folgende Mangelsymptome auftreten, die in der ▶ Tab. 57 beschrieben sind.

Handelspräparat: **Rumifert** (Bolus, V.M)

Dieser Bolus enthält **Kupfer, Cobalt** und **Selen** und ist für wiederkäuende Rinder ab einem Alter von 2 Monaten und einem Gewicht über 100 kg zugelassen. **Dosis:** 2 Boli/Tier. ▶ **Anwendungsgebiete**: Vorbeugung und Behandlung von Kupfer- und Selenmangel und zur Verbesserung der Kobaltversorgung. Die Verabreichung erfolgt mit einem speziellen Eingeber.

Normalerweise wird über das Futter eine ausreichende Versorgung mit Spurenelementen sichergestellt.

Praktisch relevante **Vergiftungen** mit Spurenelementen werden im ▶ Kap. U dargestellt.

Kobalt

Kobaltmangel hat nur aufgrund der Stoffwechselfunktionen beim Wiederkäuer praktische Bedeutung. Mangelsyndrome treten bei Kobaltkonzentrationen im Futter von < 0,07 mg/kg Trockengewicht

▶ **Tab. 56** Übersicht über Verbindungen, an deren Wirkung Spurenelemente beteiligt sind.

Spurenelement	Bestandteil von (Funktion)
Chrom	Glukose-Toleranz-Faktor
Kobalt	Vitamin B_{12}, Kofaktor der Methylmalonyl-CoA-Isomerase (Beteiligung beim Propionsäurestoffwechsel der Wdk.), β-Hydroxybutyrat-Dehydrogenase
Kupfer	Cytochrom-Oxidase, Superoxid-Dismutase, Monoaminoxidase, Flavoproteide, Ferroxidase, Dopamin-β-Hydroxylase
Eisen	Hämo- und Myoglobin, Cytochrom, Katalase, Peroxidase, Flavoproteide
Mangan	ATP, Pyruvat-Carboxylase, Isocitrat-Dehydrogenase, Peptidasen, Kofaktor der Glycosyl-Transferase
Selen	Glutathion-Peroxidase
Zink	Carboanhydrase, DNA- und RNA-Polymerase, Carboxypeptidase, alkalische Phosphatase, Lactatdehydrogenase
Molybdän	Aldehyd-, Xanthin- und Sulfit-Oxidase

▶ **Tab. 57** Symptome von Spurenelementmangelerscheinungen.

Mangel an	Symptome
Chrom	gestörte Glukosetoleranz
Kupfer	mikrozytäre, hypochrome Anämie (Ktz., Wdk., Schw.); erhöhte Knochenfragilität, Depigmentierungen; Demyelisierungen im ZNS mit Immobilisation, Blindheit und Tod bei Kälbern (enzootische Ataxie); erhöhte Gefäßwandfragilität mit Aneurysmabildung (Gfl. insbesondere Truthühner, Schw.)
Eisen	mikrozytäre, hypochrome Anämie (Ktz., Wdk., Schw., Gfl.); fettige Leberdegeneration, Aszites (Schw.)
Mangan	Skelettanomalien, Östrusverzögerungen, Fertilitätsstörungen (Wdk.); Chondrodystrophien (Kalb, Gfl.); Perosis (Gfl.); Ataxien (Schw.)
Selen	Muskeldystrophien (Rd., Pfd., Schw.); Alopezie (Pfd.); exsudative Diathese (Gfl.); Leberdegeneration, Herzmuskeldegeneration (Schw.)
Zink	Emesis, Keratitis (Ktz.); Wachstumsstörungen (Ktz., Gfl.); Hyperkeratose, Embryonalschäden (Gfl.); Parakeratose (Kalb, Schw.); Alopezie, Dermatitis, schlechte Wundheilung (Rd.)
Kobalt	makrozytäre, hypochrome Anämie; Inappetenz, Ernährungsstörungen (Wdk.)

auf, was insbesondere auf Moorböden beobachtet wird. Therapeutisch werden Kobaltverbindungen als Chlorid, Sulfat oder Gluconat bei inaktiver Pansenflora und bei Vit.-B$_{12}$-Mangel eingesetzt. Die Verabreichung muss per os erfolgen, da erst im Vormagensystem der Wiederkäuer die aktive Verbindung gebildet wird. ▶ **Dosierung:** Rind: 6–30 µg/kg/Tag. Kalb/Schaf: 20 µg/kg/Tag. Toxische Erscheinungen treten erst ab 1 mg/kg auf und äußern sich in Polyzythämie, Myokard-, Leber- und Nierenschäden.

Mangan

Neben der Beteiligung an der Entwicklung der Perosis beim Geflügel spielt Manganmangel nur gelegentlich bei Rindern, die auf Torf- oder Sandböden gehalten werden, eine Rolle. Zur Prophylaxe und Therapie des Manganmangels sollte das Futter folgende Mangankonzentrationen enthalten: Rind: 40 mg/kg. Geflügel: 30–40 mg/kg. Bei Rindern wird ca. 1 % der oralen Einzeldosis resorbiert. Eisen- und Kobaltionen hemmen die Aufnahme, da das gleiche Transportsystem benutzt wird. Die **Elimination** erfolgt über die Fäzes, aber auch in Eiern werden relativ hohe Konzentrationen gefunden.

Kupfer

Kupfermangel wird a) regional beim Vorliegen kupferarmer Böden ausgelöst und entsteht b) sekundär durch hohe Calcium- oder Molybdänkonzentrationen im Futter, da die Resorption bzw. Verfügbarkeit durch Komplexierung reduziert wird, oder c) bildet sich bei Fütterung mit Milchaustauschern ohne Kupfersupplementierung aus. Futtermittel sollten pro kg Trockengewicht folgende Kupferkonzentrationen enthalten: Rind: 10 mg/kg. Geflügel, Schaf: 5 mg/kg. Schwein: 5 (Mastschwein)–10 (Ferkel, säugende Sauen) mg/kg. In der Leber wird Kupfer in zweiwertiger Form an ein spezifisches Protein, das **Coeruloplasmin**, gebunden und mit diesem in das Plasma abgegeben. Dieses Protein transportiert Kupfer in verschiedene Gewebe und wirkt auch als Oxidase. Auch an Erythrozyten erfolgt eine Bindung, allerdings in dreiwertiger Form. Der Kupfergehalt im Plasma schwankt beim Rind, Schaf und Schwein zwischen 0,8 und 2,2 mg/l. Während der Gehalt an Coeruloplasmin relativ konstant ist, existieren in der Leber, aber auch in anderen Parenchymen, lösliche Proteinfraktionen, die sog. Metallothioneine, die Kupfer binden und bei der Regulation des Kupfer- sowie des Zink-, Arsen-, Quecksilber- und Kadmiumstoffwechsels eine große Bedeutung haben. Die intrazelluläre Konzentration der Thioneine steigt bei Verabreichung der o.g. Metalle. Die besondere Empfindlichkeit von Schafen gegenüber Kupfer wird teilweise auf Defekte dieses regulatorischen Systems zurückgeführt. Auch die bei Bedlington-Terriern auftretende hypertrophische Leberzirrhose beruht auf Störungen des Kupferstoffwechsels.

Eisen

Handelspräparate: wässrige Inj.-Lsg. [**Gleptosil**, **Ursoferran**, **Myofer** (V.M.)].

Zur parenteralen Therapie von Eisenmangelzuständen werden dreiwertige Eisenverbindungen meist als Komplex mit Dextran verwendet. Von praktischer Bedeutung ist die routinemäßige Behandlung von Saugferkeln, da die Sauenmilch mit einem Eisengehalt von 2 mg/l den Bedarf der Ferkel nur zu ca. 50 % deckt. Selten tritt Eisenmangel bei mit Milch aufgezogenen Kälbern auf. ▶ **Dosierung:** Ferkel: 200 mg Fe^{3+}/kg einmalig in der Zeit vom 1.–3. Tag p.p. Kälber: 50 mg/kg in der 1. Woche p.p. ▶ **Wartezeiten:** 0 Tage.

In der Kleintierpraxis werden durch Eisenmangel hervorgerufene Anämien per os mit Eisen-(II)-Sulfat behandelt. ▶ **Dosierung:** 10–20 mg/kg. Eine Kontrolle des Hämoglobingehaltes sollte unter der Therapie erfolgen. Da im Verlauf von Infektionen der Eisengehalt im Blut sinkt, wurde der Schluss gezogen, dass Eisen bei derartigen Erkrankungen substituiert werden muss. Dies ist aber eine Fehlinterpretation, da die Injektion von Eisensalzen die Virulenz von Erregern erhöhen kann und das Absinken des Eisengehalts auf folgenden Ursachen beruht: Aktivierte, neutrophile Granulozyten bilden Lactoferrin, das mit 100-fach höherer Affinität Eisen bindet als das eigentliche Transportprotein Transferrin. Mit Hilfe dieses gebundenen Eisens werden über die Bildung von Sauerstoffradikalen bakterizide Eigenschaften erzielt. Auch das eisenfreie Transferrin wirkt bakterizid.

Fe^{2+} ist im Dünndarm wesentlich besser löslich als Fe^{3+} und wird dementsprechend besser resorbiert. In der Mukosazelle erfolgt über das mukosale Transferrin ein schneller Transport in das Plasma, während das mukosale Ferritin eine Speicherform darstellt, aus der Eisen langsam an das Blut abgegeben wird. Im Blut ist Eisen in dreiwertiger Form an das Plasma-Transferrin gebunden, das unter physiologischen Bedingungen zu ⅓ mit Eisen gesättigt ist. Beim Überschreiten der Bindungskapazität kommt es zu Vergiftungen (▶ Kap. U). Dies ist insbesondere nach parenteraler Applikation bei nicht vorliegendem Eisenmangel zu befürchten, während nach oraler Zufuhr die systemische Verfügbarkeit durch die mukosalen Transportsysteme reguliert wird (Mukosablock). ▶ **Nebenwirkungen:** Bei Vitamin-E- bzw. Selenmangel neugeborener Ferkel kann Eisendextran anaphylaktoide Reaktionen mit Todesfällen hervorrufen.

Selen

Handelspräparate: Kombinationen mit Vit. E (s. dort).

Selenmangel entsteht insbesondere dann, wenn auf stark schwefelhaltigen Böden Pflanzen den chemisch verwandten Schwefel anstelle von Selen inkorporieren. Die Bedeutung von Selen besteht darin, als Bestandteil der selenabhängigen Glutathionperoxidase im Stoffwechsel entstehende Lipidperoxide zu Alkoholen zu detoxifizieren, wobei Glutathion oxidiert wird. Der tägliche Selenbedarf wird ab einer Konzentration von 0,1 mg (als Na-Selenit) pro kg Futtertrockensubstanz gedeckt. Ab 0,4 mg/kg werden bereits toxische Konzentrationen erreicht. Selenverbindungen werden via Lunge (Selenwasserstoff) und Magen-Darm-Trakt resorbiert. Da Wiederkäuer Selenverbindungen im Pansen teilweise zu elementarem Selen reduzieren, werden bei diesen Spezies ca. 40 % über die Fäzes ausgeschieden, ansonsten zu Dimethylselenid metabolisiert und renal eliminiert (50–80 % bei der Katze). ▶ **Wartezeiten:** 0 Tage.

Zink

Hohe Zinkkonzentrationen werden in Milch und anderen tierischen Produkten gefunden. Eisen, Kupfer und hohe Calciumkonzentrationen in der Nahrung hemmen die Resorption. Von therapeutischer Bedeutung ist die Behandlung der **Parakeratose** bei Schweinen, die überwiegend im Alter von 6–16 Wochen auftritt, gelegentlich auch bei Kälbern. Bei der Behandlung dieser Erkrankungen muss darauf geachtet werden, dass der Calciumgehalt des Futters 0,65–0,75 % nicht übersteigt. Pro kg Futter werden 200 mg Zink als Sulfat oder Carbonat eingesetzt. Die Resorption wird sehr stark vom individuellen Zinkstatus beeinflusst und schwankt zwischen weniger als 10 bis zu 90 % der verabreichten Dosis. Im Organismus werden die höchsten Konzentrationen in Prostata, Knochen, Muskulatur und Haut gefunden. Die Elimination erfolgt über die Fäzes, Niere und Milch.

Chrom

Fleisch, Getreide und Hefe enthalten Chrom. Über die Bedeutung von Chrom für Haus- und Nutztiere liegen keine Angaben vor. In der Humanmedizin wird Chrommangel als Faktor zur Entwicklung von Diabetes des Typ I und II genannt. Ein unter parenteraler Ernährung sich entwickelnder Chrommangel wurde durch die parenterale Verabreichung von 250 µg Cr^{3+} über 2 Wochen behoben. Als Erhaltungsdosis werden 20 µg/Tag empfohlen.

S Hormone und hormonell wirksame Pharmaka

R. Kroker

Hormone werden in spezifischen Organen oder Zellen gebildet und aufgrund verschiedener regulatorischer Mechanismen in die Blutbahn abgegeben. Dies kann über humorale oder nervale Reize erfolgen. Ersteres wird entweder durch Substratkonzentrationen bestimmt (z. B. Glukoseanstieg – Insulinausschüttung), oder andere Hormone beeinflussen die Sekretion (z. B. Gonadotropine – Sexualhormonsekretion). In den meisten Fällen bestehen negative Rückkopplungsmechanismen zwischen Hormon- bzw. Substratkonzentration und sekretorischer Aktivität hormonbildender Drüsen. Die Geschwindigkeit des Eintritts hormoneller Reaktionen liegt im Bereich von Minuten (Peptidhormone) oder Stunden (Steroidhormone). Peptidhormone werden an Rezeptoren der Zellmembran gebunden und aktivieren sog. „Second messenger", wie das Adenylatcyclase-cAMP-System, das seinerseits wiederum Enzyme wie Phosphorylasen und Lipasen aktiviert. Steroidhormone werden nach Eintritt in die Zelle an zytoplasmatische Rezeptoren gebunden und gemeinsam mit ihnen zum Zellkern transportiert. Über eine weitere Bindung an Kernrezeptoren erfolgt die Wirkung an der DNA, an der sie eine Derepression mit Synthese einer entsprechenden RNA und vermehrter Bildung von für die Hormonfunktion zuständigen Enzymen induzieren. Schilddrüsenhormone wirken ohne vorausgehende Bindung an zytosolischen Rezeptoren direkt am Zellkern. Von der chemischen Struktur her gesehen können folgende Klassifizierungen erfolgen. **Peptidhormone:** Releasing Hormone des Hypothalamus, ACTH, STH, Somatostatin, Oxytocin, Vasopressin, Parathormon, Calcitonin, Insulin, Glucagon. **Glykoproteidhormone:** Gonadotropine, TSH. **Steroidhormone:** Nebennierenrindenhormone, Sexualhormone. **Tyrosinabkömmlinge:** Katecholamine, Schilddrüsenhormone.

1 Therapie von Schilddrüsenerkrankungen

Die von der Schilddrüse sezernierten **Hormone** sind das **L-Thyroxin** (Tetrajodthyronin, T_4) und **Trijodthyronin** (T_3). Nach aktiver Aufnahme von Jodid in die Schilddrüse (Jodination), wobei eine Anreicherung ca. um den Faktor 25 erfolgt, wird zur Synthese der Schilddrüsenhormone Jod in die Aminosäure L-Tyrosin eingebaut (Jodisation), nachdem Jodid durch Peroxidasen zu J_2 oxidiert wurde. Die Speicherung erfolgt über eine Globulinbindung, im Thyreoglobulin. Diese Vorgänge wie auch die Freisetzung über eine Abspaltung der Hormone aus der Proteinbindung durch Proteasen werden durch das Hypophysen-Vorderlappenhormon TSH (thyreotropes Hormon) vermittelt.

Ein negativer Rückkopplungsmechanismus (Feedback) reguliert die Ausschüttung von übergeordneten Hypothalamushormonen und von TSH. Für die spezifische hormonelle Wirkung wird das T_3 verantwortlich gemacht, das zusätzlich peripher durch Abspaltung von Jod aus T_4 gebildet werden kann.

1.1 Pharmakologische Beeinflussung der Hyperthyreose

Diese Erkrankung geht mit einer erhöhten Synthese und Freisetzung von T_4 oder T_3 einher. Durch **Thyreostatika** soll die Bildung dieser Hormone gehemmt werden. Für die Therapie in der Veterinärmedizin sind Thyreostatika von untergeordneter Bedeutung. Dagegen wurden sie zur Steigerung der Gewichtszunahme bei Masttieren eingesetzt. Inzwischen ist durch die **Verordnung über Stoffe mit pharmakologischer Wirkung** die Anwendung bei lebensmittelliefernden Tieren grundsätzlich verboten. Der Masteffekt beruht neben einer Senkung des Grundumsatzes (Senkung der Lipolyse und des Wärmeverlustes) überwiegend aufgrund einer stärkeren Füllung des Magen-Darm-Traktes infolge verringerter Peristaltik und auf einer vermehrten Wassereinlagerung im Gewebe.

Jodisationshemmer

Jodisationshemmer reduzieren den Einbau von Jod in Tyrosin, indem sie über eine Hemmung der Peroxidasen die Oxidation von Jodid zu Jod hemmen. Es wird auch diskutiert, dass die Umwandlung von T_4 zu T_3 vermindert wird. ▸ **Nebenwirkungen:** Das Nebenwirkungsspektrum ist breit. Eine **strumigene Wirkung** wird dann beobachtet, wenn durch eine zu starke Hemmung die Thyreotropinsekretion ansteigt. Dies kann vermieden werden, indem dem Tier geringe Mengen T_3 (0,05–0,1 mg/d) oder T_4 (0,15–0,3 mg/d) zugeführt werden. Bei Anwendung in der **Trächtigkeit** können Missbildungen sowie Hypothyreosen und Strumen bei den Feten auftreten. Weiterhin ist die Gefahr des Auftretens einer **Agranulozytose** relativ hoch. **Erytheme, Fieber, Gelenkschwellungen** und die Entwicklung von **Hypophysenadenomen** werden beobachtet. ▸ **Gegenanzeigen:** Trächtigkeit, Struma mit trachealer Obstruktion und allergische Disposition.

Beim Vorliegen von Hyperthyreosen ist die Verabreichung von Sympathomimetika eine **Kontraindikation**, da T_3/T_4 ihre Wirkungen verstärken.

Thioharnstoffderivate
Thiourazile
Propylthiouracil

Handelspräparat: Tabletten [**Propycil** (H.M.)].

Für diese Stoffe liegen in der Tiermedizin vor allem beim Kleintier Erfahrungen vor. Propylthiouracil scheint eine bessere therapeutische Breite aufzuweisen. ▸ **Dosierung:** Hunde: 10 mg/kg/Tag, Katze: 3–10 mg/kg/Tag, wobei die Wirksamkeit bei der Katze fraglich ist.

Thioimidazole

Stoffe aus dieser Gruppe wie **Thiamazol** und **Carbimazol** sind ca. 10-mal stärker wirksam als Thiouracile. Zur Langzeitbehandlung von Katzen mit Hyperthyreosen und zur Stabilisierung vor der chirurgischen Schilddrüsenentfernung ist Thiamazol zugelassen.

Thiamazol

Handelspräparat: Tabletten, für Katzen zugelassen [**Felimazole** (V.M.)].

▸ **Anwendungsgebiete:** Stabilisierung der felinen Hyperthyreose vor der chirurgischen Schilddrüsenentfernung; Langzeitbehandlung der Hyperthyreose. ▸ **Dosierung:** Zur Stabilisierung der Hyperthyreose morgens und abends je 1 Tbl. (5 mg).

Eine euthyreote Stoffwechsellage wird nach ca. 3 Wochen erreicht. Bei der Langzeitbehandlung sollte initial 1 Tabl./Tag gegeben werden. Nach 3 Wochen Überprüfung des T_4-Wertes. Falls der Spiegel noch erhöht ist, zweimal täglich 5 mg. Maximaldosis: 20 mg/Tag. Regelmäßige hämatologische und weitere labordiagnostische Untersuchungen sind notwendig. ▸ **Gegenanzeigen:** systemische Erkrankungen (Leber, Diabetes mellitus), Autoimmunerkrankungen, Blutbildveränderungen, trächtige oder laktierende Tiere. ▸ **Nebenwirkungen:** Bis zu 20 % der Tiere zeigen nach längerer Anwendung die für die Stoffgruppe bekannten unerwünschten Wirkungen wie Erbrechen, Anorexie, Pruritus, Lethargie und Blutveränderungen. Nach Absetzen der Behandlung sind diese Nebenwirkungen in der Regel reversibel. ▸ **Wechselwirkungen:** Phenobarbital kann die Wirkung beeinflussen. Vorsicht bei Impfungen, da immunmodulatorische Effekte vorliegen.

Die **Bioverfügbarkeit** von Thiamazol liegt bei Katzen bei ca. 75 %. Die **Eliminationshalbwertzeit** beträgt ca. 5 Stunden.

Jodinationshemmer

Diese Stoffe hemmen kompetitiv den Transport von Jodid in die Schilddrüse. Sie werden bei Unverträglichkeit gegenüber Thioharnstoffen angewendet.

Jodide

Handelspräparate: Jodid-Tabletten [**Jodid CT** (H.M.)].

Neben dem o.g. **Wirkungsmechanismus** hemmen Jodide Proteasen, wodurch die Freigabe von T_3 und T_4 aus Thyreoglobulin reduziert wird. ▸ **Dosierung:** 0,3–0,8 (bis 15 bei thyreotoxischer Krise) mg/kg. Erhaltungsdosen: Hund bis 0,015 mg/kg. Aufgrund ihrer schnellen thyreostatischen Wirkung eignen sich Jodide zur Behandlung der thyreotoxischen Krise und zur Operationsvorbereitung, um die intraoperative T_3/T_4-Ausschüttung zu verhindern. ▶ **Nebenwirkungen:** Jodismus: Schleimhautreizungen, Schwellung der Speicheldrüsen, Pankreasinsuffizienz, Konjunktivitis und allergische Erscheinungen.

Andere Jodinationshemmer
Perchlorate und **Isothiocyanate** haben ähnliche Wirkungen wie Jodide, jedoch liegen keine konkreten tiermedizinischen Erfahrungen vor.

1.2 Pharmakologische Beeinflussung der Hypothyreose

Hypothyreosen entstehen infolge von Jodmangel, nach Behandlung mit Thyreostatika oder Radiojod und nach operativen Eingriffen an der Schilddrüse. **Therapieziel** ist die langsame Einstellung des euthyreoten Zustandes durch Applikation von Schilddrüsenhormonen. Folgende **physiologischen Wirkungen** gehen von den Schilddrüsenhormonen aus: Erhöhung der Sauerstoffaufnahme, Steigerung des Proteinumsatzes, Hyperglykämie, Steigerung des Calcium- und Phosphatstoffwechsels, Senkung des Blutcholesterins, Wachstumssteigerung, Erhöhung der Herzfrequenz, -kontraktionskraft und des Minutenvolumens, Senkung des peripheren Gefäßwiderstandes. Insbesondere bei zu schneller initialer Einstellung mit T_3 können folgende **kardiale Nebenwirkungen** eintreten: Angina pectoris, Insuffizienz, Tachykardie und Arrhythmie, Ischämie mit Nekrosen. Hinzu kommen Erregbarkeit, Durchfall und Gewichtsverlust.

L-Thyroxin (Levothyroxin)
Handelspräparate: Tabletten [**Forthyron** 200, 400. V.M.)

L-Thyroxin ist lichtempfindlich, schlecht wasserlöslich und gut löslich in Alkohol und verdünnten Säuren. ▶ **Dosierung**: Hund 10 µg/kg 2-mal tgl. Die Wirkungslatenz beträgt 1–2 Wochen bis Monate. Eine klinische Besserung tritt nach 1–2 Monaten ein. Die **Halbwertszeit** beträgt 7–9 Tage infolge starker Bindung an thyroxinbindende Proteine im Blut. Aufgrund dieser langen Halbwertszeit besteht Kumulationsgefahr.

Trijodthyronin
T_3 ist besser wasserlöslich als T_4 und gut in Alkohol löslich. Es ist ca. 3-mal stärker wirksam als T_4. Aufgrund dieser starken Wirksamkeit sollte initial kein T_3, sondern T_4 verwendet werden. ▶ **Dosierung**: Hund und Katze: 7–10 µg/kg/Tag. Rind: 0,03–0,3 µg/kg/Tag. Da die Halbwertszeit von T_3 ca. 1 Tag beträgt, ist die Kumulationsgefahr geringer als beim T_4.

2 Pharmakologische Beeinflussung der Fortpflanzung und von Fruchtbarkeitsstörungen

Der Einsatz von hormonell wirksamen Substanzen zur Therapie von Fruchtbarkeitsstörungen und im Rahmen biotechnischer Maßnahmen, wie der Brunstsynchronisation, geht mit Eingriffen in hormonelle Regelkreise einher, deren Kenntnis Voraussetzung einer rationalen Anwendung sein muss, um behandlungsbedingte Störungen des Reproduktionsgeschehens zu vermeiden. Dies erfordert auch eine exakte Diagnosestellung, wobei neben der Beobachtung der klinischen Symptomatik auch vorhandene praxisgerechte analytische Verfahren zur Bestimmung von Hormonkonzentrationen im tierischen Organismus herangezogen werden sollten (z. B. Progesteronbestimmung in der Milch).

2.1 Gonadotropin-Releasing-Hormon und Analoga

Das Gonadotropin-Releasing-Hormon (Gonadorelin, GnRH) ist ein Dekapeptid, das nach Ausschüttung aus dem Hypothalamus auf direktem Blutweg zur Hypophyse gelangt, von der aus es die Sekretion der gonadotropen Hormone FSH und LH steuert. Die Ansprechbarkeit der Hypophyse ist zyklusabhängig, wobei sie durch den Estradiolanstieg unmittelbar vor der präovulatorischen Gonadotropinausschüttung am höchsten ist. Weiterhin sensibilisiert die Erstinjektion von GnRH die Hypophyse innerhalb von 30–90 min so stark, dass eine Zweitinjektion zu einem stärkeren LH-Anstieg führt

(Priming-Effekt). Zweitinjektionen nach mehreren Stunden führen nicht zu diesem Effekt.

Nach multiplen Injektionen tritt eine Desensibilisierung ein, die über 24 Stunden anhalten kann. Die Anwendung von GnRH und entsprechenden Analoga bietet gegenüber Gonadotropinen den Vorteil, dass aufgrund des niedrigeren Molekulargewichtes die Sensibilisierungs- und damit die Gefahr einer Immunreaktion geringer ist.

Gonadotropin-Releasing-Hormon

Handelspräparate: [**Fertagyl**, **Depherelin Gonavet Veyx** (V.M.)]

▶ **Anwendungsgebiete:** GnRH (Synonym: Gonadorelin) wird beim Rind für folgende Indikationen eingesetzt: Behandlung von Follikel-Theka-Zysten, Ovulationssteuerung bei der künstlichen Besamung und bei verzögerter Ovulation. Beim Kaninchen ist eine Ovulationsinduktion möglich, die 24 Stunden nach der Geburt zur Post-partum-Besamung vorgenommen wird. ▶ **Dosierung:** Rind: 0,25–0,5 µg/kg, Kaninchen: 10 µg/Tier.

Intravenös verabreichtes GnRH wird mit einer **Halbwertszeit** von 3–6 Minuten aus dem Plasma eliminiert. Es wird in Leber und Niere enzymatisch hydrolysiert. ▶ **Wartezeiten:** 0 Tage.

Buserelin

Handelspräparat: Inj.-Lsg. [**Receptal ad us. vet.** (V.M.)].

Buserelin ist ein synthetisch hergestelltes Nonapeptid, das eine bis zu 100-fach stärkere Wirkung als das GnRH hat. Auch die Dauer der Gonadotropinausschüttung ist verlängert. Buserelin ist zur Behandlung von Rindern, Stuten und Kaninchen zugelassen. Es liegen aber auch Erfahrungen beim Hund vor. ▶ **Anwendungsgebiete:** Rind und Stute: Follikelzysten, Azyklie, verzögerter Follikelsprung/Ovulationsinduktion (Stute). Rind und Kaninchen: Verbesserung der Konzeptionsrate. Rind: Prophylaxe von Fruchtbarkeitsstörungen.

Beim Vorliegen von Follikelzysten ist der Behandlungserfolg nach 8–10 Tagen zu überprüfen. Falls kein Gelbkörper vorhanden ist, ist eine Wiederholungsbehandlung angezeigt oder HCG zu applizieren. Bei der Behandlung der Azyklie ist eine Kontrolluntersuchung bzw. Wiederholungsbehandlung nach 10–12 Tagen erforderlich. Eine Ovulation bei verzögertem Follikelsprung oder zur Induktion erfolgt innerhalb von ca. 24 Stunden p. appl. Eine Verbesserung der Konzeption wird durch die Anwendung zum Zeitpunkt der Besamung oder 6 Stunden davor erreicht. Beim Kaninchen erfolgt die Verabreichung im Rahmen der Post-partum-Besamung. Eine Prophylaxe von Fruchtbarkeitsstörungen (Ovarialzysten) beim Rind wird durch Applikation am 10.–14. Tag p.p. möglich. Letztere Indikation ist aber nur in Problembeständen angezeigt, in denen andere Maßnahmen keinen Erfolg hatten. Mögliches Anwendungsgebiet bei der Hündin: Ovulationsinduktion am 10.–12. Tag der Läufigkeit. ▶ **Dosierung:** Rind: 10–20, Stute: 20–40, Kaninchen und Hund 0,8 µg/Tier i.m., i.v., s.c. Die **Halbwertszeit** beträgt 2–4 Minuten. ▶ **Wartezeiten:** 0 Tage.

Fertirelin

Ein weiteres synthetisches Nonapeptid ist das Fertirelin, das qualitativ wie Buserelin wirkt, aber eine vergleichsweise geringere biologische Aktivität aufweist. Sie übersteigt die des GnRH um den Faktor 6–20. ▶ **Dosierung**: Beim Rind und Kalb führt die therapeutische Dosis von 100 µg/Tier i.m. zu einer raschen und bis zu 4 Stunden anhaltenden LH-Freisetzung. Nach parenteraler Gabe erfolgt ein schneller Abbau zu Mono-, Di- und Tripeptiden. Diese werden zu ca. 40 % renal eliminiert, weitergehende Stoffwechselprodukte werden zu ca. 56 % exspiriert. Die Muttersubstanz ist im Plasma ca. 15 min nachweisbar. Zur Zeit ist ein entsprechendes Produkt nicht auf dem Markt.

Lecirelin

Handelspräparat: Inj.-Lsg. [**Dalmarelin** (V.M.)].

Lecirelin ist wie Fertirelin ein Nonapeptid. ▶ **Anwendungsgebiete**: bei Rind und Kaninchen zur Behandlung von Follikelzysten, Ovulationsinduktion und zur Verbesserung der Konzeptionsrate (Kaninchen). ▶ **Dosierung**: 100 µg/Rind (4 ml) bzw. 0,5–0,8 µg/Kaninchen (0,2–0,3 ml) ein- bis zweimalig i.m. ▶ **Wartezeiten**: 0 Tage

Deslorelin

Handelspräparat: **Ovuplant; Suprelorin** (V.M.)

Das Implantat wird s.c. eingesetzt und resorbiert. **Anwendungsgebiet:** Bei Stuten: zootechnische Behandlung zur Induktion der Ovulation innerhalb von 48 Stunden bei Stuten im Östrus mit einem normalen Zyklus (während der Rosse) und mit einem Ovarialfollikel von mehr als 30 mm Durchmesser. **Wartezeit**: 7 Tage.

Deslorelin und Azagly-Nafarelin, ein anderes Peptid, wurden zentral zugelassen (**Suprelorin** 4,7 mg und **Gonazon**, V.M.), wobei aber in Deutschland nur Deslorelin im Handel ist. Beide werden als Implantate verwendet, wobei Deslorelin über eine Hemmung der FSH- und LH-Synthese beim Rüden eine temporäre Infertilität erreicht wird, wird Azagly-Nafarelin bei der Hündin zur Hemmung der Gonadenfunktion eingesetzt. Darüberhinaus ist Azagly-Nafarelin zur Induktion und Sychronisation der Ovulation bei Salmoniden und Regenbogenforellen zugelassen.

2.2 Gonadotropine

Zu den Gonadotropinen zählen das follikelstimulierende Hormon (Follitropin, FSH) und das Luteinisierungshormon (Lutropin, LH). Prolaktin, d.h. LTH, zählt nur bei Ratte, Maus und Goldhamster zu den Gonadotropinen, da es nur bei diesen Spezies luteotrop wirkt. Beim Rind ist LH das wichtigste luteotrope Hormon. FSH und LH sind Glykoproteine mit einem Molekulargewicht von ca. 30 000 D, wobei speziesspezifische Unterschiede vorliegen. Das Molekül besteht aus einer α- und einer β-Untereinheit. Für die spezifische Hormonwirkung ist die β-Untereinheit verantwortlich. Zum Teil werden in der Veterinärmedizin noch Hypophysenextrakte angewendet. Tiermedizinisch bedeutender sind Gonadotropine extrahypophysären Ursprungs. In den Chorionzellen der menschlichen Plazenta wird das humane Choriongonadotropin (HCG, neuer INN-Name: Urofollitropin) gebildet, das aus dem Urin von Schwangeren gewonnen wird. In der Humanmedizin sind auch gentechnisch hergestellte Produkte auf dem Markt.

Die α-Untereinheit des HCG weist große Ähnlichkeit zum bovinen und ovinen LH auf, während die β-Untereinheit stärkere Abweichungen zeigt. Die LH-Wirkung dominiert, wenn auch FSH-Aktivitäten zu finden sind. Es findet eine Stimulation von interstitiellen und Theka-Zellen statt, und die Ovulation wird induziert. Bei Rind, Schaf und Schwein ist LH für die Progesteronsekretion des Corpus luteum verantwortlich. Beim männlichen Tier fungiert es als zwischenzellstimulierendes Hormon (ICSH), indem es über eine Stimulation der Leydig-Zellen die Testosteronsynthese fördert.

Aus dem Serum trächtiger Stuten wird das in den Endometrial Cups gebildete **Pregnant Mare's Serum Gonadotropin** (**PMSG**) gewonnen. Seine Struktur ähnelt der von LH und FSH. Dementsprechend entfaltet es FSH- und, wenn auch geringer, LH-Aktivitäten. Die zusätzliche FSH-Komponente bewirkt eine Wachstumsstimulierung von Primär- und Sekundärfollikeln, ohne Ovulationen zu induzieren. Im Hoden werden die Sertolizellen angeregt. In der terminalen Elimination weist PMSG beim Rind eine **Halbwertszeit** im Bereich von 120 Stunden auf.

Gonadotropine extrahypophysären Ursprungs
HCG (Urofollitropin)

Handelspräparate: Inj.-Lsg. [**Ovogest 1500, 5000** (V.M.)].

▶ **Anwendungsgebiete:** Rind und Stute: Follikel-Theka-Zysten, verzögerte Ovulation, verlängerte Brunst/Rosse, Follikelatresie. Rind: Ovulationsterminierung im Rahmen der künstlichen Besamung. Hund: Ovulationsinduktion, verlängerter Proöstrus. ▶ **Dosierung:** Rind und Stute: 6–10 (Rind) I.E./kg i.v. (die intrazystöse Applikation über die möglicherweise infizierte Scheide ist wegen der Gefahr von Ovaradhäsionen zu vermeiden, dagegen ist eine entsprechende Anwendung nach Desinfektion der Haut von außen durchaus zu empfehlen). Hund: Ovulationsinduktion: 20–50 I.E./kg i.v. Der Anwendungsbereich von Gonadotropinen ist bei **männlichen Tieren** äußerst begrenzt. Zum einen ist eine Behandlung durch zuchthygienische Bedenken per se limitiert, zum anderen sind Behandlungserfolge bei endokrin bedingten Fertilitätsstörungen kaum gegeben. Beim Rind hat HCG nach i.m. Applikation eine **Halbwertszeit** von 57 Stunden. ▶ **Wartezeiten:** 0 Tage.

Insbesondere beim Rind wird **HCG mit Progesteron** kombiniert. Damit soll die Wirkung von HCG unterstützt werden, indem über eine kurzfristige Blockade der Hypophyse nach Abklingen der Progesteronwirkung eine vermehrte LH-Sekretion stattfinden soll.

Zur **Rauscheinduktion** bei Jungsauen sowie bei Sauen nach dem Absetzen der Ferkel wird **HCG** mit PMSG kombiniert. Handelspräparate: Inj.-Lsg. (s.c.) [Suigonan (V.M.)]. ▶ **Dosierung:** 4 I.E. PMSG/2 I.E. HCG/kg. ▶ **Wartezeiten:** 0 Tage.

Auch die Kombination von HCG mit **Estradiolbenzoat** wird für die o.g. Indikationen angewendet.

Ob der Einsatz dieser Kombinationen sinnvoll ist, ist fraglich. Auf jeden Fall steigt die Möglichkeit des Auftretens von Nebenwirkungen. ▶ **Nebenwirkungen:** HCG und auch PMSG (außer beim Pferd) sind für unsere Haus- und Nutztiere Fremdproteine, die antigene Eigenschaften aufweisen. Dementsprechend können allergische oder sogar anaphylaktische Reaktionen auftreten. Daneben können bei Kombinationen mit den steroidalen Sexualhormonen deren spezifische Nebenwirkungen zusätzlich eine Rolle spielen (▶ S. 381).

PMSG

Handelspräparate: Trockensubstanz u. Lsg.-Mittel zur Inj. (i.m., s.c.) [Intergonan 6000 (V.M.)].

▶ **Anwendungsgebiete:** Zyklusinduktion, gestörte Spermiogenese. ▶ **Dosierung:** Rind und Schwein: 1–3 I.E./kg, Stute 4 I.E./kg, Hengst, Stier und Eber 2–4 I.E./kg, Rüde 20 I.E./kg. ▶ **Nebenwirkungen:** s. HCG.

Die Indikation „gestörte Spermiogenese" ist fraglich (s. bei HCG). Der Einsatz beim Pferd hat sich nicht durchgesetzt, da eine gesicherte Wirkung fehlt. Dagegen ist bei Hunden und Katzen eine **Östrusinduktion** möglich. ▶ **Dosierung:** Hund 50 I.E./kg über 8 Tage. Zur Ovulationsauslösung dann HCG (s. o.). Katze initial 20 I.E./kg, danach 5–10 I.E./kg über 7 Tage i.m.

Eine gewisse Bedeutung hat PMSG in der Biotechnik und hier insbesondere bei der **Brunstinduktion** ohne anschließende Synchronisation. Derartige Maßnahmen dienen zur Verkürzung des postpartalen Zeitraums bei Rind und Schwein sowie zur Pubertätsinduktion bei Jungsauen, wobei aber eine optimale Fütterung zusätzlich notwendig ist. ▶ **Dosierung:** Rind 3 I.E./kg, Schwein (Jung- und Altsauen) 4–5 I.E./kg. Zur Pubertätsinduktion der Jungsauen wird die Kombination mit 2 I.E. HCG/kg empfohlen. In der terminalen Elimination weist PMSG beim Rind eine **Halbwertszeit** im Bereich von 120 Stunden auf. ▶ **Wartezeiten:** 0 Tage.

Die aufgrund der langen Halbwertszeit von PMSG lang anhaltenden Wirkungen behindern Begleitmaßnahmen beim **Embryotransfer**. Durch die intramuskuläre Verabreichung von gegen PMSG wirkende **Antikörper** (nicht auf dem Markt) ca. 4–5 Tage nach der PMSG-Verabreichung wird der erhöhte Östrogenspiegel gesenkt und damit eine verlängerte Brunst verhindert sowie die Ovulationsrate und die Zahl transferierbarer Zellen erhöht.

Gonadotropine hypophysären Ursprungs

Die Gonadotropine FSH (Follitropin, follikelstimulierendes Hormon) und LH (Lutropin, luteinisierendes Hormon) werden pulsatil sezerniert, wobei die LH-Ausschüttung an die GnRH-Sezernierung gekoppelt ist. FSH dagegen wird kontinuierlich freigesetzt, da es nicht in der Hypophyse gespeichert wird. FSH fördert die Größenzunahme der Gonaden und die Estradiolbildung in den präovulatorischen Follikeln, während LH die Androgensynthese stimuliert. Nach Rückbildung des Gelbkörpers wird über einen Anstieg der LH-Rezeptoren vermehrt Estradiol-17β produziert, wodurch über Rückkopplungsmechanismen GnRH-Pulse auftreten, die eine maximale LH-Sezernierung (präovulatorischer LH-Peak) bewirken. Dadurch werden Ovulation und die Luteinisierung des Follikels herbeigeführt. Die Primäreffekte des FSH werden beim Rind zur Erzeugung einer Superovulation im Rahmen des Embryotransfers zootechnisch genutzt.

Follitropin/Lutropin

Zurzeit nicht im Handel. Die Induktion einer Superovulation wird durch einen bestimmten LH-Anteil begünstigt. Es überwiegt aufgrund der kurzen **Halbwertszeit** des Schweine-LH die follikelstimulierende Wirkung.

▶ **Dosierung:** Die empfohlenen Gesamtdosen betragen 800 I.E. in 4 bzw. 1000 I.E. in 5 Tagen (bezogen auf FSH). Beginn 11. Tag des Zyklus. **4-Tage-Behandlung**: 1. Tag: (jeweils 8.00 und 20.00 Uhr) 3 ml i.m., 2. Tag: 2,5 ml, 3. Tag: 1,5 ml, 4. Tag: 1,0 ml. Bei der **5-Tage-Behandlung** werden am 3. Tag 2,0 ml eingesetzt und dann wie oben zeitverschoben fortgefahren. 60 bzw. 72 Stunden nach Behandlungsbeginn sollte $PGF_{2\alpha}$ zur Luteolyse verabreicht werden.

Cave: Bei akzidenteller Selbstinjektion schwangerer Frauen sollte ein Arzt herangezogen werden. Zurz. nicht im Handel.

Anti-Gonadotropin-releasing-Hormon
Handelspräparat: **Improvac (V.M.)**.

Obwohl das nach der Verordnung EC 726/2004 zentral zugelassene Improvac als Impfstoff eingeordnet wurde, wird es nach den Definitionen des AMG als hormonell wirksames Arzneimittel angesehen werden und wird deswegen hier näher besprochen. ▶ **Anwendungsgebiete**: Der Wirkstoff besteht aus einem synthetischen GnRF-Peptidanalogon, konjugiert mit Diphtherietoxoid, und bewirkt die Induktion von Antikörpern gegen GnRF zur Herbeiführung einer vorübergehenden immunologischen Unterdrückung der Hodenfunktion beim Schwein. Für die Anwendung als Alternative zur chirurgischen Kastration zur Reduktion von Androstenon, dem Hauptbestandteil von Ebergeruch, bei nicht kastrierten Ebern nach Eintritt der Geschlechtsreife. Skatol, eine weitere Substanz, die maßgeblich zu Ebergeruch beiträgt, kann indirekt ebenfalls reduziert werden.
▶ **Dosierung**: Nicht kastrierte männliche Schweine ab einem Alter von 8 Wochen werden 2-mal behandelt, wobei die 2. Dosis 4–6 Wochen vor der Schlachtung erfolgen soll. Die Verabreichung erfolgt durch subkutane Injektion am Ohrgrund mit Hilfe einer Sicherheitsimpfpistole, mit einer Einstichtiefe von 12–15 mm. Mit einer Reduktion des Auftretens der Geruchsstoffe ist nach ca. 4–6 Wochen zu rechnen. ▶ **Gegenanzeigen**: Nicht anwenden bei weiblichen Schweinen und für die Zucht bestimmten Ebern. ▶ **Nebenwirkungen**: Schwellungen an der Injektionsstelle bei Tieren von 8 Wochen, die bei 20 bis 30 % über mehr als 42 Tage andauern können. Bei der Verabreichung an ältere Tiere sind diese Reaktionen weniger dominant. Innerhalb eines Zeitraums von 24 Stunden nach der Impfung kann es zu einem geringen vorübergehenden Anstieg der Rektaltemperatur kommen.

Besondere Vorsichtsmaßnahmen für den Anwender: Eine versehentliche Selbstinjektion könnte beim Menschen ähnliche Wirkungen hervorrufen wie bei Schweinen. Diese könnten eine vorübergehende Verminderung der Sexualhormonspiegel und der Fortpflanzungsfunktionen bei Männern und Frauen sowie unerwünschte Wirkungen auf eine Schwangerschaft umfassen. Es ist mit besonderer Sorgsamkeit darauf zu achten, eine versehentliche Selbstinjektion und eine Verletzung durch Nadelstiche bei der Verabreichung des Produkts zu vermeiden. Das Produkt darf nicht von Frauen verabreicht werden, die schwanger sind oder sein könnten. Im Fall eines Kontakts mit den Augen unverzüglich mit reichlich Wasser ausspülen. Bei Kontakt mit der Haut sofort mit Wasser und Seife abwaschen. Für den Anwender **im Fall einer versehentlichen Selbstinjektion** ist ein Arzt zu Rate ziehen und die Packungsbeilage vorzeigen. Es wird empfohlen, den Testosteronbeziehungsweise Östrogenspiegel zu überwachen. Die Keimdrüsenfunktionen sollten mit einer unterstützenden Hormonersatztherapie behandelt werden. ▶ **Wartezeit**: 0 Tage

2.3 Steroidale Sexualhormone und Derivate

Die Anwendung dieser Stoffe bei lebensmittelliefernden Tieren unterliegt strikten gesetzlichen Einschränkungen. Dies begründet sich auf den Einsatz einiger dieser Stoffe als Masthilfsmittel. Unabhängig von der Indikation dürfen nach der in deutsches Recht umgesetzten Richtlinie 96/22/EG keine östrogen, gestagen oder androgen wirksamen Substanzen an Masttiere verabreicht werden. **Therapie von Fruchtbarkeitsstörungen** bei Tieren, die nicht der Mast dienen, dürfen nur noch die natürlichen Hormone Progesteron und Testosteron per injectionem durch einen Tierarzt appliziert werden. Spezielle Einschränkungen für Estradiol-17ß erfolgten durch die Richtlinie 2003/74 in Abänderung der Richtlinie 96/22. Danach darf Estradiol-17β ab September 2006 generell nicht mehr bei lebensmittelliefernden Tieren verwendet werden. Lediglich für die zoo-(bio-)technischen Maßnahmen „Brunstsynchronisation, Abbruch einer unerwünschten Trächtigkeit, zur Verbesserung der Fruchtbarkeit (z.B. Erhöhung der Trächtigkeits- oder Geburtsrate), Vorbereitung von Spender- oder Empfängertieren für den Embryotransfer oder zur Induzierung der Laichreife bei Fischen" dürfen auch andere östrogen, gestagen oder androgen wirksame Substanzen verabreicht werden. Welche Präparate das sein werden, wird EU-einheitlich geregelt werden. Aus therapeutischer Sicht ergeben diese Gesetze keine wesentliche Einschränkung, da die praktische Bedeutung dieser Stoffe marginal ist und die Releasing-Hormone, Gonadotropine und Prostaglandine weiterhin therapeutisch eingesetzt werden können.

Chemisch gesehen lassen sich die steroidalen Sexualhormone auf das hydrierte Phenanthren, an welches ein Kohlenstoff-Fünfring angegliedert ist, zurückführen.

Nach der Zahl der C-Atome werden die verschiedenen Gruppen der Steroide klassifiziert: Progesteron ist ein C_{21}-Steroid, Testosteron und Estradiol-17β sind C_{19}- bzw. C_{18}-Steroide.

Östrogen-wirksame Stoffe

Als Östrogene werden die Stoffe bezeichnet, deren Verabreichung beim weiblichen Tier Brunstsymptome hervorrufen. Dabei können morphologisch funktionelle Wirkungen und zentral bedingte Verhaltensänderungen unterschieden werden. Bildungsstätten der endogen gebildeten Östrogene mit ihrem Hauptvertreter, dem Estradiol-17β, sind die Gonaden, die Nebennierenrinde, die Plazenta und geringgradig das Corpus luteum. Sie unterscheiden sich chemisch von den anderen Sexualhormonen durch den phenolischen Ring A. Eine östrogene Wirkung ist kaum an bestimmte chemische Strukturen geknüpft, da sehr unterschiedliche Moleküle östrogen wirksam sein können, wobei auch Östrogene pflanzlicher Herkunft bekannt sind. Beim weiblichen Tier zeigen sich folgende östrogene Wirkungen: Veränderungen der Vaginalschleimhaut wie Hyperämisierung und Proliferation, Proliferation des Endometriums, Hypertrophie des Myometriums und Erhöhung der Spontankontraktilität, Beteiligung beim Aufbau der Milchdrüse, luteotrope (Schwein) oder luteolytische Wirkung (Rind), Verknöcherung der Epiphysenfugen. Beim Wiederkäuer zeigen Östrogene in niedriger Dosierung eiweißaufbauende (anabole) Effekte.

Estradiol-17β

Handelspräparate: Lsg. zur i.m., s.c. Injektion [**Menformon K** (V.M.)].

Bei vielen in Anspruch genommenen Indikationen werden, aufgrund der besseren Wirksamkeit oder der gesetzlichen Einschränkungen, andere Präparate verwendet (Prostaglandine, Releasing-Hormone etc.). ▶ **Anwendungsgebiete:** Hund: Nidationsverhütung, Harninkontinenz nach Kastration von Hündinnen und Prostatahyperplasie. ▶ **Dosierung:** Hund: Zur Nidationsverhütung 0,01 mg/kg am 5., 7. und 9. Tag nach der Fehlbelegung. Bei Harninkontinenz 0,01 mg/kg an 3 aufeinanderfolgenden Tagen. Dann alle 3 Tage Wiederholungsbehandlungen bis zum Abklingen der Symptome. Rüde: 0,03 mg/kg 1- bis 2-mal/Woche. Rind: 0,01–0,02 mg/kg. Stute: 0,002 mg/kg 1–2-mal/24 Stunden. Bei Stuten und Rindern liegen wenig dokumentierte Erfahrungen vor. Der in den o.g. Präparaten enthaltene Ester Estradiolbenzoat weist beim Rind eine Halbwertszeit von 5 Tagen auf. Freies Estradiol wird mit folgenden **Halbwertszeiten** eliminiert: Rind und Schaf < 5 min; Pferd und Hund ca. 60 min. Als **Metaboliten** werden 17α-Estradiol, Östron und deren Konjugate gefunden. Bei Wiederkäuern erfolgt die **Elimination** vorwiegend über den Kot.

▶ **Nebenwirkungen:** sind insbesondere beim Hund zu berücksichtigen, da schon im therapeutischen Dosisbereich starke Störungen des hämatopoetischen Systems (Anämie, Thrombozytopenie) und der Knochenmarkfunktion auftreten können. Während der Therapie der Harninkontinenz und der Prostatahyperplasie muss das Blutbild kontrolliert werden.

Bei Pferd und Rind werden Zystenbildungen gefördert, und ein Rückgang der Milchproduktion ist zu beobachten. ▶ **Gegenanzeigen:** Störungen des hämatopoetischen Systems, akute und schwere chronische Lebererkrankungen, Mammatumoren, Endometritiden und Endometriumskarzinome sowie in der Wachstumsphase befindliche Tiere.

Kombinationspräparat: [**Prid** (V.M.)], das neben Estradiolbenzoat Progesteron enthält. Es handelt sich um eine Vaginalspirale, die mit Hilfe eines Spekulums in die Vagina platziert wird und die, wie ein therapeutisches System wirkend, kontinuierlich Wirkstoffe abgibt. ▶ **Anwendungsgebiete:** Brunstsynchronisation. Dazu wird nach 12 Tagen p. appl. die Spirale mit Hilfe eines Bandes entfernt. 2–3 Tage danach werden die Tiere im Allgemeinen brünstig. ▶ **Gegenanzeigen:** trächtige Tiere, infektiöse und nicht infektiöse Erkrankungen des

Genitaltraktes. ▶ **Nebenwirkungen:** nach Entfernung der Spirale wird eine reversible schleimige Sekretion beobachtet. ▶ **Wartezeiten:** 0 Tage.

Die Kombination mit HCG wird im ▶ S. 379 besprochen.

Estriol

Estriol [**Incurin** (V.M.)] ist ein natürlich vorkommendes, kurz wirksames Östrogen. ▶ **Anwendungsgebiete:** Behandlung hormonbedingter Harninkontinenz bei ovariohysterektomierten Hündinnen. ▶ **Dosierung:** 1 mg Estriol (1 Tabl.)/Tag. Bei erfolgreicher Behandlung 0,5 mg/Tag. Im Einzelfall Erhöhung auf 2 mg/Tag. ▶ **Gegenanzeigen:** nicht kastrierte Hündinnen. ▶ **Nebenwirkungen:** Mit einer Häufigkeit von 5–9 % treten östrogene Effekte wie geschwollene Vulva und Gesäuge auf. Vaginale Blutungen sind selten.

Synthetische Östrogen-wirksame Stoffe

Synthetisch hergestellte Östrogen-wirksame Verbindungen, die wie die Stilbenderivate Diethylstilböstrol und Hexöstrol, Dienöstrol, Ethinylestradiol sowie das modifizierte Phytöstrogen Zeranol dürfen in Deutschland nicht eingesetzt werden.

Gestagen-wirksame Stoffe

Als Gestagene werden diejenigen Stoffe bezeichnet, die die Implantation und Entwicklung des Embryos im Uterus kontrollieren. Bildungsorte des wichtigsten natürlichen Gestagens, des Progesterons, sind das Corpus luteum und in Abhängigkeit von der Spezies (Mensch, Pferd, Schaf) die Plazenta. Die folgenden Wirkungen an den endokrinen Zielorganen laufen nur nach vorausgehendem Östrogeneinfluss ab: Zervikalverschluss, Aufbau der endometrialen Sekretionsphase, Verminderung der Spontanmotilität des Myometriums, zentral dämpfende Wirkung, Beteiligung bei der Mammo- und Laktogenese. Bei synthetischen Produkten wird die Wirksamkeit durch Chlorierung oder Methylierung am C_6 erhöht (Chlormadinon, Medroxyprogesteron).

Progesteron

Injektionslösungen sind nicht mehr im Handel ▶ **Anwendungsgebiete**: Hund: habitueller Abort. Rind: Follikel-Theka-Zysten, Nymphomanie infolge von Follikelzysten. ▶ **Dosierung:** Hund: 1–2 mg/kg 3-mal wöchentlich bis zum 8.–10. Tag vor dem errechneten Geburtstermin. Rind: 0,5–0,7 mg/kg einmalig. Die **Halbwertszeit** beträgt bei Rind, Schaf und Pferd < 5 min. Die **Elimination** erfolgt bei Rind und Katze vorwiegend über die Fäzes, bei anderen Spezies renal. ▶ **Gegenanzeigen:** Glandulär zystische Hyperplasie des Endometriums, Muco- und Pyometra.

Handelspräparate: **Prid alpha 1,55 g**, **CIDR 1,38 g**. Diese beiden vaginalen Freisetzungssysteme werden zur Brunstsynchronisation bei Färsen und Kühen mit ovulatorischem Zyklus eingesetzt. Eine weitere Indikation ist die Synchronisation von Spender- und Empfängertieren für den Embryotransfer. Die Anwendung sollte in Kombination mit einem Prostaglandin erfolgen. Die Produkte sollen 7 Tage eingesetzt werden. ▶ **Wartezeiten**: 0 Tage.

Chlormadinonacetat

Handelspräparate: Tabletten [**Antifertil N**, **Synchrosyn** (V.M)].

Chlormadinonacetat (Chlor-acetoxy-Progesteron = CAP) ist ein oral wirksames synthetisches Gestagen mit geringgradiger antiandrogener Eigenschaft. In verschiedenen Versuchsmodellen hat es eine mehrfach höhere gestagene Wirksamkeit im Vergleich zum Progesteron. CAP besitzt keine anabole, mineralokortikoide und nur eine sehr geringe glukokortikoide Wirkung. ▶ **Anwendungsgebiete:** Bei lebensmittelliefernden Tieren gelten nur die noch eingangs genannten zootechnischen Indikationen. Rind/Stute: Brunstinduktion, Hund: langfristige Läufigkeitsunterdrückung bei der Hündin. ▶ **Dosierung:** Rind und Pferd: 0,02 mg/kg über 17–20 Tage p.o., beim Rind zur Brunstinduktion nicht vor dem 15. Tag post partum. Hund: 1,5–3 mg/kg im Anöstrus im Abstand von 4–6 Monaten. Als **Halbwertszeit** werden für den Hund 47 Stunden angegeben. Vom Menschen ist bekannt, dass CAP eine **Bioverfügbarkeit** > 80 % aufweist. Bei der **Metabolisierung** spielen reduktive und oxidative Schritte eine Rolle. ▶ **Gegenanzeigen:** Anwendung beim Hund vor der ersten Trächtigkeit, bei trächtigen Tieren sowie im Proöstrus, Östrus und Metöstrus, bei Mammatumoren, Diabetes mellitus, schwere Leber- und Nierenfunktionsstörungen. ▶ **Nebenwirkungen:** bei der Hündin mögliches Auftreten von Pyometren und Mammatumoren. ▶ **Wartezeiten:** essbare Gewebe: 7 Tage, Milch: 0 Tage.

Proligeston
Handelspräparate: Injektionssuspension [**Delvosteron** (V.M.)].

Proligeston ist ein bei Hund und Katze gut wirksames und verträgliches synthetisches Gestagen. ▶ **Anwendungsgebiete**: Östrus-Verhütung oder -Unterdrückung bei Hund und Katze; Pseudogravidität; Hauterkrankungen verursacht durch Störungen des Hormonhaushaltes; Hypersexualität beim Rüden und Kater. ▶ **Dosierung**: Hund: 12–30 mg/kg (in Abhängigkeit vom Gewicht: 5–10 kg schwere Tiere 25–30 mg/kg, 30–45 kg schwere Tiere 12–15 mg/kg). Katze: 20 mg/kg s.c. Zur temporären Östrusunterdrückung ist die Behandlung im Anöstrus vorzugsweise einen Monat vor dem zu erzielenden Effekt durchzuführen. Zur permanenten Östrusunterdrückung kann die erste Injektion im Anöstrus oder Proöstrus erfolgen, die zweite nach 3 Monaten nach Therapiebeginn, die dritte nach 4 und jede weitere im Abstand von 5 Monaten.

Nach subkutaner Verabreichung tritt ein **Konzentrationsmaximum** nach 24 Stunden auf. Die **Elimination** erfolgt vorwiegend über die Fäzes. ▶ **Gegenanzeigen:** Trächtigkeit. ▶ **Nebenwirkungen:** Es werden Haarausfall und Verfärbung der Haare an der Injektionsstelle beobachtet. Endometritiden scheinen seltener als nach anderen Gestagenen aufzutreten.

Medroxyprogesteronacetat
Handelspräparate: Tabletten [**Perlutex** (V.M.)], **Sedometril 5 mg** (V.M.)].

Medroxyprogesteronacetat ist ein sehr stark wirkendes Gestagen, das über eine Hemmung der Gonadotropinausschüttung das Auftreten der Läufigkeit verhindert. Für entsprechende ▶ **Anwendungsgebiete** werden diese Präparate bei der Hündin eingesetzt. ▶ **Dosierung:** Hund: 2,5–5 mg/kg i.m. (leichte Tiere erhalten die höhere Dosierung) oder 0,5 mg/kg p.o. Die erste Injektion sollte in der zweiten Hälfte des Anöstrus erfolgen, Folgeinjektionen im Abstand von 5–6 Monaten. ▶ **Gegenanzeigen:** Diabetes mellitus, Nebennierenreninsuffizienz, Mammatumoren, Trächtigkeit, Anwendung im Proöstrus, Östrus und Metöstrus.

▶ **Nebenwirkungen:** Es treten vermehrt Mammatumoren und Haut- und Haarveränderungen an der Injektionsstelle auf. Eine zystische Hyperplasie des Endometriums ist ebenfalls möglich. Aufgrund der erheblichen Nebenwirkungen sollte eine Anwendung bei der Katze nicht erfolgen.

Altrenogest
Handelspräparat: ölige Lösung [**Regumate, Regumate Equine** (V.M.)].

Das zur 19-nor-Testosterongruppe zählende Altrenogest wirkt als Progestagen, hat aber auch schwache östrogene und androgene Effekte. ▶ **Anwendungsgebiete:** Brunstsynchronisation bei Sauen mit einer Dosis von 20 mg/Tier/Tag über 18 Tage p.o. Unterdrückung des Östrums bei Pferden mit einer Dosis von 0,044 mg/kg über 10 Tage. ▶ **Wartezeiten:** 15 Tage (Schwein), 21 Tage (Pferd).

Antigestagene

Antigestagene binden sich an Progesteronrezeptoren und verdrängen Progesteron kompetitiv, ohne eine gestagene Wirkung zu zeigen. Durch die Aufhebung der endogenen Progesteronwirkung können diese Substanzen zur Geburtsauslösung führen und zur Unterbrechung der Trächtigkeit verwendet werden (das in der Humanmedizin verwendete Mifepriston ist ein Antigestagen). Bei der Nidationsverhütung haben Antigestagene gegenüber einer Estradiolbehandlung den Vorteil, dass das Auftreten von Pyometren vermieden wird.

Aglepriston
Handelspräparat: [**Alizin** (V.M.)].

Das für Hunde zugelassene Aglepriston hat eine ca. 3-fach höhere Affinität zu den uterinen Progesteronrezeptoren als das endogene Progesteron. ▶ **Anwendungsgebiete:** Abbruch der Trächtigkeit bis zum 45. Tag nach dem Decken. ▶ **Dosierung:** 10 mg/kg zweimal im Abstand von 24 Stunden. Innerhalb von 7 Tagen kommt es zum Abort oder zur Resorption der Früchte. Die maximale Konzentration im Blut wird nach ca. 2,5 Tagen erreicht. Aglepriston wird nach 24 Tagen zu 80 % über die Fäzes ausgeschieden. ▶ **Nebenwirkungen:** Anorexie, Abgeschlagenheit, Erbrechen und Durchfall. Um Entzündungsreaktionen an der Injektionsstelle zu minimieren, sollten nicht mehr als 5 ml pro Injektionsstelle verabreicht werden. ▶ **Wechselwirkungen:** Da Aglepriston eine hohe Affinität zu Glukokortikoidrezeptoren besitzt, kann deren Wirkung eingeschränkt werden.

▶ **Gegenanzeigen:** Nebenniereninsuffizienz. Cave: Bei ca. 5 % der Tiere wird nur ein partieller Abort ausgelöst. Deswegen sollte spätestens nach 30 Tagen eine Nachuntersuchung stattfinden. Eine Wiederholungsbehandlung in den Tagen 30–45 ist möglich.

Androgen-wirksame Stoffe

Das wichtigste im Organismus gebildete Androgen ist das Testosteron. Sein Bildungsort sind zu 80 % die Leydig-Zwischenzellen des Hodens, 10 % werden in der Nebennierenrinde gebildet, und der restliche Anteil setzt sich aus den ebenfalls im Hoden gebildeten Androstendion und Dehydroepiandrostendion zusammen. Androgene werden u.a. zu Östrogenen verstoffwechselt, wobei über Androstendion durch Reduktion am Ring A Östron und durch eine weitere Reduktion am C_{17} Estradiol entstehen kann. Diese wirken an der Regulation der Testosteronproduktion mit, indem sie die LH-Releasing-Hormon-Sekretion des Hypothalamus noch stärker hemmen als Testosteron selbst. Die biologischen Hauptwirkungen können wie folgt zusammengefasst werden: Wachstum und Funktion von Penis und Skrotum, Regulation der Spermienproduktion, Wachstum und Funktion der akzessorischen Geschlechtsdrüsen, Förderung des Eiweißaufbaus und -umbaus, Hemmung der Gonadotropinsekretion. Nach oraler Applikation ist Testosteron aufgrund eines ausgeprägten First-Pass-Effektes nahezu unwirksam. Die **Halbwertszeit** beträgt ca. 10 min. Durch Veresterung am C_{17} wird in Abhängigkeit von der Kettenverlängerung die biologische Wirksamkeit und die Halbwertszeit erhöht. Auch eine gewisse orale Wirksamkeit kann dadurch erreicht werden. Dies trifft insbesondere auf das Testosteron-Undecanoat zu, wobei diese Ester unter Umgehung der Leber über das Lymphsystem die Blutbahn erreichen sollen. Wird am Testosteronmolekül die Methylgruppe am C_{10} des Steroidringes durch ein Wasserstoffatom ersetzt, so entsteht das 19-Nortestosteron (Nandrolon), ein vermehrt anabol wirksamer Stoff mit verminderter androgener Wirkung. Beim Tier (Pferd, Schwein, Rind) wird Nortestosteron offenbar endogen über einen Nebenweg aus Testosteron gebildet, da es sowohl in der Follikelflüssigkeit als auch im Urin nachgewiesen werden konnte. Auch die Methylierung am C_1 mit gleichzeitiger Verlagerung der Ring-A-Doppelbindung in Position 1–2 führt zu verstärkter anaboler Wirkung. In den USA wird ein Steroid mit einem Triensystem, das Trenbolonacetat, in der Rindermast eingesetzt. In der EG ist die Anwendung synthetischer anabol wirksamer Stoffe bei lebensmittelliefernden Tieren zur Verbesserung der Mastleistung verboten. Testosteron selbst darf nur zur Therapie von Fruchtbarkeitsstörungen verwendet werden. Eindeutige Indikationen fehlen aber. Nur in der Kleintierpraxis haben die folgenden Stoffe eine gewisse Bedeutung.

Nandrolon

Das Anabolikum Nandrolon führt durch seinen Einfluss auf den Proteinstoffwechsel zu einer positiven Stickstoffbilanz. Der Schluss der Epiphysenfugen wird gefördert. Es kommt zu einer mäßigen Natrium-, Kalium-, Calcium-, Sulfat-, Phosphat- und Wasserretention. Die Blutspiegel von Cholesterin, Phospholipiden, Fettsäuren und Triglyzeriden werden gesenkt. Durch eine Hemmung der Gonadotropinsekretion kann nach höheren Dosen eine Oligo- bis Azoospermie auftreten, die nach Absetzen aber über einen Reboundeffekt in eine kurzfristige Steigerung der Spermienproduktion übergehen kann. ▶ **Anwendungsgebiete:** In der Kleintierpraxis kann bei folgenden Indikationen ein Behandlungsversuch unternommen werden: in der Rekonvaleszenz, nach schweren Operationen, bei chronischen Leber- und Nierenerkrankungen, Muskeldystrophie. ▶ **Dosierung:** 1 mg/kg i.m. (als Laurat) alle 4 Wochen. ▶ **Gegenanzeigen:** Prostatahyperplasie bzw. -adenokarzinome, Trächtigkeit. ▶ **Nebenwirkungen:** Zyklusstörungen und Laktationshemmung.

Boldenon

Boldenon ist ein dehydriertes Derivat des Testosterons und hat qualitativ dem Nandrolon vergleichbare Wirkungen. Präparate sind nicht mehr auf dem Markt.

3 Therapie von Pankreasfunktionsstörungen

In dem endokrinen Pankreas werden in den Langerhans-Inseln in den sog. A-Zellen Glukagon und in den B-Zellen Insulin gebildet und auch sezerniert. Beide sind Polypeptide, aus 29 bzw. 51 Aminosäuren bestehend. In den D-Zellen wird das im Hypothalamus synthetisierte Somatostatin gespeichert. Die Sekretion von Insulin in die Blutbahn wird durch den Glukosespiegel, beim Wiederkäuer auch von der Propionat- und Butyratkonzentration im Blut moduliert. Bei niedrigen Konzentrationen erfolgt eine Glukagonausschüttung, während eine Hyperglykämie die Insulinfreisetzung stimuliert.

3.1 Diabetes mellitus

Diabetes mellitus ist eine beim Hund, weniger bei der Katze, relativ häufige Erkrankung, von der vor allem ältere weibliche Tiere betroffen sind. Beim Hund beruht die mangelnde Insulinproduktion auf vorausgehenden Pankreatitiden mit Hämorrhagien und Fibrosen, während bei der Katze spezifische Schädigungen der Langerhans-Inseln vorliegen. Der insulinunabhängige Diabetes (Typ II) des Menschen spielt bei den o.g. Spezies keine Rolle. Eine Therapie ist nur unter Einbeziehung diätetischer Maßnahmen sinnvoll, wie mehrmalige tägliche Fütterung kleiner Portionen, kohlenhydrat- und lipidarmes Futter, Verwendung von Zuckeraustauschern.

Insulintherapie
Insulin

Handelspräparate: Altinsulin: [**Caninsulin** (V.M.)].

Insulin hat folgende Stoffwechselwirkungen: In der Leber wird die Glykogen- und Fettsäuresynthese gesteigert, während die Glykogenolyse, Glukoneogenese und Ketogenese reduziert wird. In der Muskelzelle erhöht sich die Protein- und Glykogensynthese, ebenso die Aminosäure- und Glukoseaufnahme.

Für die Therapie mit Insulin ist zu beachten, dass die verschiedenen galenischen Zubereitungen unterschiedliche Einsatzgebiete haben. Außerdem werden die ursprünglich verwendeten Insuline aus Rinder- oder Schweinepankreas durch zum Teil gentechnologisch hergestelltes Humaninsulin ersetzt. **Altinsulin** ist das kristalline Insulin ohne Depoteffekt. Aufgrund seines raschen Wirkungseintritts wird es bevorzugt bei **akuten Hyperglykämien**, **präkomatösen** und **komatösen Zuständen**, **diabetischer Ketoazidose** und zur **Neueinstellung** verwendet. ▶ **Dosierung:** 0,25–0,5 I.E. (1 I.E. = 0,04167 mg)/kg i.v. oder s.c. Das **Wirkungsmaximum** wird nach 1–2 Stunden erreicht, die **Wirkungsdauer** beträgt 6–8 Stunden. Zur individuellen Einstellung sollte eine Blutzuckerkontrolle durchgeführt werden, wobei beim Hund Werte < 1,5–1,8 mg/ml bzw. 3–5 mmol/l erreicht werden sollten. Nach erfolgter Einstellung können **Intermediärinsuline** appliziert werden. Deren Wirkung tritt nach 3–8 Stunden ein. Die **Wirkungsdauer** beträgt 10–20 Stunden. Ihr Vorteil gegenüber dem Altinsulin besteht darin, dass der Blutzuckerspiegel bei einmaliger Verabreichung am Tag relativ konstant bleibt. Andererseits sind sie schlechter steuerbar. Um einen schnelleren Wirkungseintritt zu erreichen, ist eine Mischung mit Altinsulin möglich (⅓ Altinsulin, ⅔ Intermediärinsulin). Die genannten Vor- und Nachteile gelten vermehrt für die **Depot-Insuline** (Lente- und Ultralente-Insuline). Hinzu kommt, dass sie mit Altinsulin nicht mischbar sind. Sie erreichen ein **Wirkungsmaximum** nach 6–10 Stunden und eine **Wirkungsdauer** von 22–30 Stunden. Ein erhöhter Insulinbedarf besteht bei folgenden Gegebenheiten: Akute Infektionen, Hyperthyreose und Entwicklung einer Insulinresistenz durch zirkulierende Antikörper. ▶ **Nebenwirkungen:** Insbesondere bei der Anwendung von Depotinsulinen kann durch Kumulation eine Hypoglykämie auftreten. Diese kann bis zum Koma führen. ▶ **Wechselwirkungen:** Durch die gleichzeitige Anwendung von Glukokortikoiden und Gestagenen wird die antidiabetogene Wirkung vermindert. Das für Hund und Katze zugelassene **Caninsulin** besteht zu 30 % aus amorphem Insulin, das nach ca. 3 Stunden seine Wirkung mit einer Dauer von 6–8 Stunden ausübt, und zu 70 % aus kristallinem Zinkinsulin, das seinen maximalen Effekt nach 7–12 Stunden mit einer Dauer von 16–24 Stunden entfaltet. ▶ **Dosierung:** Als Anfangsdosis wird beim Hund die subkutane Verabreichung von 1 I.E./kg/Tag empfohlen, wobei noch eine gewichtsbezogene Zusatzdosis empfohlen wird (20–10 %). Unter

Blutzuckerkontrolle wird die erforderliche Erhaltungsdosis aus Anfangsdosis ± 10 % ermittelt. Bei der Katze beträgt bei einem basalen Blutglukosewert vom > 20 mmol/l die Anfangsdosis zweimal tgl. 0,5 I.E./kg. Erhaltungsdosis in Abständen von 3–4 Tagen jeweils 1 I.E. Es ist eine regelmäßige Überprüfung des Glukosespiegels notwendig.

In Verbindung mit Glukose kann beim Rind beim Vorliegen von **Ketosen** ein Behandlungsversuch mit ca. 0,5 I.E. Insulin [Depot-Insulin Höchst]/kg durchgeführt werden.

Orale Antidiabetika

Orale Antidiabetika spielen in der Tiermedizin kaum eine Rolle. Das liegt zum einen an ihrem Wirkungsmechanismus, da eine gewisse endogene Insulinproduktion Wirkungsvoraussetzung ist und dies bei diabetischen Hunden und Katzen meist nicht der Fall ist, und zum anderen ist das Nebenwirkungspotenzial hoch und die Wirkungsdauer aufgrund der kurzen Halbwertszeiten sehr kurz. In der Humanmedizin finden **Sulfonylharnstoffe, Biguanide** und ein **Sulfapyrimidin** Anwendung. Falls beim Hund eine **Insulinresistenz** vorliegt und eine Insulinproduktion nach Glukosebelastung messbar ist, kann ein Therapieversuch mit dem Sulfonylharnstoff **Glibenclamid** [Euglucon (H.M.)] unternommen werden. ▶ **Dosierung**: 0,2 mg/kg/Tag. ▶ **Nebenwirkungen**: insbesondere beim Vorliegen von Leber- und Nierenfunktionsstörungen: allergische Reaktionen (Pruritus, Erytheme, Agranulozytosen), intrahepatische Cholestasen, Hypothyreosen und teratogene Wirkungen.

3.2 Hypoglykämien

Glucagon

Die in der Humanmedizin durchgeführten Behandlungen von **Hypoglykämien** haben in der Tiermedizin keine Bedeutung. Aufgrund seines anhaltenden positiv ino- und chronotropen Effektes ist ein Behandlungsversuch beim kardiogenen Schock des Hundes möglich. ▶ **Dosierung:** 50 μg/kg i.v.

4 Therapie des Diabetes insipidus

Bei Dysfunktionen des Hypophysenhinterlappens kann es zum Krankheitsbild des **Diabetes insipidus** kommen, das durch eine reduzierte Synthese und Abgabe des Nonapeptids **Vasopressin** verursacht wird. Dieses Hormon wird in hypothalamischen Kerngebieten gebildet und im Hypophysenhinterlappen an Neurophysine gebunden gespeichert. Die Freisetzung wird durch Anstieg des osmotischen Drucks im Plasma über eine Erregung von Osmorezeptoren im N. supraopticus oder durch Abnahme des zirkulierenden Blutvolumens über eine Erregung von Barorezeptoren stimuliert. Durch einen Angriff am distalen Tubulus und an den Sammelrohren bewirkt es eine Wasserretention. Eine schwache vasokonstriktorische Wirkung ist ebenfalls vorhanden. Bei Vasopressinmangel setzt eine ausgeprägte Wasserdiurese ein.

Neben dem von Schlachttieren gewonnenen Vasopressin werden auch vollsynthetische Analoga in der Humanmedizin eingesetzt. Dabei werden neben überwiegend antidiuretisch wirksamen Verbindungen (**Desmopressin**) rein vasokonstriktorisch wirksame Verbindungen, wie das **Felypressin**, bei Darmblutungen und Ösophagusvarizen eingesetzt.

Beim Hund hat die Behandlung des Diabetes insipidus mit Vasopressin eine diagnostische und therapeutische Bedeutung, während beim Rind durch Vasopressin der Schlundrinnenreflex ausgelöst werden kann, wodurch orale Substanzen unter Umgehung des Pansens verabreicht werden können.

5 Wachstumshormone

Somatotropin (STH)

STH wird in seiner Freisetzung durch ein spezifisches Releasing-Hormon des Hypothalamus aus dem Hypophysenvorderlappen freigesetzt. Eine periphere Erhöhung des STH bewirkt einerseits einen „negativen Feedback" zum Hypothalamus, andererseits hemmt Somatostatin, ein Polypeptid aus 14 Aminosäuren, das im Hypothalamus und endokrinen Pankreas gebildet bzw. gespeichert wird, die Freisetzung von STH aus dem Hypophysenvorderlappen. STH ist ein Protein, dessen Aminosäuresequenz speziesspezifische Unterschiede aufweist. Das humane STH hat 191 Aminosäuren und unterscheidet sich vom bovinen STH (190 Aminosäuren) in 64, vom porcinen STH in 18 Positionen. Das native bovine STH hat deswegen beim Menschen keine Wirkung. STH wirkt entweder direkt auf Gewebe oder induziert die Bildung sog. Somatomedine, für die Rezeptoren in verschiedenen Zielorganen wie Leber, **Darm** oder Lunge gefunden wurden. Nach dem heutigen Kenntnisstand sind überwiegend der „**I**nsulin-like **G**rowth **F**actor I und II" als Somatomedine wirksam. IGF I besteht aus 70 Aminosäuren, und seine Produktion steht unter direkter STH-Kontrolle, während IGF II weniger abhängig ist. Ihre Strukturen sind Proinsulin-ähnlich, und es bestehen kaum Speziesunterschiede. Nach exogener STH-Verabreichung an Rinder wird verzögert ein IGF-I-Anstieg im Plasma beobachtet, der nach 12 Stunden sein Maximum erreicht. STH und Somatomedine haben folgende Hauptwirkungen: Wachstumsförderung vor Epiphysenschluss, anabole Wirkung über eine verstärkte Aminosäureaufnahme in die Zelle, diabetogene Wirkung durch Steigerung der Glukoseabgabe aus der Leber und antiinsulinäre Wirkung am Muskel, Stimulierung der Lipolyse und Ketonkörperproduktion, Steigerung der Calciumresorption, Reduktion der Kalium- und Natriumausscheidung. Beim Menschen wird gentechnologisch hergestelltes STH zur Behandlung des hypophysären Zwergwuchses angewendet. In der Zwischenzeit liegt auch gentechnologisch hergestelltes bovines und porcines STH (BST; PST) vor, die sich nur marginal oder überhaupt nicht vom endogenen STH unterscheiden. Da endogenes STH eine **Halbwertszeit** von nur wenigen Minuten aufweist, wurden Retard-Formulierungen entwickelt, die beim Rind zur Steigerung der Milchleistung und beim Schwein zu einer Erhöhung des Protein/Fett-Verhältnisses führen. Produkte, die bovines STH enthalten, sind u.a. in den USA, osteuropäischen und südamerikanischen Ländern sowie in Südafrika zugelassen. In der EU ist die Zulassung durch eine Entscheidung der Kommission nicht erlaubt.

T Pharmaka zur Beeinflussung von Entzündungen

F. R. Ungemach

Pharmaka zur Linderung, Beseitigung oder Unterdrückung entzündlicher Reaktionen werden als Antiphlogistika bezeichnet. Die Vielzahl der zur Verfügung stehenden entzündungshemmenden Wirkstoffe greift auf verschiedenen Ebenen in die pathophysiologischen Vorgänge bei entzündlichen Prozessen ein, indem sie insbesondere die Freisetzung von Entzündungsmediatoren beeinflussen, überschießende Immunreaktionen unterdrücken oder degenerative Prozesse abschwächen. Das konzeptionelle Problem jeder antiinflammatorischen Therapie besteht jedoch darin, dass Entzündungen primär eine physiologische Reaktion als Antwort des Organismus auf völlig unterschiedliche Reize darstellen und im Normalfall eine wichtige Voraussetzung für einen adäquaten Heilungsprozess sind. Entzündungsprozesse weisen deshalb eine hohe Spontanheilungsrate ohne den Einsatz von entzündungshemmenden Stoffen auf, vor allem wenn die auslösenden Noxen beseitigt werden können. Da Antiphlogistika nicht kausal wirken, sondern rein symptomatisch die meist sinnvollen Entzündungserscheinungen unterdrücken, ist ihr Einsatz nur angezeigt, wenn die eigentliche Ursache nicht zu beheben ist und durch überschießende entzündliche Reaktionen eine Verschlimmerung des Krankheitsbildes zu befürchten ist. Unkritischer Einsatz dieser Wirkstoffe, wie er häufig bei entzündlichen Erkrankungen des Bewegungsapparates praktiziert wird, führt nur zu einer scheinbaren, vorübergehenden Besserung der Symptomatik und Wiederherstellung der Leistungsfähigkeit durch Ausschaltung des Schmerzes als physiologischer Schutzbarriere vor übermäßiger Belastung bei gleichzeitiger Unterdrückung regenerationsfördernder Prozesse. Die Folge ist eine Verzögerung der Heilung bzw. eine Verschlechterung der ursprünglichen Läsion, wobei die meisten entzündungshemmenden Wirkstoffe selbst längerfristig als typische Nebenwirkung reparative Prozesse hemmen. Aus diesen Gründen, aber auch wegen des sonstigen breiten Spektrums gravierender Nebenwirkungen, ist die Anwendung von Antiphlogistika nur unter strenger Indikationsstellung vorzugsweise bei akuten und weniger bei chronischen Entzündungsprozessen gerechtfertigt. Eine Langzeittherapie ist meistens abzulehnen, da hierbei ein hohes Risiko für eine Verschlechterung der ursprünglichen Situation besteht. Diese Maßgaben gelten uneingeschränkt für die wichtigsten Gruppen der entzündungshemmenden Wirkstoffe, die **nicht-steroidalen Antiphlogistika** und die **Glukokortikoide**. Eine weitere Gruppe mit antiinflammatorischer Wirkung stellen die zur Basistherapie chronischer rheumatischer Erkrankungen eingesetzten Wirkstoffe dar, wie **Goldsalze** (z. B. Auranofin), D-**Penicillamin**, **Chloroquin** und **Immunsuppressiva** (z. B. alkylierende Substanzen wie Cyclophosphamid und Busulfan oder Antimetaboliten wie Azathioprin) sowie **Immunmodulatoren** (z. B. Levamisol). Diese Substanzen wirken über nicht näher bekannte Mechanismen vorwiegend auf immunologische Faktoren rheumatischer Erkrankungen. Wegen der Probleme, die mit ihrer Anwendung verbunden sind, eignen sie sich nicht zur Initialtherapie. Ihr Einsatz ist nur angezeigt, wenn durch die üblichen entzündungshemmenden Wirkstoffe ein progredienter Verlauf nicht verhindert werden kann. Bei Hunden liegen begrenzte Erfahrungen mit diesen Wirkstoffen bei chronischer Polyarthritis vor. Bei bestimmten Entzündungsformen finden in der Tiermedizin auch noch Wirkstoffe wie **Orgotein**, **DMSO** sowie **Mucopolysaccharide** und **Hyaluronsäure** therapeutische Anwendung.

1 Nicht-steroidale Antiphlogistika

Als nicht-steroidale Antiphlogistika („Nonsteroidal antiinflammatory drugs"; **NSAID**) werden in Abgrenzung zu den Kortikosteroiden aromatische organische Säuren ohne Steroidgrundgerüst bezeichnet, die **entzündungshemmende**, **analgetische** und **antipyretische** Wirkqualitäten besitzen. Entsprechend der unterschiedlichen Betonung der einzelnen Wirkkomponenten können die Analgetika/Antipyretika/Antiphlogistika in 2 Gruppen unterteilt werden:

(1) in Wirkstoffe, die eine deutliche zentrale analgetische und antipyretische, aber nur geringe entzündungshemmende Wirkung aufweisen (nicht saure analgetische Antipyretika), und (2) in Wirkstoffe mit ausgeprägter entzündungshemmender und geringerer antipyretischer Wirkung, die vorwiegend peripher wirksam werden (saure Analgetika, nicht-steroidale Antiphlogistika). Die überwiegend zentral wirksamen nicht sauren Antipyretika **p-Aminophenolderivate** und **Pyrazolone** werden auf ▶ S. 112 f. ebenso wie die Gruppe der **Salicylate** besprochen. Salicylsäurederivate gehören zwar zu den sauren Analgetika, können aber aufgrund ihrer Wirkungsqualitäten und ZNS-Gängigkeit beiden Gruppen zugeordnet werden. Zu den hier zu besprechenden Wirkstoffen aus der Gruppe der nicht-steroidalen Antiphlogistika, die als Antiphlogistika mit vorwiegend peripherer entzündungshemmender Wirkung eingesetzt werden, zählt eine Vielzahl von Verbindungen aus den Gruppen der **Pyrazolidine (Phenylbutazon)**, **Arylessigsäurederivate (Indometacin, Diclofenac)**, **Arylpropionsäurederivate (Naproxen, Ibuprofen, Ketoprofen, Carprofen, Vedaprofen)**, **Anthranilsäurederivate (Mefenaminsäure, Flunixin, Meclofenaminsäure, Tolfenaminsäure), Oxicame (Piroxicam, Meloxicam)**, **Coxibe (Firocoxib)** und der **dualen Hemmstoffe (Tepoxalin)**.

Bezugsstandard dieser Wirkstoffgruppe ist **Indometacin** (▶ Tab. 58). Die größte therapeutische Bedeutung besitzt derzeit in der Humanmedizin **Diclofenac [Voltaren** (H.M.)], das zu den am stärksten wirksamen nicht-steroidalen Antiphlo-

▶ Tab. 58 Pharmakologische Kenndaten nicht-steroidaler Antiphlogistika.

	Indometacin	Phenylbutazon	Naproxen	Meclofen-aminsäure	Flunixin
	(relative Wirkdosen in Bezug zu Indometacin = 1)*				
Versuchstiere (Ratte):					
Cyclooxygenasehemmung (IC_{50})	0,6 [µmol/l]	61,7	7,3	1,2	0,01
analgetische Wirkung	1,0 [mg/kg]	9,0	2,5	–	0,25
antiexsudative Wirkung	2,0 [mg/kg]	12,5	1,5	10	10,0
antiphlogistische Wirkung	2,0 [mg/kg]	14,0	7,0	10	4,0
ulzerogene Wirkung (ED_{50})	6,0 [mg/kg]	12,5	2,2	14,2	> 3,0
Pferd:					
therapeutische Dosis [mg/kg]	(3,0)	8	10	2,2	1,1
therapeutische Breite**	< 2	2,5	> 3	> 5	> 5

* Werte
> 1 = geringere Wirkung
< 1 = stärkere Wirkung
} als Indometacin

**therapeutische Breite = minimale Dosis mit Nebenwirkungen/therapeutische Dosis.

gistika zählt. Prototyp der in der Tiermedizin eingesetzten Wirkstoffe ist Phenylbutazon. Von den nicht-steroidalen Antiphlogistika der neueren Generation sind Ketoprofen, Carprofen, Vedaprofen, Meloxicam, Tolfenaminsäure, Flunixin, Tepoxalin, Firocoxib, Robenacoxib und Mavacoxib zur Anwendung bei Tieren zugelassen.

Die wichtigste pharmakodynamische Wirkung ist auch bei den peripher wirksamen Verbindungen eine Hemmung der Cyclooxygenase und damit der Prostaglandinsynthese. Es konnte nachgewiesen werden, dass es durch die Hemmung des durch entzündliche Faktoren induzierbaren Isoenzyms Cyclooxygenase-2 (COX-2) peripher, direkt im Entzündungsgebiet zu einer verringerten Bildung der proinflammatorisch wirksamen Prostanoide Prostaglandin E_2, Prostacyclin und Thromboxan A_2 kommt. Die Folgen sind eine Reduktion der Vasodilatation, der Kapillarpermeabilität, der Chemotaxis und der Sensibilisierung der Schmerzrezeptoren gegenüber Kininen und Histamin und dadurch eine Beseitigung oder Abschwächung der Kardinalsymptome einer Entzündung. Eine analgetische Wirkung kann mit diesen Wirkstoffen vorwiegend bei entzündlich bedingten Schmerzen erzielt werden, nur in Ausnahmefällen, bei Metamizol und Flunixin, besteht auch eine therapeutisch ausnutzbare Wirksamkeit gegenüber viszeralen kolikartigen Schmerzen. Mit dem Mechanismus der Prostaglandinsynthesehemmung lassen sich jedoch nicht alle entzündungswidrigen Wirkungen und die Wirkunterschiede verschiedener Substanzen erklären. Als weiterer bedeutender antiinflammatorischer Mechanismus dieser Wirkstoffe wird eine Störung der Zellmembranviskosität durch nicht-steroidale Antiphlogistika diskutiert, die u. a. eine Aggregationshemmung neutrophiler Granulozyten bewirken und damit die für den weiteren Verlauf des Entzündungsgeschehens wichtige Aktivierung dieser Granulozyten verhindern soll. Für die entzündungshemmende Wirkung scheinen zusätzlich noch eine Stabilisierung von Lysosomenmembranen sowie eine Hemmung der Mucopolysaccharidsynthese und dadurch der übermäßigen Bindegewebsproliferation von Bedeutung zu sein. Bei den dualen Hemmstoffen, wie Tepoxalin, wird neben der Cyclooxygenase auch noch die Lipoxygenase (LOX) gehemmt und damit nicht nur die Bildung von Prostaglandinen, sondern auch von den ebenfalls proinflammatorisch wirkenden Leukotrienen aus der Arachidonsäure unterdrückt.

Die Gruppe der peripher wirkenden nicht-steroidalen Antiphlogistika besitzt charakteristische pharmakokinetische Eigenschaften, die für die betont antiinflammatorische Wirksamkeit von Bedeutung zu sein scheinen. Diese nicht-steroidalen Antiphlogistika sind schwache Säuren mit einem pKα um 4,5 und besitzen eine gute Penetrationsfähigkeit in entzündetes Gewebe. Ferner weisen die peripher wirksamen Stoffe eine hohe Proteinbindung auf, die in allen Fällen über 90 % liegt, während zentral wirksame schwache Analgetika (mit Ausnahme der Salicylate) nur zu einem geringen Prozentsatz an Plasmaproteine gebunden werden. Diese Eigenschaften scheinen dafür mitverantwortlich zu sein, dass sich peripher wirkende nicht-steroidale Antiphlogistika trotz ihres kleinen Verteilungsvolumens durch die Exsudation spezifisch im Entzündungsgewebe anreichern. Beim Pferd konnten für Flunixin und Phenylbutazon im Entzündungsexsudat Konzentrationen gemessen werden, die über den Plasmaspiegeln lagen und die länger als 24 Stunden ausreichend hoch waren, um die Synthese von Prostaglandinen im Entzündungsgebiet zu unterdrücken und die Chemotaxis in vitro zu hemmen. Die Ausscheidung aus diesem tiefen entzündlichen Kompartiment erfolgt langsam, sodass direkt am Wirkort über längere Zeit entzündungshemmende und dadurch analgetische Wirkstoffspiegel aufrechterhalten werden, während die Serumspiegel vor allem beim Pferd rasch abfallen.

Diese Affinität zum Entzündungsgewebe sowie die teilweise irreversible Hemmung der Cyclooxygenase vermögen die gute antiinflammatorische Wirksamkeit, aber auch die bestehende Diskrepanz zwischen kurzer Halbwertszeit und tagelanger klinischer Wirksamkeit zu erklären. Vielfach wird die maximale Wirkung erst erreicht, nachdem der Wirkstoff nahezu vollständig aus dem Blut verschwunden ist. Die Blutspiegelverlaufskurve eignet sich somit bei nicht-steroidalen Antiphlogistika häufig nicht zur Wirksamkeitskontrolle, da sie die tatsächlichen Wirkstoffspiegel im Entzündungsexsudat unterbewertet und nicht mit dem Wirkungsverlauf korreliert.

▶ **Anwendungsgebiete** für nicht-steroidale Antiphlogistika sind akute schmerzhafte Entzündungsprozesse vor allem am Bewegungsapparat sowie durch Endotoxine ausgelöste Krankheitsbilder. Große Bedeutung besitzen diese Wirkstoffe bei der Behandlung entzündlicher muskuloskelettaler Erkrankungen insbesondere bei Pferden, wie Arthritiden, Myalgien, Erkrankungen des Bänderapparates. Bei infektiösen Prozessen ist primär antibakterielle Behandlung erforderlich. Eine teilweise beanspruchte Wirkung bei postoperativen Schmerzen ist nur unterstützend zu starken Analgetika und bei präoperativem Beginn der Verabreichung ausreichend. Zur Behandlung neuropathischer Schmerzen sind nur Coxibe geeignet. Bei chronisch degenerativen Entzündungsprozessen kann keine kurative, sondern allenfalls eine palliative, analgetische Wirkung erreicht werden, durch die es zu einer vorübergehenden teilweisen Wiederherstellung der Leistungsfähigkeit, jedoch auch zu einer Progredienz des Krankheitsverlaufs kommen kann. Da bei Hochleistungspferden mit großer Häufigkeit derartige Erkrankungen auftreten und die Tiere vielfach erst durch den Einsatz von entzündungshemmenden Wirkstoffen „rennfähig" gemacht werden können, stehen nicht-steroidale Antiphlogistika und allen voran Phenylbutazon weltweit an der Spitze der im Pferdesport aufgedeckten Dopingmittel. Nicht-steroidale Antiphlogistika sind nach den Bestimmungen bei Sportpferden verbotene Dopingmittel, zumeist *unabhängig* von der nachgewiesenen Serum- oder Harnkonzentration, wobei diese Substanzen mit den heutigen analytischen Verfahren meistens relativ gut und lange im Harn nachweisbar sind.

Alle nicht-steroidalen Antiphlogistika sollen nur für einen begrenzten Zeitraum angewendet werden, da sich eine Langzeittherapie aufgrund des großen Spektrums gravierender Nebenwirkungen verbietet. Trotz der Vielzahl neuer Wirkstoffe ist es bisher nur teilweise gelungen, risikoärmere Substanzklassen zu finden. ▶ **Nebenwirkungen**: Die wichtigsten unerwünschten Nebenwirkungen beruhen auf einer systemischen Hemmung der normalen konstitutiven Cyclooxygenase-1 (COX-1) und damit der systemischen Prostaglandinsynthese, die von der erwünschten lokalen Hemmung der COX-2 im Entzündungsgebiet jedoch nicht vollständig zu trennen ist. Prostaglandine stehen dadurch für ihre vielfältigen physiologischen Regulationsfunktionen nicht mehr zur Verfügung.

Alle Hemmstoffe der Cyclooxygenase-1 bewirken deshalb ein qualitativ gleiches Muster an Nebenwirkungen, die im ▶ S. 95 näher beschrieben sind. Hierbei dominieren Läsionen des Gastrointestinaltrakts als Folge einer durch die COX-1-Hemmung verringerten Bildung zytoprotektiver Prostaglandine in der Magen-Darm-Schleimhaut. Eine bessere gastrointestinale Verträglichkeit wird deshalb von Wirkstoffen erwartet, die eine höhere Affinität zu der im Entzündungsgebiet induzierten COX-2 besitzen und deshalb bei antiinflammatorischen Wirkstoffkonzentrationen die COX-1 geringer hemmen. In intakten Zellen unterscheiden sich die erforderlichen Wirkstoffkonzentrationen zur 50%igen Hemmung (IC_{50}) der COX-1 und COX-2 erheblich für die verschiedenen nicht-steroidalen Antiphlogistika. Das Verhältnis der IC_{50} zur Hemmung der COX-2 im Vergleich zur COX-1 (COX-2/COX-1) ist hierbei für

Acetylsalicylsäure	166
Indometacin	60
Tolfenaminsäure	16,7
Ibuprofen	15
Carprofen	1
Meloxicam	0,8
Diclofenac	0,7
Naproxen	0,6
Celecoxib	0,0025
Firocoxib	0,0026
Rofecoxib	0,00125

Entsprechend erfolgt die Einteilung in präferenzielle COX-1-Hemmer (z.B. niedrig dosierte Acetylsalicylsäure), unspezifische COX-1/COX-2-Hemmer (z.B. Indometacin), präferenzielle COX-2-Hemmstoffe (z.B. Meloxicam) und spezifische COX-2-Hemmer (z.B. Coxibe). Das COX-2/COX-1-Verhältnis unterliegt allerdings in Abhängigkeit vom verwendeten Testsystem erheblichen Schwankungen. Es zeigte sich bei Haustieren, dass jedoch auch präferenzielle COX-2-Hemmer wie Meloxicam im Bereich der therapeutischen

Dosierung gastrointestinale Nebenwirkungen hervorrufen können. Eine wirkliche Verbesserung der gastrointestinalen Verträglichkeit konnte beim Menschen erst durch selektive COX-2-Hemmstoffe erreicht werden. Mit Schädigung der Magen-Darm-Schleimhaut ist bei den in der Veterinärmedizin eingesetzten Wirkstoffen bereits im therapeutischen Dosisbereich (vor allem bei Endoparasitenbefall) nach oraler wie auch nach parenteraler Anwendung zu rechnen. Bereits nach einmaliger Gabe kann verschiedentlich bei Pferden und insbesondere bei Hunden okkultes Blut in den Fäzes gefunden werden. Schwere Magen-Darm-Ulzerationen wurden bei Hunden nach ungeprüfter Übernahme humanmedizinischer Dosen für den Menschen zugelassener nicht-steroidaler Antiphlogistika (z. B. Diclofenac oder Ibuprofen) beobachtet. Es kann aber auch bei für Hunde und Katzen zugelassenen Präparaten vereinzelt zu lebensbedrohlichen gastrointestinalen Blutungen kommen. Nicht-steroidale Antiphlogistika, auch selektive COX-2-Hemmstoffe, führen durch Verringerung der Nierendurchblutung zu einer Einschränkung der Nierenfunktion bis hin zu Nierenschäden. Zur Vermeidung von Nierenschäden ist für eine ausreichende Flüssigkeitszufuhr während der Behandlung zu sorgen, stark dehydrierte Tiere sind von der Behandlung auszuschließen. Längerfristig üben die meisten nicht-steroidalen Antiphlogistika eine katabole Wirkung auf den Gelenkstoffwechsel aus, die zu Degenerationserscheinungen führt und den Verlauf chronisch degenerativer Entzündungsprozesse verstärkt und die Entwicklung von Gelenkschäden zusammen mit übermäßiger Belastung nach Wegfall des Schonungsschmerzes fördert. Häufig wird die Anwendungsdauer noch durch andere, nicht mit der Prostaglandinsynthesehemmung zusammenhängende Nebenwirkungen, z. B. Blutbildveränderungen, begrenzt. Beim Menschen liegen Hinweise auf eine Beeinträchtigung der Infektabwehr durch systemisch verabreichte nicht-steroidale Antiphlogistika durch Beeinflussung der Phagozytose vor.

Bei Beachtung folgender Grundsätze kann das Nebenwirkungsrisiko einer Therapie mit nicht-steroidalen Antiphlogistika auf ein in Relation zum therapeutischen Erfolg vertretbares Maß begrenzt werden:

- ein reeller Therapieerfolg ist nur bei akuten entzündlichen Erkrankungen zu erwarten
- chronische Gelenkerkrankungen stellen allgemein eine relative Kontraindikation dar
- Ruhigstellung und Schonung der erkrankten Gelenke während der Therapie
- Beachtung der empfohlenen maximalen Behandlungsdauer, Vermeidung einer Dauertherapie
- keine kombinierte Anwendung mit Glukokortikoiden wegen Verstärkung der Nebenwirkungen
- Kombinationen mit anderen nicht-steroidalen Antiphlogistika sind nur in wenigen Ausnahmefällen (z. B. Phenylbutazon mit Ramifenazon) sinnvoll
- Kombinationen mit anderen Wirkstoffgruppen bringen im Allgemeinen keinen therapeutischen Vorteil (mögliche Ausnahme: Kombination mit H_1-Antihistaminika in der Frühphase von Entzündungen)
- Vorsicht bei ungeprüfter Übernahme humanmedizinischer Dosen wegen der oft bestehenden pharmakokinetischen Speziesunterschiede. Vor allem beim Hund kann es häufig bei Verwendung humanmedizinischer Präparate zu Kumulation und Überdosierungserscheinungen kommen

1.1 Pyrazolidine

Aus der Gruppe der Pyrazolidine sind das Pyrazolidindion **Phenylbutazon** und sein Metabolit **Oxyphenbutazon** von veterinärmedizinischer Bedeutung. Es handelt sich hierbei um Enolsäuren, die von der Gruppe der Pyrazolone (▶ S. 113) abgeleitet wurden, die jedoch keine zentrale analgetische, sondern eine ausgeprägte periphere entzündungshemmende Wirksamkeit aufweisen. Das Phenylbutazon-Prodrug **Suxibuzon** ist nicht mehr im Handel. Seine Anwendung ist wegen fehlender Rückstandshöchstmengenfestsetzung bei lebensmittelliefernden Tieren nicht mehr erlaubt. Weitere Angaben finden sich in der vierten Auflage dieses Buches.

Phenylbutazon

Phenylbutazon war das am häufigsten und längsten in der Tiermedizin eingesetzte NSAID und zählt damit hinsichtlich Wirksamkeit und Risiko zu den am sichersten abschätzbaren nicht-steroidalen Antiphlogistika. Phenylbutazon steht in Tablettenform [**Arthrisel** (V.M.)], als mikroverkapseltes Pulver [**Equipalazone** (V.M.)] oder orales Gel [**Hippopalazon** (V.M.)] sowie als Injektionslösung [**Phenylbutazon** 20% (V.M.)] zur Anwendung bei Pferden und Hunden zur Verfügung. Humanmedizinische Präparate waren auch unter der Bezeichnung **Butazolidin** im Handel. Phenylbutazon bewirkt eine lang anhaltende irreversible Hemmung der Cyclooxygenase im Entzündungsexsudat und weist dadurch eine gute antiinflammatorische und nachfolgend analgetische Wirksamkeit auf. Hinsichtlich der erforderlichen Wirkdosen ist Phenylbutazon deutlich geringer wirksam als Indometacin und neuere nicht-steroidale Antiphlogistika (▶ Tab. 58). Da jedoch die Nebenwirkungen ebenfalls erst in höheren Dosisbereichen manifest werden, kann dieser Nachteil durch höhere Dosierung ausgeglichen werden, sodass Phenylbutazon therapeutisch als gleichwertig zu beurteilen ist.
▶ **Anwendungsgebiete:** sind akute entzündliche Erkrankungen des Bewegungsapparates (z.B. Arthritis, Myositis, Myalgie, Distorsionen, Kontusionen, Periostitis, Tendovaginitis, Bursitis, Hufrehe, Teckellähme). Bei chronischen Lahmheiten wirkt Phenylbutazon nur palliativ. Der therapeutische Wert als Zusatzbehandlung bei anderen Entzündungen ist nicht gesichert. Phenylbutazon ist weniger geeignet zur Fiebersenkung und ungeeignet zur Behandlung kolikartiger Schmerzen.

Phenylbutazon kann oral oder streng intravenös verabreicht werden. Aufgrund der starken **lokalen Reizwirkung** sind intramuskuläre und subkutane Applikationen grundsätzlich abzulehnen, da sie häufig zu Fettgewebsnekrosen, Nervenschädigung oder sterilen Abszessen führen können. Bei rektaler Anwendung können Tenesmen auftreten. Nach oraler Gabe ist Phenylbutazon zu > 70% bioverfügbar, die Resorption erfolgt distal des Magens. Durch Bindung an Futterbestandteile, insbesondere an Heu, kann die Resorption jedoch erheblich verzögert und beim Pferd bis in das Zäkum oder Kolon verlagert werden. Maximale Blutspiegel werden 1–2 Stunden nach oraler Gabe erreicht. Für die therapeutische Wirkung sind initiale Plasmakonzentrationen von 10 (analgetisch) bis 40 (antiphlogistisch) µg/ml erforderlich. Phenylbutazon wird zu über 95% an Plasmaproteine gebunden. Das Verteilungsvolumen ist mit ca. 0,2 l/kg sehr klein. Phenylbutazon reichert sich jedoch charakteristisch für diese Wirkstoffgruppe im Entzündungsexsudat an und erreicht dort bei Pferden bis zu dreifach höhere Konzentrationen als im Plasma, wobei die die Prostaglandinsynthese hemmenden Wirkstoffspiegel mehr als 24 Stunden aufrechterhalten werden. Somit wird die maximale Wirkung erst nach ca. 12 Stunden erreicht, die Wirkungsdauer kann nach einer einzigen Dosis bis zu 3 Tage betragen. Demgegenüber wird Phenylbutazon beim Pferd relativ schnell aus der Blutbahn eliminiert, woraus sich die für nicht-steroidale Antiphlogistika typische Diskrepanz zwischen langer Wirkungsdauer und kurzer Halbwertszeit ergibt. Phenylbutazon wird in der Leber verstoffwechselt, wobei u. a. als wirksamer Metabolit Oxyphenbutazon gebildet wird, das selbst therapeutische Anwendung fand (s.u.). Glukuronidierung findet bei Tieren nur in geringem Umfang statt, die Ausscheidung erfolgt überwiegend renal durch glomeruläre Filtration und tubuläre Sekretion. Die renale Ausscheidung wird mit abnehmendem Harn-pH verzögert. Im Harn des Pferdes ist Phenylbutazon unter Normalbedingungen länger als eine Woche analytisch nachweisbar. Bei den **Halbwertszeiten** für Phenylbutazon bestehen erhebliche Speziesunterschiede. So scheidet der Mensch Phenylbutazon mit einer Halbwertszeit von 48–72 Stunden langsam aus, während bei Affen die Halbwertszeit nur 5–8 Stunden beträgt. Mit Ausnahme des Rindes (32–78 Stunden) sind bei den Haustieren die Halbwertszeiten noch kürzer und betragen beim Schwein 2–6 Stunden, bei Hunden 2,5–6 Stunden und bei Pferden 3,5–10 Stunden. Bei Pferden nimmt die Halbwertszeit bei steigender Dosierung mit entsprechender Kumulationsgefahr zu (Sättigungskinetik). Andererseits induziert Phenylbutazon selbst seinen metabolischen Abbau, wodurch bei Dauertherapie die Elimination beschleunigt werden kann. ▶ **Dosierung**: Ausgefeilte Dosierungsschemata liegen für Hund und Pferd vor. Hunde erhalten intravenös 20 mg/kg für maximal 2 Tage. Die orale Dosis beträgt täglich 40 mg/

kg (Welpen 6–12 mg/kg) verteilt auf 3 Dosen. Ab dem 3. Tag ist eine Dosisreduktion entsprechend der klinischen Wirksamkeit durchzuführen. Die Applikation sollte zur Vermeidung gastrointestinaler Reizung nach einer Fütterung erfolgen. Mit diesen Dosierungen kann bei Teckellähme oft keine ausreichende Wirkung erzielt werden, sodass in solchen Fällen andere Wirkstoffe vorzuziehen sind. **Pferde** werden intravenös mit 4 mg/kg pro Tag verteilt auf 3 Einzelgaben für maximal 5 Tage behandelt. Oral beträgt die Initialdosis 4 mg/kg zweimal täglich, wobei eine Tageshöchstdosis von 4 g/Tier nicht überschritten werden soll. Ab dem 2. Tag wird die Dosis für die folgenden 4 Tage auf 2 × 2 mg/kg pro Tag reduziert. Anschließend kann die Therapie für weitere 7 Tage mit einer Tagesdosis von 2 mg/kg weitergeführt werden. Bei Katzen soll Phenylbutazon nicht angewendet werden. Wegen der geringen therapeutischen Breite und möglicher Kumulationsgefahr sollen die angegebenen Höchstdosen und die Anwendungsdauer strikt eingehalten werden. ▶ **Nebenwirkungen:** Nach Anwendung der Höchstdosen länger als 2 Tage oder Überschreitung um das 1,5- bis 2-Fache kommt es bereits zu Nebenwirkungen, wobei Blutbildveränderungen, gastrointestinale Läsionen und Beeinträchtigung der Nierenfunktion im Vordergrund stehen. **Blutbildveränderungen**, die transient schon bei höheren therapeutischen Dosen auftreten können, sind im Gegensatz zum Menschen weniger allergischer Art, sondern meist dosisabhängig und äußern sich in Thrombozytopenie und Leukopenie. Bei längerer Behandlung ist die Kontrolle des Blutbildes erforderlich. **Schädigungen der Magen-Darm-Schleimhaut** mit okkulten, in Einzelfällen lebensbedrohlichen gastrointestinalen Blutungen bis hin zu Ulzerationen, auch im Rachenraum, führen zu Erbrechen, Anorexie, Kolik, Diarrhö und Proteinverlusten über den Darm. Fatale Hypoproteinämien durch solche Enteropathien wurden vor allem bei Ponys beobachtet. Beim Auftreten von blutigen oder teerartigen Fäzes ist die Behandlung abzubrechen. **Beeinträchtigung der Nierenfunktion** in Form verringerter glomerulärer Filtration tritt bereits bei therapeutischen Dosen auf und führt zu Natrium- und Chloridretention, woraus sich in wenigen Tagen Ödeme entwickeln können. Dekompensation einer bestehenden Herzinsuffizienz ist möglich. Organische Nierenschäden (Papillennekrosen) entwickeln sich erst nach Überdosierung. Bei dehydrierten, hypovolämischen oder hypotensiven Tieren besteht ein erhöhtes Risiko für eine renale Toxizität. Weitere Nebenwirkungen sind eine strumigene Wirkung durch Hemmung der thyreoidalen Jodaufnahme, Erhöhung der Aminotransferasen, Blutungsneigung, anaphylaktische Reaktionen und Bronchokonstriktion bei disponierten Tieren. Nicht-steroidale Antiphlogistika können die Phagozytose beeinflussen, deshalb sollten Entzündungen infolge bakterieller Erkrankungen gleichzeitig antibiotisch behandelt werden. ▶ **Überdosierung:** Es kommt zu zentralnervösen Symptomen (Erregungen, Krämpfe), Hämaturie und Azidose. ▶ **Gegenanzeigen** für Phenylbutazon sind Magen-Darm-Ulzera und Läsionen der Darmschleimhaut bei Endoparasitenbefall, akute und chronische Magen-Darm-Erkrankungen, Erbrechen, eingeschränkte Nieren- und Leberfunktion, Blutbildstörungen, hämorrhagische Diathese, dekompensierte Herzinsuffizienz, schwere Hypertonie, Schilddrüsenerkrankungen sowie die Endphase der Trächtigkeit (Geburtsverzögerung durch herabgesetzte Wehentätigkeit, vorzeitiger Schluss des Ductus arteriosus Botalli beim Fetus). Chronische Gelenkerkrankungen stellen eine relative Kontraindikation dar. Vorsicht bei Tieren unter 6 Wochen und altersschwachen Tieren. Für Phenylbutazon wurden keine Rückstandshöchstmengen festgesetzt und der Wirkstoff nicht in Tab. 1 der EU-VO Nr. 37/2010 aufgenommen, sodass die Anwendung bei lebensmittelliefernden Tieren verboten ist (s. Anhang 7). Eine Umwidmung für Pferde, die nach dem Equidenpass als schlachtbar klassifiziert sind, ist somit nicht zulässig.

▶ **Wechselwirkungen:** Gleichzeitige Verabreichung von Glukokortikoiden verstärkt die ulzerogenen Wirkungen und erhöht die Gefahr gastrointestinaler Blutungen, ebenso werden die Nebenwirkungen von Phenylbutazon durch andere nicht-steroidale Antiphlogistika und Antikoagulanzien verstärkt. Behandlungen in unmittelbarem Anschluss an eine Vorbehandlung mit diesen Wirkstoffen und in kombinierter Verabreichung ist deshalb zu vermeiden. Zwischen den Behandlungen mit verschiedenen nicht-steroidalen Antiphlogistika sollten minimal 2–3 Tage liegen, der Abstand zu Glukokortikoidbehandlungen sollte mindestens 1 Woche bzw. 2–3 Wochen bei lang wirksamen Formulierungen betragen. Ein erhöhtes Risiko nephrotoxischer Wirkungen besteht bei gleichzeitiger Gabe von Aminoglykosidantibiotika. Weitere relevante Wechselwirkungen resultieren aus der hohen Proteinbindungsrate von Phenylbutazon, wodurch andere Arzneimittel wie Digitoxin, Cumarine, Sulfonamide oder Phenytoin aus ihrer Plasmaproteinbindung verdrängt und in ihrer Wirkung verstärkt werden. Die diuretische Wirkung von Furosemid wird vermindert, gleichzeitige Gabe kaliumsparender Diuretika erhöht die Gefahr einer Hyperkaliämie. Die Elimination von Penicillinen wird durch Hemmung der renalen tubulären Sekretion verzögert. Durch Enzyminduktion wird der Abbau von Digitoxin und Kortikosteroiden beschleunigt. Schilddrüsenhormontests werden gestört.

Phenylbutazon ist ferner auch als fixe Kombination mit dem Glukokortikoid Prednisolon zur oralen Anwendung bei Hunden für die Behandlung akuter entzündlich-schmerzhafter Erkrankungen des Bewegungsapparats zugelassen [**Phen-Pred-Tabletten** (V.M.)]. Durch die additive antiinflammatorische Wirkung verringern sich die Einzeldosen der Wirkstoffe in der Kombination mit 6,66 mg/kg Phenylbutazon und 0,2 mg/kg Prednisolon zweimal täglich auf ca. ein Drittel der Dosis bei jeweiliger Monotherapie. Es wird angenommen, dass sich durch die Dosisreduktion bei einer Behandlungsdauer von bis zu sieben Tagen das Risiko einer gegenseitigen Verstärkung insbesondere von gastrointestinalen Nebenwirkungen vermindern lässt.

Oxyphenbutazon

Oxyphenbutazon, der wirksame Metabolit von Phenylbutazon, war früher in Salben und Tabletten als Humanarzneimittel im Handel. Oxyphenbutazon besitzt die gleichen Wirkqualitäten wie Phenylbutazon. Es besteht kein therapeutischer Vorteil gegenüber Phenylbutazon. Die **Halbwertszeit** beträgt beim Pferd 6–11 Stunden, beim Hund ist sie mit 0,7 Stunden deutlich kürzer als für Phenylbutazon. ▶ **Dosierung:** Die Dosierungen beim Pferd entsprechen Phenylbutazon. ▶ **Nebenwirkungen**, ▶ **Gegenanzeigen**, ▶ **Wechselwirkungen:** s. Phenylbutazon.

1.2 Indometacin und Diclofenac

Die Indolessigsäurederivate Indometacin und Diclofenac sind die in der Humanmedizin am häufigsten eingesetzten nicht-steroidalen Antiphlogistika. Zur Anwendung bei Tieren sind keine zugelassenen Präparate vorhanden. Diese Wirkstoffe gehören zu den am stärksten wirksamen nicht-steroidalen Antiphlogistika.

Indometacin

Indometacin [**Indomet-ratiopharm** (H.M.)] weist beim Versuchstier im Vergleich zu Phenylbutazon eine mehr als 10-fach höhere antiphlogistische und analgetische Wirksamkeit auf (▶ Tab. 58).
▶ **Anwendungsgebiete:** Begrenzte klinische Erfahrungen liegen für Hund und Pferd bei den gleichen Indikationen wie für Phenylbutazon vor, wobei im Wirkungsprofil vor allem die analgetische Wirkung dominiert. Indometacin wird enteral vollständig resorbiert und zu über 90% an Plasmaproteine gebunden. Die Ausscheidung erfolgt renal und biliär, wobei Indometacin beim Hund einem enterohepatischen Kreislauf unterliegt. Die **Halbwertszeit** beim Hund beträgt 4–6 Stunden. ▶ **Dosierung:** Die humanmedizinische Dosis liegt bei 1–3 mg/kg. Diese Dosen verursachen bei Tieren schon schwerwiegende Nebenwirkungen.
▶ **Nebenwirkungen:** Bei Hunden traten nach mehrtägiger Gabe von 1 mg/kg perforierende Darmulzera auf, bei Pferden wurden ab 3 mg/kg Leukopenie, okkultes Blut in den Fäzes und zentralnervöse Störungen beobachtet, die bei Dosen von 6 mg/kg zu tagelang andauernden schweren Ataxien, Paresen vor allem der Hinterhand und zu Desorientierung führten. Wegen dieser geringen therapeutischen Breite und der im Vergleich zu anderen nicht-steroidalen Antiphlogistika gravierenderen und häufigeren Nebenwirkungen ist die systemische Anwendung von Indometacin bei Tieren **nicht zu empfehlen**. Bei lokaler Anwendung als Gel [**Indomet-ratiopharm Gel** (H.M.)] zur Behandlung schmerzhafter Entzündungen von Gelenken und Weichteilen können ausreichende Wirkstoffspiegel im Entzündungsgebiet und in der Synovialflüssigkeit erreicht werden, wobei nur sehr niedrige Plasmaspiegel (< 0,1 µg/ml) weit unterhalb toxischer Spiegel (> 5 µg/ml) auftreten. Indometacin darf nicht auf offene Wunden aufgebracht werden und soll nicht unter Okklusivver-

band angewendet werden. Der Kontakt mit Augen und Schleimhäuten ist zu vermeiden.

Diclofenac

Diclofenac [**Voltaren** (H.M.)] besitzt bei geringfügig stärkerer analgetischer Wirkung eine 2- bis 5-fach stärkere antiphlogistisch-antiexsudative Wirkung als Indometacin. Für Tiere liegen keine gesicherten pharmakokinetischen Daten und keine ausreichend klinisch geprüften Dosierungen vor. Die für den Menschen empfohlene Dosierung von 3 mg/kg kann bei Hunden bereits schwere Magen-Darm-Läsionen hervorrufen.

1.3 Arylpropionsäurederivate

Arylpropionsäurederivate enthalten ein asymmetrisches C-Atom und kommen deshalb als (+)- und (−)-Enantiomer vor. Die antiphlogistische Wirksamkeit geht vorwiegend vom (+)-Enantiomer aus. Mit Ausnahme von Naproxen liegen die Wirkstoffe in den Handelspräparaten als 50 : 50-Razemat vor.

Naproxen

Naproxen [**Naproxen CT** (H.M.)] besitzt eine gute antiphlogistisch-antiexsudative Wirkung, die bei Hund und Pferd erprobt ist und die beim kleinen Labortier zwar schwächer als für Indometacin, jedoch 2- bis 8-fach stärker im Vergleich zu Phenylbutazon ist (▶ Tab. 58). Naproxen ist nicht mehr als Tierarzneimittel im Handel. ▶ **Anwendungsgebiete:** sind entsprechend Phenylbutazon entzündliche Erkrankungen des Bewegungsapparates des Pferdes. Gute klinische Wirksamkeit besteht bei Myositis („Tying-up"-Syndrom, Muskelkater) und bei Lumbago, wobei Naproxen für diese Anwendungsgebiete dem Phenylbutazon überlegen ist. Beim Hund liegen klinische Erfahrungen über die Wirksamkeit bei verschiedenen schmerzhaften Gelenkserkrankungen der Extremitäten und der Wirbelsäule vor. Die Bioverfügbarkeit nach oraler Gabe liegt beim Pferd > 50 %, beim Hund > 68 %. Therapeutische Blutspiegel liegen zwischen 20 (analgetisch) und 40 (antiphlogistisch) µg/ml, die Plasmaproteinbindung beträgt > 99 %. Das Verteilungsvolumen ist beim Hund mit 0,13 l/kg sehr klein. Beim Pferd erfolgt eine relativ schnelle Ausscheidung, die **Halbwertszeit** beträgt 4–5 Stunden, nach 24 Stunden liegen die Plasmaspiegel < 1 µg/ml. Beim Hund hingegen unterliegt Naproxen einem umfangreichen enterohepatischen Kreislauf mit der Folge einer langsamen Elimination mit einer Halbwertszeit im Mittel von 74 Stunden (35 Stunden beim Beagle). ▶ **Dosierung:** Die orale Dosierung beträgt beim Pferd täglich 10 mg/kg, wobei sich in den meisten Fällen in 5–7 Tagen ein ausreichender therapeutischer Erfolg einstellt. Nur in Ausnahmefällen soll die Behandlung länger als 7 bis maximal 14 Tage fortgeführt werden. Beim Hund beträgt oral die Initialdosis 5 mg/kg am 1. Tag, ab dem 2. Tag wird mit einer Erhaltungsdosis von 2 mg/kg weiterbehandelt. Der Vorteil von Naproxen beim Hund besteht in der Möglichkeit, im Gegensatz zu Phenylbutazon mit nur einer täglichen Dosis gleichmäßige therapeutische Wirkstoffspiegel aufrechterhalten zu können. Bei diesem Dosierungsschema werden auch bei längerer Verabreichung keine toxischen Plasmaspiegel (> 50 µg/ml) erreicht. ▶ **Nebenwirkungen:** Bei Einhaltung der angegebenen Dosierungen treten bei längerfristiger Therapie keine Nebenwirkungen auf. Die therapeutische Breite beim Hund ist allerdings nicht bekannt, sodass auf die Einhaltung der Dosierung geachtet werden muss. Bei Pferden wurden nach dreifacher Überdosierung bzw. nach 6-wöchiger therapeutischer Anwendung keine Nebenwirkungen beobachtet. Die therapeutische Breite scheint somit beim Pferd besser als bei Phenylbutazon zu sein. Toxische Erscheinungen entsprechen dem üblichen Spektrum der unerwünschten Wirkungen nichtsteroidaler Antiphlogistika (s. Phenylbutazon). ▶ **Gegenanzeigen:** s. Phenylbutazon. Wegen nicht ausreichender Erkenntnisse soll Naproxen nicht bei Stuten im letzten Drittel der Trächtigkeit angewendet werden. Für Naproxen wurden keine Rückstandshöchstmengen festgesetzt und der Wirkstoff nicht in Tab. 1 der EU-VO Nr. 37/2010 aufgenommen, sodass die Anwendung bei lebensmittelliefernden Tieren verboten ist (s. Anhang 7). Eine Umwidmung für Pferde, die nach dem Equidenpass als schlachtbar klassifiziert sind, ist somit nicht zulässig. ▶ **Wechselwirkungen:** entsprechen weitgehend den Angaben für Phenylbutazon. Acetylsalicylsäure senkt die Plasmakonzentration von Naproxen.

Ibuprofen

Veterinärmedizinische Erfahrungen existieren für Ibuprofen [**Ibuprofen CT** (H.M.)] beim Hund, die eine im Vergleich zum Menschen sehr geringe **therapeutische Breite** bei dieser Spezies aufzeigen. Teilweise kommt es bereits unterhalb der therapeutisch erforderlichen **Dosis** (10 mg/kg/Tag) zu gastrointestinalen Reizungen und Blutungen (ab 8 mg/kg), Dosen von 12 mg/kg führen innerhalb von 2 Tagen zu lang anhaltendem Erbrechen. Ibuprofen ist deshalb nicht zur Anwendung bei Hunden geeignet.

Ketoprofen

Ketoprofen [**Dinalgen** (V.M.), **Romefen** (V.M.)] ist als Lösung zur oralen Anwendung, intravenösen und intramuskulären Injektion bei Rindern und Schweinen und intravenösen Anwendung bei Pferden zugelassen. Ketoprofenhaltige Arzneimittel zur Anwendung bei Hunden sind nicht mehr im Handel. Dieses Arylpropionsäurederivat besitzt bei kleinen Labortieren eine 6- bis 15-fach stärkere antiphlogistische und analgetische Wirksamkeit als Phenylbutazon und ist in seiner Wirkungsstärke mit Indometacin vergleichbar, wobei allerdings die gastrointestinalen Reizwirkungen deutlich geringer sind. ▶ **Anwendungsgebiete:** sind akute entzündliche Erkrankungen des Bewegungsapparats, unterstützende Behandlung von Koliken beim Pferd und von akuten Mastitiden durch *E. coli* beim Rind, Fiebersenkung und Reduktion von Dyspnoe bei Atemwegserkrankungen in Verbindung mit geeigneter antiinfektiver Behandlung bei Rind und Schwein sowie Dysgalaktie und MMA-Syndrom bei Schweinen. ▶ **Dosierung:** für **Hunde**: oral täglich 1 mg/kg über maximal 5 Tage, falls erforderlich kann die Therapie mit einer einmaligen subkutanen Injektion von 2 mg/kg begonnen werden; **Pferde** 2 mg/kg einmal täglich langsam i.v. über 3–5 Tage, bei Kolik ein- bis zweimalig; **Rinder** und **Schweine** 3 mg/kg einmal täglich i.m. oder langsam i.v. über 3 Tage, oral einmal täglich 1,5–3 mg/kg über 1–3 Tage. Ketoprofen wird nach subkutaner und oraler Gabe gut (> 85 %) und schnell resorbiert, wobei maximale Blutspiegel (6–7 µg/ml, s.c., bzw. 2,5 µg/ml, oral) nach 30 (s.c.) bis 45 min (oral) erreicht werden. Die Proteinbindung beträgt > 92 %, das Verteilungsvolumen liegt im Bereich von 0,2 l/kg. Bei Pferden konnten in der Synovia entzündeter Gelenke ca. sechsfach höhere Konzentrationen als in gesunden Gelenken gemessen werden. Ketoprofen wird überwiegend renal ausgeschieden. Die **Halbwertszeit** beträgt für den Hund 4–5 Stunden. Sie ist bei der Katze und beim Rind und Schwein mit ca. 1,5–2 Stunden sowie beim Pferd mit 1 Stunde (i.v.) deutlich kürzer. Die antiinflammatorische Wirksamkeit erreicht beim Pferd in den Gelenken ein Wirkungsmaximum erst nach 12 Stunden und hält bis zu 24 Stunden an. ▶ **Nebenwirkungen:** Bei den Nebenwirkungen mit dem für alle nicht-steroidalen Antiphlogistika typischen Spektrum stehen gastrointestinale Reizungen im Vordergrund (s. Phenylbutazon). Die therapeutische Breite hierfür ist relativ klein (ca. 3), schon bei therapeutischer Dosis kann es zu Appetitlosigkeit, Erbrechen und okkultem Blut in den Fäzes kommen, die in Einzelfällen zu lebensbedrohlichen gastrointestinalen Blutungen geführt haben. Bei Auftreten von blutigem oder teerartigem Kot soll die Behandlung abgebrochen werden. An der Injektionsstelle können schmerzhafte Reizungen auftreten. ▶ **Gegenanzeigen:** s. Phenylbutazon. Ketoprofen soll bei Hunden nicht an junge Tiere < 6 Monaten, an Zuchttiere sowie an Fohlen in den ersten Lebensmonaten und Saugkälber und Schweine in extensiver Haltung verabreicht werden. Wegen nicht ausreichender Erkenntnisse sollen tragende und säugende Hündinnen, trächtige Sauen und Stuten sowie Stuten, deren Milch für den menschlichen Verzehr gewonnen wird, nicht mit Ketoprofen behandelt werden. ▶ **Wechselwirkungen:** s. Phenylbutazon. ▶ **Wartezeiten:** essbare Gewebe: Pferd 1 Tag; Schwein: oral 1 Tag, als Injektion 3 Tage; Rind als Injektion 4 Tage, oral 1 Tag; Milch: (Rind) 0 Tage.

Carprofen

Carprofen ist als Injektionslösung zur subkutanen und intravenösen bei Hunde, Katzen und Rindern sowie in Tablettenform zur oralen Verabreichung beim Hund zugelassen [**Rimadyl** (V.M.)]. Carprofen wirkt ausgeprägt entzündungshemmend und analgetisch, wobei die Wirkungsstärke vergleichbar zu Diclofenac, etwas geringer als bei Indometacin und mehr als dreimal so hoch wie für Phenylbutazon ist. Der antiphlogistische Wirkungsmechanismus dieses Arylpropionsäurederivats ist nicht endgültig aufgeklärt. Carprofen besitzt eine etwa vergleichbare Hemmwirkung auf COX-1 und COX-2, in caninen Blutzellen konnte eine präferenzielle COX-2-Hemmung festgestellt werden. Die Hemmwirkung auf die Prostaglandinsynthese ist schwach ausgeprägt, deshalb werden für die antiinflammatorische Wirkung noch weitere Ursachen angenommen, wie Phospholipase-A_2-Hemmung und Neutralisierung freier Sauerstoffradikale. Die relativ gute gastrointestinale Verträglichkeit wird auf dieses Wirkungsspektrum zurückgeführt. Carprofen fördert eine für die Knorpelheilung nützliche Glukosaminoglykansynthese. In höheren Konzentrationen kommt es jedoch zu einer Schädigung von Chondrozyten. ▶ **Anwendungsgebiete**: Hund: akute und chronische schmerzhafte entzündliche Erkrankungen des Bewegungsapparats; Hund und Katze: Kontrolle und Linderung von leichten bis mäßig starken postnarkotischen Schmerzen, wie sie bei kleineren Weichteiloperationen auftreten; Rind: Zusatz zu einer antimikrobiellen Therapie zur Reduktion klinischer Symptome bei akuten Atemwegserkrankungen und akuter Mastitis. ▶ **Dosierung**: Katze: einmalig 4 mg/kg i.v. oder s.c.; Hund: zur Einleitung der Therapie 4 mg/kg einmalig s.c. oder i.v.; falls erforderlich, Weiterführung der Behandlung nach einem Tag mit 4,4 mg/kg einmal täglich oral; die Behandlungsdauer richtet sich nach dem klinischen Verlauf der Erkrankung. Zur Linderung postoperativer Schmerzen sollte die Behandlung schon kurz vor oder während der Operation beginnen, wobei unter dieser Voraussetzung die Wirkungsdauer 18–24 Stunden beträgt. Rind: 1,4 g/kg i.v. oder s.c. Carprofen ist nach oraler und subkutaner Gabe nahezu vollständig bioverfügbar. Die Resorption von der subkutanen Injektionsstelle erfolgt beim Hund langsamer als bei der Katze, wobei im Blutplasma von Hunden Spitzenspiegel von 14 µg/ml nach ca. 4 Stunden erreicht werden. Nach oraler Applikation an Hunde wird Carprofen zügig resorbiert, mit Spitzenspiegeln von 30–35 µg/ml nach 1 Stunde. Carprofen hat eine für die Wirkstoffgruppe charakteristische hohe Proteinbindung von > 98 %. Das Verteilungsvolumen ist mit ca. 0,2 l/kg bei Hund und Katze relativ gering. Es kommt zu einer Anreicherung im Entzündungsexsudat. Carprofen wird umfangreich metabolisiert und hauptsächlich in glukuronidierter Form beim Hund zu ca. 70 % biliär und bis zu 15 % renal ausgeschieden. Beim Menschen wurden Hinweise auf einen enterohepatischen Kreislauf gefunden. Die **Halbwertszeit** nach i.v. Gabe liegt bei Hunden im Bereich von 3–12 Stunden, nach subkutaner Verabreichung bei 16–22 Stunden. Sie beträgt bei Katzen durchschnittlich 19 Stunden nach i.v. und 20 bis zu 36 Stunden nach s.c. Gabe. Aufgrund der bekannten Glukuronidierungsschwäche von Katzen besteht die Gefahr einer Kumulation. Für Rinder werden Halbwertszeiten von 31–70 Stunden und eine überwiegend biliäre Ausscheidung angegeben. Carprofen kann die intakte Blut-Milch-Schranke kaum überwinden, sodass nur geringe Konzentrationen in der Milch gefunden werden. ▶ **Nebenwirkungen** weisen das für nicht-steroidale Antiphlogistika typische Spektrum auf (s. Phenylbutazon). Die Rate gastrointestinaler Nebenwirkungen ist relativ gering, die therapeutische Breite ist > 5. Neben Inappetenz, Erbrechen und Durchfall können gelegentlich okkulte Blutungen und vereinzelt Magen-Darm-Ulzera auftreten. Gesunde Hunde tolerierten die doppelte therapeutische Dosis längerfristig ohne wesentliche Nebenwirkungen. Durch höhere Dosen kann es zu einer Störung der Leberfunktion kommen. Bei perioperativer Verabreichung kann durch die für nicht-steroidale Antiphlogistika charakteristische Gerinnungshemmung die Blutungsneigung erhöht sein. Vorübergehende lokale Schwellung an der Injektionsstelle. In Laboruntersuchengen zeigte Carprofen, wie andere nicht-steroidale Antiphlogistika photosensibilisierende Eigenschaften. ▶ **Gegenanzeigen**: s. Phenylbutazon. Wegen fehlender Erkenntnisse soll Carprofen nicht bei trächtigen und laktierenden Tieren eingesetzt werden. Nicht anwenden nach größeren Blutverlusten. Bei jungen Tieren unter 6 Wochen und alten Tieren ist eine strenge Indikationsstellung erforderlich und die Dosis eventuell zu reduzieren. ▶ **Wechselwirkungen**: s. Phenylbutazon. ▶ **Wartezeiten**: essbare Gewebe: Rind: 21 Tage, Milch: 0 Tage.

Vedaprofen

Vedaprofen ist als Gel zur oralen Verabreichung bei Hund und Pferd und als Injektionslösung zur intravenösen Gabe beim Pferd zugelassen [**Quadrisol** (V.M.)]. Es befinden sich derzeit keine Vedaprofen-haltigen Tierazneimittel im Handel. Die antiphlogistische Wirkungsstärke ist stärker als die von Phenylbutazon und Naproxen und geringer als die von Ketoprofen oder Flunixin. Bei Labortieren zeigten sich ulzerogene Nebenwirkungen bei der 2,5-fachen Dosis für eine antiinflammatorische Wirkung. ▶ **Anwendungsgebiete**: Schmerzlinderung und Entzündungshemmung bei entzündlichen Erkrankungen des Bewegungsapparats und bei Gewebstraumen (Prellungen, chirurgisch bedingte Traumen); Schmerzlinderung bei Kolik (nur intravenös). ▶ **Dosierung**: Hund: 0,5 mg/kg einmal täglich oral für eine Behandlungsdauer von 3 Tagen bis maximal zu einem Monat; Weiterbehandlung nur nach erneuter strenger Indikationsstellung. **Pferd**: oral initial 2 mg/kg gefolgt von 1 mg/kg zweimal täglich über eine Dauer von bis zu 14 Tagen; einmalige intravenöse Injektion von 2 mg/kg bei Kolik, hierbei soll keine Wiederholung der Behandlung erfolgen. Die orale Verabreichung soll vor der Fütterung erfolgen. Unter dieser Voraussetzung ist die orale Bioverfügbarkeit von Vedaprofen aus der Gelformulierung praktisch vollständig (> 90%), wobei Spitzenspiegel im Blutplasma von 2,7 µg/ml beim Hund in weniger als 1 Stunde und von 5 µg/ml beim Pferd in etwa 2 Stunden erreicht werden. Die Plasmaproteinbindung beträgt über 99%. Das Verteilungsvolumen beträgt beim Pferd ca. 0,5 l/kg. Es kommt zu einer Anreicherung im Entzündungsexsudat. Vedaprofen wird beim Pferd zu 30–40% unter Bildung zahlreicher inaktiver Metaboliten biotransformiert und zu über 70% renal und bis zu 14% über die Fäzes ausgeschieden. Die **Halbwertszeit** beträgt beim Hund 10–12 Stunden, beim Pferd 6–8,5 Stunden. ▶ **Nebenwirkungen**: Vedaprofen weist das für nicht-steroidale Antiphlogistika charakteristische Spektrum von Nebenwirkungen auf (s. Phenylbutazon). Die **therapeutische Breite** für gastrointestinale **Nebenwirkungen ist < 2** beim Hund und 2–3 beim Pferd. Bei längerfristiger Verabreichung können bereits bei der therapeutischen Dosis Inappetenz, Erbrechen, Durchfall, okkulte Blutungen und ulzerative Veränderungen an der Magen-Darm-Schleimhaut auftreten, die zumeist reversibel sind. Bei Auftreten derartiger Symptome ist die Behandlung abzubrechen. Bei Pferden wurden Urtikaria und nach oraler Verabreichung des Gels Erosionen und Ulzerationen der Maulschleimhaut beobachtet. Wegen der geringen therapeutischen Breite ist auf eine exakte Dosierung zu achten. ▶ **Gegenanzeigen**: s. Phenylbutazon. Aufgrund nicht ausreichender Erkenntnisse sollen trächtige Stuten (parenterale Gabe) und säugende Hündinnen nicht mit Vedaprofen behandelt werden. Keine Anwendung bei Fohlen unter 6 Monaten sowie wegen möglicher ungenauer Dosierung bei Hunden unter 12 Wochen oder mit weniger als 10 kg Körpergewicht. ▶ **Wechselwirkungen**: s. Phenylbutazon. ▶ **Wartezeiten**: Pferd nach oraler Gabe 12 Tage und nach intravenöser Verabreichung 4 Tage für essbare Gewebe.

1.4 Fenamate

Fenamate sind Anthranilsäurederivate, die in der Humanmedizin keine große Bedeutung als Antirheumatika erlangt haben (z. B. **Mefenaminsäure**, **Flufenaminsäure**). Demgegenüber spielen in der Veterinärmedizin Vertreter dieser Wirkstoffgruppe eine wichtige Rolle. Aus dieser Gruppe sind **Meclofenaminsäure**, **Flunixin** und **Tolfenaminsäure** zur Anwendung bei Tieren zugelassen. Diese Verbindungen sind pharmakodynamisch durch ihre starke Cyclooxygenasehemmung in vitro sowie durch ihre ausgeprägte analgetische Wirkung charakterisiert, die stärker als bei Indometacin ist (▶ Tab. 58).

Meclofenaminsäure

Meclofenaminsäure wird in angelsächsischen Ländern bei Hund und Pferd eingesetzt. In Deutschland war Meclofenaminsäure als Granulat zur Anwendung bei Pferden zugelassen. Es befindet sich derzeit kein meclofenaminhaltiges Tierarzneimittel im Handel. ▶ **Anwendungsgebiete**: sind akut entzündliche Erkrankungen des Bewegungsapparates; gute Wirksamkeit besteht vor allem beim Pferd bei osteoarthritischen Prozessen, bei Hufrehe und Hufrollenveränderungen. Nach oraler Verabreichung erfolgt eine fast vollständige Resorption, die allerdings bei Pferden bei gleichzeitiger Gabe von Heu verzögert sein kann. Maximale Blutspiegel bis 6 µg/ml werden nach 0,5–4 Stunden erreicht, die therapeutische Wirkung tritt jedoch stark verzögert erst nach 36–96 Stunden ein. Meclofenaminsäure ist relativ lipophil und reichert sich in verschiedenen Geweben an, wobei mit die höchsten Konzentrationen im Gelenkknorpel gefunden werden. Diese Verteilung ist möglicherweise für die bevorzugte Wirkung bei osteoarthritischen Erkrankungen von Bedeutung. Die therapeutische Wirkung hält trotz kurzer Halbwertszeit so lange an, dass eine einmalige tägliche Verabreichung ausreichend ist. Meclofenaminsäure scheint somit auch, wie andere peripher wirksame nicht-steroidale Antiphlogistika, im Entzündungsgewebe lang anhaltende Wirkstoffspiegel zu erreichen, die unabhängig von der Blutspiegelverlaufskurve sind. Die Elimination aus der Blutbahn erfolgt relativ schnell, nach 24 Stunden liegt die Plasmakonzentration < 1 µg/ml. Die **Halbwertszeit** beträgt beim Pferd 1 Stunde nach intravenöser und 3 Stunden nach oraler Applikation. Die Ausscheidung erfolgt überwiegend renal, wobei Meclofenaminsäure bis zu 96 Stunden im Harn nachweisbar ist. ▶ **Dosierung**: Die orale Dosis beträgt für Pferde 2,2 mg/kg pro Tag und für Hunde 1,1 mg/kg pro Tag und soll über einen Zeitraum von nicht länger als 5–7 Tage verabreicht werden. ▶ **Nebenwirkungen**: weisen das für nicht-steroidale Antiphlogistika übliche Spektrum auf (s. Phenylbutazon). Pferde vertragen die therapeutische Dosis mehrere Monate symptomlos, auch bei fünffacher Überdosierung wurden keine toxischen Reaktionen beobachtet. Lediglich bei hochgradigem Befall mit Magen-Darm-Parasiten kann es zu Konsistenzänderung der Fäzes und leichten Koliken kommen. ▶ **Gegenanzeigen**: s. Phenylbutazon, ▶ S. 394. Aufgrund fehlender Daten sollen trächtige Tiere nicht mit Meclofenaminsäure behandelt werden. ▶ **Wechselwirkungen**: s. Phenylbutazon.

Flunixin

Flunixin ist als Megluminsalz zur oralen Anwendung beim Pferd (Paste, Gel und Granulat), zur intravenösen Anwendung beim Pferd und Rind und in Tablettenform für den Hund zugelassen [Finadyne (V.M.)]. Flunixin ist einer der stärksten bekannten Hemmstoffe der Cyclooxygenase in vitro, und auch in seiner analgetischen Wirkpotenz übersteigt Flunixin beim Labortier die Wirksamkeit von Indometacin noch um das Vierfache. Die antiphlogistische Wirkung ist geringer als bei Indometacin, jedoch stärker als bei Phenylbutazon ausgeprägt (▶ Tab. 58). ▶ **Anwendungsgebiete**: sind beim Pferd, wie bei den anderen nicht-steroidalen Antiphlogistika, akut entzündliche Erkrankungen des Bewegungsapparates. Wegen der starken und nach intravenöser Gabe schnell eintretenden analgetischen Wirkung eignet sich Flunixin auch zur Behandlung viszeraler, kolikbedingter Schmerzzustände. Bei Hunden kann Flunixin zur Behandlung akuter und chronischer entzündlicher Muskel- und Skeletterkrankungen, z. B. bei Disko- und Arthropathien, bei postoperativen Schmerzen und Entzündungssymptomen eingesetzt werden. Bei Rindern ist Flunixin zur Behandlung der Entzündungssymptomatik einer akuten Bronchopneumonie zusätzlich zu einer kausalen antibakteriellen Therapie zu verabreichen, um eine Verschlimmerung des Krankheitsbildes zu verhindern. Hierzu steht auch eine fixe Kombination mit Florfenicol zur Behandlung von Infektionen der Atemwege in Verbindung mit Fieber, die durch *Mannheimia haemolytica*, *Pasteurella multocida* oder *Histophilus somni* verursacht sind, zur Verfügung (Resflor, V.M.). Flunixin kann auch bei endotoxinbedingten Krankheitsbildern angewendet werden. Es verhindert hierbei den Anstieg von Prostacyclin und Thromboxan A_2, die eine zentrale Rolle als Mediatoren für die Symptomatik beim Endotoxinschock spielen. ▶ **Dosierung:** bei Pferd und Hund 1 mg/kg i.v. oder oral, beim Rind 2 mg/kg i.v. Die Behandlungsdauer ist in Abhängigkeit vom Krankheitsbild 3–5 Tage. Vor einer Wiederholungsbehandlung ist eine Pause von 4 Tagen einzulegen. Flunixin ist nach oraler Gabe nahezu vollständig bioverfügbar, maximale Blutspiegel bis 5 µg/ml werden innerhalb von 30 min (Pferd) bis 3,5 Stunden (Rind) erreicht. 87 % (Pferd) bis 99 % (Rind) werden an Plasmaproteine gebunden. Flunixin verteilt sich sehr schnell im Organismus mit einem Verteilungsvolumen von 0,15–0,2 l/kg bei Pferd und Hund und 0,5–0,77 l/kg beim Rind. Die Ausscheidung erfolgt überwiegend renal in glukuronidierter Form. Die **Halbwertszeit** beträgt beim Pferd 1,5–4 Stunden, beim Hund 3,7 Stunden und beim Rind 3–8 Stunden. Diese relativ kurze Halbwertszeit korreliert nicht mit dem Zeitverlauf der klinischen Wirksamkeit. Bei kolikartigen Schmerzen tritt die Wirkung nach intravenöser Gabe bereits in 3–5 min ein und scheint somit nicht nur durch eine Hemmung der Prostaglandinsynthese bedingt zu sein. Diese Wirkung hält 6–8 Stunden an. Bei entzündlichen muskuloskelettalen Erkrankungen tritt die analgetische Wirkung erst nach 2 Stunden ein, erreicht ihr Maximum nach 12 Stunden und hält bis zu 30 Stunden an. Maximale Wirkung wird somit erst nach dem Verschwinden von Flunixin aus der Blutbahn erreicht. Diese protrahierte Wirkung beruht wie bei anderen peripher wirksamen nicht-steroidalen Antiphlogistika auf der Affinität von Flunixin zum Entzündungsgewebe. Auch für Flunixin konnte beim Pferd eine spezifische Anreicherung im Entzündungsexsudat gezeigt werden, wobei Konzentrationen bis zum Vierfachen über den Plasmaspiegeln erreicht wurden, die mehr als 24 Stunden in der Lage waren, noch stärker als Phenylbutazon, die Prostaglandinsynthese und Chemotaxis im Entzündungsgebiet zu unterdrücken. Somit kann trotz der kurzen Halbwertszeit mit einer einzigen Dosis pro Tag ausreichende Wirkung aufrechterhalten werden. Katzen unterscheiden sich von anderen Spezies durch ein relativ hohes Verteilungsvolumen von 0,7 l/kg und eine deutliche längere Halbwertszeit von 6,6 Stunden infolge eines enterohepatischen Kreislaufs. ▶ **Nebenwirkungen**: Bei den Nebenwirkungen mit dem für nicht-steroidale Antiphlogistika charakteristischen Spektrum (s. Phenylbutazon) stehen gastrointestinale Läsionen im Vordergrund. Der therapeutische Sicherheitsbereich ist bei Pferden und Rindern, bei denen bis zum 3- bis 5-Fachen der therapeutischen Dosis keine unerwünschten Symptome beobachtet wurden, relativ groß. Bei Hunden hingegen kam es bei der therapeutischen Dosis schon innerhalb von 3 Tagen zum Auftreten von Durchfällen, Erbrechen und okkultem Blut in den Fäzes mit etwa gleicher Häufigkeit wie nach Phenylbutazon. Bei perioperativer Verabreichung kann durch die für nicht-steroidale Antiphlogistika charakteristische Gerinnungshemmung die Blutungsneigung erhöht sein. ▶ **Gegenanzeigen**: s. Phenylbutazon. Ferner soll Flunixin nicht angewendet werden bei Koliken, die ileusbedingt sind und bei denen eine Dehydratation vorliegt. Wegen nicht ausreichender Erkenntnisse soll Flunixin nicht an trächtige Stuten und Hündinnen verabreicht werden. ▶ **Wechselwirkungen** gelten im Wesentlichen wie für Phenylbutazon. Wegen Gefahr von Nierenschäden nicht in Kombination mit dem Inhalationsnarkotikum Methoxyfluran anwenden. ▶ **Wartezeiten**: für essbare Gewebe nach oraler Gabe beim Pferd 7 Tage, nach intravenöser Gabe bei Pferd und Rind 10 Tage, Milch (Rind) 1 Tag; in Kombination mit Florfenicol: essbare Gewebe 46 Tage, nicht bei Tieren anwenden, deren Milch für den menschlichen Verzehr bestimmt ist.

Tolfenaminsäure

Tolfenaminsäure ist ein Anthranilsäurederivat, das in Tablettenform und als Injektionslösung zur Anwendung bei Hunden und Katzen zugelassen ist [**Tolfedine** (V.M.)]. Seine antiinflammatorische Wirkungsstärke hinsichtlich Prostaglandinsynthesehemmung, analgetischer und antiexsudativer Wirkung ist stärker oder vergleichbar zu Indometacin oder Flunixin. ▶ **Anwendungsgebiete**: sind akute Schübe bei chronischen entzündlichen Erkrankungen des Bewegungsapparats des Hundes und symptomatische Fiebersenkung bei der Katze. ▶ **Dosierung**: 4 mg/kg über maximal 3 Tage oral, einmalig i.m. (Hund) oder s.c. (Hund, Katze). Tolfenaminsäure wird gut resorbiert und ist zu > 70 % (oral) bis zu 100 % (i.m., s.c.) bioverfügbar. Aufgrund der schnellen Resorption werden maximale Blutspiegel von 5–8 µg/ml innerhalb 1 Stunde erreicht. Die Proteinbindung beträgt ca. 99 %, das Verteilungsvolumen ist bei Hund und Katze mit > 1 l/kg relativ hoch. In entzündlichen Exsudaten werden bis zu 36 Stunden die Prostaglandinsynthese hemmende Wirkstoffspiegel aufrechterhalten. Bei erheblichen interindividuellen Schwankungen wird Tolfenaminsäure schnell eliminiert. Beim Hund findet nur eine geringe Metabolisierung in Form von Konjugation statt. Die Ausscheidung erfolgt überwiegend renal, bei Hund und Katze unterliegt dieser Wirkstoff zusätzlich einem enterohepatischen Kreislauf. Trotzdem ist bei **Halbwertszeiten** von 2–4 Stunden (Katze) und 4–6 Stunden (Hund) die Ausscheidung nach 24–48 Stunden nahezu vollständig abgeschlossen. ▶ **Nebenwirkungen** weisen das für nicht-steroidale Antiphlogistika charakteristische Spektrum auf (s. Phenylbutazon). Bis zu dreifacher Überdosierung traten vorübergehende gastrointestinale Störungen in Form von okkultem Blut in den Fäzes auf, die ohne wesentliche Auswirkungen und Beeinträchtigungen blieben und in den meisten Fällen nach dem Absetzen wieder verschwanden. Tolfenaminsäure scheint somit bei Hunden besser verträglich als Flunixin oder Vedaprofen zu sein.

▶ **Gegenanzeigen**: s. Phenylbutazon. Aufgrund nicht ausreichender Daten sollen trächtige Tiere nicht mit Tolfenaminsäure behandelt werden.
▶ **Wechselwirkungen**: s. Phenylbutazon.

1.5 Oxicame

Als erster Vertreter dieser neueren Gruppe nicht-steroidaler Antiphlogistika wurde in der Humanmedizin Piroxicam [**Piroxicam** Hexal (H.M.)] eingeführt. Zur Anwendung bei Mensch und Tier ist noch der Wirkstoff Meloxicam zugelassen, der im Unterschied zu Piroxicam eine stärkere Hemmwirkung auf die COX-2 ausübt. Tenoxicam ist nicht mehr im Handel, Isoxicam wurde wegen zu starker Nebenwirkungen wieder vom Markt genommen. Oxicame unterscheiden sich hinsichtlich ihrer pharmakodynamischen Wirkungen und ihrer langen Wirkungsdauer beim Menschen von den meisten anderen nicht-steroidalen Antiphlogistika, ohne jedoch wesentliche therapeutische Vorteile aufzuweisen.

Meloxicam

Meloxicam [**Metacam** (V.M.)] ist als Suspension zur oralen Verabreichung bei Hunden, Katzen und Pferden und als Injektionslösung für Hunde, Katzen, Schweine und Rinder zugelassen. Wie alle Oxicame besitzt diese Verbindung in vitro nur eine geringe Hemmwirkung auf die Prostaglandinsynthese. In vivo besteht jedoch bei kleinen Labortieren eine ausgeprägte antiphlogistische Wirkung, die die Wirksamkeit von Indometacin und Piroxicam übersteigt, wobei Meloxicam zur Gruppe der präferenziellen COX-2-Hemmstoffe gehört, die diese etwas stärker als die COX-1 hemmen. Der in etwa gleich starke analgetische Effekt hält wesentlich länger an. Ferner hemmen Oxicame die Einwanderung von Leukozyten in das Entzündungsgebiet. Bei Kälbern wird eine durch *E.-coli*-Endotoxin ausgelöste Bildung von Thromboxan B_2 verhindert. ▶ **Anwendungsgebiete**: Hund: schmerzhafte akute und chronische entzündliche Erkrankungen des Bewegungsapparats sowie Linderung von Entzündungen und Schmerzen nach Weichteiloperationen und orthopädischen Eingriffen (nur Injektion). Katze: Verminderung postoperativer Schmerzen nach Ovariohysterektomie und leichteren Weichteiloperationen. Pferd: Linderung von Entzündungen und Schmerzen bei akuten oder chronischen Erkrankungen des Bewegungsapparats. Rinder: Reduktion klinischer Symptome bei akuten Atemwegserkrankungen oder akuter Mastitis in Verbindung mit einer geeigneten kausalen antibakteriellen Behandlung; bei Kälbern mit einem Alter von mehr als einer Woche und nicht laktierenden Jungrindern zur Reduktion klinischer Symptome bei Durchfallserkrankungen in Kombination mit einer oralen Rehydratation. Schweine: zur Linderung von Lahmheits- und Entzündungssymptomen bei nicht infektiösen Erkrankungen des Bewegungsapparats. ▶ **Dosierung**: Hunde: täglich 0,1 mg/kg zusammen mit dem Futter verabreichen, für eine Dauer von 7–21 Tagen je nach Schwere der Symptome. Zur Einleitung der Behandlung sowie postoperativ einmalige subkutane oder intravenöse Injektion von 0,2 mg/kg. Bei Langzeitbehandlung sollte nach 7 Tagen die Dosis um die Hälfte reduziert werden. Bei ausbleibendem Erfolg soll die Behandlung nach einer Woche abgebrochen werden. Katzen: 0,3 mg/kg einmalig subkutan vor dem Eingriff. Bei Katzen zeigte sich in Feldversuchen eine Dosis von 0,1 mg/kg einmal täglich oral als ausreichend analgetisch wirksam. Eine sichere Dosis für die wiederholte Gabe ist jedoch für diese Tierart noch nicht etabliert. Pferde: einmal täglich 0,6 mg/kg oral bis zu 14 Tage. Rinder bzw. Schweine erhalten eine einmalige intravenöse oder subkutane bzw. intramuskuläre Injektion von 0,5 mg/kg, die bei Schweinen nach 24 Stunden wiederholt werden kann. Meloxicam wird bei Hunden und Pferden enteral relativ langsam, aber vollständig resorbiert. Maximale Blutspiegel werden mit erheblichen interindividuellen Unterschieden erst nach 2–3 Stunden beim Pferd, beim Hund nach 3–6 Stunden, ein Steady State mit Blutspiegeln von 1–1,5 µg/ml nach 4 Tagen erreicht. Die Proteinbindung liegt bei ca. 98 %, das Verteilungsvolumen ist 0,3 l/kg beim Hund und 0,12 l/kg beim Pferd. Bei Pferden konnten im Entzündungsexsudat nach 12 Stunden bis zu dreimal höhere Konzentrationen als im Blutplasma nachgewiesen werden. Meloxicam wird mit einer **Halbwertszeit** von 15 Stunden bei Katzen, 24 Stunden bei Hunden, 26 Stunden bei Jungrindern und 17,5 Stunden bei Milchkühen, ebenso wie andere Oxicame beim Menschen, langsam ausgeschieden. Pferd und Schwein unterscheiden sich von den anderen

Spezies durch kürzere Halbwertszeiten von 7,7 bzw. 2,5 Stunden. Meloxicam wird umfangreich zu inaktiven Metaboliten biotransformiert und bei Hund und Katze zu > 70 % biliär und beim Pferd, Kalb und Schwein zu etwa gleichen Teilen über den Harn und die Fäzes ausgeschieden. Bei Hunden kann es bei einer Behandlungsdauer von über 45 Tagen zu einer Verlängerung der Halbwertszeit und Kumulation kommen. ▶ **Nebenwirkungen**: weisen das für nicht-steroidale Antiphlogistika typische Spektrum auf (s. Phenylbutazon). Besonders empfindlich reagieren Hunde hinsichtlich gastrointestinaler Reizungen, die therapeutische Breite ist hierfür < 2, so dass trotz selektiverer COX-2-Hemmung und geringerer Affinität zur normalen COX-1 keine wesentlich verbesserte Verträglichkeit erkennbar ist. Bereits bei der doppelten oralen therapeutischen Dosis traten Appetitlosigkeit, Erbrechen, Durchfall, okkultes Blut und in Einzelfällen lebensbedrohliche gastrointestinale Blutungen auf. Bei sichtbaren Blutbeimengungen oder teerartigem Kot soll die Behandlung abgebrochen werden. Bei länger dauernder Behandlung ist der Blutstatus insbesondere im Hinblick auf Anämie und Thrombozytopenie zu kontrollieren. Bei perioperativer Verabreichung kann durch die für nicht-steroidale Antiphlogistika charakteristische Gerinnungshemmung die Blutungsneigung erhöht sein. Vereinzelt lokale Reizungen an der subkutanen Injektionsstelle. ▶ **Gegenanzeigen**: s. Phenylbutazon ▶ S. 394, ferner aufgrund nicht ausreichender Erfahrungen trächtige und laktierende Hunde und Pferde; strenge Indikationsstellung bei Hunden im Alter unter 6 Wochen und alten Tieren; nicht anwenden bei Katzen unter 6 Monate oder unter 2 kg Körpergewicht. ▶ **Wechselwirkungen**: s. Phenylbutazon. ▶ **Wartezeiten**: für essbare Gewebe: Schwein 5 Tage, Rind und Kalb 15 Tage, Pferd 3 Tage; für Milch: 5 Tage.

1.6 Coxibe

Coxibe sind selektive Hemmstoffe der COX-2, die eine ca. 400-fach bis 800-fach stärkere Hemmwirkung auf die COX-2 als auf die COX-1 ausüben, sodass es bei therapeutischen Dosen zu einer den nicht selektiven COX-Hemmern vergleichbaren antiinflammatorischen Wirkung ohne wesentliche Hemmung der konstitutiven COX-1 kommt. Dadurch ist das ulzerogene Potenzial und damit das relative Risiko gastrointestinaler Nebenwirkungen im Vergleich zu nicht selektiven COX-Hemmern geringer. Infolge ihrer Lipophilie können Coxibe die Blut-Hirn-Schranke überwinden und im Rückenmark die COX-2 abhängige Synthese von Prostaglandin E_2 unterdrücken, wodurch eine analgetische Wirkung auch bei chronischen neuropathischen und bei postoperativen Schmerzen besteht. Die COX-2 wird aber nicht nur im Entzündungsgebiet induziert, sondern ist auch als konstitutives Enzym, z. B. in Niere, ZNS, Ovar und Uterus für Organfunktionen sowie bei der Wundheilung, z. B. der Heilung von Magen-Darm-Ulzera von Bedeutung. ▶ **Nebenwirkungen**: Dadurch kann es durch eine COX-2-Hemmung zu Nebenwirkungen wie Beeinträchtigung der Nierenfunktion mit Ödembildung, verzögerter Abheilung von Magen-Darm-Ulzera, Benommenheit und kardiovaskulären Ereignissen infolge erhöhter Gerinnungsneigung kommen. Im Unterschied zu nicht selektiven COX-hemmenden Verbindungen, die durch Hemmung der COX-1-abhängigen Thromboxan-A_2-Bildung die Blutgerinnung herabsetzen, verschieben Coxibe durch selektive Hemmung des über COX-2 gebildeten antiaggregatorischen Prostacyclins das Gleichgewicht zugunsten des Aggregations-fördernden Thromboxan A_2. Daraus können bei langfristiger Anwendung thrombotische kardiovaskuläre Nebenwirkungen (Herzinfarkte, Schlaganfälle) resultieren, die im Jahr 2004 zur Marktrücknahme des in der Humanmedizin eingesetzten Wirkstoffs **Rofecoxib** [Vioxx (H.M.)] geführt haben. Grundsätzlich gilt dieses Risiko prothrombotischer Effekte für die ganze Gruppe der Coxibe, von denen humanmedizinisch noch **Celecoxib**, **Etoricoxib**, **Valdecoxib** und sein Prodrug **Parecoxib** und als Tierarzneimittel **Firocoxib**, **Robenacoxib**, **Mavacoxib** und **Deracoxib** (in den USA) zugelassen sind. Wegen der Vorfälle bei Menschen wurde die Zieltiersicherheit von Coxiben durch die EMEA 2005 bewertet. Aufgrund der unterschiedlichen Anwendung von COX-2-Hemmern und der unterschiedlichen Empfindlichkeit gegenüber thrombotischen kardiovaskulären Effekten bei Mensch und Tier sowie der Ergebnisse aus mehrmonatigen Verträglichkeitsstudien mit Firocoxib bei Hunden ohne Anzeichen kardiovaskulärer Effekte wurden keine weiteren Maßnahmen zur Arzneimittelsicherheit von Coxiben bei Tieren für erforderlich gehalten.

Firocoxib

Firocoxib [**Previcox** (V.M.)] ist in Form von Kautabletten zur Anwendung bei Hunden zugelassen. Firocoxib hat im Vollblut von Hunden eine 384-fache, bei Katzen eine 58-fache und bei Pferden eine 266-fache Selektivität für COX-2 im Vergleich zur COX-1 und besitzt analgetische, antiphlogistische und antipyretische Wirkungen bei Hund und Katze. ▶ **Anwendungsgebiete:** Linderung von Schmerzen und Entzündungen bei Osteoarthritis. ▶ **Dosierung:** einmal täglich 5 mg/kg oral. Eine Behandlung von mehr als 90 Tagen sollte nur unter strenger Indikationsstellung und regelmäßiger tierärztlicher Kontrolle erfolgen. Firocoxib wird bei Hunden nach oraler Gabe schnell resorbiert mit Spitzenspiegeln von ca. 0,5 µg/ml im Plasma nach 60–90 min. Die Bioverfügbarkeit beträgt beim Hund 37 % und wird durch Fütterung nicht beeinflusst, beim Pferd ca. 80 %. Die Bindung an Plasmaproteine beträgt > 95 %. Eine umfangreiche Biotransformation durch Desalkylierung und Glukuronidierung erfolgt in der Leber. Firocoxib ist ein potenter Induktor Fremdstoff metabolisierender Enzyme in der Leber. Die Ausscheidung erfolgt beim Hund überwiegend biliär mit potenziellem enterohepatischen Kreislauf sowie renal und ist nach 3 Tagen nahezu vollständig abgeschlossen. Bei Pferden überwiegt die renale Ausscheidung. Die **Halbwertszeit** beträgt 7,6 Stunden beim Hund; für Katzen werden ca. 7 Stunden und für Pferde 30–36 Stunden angegeben. ▶ **Nebenwirkungen:** gelegentlich vorübergehendes Erbrechen und Durchfall, die nach Absetzen wieder verschwinden. Die therapeutische Breite von Firocoxib ist relativ schmal. Bei fünffacher Überdosierung traten Inappetenz, Gewichtsverlust, Erbrechen, Duodenalulzera, histologische Veränderungen im Gehirn (Vakuolisierung ohne neurotoxische Symptome) und Todesfälle auf. Die dreifache therapeutische Dosis führte zu Leberveränderungen (Lipidakkumulation). Die **therapeutische Breite** scheint bei Tieren mit einem Lebensalter unter 6 Monaten geringer zu sein. Bei Auftreten von wiederholtem Durchfall, okkultem Blut in den Fäzes, Inappetenz, plötzlichem Gewichtsverlust, Lethargie und Verschlechterung von Nieren- und Leberwerten soll die Behandlung abgebrochen werden. ▶ **Gegenanzeigen:** Nicht anwenden bei Tieren im Alter unter 10 Wochen oder unter 3 kg Körpergewicht sowie bei Tieren mit gastrointestinalen Blutungen, Blutgerinnungsstörungen oder Blutbildveränderungen. Anwendung bei sehr jungen Tieren oder bei Tieren mit beeinträchtigter Leber-, Nieren- oder Herzfunktion, bei Gefahr von gastrointestinalen Blutungen oder bei Tieren, die zuvor eine Unverträglichkeit gegenüber nichtsteroidalen Antiphlogistika gezeigt haben, nur unter strenger Indikationsstellung und regelmäßiger tierärztlicher Kontrolle. Nicht anwenden bei dekompensierter Herzinsuffizienz oder bei dehydrierten, hypovolämischen oder hypotensiven Tieren, da Gefahr erhöhter renaler Toxizität besteht. Nicht anwenden bei trächtigen oder laktierenden Hündinnen, da keine spezifischen Untersuchungen bei der Tierart vorliegen und bei Labortieren materno-, embryo- und fetotoxische Effekte beobachtet wurden. ▶ **Wechselwirkungen:** nicht gleichzeitig mit potenziell nephrotoxischen Arzneimitteln, Kortikosteroiden oder anderen nicht-steroidalen Antiphlogistika anwenden, da dadurch Magen-Darm-Ulzera und renale Nebenwirkungen verschlimmert werden können. Nach Vorbehandlung mit anderen entzündungshemmenden Wirkstoffen sollte in Abhängigkeit von deren pharmakokinetischen Eigenschaften eine behandlungsfreie Zeit von mindestens 24 Stunden eingehalten werden. Gleichzeitige Verabreichung von Pharmaka mit Einfluss auf die Nierenfunktion, z. B. Diuretika oder ACE-Hemmer nur unter klinischer Überwachung. Simultan verabreichte Arzneimittel mit hoher Proteinbindung können Firocoxib aus der Bindung verdrängen und zu toxischen Blutspiegeln führen.

Mavacoxib

Mavacoxib [**Trocoxil** (V.M.)] ist als Kautablette zur Anwendung bei Hunden zugelassen. Mavacoxib ist ein lang wirksamer COX-2-Hemmstoff, der im Vollblut von Hunden beim Vergleich der IC_{50} eine 21,2-fach höhere Selektivität für COX-2 als für COX-1 hat. ▶ **Anwendungsgebiete:** Schmerz und Entzündung im Zusammenhang mit degenerativen Gelenkserkrankungen. ▶ **Dosierung:** 2 mg/kg zusammen mit dem Futter im Abstand von 14 Tagen, anschließend einmal monatlich bis zu fünfmal. Mavacoxib wird bei Hunden nach oraler Gabe zusammen mit dem Futter nahezu vollständig resorbiert. Der Wirkstoff wird zu 98 % an Plasmaproteine gebunden und langsam mit einer mittleren Halbwertzeit von 17 Tagen eliminiert, wobei die Ausscheidung zu > 80 % biliär in vorwiegend unveränderter Form erfolgt. ▶ **Nebenwirkungen**: gelegentlich für nicht-steroidale Antiphlogistika typische unerwünschte Wirkungen wie Inappetenz, Erbrechen, Durchfall und Veränderung von Nierenfunktionsparametern, Apathie. Die therapeutische Breite ist bei gesunden Hunden für diese Nebenwirkungen > 2,5, für schwere Nebenwirkungen > 7. ▶ **Gegenanzeigen**: gastrointestinale Läsionen, eingeschränkte Leber- oder Nierenfunktion, Herzinsuffizienz, Vorliegen von Blutgerinnungsstörungen, Überempfindlichkeit gegenüber Sulfonamiden, dehydrierte Tiere, nicht anwenden bei Zuchttieren, trächtigen und laktierenden Hündinnen, bei Tieren unter 12 Monaten und mit einem Körpergewicht unter 5 kg. **Wechselwirkungen**: nicht gleichzeitig mit anderen nicht-steroidalen Antiphlogistika und Glukokortikoiden anwenden, sorgfältige Überwachung der Tiere bei Gabe von Antikoagulanzien.

Robenacoxib

Robenacoxib [**Onsior** (V.M.)] ist als Tablette und Injektionslösung für Hunde und Katzen zugelassen. Robenacoxib ist ein hochselektiver Hemmstoff der COX-2, der beim Vergleich der IC_{50} im Vollblut von Katzen für die COX-2 eine ca. 500-fach, im Vollblut von Hunden eine 140-fach höhere Selektivität als gegenüber der COX-1 aufweist. ▶ **Anwendungsgebiete**: als subkutane Injektion zur Behandlung von Schmerzen im Zusammenhang mit Weichteiloperationen (Hund und Katze) und orthopädischen Eingriffen (nur Hund); oral: Schmerzen und Entzündungen bei chronischer Osteoarthritis (Hund) bzw. akute Schmerzen und Entzündungen im Zusammenhang mit muskuloskelettalen Erkrankungen. ▶ **Dosierung**: als subkutane Injektion 2 mg/kg ca. 60 min vor der Operation, oral beim Hund 1–2 mg/kg oral einmal täglich, bei der Katze 1–2,4 mg/kg einmal täglich für 6 Tage; nicht zusammen mit dem Futter verabreichen. Robenacoxib wird nach oraler Gabe schnell resorbiert, Spitzenspiegel im Blut werden innerhalb von 30 min erreicht, die Bioverfügbarkeit beträgt bei nüchternen Hunden 84 %, bei Katzen 49 %. Die Proteinbindung beträgt > 99 %. Robenacoxib wird schnell mit einer Halbwertszeit von 0,7 Stunden (Hund) bzw. 1,1 Stunden (Katze) eliminiert, wobei es hauptsächlich in der Leber metabolisiert und zu 65-70 % biliär und der Rest renal ausgeschieden wird. ▶ **Nebenwirkungen**: häufig Inappetenz, Erbrechen und weiche Fäzes, gelegentlich Durchfall mit Blutbeimengungen und blutiges Erbrechen, bei Langzeitbehandlung Anorexie und Apathie, Schmerzen an der Injektionsstelle. Die **therapeutische Breite** bei gesunden jungen Tieren ist > 5. ▶ **Gegenanzeigen**: Magen-Darm-Ulzera, Lebererkrankungen, Vorsicht bei dehydrierten und herzinsuffizienten Tieren und bei eingeschränkter Leber- und Nierenfunktion, nicht bei Tieren mit einem Körpergewicht unter 2,5 kg oder jünger als 4 Monate, bei trächtigen und säugenden Tieren anwenden. ▶ **Wechselwirkungen**: nicht gleichzeitig mit anderen nicht-steroidalen Antiphlogistika und Glukokortikoiden sowie potenziell nephrotoxischen Arzneimitteln (z. B. Aminoglykosidantibiotika) anwenden, Überwachung der Tiere bei gleichzeitiger Gabe von Diuretika und ACE-Hemmern. **Vorsichtshinweis**: hochschwangere Frauen sollen Hautkontakt mit dem Arzneimittel meiden.

1.7 Duale COX/5-LOX-Hemmstoffe

Duale Hemmstoffe, wie **Licofelon** oder **Tepoxalin**, sind nicht-steroidale Antiphlogistika, die neben der Cyclooxygenase auch noch die 5-Lipoxygenase (LOX) hemmen. Damit wird nicht nur die Bildung von Prostaglandinen aus der Arachidonsäure, sondern auch die von Leukotrienen unterdrückt, die ebenfalls proinflammatorisch wirken. Durch COX-Hemmstoffe wird die Leukotrienbildung gesteigert, da das Gleichgewicht des Arachidonsäureabbaus auf die Seite der LOX verschoben wird. Leukotriene sind Entzündungsmediatoren, die insbesondere im chronischen Entzündungsgeschehen durch ihre potente chemo- und leukotaktische Wirkung, Stimulation der Bildung proinflammatorischer Zytokine und Erhöhung der Gefäßpermeabilität eine Rolle spielen. Leukotriene verstärken ferner durch Vasokonstriktion und Förderung der Leukozyteninfiltration gastrointestinale Läsionen, wie sie durch COX-Hemmer induziert werden können.

Durch ihre bronchokonstriktorische Wirkung sind sie auch an der Entstehung des „Aspirin-Asthmas" beteiligt. Durch Senkung der Leukotriene sollen deshalb duale Hemmstoffe im Vergleich zu reinen COX-Hemmern eine überlegene antiphlogistische Wirkung haben, die allerdings höchstens bei chronischen Entzündungen zum Tragen kommen könnte, sowie eine bessere gastrointestinale Verträglichkeit haben. Tatsächlich sind aber die bisher zur Praxisreife entwickelten Verbindungen nicht selektive Hemmstoffe der COX, die die COX-1 mit gleicher Potenz oder stärker als die COX-2 hemmen mit der Folge einer Senkung der zytoprotektiven Prostaglandine, die zur Entstehung gastrointestinaler Läsionen führen kann.

Tepoxalin

Als einziger Wirkstoff dieser Gruppe ist als Tierarzneimittel Tepoxalin [**Zubrin** (V.M.)] zur oralen Anwendung als Lyophilisat beim Hund zugelassen. Als Folge der dualen Hemmung von COX und LOX wird bei therapeutischen Wirkspiegeln die Prostaglandin-E_2- und Leukotrien-B_4-Synthese gehemmt. In vitro ist die Potenz zur Hemmung von COX und LOX etwa gleich, die COX-1 wird > 30-fach stärker als die COX-2 gehemmt. Tepoxalin hemmt durch Eisenkomplexierung die Lymphozytenproliferation und die Aktivierung des an der Bildung verschiedener Zytokine beteiligten Transkriptionsfaktors NFκB. Die antiphlogistische und analgetische Wirksamkeit entspricht Indometacin oder Naproxen, das gastrointestinale ulzerogene Potenzial war bei Labortieren geringer. ▶ **Anwendungsgebiete**: Verminderung von Entzündung und Schmerz bei akuten oder akuten Schüben chronischer Erkrankungen des Bewegungsapparats. ▶ **Dosierung**: 10 mg/kg einmal täglich oral über maximal 4 Wochen. Verabreichung ein bis zwei Stunden nach der Fütterung. Tepoxalin wird beim Hund nach oraler Gabe schnell mit erheblichen interindividuellen Unterschieden resorbiert. Maximale Plasmaspiegel von 1,2 µg/ml werden nach ca. 2 Stunden erreicht. Tepoxalin wird zu 70 % innerhalb einer Stunde in einen aktiven Säuremetaboliten umgewandelt, der allerdings eine hemmende Wirkung nur auf die COX und nicht auf die LOX ausübt. Die Proteinbindung beträgt > 98 %. Die Ausscheidung erfolgt beim Hund nahezu vollständig biliär über die Fäzes, nur 1 % der Dosis wird im Harn wiedergefunden. Die **Halbwertszeit** für den Säuremetaboliten beträgt ca. 13 Stunden. Es kommt zu keiner Kumulation bei längerer Anwendung. Bei Katzen erfolgt eine langsamere Umwandlung in den Säuremetaboliten (Halbwertszeit für die Muttersubstanz: 4,7 Stunden), der mit einer Halbwertszeit von 3,5 Stunden eliminiert wird.
▶ **Nebenwirkungen**: weisen das für alle nichtsteroidalen Antiphlogistika typische Spektrum auf (s. Phenylbutazon). In klinischen Studien kam es bei ca. 10 % der Fälle zu gastrointestinalen Symptomen mit Inappetenz, Erbrechen, Durchfall und Blutbeimengungen im Kot. Bei Auftreten solcher Erscheinungen ist die Behandlung abzubrechen. Die **therapeutische Breite** für gastrointestinale Läsionen ist > 3. Gelegentlich wurden Erytheme und Alopezie beobachtet. ▶ **Überdosierung**: Bei Überdosierung stehen Magen-Darm-Schädigungen mit Blutverlusten im Vordergrund, die Behandlung ist symptomatisch. ▶ **Gegenanzeigen**: aufgrund fehlender Untersuchungen nicht anwenden bei trächtigen und säugenden sowie zur Zucht vorgesehenen Hündinnen; nicht anwenden bei Vorliegen von Herz- und Lebererkrankungen, bei anamnestisch bekannten Magen-Darm-Ulzera und -Blutungen sowie bei Überempfindlichkeit gegen das Arzneimittel. Nicht bei dehydrierten, hypovolämischen oder hypotensiven Hunden anwenden, da ein erhöhtes Risiko renaler Toxizität besteht. Bei Tieren jünger als 6 Monate oder leichter als 3 kg oder bei alten Tieren sowie bei Vorliegen einer ausgeprägten Niereninsuffizienz Anwendung nur unter strenger Indikationsstellung und regelmäßiger tierärztlicher Überwachung.
▶ **Wechselwirkungen**: s. Phenylbutazon.

2 Dimethylsulfoxid – DMSO – und Orgotein

Dimethylsulfoxid – DMSO

DMSO ist eine farblose Flüssigkeit, die zur topischen Anwendung sowohl als Monopräparat als auch in Kombination mit dem Glukokortikoid Dexamethason [**Dexamethason in DMSO** (V.M.)] vorliegt. In dieser Kombination erfüllt DMSO eine Doppelfunktion: (1) Als amphiphile Substanz mit sowohl lipophilen als auch hydrophilen Eigenschaften weist DMSO eine gute und schnelle Penetration über biologische Membranen und intakte Haut auf und schleppt dabei niedermolekulare Wirkstoffe wie Glukokortikoide oder Antibiotika mit. Durch diese Vehikelfunktion wird die perkutane Resorption vieler Arzneimittel stark erhöht und beschleunigt. (2) DMSO selbst besitzt eine Vielzahl eigenständiger pharmakologischer Wirkungen, wobei für die antiinflammatorische Wirksamkeit insbesondere von Bedeutung sein können: lokalanästhetische und antibakterielle Wirkung, Vasodilatation, Membranstabilisation, Abfangen von Sauerstoffradikalen (durch Metabolit), antithrombotische Wirkung, Hemmung der Leukotaxis. Ferner wird bei der Bindung von Wasser durch das hygroskopische DMSO lokal Wärme erzeugt. Die entzündungswidrige Wirkung äußert sich in einer Reduktion von Schwellung, Schmerz und Funktionsbeeinträchtigung. ▶ **Anwendungsgebiete**: für die jedoch bei Tieren keine gesicherten kontrollierten Studien vorliegen, sind akut entzündliche Erkrankungen des Bewegungsapparates sowie lokale Entzündungen, vor allem entzündliche Ödeme und traumatische Schwellungen. Die **Anwendung** erfolgt nur äußerlich; orale und parenterale Applikation sind wegen zu hoher Toxizität bei nicht gesicherter Wirksamkeit nicht zu empfehlen. Die Resorption über die Haut erfolgt in ca. 5 min, gefolgt von schneller Verteilung im Organismus innerhalb von 20 min, wobei DMSO auch in Gelenke eindringt. DMSO wird rasch zu dem ebenfalls wirksamen Dimethylsulfid metabolisiert, durch das der knoblauchartige Geruch in Ausatmungsluft und Harn hervorgerufen wird. ▶ **Dosierung**: Die topisch auf der Haut zu verabreichende Dosis beträgt täglich bei Hund und Katze bis zu 5 ml, bei Großtieren bis zu 30 ml pro Tier einer mindestens 70%igen Lösung bei einer Therapiedauer von maximal 3 Wochen. Die Auftragung soll auf saubere, trockene und möglichst geschorene Hautbezirke erfolgen, wobei andere Medikationen in diesem Bereich zu vermeiden sind. ▶ **Nebenwirkungen**: Systemische Nebenwirkungen sind bei lokaler Anwendung hochreiner DMSO-Lösungen, abgesehen von einer Cholinesterasehemmung und teratogener Wirkung, ohne klinische Relevanz. Lokal kommt es zu Erythem, Ödem, Brennen und Dehydratation der Haut. Infolge Histaminliberation kann Juckreiz auftreten. Bei Langzeitverabreichung höherer Dosen wurden bei Kaninchen Linsenveränderungen beobachtet. ▶ **Überdosierung** führt zu Krämpfen und Lungenödem. ▶ **Gegenanzeigen** sind frühe Phasen einer Trächtigkeit sowie orale, parenterale und intramammäre Applikation. ▶ **Wechselwirkungen**: DMSO soll nicht mit Cholinesterasehemmstoffen verabreicht werden. Bei Narkose ist die DMSO-Toxizität verstärkt, die kutane Resorption anderer Wirkstoffe wird stark erhöht. DMSO-Lösungen müssen luftdicht aufbewahrt werden, bei der Anwendung sind Handschuhe zu tragen. ▶ **Wartezeiten**: sind durch das kombinierte Glukokortikoid bedingt (▶ S. 431).

Orgotein

Orgotein war eine für Hund und Pferd zugelassene kommerzielle Form eines aus Rinderleber gewonnenen Metalloproteins, das die Aktivität des in allen Säugerzellen vorkommenden Enzyms Cu-Zn-Superoxiddismutase (SOD) besitzt. Es befinden sich derzeit kein Tier- und Humanarzneimittel mit diesem Wirkstoff mehr im Handel. Die Funktion der SOD ist das Abfangen von Superoxidanionradikalen ($O_2^{\bullet -}$) und dadurch Verhinderung schädlicher Folgereaktionen durch dieses Sauerstoffradikal. $O_2^{\bullet -}$ wird im Entzündungsgebiet als wichtiger Faktor bei der körpereigenen Abwehr durch aktivierte neutrophile Granulozyten und Makrophagen gebildet. Überschüssiges $O_2^{\bullet -}$ kann nur intrazellulär von SOD abgefangen werden, da extrazellulär keine SOD-Aktivität vorhanden ist. Dieses Radikal kann sich deshalb ungehindert extrazellulär ausbreiten und z. B. den Gelenkknorpel und andere Zellen schädigen sowie Hyaluronsäure depolymerisieren und dadurch weitere $O_2^{\bullet -}$ bildende Makrophagen anlocken. Die Folge ist eine Verschlimmerung des Entzündungsprozesses. Das antiphlogistische Wirkprinzip von Orgotein besteht in einer Erhöhung der extrazellulären SOD-Aktivität, wodurch dieser Circulus vitiosus durchbrochen wird. Ohne analgetische Eigenschaften aufzuweisen, verbessert Orgotein bei ausreichend hohen Konzentrationen am Wirkort längerfristig die Symptomatik degenerativer Entzündungsprozesse. ▶ **Anwendungsgebiete** sind akute und z.T. chronische degenerative Entzündungsprozesse am Bewegungsapparat des Pferdes und an der Wirbelsäule des Hundes. Die zugelassenen Applikationsformen sind intramuskulär beim Pferd und subkutan beim Hund. Bei diesen Applikationsformen konnte zwar eine gewisse antiinflammatorische Wirkung beobachtet werden, jedoch bestehen hierbei die Wirksamkeit einschränkende pharmakokinetische Probleme. SOD besitzt eine **Halbwertszeit** von wenigen Minuten, und es ist anzunehmen, dass nur begrenzte Mengen des großen Enzymproteins in unveränderter Form das Entzündungsgebiet erreichen. ▶ **Dosierung**: Ausreichend hohe Wirkstoffkonzentrationen sind deshalb in Gelenken nur durch direkte intraartikuläre Applikation (Dosis: 15 mg/Gelenk) zu erreichen, wobei es dort durch relativ lange Verweildauer der SOD zu guten therapeutischen Erfolgen bei degenerativen Gelenkserkrankungen des Pferdes kommt. Bei systemischer Behandlung beträgt mit fraglicher Wirkung die Einzeldosis für Hund und Pferd 15 mg Trockensubstanz/Tier. Das Pferd erhält diese Dosis intramuskulär jeden 2. Tag für 2 Wochen und anschließend für weitere 2–3 Wochen zweimal wöchentlich. Dem Hund wird für 6 Tage täglich eine subkutane Injektion verabreicht, gefolgt von einer Behandlung jeden 2. Tag für 8 Tage. ▶ **Nebenwirkungen**: Orgotein ist praktisch untoxisch und weist keine der für andere Antiphlogistika üblichen Nebenwirkungen auf. Obwohl Fremdprotein, scheint Orgotein nur geringe sensibilisierende Eigenschaften zu besitzen und kann deshalb wiederholt angewendet werden. Schwerwiegende Überempfindlichkeitsreaktionen, wie sie beim Menschen gelegentlich beobachtet wurden und zum Widerruf der humanmedizinischen Zulassung geführt haben, wurden bei Tieren bisher noch nicht berichtet. Gelegentlich trat vor Wirkungseintritt bei parenteraler Verabreichung eine transiente paradoxe Verschlechterung der Entzündungssymptomatik auf. Bei intraartikulärer Injektion kann es zu lokalen Reizerscheinungen im Gelenk mit vermehrter Schwellung und Schmerzhaftigkeit kommen. ▶ **Gegenanzeigen**: Bei Wiederholungsbehandlung ist auf Sensibilisierungsreaktionen zu achten; bei infektiösen Prozessen ist antibakterielle Zusatzbehandlung erforderlich. ▶ **Wechselwirkungen** sind nicht bekannt.

3 Chondroprotektiva

Bei arthrotischen Prozessen wird durch Substitution von Vorstufen des Gelenkstoffwechsels sowie von Bestandteilen der Synovialflüssigkeit versucht, die Regeneration der geschädigten Knorpeloberfläche zu unterstützen sowie die Gleitfähigkeit der Gelenkflächen zu verbessern. Als Chondroprotektiva kommen hierfür **Glukosamin**, hochpolymere **Hyaluronsäure**, **Chondroitinsulfat**, sulfatierte **Glykosaminoglykane**, Knorpelextrakte und **Pentosanpolysulfat** zur Anwendung. Glykosaminoglykane aus Muschelkalk und anderen Quellen werden auch in Ergänzungsfuttermitteln für Hunde und Pferde angeboten. Ein therapeutischer Nutzen ist von solchen hochmolekularen Substanzen, wenn überhaupt, nur bei lokaler intraartikulärer Applikation zu erwarten, während ihre parenterale und orale Verabreichung pharmakokinetisch wenig sinnvoll ist und überzeugende Beweise einer klinischen Wirksamkeit bei systemischer Gabe dieser Wirkstoffe bei osteoarthritischen Prozessen noch ausstehen. Dies gilt auch für die orale Gabe des niedermolekularen Knorpelbausteins Glucosamin als Hydrochlorid [**Mobilat Tabletten** (H.M.)] oder Sulfat [**Dona** (H.M.)]. Da entsprechend den vorgegebenen Behandlungsschemata mehrfache intraartikuläre Injektionen durchgeführt werden sollen, sind diese Therapieformen mit einem relativ hohen Infektionsrisiko belastet. Ferner kommt es auch bei lege artis durchgeführter intraartikulärer Applikation vielfach zu akuter Schmerzhaftigkeit und Schwellung der behandelten Gelenke, wobei die Ursachen substanz- oder volumenbedingt sein können. Ein derartiges Risiko ist nur tolerierbar, wenn diesem ein eindeutiger therapeutischer Nutzen gegenübersteht. In umfangreichen klinischen Studien beim Menschen und auch bei Pferden konnte jedoch für diese Wirkstoffe kein nachhaltiger und gesicherter therapeutischer Effekt bei arthritischen und arthrotischen Prozessen belegt werden. Daraus resultiert für diese Therapieformen ein insgesamt negatives Nutzen-Risiko-Verhältnis. Aus diesen Gründen wurde für humanmedizinische Präparate mit Glukosaminsulfat, sulfatierten Glykosaminoglykanen und Knorpelextrakten nach Auftreten schwerer anaphylaktischer Reaktionen beim Menschen vollständig oder teilweise ein Widerruf oder Ruhen der Zulassung angeordnet.

Hyaluronsäure

Hyaluronsäure steht als 1%ige Lösung in Form eines hochpolymeren Natriumsalzes zur intraartikulären und intravenösen Anwendung bei Pferden zur Verfügung [**Hylartil Vet.**, **Hyonate** (V.M.)]. Wichtigste therapeutische Funktion ist der Ersatz depolymerisierter Hyaluronsäure. Dadurch soll in der Synovia des entzündeten Gelenks eine schützende Barriere auf der Synovialmembran und eine ausreichend hohe Viskosität der Synovialflüssigkeit wiederhergestellt werden, die für den „Schmiereffekt" und die Gleitfähigkeit der Gelenkoberflächen erforderlich ist. Als weitere Eigenschaften werden der Hyaluronsäure noch eine stimulierende Wirkung auf die endogene Hyaluronsäureproduktion durch Synoviozyten, eine Verminderung der Freisetzung von Proteoglykanen aus Chondrozyten sowie eine antiinflammatorische Wirkung durch Hemmung verschiedener Entzündungsmediatoren im Gelenk zugeschrieben. ▸ **Anwendungsgebiete** sind Lahmheiten durch nicht infektiöse Gelenksentzündungen des Pferdes, wobei verschiedentlich bei mäßiger Synovitis in der Frühphase von Gelenksentzündungen therapeutische Erfolge beobachtet wurden. Die beobachteten Effekte waren jedoch oft nicht signifikant und von der subjektiven Einschätzung des Untersuchers abhängig. Bei schweren degenerativen Gelenkentzündungen sind die Behandlungserfolge insgesamt schlecht. Ferner ist nicht bekannt, in welchem Zeitraum die applizierte Hyaluronsäure im Gelenk wieder depolymerisiert wird. Die Halbwertszeit ist dort mit 9–13 Stunden relativ kurz. Es existieren keine pharmakokinetischen Studien, die beim Pferd den Übergang von intravenös applizierter Hyaluronsäure in das Gelenk belegen. Aufgrund der schnellen Depolymerisierung ist anzunehmen, dass nur geringe Wirkstoffmengen die Gelenke erreichen. ▸ **Dosierung**: Die Dosis beträgt je nach Größe des Gelenks intraartikulär 20–40 mg/Gelenk (entspricht 2–4 ml der 1%igen Lösung) oder 40 mg intravenös. Wiederholungsbehandlungen können im wöchentlichen Abstand bis zu dreimal erfolgen. Nach intraartikulärer Verabreichung ist eine mehrtägige Schonung der behandelten Gelenke erforderlich. ▸ **Nebenwirkungen**: Systemische Nebenwirkungen treten nicht auf, es kann jedoch zu schmerzhaften Schwellungen des Gelenks innerhalb von 24 Stunden nach der Injektion kommen. ▸ **Gegenanzeigen**: bestehende Überempfindlichkeit gegenüber exogen zugeführtem Natriumhyaluronat. Das Allergierisiko ist auch nach intravenöser Gabe des hierfür zugelassenen Präparats durch das spezielle Herstellungsverfahren mit Gewinnung von Hyaluronsäure aus Bakterienzellwänden gering. ▸ **Wechselwirkungen** sind keine bekannt. ▸ **Wartezeiten**: keine.

3.1 Heparinoide

Heparinoide sind hochmolekulare Heparinanaloga, die aus schwefelsauren Mucopolysacchariden (sulfatierte Glykosaminoglykane, Chondroitinpolysulfat) oder Pentosanpolysulfaten bestehen und partialsynthetisch gewonnen werden. Bei systemischer Anwendung hemmen diese Polyanionen die Blutgerinnung und wirken fibrinolytisch. Sie sind weniger stark wirksam und toxischer als Heparin. Ferner hemmen sie aufgrund ihrer polyanionischen Struktur verschiedene, z. B. proteolytische Enzyme. Dadurch sollen katabole Prozesse am Gelenkknorpel reduziert und der Wiederaufbau gefördert werden. Weiterhin besitzen sie ähnliche viskoelastische Eigenschaften wie Hyaluronsäure, wodurch die Viskosität der Synovialflüssigkeit bei intraartikulärer Gabe erhöht wird. Weitere Eigenschaften sollen eine Stimulation der Hyaluronsäurebildung und eine leichte antiphlogistische Wirkung bei osteoarthritischen Prozessen durch Verbesserung der Mikrozirkulation sein.

Sulfatierte Glykosaminoglykane

Typische Vertreter dieser Wirkstoffgruppe sind Mucopolysaccharidpolyschwefelsäureester, sulfatierte Polysaccharide aus einfachen Zuckern, Aminozuckern (Glucosamin) und Uronsäuren, die zur intraartikulären und intramuskulären Anwendung beim Pferd zugelassen sind waren. Diese hochmolekularen anionischen Verbindungen sind Bestandteile des Gelenkknorpels. ▸ **Anwendungsgebiete** sind nicht infektiöse degenerative, arthrotische Erkrankungen des Karpalgelenks des Pferdes. ▸ **Dosierung:** 7 intramuskuläre Injektionen von 2,5 g pro Pferd über einen Zeitraum von vier Tagen oder intraartikulär 250 mg/Gelenk in wöchentlichem Abstand bis zu 5 Wochen lang. Berichte über therapeutische Erfolge nach intramuskulärer Gabe sind kontrovers. ▶ **Nebenwirkungen:** Dem begrenzten Behandlungserfolg stehen nicht unbeträchtliche Nebenwirkungen gegenüber. In den ersten 2 Tagen nach intraartikulärer Injektion können schmerzhafte entzündliche Schwellungen an den behandelten Gelenken auftreten, die zum Abbruch der Therapie zwingen können. Auch bei intraartikulärer Anwendung sind Sensibilisierung und Unverträglichkeitsreaktionen möglich. Verlängerung der Partialthromboplastinzeit für 8 Stunden. Über letal verlaufende Schockreaktionen, die in einem möglichen Zusammenhang mit der parenteralen Verabreichung dieses Wirkstoffs stehen, wurde für das entsprechende nicht mehr im Handel befindliche Humanpräparat berichtet. Leber- und Pankreasfunktionen können beeinträchtigt werden. ▶ **Gegenanzeigen** sind akute Gelenksentzündungen, Trächtigkeit und Laktation sowie hämorrhagische Diathese, Nieren-, Leber- und Pankreaserkrankungen. Nicht im Zusammenhang mit Operationen und bei Überempfindlichkeit gegen Chondroitinpolysulfat anwenden. ▶ **Wechselwirkungen**: eine Mischung mit anderen Arzneimitteln ist zu vermeiden. Die gerinnungshemmende Wirkung von nicht-steroidalen Antiphlogistika kann verstärkt werden. ▶ **Wartezeiten**: keine.

Bei lokaler Anwendung von Mucopolysacharidpolyschwefelsäureestern wie Chondroitinsulfat als Salbe oder Gel [**Hirudoid** (H.M.)] kommt es durch die antithrombotische und fibrinolytische Wirkung bei Stauchungen, Prellungen, sonstigen stumpfen Traumen und bei oberflächlichen Venenentzündungen zu einer beschleunigten Resorption subkutaner Hämatome und Infiltrate sowie von oberflächlichen Thromben. Anwendungsdauer ca. 1–2 Wochen. Lokale Überempfindlichkeitsreaktionen sind möglich (▶ S. 540).

Pentosanpolysulfat

Pentosanpolysulfat (SP 54) ist ein teilsynthetisch hergestelltes hochsulfatiertes Polysaccharid pflanzlicher Herkunft aus D-Xylopyranose und Methylglukuronsäure im Verhältnis 9 : 1 mit einem mittleren Molekulargewicht von 4700 Dalton. Es war zur subkutanen Anwendung beim Hund zugelassen. ▶ **Anwendungsgebiete**: sind nicht infektiöse Erkrankungen des Bewegungsapparats (z. B. Osteoarthritis). ▶ **Dosierung**: 3 mg/kg subkutan, viermal im Abstand von 7 Tagen. Eine Erhöhung der Dosis (z. B. auf 5 mg/kg) führt zum Wirkungsverlust. Maximale Blutspiegel werden nach ca. 2 Stunden erreicht. Die **Halbwertszeit** beträgt etwa 40 min. Nach 6–8 Stunden ist der Wirkstoff im Blutplasma nicht mehr detektierbar. In der Synovia und im Gelenkknorpel waren Bestandteile des Wirkstoffs beim Kaninchen über 4–5 Tage nachweisbar. Der depolymerisierte Wirkstoff wird renal ausgeschieden. ▶ **Nebenwirkungen**: erhöhte Blutungsneigung (die partielle Thromboplastinzeit kann über einen Zeitraum von 8 Stunden verlängert sein), in seltenen Fällen Erbrechen und initiale Bewegungsunlust. ▶ **Gegenanzeigen**: nicht einsetzen bei Blutgerinnungsstörungen, Thrombozytopenie, Blutungen, Verletzungen, gastrointestinalen Ulzerationen, Tumoren in der Bauchhöhle, Leber- und Niereninsuffizienz. Nicht anwenden kurz vor und nach Operationen und Zahnextraktionen und bei trächtigen Hündinnen. ▶ **Wechselwirkungen**: gleichzeitige Anwendung von Antikoagulanzien, Steroiden und nicht-steroidalen Antiphlogistika erhöht die Blutungsneigung, Glukokortikoide wirken antagonistisch.

4 Kortikosteroide

Kortikosteroide sind die wichtigsten von der Nebennierenrinde (NNR) produzierten und ausgeschütteten Hormone. Es handelt sich um Steroidhormone mit 21 C-Atomen, die je nach ihrer vorherrschenden Wirkungsqualität in Mineralokortikoide (Hauptwirkung: Regulation des Elektrolyt- und Flüssigkeitshaushalts) und Glukokortikoide (Hauptwirkungen auf Glukose-, Protein- und Calciumstoffwechsel, Entzündungshemmung) eingeteilt werden.

Pharmaka zur Beeinflussung von Entzündungen

4.1 Mineralokortikoide

Natürlich vorkommender Hauptvertreter ist Aldosteron, das noch geringe glukokortikoide Wirkung besitzt. Die in geringen Mengen vorkommende, ca. 30-fach schwächer wirksame Aldosteronvorstufe 11-Desoxycorticosteron wirkt praktisch nur noch mineralokortikoid. Die Synthese und Ausschüttung von Aldosteron steht im Gegensatz zu den Glukokortikoiden nicht unter dem Einfluss von ACTH, sondern wird durch Renin und Angiotensin gesteuert. Verringerung der Konzentration des Serum-Natriums und des Blutvolumens führt zu einer Aktivierung des Renin-Angiotensin-Aldosteron-Systems, wodurch es zu einem durch Angiotensin II stimulierten Anstieg von Aldosteron kommt. Aldosteron fördert die Na^+-Rückresorption im distalen Tubulus und bewirkt eine Mehrausscheidung von K^+ und H^+. Charakteristische Folgen dieser mineralokortikoiden Wirkung sind Na^+- und Wasserretention sowie Kaliumverluste. Aldosteron ist physiologisch bei der Regulation des Wasser- und Elektrolythaushalts und pathophysiologisch bei primärem und sekundärem Hyperaldosteronismus (Indikationsgebiete für den Aldosteron-Antagonisten Spironolacton, ▶ S. 199) von Bedeutung. In der Veterinärmedizin spielen Aldosteron und andere mineralokortikoid wirksame Verbindungen therapeutisch nur eine untergeordnete Rolle, die sich im Wesentlichen auf die **Indikation** der Substitution bei NNR-Hypofunktion beschränkt. Früher wurde **Aldosteron** direkt bei akuter NNR-Insuffizienz (Addison-Krise) eingesetzt. Es sind keine entsprechenden Präparate mehr im Handel. ▶ **Dosierung** wurde für den Hund mit 5–10 µg/kg intravenös, bei Bedarf mehrmals täglich, angegeben. Aldosteron ist aufgrund eines hohen First-Pass-Effektes oral unwirksam. Die Wirkungsdauer ist kurz, beim Menschen liegt die Plasmahalbwertszeit im Bereich von 15–30 min. ▶ **Nebenwirkungen** treten nur bei länger dauernder Therapie in Form von Ödemen, Hypokaliämie und Hypertonie auf. **Fludrocortison** [**Astonin H** (H.M.)], ein 9α-fluoriertes Cortisol, ist demgegenüber bei oraler Gabe ausreichend stark und lang wirksam, sodass es sich für eine Langzeitsubstitution bei NNR-Insuffizienz eignet. Die mineralokortikoide Wirkung von Fludrocortison ist etwa 10-fach schwächer als bei Aldosteron, jedoch 300-mal stärker als bei Cortisol. Fludrocortison hat daneben noch eine ausgeprägte, ca. 10-fach stärkere glukokortikoide Wirkung als Cortisol. Fludrocortison eignet sich deshalb alleine oder in Kombination mit anderen Glukokortikoiden zur mineralokortikoiden und glukokortikoiden Supplementierung beim Morbus Addison. Die **Halbwertszeit** im Plasma liegt über 3 Stunden (Mensch), die Wirkungsdauer beträgt mehr als 18 Stunden. ▶ **Dosierung**: für die Therapie bei Hund und Katze oral eine einmalige tägliche Dosis von 0,02–0,05 mg/kg. ▶ **Nebenwirkungen**: s. Aldosteron.

Das früher häufig verwendete, nur mineralokortikoid wirkende **Desoxycorticosteronacetat** (DOCA) ist nicht mehr als Monopräparat zur Behandlung des Hypadrenokortizismus im Handel.

4.2 Glukokortikoide

Hauptvertreter der natürlich vorkommenden Glukokortikoide ist **Cortisol** [(Synonym und internationaler Freiname (INN): **Hydrocortison**)]. Ferner kommen mit tierartlichen Unterschieden in geringen Mengen noch Cortison und Corticosteron (beim Rind bis zu 25%) vor. Im Vergleich zu Aldosteron besitzt Cortisol eine etwa dreifach stärkere glukokortikoide Wirkung, während die mineralokortikoide Wirkung 3000-mal schwächer ist. Wichtige Strukturmerkmale für die glukokortikoide Wirkung sind u.a. das Vorhandensein von Hydroxylgruppen an C_{11} und C_{17}. Durch verschiedene Strukturvariationen konnte eine Vielzahl synthetischer Glukokortikoide abgeleitet werden, bei denen die glukokortikoide Wirkungsstärke gegenüber der unerwünschten mineralokortikoiden Wirkung gesteigert ist. Fast alle modernen Glukokortikoide leiten sich von **Prednisolon** ab, das sich von Hydrocortison nur durch eine zusätzliche Doppelbindung zwischen C_1 und C_2 im Ring A des Steroidgerüsts unterscheidet. Dadurch erhöht sich die glukokortikoide Wirkung um den Faktor 4, während die mineralokortikoide Aktivität weitgehend unverändert bleibt. Eine wesentliche Steigerung und Selektion der glukokortikoiden Potenz wurde durch Substitutionen an C_6, C_9 und C_{16} erreicht. Methylierung an C_6 zu **Methylprednisolon** bringt eine weitere Steigerung der glukokortikoiden Wirkung bei gleichzeitiger Reduzierung des mineralokortikoiden Effekts. Ein fast vollständiger Verlust der mineralokortikoiden Wirkung resultiert aus einer Hydroxylierung oder Methylierung an C_{16} in Verbindung mit einer Fluorierung an C_6 oder C_9. Diese fluorierten Derivate sind hochpotente, bis zu 40-fach stärker als Hydrocortison wirksame Glukokortikoide ohne praktisch bedeutsame mineralokortikoide Nebenwirkungen. Eine maximale Steigerung der Glukokortikoidwirkung wurde mit **Flumethason**, einem an C_6 und C_9 fluorierten 16α-Methylprednisolon, erreicht, das die glukokortikoide Wirkstärke von Hydrocortison um ca. das 700-Fache übersteigt. Die unterschiedlichen Wirkstärken sind von Bedeutung für die Dosierung und sind in ▶ Tab. 59 im Vergleich zu Hydrocortison angegeben. Aus dieser „Cortisol-Äquivalenztabelle" können die erforderlichen Dosierungen von einem Wirkstoff zum anderen näherungsweise ermittelt werden. Entsprechend anzuwenden sind auch die verschiedentlich in der Literatur angegebenen „Prednisolon-Äquivalenzen", die auf die Wirkstärke von Prednisolon Bezug nehmen.

Die Synthese und Freisetzung endogener Glukokortikoide wird durch einen hypothalamisch-hypophysären Regelkreis gesteuert, der einer Rückwärtshemmung durch die Serumkonzentration von Glukokortikoiden unterliegt. Steigende Blutspiegel von körpereigenen oder exogen zugeführten synthetischen Glukokortikoiden hemmen die Freisetzung des Corticotropin-releasing Factor (CRF) aus dem Hypothalamus, wodurch der Stimulus für die Ausschüttung des Peptidhormons ACTH (adrenokortikotropes Hormon) wegfällt, das seinerseits die Synthese von Cortisol in der NNR beschleunigt. Die normale Cortisolproduktion unterliegt einem **circadianen Rhythmus**, der tierartliche Unterschiede aufweist und bei der Glukokortikoidtherapie beachtet werden sollte. So treten Maximalwerte z. B. beim Hund morgens, bei der Katze hingegen abends auf.

Glukokortikoide binden in den Zielorganen an intrazelluläre zytoplasmatische Rezeptorenkomplexe. Nach Abspaltung des Hitzeschockproteins und Translokation des Rezeptorkomplexes in den Kern kommt es nach Bindung an Glukokortikoid-responsive Elemente der DNA zu einer Expression spezifischer mRNA an Glukokortikoid-Zielgenen und letztlich zur Synthese korrespondierender Proteine. Hierbei werden vermehrt katabole Enzyme sowie Enzyme für die Glukoneogenese und Hemmproteine, wie das Phospholipase-A_2-hemmende Lipocortin, gebildet. Aufgrund dieses Reaktionsablaufs treten die typischen glukokortikoiden Effekte und die damit zusammenhängenden Wirkungen erst nach einer Latenzzeit auf und bleiben über das Verschwinden des Glukokortikoids aus der Blutbahn hinaus bestehen, solange sich im Zellkern noch Rezeptor-Glukokortikoid-Komplexe befinden.

Die glukokortikoide Wirkung resultiert aus folgenden Eingriffen in den Intermediärstoffwechsel:
- katabole Wirkung vor allem auf Strukturproteine mit der Folge einer vermehrten Bereitstellung glukoplastischer Aminosäuren und einer negativen N-Bilanz
- gesteigerte Glukoneogenese aus Aminosäuren; erhöhte Glukoseaufnahme in die Leber und Steigerung der Glykogensynthese; verminderte periphere Glukoseutilisation. Die Folge sind vermehrte Energiebereitstellung für Belastungssituationen, Erhöhung des Blutzuckerspiegels, verminderte Glukosetoleranz und Abschwächung der Insulinwirkung
- Förderung der lipolytischen Wirkung von Glukagon, ACTH und Adrenalin und Umverteilung des Fettes unter Ausbildung einer Stammfettsucht (Cushing-Syndrom)

Im Zusammenhang mit der glukokortikoiden Wirkung stehen wichtige pharmakodynamische Effekte der Glukokortikoide, wie Entzündungshemmung, antiproliferative und immunsuppressive Wirkung. Glukokortikoide weisen eine ausgeprägte **antiinflammatorische Wirkung** auf, durch die es zu einer Unterdrückung der Symptome akuter und chronischer, immunogener und nicht immunogener Entzündungen kommt. Ursächlich kommen hierfür in Betracht:
- ein schnell einsetzender **membranstabilisierender Effekt**, der sich auf praktisch alle biologischen Membranen erstreckt. Durch diese Membranstabilisation wird z. B. die Degranulation und Ausschüttung von Entzündungsmediatoren, z. B. von Histamin aus Mastzellen und basophilen Leukozyten oder die Freisetzung gewebsschädigender lysosomaler Enzyme verhindert. Ferner werden die Kapillarpermeabilität und dadurch exsudative Prozesse herabgesetzt

▶ **Tab. 59** Vergleich der Wirkungsstärken von Glukokortikoiden (Cortisol-Äquivalenztabelle).

Glukokortikoide	glukokortikoide Wirkung (Cortisol = 1)	vergleichbare glukokortikoide Dosen beim Hund (mg/kg)	Dauer der NNR-Suppression* (h)	mineralokortikoide Wirkung (Cortisol = 1)
kurz wirksame				
Hydrocortison (Cortisol)	1	2	< 12	1
Cortison	0,8	2,5	< 12	0,8
mittellang wirksame				
Prednisolon (Δ¹-Dehydrocortisol)	4–5	0,5	12–36	0,8
Prednison (Δ¹-Dehydrocortison)	3–4	0,5	12–36	0,8
6α-Methylprednisolon	5	0,4	12–36	0,5
lang wirksame				
Triamcinolon (9α-Fluor-16α-Hydroxyprednisolon)	3–5	0,4	24–48	0
Dexamethason (9α-Fluor-16α-Methylprednisolon)	30	0,1	36–72	0
Betamethason (9α-Fluor-16β-Methylprednisolon)	30–40	0,07	36–72	0
Flumethason (6,9α-Fluor-16α-Methylprednisolon)	700	0,01	36–72	0

* bei Haustieren.

- eine mit einer Latenz von einigen Stunden eintretende Abschaltung vieler Entzündungsgene, die vor allem bei chronischen Entzündungen von Bedeutung sind, durch Hemmung des proinflammatorischen Transkriptionsfaktors NFκB, wodurch die Bildung entsprechender Entzündungsproteine unterdrückt wird
- eine Hemmung der Cyclooxygenase-2 und damit der Prostaglandinsynthese
- eine zusätzliche **Blockade der Arachidonsäurekaskade** auf der Ebene der Phospholipase A_2. Glukokortikoide hemmen indirekt die Phospholipase A_2, indem sie die Synthese von Lipocortin-1 (Annexin-1), einem spezifischen Hemmprotein dieses Enzyms, induzieren und die MAPK-Phosphatase 1 aktivieren. Dadurch kommt es zu einer verringerten Freisetzung von Arachidonsäure aus Zellmembranen, sodass weniger Substrat für die Bildung von Prostaglandinen über den Cyclooxygenaseweg und von Leukotrienen über den Lipoxygenaseweg zur Verfügung steht. Glukokortikoide greifen somit auf einer früheren Stufe als die nicht-steroidalen Antiphlogistika in den Arachidonsäurestoffwechsel ein und unterdrücken nicht nur die Bildung von Prostaglandinen, sondern auch von Leukotrienen, die ebenfalls eine wichtige Rolle als chemotaktische Ent-

zündungsmediatoren in der Spätphase von Entzündungen sowie wegen ihrer bronchokonstriktorischen Wirkung bei obstruktiven, allergischen Atemwegserkrankungen spielen (▶ S. 61, Abb. 9). Dieser Wirkungsmechanismus ist eine der Hauptursachen für die den nicht-steroidalen Antiphlogistika überlegene antiinflammatorische Wirkung von Glukokortikoiden
- eine Hemmung **mesenchymaler Prozesse**. Die antiproliferative Wirkung der Glukokortikoide führt zu einer Hemmung des Wachstums von Fibroblasten und zu einer verringerten Vaskularisation im Entzündungsgewebe. Weiterhin wird die Kollagensynthese gehemmt
- **immunsuppressive Wirkungen** auf das lymphatische System. Glukokortikoide beeinträchtigen die Bildung von Zytokinen und die Aktivierung von T-Lymphozyten und Entzündungszellen. Sie haben ferner zytostatische, zytotoxische Effekte und apoptoseauslösende Wirkung auf Lymphozyten. Unter Glukokortikoiden kommt es zu auffälligen Änderungen in der Zusammensetzung der zellulären Blutbestandteile. Das „Glukokortikoid-Blutbild" ist gekennzeichnet durch einen Abfall der Zahl an zirkulierenden Lymphozyten und eosinophilen Leukozyten. Der Eosinophilensturz ist ein charakteristisches Merkmal einer Glukokortikoidbehandlung, der nach einmaliger Behandlung z.B. beim Pferd bis zu einer Woche und länger anhalten kann. Die neutrophilen Granulozyten und die Gesamtzahl vor allem der polymorphkernigen Leukozyten steigen an. Thrombozyten sind ebenfalls vermehrt vorhanden, während die Erythrozytenzahl unverändert bleibt. Am lymphatischen Gewebe kommt es zu regressiven Veränderungen. Die zelluläre und die humorale Abwehr werden beeinträchtigt. So wird die Aktivierung von Makrophagen gehemmt und die Phagozytoseaktivität herabgesetzt sowie die Bindung von Antikörpern an Effektorzellen gehemmt. Die Antigen-Antikörper-Reaktion wird nicht direkt beeinflusst. Länger dauernde, hoch dosierte Anwendung führt aber zu einer Verminderung der Antikörperbildung.

Aus diesen verschiedenen Wirkungen resultiert ein antiexsudativer und konsekutiv analgetischer Effekt bei akuten Entzündungen, eine Hemmung überschießender bindegewebiger Reaktionen und leukozytärer Infiltrationen bei chronischen Entzündungsprozessen sowie eine antiallergische Wirkung.

Glukokortikoide beeinflussen den **Calciumstoffwechsel**, indem sie antagonistisch zu Vitamin D_3 die Calciumresorption aus dem Darm hemmen und die renale Ausscheidung zusammen mit Phosphat durch tubuläre Rückresorptionshemmung steigern. An der Niere bewirken Glukokortikoide durch eine Erhöhung der glomerulären Filtrationsrate und Herabsetzung der Wasserresorption im distalen Tubulus eine Diuresesteigerung, die noch vorhandenen mineralokortikoiden Effekten entgegenwirkt.

Unter der Einwirkung von Glukokortikoiden kommt es an vielen Zellarten zur Vermehrung von Rezeptoren für Transmitterstoffe. So nimmt insbesondere die Anzahl an Adrenozeptoren zu. Die Bronchialmuskulatur wird z. B. durch die erhöhte Anzahl von $β_2$-Adrenozeptoren besser ansprechbar für β-mimetische Bronchospasmolytika. Auf diesen **permissiven Effekt für Catecholamine** ist auch die periphere Vasokonstriktion zurückzuführen, die zu Veränderungen der Mikrozirkulation führt und die antiexsudative Wirkung der Glukokortikoide unterstützt.

Am **ZNS** wirken Glukokortikoide euphorisierend und lösen ein subjektives Gefühl des Wohlbefindens aus. Als Folge kommt es bei Tieren, insbesondere bei Rindern, im Zusammenwirken mit der Steigerung des Blutzuckerspiegels zu einer Appetitanregung und es beginnen auch schwer kranke Tiere wieder zu fressen, ohne dass sich die Grundkrankheit gebessert hat. Diese Wirkung wird häufig als scheinbare Besserung fehlinterpretiert. Verschiedentlich kommt es zu Erregbarkeitssteigerungen und bei Hunden zu Bösartigkeit. Hunde und Katzen können vereinzelt auch mit Depression reagieren.

▶ **Anwendungsgebiete**: Aus diesen vielfältigen pharmakodynamischen Wirkungen resultiert eine breite Palette von Indikationen, wobei die einzelnen Wirkungsqualitäten erwünschte Hauptwirkung oder unerwünschte Nebenwirkung sein können. Veterinärmedizinische Bedeutung

Pharmaka zur Beeinflussung von Entzündungen

besitzen insbesondere die in ▶ Tab. 60 aufgeführten Anwendungsgebiete.

Eine **Substitutionstherapie** ist angezeigt bei NNR-Insuffizienz sowohl primärer (Morbus Addison) als auch sekundärer Art (ACTH-Mangel, Kortikoidentzugssyndrom). Bei dieser häufig lebenslang durchzuführenden Therapie kommen Glukokortikoide mit ausreichender restlicher mineralokortikoider Wirkung (z.B. Hydrocortison oder geringer auch Prednisolon) niedrig dosiert zum Einsatz, während fluorierte Glukokortikoide ungeeignet sind. Eine Substitution vor Belastungssituationen (z.B. Operationen, Geburt, sonstige Stresszustände) ist bei intakter NNR-Funktion im Allgemeinen nicht erforderlich.

Bei **allergischen Erkrankungen und Autoimmunkrankheiten** werden Prednisolon und stärker wirksame Glukokortikoide angewendet, die zumeist zuverlässig über die antiexsudative Wirkung, Hemmung der Mediatorenfreisetzung, Immunsuppression und Eosinopenie den weiteren Fortlauf dieser Erkrankungen abschwächen oder unterdrücken. Hierbei handelt es sich jedoch keinesfalls um eine kausale, sondern nur um eine symptomatische Therapie, die bei Allergien unklarer Genese und bei Autoimmunkrankheiten oft über lange Zeiträume durchzuführen ist. Glukokortikoide sind sowohl bei akuten allergischen Reaktionen als auch bei Allergien vom Spättyp (Typ 4), die vielfach nur schlecht auf Antihistaminika

▶ **Tab. 60** Indikationsgebiete für Glukokortikoide bei Tieren und äquivalente Prednisolon-Dosierungen.

Indikationen	Prednisolon-Dosis [mg/kg]
NNR-Insuffizienz (primäre und sekundäre)	0,25–0,5
allergische Erkrankungen und Autoimmunkrankheiten	
anaphylaktischer Schock* Endotoxinschock*	10–30
Bronchialasthma*	1–4
allergische Rhinitis	1
Urtikaria	1–3
allergische Hauterkrankungen	lokal
Pruritus Pemphigus Lupus erythematodes Kollagenosen hämolytische Anämie Thrombozytopenie Polyarthritis eosinophile • Panostitis • Enteritis • Granulome ulzeröse Colitis	1–4
akute nicht infektiöse Entzündungen	
traumatische Arthritis, Osteoarthritis Tendovaginitis, Periostitis Diskopathie interstitielle Pneumonie	2–4
Hufrehe*	
MMA-Syndrom der Sauen*	
Otitis externa*	lokal
Ekzemazerbationen, exfoliative Dermatitis	lokal
entzündliche und traumatische Augenerkrankungen	lokal
lymphatische Tumoren	
Leukose, Lymphosarkom	0,5–2
Sonstige	
Hypercalcämie*	
primäre Ketose des Rindes*	1–2
Gebärparese-Prophylaxe	

Die angegebenen Dosierungen beziehen sich auf Indikationen beim Hund.
* als Zusatzbehandlung.

ansprechen, wirksam. Bei akut lebensbedrohlichen allergischen Erkrankungen, wie beim **anaphylaktischen Schock**, Larynxödem, Status asthmaticus, sind Glukokortikoide wegen ihres zu langsamen Wirkungseintritts nur als Zusatztherapie (z. B. zu Sympathomimetika, Kreislaufauffüllung) geeignet, um insbesondere eine weitere Ausschüttung von Histamin und anderen Mediatoren zu verhindern. Die Anwendung von Glukokortikoiden soll beim anaphylaktischen und anaphylaktoiden Schock möglichst frühzeitig und hoch dosiert erfolgen.

Sinnvoll ist der Glukokortikoideinsatz auch beim **Endotoxinschock**, während bei anderen Schockformen, z. B. beim traumatischen, hämorrhagischen, neurogenen, kardiogenen und, wie Ergebnisse von Humanstudien zeigen, auch beim septischen Schock, Glukokortikoide keinen therapeutischen Nutzen bringen, sondern im Gegenteil infektiöse Komplikationen fördern können.

Bei **Bronchialasthma** allergischer und anderer Genese sowie bei chronisch obstruktiven Bronchialerkrankungen des Pferdes wirken, nach einer Latenz von 4–6 Stunden, Glukokortikoide unterstützend und präventiv, indem sie aufgrund ihrer antiinflammatorischen Wirkung die Freisetzung bzw. Synthese bronchokonstriktorischer Mediatoren (wie Histamin oder Leukotriene) unterdrücken sowie Schleimhautschwellung, entzündliche Infiltrationen und vermehrte Sekretion verringern. Glukokortikoide führen ferner innerhalb von 24 Stunden zu einer signifikanten Zunahme der β_2-Adrenozeptoren, wodurch eine Toleranz gegenüber β_2-Sympathomimetika infolge Down-Regulation dieser Rezeptoren wieder rückgängig gemacht oder bei gleichzeitiger Gabe von Glukokortikoiden verhindert werden kann. Therapeutische Erfolge können auch beim Lungenemphysem erzielt werden, die sich allerdings nur auf chronisch obstruktiv bedingte, funktionelle Emphyseme beschränken.

Bei **allergischen Hauterkrankungen**, Otitis externa oder Insektenstichen, ist neben der antiallergischen, antiinflammatorischen Wirkung auch die ausgeprägte **Juckreiz stillende Wirkung** von Glukokortikoiden, die sowohl bei systemischer als auch bei lokaler Anwendung eintritt, von wichtiger Bedeutung. Durch diese antipruriginöse Wirkung kann der durch ständiges Kratzen ausgelöste Circulus vitiosus bei diesen Erkrankungen durchbrochen und z. B. auch bei parasitären Dermatosen die Voraussetzung für eine gezielte kausale Therapie geschaffen werden. Glukokortikoide sind bei schweren Hautaffektionen, exfoliativer Dermatitis und Ekzemazerbationen sowie bei starkem Pruritus indiziert, wobei möglichst eine lokale, intraläsionale Anwendung durchgeführt werden soll, mit der vielfach eine dramatische Besserung erzielt werden kann. Bei infektiösen Hauterkrankungen sind Glukokortikoide im Allgemeinen kontraindiziert, mit Ausnahme der Anwendung zur Juckreizstillung bei Therapiebeginn. Lokale Anwendung von Glukokortikoiden ▶ S. 545. Bei Autoimmunerkrankungen der Haut oder unter Mitbeteiligung der Haut (z. B. Pemphigus oder Lupus erythematodes disseminatus) ist in den meisten Fällen nur eine systemische Glukokortikoidtherapie erfolgversprechend.

Auch bei **nicht immunogenen Entzündungen** bewirken Glukokortikoide oft eine schlagartige Besserung, die aber nur auf einer Unterdrückung der Entzündungssymptome beruht und nicht zu einer Beseitigung der Grundkrankheit führt. Nach Absetzen der Therapie muss deshalb in den meisten Fällen mit einem Wiederaufflammen der Entzündungssymptome gerechnet werden. Die ausschließlich palliative Wirkung bei Fehlen eines kurativen Effekts, die noch dazu mit einem erheblichen Nebenwirkungsrisiko erkauft wird, ist der wichtigste Grund dafür, dass sich nach der anfänglichen Glukokortikoid-Euphorie eine Ernüchterung breitgemacht hat. Therapeutisch vertretbar ist eine **kurzfristige** Anwendung von Glukokortikoiden nur bei schweren akuten Entzündungen, die entweder lebensbedrohlich sind oder eine starke Beeinträchtigung der Bewegungsfähigkeit des Patienten bedingen. Kontraindiziert sind Glukokortikoide bei allen infektiösen Entzündungsprozessen, insbesondere bei septischen Prozessen mit Ausnahme vitaler Indikationen. Sinnvoll kann der Einsatz bei Entzündungen mit starken bindegewebigen Zubildungen, bei interstitieller Pneumonie, bei eosinophilen Infiltrationen, bei akutem Leberzerfall und bei beginnender Leberzirrhose sowie beim MMA-Syndrom der Sauen sein. Keinen Vorteil bringen Glukokortikoide beispielsweise bei Bronchitis, solange keine erhebliche Obstruktion der Atemwege vorliegt, bei Glomerulo- und Pyelonephritis oder bei Mastitis. Therapeutisch sinnlos und eher gefährlich ist die Anwendung von Glukokortikoiden zu Zwecken der Prophylaxe und Metaphylaxe, z. B. von Jungtierinfektionen, trotz der nicht rational begründeten früheren weiten Verbreitung von fixen Glukokortikoid-Antibiotika-Kombinationen zu diesen Zwecken. Zu den Hauptindikationen von Glukokortikoiden zählen sterile entzündliche Prozesse am Bewegungsapparat, wie Tendinitis, Tendovaginitis, Arthritis, Osteoarthritis oder Periostitis. So führt z. B. der antiexsudative Effekt von Glukokortikoiden im Bereich der Synovialmembran zu einer raschen Abschwellung entzündeter Gelenke mit konsekutivem Wegfall des Schmerzes und Wiederherstellung der Beweglichkeit. Insbesondere in solchen Fällen kann der rein palliative, nicht heilende entzündungshemmende Effekt von Glukokortikoiden zu negativen Folgeerscheinungen führen. Durch Aufhebung des Schmerzes als physiologische Schutzbarriere kann es, wenn keine Schonung während der Therapie erfolgt, zu einer übermäßigen Gelenksbelastung kommen, wodurch der zugrundeliegende Krankheitsprozess noch verschlimmert wird. Zu einer Verschlechterung der Gesamtsituation tragen aber auch die Glukokortikoide selbst bei, indem sie vor allem aufgrund ihres antiproliferativen Effekts am Gelenkknorpel degenerative Prozesse fördern und reparative Vorgänge unterdrücken. Bei Diskopathien des Hundes und bei der Rehe des Pferdes (mit Ausnahme der „Cortison-Rehe") kann im Anfangsstadium, wenn exsudative Prozesse dominieren, eine Behandlung mit Glukokortikoiden versucht werden. Obwohl bei chronischen Entzündungsprozessen Glukokortikoide vor allem wegen ihrer antiproliferativen Wirkung eingesetzt werden, ist der Einsatz hierfür wegen des hohen Nebenwirkungsrisikos der zumeist über einen längeren Zeitraum erforderlichen Behandlung und wegen der Interferenz mit Reparationsprozessen nicht empfehlenswert. Ausnahmen bilden lediglich allergisch bedingte Myositis oder chronische Polyarthritis, wenn hierbei durch Glukokortikoide einigermaßen eine Lebensqualität gewährleistet werden kann.

In der Tumortherapie stellen aufgrund der lympholytischen Wirkung von Glukokortikoiden **lymphatische Tumoren**, insbesondere Leukose der Katze, chronische lymphatische Leukose des Hundes und Lymphosarkome eine spezifische Indikation dar. Vielfach empfiehlt sich für diese Fälle eine kombinierte Behandlung mit anderen Zytostatika (▶ Kap. Q). Bei der zytostatischen Therapie anderer Tumoren können Glukokortikoide supportiv unter Ausnutzung ihrer euphorisierenden, antiinflammatorischen und antitoxischen Wirkung gegen Tumorzerfallsprodukte sowie wegen ihres antiemetischen Effekts bei zytostatikabedingtem Erbrechen eingesetzt werden.

Von veterinärmedizinischer Bedeutung ist die Wirksamkeit von Glukokortikoiden bei der **primären Ketose** des Rindes. Für den therapeutischen Effekt bei dieser Indikation scheinen insbesondere die schnelle und lang anhaltende Steigerung des Blutglukosespiegels infolge reduzierter Glukoseutilisation und gesteigerter Glukoneogenese sowie ein transienter Rückgang der Milchleistung, der 3–5 Tage anhält und vor allem bei ketotischen Rindern nach Glukokortikoidgabe eintritt, wichtig zu sein. Bei sekundären Ketosen (Lipomobilisationssyndrom) sind Glukokortikoide wegen ihrer lipolytischen Wirkung grundsätzlich nicht geeignet. Allerdings scheint das theoretische Risiko einer Leberverfettung unter diesen Bedingungen beim Rind keine Rolle zu spielen. Beim **Festliegen** des Rindes sind, mit Ausnahme entzündlicher Gelenkserkrankungen, Glukokortikoide nur von geringem Nutzen und selten gerechtfertigt. So kommt es bei der Gebärparese aufgrund des Vitamin-D_3-Antagonismus vielmehr zu einer nicht erwünschten Senkung des Serumcalciumspiegels. Glukokortikoide eignen sich deshalb im Gegenteil zur Behandlung einer Hypercalcämie. Glukokortikoide können allerdings zur Gebärpareseprophylaxe eingesetzt werden, indem sie ca. 3–4 Tage vor dem Geburtstermin verabreicht werden. Die dadurch ausgelöste Senkung des Serumcalciums führt zu vermehrter Ausschüttung von Parathormon und dadurch zu gesteigerter Calciummobilisation aus dem Skelett, wodurch post partum eine bessere Anpassungsfähigkeit des Organismus an den erhöhten Calciumbedarf zustande kommt. Verschiedentlich werden Glukokortikoide im Anschluss an die akute Phase des Festliegens zur Stressprophylaxe sowie bei therapierefraktärer Gebärparese zur Senkung der Milchproduktion eingesetzt.

Glukokortikoide werden unterstützend zur Therapie beim toxischen Lungenödem und beim

Hirnödem angewendet. Der therapeutische Wert beim Hirnödem ist umstritten.

▶ **Nebenwirkungen**: Die Nebenwirkungen von Glukokortikoiden (▶ Tab. 61) umfassen ein weites Spektrum unerwünschter Reaktionen, die sich aus den bekannten pharmakodynamischen Wirkungen ableiten lassen und deshalb im Allgemeinen vorhersehbar sind. Die Nebenwirkungen resultieren aus dem Einfluss überphysiologischer Kortikosteroiddosen auf den Elektrolythaushalt, die NNR-Hypophysenachse, den Glukosestoffwechsel, die Wundheilung und das Immunsystem. Grundsätzlich gilt, dass eine kurzfristige, auch hoch dosierte Anwendung gut verträglich ist und zu keinen nennenswerten Nebenwirkungen oder Symptomen einer akuten Überdosierung führt. Demgegenüber ist jede länger dauernde Kortikosteroidverabreichung, die nicht zur Deckung eines Hormondefizits dient, mit erheblichen Risiken belastet. Dies trifft insbesondere für Depotpräparate zu, aber auch für die lokale Anwendung auf der Haut, am Auge, intraartikulär oder als Dosieraerosol.

Unerwünschte **mineralokortikoide** Wirkungen führen zur Ausbildung von Ödemen infolge Natrium- und Wasserretention, zu Hypokaliämie mit reduzierter Herzglykosidtoleranz und

▶ Tab. 61 Nebenwirkungen und Gegenanzeigen von Glukokortikoiden.

Nebenwirkungen	Gegenanzeigen
mineralokortikoid:	
Natriumretention mit Ödembildung Hypokaliämie	kongestive Herzinsuffizienz chronische Niereninsuffizienz
glukokortikoid:	
ACTH-Suppression	
NNR-Inaktivitätsatrophie	
Immunsuppression Infektionsrisiko	Abwehrschwäche virale Infektionen Systemmykosen septische Prozesse Vorsicht bei akuten Infektionen aktive Immunisierung
Magen-Darm-Ulzera	Magen-Darm-Ulzera
verzögerte Wundheilung	Geschwüre
Hautatrophie	
Arthropathie	aseptische Knochennekrose
Osteoporose	Osteoporose
	Hypocalcämie
Muskelschwund	
Wachstumsverzögerung	

▶ Tab. 61 Fortsetzung.

Nebenwirkungen	Gegenanzeigen
Hufrehe	
verminderte Glukosetoleranz	Diabetes mellitus
diabetogene Wirkung	
Polyphagie, Polydipsie, Polyurie	
Erniedrigung der Krampfschwelle	
Hepatopathie bei Hunden (?)	
Thromboseneigung	
Hypertonie	
Katarakt	
Glaukom	Glaukom
Teratogenität (?)	
Abortauslösung beim Hund	
Geburtsauslösung (Schaf, Rind)	Rind/Schaf: letztes Drittel der Trächtigkeit
verminderte Milchleistung (Rind)	
Cushing-Syndrom	

verminderter Herzleistung, zu Hypertonie sowie zu metabolischer Alkalose. Diese reversiblen Nebenwirkungen sind besonders ausgeprägt bei den natürlichen Kortikosteroiden, wie Cortisol und Cortison, geringer bei Prednisolon und Prednison, während die Gefahr bei den fluorierten Glukokortikoiden wegen praktisch fehlender mineralokortikoider Wirkqualitäten gering ist.

Ein umgekehrtes Verhalten zeigt sich bei den vielen anderen Nebenwirkungen, die aus den glukokortikoiden Effekten resultieren. Die Inzidenz dieser unerwünschten Wirkungen nimmt parallel zur glukokortikoiden Wirkstärke zu, sodass Prednisolon und ähnliche Verbindungen einen deutlich größeren Sicherheitsspielraum als fluorierte Glukokortikoide aufweisen. Jede Glukokortikoidapplikation wirkt auf die NNR-Hypophysenachse ein, indem sie einen negativen Rückkopplungseffekt auf die ACTH-Ausschüttung ausübt. Durch den Abfall des ACTH-Stimulus entwickelt sich eine reversible **Inaktivitätsatrophie der NNR**, die zu einem schnell eintretenden Abfall des Cortisolspiegels und der ACTH-Stimulierbarkeit der Nebennierenrinde (ACTH-Test mit Tetracosactid [**Synacthen** (H.M.)]) führt. Diese Cortisolsuppression ist besonders ausgeprägt beim Rind, das unter den Haustieren den niedrigsten Cortisolspiegel aufweist, und nimmt in seiner Dauer mit der glukokortikoiden Wirkstärke zu. Nach einmaliger Gabe kann die Cortisolsuppression beim Rind z. B. nach Prednisolon bis zu 1,5 Tage, nach Betamethason bis zu 3–4 Tage anhalten. Bei Verwendung von Langzeitformulierungen in Form von Kristallsuspensionen können mehrere Wochen bis zu 2 Monate bis zum Wiedererreichen der Normalwerte von Cortisol vergehen (▶ Tab. 62). Nach einer Therapiedauer von 2–3 Wochen ist in jedem Fall mit einer reversiblen NNR-Atrophie zu rechnen, die auch bei Neugeborenen auftritt, wenn das Muttertier unter Glukokortikoidbehandlung steht. Als Folge dieser sekundären NNR-Insuffizienz kommt es zu einer verminderten Stressbelastbarkeit, die in Stresssituationen eine Dosiserhöhung erforderlich machen kann. Ferner entwickelt sich bei plötzlichem Absetzen des Glukokortikoids ein „Steroid-Entzugssyndrom", das zu einer akuten NNR-Insuffizienz bis hin zu einer lebensbedrohlichen Addisonkrise führen kann. Symptome des Entzugs können ein Rezidiv der Grundkrankheit (z. B. allergische Reaktionen), Muskelschwäche, Muskel- und Gelenkschmerzen, Verhaltensänderungen, Dyspnoe, Erbrechen, Anorexie, Fieber, Hypoglykämie, Blutdruckabfall und Dehydrierung sein. Die Therapie einer akuten NNR-Insuffizienz besteht in einer Verabreichung von Hydrocortison oder Prednisolon sowie von Glukose- und Elektrolytinfusionen. Mit Entzugssymptomen muss bereits nach 3–4-tägiger Verabreichung gerechnet werden, nach einer Therapiedauer von mehr als 14 Tagen soll ein abruptes Absetzen von Glukokortikoiden vermieden werden. In solchen Fällen ist die Therapie ausschleichend zu beenden, indem abnehmende Dosen nur noch jeden 2. oder 3. Tag verabreicht werden. Nach Langzeittherapie (über 1 Monat) ist die ausschleichende Therapie über 2–3 Wochen durchzuführen. Je nach vorangegangener Therapiedauer können mehrere Wochen bis Monate bis zur Normalisierung der NNR-Funktion vergehen. Während dieser Zeit besteht eine erhöhte Stressanfälligkeit. Zur Minimierung der NNR-Suppression sollte die Zufuhr exogener Glukokortikoide möglichst kurzfristig erfolgen. Bei längerer Therapiedauer ist so bald wie möglich die Dosis auf die niedrigste klinisch erforderliche Erhaltungsdosis zu reduzieren und eine alternierende Therapie (Dosierung jeden 2. Tag) durchzuführen, wobei die Tagesdosis auf einmal gegeben wird. Eine Beachtung des diurnalen Rhythmus der NNR-Aktivität, wonach die Glukokortikoidverabreichung immer zum Zeitpunkt des Maximums der endogenen Cortisolausschüttung, beim Hund morgens und bei der Katze abends, erfolgen soll, wird verschiedentlich empfohlen, scheint aber nicht unbedingt erforderlich zu sein. Langzeitformulierungen sind möglichst zu vermeiden, da sie den diurnalen Rhythmus stärker stören.

Die **immunsuppressive Wirkung** der Glukokortikoide führt zu einer Verschlechterung der Abwehrlage gegenüber allen Arten von Infektionserregern, sodass es unter Glukokortikoidtherapie zu einer erhöhten **Infektanfälligkeit** kommt, mit der bereits nach 3–4 Tagen Therapiedauer, bei Langzeitformulierungen schon nach einmaliger Gabe, zu rechnen ist. Die Folgen können eine Exazerbation latenter Infektionen, eine Verschlimmerung bestehender Infektionen, Superinfektionen oder Neuinfektionen sein. Das erhöhte

Infektionsrisiko ist nicht nur auf bakterielle Infektionen beschränkt, sondern kann auch zu Durchbrüchen viraler Infektionen, zur Ausbildung von Systemmykosen und zu einer Verschlechterung parasitärer Erkrankungen, z.B. von Kokzidiose und Babesiose, führen. Auch bei lokaler Verabreichung muss, vor allem am Ort der Applikation, mit einer erhöhten Infektionsgefahr, z.B. auf der Haut, am Auge oder in Gelenken, gerechnet werden. Durch die Resistenzminderung nach Zufuhr exogener Glukokortikoide kann es beispielsweise bei Rindern zu einer Reaktivierung klinisch und serologisch inapparenter Herpesvireninfektionen kommen und eine Virusausscheidung oder Krankheitsdurchbrüche provoziert werden, wie dies für das IBR-Virus nachgewiesen wurde. Auch der Verlauf einer bovinen Virusdiarrhö kann bei Kälbern durch Glukokortikoidgaben verschlimmert werden. Das Auftreten Glukokortikoid-provozierter Infektionen wird in der Anfangsphase häufig durch den antiinflammatorischen und euphorisierenden Effekt maskiert. Aufgrund der reduzierten Immunitätslage kann es zu einer starken Dissemination und zu einem bizarren Erscheinungsbild der Infektionen kommen. Die immunsuppressive Wirkung stört die Tuberkulinreaktion und beeinträchtigt die Effektivität von Schutzimpfungen, da sich im engen zeitlichen Zusammenhang mit einer Kortikosteroidtherapie nur eine schlechte Immunität ausbilden kann. Durch folgende Vorsichtsmaßregeln kann die Infektionsgefahr bei Glukokortikoidtherapie gering gehalten werden:

- Anwendung bei Infektionskrankheiten ist zu vermeiden. Bakterielle Infektionen sind, außer in lebensbedrohlichen Situationen, keine Indikation für Glukokortikoide. Virale Infektionen stellen eine absolute Kontraindikation dar
- Ausschluss latenter Infektionen und Eradikation bestehender Infektionen vor Therapiebeginn
- Lückenloser antimikrobieller Schutz bei erhöhtem Infektionsdruck während der Therapie und nach Absetzen des Glukokortikoids, solange eine Immunsuppression besteht. Aufgrund der langen biologischen Halbwertszeit und der stark verzögerten Resorption bei langzeitwirksamen Kortikosteroidestern (▶ Tab. 59 und ▶ Tab. 62) kann die Immunitätslage noch über mehrere Tage bis Wochen

nach der letzten Verabreichung beeinträchtigt sein. Der Antibiotikaschutz soll wegen der gestörten Abwehrlage nur mit hoch dosierten bakterizid wirksamen Verbindungen durchgeführt werden. Die Abschirmung mit Antibiotika bietet jedoch keinen Schutz vor dem Aufflammen von Mykosen oder Virusinfektionen. Kortikosteroide und Antibiotika sollen getrennt verabreicht werden! Die in der Veterinärmedizin früher häufig eingesetzten **fixen Glukokortikoid-Antibiotika-Kombinationen** sind aus verschiedenen Gründen abzulehnen. So sind nur in den bereits erwähnten Ausnahmefällen mit vitaler Indikation Glukokortikoide bei bakteriellen Infektionen erforderlich. Bei Bronchopneumonien des Rindes war sogar die Rückfallquote und Todesrate bei alleiniger Antibiotikagabe niedriger als bei kombinierter Verabreichung mit Kortikosteroiden. Häufig täuscht der euphorisierende Effekt der Glukokortikoide eine schnell eintretende scheinbare Besserung vor, die vielfach zu einer frühzeitigen Beendigung der Therapie Anlass gibt, noch bevor die Grundkrankheit geheilt ist, wodurch Rezidive provoziert werden. Der Einsatz fixer Glukokortikoid-Antibiotika-Kombinationen zur Krankheitsvorbeuge ist therapeutisch sinnlos und mit erheblichen Risiken behaftet. Die Problematik solcher Kombinationen lässt sich beispielhaft an den früher häufig vor allem bei Jungtierkrankheiten eingesetzten, heute nicht mehr zugelassenen Chloramphenicol-Tylosin-Prednisolon-Präparaten [**CTP** (V.M.)] demonstrieren. Im Gegensatz zu der Forderung nach einer Abschirmung mit bakterizid wirksamen Antibiotika ist hier Prednisolon nur mit Bakteriostatika kombiniert, wobei Chloramphenicol zusätzlich noch wegen ebenfalls vorhandener suppressiver Auswirkungen auf das Immunsystem besonders ungeeignet ist. Weiterhin besteht eine erhebliche Diskrepanz in der Wirkungsdauer und in der Pharmakokinetik zwischen den Kombinationspartnern. Chloramphenicol muss zur Aufrechterhaltung ausreichender Wirkspiegel zweimal täglich verabreicht werden, während Prednisolon eine Wirkungsdauer bis zu 36 Stunden aufweist. Darüber hinaus lag das Glukokortikoid in diesen Präparaten meistens als Prednisolon-21-acetat vor, ein Ester, der aufgrund seiner langsamen Resorption von der Injektionsstelle einen Depoteffekt besitzt, sodass bis zu seiner vollständigen Resorption mehrere Tage vergehen (▶ Tab. 62). Durch die zur Aufrechterhaltung eines antibiotischen Wirkspiegels erforderlichen kurzen Behandlungsintervalle kommt es somit zu einer erheblichen Kumulation von Prednisolon mit der Folge einer ausgeprägten NNR-Suppression, die bereits nach einwöchiger Behandlung eine ausschleichende Therapie notwendig macht und zu einer lang anhaltenden Immunsuppression führt, die durch einen Eosinophilensturz über mehr als 10 Tage nach dreimaliger Gabe von Prednisolon-21-acetat gekennzeichnet ist. Nach dem Absetzen besteht deshalb noch ausgeprägte Immunsuppression, die eine entsprechend lange alleinige Nachbehandlung mit bakteriziden Antibiotika erforderlich macht.

Auch aus der antiproliferativen und eiweißkatabolen Wirkung der Glukokortikoide resultiert eine Reihe unerwünschter Wirkungen. Hierzu zählt eine **Verzögerung der Wundheilung**, die sich unter anderem besonders nach Operationen und bei Ulzerationen auswirkt. Glukokortikoide wirken aber am Magen-Darm-Trakt auch selbst ulzerogen. Durch Hemmung der Prostaglandinsynthese fällt, ähnlich wie unter nicht-steroidalen Antiphlogistika, die zytoprotektive Wirkung der Prostaglandine auf die Magen-Darm-Schleimhaut weg mit der Folge einer gesteigerten Säuresekretion bei verminderter Produktion der schützenden Schleimschicht. Dadurch kann es zu einer Reaktivierung oder Neubildung von **Magen-Darm-Ulzera** kommen, wobei die Situation durch die gleichzeitige Beeinträchtigung der Wundheilung noch wei-

▶ **Tab. 62** Glukokortikoidester: Löslichkeit, Applikationsform, Resorption und Wirkdauer.

	Wasserlöslichkeit	Applikationsart	Resorption	Dauer der Cortisolsuppression
freier Alkohol	keine	oral (i.m.)	schnell	2–3 Tage[1]
Glukokortikoidester				
wässrige Lösungen:				
Dihydrogenphosphat Hydrogensuccinat (Hemisuccinat) Tetrahydrogenphthalat	hoch	i.v. i.m.	i.m. 30–60 min	über 2 Tage[2]
wässrige Suspensionen:				
Kristallsuspensionen Acetat Diacetat Acetonid (Acetalform)	niedrig	i.m. intraartikulär	langsam (2–14 Tage) sehr langsam	über 14 Tage[3] mehrere Wochen[4]
EXTERNA:				
Acetat, Diacetat Acetonid Pivalat Valerat	niedrig	topisch	langsam	–

[1] Dexamethason (Rind)
[2] Prednisolon-21-Hydrogensuccinat (Rind)
[3] Prednisolon-21-Acetat (Rind)
[4] Triamcinolon-16α,17α-Acetonid (Pferd).

ter kompliziert wird. Durch eine mehrtägige hoch dosierte Glukokortikoidtherapie konnten bei Kälbern perforierende Labmagengeschwüre und bei Hunden Kolonperforationen hervorgerufen werden. Aufgrund des gleichartigen Wirkungsmechanismus verstärken sich die ulzerogenen Nebenwirkungen von nicht-steroidalen Antiphlogistika und Glukokortikoiden, sodass bei kombinierter Gabe trotz möglicher „Glukokortikoid-Einsparung" ein unvertretbar hohes Nebenwirkungsrisiko besteht. Dermale Glukokortikoidverabreichung kann durch Hemmung mesenchymaler Reaktionen, wie der Kollagensynthese, gestörte Keratinbildung und beeinträchtigte Fibroblastenproliferation zu **Hautatrophie** („Papierhaut") führen. Aber auch nach intramuskulärer Applikation von Langzeitformulierungen kann es im Bereich der Injektionsstelle zu einem Schwund des Gewebes kommen. Am Haarkleid zeigt sich eine Hypertrichose, beim Schaf werden das Wollwachstum und das Vlies reduziert. Am Skelett entwickelt sich eine **Osteoporose** mit erhöhter Gefahr von Spontanfrakturen, verursacht durch den Abbau mesenchymaler Knochenmatrix, durch eine Hemmung der Osteoblastenaktivität und eine Störung des Calciumhaushalts. Eine katabole Wirkung auf den Gelenkstoffwechsel kann zu einer **Schädigung des Gelenkknorpels** führen, wobei die Gefahr besonders hoch ist bei der häufig durchgeführten intraartikulären Injektion langwirksamer Glukokortikoidformulierungen, vor allem von Kristallsuspensionen, in bereits vorgeschädigte Gelenke. Hierbei kommt es neben übermäßiger Belastung infolge einer Aufhebung der schützenden Schmerzbarriere zu einer Schädigung von Chondrozyten, zu Osteoporose und Verarmung an Glykosaminoglykanen. Endstadien einer derartigen „Steroid-Arthropathie" können aseptische Knochennekrosen und ein Zusammenbruch der Gelenkoberfläche sein. Auch im Gelenk besteht unter Glukokortikoiden ein erhöhtes Infektionsrisiko. Grundsätzlich gilt für jede **intraartikuläre Glukokortikoidinjektion**, dass nur eine palliative Wirkung erzielt, die Heilung aber verzögert und der Krankheitsprozess möglicherweise verschlimmert werden kann. Für eine intraartikuläre Verabreichung sind folgende Kriterien zu beachten: streng aseptische Injektion, eventuell mit Antibiotikaschutz; nicht bei intraartikulären Frakturen; nach der Injektion eine Schonung von 30 Tagen; keine operativen Eingriffe an behandelten Gelenken vor Ablauf von 8 Wochen; keine Wiederholung, wenn eine vorangegangene Injektion erfolglos war. Eine weitere Auswirkung des eiweißkatabolen Effekts ist ein beim Pferd ausgeprägter **Muskelschwund** sowie eine Wachstumsverzögerung junger Tiere.

Bei Pferden kann als Komplikation eine glukokortikoidinduzierte **Hufrehe** auftreten, die am häufigsten nach Triamcinolon beobachtet wurde, jedoch grundsätzlich durch jedes Glukokortikoid ausgelöst werden kann. Das Risiko dieser Nebenwirkung nimmt mit steigender Dosierung zu. Für den Glukokortikoideinsatz bei Pferden sind deshalb immer eine Risikoabschätzung hinsichtlich dieser Nebenwirkung und eine Aufklärung des Tierbesitzers über diese Gefahr erforderlich.

Infolge des starken Blutzuckeranstiegs wirken Glukokortikoide **diabetogen**, es entwickelt sich ein „Steroiddiabetes" mit verminderter Glukosetoleranz, Glykosurie und erhöhtem Insulinbedarf. Ein latenter Diabetes kann manifest, ein bestehender Diabetes verschlimmert werden.

Weitere Glukokortikoidnebenwirkungen sind Polyphagie, Polydipsie, Polyurie, eine Erniedrigung der Krampfschwelle und Auslösung epileptischer Anfälle und Pankreatitis beim Hund, Hypertonie, Thromboseneigung sowie bei Anwendung am Auge Auslösung eines Glaukomanfalls und Ausbildung subkapsulärer Katarakte. Die bei Hunden immer wieder erwähnte Hepatopathie ist in den meisten Fällen nicht auf eine Leberschädigung, sondern auf eine transiente Erhöhung verschiedener Leberenzyme (Aminotransferasen, alkalische Phosphatase) als charakteristische pharmakologische Wirkung von Glukokortikoiden ohne Krankheitswert zurückzuführen.

Bei Hunden und Labortieren traten vereinzelt **teratogene** Wirkungen auf. Ferner kann bei Hündinnen durch hoch dosierte Glukokortikoidgabe im ersten Trächtigkeitsmonat ein Abort ausgelöst werden. Bei Schaf und Rind kommt es durch eine einmalige Gabe einer therapeutischen Dosis eines Glukokortikoids im letzten Drittel der Trächtigkeit mit ziemlicher Sicherheit zu einer **Geburtsauslösung**. Dieser Effekt tritt nur bei diesen Wiederkäuern auf und beruht auf einer Tierart-spezifischen Steigerung der plazentaren Östrogensynthese. Eine unwirksame Grenzdosis ist nicht bekannt, Aborte können z. B. auch durch intramammäre Glukokortikoidanwendung ausgelöst werden. Bei Rindern kann es insbesondere bei ketotischer Stoffwechsellage zu einem transienten Rückgang der Milchleistung über 3–5 Tage kommen.

▶ **Überdosierung**: Bei Langzeitanwendung hoher Glukokortikoiddosen entwickelt sich das **Cushing-Syndrom** als charakteristisches Bild eines durch Überdosierung ausgelösten Hyperadrenokortizismus. Das äußere Erscheinungsbild ist hierbei gekennzeichnet durch eine Stammfettsucht infolge einer Umverteilung der Fettdepots mit Hängebauch, atrophischen Gliedmaßen, Alopezie und eine Vielzahl der beschriebenen Nebenwirkungen. Diese Symptome treten innerhalb von 10–14 Tagen bei Überschreiten der sogenannten „Cushing-Schwellendosis" auf, die mit zunehmender glukokortikoider Wirkstärke niedriger wird. Diese Grenzdosis liegt meist knapp über der Erhaltungsdosis, z. B. für Prednisolon im Bereich von 1 mg/kg. Sie unterliegt jedoch individuellen Schwankungen, sodass die Erhaltungsdosis bei Langzeittherapie immer dem Einzelfall anzupassen ist. Das durch exogene Kortikosteroide ausgelöste Cushing-Syndrom ist reversibel und verschwindet wieder nach adäquater Reduktion der Glukokortikoiddosis.

▶ **Gegenanzeigen**: Als Kontraindikationen (▶ Tab. 61) für den Einsatz von Glukokortikoiden gelten bestehende Magen-Darm-Ulzera, virale Infektionen, Systemmykosen, letztes Drittel der Trächtigkeit beim Rind und Schaf, Festliegen durch Hypocalcämie, Glaukom, schlecht heilende Wunden und Geschwüre; bei der intraartikulären Verabreichung: aseptische Knochennekrosen und septische Prozesse im Gelenksbereich. Eine aktive Immunisierung soll nicht während und bis zu 2 Wochen nach einer Glukokortikoidtherapie durchgeführt werden. Die Ausbildung einer ausreichenden Immunität kann auch bei Schutzimpfungen, die bis zu 8 Wochen vor Therapiebeginn erfolgt sind, beeinträchtigt sein. Relative Kontraindikationen, die besondere Vorsichtsmaßnahmen erfordern, sind bakterielle Infektionen (Glukokortikoidgabe nur in Verbindung mit kausaler Therapie), erkennbare Abwehrschwäche (Antibiotikaschirm), Diabetes mellitus (Erhöhung der Insulindosis), kongestive Herzinsuffizienz und chronische Niereninsuffizienz. Bei längerfristiger Behandlung sollte eine Überwachung auf das Entstehen von Glykosurie, Hypokaliämie und gastrointestinalen Läsionen erfolgen. Während der Therapie auftretende Infektionen sind als Notfälle zu betrachten.

▶ **Wechselwirkungen**: therapeutisch relevant können werden: verstärkte Kaliumverluste bei gleichzeitiger Gabe von Thiazid- und Schleifendiuretika; verminderte Herzglykosidtoleranz infolge Kaliummangels; erhöhtes Risiko gastrointestinaler Blutungen und Ulzerationen bei Kombination mit nicht-steroidalen Antiphlogistika; erhöhter Insulinbedarf; verminderte Wirkung bei Gabe von Phenobarbital, Phenytoin, Rifampicin und anderen leberenzyminduzierenden Substanzen; Erhöhung des Augeninnendrucks bei gleichzeitiger Verabreichung von Anticholinergika (z. B. Atropin).

Darreichungsformen von Glukokortikoiden (▶ **Tab. 62**): Glukokortikoide sind als freier Alkohol fast unlöslich in Wasser und nur sehr gering löslich in Alkohol oder anderen Lösungsmitteln. Die freien, unveresterten Steroide werden, da sie gut oral bioverfügbar sind, hauptsächlich in Tablettenform angewendet. Demgegenüber enthalten Injektionslösungen und Externa in der Mehrzahl Glukokortikoidester, die an C_{21} oder C_{17} vorwiegend mit organischen Säuren verestert sind. Die Veresterung an C_{21} beeinflusst die Wirksamkeit kaum, C_{17}-Ester besitzen eine verstärkte topische Wirkung. Durch die Veresterung kann, in Abhängigkeit von der veresterten Säure, entweder eine Verbesserung der Löslichkeit oder ein Depoteffekt erzielt werden. Dementsprechend gibt es zwei Kategorien von glukokortikoidhaltigen Injektionspräparaten: (1) **wässrige Injektionslösungen** gut wasserlöslicher Glukokortikoidester, zu denen neben den in ▶ **Tab. 62** aufgeführten Verbindungen auch Isonikotinatester zu rechnen sind. Mit diesen leicht spaltbaren Estern kann schnell das Wirkungsmaximum erreicht werden. Sie eignen sich insbesondere zur intravenösen Anwendung, werden aber auch nach intramuskulärer Injektion zügig und ohne Depotbildung resorbiert. (2) **Kristallsuspensionen** oder **wässrige Suspensionen** von schlecht wasserlöslichen und nur langsam spaltbaren Acetat-, Diacetat-, Dipropionat-, Phenylpropionat-, Sulfobenzoat- oder Cypionat-Estern sowie als Sonderform Acetonide (Acetalform) z. T. in mikrokristalliner Form. Diese Ester werden nur sehr langsam resorbiert und führen am Applikationsort zur Depotbildung. Kristallsuspensionen waren ursprünglich für die intrafokale Anwendung, z. B. intraartikulär, konzipiert, um am Wirkort hohe, über Wochen und Monate anhaltende Konzentrationen bei gleichzeitig relativ geringer systemischer Belastung zu erzielen. Auch bei intramuskulärer Applikation von wässrigen Suspensionen kommt es zur Bildung von Depots, bis zu deren vollständiger Resorption mehrere Tage bis Wochen vergehen können mit der Folge entsprechend lang anhaltender systemischer Wirkstoffspiegel (▶ Tab. 62). Die Anwendung von wässrigen Suspensionen als intraartikuläres oder intramuskuläres Depot ist allerdings nicht unproblematisch, da die lange persistierenden Wirkstoffspiegel ein erhebliches Risiko lokaler und systemischer Nebenwirkungen bedingen. So können kristalline Suspensionsreste über Monate im Gelenk verbleiben und eine „Steroid-Arthropathie" verursachen. Auch im Bereich des intramuskulären Depots können irreversible atrophische Gewebeschäden auftreten. Systemische Auswirkungen der protrahierten Wirkstofffreisetzung bestehen vor allem in einer Erhöhung des Infektionsrisikos sowie in einer lang dauernden Unterdrückung der NNR-Funktion, die nach einmaliger Applikation über mehrere Wochen anhalten kann (▶ Tab. 62). Grundsätzlich steht jede Anwendung von Depotformen von Glukokortikoiden im Widerspruch zu einer schonenden, an den zirkadianen Rhythmus der Kortikosteroidausschüttung angepassten Dosierung. Kristallsuspensionen und wässrige Suspensionen sind deshalb mit entsprechender Vorsicht anzuwenden. Ihr Einsatz ist nur als einmalige Gabe sinnvoll, eine wiederholte Anwendung ist abzulehnen. Die in der Humanmedizin weit gebräuchlichen Dosieraerosole für asthmatische Erkrankungen sind veterinärmedizinisch wegen fehlender Compliance der Patienten nicht zu gebrauchen.

▶ **Dosierung**: Bei einer Glukokortikoidtherapie sind vor allem folgende Leitlinien für die Dosierung zu beachten:

- Therapiebeginn mit voller Dosis; möglichst baldige Dosisreduktion auf die niedrigste klinisch noch wirksame Dosis
- soweit möglich, nur lokale oder intrafokale Behandlung
- eine Dosis von 1–1,5 mg/kg des „Standardglukokortikoids" Prednisolon führt zu einer vollständigen Sättigung der Glukokortikoidrezeptoren. Vergleichbar wirksame Dosen können aus Äquivalenztabellen (▶ Tab. 59) ermittelt werden
- orale Therapie wird nur bei Hund und Katze durchgeführt
- Kurzzeittherapie:
  - in akuten Fällen (z. B. anaphylaktischer Schock) bis zum 5- bis 10-Fachen der Standarddosis langsam i.v. und eventuelle Wiederholung alle 3–6 Stunden
  - in sonstigen Fällen möglichst orale Therapie oder i.m.-Applikation wässriger Injektionslösungen, eventuell verteilt auf 2–4 Tagesdosen. Verabreichung von wässrigen Suspensionen, insbesondere von Kristallsuspensionen nach Möglichkeit nicht wiederholen.
- Langzeittherapie:
  - möglichst nur oral durchführen
  - soweit keine Substitutionstherapie erfolgt, wird nach initialer Therapie mit eventuell erhöhter Dosis, sobald die Symptome verschwinden, eine Dosisreduktion auf die Erhaltungsdosis durchgeführt. Diese Dosis soll die „Cushing-Schwellendosis" nicht überschreiten, die für Prednisolon im Bereich um 1 mg/kg liegt und immer individuell zu ermitteln ist. Zur Minimierung der NNR-Suppression sollte die Tagesdosis unter Berücksichtigung des zirkadianen Rhythmus der Cortisolausschüttung auf einmal am Maximum der Cortisol-Inkretion (Hund: morgens, Katze: abends) gegeben werden. Bei Verwendung mittellang wirkender Glukokortikoide, wie Prednisolon, kann eine alternierende Therapie durchgeführt werden, bei der nur jeden 2. Tag die doppelte Tagesdosis verabreicht wird, da die therapeutische Wirkung noch über den therapiefreien Tag hinaus anhält. Wenig oder überhaupt nicht geeignet zur Langzeittherapie sind fluorierte Glukokortikoide und Kristallsuspensionen sowie sonstige Depotformulierungen (mit Ausnahme zur lokalen Therapie auf der Haut). Nach mehr

als 2-wöchiger Behandlungsdauer ist eine ausschleichende Therapie erforderlich.
- Bei der **Substitutionstherapie** orientiert sich die Tagesdosis an der täglichen Kortikosteroidproduktion, die beim Hund knapp über 1 mg Cortisoläquivalente/kg liegt. Der hierfür erforderlichen Hydrocortisondosis von 1–2 mg/kg entsprechen 0,25–0,5 mg/kg Prednisolon, die oral einmal täglich oder verteilt auf 2 Einzeldosen gegeben werden. Vor Stresssituationen sollte die Dosis erhöht werden. Zur Substitution eines NNR-Hormondefizits eignen sich Hydrocortison, Cortison und das stärker mineralokortikoid wirksame Fludrocortison (▶ S. 412), wegen nicht ausreichender oder fehlender mineralokortikoider Wirkung sind Prednisolon und Prednison weniger geeignet, fluorierte Glukokortikoide ungeeignet.

Pharmakokinetik von Glukokortikoiden: Trotz langer und breiter Anwendung ist die pharmakokinetische Datenlage für Glukokortikoide bei Haustieren in vielen Punkten noch lückenhaft. Die Resorption von Glukokortikoiden findet über alle Wege statt. Nach oraler Gabe wird die freie unveresterte Form schnell und fast vollständig aufgenommen. Die Bioverfügbarkeit liegt hierbei für alle therapeutisch wichtigen Glukokortikoide über 80%. Ebenfalls gut resorbiert werden freie Glukokortikoid-Alkohole und wasserlösliche Ester nach intramuskulärer Gabe, während die Resorption aus intramuskulären Depots von wässrigen Suspensionen und Kristallsuspensionen stark verzögert und in Abhängigkeit von der Esterform sehr variabel über Tage bis Wochen erfolgt (▶ Tab. 62). Glukokortikoide werden auch über die Haut, über die Bronchialschleimhaut oder aus Gelenken resorbiert, sodass bei allen Formen lokaler Verabreichung immer mit substanzieller Resorption und möglichen systemischen Nebenwirkungen und positiven Dopingbefunden zu rechnen ist. Oral tritt die Wirkung schneller als intramuskulär ein, nach intraartikulärer Gabe vergehen bis zu 24 Stunden bis zum Beginn der Wirkung, die ihr Maximum oft erst nach 3 Tagen erreicht. Die Proteinbindung der stärker wirksamen synthetischen Glukokortikoide ist mit einem Umfang von unter 80% geringer als bei Hydrocortison (ca. 95%). Bis zu 75% des gebundenen Anteils sind locker an Transcortin, einem spezifischen Transportprotein für Kortikosteroide, gebunden. Glukokortikoide verteilen sich weit in alle Gewebe und passieren die Blut-Hirn- und Plazentarschranke. Das Verteilungsvolumen des stärker proteingebundenen Hydrocortisols liegt mit 0,3 l/kg deutlich unter den Werten synthetischer Glukokortikoide (z.B. 1,2 l/kg für Dexamethason bei Rind und Hund). Glukokortikoide werden in der Leber metabolisiert, wobei synthetische, insbesondere fluorierte Verbindungen langsamer als natürliche Kortikosteroide abgebaut werden. Die Ausscheidung erfolgt hauptsächlich renal überwiegend als Glukuronid, gering auch in sulfatierter Form, nur ein verschwindend kleiner Anteil wird unverändert ausgeschieden. Ein enterohepatischer Kreislauf findet in geringem Umfang statt. Kleine Mengen gehen in die Milch über. Die Eliminationshalbwertszeiten sind am längsten bei fluorierten Glukokortikoiden mit Werten bis zu mehr als 6 Stunden (▶ Tab. 63).

Neben den substanzspezifischen Unterschieden bestehen noch erhebliche tierartliche Differenzen, wobei das Rind die längsten Halbwertszeiten z.B. für die Dexamethasonausscheidung aufweist. Die in ▶ Tab. 63 aufgeführten **Halbwertszeiten** gelten für die freie, unveresterte Form von Kortikosteroiden und in gleicher Größenordnung auch für die wasserlöslichen Ester. Bei schwerlöslichen Estern und für Kristallsuspensionen bestehen grundsätzlich unterschiedliche pharmakokinetische Verhältnisse, da hier die Halbwertszeiten durch die stark verzögerte, oft wochenlang stattfindende Resorption aus den Depots bestimmt werden. Die Eliminationshalbwertszeiten sind deutlich kürzer als die Wirkdauer, die bei synthetischen Verbindungen nach einmaliger Gabe mehr als 12 Stunden bis über 72 Stunden beträgt (▶ Tab. 59), sodass eine Wirksamkeit auch noch nach dem Verschwinden der Glukokortikoide aus der Blutbahn vorhanden ist. Die deutlich längere Halbwertszeit der biologischen Wirkung wird bestimmt durch die von der Elimination unabhängige Persistenz des Glukokortikoid-Rezeptor-Komplexes im Zellkern der Zielzellen. ▶ **Wartezeiten**: Über das Rückstandsverhalten von Glukokortikoiden ist der Erkenntnisstand begrenzt, die festgesetzten Wartezeiten sind wissenschaftlich nicht immer ausreichend begründet und tragen der unterschiedlichen Pharmakokinetik der verschiede-

4 Kortikosteroide

▶ **Tab. 63** Pharmakokinetische Parameter von Glukokortikoiden.

	Hydrocortison (Cortisol)	Prednisolon	Dexamethason
orale Resorption (%)	80 (Mensch)	85 (Mensch)	60–80 (Pferd)
Proteinbindung (%)	95 (Mensch)	51–84 (Hund)	70–80
Verteilungsvolumen (l/kg)	0,3 (Mensch)	2,2 (Rind) 0,6 (Pfd.) 0,9 (Hd.)	1,2 (Hd., Schw.) 1–2 (Pfd.)
Halbwertszeit (min)			
Mensch	80–120	150–240	150–250
Hund	80–120	80–170	110–190
Rind	80–120	150–215	290–390
Pferd	80–120	ca. 100	180–200 (–650)

nen Ester nur teilweise Rechnung. Das Rückstandsrisiko ist bei Glukokortikoiden jedoch angesichts der niedrigen zu erwartenden Rückstandsmengen an Cortisoläquivalenten als gering einzustufen.

Für die systemische Glukokortikoidtherapie haben veterinärmedizinisch neben **Cortisol** und **Cortison** vor allem **Prednisolon** und **Prednison**, **Methylprednisolon** sowie die fluorierten Verbindungen **Triamcinolon**, **Betamethason**, **Dexamethason** und **Flumethason** Bedeutung erlangt, die alle qualitativ gleich wirken, sich aber in ihrer Wirkstärke erheblich unterscheiden.

Nicht fluorierte Glukokortikoide
Hydrocortison

Hydrocortison (Cortisol) ist bei fast allen Spezies (Ausnahme: Nager) das wichtigste endogene Kortikosteroid, das zusammen mit Cortison als eines der ersten Glukokortikoide für die therapeutische Anwendung zur Verfügung stand. Mit der Entwicklung synthetischer Glukokortikoide mit wesentlich stärkerer glukokortikoider Wirkung bei stark reduzierter mineralokortikoider Aktivität hat Hydrocortison an Bedeutung verloren und ist heute als Tierarzneimittel nur noch zur äußeren Anwendung auf dem Markt. Es steht jedoch in Humanarzneimitteln als freier Alkohol in Tabletten und in ethanolischer Infusionslösung [**Hydrocortison Hoechst** (H.M.)] und als wasserlöslicher Hydrogensuccinatester zur intravenösen Anwendung [**Hydrocortison-Rotexmedica** (H.M.)] zur Verfügung. Hydrocortison und seine Ester werden auch lokal an Haut, Ohren und Augen angewendet (▶ Kap. Z). Im Vergleich zu den synthetischen Glukokortikoiden ist die glukokortikoide Wirkung deutlich schwächer (etwa 4-mal geringer als bei Prednisolon), während die mineralokortikoide Wirkung stärker ausgeprägt ist. ▶ **Anwendungsgebiete**: Grundsätzlich kann Hydrocortison bei allen in ▶ Tab. 60 aufgeführten Indikationen eingesetzt werden. In adäquater Dosierung eignet sich Hydrocortison zur kurzfristigen Behandlung akuter Symptome. Wegen der relativ hohen mineralokortikoiden Wirkung ist Hydrocortison ungeeignet für eine systemische Langzeittherapie allergischer und entzündlicher Erkrankungen, jedoch andererseits für die Substitutionstherapie bei NNR-Insuffizienz den synthetischen Glukokortikoiden überlegen. Bei stark beeinträchtigter Aldosteron-Inkretion kann allerdings eine zusätzliche Verabreichung 0,9 %iger Kochsalzlösung, unter Umständen auch eine kombinierte Gabe von Fludrocortison (▶ S. 412) erforderlich sein. ▶ **Dosierung**: zur Substitution 1–2 mg/kg alle 12 Stunden oral; zur Kurzzeittherapie bei asthmatischen und allergischen Zuständen als Tagesdosis zur Initialbehandlung bei Hund und Katze 5 mg/kg oral verteilt auf 2–3 Einzeldosen oder i.m., bei Rind und Pferd 2–3 mg/kg i.m., bei anaphylaktischem oder Endotoxin-bedingtem Schock bis 50 mg/kg langsam i.v. alle 3–6 Stunden; bei intraartikulärer Injektion je nach Gelenksgröße 6–250 mg/Gelenk. **Pharmakokinetik** ▶ Tab. 63. Hydrocortison wird schnell resorbiert, nach oraler Gabe wird in ca. 1 Stunde der maximale Plasmaspiegel erreicht. Die Wirkung ist mit einer biologischen **Halbwertszeit** von 8–12 Stunden kürzer als bei synthetischen Glukokortikoiden, sodass sich Hydrocortison nicht zur Durchführung einer alternierenden Langzeittherapie mit Verabreichung nur jeden 2. Tag eignet. ▶ **Nebenwirkungen**: wie bei allen anderen Glukokortikoiden (▶ Tab. 61), jedoch mit stärkerer Akzentuierung der mineralokortikoiden Effekte, da bei äquivalenter glukokortikoider Dosierung Hydrocortison eine ca. fünffach höhere mineralokortikoide Wirkung als Prednisolon ausübt. ▶ **Gegenanzeigen**: ▶ Tab. 61. ▶ **Wechselwirkungen**: verminderte Herzglykosidtoleranz, verstärkte Kaliumverluste mit Thiazid- und Schleifendiuretika, erhöhtes Risiko von Magen-Darm-Ulzera bei Kombination mit nicht-steroidalen Antiphlogistika, erhöhter Insulinbedarf, verminderte Wirkung bei Gabe von leberenzyminduzierenden Pharmaka (z. B. Barbiturate, Phenytoin, Rifampicin), erhöhter Augeninnendruck bei kombinierter Gabe von Anticholinergika.

Cortison

Cortison wird kaum mehr angewendet und ist nur noch als Homöopathikum zur s.c.-Injektion auf dem Markt [**Cortirell Nebennieren-Spezifikum** (H.M.)]. Cortison ist pharmakologisch inaktiv und muss erst in der Leber in wirksames Cortisol umgewandelt werden. Wirkungsvoraussetzung ist deshalb eine intakte Leberfunktion. Die Umwandlung erfolgt rasch (**Halbwertszeit** von unverändertem Cortison: ca. 30 min). Im Vergleich zu Cortisol ist die qualitativ gleiche Wirkung etwas schwächer und tritt mit geringfügiger Zeitverzögerung ein. Bei lokaler Anwendung (z. B. intraartikulär, dermal, intratracheal) ist Cortison wegen fehlender metabolischer Aktivierung unwirksam. ▶ **Anwendungsgebiete**, ▶ **Dosierung**, ▶ **Gegenanzeigen**, ▶ **Nebenwirkungen** und ▶ **Wechselwirkungen**: s. unter Cortisol.

Prednisolon

Prednisolon (1,2-Dehydrohydrocortison) unterscheidet sich von Hydrocortison durch eine zusätzliche Doppelbindung im Ring A des Steroidgerüsts. Aus dieser Strukturvariation resultiert eine 4- bis 5-fache Steigerung der glukokortikoiden Wirkung gegenüber Hydrocortison, während die mineralokortikoide Wirkung kaum verändert ist (▶ Tab. 59). Prednisolon steht als freier Alkohol in Tablettenform für Hund und Katze [**Prednisolon 5 mg** und **50 mg** (V.M.)] sowie als Injektionssuspensionen zur einmaligen Anwendung mit dem freien Alkohol [**Prednisdolon ad us. vet.** (V.M.)] zur intramuskulären, subkutanen oder intraartikulären Verabreichung oder mit dem 21-Acetatester [**Prednisolon 1 %** (V.M.)] zur intramuskulären Gabe bei Hunden, Katzen, Pferden und Rindern zur Verfügung. Wasserlösliche Prednisolonester zur intravenösen Applikation bei Notfällen sind nur als Humanarzneimittel im Handel [**Hefasolon** (H.M.); **Solu-Decortin H** (H.M.)]. Topische Anwendung ▶ S. 545. Prednisolon kann als das Standardglukokortikoid für alle Tiere betrachtet werden, das im Vergleich zu anderen Wirkstoffen neben therapeutischen Vorzügen auch die größte Sicherheitsbreite besitzt. Vorzüge gegenüber Hydrocortison: geringere mineralokortikoide Nebenwirkungen und etwas längere biologische Halbwertszeit; gegenüber fluorierten Glukokortikoiden: geringere Inzidenz von Nebenwirkungen, bessere Steuerbarkeit infolge eines schnelleren Wirkungseintritts und einer kürzeren Wirkungsdauer. ▶ **Anwendungsgebiete**: sind alle in ▶ Tab. 60 aufgeführten Glukokortikoidindikationen und insbesondere hierbei die Notfalltherapie bei akuten anaphylaktischen Reaktionen. Prednisolon ist wegen zu geringer mineralokortikoider Wirkung weniger geeignet zur Hormonsubstitution bei NNR-Insuffizienz, vor allem nicht bei beeinträchtigter Aldosteronproduktion. ▶ **Dosierung**: akute anaphylaktische Reaktionen 10–30 mg/kg langsam i.v. alle 8–12 Stunden; akute Addisonkrise 5–8 mg/kg i.v.; Hund und Katze: Kurzzeit- und Initialtherapie bei allergischen und entzündlichen Erkrankungen 1–3 mg/kg (Hund) bzw. 2–5 mg/kg (Katze) täglich i.m. oder oral in 2 bis 3 Einzeldosen, Erhaltungsdosis 0,5–1,0 mg/kg täglich oral oder alternierende Therapie mit 2 mg/kg oral jeden 2. Tag, Substitutionstherapie

0,25–0,5 mg/kg und Tag; (Schweine: 1–2 mg/kg i.m.); Rinder (und Pferde): 0,2–0,5 mg/kg i.m.; bei intraartikulärer Injektion: 5–250 mg/Gelenk je nach Gelenksgröße. Injektionslösungen auf der Basis wässriger Suspensionen sollen nur einmal angewendet werden. Eine Rückstandshöchstmenge wurde bisher nur für Rinder festgesetzt. Ferner wurde der Sulfobenzoatester von Prednisolon nicht in Tab. 1 der EU-VO Nr. 37/2010 aufgenommen, sodass seine Anwendung wegen fehlendem MRL-Wert bei lebensmittelliefernden Tieren nicht mehr erlaubt ist. Pharmakokinetische Parameter ▶ Tab. 63. Maximale Plasmaspiegel werden nach oraler Gabe innerhalb einer Stunde erreicht. Prednisolon ist ein mittellang wirkendes Glukokortikoid mit einem relativ schnellen Wirkungseintritt und einer Wirkungsdauer von 12–36 Stunden. Die Resorption aus intramuskulären Depots von wässrigen Suspensionen und Kristallsuspensionen dauert mehrere Tage, die ausgelöste Cortisolsuppression hält über 2 Wochen an (▶ Tab. 62). ▶ **Nebenwirkungen** und ▶ **Gegenanzeigen**: wie für alle Glukokortikoide (▶ Tab. 61), jedoch mit einer größeren therapeutischen Breite als bei Hydrocortison oder fluorierten Glukokortikoiden. ▶ **Wechselwirkungen**: s. Hydrocortison. ▶ **Wartezeiten**: beim Rind für Milch 1 Tag und in Abhängigkeit von der Prednisolonformulierung für essbare Gewebe 18 Tage freier Alkohol) bzw. 55 Tage (21-Acetatester); Pferde: 6 Monate und Eintragung in den Equidenpass, da kein MRL für diese Tierart festgelegt ist.

Prednison

Prednison (1,2-Dehydrocortison) ist nur als Humanarzneimittel in Tablettenform [**Prednisolon Hexal** (H.M.)] im Handel. Vergleichbar zu Cortison handelt es sich auch bei Prednison um ein Prodrug, das erst nach metabolischer Umwandlung in der Leber zu Prednisolon pharmakologisch wirksam wird. Bei intakter Leberfunktion erfolgt eine rasche Aktivierung, wobei die **Halbwertszeit** für unverändertes Prednison ca. 60 min beträgt. Die Bioverfügbarkeit ist etwas geringer als bei Prednisolon, sodass insgesamt eine etwas schwächere Wirkung resultiert. Bei lokaler Verabreichung ist Prednison wegen fehlender metabolischer Aktivierung unwirksam. ▶ **Anwendungsgebiete**, ▶ **Dosierung**, ▶ **Nebenwirkungen**, ▶ **Gegenanzeigen** und ▶ **Wechselwirkungen**: s. unter Prednisolon.

Methylprednisolon

6α-Methylprednisolon besitzt bei einer geringfügig stärkeren glukokortikoiden Wirkung eine deutlich schwächere mineralokortikoide Aktivität als Prednisolon (▶ Tab. 59). Handelspräparate sind Tabletten [**Urbason** (H.M.)], wässrige Injektionslösungen gutlöslicher Hydrogensuccinatester zur i.m. und i.v. Applikation [**Urbason solubile** (H.M.)] sowie als Tierarzneimittel eine wässrige Suspension von Methylprednisolon-21-Acetat mit Depoteffekt zur intramuskulären und intraartikulären Anwendung bei Hund und Katze [**Depo-Medrate** (V.M.)]. ▶ **Anwendungsgebiete**: alle Glukokortikoidindikationen in ▶ Tab. 60 außer Substitutionstherapie bei NNR-Insuffizienz. ▶ **Dosierung**: für Hund und Katze etwas geringer als für Prednisolon; bei akuten anaphylaktischen Reaktionen 4–10 (–30) mg/kg i.v. oder i.m. alle 3–6 Stunden nach Erfordernis und mit abnehmender Dosierung ab der 3. Verabreichung; oral 1 mg/kg täglich; Depotpräparat 1–3 mg/kg (Hund) oder 2–4 mg/kg (Katze) i.m. einmal wöchentlich und möglichst nicht länger als 4 Wochen. Das pharmakokinetische Verhalten ist ähnlich wie bei Prednisolon (▶ Tab. 63). ▶ **Nebenwirkungen**: ▶ Tab. 61, unerwünschte mineralokortikoide Wirkungen sind praktisch nicht vorhanden, vielmehr kommt es infolge eines Aldosteron-Antagonismus zu vermehrter Natriumausscheidung. Intravenöse Dosen von 15–30 mg/kg können bei Hunden innerhalb von zwei Tagen zu Magenblutungen führen. ▶ **Gegenanzeigen**: ▶ Tab. 61. ▶ **Wechselwirkungen**: s. Hydrocortison.

Fluorierte Glukokortikoide

An C_6 oder C_9 fluorierte Prednisolonderivate, die zugleich noch an C_{16} substituiert sind, besitzen eine sehr starke glukokortikoide Wirkung, die bis zu 40-fach, im Einzelfall bis zu 700-fach, die Wirkstärke von Hydrocortison übertrifft, während ihre mineralokortikoiden Eigenschaften so gering ausgeprägt sind, dass sie beim therapeutischen Einsatz praktisch keine Rolle spielen. Aus diesem Grund sind mineralokortikoide Nebenwirkungen bei diesen Wirkstoffen ohne Bedeutung. Diese Glukokortikoide sind nicht für eine Substitutionstherapie bei NNR-Insuffizienz geeignet. Die therapeutische Anwendung sowie das Nebenwirkungsspektrum fluorierter Glukokortikoide werden vor allem bestimmt durch die starke antiallergische, antiinflammatorische und immunsuppressive Wirkung. Im Vergleich zu den nicht halogenierten Glukokortikoiden bestehen noch folgende Unterschiede: verzögerter Wirkungseintritt, sodass diese Verbindungen weniger zum Einsatz bei akuten Notfällen geeignet sind; langsamere Metabolisierung und dementsprechend etwas längere Eliminationshalbwertszeit, wobei dieser Unterschied jedoch im Hinblick auf die wesentlich längere biologische Halbwertszeit ohne praktische Relevanz ist; da die Wirkungsdauer über 48 Stunden nach einmaliger Gabe anhält, weshalb fluorierte Verbindungen zu den lang wirksamen Glukokortikoiden zählen. Die Folge ist unter anderem eine stärkere Beeinflussung der NNR-Hypophysenachse und dadurch eine größere Wahrscheinlichkeit des Auftretens einer NNR-Inaktivitätsatrophie, da keine ausreichende Anpassung an den zirkadianen Rhythmus der NNR-Aktivität möglich ist. Fluorierte Glukokortikoide sollen deshalb nach Möglichkeit nicht für eine Langzeittherapie eingesetzt werden.

Triamcinolon

Triamcinolon (9α-Fluor-16α-hydroxyprednisolon) steht zur systemischen Anwendung nur noch in Humanarzneimitteln in Form von Tabletten [**Delphicort** (H.M.); **Volon** (H.M.)], von Kristallsuspensionen mit Depoteffekt als 16α,17α-Acetonid [**Volon A Kristallsuspension** (H.M.)] oder 16,21-Diacetat [**Delphicort Kristallsuspension**(H.M.)] zur subkutanen, intramuskulären oder intraartikulären Injektion sowie als wässrige, auch i.v. verabreichbare Injektionslösung [**Volon A solubile** (H.M.)] zur Verfügung. Triamcinolonacetonid wird auch topisch angewendet (▶ S. 545). Triamcinolon ist nicht in Tab. 1 der EU-VO Nr. 37/2010 aufgenommen und darf deshalb nicht bei lebensmittelliefernden Tieren angewendet werden (s. Anhang 7). Die glukokortikoide Wirkung von Triamcinolon ist in etwa so stark wie bei Methylprednisolon und damit deutlich geringer als bei anderen fluorierten Glukokortikoiden. Triamcinolon weist aber die geringste mineralokortikoide Wirkung von allen therapeutisch eingesetzten Kortikosteroiden auf. ▶ **Anwendungsgebiete**: alle in ▶ Tab. 60 aufgeführten Indikationsgebiete mit Ausnahme der Hormonsubstitution bei NNR-Insuffizienz. Die Appetit-stimulierende Wirkung ist geringer ausgeprägt. ▶ **Dosierung**: Die angegebenen Dosierungen beziehen sich auf die einmalige intramuskuläre Verabreichung von Triamcinolonacetonid in Depotpräparaten. Die Dosierung für Hund und Katze liegt mit 0,2–0,3 mg/kg (bei der Katze höchstens 0,5 mg/Tier) im Bereich der Humandosen, während beim Pferd wesentlich niedrigere Dosierungen im Bereich von 0,02–0,04 mg/kg empfohlen wurden. Eine plausible Erklärung für diese Dosierungsunterschiede ist nicht bekannt. Intraartikulär: Hund und Katze 1–3 mg/Gelenk (Pferd bis 20 mg/Gelenk). Über die **Pharmakokinetik** von freiem Triamcinolon ist bei den Haustieren wenig bekannt. Die Eliminationshalbwertszeit des freien Alkohols liegt beim Hund bei etwa 2 Stunden, die Wirkungsdauer nach einmaliger Gabe beträgt 12–36 Stunden. Die Ausscheidung beim Hund erfolgt zu gleichen Teilen renal und biliär. Die Kristallsuspensionen werden aus dem intramuskulären Depot nur sehr langsam resorbiert, sodass der Blutspiegelverlauf und die Wirkungsdauer durch die protrahierte Resorption bestimmt werden. Bis zur vollständigen Resorption können mehrere Wochen vergehen. Bei Pferden und Hunden konnten nach einmaliger intramuskulärer Injektion von Triamcinolonacetonid im Blut, nach schnellem Erreichen des Spitzenwertes innerhalb von 3–5 Stunden, über 2 Wochen in ihrer Höhe schwankende Wirkstoffspiegel als Folge der stark verzögerten Resorption nachgewiesen werden. Parallel hierzu kam es zu einer Cortisolsuppression von mehr als 2 bis zu 4 Wochen und bei Pferden zu einem Eosinophilensturz von mehr als einer Woche Dauer. Triamcinolonacetonid ist deshalb nicht zur Langzeittherapie geeignet, Wiederholungsinjektionen sind nach Möglichkeit zu vermeiden. Die verschiedentlich angegebenen Zeiträume von 48 Stunden für Wiederholungsinjektionen sind angesichts der langen Wirkungsdauer viel zu kurz. Als Mindestabstand zwischen den Injektionen sollte ein Zeitraum von mehr als einer Woche eingehalten werden, beim Menschen werden mindestens 4 Wochen empfohlen. ▶ **Nebenwirkungen**: wie bei allen anderen Glukokortikoiden (▶ Tab. 61), jedoch praktisch ohne Gefahr mineralokortikoider Effekte. Nach Triamcinolon wurde häufig eine „Cortisol-Rehe" ab 30 mg/Tier beim Pferd beobachtet, die dosisabhängig zu sein scheint. Verstärkt treten unter Triamcinolon auch Muskelschwund und Myopathien auf. ▶ **Gegenanzeigen**: ▶ **Tab. 61**. ▶ **Wechselwirkungen**: s. unter Hydrocortison.

Dexamethason

Dexamethason (9α-Fluor-16α-methylprednisolon) ist der therapeutisch am meisten eingesetzte Wirkstoff aus der Gruppe der stark wirksamen Kortikosteroide. Eine Vielzahl von Tierarzneimitteln enthält Dexamethason in freier und verschiedenartig veresterter Form zur oralen Anwendung, zur intravenösen Injektion sowie zur intramuskulären und intrafokalen Applikation als Kurzzeitformulierung oder als Depotpräparat. Hierzu zählen **Tabletten** nur zur Anwendung bei Hund und Katze mit freiem Dexamethason [**Dexamethason 0,5 mg** (V.M.)] sowie **Injektionspräparate** für Hund, Katze, Schwein, Pferd und Rind (1) als **wässrige Lösungen**, die zur intravenösen, intramuskulären und intraartikulären Injektion geeignet sind, mit gut wasserlöslichen und leicht spaltbaren Dexamethasonestern, wie 21-Dihydrogenphosphat [**Dexamethason-Injektionslösung ad us. vet.** (V.M.)] oder 21-Dinatriumphosphat [**Dexamethason 4 mg/ml** (V.M.)] oder mit freiem Dexamethason [**Dexasel** (V.M.)] und (2) als **wässrige Suspensionen** von 21-Phenylpropanoat- und 21-Dihydrogenphosphat- [**Dexadreson forte** (V.M.)] und 21-Isonicotinat-Estern [**Voren-Suspension** (V.M.)], die sich, ebenso wie **Kristallsuspensionen** mit Depoteffekt von Dexamethason-21-Isonicotinat [**Voren-Depot** (V.M.)] nur zur einmaligen intramuskulären oder subkutanen Verabreichung eignen. Dexamethason und seine Ester werden auch topisch, zum Teil in Kombination mit DMSO, eingesetzt (▶ **Kap. Z**). Dexamethason hat eine 30-fach stärkere glukokortikoide Wirkung als Hydrocortison und ist kaum mehr mineralokortikoid wirksam (▶ **Tab. 59**, ▶ **S. 414**). ▶ **Anwendungsgebiete**: alle Indikationsgebiete in ▶ **Tab. 61** außer der Substitutionstherapie bei NNR-Insuffizienz. Dexamethason wird vielfach beim akuten Schock eingesetzt, ist hierbei jedoch wegen des relativ langsamen Wirkeintritts weniger geeignet als Prednisolon; weiteres Anwendungsgebiet ist das Hirnödem; früher auch zur Prophylaxe der Gebärparese zugelassen. ▶ **Dosierung**: im Schock 2–5 mg/kg langsam i.v., eventuell Wiederholung nach 8–12 Stunden; sonstige Indikationen: Hund und Katze 0,05 mg/kg oral einmal täglich, 0,1–0,25 mg/kg i.v. oder i.m.; Schwein 0,04–0,08 mg/kg i.v. oder i.m.; Rind und Pferd 0,02–0,08 mg/kg i.v. oder i.m., zur Gebärparese-Prophylaxe darf die Anwendung nicht früher als 4 Tage vor dem Geburtstermin erfolgen; intraartikulär: Großtiere 4–8 mg, Kleintiere 0,4–2 mg pro Gelenk. Die in ▶ **Tab. 63** angegebenen pharmakokinetischen Parameter gelten nur für freies Dexamethason und für die leicht spaltbaren, wasserlöslichen Esterverbindungen. Aufgrund der deutlich längeren biologischen **Halbwertszeit** beträgt nach einmaliger Gabe von nicht retardierten Präparaten die Wirkungsdauer, gemessen an der Cortisolsuppression, 2–4 Tage (oral, i.m. und i.v.). Eine Wiederholung der Behandlung soll deshalb erst nach 4 Tagen erfolgen. Nach i.m. Verabreichung von Kristallsuspensionen tritt die Wirkung erst nach 24 Stunden ein. Die Resorption aus dem Depot dauert bis zu mehreren Wochen mit entsprechend langer Wirkungsdauer (bis zu 2 Wochen und länger für die antiallergische Wirkung) und einer Cortisolsuppression beim Rind über 30 bis zu 45 Tage. Dexamethason soll aus diesen Gründen, insbesondere in Kristallsuspension, nur einmalig verabreicht werden. ▶ **Nebenwirkungen**: ▶ **Tab. 61**, praktisch keine mineralokortikoiden Nebenwirkungen. Dexamethason bewirkt deutliche Appetitstimulation, das Osteoporoserisiko ist höher als bei anderen Glukokortikoiden. ▶ **Gegenanzeigen**: ▶ **Tab. 61**. ▶ **Wechselwirkungen**: s. unter Hydrocortison. ▶ **Wartezeiten**: ▶ **Tab. 64**, sie unterscheiden sich für die verschiedenen Dexamethasonester und können je nach Formulierung für die einzelnen Präparate von den angegebenen Werten abweichen.

Betamethason

Betamethason ist ein Strukturanaloges von Dexamethason, das sich lediglich durch die Stellung der Methylgruppe an C_{16} unterscheidet. Tierarzneimittel sind nur als Injektionspräparate mit Depoteffekt zur intramuskulären und intraartikulären Anwendung bei Pferd und Hund im Handel, die eine Mischung aus leichtlöslichem Betamethason-21-dinatriumphosphat und einem langsam resorbierbaren Acetatester enthalten [**Celestovet**

▶ **Tab. 64** Wartezeiten für Dexamethasonester (Tage).

Dexamethasonester	essbare Gewebe		Milch
	Pferd, Wdk.	Schwein	
21-Isonicotinat	21 bzw. 35 Pfd/ 28 Rd	16	3
21-Dinatriumphosphat 21-Dihydrogenphosphat	16	4	4
unverestertes Dexamethason	16	4	4

(V.M.)]. Tabletten [**Celestamin** (H.M.)] und auch i.v. anwendbare Injektionslösungen [**Celestan solubile** (H.M.)] sowie Externa sind nur als Humanarzneimittel auf dem Markt. Betamethason hat eine etwas stärkere glukokortikoide Wirkung als Dexamethason (▶ Tab. 59), weist aber sonst, auch pharmakokinetisch, keine weiteren wesentlichen Unterschiede auf. Bei den veterinärmedizinisch gebräuchlichen Retardformulierungen tritt die Wirkung nach 12–24 Stunden ein und hält 3 Wochen und länger an. ▶ **Anwendungsgebiete**, ▶ **Dosierung**, ▶ **Nebenwirkungen**, ▶ **Gegenanzeigen** und ▶ **Wechselwirkungen** sind entsprechend wie bei Dexamethason. ▶ **Wartezeiten**: Pferd: 6 Monate (und Eintragung der Behandlung in den Equidenpass). Die in den zugelassenen Tierarzneimitteln enthaltenen Ester von Betamethason sind nicht in Tab. 1 der EU-VO Nr. 37/2010 aufgenommen und dürfen deshalb nicht bei anderen lebensmittelliefernden Tieren angewendet werden (s. Anhang 7).

Flumethason

Flumethason unterscheidet sich von Dexamethason nur durch eine zusätzliche Fluorierung an C_6, die zu einer nochmaligen wesentlichen Steigerung der glukokortikoiden Aktivität führt. Flumethason ist hinsichtlich der blutzuckersteigernden Wirkung ca. 700-fach, in Bezug auf die entzündungshemmenden Eigenschaften mehr als 100-fach stärker wirksam als Hydrocortison. Flumethason wird systemisch nur in der Tiermedizin als wässrige Injektionslösung zur i.v., i.m., s.c. und intraartikulären Anwendung bei Hund, Katze und Pferd eingesetzt. In der Humanmedizin wird dieses Glukokortikoid nur topisch angewendet. ▶ **Anwendungsgebiete**: wie bei allen Glukokortikoiden mit Ausnahme der Substitutionstherapie bei NNR-Insuffizienz (▶ Tab. 60). ▶ **Dosierung**: Hund und Katze 0,02 mg/kg i.v., s.c., bei Hunden auch i.m. oder intraartikulär 0,1–0,5 mg/Gelenk; Pferd 0,005 mg/kg i.v., s.c., 0,75–1,5 mg intraartikulär oder intrabursal. Durch eine Wiederholung der Injektion nach 24 Stunden kann eine Wirkungsdauer bis zu vier Tagen erzielt werden. Nach Gabe der wässrigen Injektionslösung kommt es innerhalb von 2–4 Stunden zum Blutzuckeranstieg, der sein Maximum nach 12–24 Stunden erreicht und bis zu 3 Tagen anhält. Eine Langzeittherapie soll möglichst nicht mit Flumethason durchgeführt werden, vor allem auch, weil bei Tieren zu wenig über Dauer und Umfang der Cortisolsuppression bekannt ist. ▶ **Nebenwirkungen**: ▶ Tab. 61, jedoch ohne relevante mineralokortikoide Effekte. ▶ **Gegenanzeigen**: ▶ Tab. 61. Die Injektionslösungen enthalten Benzylalkohol und sollen deshalb mit Vorsicht bei Katzen und Neugeborenen angewendet werden. ▶ **Wechselwirkungen**: s. Hydrocortison.

U   Therapie wichtiger Vergiftungen

R. Kroker und W. Honscha

Im folgenden Kapitel kann nur auf die Prinzipien der Behandlung von Vergiftungen eingegangen werden, ohne die einzelnen Symptomatiken detailliert zu beschreiben. Hierzu wird auf die toxikologischen Lehrbücher verwiesen. Besonders sind die Vergiftungsdatenbanken der Universität Zürich hervorzuheben, die sowohl für die Diagnose als auch für therapeutische Maßnahmen wertvolle Hilfen leisten können (www.clinitox.ch, www.giftpflanzen.ch).

Bei der Therapie von Vergiftungen stehen meist unspezifische Maßnahmen zur Erhaltung vitaler Funktionen an erster Stelle, bevor Maßnahmen zur Dekontamination sowie spezifische Antidote eingesetzt werden.

1 Unspezifische (symptomatische) Therapie von Vergiftungen

Beim Vorliegen von Vergiftungen sind folgende Maßnahmen einzuleiten:

a **Beseitigung lebensbedrohlicher Zustände:**
Schockbehandlung: Volumensubstitution: Hydroxyethylstärkelösungen (HES 6%ig, z. B. HES 200/0,5) in 0,9% NaCl oder 5% Glukose maximal 20 ml/kg/Tag (▶ S. 188). Nicht bei Anurie und dekompensierter Herzinsuffizienz. Da die Dextrane in Deutschland nicht mehr im Handel sind, wird für nähere Informationen auf das Kapitel G3 in der letzten Auflage verwiesen. Bei Blutverlusten über 30% Infusion von Vollblut mit 20–40 ml/kg. Sympathomimetika: β_1- und β_2-Wirkung für positiv inotrope und chronotrope Wirkung sowie Vasodilatation: Orciprenalin [Alupent (H.M.)]: 3–4 µg/kg, Adrenalin [Suprarenin (H.M.)] beim anaphylaktischen Schock 0,1–0,2 µg/kg/min (▶ S. 45). Falls Nierenversagen vorliegt – Dopamin (s. u. ▶ S. 46)
α-Sympatholytika: Durchbrechung der postkapillären Vasokonstriktion im Spätstadium bei steigendem Hämatokrit: Chlorpromazin [Propaphenin (H.M.)] 2 mg/kg
1. **Atmungsversagen:** Intubation, künstliche Beatmung bei Zyanose; Analeptika wie Doxapram [Doxapram V (V.M.)] z. B. nach Narkosezwischenfällen mit 1–2 mg/kg i.v.
2. **Behandlung von Krämpfen:** Diazepam [Valium (H.M.)] 2 mg/kg i.v., Pentobarbital [Narcoren (V.M.)] 10–20 mg/kg i.v.
3. **Nierenversagen:** Dopamin 5–(10) µg/kg/min [Dopamin-Fresenius, -ratiopharm (H.M.)]. Verbesserte Nieren- und Splanchnikusdurchblutung (α- und β_1-mimetische Wirkung über Noradrenalinfreisetzung). Evtl. Diuretika (Mannitol) oder Schleifendiuretika, um den Harnfluss aufrechtzuerhalten (▶ S. 191)
4. **Herzarrhythmien; Kammerflimmern:** Lidocain [Xylocain (H.M.)] 1 mg/kg, Chinidin
5. **toxisches Lungenödem:** nach Einatmung von Lungenreizstoffen Dexamethason-Spray [Auxiloson Dosier-Aerosol (H.M.)] alle 10 Minuten

b **schnelle Unterbrechung der Giftexposition**: Spülung der Haut und Schleimhäute mit Wasser nach Kontamination mit konzentrierten Säuren oder Laugen, gegebenenfalls Hautexzision (Kadmium!). Bei lipophilen Substanzen (z. B. Biozide) kann eine Reinigung mit Speiseöl oder Polyethylenglykol erfolgreich sein

c **Resorptionshemmung**:
Nach oraler Giftaufnahme ist eine Resorptionshemmung durch folgende Maßnahmen möglich:
Aktivkohle: 1 g/kg in Wasser aufgenommen bei fast allen nicht ionisierten Giften. Zur Beschleunigung der Elimination des Gift-Kohle-Komplexes kann Glaubersalz (1 g/kg) als 3,2%ige Lösung gegeben werden (bis zu 3 ml/kg)
Paraffinum subliquidum: bei allen fettlöslichen Substanzen mit 3 mg/kg. Unterbrechung des enterohepatischen Kreislaufs nach Aufnahme von Pestiziden. Wiederholungsbehandlungen im Abstand von 6–8 Stunden

Therapie wichtiger Vergiftungen

Milch oder Eiklar: Nach Aufnahme von proteindenaturierenden Substanzen. Nicht bei lipophilen Stoffen!
Bentonit: 0,5 g/kg alle 4 Stunden. Adsorbens für Dipyridiniumverbindungen wie Paraquat oder Deiquat
Dimethylpolysiloxan [sab simplex (H.M.)], 0,5 g/kg. Nach Aufnahme von Tensiden, um zu verhindern, dass aspirierter Schaum zum Lungenödem führt
Gerbsäureverbindungen (Tannalbin): nach Vergiftung mit Alkaloiden 10–20 mg/kg/2 Stunden
Natriumbicarbonatlösung (6 %): Magenspülungen

d **Ausscheidungsbeschleunigung:**
1. **Brechmittel:** Nicht bei ätzenden Giften, Tensiden, Schock und Atemdepression! Hund: Apomorphin 0,03–1 mg/kg s.c., Brechklysma. Katze: Xylazin [Rompun (V.M.)] 1–2 mg/kg. Schwein: 1 %ige Kupfersulfatlösung mit 2 ml/kg p.o. oder 3 %ige Hydrogenperoxidlösung
2. **forcierte Diurese:** 10–20 %ige Mannitollösung 0,3 g/kg pro Stunde i.v. (maximal 1,5 g/kg/Tag). Bei Lungenödem Furosemid [Lasix] 0,5–2 mg/kg i.v.
3. **pH-Veränderungen des Harns:** Bei Vergiftungen mit schwachen Säuren wird die Ausscheidung durch Alkalisieren z. B. mit Natriumbicarbonat, bei schwachen Basen durch Ansäuern z. B. mit Ammoniumchlorid beschleunigt (Dosierungen: ▶ S. 175 u. 178).
4. **Pansenschnitt:** manuelle Giftentfernung bei Wiederkäuern

2

Spezifische Therapie von Vergiftungen

In diesem Kapitel werden nur die Vergiftungen besprochen, bei denen spezifische Antidote angewendet werden können. Dennoch sind auch dabei symptomatische (s. o.) Maßnahmen unumgänglich.

2.1 Vergiftungen mit organischen Phosphorsäureestern und Carbamaten

Diese Stoffe werden als Pestizide und z. Zt. noch als Arzneimittel eingesetzt. Über eine Hemmung der Cholinesterasen kommt es zu einer endogenen Acetylcholinvergiftung mit der Folge einer Übererregung des Parasympathikus, wodurch muskarin- und nikotinartige Symptome ausgelöst werden. Therapiemaßnahmen sind in folgender Rangfolge durchzuführen: a) Aufrechterhaltung der Atmung. b) Beseitigung der muskarinartigen Wirkungen mit hohen Dosen von Atropinsulfat [Atropinsulfat, 100 mg Injektionslösung, (H.M.)] 1/3 i. v., 2/3 i. m.
▶ **Dosierung:** Pferd: 0,1 mg/kg. Rind: 0,6 mg/kg. Schaf: 1,0 mg/kg. Hund: 0,3 mg/kg. Die Verabreichung sollte bis zum Sistieren der Salivation durchgeführt werden und ist beim Wiederauftreten der Symptome zu wiederholen. c) Giftentfernung: Magenspülung, Aktivkohle. d) Reaktivierung der Cholinesterase: Obidoxim Inj.-Lsg. [Toxogonin (H.M.)]: 2–5 mg/kg i. v., evtl. i. m. **Wiederholung** nach 20 min, in der Regel nach 2 Stunden. Vorsichtig dosieren, da Obidoxim selbst die Cholinesterasen hemmen kann. Niemals vor Atropinbehandlung! Nicht später als 24 Stunden nach Vergiftung! Nicht bei Carbamaten, da additive toxische Wirkungen! e) Azidose-, Krampfbehandlung.

2.2 Schwermetallvergiftungen

Insbesondere in Immissionsgebieten besteht bei enger Verflechtung von Industrie und Landwirtschaft die Gefahr von subakuten und chronischen Vergiftungen mit Metallen. Dabei haben Vergiftungen in folgender Reihenfolge die größte Bedeutung: Blei > Kadmium > Arsen > Quecksilber > Chrom > Thallium > Nickel > Zink > Kupfer > Kobalt > Mangan > Molybdän > Wismut. Eisenvergiftungen sind Folgen von Überdosierungen bei Behandlungen von Eisenmangelzuständen. Obwohl die Resorption und Verteilung dieser Stoffe nur begrenzt ist (Ausnahmen: Cr^{6+}, Methylquecksilber, Tl^{1+} und Pb^{2+}), treten kumulative Effekte auf, da diese Metalle nur sehr langsam eliminiert werden und lange im Organismus persistieren. Toxische Wirkungen ergeben sich aus folgenden Mechanismen:
1. proteindenaturierende Eigenschaften mit den Ausnahmen Fe^{2+} und Tl^{1+}

2. Komplexbildung mit reaktiven Gruppen wie -OH, -NH$_2$, -COOH und -SH (meist durch mehrwertige Übergangsmetalle)
3. Blockade von aktiven Enzymzentren
4. Radikalbildung durch Fe^{2+}, Fe^{3+}, Cu^{2+}, Pb^{2+}
5. Ca^{2+}-Verdrängung von erregbaren Strukturen durch Fe^{2+}, Cu^{2+}, Zn^{2+}, Pb^{2+}
6. Methämoglobinbildung durch Cu^{2+} und Cr^{6+}

Die sich daraus ergebenden Vergiftungssymptome sind in ▶ Tab. 65 zusammengefasst. Daraus ergeben sich die Ansatzpunkte zur Einleitung symptomatischer Therapiemaßnahmen. Zur spezifischen Therapie stehen **Chelatbildner** zur Verfügung, die über koordinative Bindungen das Metall abfangen, aus der Bindung an funktionell wichtige Gruppen loslösen und die Ausscheidung steigern sollen. Folgende Voraussetzungen gelten für eine Therapie mit Chelatbildnern: a) Bildung stabiler Komplexe; b) hohe Affinität für toxische Metalle, geringe Affinität für körpereigene Substanzen wie Ca^{2+}. Diese Eigenschaft wird durch die Komplexbindungskonstante K determiniert, die sich aus dem Massenwirkungsgesetz ableitet. Je höher K ist, mit um so wirksamerer Komplexbildung ist zu rechnen; c) gute Penetration zu den Metalldepots und hinreichende Wasserlöslichkeit des Chelats mit Harn- oder Gallegängigkeit; d) metabolische Stabilität.

▶ **Tab. 65** Zusammenhänge allgemeiner und spezifischer subakuter und chronischer Metallvergiftungssymptome.

Organsystem	Symptome bei Vergiftung mit
Gastrointestinaltrakt	Hg, Pb, Tl, As, Zn, Cr, Cu, Fe: lokale Irritationen, Stomatitis, Gingivitis, Ulzera, Gastroenteritis, Diarrhö. Pb, Hg: dunkler Saum am Zahnfleisch. Pb: Obstipationen und Koliken. Cu: gelbbraune Schleimhautfärbung. Se: nur Koliken (Pferd). Mn: starke Irritationen mit Perforationsgefahr bei akuten Vergiftungen. Co: nur lokale Irritationen
Leber	Co, Tl, As, Cd, Zn, Se, Cr, Cu, Fe: Funktionsstörungen, Nekrosen, Atrophien. Mn: intrahepatische Cholestasen. Fe: Fibrosen. Cu: starker Ikterus nach hämolytischer Krise
Niere	Mn, Co, Tl, Cd, Cr, Cu: Nekrosen mit Oligurie und Anurie. As: nur bei akuten Vergiftungen. Fe: nur indirekt durch Schock. Hg: Polyurie gefolgt von Anurie
Haut und Anhangsgebilde	Tl, As, Se, Cu: Ekzeme, Papeln, Parakeratosen. Pb: Dermatitis (Rind). Tl: Haarausfall beginnend an Ohren, Mundbereich, eitrige Follikulitis. As: Haarausfall, maligne Entartung. Se: Ausfall von Schwanz- und Mähnenhaaren, Hufrehe, Hufablösung (Pferd)
Blut	Mn, Pb, Tl, Cd, Cr, Cu: Anämie. Cu, Cr: Methämoglobinbildung. Pb: Störungen des Hämoglobinstoffwechsels
ZNS	Hg, Pb, Tl, As: Erregungszustände, Ataxien, Konvulsionen, Lähmungen. Pb: Brüllen, Raserei, Taumeln (bes. Rind). Tl: Apathien, Hypersensitivität. As: Polyneuritis. Cd: perivaskuläre Veränderungen. Se: Sehstörungen (keine Blindheit), Depression (Pferd). Mn: Dopaminverarmung
Herz/Kreislauf	Cu, Zn, Fe: Kollaps, Kreislaufversagen. Pb: Kollaps (Rind). Tl: Aortendilatation (Katze). As: Kreislaufversagen nur bei akuten Vergiftungen. Co: Myokardschäden
sonstige Symptome	Cu: Verweigerung der Tränke, Atemnot. Tl, Zn: Fieber. Cd: Osteomalazie, alveoläre Lungenblutungen, Wachstumsstörungen. As: Fortpflanzungsstörungen. Mn: irreversible Schädigung des ZNS-Manganismus

Therapie wichtiger Vergiftungen

Calcium-Di-Natrium-Ethylendiamintetraacetat (CaNa$_2$-EDTA)

CaNa$_2$-EDTA bindet folgende 2- und 3-wertige Kationen im Austausch gegen Ca^{2+}: Pb, geringer Cu, Fe, Mn, Cd und Zn. Im Gegensatz zu in vitro erfolgt in vivo keine Chelation von Quecksilber.
▶ **Anwendungsgebiete**: primär Bleivergiftungen, sekundär die anderen o.g. Metalle. ▶ **Dosierung**: 25 mg/kg als max. 20%ige Lösung. Infusion in isotoner Kochsalzlösung oder 5%iger Glukoselösung alle 6 Stunden für 2–5 Tage. Maximale Gesamtdosis: 0,5 g/kg. **Wiederholung**: 1 Woche nach Beendigung der 1. Anwendung. CaNa$_2$-EDTA ist oral kaum bioverfügbar und weist eine **Halbwertszeit** von 20–60 min auf. Intrazelluläre Metalldepots werden nur langsam mobilisiert, da die **Verteilung** überwiegend extrazellulär erfolgt. Das Chelat wird fast vollständig (95% in 24 Stunden) durch glomeruläre Filtration eliminiert. Deswegen ist eine ausreichende Nierenfunktion Voraussetzung der Therapie. ▶ **Nebenwirkungen**: Tubuläre Nierenschäden, Verluste von Spurenelementen (Zn!) und möglicherweise teratogene Effekte.

D-Penicillamin

Handelspräparat: [**Metalcaptase** (H.M.)].

Dieses Hydrolyseprodukt des Penicillins weist eine hohe Affinität gegenüber Kupfer, weniger gegenüber Blei, Kadmium, Zink, Kobalt und Quecksilber auf. Calcium wird kaum beeinflusst.
▶ **Anwendungsgebiete**: Kupfervergiftung, auch Zink- und Kobaltvergiftungen. Bei graviden Tieren auch Bleivergiftungen. ▶ **Dosierung**: 15 mg/kg/2 Stunden oral über 2 Wochen. Zur Behandlung von Lebererkrankungen vom Morbus-Wilson-Typ siehe ▶ S. 215. In der Humanmedizin wird D-Penicillamin zur Abschwächung degenerativer Prozesse bei rheumatischer Arthritis eingesetzt, da die Tropokollagenkondensation zu Kollagen verhindert wird. D-Penicillamin wird gut resorbiert, kaum metabolisiert und innerhalb weniger Stunden renal eliminiert. ▶ **Nebenwirkungen**: Durch Bindung an Pyridoxalphosphat entsteht Vitamin-B$_6$-Mangel. Tubuläre Nierenschädigung und Überempfindlichkeitsreaktionen wie Agranulozytosen können auftreten. ▶ **Gegenanzeigen**: Penicillinallergie, Blutbild- und Nierenschäden.

Dimercaprol (BAL)

Diese Dithiolverbindung, die im 2. Weltkrieg als Antidot gegen den arsenhaltigen Kampfstoff Lewisite (deswegen BAL = **B**ritish-**A**nti-**L**ewisite) entwickelt wurde, aber zur Zeit nicht mehr im Handel ist, zeigt eine hohe Affinität gegenüber Arsen, Quecksilber (außer organischen Verbindungen), Gold und Wismut, geringer gegenüber Kupfer, Kobalt, Nickel und Mangan. Bei Blei-, Selen-, Eisen- und Kadmiumvergiftung ist die Anwendung obsolet, da die Komplexe instabil sind und dissoziieren. ▶ **Dosierung**: Zur Behandlung der **Quecksilber-** und **Arsenvergiftung**: 3–5 mg/kg/4 Stunden am 1. Tag, 2,5 mg/kg/12 Stunden am 2.–10. Tag i.m. als 5- bis 10%ige Lösung. **Maximale Blutspiegel** werden nach 30–60 min erreicht. Aufgrund seiner Lipophilie wird BAL im gesamten Organismus verteilt, auch die Blut-Hirn-Schranke wird passiert. Es erfolgt eine **Metabolisierung** zum zyklischen Disulfid, innerhalb von 4 Stunden findet eine nahezu vollständige **renale Elimination** statt.
▶ **Nebenwirkungen**: Puls- und Blutdruckanstieg, Erbrechen, Salivation, Lakrimation, Koliken, Temperaturanstieg und Parästhesien. ▶ **Gegenanzeigen**: Blei-, Selen-, Eisen-, Kadmium- und org. Quecksilbervergiftungen, da durch Dissoziation in den Nierentubuli Nierenschäden entstehen.

Deferoxamin

Handelspräparat: [**Desferal** (H.M.)].

Diese aus *Streptomyces picosus* gewonnene Verbindung weist eine hohe Selektivität für die Komplexierung von Fe^{3+} auf. Sowohl freies Fe^{3+} als auch in den Depotformen Ferritin und Hämosiderin befindliches Eisen wird gebunden, während im Transferrin kaum und im Funktionseisen vorhandenes Eisen nicht erreicht wird.
▶ **Dosierung**: Zur Behandlung der **Eisenvergiftung**: 100 mg/kg oral, bis 50 mg/kg i.m. oder i.v. nur initial und mit max. 15 mg/kg/h. Die orale **Bioverfügbarkeit** ist < 15%. Es erfolgt ein enzymatischer **Abbau** in Plasma und eine rasche **renale Elimination**. ▶ **Nebenwirkungen**: Blutdruckabfall, lokale Reizungen, Katarakt (Hund).

Eisen(III)-hexacyanoferrat(II)

Handelspräparat: [**Antidotum Thallii Heyl** (H.M.)]

Dieser Komplexbildner kann bei Thalliumvergiftungen die Resorption aus dem Magen-Darm-

Trakt verhindern oder den enterohepatischen Kreislauf von Thallium unterbrechen. ▶ **Dosierung**: 50 mg/kg/4 Stunden p.o. Die gleichzeitige Gabe von Laxanzien beschleunigt die Thalliumausscheidung. Die Therapie kann bis zur Normalisierung der Urin- und Fäzesausscheidung von Thallium durchgeführt werden. Das einwertige Thalliumion wird von den anderen Chelat- und Komplexbildnern nicht gebunden.

2.3 Methämoglobinbildende Gifte

Man unterscheidet zwischen direkten und indirekten Met-Hb-Bildnern. Die erstgenannten Gifte oxidieren Fe^{2+} direkt, während indirekt wirkende Stoffe erst über Biotransformationsprozesse Met-Hb-induzierende Eigenschaften erhalten. **Direkte Met-Hb-Bildner:** Cu^{2+}, Chlorate und Perchlorate, Peroxide, Redoxverbindungen in oxidierter Form (Chinone, Chinonimine, Methylenblau, Thionin). **Indirekte Met-Hb-Bildner:** Nitrite (Nitrate werden im Magen-Darm-Trakt zu Nitrit reduziert und resorbiert), Redoxverbindungen in reduzierter Form, Nitro- und Amino-Aromate, Anilin und -derivate, z.B. auch Sulfonamide, Aminophenole. **Vergiftungssymptome:** Verschiedene Stadien der Hypoxie, die ab 10–20 % Met-Hb beginnen. 60–80 % Met-Hb sind tödlich.

Die Sauerstofftransportfunktion von Hämoglobin kann nur erfüllt werden, wenn das darin enthaltene Eisen in zweiwertiger Form vorliegt (Hb-Fe^{2+}). Dreiwertiges Eisen (Methämoglobin [Met-Hb], Ferrihämoglobin) ist dazu nicht in der Lage. Auch physiologischerweise entsteht Met-Hb (< 1 %), das aber unter Beteiligung der Met-Hb-Reduktase oder der Diaphorase permanent zu Hb-Fe^{2+} reduziert wird. Durch Met-Hb-bildende Gifte kann die Kapazität dieser Reduktasesysteme erschöpft werden, und eine Met-Hämoglobinämie entsteht. Met-Hb ist durch eine bräunliche Farbe gekennzeichnet, die ab 30 % Met-Hb im Blut deutlich erkenntlich wird.

Die **Therapie** erfolgt paradoxerweise mit Redoxfarbstoffen, die selbst Met-Hb-Bildner sind, wie z.B. mit Methylenblau oder Toluidinblau. Über eine Reduktion zu Leukomethylenblau werden aber Reduktionsäquivalente erzeugt, die für die Aktion der Reduktasesysteme notwendig sind. Es kommt zu einer Gleichgewichtseinstellung, die bei ca. 8 % Met-Hb liegt. Thionin ist wirksamer als Methylenblau.

▶ **Dosierung**: Hund: 1–2 mg Thionin/kg/6 Stunden als 0,2 %ige Lösung.

2.4 Vergiftungen mit pflanzlichen Inhaltsstoffen

Pflanzengifte befinden sich in Blättern, Blüten, Stängeln und Wurzeln. Nach oraler Aufnahme erfolgt im Magen-Darm-Trakt der Aufschluss der Pflanzen und die Freisetzung der Toxine, wodurch erste Symptome meist als Irritationen des Verdauungstraktes hervortreten. Pflanzengifte zählen zu chemischen Stoffklassen, die sonst in der Natur nicht vorkommen: Alkaloide, Glykoside, ätherische Öle, verschiedene Proteine, Phenolabkömmlinge etc. In den wenigsten Fällen existieren spezifische Antidote, sodass die unspezifische Therapie weit im Vordergrund steht.

Blausäurehaltige (cyanogene) Glykoside

Im Weißklee, Samen der wilden Futterwicke, Sudan-, Pfeil- und Bermudagras sowie in Kernen und Blättern von Pruneen finden sich Stoffe wie **Linamarin** und **Amygdalin**, die Blausäure in glykosidischer Bindung enthalten. Bei Aufnahme dieser Pflanzen wird Blausäure im Magen freigesetzt. Vergiftungen treten besonders bei Wiederkäuern auf (Dosis letalis bei Stoßgabe 4 mg/kg bei Wdk.). Bei protrahierter Aufnahme über den Tag werden bis zu 15 mg HCN/kg KGW vertragen. Wie bei allen Spezies wird Cyanid unter Beteiligung des Enzyms Rhodanese mit Schwefel zu Rhodanid detoxifiziert. Die Reaktionsgeschwindigkeit dieser Reaktion ist bei Wiederkäuern mit 1 mg/kg/h ca. 10-fach höher als beim Menschen. Der spezifische **Wirkungsmechanismus** beruht auf einer Blockade des dreiwertigen Eisens der Cytochromoxidase in der mitochondrialen Atemkette.

Folgende **Symptome** werden 2–3 Stunden nach Weideauftrieb beobachtet: frequente, dyspnoische Atmung, auch Hyperpnoe, Speicheln, erhöhte Pulsfrequenz, rosarote Schleimhäute, Absinken der Körperoberflächentemperatur, rascher Tod. **Therapieziel** ist eine kontrollierte Methämoglobinbildung, um das Cyanid im Blut abzufangen. Dazu verwendet man Natriumnitrit oder p-Dimethylaminophenol (4-DMAP). ▶ **Dosierung**: 4 mg Na-Nitrit/kg als 10 %ige Lösung; 3,25 mg 4-DMAP/kg langsam i.v. Zur Schwefelbereitstellung kann Natriumthiosulfat mit 5 mg/kg

Therapie wichtiger Vergiftungen

als 20%ige Lösung i.v. gegeben werden. Kobaltverbindungen, wie Vitamin B_{12}, in Dosierungen von 200 mg/kg bilden Komplexe mit Cyaniden, werden in der Großtiertherapie aber nicht verwendet.

Cumarinhaltige Glykoside

Insbesondere im Steinklee ist Cumarin in glykosidischer Bindung enthalten. Bei der Trocknung wird Cumarin aus seiner Bindung freigesetzt und bei feuchter Lagerung erfolgt eine Oxidation zu Cumarol bzw. Dicumarol. Cumarine sind ferner in gängigen Rodentiziden enthalten. Bei Wiederkäuern treten folgende **Vergiftungssymptome** auf: 2–3 Wochen nach Aufnahme Inappetenz, steifer Gang, blutiger Nasenausfluss, blutiger Durchfall, blutige Milch, Anschwellungen an mechanisch exponierten Körperteilen, erhöhte Herz- und Atemfrequenz. **Therapie:** Vitamin K_1 i.v., ▶ S. 367.

Thiaminase enthaltende Pflanzen

In Farnen, wie dem Adler- und Wurmfarn, sowie im Schachtelhalm sind Thiaminasen enthalten, die Vitamin B_1 zerstören. Vergiftungen treten bei Pferden auf, da diese Spezies besonders auf die exogene Zufuhr des Vitamins angewiesen ist. Als **Vergiftungssymptome** treten zentralvenöse Störungen auf („Taumelkrankheit"). **Therapie:** Vitamin B_1-Substitution, ▶ S. 368.

2.5 Ethylenglykolvergiftung

Hunde und Katzen nehmen gelegentlich das als Frostschutzmittel verwendete **Ethylengykol** auf, wodurch es zur generalisierten Kapillar- und ZNS-Schädigung, zur Oxalsäureausfällung in der Niere und zur Narkose kommt. **Symptome:** Nach ca. 1 Stunde: Benommenheit, Taumeln, Ataxie; Anurie, Oxalurie. Nach ca. 6 Stunden: Koma. **Therapie:** Hund: 5,5 ml Ethanol/kg/4 Stunden i.v. als 20%ige Lösung. 8 ml $NaHCO_3$/kg/4 Stunden i.v. als 5%ige Lösung. Nach 5 Behandlungen in kurzen Abständen auf 6-Stunden-Abstände übergehen. Katze: 5 ml Ethanol/kg/6 Stunden i.p. als 20%ige Lösung. 6 ml $NaHCO_3$/kg/6 Stunden i.p. als 5%ige Lösung. Nach 5 Behandlungen 8-Stunden-Abstände.

Durch höhere Affinität von Ethanol zur Alkoholdehydrogenase wird die Umwandlung von Ethylenglykol zur Oxalsäure gehemmt.

Neben Ethanol kann bei Hunden und Katzen als weiteres Antidot 4-Methylpyrazol (Fomepizol OPi) 5 mg/ml eingesetzt werden. **Fomepizol** hemmt durch Komplexbildung die Alkoholdehydrogenase und hat im Vergleich zu Ethanol den Vorteil geringerer Nebenwirkungen. Lediglich eine leichte dosisabhängige ZNS-Depression ist beschrieben, die bei Katzen aufgrund der therapeutisch notwendigen erhöhten Dosis stärker zu Tage tritt. ▶ **Dosierung**: Da 4-Methylpyrazol akkumuliert, wird folgendes Dosierungsschema für Hunde empfohlen: 20 mg/kg langsam als verdünnte Lösung infundieren, 12 und 24 Stunden später 15 mg/kg und nach 36 Stunden 5 mg/kg. Sollte eine weitere Behandlung erforderlich sein, so werden alle 12 Stunden 3 mg/kg i.v. appliziert. Katzen erhalten initial 125 mg/kg und dann alle 12 Stunden 31 mg/kg. Die Behandlung sollte möglichst innerhalb der ersten drei Stunden nach der Ethylenglykolaufnahme beginnen.

2.6 Vergiftungen durch Arzneimittel

Auf die verschiedenen Symptome einer Überdosierung mit den unterschiedlichen Arzneimitteln und ihre symptomatische Therapie wird im folgenden Abschnitt nicht näher eingegangen. Hierzu wird auf die entsprechenden Kapitel an andere Stellen im Buch verwiesen. Auch werden nur solche Vergiftungen erwähnt, zu deren Therapie spezifische Antidota zur Verfügung stehen.

Physostigmin zur Aufhebung zentral-anticholinerger Wirkungen

Physostigmin [**Anticholium** (H.M.), s. auch ▶ S. 36] ist in einer Dosis von 0,05 mg/kg i.v. geeignet, die zentralnervösen anticholinergen Symptome nach Überdosierung mit Atropin, Phenothiazinen, Benzodiazepinen und Antihistaminika zu kompensieren. Weitere Behandlungen sind bei Wiederauftreten der Symptome möglich.

Atipamezol

Der α_2-Antagonist [**Antisedan** (V.M.), s. auch ▶ S. 108] wird in Dosierungen von 50 µg/kg i.m. bei Hunden mit einer Amitraz-Vergiftung eingesetzt. Überdosierungen mit Xylazin lassen sich zumindest teilweise durch Atipamezol antagonisieren. Aufgrund unzureichender Daten empfiehlt der Hersteller nicht die Anwendung von Antisedan bei trächtigen oder laktierenden Tieren. Yohimbin als weiterer α_2-Antagonist hat im Gegensatz zu Atipamezol eine deutlich geringere therapeutische Breite, eine relativ kurze Halbwertszeit (1,5–2 Stunden) bei Hunden und ist nur zur oralen Anwendung als Humanarzneimittel verfügbar. Die Anwendung von Atipamezol ist daher vorzuziehen.

Naloxon

Zu Aufhebung von Effekten, die durch erhöhte Dosen an Opiaten ausgelöst werden, eignet sich **Naloxon** [Naloxon (H.M.), ▶ S. 103]. Obwohl Naloxon scheinbar an alle Opiatrezeptoren bindet, besitzt es die höchste Affinität gegenüber dem µ-Rezeptor. Aufgrund der kurzen Wirkdauer von Naloxon (45–90 Minuten) im Vergleich zu den Opiaten ist eine erneute Gabe des Antagonisten in den meisten Fällen angezeigt. ▶ **Dosierung**: Folgende Dosierungen werden in der Literatur empfohlen: Hunde: 0,04 mg/kg i.v., i.m., oder s.c.; Katzen: 0,02–0,04 mg/kg i.v.; Pferde: 0,01–0,02 mg/kg i.v.

N-Acetylcystein

Unter dem Handelsnamen **Fluimucil** (H.M.) als Injektionslösung bzw. Equimucin (V.M.) als Pulver zur oralen Anwendung sind N-Acetylcystein-haltige Präparate (s. auch ▶ S. 213) erhältlich, die bei einer Vergiftung durch Paracetamol eingesetzt werden können. Dabei stellt N-Acetylcystein einerseits die Vorstufe zur Synthese von Glutathion dar und fördert somit die Entgiftung des durch Cytochrom P450 gebildeten toxischen Metaboliten N-Acetyl-para-benzoquinonimin. Andererseits bindet es auch direkt an diesen toxischen Metaboliten. Infolge der Entleerung der Glutathionspeicher im Rahmen der Intoxikation tritt beim Hund vor allem die durch den Metaboliten verursachte Hepatoxizität auf, während sich bei der Katze der Mangel an Glutathion durch eine Methämoglobinämie mit Heinzkörperbildung manifestiert. ▶ **Dosierung**: Für Katzen und Hunde werden initiale Dosen von 140 mg/kg p.o. oder i.v. als 5%ige Lösungen angegeben. Die Weiterbehandlung (7–17 Behandlungen) wird mit 70 mg/kg alle 6 Stunden durchgeführt. Bei der oralen Applikation ist auf die richtige Verdünnung zu achten, da N-Acetylcystein zu gastrointestinalen Reizungen führt.

Flumazenil bei Überdosierungen mit Benzodiazepinen

Da **Flumazenil** [Anexate bzw. Flumazenil, beides (H.M.)] eine höhere Affinität zu den Benzodiazepinrezeptoren hat, ist die Verbindung in der Lage, therapeutisch eingesetzte Benzodiazepine aus dieser Bindung zu verdrängen. Auch Ethanolintoxikationen wurden beim Menschen erfolgreich mit Flumazenil behandelt. Aufgrund der kurzen Halbwertszeit beim Menschen (ca. 1 Stunde) ist damit zu rechnen, dass auch bei Tieren eine Mehrfachapplikation notwendig ist, da Benzodiazepine auch bei Hund und Katze in der Regel eine längere Wirkdauer besitzen. ▶ **Dosierung**: Für Hund und Katze werden 0,01–0,02 mg/kg rasch streng i.v. appliziert. Die Wirkung sollte innerhalb von 1–2 Minuten eintreten. Da für Flumazenil beim Menschen ein hohes Nebenwirkungspotenzial (Erbrechen, Angstzustände, allergische Reaktionen, Tremor, Hyperventilation, Hypotonie, Krampfanfälle, Tachykardie od. Bradykardie, Extrasystolen. Dyspnoe) beschrieben worden ist, sollte das Präparat auch in der Tiermedizin nur nach entsprechender Risikoabwägung Einsatz finden.

Digitalis-Antikörper

Unter dem Handelsnamen **DigiFab** (H.M.) können Immunglobulinfragmente (Fab) von Schafen gegen Digoxin als Importarzneimittel bezogen werden. Diese Digitalis-Antikörper binden freie und membrangebundene Herzglykoside, wobei die höchste Affinität gegenüber Digoxin und Digitoxin zu verzeichnen ist. Nicht gesichert ist die Wirksamkeit gegen Herzglykoside aus Eibe, Oleander, Maiglöckchen und Meerzwiebel. Da die Digitalis-Antikörper sehr kostenintensiv sind, sollte ihr Einsatz nur bei lebensbedrohlichen Herzglykosidvergiftungen erfolgen. **Dosierung**: Initial können 1–2 Ampullen (40 mg Antikörperfragmente pro Ampulle) i.v. verabreicht werden, wobei sich innerhalb von 20–90 Minuten die Herzfunktionen normalisieren sollten. In Abhängigkeit von der Besserung der Symptome kann entsprechend nachdosiert werden. Der Patient sollte zusätzlich hinsichtlich einer sich entwickelnden Hypokaliämie und der Nierenfunktion kontrolliert werden. Anzeichen einer Anaphylaxie treten selten auf.

V Antiprotozoika

S. Steuber und R. Kroker

Antiprotozoika sind Wirkstoffe, die bei der Behandlung, Pro- und Metaphylaxe (Chemoimmunisierung) von eukaryotischen Darm-, Blut- und Gewebeeinzellern Einsatz finden. Aus chemotherapeutischer Sicht lassen sich diese Pharmaka zwei großen Anwendungsgebieten zuordnen.

Die eine Gruppe umfasst Pharmaka, die zur Bekämpfung von **vektorübertragenen Protozoen** eingesetzt werden. Da sie im Endwirt bevorzugt im Blut und in blutbildenden Organen extra- bzw. intrazellulär parasitieren, werden sie auch als **Hämoprotozoen** bezeichnet. Hierzu gehören die **Trypanosomen** und **Leishmanien** (Mastigophora) sowie die Theilerien und Babesien (Sporozoa). Sie besitzen zumeist einen komplexen Entwicklungszyklus, der eng mit dem Zwischenwirt verbunden ist. Ihre Bedeutung beschränkt sich bis auf wenige Ausnahmen vorrangig auf tropische und subtropische Regionen. Jedoch hat die Entwicklung von Wirkstoffen gegen diese Protozoen, besonders bei der Bekämpfung der Trypanosomose, in Deutschland eine lange Tradition. So begründete zu Beginn dieses Jahrhunderts Paul Ehrlich mit seinen grundlegenden Untersuchungen zum Wirkungsmechanismus der Arsenikalien gegen Trypanosomen die Chemotherapie moderner Prägung. Um deren klinische Anwendung hat sich dann auch Robert Koch verdient gemacht. Er setzte erstmalig die noch mit erheblichen Nebenwirkungen behaftete Arsanilsäure (Atoxyl) bei seiner Schlafkrankheitsexpedition (1906/07) in das innere Afrika mit gewissem Erfolg beim Menschen ein. Ungefähr zehn Jahre später war es die Entdeckung des komplex gebauten Harnstoffderivats Suramin (**Germanin**), das nach seiner Einführung 1924 den Durchbruch bei der Heilung von Brucei-Infektionen sowohl beim Menschen als auch beim Tier brachte. Hervorzuheben ist noch das von Jensch und Fussgänger 1954 entwickelte, veterinärmedizinisch interessante Diminazenaceturat (**Berenil**), das wegen seiner Verträglichkeit auch heute noch von Bedeutung bei der Bekämpfung der Trypanosomose des Rindes ist. Es zeigt aber auch gute Wirkung bei der Behandlung der Babesiose. In Deutschland ist es aber nicht mehr verfügbar. Zuletzt sei hier noch das von Eibl und Unger in den 90er Jahren am Max-Planck-Institut in Göttingen synthetisierte Miltefosin (**Impavido, Milteforan**) erwähnt. Dieses Phopholipid stellt seit vielen Jahrzehnten wieder eine echte Neuentwicklung dar, die gezielt zur Behandlung der viszeralen Leishmaniose bei Mensch und Tier eingesetzt werden kann. Sie zeichnet sich besonders durch ihre einfache orale Verabreichung aus.

Die andere große Gruppe umfasst Wirkstoffe gegen **Kokzidien**, die in der Mehrzahl prophylaktischen Einsatz als Futterzusatzstoffe in der Geflügelhaltung finden. Ihr Aufschwung begann in den 40er Jahren mit der Einführung des Sulfaquinoxalins, wodurch der Wechsel von der extensiven zur intensiven Geflügelhaltung eingeleitet werden konnte. Heutzutage existiert eine breite Palette von **Antikokzidia**, die den ständig steigenden Anforderungen an die Wirksamkeit, das Wirkungsspektrum, aber auch an die Verbrauchersicherheit gerecht werden müssen. Zudem ist durch den prophylaktischen Gebrauch im Allgemeinen mit rascher Resistenzentwicklung zu rechnen, wodurch ein ständiger Bedarf an Wirkstoffen mit neuen Angriffspunkten herrscht. Daher ist bei einem nicht unerheblichen Prozentsatz von Geflügelkokzidien nicht nur mit Kreuzresistenz, sondern auch mit Mehrfachresistenz zu rechnen. Als gut bis befriedigend gilt die Resistenzsituation noch bei den Polyetherantibiotika, als günstig bei den neueren Triazinonderivaten (z. B. Diclazuril).

1

Chemotherapie der Hämoprotozoen

Breite Kenntnisse in der Behandlung protozoärer Erkrankungen, die durch blutsaugende Arthropoden übertragen werden, sind für den in Deutschland tätigen Tierarzt nur selten erforderlich. Das erklärt sich aus der Tatsache, dass die Übertragung zumeist an Zwischenwirte mit besonderer Verbreitung in den Tropen und Subtropen gebunden ist, wie Zecken bei der Übertragung von Babesien und Theilerien, oder Tsetsefliegen bei der Übertragung von Trypanosomen (in Afrika ist beispielsweise das Auftreten von *Trypanosoma* (*T.*) *congolense* und *T.-brucei*-Erkrankungen auf den Tsetsegürtel zwischen 15 °N und 29 °S begrenzt). Natürlich gilt dies nicht generell, da auch bei uns heimische Zecken Vektorfunktion übernehmen. Allerdings sind es in Deutschland lediglich sporadische Ausbrüche der durch *Ixodes ricinus* übertragenen *Babesia*(*B.*)-*divergens*-Infektion des Rindes (Weiderot), die einer Behandlung bedürfen. Auch bestehen lokale endemische Herde für *B. canis canis* in Gebieten, die an Frankreich grenzen (z. B. Offenburger Region, Saarbrücken). Einige autochthone Fälle sind darüber hinaus aus dem Berliner Umland, der Umgebung von München, Regensburg und Münster bekannt geworden, wobei *Dermacentor reticulatus*, eine in Teilen Deutschlands mit zunehmender Häufigkeit anzutreffende Buntzecke, die Vektorfunktion übernimmt. Darüber hinaus ist in den letzten Jahren eine kontinuierliche Zunahme von Leishmaniose- und Babesioseinfektionen bei Hunden zu verzeichnen. Wesentliche Ursache ist die ständig steigende Reisetätigkeit in den Mittelmeerraum, wodurch begleitende Hunde oftmals in endemische Gebiete gelangen. Nicht selten werden zudem latent infizierte Hundewelpen aus dem Mittelmeerraum importiert, die erst Jahre später an einer caninen Leishmaniose erkranken. Werden diese Tiere dann dem Tierarzt vorgestellt, ergeben sich Schwierigkeiten bei der Auswahl des Chemotherapeutikums, da geeignete Wirkstoffe in Deutschland nicht zugelassen sind.

Im folgenden Kapitel wird daher ein Überblick über die im Humanbereich und in der europäischen Gemeinschaft verfügbaren Pharmaka zur Bekämpfung der **Babesiose** und **Leishmaniose** des Hundes gegeben, da im Rahmen der sogenannten **Kaskadenregelung** sowohl die Anwendung von Humanfertigarzneimitteln (z. B. Pentamidin) als auch von zugelassenen Tierarzneimitteln anderer EU-Mitgliedsstaaten (z. B. Imidocarb) im **Therapienotstand** möglich ist. Zu beachten ist allerdings, dass Fertigarzneimittel, die in Deutschland nicht zugelassen oder registriert sind, in geringen Mengen nur **von Apotheken** oder über die tierärztliche Hausapotheke bestellt werden dürfen.

Da die Behandlung häufig mit erheblichen Nebenwirkungsrisiken behaftet ist, sollte grundsätzlich das Einverständnis des Tierbesitzers zur Therapie vorliegen. Zudem ist zu beachten, dass neben der kausalen Behandlung, insbesondere bei schweren Erkrankungen, fast immer die gleichzeitige symptomatische Behandlung angezeigt ist. Eine genaue Beschreibung symptomatischer Behandlungsmethoden, die auch als Folgewirkung des verabreichten Präparates notwendig werden können, würde jedoch den Rahmen dieses Kapitels sprengen.

Eine Übersicht der zur Zeit gebräuchlichsten Stoffe und Dosierungen findet sich in ▶ Tab. 66.

Auch bei **lebensmittelliefernden Tieren** ist die Einfuhr von Tierarzneimitteln aus dem europäischen Ausland im Falle eines Therapienotstands möglich (§ 73 Abs. 3a AMG). Allerdings muss dann die Zulassung in einem anderen EU-Mitgliedsland vorliegen. Darüber hinaus muss der Stoff in Tab. 1 des Anhangs der Verordnung (EU) Nr. 37/2010 aufgeführt sein (s. Allgemeine Einleitung ▶ S. 8 und Anhang 7). So kann gegen die in Deutschland sporadisch auftretende Rinderbabesiose („Weiderot") nach dem Wegfall von Diminazenaceturat nun **Imidocarbdipropionat** [Imizol (V.M.)], Tab. 1 der EU-VO 37/2010 eingesetzt werden, sodass keine unmittelbare Therapielücke besteht. Aus mehreren Gründen finden nun in diesem Kapitel auch Pharmaka ausführliche Erwähnung, die in Deutschland keine Zulassung besitzen.

Zum einen bietet die Öffnung des europäischen Binnenmarktes Tierärzten die Möglichkeit der beruflichen Tätigkeit in Ländern der Europäischen Union, in denen diese Wirkstoffe zugelassen sind. Zum anderen kommt diesen Pharmaka durch ihre strategische Verwendung besonders in der Rinder- und Kamelhaltung Afrikas, aber auch in weiten Teilen Asiens und Südamerikas eine volkswirtschaftlich erhebliche Bedeutung zu. Die Kenntnis dieser Stoffe ist daher für den im Entwicklungsdienst tätigen Tierarzt notwendig. Beispielhaft sei dies an der Trypanosomose erläutert. Hier hat sich zwar als alternative Bekämpfungsmöglichkeit unter definierten Bedingungen die Vektorkontrolle (Tsetsefliegen) bewährt, eine flächendeckende Ausdehnung auf die gesamte betroffene Region kann realistisch aber nicht erreicht werden.

▶ **Tab. 66** Gebräuchliche Dosierung verschiedener Wirkstoffe zur Therapie protozoärer Bluterkrankungen. Vor der Anwendung, besonders bei lebensmittelliefernden Tieren, sind die gesetzlichen Hinweise in diesem Kapitel zu beachten.

Substanz	Dosis [mg/kg]	Behandlungsdauer	Indikation	Tierart	Bemerkungen
A Trypanosomose					
Ethidiumbromid Ethidiumchlorid	1 tief i.m.		T. congolense T. vivax	Rinder, kleine Wdk.	lokale Gewebereizung
Isometamidium-chlorid	0,25–0,5 tief i.m.	einmalig	T. congolense T. vivax	Rinder, Büffel, kleine Wdk., Hunde	dermonekrotisch; Injektion verursacht zuweilen Lahmheit
	0,7 (Kamel langsam i.v.)		T. brucei T. evansi	Kameliden	nur bei Suramin- und Quinapyramin-resistenz
	0,5 (Pferd als Kurzinfusion)			Pferde	Kurzinfusion in 500 ml isotoner Glukoselsg. (30 min)
Quinapyramin-sulfat	3–5 s.c.	einmalig	T. congolense T. vivax T. brucei T. evansi T. equiperdum	Pferde, Hunde, Kameliden	Behandlungsverbot für Wdk. wegen vermuteter Induktion von Mehrfachresistenz; bei behandelten Tieren Stress und körperliche Belastung vermeiden
Suramin	7–10 (Pferd) 10–12 (Kamele) stets langsam i.v.	beim Pferd bis zu 3 × im Abstand von einer Woche	T. brucei T. evansi T. equiperdum	Pferde, Kameliden	Ödeme, mitunter Koliken, Meteorismus, Pruritus, hufschartige Symptome
Melarsamin	0,25 i.m.	einmalig	T. brucei T. evansi	Kameliden	lokale Gewebereizung

▶ **Tab. 66** Fortsetzung.

Substanz	Dosis [mg/kg]	Behandlungsdauer	Indikation	Tierart	Bemerkungen
B Leishmaniose beim Hund					
First line drugs					
N-Methylglucamin-Antimoniat	5–10 kg: 300 10–20 kg: 225–300 > 20 kg: 200–225 tief i.m., langsam i.v. oder i.p., praxisbewährt auch: täglich 100 s.c./i.v.	initiale Leishmaniose: 10–12 Injektionen alle 2–3 Tage manifeste Leishmaniose: 18–20 Injektionen alle 2–3 Tage für 3–4 Wochen bzw. 10-tägige Behandlungszyklen im Abstand von 2 Wochen bis zur klinischen Heilung			Kombination mit Allopurinol vorteilhaft, bei Nierenschädigung Anfangsdosen halbieren
Na-Stiboglukonat (H.M.)	20–30 langsam i.v. (nur als Kurzinfusion in 100 ml)	2 × 10–14 Tage, Behandlungsintervall 10 Tage			paravenöse Applikation äußerst schmerzhaft s. a. N-Methylglucamin-Antimoniat
Second line drugs					
Allopurinol	2 × 10 /kg oral	mindestens 5 Wochen			geringe Toxizität. Behandlung kann begleitend zur Antimoniat-Therapie durchgeführt werden
Ketoconazol (H.M.)	7 p.o.	40–90 Tage			Inappetenz, Alopezie, teratogen und embryotoxisch, kontraindiziert bei Nierenfunktionsstörungen
Miltefosin	2 p.o.	4 Wochen			nach ca. einer Woche Vomitus (16 %) bzw. Diarrhö (12 %) für 1–2 Tage, auch länger anhaltend. Reversibel, i.A. keine spezifische Therapie nötig
Paromomycinsulfat	10,5 s.c./i.m., geteilt auf 2 Dosen (12 h), bei fehl. klin. Besserung nach 10–12 Tagen und normaler Nierenfunktion Dosisverdopplung auf 21 mg/kg	2–3 Wochen			oto- und nephrotoxisch, beim Auftreten von Nierenfunktionsstörungen (Kreatinin ↑, Proteinurie) Behandlung abbrechen, kontraindiziert bei Niereninsuffizienz

▶ Tab. 66 Fortsetzung.

Substanz	Dosis [mg/kg]	Behandlungsdauer	Indikation	Tierart	Bemerkungen
Pentamidin-isethionat (H.M.)	2–4 langsam i.v. (Tropfeninfusion über 3 h, mindestens 500 ml)	15–17 Infusionen alle 2–3 Tage 1–6 Inj. = 2 mg/kg 6–12 Inj. = 3 mg/kg 13–17 Inj. = 4 mg/kg			i.m. Applikation kann zu schweren Muskelnekrosen führen, kontraindiziert bei Niereninsuffizienz

C Babesiose, einschl. Theileria (T.), syn. für Babesia equi

Substanz	Dosis [mg/kg]	Behandlungsdauer	Indikation	Tierart	Bemerkungen
Diminazen-aceturat	3,5–8 i.m. 5 i.m. 1,17 i.m.	einmalig zweimalig (24 h) dreimalig (24 h)	Babesia spp. B. caballi, B. equi* B.-canis-Komplex	Rd., kl. Wdk. Pferde Hunde	B. equi*; B. canis keine Erregerelimination
Phenamidin-disethionat	15 s.c. 8 i.m.	zweimalig (48 h) zweimalig (24 h)	B. canis, B. gibsoni B. caballi, B. equi*	Hunde Pferde	B. gibsoni; B. equi* keine Erregerelimination
Imidocarbdi-propionat	6 s.c. 1,2 s.c. 2–4 i.m. 2–4 i.m.	einmalig einmalig einmalig zweimalig (24 h)	B. canis B. bovis, B. bigemina, B. divergens B. caballi B. equi*	Hunde Rinder Pferde	zur Erregerelimination bzw. Prophylaxe höhere Dosen erforderlich (s. Text), jedoch geringe therapeutische Breite, cholinerge Effekte möglich (Salivation, Tränenfluss etc.)

D Rinder-Theileriose

Substanz	Dosis [mg/kg]	Behandlungsdauer	Indikation	Tierart	Bemerkungen
Parvaquon	20 i.m.	einmalig (48 h)	T. parva T. annulata T. mutans		keine Erregerelimination, Rezidive
Buparvaquon	2,5 tief i.m.	einmalig			
Halofuginon	1,2 (in 500 ml Wasser) p.o.	zweimalig (48 h)			geringe therapeutische Breite (Diarrhö, Kachexie)

* B. equi syn. für T. equi.

Auch die Hoffnung auf eine Vakzine ist durch die fast unbegrenzte Fähigkeit der Trypanosomen zur Antigenvarianz in weite Ferne gerückt. Darüber hinaus hat sich die Verbreitung und Haltung sogenannter trypanotoleranter Rinder (Bos-taurus-Arten), d. h. Rinderrassen, die die Fähigkeit besitzen, eine Trypanosomeninfektion ohne größere Schäden zu tolerieren, nur teilweise bewährt. Dieser zumeist labile Zustand scheint allein in eng umschriebenen Gebieten mit lokalen Trypanosomenserodemen und ortsständigen Rindern erreichbar. So ist es nicht verwunderlich, dass in weiten Teilen Afrikas die Rinderhaltung nur unter ständiger **Chemoprophylaxe** mit jährlich 25 Millionen Behandlungen möglich ist. Ähnlich problematisch stellt sich die Bekämpfung der Theileriose dar. Allein in Afrika sind potenziell ca. 25 Millionen Rinder einem Infektionsrisiko mit T. parva (Ostküstenfieber) ausgesetzt. Obwohl mit den Naphthochinonen bzw. Halofuginon wirksame Präparate bei noch günstiger Resistenzsituation zur Verfügung stehen, wird geschätzt, dass pro Jahr mehr als eine Million Tiere infolge Ostküstenfiebers verenden. Als wesentliche Ursache dürfte die Einführung hochempfänglicher Rinderrassen zur Ertragssteigerung in endemische Regionen mit zudem hoher Zeckendichte angesehen werden. Das Ostküstenfieber zählt somit zu den verlustreichsten Rinderkrankheiten überhaupt.

Zur Therapie und Prophylaxe solcher volkswirtschaftlich bedeutsamen Tierseuchen stehen, bis auf wenige Ausnahmen, nur Präparate zur Verfügung, deren Markteinführung schon einige Jahrzehnte zurückliegt. Umso erstaunlicher ist es, dass **Resistenzen** bisher allein bei der Bekämpfung der Trypanosomose ernsthafte Probleme bereiten. So wird **Quinapyramin** für die schnelle Ausbildung von **Mehrfachresistenzen** verantwortlich gemacht. Aus diesem Grund gilt der Stoff auf Empfehlung der FAO (1999) nun bei Wiederkäuern als kontraindiziert und sollte nur noch bei Kamelen und Pferden Anwendung finden. Beim Nachweis von multiplen Resistenzen wird dann primär die systematische Vektorkontrolle (Tsetsefliegen) mit geeigneten Insektiziden/Fliegenfallen zur Minderung wirtschaftlicher Verluste empfohlen. Zur Eindämmung der Resistenzausbildung sollte zudem das **Rotationsverfahren**, das heißt die wechselseitige Anwendung verschiedener Wirkstoffe, zumeist Isometamidium und Diminazenaceturat durchgeführt werden. Einen Überblick zur Kreuzresistenz verschiedener Trypanozide gibt ▶ Tab. 67.

Auf die **Rückstandsproblematik** kann in diesem Kapitel nur sehr eingeschränkt eingegangen werden, da bei vielen älteren Stoffen nur geringe Kenntnisse der Rückstandssituation vorliegen.

1.1 Aromatische Diamidine und Carbanilide

Die Entwicklung der aromatischen Diamidine ist auf die schon seit langem bekannte Tatsache zurückzuführen, dass Trypanosomen in vitro nur im Beisein von Glukose überleben. Daher suchte man bei der Bekämpfung der Schlafkrankheit gezielt unter blutzuckermindernden Substanzen. Solche Stoffe fand man in aliphatischen Diamidinen, deren trypanozide Wirkung bereits bei Konzentrationen auftrat, welche auf den Blutzucker keinen Einfluss besaßen. Die Wirksamkeit dieser Verbin-

▶ Tab. 67 Kreuzresistenz gebräuchlicher trypanozider Wirkstoffe zur Behandlung der Trypanosomose des Rindes.

Wirkstoff	wirkstoffresistente Trypanosomen-Stämme			
	Diminazenaceturat	Ethidium	Isometamidium	Quinapyramin
Diminazenaceturat	++	–	–	+
Ethidium	–	++	++	+
Isometamidium	–	+	++	+
Quinapyramin	–	+	+	++

– = keine Kreuzresistenz; + = partielle Kreuzresistenz; ++ = Kreuzresistenz.

dungen konnte schließlich durch die Einführung von aromatischen Ringen anstelle der Verbrückung durch aliphatische Kohlenstoffatome noch erheblich gesteigert werden.

Der eigentliche **Wirkungsmechanismus** der aromatischen Diamidine ist bisher noch nicht endgültig geklärt, obwohl zahlreiche Untersuchungen den Schluss zulassen, dass die antiprotozoäre Wirkung im Wesentlichen durch Enzymhemmung im Polyaminstoffwechsel (biogene Amine) sowie durch die Blockade der DNA-Synthese verursacht wird. So besitzen aromatische Diamidine wie **Diminazen** eine besondere Affinität zu Adenin/Thymin-reichen Nukleinsäuren, wie sie in Kinetoplasten von Trypanosomen vorliegen. Die rasche und irreversible Bindung führt in der Folge zur Replikationshemmung der Kinetoplasten-DNA. Ein **genotoxischer Effekt**, der aufgrund der direkten Einwirkung von **Diminazen** auf die DNA naheliegt, wurde allerdings bisher nicht nachgewiesen. Darüber hinaus wird die Synthese biogener Amine durch aromatische Diamidine auf der Ebene der S-Adenosyl-Methionin-Decarboxylase blockiert. Da biogene Amine (Putrescin, Spermidin, Spermin) unter anderem für eine optimale Zellproliferation und -differenzierung von essenzieller Bedeutung sind, wird offensichtlich auf diesem Wege das rasche Wachstum der sich schnell teilenden Trypanosomen nachhaltig blockiert.

Veterinärmedizinische Bedeutung haben die aromatischen Diamidine und Carbanilide primär aufgrund ihrer **Wirkung** gegen Babesien und Trypanosomen (Diminazen). Gewisse Bedeutung als „Second line drug" bei der caninen Leishmaniose hat zudem das in der Humanmedizin zugelassene Pentamidin im Falle einer Therapieresistenz gegenüber Antimonpräparaten.

Generell ist bei der Behandlung einer Babesiose zu beachten, dass große Babesien (Hund: *B. canis*, Rind: *B. bigemina*, Pferd: *B. caballi*) im Vergleich zu kleinen Babesien (Hund: *B. gibsoni*, Rind: *B. bovis*, Pferd: *B. equi* syn. *Theileria equi*) besser auf eine Behandlung ansprechen. Dennoch sollten die empfohlenen Dosen auch bei kleinen Babesien nicht überschritten werden, da die **therapeutische Breite** der meisten Babesizide nur sehr gering ist und daher schnell toxische Bereiche erreicht werden. Die **Resistenzsituation** ist bei Babesien derzeit noch günstig. Dagegen wird bei Trypanosomen zunehmend über Diminazenresistenz berichtet, wobei als wesentliche Ursache der oftmals allzu unkritische Trypanozideinsatz in weiten Teilen Afrikas angesehen wird.

Von den nachfolgend besprochenen Verbindungen sind in Deutschland keine Präparate in der Veterinärmedizin zugelassen.

Phenamidinisethionat

Phenamidin, das einfachste aromatische Diamidin, besitzt lediglich ein Sauerstoffatom als Brücke zwischen den aromatischen Ringen und ist zur Behandlung der **Hundebabesiose** in Frankreich als wasserlösliches Phenamidinisethionat [**Oxopirvedine** (V.M.)] erhältlich. Da es häufig allergene Reaktionen verursacht, ist es mit einem Antihistaminikum (Phenothiazinderivat Oxomemazin) kombiniert. In Deutschland ist Phenamidin nicht zugelassen. ▶ **Anwendungsgebiete**: Babesiose des Hundes (*B. canis*, *B. gibsoni*). Weiterhin besteht eine ausreichende Wirkung gegenüber Babesien des Pferdes (*B. caballi*, *B. equi* syn. *T. equi*). Die Wirksamkeit gegenüber den kleinen Babesien (beim Hund: *B. gibsoni*) ist weniger ausgeprägt. Rückfälle sind jedoch auch bei der *B.-canis*-Infektion möglich. ▶ **Dosierung**: Beim Hund 15 mg/kg s.c. Eine Wiederholungsbehandlung sollte nach 48 Stunden vorgenommen werden. Beim Pferd werden 2 × 8 mg/kg i.m. im Abstand von 24 Stunden empfohlen. Die s.c. Injektion sollte beim Pferd vermieden werden, da Nekrosen auftreten können. ▶ **Nebenwirkungen**: und **Intoxikationen** sind mit anderen aromatischen Diamidinen vergleichbar. Beim Hund besteht nur eine geringe therapeutische Breite. Vor allem bei Vorschädigung der Leber und Niere ist mit Intoxikationserscheinungen zu rechnen. Die zweimalige Gabe von 20 mg/kg verursachte beim Hund bereits Encephalopathien sowie degenerative Läsionen in der Leber, im Myokard und in der Muskulatur. Vereinzelt können Vomitus, Schwindel und Krämpfe auftreten. Untersuchungen weisen auf eine transiente **immunsuppressive Wirkung** des Phenamidins hin.

Diminazenaceturat

In Europa ist Diminazen nicht mehr zugelassen. Dennoch soll es aufgrund seiner essenziellen Bedeutung als **Trypanozid** für tropische Regionen Erwähnung finden. Im Handel war es mit dem schwachen Analgetikum Phenazon, das als Granulationshilfe und Lösungsvermittler diente. Das **Wirkungsspektrum** umfasst Babesien und Trypanosomen. Besonders gut eignet es sich zur Behandlung von *T.-congolense-* und *T.-vivax-*Infektionen. Die Wirkung auf *T. evansi* und *T. brucei* ist weniger ausgeprägt.

Da **kationische Trypanozide** wie Diminazen die Blut-Hirn-Schranke nicht überwinden können, sind bei Befall des ZNS Rückfälle einer *T.-brucei-* oder *T.-evansi-*Infektion zu erwarten. Zur langfristigen Prophylaxe eignet sich Diminazen nicht. Breit ist das Wirkungsspektrum zudem bei Babesien, wobei große Babesien (z.B. *B. bigemina*, *B. motasi*) empfindlicher als kleine Babesien (z.B. *B. divergens*, *B. ovis*) reagieren.

▶ **Dosierung**: Rind, Schaf: 3,5 mg/kg i.m. Zur Vermeidung lokaler Schmerzhaftigkeit empfiehlt es sich, den Wirkstoff auf mehrere Körperstellen zu verteilen. Bei Infektionen mit *T. brucei* ist die doppelte Dosis anzuwenden. Die Gesamtdosis sollte dabei 4 g nicht überschreiten. Bei vorliegender **Resistenz** wird heute vordringlich ein Wirkstoffwechsel, nicht jedoch die Dosiserhöhung empfohlen. Pferd: Zur Eliminierung einer *B.-caballi-*Infektion haben sich 2 × 5 mg/kg i.m. im Abstand von 24 Stunden bewährt. Die Behandlung einer *T.-evansi-*Infektion mit Diminazen ist nur ausnahmsweise (ohne ZNS-Befall) angezeigt.

Hund: Die klinische Heilung einer *B.-canis-*Infektion kann mit einer Gesamtdosis von 3,5 mg/kg, verabreicht in 3 Portionen von jeweils 1,17 mg/kg i.m. an 3 aufeinanderfolgenden Tagen versucht werden. Es besteht jedoch Rezidivgefahr. **Cave:** nicht überdosieren (s.u.).

Resistenz: Aufgrund intensiver Nutzung von Diminazen über viele Jahrzehnte im Tsetsegürtel Afrikas wird das Auftreten resistenter Trypanosomenstämme zunehmend beobachtet. Mehrfachresistente Stämme (z.B. Diminazen/Phenanthridine) wurden bisher noch selten nachgewiesen. Daher bezeichnet man Diminazen zusammen mit dem Phenanthridin **Isometamidium** als „**Sanative pair**", da mit beiden Wirkstoffen ausreichend Prophylaxe und Therapie gegenüber Trypanosomen betrieben werden kann und ein gewisser Schutz vor Krankheitsdurchbrüchen durch Etablierung resistenter Trypanosomenstämme gegenüber einem Wirkstoff besteht.

Die **maximale Blutkonzentration** von Diminazen wird beim Wiederkäuer bereits innerhalb von 15–45 min erreicht. Die **Elimination** erfolgt beim Rind biphasisch, bei Schaf und Ziege triphasisch. Die **initiale Plasmahalbwertszeit** beträgt beim Rind 2 Stunden, während die **terminale Halbwertszeit** bis zu 188 Stunden betragen kann. Beim Schaf ist die terminale Plasmahalbwertszeit mit ca. 13 Stunden bedeutend kürzer. Die Ausscheidung erfolgt zu über 80 % über den Urin sowie in geringerem Maße über die **biliäre Exkretion.** Die höchsten Rückstandskonzentrationen werden in Leber und Niere gemessen. ▶ **Nebenwirkungen**: besonders beim Pferd lokale Schmerzhaftigkeit und vereinzelt Abszesse; die Anwendung beim Kamel ist **kontraindiziert**, da Diminazen bereits im therapeutischen Dosisbereich **hepato-** und **neurotoxische Effekte** mit Todesfolge verursacht. Auch der Hund kann bei ungünstiger Krankheitslage nach einer Einzeldosis von 3,5 mg/kg mit diesen Nebenwirkungen reagieren. Als neurotoxische Symptome einer Diminazenintoxikation beim Hund werden beobachtet: Vomitus, Nystagmus, Ataxie, Opistothonus, Krämpfe und Koma. Besonders beim Kamel können sich neben neurotoxischen Symptomen auch Anzeichen einer Cholinesterasehemmung wie Ruhelosigkeit, verstärkte Miktion, Salivation und Schwitzen zeigen.

Pentamidindiisethionat

Handelspräparate: [**Zethionat 300**, **Pentacarinat 300** (H.M.)].

Das Wirkungsspektrum umfasst beim Hund *Leishmania* spp., *Pneumocystis carinii*, *Babesia canis* und *B. gibsoni*. Zur Bekämpfung von rinderpathogenen Trypanosomen eignet sich Pentamidin, im Gegensatz zu Diminazen, jedoch nicht. Pentamidin gilt aufgrund der nicht unerheblichen Nebenwirkungen lediglich als „Second line drug" bei vorliegender Unverträglichkeit oder Resistenz gegenüber Antimonpräparaten. ▶ **Dosierung**: Die Richtdosis zur Behandlung der Leishmaniose beim Hund beträgt 15–17 Injektionen von 2–4 mg/kg im Abstand von 2–3 Tagen. 1.–6. Injektion: 2 mg/kg; 6.–12. Injektion: 3 mg/kg, ab der 13. Injektion: 4 mg/kg. Hunde über 30 kg max. 3 mg/kg. Zur Behandlung der Babesiose werden 4 mg/kg i.m. oder i.p. empfohlen. Wiederholungsbehandlung nach 48 Stunden. Bei der *B.-gibsoni-*Infektion sind

Rückfälle zu erwarten. ▶ **Nebenwirkungen**: Die intramuskuläre Injektion kann zu schweren Muskelnekrosen und Abszessen führen. Es wird daher bei der längeren Leishmaniosetherapie zuweilen die langsame intravenöse Tropfinfusion über mindestens 3 Stunden vorgezogen. Eine zu schnelle i.v. Applikation kann zu Tachykardie, Zyanose und Bewusstseinstrübung führen.

Weitere beim Hund beschriebene ▶ **Nebenwirkungen**: Vomitus, Zunahme von Nierenfunktionsstörungen.

Darüber hinaus dürften auch die beim Menschen beobachteten Nebenwirkungen von veterinärmedizinischer Relevanz sein: schwere Hypotension, Azotämie, Leberfunktionsstörungen, Hypoglykämie, Hyperglykämie infolge Pankreasnekrose, Knochenmarksuppression. Auch beim Hund sollte die Anwendung von Pentamidin daher nur unter klinischer Beobachtung erfolgen. ▶ **Gegenanzeigen**: Hypersensitivität, Niereninsuffizienz. ▶ **Wechselwirkungen**: Um das Risiko schwerer Nierenfunktionsstörungen zu mindern, sollte die gleichzeitige Gabe von potenziell nephrotoxischen Wirkstoffen, insbesondere Amphotericin B (Leishmaniosetherapie!), aber auch Aminoglykosiden wie Gentamicin unbedingt vermieden werden.

Die **Ausscheidung** erfolgt beim Menschen im Wesentlichen unmetabolisiert mit einer **Plasmahalbwertszeit** von etwa 6 Stunden (i.v.).

Imidocarbdipropionat

Imidocarb, ein Carbanilid, gehört zu den am häufigsten verwendeten Babesiziden und steht in Ländern mit enzootischem Auftreten der Babesiose als gut wasserlösliches Salz zur Verfügung (Imidocarbdipropionat, Handelsname z. B. in Großbritannien, Irland, Spanien, Portugal: [Imizol (V.M.)], in Frankreich: [Carbésia (V.M.)]). In Deutschland ist das Präparat jedoch nicht zugelassen. Dennoch kann es im Rahmen eines Therapienotstandes bei der Babesiose auch in Deutschland eingesetzt werden. Bei lebensmittelliefernden Tieren sind allerdings die gesetzlichen Bestimmungen zur Wartezeit zu beachten.

Wirkungsspektrum: beim Hund: *B. canis*; beim Pferd: *B. caballi* und *B. equi* (syn. *T. equi*); beim Rind: *B. bigemina*, *B. bovis*, *B. divergens*, *Anaplasma marginale*; Schaf: *B. ovis*. Bei der Katze besteht gegen *B. felis* keine Wirkung. ▶ **Dosierung**: Folgendes Dosierungsschema wird empfohlen:

- Hund: *B. canis*: 6 mg/kg (auch zur Reiseprophylaxe)
  (Rückfallquote kleiner als 5 %).
  Ehrlichia canis (kanine tropische Panzytopenie): 6 mg/kg 2 × im Abstand von 14 Tagen (auch Doxycyclin möglich).
- Rind: *Babesia* spp. 1,2 mg/kg
  Zur Erregerelimination werden 2,4 mg/kg empfohlen. *A. marginale*: 3 mg/kg
  Erregerelimination wird nicht erreicht.
- Schaf: *B. ovis*: 1,2 mg/kg
  Zur Vermeidung von Rückfällen wird eine Wiederholungsbehandlung nach 14 Tagen empfohlen.
- Pferd: *B. caballi:* 2,4 mg/kg
  Zur Erregerelimination zweimal 2,4 mg/kg im Abstand von 72 Stunden
  B. equi syn. *T. equi*: 2,4 mg/kg zweimal im Abstand von 24 Stunden.
  Zur Erregerelimination 4 × 4,8 mg/kg im Abstand von jeweils 72 Stunden.

Cave: Das für die Erregerelimination von *B. equi* (*T. equi*) vorgesehene Behandlungsschema kann beim Pferd bereits vorübergehende toxische Symptome bewirken. Zur Minimierung dieser Erscheinungen sollte die Dosis (4,8 mg/kg) geteilt im mehrstündigen Abstand appliziert werden. Die Behandlung ist aufgrund des hohen Risikos und der schlechten Erfolgsaussichten umstritten. In jedem Fall ist als Antidot Atropin (▶ S. 38) bereitzuhalten. Esel reagieren besonders empfindlich und sollten nach diesem Schema nicht behandelt werden. Beim Rind und beim Hund wird die subkutane Injektion empfohlen, während Imidocarb beim Pferd und Schaf intramuskulär in die Nackenmuskulatur verabreicht wird. Die intravenöse Applikation ist kontraindiziert.

Neben der Chemotherapie eignet sich Imidocarb in enzootischen Gebieten auch ausgezeichnet zur **Chemoprophylaxe**. Bei einer Dosis von 3 mg/kg werden Rinder für mindestens 6–7 Wochen vor einer *B.-bovis-* oder *B.-bigemina*-Infektion geschützt. Hunde sind bei einer Dosis von 6 mg/kg für mindestens 4–6 Wochen gegen klinische Symptome einer *B.-canis*-Infektion geschützt. Gleiches gilt für Pferde bei einmaliger therapeutischer Dosis (2,4 mg/kg). Latente Infektionen sind jedoch nicht immer zu verhindern. Die ausgezeichnete chemoprophylaktische Wirkung von Imidocarb wird wahrscheinlich durch feste Eiweißbindung in Leber-, Nieren- und Muskelgewebe verursacht, wodurch sich die terminale **Elimination** aus den tiefen Kompartimenten erheblich verzögert. So verläuft die Elimination bei Schafen mehrphasisch. Nach i.m. Applikation ist zunächst eine schnelle Eliminationsphase zwischen der 6. und 10. Stunde zu beobachten, danach stagniert der Plasmawert bis zum 3. Tag. Zwischen dem 3. und 28. Tag erfolgt die Elimination nur noch langsam mit einer **Halbwertszeit** von etwa 10 Tagen. Ähnlichen Verhältnissen folgt die Elimination beim Rind. Obwohl 43 % innerhalb von 7 Tagen über den Urin und die Fäzes (biliäre Exkretion) ausgeschieden werden, ist Imidocarb noch bis zu 6 Monate in Leber und Niere von Rindern nachweisbar. ▶ **Wartezeiten**: In Großbritannien ist daher eine Wartezeit für Rinder von mindestens 213 Tagen für essbares Gewebe, für Milch von mindestens 21 Tagen vorgeschrieben. ▶ **Nebenwirkungen**: sind wesentlich durch die Hemmung der Cholinesterasen geprägt. Bereits in therapeutischer Dosis werden Salivation, verstärkte Darmmotilität, Dyspnoe, erhöhter Tränenfluss und allgemeine Unruhe beobachtet. Cholinerge Effekte können jedoch durch die Gabe von Atropinsulfat vermindert werden. Das Auftreten anaphylaktoider Reaktionen ist in seltenen Fällen nicht auszuschließen. Beim Hund gibt es Hinweise auf eine transiente immunsuppressive Wirkung. Weiterhin ist Imidocarb in höheren Dosierungen hepato- und nephrotoxisch. Die empfohlenen Dosierungen sollten daher unbedingt eingehalten werden. Die Toxizität wird durch die hohe Affinität zu Leber- und Nierengewebe bewirkt. Aufgrund der langsamen Depletion aus diesen Organen besteht bei einer kurzfristigen Wiederholungsbehandlung nach obigem Schema (insbesondere bei der *B.-equi*-Eliminierung) die Gefahr der toxischen Kumulation. ▶ **Wechselwirkungen**: Die gleichzeitige Anwendung von Wirkstoffen, die Hemmstoffe der Cholinesterase sind (z.B. organische Phosphorsäureester zur Bekämpfung von Ektoparasiten, Zeckenbekämpfungsprogramme), ist einige Tage vor, während sowie nach der Behandlung mit Imidocarb zu vermeiden.

Die prophylaktische Anwendung von Imidocarb vermindert die Immunitätsausbildung einer *B.-bovis*-Lebendvakzine bis zu 6 Wochen nach der Imidocarb-Applikation.

Die LD_{50} beträgt beim Pferd 16 mg/kg bei zweimaliger Applikation im Abstand von 24 Stunden. ▶ **Wartezeiten**: Da die Wartezeiten nach Maßgabe der TÄHAV für Imidocarb mutmaßlich zu kurz sind, sollten in jedem Fall die Wartezeitangaben des EU-Herkunftslandes eingehalten werden.

1.2 Phenanthridinderivate

Vertreter der Phenanthridine finden, besonders wegen ihrer guten Wirkung gegen *T. vivax* und *T. congolense*, seit nunmehr fünf Jahrzehnten breiten Einsatz bei der Bekämpfung und Prophylaxe der Naganaseuche der Rinder und sind, da chemotherapeutische Neuentwicklungen in naher Zukunft nicht zu erwarten sind, unverzichtbar in der Rinderhaltung im Tsetsegürtel Afrikas. Veterinärmedizinisch werden vor allem zwei Phenanthridine genutzt. Während **Ethidium** (**Homidium**) im kurativen Bereich eingesetzt wird, findet **Isometamidium** infolge starker Eiweißbindung an der Injektionsstelle zusätzlich Anwendung im prophylaktischen Bereich.

Der für die trypanozide Wirkung verantwortliche **Mechanismus** wurde intensiv am Ethidium untersucht, dürfte aber in wesentlichen Zügen auch für Isometamidium zutreffen. Bevorzugter Angriffspunkt der Phenanthridine scheint die DNA zu sein. Mit ihrem heterozyklischen Chromophor schieben sich die Phenanthridine zwischen benachbarte Basenpaare der doppelsträngigen DNA-Helix (Interkalation) und bilden so einen stabilen DNA-Wirkstoffkomplex. Auf diesem Weg wird sowohl die DNA-Replikation als auch die RNA-Synthese erschwert oder vollständig verhindert. Eine besondere Bindungsaffinität besteht, ähnlich den aromatischen Diamidinen, offensichtlich zu zirkulärer DNA, wie sie auch in Kinetoplasten von Trypanosomen anzutreffen ist. Es wird die DNA-Topoisomerase II, die das Öffnen und Schließen zirkulär-verdrillter DNA reguliert, blockiert. Auch mit lysosomalen Membranstrukturen scheint Ethidium zu interferieren, wodurch im Zuge der normalen Zellteilung die Neubildung von Lysosomen beeinträchtigt werden soll. ▶ **Nebenwirkungen**:

Als wichtigste Nebenwirkung ist die lokale Unverträglichkeit zu nennen. Subkutan verabreicht sind alle Phenanthridine dermonekrotisch. Besonders schlecht vertragen wird Isometamidium, wodurch an der Applikationsstelle häufig schwere Veränderungen entstehen. Bei der Schlachtung sind die Injektionsstellen mitunter nicht mehr verwertbar. Darüber hinaus haben sich eine Vielzahl von DNA-interkalierenden Phenanthridinen, wie Ethidium und Isometamidium, in vitro als mutagen erwiesen. Inwieweit hierdurch ein potenzielles Risiko durch Rückstände für den Verbraucher besteht, ist bisher noch ungeklärt. Wegen der geringen Resorption nach oraler Aufnahme dürfte das Risiko für den Menschen aber gering sein. So konnte gezeigt werden, dass die Verfütterung von isometamidiumhaltigem Kälbergewebe an Ratten keine nachweisbaren Rückstände bildet.

Resistenz: Aufgrund der nur begrenzten Anzahl therapeutisch nutzbarer Trypanozide und des jahrzehntelangen Einsatzes der Phenanthridine ist die Ausbildung resistenter Trypanosomenstämme vielfach beschrieben worden. Dabei führt besonders der extensive Einsatz im prophylaktischen Bereich schneller zur Resistenzausbildung als im kurativen Bereich. Die Ursache liegt darin begründet, dass ein trypanozider Wirkstoffpegel am Ende des sich über mehrere Monate erstreckenden prophylaktischen Zeitraumes nicht immer erreicht wird. Gerade in Gebieten mit hoher Tsetsefliegendichte und permanenten Trypanosomendruck führen subkurative Serumkonzentrationen folglich schnell zur Etablierung resistenter Trypanosomenstämme. Um dem Problem der Phenanthridinresistenz zu begegnen, hat sich bis heute erfolgreich das Rotationsprinzip bewährt. Hierbei bilden ein Phenanthridin, in den meisten Fällen das prophylaktisch eingesetzte Isometamidium, und das aromatische Diamidin Diminazen ein „Sanative pair". Am Ende einer prophylaktischen Periode wird zur Begrenzung von Phenanthridinresistenzen eine zusätzliche Therapie mit Diminazen durchgeführt. Der Nachweis von Mehrfachresistenzen (Resistenz gegen verschiedene Wirkstoffgruppen) gelang bisher lediglich auf Individualebene. Es fehlen zur Resistenzproblematik aber noch flächendeckende Untersuchungen. Resistenz gegenüber Isometamidium führt im Allgemeinen zur Kreuzresistenz mit Ethidium. Resistenzentwicklung gegenüber Ethidium soll allerdings mit Isometamidium in höherer Dosis erfolgreich bekämpft werden.

Homidium

Homidium steht in mikrokristalliner Pulver- und Tablettenform als wasserlösliches violettes Bromid- [**Ethidium** (V.M.)] oder rotes Chloridsalz [**Novidium** (V.M.)] zur Verfügung. Ein prinzipieller Unterschied der beiden Zubereitungen im Wirkungsspektrum und in der Toxizität besteht offensichtlich nicht. In Deutschland besteht keine Zulassung. ▸ **Anwendungsgebiete**: die akute und chronische Verlaufsform der Rindertrypanosomose (Nagana), da Homidium besonders gut gegenüber *T. congolense* und *T. vivax*, allerdings weniger gut gegenüber *T. brucei* wirkt. *T.-evansi*-Infektionen werden nicht beeinflusst. Weiterhin ist die erfolgreiche Behandlung von *T.-vivax*-Infektionen bei Pferden beschrieben worden. Die prophylaktische Wirkungsdauer von Homidium wird mit 4 Wochen für *T. vivax* und mit 6 Wochen für *T. congolense* angegeben. Es sind aber auch erheblich längere Zeiträume (bis zu 19 Wochen) beschrieben worden. Hierbei soll die Immunabwehr des Wirtstieres von Bedeutung sein, welcher offensichtlich unterstützende Funktion bei der prophylaktischen Aktivität von Homidium beigemessen wird. ▸ **Dosierung**: einmalige Gabe von 1 mg/kg in einer 1- bis 2,5%igen Lösung. Da Homidium oral nicht resorbiert wird, muss die Lösung parenteral verabreicht werden. Die Applikation erfolgt beim Rind tief i.m., in Ausnahmefällen streng i.v. Subkutane Injektionen können zu lokalen Reaktionen, wie Entzündungsprozessen oder Nekrosen, führen und sollten vermieden werden. Wegen der bestehenden Gewebetoxizität besteht beim Pferd allerdings nur die Möglichkeit der langsamen und strengen i.v. Injektion. Die versehentliche paravenöse Applikation kann zur Thrombophlebitis führen.

Aufgrund der langjährigen Anwendung ist mit dem Auftreten **resistenter** Trypanosomenstämme zu rechnen. Zudem besteht partielle **Kreuzresistenz** gegenüber Isometamidium. Resistente Stämme lassen sich im Allgemeinen jedoch mit Diminazen bzw. mit höheren Dosen Isometamidium (2 mg/kg) erfolgreich bekämpfen.

Homidium ist weniger toxisch als Isometamidium. Die fünffache Dosis wird von Rindern bis auf lokale Reaktionen noch gut toleriert.

Isometamidium

Durch Substitution an der 8-Aminogruppe des Homidiums mit meta-Diazobenzamidin, das auch im aromatischen Diamidin Diminazen enthalten ist, gelangt man zum Isometamidium. Es steht als dunkelrotes Chloridsalz in leicht wasserlöslicher Pulverform zur Herstellung einer 1- bis 4%igen Injektionslösung zur Verfügung [**Samorin, Trypamidium** (V.M.), in Deutschland nicht zugelassen]. Derzeit wird Isometamidium als Mittel der Wahl in der Prophylaxe der Rindertrypanosomose (Nagana) eingesetzt. Die bessere prophylaktische Einsatzmöglichkeit ist jedoch, verglichen mit Homidium, mit stärkerer lokaler Unverträglichkeit verbunden.
▶ **Anwendungsgebiete**: Ebenso wie Homidium erstreckt sich das Anwendungsgebiet von Isometamidium besonders auf T.-congolense-Infektionen bei Rindern, Pferden und Hunden sowie T.-vivax-Infektionen bei Rindern und Pferden. Weiterhin wird es zur Therapie von T.-brucei- und T.-evansi-Infektionen bei Rindern, Hunden, Pferden und Kamelen eingesetzt, die Wirkung ist aber nicht immer sicher. Hierfür dürfte die Polarität (kationisch) von Isometamidium verantwortlich sein, wodurch biologische Grenzmembranen kaum überschritten werden können. Bei einer Besiedlung des ZNS durch T. brucei oder T. evansi kann es daher zu Rückfällen kommen, da dort keine ausreichenden Wirkstoffspiegel erreicht werden. Kamele sollten nur im Falle von Suramin- und Quinapyramin-Resistenz mit Isometamidium behandelt werden, da bereits im therapeutischen Dosisbereich systemische Nebenwirkungen auftreten können.

Nebenresistenz besteht gegenüber anderen Phenanthridinen, Diminazen-einschließende Mehrfachresistenzen scheinen bisher nur lokal begrenzt aufzutreten. ▶ **Dosierung**: Im kurativen Bereich beträgt die empfohlene Dosis für Rind, Schaf und Ziege 0,25–0,5 mg/kg tief i.m., für den Hund und den Büffel 1 mg/kg tief i.m. Bei **ungünstiger Resistenzlage** kann die Dosis beim Rind bis auf 2 mg/kg tief i.m. erhöht werden. Die zur Vermeidung lokaler Nebenwirkungen beim Rind mögliche sehr langsame i.v. Injektion (0,5 mg/kg; 1%ige Lösung) sollte aufgrund des hohen Nebenwirkungsrisikos (s. u.) auf Einzeltiere beschränkt bleiben.

Zur Prophylaxe: 0,5–1 mg/kg tief i.m. für 2,5–6 Monate in Abhängigkeit vom Infektionsdruck und Trypanosomenart.

Beim Kamel und Pferd ist nur die langsame i.v. Applikation vorgesehen. Kamel: 0,7 mg/kg in einer 1%igen Lösung. Pferd: 0,5 mg/kg über 30 min in einer isotonischen Glukose-Lösung. Intravenös verabreicht besteht nur geringer prophylaktischer Schutz. ▶ **Nebenwirkungen**: Lokale Nebenwirkungen äußern sich nach i.m. Applikation in ihrem Schweregrad dosisabhängig in Gewebereizung mit schmerzhafter Schwellung, Nekrotisierung mit bindegewebiger Abkapselung, später in narbiger Induration des Injektionsareals und zuweilen Lahmheit. Erhebliche Qualitätsminderung des Schlachtkörpers bis hin zur Untauglichkeit kann hieraus resultieren. Als bevorzugte Injektionsregion wird daher die Nackenregion empfohlen.

Besonders nach i.v. Verabreichung kann als Folge von Blutdrucksenkung durch Histaminliberation vorübergehend Tachykardie auftreten. Weiterhin wird durch Stimulierung cholinerger Rezeptoren auch Salivation, Lakrimation und intestinale Hyperperistaltik bis hin zu Durchfällen beobachtet.

Die ausgeprägte prophylaktische Wirkung durch langsame Wirkstoffdepletion besonders nach i.m. Applikation wirft allerdings auch Fragen zur Rückstandssituation bei lebensmittelliefernden Tieren auf. Durch starke Eiweißbindung (Depoteffekt) besteht in Abhängigkeit von der Dosis eine **Eliminationshalbwertszeit** bis zu 5 Wochen aus der Injektionsstelle (höchste Rückstandskonzentrationen), Leber und Niere (Sekundärdepot). Im Blut ist Isometamidium noch nach 90 Tagen nachweisbar. Aufgrund des empfohlenen Anwendungsmodus (2- bis 5-mal jährlich) besteht bei häufiger Anwendung Kumulationsgefahr in diesen Organen. Die Ausscheidung erfolgt vorzugsweise biliär (> 70%).

Die **maximal tolerierbare Dosis** (MTD) beträgt nach i.v. Applikation für die Ziege 0,5 mg/kg, das Kamel 1 mg/kg, Rind 1,5 mg/kg und den Hund 2 mg/kg. ▶ **Wartezeiten:** Vom WHO/FAO-Expertenkomitee (JECFA) wurden bei einem festgelegten **ADI** (Acceptable daily Intake) von 0–100 µg Isometamidium/kg (6 mg/Mensch Gesamtaufnahme) folgende **MRL's** (Maximum residue limits) für Isometamidium vorgeschlagen: Muskel, Fett und Milch je 0,1 mg/kg; Leber 0,5 mg/kg; Niere 1 mg/kg. Diese Werte werden – allerdings ohne Berücksichtigung der Injektionsstelle – bei einer Dosierung von 1 mg/kg nach einer Wartezeit von 30 Tagen unterschritten.

1.3 Chinoliniumderivate

Quinapyramin

Quinapyramin, ein kationisches Trypanozid, findet als gut wasserlösliches Quinapyraminbismethylsulfat [**Antrycide, Trypacide, Noroquin, Tribexin** (V.M.)], in Deutschland nicht zugelassen, bei der Bekämpfung der Trypanosomose von Pferden, Kamelen, zuweilen auch Hunden Anwendung. In fixer Kombination mit dem schlecht löslichen Quinpyramindichlorid im Verhältnis 3 : 2 [**Trypacide Prosalt, Antrycide Prosalt** (V.M.)] kann eine Depotwirkung zur Prophylaxe erzielt werden. Bei Rindern und kleinen Wiederkäuern sollte Quinapyramin aufgrund der Resistenzproblematik (s. u.) nicht mehr angewendet werden.

Der **Wirkungsmechanismus** beruht vermutlich auf der Inaktivierung zytoplasmatischer Ribosomen. Es bilden sich Aggregationsprodukte von Ribosomen und Wirkstoff, die als basophile Granula sichtbar gemacht werden können.

Wirkungsspektrum: Quinapyramin wird bei Pferden und Kamelen besonders zur Therapie von *T.-evansi-* oder *T.-equiperdum-*Infektionen eingesetzt. Gute Wirkung besteht aber auch gegenüber *T. brucei, T. congolense* und *T. vivax.* ▶ **Dosierung:** Die Richtdosis beträgt 3 mg/kg s.c. Bei Infektionen mit *T. vivax* sollte die Dosis auf 5 mg/kg erhöht werden. Um lokale Reaktionen zu vermeiden, wird generell die Gesamtdosis auf mehrere Stellen verteilt.

Die **prophylaktische Wirkung** des nur langsam absorbierten Quinapyramindichlorid hält in Abhängigkeit vom Infektionsdruck ca. 2 Monate. Das gut wasserlösliche Quinapyraminsulfat schützt für etwa 2 Wochen vor Neuinfektionen.

Resistenz: Eine Quinapyraminresistenz erstreckt sich nach heutigem Erkenntnisstand auch auf andere potente Trypanozide wie Isometamidium und Diminazen. Daher wird Quinapyramin zur Behandlung einer Rinder-Nagana nicht weiter empfohlen (FAO, 1998). ▶ **Nebenwirkungen:** Behandelte Tiere können vorübergehend systemische Reaktionen wie Salivation, Durchfall, Muskeltremor und Ruhelosigkeit zeigen. Stress (Sonneneinstrahlung, Hitze) und körperliche Belastung sollten vor und während der Therapie unbedingt vermieden werden (Kollapsgefahr). Bei Rindern können in seltenen Fällen schwere Leber- und Nierenintoxikationen mit Todesfolge auftreten. An der Injektionsstelle kann Quinapyramin zur Schwellung führen, die später als fibröse Induration persistieren kann. Die prophylaktische Wirkung kann durch Wirkstoffabkapselung eingeschränkt sein.

1.4 Naphthylaminsulfonsäuren

Suramin

Suramin, ein aromatisches Harnstoffderivat mit komplexer Strukturformel, ist trotz seiner Größe aufgrund der endständigen Aminonaphthyltrisulfonsäuren gut wasserlöslich und steht als weißes oder blassrosa Na-Salz [**Antrypol, Naganol** (V.M.)], in Deutschland nicht zugelassen, in verschiedenen Ländern Afrikas zur Verfügung. Suramin ist äußerst stabil, sodass die Injektionslösung unter Feldbedingung problemlos auch bei 100 °C ohne Wirkungsverlust sterilisiert werden kann.

Suramin stellt das erste weltweit eingeführte Chemotherapeutikum mit trypanozider Wirkung (**Germanin** (H.M.), **Bayer 205**, 1924) dar. Die Entwicklung ist auf die damals bereits bekannte Tatsache zurückzuführen, dass bestimmte Azofarbstoffe (Aminonaphthalinsulfonsäuren wie **Trypanblau** oder **Trypanrot**) trypanozide Eigenschaften besitzen, ohne dass sie therapeutisch nutzbar waren. Auf der Suche nach weniger färbenden Verbindungen ersetzte man die Azoverbindung der aromatischen Ringe durch Säureamide und Harnstoffe und gelangte zu einer farblosen Stoffgruppe, in der sich das Suramin als äußerst wirksam gegenüber Trypanosomen erwies. Auch heute noch wird es aufgrund seiner vergleichsweise guten Wirkung und Verträglichkeit als „essential drug" (WHO, 1997) bei der Bekämpfung der humanen Trypanosomose geführt. Veterinärmedizinisch gilt es als **Mittel der Wahl** bei der Behandlung der *T.-evansi*-Infektion (Surra) bei Pferden und Kamelen. Obwohl Suramin seit nunmehr fast 70 Jahren klinische Anwendung findet, ist der exakte Wirkungsmechanismus unbekannt. Vieles spricht jedoch für einen direkten Eingriff in den Glukosemetabolismus, da Suramin unter anderem als Hemmstoff der Glycerinaldehyd-3-phosphat-dehydrogenase (Oxidoreduktase) innerhalb der Glykolyse nachgewiesen wurde, was zur ATP-Verarmung im Parasiten führt.

Das **Wirkungsspektrum** umfasst beim Tier Trypanosomen der Trypanozoon-Gruppe (*T. bru-*

cei, *T. evansi* und *T. equiperdum*), während es gegenüber *T. vivax* und *T. congolense* nur wenig Wirkung zeigt. Da Suramin wegen seiner Größe vom Parasiten nur langsam, vermutlich als Proteinkomplex durch Pinozytose, aufgenommen wird, ist ein verzögerter Wirkungseintritt nach etwa 24 Stunden zu beobachten.

Polare Trypanozide wie Suramin (anionisch) können die Blut-Liquor-Schranke nicht überwinden. Infektionen unter Beteiligung des ZNS neigen daher zu Rückfällen. ▶ **Dosierung:** Pferd: 7–10 mg/kg; Kamel: 10–12 mg/kg als 10%ige wässrige Gebrauchslösung stets langsam und streng intravenös. **Kontraindiziert** ist die i.m. oder s.c. Injektion. Es besteht die Gefahr der Gewebsnekrotisierung.

Im Blut wird Suramin außerordentlich fest an Serumproteine gebunden (fast 100%ig) und nur protrahiert in unmetabolisierter Form über die Niere eliminiert. Hierin soll auch die **prophylaktische Wirkung** begründet sein, die bis zu 6 Wochen Schutz vor Infektion bietet. Um der Entstehung resistenter Stämme vorzubeugen, sollte Suramin beim Kamel nicht zur Routineprophylaxe eingesetzt werden, da nur eine geringe Anzahl alternativ einsetzbarer Stoffe zur Verfügung steht.

Die langsame **Elimination** aus dem Tierkörper lässt die Anwendung bei lebensmittelliefernden Tieren problematisch erscheinen. Pharmakokinetische Studien beim Rind ergaben eine **Plasmahalbwertszeit** von 32,5 Tagen.

Resistenz: Suraminresistente Stämme sind im Allgemeinen wirksam mit Quinapyramin zu behandeln.

▶ **Gegenanzeigen**: Suramin ist teratogen in Mäusen. Eine Anwendung während der Trächtigkeit sollte daher nur im Notfall (Quinapyraminresistenz, vitale Indikation) durchgeführt werden.
▶ **Nebenwirkungen**: Beim Pferd können vorübergehend Ödeme an den Sexualorganen, Augenlidern und Lippen, Koliken oder Meteorismus, Pruritus und hufreheartige Symptome auftreten.

1.5 Organische Arsenverbindungen

Schon seit Anfang dieses Jahrhunderts werden die trypanoziden Eigenschaften von Arsenverbindungen genutzt. Ihre Anwendung war aber lange Zeit mit erheblichen Nebenwirkungen verbunden. Schließlich führte jedoch die Verbindung des trypanoziden **Melarsenoxid** mit **BAL** (British Anti Lewisite, Antidot gegen Schwermetallvergiftung, ▶ S. 434), das die Arsenosogruppe entgiftete, zum heute noch gebräuchlichen Melarsoprol.

Melarsoprol

Melarsoprol [**Arsobal**, **Mel B** (H.M.)], in Deutschland nicht zugelassen, ist eine trivalente organische Arsenverbindung, die, in Propylenglykol (3,6%) gelöst, bei der Behandlung der humanen Schlafkrankheit (*T. b. gambiense* und *T. b. rhodesiense*) Anwendung findet. Oral wird Melarsoprol nicht resorbiert und muss daher parenteral verabreicht werden. Da Melarsoprol aufgrund geringer Polarität die Blut-Hirn-Schranke ausreichend durchdringt, ist es wegen fehlender chemotherapeutischer Alternativen beim Menschen **Mittel der Wahl**, wenn Anzeichen einer ZNS-Besiedlung mit Trypanosomen bestehen. Melarsoprol ist jedoch nicht frei von schweren Nebenwirkungen, wodurch therapiebedingt 1–5% der behandelten Patienten sterben.

Als **Wirkungsmechanismus** wurde in vitro die Hemmung verschiedener Enzyme der Glykolyse bedingt durch die starke Affinität von Arsenverbindungen zu enzymatischen Sulfhydrylgruppen nachgewiesen. In vivo wird besonders die terminale Pyruvatkinase gehemmt. Es kommt zur Akkumulation von Phosphoenolpyruvat im Parasiten. Unterschiede in der Permeabilität verschiedener Zellmembranen werden als Ursache der selektiven Wirkung auf Trypanosomen der Brucei-Gruppe vermutet.

In der Veterinärmedizin hat dieser Wirkstoff wenig Einsatz gefunden. Beim Kamel sind 3,5 mg/kg langsam i.v. erfolgreich gegen T. evansi eingesetzt worden. Die **therapeutische Breite** ist jedoch äußerst gering. Todesfälle werden beim Kamel bereits bei 5 mg/kg beobachtet und dürften ähnlich dem Menschen auch in niedrigeren Dosen nicht auszuschließen sein. Der Einsatz sollte daher nur bei Multiresistenz gegen andere Wirkstoffe sowie bei Rückfallerkrankung aus dem ZNS (vitale Indikation) in Betracht gezogen werden. Da pharmakokinetische Untersuchungen bei Tieren nicht vorliegen, ist der Einsatz bei laktierenden Kamelen und Kamelen, die zur Schlachtung anstehen, aus Gründen der Konsumentensicherheit derzeit nicht zu empfehlen. ▶ **Nebenwirkungen**: beim Kamel: vorübergehend Tränen- und Speichelfluss sowie Flankenzittern. Breite Erfahrungen fehlen jedoch. Die beim Menschen zuweilen beobachtete reaktive Enzephalopathie dürfte auch beim Tier nicht ausgeschlossen sein. Die Gabe von Prednisolon soll das Risiko senken.

Die **Elimination** erfolgt weitestgehend in der untoxischen pentavalenten Form innerhalb weniger Tage über Urin und Fäzes.

Melarsamin
Melarsamin [**Cymelarsan**, **Mel Cy** (V.M.)], in Deutschland nicht zugelassen, ist eine neuere 3-wertige Arsenverbindung, die anstelle des BAL-Anteils im Melarsoprol zwei Cysteamin-Reste (biogenes Amin) besitzt, wobei eine wasserlösliche Verbindung entsteht. Gute Wirksamkeit besteht, vergleichbar dem Melarsoprol, gegen die Erreger des Subgenus Trypanozoon, nicht jedoch gegen *T. congolense* oder *T. vivax*. In Frankreich (**Immiticide**, V.M.) ist der Stoff beim Hund gegen adulte Herzwürmer *(Dirofilaria immitis)* zugelassen, worauf hier aber nicht weiter eingegangen wird. Die **Wirkung** auf Trypanosomen wird u. a. durch die Bindung an die Sulfhydrilgruppe des bei Säugern nicht vorhandenen Enzyms Trypanothionreduktase vermittelt, was zur Inhibition führt. Dieses originäre Enzym spielt eine zentrale Rolle im Thiol/Disulfid-Redoxgleichgewicht der Trypanosomen, so z. B. bei der Reduktion von Gluthationdisulfid zur Thiolform unter Mitwirkung von NADPH.
▶ **Dosierung**: In einer Dosis von 0,25 mg/kg i.m. (0,5 %ige Lösung) wird Melarsamin zur Behandlung der Trypanosomose beim Kamel (Surra) empfohlen. Rückfälle werden nicht beobachtet.

Beim Pferd konnte jedoch eine Dosis von 0,5 mg/kg einen Rückfall einer *T.-evansi*-Infektion mit ZNS-Besiedlung nicht verhindern. ▶ **Nebenwirkungen**: äußern sich an der Injektionsstelle in lokalen Schwellungen sowie in Muskelnekrosen kleineren Ausmaßes.

Resistenz: Eine Isometamidium- bzw. Quinapyraminresistenz kann erfolgreich mit Melarsamin behandelt werden.

1.6 Pentavalente Antimonverbindungen

Pentavalente Antimonverbindungen gelten derzeit in Form des **Na-Stiboglukonats** bzw. **N-Methylglucamin-Antimoniats** aufgrund ihrer vergleichsweise guten Verträglichkeit als **Mittel der Wahl** (First line drugs) zur Behandlung der viszeralen und kutanen Leishmaniose bei Mensch und Tier. In Deutschland sind diese Wirkstoffe im Bereich der Human- und Veterinärmedizin jedoch nicht zugelassen. Die Zunahme des Massentourismus in den mediterranen Raum hat allerdings auch in Deutschland zur Zunahme behandlungsbedürftiger Leishmanioseerkrankungen beim Hund geführt.

Der **Wirkungsmechanismus** ist noch nicht vollständig aufgeklärt. Vieles spricht für einen **Angriffspunkt** bei der Glykolyse. Durch Hemmung von glykolytischen Enzymen kommt es im Parasiten zur Energieverarmung und verminderten Phosphorylierung von ADP zu ATP. In vitro hat sich nur das dreiwertige Antimoniat als wirksam erwiesen. Hieraus wird geschlossen, dass ein Teil des pentavalenten Antimoniats im Körper zur wirksamen trivalenten Form reduziert wird. ▶ **Anwendungsgebiete**: beim Hund: *L.-donovani*-, *L.-tropica*- und *L.-braziliensis*-Komplex. In Mitteleuropa wird die kanine Leishmaniose jedoch ausnahmslos durch *L. infantum* hervorgerufen. Die **Therapie** der Leishmaniose gestaltet sich außerordentlich zeit- und kostenintensiv, wobei der Behandlungserfolg in vielen Fällen auf die klinische Heilung beschränkt bleibt, die Hunde aber zu latenten Parasitenträgern werden. Möglicherweise ist hierfür ein unzureichender Wirkstoffspiegel im Knochenmark verantwortlich. **Rezidive** werden daher auch noch nach Monaten beobachtet, sodass mitunter mehrere Behandlungszyklen notwendig werden. Allgemein gilt, dass die Rezidivgefahr mit der Schwere der Erkrankung zunimmt. Beim Vorliegen einer **Resistenz** gegenüber Antimonpräparaten kann auf „Second line drugs", (z. B. **Miltefosin**, **Pentamidin**, **Ketoconazol** oder **Amphotericin B**) zurückgegriffen werden.

Pharmakokinetische Daten konnten beim Hund für Methylglucamin-Antimoniat ermittelt werden. Nach i.v., i.m. oder s.c. Gabe folgt die Plasmaevasion einer triphasischen Eliminationskinetik (i.v.: $T_{1/2}$ ca. 10 min, $T_{1/2}$ ca. 45 min, $T_{1/2}$ ca.

10 Stunden), wobei nach i.m. oder s.c. Gabe die initiale Elimination durch die gleichzeitige Invasion aus der Injektionsstelle überlagert wird (daher s.c./i.m.: $T_{1/2}$ ca. 1,5 Stunden, $T_{1/2}$ ca. 10 Stunden). Es konnte gezeigt werden, dass bereits 4 Stunden nach i.v. Gabe der ED_{50}-Wert für *L. donovani* (2,9 µg/ml) im Plasma unterschritten wird. Zudem dürfte das niedrige **Verteilungsvolumen** von 0,25 l/kg für die häufig unbefriedigende Wirkung der Antimoniate mitverantwortlich sein.

Mehr als 80 % des Wirkstoffes werden in den ersten 9 Stunden über die Niere ausgeschieden.

Nur ein geringer Anteil des Antimoniats (< 5 %) ist somit auch beim Hund in der wirksamen trivalenten Form für die befallenen Organe verfügbar.

Zu beachten ist, dass das Aminoglykosidantibiotikum Paromomycin (Leishmaniosetherapie) die Ausscheidungskinetik pentavalenter Antimoniate über einen noch unbekannten Mechanismus erheblich verlängert (nach 24 Stunden wurden noch 3 µg/ml Plasma gemessen), was möglicherweise klinisch genutzt werden kann. Da beide Stoffgruppen jedoch ein erhebliches toxisches Potenzial besitzen (u. a. Nephrotoxizität!), ist bei derzeit noch begrenzten klinischen Erfahrungen eine Kombination nicht zu empfehlen.

N-Methylglucamin-Antimoniat

N-Methylglucamin-Antimoniat [**Glucantime** (V.M.)], zugelassen in Frankreich, Spanien, Portugal, wird beim Hund vorzugsweise tief intramuskulär, aber auch langsam intravenös oder intraperitoneal verabreicht. Per os wird der Wirkstoff nicht resorbiert. ▶ **Dosierung**: Die Richtdosis beträgt für Hunde von 5–10 kg 300 mg/kg, für Hunde von 10–20 kg 225–300 mg/kg, für Hunde über 20 kg 200–225 mg/kg. Bei initialer Leishmaniose werden 10–12 Injektionen im Abstand von 2–3 Tagen appliziert, beim Vorliegen manifester Hautläsionen 18–20 Injektionen im Abstand von 2–3 Tagen. Bei eingeschränkter Nierenfunktion sind die Anfangsdosen zu halbieren. Abweichend vom empfohlenen Dosierschema werden gute Behandlungserfolge auch durch die tägliche Verabreichung von lediglich 100 mg/kg s.c. über 3 Wochen erzielt. Zudem ist die Kombinationstherapie mit Allopurinol (s.u.) zu empfehlen. ▶ **Nebenwirkungen**: werden bei Hunden mit normalen Leber- und Nierenfunktionswerten nur selten beobachtet. Allerdings kann im Verlauf der Therapie zuweilen eine deutliche Erhöhung der Serum-α-Amylase und der Serumlipase beobachtet werden, deren klinische Relevanz derzeit noch unklar ist. Bis zur Normalisierung dieser Werte wird in diesen Fällen eine kurzzeitige Unterbrechung der Therapie empfohlen. Bei der i.m. Applikation kann es zu deutlicher Schmerzreaktion, in seltenen Fällen zur Lahmheit kommen. Vereinzelt sind sterile Abszesse beobachtet worden. Bei zu schneller i.v. Applikation wird vor Vomitus und Kreislaufkollaps gewarnt. Kardiale Arrhythmien, Dyspnoe und Abdominalschmerzen sind bisher nur beim Menschen bekannt geworden.

Fünfwertige Antimoniate gelten als hepato- und nephrotoxisch. Besonders bei krankheitsbedingten Parenchymschäden mit verzögerter renaler Elimination können sich Leber- und Nierenfunktion weiter verschlechtern. Bei fortgeschrittener Leishmaniose mit ausgeprägten Leberschäden und vorliegender Niereninsuffizienz ist die Prognose ungünstig und von einer Behandlung abzusehen.

Na-Stiboglukonat

Beim Hund wird empfohlen, Na-Stiboglukonat [**Pentostam** (H.M.)], Großbritannien, langsam und streng intravenös in einer Dosis von 20–30 mg/kg in 2 Serien von 10–14 Tagen bei einem Behandlungsintervall von 10 Tagen zu applizieren. Da bei zu schneller i.v. Applikation die Gefahr eines Kreislaufkollapses besteht, sollte die tägliche Dosis (Braunüle legen) als Kurzinfusion verdünnt und in 100 ml isotoner Kochsalzlösung verabreicht werden. ▶ **Nebenwirkungen**: Die paravenöse Applikation führt zu heftigen Schmerzreaktionen. Weiterhin gelten die zu N-Methylglucamin-Antimoniat gemachten Angaben.

1.7 Purinanaloge Stoffe

Allopurinol

Allopurinol [**Zyloric**, **Allopurinol ratiopharm** u.a. (H.M.)], ein Strukturanalogon zum Hypoxanthin, wird primär als Urikostatikum (Harnsäuretophi) im Rahmen der Gichttherapie genutzt. In dieser Indikation dient es der Xanthinoxidase, einem Schlüsselenzym im Purinstoffwechsel, als Ersatzsubstrat. Auch bei endozellulären Protozoen beruht die **Wir-**

kung auf der engen Strukturverwandtschaft zum Hypoxanthin. Als toxisches Allopurinol-Ribonukleosid findet es über den Purinstoffwechsel des Parasiten anstelle des eigentlichen Hypoxanthin-Analogons Eingang in die Nukleinsäure-Biosynthese, wodurch die Vermehrung der Leishmanien nachhaltig gestört wird. ▶ **Dosierung**: Derzeit werden 10 mg/kg alle 12 Stunden bzw. 7 mg/kg alle 8 Stunden oral als Dauertherapie über mindestens 5 Wochen empfohlen. Auch längere Behandlungszeiträume über ein Jahr werden für gewöhnlich ohne relevante Nebenwirkungen vertragen. Ob hierdurch das Rezidivrisiko gesenkt wird, bleibt aber zu klären. Allerdings ist bei alleiniger Allopurinoltherapie der Behandlungserfolg in nicht wenigen Fällen völlig unbefriedigend. Daher wird Allopurinol bevorzugt in Kombinationstherapie mit einem Antimoniat gegeben.

Pharmakokinetik: Nach oraler Gabe wird Allopurinol rasch und umfassend resorbiert. Beim Hund liegt die Bioverfügbarkeit im Mittel bei 70%. Maximale Plasmaspiegel werden bereits nach etwa 40 min erreicht. Mit einer **Eliminationshalbwertszeit** von 2 Stunden erfolgt die Ausscheidung vornehmlich als Oxipurinol über die Nieren. ▶ **Nebenwirkungen**: Allopurinol wird vom Hund gut vertragen. In wenigen Fällen sind Vomitus, Diarrhö und bei längerer Anwendung auch Xanthin-Urolithen (Harnkonkrement) zu beobachten.

1.8 Imidazole

Ketoconazol

Das **Antimykotikum** Ketoconazol [**Nizoral** (H.M.)] (▶ S. 356), ein N-substituiertes Imidazolderivat, kann als „Second line drug" zur Behandlung der Leishmaniose des Hundes bei vorliegender **Erregerresistenz** gegenüber Antimonverbindungen eingesetzt werden.

Wirkungsmechanismus: Als wichtigster Angriffspunkt bei Pilzen wird die Hemmung der Ergosterol-Biosynthese betrachtet. Ergosterol ist ein wesentliches Membranlipid und muss von Pilzen de novo synthetisiert werden. Durch den Ergosterolmangel werden zahlreiche Membranfunktionen behindert, was schließlich zum Tod der Zelle führt. Der gleiche Wirkungsmechanismus wird auch bei Leishmanien vermutet, da ähnlich hohe Ergosterolkonzentrationen gefunden wurden. ▶ **Dosierung**: 7 mg/kg p.o. für 40–90 Tage. ▶ **Nebenwirkungen**: Inappetenz, Pruritus, Alopezie, Hellerwerden des Haarkleides. Während der Behandlung mit Ketoconazol kommt es zum Absinken des Plasmatestosterons. Gynäkomastie ist bisher jedoch nur beim Menschen beobachtet worden.

Ketoconazol überwindet die Plazentarschranke und ist teratogen und embryotoxisch. Während der Trächtigkeit oder bei laktierenden Tieren sollte Ketoconazol daher nicht angewendet werden. ▶ **Gegenanzeigen**: Beim Hund gelten Nierenfunktionsstörungen (häufig bei schweren Leishmaniosen) als kontraindiziert. Urämie, Proteinurie, Hämaturie sowie Todesfälle sind beschrieben worden. ▶ **Wechselwirkungen**: Die gleichzeitige Gabe von **Rifampicin** senkt die Serumkonzentration von Ketoconazol. Die Steigerung der antikoagulativen Wirkung von Cumarinderivaten sowie die verminderte Resorption nach Gabe von Histamin-(H_2)-Rezeptor-Antagonisten hat im veterinärmedizinischen Bereich keine Bedeutung.

1.9 Aminoglykoside

Paromomycin

Paromomycin (Synonym: Aminosidin), ein Aminoglykosid-Antibiotikum isoliert aus *Streptomyces rimosus* mit enger Strukturverwandtschaft zum Neomycin, ist als wässrige Sulfatlösung in Italien für Hunde und Katzen [**Amminofarma** (V.M.)] zugelassen. Neben dem breiten antibakteriellen Wirkungsspektrum (vgl. ▶ S. 271, Neomycin) kann es auch zur Behandlung der Hunde-Leishmaniose eingesetzt werden, worauf hier speziell eingegangen werden soll.

Als **Wirkungsmechanismus** konnte ein spezifischer Effekt auf mitochondriale (75 S) und zytoplasmatische (88 S und 91 S) Ribosomen nachgewiesen werden, wodurch in der Folge die Proteinbiosynthese der Leishmanien nachhaltig beeinträchtigt wird. ▶ **Dosierung**: Paromomycin wird vorzugsweise in einer Dosis von 10,5 mg/kg i.m. oder s.c., geteilt in zwei Dosierungen im Abstand von 12 Stunden für insgesamt 2–3 Wochen verabreicht. Ist nach 10–12 Tagen keine klinische Besserung feststellbar, kann die Dosis bis auf 21 mg/kg verdoppelt werden, vorausgesetzt, es liegt keine eingeschränkte Nierenfunktion vor.

▶ **Gegenanzeigen**: Paromomycin besitzt ein erhebliches ototoxisches und nephrotoxisches Potenzial, weshalb die Anwendung bei Niereninsuffizienz und Störungen des VIII. Gehirnnervens nicht angezeigt ist. Die Nierenfunktion ist regelmäßig zu überprüfen, wobei die Behandlung bei einer Proteinurie bzw. bei Anstieg des Kreatinins sofort abgebrochen werden sollte.

Beim Hund unterscheidet sich das **pharmakokinetische Verhalten** nicht wesentlich von anderen Vertretern der Aminoglykoside. Nach s.c. Injektion wird eine **Eliminationshalbwertszeit** von 1,5 Stunden angegeben. Das **scheinbare Verteilungsvolumen** beträgt etwa 0,5 l/kg. ▶ **Wechselwirkungen**: Zu beachten ist, dass Paromomycin die Ausscheidungskinetik von gleichzeitig verabreichten pentavalenten Antimonpräparaten zur Leishmaniosetherapie (z.B. Glucantime) signifikant beeinflusst und zu einem über mehrere Stunden persistierenden Antimon-Plasmaspiegel führt. Angesichts begrenzter klinischer Erfahrung ist insbesondere in Hinblick auf die Tatsache, dass an Leishmaniose erkrankte Tiere gehäuft an Nierenfunktionsstörungen leiden, eine mögliche Kombination beider Präparate derzeit nicht zu empfehlen.

1.10 Alkylphosphocholine

Miltefosin

Das Phospholipid **Miltefosin** [Miltefloran Lösung, (V.M.), in Spanien zugelassen; **Impavido**, Kapseln (H.M.), in Deutschland zugelassen], chemisch als Hexadecyl- oder Oleylphosphocholin bezeichnet, gehört zur neuen Klasse der Alkylphosphocholine, die ursprünglich zur Tumorbehandlung (z.B. topische Brustkrebsbehandlung) entwickelt wurden. Als synthetische Strukturanaloga wurden sie aus den Lysolecithinen abgeleitet, denen als Signalmoleküle im Regelmechanismus von Zellfunktionen eine bedeutende Rolle zukommt. Miltefosin zeigte neben antineoplastischen Eigenschaften aber auch gute Wirkung gegen *Leishmania donovani* und *L. infantum*, die protozoären Erreger der viszeralen Leishmaniose. Die einfache orale Verabreichung des Miltefosin über das Futter hat sich dabei als besonderer Vorteil der oft langwierigen Therapie einer kaninen Leishmaniose erwiesen. Eine vollständige parasitologische Heilung dürfte aber auch mit Miltefosin beim Hund nicht zu erzielen sein. Inwieweit hier durch Kombination mit anderen Wirkstoffen (z.B. mit Allopurinol) günstigere Ergebnisse resultieren, bedarf noch der eingehenden Forschung.

Der gesamte **Wirkungsmechanismus** des Miltefosin gegenüber Leishmanien erscheint noch nicht vollständig geklärt. Wie auch bei Tumorzellen dürfte aber primär die Synthese von Phosphatidylcholin (Lecithin), das Hauptphospholipid in der Zellmembran von Leishmanien, betroffen sein, da in behandelten Kulturen mit *Leishmania donovani* eine deutliche Abnahme von Phosphatidylcholin festgestellt werden konnte. Zudem unterbricht Miltefosin durch Hemmung der Phospholipase C (PLC) bei Leishmanien wirksam die Signaltransduktion der Zellmembran. Durch Wechselwirkung mit Glykosomen und GPI-Ankern (Glykosyl-phosphatidyl-Inositol-Anker) kann offensichtlich auch das Eindringen der Leishmanien in Makrophagen unterbunden werden. ▶ **Dosierung**: 2 mg/kg KGW einmal täglich für insgesamt 4 Wochen oral mit dem Futter. Für die parenterale Verabreichung erwies sich Milfefosin nicht als geeignet, da im Tierversuch erhebliche Nebenwirkungen (Hämolyse, Hautgeschwüre an der Injektionsstelle) auftraten. ▶ **Nebenwirkungen**: Im Vordergrund stehen transientes Erbrechen und Diarrhö bei 10–15 % der behandelten Tiere. Die Erscheinungen treten etwa 1 Woche nach Therapiebeginn auf und halten zumeist für 1–2 Tage, zuweilen aber auch für längere Zeit an (1 Woche). Spezifische Interventionen und Nachdosierungen bzw. Dosisanpassungen sind im Allgemeinen nicht erforderlich, die gleichzeitige Gabe eines Antiemetikums kann aber versucht werden. Genau dosieren. Eine höhere als die empfohlene Dosis über einen längeren Zeitraum verabreicht, kann unkontrollierbares Erbrechen hervorrufen. ▶ **Gegenanzeigen**: Nicht bei trächtigen, laktierenden Hunden oder Tieren zu Zuchtzwecken anwenden, da reproduktionstoxikologische Untersuchungen an Ratten und Kaninchen auf ein embryotoxisches, fetotoxisches und teratogenes Risiko in der Frühphase der Trächtigkeit (einschl. Organogenese) hinweisen. Bei schwerer Schädigung der Leber- oder der Nierenfunktion sollte der Stoff zudem möglichst nicht verabreicht werden. Grundsätzlich ist zu empfehlen, die Leber- und Nierenfunktion in regelmäßigen Abständen sowie am Ende der Therapie zu kontrollieren. ▶ **Pharmakokinetik**: Nach oraler

Antiprotozoika

Gabe ist Miltefosin nahezu vollständig bioverfügbar (95%), wobei hohe Wirkstoffspiegel insbesondere an den bevorzugten Aufenthaltsorten der amastigoten, intrazellulären Stadien (u. a. Haut; Milz) nachgewiesen werden. Durch die sehr langsame terminale Eliminationshalbwertszeit von $t_{1/2}$ = 160 h sind hohe Wirkstoffspiegel im Blut und in den Zielorganen für die Dauer der vierwöchigen Therapie (Akkumulationsfaktor etwa 8!) sichergestellt. Die Ausscheidung erfolgt über den Kot.

1.11 Hydroxynaphthochinone

Hydroxynaphthochinone finden in der Chemotherapie der Rindertheileriose Einsatz. Ihre Einführung stellte den Durchbruch in der Behandlung des Mittelmeer- (*Theileria annulata*) und Ostküstenfiebers (*T. parva*) dar, da bis in die 70er-Jahre nur die unzuverlässige Wirkung der Tetrazykline bekannt war. Dabei ist ihre Entdeckung der konsequenten Nutzung von In-vitro-Methoden zu verdanken, durch die es möglich wurde, eine praktisch unbegrenzte Zahl antiparasitärer Wirkstoffe an Theilerien-infizierten Zellkulturen auf theilerizide Wirkung zu untersuchen. Aus diesem Screening ging zunächst das Malariatherapeutikum **Menocton** hervor, welches aber bald durch das einfacher herzustellende Parvaquon [**Clexon**] ersetzt wurde. Heute steht aus dieser Stoffgruppe zudem der Wirkstoff Buparvaquon [**Butalex**] mit noch günstigeren Eigenschaften gegenüber Theilerien zur Verfügung.

Der **Wirkungsmechanismus** der Hydroxynaphthochinone liegt in der strukturellen Ähnlichkeit mit Ubichinon begründet. Blockiert wird jedoch nur das Ubichinon im Parasiten, das Wirtszellenzym ist nicht betroffen (für Parvaquon etwa 100-fach weniger empfindlich). Ubichinon besitzt in der Atmungskette elektronenübertragende Redoxfunktion. Hiervon sind sowohl lymphozytäre (Schizonten) als auch erythrozytäre Parasitenstadien (Piroplasmen) betroffen.

Beide Wirkstoffe sollen sich auch zur **Chemoimmunisierung** eignen. Hierbei wird eine definierte Menge an lebenden Sporozoiten in ein Rind inokuliert, das etwa 1 Woche später therapiert wird. Besonders bei *T. parva* liegt jedoch die Schwierigkeit in der komplexen Antigenität des Erregers, die eine Kreuzimmunität verschiedener Stämme verhindert. Empfohlen wird daher die Verwendung eines lokalen Erregerisolats bzw. eines Cocktails (z. B. „Muguga-Cocktail") aus verschiedenen Theilerienstämmen. Zu beachten ist jedoch, dass die Tiere Parasitenträger werden und somit ein potenzielles Erregerreservoir darstellen. Gerade bei der Verwendung von Cocktails mit lokal fremden Stämmen hat dies bezüglich einer systematischen Anwendung zu Vorbehalten geführt.

Parvaquon

Parvaquon [**Clexon** (V.M.)], in Deutschland nicht zugelassen, ist als transparente, rote Injektionslösung im Handel. ▶ **Anwendungsgebiete:** Behandlung der bovinen Theileriose, verursacht durch *T. parva parva* („Ostküstenfieber"), *T. parva bovis*, *T. parva lawrenci* („Korridorkrankheit"), *T. mutans* und *T. annulata* („Tropische Theileriose" oder „Mittelmeerfieber").

Bei *T.-parva*-Infektion zeigt Parvaquon in Abhängigkeit vom Schweregrad der Erkrankung eine Erfolgsquote von etwa 80–90%, bei *T.-annulata*-Infektionen eine Erfolgsquote von etwa 75% (Parasitämie unter 10%) bis unter 50% (Parasitämie über 10%). ▶ **Dosierung**: 20 mg/kg tief i.m., möglichst in zwei Portionen geteilt in die Nackenmuskulatur, oder in 2 Dosen von 10 mg/kg im Abstand von 48 Stunden.

Nach i.m. Injektion überschreitet die Serumkonzentration den EC_{50}-Wert für *T. parva* von 3–6 ng/ml für etwa 48 Stunden (EC_{50} = Konzentration, die notwendig ist, um in vitro den Anteil schizontenhaltiger Lymphoblasten um 50% zu senken). Die **Elimination** erfolgt biphasisch mit einer initialen Halbwertszeit von etwa 1,5 Stunden und einer **Terminalhalbwertszeit** von etwa 11 Stunden. Das **Verteilungsvolumen** ist erwartungsgemäß hoch und beträgt ca. 10 l/kg. Die Metabolisierung erfolgt in der Leber durch Hydroxylierung am Cyclohexylring. ▶ **Nebenwirkungen:** Flankenzittern, transiente, ödematöse, mitunter schmerzhafte Schwellung an der Injektionsstelle für mehrere Tage.

Buparvaquon

Buparvaquon [**Butalex** (V.M.)], in Deutschland nicht zugelassen, unterscheidet sich vom Parvaquon im Wesentlichen in der Einführung einer tert-Butylgruppe an der 4-Position des Cyclohexylrings, wodurch die Metabolisierung (s. Parvaquon) behindert und die Deaktivierung bzw. Elimination verzögert wird. Hieraus resultiert eine begrenzte prophylaktische Wirkung. Buparvaquon erwies sich in vitro etwa 10- bis 20-mal wirksamer als Parvaquon (EC_{50} = 0,3 ng/ml für *T. parva*). ▸ **Anwendungsgebiete**: wie Parvaquon, Therapieerfolg gegenüber *T. parva*: leichte Fälle bis zu 100%, mittlere und schwere Fälle ca. 85–90 . *T. annulata*: leichte Fälle: bis zu 100%, mittlere und schwere Fälle (Parasitämie bis über 40%) ca. 50–85%. ▸ **Dosierung**: einmalig 2,5 mg/kg tief intramuskulär in den Nacken.

Ebenso wie beim Parvaquon erfolgt die **Elimination** biphasisch. Aufgrund der erschwerten Metabolisierung findet sich eine verzögerte initiale **Halbwertszeit** von etwa 3,5 Stunden und eine terminale **Halbwertszeit** von etwa 35 Stunden. Plasmawerte oberhalb des EC_{50}-Wertes (s. Parvaquon) für *T. parva* persistieren für mindestens 10 Tage. Das **Verteilungsvolumen** ist vergleichbar dem vom Parvaquon hoch (etwa 35 l/kg). ▸ **Nebenwirkungen**: keine bekannt. Die fünffache Dosis (12,5 mg/kg) bzw. die empfohlene Dosis an sechs aufeinanderfolgenden Tagen wurde vom Rind gut vertragen.

1.12 Chinazolinonderivate

Halofuginon

Halofuginon ist ein bromo-chloriniertes Derivat des Pflanzenalkaloids Febrifugin, das aus Dichroin, einem Wurzelextrakt von *Dichroa febrifuga* (Saxifragacea), gewonnen wird. Bekannt ist Dichroin bereits seit mehreren Jahrhunderten als traditionelles Malariamittel in China und Indochina.

Zunächst fand Halofuginon aufgrund überzeugender Wirkung gegen Kokzidien in Form des Hydrobromids [**Stenorol** (V.M.)] Einführung in die Geflügelhaltung. Als im Jahre 1979 die theilerizide Wirkung erkannt wurde, erlangte Halofuginon auch bei der Bekämpfung des Mittelmeer- (*T. annulata*) und Ostküstenfiebers (*T. parva*) in Afrika als wasserlösliches Lactat [**Terit** (V.M.)] praktische Bedeutung. In Deutschland ist das Lactat [**Halocur** (V.M.)] zur Bekämpfung der Neugeborenen-Kryptosporidiose zugelassen (▸ S. 461).

Wirkungsspektrum: *T. parva, T. annulata, T. mutans*.

Halofuginon besitzt primär schizontizide Wirkung, Piroplasmen sind weniger betroffen und können nach der Behandlung noch mehrere Wochen persistieren. Der **therapeutische** Erfolg ist abhängig vom Behandlungszeitpunkt. Im frühen Stadium der Erkrankung sind die Heilungschancen groß, sinken aber mit zunehmender Krankheitsdauer erheblich. In diesem Stadium scheint der Therapieerfolg abhängig von der Rasse, vom Allgemeinzustand des Tieres und von der Pathogenität des Theilerienstamms. Die Genesung des erkrankten Tieres kann aber im fortgeschrittenen Krankheitsstadium erheblich durch therapiebegleitende Maßnahmen (z. B. Antibiotika gegen Sekundärinfektion, Diuretika gegen Lungenödeme) gefördert werden. ▸ **Dosierung**: Rind: 1,2 mg/kg per os. Es wird empfohlen, die Behandlung nach 48 Stunden zu wiederholen. Zur besseren Verträglichkeit sollte das Arzneimittel in mindestens 500 ml Wasser verabreicht werden. Geringere Wassermengen führen zu Darmirritationen mit Diarrhö und Anorexie.

Maximale Serumkonzentrationen werden im Mittel nach etwa 22 Stunden erreicht. Plasmakonzentrationen oberhalb der EC_{50} von 3 ng/ml für *T. parva* werden beim Rind für mindestens 5 Tage nach der Behandlung gemessen. EC_{80}-Konzentrationen (*T. parva* 15 ng/ml) werden im Plasma allerdings nicht erreicht (Rezidivgefahr).

Die **Elimination** gehorcht einer Kinetik 1. Ordnung mit einer terminalen **Halbwertszeit** von etwa 27 Stunden. Bei einem Verteilungsvolumen von 98–220 l/kg und hohen Gewebekonzentrationen ist die Plasmahalbwertszeit jedoch nur ein begrenzter Indikator für das Eliminationsgeschehen. ▸ **Überdosierung**: Die **therapeutische Breite** ist gering. Eine Dosis von 3 mg/kg verursacht schwere Diarrhö, Kachexie, Konjunktivitis und subnormale Temperatur. Ab 5 mg/kg können Todesfälle auftreten.

Von ökotoxikologischer Bedeutung ist, dass sich Halofuginon im Daphnientest als außerordentlich giftig (LC_{50} = 18 µg/l) erweist.

2 Antikokzidia

Der Befall mit Kokzidien spielt bei Nutztierarten eine große klinische und ökonomische Rolle. In der Geflügelhaltung stellt die Kokzidiose eine der häufigsten Erkrankungen dar. Hühner sind in jedem Lebensalter durch Infektionen mit der Gattung Eimeria gefährdet, und bei jeder Haltungsform ist die Geflügelproduktion nur unter Daueranwendung von Antikokzidia möglich (mit **Einschränkungen** betrifft dies auch die Kaninchenhaltung). Antikokzidia werden meist zur Prophylaxe bzw. Metaphylaxe über das Futter verabreicht.

> **Antikokzidia**
>
> Viele dieser Stoffe gelten als Futterzusatzstoffe und werden innerhalb der EU seit Oktober 2004 nur noch unter Zugrundelegung der Verordnung 1831/2003 in Verbindung mit den Durchführungsbestimmungen der VO 429/2008 gemeinschaftlich zugelassen. Die bisher übliche Zulassungspraxis auf Richtlinienbasis (RL 70/254), die regelmäßig noch in nationales Recht umgesetzt werden musste, wurde aufgehoben. Dies hat allerdings zur Folge, dass heute fast jede Zulassung eines Futtermittelzusatzstoffes, zu dem per definitionem auch die Stoffe mit kokzidiostatischer und histomonostatischer Wirkung gehören, per Einzelverordnung erteilt wird. Zusammenfassende Listen aller zugelassenen Stoffe werden nicht mehr erstellt. Zur tagesaktuellen Information wird aber vom Bundesamt für Verbraucherschutz und Lebensmittelsicherheit (BVL) auf seiner Homepage (www.bvl.bund.de) eine Zusammenstellung aller zugelassenen Stoffe angeboten. In ▶ Tab. 68 sind die Zusatzstoffe mit der jeweiligen Geltungsdauer aufgelistet, die zum Zeitpunkt der Aktualisierung des Kapitels zugelassen waren. Ein Teil der genannten Stoffe sowie Sulfonamide werden metaphylaktisch/therapeutisch bei einigen Haus- und Nutztieren verwendet.

2.1 Sulfonamide und Kombinationen mit Trimethoprim

Handelspräparate: ▶ S. 287 und ▶ S. 292.

Sulfonamide werden bei der Kokzidiose der Wiederkäuer, der Fleischfresser, Schweine und Kaninchen eingesetzt ▶ S. 292. Die Wirksamkeit ist allerdings begrenzt, da nach dem Absetzen der Behandlung oft die Zahl der Oozysten wieder ansteigt und sich Resistenzen ausbilden. Verschiedene Studien zeigen, dass bei zu hoher Dosierung die Ausbildung einer **Immunität** gehemmt wird.
▶ **Dosierung**: Folgende Dosierbeispiele werden gegeben:

Rind und Kalb: *Eimeria bovis, E. zuernii, E. alabamensis*: Sulfadimidin z. B. [**Sulfadimidin pro Inj. (V.M.)**] falls erforderlich initial 100 mg/kg i.v., dann Erhaltungsdosis 50 mg/kg oral für weitere 3–4 Tage. Sulfamethoxypyridazin, z. B. [**Langzeitsulfonamid 25 %** (V.M.)], initial 75 mg/kg i.v., danach 50 mg/kg i.m./s.c. für weitere 4 Tage.

Schaf und Lamm: *E. ovina, E. faurei, E. elipsoidalis*: 200 mg/kg Sulfadimidin i.m./p.o. am 1. Tag, dann 4 Tage 100 mg/kg.

Schwein und Ferkel: *Isospora suis, E. debliecki, E. scabra, E. polita*: 100 mg Sulfadimidin p.o. für 5 Tage.

Hund und Katze: *Isospora canis* u. *felis*: 20 mg/kg Sulfadoxin/Trimethoprim-Gesamtwirkstoffgehalt für 5–10 Tage, z. B. [**Duoprim** (V.M.)]; 15–30 mg/kg Sulfadiazin/Trimethoprim 15–30 mg/kg p.o. 2 × tägl. für 6 Tage, z. B. [**Tribrissen** (V.M.)].

2.2 Amprolium

Da Amprolium strukturell eng mit Thiamin verwandt ist, hemmt es dessen Transport insbesondere in späten asexuellen Stadien im Entwicklungszyklus der Kokzidien kompetitiv. Die Affinität zum Thiamintransportsystem in Darmepithelzellen ist vergleichsweise geringer. Durch eine Minderung der Bindungsaffinität des Transportsystems gegenüber Amprolium sind Resistenzen weit verbreitet. Deswegen wird Amprolium mit Ethopapat, einem Paraaminosalicylsäurederivat, kombiniert, über dessen Pharmakologie wenig bekannt ist. Es liegen lediglich Hinweise vor, dass eine Blockade der Folsäuresynthese stattfinden soll. ▶ **Anwen-**

dungsgebiete: Geflügel: Infektionen mit *E. tenella* (14.–16. Woche), *E. necatrix* und *E. maxima* (Legehennen). Die Wirksamkeit gegenüber *E. maxima* ist mäßig, gegenüber *E. brunetti* besteht keine. ▸ **Dosierung**: 120–240 mg/l Trinkwasser über 5–7 Tage. ▸ **Anwendungsgebiete**: Wiederkäuer: Infektionen mit *E. bovis*. ▸ **Dosierung**: 10–20 mg/kg i.m. über 4–5 Tage. Es werden aber auch höhere Dosierungen wie z. B. 50 mg/kg 2 × tägl. vorgeschlagen. Bei letztgenannter Dosierungsempfehlung sollen auch akute Sarkozystis-Infektionen behandelt werden können.

Pharmakokinetische Daten liegen für Hühner vor: Nach oraler Verabreichung von Amprolium beträgt die systemische Verfügbarkeit mehr als 60%. Maximale Plasmaspiegel werden nach 4 Stunden erreicht. Das scheinbare Verteilungsvolumen beträgt etwa 0,4 l/kg. Die Ausscheidung folgt einem 2-Kompartiment-Modell mit einer terminalen HWZ von 6 Stunden nach einmaliger Gabe. ▸ **Nebenwirkungen**: Amprolium ist gut verträglich. Erst nach Verabreichung hoher übertherapeutischer Dosen über einen langen Zeitraum werden beim Kalb zerebrokortikale Nekrosen beobachtet, die auf Thiaminmangel zurückgeführt werden. Die Zulassung ist inzwischen erloschen.

2.3 Nicarbazin

Nicarbazin stellt einen äquimolaren Komplex aus 4,4-Dinitrocarbanilid und 2-Hydroxy-4,6-Dimethylpyrimidin dar. Nicarbazin ist als **Futterzusatzstoff** zur Bekämpfung von Kokzidien beim Huhn nicht mehr zugelassen. Nicarbazin inhibiert erst im Spätstadium des Entwicklungszyklus der Parasiten (Schizonten II) die Oozystenbildung, wobei die Wirkung über eine Hemmung der Folsäuresynthese ablaufen soll. Es wird aber auch eine direkte Schädigung der Reproduktionsorgane weiblicher Schistosomen beobachtet. Durch den späten Eingriff in die Kokzidienentwicklung läuft zwar eine latente Infektion sich entwickelnder pathogener Stadien ab, es bilden sich aber auch Immunität induzierende Parasiten. Bei verschiedenen Spezies der Gattung *Eimeria* werden **Resistenzen** beobachtet, wozu eine Steigerung der Reproduktionsrate der Parasiten beitragen soll. ▸ **Anwendungsgebiete**: Nicarbazin ist zur Behandlung von Infektionen mit *Eimeria maxima*, *E. brunetti*, *E. acervulina*, *E. tenella* und *E. necatrix* beim Huhn bis zum Alter von 16 Wochen geeignet. ▸ **Dosierung**: 125 mg/kg über 10 Tage.

Daten zur **Pharmakokinetik** liegen kaum vor. Beide Komponenten werden resorbiert. Als Metabolite finden sich an NO_2-Gruppen reduzierte oder acetylierte Produkte. ▸ **Nebenwirkungen**: Die **therapeutische Breite** ist gering. Ab der ca. 3-fachen Dosis werden Wachstumsdepressionen beobachtet. Bereits im therapeutischen Bereich treten bei Temperaturen über 35 °C Störungen des Säure-Basen-Haushalts auf. ▸ **Gegenanzeigen**: Da ab einer Konzentration von 50 mg/kg Futter bei Legehennen die Brutfähigkeit und die Eiqualität vermindert wird, gilt die Anwendung bei diesen als Gegenanzeige. Auch akut verlaufende Kokzidiosen sollten nicht mit Nicarbazin behandelt werden.

2.4 Halofuginon

Halofuginon, ein Chinazolinonderivat des Pflanzenalkaloids Febrifungin, ist in Form des Hydrobromids [**Stenorol**] sowohl als Futtermittelzusatzstoff für Junghennen, Mast- und Truthühner (▸ Tab. 68) als auch als Tierarzneimittel [**Halocur** (V.M.)] bei neugeborenen Kälbern zugelassen. Die Wirksamkeit des ersteren erstreckt sich auf alle bei Hühnern vorkommenden pathogenen Eimerien-Arten, wobei es prinzipiell auf den gesamten asexuellen Entwicklungszyklus, vorzugsweise jedoch auf die 1. Schizontengeneration, wirkt.

Nach kontinuierlicher Gabe von Halofuginon im Futtermittel wird als **Nebeneffekt** eine Reduzierung der Hautdicke und des Hautturgors bei Masthühnern beobachtet, wodurch im Verlaufe des Verarbeitungsprozesses die Wahrscheinlichkeit von Rissbildungen in der Haut erhöht wird. Als Ursache konnte die spezifische Suppression der Kollagensynthese in aviären Hautfibroblasten gezeigt werden.

Unverträglichkeit besteht zudem für folgende Tierarten: Kaninchen, Gänse, Enten, Reb- und Perlhühner.

Zudem besteht für **neugeborene Kälber** eine europäische Zulassung zur Prävention der Kryptosporidien-Diarrhö für Halofuginon-Lactat [**Halocur** (V.M.)].

Wirkungsspektrum: sporidiostatisch, Verminderung der Oozytenausscheidung von *Cryptosporidium parvum*. Ein Kryptosporidien-bedingter

Antiprotozoika

▶ **Tab. 68** Als Futterzusatzstoffe zugelassene Antikokzidia und Histomonostatika.

Stoff	Spezies	Höchstalter Wochen	Konzentration in mg/kg Alleinfuttermittel	Wartezeit	Geltungsdauer
Decoquinat	Masthühner	–	20–40	3 Tage	2014
Monensin-Na	Masthühner	–	100–125	1 Tag	2014
	Junghennen	16	100–120		
	Truthühner	16	60–100		
Robenidin-HCh	Masthühner	–	30–36	5 Tage	2014
	Truthühner	–			
	Mastkaninchen	–	50–66		
	Zuchtkaninchen	–			2009
Lasalocid-Na	Masthühner	–	75–125	5 Tage	2014
	Junghennen	16	75–125		
	Truthühner	12	90–125		2009
Halofuginon	Masthühner	–	2–3	5 Tage	unbegrenzt
	Truthühner	12			
Narasin	Masthühner	–	60–70	1 Tag	2014
Narasin/Nicarbazin 1:1	Masthühner	–	80–100	5 Tage	2009
Salinomycin-Na	Masthühner	–	60–70	1 u. 3 Tage	2015/18
	Junghennen	12	50		
	Mastkaninchen	–	20–25	5 Tage	2011
Maduramicin-Ammonium	Masthühner	–	5	5 Tage	2009
	Truthühner	16			2011
Diclazuril	Masthühner	–	1	5 Tage	2009
	Junghennen	16			2013
	Masttruthühner	12			2011
	Kanninchen	–	1	1 Tag	2018
Semduramicin-Na	Masthühner	–	20–25	5 Tage	2016

Durchfall wird im Ausmaß gemildert. ▶ **Dosierung**: einmal täglich 0,1 mg/kg oral an sieben aufeinanderfolgenden Tagen jeweils nach der Fütterung. Niemals auf leeren Magen verabreichen. In bekannten Problembeständen sollte die Behandlung innerhalb von 24–28 Stunden nach der Geburt, spätestens jedoch 24 Stunden nach Einsetzen des Durchfalls beginnen. Kälber, die Kontakt zu erkrankten Tieren haben, sowie alle weiteren neugeborenen Tiere werden mitbehandelt. **Cave:** Da die Verträglichkeit bei Kälbern nur gering ist, muss auf exakte Dosierung und gleichmäßige Behandlungsabstände (24 Stunden!) geachtet werden.

Das Körpergewicht der Kälber ist dabei genau zu bestimmen (Sicherheitsindex < 2). Todesfälle sind bereits ab der 3-fachen Dosis möglich. ▶ **Überdosierung**: blutiger Durchfall, der zu Exsikkose, Apathie und Lebensschwäche führt. Die so betroffenen Tiere sind sofort mit unverdünnter Milch zu tränken, weitere Rehydratationsmaßnahmen sind einzuleiten. Der Behandlungszyklus mit Halofuginon ist abzubrechen. **Pharmakokinetik:** ▶ S. 458

Hinweis: Kryptosporidien-Erkrankungen weisen im Allgemeinen auf erhebliche Hygienemängel eines Bestandes hin. Daher sind neben der Behandlung auch gezielte Hygienemaßnahmen

einzuleiten. Die medikamentelle Dauerprophylaxe als alleinige Maßnahme gilt es zu vermeiden.
▶ **Wartezeiten**: essbare Gewebe 13 Tage.

2.5 Ionophore

Ionophore wie Monensin, Lasalocid und Salinomycin sind zwar nur als Futterzusatzstoffe zugelassen (▶ Tab. 68), sie können aber aufgrund ihrer guten Wirksamkeit auch therapeutisch gegen Kokzidien und Kryptosporidien eingesetzt werden. Dabei sind zahlreiche Speziesbesonderheiten bezüglich Neben-, Wechselwirkungen und Gegenanzeigen zu beachten. Es muss aber darauf hingewiesen werden, dass derartige Verabreichungen den Forderungen des AMG entgegenstehen (s. Allgemeine Einleitung Kap. 3).

Da aber nach Öffnung des Binnenmarktes 1993 in anderen Mitgliedstaaten zugelassene Ionophore bei uns auf den Markt kommen könnten, werden mögliche therapeutische Indikationen dieser Substanzen abgehandelt.

Der prinzipielle Wirkungsmechanismus dieser Verbindungen beruht darauf, dass mit ein- oder zweiwertigen Kationen ein Ion-Ionophoren-Komplex gebildet wird, der eine lipophile Oberfläche besitzt und in Lipidregionen von Membranen frei beweglich ist. Dabei werden Kationen passiv durch die Membran transportiert, sodass das elektrochemische transmembranöse Kationengefälle im Parasiten, aber auch in anderen Zellen, zusammenbricht. Über eine Erhöhung des intrazellulären Kationengehalts und der damit verbundenen Druckerhöhung wird eine Zerstörung intrazellulärer Strukturen bewirkt.

Resistenzen entwickeln sich über Membranveränderungen, indem die Penetration der Ionophore in die Parasitenmembran verhindert wird. Aus Feldisolaten geht hervor, dass Resistenzen immer alle Ionophoren betreffen.

Cave: Ionophore sind bei Equiden hochtoxisch (z. B. Letaldosis von Monensin beim Pferd: 1–3 mg/kg)! Klinische Symptome von Intoxikationen: Anorexie, Dyspnoe, Kolik, Schwitzen, hypovolämischer Schock. Pathologisch-anatomisch zeigen sich Skelettmuskel- und Myokardschäden.

Außer bei Lasalocid treten bei Kombination von Ionophoren mit Tiamulin neurotoxische Wechselwirkungen auf, die zum Tode führen können.

Ionophore wie Monensin und Salinomycin wurden als Wachstumsförderer bei Rindern und Schweinen angewendet. Diese Wirkung wird durch eine Stimulation von Bakterien im Magen-Darm-Trakt verursacht. In der EU sind Salinomycin und Monensin zur Anwendung als Wachstumsförderer seit 2006 verboten.

Monensin

Monensin besitzt eine starke Affinität zu Na^+, weniger zu K^+. Es transportiert Na^+ im Austausch gegen H^+ in Zellen, wodurch erhöhte intrazelluläre Na^+-Konzentrationen auftreten. Über eine dadurch bedingte starke Stimulation der Na^+-K^+-ATPase kommt es zur Energieverarmung, zum Anstieg der intrazellulären Ca^{2+}-Konzentration und durch den Protonenverlust zur pH-Verschiebung. Als Folge dessen tritt Wasser in die Zellen, wodurch der Innendruck ansteigt und die Zellen zerstört werden. ▶ **Dosierung**: Mit einer Dosis von 1 mg/kg über 10 Tage p.o. können klinische Kokzidiosen, die durch *E. bovis* bzw. *zuernii* bei Rindern hervorgerufen werden, bekämpft werden. Mit gleicher Dosisempfehlung können auch Kokzidiosen der Schafe behandelt werden. Es ist aber zu beachten, dass Lämmer sehr empfindlich sind und bereits bei 8 mg/kg die Letaldosis erreicht ist. Monensin wird bei Kälbern zu ca. 40 % resorbiert, und es werden zahlreiche (> 50) Metaboliten zu 80 % biliär eliminiert.

Lasalocid

Lasalocid ist chemisch aus einem Tetrahydropyran und einem Tetrahydrofuran zusammengesetzt. Es bildet mit Ca^{2+} und K^+, weniger mit Na^+, Komplexe. Der K^+-Influx erfolgt im Austausch gegen H^+. Über einen daraus resultierenden Na^+/H^+-Austausch mit anschließendem Na^+/Ca^{2+}-Transfer steigt der intrazelluläre Ca^{2+}-Gehalt mit den bei Monensin beschriebenen Folgen an.

Darüber hinaus werden folgende Wirkungen beobachtet: Freisetzung von Katecholaminen und Histamin aus chromaffinen Zellen bzw. Mastzellen, Insulinliberation. ▶ **Anwendungsgebiete**: Bei **klinischen Kokzidiosen** des Rindes erweist sich Lasalocid als sehr gut wirksam. ▶ **Dosierung**: 3 mg/kg p.o. über 30 Tage.

Auch durch **Kryptosporidien** hervorgerufene Erkrankungen können mit der o.g. Dosis bekämpft werden, wobei eine dreimalige Verabreichung im Abstand von 24 Stunden notwendig ist. Nach oraler Applikation erfolgt nur eine geringe Resorption.

Salinomycin

Salinomycin ist vom Wirkungsspektrum und -mechanismus mit Monensin (s.o.) vergleichbar. Es bildet primär mit monovalenten Kationen Komplexe und hemmt insbesondere asexuelle Entwicklungsstadien von Kokzidien. Darüber hinaus entfaltet Salinomycin antibakterielle Eigenschaften. **Therapeutisch** kann es bei durch *Eimeria bovis* hervorgerufenen **Kokzidiosen** des Rindes eingesetzt werden. ▶ **Dosierung**: 2 mg/kg p.o. über 21 Tage gegeben.

Nach oraler Applikation entstehen bereits im Magen-Darm-Trakt hydroxylierte unwirksame Metaboliten. Über 90 % der Gesamtdosis werden über die Fäzes, ca. 5 % renal eliminiert.

Narasin

Narasin [Monteban], ein Fermentationsprodukt von *Streptomyces aureofaciens*, unterscheidet sich vom Salinomycin lediglich durch eine zusätzliche Methylgruppe (Narasin ist 4-Methyl-Salinomycin). Es ist daher ableitbar, dass sich **Wirkungsmechanismus** und **-spektrum** in etwa entsprechen, wobei Narasin insbesondere für K^+-Ionen als transmembranes Trägermolekül in biologischen Membranen fungiert.

In Deutschland ist Narasin lediglich als Futtermittelzusatzstoff (▶ Tab. 68) zur Anwendung bei Masthähnchen zugelassen. Zusätzliche therapeutische Anwendungen bei anderen Tierarten sind bisher nicht bekannt bzw. nur experimentell erprobt worden (z. B. Nosematose der Bienen, Kaninchenkokzidiose).

Schwerwiegende **Intoxikationen** wurden dagegen bei verschiedenen Tierarten nach der Aufnahme fehlgemischter Futtermittel („carry over"-Problematik) beobachtet. Bei Hunden sind bereits nach der einmaligen oralen Aufnahme von 1,2–19 mg/kg letal verlaufende Vergiftungen durch Narasin aufgetreten. Auch in Putenherden wurden 2–3 Tage nach der unbeabsichtigten Aufnahme von verunreinigtem Futtermittel (25–40 mg Narasin/kg Futter) hohe Tierverluste (bis zu 85 % bei 18–22 Wochen alten Puten) beobachtet. Desgleichen wurden Intoxikationen durch kontaminierte Futtermittel beim Kaninchen (orale LD_{50} von ca. 12 mg/kg) beschrieben. ▶ **Wechselwirkungen**: Die gleichzeitige Gabe von Erythromycin, Sulfachlorpyrazin und Sulfaquinoxalin führt durch verminderte Wasser- und Futtermittelaufnahme in der Broilermast zu einer signifikanten Wachstumsdepression. Ausgeprägte Unverträglichkeit besteht zudem mit Tiamulin.

Pharmakokinetik: Die enterale Resorption ist im Vergleich zum Salinomycin sehr gering.

Nach intrakardialer Gabe konnten 3 Stunden später nur noch Spuren (< 1 %) im Plasma von Legehennen nachgewiesen werden. Es wurde eine schnelle initiale **HWZ** von ca. 0,5 Stunden sowie eine terminale HWZ von ca. 10 Stunden berechnet. Signifikante Wirkstoffrückstände wurden dabei nach einem Tag in den Ovarien festgestellt, die dann vermutlich in gerade ausreifenden Eiern umfassend ausgeschieden werden.

Maduramicin

Zur Anwendung bei Masthühnern wurde das Ionophor Maduramicin als Futterzusatzstoff zugelassen (▶ Tab. 68). Diese von *Actinomadura yumaensis* produzierte Substanz ist hochwirksam, bereits 5 mg/kg Futter zeigen eine höhere Wirksamkeit gegenüber *Eimeria* (*E.*) *tenella*, *E. acervulina*, *E. maxima* und *E. mivati* als andere Ionophore. Es ist auch gegen grampositive Bakterien wirksam.

Weiterhin weist Maduramicin Vorteile hinsichtlich der Futterverwertung und der Körpergewichtsentwicklung gegenüber anderen Ionophoren auf. Im o. g. Dosisbereich wurden keine unerwünschten Wirkungen beobachtet, erst ab der doppelten Dosis zeigten sich eine reduzierte Futteraufnahme und Gewichtsabnahmen. Es liegen Hinweise vor, dass Maduramicin bei Rindern kardiotoxisch wirkt. Obwohl Maduramicin weniger inkompatibel gegenüber Tiamulin als Salinomycin oder Narasin ist, sollte eine gleichzeitige Anwendung vermieden werden.

2.6 Symmetrische (1,3,5-) und asymmetrische (1,2,4-)Triazinone

Eine völlig neue Stoffgruppe stellen die synthetisch hergestellten symmetrischen und asymmetrischen Triazinderivate dar. Es sind Neuentwicklungen mit anderem Wirkungsmechanismus als die ionophoren Polyetherantibiotika, bei denen aufgrund ihrer beherrschenden Stellung in der Geflügelprophylaxe in den letzten Jahren vermehrt Resistenzprobleme sichtbar wurden.

Toltrazuril, ein Triazintrion, besitzt ein außergewöhnlich breites Wirkungsspektrum gegen Geflügel- und Säugetierkokzidien. Es wirkt auch gegen intrazelluläre Entwicklungstadien. Zudem stellen die schnelle Wirkung und die Verabreichung über das Trinkwasser weitere Vorteile bei der **Kokzidiosetherapie** dar.

Die Benzolacetonitrile **Clazuril** und **Diclazuril**, Derivate des schwach wirksamen Antikokzidiums 6-Azauracil, weisen als besonderes Merkmal eine hohe **therapeutische Breite** auf. 100 mg/kg Diclazuril im Futter über 11 Tage an Hühner bewirkten keine negativen Effekte. Die Wirksamkeit des Diclazuril ist mit der Wirksamkeit der Ionophoren vergleichbar. Beim Clazuril beschränkt sich allerdings die Wirksamkeit auf die Taubenkokzidiose, bei der es wegen seiner guten Wirkung eine besondere Stellung einnimmt.

Toltrazuril

Toltrazuril [**Baycox 2,5%/5%/ Baycox Bovis 50 mg/ml** (V.M.)] stellt einen völlig neuen kokzidioziden Wirkstoff dar, der auf alle intrazellulären Entwicklungstadien (d.h. Schizonten und Gamonten) verschiedener pathogener *Eimeria* spp. des Geflügels, aber auch von Säugetieren (*Eimeria* spp. und *Isospora* spp.) wirkt. Freie Sporozoiten sind nicht betroffen.

Wirkungsmechanismus: Toltrazuril interferiert offensichtlich mit verschiedenen Reaktionschritten der DNA-Synthese und behindert auf diesem Wege die Kernteilung von Schizonten und Mikrogamonten. Gleichfalls wird die Aktivität verschiedener Enzyme in der Atmungskette reduziert. Der genaue Mechanismus ist aber noch unbekannt. ▶ **Dosierung**: Folgende Dosisempfehlungen werden gegeben:
- Huhn (2,5%ige Lösung): *E. acervulina, E. brunetti, E. maxima, E. mitis, E. necatrix, E. tenella*. Belegte Indikation ohne aktuelle Zulassung in Deutschland: Masthähnchen zur Prophylaxe: jeweils für 2 Tage in der 2.–4. Lebenswoche
- Pute 2,5% Lösung: *E. adenoides, E. meleagrimitis*
  Mindestdosis 7 mg/kg/Tag entsprechend 25 mg/l für zwei Tage je 24 Stunden über das Trinkwasser oder 75 mg/l für zwei Tage je 8 Stunden über das Trinkwasser
- neugeborene Ferkel (5%ige Suspension): *Isospora suis*
  einmalig 20 mg/kg oral zwischen dem 3. und 5. Lebenstag zur Vermeidung klinischer Symptomatik. Beim Einzeltier ist nach Ausbruch der Kokzidiose der therapeutische Nutzen nur noch begrenzt
- Kalb (Baycox Bovis 50 mg/ml): 15 mg/kg p.o. *Eimeria bovis* oder *Eimeria zuernii* in bekannten Problembeständen zur Vorbeugung klinischer Symptome einer Kokzidiose sowie zur Senkung der Oozystenausscheidung bei Kälbern, die als Nachzucht auf Milchhöfen gehalten werden

Weitere bekannte Indikationen ohne aktuelle Zulassung in Deutschland:
- Schaf/Lamm: 20 mg/kg oral. Zur optimalen Prophylaxe möglichst 7 Tage nach dem Austrieb. Bei *Sarcocystis-ovicanis*-Infektion: 10 mg/kg oral, 5 × im Abstand von 5 Tagen
- Ziege: 20 mg/kg oral
- Hund und Katze: 10 mg/kg oral über 4 Tage
- Kaninchen: 25 mg/l Trinkwasser an 2 Tagen, Wiederholungsbehandlung nach 5 Tagen; oder 10 mg/kg oral über 4 Tage. Zur Prophylaxe wird die kontinuierliche Gabe von 10–15 mg/l über das Trinkwasser empfohlen
- Flugente, Gans: 25 mg/l über das Trinkwasser an 2 Tagen, Wiederholungsbehandlung nach 5 Tagen empfohlen
- Taube: 10 mg/Taube oral (etwa 20 mg/kg)

Beim Schwein wird Toltrazuril nur sehr langsam zu etwa 70% resorbiert und mit einer Eliminationshalbwertszeit von 3 Tagen über die Fäzes eliminiert. ▶ **Wartezeiten**: essbare Gewebe: Huhn 21 Tage, Pute 18 Tage, Schweine 77 Tage; nicht anwenden bei Junghennen ab 16 Wochen und Legehennen. Kalb (bis 5 Monate): 63 Tage

Die Hinweise zur Umweltverträglichkeit sollten beachtet werden.

Antiprotozoika

Clazuril

Clazuril [**Appertex** (V.M.)] ist in Tablettenform (schlecht wasserlöslich) allein zur Anwendung bei Brieftauben vorgesehen.

Die **Wirkung** ist kokzidiozid, wobei sowohl Schizonten als auch Gametozyten von *E. labbeana* und *E. columbarum* betroffen sind. ▶ **Dosierung**: einmalig 2,5 mg/Taube (etwa 5 mg/kg). Alle Tiere eines Schlages sollten behandelt werden. ▶ **Wechselwirkungen**: Die gleichzeitige Gabe von Substanzen, die Vomitus verursachen, sollte vermieden werden. ▶ **Gegenanzeigen**: Tauben, die der Gewinnung von Lebensmitteln dienen.

Diclazuril

Diclazuril, ein bichloriertes Analogon zu Clazuril, ist als Futtermittelzusatzstoff [**Clinacox**] für Masthähnchen sowie als 0,25%ige Suspension [**Vecoxan** (V.M.)] für Lämmer und Kälber zugelassen.

Die kokzidiozide **Wirkung** von Diclazuril gegen intrazelluläre Stadien verschiedener Eimerien ist stark speziesspezifisch. Für *E. tenella* sind sowohl asexuelle (Schizonten) und sexuelle (Gamonten) Entwicklungsstadien empfindlich, während bei *E. necatrix* und *E. acervulina* nur das letzte Schizontenstadium beeinflusst wird. Bei *E. brunetti* ist die Wirkung auf die Gametozyten, bei *E. maxima* nur auf die Zygoten begrenzt. Bei *E. maxima* sind daher Läsionen zu erwarten. Diclazuril vermindert die Sporulationsfähigkeit ausgeschiedener Hühnerkokzidien um etwa 50% (1 mg/kg Futter). ▶ **Anwendungsgebiete**: Vorbeugung der Kokzidiose bei Lämmern in Problembeständen (Nachweis der Kokzidien!) verursacht durch *E. crandallis* und *E. ovinoidalis* bzw. **bei Kälbern zur Vorbeugung der Kokzidiose** durch *Eimeria bovis* und *E. zuernii*. Klinisch relevante Kokzidiosen weisen auf mögliche Hygienemängel in der Stallaufzucht/Mast bzw. auf zu hohen Tierbestand in der Koppelhaltung hin. Die Behandlung sollte daher lediglich als Teil eines umfassenden Bekämpfungskonzeptes (Änderung der Haltungsform/Hygienemaßnahmen) betrachtet werden. ▶ **Dosierung**: Lämmer und Kälber erhalten 1 mg/kg einmalig als oralen Drench. Alle Tiere einer Gruppe sollten behandelt werden.

Weitere mögliche Anwendungsgebiete ohne aktuelle Zulassung in Deutschland: Pute oder Kaninchen: 1 mg/kg Futter, Fasane 2 mg/kg Futter.

Pharmakokinetik: Diclazuril wird nur zu einem unerheblichen Teil resorbiert. Bei insgesamt guter Verträglichkeit und geringer Toxizität (akute LD_{50} Ratte, Maus > 5 g/kg) beträgt beim Lamm und Kalb die **Wartezeit**: 0 Tage.

W Homöopathika

W. Löscher und A. Richter

Die Behandlung von Erkrankungen bei Mensch und Tier mit homöopathischen Arzneimitteln erfreut sich in Deutschland seit Jahren großer Beliebtheit. Viele Tierärzte werden direkt von Tierbesitzern um eine homöopathische Behandlung ihres Tieres gebeten. Auch in Tierbeständen mit landwirtschaftlichen Nutztieren wird immer häufiger eine homöopathische Behandlung als Alternative zu konventionellen („allopathischen") Behandlungen betrachtet. Dabei werden Homöopathika auch pro- bzw. metaphylaktisch eingesetzt. Die homöopathische Behandlungsmethode spielt innerhalb Europas in Deutschland eine weit größere Rolle als in anderen Ländern. Gemäß EU-Verordnung zur ökologischen Tierhaltung, ist den Homöopathika der Vorzug vor konventionellen Arzneimitteln zu geben (EWG-Nr. 1804/1999). Somit werden Homöopathika möglicherweise zukünftig auch in anderen europäischen Ländern vermehrten Einsatz finden. Rationale Erklärungen für diese Verordnung gibt es nicht. Von den rund 55 000 humanmedizinischen Arzneimitteln aus industrieller Fertigung, die in der Bundesrepublik Deutschland zurzeit verkehrsfähig sind, gehören knapp 10 000, also rund 20 %, zur Gruppe der „besonderen Therapierichtungen". Daran haben die Homöopathika mit ca. 6000 Präparaten neben den Anthroposophika (rund 1000) und Phytopharmaka den größten Anteil. Hinzu kommen annähernd 200 Tierhomöopathika. Damit stehen Tierarzt und Tierbesitzer eine Vielzahl homöopathischer Präparate zur Behandlung von Tieren zur Verfügung. Eine Besprechung aller im Handel befindlicher Homöopathika würde den Rahmen dieses Buches sprengen. Es soll daher im Folgenden eine Übersicht über die speziell zur Behandlung von Tieren registrierten Homöopathika gegeben werden. Außerdem soll auf homöopathische Prinzipien und einige Probleme bei der Anwendung von Homöopathika eingegangen werden.

1 Prinzipien der Homöopathie

Das von Hahnemann vor fast 200 Jahren begründete Heilsystem der Homöopathie unterscheidet sich in seinen Prinzipien z. T. erheblich von den heute allgemein üblichen „schulmedizinischen" Therapiemaßnahmen (zur Übersicht siehe Löscher W. Homöopathie: Eine wirksame und risikoarme Alternative zur konventionellen Pharmakotherapie? Teil 1: Hahnemann und seine Lehre. Dtsch Tierärztl Wochenschr 99, 51–54, 1992). Die Auswahl des homöopathischen Arzneimittels erfolgt nach dem **Simile-Prinzip** (▶ Abb. 14), d. h., anhand des individuellen **Krankheitsbildes** des Patienten wird durch Vergleich mit in homöopathischen Nachschlagewerken (Repertorien) beschriebenen **Arzneimittelbildern** ein Wirkstoff gewählt, der in toxischen Dosen bei gesunden Individuen Wirkungen auslöst, die den Krankheitssymptomen des zu behandelnden Patienten möglichst nahe kommen („Ähnliches soll durch Ähnliches geheilt werden"). Der durch Applikation eines so gewählten Mittels gesetzte spezifische Reiz soll im Sinne einer **Regulationstherapie** die körpereigenen Abwehrkräfte aktivieren und so zur Heilung der Krankheit führen. Ziel der homöopathischen Therapie ist also keine Reduktion oder Aufhebung von Krankheitssymptomen, sondern im Sinne einer Ganzheitstherapie die Heilung des Patienten, also der gesunde Patient. Die für die Arzneiwahl verwendeten Arzneimittelbilder entstammen Stoffprüfungen an gesunden Freiwilligen, Beobachtungen bei Vergiftungen, tradierten Beobachtungen, Beobachtungen an geheilten Kranken u. Ä. Bestimmungen von Arzneimittelbildern bei Tieren gibt es kaum, sodass im Regelfall vom Menschen auf das Tier übertragen werden muss.

Nach Auswahl eines Wirkstoffs (oder einer Wirkstoffkombination) durch Vergleich von Krankheitsbild und Arzneimittelbild wird im nächsten Schritt die **individuelle Dosis** für den Patienten festgelegt (▶ Abb. 14). Im Regelfall wird der Wirkstoff im Vergleich zu den für die

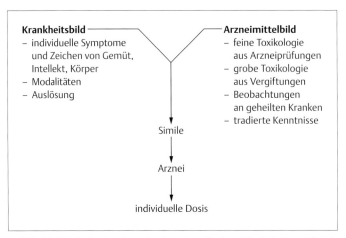

▶ **Abb. 14** Prinzip der homöopathischen Arzneifindung [Nach Gebhardt KH. Beweisbare Homöopathie. In: Eberlein GL (Hrsg.). Schulwissenschaft, Parawissenschaft, Pseudowissenschaft. S. 71–82. Stuttgart: Hirzel Wissenschaftliche Verlagsgesellschaft, 1991)]. Mit „feiner Toxikologie" sind Arzneiprüfungen bei gesunden, freiwilligen Versuchspersonen gemeint, wobei die Ausgangssubstanzen für homöopathische Präparate oder tiefe Potenzen von homöopathischen Präparaten in relativ hohen (aber zumindest in neueren Prüfungen subtoxischen) Dosierungen verabreicht wurden. Die Arzneimittelbilder sind in Symptomenverzeichnissen (Repertorien) dargestellt. Häufig wird das 1877 von Kent zusammengestellte Repertorium zur Arzneifindung verwendet. Die in rund 200 Jahren durch Untersuchungen an gesunden Menschen entstandene Materia medica der Homöopathie umfasst heute etwa 2000 Mittel, darunter auch Krankheitsprodukte (sog. Nosoden, z. B. Eiter, Sputum, Eigenblut) und hochtoxische Stoffe (z. B. Quecksilber- und Arsenverbindungen).

Festlegung von Arzneimittelbildern verwendeten (toxischen) Dosen verdünnt, um die Gefahr von Nebenwirkungen zu reduzieren. Durch die bei der Herstellung der Verdünnungen verwendete Technik soll jedoch gleichzeitig die erwünschte, d.h. therapeutische Wirkung der Arznei potenziert werden. Teilweise wird auch von einer Wirkungsumkehr durch Verdünnung und Potenzierung ausgegangen. Diese **Potenzierung** der arzneilichen, d.h. erwünschten Wirkung bei gleichzeitiger Verdünnung der Ausgangssubstanz gehört zu den umstrittensten Prinzipien der Homöopathie. Nach homöopathischer Vorstellung erfolgt die Potenzierung durch Dynamisation, also Entfaltung der arzneilichen Kraft, wobei diese Kraft dem bei der Verdünnung des Stoffes verwendeten Verdünnungsmedium aufgeprägt wird und stoffunabhängig weitervermittelt und (bei weiterer Verarbeitung) potenziert wird. Nach dieser Vorstellung haben also hochverdünnte homöopathische Arzneimittel, die kein Molekül der Ausgangssubstanz mehr enthalten, eine stärkere arzneiliche Wirkung als wenig verdünnte homöopathische Arzneimittel, was mit naturwissenschaftlichen Vorstellungen nicht mehr nachvollziehbar ist und bisher von Vertretern der Homöopathie auch wissenschaftlich nicht belegt werden konnte. Auf die Kriterien zur Auswahl einer Potenz je nach individuellem Krankheitsbild soll hier nicht eingegangen werden (s. aber unter 2), auffällig ist jedoch, dass in der Veterinärmedizin häufig „tiefe" Potenzen, d. h. wenig verdünnte homöopathische Arzneimittel, verwendet werden (s. u.).

2

Herstellung von Homöopathika

Zum Verständnis der für die Angabe von Potenzen gewählten homöopathischen Begriffe soll die **Herstellung** homöopathischer Arzneimittel kurz erläutert werden. Das Rohmaterial, das im Regelfall pflanzlichen, tierischen oder mineralischen Ursprungs ist, wird zuerst zu einer **Tinktur**, **Lösung** oder **Verreibung** verarbeitet. In der Tinktur werden Inhaltsstoffe aus getrockneten, pulverisierten Pflanzen oder zerriebenen Tieren mit verdünntem Alkohol (Ethanol) extrahiert bzw. pflanzliche Presssäfte mit Ethanol gemischt. Lösliche Salze und Säuren werden je nach Löslichkeit zu wässrigen oder alkoholischen Lösungen verarbeitet. Verreibungen werden in Reibschalen mit unlöslichen Mineralien bzw. getrockneten, fein pulverisierten Pflanzen und mit Milchzucker zubereitet. Lösungen und Tinkturen erhalten als Ausgangsformulierung für die weitere Herstellung des jeweiligen Homöopathikums den Sammelnamen **Urtinktur**, die mit Milchzucker verriebenen festen Stoffe den Namen **Ursubstanz**. Mit Hilfe von Urtinktur bzw. Ursubstanz werden unterschiedliche Arzneiformen zur Verabreichung hergestellt: Tinkturen und Lösungen zur oralen Applikation, Einreibung, Inhalation oder zur Injektion, Verreibungen, Tabletten, Streukügelchen, Salben, Suppositorien und Augentropfen. Der Wirkstoffgehalt von Urtinkturen und Ursubstanzen ist je nach Homöopathikum unterschiedlich. Die weitere Verarbeitung von Urtinkturen und Ursubstanzen zur verabreichbaren Arzneiform besteht in Verdünnung und Potenzierung. Bei der meist üblichen Verdünnung in Zehnerschritten wird 1 Teil der Ausgangssubstanz (Urtinktur oder Ursubstanz) mit 9 Teilen Verdünnungsmedium (je nach Homöopathikum gereinigtes Wasser, Alkohol, Milchzucker, isotone Kochsalzlösung, Salbengrundlage etc.) verdünnt, aus dieser Verdünnung wird wiederum ein Teil entnommen und 1 : 10 verdünnt etc. Die Verdünnung erfolgt nach festgeschriebenen Regeln, die erst die eigentliche **Potenzierung** bewirken sollen, d.h., bei flüssigen Zubereitungen wird nach jedem einzelnen Verdünnungsschritt das Präparat durch 10 kräftige, abwärtsgeführte Schüttelschläge „potenziert", während bei festen Präparaten die Potenzierung durch intensive Verreibung erfolgt, sodass zur Herstellung der Verreibung insgesamt mindestens 1 Stunde Arbeitszeit benötigt werden soll (auch bei Verwendung von Maschinenverreibung). Durch die 1 : 10-Verdünnungsschritte und die jeweilige Schüttelung entstehen **Dezimalpotenzen** (decem = 10), die nach Verdünnungs- und Potenzierungsstufe D1, D2, D3 etc. genannt werden. Die Herstellung der ersten Verdünnungsstufe (D1; entspricht bei vielen Homöopathika der Urtinktur UT, die häufig aber auch als D0 bezeichnet wird) ist allerdings je nach Homöopathikum unterschiedlich und kann je nach Vorschrift 1 : 10, 1 : 5 oder 3 : 7 sein; erst die auf D1 folgenden Verdünnungen sind dann immer 1 : 10. Wenn der Wirkstoffgehalt der Urtinktur bzw. Ursubstanz bekannt ist, ist also aufgrund der festgelegten Verdünnungsstufen eine Schätzung der beim Patienten verabreichten Wirkstoffmenge möglich, was zwar nach homöopathischen Vorstellungen irrelevant ist, für die pharmakologisch/toxikologische Beurteilung der Wirkungen von Homöopathika aber von erheblicher Bedeutung ist. Häufig enthalten Homöopathika bei D3 1 mg Wirkstoff pro Milliliter bzw. Gramm Wirkstoffträger (z. B. verdünnter Alkohol oder Milchzucker), bei D4 0,1 mg pro ml bzw. g und bei D6 1 µg pro ml bzw. g. Jenseits der D23, d. h. der **Loschmidt-Konstanten**, ist bei exakter Durchführung der Verdünnungsschritte kein Molekül der Ausgangssubstanz mehr im homöopathischen Arzneimittel enthalten. Neben den Dezimalpotenzen gibt es **Centesimalpotenzen** (C1, C2, C3 etc.), bei denen die Verdünnungsreihe im Verhältnis von 1 : 100 hergestellt wird. **LM-Potenzen** werden durch besonders intensive Verarbeitung aus C3-Verreibungen durch Verdünnung mit Ethanol hergestellt. Die genauen Herstellungsvorschriften für Homöopathika sind im **Homöopathischen Arzneibuch** zusammengefasst und für jedes Homöopathikum in Form von Monographien beschrieben, wobei die Hahnemann'schen Herstellungsregeln im Prinzip fast unverändert bestehen. Dem Homöopathischen Arzneibuch kann für Dosisberechnungen auch der Wirkstoffgehalt der jeweiligen Urtinktur bzw. Ursubstanz entnommen werden. Der Tierarzt darf Homöopathika herstellen (auch für lebensmittelliefernde Tiere, wenn die Stoffe in Tab. 1 der EU-VO 37/2010 aufgeführt sind). Allerdings sind die hierfür verwendeten Stoffe meist apothekenpflichtig (teils auch verschreibungspflichtig) und dürfen daher nicht als Rohsubstanzen, jedoch als Urtinkturen bzw. Ursubstanzen zur weiteren Potenzierung bezogen werden.

Unterschiedliche Auffassungen bestehen zur Wahl einer geeigneten Potenzierung in Abhängigkeit vom Krankheitsbild. Unterschieden werden „tiefe" Potenzen (je nach Autor UT-D3, UT-D6, oder D2-D4), „mittlere" Potenzen (je nach Autor D4-D12, D12-D21 oder D6-D12) und „hohe" bzw. „Höchstpotenzen" (D15-D30, D30-D200 oder C30 und höher). Richtlinien für die Wahl einer Potenzgruppe sind z. B. tiefe Potenzen bei akuten Erkrankungen mit organischem Befund, mittlere Potenzen bei subakuten Erkrankungen mit funktionellen Störungen und hohe Potenzen bei chronischen Erkrankungen bzw. psychischen Symptomen. Die verabreichten Mengen der jeweiligen Potenzierungsstufe bleiben aber meist unabhängig von der Wahl der Potenz gleich (z.B. Anzahl der Tropfen, Tabletten oder Streukügelchen pro Patient oder Volumen einer Injektionslösung pro Patient). Ein wichtiger Unterschied zwischen Human- und Veterinärmedizin ist dabei, dass Homöopathika beim Menschen zumeist oral oder in Form von Salben oder Suppositorien verabreicht werden, beim (Nutz)Tier dagegen häufig per injectionem (meist subkutan oder intramuskulär), was für die Beurteilung von „Placeboeffekten" beim Tier von Bedeutung ist (s.u.). Dabei wird bei der Festlegung des Injektionsvolumens oft die Größe der jeweiligen Spezies berücksichtigt, sodass z.B. große Tierarten wie Rind und Pferd höhere Injektionsvolumina erhalten als kleine Tierarten wie Hund und Katze.

3
Erklärungsmöglichkeiten für die Wirkung homöopathischer Arzneimittel

Zur ausführlichen Darstellung und Diskussion der Wirkungen (und Nebenwirkungen) homöopathischer Arzneimittel wird auf eine früher publizierte Übersichtsarbeit verwiesen (Löscher W, Homöopathie: Eine wirksame und risikoarme Alternative zur konventionellen Pharmakotherapie? Teil 2: Nachweis der Wirksamkeit beim Tier. Dtsch Tierärztl Wochenschr 99, 99–106, 1992). Wie bereits angesprochen, führt nach homöopathischer Vorstellung das individuell an das Krankheitsbild angepasste Arzneimittel zu einer Induktion der körpereigenen Regulationsmechanismen. Diese Regulationstherapie wird von Homöopathen von konventionellen („schulmedizinischen") Therapieformen wie kausaler Therapie, Substitutionstherapie oder unterstützender Therapie abgegrenzt.

Es ist unbestritten, dass durch homöopathische Behandlungen an Patienten therapeutische Wirkungen erzielt werden. Zu unterscheiden ist aber zwischen dem Nachweis der Wirkung eines Homöopathikums und dem Nachweis der Gültigkeit homöopathischer Regeln. Die folgenden Erklärungsmöglichkeiten lassen sich mit konventionellen therapeutischen Vorstellungen vereinen:

(1) Bis zu Potenzen von etwa D6 sind zumindest bei Verwendung hochwirksamer Substanzen in homöopathischen Präparaten substanzspezifische (d.h. pharmakologische) Wirkungen vorstellbar. Es sollte nicht vergessen werden, dass auch zahlreiche konventionelle Arzneimittel (z.B. therapeutisch verwendete Hormone und Mediatoren, Secalealkaloide, einige Antibiotika, Clenbuterol, einige starke Analgetika, Herzglykoside, Schwermetallverbindungen etc.) in diesem Verdünnungsbereich Wirkungen haben. Eine D3 z.B. ist also nicht, wie häufig angenommen, eine Verdünnung, die nicht mehr zu konventionell erklärbaren Wirkungen führen kann, sondern mit einem durchschnittlichen Wirkstoffgehalt von 1 Milligramm Wirkstoff pro Gramm Wirkstoffträger für hoch wirksame Substanzen noch eine hohe Dosis. Da der überwiegende Teil tiermedizinischer Homöopathika in „tiefen" Potenzen (d.h. UT–D6) eingesetzt wird (s.u.), können substanzspezifische Wirkungen also nicht von vornherein außer Betracht gelassen werden. Das gilt auch für unerwünschte Wirkungen! Hierbei sollte beachtet werden, dass zahlreiche toxische Wirkungen weitgehend dosisunabhängig sind (z.B. mutagene, kanzerogene und allergene Wirkungen) und theoretisch bereits durch ein Wirkstoffmolekül ausgelöst werden können (s.u.). Auch das Phänomen der Wirkungsumkehr (d.h. toxische Dosen einer Substanz haben umgekehrte Wirkungen wie therapeutische Dosen) ist bei zahlreichen konventionellen Arzneimitteln lange bekannt (z.B. lösen einige Antikonvulsiva in hohen Dosen Krämpfe aus) und kann mit naturwissenschaftlichen Prinzipien erklärt werden. Dagegen ist das Simile-Prinzip in seiner dogmatischen Verallgemeinerung unhaltbar, auch wenn es durchaus auch schulmedizinische Beispiele für Simile-Wirkungen gibt (z.B. Desensibilisierung von Allergikern).

(2) Selbst geringste Mengen einer im Organismus als Fremdstoff erkannten Substanz können durch Aktivierung der **unspezifischen** humoralen und zellulären Immunmechanismen (d.h. der er-

regerunabhängigen Abwehrkräfte) eine Heilung induzieren (▶ S. 519). Dieser Effekt wäre mit homöopathischen Vorstellungen vereinbar, wenn die Homöopathen auch von einer **spezifischen** Induktion der Abwehrkräfte durch ein Homöopathikum ausgehen.

(3) Auch kurzzeitiger Stress, z. B. durch Injektion eines Vehikels, kann nach neueren Erkenntnissen zu einer Aktivierung unspezifischer Abwehrkräfte führen. Bei Behandlungen von Tieren wird ein derartiger Stresseffekt im Allgemeinen nicht auszuschließen sein, egal ob er direkt durch Manipulationen am Tier oder durch die Angst des Tieres ausgelöst wird.

(4) Die Behandlung eines Tieres kann auch weitgehend unabhängig von der eigentlichen Behandlungsmaßnahme zu suggestiv ausgelösten Placeboeffekten führen, wobei zwischen aktiven (d. h. direkt beim Tier ausgelösten suggestiven Beeinflussungen) und passiven Placeboeffekten zu unterscheiden ist (s. u.).

(5) Die Wirkung des Homöopathikums ist u. U. nur eingebildet, d. h., es hat gar keine Wirkung stattgefunden, sondern der Spontanverlauf der Erkrankung hat zu einer Besserung der Symptome geführt oder Tierbesitzer bzw. Tierarzt beurteilen aufgrund ihrer Erwartungshaltung die Krankheitssymptomatik nach Behandlung anders als vorher.

Da der Begriff der **Placebowirkung** von grundsätzlicher Bedeutung für ein Buch über Grundlagen der Pharmakotherapie ist, soll er kurz erläutert werden. In der Humanmedizin wird das Placebo als Zubereitung definiert, die keine spezifisch auf den Organismus wirkende Substanz enthält, die aber wie ein Arzneimittel aussieht. Der Begriff Placebowirkung ist aber viel weiter gefasst als die Verabreichung eines Placebos. Er umfasst jegliche Therapie, die zur Erzielung eines unspezifischen psychologischen oder psychophysiologischen Effekts gegeben wird oder die wegen vermuteter spezifischer Wirkung am Patienten angewandt wird, objektiv aber ohne spezifische Wirkung bei der zugrundeliegenden Erkrankung ist. Die Placebowirkung muss über einen „therapeutischen Kontakt" stattfinden, d. h., die Wirkung wird letztlich durch die Atmosphäre bzw. das Umfeld der therapeutischen Handlung und die damit verbundene Erwartungshaltung des Patienten an die Behandlung ausgelöst, was natürlich auch für die Behandlung von Tieren relevant ist. Das Spektrum der durch Placebos beim Menschen ausgelösten Effekte geht bis zu starken analgetischen Wirkungen bei Krebsschmerzen und postoperativen Schmerzzuständen, was auf eine durch Placebos ausgelöste Freisetzung endogener Opioide erklärt werden kann! Gänzlich placeboresistente Erkrankungen gibt es scheinbar kaum. Aufgrund dieser Kenntnisse kann der Einsatz eines Placebos eine sinnvolle therapeutische Maßnahme sein, wenn es kein wirksames Arzneimittel gibt, das **bessere** Aussicht auf Erfolg verspricht. Placebos kann man in unterschiedliche Typen einteilen: (a) das „reine" Placebo, das aus pharmakologisch inerten Substanzen besteht (z. B. Milchzucker), (b) das Pseudoplacebo oder „unreine" Placebo, das Substanzen mit pharmakologischer Wirkung enthalten kann, diese Substanzen können aber den therapeutischen Effekt des Placebos nicht erklären bzw. herbeiführen. Auch die Gabe von akzeptierten Arzneimitteln in zu kleiner Dosierung muss als Placebotherapie betrachtet werden. Zu den Pseudoplacebos oder unterdosierten Substanzen gehören wahrscheinlich viele homöopathische Mittel und Phytotherapeutika und wahrscheinlich auch ein Teil der rezeptfrei erhältlichen Medikamente.

Aufgrund mangelnder Fachkenntnisse wird leider teilweise davon ausgegangen, dass es Placeboeffekte beim Tier nicht gebe, da bei Tieren im Gegensatz zum Menschen keine subjektive Beeinflussung durch den Therapeuten möglich wäre, und Tiere damit auch keine Erwartungshaltung an die Verabreichung eines Placebos knüpfen könnten. Tiere sind jedoch sehr wohl in der Lage, durch Maßnahmen des Menschen im Sinne einer Placebowirkung zu reagieren, was durch zahlreiche experimentelle und klinische Untersuchungen gezeigt werden konnte. Tiere reagieren auf jede Veränderung in ihrer gewohnten Umgebung oft sehr viel empfindlicher als der Mensch. Das Fixieren von Versuchstieren für Applikationen führt zu stressbedingten Veränderungen zahlreicher Transmitter-, Hormon- und Mediatorsysteme, was Arzneimittelwirkungen simulieren, potenzieren oder auch maskieren kann. In der experimentellen Pharmakologie muss deshalb jede Arzneimitteluntersuchung placebokontrolliert durchgeführt werden, das heißt, die Versuchstiere müssen den

Arzneiträger in der gleichen Menge und mit der gleichen Applikationsart bekommen wie die mit Arzneimittel behandelte Gruppe, um Rückschlüsse auf die Wirkung des Arzneimittels zu bekommen. Im klinischen Bereich muss zwischen einer direkten Placebowirkung auf das Tier durch die Handlungen des Tierarztes und die damit verbundene Reaktionsänderung und Erwartung des Tieres und dem Einfluss des Besitzers unterschieden werden. Jede mit Angst, Schmerz oder Stress verbundene Maßnahme am Tier führt zu einer unspezifischen Aktivierung endogener Prozesse, was den natürlichen Verlauf einer Erkrankung beeinflussen kann (s. o.). Der Einfluss des Besitzers auf den Behandlungserfolg hat objektive und subjektive Aspekte. Der Besitzer wird oft dem kranken Tier mehr Aufmerksamkeit widmen als dem gesunden Tier, was die Wirkung der Behandlung beeinflussen kann. Außerdem wird häufig der Behandlungserfolg vom Besitzer beurteilt, sodass auch das Verhältnis Tierarzt/Besitzer für den Behandlungserfolg eine erhebliche Rolle spielen kann. Durch die Personengebundenheit vieler Haustiere wird das Verhältnis Tierarzt/Tierbesitzer in Gegenwart des Tieres auch das Tier beeinflussen können. In Hinblick auf diese unterschiedlich gearteten direkten und indirekten Placeboeffekte ist von Bedeutung, dass gerade bei Tieren, die in innigem Kontakt mit Menschen leben, Krankheitssymptome Ausdruck von Verhaltensstörungen sein können. Erkennt der erfahrene Tierarzt durch geschickte Anamneseerhebung solche Zusammenhänge, kann er, unter geeigneter Einflussnahme auf den Tierbesitzer, durch Verordnung eines Placebopräparates, dessen Applikation einer besonderen Zuwendung des Besitzers zum Tier bedarf, die Krankheitssymptome beeinflussen. Mit anderen Worten, ähnlich wie beim Menschen sind auch unter veterinärmedizinischen Gesichtspunkten subjektive Aspekte bei der Erzielung von Behandlungserfolgen von Bedeutung.

Schließlich muss bei der Besprechung von Placeboeffekten bei Tieren beachtet werden, dass Tierhomöopathika oft zur parenteralen Applikation bestimmt sind (▶ **Tab. 69**). An der Injektionsstelle (oft werden mehrere Milliliter intramuskulär appliziert) ist mit Irritationen (und Schmerzen) zu rechnen, die den Krankheitsverlauf durch unspezifische Reaktionen beeinflussen können.

Betont werden muss, dass ähnlich wie in der Humanmedizin auch in der Veterinärmedizin der Placeboeffekt therapeutisch ausgenutzt werden kann. Hierbei ist unter veterinärmedizinischen Gesichtspunkten auch der Tierbesitzer von Bedeutung, da Tierbesitzer oft eine sofortige Behandlung erwarten, sodass die Zeit bis zur endgültigen Diagnosestellung mit Placebo überbrückt werden kann. Auch in allen Fällen, in denen kein wirksames Arzneimittel zur Behandlung einer Erkrankung zur Verfügung steht, kann die Applikation eines Placebos und damit die scheinbare Behandlung der Erkrankung des Tieres den Tierbesitzer und damit sein Tier positiv beeinflussen. In diesem Zusammenhang kann ein richtig gewähltes (möglichst wirkstoffarmes oder -freies) Homöopathikum also durchaus einen therapeutischen Nutzen haben. Die ethischen Bedenken, die jeder Placebowirkung entgegenstehen, werden erheblich reduziert, wenn man berücksichtigt, dass es nicht die Täuschung ist, die heilt, sondern der (Tier)Arzt, der mit der Verordnung oder Anwendung eines Placebos seinen Helferwillen und seine Zuwendung zum Patienten konkretisiert. Bedauerlicherweise wird der Placeboeffekt von Anwendern unkonventioneller medizinischer Methoden jedoch oft herabgesetzt oder sein Vorkommen in der Homöopathie sogar abgestritten. Dies ist nicht zuletzt deshalb bedauerlich, da abzusehen ist, dass aufgrund der internationalen Angleichung des Arzneimittelrechts nur solche Homöopathika überdauern werden, die über ein akzeptables Nutzen/Risiko-Verhältnis verfügen (s. u.), wobei diskutiert werden sollte, bei unbedenklichen Homöopathika auch einen Placeboeffekt als Wirkung zu akzeptieren, da eine Zulassung „reiner" Placebos (s. o.) nach arzneimittelrechtlichen Bestimmungen nicht möglich ist und daher Homöopathika (und viele Phytopharmaka) hier eine Lücke schließen können.

4 Übersicht über tiermedizinische Homöopathika

In ▶ Tab. 69 sind die zurzeit (Mai 2008) in Deutschland verfügbaren Tierhomöopathika aufgelistet. Es handelt sich überwiegend um Kombinationspräparate. Da vor allem im Bereich der landwirtschaftlichen Nutztiere Homöopathika häufig pro- bzw. metaphylaktisch in Tierbeständen eingesetzt werden, soll durch Verwendung komplex zusammengesetzter Präparate ein möglichst großer Bereich von Krankheitssymptomen nach dem Simile-Prinzip abgedeckt werden, was unter Homöopathen nicht unumstritten ist, da auf diesem Weg keine individuelle Behandlung nach homöopathischen Prinzipien erfolgen kann.

Rund 20% der in ▶ Tab. 69 aufgeführten Präparate enthält Substanzen als Urtinktur oder in tiefen Potenzen bis zu D3; über die Hälfte (60%) enthalten tiefe Potenzen zwischen UT und D6. Bei diesen Präparaten sind also, wie bereits ausgeführt, direkte pharmakologische Wirkungen nicht auszuschließen, zumal häufig hochwirksame, verschreibungspflichtige Bestandteile, wie z.B. *Aconitum napellus*, *Pulsatilla pratensis* und *Atropa belladonna*, verwendet werden. Zahlreiche der in homöopathischen Präparaten verwendeten Stoffe (z.B. Arsenverbindungen) sind als Roboranzien („Stärkungsmittel") lange bekannt und wurden oder werden in ähnlichen Dosierungen völlig unabhängig von homöopathischen Überlegungen zur Prophylaxe oder Therapie von Erkrankungen eingesetzt (s.u.).

Homöopathika brauchen nach deutschem Recht nicht zugelassen zu werden (Ausnahmen s.u.), sondern werden im Vergleich zu konventionellen Arzneimitteln unter erheblich erleichterten Bedingungen lediglich registriert (§38 AMG). Für die Registrierung braucht nur die galenische Qualität des homöopathischen Arzneimittels, nicht aber seine Wirkung und Unbedenklichkeit nachgewiesen zu werden. Dafür dürfen Packung, Behältnisse und Packungsbeilage, mit denen ein registriertes Homöopathikum in den Handel gebracht wird, keine Angaben über die Anwendungsgebiete enthalten (§§10 und 11 AMG). Die in ▶ Tab. 69 von Herstellern homöopathischer Arzneimittel genannten Anwendungsgebiete sind also klinisch nicht überprüft und dürfen nach Ablauf einer Übergangsfrist laut AMG auch nicht mehr bei der Kennzeichnung genannt werden. In vielen Fällen verweisen die Hersteller auf die von Hahnemann erstellten Arzneimittelbilder. Die in ▶ Tab. 69 wiedergegebenen Anwendungsgebiete illustrieren, dass mit homöopathischen Präparaten fast alles behandelt wird. Auf die Fragwürdigkeit dieses Vorgehens soll zum Schluss dieses Kapitels eingegangen werden. Einige Tierhomöopathika sind weder zugelassen noch registriert, denn Homöopathika, die in einer Menge von bis zu 1000 Packungen pro Jahr in den Verkehr gebracht werden, sind auch von der Registrierungspflicht befreit (§38, Abs. 1, Satz 3). Außerdem wird eine Registrierung nicht für Heimtiere gefordert, sofern ausschließlich nicht verschreibungspflichtige Stoffe in den Homöopathika enthalten sind.

5 Beurteilung der Unbedenklichkeit homöopathischer Arzneimittel5

Wie bereits ausgeführt wurde, sind homöopathische Arzneimittel im Gegensatz zu allen anderen Fertigarzneimitteln von der Zulassungspflicht freigestellt und brauchen nur unter erheblich erleichterten Bedingungen registriert zu werden. Bei der Registrierung muss der Hersteller lediglich die pharmazeutische Qualität des jeweiligen Präparats nachweisen, d.h., Homöopathika können ohne pharmakologisch/toxikologische und klinische Prüfungen in den Handel kommen! Wenn ein homöopathisches Arzneimittel zur Anwendung bei Tieren bestimmt ist, die der Lebensmittelgewinnung dienen, muss das Homöopathikum jedoch unter Nachweis von Qualität, Wirksamkeit und Unbedenklichkeit normal zugelassen werden. Diese Ausnahme von der erleichterten Zulassung (Registrierung) gilt allerdings nur für Homöopathika, die Wirkstoffe enthalten, die nicht in Tab. 1 der EU-VO 37/2010 aufgeführt sind. Eine weitere Ausnahme von der Registrierung besteht, wenn Homöopathika **verschreibungspflichtige** Wirkstoffe enthalten (§39 AMG), es sei denn, dass sie ausschließlich Stoffe enthalten, die in Tab. 1 der EU-VO 37/2010 aufgeführt sind. Homöopathika, in denen die Konzentration des verschreibungspflichtigen Wirkstoffs die vierte Dezimalpotenz nicht übersteigt, sind außerdem nicht verschreibungspflichtig (Verordnung über verschreibungspflichtige Arzneimittel). Die Registrierung kann versagt werden, wenn bei dem Homöopathikum der begründete Verdacht besteht, dass es bei bestimmungsgemäßem Gebrauch schädliche Wirkungen hat, die über ein nach den Erkenntnissen der medizinischen Wissenschaft vertretbares Maß hinausgehen (§ 39 Arzneimittelgesetz). Arsenhaltige Mittel sind derzeit ab D4 frei registrierbar (besondere Bestimmungen für landwirtschaftliche Nutztiere s. u.). Aufgrund der Befreiung von Homöopathika vom Nachweis der Wirksamkeit und Unbedenklichkeit liegen pharmakologisch/toxikologische und klinische Prüfungen nur für wenige Homöopathika vor. Aufgrund des Fehlens von toxikologischen Untersuchungen ist auch eine Beurteilung der Verbrauchergefährdung durch Rückstände von Homöopathika in Lebensmitteln von Tieren, die mit homöopathischen Arzneimitteln behandelt wurden, nicht möglich, es sei denn, es wurden ausschließlich Hochpotenzen verwendet, die keine Wirkstoffmoleküle enthalten. Im Gegensatz zu konventionellen Arzneimitteln müssen Homöopathika, die bei landwirtschaftlichen Nutztieren im Sinne der Umwidmung angewendet werden, nicht für lebensmittelliefernde Tiere zugelassen sein, sofern die darin enthaltenen Wirkstoffe in Tab. 1 der EU-VO 37/2010 stehen (§ 21 u. 56a AMG). Alle in homöopathischen Tierarzneimitteln verwendeten Stoffe sind ab einer Verdünnung von einem Zehntausendstel (i. d. R. D4) in Tab. 1 der EU-VO 37/2010 aufgenommen, d. h., hierfür müssen keine Rückstandshöchstmengen im Lebensmittel festgelegt werden. Für eine Reihe von Stoffen gibt es bezüglich der maximalen Konzentrationen in homöopathischen Präparaten weitere Ausnahmen. So muss für Atropa belladonna bereits in einer Konzentration von einem Hundertstel (i. d. R. C1, D2) kein MRL-Wert festgelegt werden. Einige Bestandteile, wie *Crataegus* und *Echinacea*, dürfen bereits als Urtinktur ohne Festlegung von Rückstandshöchstmengen bei lebensmittelliefernden Tieren eingesetzt werden. Die in Tabelle 1 aufgeführten Homöopathika können in den dort genannten (oder höheren) Verdünnungen auch als Humanhomöopathika auf lebensmittelliefernde Tiere umgewidmet werden. Obwohl Homöopathika größtenteils der Apothekenpflicht unterliegen, gelten in diesem Fall nicht die üblichen Mindestwartezeiten von 28 Tagen (essbares Gewebe) bzw. 7 Tagen (Milch, Eier) nach § 12a der Verordnung über tierärztliche Hausapotheken (s. Allgemeine Einleitung ▶ Kap. K), sondern eine Wartezeit von 0 Tagen. Für die Auswahl von Homöopathika für Tiere, die nicht der Lebensmittelgewinnung dienen, gelten die Einschränkungen nach dem Arzneimittelgesetz (§ 56a, Abs. 1) nicht; stehen die homöopathischen Wirkstoffe in Tab. 1 der EU-VO 37/2010, ist auch ohne Weiteres eine Umwidmung bei lebensmittelliefernden Tieren möglich. Die Anwendung von Osterluzei (*Aristolochia clematitis*, enthält Aristolochiasäure; s. u.) und Herbstzeitlose (*Colchicum autumnale*, enthält Colchicin) ist hingegen bei lebensmittelliefernden Tieren aus Verbraucherschutzgründen generell verboten (Tab. 2 der EU-VO 37/2010). Teilweise wird von Veterinärhomöopathen behauptet, eine homöopathische Therapie landwirtschaftlicher Nutztiere wäre nicht nur nebenwirkungsfrei für das Tier, sondern würde per se auch zu rückstandsfreien Lebensmitteln führen und hätte daher auch Vorteile in Hinblick auf den Verbraucherschutz. Diese Behauptungen mögen für Hochpotenzen zutreffend sein, nicht aber für die meistens in der Veterinärmedizin angewendeten tiefen Potenzen. Angesichts der Verwendung hochtoxischer Ausgangssubstanzen wie weißem Phosphor, *Atropa belladonna*, *Aconitum napellum*, *Veratrum album*, Knollenblätterpilzen, Jakobskreuz, Arsen- und Quecksilberverbindungen, Blei, Antimon, Sekalealkaloiden, Digitalisglykosiden oder cumarinhaltigen oder zyanidhaltigen pflanzlichen Präparaten zur Herstellung von homöopathischen Arzneimitteln erscheint es geradezu paradox, Laien eine Unbedenklichkeit von Homöopathika vorzugaukeln. Von besonderer Bedenklichkeit ist die Verwendung von Substanzen mit mutagener (erbgutschädigender) oder kanzerogener (krebserzeugender) Wirkung, da mutagene und kanzerogene Wirkungen bereits durch einzelne Moleküle eines Schadstoffs ausgelöst werden können. Unter den als Homöopathika verwendeten Substanzen sind besonders Arsenverbindungen, Pyrrolizidinalkaloide (z. B. im Kreuzkraut und Beinwell) und Inhaltsstoffe von Aristolochia als Substanzen mit kanzerogener bzw. mutagener Wirkung hervorzuheben.

4 Übersicht über tiermedizinische Homöopathika

▶ **Tab. 69** Übersicht über die zur Behandlung von Tieren registrierten Homöopathika (www.vetidata.de, Stand Mai 2008; ohne Anspruch auf Vollständigkeit). In der Rubrik Anwendungsart bzw. Darreichungsform bedeutet z. B. „subkutan bzw. oral", dass zwei verschiedene Arzneiformen vorliegen, während „subkutan, oral" bedeutet, dass eine Arzneiform subkutan und oral angewendet wird. E = Ethanol; UT = Urtinktur. Nur für zugelassene Homöopathika dürfen Indikationen angegeben werden. „Keine Angabe" bedeutet, dass die Homöopathika registriert sind. Teils verweisen die Hersteller auf die nach Hahnemann üblichen Arzneimittelbilder. Einige Präparate sind von der Registrierungspflicht gemäß § 38 Abs. 1 AMG befreit, weil weniger als 1000 Packungen pro Jahr davon in den Verkehr gebracht werden, sog. 1000er-Regel). Einige der aufgeführten homöopathischen Präparate sind nach anthroposophischen Vorstellungen anzuwenden; hierauf wird unter „Anwendungsgebiete" gesondert verwiesen.

Arzneimittel	arzneilich wirksame Bestandteile	Tierarten	Anwendungsart/ Darreichungsform	Anwendungsgebiete
Aconitum D4, flüssige Verdünnung zur Injektion	D4 Aconitum napellus	Hd., Ktz., Pfd., Rd., Schw., Schf., Zg.	s.c., i.m., i.v.	keine Angabe
Alleosal 20 Weravet	C6 Apis mellifica C12 Arsenum jodatum C6 Urtica urens	Hd., Ktz., Klein-, Zootiere	s.c., i.m., i.v.	keine Angabe
Apis D4, flüssige Verdünnung zur Injektion	D4 Apis mellifica	Hd., Ktz., Pfd., Rd., Schw., Schf., Zg.	s.c., i.m., i.v.	keine Angabe
Arnica D30 ad us. vet.	D30 Arnica montana	Hd., Ktz., Pfd., Rd., Schw., Schf., Zg.	s.c., i.m., i.v.	keine Angabe (keine Registrierung gemäß § 38 Abs. 1 AMG)
Arnica D4, flüssige Verdünnung zur Injektion	D4 Arnica montana	Hd., Ktz., Pfd., Rd., Schw., Schf., Zg.	s.c., i.m., i.v.	keine Angabe
Arnica e planta tota PLV D5	D5 Arnica montana	Pfd., Rd.	s.c., i.m.	keine Angabe
Arnica-logoplex	Arnica montana Atropa belladonna Bellis perennis Calendula officinalis Echinacea Hamamelis virginiana Hypericum perfor. Matricaria recutita Symphyti radix	Hd., Ktz., Pfd., Rd., Schw., Schf., Zg.	s.c.	keine Angabe
Arsenicum album D4, flüssige Verdünnung zur Injektion	D4 Acid. arsenicosum	Hd., Ktz., Pfd., Rd., Schw., Schf., Zg.	s.c., i.m., i.v.	keine Angabe
Atropinum compositum ad us. vet.	D6 Acid. arsenicosum D4 Atropinum sulfur. D4 Bryonia cretica D4 Citrullus colocynt. D4 Cuprum aceticum D4 Veratrum album D6 Lytta vesicatoria	Hd., Ktz., Pfd., Rd., Schw., Schf., Zg.	s.c., i.v.	keine Angabe

Homöopathika

▶ **Tab. 69** Fortsetzung.

Arzneimittel	arzneilich wirksame Bestandteile	Tierarten	Anwendungsart/ Darreichungsform	Anwendungsgebiete
Belladonna D4, flüssige Verdünnung zur Injektion	D4 Atropa belladonna	Hd., Ktz., Pfd., Rd., Schw., Schf., Zg.	s.c., i.m., i.v.	keine Angabe
Belladonna D4 ad us. vet.	D4 Atropa belladonna	Hd., Ktz., Pfd., Rd., Schw., Schf., Zg.	s.c., i.m., i.v.	keine Angabe (keine Registrierung gemäß § 38 Abs. 1 AMG)
Belladonna-Homaccord ad us. vet.	D10/30/2000 Echinacea angustif. D4/10/30/200/1000 Atropa belladonna	Hd., Ktz., Pfd., Rd., Schw., Schf., Zg.	s.c., i.m., i.v.	keine Angabe
Berberis-Homaccord ad us. vet.	D4/10/30/200 Berberis vulgaris D4/10/30/200 Citrullus colocynthis D5/10/30/200 Veratrum album	Hd., Ktz., Pfd., Rd., Schw., Schf., Zg.	s.c.	keine Angabe
Bryonia D4, flüssige Verdünnung zur Injektion	D4 Bryonia cretica	Hd., Ktz., Pfd., Rd., Schw., Schf., Zg.	s.c., i.m., i.v.	keine Angabe
Bryonia D4 ad us. vet.	*D4 Bryonia cretica*	Hd., Ktz., Pfd., Rd., Schw., Schf., Zg.	s.c., i.m., i.v.	keine Angabe (keine Registrierung gemäß § 38 Abs. 1 AMG)
B-Vetsan	D6 Kalium arsenicosum D6 Kalium nitricum D3 Ammonium arsenicicum	Hd., Pfd.	oral (Pulver)	keine Angabe
Cactus composiutum ad us. vet.	D3 Cactus D2 Crataegus D5 Glonoinum D5 Kalium carbonicum D5 Spigelia	Hd., Ktz., Pfd., Rd., Schw., Schf., Zg.	s.c.	keine Angabe
Calendula-extern-ReVet RV 27	UT Calendula officin.	Hd., Ktz., Heimtiere	lokal (Lösung)	keine Angabe (Verweis: Wunden, Hautaffektionen, Otitis externa, gynäkologische Spülungen)
Cantharis compositum ad us. vet.	D4 Arsenicum album D4 Cantharis D6 Hepar sulfuris D6 Mercurius solubilis	Hd., Ktz., Pfd., Rd., Schw., Schf., Zg.	s.c.	keine Angabe
Carbo vegetabilis D8, flüssige Verdünnung zur Injektion	D8 Carbo vegetabilis	Hd., Ktz., Pfd., Rd., Schw., Schf., Zg.	s.c., i.m., i.v.	keine Angabe

▶ Tab. 69 Fortsetzung.

Arzneimittel	arzneilich wirksame Bestandteile	Tierarten	Anwendungsart/ Darreichungsform	Anwendungs- gebiete
Carduus compositum ad us. vet.	D3 Chelidonium majus D2 Cinchona pubes. D5 Citrullus colocynth. D2 Lycopodia clavat. D3 Myristica fragrans D5 Phosphorus D1 Silybum marianum D5 Veratrum album	Hd., Ktz., Pfd., Rd., Schw., Schf., Zg.	s.c.	keine Angabe
Carduus compositum QP ad us. vet.	D2 Cinchona pubes. D5 Citrullus colocynth D2 Lycopodia clavat. D3 Myristica fragrans D5 Phosphorus D1 Silybum marianum D5 Veratrum album	Hd., Ktz., Pfd., Rd., Schw., Schf., Zg.	s.c.	keine Angabe
Chelidonium majus D4, flüssige Verdünnung zur Injektion	D4 Chelidonium majus	Hd., Ktz., Pfd., Rd., Schw., Schf., Zg.	s.c., i.m., i.v.	keine Angabe
Caulogravisal Weravet 18	C30 Caulophyllum	Hd., Ktz., Pfd., Rd., Schw., Schf., Zg.	oral bzw. s.c., i.m., i.v.	keine Angabe
CL Ovarium sinistrum comp. PLV	D10 Cuprum metallic. D5 Hypophysis bovis D30 Lachesis mutus D3 Ovarium suis D3 Pulsatilla vulgaris D6 Phosphorus	Pfd., Rd., Schw., Schf., Zg.	s.c.	keine Angabe
Coenzyme compositum ad us. vet.	D8 Acid. c-aconiditum D8 Acid. α-ketoglutar. D6 Acid. α-liponicum D6 Acidum ascorbicum D8 Acidum citricum D8 Acid. DL-malicum D8 Acid. fumaricum D8 Acid. succinicum D10 ATP D10 Barium oxalsucc. D4 Beta vulgaris D8 Cerium oxalicum D8 Coenzym A D6 Cysteinum D10 Hepar sulfuris D8 Na. pyruvicum D6 Na. diethyloxalacet. D6 Magn. oroticum D6 Manganum phosph. D6 Nicotinamidum D8 Nadidum	Hd., Ktz., Pfd., Rd., Schw., Schf., Zg.	s.c., i.v.	keine Angabe

▶ **Tab. 69** Fortsetzung.

Arzneimittel	arzneilich wirksame Bestandteile	Tierarten	Anwendungsart/ Darreichungsform	Anwendungsgebiete
Fortsetzung: Coenzyme compositum	D6 Na. riboflavinum D6 Pyridoxinum D6 Pulsatilla pratensis D10 Sulfur D6 Thiaminum	Hd., Ktz., Pfd., Rd., Schw., Schf., Zg.	s.c., i.v.	keine Angabe
Discus compositum PLV	D6 Aescul. hippocast. D6 Acid. ascorbicum D8 Acid. α-liponicum D6 Acid. picrinicum D6 Acid. silicicum D8 Ammonium chlorat. D10 Arg. metallicum D4 Berberis vulgaris D10 Calcium phosph. D8 Cartilago suis D4 Cimicifuga racem. D4 Cinchona pubes. D10 Coenzym A D4 Colocynthis D6 Cuprum aceticum D8 Disc. intervert. suis D10 Funic. umbilic. suis D10 Embryo tot. suis D10 Glandula D10 Hydrargyrum D6 Kalium carbonicum D4 Ledum palustre D18 Medorrhinum D10 Medulla ossis suis D6 Na. riboflavinum D6 Nadidum D6 Na. diethyloxalacet. D6 Nicotinamidum D3 Pseudognaphalium D6 Pulsatilla pratensis D6 Pyridoxinum D6 Secale cornutum D10 Sepia officinalis D4 Ranunculus bulb. D28 Sulfur D6 Thiaminum D10 Zincum metall.	Hd., Ktz., Pfd., Rd., Schw.	s.c., i.v.	keine Angabe
Dermisal Weravet 11	C30 Sulfur	Hd., Ktz., Pfd., Rd., Schw., Schf., Zg.	oral (Tropfen mit E) bzw. s.c., i.m., i.v	trockene und nässende Ekzeme, Haarausfall, Konstitutions- und Restitutionsmittel
Distorsal Weravet 13	C30 Toxicodendron	Hd., Pfd., Rd., Schw.	oral (Tropfen mit E) bzw. s.c., i.m., i.v	keine Angabe (Verweis: Erkrankungen des Bewegungsapparates)

▶ **Tab. 69** Fortsetzung.

Arzneimittel	arzneilich wirksame Bestandteile	Tierarten	Anwendungsart/ Darreichungsform	Anwendungsgebiete
Dysenteral Weravet 8	C30 Acid. arsenicosum C30 Podophyll. peltat. C30 Rheum	Hd., Ktz., Pfd., Rd., Schw., Schf., Zg.	oral (Tropfen mit E) bzw. s.c., i.m., i.v.	keine Angabe (Verweis: Durchfallerkrankungen)
Echinacea angustifolia D4, flüssige Verdünnung zur Injektion	D4 Echinacea angustif.	Hd., Ktz., Pfd., Rd., Schw., Schf., Zg.	s.c., i.m., i.v.	keine Angabe
Echinacea compositum ad us. vet.	D4 Aconitum napellus D6 Arnica montana D6 Bryonia cretica D3 Echinacea angustif. D6 Hydrargyrum D10 Lachesis mutus D8 Phosphorus D8 Sulfur	Hd., Ktz., Pfd., Rd., Schw., Schf., Zg.	oral (Tropfen mit E) bzw. s.c., i.v.	keine Angabe
Echina-logoplex	D4 Aconitum napellus D4 Apis mellifica D4 Echinacea angustif. D8 Lachesis mutus	Hd., Ktz.	s.c., i.m.	keine Angabe
Engystol ad us. vet.	D4/10 Sulfur D6/10/30 Vincetoxicum D30 Cynanch. vincetox.	Hd., Ktz., Pfd., Rd., Schw., Schf., Zg.	oral (Tropfen mit E) bzw. s.c., i.m., i.v.	keine Angabe
EucaComp	Eukalyptusöl UT Majorankraut UT Melisse UT Ringelblume	Hd., Pfd., Rd., Schw. (WZ: 0 Tage essbares Gewebe, Milch)	intrauterin (Suspension)	anthroposophisch: zur lokalen Behandlung von Genitalkatarrhen
Euphorbium compositum ad us. vet.	D10 Arg. nitricum D4 Euphorbium D10 Hepar sulfuris D6 Hydrargyrum bijod. D6 Luffa operculata D8 Mucosa nasalis suis D2 Pulsatilla pratensis D13 Sinusitis-Nosode	Hd., Ktz., Pfd., Rd., Schw., Schf., Zg.	s.c., i.v.	keine Angabe
EuphraVet	D2 Euphrasia e pl. tota D7 Rosae aetherolium	Hd., Ktz., Kleintiere	lokal (Augentropfen)	keine Angabe
Febrisal Weravet 4	C30 Aconitum napellus C30 Echinacea C30 Lachesis mutus.	Hd., Ktz., Pfd., Rd., Schw., Schf., Zg.	oral (Tropfen mit E) bzw. s.c., i.m., i.v.	keine Angabe (Verweis: initiale Fieberzustände, Koliken, Puerperalerkrankungen, Mastitiden in Verbindung mit spezifischer Mastitistherapie)

Homöopathika

▶ Tab. 69 Fortsetzung.

Arzneimittel	arzneilich wirksame Bestandteile	Tierarten	Anwendungsart/ Darreichungsform	Anwendungsgebiete
Ferrosal Weravet 17	C30 Ferrum metall. C30 Phosphorus	Hd., Ktz., Pfd., Rd., Schw., Schf., Zg.	oral (Tropfen mit E) bzw. s.c., i.m., i.v.	keine Angabe; Verweis (Injektionslösung): Gastroenteritis, Konstitutionsmittel, fieberhafte Initialzustände bei Jungtieren; Tropfen: keine Registrierung gemäß § 38 Abs. 1 AMG;
Fertilisal S Weravet 1	C30 Aristolochia clematitis C30 Cimicifuga racem. C30 Pulsatilla pratensis	Hd., Ktz.	oral (Tropfen mit E) bzw. s.c., i.m., i.v.	keine Angabe (Verweis: Fertilitätsstörungen)
Flor de Piedra compositum	D4 Acid. arsenicosum D4 Aconitum napellus D4 Echinacea D8 Lachesis mutus D4 Lophophyt. leandri	Hd., Ktz.	s.c., i.m.	keine Angabe
Flor de Piedra D4 ad us. vet.	D4 Flor de Piedra	Hd., Ktz., Pfd., Rd., Schw., Schf., Zg.	s.c., i.m., i.v.	keine Angabe (keine Registrierung gemäß § 38 Abs. 1 AMG)
Flor de Piedra D4, flüssige Verdünnung zur Injektion	D4 Lophophyt. leandri	Hd., Ktz., Pfd., Rd., Schw., Schf., Zg.	s.c., i.m., i.v.	keine Angabe
Flor de Piedra-logoplex	D4 Chelidonium majus D8 Lachesis mutus D3 Lophophyt. leandri D6 Strychnos nux-vom.	Hd., Ktz., Pfd., Rd., Schw., Schf., Zg.	s.c., i.m., i.v.	keine Angabe
Formidium ad us. vet.	D6 Acid. formicicum	Hd., Ktz., Pfd., Rd., Schw.	s.c., i.m., i.v.	keine Angabe (Verweis: allergische Erkrankungen der Haut/Schleimhäute, Dämpfigkeit, Anaphrodisie, Ferkelruss, Euterpocken, Entzündungen des Urogenitaltrakts)
Hepar sulfuris D8, flüssige Verdünnung zur Injektion	D8 Hepar sulfuris	Hd., Ktz., Pfd., Rd., Schw., Schf., Zg.	s.c., i.m., i.v.	keine Angabe
Hepavet Weravet 22	C 6 Carduus marianus C 6 Chelidonium C 8 Lycopodium	Hd., Ktz., Heimtiere	oral (Tropfen mit E) bzw. s.c., i.m., i.v.	keine Angabe (keine Registrierung gemäß § 38 Abs. 1 AMG)

▶ Tab. 69 Fortsetzung.

Arzneimittel	arzneilich wirksame Bestandteile	Tierarten	Anwendungsart/ Darreichungsform	Anwendungs- gebiete
Hormeel ad us. vet.	D4 Acidum nitricum D4 Aquilegia vulgaris D8 Calcium carbon. D3 Capsella bursis D3 Conyza canadensis D4 Cyclamen europ. D8 Cypriped. calceol. D6 Moschus moschif. D6 Myristica fragrans D4 Origanum majorana D4 Pulsatilla pratensis D6 Sepia officinalis D6 Strychnos ignatii D3 Senectio nemor. D3 Viburnum opulus	Hd., Ktz., Pfd., Rd., Schw., Schf., Zg.	s.c.	keine Angabe
Homeel QP ad us. vet.	D4 Acidum nitricum D4 Aquilegia vulgaris D8 Calcium carbon. D4 Cyclamen purpur. D4 Conyza canadensis D6 Myristica fragrans D4 Pulsatilla pratensis D4 Origanum majorana D6 Sepia officinalis D6 Strychnos ignatii D4 Viburnum opulus	Hd., Ktz., Heimtiere, Pfd., Rd., Schw., Schf., Zg.	s.c.	keine Angabe
Incontisal	D12 Cantharis C6 Causticum C6 Populus tremuloides	Heimtiere	oral (Tropfen mit E)	keine Angabe (keine Registrierung gemäß § 38 Abs. 1 AMG)
Keratisal Weravet 6	C30 Atropa belladonna C30 Euphrasia officin.	Hd., Ktz., Pfd., Rd., Schw., Schf., Zg.	oral (Tropfen mit E) bzw. s.c., i.m., i.v.	keine Angabe (Verweis: Entzündungen am Auge)
Lac caninum comp.	D6 Apocynum cannab. D15 Atropa belladonna D6 Clematis recta D8 Lac caninum UT Medicago sativa D10 Oenanthe aquatica	Rd., Schw., Schf., Zg.	s.c.	keine Angabe
Lachesis compositum N ad us. vet.	D1 Echinacea angustif. D6 Lachesis mutus D2 Pulsatilla pratensis D3 Juniperus sabina D6 Pyrogenium	Hd., Ktz., Pfd., Rd., Schw., Schf., Zg.	s.c., i.m., i.v.	keine Angabe
Lachesis D8 ad us. vet.	D8 Lachesis mutus	Hd., Ktz., Pfd., Rd., Schw., Schf., Zg.	s.c., i.m., i.v.	keine Angabe

▶ **Tab. 69** Fortsetzung.

Arzneimittel	arzneilich wirksame Bestandteile	Tierarten	Anwendungsart/ Darreichungsform	Anwendungsgebiete
Lachesis D8, flüssige Verdünnung zur Injektion	D8 Lachesis mutus	Hd., Ktz., Pfd., Rd., Schw., Schf., Zg.	s.c., i.m., i.v.	keine Angabe
Lachesis D8 ad us. vet.	D8 Lachesis mutus	Hd., Ktz., Pfd., Rd., Schw., Schf., Zg.	s.c., i.m., i.v.	keine Angabe
Lachesis-logoplex	D2 Echinacea angustif. D3 Juniperus sabina D8 Lachesis mutus D2 Pulsatilla pratensis D8 Pyrogenium D6 Sepia officinalis	Hd., Ktz., Pfd., Rd., Schw., Schf., Zg.	s.c., i.m., i.v.	keine Angabe
Lachesis-polycomp	D2 Echinacea angustif. D3 Juniperus sabina D8 Lachesis mutus D2 Pulsatilla pratensis D8 Pyrogenium D6 Sepia officinalis	Hd., Ktz., Pfd., Rd., Schw., Schf., Zg.	s.c., i.m., i.v.	keine Angabe
Lactovetsan N	D2 Asa foetida D2 Pulsatilla pratensis D4 Phytolacca	Hd., Ktz., Pfd., Rd., Schw., Schf., Zg.	oral (Tropfen mit E)	keine Angabe (Verweis: Agalaktie, Hypolaktie, Unterstützung der Mastitis-Therapie, Nervosität der Muttertiere nach der Geburt)
Lactovetsan-S	D4 Asa foetida D2 Pulsatilla pratensis D4 Phytolacca	Hd., Ktz., Pfd., Rd., Schw., Schf., Zg.	s.c.	s. Lactovetsan N
Laseptal-N	D2 Echinacea angustif. D6 Lachesis mutus D13 Pyrogenium	Hd., Ktz., Pfd., Rd., Schw., Schf., Zg.	s.c.	keine Angabe (Verweis: bakterielle Erkrankungen nach Geburten, Mastitis, Phlegmone, Sekundärinfektionen nach Viruserkrankungen)
Metrovetsan	D2 Pulsatilla pratensis D4 Sepia officinalis	Hd., Ktz., Pfd., Rd., Schf., Zg.	oral (Tropfen mit E)	keine Angabe (Verweis: chronische Endometritis, Pyometra, hormonelle Dysfunktionen, Beschleunigung der Uterusinvolution, Nachgeburtsverhaltungen)

▶ Tab. 69 Fortsetzung.

Arzneimittel	arzneilich wirksame Bestandteile	Tierarten	Anwendungsart/ Darreichungsform	Anwendungs- gebiete
Metrovetsan-N	D2 Pulsatilla pratensis D4 Sepia officinalis	Hd., Ktz., Pfd., Rd., Schf., Zg.	s.c., i.m., i.v.	keine Angabe (Verweis: chronische Endometritis, Pyometra, hormonelle Dysfunktionen, Beschleunigung der Uterusinvolution, Nachgeburts- verhaltungen)
Mucosa comp. ad us. vet.	D6 Argentum nitricum D10 Atropa belladonna D8 Ceph. ipecacuanha D4 Hydrastis canad. D10 Lachesis mutus D6 Oxalis acetosella D8 Kalium bichrom. D10 Mandragora ex D13 Strychnos nux-vom. D8 Phosphorus D6 Pulsatilla pratensis D8 Sulfur D4 Vetratrum album D8 Mucosa duod. suis und weitere 22 tierische Bestandteile	Hd., Ktz., Pfd., Rd., Schw., Schf., Zg.	s.c., i.m., i.v.	keine Angabe
NeyDIL 26 Revitorgan-Dilution Nr.26 D4 pro vet.	D4 Extr. lyophylisatum D4 Bovis fetal. et juv.	Hd., Ktz., Pfd., Vögel	oral, per Inhal., intradermal s.c., i.m., i.v.	keine Angabe
Lachesis-logoplex	D2 Echinacea angustif D3 Juniperus sabina D8 Lachesis mutus D2 Pulsatilla pratensis D8 Pyrogenium D6 Sepia officinalis	Hd., Ktz., Pfd., Rd., Schw., Schf., Zg.	s.c., i.m., i.v.	keine Angabe
Nux vomica D6 ad us. vet.	D6 Strychnos nux-vom.	Hd., Ktz., Pfd., Rd., Schw., Schf., Zg.	s.c., i.m., i.v.	keine Angabe (keine Registrierung gemäß §38 Abs. 1 AMG)
Nux vomica D6, flüssige Verdünnung zur Injektion	D6 Strychnos nux-vom.	Hd., Ktz., Pfd., Rd., Schw., Schf., Zg.	s.c., i.m., i.v.	keine Angabe
Nux vomica Homaccord ad us. vet.	UT Bryonia UT Citrul. colocynthis UT Lycopodium clav. UT Strychnos nux-vom.	Hd., Ktz., Pfd., Rd., Schw., Schf., Zg.	s.c.	keine Angabe
Nux vomica -logoplex	D4 Chelidonium majus D2 Chamomilla recut. D4 Citrul. Colocynthis D8 Strychnos nux-vom.	Hd., Ktz., Pfd., Rd., Schw., Schf., Zg.	s.c., i.m., i.v.	keine Angabe

▶ **Tab. 69** Fortsetzung.

Arzneimittel	arzneilich wirksame Bestandteile	Tierarten	Anwendungsart/ Darreichungsform	Anwendungsgebiete
Nymphosal S Weravet 2	C30 Apis mellifica C30 Aurum metallicum C30 Artemisia abrotanum	Hd., Ktz., Pfd., Rd., Schw., Schf., Zg., Zoo-, Heimtiere	oral (Tropfen mit E) bzw. s.c., i.m., i.v.	keine Angabe (Verweis: Nymphomanie, groß-/kleinzystische Degeneration der Ovarien)
Oestrovetsan-S	UT Apis mellifica D9 Aristolochia clematitis	Hd., Ktz.	s.c.	keine Angabe (Verweis: Nymphomanie, Corp. lut. persistens, Ovarialzysten, Induration der Ovarien, Anaphrodisie)
Osteosal Weravet 14	C30 Calcium carbon.	Hd., Ktz., Pfd., Rd., Schw., Schf., Zg.	s.c., i.m., i.v.	keine Angabe (Verweis: Konstitutionsmittel bei Störungen des Calciumstoffwechsels)
Osteosal (Mischung) Weravet 14	C30 Calcium carbon.	Heimtiere	oral /Tropfen mit E	keine Angabe (keine Registrierung gemäß § 38 Abs. 1 AMG)
Ovaria/Apis regina comp. PLV	D4 Apis regina D6 Argentum metall. D4 Ovaria suis D6 Phosphorus D4 Pulsatilla vulgaris	Pfd., Rd., Schw., Schf., Zg.	s.c.	keine Angabe
Ovarium comp. ad us. vet.	D8 Apisium D6 Ceph. ipecacuanha D4 Hydrastis canad. D8 Kreosotum D10 Lachesis muta D4 Lilium lancefolium D10 Magnesium phos. D10 Mercurius solub. D18 Pulsatilla pratensis D10 Sepia officinalis D10 Placenta, Uterus suis und 7 weitere Bestandteile	Hd., Ktz., Pfd., Rd., Schw., Schf., Zg.	s.c., i.v.	keine Angabe
Pancreas comp. PVL	D5 Platinum chloratum D7 Pancreas suis D2 Cichorium intybus D2 Oxalis acetoselia D5 Carbo vegetabilis	Hd., Ktz.	s.c., i.m.	degenerative und chronisch entzündliche Erkrankungen des Pankreas
Phosphor-Homaccord ad us. vet.	D10/30/200 Phosphorus D10/30/200 Arg. nitricum D6/10/30/200 Paris quadrifolia	Hd., Ktz., Pfd., Rd., Schw., Schf., Zg.	s.c., i.m., i.v.	keine Angabe

▶ Tab. 69 Fortsetzung.

Arzneimittel	arzneilich wirksame Bestandteile	Tierarten	Anwendungsart/ Darreichungsform	Anwendungs- gebiete
Phytolacca americana D4, flüssige Verdünnung zur Injektion	D4 Phytolacca americana	Hd., Ktz., Pfd., Rd., Schw., Schf., Zg.	s.c., i.m., i.v.	keine Angabe
Phytolacca D6 ad us. vet.	D6 Phytolacca americana	Hd., Ktz., Pfd., Rd., Schw., Schf., Zg.	s.c., i.m., i.v.	keine Angabe (keine Registrierung gemäß § 38 Abs. 1 AMG)
PlantaMun	D2 Echinacea angustif. D8 Lachesis mutus D6 Phosphorus Coffea arabica (Decoctum)	Kalb/Jungrind	s.c.	anthroposophisch: fieberhafte und entzündliche Prozesse
Pulsatilla D4 ad us. vet.	D4 Pulsatilla pratensis	Hd., Ktz., Pfd., Rd., Schw., Schf., Zg.	s.c., i.m., i.v.	keine Angabe
Pulsatilla D4, flüssige Verdünnung zur Injektion	D4 Pulsatilla pratensis	Hd., Ktz., Pfd., Rd., Schw., Schf., Zg.	s.c., i.m., i.v.	keine Angabe
Pulsatilla-logoplex	D4 Aristolochia clemat. D3 Apis mellifica D3 Pulsatilla pratensis D5 Phosphorus D4 Sepia officinalis	Hd., Ktz.	oral (Tropfen)	keine Angabe
Quadruplex PLV	D7 Cor bovis D7 Hepar bovis D7 Pulmo bovis D7 Renes bovis	Hd., Ktz.	s.c., i.m.	Schwäche- und Erschöpfungszustände
Regu-Enteral	D8 Chamomilla rec. D8 Chelidonium majus D8 Citrullus colocynth. D8 Strychnos nux vom.	Hd., Ktz.	oral (Tropfen mit E)	keine Angabe (keine Registrierung gemäß § 38 Abs. 1 AMG)
Regu-Immun	D4 Echinacea angustif. D4 Coffea arabica	Hd., Ktz.	oral (Tropfen mit E)	keine Angabe (keine Registrierung gemäß § 38 Abs. 1 AMG)
Regucoronar	D4 Crataegus D4 Selenicereus grandiflorus	Hd., Ktz.	oral (Tropfen mit E)	keine Angabe (keine Registrierung gemäß § 38 Abs. 1 AMG)
Regugastrin	D4 Argentum nitricum D4 Artemisia absinth. D4 Atropa belladonna D4 Mandragora D4 Strychnos nux-vom.	Hd., Ktz.	oral (Tropfen mit E)	keine Angabe (keine Registrierung gemäß § 38 Abs. 1 AMG)

▶ **Tab. 69** Fortsetzung.

Arzneimittel	arzneilich wirksame Bestandteile	Tierarten	Anwendungsart/ Darreichungsform	Anwendungsgebiete
Regulzyst	D12 Apis mellifica D12 Aristolochia clematitis D12 Atropa belladonna	Heimtiere	oral (Tropfen mit E)	keine Angabe (keine Registrierung gemäß § 38 Abs. 1 AMG)
Regumetral	D6 Galega officinalis D6 Pulsatilla pratensis D6 Sepia gruneris	Heimtiere	oral (Tropfen mit E)	keine Angabe (keine Registrierung gemäß § 38 Abs. 1 AMG)
Regupsychon	D8 Argentum nitricum D12 Mandragora D6 Piper methysticum D4 Sumbulus mosch.	Hd., Ktz.	oral (Tropfen mit E)	keine Angabe (keine Registrierung gemäß § 38 Abs. 1 AMG)
Regupulmin	D4 Ammonium chlorat. D4 Cuprum aceticum D4 Grindelia robusta D4 Kalium nitricum	Hd., Ktz.	oral (Tropfen mit E)	keine Angabe (keine Registrierung gemäß § 38 Abs. 1 AMG)
Regutumoral	D8 Pyrogenium D10 Tarantula cubensis	Heimtiere	oral (Tropfen mit E)	keine Angabe (keine Registrierung gemäß § 38 Abs. 1 AMG)
ReVet RV 6	C9 Arsenicum album C6 Podophyllum C6 Rheum	Hd., Ktz., Heimtiere, Pfd., Rd., Schw., Schf., Zg., Geflügel, Fische	oral (Streukügelchen) bzw. s.c., i.m., i.v.	keine Angabe (Verweis: Gastroenteritis, Tenesmen, Rektumprolaps)
ReVet RV 12	C6 Ipecacuanha C6 Pulsatilla pratensis C6 Veratrum album	Hd., Ktz., Heimtiere, Pfd., Rd., Schw., Schf., Zg., Geflügel, Fische	oral (Streukügelchen) bzw. s.c., i.m., i.v.	keine Angabe (Verweis: Magen-, Pansenüberladung, Labmagenverlagerung)
ReVet RV 15	C4 Asa foetida C4 Cyclamen C3 Phytolacca	Hd., Ktz., Heimtiere, Pfd., Rd., Schw., Schf., Zg., Geflügel, Fische	oral (Streukügelchen)	keine Angabe (Verweis: Pseudogravidität, Mastitis, Trockenstellprophylaxe)
Rhus toxicodendron D6 ad us. vet.	D6 Toxicodendron quercifolium	Hd., Ktz., Pfd., Rd., Schw., Schf., Zg.	s.c., i.m., i.v.	keine Angabe (keine Registrierung gemäß § 38 Abs. 1 AMG)
Rhus toxicodendron D4, flüssige Verdünnung zur Injektion	D4 Toxicodendron quercifolium	Hd., Ktz., Pfd., Rd., Schw., Schf., Zg.	s.c., i.m., i.v.	keine Angabe

▶ **Tab. 69** Fortsetzung.

Arzneimittel	arzneilich wirksame Bestandteile	Tierarten	Anwendungsart/ Darreichungsform	Anwendungsgebiete
Rumisal Weravet 3	C30 Strychnos nux-vomica	Hd., Ktz., Pfd., Rd., Schw.	oral (Tropfen mit E) bzw. s.c., i.m., i.v.	keine Angabe (Verweis: Indigestionen, Erbrechen, Durchfall, Kolik, Obstipationen, Leberschäden, Druse, Discopathie, Lähmungen)
Sabina comp. PLV	D30 Arg. metallicum D3 Juniperus sabina D8 Lachesis D4 Pulsatilla vulgaris D12 Phytolacca americana D12 Calcium carbon.	Rd., Schw., Schf., Zg.	s.c., i.m.	keine Angabe
Sabina D4, flüssige Verdünnung zur Injektion	D4 Juniperus sabina	Hd., Ktz., Pfd., Rd., Schw., Schf., Zg.	s.c., i.m., i.v.	keine Angabe
Sabina-logoplex	D4 Coffea arabica D4 Juniperus sabina D8 Lachesis mutus D4 Pulsatilla pratensis D4 Secale cornutum D4 Serenoa repens	Hd., Ktz., Pfd., Rd., Schw., Schf., Zg.	s.c., i.m.	keine Angabe
Sabinapuersal Weravet 12	C30 Juniperus sabina	Hd., Ktz., Pfd., Rd., Schw., Schf., Zg.	oral, s.c.	keine Angabe
Sangostyptal Weravet 16	C30 Hamamelis virgin. C30 Achillea millefol.	Hd., Ktz., Pfd., Rd., Schw., Schf., Zg.	s.c., i.m., i.v.	keine Angabe (Verweis: Blutstillung, Blutmelken)
Scilla comp. PLV	D2 Adonis vernalis D3 Convallaria majalis D2 Crataegus D3 Urginea maritima	Hd., Ktz., Kan.	s.c.	anthroposophisch: Herzinsuffizienz, Ödemneigung
Silicea D30 ad us. vet.	D30 Acid. silicicum	Hd., Ktz., Pfd., Rd., Schw., Schf., Zg.	s.c., i.m., i.v.	keine Angabe
Silicea D6, flüssige Verdünnung zur Injektion	D6 Acid. silicicum	Hd., Ktz., Pfd., Rd., Schw., Schf., Zg.	s.c., i.m., i.v.	keine Angabe
Solidago compositum ad us. vet.	D12 Acid. arsenicosum D8 Apisinum D6 Argentum nitricum D4 Baptisia tinctoria D8 Barosma D4 Berberis vulgaris D6 Capsicum annuum	Hd., Ktz., Heimtiere	s.c., i.m., i.v.	keine Angabe

Homöopathika

▶ **Tab. 69** Fortsetzung.

Arzneimittel	arzneilich wirksame Bestandteile	Tierarten	Anwendungsart/ Darreichungsform	Anwendungsgebiete
Fortsetzung: Solidago compositum ad us.vet.	D? Chondodendron D6 Cuprum sulfuricum D4 Equisetum hyemale D10 Hepar sulfuris D8 Hydrargyrum D6 Lytta vesicatoria D10 Na. Pyruvicum D6 Orthosiphon arist. D10 Pyelon suis D4 Solidago virgaurea D6 Smilax D6 Terebinth. Laricina D10 Ureter suis D10 Urethra suis D8 Vesica urinaria suis	Hd., Ktz., Heimtiere	s.c., i.m., i.v.	keine Angabe
Spasmovetsan-N	D1 Chelidonius majus D2 Citrullus colocyn. D2 Strychnos nux-vomica	Hd., Ktz., Pfd., Rd., Schw., Schf., Zg.	s.c., i.v.	keine Angabe (Verweis: Magen-Darm-Spasmen, Kolik, fütterungsbed. Obstipation und Diarrhö, Pansenatonie, -parese, Unterstützung beim Festliegen, Appetitmangel)
Staphylosal Weravet 10	C30 Hepar sulfuris	Hd., Ktz., Pfd., Rd., Schw., Schf., Zg.	oral (Tropfen mit E) bzw. s.c., i.m., i.v.	keine Angabe (Verweis: Eiterungen jeder Art, Otitis externa, verschleppte Bronchitiden)
Strumisal Weravet 15	C30 Euspongia officin.	Hd., Ktz., Pfd., Schw.	oral (Tropfen mit E) bzw. s.c., i.m., i.v.	keine Angabe (Verweis: Struma, Hyperthyreose, chronische Bronchitis)
Sulfur D30 ad us. vet.	D30 Sulfur	Hd., Ktz., Pfd., Rd., Schw., Schf., Zg.	s.c., i.m., i.v.	keine Angabe (keine Registrierung gemäß § 38 Abs. 1 AMG)
Sulfur D6, flüssige Verdünnung zur Injektion	D6 Sulfur	Hd., Ktz., Pfd., Rd., Schw., Schf., Zg.	s.c., i.m., i.v.	keine Angabe
Sulfur-logoplex	D6 Sulfur D6 Mezereum D6 Natrium chloratum	Hd., Ktz., Pfd., Rd., Schw., Schf., Zg.	s.c., i.m., i.v.	keine Angabe
Suprarenales comp. PLV	D5 Gland. suprarenalis D2 Levico forte D2 Hyoscyamus niger D3 Prunus spinosa	Hd., Ktz.	s.c., i.m.	anthroposophisch: Erschöpfungszustände und hypotone Kreislaufregulationsstörungen

▶ Tab. 69 Fortsetzung.

Arzneimittel	arzneilich wirksame Bestandteile	Tierarten	Anwendungsart/ Darreichungsform	Anwendungsgebiete
Synosal Weravet 9	C30 Acid. benzoicum	Hd., Pfd., Rd., Schw., Huhn, Ziervogel	s.c., i.m., i.v.	keine Angabe (Verweis: Gelenks-, Harnwegserkrankungen infolge Infekt oder Störungen des Harnsäurestoffwechsels)
Tarantula cubensis D6 ad us. vet.	D8 Hepar sulfuris D8 Pyrogenium D6 Silicea D6 Tarantula	Hd., Pfd., Rd., Schw., Zg.	s.c., i.m.	keine Angabe
Tarantula-logoplex	D8 Hepar sulfuris D8 Pyrogenium D6 Silicea Tarantula	Hd., Ktz., Pfd., Rd., Schw., Schf., Zg.	s.c., i.m., i.v.	keine Angabe
Tarantula-polycom	D8 Hepar sulfuris D8 Pyrogenium D6 Silicea D6 Tarantula	Hd., Ktz., Pfd., Rd., Schw., Schf., Zg.	s.c., i.m., i.v.	keine Angabe
Tendo/Allium comp. PLV	D7 Allium cepa D5 Arnica montana D16 Periosteum D14 Stannum metall. D5 Symphytum officin. D16 Tendo bovis D16 Vagina synovialis	Pfd.	s.c., i.m.	anthroposophisch: akute Tendinitis, Tendovaginitis, Periostitis
Tendo/Viscum comp. PLV	D3 Bryonia cretica D9 Stannum metall. D5 Tendo bovis D3 Viscum album	Pfd.	s.c., i.m.	anthroposophisch: chronische Tendovaginitis
Thuja D30 ad us. vet.	D30 Thuja	Hd., Ktz., Pfd., Rd., Schw., Schf., Zg.	s.c., i.m., i.v.	keine Angabe
Thymus comp. PLV	D5 Arsenicum album D5 Cuprum sulfuricum D31 Gland. thyreoidea bovis D21 Hypophysis bovis D2 Lycopus virginicus D3 Melissa officinalis D4 Thymus bovis D5 Vespa crabo	Hd., Ktz.	s.c., i.m.	anthroposophisch: neurovegetative Dystonie, Immuninsuffizienz, Hyperthyreose
Thyreo comp. PLV	D7 Gland. thyreoidea bovis D9 Ferrum metall.	Hd., Ktz.	s.c., i.m.	anthroposophisch: leichte Formen von Schilddrüsenfunktionsstörungen

Homöopathika

▶ **Tab. 69** Fortsetzung.

Arzneimittel	arzneilich wirksame Bestandteile	Tierarten	Anwendungsart/ Darreichungsform	Anwendungsgebiete
Tierärztliche Hausapotheke – Calcium vet.	C6 Arnica montana C9 Calcium carb. C6 Symphytum	Hd., Ktz.	oral (Tropfen mit E)	keine Angabe (keine Registrierung gemäß § 38 Abs. 1 AMG)
Tierärztliche Hausapotheke – Causticum vet.	C6 Causticum C6 Populus tremuloides C6 Ferrum phosphoric.	Hd., Ktz.	oral (Tropfen mit E)	keine Angabe (keine Registrierung gemäß § 38 Abs. 1 AMG)
Tierärztliche Hausapotheke – Cox vet.	C6 Harpagophytum C12 Kalium carbon. C9 Phosphorus	Hd., Ktz.	oral (Tropfen mit E)	keine Angabe (keine Registrierung gemäß § 38 Abs. 1 AMG)
Tierärztliche Hausapotheke – Dulcamara vet.	C8 Fabiana imbricata C8 Solanum dulcamara C12 Toxicodendron	Hd., Ktz.	oral (Tropfen mit E)	keine Angabe (keine Registrierung gemäß § 38 Abs. 1 AMG)
Tierärztliche Hausapotheke – Luffa vet.	D6 Allium cepa D8 Luffa operculata D6 Thryallis glauca	Hd., Ktz.	oral (Tropfen mit E)	keine Angabe (keine Registrierung gemäß § 38 Abs. 1 AMG)
Tierärztliche Hausapotheke – Mercurius vet.	C6 Hepar sulfuris C12 Mercurius solubilis C6 Phytolacca americana	Hd., Ktz.	oral (Tropfen mit E)	keine Angabe (keine Registrierung gemäß § 38 Abs. 1 AMG)
Tierärztliche Hausapotheke – Spinal vet.	C8 Fabiana imbricata C8 Harpagophytum C12 Kalmia latifolia	Hd., Ktz.	oral (Tropfen mit E)	keine Angabe (keine Registrierung gemäß § 38 Abs. 1 AMG)
Tierärztliche Hausapotheke – Urtica vet.	C12 Arsenum jodatum C6 Urtica urens	Hd., Ktz.	oral (Tropfen mit E)	keine Angabe (keine Registrierung gemäß § 38 Abs. 1 AMG)
Tierärztliche Heimtierapotheke – Durchfall	LM6 Podophyllum peltatum LM12 Veratrum album	Hamster, Kleinnager, Meerschw.	oral (Tropfen mit E)	Durchfallbehandlung (keine Registrierung gemäß § 38 Abs. 1 AMG)
Tierärztliche Heimtierapotheke – Entzündungen	C30 Apis mellifica C30 Hepar sulfuris	Hamster, Kleinnager, Meerschw.	oral (Tropfen mit E)	eitrige Entzündungen, Schnupfen, Angina, lokale Eiterungen, Bindehautentzündung (keine Registrierung gemäß § 38 Abs. 1 AMG)

▶ Tab. 69 Fortsetzung.

Arzneimittel	arzneilich wirksame Bestandteile	Tierarten	Anwendungsart/ Darreichungsform	Anwendungsgebiete
Tierärztliche Heimtierapotheke – stumpfes Fell	LM6 Na. muriaticum LM12 Graphites	Hamster, Kleinnager, Meerschw.	oral (Tropfen mit E)	stumpfes Fell, Haarausfall, Ekzeme, Stoffwechselschäden (keine Registrierung gemäß § 38 Abs. 1 AMG)
Tierärztliche Nagerapotheke – Stärkung des Immunsystems	C6 Propolis	Hamster, Kleinnager, Meerschw.	oral (Tropfen mit E)	Stärkung des Immunsystems, bei Infektionen und Entzündungskrankheiten (keine Registrierung gemäß § 38 Abs. 1 AMG)
Tierärztliche Nagerapotheke – Wundheilung	LM12 Arnica montana LM6 Calendula officin.	Hamster, Kleinnager, Meerschw.	oral (Tropfen mit E)	Verletzungen, Wundheilung, Erschöpfungszustände (keine Registrierung gemäß § 38 Abs. 1 AMG)
Tierärztliche Vogelapotheke – Durchfall	LM 6 Chamomilla LM 12 Ipecacuanha	Ziervögel	oral (Tropfen mit E)	Durchfall (keine Registrierung gemäß § 38 Abs. 1 AMG)
Tierärztliche Vogelapotheke – Entzündung	LM6 Apis C 200 Belladonna LM12 Phytolacca	Ziervögel	oral (Tropfen mit E)	eitrige Entzündungen, Schnupfen, Sohlengeschwüre, Angina (keine Registrierung gemäß § 38 Abs. 1 AMG)
Tierärztliche Vogelapotheke – Mauser	LM12 Acid. silicicum LM6 Acid. sulfuricum LM18 Na. muriaticum	Ziervögel	oral (Tropfen mit E)	Mauser, Federfressen, Rennerkrankheit (keine Registrierung gemäß § 38 Abs. 1 AMG)
Tierärztliche Vogelapotheke – Stärkung des Immunsystems	C6 Propolis	Hamster, Kleinnager, Meerschw.	oral (Tropfen mit E)	Stärkung des Immunsystems, bei Infektionen und Entzündungskrankheiten (keine Registrierung gemäß § 38 Abs. 1 AMG)
Tierärztliche Vogelapotheke – Wundheilung	C200 Arnica montana LM12 Hamamelis virgin. LM6 Pulsatilla pratensis	Ziervögel	oral (Tropfen mit E)	Verletzungen, Wundheilung, Legenot (keine Registrierung gemäß § 38 Abs. 1 AMG)
Tonsillusal Weravet 23	C6 Hepar sulfuris C12 Mercurius solubil. C 6 Phytolacca	Hd., Ktz., Heim-, Zootiere	s.c., i.m., i.v.	keine Angabe (keine Registrierung gemäß § 38 Abs. 1 AMG)

▶ Tab. 69 Fortsetzung.

Arzneimittel	arzneilich wirksame Bestandteile	Tierarten	Anwendungsart/ Darreichungsform	Anwendungs- gebiete
Traumeel ad us. vet.	D4 Aconitum napellus D5 Achillea millefol. D11 Aristolochia clematitis D4 Arnica montana D4 Atropa belladonna D4 Bellis perennis D4 Calendula officin. D5 Chamomilla rec. D4 Echinacea angustif. D4 Echinacea purpurea D3 Hamamelis virgin. D5 Hepar sulfuris D4 Hypericum perfor. D8 Mercurius solubilis D8 Symphytum officin.	Hd., Ktz.	s.c., i.m., i.v., periartikulär	keine Angabe
Traumeel Gel ad us. vet.	D1 Aconitum napellus UT Achillea millefol. D3 Arnica montana D1 Atropa belladonna UT Bellis perennis UT Calendula officin. UT Chamomilla rec. UT Echinacea angustif. UT Echinacea purpurea UT Hamamelis virgin. D6 Hepar sulfuris D6 Hypericum perfor. D6 Mercurius solubilis D4 Symphytum officin.	Hd., Ktz.	lokal (Haut)	keine Angabe
Traumeel LT ad us. vet.	D5 Achillea millefol. D4 Aconitum napellus D4 Arnica montana D4 Atropa belladonna D4 Bellis perennis D4 Calendula officin. D5 Chamomilla rec. D4 Echinacea angustif. D4 Echinacea purpurea D4 Hamamelis virgin. D6 Hepar sulfuris D4 Hypericum perfor. D8 Mercurius solubilis D8 Symphytum officin	Hd., Ktz., Pfd., Rd., Schw., Schf., Zg.	s.c., i.m., i.v., intra-, periartikulär	keine Angaben
Traumeel T ad us. vet.	UT Achillea millefol. D1 Aconitum napellus D3 Arnica montana D1 Atropa belladonna UT Bellis perennis UT Calendula officin. UT Chamomilla rec.	Hd., Ktz.	oral (Tropfen mit E)	keine Angabe

▶ Tab. 69 Fortsetzung.

Arzneimittel	arzneilich wirksame Bestandteile	Tierarten	Anwendungsart/ Darreichungsform	Anwendungsgebiete
Fortsetzung; Traumeel T ad us. vet.	UT Echinacea angustif. UT Echinacea purpurea UT Hamamelis virgin. D6 Hypericum perfor. D6 Mercurius solubilis D4 Symphytum officin.	Hd., Ktz.	oral (Tropfen mit E)	keine Angabe
Traumeel T-Salbe ad us. vet.	UT Achillea millefol. D1 Aconitum napellus D3 Arnica montana D1 Atropa belladonna UT Bellis perennis UT Calendula officin. UT Chamomilla rec. UT Echinacea angustif. UT Echinacea purpurea UT Hamamelis virgin. D6 Hypericum perfor. D6 Mercurius solubilis D4 Symphytum officin.	Hd., Ktz.	lokal	keine Angabe
Traumisal Weravet 7	C30 Arnica montana	Hd., Ktz., Pfd., Rd., Schw., Schf., Zg.	oral (Tropfen mit E) bzw. s.c., i.m., i.v.	keine Angabe (Verweis: Traumen, Resorption von Blutergüssen, schlecht heilende Wunden, Vorbeugung gegen postoperative Wundinfektion)
Veratrum-Homaccord ad us. vet.	D4/10/30 Aloe D4/10/30/200 Veratrum D2/10/30 Potentilla erecta D2/10/30 Rheum	Hd., Ktz., Pfd., Rd., Schw., Schf., Zg.	s.c., i.m., i.v.	keine Angabe
Vetokehl bov D5, flüssige Verdünnung zur Injektion	D5 Mycobacterium bovis	Hd., Ktz., Kleinnager, Pfd., Rd., Geflügel, Ziervögel	s.c., intradermal, i.m.	Entzündung nach B.C.G.-Schutzimpfung, Erythema nodosum, tuberkulöser Rheumatismus, zur Immunstimulation
Vetokehl bov D6, flüssige Verdünnung	D5 Mycobacterium bovis	Hd., Ktz., Kleinnager, Pfd., Rd., Geflügel, Ziervögel	oral/lokal	Entzündung nach B.C.G.-Schutzimpfung, Erythema nodosum, tuberkulöser Rheumatismus, zur Immunstimulation

Homöopathika

▶ **Tab. 69** Fortsetzung.

Arzneimittel	arzneilich wirksame Bestandteile	Tierarten	Anwendungsart/ Darreichungsform	Anwendungsgebiete
Vetokehl Muc D5, flüssige Verdünnung zur Injektion bzw. flüssige Verdünnung bzw. Tabletten	D5 Mucor racemosus	Hd., Ktz., Pfd., Schw.; als Lösung auch für Rd., Schf., Zg., Geflügel, Heimtiere	oral (Tabletten, Tropfen) bzw. lokal (Lösung) bzw. s.c., intradermal, i.m., i.v. (Inj.lösung)	Durchblutungsstörungen, Trauma des Bewegungsapparates, Wundheilung, Herz-Kreislauf-Störungen, Hauterkrankungen (Mykosen), Leukosen
Vetokehl Nig D5, flüssige Verdünnung zur Injektion bzw. flüssige Verdünnung bzw. Tabletten	D5 Aspergillus niger	Hd., Ktz., Pfd., Schw.; als Lösung auch für Rd., Schf., Zg., Geflügel, Heimtiere	oral (Tabletten, Tropfen) bzw. lokal (Lösung) bzw. s.c., intradermal, i.m., i.v. (Inj.lösung)	Lymphatismus, Lymphostase, Struma, Erkankungen des Urogenitaltraktes, paratuberkulöse Erkrankungen des Skelettsystems, Osteochondrose, Karzinom-Begleittherapie, einschließlich Mamma- und Perianaltumoren, Aspergillose
Vetokehl not D5, flüssige Verdünnung zur Injektion bzw. flüssige Verdünnung bzw. Tabletten	D5 Penicillium	Hd., Ktz., Pfd., Schw.; als Lösung auch für Rd., Schf., Zg. Geflügel, Heimtiere	oral (Tabletten, Tropfen) bzw. lokal (Lösung) bzw. s.c., intradermal, i.m., i.v. (Inj.lösung)	entzündliche Affektionen, einschließlich Eiterungen, Abszessen, Phlegmonen; Erkrankungen der Atemwege, inkl. Rhinitis und Bronchitis, Affektionen des Urogenitalsystems, Otitis, Knochen- und Gelenkbeschwerden, Lumbago, Neuritis, Ischialgien, Dackellähme, Polyarthritis
Vetokehl Salm D6, flüssige Verdünnung zur Injektion bzw. flüssige Verdünnung	D6 Salmonella enteritidis	Hd., Ktz., Kleinnager, Ziervögel, Geflügel	oral (Lösung.) bzw. intradermal, s.c., i.m. (Inj.lösung)	Wachstumshemmung, chronische Pankreatitis, Enterobiasis, chronische Gastroenteritis, Furunkulose
Vetokehl Sub D4, flüssige Verdünnung zur Injektion bzw. Tabletten	D4 Bacillus subtilis	Hd., Ktz., Heimtiere, Pfd., Schw., als Lösung auch für Rd., Schf., Zg.	oral (Tabletten.) bzw. intradermal, s.c., i.m. (Inj.lösung)	zur Infektionsprophylaxe und Resistenzsteigerung, zur Bindung von Erregertoxinen

4 Übersicht über tiermedizinische Homöopathika

▶ **Tab. 69** Fortsetzung.

Arzneimittel	arzneilich wirksame Bestandteile	Tierarten	Anwendungsart/ Darreichungsform	Anwendungsgebiete
Vetokehl sub D5, flüssige Verdünnung	D5 Bacillus subtilis	Hd., Ktz., Heimtiere, Pfd., Schw., Rd., Schf., Zg., Geflügel	oral, lokal	zur Infektionsprophylaxe und Resistenzsteigerung, zur Bindung von Erregertoxinen
Vetokehl trich D5, flüssige Verdünnung zur Injektion	D5 Trichophytia Nosode	Hd., Ktz., Heimtiere, Pfd., Rd., Wachtel	intradermal, s.c.	Mykosen (Haut, Anhangsgebilde); Tinea; Trichophytie; Störungen der Hautfunktion und des Fellwachstums
Vetokehl trich D6, flüssige Verdünnung	D6 Trichophytia Nosode	Hd., Ktz., Heimtiere, Pfd., Rd.	oral, lokal	Mykosen (Haut, Anhangsgebilde); Tinea; Trichophytie; Störungen der Hautfunktion und des Fellwachstums
Vetokehl ver D5, flüssige Verdünnung zur Injektion	D5 Trichophyton verrucosum	Hd., Ktz., Kleinnager, Pfd., Rd., Schw., Schf., Zg.	intradermal, s.c.	Mykosen (Haut, Anhangsgebilde); Tinea; Trichophytie
Vetokehl ver D6, flüssige Verdünnung	D6 Trichophyton verrucosum	Hd., Ktz., Kleinnager, Pfd., Rd., Schw., Schf., Zg.	oral, lokal	Mykosen (Haut, Anhangsgebilde); Tinea; Trichophytie
Viruvetsan	D10 Bufo bufo D2 Echinacea angustif. UT Calendula officin. UT Coffea tosta	Geflügel	oral (Tropfen mit E)	keine Angabe (Verweis: Steigerung der Abwehr vor Viruserkrankungen, Herz-Kreislauf-Stützung bei Virusinfektionen)
Viruvetsan-N	D10 Bufo bufo D1 Echinacea angustif. UT Coffea tosta	Hd., Ktz., Pfd., Rd., Schw., Schf., Zg.	s.c.	keine Angabe (Verweis: Steigerung der Abwehr vor Viruserkrankungen, Herz-Kreislauf-Stützung bei Virusinfektionen)
Vitacresal Weravet 24	D4 Hyoscyamus niger D3 Populus alba D3 Populus tremula D4 Pulsatilla vulgaris D1 Sabal serrulatum D4 Staphisagria	Heimtiere	oral (Tropfen mit E)	keine Angabe

▶ **Tab. 69** Fortsetzung.

Arzneimittel	arzneilich wirksame Bestandteile	Tierarten	Anwendungsart/ Darreichungsform	Anwendungsgebiete
Vitavetsan-N	D3 Phosphorus	Hd., Ktz., Pfd., Rd., Schw., Schf., Zg.	s.c.	keine Angabe (Verweis: Rachitis, Ca-Mangel bei laktierenden Tieren, Schwächezustände, Mangelsterilität, Entzündungen von Lunge/Euter)
Vomisal Weravet 5	C30 Cephaelis ipecacuanha	Hd., Ktz., Pfd., Rd., Schw., Schf., Zg.	oral (Tropfen mit E) bzw. s.c., i.m., i.v.	keine Angabe (Verweis: Durchfall und Erbrechen, Erkrankungen der oberen Luftwege)
Vitavetsan-N	D3 Phosphorus	Hd., Ktz., Pfd., Rd., Schw., Schf., Zg.	s.c.	keine Angabe (Verweis: Rachitis, Ca-Mangel bei laktierenden Tieren, Schwächezustände, Mangelsterilität, Entzündungen von Lunge/Euter)
Zeel ad us. vet. flüssige Verdünnung zur Injektion	D8 Acid. α-liponicum D3 Arnica montana D6 Cartil. articul. suis D8 Coenzym A D6 Embryo tot. suis D6 Funic. umbil. suis D8 Nadidum D8 Na. diethyloxalacet. D6 Placenta suis D4 Sanguinaria canad. D3 Solanum dulcamara D6 Sulfur D6 Symphytum officin. D2 Toxicodendron	Hd., Pfd.	s.c., i.v. intra-, periartikulär,	keine Angabe
Zeel ad us. vet. Tabletten	D6 Acid. α-liponicum D4 Arnica montana D6 Cartil. articul. suis D6 Coenzym A D6 Embryo tot. suis D6 Funic. umbil. suis D6 Nadidum D6 Na. diethyloxalacet. D6 Placenta suis D4 Sanguinaria canad. D3 Solanum dulcamara D6 Sulfur D8 Symphytum officin. D3 Toxicodendron	Hd., Ktz.	oral	keine Angabe

Die Verwendung von Aristolochia zur Herstellung von Homöopathika wurde aufgrund der stark kanzerogenen Wirkung von Aristolochiasäure seit 1981 Einschränkungen unterworfen, was zu erheblichen Protesten durch Homöopathen führte, aber deutlich machte, dass pflanzliche Präparate nicht per se unbedenklicher sind als synthetisch hergestellte Arzneimittel. Humanmedizinische Homöopathika dürfen Aristolochiasäure nur enthalten, wenn die Endkonzentration im Fertigprodukt die 11. Dezimalpotenz nicht übersteigt. In der Tiermedizin dürfen Aristolochia-haltige Arzneimittel seit 1998 nicht mehr bei Tieren, die der Lebensmittelgewinnung dienen, angewendet werden. Aristolochia-haltigen Präparaten wird als Reiztherapeutikum (d.h. zur Steigerung der Abwehrkräfte) bei der Behandlung von Infektionen eine ähnlich große Bedeutung von Homöopathen zugemessen wie *Echinacea*-haltigen Präparaten. Von den in ▶ Tab. 69 dargestellten Präparaten enthalten vier Aristolochia. Die Kanzerogenität pflanzlicher Präparate ist nicht auf Aristolochia beschränkt, sondern zeigt sich auch bei anderen Pflanzenextrakten. In diesem Zusammenhang ist zu bedenken, dass im Gegensatz zur meist guten pharmakologisch/toxikologischen Charakterisierung konventioneller Arzneimittel die Verträglichkeit vieler bei der Herstellung von Homöopathika verwendeter Wirkstoffe nie untersucht wurde, sodass eine Nutzen/Risiko-Abschätzung bei vielen Homöopathika nicht möglich ist. Hinsichtlich möglicher Risiken ist dabei auch an die beim Menschen nicht selten auftretenden allergischen Reaktionen nach Verabreichung von Homöopathika zu denken.

Aufgrund ihrer Toxizität, v.a. Kanzerogenität, dürfen Arsen und seine Verbindungen nicht bei Tieren, die der Lebensmittelgewinnung dienen, angewendet werden, um den Verbraucher vor möglicherweise toxischen Rückständen in Lebensmitteln zu schützen. Dieses Verbot gilt allerdings nicht für homöopathische Arzneimittel, wenn die Endkonzentration im Fertigprodukt ein Zehntausendstel nicht übersteigt (s.o.). In der Veterinärmedizin wurden organische und anorganische Arsenverbindungen als Antiparasitika, vor allem aber als Roboranzien („Stärkungsmittel") eingesetzt. Wie einige andere Schwermetallverbindungen (z.B. Zink und Kupfer) üben auch einige Arsenverbindungen einen wachstumsstimulierenden Effekt aus, der zu Mastzwecken ausgenutzt werden kann. Aufgrund ihrer Toxizität dürfen Arsenverbindungen nicht als Zusatzstoffe in Futtermitteln verwendet werden. Inwieweit die Stoffwechseleffekte von Arsenverbindungen eine Bedeutung für die Wirkung homöopathischer, arsenhaltiger Arzneimittel haben, ist nicht bekannt.

Aufgrund der beschriebenen Probleme bei der Beurteilung der Unbedenklichkeit homöopathischer Arzneimittel bedürfen die im Handel befindlichen Homöopathika dringend der toxikologischen Überprüfung ihrer Unbedenklichkeit. Im Rahmen der in Hinblick auf die Eröffnung des europäischen Binnenmarktes stattfindenden Harmonisierung des europäischen Arzneimittelrechts hat die Kommission der Europäischen Gemeinschaften betont, dass erreicht werden muss, den europäischen Verbrauchern Garantien für die Qualität und Unbedenklichkeit der gegenwärtig in allen Ländern der Gemeinschaft erhältlichen homöopathischen Arzneimittel zu geben.

6
Grenzen des Einsatzes homöopathischer Arzneimittel

Arzt und Tierarzt sind in gleicher Weise verpflichtet, bei einem kranken Patienten die therapeutische Maßnahme anzuwenden, die nach derzeit herrschender Meinung als am wirksamsten gilt. Gibt es für eine bestimmte Krankheit eine allgemein als besonders wirksam anerkannte Behandlungsmethode, so dürfen in solchen Fällen auch Anhänger der Homöopathie nicht die besseren Erfolge von der eigenen abweichenden Richtung außer Acht lassen. Die folgenden Grenzen sollten deshalb beim Einsatz homöopathischer Arzneimittel beachtet werden.

1. Bei Vorhandensein wirksamer und in ihrer Unbedenklichkeit überprüfter konventioneller („allopathischer") Arzneimittel zur Behandlung einer Erkrankung sollten keine Homöopathika eingesetzt werden.
2. Bei schweren Erkrankungen, bei denen die körpereigenen Abwehrmechanismen nicht mehr erhalten sind, sollten keine Homöopa-

thika eingesetzt werden, sondern sofort konventionelle Behandlungsmethoden durchgeführt werden.
3. Homöopathika mit toxischen Eigenwirkungen, z. B. kanzerogenen oder mutagenen Wirkungen, sollten grundsätzlich nicht verwendet werden.

X Phytotherapeutika

A. Richter und W. Löscher

Arzneipflanzen werden schon seit Jahrhunderten, z.T. Jahrtausenden, in verschiedenen Kulturkreisen zur Heilung, Linderung und Verhütung von Erkrankungen empirisch verwendet. Der heutige Kenntnisstand zu therapeutisch erwünschten und unerwünschten Wirkungen von Heilpflanzen beruht weitgehend auf den traditionell überlieferten Erfahrungen durch die Anwendung beim Menschen. Der Begriff Phytotherapie für die medizinische Anwendung von Pflanzen wurde von dem französischen Arzt Henri Leclerc (1870–1955) geprägt. Die Heilpflanzenkunde umfasst weitere Teilgebiete: die Phytochemie (Analyse der chemischen Zusammensetzung), die Phytopharmazie (Qualität der Pflanze als Ausgangsprodukt und von pflanzlichen Zubereitungen wie Extrakten), die Phytopharmakologie und -toxikologie (Pharmakodynamik und -kinetik pflanzlicher Bestandteile).

Von der Phytotherapie ist die Kräuterheilkunde abzugrenzen, die teilweise auf rituellen Überlieferungen und Signaturenlehre basiert. In der Phytotherapie werden Heilpflanzen im Gegensatz zu den Homöopathika (▶ Kap. W) nach „schulmedizinischen" Gesichtspunkten bezüglich der Indikationen und Dosiswirkungsbeziehung angewendet. Die moderne Phytotherapie versteht sich daher als Gebiet der naturwissenschaftlich orientierten Medizin, obwohl wissenschaftliche Nachweise zur Wirksamkeit und Unbedenklichkeit für den überwiegenden Teil der Arzneipflanzen unzureichend sind oder fehlen. Von den „besonderen Therapierichtungen" wurzelt die Phytotherapie in der traditionellen Medizin, während die Homöopathie eine „alternative", auf den eigens von Hahnemann erdachten Prinzipien beruhende Heilmethode darstellt.

Das Interesse an Phytotherapeutika hat in den letzten Jahren in der Veterinärmedizin zugenommen, wozu unter anderem eine EU-Verordnung (EWG-Nr. 1804/1999) zur ökologischen Tierhaltung, die empfiehlt, in der ökologischen Landwirtschaft homöopathischen und phytotherapeutischen Arzneimitteln generell den Vorzug zu geben, sicherlich beiträgt. Solche Leitlinien sind bei genauerer Betrachtung traditionell verwendeter Heilpflanzen aus pharmakologischer und toxikologischer Sicht allerdings schwer verständlich. Die Phytotherapie stellt zwar ein Naturheilverfahren dar, der Einsatz natürlicher Mittel ist jedoch nicht mit „sanfter Medizin" gleichzusetzen. Tatsächlich gelten viele der über Jahrhunderte hinweg verwendeten Heilpflanzen heute wegen ihrer schlechten Verträglichkeit als obsolet, weil besser verträgliche synthetische Arzneistoffe zur Pharmakotherapie zur Verfügung stehen. Pauschale Aussagen über Wirksamkeit und Toxizität der pflanzlichen Arzneimittel sind unzulässig, denn bei dieser äußerst heterogenen Arzneimittelgruppe von ca. 500 gebräuchlichen Heilpflanzen reicht die Palette der Heilpflanzen von stark wirksamen, sog. Forte-Phytotherapeutika (z.B. Fingerhut und Tollkirsche) bis zu schwach wirksamen Mite-Phytotherapeutika (z.B. Kamille oder Pfefferminze). Entgegen der weitverbreiteten Meinung stellen Phytotherapeutika (auch aus Sicht von Befürwortern der Phytotherapie) keineswegs Allheilmittel dar, die bezüglich ihrer Wirksamkeit und Verträglichkeit synthetischen Arzneistoffen überlegen sind.

1 Definition von Phytotherapeutika

Phytotherapeutika (Synonym: Phytopharmaka) bestehen ausschließlich aus pflanzlichen Bestandteilen. Pflanzen und Pflanzenteile, wie Blüten (Flores), Blätter (Folia), Rinde (Cortex) und Wurzeln (Radix), in getrockneter Form als Drogen bezeichnet, dienen als Ausgangsmaterial für Arzneizubereitungen, wie Presssäfte, Extrakte, Tinkturen, die wirksame Bestandteile von Fertigarzneimitteln sind. Isolierte pflanzliche Wirkstoffe (z.B. Atropin) zählen nicht zu den Phytotherapeutika, denn den Reinsubstanzen fehlen die an der Gesamtwirkung beteiligten natürlichen Begleitstoffe der Heilpflanzen. Auch Kombinationen aus pflanzlichen Bestandteilen mit synthetischen Substanzen oder Antibiotika, wie sie in vielen Tierarzneimitteln zur

Behandlung von Durchfall- und Atemwegserkrankungen zu finden sind (▶ Kap. J und ▶ Kap. L), gelten nicht als Phytopharmaka.

Diese Definition ist im Hinblick auf arzneimittelrechtliche Bestimmungen wichtig, weil Phytotherapeutika als traditionelle Arzneimittel unter erleichterten Bedingungen auf den Markt kommen können. Dies gilt auch für pflanzliche Arzneimittel, die Vitamine oder Mineralstoffe enthalten, sofern diese die Wirkung der traditionellen pflanzlichen Arzneimittel im Hinblick auf das Anwendungsgebiet oder die Anwendungsgebiete ergänzen.

Für die Registrierung von traditionellen pflanzlichen Arzneimitteln können medizinische Erfahrungen statt pharmakologisch-toxikologischer und klinischer Prüfungen zum Nachweis der Wirksamkeit und Unbedenklichkeit herangezogen werden (§ 39a,b AMG). Die Kenntnisse zu erwünschten und unerwünschten Wirkungen beruhen bei den meisten Heilpflanzen daher vorwiegend auf dem traditionell überlieferten Erfahrungswissen aus der Volks- und Humanmedizin, d. h., wissenschaftliche Belege fehlen hier weitgehend. Allerdings gaben solche Erfahrungswerte bezüglich einiger Arzneipflanzen Anlass zur Isolierung und Charakterisierung der wirksamen Inhaltsstoffe und führten schließlich zur Entwicklung einer ganzen Reihe von „konventionellen" hochpotenten Arzneimitteln, wie Atropin, Physostigmin, Ephedrin (▶ Kap. A, Morphin (▶ Kap. C), Digitoxin und Strophanthin (▶ Kap. E), die nach heutigem Kenntnisstand ausschließlich als Reinsubstanzen verwendet werden sollten, um eine genaue Dosierung zu gewährleisten. Pflanzliche Wirkstoffe wurden zum großen Teil chemisch modifiziert, um die pharmakokinetischen Eigenschaften (z. B. β-Methyldigoxin) und/oder die Verträglichkeit (z. B. N-Butyl-Scopolamin, Acetylsalicylsäure) zu verbessern. Pflanzliche Naturstoffe haben die Grundlage für einen großen Teil unseres Arzneimittelschatzes gelegt. Viele pflanzliche Naturstoffe, deren Derivate und Analoge, für die der Nachweis der Wirksamkeit und Unbedenklichkeit erbracht wurde, finden heute als „konventionelle" Arzneimittel Anwendung. Die Isolierung und Charakterisierung von Pflanzeninhaltsstoffen ist auch heute noch ein wichtiger wissenschaftlicher Bereich bei der Suche nach neuen Wirkstoffen bzw. Leitstrukturen. Das eigentliche Wirkprinzip mag bereits in einer Pflanze vorhanden sein, jedoch besteht im Wandel vom Naturprodukt zum definierten medizinischen Präparat ein großer Fortschritt in der Pharmakotherapie.

2 Pflanzeninhaltsstoffe

Für diverse **Pflanzeninhaltsstoffe** sind die therapeutisch erwünschten und unerwünschten Wirkungen belegt und auch deren Wirkungsmechanismen nachgewiesen. Phytotherapeutika sind jedoch immer Vielstoffgemische. Für die Zwiebel des Knoblauchs (*Allium sativum*) sind z. B. rund 250 Inhaltsstoffe beschrieben, von denen einige, wie Allicin, als Wirkstoffe gelten. In der Phytotherapie wird der Komposition aus verschiedenen Wirkstoffen und auch durchaus den Begleitstoffen ein günstiger Beitrag zur Gesamtwirkung beigemessen. Nachweise der Wirksamkeit (positives Zusammenwirken verschiedener Pflanzeninhaltsstoffe) und der Unbedenklichkeit von Heilpflanzen, durch die sich ein rationales Phytotherapeutikum auszeichnet, fehlen jedoch weitgehend. Das bedeutet keineswegs, dass den pflanzlichen Arzneimitteln pauschal eine Wirksamkeit abzusprechen ist. Dagegen sprechen viele Beispiele für Arzneipflanzen, die auch heute noch therapeutischen Einsatz finden, wie Anthrachinon-haltige pflanzliche Laxanzien (▶ Kap. L). Auch schwach wirksame Pflanzen mit äußerst geringer Toxizität, wie die Kamillenblüten (Matricaria flos), sollten nicht ungeprüft als Plazebos abgewertet werden. Dass sich Pflanzen insbesondere aufgrund der Tatsache, dass es sich um Vielstoffgemische handelt, als therapeutisch sinnvoll erweisen können, lässt sich zum Beispiel für Echte Kamille (*Matricaria chamomilla*) oder Opiumtinktur nachvollziehen. Andererseits sind diverse Begleitstoffe bekannt, die die Verträglichkeit pflanzlicher Arzneimittel herabsetzen, wie Stoffe mit allergisierendem Potenzial (z. B. Arnicolid D in *Arnika montana*), gastrointestinal reizende Stoffe (z. B. Digitonin, ein Steroidsaponin des roten Fingerhuts), hepatotoxische und kanzerogene Stoffe, wie die Pyrrolizidinalkaloide. Somit kann ein positives Zusammenwirken von Wirk- und Begleitstoffen nicht generell für Arzneipflanzen unterstellt werden. Folglich ist der Beweis für die therapeutischen Vorzüge von Phytotherapeutika unumgänglich, um von der traditionellen Heilmethode zur wissenschaftlich fundierten Therapieform zu finden.

2.1 Pflanzeninhaltsstoffe als Kriterium für die Arzneimittelqualität

Die Forderung nach Wirksamkeitsnachweisen ist zweifellos für die natürlichen Vielstoffgemische schwieriger zu erfüllen als für Monosubstanzen, denn die Zusammensetzung (und damit die unmittelbare Qualität) von Pflanzenextrakten wird in erheblichem Maß von verschiedenen Faktoren beeinflusst. Hierzu gehören genetische Variabilität der Heilpflanze, unterschiedliche Umweltbedingungen bei der Gewinnung der Pflanze (zum großen Teil stammen Arzneipflanzen auch heute noch aus Wildsammlungen), abweichende Faktoren bei der Drogengewinnung (Separierung von Pflanzenteilen, Trocknung, Zerkleinerung), bei der Lagerung der Drogen und den Herstellungsverfahren der Extrakte. Daher sind abweichende Befunde experimenteller und klinischer Studien, wie z.B. für verschiedene Johanniskrautextrakte (Herba hyperici) gezeigt wurde, nicht ungewöhnlich. Auch bei Drogen aus kontrolliertem Anbau ist die qualitative und quantitative Zusammensetzung naturbedingt erheblichen Schwankungen unterworfen. So kann der pharmakologisch relevante Gesamt-Hypericin-Gehalt in Herba hyperici bei standardisierter Gewinnung innerhalb einer Ernteperiode zwischen 0,1 und 0,2 % variieren. Pflanzliche Fertigarzneimittel bedürfen zur Erfüllung von Qualitätsanforderungen einer Standardisierung (bezüglich Ausgangsdroge, Zubereitungsprozess) und – sofern ein wirksamkeitsbestimmender Inhaltsstoff bekannt ist – einer Normierung (Einstellung auf einen Normwert mit Angabe des Mindest- und Höchstgehaltes). Bei der Qualitätsprüfung ist es wegen der Breite des Inhaltsstoffspektrums jedoch unmöglich, sämtliche Inhaltsstoffe zu berücksichtigen, ganz davon abgesehen, dass diese größtenteils (noch) nicht bekannt, somit analytisch nicht erfassbar sind. Besonders problematisch sind variierende Gehalte von Stoffen mit geringer therapeutischer Breite (z.B. herzwirksame Glykoside). Für Heilpflanzen, die solche Stoffe enthalten, ist vor allem die Anwendung nicht normierter Präparate höchst bedenklich. Daher gilt die Verabreichung eines Infusum aus Digitalisblättern (eine über Jahrzehnte hinweg gebräuchliche Rezeptur) oder die in veterinärmedizinischen Heilpflanzenbüchern empfohlene Verabreichung pulverisierter Digitalisblätter heute als obsolet.

Eine Klassifizierung von Pflanzeninhaltsstoffen kann, wie in ▶ Tab. 70 zusammengefasst, entsprechend ihrer nach heutigem Erkenntnisstand pharmazeutischen, pharmakologischen und toxikologischen Relevanz erfolgen. Ziel der Extraktion von Drogen ist es, die Inhaltsstoffe der Gruppen 1–4 zu konzentrieren, weil ihnen ein Beitrag an der Gesamtwirkung beigemessen wird. Trotz bestimmter Mindestanforderungen der Arzneibuchmonographien sind Phytopharmaka, wie Weißdorn(*Crataegus*)-Präparate, untereinander bezüglich der Qualität nicht vergleichbar. Das macht grundsätzlich präparatespezifische klinische Studien notwendig. Solche klinischen Untersuchungen, wie auch Bioverfügbarkeitsstudien, für die Stoffe der Gruppe 1–3 herangezogen werden können, stellen bis heute eher eine Ausnahme dar.

Wie vereinzelt für die Bioverfügbarkeit nachgewiesen wurde, kann das pharmakokinetische Verhalten eines Hauptwirkstoffes erheblich durch andere Pflanzenbestandteile beeinflusst werden. Solche Bestandteile können die Resorption wirksamkeitsbestimmender Inhaltsstoffe herabsetzen (z.B. Gerbstoffe) oder erhöhen (z.B. Saponine) und dadurch deutliche Auswirkungen auf erwünschte und toxische Effekte eines Phytotherapeutikums haben. Dies erklärt, warum Pflanzen, die dieselben wirksamkeits(mit)bestimmenden Stoffe enthalten, oft unterschiedliche Wirkungen zeigen. Wie das pharmakokinetische Verhalten von Pflanzeninhaltsstoffen sind mögliche Wechselwirkungen zwischen pflanzlichen Wirk- bzw. Begleitstoffen und konventionellen Arzneimitteln bisher wenig untersucht. Wird gerbstoffhaltiger schwarzer Tee (*Camellia sinensis*; mildes Antidiarrhoikum) gleichzeitig mit magensaftlöslichen Arzneimitteln (u.a. Analgetika) eingenommen, kann deren Resorption erheblich herabgesetzt werden. In Pflanzen sind oft gleichzeitig Stoffe mit synergistischen und antagonistischen Wirkungen enthalten. So konnten für bestimmte Inhaltsstoffe aus *Panax ginseng* antibakterielle Wirkungen nachgewiesen werden, jedoch nicht für den Gesamtextrakt. Experimentelle und klinische Daten zu isolierten Pflanzeninhalts-

▶ **Tab. 70** Klassifizierung von pflanzlichen Inhaltsstoffen/Stoffgruppen.

Kategorie der Inhaltsstoffe	Bedeutung	Beispiele
1. Wirksubstanzen (wirksamkeitsbestimmende Stoffe)	Der therapeutische Effekt des isolierten Inhaltsstoffs ist vergleichbar mit dem des Gesamtextrakts der Droge.	Anthrachinone, wie Sennoside (Extr. Sennae) Alkaloide, wie Atropin (Extr. Belladonna)
2. pharmazeutisch relevante Inhaltsstoffe	Stoffe, die nach heutigem Erkenntnisstand für die Gesamtwirkung des Extraktes mit verantwortlich sind (wirksamkeits**mit**bestimmend), die jedoch im isolierten Zustand **nicht** vergleichbare Wirkung haben wie der Gesamtextrakt	Hypericin/Pseudohypericin (Extr. Hyperici) Procyanide/Flavonoide (Extr. Crataegi)
3. Leitsubstanzen	Stoffe, die nach heutigem Erkenntnisstand keinen Beitrag zur beanspruchten Wirksamkeit leisten, aber zur Qualitätssicherung dienen	
3.1 charakteristische	Eignung zur Identifizierung und Quantifizierung	Valeriansäuren (Extr. Valerianae officinalis)
3.2 ubiquitäre	Eignung zur Quantifizierung	Rutin (Extr. Hyperici)
4. Coeffektoren	Lösungsvermittler Spurenelemente/Elektrolyte Stabilisatoren	Saponine Eisen/Natrium Polyphenole
5. Begleitstoffe		
5.1 unerwünschte	allergene organotoxische/kanzerogene	Helenalin Pyrrolizidinalkaloide
5.2 ubiquitäre		Chlorophyll, Harze
6. Gerüststoffe		Zellulose, Lignin

stoffen lassen sich daher nicht ohne Weiteres auf die Wirksamkeit und Verträglichkeit der Arzneipflanze bzw. deren Zubereitungen übertragen.

2.2 Beispiele für Pflanzeninhaltsstoffe

Pflanzeninhaltsstoffe weisen eine enorme strukturelle Mannigfaltigkeit auf. In den traditionell verwendeten Arzneipflanzen finden sich nahezu alle organischen Verbindungen. In ▶ Tab. 71 sind Beispiele für pharmakologisch relevante Gruppen von Inhaltsstoffen zusammengefasst, zu denen verschiedene Untergruppen und diverse Substanzen gehören.

Allein aus der Gruppe der **Alkaloide** (N-heterozyklische, basisch reagierende, in der Regel lipophile Substanzen) sind schätzungsweise über 10 000 Verbindungen mehr oder weniger gut charakterisiert. Entsprechend den im Molekül enthaltenen Ringsystemen werden beispielsweise Chinolin-, Chinolizidin-, Imidazol-, Indol-, Isochinolin-, Pyridin-, Pyrrolizidin-, Tropan-, Tropolonal-Alkaloide unterschieden. Sogenannte Pseudoalkaloide, wie Terpen- und Steroid-Alkaloide, sind im Gegensatz zu „echten Alkaloiden" nicht aus Aminosäuren hervorgegangen. Abgesehen von Alkaloiden mit quarternären Ammoniumgruppen (Curare-Alkaloide) werden diese Stoffe rasch und vollständig aus dem Darm resorbiert. Aufgrund ihrer Lipophilie passieren die meisten Alkaloide auch die Blut-Hirn-Schranke. Zu den Alkaloiden gehören viele stark wirksame Stoffe, (1) mit Wirkung auf Rezeptoren, wie Acetylcholin-Rezeptoren (Nikotin, Pilocarpin, Atropin, L-Hyoscyamin), Adrenozeptoren (Mutterkornalkaloide, Yohimbin), GABA-Rezeptoren (Bicucullin), Glycin-Rezeptoren (Strychnin), Opiat-Rezeptoren (Morphin); (2) mit Effekten auf die

▶ Tab. 71 Beispiele für wirksamkeitsbestimmende bzw. wirksamkeitsmitbestimmene Inhaltsstoffe von Phytotherapeutika.

Stoffgruppe	Charakteristika	Beispiele	Vorkommen
Alkaloide	basisch reagierende N-heterozyklische Naturstoffe	Chinolin-A.: Chinin Indol-A.: Strychnin Isochinolin-A.: Emetin	Chinabaum (*Cinchona pubescens*) Brechnuss (*Strychnos*-Arten) Brechwurzel (*Chephalis ipecacuanha*)
ätherische Öle	wasserdampfflüchtige Gemische lipophiler Verbindungen	Japankampfer (Keton) Menthol (Monoterpen) Cineol (Monoterpen)	Kampferbaum (*Cinnamomum camphora*) Pfefferminze (*Mentha piperita*) Eukalyptus (*Eucalyptus globulus*)
Flavonoide	Derivate von Flavan (2-Phenylchroman)	Hyperosid, Quercitin, Catechine – oligomere Catechine (Catechingerbstoffe)	Weißdorn (*Crataegus*) Eiche (*Quercus*) Eichenrinde
Cardiolide	Steroidglykoside (herzwirksame Glykoside)	Digitoxin, Lanatosid A	Fingerhut (*Digitalis purpurea*)

Freisetzung und Wiederaufnahme von Transmittern (Noradrenalin: Cocain, Ephedrin); (3) die eine Hemmung von Enzymen bewirken, wie der Acetylcholinesterase (Physostigmin, Galanthamin), Hemmung der Phosphodiesterase (Papaverin); (4) mit Wirkung auf spannungsabhängige Natriumkanäle (Aconitin, Cocain, Chinin, Veratrumkaloide); (5) die mit intrazellulären Proteinen oder DNA reagieren (Colchicin, Vinstristin, Pyrrolizidin-Alkaloide). Heilpflanzen, die stark potente Alkaloide enthalten, unterliegen der Verschreibungspflicht. Viele dieser Pflanzen haben in der Phytotherapie aufgrund ihrer hohen Toxizität nur noch historische Bedeutung (▶ Tab. 74), finden jedoch noch häufig in der Homöopathie Anwendung (▶ Kap. W).

Ätherische Öle sind in diversen Heilpflanzen (Kamille, Pfefferminze, Kampfer) und Giftpflanzen (Lebensbaum, Sadebaum) als Aromastoffe enthalten. Dabei handelt es sich um wasserdampfflüchtige Verbindungen. Diese oft komplex zusammengesetzten Gemische lipophiler Stoffe enthalten häufig Terpene und Phenylpropankörper. Bei den ätherischen Ölen stehen die lokalen Reizwirkungen und die Hyperämisierung im Vordergrund, die u. a. für Campher (Kampferbaum), Menthol (Pfefferminze) und Cineol (Eukalyptus) therapeutisch genutzt werden (▶ Kap. J und ▶ Kap. Z). Antimikrobielle Effekte, die für eine Reihe von Arzneipflanzen beschrieben sind (Eukalyptus, Kamille, Melisse, Thymian, Salbei u. a.), lassen sich oftmals auf den Gehalt an ätherischen Ölen, insbesondere auf Terpene, zurückführen. So zeigten experimentelle Untersuchungen, dass das ätherische Öl (u. a. Chamazulen) der Echten Kamille (*Matricaria chamomilla*) antibakterielle und antimykotische Wirkungen besitzt, die allerdings deutlich schwächer sind als die der konventionellen Antibiotika/ Chemotherapeutika. Auch für Melisse (*Melissa officinalis*) konnte eine breite, wenngleich relativ schwache antibakterielle Wirkung nachgewiesen werden. Ätherische Öle können auch durchaus toxisch relevante Stoffe enthalten, wie Thujan-Derivate, die im Lebensbaum (*Thuja*-Arten, Thujon) und Sadebaum (*Juniperus sabina*, Sabinen) enthalten sind (▶ Tab. 74). Im Gegensatz zur Homöopathie finden diese Giftpflanzen in der modernen Phytotherapie keine Akzeptanz mehr.

Flavanderivate, d. h. Abkömmlinge des 2-Phenylchromans, wie die Flavonoide, sind im Pflanzenreich weit verbreitet und scheinen generell in chlorophyllhaltigen Pflanzenteilen vorzukommen. Kenntnisse zur Pharmakologie und Toxikologie von Flavonoiden (Quercitin, Kämpferol, Luteolin u. a.) beruhen vorwiegend auf In-vitro-Untersuchungen. Hierüber wurden hemmende Effekte auf verschiedene Enzyme (z. B. cAMP-Phosphodiesterase, Proteinkinase C, Lipoxygenase) nachgewiesen. So basiert die spasmolytische und leicht antiphlogistische Wirkung der Echten Kamille vermutlich auf dem Flavonoidgehalt (Apigenin, Luteolin, Quercitin). Die in vivo nachgewiesenen Herzwirkungen von Weißdorn (*Crataegus oxyacantha*) werden auf den Gehalt an Flavanderivaten, wie oligomeren Procyanidinen und bestimmten Flavonoiden (Hyperosid, Quercitin), zurückgeführt (▶ S. 515) Es wird angenommen, dass diese Effekte auf einer Hemmung der Phosphodiesterase beruhen. Auch Catechine, die in Eichenarten (*Quercus*) in einem hohen Gehalt vorkommen, sind der Gruppe der Flavanderivate zuzuordnen. Die Eichenrinde (Cortex quercus) ist besonders reich an oligomeren Catechingerbstoffen, die adstringierend wirken.

Herzwirksame Steroidglykoside mit positiv inotroper Wirkung (▶ Kap. E) kommen in über 20 Pflanzenfamilien vor. Zu den sog. Cardenolid-Pflanzen gehören neben *Digitalis*(Digitoxin)- und *Strophantus*-Arten (Strophanthin) unter anderem die Meerzwiebel (*Scilla maritina*; Scillaren A), Maiglöckchen (*Convallaria majalis*; Convallatoxin), Adonisröschen (Adonis *vernalis*; Adonitoxin) und Oleander (*Nerium oleander*; Oleandrin). Der Gehalt an herzwirksamen Glykosiden ist bei diesen Pflanzen nicht auf den hier jeweils beispielhaft genannten Wirkstoff beschränkt. Maiglöckchen z. B. enthält rund 40 verschiedene Cardiolide mit unterschiedlichen pharmakokinetischen Eigenschaften. Hinsichtlich der geringen therapeutischen Breite dieser Wirkstoffe einerseits und der unzuverlässigen Resorption und Dosierbarkeit bei Anwendung herzglykosidhaltiger Pflanzen andererseits ist es aus heutiger Sicht unverständlich, dass einige Phytotherapeuten noch immer die Anwendung dieser „Forte-Phytotherapeutika" als Fertigpräparate, teils sogar als Rezepturen, empfehlen. Wegen der schweren Standardisierbarkeit pflanzlicher Extrakte (s. o.) sind bei schweren Formen der Herzinsuffizienz gegenwärtig Reinglykoside einzusetzen. Insgesamt erfreuen sich die oben genannten Pflanzen in der Homöopathie großer Beliebtheit.

3

Stand der Phytotherapie in der Tiermedizin

Viele Tierarzneimittel enthalten zwar neben synthetischen Arzneistoffen oder Antibiotika pflanzliche Bestandteile, und auch einige pflanzliche Ergänzungsfuttermittel sind im Handel, die Zahl der amtlich registrierten Tier-Phytotherapeutika ist offenbar jedoch auf rund 30 Präparate beschränkt (Stand: April 2008, www.vetidata.de; ▶ Tab. 72). Abweichend von „reinen" Phytotherapeutika enthalten diese Präparate teils anorganische Zusätze, wie Kupferchlorid [Stullmisan] oder pflanzliche Monosubstanzen, wie Tannin [Ruhrex]. Der überwiegende Teil der handelsüblichen Tier-Phytotherapeutika ist zur oralen oder lokalen Verabreichung bei mehreren Spezies bestimmt. Die meisten Präparate enthalten (im Gegensatz zu den Tier-Homöopathika, ▶ Kap. W) ausschließlich freiverkäufliche Pflanzen(bestandteile), die eine geringe Toxizität besitzen, wie Eichenrinde, Kamillenblüten und Knoblauch (▶ Tab. 72).

Stark wirksame Pflanzen („Forte-Pflanzen") sind vermutlich aufgrund von erleichterten arznei- und lebensmittelrechtlichen Bestimmungen für Homöopathika nicht als Phytotherapeutika, sondern als Homöopathika im Handel. Pflanzeninhaltsstoffe, die systemisch wirken, können grundsätzlich Rückstände im Lebensmittel bilden. Ohne Festlegung von Rückstandshöchstmengen können viele verschreibungspflichtige Pflanzen als Homöopathika ab D4 (einige sogar in niedrigeren Verdünnungen!) bei lebensmittelliefernden Tieren angewendet werden (▶ Kap. W). Phytotherapeutika dürfen bei Tieren, die der Lebensmittelgewinnung dienen, nur dann angewendet werden, wenn sie in Tab. 1 der EU-VO 37/2010 aufgeführt sind. Wie ▶ Tab. 73 zu entnehmen ist, wurde eine Reihe von Pflanzen in Tab. 1 der Verordnung aufgenommen; für diese Phytotherapeutika müssen keine Rückstandshöchstmengen beachtet werden. Im Gegensatz zu den Homöopathika handelt es sich hierbei überwiegend um freiverkäufliche Pflanzen, darunter einige „Futterpflanzen", wie Brennnesselkraut (Urtica herba). Eine weitere rechtliche Voraussetzung für die Umwidmung von **apothekenpflichtigen** Pflanzen ist, dass ein Therapienotstand besteht. Für *Aristolochia*(Osterluzei)- und Colchicin-haltige Arzneimittel (Phyto- und Homöopathika) gilt ein generelles Anwendungsverbot bei lebensmittelliefernden Tieren (Tab. 1 der EU-VO 37/2010).

Die geringe Anzahl der Tier-Phytotherapeutika mag den Anschein erwecken, dass die Anwendung von Arzneipflanzen beim Tier wenig verbreitet ist. Unter Berücksichtigung des Einsatzes von humanmedizinischen Präparaten in der Kleintierpraxis und der Verwendung von Heilpflanzen durch den Tierhalter bzw. von handelsüblichen Ergänzungsfuttermitteln, die z.T. Kombinationen aus diversen Arzneipflanzen enthalten, auch bei lebensmittelliefernden Tieren sollte die Bedeutung in der Veterinärmedizin aber nicht unterschätzt werden. Laut einer Befragung von Landwirten zur Anwendung von Arzneipflanzen beim Rind (Zitterl-Eglseer et al., Wien. Tierärztl Mschr 86, 166–176, 1999), ist der Einsatz von sogenannten Hausmitteln weit verbreitet. Hierbei steht die Anwendung von frei verkäuflichen Heilpflanzen u.a. zur Behandlung von Verdauungsstörungen (Kamille, Lein, Enzian, Kümmel, Fenchel, Anis, Pfefferminze) und zur lokalen Wundbehandlung (z.B. Arnika, Lärchenterpentin, Ringelblumen) im Vordergrund. Gelegentlich werden offenbar jedoch auch toxikologisch relevante Pflanzen, wie Sadebaum, durch Tierhalter angewendet. Sowohl der Tierarzt als auch der Tierhalter können ohne rechtliche Einschränkungen freiverkäufliche Heilpflanzen, die in Tab. 1 der EU-VO 37/2010 aufgeführt sind, bei lebensmittelliefernden Tieren einsetzen. Der Tierarzt hat aber grundsätzlich gewisse Anforderungen an die Arzneimittelqualität zu beachten.

Die Phytotherapie in der Tiermedizin steht vor dem Problem fehlender Belege für Wirkungen und Dosierungen von Heilpflanzen bei Tieren. Für Human-Phytotherapeutika wurden von der Kommission E des Bundesinstituts für Arzneimittel und Medizinprodukte historische Daten, wie klinische Studien (sofern vorhanden), ärztliche Fallberichte etc., beurteilt und bis 1994 etwa 330 Monographien erstellt. Entsprechend positiver oder negativer Einschätzungen der Nutzen/Risiko-Relation wurden für die Arzneipflanzen sogenannte Positiv- (u.a. mit Angaben zu Indikationen, Dosierungen, Anwendungsbeschränkungen) bzw. Negativmonographien als Grundlage für Nachzulassungen von Altarzneimitteln bzw. für Registrierungen traditioneller pflanzlicher Arzneimittel (§ 39a, b AMG) veröffentlicht. Nur für Phytotherapeutika, die negativ beurteilte Pflanzen enthalten, müssen Nachweise zur Wirksamkeit und Unbedenklichkeit erbracht werden. „Rationale" Phytotherapeutika zeichnen sich durch vorliegende klinische Studien (präparatspezifische) und Erfüllung einer Reihe weiterer Anforderungen bezüglich Qualität, Deklaration, Wirksamkeit und Unbedenklichkeit aus und sind von anderen „traditionellen" Phytotherapeutika, für die solche Unterlagen nicht vorliegen, und Arzneimitteln im Grenzbereich zu Lebensmitteln (z.B. Fencheltee), zu unterscheiden. Seit einiger Zeit befinden sich Human-Phytotherapeutika auf dem Markt, für die durch klinische Studien Wirksamkeitsnachweise erbracht wurden. Hersteller anderer Präparate (mit identischen Pflanzen) beziehen sich oftmals auf solche Belege, obgleich die Zusammensetzung und Galenik für die Wirkung entscheidend ist (▶ S. 501). Rund 2700 Human-Phytotherapeutika sind derzeitig in Deutschland zugelassen bzw. in geringerer Zahl registriert.

Da der medizinische Einsatz von Heilpflanzen beim Tier bis zu Beginn des 20. Jahrhunderts einen hohen Stellenwert hatte, liegen hierzu zwar gewisse Erfahrungswerte vor, sie wurden jedoch nicht – wie für die Humanmedizin – aufbereitet. Aus dem historischen veterinärmedizinischen Schrifttum geht hervor, dass die Anwendung von Heilpflanzen beim Tier vorwiegend auf Erfahrungen der Volks- und Humanmedizin beruht. Worauf sich Dosierungsangaben in Heilpflanzenbüchern für Tiere (z.B. Angaben von Fingerhutblättern in Gramm pro jeweilige Tierart) beziehen, ist schwer nachvollziehbar. Tierartliche Unterschiede sind hinsichtlich der Pharmakodynamik und Pharmakokinetik einiger Pflanzeninhaltsstoffe, wie für Digitalisglykoside, gut bekannt. Darüber sind aber nur bedingt Rückschlüsse auf die Wirkung einer Pflanzendroge möglich, weil im Vielstoffgemisch Begleitstoffe z.B. die Resorption bei verschiedenen Tierarten in variierendem Maße beeinflussen können. Die ansonsten gut verträgliche Knoblauchzwiebel kann beim Hund zur hämolytischen Anämie führen. Auch das Beispiel von Rizinusöl (▶ S. 233) mag die starken tierartlichen Unterschiede in der Wirkung von pflanzlichen Arzneimitteln verdeutlichen.

Die Phytotherapie wird in der wissenschaftlich fundierten Pharmakotherapie bei Haus- und Nutztieren nur dann an Bedeutung gewinnen, wenn definierte Präparate mit nachweislich wirksamen und unbedenklichen Dosierungen zur Behandlung jeweiliger Tierarten zur Verfügung stehen. Neben placebokontrollierten klinischen Studien herrscht auch ein Mangel an Vergleichsuntersuchungen zu konventionellen Arzneimitteln, die eine objektive Auswahl zwischen den Arzneimitteln ermöglichen.

Phytotherapeutika

▶ **Tab. 72** Handelsübliche Tier-Phytotherapeutika (Stand April 2008, www.vetidata.de).

Arzneimittelname	arzneilich wirksame Bestandteile	Tierarten	Anwendungsart (Darreichungsform)	Anwendungsgebiete
ArnikaVet	Arnikablüten	Hd., Ktz., Pfd., Rd., Schf., Zg., Schw. (WZ: 0 Tage essbares Gewebe, Milch)	lokal (Tinktur)	traditionell: Unterstützung der Hautfunktion, mild wirkendes Mittel bei Prellungen, Verrenkungen, anderen stumpfen Verletzungen
Benacet aethericum Acetatmischung	Aluminiumacetat Aluminiumkaliumsulfat (Alaun) Campher	Pfd., Rd., Schw. (WZ.: 3 Tage; essbares Gewebe, Milch)	lokal (Pulver)	traditionell: mild wirkendes Arzneimittel bei akuten Entzündungen an Sehnen und Gelenken
Brunstpulver N	Cayennepfeffer Wacholderbeeren Majorankraut Melissenblätter Rosmarinblätter Holunderblüten Schwarze Senfsamen Lindenblüten Brennesselkraut	Pfd., Rd., Schf., Zg., Schw. (WZ: 0 Tage essbares Gewebe, Milch)	oral (Pulver)	traditionell: mild wirkendes Arzneimittel zur Unterstützung der Brunst
Chevi-rhin	Eucalyptol Menthol reines Terpentinöl Thymianöl, ätherisches	Taube (befreit von Zulassungspflicht nach § 60 AMG)	lokal (Lösung)	Keim- und Schleimreduzierung bei infektiösen Erkrankungen der oberen Luftwege
Coffea praeparata	Coffea tosta (Decoctum)	Hd., Ktz., Pfd., Rd. (WZ: 0 Tage essbares Gewebe, Milch)	oral/subcutan (Lösung)	Anregung von Herz, Kreislauf, rhythmischen Regulationsvorgängen; Begleittherapie bei Störungen des Allgemeinbefindens
Colosan	Anisöl Kümmelöl Chin. Zimtbaumöl, Fenchelöl Schwefel	Hd., Kan., Pfd., Rd., Schf., Zg., Schw. (WZ: 0 Tage essbares Gewebe, Milch)	oral (Lösung)	traditionell: mild wirkendes Arzneimittel zur unterstützenden Behandlung bei futterbedingten Blähungen und Magen-Darm-Störungen

▶ **Tab. 72** Fortsetzung.

Arzneimittelname	arzneilich wirksame Bestandteile	Tierarten	Anwendungsart (Darreichungsform)	Anwendungsgebiete
Crataegus ad us. vet.	Weißdornfluidextrakt	Hd., Ktz., Pfd.	oral (Lösung)	Herz- und Kreislaufstörungen, Herzschwäche, Herzmangeldurchblutung
Darmfrei	Knoblauchzwiebel Rapsöl	Hd.	oral (Kapseln)	traditionell: Stärkung und Förderung der Verdauungsfunktion des Darmtraktes
Durchfallpulver N	Pflanzenkohle Eichenrinde Tannin (Gerbsäure)	Pfd., Rd., Schf., Zg., Schw. (WZ: 0 Tage essbares Gewebe, Milch)	oral (Pulver)	traditionell: Vorbeugung von Durchfällen bes. bei Futterunverträglichkeit und zur Verhütung von Durchfällen bei Jungtieren
Enteroconpulver	Kaolin Pflanzenkohle Eichenrinde Siliziumdioxid	Pfd., Rd., Schf., Zg., Schw. (WZ: 0 Tage essbares Gewebe, Milch)	oral (Pulver)	traditionell: mild wirkendes Arzneimittel zur unterstützenden Behandlung bei Durchfall
Euterbalsam	Arnikatinktur Campher Eukalyptusöl Nelkenöl Rosmarinöl Johanniskrautöl Lorbeerblätteröl	Rd., Schf., Zg., Pfd. (WZ: 3 Tage essbares Gewebe, Milch)	lokal (Emulsion)	traditionell: mildes Euterdesinfektionsmittel zur Vorbeugung von Euterkrankheiten und zur Unterstützung der Euterfunktion
GH 57-Salbe	Campher Eukalyptusöl Terpentinöl	Pfd., Rd., Schf., Zg., Schw., Zootiere (WZ: 3 Tage essbares Gewebe, Milch)	lokal (Salbe)	traditionell: Mastitiden, Phlegmonen, Sehnenscheidenentzündungen, rheumatische Erkrankungen
Herbi Colan	Angelikawurzelextrakt Fenchelextrakt Kamillenblütenextrakt Korianderextrakt Kümmelextrakt Löwenzahnwurzelextrakt Mariendistelextrakt Schafgarbenkrautextrakt Wermutkrautextrakt	Kan. (befreit von Zulassungspflicht nach § 60 AMG)	oral (Suspension)	gestörte Verdauungsvorgänge

▶ Tab. 72 Fortsetzung.

Arzneimittelname	arzneilich wirksame Bestandteile	Tierarten	Anwendungsart (Darreichungsform)	Anwendungsgebiete
Klausan-Paste	Lärchenterpentin, Sonnenhut	Pfd., Rd., Schf., Zg., Schw. (WZ: 3 Tage essbares Gewebe, Milch)	lokal (Paste)	traditionell: mild wirkendes Arzneimittel zur Abdeckung und Desinfektion von Huf und Klauen sowie zur Stärkung und Kräftigung des Hornwachstums
Livimun	Ginseng, Sonnenhut	Tauben (befreit von Zulassungspflicht nach §60 AMG)	oral (Lösung)	pflanzliches Immunstimulans (Paramunität)
Lorbeersalbe mit Rosmarinöl	Lorbeerblätteröl, Rosmarinöl	Hd., Ktz., Pfd., Rd., Schf., Zg., Schw. (WZ: 0 Tage essbares Gewebe, Milch)	lokal (Salbe)	traditionell: Anregung des Hornwachstums und zur Unterstützung der Organfunktion der Haut und des Bewegungsapparates als entzündungswidrige Einreibung
Melissengeist-Atembrise	Angelikaöl, Fenchelöl, Korianderöl, Kümmelöl, Melissenöl, Muskatöl, Nelkenöl, Zimtöl, Zitronenöl	Hd., Ktz, Pfd., Rd., Schw. (WZ: 0 Tage essbares Gewebe, Milch)	lokal (Lösung)	traditionell: Krampflösung und Sekretionssteigerung in den oberen Atemwegen
Neem Ungeziefer-Spray	Neem-Extrakt	Kleinnager (befreit von Zulassungspflicht nach §60 AMG)	lokal (Lösung)	Bekämpfung von Ektoparasiten
OraVital	Coffea tosta (Decoctum)	Hd., Ktz., Kan., Meerschw., Rd., Schf., Zg., Schw., Geflügel (WZ: 0 Tage essbares Gewebe, Milch)	oral/subcutan (Lösung)	traditionell: (anthroposophisch) zur Reharmonisierung des Stoffwechsel- und Nerven-Sinnes-systems durch Stärkung des rhythmischen Systems
Parasiten-Frei	Insektenblüten	Hd., Ktz, Pfd., Rd., Schw. (WZ: 0 Tage essbares Gewebe, Milch)	lokal (Lösung)	Abwehr von Fliegen, Ektoparasiten

▶ Tab. 72 Fortsetzung.

Arzneimittelname	arzneilich wirksame Bestandteile	Tierarten	Anwendungsart (Darreichungsform)	Anwendungsgebiete
Phlogamed	Arnika Campher Hamamelis Allantoin Kaliumjodid Dimethylsulfoxid	Hd., Ktz., Pfd., Rd., Schw. (WZ: 3 Tage essbares Gewebe, Milch)	lokal (Salbe)	Stauchungen, Distorsionen, Hämatome, Tendovaginitis, Bursitis, chronische Arthritiden, Neuralgien, Euterödem, Mastitis (äußerliche Unterstützungstherapie)
PhlogAsept	Hamamelisblätter Kamillenblüten Ringelblumenblüten Salbeiblättern Thymol	Hd., Ktz., Pfd., Rd., Schf., Zg., Schw., Geflügel (WZ: 0 Tage essbares Gewebe, Milch)	lokal (Lösung)	Wundreinigung, lokale Behandlung von Haut und Schleimhaut, bei Wunden, Hautentzündungen und Ekzemen
Preis-Coly	Knoblauch Malve Rainfarn Wurmfarn	Zierfische. (befreit von Zulassungspflicht nach § 60 AMG)	oral (Lösung)	gegen Kiemen- und Darmparasiten
Ruhrex	Eichenrinde Chines. Zimtbaumöl Tannin	Rd., Schw., Schf., Zg., Pfd., Huhn	oral (Lösung)	traditionell: mild wirkendes Arzneimittel zur Behandlung und zur Verhütung von Durchfällen
Stullmisan S Pulver	Kamillenblüten Melissenblätter Wermutkraut Fichtenspitzen Mangan-, Kupfer-, Kobalt-Chlorid	Hd., Pfd., Rd., Schf., Zg., Schw. (WZ: 1 Tage essbares Gewebe)	oral (Pulver)	Durchfall, Aufzuchterkrankungen
Stullmisan S Lösung	Kamillenblüten Melissenblätter Wermutkraut Fichtenspitzen Mangan-, Kupfer-, Kobalt-Chlorid	Hd., Pfd., Rd., Schf., Zg., Schw., Geflügel (WZ: 1 Tage essbares Gewebe; 0 Tage Ei)	oral (Lösung)	Durchfall, Aufzuchterkrankungen

▶ Tab. 72 Fortsetzung.

Arzneimittelname	arzneilich wirksame Bestandteile	Tierarten	Anwendungsart (Darreichungsform)	Anwendungsgebiete
Traxaxan	Lorbeeren	Pfd., Rd., Schf., Zg.	oral (Pulver)	traditionell: mild wirkendes Arzneimittel zur Vorbeuge von Nachgeburtsverhaltungen und zur Verkürzung der Nachgeburtsphase
Ventrasan N	Eichenrinde	Hd., Kan., Nerz, Pfd., Rd., Schf., Zg., Schw., Huhn (WZ: 0 Tage essbares Gewebe, Milch, Ei)	oral (Pulver)	traditionell mild wirksames Arzneimittel zur unterstützenden Behandlung bei unspezifischen Durchfällen und bei Magen-Darm-Entzündungen
Ventrarcin N	Kamillenblüten Pfefferminzblätter Schafgarbenkraut	Hd., Pfd., Rd., Schf., Zg., Schw.	oral (Lösung)	traditionell: mild wirkendes Arzneimittel zur unterstützenden Behandlung unspezifischer Durchfälle und zur Unterstützung der Organfunktion des Magen-Darm-Trakts
Vulnoplant	Hamamelis Johanniskrautöl Perubalsam Ringelblume	Hd., Ktz., Kan., Pfd., Rd., Schf., Zg., Schw. (WZ: 0 Tage essbares Gewebe, Milch)	lokal (Salbe)	zur Wundbehandlung, insbesondere bei Geschwüren und Entzündungen der Haut, des äußeren Ohrs und der Analdrüsen

3 Stand der Phytotherapie in der Tiermedizin

▶ **Tab. 73** Arzneipflanzen bzw. deren Teile oder Zubereitungen, die in Tab. 1 der EU-VO 37/2010 aufgenommen sind und für die keine Rückstandshöchstmengen festgelegt werden müssen, sowie solche, die zu den Out-of-Scope-Substanzen gehören* oder eine E-Nr. haben** und somit bei lebensmittelliefernden Tieren angewendet werden dürfen. Pflanzen, für die (teils abweichende Bestandteile, als hier aufgeführt) von der Kommission E (Human-Phytotherapeutika) im Rahmen der Nutzen/Risiko-Einschätzung eine Positiv(P-, teils mit Anwendungsbeschränkungen) bzw. Negativ(N)-Monographie erstellt wurden, sind entsprechend gekennzeichnet.

Absinthium-Extrakt (Wermut-Extrakt) P

Aloe vera: Gel, Ganzblattextrakt (nur äußerlich) P

Aloen-Extrakt P

Angelicae radix aetheroleum (Engelwurz-/Angelikawurzelöl) P

Anisi aetheroleum (Anisöl) und andere Zubereitungen aus Anis P

Arnica montana (Arnika; Blüten, Ganzpflanze): nur äußerlich P

Balsamum peruvianum (Perubalsam): nur äußerlich P

Bolbo folium (Boldoblätter) P

Carbo medicinalis (Pflanzenkohle)**

Calendulae flos (Ringelblumenblüten): nur äußerlich P

Camphora (Campher): nur äußerlich P

Capsici fructus acer (Cayennepfeffer) P

Carlinae radix (Eberwurz): nur äußerlich

Carvi aetheroleum (Kümmelöl) P

Caryophylli aetheroleum (Gewürznelkenöl) P

Centellae asiaticae extr. (Extr. Asiatischer Wassernabel): nur äußerlich

Chrysanthemi cinerariifolii flos (Insektenblumenblüten)/Pyrethrum-Extrakt: nur äußerlich

Cimicifugae recemosae rhizoma (Warzenkrautwurzel): nur äußerlich, nicht bei Tieren, von denen Milch für den menschlichen Verzehr gewonnen wird P

Cinchonae cortex (Chinarinde), standardisierte Extrakte/Zubereitungen P

Cinnamoni cassiae/Cinnamoni ceylanici cortex (Zimtrinde) P

▶ **Tab. 73** Fortsetzung.

Citri aetheroleum (Zitrusöl)

Citronella aetheroleum (Citronellöl)

Coffea arabica (Bergkaffee)*

Condurango cortex (Condurangorinde, Geierpflanze), standardisierte Extrakte/Zubereitungen P

Coriandri aetheroleum (Korianderöl) P

Cupressi aetheroleum (Zypressenöl): nur äußerlich

Echinacea purpurea (Purpursonnenhut): nur äußerlich P

Eucalypti aetheroleum (Eukalyptusöl) P

Foeniculi aetheroleum (Fenchelöl) P

Frangulae cortex (Faulbaumrinde), standardisierte Extrakte/Zubereitungen P

Gentianae radix (Enzianwurzel), standardisierte Extrakte/Zubereitungen P

Ginseng P

Hamamelis virginiana (Zaubernuss): nur äußerlich P

Hippocastani semen (Rosskastaniensamen): nur äußerlich P

Hyperici oleum (Johanniskrautöl): nur äußerlich P

Juniperi fructus (Wacholderbeeren) P

Kardamom-Extrakt (Elettaria cardamomum)

Lauri folii aetheroleum (Lorbeerblätteröl)

Lauri fructus (Lorbeerfrüchte)

Lavendulae aetheroleum (Lavendelöl): nur äußerlich P

Lespedeza capitata (Buschklee)

Lini oleum (Leinsamenöl) P

Majoranea herba (Majorankraut) N

Matricaria flos und recutita (Kamillenblüten) P

Medicago sativa extr. (Luzerne): nur äußerlich

Melissae aetheroleum (Melissenöl) P

Melissae folium (Melissenblätter) P

Menthae piperitae aetheroleum (Pfefferminzöl) P

▶ **Tab. 73** Fortsetzung.

Millefolii herba (Achillae millefolium, Schafgarbenkraut) P
Myristicae aetheroleum (Muskatnussöl): nur bei neugeborenen Tieren N
Carbo medicinalis (Pflanzenkohle)
Piceae turiones recentes extractum (Fichte)
Quercus cortex (Eichenrinde) P
Quillaia saponaria (Immergrüner Baum)
Rhei radix (Echter Rhabarber), standardisierte Extrakte und Zubereitungen daraus P
Ricini oleum (Rizinusöl): nur als Hilfsstoff
Rosmarini aetheroleum (Rosmarinöl) P
Rosmarini folium (Rosmarinblätter) und Öl P
Ruscus aculeatus (Mäusedornwurzel): nur äußerlich P
Salviae folium (Salbeiblätter) P
Sambuci flos (Holunderblüten) P
Sinapis nigrae semen (Schwarze Senfsamen)
Strychni semen (Brechnusssamen): nur oral, Dosis bis zu 0,1 mg Strychnin/kg KGW N
Symphyti radix (Beinwellwurzel): nur äußerlich auf intakter Haut P
Terebinthinae aetheroleum rectificatum (gereinigtes Terpentinöl): nur äußerlich P
Terebinthinae laricina (Lärchenterpentinöl): nur äußerlich P
Thymi aetheroleum (Thymianöl) P
Tiliae flos (Lindenblüten) P
Urticae herba (Brennnesselkraut) P

4 Anwendungsgebiete von Phytotherapeutika

Phytopharmaka sind auch nach Auffassung von Befürwortern der Phytotherapie keine Arzneimittel der Akut- und Notfallmedizin. Als Indikationen stehen vielmehr „Befindlichkeitsstörungen", wie Appetitlosigkeit, Durchfall-, Erkältungskrankheiten, sowie die Prävention von Erkrankungen im Vordergrund, wobei Arzneipflanzen allein oder als begleitende Therapie zu konventionellen Arzneimitteln vorgeschlagen werden. Bei Tieren werden Pflanzen sowohl als Bestandteil von konventionellen Arzneimitteln (s. z.B.▶ Kap. J, ▶ Kap. L, ▶ Kap. Z) als auch als Phytotherapeutika (▶ Tab. 72), häufig zur äußerlichen Behandlung von Traumata, zur Therapie von Verdauungsstörungen und Atemwegserkrankungen eingesetzt. Im Hinblick auf die Fülle von Arzneipflanzen sollen nachfolgend nur Beispiele für verschiedene Anwendungsgebiete mit besonderer Berücksichtigung der in ▶ Tab. 72 u. ▶ Tab. 73 aufgeführten Pflanzen genannt werden. Auf Dosierungsangaben muss aus den oben genannten Gründen verzichtet werden. Viele Heilpflanzen finden z. T. Einsatz bei ganz verschiedenen Störungen. Anisfrüchte werden z.B. als Carminativum bei Meteorismus und als Sekretolytikum bei respiratorischen Erkrankungen verwendet.

4.1 Erkrankungen der Verdauungsorgane

Bitterstoffreiche Pflanzendrogen (sog. Amara), wie **Gentiana radix** (Enzianwurzel), **Absinthium-Extrakt** (Wermut) und **Angelica archangelia** (Engelwurz; Erzengelwurz) werden zur **Appetitanregung** (**Stomachikum**) **und Verdauungsförderung** angewendet. Wie für Sesquiterpenlacton-Bitterstoffe des Wermutkrauts gezeigt werden konnte, bewirkt die Erregung der Zungengeschmacksknospen eine reflektorische Steigerung der Speichel- und Magensäuresekretion, eine direkte sekretionssteigernde Wirkung auf die Magenschleimhaut besteht hingegen nicht. Die Wirksamkeit von Bitterstoffdrogen ist nach tierexperimentellen Befunden von der Ausgangslage abhängig, d. h., bei ungestörtem Appetit und normaler Magensäuresekretion bleibt die Bitterstoff-induzierte Reflexsekretion aus. Insofern ist eine Steigerung der Futteraufnahme bei gesunden Tieren nicht zu erwarten. Ob inappetente Tiere überhaupt ausreichende Mengen dieser Drogen, insbesondere solche mit sehr hohem Bitterwert (Wermut, Enzian), trotz Geschmacksbeeinträchtigung aufnehmen, ist fragwürdig. Für einige Bitterdrogen, wie Wermut und Engelwurz, ist außerdem eine leicht karminative (entblähende) und choleretische Wirkung beschrieben. Engelwurz weist einen hohen Gehalt an ätherischem Öl auf (v.a. Phellandren, ein Terpen), dem eine leicht spasmolytische Wirkung beigemessen wird. Bitterstoffdrogen sind in einigen Kombinationspräparaten mit synthetischen Arzneistoffen zur Steigerung der Fresslust und als Pansenstimulanzien zugesetzt. Im Gegensatz zu Oleum Absinthinii ist das konvulsiv wirkende Thujon in den heute verwendeten Wermutzubereitungen nur in Spuren enthalten, sodass die Toxizität von Absinth-Extrakten als gering eingestuft wird. Durch den Gehalt an Furocumarinen kann Engelwurz zur Photosensibilität führen. Kontraindiziert sind alle Amara bei Ulcus ventriculi und Ulcus duodeni.

Typische **Karminativa**, d.h. Pflanzen zur Behandlung des **Meteorismus**, sind Früchte und Öle von **Anis** (*Pimpinella anisum*), **Fenchel** (*Foeniculum vulgare*), **Koriander** (*Coriandrum sativum*) und **Kümmel** (*Carum carvi*). Diese Heilpflanzen (bzw. Gewürze) enthalten gewisse Terpene (Anethol, Fenchol, Coriandrol, Carvon), auf die der karminative Effekt zurückgeführt wird. Durchblutungsfördernde Wirkungen auf die Magen-Darm-Schleimhaut, insbesondere leicht spasmolytische und antimikrobielle Wirkungen der ätherischen Öle, scheinen für die entblähenden Effekte entscheidend zu sein. Bei chronischer Blähsucht mögen diese Arzneipflanzen auch bei unseren Haus- und Nutztieren eine präventive Wirkung haben. In schweren Fällen von Meteorismus bzw. Tympanie oder akuten spastischen Koliken sind diese Phytotherapeutika jedoch zu schwach wirksam. Chirurgische Maßnahmen bzw. der Einsatz konventioneller Arzneimittel sollten dann nicht durch Experimente mit solchen Mitteln verzögert oder gar versäumt werden.

Als milde und gut verträgliche **Spasmolytika** gelten neben den oben genannten Umbelliferen-Karminativa weiterhin **Matricaria chamomilla/recutita** (**Kamille**), **Mentha piperita** (**Pfefferminze**) und **Melissa officinalis** (**Melisse**) und eine Reihe weiterer Pflanzen (Bolboblätter, Lavendel, Rosmarin). Während Melissenblätter aufgrund spasmolytischer und antibakterieller Wirkungen des ätherischen Öls bevorzugt gegen spastisch-nervöse Störungen (Carminativum, leichtes Sedativum) verwendet werden, zeichnet sich die Kamille durch eine leicht antiphlogistische Wirkung aus. Aufgrund des Gehalts an antiphlogistisch wirksamen ätherischen Ölen (α-Bisabolol, Chamazulen), spasmolytisch wirksamen Flavonoiden (Apigenin, Quercetin) und reizmildernden Schleimstoffen kommt Kamillenblüten unter den Heilpflanzen die wichtigste Bedeutung bei akuten entzündlichen Erkrankungen des Magen-Darm-Trakts mit spastischen Beschwerden zu. In-vitro-Untersuchungen zeigten eine antibakterielle und fungistatische Wirkung von Kamillenextrakten (s. ätherische Öle, ▶ S. 502). Der Pfefferminze fehlt die antiphlogistische Wirkung, sodass sie vielmehr als mildes karminativ wirkendes Spasmolytikum angewendet wird. Die Anwendung von stark spasmolytisch (und zentral) wirksamen Belladonnablättern und Bilsenkraut (Hauptalkaloide Atropin bzw. Hyoscyamin) ist heute nicht mehr gerechtfertigt, weil besser verträgliche, zudem exakt dosierbare, Arzneimittel zur Verfügung stehen, wie Butylscopolamin (▶ S. 39).

Indikationen für Gerbstoffdrogen, wozu die Rinde von **Quercus robur** (**Eiche**) und die Wurzel von **Potentilla erecta** (**Tormentille**) zählt, sind unspezifische **Durchfallerkrankungen**. Von den adstringierend wirkenden Gerbstoffen (▶ Kap. L) verspricht man sich eine antisekretorische Wirkung. Diese Gerbstoffe haben aufgrund der denaturierenden Wirkung aber auch antinutritive Effekte, sodass insbesondere Empfehlungen prophylaktischer Langzeitanwendungen gegen Durchfallerkrankungen bei Jungtieren fragwürdig erscheinen. Objektive klinische Untersuchungen von Gerbstoffdrogen im Vergleich zu Placebo und zu oralen Rehydratationslösungen (▶ Kap. G) könnten über den tatsächlichen Nutzen Aufschluss geben. Durch den Einsatz von Gerbstoffdrogen bei manifesten Durchfallerkrankungen kann auf eine ausreichende Flüssigkeits- und Elektrolytversorgung nicht verzichtet werden. Zu bedenken ist außerdem, dass die Resorption anderer oral verabreichter Arzneimittel, wie Antibiotika, dadurch herabgesetzt werden kann.

Als stark potente Laxanzien (sogenannte Drastika) wirken **Aloe** (Aloe barbadensis/capensis), **Cassia angustifolia** (Senna), **Rhamnus frangulae** (Faulbaum) und **Rheum palmatum** (Rhabarber, entspricht nicht dem „Kompott"-Rhabarber, wie *Rheum rhaponticum*). Die laxierende Wirkung beruht auf dem Gehalt an Hydroanthracen-Derivaten (Hydroanthrachinone, ▶ Kap. L), wie Aloe-Emodin, Sennosoid A und B, Frangula-Emodin bzw. Rhein. Um der strukturellen Vielfalt dieser Substanzen Rechnung zu tragen, wird die Wirkstoffgruppe heute als Anthranoide bezeichnet. Unter Einfluss der Darmflora werden Anthranoide zu Anthronen reduziert, die durch Reizung der Darmmukosa zu einer erhöhten Permeabilität der Darmwand, zu gesteigerter Sekretion und antiabsorptiven Effekten führen. Volumenzunahme des Darminhalts, Erhöhung des Füllungsdrucks und gesteigerte Motilität sind die Folge. Insbesondere bei diesen reizenden Laxanzien ist mit den in ▶ S. 232 beschriebenen Nebenwirkungen (Hypokaliämie und Verlust anderer Elektrolyte, Dehydratation), Folgen der Überdosierung (Koliken, blutige Durchfälle, Erbrechen) und den Risiken bei Daueranwendung (Colon-Daueratonie) sowie den dort genannten Wechselwirkungen zu rechnen. Diese Forte-Phytotherapeutika sollten daher nicht über längere Zeit und entgegen manchen Vorschlägen, die in Heilpflanzenbüchern für Tiere nachzulesen sind, keinesfalls zur Anregung der Fresslust bei Tieren angewendet werden. Für Anthranoid-Laxanzien wurde aufgrund experimenteller Befunde eine mutagene und tumorpromovierende Wirkung diskutiert. Die beim Menschen nicht seltene Langzeitanwendung dieser „nur pflanzlichen" Mittel durch Selbstmedikation führt zu einer Pseudomelanosis coli, die möglicherweise als Präkanzerose zu werten ist. Anthranoid-Drogen sind kontraindiziert bei Ileus jeder Genese und wegen ihrer abortiven Wirkung bei Trächtigkeit. Weitere pflanzliche Laxanzien sind Rizinusöl und Leinsamen (▶ Kap. L).

Viele Phytotherapeutika, die früher als **Anthelminthika** angewendet wurden, wie die stark schleimhautreizende **Kamala** (Mallotus philipinensis) und der thujonhaltige **Rainfarn** (Chrysanthemum vulgare), die hepato- und neurotoxischen **Wurmfarne** (Dryopteris-Arten) oder Drastika, die schwere Enteritiden verursachen, wie **Crotonöl** (Croton tiglium) und **Podophyllum peltatum** (Fußblatt, enthält Mitosehemmstoffe), sind heute aufgrund ihrer äußerst schlechten Verträglichkeit obsolet. Auch den **Arekasamen** (Areca catechu, Betelnusspalme), die das parasympathomimetisch wirksame Alkaloid Arecolin enthalten, sollte nur noch eine historische Bedeutung als Bandwurmmittel zukommen. Dass es durch das in der indischen Bevölkerung weit verbreitete „Betelkauen" nicht zu Vergiftungen kommt, beruht auf einer beim Kauen stattfindenden Inaktivierung, d. h. einer Hydrolyse der Areca-Alkaloide. Neben Arecolin haben auch andere Pflanzeninhaltsstoffe, wie **Thymol** (ätherisches Öl von **Thymian**) eine lähmende Wirkung auf die Muskulatur von Helminthen. In alten Rezepturen pflanzlicher Wurmmittel fanden sich oft Zusätze von Drastika, um die Ausscheidung der Darmparasiten zu fördern. Knoblauch (s. u.) wurde volksmedizinisch zur Förderung der Oxyuren-Ausscheidung verwendet (▶ Tab. 72). Da synthetische Anthelminthika den hier genannten Pflanzen in ihrer Wirksamkeit und Verträglichkeit überlegen sind (▶ Kap. O), wurden pflanzliche Wurmmittel aus der rationalen Pharmakotherapie verdrängt.

4.2 Erkrankungen der Atmungsorgane

Heilpflanzen, die auf die Atemwege wirken, werden als **Pektoralia** bezeichnet. Sie bieten keine Möglichkeit einer kausalen Therapie, d.h., bei bakteriellen Infektionen des Respirationstrakts gelten sie auch in der Phytotherapie nicht als Alternative zu Antibiotika/Chemotherapeutika. Ihre therapeutische Bedeutung liegt in der symptomatischen Behandlung nicht ernsthafter Atemwegserkrankungen und in der begleitenden Therapie. Pektoralia sind in vielen Kombinationspräparaten für Tiere enthalten (▶ Kap. J).

Zu den sogenannten Schleimdrogen (**Muzilaginosa**), die einen hohen Gehalt an Schleimstoffen aufweisen, gehören u. a. **Althaea officinalis** (Eibisch), **Malva silvestris** (Wilde Malve) und **Plantago lanceolata** (Spitzwegerich). Diese Schleimdrogen und Lindenblüten (**Tiliae flos**, enthalten neben Schleimstoffen insbesondere Flavonoide) sind gut verträgliche Arzneipflanzen, denen eine reizlindernde Wirkung zugesprochen wird. Daher kommen sie gegen trockenen Reizhusten bei akuten Atemwegsaffektionen zum Einsatz. Im Gegensatz zu diesen Heilpflanzen enthält **Tussilago farfara** (**Huflattich**) toxische Pyrrolizidin-Alkaloide. Da diese hepatotoxischen Alkaloide in den Huflattichblättern in wechselnden Mengen vorkommen, wurden zur Qualitätssicherung von Tussilago-Präparaten Grenzwerte festgelegt. Neben den bekannten toxischen Wirkungen auf die Leber lassen experimentelle Befunde auf eine mutagene und kanzerogene Wirkung schließen. Speziesunterschiede sind sowohl bezüglich der hepatotoxischen (besonders empfindlich sind Rind und Pferd) als auch der kanzerogenen Wirkung (Labornager) bekannt.

Zu Arzneipflanzen, die eine Förderung der Expektoration (**Expektoranzien**) bewirken, zählen unter anderem Anis, Fenchel (s. Karminativa, ▶ S. 513), Pfefferminze (s. Spasmolytika ▶ S. 513), Eucalyptus globulus (**Eukalyptus**), Saponaria officinalis (**Seifenkraut**), **Süßholz** (**Glycyrrhiza glabra**; Süßholzwurzel: Radix liquiritiae) und **Thymian** (**Thymus vulgaris**). Die expektorierende Wirkung dieser Pflanzen wird auf den Gehalt an ätherischen Ölen (Terpene: Anethol, Menthol, Cineol, Thymol; ▶ S. 210) und Saponinen zurückgeführt. Ätherische Öle werden enteral gut resorbiert und zum Teil über die Lunge abgeatmet. Durch Hyperämisierung der Bronchialschleimhaut wird eine Hypersekretion und Schleimverflüssigung hervorgerufen, sodass das Abhusten der Bronchialsekrete erleichtert wird. Da Saponine die Oberflächenspannung herabsetzen, mögen sie an der Sekretolyse beteiligt sein. Daneben gibt es Hinweise darauf, dass die Ziliaraktivität durch ätherische Öle angeregt wird und eine leicht bronchospasmolytische Wirkung hinzukommt. Wie oben erwähnt, haben ätherische Öle eine leicht antibakterielle Wirkung, deren Bedeutung für die Behandlung von Atemwegserkrankungen jedoch nicht untersucht ist. Die Expektoranz-Wirkung dieser Pflanzen ist unbestritten, fraglich bleibt jedoch, ob die pflanzlichen Expektoranzien in ihrer Wirksamkeit und Verträglichkeit definierten konventionellen Präparaten (Bromhexin u.a., ▶ S. 212) entsprechen. Obsolet ist die früher häufig als Reflexsekretolytikum verwendete **Brechwurzel** (**Radix ipecacuanhae**), denn die Isochinolin-Alkaloide (Emetin) führen über eine starke Reizung der Magenschleimhaut nicht nur zur vagal bedingten Steigerung der Bronchialsekretion, sondern auch zu Brechreiz (historisches Emetikum) und Durchfall, in höheren Dosen zu Herzrhythmusstörungen und Kollaps.

Pflanzen, die eine deutliche **Bronchospasmolyse** bewirken, wie Ephedrakraut (Ephedra-Arten; Hauptalkaloid: Ephedrin), oder die eine stark **antitussive Wirksamkeit** besitzen (Opium: Codein), haben aufgrund der Anwendung definierter Arzneimittel heute keine Bedeutung mehr.

4.3 Erkrankungen des Herz-Kreislauf-Systems

Als Tier-Phytotherapeutika zur Behandlung leichter Formen der **Herzinsuffizienz** (Schweregrad II) und Herzmangeldurchblutungen sind Weißdorn (**Crataegus oxyacantha**)-haltige Präparate (Tropfen, Injektionslösung) im Handel [Crataegus ad usum vet., **Crataegutt**]. Bei lebensmittelliefernden Tieren dürfen zurzeit nur Weißdorn-haltige Homöopathika angewendet werden. Crataegus enthält keine herzwirksamen Glykoside und weist eine geringe akute und chronische Toxizität auf. Experimentell konnte bei Hunden eine schwache positiv inotrope, positiv chronotrope, blutdrucksenkende und koronargefäßdilatierende Wirkung nachgewiesen werden, die klinische Wirksamkeit (d. h. Effekte auf das insuffiziente Herz) ist bei Tieren jedoch nicht gut belegt. Die therapeutischen Effekte werden auf den Gehalt an Flavonoiden und Procyanidinen zurückgeführt (Hemmung der Phosphodiesterase). Ob *Crataegus*-Extrakte in ihrer Wirksamkeit den ACE-Hemmern (▶ S. 164) zur Therapie einer leichten Herzschwäche bei Hund und Katze vergleichbar sind, kann aufgrund fehlender Vergleichsstudien nicht entschieden werden. Zur Therapie schwerer Formen der Herzinsuffizienz bietet Crataegus keine Alternative zu konventionellen Arzneimitteln. **Herzwirksame Glykoside**, die in einer ganzen Reihe von Pflanzen (und Tier-Homöopathika) enthalten sind, sollten aus den oben genannten Gründen nur noch als Reinsubstanzen angewendet werden. Dasselbe gilt für die Anwendung der in Chinarinde (Chinabaum; **Cinchona succirubra**) enthaltenen Alkaloide Chinin und Chinidin (s. Antiarrhythmika). Als obsolet gilt auch die von Weidetieren allgemein gemiedene weiße Nieswurz (**Veratrum album**, Synonym: weißer Germer). Diese Giftpflanze, die in vielen Homöopathika enthalten ist und deren Anwendung in älterer veterinärmedizinischer Literatur als „kardiotonisches Mittel" (teils auch als Emetikum oder Stomachikum) empfohlen wird, enthält potente Steroidalkaloide, wie Protoveratrin-B. Diese Alkaloide erhöhen die Natriumpermeabilität erregbarer Membranen mit der Folge von Parästhesien (sensorische Nerven), tetanischen Kontraktionen (Motoneuronen) und einer Senkung der Herzfrequenz und des Blutdrucks (Aktivierung der Vagoafferenzen des Herzens). Auch die bei innerlicher Anwendung starken kardiovaskulären Effekte der **Arnica montana** (**Arnika, Bergwohlverleih**) werden aufgrund einer geringen therapeutischen Breite (Gastroenteritis, Tachyarrhythmien, Kollaps), die auf den Gehalt an Sesquiterpenlactonen (Helenalin, Dihydrohelenatin) zurückgeführt wird, nicht mehr zur Behandlung von Herzinsuffizienz und Myokardmangeldurchblutungen genutzt.

4.4 Immunstimulanzien

Die bekannteste immunmodulierende Heilpflanze stellt **Echinacea purpurea/angustifolia** (**Sonnenhut**) dar, der in der Humanmedizin eine große präventive Bedeutung bei erhöhter Infektanfälligkeit beigemessen wird. Verschiedene Polysaccharide und Glykoproteine werden als Hauptwirkstoffe angesehen. Echinacea hat keine direkten antibakteriellen Effekte, viele experimentelle In-vitro- und In-vivo-Daten zeigen vielmehr eine Aktivierung der unspezifischen zellulären Abwehr nach oraler und parenteraler Gabe von Echinacea-Extrakten. Demnach wird die Phagozytoseleistung von Granulozyten und Makrophagen gesteigert, T-Helferzellen aktiviert sowie vermehrt Zytokine (Interleukin 1 und 6, TNF-alpha) produziert. Zum größten Teil beruhen die Erkenntnisse zur Immunstimulation auf Untersuchungen am Menschen und an Labornagern, d. h., kontrollierte Wirksamkeitsstudien bei Haus- und Nutztieren stehen aus. Echinacea gilt als gut verträglich, kann jedoch allergische Reaktionen hervorrufen. Wie ▶ Tab. 72 zu entnehmen ist, sind Echinacea-haltige Phytotherapeutika für Tiere sehr beschränkt im Handel. Bei lebensmittelliefernden Tieren darf Echinacea nur äußerlich angewendet werden. Dies gilt nicht für Echinacea-haltige Homöopathika, die in großer Zahl in Form von Komplexpräparaten für Tiere im Handel sind.

Eine der am umfangreichsten untersuchten Arzneipflanzen ist **Allium sativum** (**Knoblauch**). Die Knoblauchzwiebel wird in der Human-Phytotherapie als potentes Immunstimulanz angesehen, in Europa insbesondere jedoch als Geriatrikum zur Prävention altersbedingter Gefäßerkrankungen eingesetzt, weltweit bei einer breiten Palette von unterschiedlichen Erkrankungen verwendet. Diverse In-vitro-Untersuchungen wiesen eine bakteriostatisch bis bakterizide Wirkung gegen grampositive (z. B. *Staphylococcus aureus*) und gramnegative (z. B. *E. coli*) Keime sowie eine antimykotische (*Candida* u. a.) Wirkung von wässrigen Knoblauchextrakten nach, worauf die propagierte präventive Wirkung gegen Infektionserkrankungen beruhen könnte. Eine antimikrobielle Wirkung konnte auch durch In-vivo-Experimente z. B. bei Hühnern nach oraler Gabe (Reduktion der Keimzahl in der Darmflora) gezeigt werden. Die antimikrobielle Wirkung wird auf den Gehalt an Allicin zurückgeführt. Als Wirkungsmechanismus nimmt man eine Inhibition der Sulfhydryl-Gruppen mikrobieller Enzyme an. Die antimikrobielle Wirkung ist jedoch in ihrer klinischen Bedeutung sowohl in der Human- als auch in der Tiermedizin völlig ungeklärt.

4.5 Lokale Anwendungen auf Haut und Schleimhäuten

Als **Rubefacientia** kommen verschiedene Pflanzen zur Anwendung, die in ▶ S. 540 ausführlicher beschrieben sind, wie z. B. *Campher, ein ätherisches Öl mit einem hohen Anteil an Terpenen, das in* **Cinnamomum camphora** (**Campherbaum**) enthalten ist, und eine Reihe von Pflanzenölen (Eukalyptus-, Fichtennadel-, Latschenkiefer-, Pfefferminz-, Rosmarin-, Lärchenterpentinöl). Neben den in ▶ S. 540 genannten Pflanzen, die einen hohen Anteil hautreizender ätherischer Öle aufweisen, wirkt **Laurus nobilis** (**Lorbeer**) aufgrund des Gehalts an Myristin und Ölsäure hyperämisierend.

Eine Reihe von lokal angewendeten Heilpflanzen wirken aufgrund ihres Gerbstoff-Gehalts leicht adstringierend (**Adstringenzien**, ▶ S. 550), wie **Arnica montana** (**Arnika, Bergwohlverleih**), **Hamamelis virginiana** (**Zaubernuss**). Für **Hypericum perforatum** (**Johanniskraut**) sind leicht adstringierende (Flavone, Gerbstoffe) und schwach antiinflammatorische (Amentoflavon) Effekte beschrieben. Durch die phototoxische Wirkung des Hypericins (ein Hauptwirkstoff für die antidepressive Wirkung) können jedoch unter Einfluss von UV-Strahlung starke Dermatiden ausgelöst werden. **Calendula officinalis** (**Ringelblume**), die Saponine, Flavonoide, ätherisches Öl und Bitterstoffe enthält, wird eine granulationsfördernde und leicht antiphlogistische Wirkung beigemessen. **Kamille** findet aufgrund der leicht antiphlogistischen und antimikrobiellen Wirkung (▶ S. 553) auch zur Behandlung geringgradiger, unspezifischer Entzündungen der Haut und Schleimhäute Anwendung. Von der lokalen Anwendung am Auge ist jedoch dringend abzuraten, weil Kamille bei Tieren nicht selten Reizungen und allergische Reaktionen hervorruft.

Symphytum officinalis (**Beinwell**) wird zur Anregung der Knochenheilung, gegen Prellungen und Verstauchungen äußerlich angewendet. Neben Allantoin und Schleim-Polysacchariden enthält Beinwell die oben genannten (▶ S. 502, Huflattich) toxischen Pyrrolizidin-Alkaloide.

Pyrethrum-Extrakt (**Chrysanthemum cinerariifolium, Dalmatinische Insektenblume**) ist ein bewährtes **Ektoparasitenmittel** (▶ S. 336), das als Wirkstoffe Pyrethrine und Cinerine enthält. Sie wirken als potentes Kontaktgift auf das Nervensystem von Arthropoden, indem sie eine anhaltende Öffnung von spannungsabhängigen Natriumkanälen an Nervenmembranen hervorrufen. Die Toxizität von Pyrethrum-Extrakten ist für Wirbeltiere bei lokaler Anwendung gering.

5
Grenzen des Einsatzes von Arzneipflanzen

Insgesamt ist die wissenschaftliche Basis der Phytotherapie in der Tiermedizin unzureichend. Abgesehen von arznei- und lebensmittelrechtlichen Einschränkungen in der Anwendung von Heilpflanzen bei lebensmittelliefernden Tieren sollten solche Phytotherapeutika, die in der Humanmedizin aufgrund einer ungünstigen Nutzen-Risiko-Relation nicht gebräuchlich oder obsolet sind, auch nicht bei Tieren angewendet werden. Einige Beispiele hierfür sind in ▶ Tab. 74 aufgeführt.

Allgemein sind Pflanzen als riskant einzustufen, die stark potente und toxische Stoffe enthalten und die in der modernen (humanmedizinischen) Pharmakotherapie daher als obsolet gelten oder von denen nur noch isolierte Substanzen verwendet werden, um toxische Wirkungen von Begleitstoffen zu vermeiden oder eine genauere Dosierbarkeit zu erzielen. Pflanzen, die bei Überdosierung oder chronischer Anwendung erhebliche unerwünschte Wirkungen haben können, wie organotoxische oder kanzerogene Effekte, oder solche, die unerwünschte Nebenwirkungen bei zweifelhafter therapeutischer Wirksamkeit verursachen, sind ebenfalls als kritisch anzusehen.

Arzneipflanzen mit geringer therapeutischer Breite (die dosisabhängigen Grenzen zwischen Heil- und Giftpflanze sind eng) sollten bei Tieren nicht angewendet werden, weil die therapeutischen Dosen für einzelne Tierarten nicht belegt sind. Im Gegensatz zur Phytotherapie werden solche Pflanzen, wie z.B. der blaue Eisenhut (Inhaltsstoff: Aconitin, ein stark neurotoxisch wirkendes Alkaloid), trotz ihrer hohen Toxizität und unzureichend belegter therapeutischer Wirksamkeit häufig als Homöopathika bei Tieren eingesetzt. Aber auch bei den gegenwärtig in der Phytotherapie noch angewendeten Heilpflanzen kann nicht generell von jeglicher Risikofreiheit ausgegangen werden. Selbst Heilpflanzen, die als gut verträglich gelten, können allergische Reaktionen hervorrufen. Oben genannte Arzneipflanzen, wie Huflattich (*Tussilago farfara*) und Beinwell (*Symphytum officinalis*), die Pyrrolizidin-Alkaloide (in höherem Gehalt auch in Kreuzkraut) enthalten, haben neben einer dosisabhängigen hepatotoxischen Wirkung vermutlich auch kanzerogene Effekte (experimenteller Nachweis einer mutagenen und kanzerogenen Wirkung), die sich durch retrospektive Betrachtungen ihrer Anwendung am Menschen nicht eindeutig bestätigen lassen, die aufgrund tierartlicher Unterschiede bei unseren Haustieren aber nicht auszuschließen sind.

Insgesamt ist bei dem breiten Spektrum der historisch und der noch aktuell medizinisch angewendeten Pflanzen Vorsicht geboten, diese Arzneimittel unkritisch als „sanfte Naturmittel" den „bösen Synthetika" vorzuziehen. Empfehlenswert ist es, grundsätzlich nur solche Arzneimittel einzusetzen, deren Wirksamkeit und Unbedenklichkeit bei unseren Haustieren tatsächlich belegt sind.

Phytotherapeutika

▶ **Tab. 74** Beispiele für Heilpflanzen, die aufgrund einer hohen Toxizität obsolet sind und für die keine Positivmonographien durch die Kommission E (Human-Phytotherapeutika) erstellt wurden (entweder nicht oder negativ bewertet):

Pflanze	toxischer Inhaltsstoff	Stoffgruppe	frühere Indikation	wichtigste Giftwirkung
Aconitum napellus (blauer Eisenhut)	Aconitin	Alkaloid	Neuralgien	stark neurotoxisch
Areca catechu (Arekapalme)	Arecolin	Alkaloid	Anthelminthikum	neurotoxisch
Conium maculatum (gefleckter Schierling)	Coniin	Alkaloid	Analgetikum	neurotoxisch, teratogen
Chrysanthemum vulgare (Rainfarn)	β-Thujon	Terpen	Anthelminthikum	neurotoxisch
Dryopteris-Arten (Wurmfarne)	Acylphloroglucinol	Polyketid	Anthelminthikum	neurotoxisch
Inula helenium (Alaun)	Alantolacton	Sesquiterpen	Expectorans	stark allergen
Juniperus sabina (Sadebaum)	Sabinen	Terpenderivate	Abortivum	nephro-, neurotoxisch
Nerium oleander (Oleander)	Oleandrin	Glykosid	Herzschwäche	wie Digitalis-Glykoside
Senecio fuchsii (Kreuzkrautart)	Senecionin	Alkaloid	Oxytokikum	hepatotoxisch/ kanzerogen
Strychnos nux vomica (Brechnuss)	Strychnin, Brucin	Alkaloide	Kreislaufschwäche	Streckkrämpfe
Chephalis ipecacuanha (Brechwurzel)	Emetin	Alkaloid	Expectorans	stark reizend

Y Immunpharmaka

F. R. Ungemach, M. Moos und H.-J. Selbitz

1

Immunsuppressiva

Immunsuppressive Effekte können durch operative (z. B. Splenektomie), physikalische (wie Röntgenbestrahlung) und medikamentöse Maßnahmen erzielt werden. Neben Chemotherapeutika werden hierfür auch biologische Produkte, z. B. Antilymphozytenserum oder monoklonale Antikörper gegen T-Zellanteile, verwendet. ▶ **Anwendungsgebiete**: für Immunsuppressiva sind durch exogene und endogene Antigene ausgelöste Immunopathien, insbesondere Autoimmunerkrankungen und allergische Erkrankungen, wie Lupus erythematodes, Pemphigus, eosinophiler Granulomkomplex, eosinophile Gastroenteritis, Glomerulonephritis, Myasthenia gravis, autoimmunhämolytische Anämie, Autoimmunthrombozytopenie, Polyarthritis, Uveitis und atopische Dermatitis.

Immunsuppressiva werden eingeteilt in (1) **zytotoxische Immunsuppressiva**, wie Zytostatika, die unspezifisch alle proliferierenden Lymphozyten schädigen; (2) **aktivierungshemmende Immunsuppressiva**, wie Glukokortikoide, Ciclosporin und andere vor allem in der Transplantationsmedizin eingesetzte Wirkstoffe, z. B. Sirolimus, Tacrolimus und Mycophenolsäure-Prodrugs, die in den Mechanismus der Aktivierung und Differenzierung reifer Lymphozyten eingreifen und (3) **immunologische Immunsuppressiva**, wie Antilymphozytenserum oder spezifische monoklonale Antikörper, wie Infliximab, die gegen Antigene auf Lymphozyten gerichtet sind und dadurch die Lymphozytenzahl vermindern. Veterinärmedizinisch besitzen **Glukokortikoide** die größte Bedeutung als Immunsuppressiva (s. u. und ▶ S. 412). Ferner finden, teilweise in Kombination hierzu, verschiedene **Zytostatika** aus der Gruppe der Alkylanzien und Antimetaboliten Anwendung (▶ Kap. Q). Diese Pharmaka wirken vor allem auf unspezifische Abwehrmechanismen, indem sie die zelluläre Immunantwort in der Proliferationsphase und weniger die spezifische humorale Abwehr beeinträchtigen. Die Wirkungen der Zytostatika beruhen überwiegend auf zytotoxischen Effekten infolge von DNA-Synthesehemmung, die nicht nur zu einer Verringerung der Zahl von Lymphozyten führen, sondern prinzipiell alle Knochenmarkzellen betreffen. Im Vergleich zu Zytostatika ist die resultierende Immunsuppression bei Glukokortikoiden schwächer, ein wesentlicher Vorteil ist jedoch die geringere Knochenmarkschädigung. Dies gilt auch für die vorwiegend in der Transplantationsmedizin, aber auch zur Behandlung von Immunopathien teilweise eingesetzten Wirkstoffe **Ciclosporin** (Cyclosporin A) [**Atopica** (V.M.); als Augensalbe **Optimmune** (V.M.)] und **Tacrolimus** [(**Prograf** (H.M.); als Salbe **Protopic** (H.M.)], die spezifisch T-Zell-supprimierend wirken, indem sie nach Bindung an einen zytosolischen Immunophilinrezeptor die Calcineurin-abhängige Aktivierung einiger T-Zell-spezifischer Transkriptionsfaktoren, die für die Induktion der Synthese von Interleukinen (IL) notwendig sind, und damit die Interleukin-abhängige T-Zellaktivierung hemmen. **Sirolimus** [**Rapamune** (H.M.)], das geringer nephrotoxisch ist und länger als Ciclosporin wirkt, hat einen anderen, über die Kinase mTOR (mammalian Target of Rapamycin) vermittelten Mechanismus der T-Zell-Suppression, durch den die IL-2-vermittelte T-Zell-Proliferation gehemmt wird. **Mycophenolatmofetil** [**CellCept** (H.M.)] ist das Prodrug von Mycophenolsäure, die relativ selektiv nur in Lymphozyten die Purin- und damit die DNA-Synthese hemmt. Außer für Ciclosporin (▶ S. 521) liegen mit diesen Wirkstoffen noch keine therapeutischen Erfahrungen bei Tieren vor.

Die Mitbeteiligung eines immunsuppressiven Effekts an der Wirksamkeit von **D-Penicillamin** (s. u.) und **nicht-steroidalen Antiphlogistika** (wie Indometacin, Phenylbutazon oder Acetylsalicylsäure) bei rheumatischen Erkrankungen ist umstritten. **Auranofin**, ein Aurothioglukosederivat [**Ridaura** (H.M.)] erwies sich bei Hund und Katze in einer Dosis von 0,1–0,2 mg/kg zweimal täglich oral bei chronischer Polyarthritis und autoimmunologischen Erkrankungen der Haut als wirksam.

Verschiedene Antibiotika, z. B. **Chloramphenicol** und **Tetracycline**, besitzen ebenfalls schwache immunsuppressive Eigenschaften, die jedoch unerwünschte Nebenwirkungen darstellen und bei kombinierter Gabe mit Glukokortikoiden zu beachten sind (s. u. und ▶ S. 412).

1.1 Glukokortikoide

Glukokortikoide sind die Mittel der Wahl für eine immunsuppressive Basistherapie. Durch Glukokortikoide kommt es zu einer Hemmung der Interleukin-abhängigen Aktivierung von T-Helferzellen und zur Differenzierung von Effektor-T-Lymphozyten durch eine Unterdrückung der Bildung von Interleukinen (IL-1 bis -6), wodurch zelluläre Immunreaktionen unterdrückt werden. Ferner kommt es zu charakteristischen Veränderungen des weißen Blutbilds (z. B. mit Eosinopenie und einem speziesabhängigen Abfall von T-Lymphozyten), zu regressiven Veränderungen des lymphatischen Gewebes und zu einer Lymphozytopenie, die nicht auf zytotoxischen Effekten, sondern auf einer Sequestrierung dieser Zellen in Milz und Lunge beruht (▶ S. 412). Diese immunsuppressiven Eigenschaften werden vor allem bei Hund und Katze ausgenützt. ▶ **Anwendungsgebiete**: allergische Hauterkrankungen (atopisches Ekzem, Kontaktekzem), allergisch bedingte bronchopneumonische Erkrankungen, eosinophile Gastroenteritis, durch Arznei- oder Nahrungsmittel bedingte Allergien; Autoimmunerkrankungen in Form von Pemphigus, Lupus erythematodes, Thrombozytopenie, hämolytische Anämie, chronische Polyarthritis, Myasthenia gravis. Hierbei ist vielfach eine Langzeittherapie erforderlich, wofür sich **Prednisolon** (▶ S. 428) am besten eignet. **Hydrocortison** ist wegen seiner starken mineralokortikoiden Eigenschaften ungeeignet, die stark wirksamen fluorierten Glukokortikoide wie **Dexamethason** (▶ S. 431) sind aufgrund ihres höheren Nebenwirkungsrisikos weniger empfehlenswert. ▶ **Dosierung**: für Prednisolon: initial 0,5–2 mg/kg täglich i.m. oder oral verteilt auf 2 Einzeldosen. Bei schweren autoimmunologischen Erkrankungen können bis zu 4 mg/kg täglich erforderlich sein. Bei autoimmunologischen Hauterkrankungen ist im Allgemeinen nur eine systemische Therapie erfolgversprechend. Sobald eine Remission erreicht ist, soll auf die klinisch gerade noch erforderliche Erhaltungsdosis reduziert werden, die unter der Cushing-Schwellendosis (< 1 mg/kg) des betreffenden Tieres liegen soll. Nach Möglichkeit soll eine alternierende Therapie durchgeführt werden, bei der nur jeden 2. Tag Prednisolon verabreicht wird. Weitere Einzelheiten siehe unter ▶ S. 412. ▶ **Nebenwirkungen**: Bei Beachtung dieser Dosierungsrichtlinien können die bei Langzeitbehandlung unvermeidlichen Nebenwirkungen, insbesondere das erhöhte Infektionsrisiko und die Inaktivitätsatrophie der Nebennierenrinde, minimiert werden. Weitere Nebenwirkungen, ▶ **Gegenanzeigen** und ▶ **Wechselwirkungen**: ▶ S. 412

1.2 Zytostatika

Zytostatika sind zur Immunsuppression nur Mittel der zweiten Wahl, wenn durch Glukokortikoide allein keine ausreichende Wirkung mehr zu erzielen ist. Der Vorzug sollte dem antimetabolisch wirkenden **Azathioprin** gegeben werden, das nur zur Immunsuppression und nicht zur Tumortherapie eingesetzt wird. Bei Therapieresistenz können auch Alkylanzien wie **Cyclophosphamid** versucht werden. **Chlorambucil** [Leukeran (H.M.)] kann bei hartnäckiger hämolytischer Anämie in Dosen von 0,1 mg/kg (4 mg/m^2) einmal täglich oral in Kombination mit Prednisolon bei Hund und Katze eingesetzt werden. **Vincristin** [Vincristin-biosyn (H.M.)] kann bei Kortikoid-resistenter immunbedingter Thrombozytopenie in Dosen von 0,01–0,025 mg/kg (0,5–0,7 mg/m^2) streng i.v. jeden 4.–7. Tag bei Hund und Katze eine Thrombozytose bewirken.

Azathioprin

Das nur als Humanarzneimittel erhältliche Azathioprin [Imurek (H.M.)] wirkt nach Umwandlung in 6-Mercaptopurin als Purinantagonist, der über komplexe Mechanismen die Synthese von Purinnukleotiden und nachfolgend die Nukleinsäuresynthese und Mitose hemmt. Die Immunsuppression resultiert aus einer proliferationshemmenden und zytotoxischen Wirkung auf T- und B-Lymphozyten. ▶ **Anwendungsgebiete**: Autoimmunkrankheiten (ähnlich wie für Glukokortikoide, s. u. und ▶ S. 412), Glomerulitis und chronisch aggressive Hepatitis (s. u. ▶ S. 216). ▶ **Dosierung**: Hund und Katze initial bis 2 mg/kg oral, nach Remission Dosisreduktion auf < 1 mg/kg, wenn möglich alternierend jeden 2. Tag verabreicht. Bei kombinierter Gabe mit Glukokortikoiden kann die Dosis beider Kombinationspartner noch weiter (um bis zu 50%) gesenkt werden. Bis zum Wirkungseintritt können einige Wochen vergehen. ▶ **Nebenwirkungen**: Azathioprin bewirkt eine Knochenmarkdepression, wobei die Katze empfindlicher als der Hund reagiert. Folgen sind Leukopenie, Thrombozytopenie und Anämie, erhöhte Infektanfälligkeit mit Sepsisgefahr. Während der Therapie soll die Leukozytenzahl kontrolliert werden (< 7000/μl: Dosisreduktion, < 5000/μl: Absetzen). Ferner können Haarausfall, Inappetenz, Erbrechen, Durchfall, akute Pankreatitis und Leberschädigung auftreten. ▶ **Gegenanzeigen**: schwere Knochenmark- und Leberschädigung, akute Infektionen, Trächtigkeit; bei Nierenschädigung ist die Dosis zu reduzieren. ▶ **Wechselwirkungen**: Wirkungsverstärkung durch Allopurinol, Abschwächung der Wirkung curareartiger Muskelrelaxanzien.

Cyclophosphamid

Dieses DNA-alkylierende Zytostatikum wird vorwiegend in der Tumortherapie eingesetzt und ist nur als Humanarzneimittel im Handel [**Endoxan** (H.M.)] (▶ S. 360). Die über aktive Metabolite vermittelte Wirkung führt zu lymphozytotoxischen Effekten sowie zu einer Beeinträchtigung der Antikörperproduktion. ▶ **Anwendungsgebiete**: fortschreitende Autoimmunerkrankungen, die mit Glukokortikoiden oder Azathioprin nicht mehr ausreichend zu beeinflussen sind. ▶ **Dosierung**: bei oraler Gabe für Hunde und Katzen 50 mg/m² oder 2,5 mg/kg bei < 5 kg, 2,2 mg/kg bei 5–25 kg und 1,5 mg/kg bei > 25 kg Körpergewicht als dreiwöchige Intervalltherapie, wobei einer viertägigen Therapiephase ein dreitägiges therapiefreies Intervall folgt. Alternativ können 7 mg/kg einmal wöchentlich i.v. verabreicht werden. ▶ **Nebenwirkungen**: wie unter Azathioprin. Bei Langzeitgabe kann es durch den toxischen Metaboliten Acrolein vor allem bei Hunden zu hämorrhagischer Cystitis, bei männlichen Tieren zu vorübergehender Sterilität kommen. Todesfälle wurden bei Hunden nach 40 mg/kg beobachtet. ▶ **Gegenanzeigen**: s. unter Azathioprin. ▶ **Wechselwirkungen**: durch Allopurinol und Thiaziddiuretika verstärkte Knochenmarksuppression; Toxizitätssteigerung durch Barbiturate; Verlängerung der Wirkung von Succinylcholin; Verringerung der Herzglykosidresorption.

1.3 Cyclosporine

Ciclosporin

Ciclosporin (Cyclosporin A) [**Sandimmun** (H.M.)] ist ein aus Pilzen gewonnenes zyklisches Undekapeptid. Es besitzt große Bedeutung in der Transplantationsmedizin zur Verhinderung von Abstoßungsreaktionen, klinische Erfolge konnten aber auch bei verschiedenen Immunopathien des Menschen erzielt werden. ▶ **Anwendungsgebiete**: Als Tierarzneimittel ist Ciclosporin zur oralen Verabreichung bei Hunden mit chronischer atopischer Dermatitis [**Atopica**, (V.M.)] sowie als Augensalbe zur Behandlung der Keratoconjunktivitis sicca des Hundes zugelassen [**Optimmune**, (V.M.)] (▶ S. 556). Andere entzündliche Hauterkrankungen mit Pruritus (allergische, parasitäre, bakterielle, mykotische) sind vor Behandlungsbeginn auszuschließen. Bei Hunden und Katzen liegen auch klinische Erfahrungen mit diesem Wirkstoff bei Pemphigus und bullösem Pemphigoid, lymphozytär-plasmazellulärer, eosinophiler und granulomatöser Enteritis, perianaler Furunkulose sowie autoimmunhämolytischer Anämie vor. Die immunsuppressive Wirkung von Ciclosporin beruht auf einer Unterdrückung zellulärer Immunreaktionen durch Hemmung der interleukinabhängigen T-Zell-Aktivierung. Hierzu bildet das lipophile Ciclosporin im Zytoplasma einen Komplex mit Cyclophillin, einer Prolin-cis/trans-Isomerase. Dieser Komplex hemmt die Calcineurin-abhängige Aktivierung einiger, teilweise Lymphozyten-spezifischer Transkriptionsfaktoren (z. B. NFAT), die für die Induktion der Synthese verschiedener Zytokine (IL-2 bis -6) erforderlich sind. Damit fehlen die für die Lymphozytenproliferation, die Aktivierung von T-Helferzellen und die Differenzierung von Effektor-T-Lymphozyten erforderlichen Interleukine. ▶ **Dosierung**: für Hunde zur Behandlung der atopischen Dermatitis: 5 mg/kg täglich bis zur klinischen Besserung. Anschließend kann das Dosierungsintervall auf 2–4 Tage verlängert werden, bis die klinischen Symptome unter Kontrolle sind. Die Verabreichung soll in mindestens zweistündigem Abstand zur Fütterung erfolgen. Bei schweren Verlaufsformen von Autoimmunerkrankungen werden bis zu 10 mg/kg ein- bis zweimal täglich empfohlen. Ciclosporin wird schnell resorbiert. Die Bioverfügbarkeit bei Hunden ist variabel und mit 23–45 % relativ niedrig; sie wird in Anwesenheit von Futter noch weiter reduziert. Ursachen sind ein First-Pass-Effekt durch einen effizienten intestinalen Auswärtstransport über die durch das MDR-1-Gen exprimierte P-Glykoprotein-Effluxpumpe und eine umfangreiche Biotransformation in Darmwand und Leber durch Cytochrom P450 3A. Maximale Blutspiegel im Bereich von 1 µg/ml werden nach ca. einer 1–1,5 Stunden erreicht. Therapeutische Wirkspiegel liegen bei 0,1–0,5 µg/ml bei Hunden und 0,25–0,5 µg/ml bei Katzen. Ciclosporin verteilt sich gut in alle Organe mit einem Verteilungsvolumen von 1,2–4 l/kg beim Menschen. Im Gehirn werden nur niedrige Spiegel erreicht. Ciclosporin wird nahezu vollständig zu einer Vielzahl von Metaboliten biotransformiert und hauptsächlich biliär und nur zu 1–6 % unverändert renal ausgeschieden. Die **Eliminationshalbwertszeit** beträgt beim Hund 8–13 Stunden. Abzulehnen ist die Kombination mit Hemmstoffen von Cytochrom P450 3A (z. B. Ketoconazol), um durch Reduzierung der Biotransformation von Ciclosporin die Dosis zu verringern. Dadurch kann es zur Kumulation einer Vielzahl anderer Arzneimittel kommen und deren unerwünschte Wirkungen können verstärkt werden. ▶ **Nebenwirkungen**: vorübergehende gastrointestinale Störungen mit Erbrechen und Durchfall, gelegentlich Anorexie, Gingivahyperplasie, Papillomatose, Veränderungen des Haarkleids, z. B. Hypertrichose, Schwellung der Ohrmuscheln, Muskelschwäche und -krämpfe, Beeinflussung des Insulinspiegels mit Glykämie. Bei Blutspiegeln über 1 µg/ml über längere Zeiträume ist mit Anorexie und erhöhter Infektionsanfälligkeit zu rechnen. Langzeitanwendung erhöht die Prädisposition für Tumorerkrankungen. Tiere sollen während der Behandlung regelmäßig auf Lymphadenopathien kontrolliert werden. Im Unterschied zu Menschen, bei denen die bedeutendste Nebenwirkung therapeutischer Dosen eine reversible Nierenfunktionsstörung mit erhöhtem Kreatininspiegel ist, treten nephrotoxische und hepatotoxische Wirkungen bei Hunden und Katzen erst bei hohen Blutspiegeln > 3 µg/ml auf. ▶ **Überdosierung**: einmalige Gabe der sechsfachen therapeutischen Dosis führt zu keinen Überdosierungserscheinungen. Die vierfache Dosis über drei Monate verabreicht bewirkt hyperkeratotische Hautveränderungen, Hypertrichose, Gewichtsverlust, erhöhte Blutkörperchensenkungsgeschwindigkeit und Eosinopenie. Es gibt kein spezifisches Antidot. ▶ **Gegenanzeigen**: Nicht anwenden bei Überempfindlichkeit gegenüber Ciclosporin, bei Hunden jünger als sechs Monate oder mit weniger als 2 kg Körpergewicht; bei Tieren, die bereits maligne Tumorerkrankungen hatten; bei Diabetes mellitus; strenge Indikationsstellung bei eingeschränkter Leber- und Nierenfunktion und Überwachung der Kreatininwerte; keine Impfungen mit Lebendimpfstoffen zwei Wochen vor bis zwei nach der Ciclosporinbehandlung. Ciclosporin ist plazenta- und milchgängig, fruchtschädigende Wirkungen traten bei Labortieren erst in höheren Dosen auf. Wegen fehlender Studien bei Hunden wird eine Anwendung bei laktierenden Hündinnen nicht, bei trächtigen Tieren und Zuchttieren nur unter strenger Indikationsstellung empfohlen. ▶ **Wechselwirkungen**: Stoffe, die Cytochrom P450 3A hemmen, wie Makrolidantibiotika (z. B. Erythromycin) oder Azolantimykotika (z. B. Ketoconazol) können zu zwei- bis fünffach höheren Blutspiegeln von Ciclosporin führen, das Behandlungsintervall ist gegebenenfalls zu verlängern. Dies gilt auch bei gleichzeitiger Verabreichung von Steroiden (z. B. Glukokortikoiden), Cimetidin, verschiedenen Calciumkanalblockern. Induktoren von Cytochrom P450 wie Barbiturate, Phenytoin, Rifampicin sowie Sulfonamid-Trimethoprim können die Blutspiegel von Ciclosporin senken. Durch Ciclosporin kann der Efflux anderer Substrate des P-Glykoprotein-(MDR 1)-Transporters, z. B. von makrozyklischen Laktonen (Avermectine und Milbemycine) über die Blut-Hirn-Schranke beeinträchtigt werden, wodurch die ZNS-Toxizität dieser Endektozide gesteigert werden könnte. Ciclosporin vermindert die renale Ausscheidung von Digoxin. Keine gleichzeitige Gabe von potenziell nephrotoxischen Arzneimitteln, z. B. Aminoglykosidantibiotika, und von anderen Immunsuppressiva außer in Fällen schwerer Autoimmunerkrankungen.

2 Allgemeines zu Immunbiologika

2.1 Begriffsbestimmungen

Die Grenze zwischen einem Tierarzneimittel und einem Tierimpfstoff ist in vielen Fällen nicht leicht zu ziehen. Dies gilt umso mehr, als es neben Impfstoffen für Tiere eine Vielzahl biologischer Produkte gibt, die unter dem Oberbegriff Immunbiologika ad us. vet. zusammengefasst werden. Genauso wenig trennscharf wäre ein Abgrenzungsversuch durch die Überlegung, dass Arzneimittel der Therapie und Impfstoffe der Prophylaxe dienen. Arzneimittel werden beispielsweise über das Futter prophylaktisch eingesetzt, und eine Vielzahl von Impfstoffen eignen sich zum metaphylaktischen Einsatz und zur „Heilimpfung", werden also bei schon erkrankten Tieren zur Bekämpfung einer schon zumindest teilweise ausgebrochenen Seuche verwendet. Auf Tierarzneimittel soll in diesem Kapitel nicht näher eingegangen werden, doch sind nachfolgend die Begriffe, die sich im Tierseuchenrecht für Immunbiologika durchgesetzt haben, kurz beschrieben. Basis bildet die **Definition des Mittels ad us. vet.**, worunter man Sera, Impfstoffe oder Antigene, die unter Verwendung von Krankheitserregern oder auf biotechnischem Wege hergestellt werden und zur Verhütung, Erkennung oder Heilung von Tierseuchen bestimmt sind, versteht. Die in dieser Definition enthaltenen Einzelbegriffe, nämlich Sera, Impfstoffe, Antigene, werden herausgelöst und ihrerseits wie folgt präzisiert: **Sera** sind Mittel, die spezifische Antikörper oder Bestandteile von solchen Antikörpern enthalten und dazu bestimmt sind, bei Tieren wegen dieser Antikörper oder deren Bestandteile angewendet zu werden. **Impfstoffe** hingegen sind Mittel, die dazu bestimmt sind, an Tieren zur Erzeugung spezifischer Abwehr- oder Schutzstoffe angewendet zu werden. Schließlich sind **Antigene** Mittel – ausgenommen Sera und Impfstoffe – die dazu bestimmt sind, a) außerhalb des tierischen Körpers angewendet zu werden oder b) bei Anwendung am oder im tierischen Körper Reaktionen des Immunsystems auszulösen.

Wie leicht zu ersehen ist, muss in allen Fällen zunächst einmal der Mittelbegriff von dem einzuordnenden, fraglichen **Produkt** erfüllt werden. Selbiges ist in manchen Fällen schwieriger als gedacht, wenn z. B. bei der Herstellung ein Erreger verwendet wird, der nicht zwingend als Krankheitserreger anzusehen ist oder der zwar beim Menschen, nicht aber beim Tier Krankheiten auszulösen vermag. Man hat inzwischen davon abgesehen, bei der Prüfung dieser Anforderung Krankheitserreger beim Menschen von denjenigen beim Tier zu unterscheiden. Hätte der Gesetz- und Verordnungsgeber dies nämlich gewollt, hätte er nicht von **Krankheitserregern,** sondern von **Tierseuchenerregern** sprechen müssen. Würde hingegen beispielsweise ein so banaler Keim wie *Bacillus subtilis* zur Herstellung des fraglichen Produktes verwendet, so wäre hier die Verwendung eines Krankheitserregers zweifelsfrei nicht mehr gegeben, da *Bacillus subtilis* weder beim Menschen noch beim Tier Krankheiten auszulösen vermag. Ähnliches würde für die Verwendung von saprophytären Keimen bei der Herstellung gelten. In all diesen beispielhaft genannten Fällen wäre der Mittelbegriff nicht erfüllt und das Endprodukt wäre kein Tierimpfstoff. Wesentlich bei der Erfüllung des Mittelbegriffes ist nicht nur die Verwendung von Krankheitserregern, sondern auch die Zielrichtung, dass mit dem Produkt Tierseuchen verhütet, erkannt oder geheilt werden sollen. Innerhalb solcher **Bekämpfungsziele** von Tierseuchen gibt es weitere Einschränkungen. So sind z. B. Heilversuche bei einem tollwutverdächtigen oder tollwutkranken Tier verboten, wohl aber dürfen Tollwutimpfstoffe zur Verhütung der Seuche bei Tieren entsprechend der jeweiligen Einzelzulassung und nach Maßgabe der Gebrauchsinformation eingesetzt werden.

Bei den Sera sind die früher recht gebräuchlichen Vollsera inzwischen bedeutungslos. Vielmehr sind gereinigte Präparationen im Einsatz, die sämtlich den o. g. Serumbegriff erfüllen. Recht breite Anwendung finden inzwischen **Kolostralsera** mit den darin enthaltenen kolostralen Antikörpern. Produkte der genannten Art enthalten einen qualitätsgesicherten konstanten Anteil an derartigen Schutzstoffen. Ihr Schwerpunkt liegt in der Kälberaufzucht, wo sie die dort häufig zu beobachtenden Durchfälle verhüten helfen sowie die Gewichtszunahme („frohwüchsige Kälber") verbessern.

Breitesten Raum nehmen in der Produktgruppe der Immunbiologika jedoch nach wie vor die **Tierimpfstoffe** ein. Allein in der Bundesrepublik Deutschland waren zu Beginn des Jahres 2009 rund 400 verschiedene Tierimpfstoffe zugelassen.

Bei den **Antigenen** unterscheidet man solche, die außerhalb des tierischen Körpers angewendet werden und diejenigen, die am oder im Tierkörper Verwendung finden. Für letztere können beispielhaft Brucelline und Tuberkuline genannt werden. In vivo eingesetztes Brucellin dient der Diagnose der Rinder-Brucellose, in vivo intradermal gespritztes Tuberkulin soll die Feststellung einer Tuberkulose ermöglichen.

Die Liste der exakt zu bestimmenden Begriffe wäre unvollständig, würde man die in der Vergangenheit zunehmend an Bedeutung gewonnenen **Immunmodulatoren** außer Acht lassen. Immunmodulatoren sind Antigene, die dazu bestimmt sind, unspezifische Reaktionen des Immunsystems zu steigern oder abzuschwächen. Gebräuchlich waren und sind in diesem Zusammenhang auch die Ausdrücke Inducer oder Induktor. Beide zielen jedoch auf eine Stärkung und nicht auf eine Abschwächung unspezifischer Reaktionen ab. Für Immunmodulatoren gilt aufgrund bisheriger Erfahrungen, dass die allermeisten von ihnen eine Abwehrstärkung des damit behandelten Tieres zum Ziel haben. Die Dämpfung des Immunsystems spielt bis dato kaum eine Rolle, sieht man von einigen wenigen hyperreagierenden Allergiepatienten in der Kleintierpraxis einmal ab.

Für Veterinäruntersuchungsämter und die in der Diagnostik tätigen Kolleginnen und Kollegen sind schließlich noch **in vitro verwendete Sera (früher: Testsera)** bedeutsam. Hierunter sind Mittel zu verstehen, die aus Blut, Organen, Organteilen oder Organsekreten einschließlich Eiern gewonnen werden, spezifische Antikörper enthalten und dazu bestimmt sind, ohne am oder im tierischen Körper angewendet zu werden, den Zustand oder die Funktion des tierischen Körpers erkennen zu lassen oder der Erkennung übertragbarer Krankheiten und deren Erreger zu dienen. Vormalige **Testallergene** werden nicht mehr gesondert definiert, weil sie in den übrigen Begriffsbestimmungen aufgehen und unter den Mittelbegriff fallen.

2.2 Rechtsgrundlagen und Harmonisierung der Anforderungen

Rechtsvorschriften für Biologika werden heute kaum noch allein national erlassen. Von der einfachen Qualitätssicherungsrichtlinie bis hin zu rechtsverbindlichen Gesetzestexten werden solche Kreationen von Juristen und veterinärmedizinischen Experten gemeinsam beraten und oft über viele Monate, wenn nicht Jahre, ausformuliert. Dabei ist man auf unterschiedlichen Ebenen, in unterschiedlichen Regionen und mit unterschiedlichem Erfolg tätig. Wichtig zu wissen ist es, dass bestimmte Entscheidungen beispielsweise der Europäischen Kommission unmittelbar gelten, mithin von den betroffenen Mitgliedsstaaten nicht mehr in nationales Recht umgesetzt werden müssen und dass andere Vorgaben einer nationalen Umsetzung bedürfen. Beachtenswert ist auch die unterschiedliche Verbindlichkeit einzelner Texte. Während die nach Tierarten strukturierten **Richtlinien** (Guidelines) der Immuno-Arbeitsgruppe der Europäischen Arzneimittelagentur nur orientierenden Charakter haben und den pharmazeutischen Unternehmern die Zusammenstellung von Prüfmethoden und Dokumentationen erleichtern helfen sollen, mithin unverbindlich sind, haben die Texte der **Monographien des Europäischen Arzneibuchs** einen rechtlich bindenden Charakter. Von den Vorgaben einer Arzneibuchmonographie darf nur dann abgewichen werden, wenn die Alternative validiert, d. h. in ihrer Aussagekraft zuverlässig geprüft und mit den Prüfvorschriften der Monographie objektiv verglichen worden ist. Gefordert wird in solchen Fällen regelmäßig auch eine statistische Bewertung der Aussagekraft der alternativ zum Einsatz kommenden Methode. Wesentlich ist der Unterschied, dass im Gegensatz zu den o. g. Prüfrichtlinien für einzelne Tierarten die Arzneibuchmonographien nach Tierkrankheiten strukturiert sind. In der Vergangenheit führte dieser unterschiedliche Aufbau gelegentlich zu Unstimmigkeiten und Widersprüchen.

Die Zusammenarbeit der Vereinigten Staaten von Amerika, der Europäischen Union und Japans auf dem Gebiet der **International Harmonization of Technical Requirements for Registration of Veterinary Medicinal Products** (**VICH**) hat im Wesentlichen zum Ziel, Doppelprüfungen zu vermeiden und Kosten zu reduzieren. Die Bestrebungen dienen damit sowohl dem Tierschutz als auch der Wirtschaftlichkeit bei der Produktion von biologischen Produkten. Ähnlich wie im Europäischen Arzneibuchbereich lassen sich verschiedene Tätigkeitsfelder bei VICH unterscheiden. International zusammengesetzte Expertengruppen bearbeiten Harmonisierungsfragen zur Reinheit, Unschädlichkeit, Wirksamkeit und Umweltverträglichkeit von Biologika. Die Arbeit gestaltet sich zum Teil außerordentlich schwierig, weil die Regionen USA, Europa und Japan bei ihrer bisherigen Prüfungsarbeit **unterschiedliche Schwerpunkte** gesetzt hatten. Es ist deshalb die hohe Kunst der Vorsitzenden der einzelnen Arbeitsgruppen, solche Kontroversen auszuräumen und Prüfanforderungen zu formulieren, die von allen Regionen künftig akzeptiert und mitgetragen werden können. Gleichzeitig gilt es aber, zu allgemeine und damit aufzuweichende Formulierungen zu vermeiden. Die ausgearbeiteten **VICH-Leitlinien** werden regelmäßig überarbeitet und hinsichtlich ihres Kosten/Nutzen-Risikos bewertet. Eine solche Vorausplanung erfolgt im Regelfall über einen Zeitraum von mindestens 5 Jahren.

2.3 Ausnahmeregelungen im nationalen Bereich

Das **Abgabe- und Anwendungsverbot von Mitteln** wird durch das erfolgreich betriebene Zulassungsverfahren aufgehoben. Die **Zulassung** soll im Wesentlichen die Qualität der Ausgangsmaterialien und die Gleichförmigkeit des chargenweise hergestellten Fertigproduktes sicherstellen. In der Regel unterliegen biologische Produkte ad us. vet. der **Chargenprüfung** sowohl beim Hersteller als auch im staatlichen Kontrolllabor. Die Chargenprüfung ist eine Stichprobe, die für den Anwender wie für den Impfling weitere Sicherheitsgarantien geben soll. Inzwischen existieren europaweit verbindliche Listen für Tierseuchen, bei denen die zu ihrer Bekämpfung erforderlichen Impfstoffe stets der staatlichen Chargenprüfung in einem hierfür geeigneten Prüflabor unterzogen werden müssen. Manche Impfstoffe, wie beispielsweise diejenigen gegen Tollwut, sind für die Tierseuchenbekämpfung so essenziell wichtig, dass auf die staatliche Chargenprüfung generell nicht verzichtet werden kann. Sie sind deshalb fester Bestandteil der genannten Listen, die im Übrigen immer wieder aktualisiert und dem Tierseuchengeschehen angepasst werden.

Von der Zulassungspflicht gibt es Ausnahmen. So sind beispielsweise die im Rahmen von **Feldversuchen** abgegebenen und angewendeten Mittel ad us. vet. **nach §17c Abs. 4 Nr. 2 des Tierseuchengesetzes** von der Zulassungspflicht befreit. Über derartige Anträge auf Bewilligung von Feldversuchen entscheidet die im jeweiligen Bundesland zuständige Behörde. Sollen Feldversuche in mehreren Ländern der Bundesrepublik Deutschland ablaufen und ausgewertet werden, sind entsprechend viele Anträge beim jeweiligen Land einzureichen. Zur ordnungsgemäßen Auswertung solcher Versuche ist ein Versuchsleiter zu benennen. Nach Ablauf der Versuche ist ein Bericht zu verfassen, der in der Regel Bestandteil der Zulassungsunterlagen wird. Sollen Ergebnisse von Feldversuchen EU-weit anerkannt werden, müssen sie den Vorgaben der **Guten Klinischen Praxis** (**GCP**) entsprechen. Schon in der Versuchsphase ist eine Verbindung zwischen den Versuchsergebnissen und dem späteren Anwenderversprechen (Claim) herzustellen. Soll beispielsweise mit einer Impfung ein bestimmter Feldstamm aus einer Region verdrängt werden, sind entsprechende Isolate vor und nach der Impfung zu untersuchen und erforderlichenfalls zu typisieren. Sollen bei Feldversuchsanwendungen auch schon erkrankte oder als inkubiert geltende Tiere mitgeimpft werden, müssen weitere Vorprüfungen an einem kleinen bereits erkrankten Tierkollektiv durchgeführt werden. Erst dann kann der sogenannte metaphylaktische Einsatz unter Feldbedingungen mit einer größeren Tierzahl begonnen werden. Die metaphylaktische Anwendung von Impfstoffen führt zu einer erhöhten Zwischenfallmelderate, weil nicht selten der Verdacht entsteht, durch die Impfstoffanwendung sei eine Impferkrankung ausgelöst worden. Impferkrankungen sind zum Glück jedoch selten und entstehen überwiegend bei nicht hinreichend attenuierten Lebendimpfstoffen oder bei unvollständiger Inaktivierung von Totimpfstoffen. Mit dem metaphylaktischen Impfstoffeinsatz stehen Impferkrankungen nicht im unmittelbaren Zusammenhang. Ziel jeder erfolgreichen Felderprobung sollte die Zulassung sein. Manchmal erscheint

Immunpharmaka

jedoch den pharmazeutischen Unternehmen nach eingehender Prüfung die Entwicklung eines Impfstoffs nicht lukrativ, weil der Absatzmarkt in Deutschland im Vergleich zu anderen EU-Staaten als zu gering eingeschätzt wird. So sind in Südeuropa beispielsweise weitaus mehr Impfstoffe gegen Schafkrankheiten zugelassen als in Deutschland. Ähnliches gilt für Fischimpfstoffe, deren Anwendungsschwerpunkt in Nordeuropa liegt. Fehlt ein Impfstoff gegen eine bestimmte Tierseuche im Inland, und ist er hingegen im europäischen Ausland zugelassen worden, bietet der **§ 17c Abs. 4 Nr. 4 des Tierseuchengesetzes eine weitere Ausnahme** und die Möglichkeit der Abgabe und Anwendung ohne Inlandszulassung. Allerdings sind hier recht strenge Bedingungen zu erfüllen, die wegen ihrer großen Bedeutung in der Folge einzeln aufgeführt sind. Zuständig ist auch hier die Landesbehörde, in deren Hoheitsgebiet die Anwendung erfolgen soll. Mit dem **Antrag** auf Erteilung einer Ausnahmegenehmigung nach § 17c Abs. 4 Nr. 4 des Tierseuchengesetzes sind vorzulegen:
1. ein Chargenprüfprotokoll für die zum Einsatz vorgesehene Charge
2. das GMP (Gute Herstellungspraxis)-Zertifikat für den Herstellbetrieb in beglaubigter Kopie
3. die spezifischen Produktcharakteristika (SPC) in deutscher oder englischer Sprache
4. die Gebrauchsinformation in deutscher Übersetzung, welche auch dem Anwender verfügbar gemacht werden muss
5. der schriftliche Nachweis, dass der Impfstoff im Ursprungsland nach den Richtlinien 2001/82/EG und 2004/28/EG einem Review-Verfahren unterzogen worden ist und zugelassen ist (Zulassungsurkunde und Bewertungsbericht in Kopie sind beizufügen)

Die Auflistung macht deutlich, dass ein **Unterlaufen der Zulassungspflicht** vermieden werden soll. Würde hier nicht so streng reglementiert, würde die Zulassung in nur einem EU-Staat ausreichen, um den Verkauf des Mittels in Gesamteuropa zu ermöglichen. Das zentralisierte Zulassungsverfahren bei der Europäischen Arzneimittelagentur (EMEA) in London wäre damit ad absurdum geführt.

Eine Ausnahme von der Zulassungspflicht ist ferner durch die Herstellung und Anwendung bestandsspezifischer Impfstoffe gegeben. Ihre Anwendung ist begrenzt, doch kann ein Bestand aus mehreren Ställen bestehen. **Bestandsspezifische Impfstoffe** können aber durchaus auch nur an einem einzigen Tier eines Bestandes angewendet werden, wenn nur bei diesem Einzeltier dazu eine Notwendigkeit gesehen wird. Beispiele für eine solche individualspezifische (autologe) Behandlung stellen Warzenimpfstoffe dar, wobei die „Warzenernte" eines Tieres zerrieben, die Krankheitserreger inaktiviert und die fertigen Präparationen nach einer derartigen Aufbereitung dem Spendertier wieder appliziert werden. Autologe Tumorimpfstoffe sind in diesem Zusammenhang ebenfalls zu erwähnen. Breitere Anwendung bestandsspezifischer Impfstoffe erfolgt bei homologer Behandlung, wenn z.B. ein Pasteurellen-Impfstoff mit Pasteurellen eines Kaninchenbestandes als Ausgangsmaterial hergestellt und diesem Bestand auch wieder appliziert wird. Eine bestandsspezifische heterologe Behandlung liegt dann vor, wenn beispielsweise ein *E.-coli*-Impfstoff an Rinder **und** Schweine eines Bestandes verabreicht wird. Stehen Rinder und Schweine in diesem Bestand zusammen und treten bei beiden Tierspezies Durchfälle auf, die von *E. coli* unterhalten werden, ist es unerheblich, von welcher der beiden Tierarten das zu vermehrende Ausgangsmaterial gewonnen wird. Bei der Erteilung einer **Herstellungserlaubnis für bestandsspezifische Impfstoffe** muss die zuständige Landesbehörde in Deutschland prüfen, ob durch einen solchen Impfstoff nicht einem kommerziell verfügbaren, zugelassenen Impfstoff Konkurrenz gemacht würde. In einem solchen Fall hätte der bestandsspezifische Impfstoff nämlich wegen fehlender Zulassungs- und Chargenfreigabegebühren einen nicht akzeptablen Marktvorteil, der vom Halter der Zulassung des kommerziellen Impfstoffs zu Recht beanstandet würde. Bei komplex zusammengesetzten bestandsspezifischen Impfstoffen ist ein solcher Vergleich in der Regel nur dann möglich, wenn die Landesbehörde auf Zulassungsunterlagen des Paul-Ehrlich-Instituts zurückgreift. Der Gesetzgeber hat deshalb vorgesehen, bei der Erteilung einer Herstellungserlaubnis für bestandsspezifische Impfstoffe das Paul-Ehrlich-Institut zu beteiligen. Gelegentlich wird versucht, die Herstellung bestandsspezifischer Impfstoffe in das angrenzende Ausland zu verlagern. Dabei muss das lebende vom Bestand gewonnene

Isolat grenzüberschreitend innergemeinschaftlich verbracht oder in ein Drittland exportiert werden. Hieraus ergeben sich Einschränkungen, die unter Beteiligung des Bundesministeriums für Ernährung, Landwirtschaft und Verbraucherschutz (BMELV) berücksichtigt werden müssen. Ein derartiger Transport lebenden biologischen Materials vergrößert auch das **Risiko einer Seuchenverbreitung**, welches der Gesetz- bzw. Verordnungsgeber jedoch bei Bestandsimpfstoffen auf den Bereich des Bestandes beschränkt wissen wollte.

Bestandsspezifische Impfstoffe können bei lebensmittelliefernden Tieren unter bestimmten Voraussetzungen Antibiotika einsparen helfen. Im Gegensatz zu den unspezifisch schützenden, über das Futter verabreichten Antibiotika erzeugt der Impfstoffeinsatz einen spezifischen Schutz. Ein **verbraucherfreundliches Rückstandsverhalten** von bestandsspezifischen Impfstoffen ist jedoch nur dann zu erwarten, wenn bei ihrer Herstellung und Anwendung mögliche Gefährdungen durch Rückstände von Impfstoffzusätzen ausgeschlossen werden. Stoffe, die zur Inaktivierung und/oder Konservierung bestandsspezifischer Impfstoffe verwendet werden, dürfen keine im Sinne des Verbraucherschutzes schädlichen Wirkungen verursachen.

Hartnäckig diskutiert wird eine Ausweitung des Bestandes und damit des Anwendungsgebietes auf eine Region. Bestandsspezifische Impfstoffe haben jedoch gewisse **Prüfdefizite**, weil eben das Zulassungsverfahren und die Chargenprüfung nicht durchlaufen werden müssen. Die Ausweitung ihrer Anwendung auf eine Region und das Verlassen der Begrenzung des Bestandes würde eine nicht gewollte Risikoerhöhung mit sich bringen. Das durch die genannten Prüfdefizite noch bestehende **Restrisiko** ist nur dann kalkulierbar und akzeptabel, wenn die Anwendung dieser Produkte tatsächlich auf den Ursprungsbestand beschränkt wird. Wichtig ist auch, dass bestandsspezifische Impfstoffe **keine Lebendimpfstoffe** sein dürfen. Die Vermehrungsfähigkeit der isolierten Erreger muss durch erwiesenermaßen geeignete Verfahren ausgeschlossen werden.

Als weitere nationale Ausnahme von der Zulassungspflicht ist schließlich noch die **Impfung von Exporttieren** zu nennen. Hierbei werden nicht selten vom Empfängerland bestimmte Impfungen bei den zu exportierenden Tieren vorgeschrieben, auch wenn ein entsprechender Impfstoff in der Bundesrepublik Deutschland selbst nicht zugelassen ist. Die Rechtsgrundlage hierfür bietet der § 17c Abs. 4 Nr. 3 des Tierseuchengesetzes. Problematisch wird eine solche Exporttierimpfung dann, wenn beispielsweise Turnierpferde nur für einen bestimmten Zeitraum z. B. nach Japan verbracht werden, dort ein Rennen absolvieren und dann aber in die Bundesrepublik Deutschland auf dem Luftweg zurückgeschickt werden. Im Grunde handelt es sich dann nicht um Exporttiere im Sinne der o. g. Gesetzesgrundlage, da eine Rückkehr der Tiere erfolgt. Die verdeckte **Einschleppung exotischer Tierseuchen** mit solchen „Heimkehrern" ist möglich und bedarf besonderer Beachtung bei der Grenzkontrolle durch die amtlichen Tierärzte.

2.4 Sachgerechte Anwendung („Gute Impfpraxis")

Die Tierärzteschaft wird bei der Anwendung von Mitteln ad us. vet. oft mit der Frage konfrontiert, ob es sich bei einem beobachteten Zwischenfall um einen **Impfdurchbruch**, einen **Impfschaden** oder eine **Impferkrankung** handelt. Während Impfdurchbrüche dadurch charakterisiert sind, dass die Wirksamkeit des verabreichten Impfstoffs ungenügend war, sind Impfschäden solche Gesundheitsprobleme, die in ursächlichem Zusammenhang mit der Impfung stehen und die einen körperlichen oder finanziellen Schaden darstellen. In der Regel denkt man bei Impfschäden aber in erster Linie an gesundheitliche Beeinträchtigungen lokaler oder systemischer Art beim geimpften Organismus. Blickt man jedoch auf Massentierhaltungen oder den Pferdehochleistungssport, so kann aus einem körperlichen Impfschaden sekundär ein beachtlicher finanzieller Schaden entstehen. Die Trennlinie wird in der Umgangssprache auch von Fachkreisen häufig nicht scharf gezogen. Anders verhält es sich bei Impferkrankungen. Diese entstehen z. B. bei einem Inaktivatimpfstoff durch im Impfstoff noch enthaltene nicht hinreichend inaktivierte bzw. abgetötete Impfkeime oder bei Lebendimpfstoffen in solchen Fällen, in denen die Attenuierung einer oder mehrerer Komponente(n) für den geimpften Organismus nicht ausreichend war. Beispiele für solche Impferkrankungen gibt es in der Geflügelhaltung, wo der Marek-Impfstamm

"Rispens" nur vom Wirtschaftsgeflügel, nicht jedoch von vielen als Hobbytiere gehaltenen Geflügelrassen vertragen wird. Ungenügend attenuiert und damit krankmachend sind ferner manche Staupe-Impfstämme für bestimmte exotische Fleischfresser in zoologischen Gärten, obwohl dieselben Stämme bei Haushunden keine Probleme verursachen.

Impfdurchbrüche, Impfschäden und Impferkrankungen wurden deshalb an den Anfang dieses Kapitels gestellt, weil sie sich durch eine sachgerechte Herstellung, Auswahl und Anwendung von Impfstoffen in der Regel vermeiden lassen. Bei der **Auswahl eines Impfstoffs** sind zwei grundsätzliche Entscheidungen zu treffen. Zum einen ist die **Impffähigkeit** des Tieres oder des Kollektivs sachverständig zu beurteilen, zum andern muss ein für den Impfling bzw. die Impflinge geeigneter Impfstoff ausgewählt werden. Schon diese Überlegungen zeigen, dass Impfstoffe als besondere Waffen in der Seuchenbekämpfung in die Hände der Tierärzteschaft gehören. Dies gilt umso mehr, als im o. g. **Schadensfall** genau geprüft werden dürfte, ob eine sachgerechte Auswahl und Anwendung stattgefunden hat oder ob u. U. ein Versicherer – so er tätig wird – **Haftpflichtansprüche** aus seiner Sicht abwehren kann.

Mitentscheidend für den Impferfolg sind der **Infektionsdruck** der Seuche vor Ort und die **Haltung** bzw. **Umwelt** des Tieres. Letztere kann den Gesundheitszustand direkt beeinträchtigen. Zu nennen sind schlechtes Stallklima, Fütterungsfehler und eine zu hohe **Belegungsdichte**. Sind solche Faktoren vorhanden, kann die Induktion einer ausreichenden Immunantwort in Frage gestellt sein. Vor einer sachgerechten Impfung sollten diese zusätzlich belastenden Hygienefaktoren beachtet und so weit wie möglich ausgeräumt werden. Mit der Zulassung eines Impfstoffs werden für die spätere **Gebrauchsinformation** in diesem Zusammenhang Festlegungen getroffen, die den Impferfolg weiter verbessern sollen. Regelmäßig wird darauf hingewiesen, dass körperliche Beanspruchungen und Transporte vor und nach einer Impfung vermieden werden sollen. Belastend wirken auch Ausstellungen, was die Tierärzteschaft nicht selten in einen Entscheidungskonflikt bringt. Der Aussteller verlangt oft Impfungen relativ kurz vor solchen Ausstellungen, und es gilt genau abzuwägen, wie lange vorher eine Impfung noch zu verantworten ist. Grundsätzlich müssen alle negativen Einflussfaktoren so weit wie irgend möglich reduziert werden. Einflussfaktoren bei bakteriellen Lebendimpfungen sind Antibiotikaanwendungen. Mit der Zulassung eines solchen Impfstoffs wird festgelegt, wie lange **vor** dem Impfstoffeinsatz die Antibiotikaanwendung zu unterbleiben hat und wann frühestens **nach** der Anwendung einer bakteriellen Lebendvakzine erstmals wieder Antibiotika zulässig sind. Hierdurch wird deutlich, dass **Antibiotika und Impfstoffe** in der Tiermast in einem Konkurrenzverhältnis stehen. Die Tierhalter sind gut beraten, wenn sie die Entscheidung über die im Einzelfall zu treffende Strategie tierärztlicherseits überprüfen lassen. Ein solcher Rat ist umso wichtiger, als für fast alle Tierarten **Impfpläne** existieren, deren Einhaltung mitentscheidend für den längerfristigen Impferfolg ist. Zwar existiert für Nachimpfungen ein gewisser terminlicher Spielraum, doch eine falsch verstandene Großzügigkeit kann sich entweder fatal auswirken und zu einem Seuchenausbruch führen oder Einzeltiere wie z. B. Hunde verlieren durch eine nicht termingerecht durchgeführte Tollwutschutzimpfung ihre „Reisefähigkeit" und dürfen ihre Herrschaft nicht grenzüberschreitend begleiten.

Patientenbesitzer stellen oft die Frage, wie gut der Impfstoff wirkt und mit wie viel Prozent **Schutzkraft** gerechnet werden darf. Selbst nach sach- und fristgerechter Impfstoffapplikation lässt sich eine solche Frage nur für den Einzelfall hinreichend sicher beantworten. Abgesehen davon, dass es „gute" und „schlechte" Immunogene gibt, die den geimpften Organismus mehr oder weniger stark zur Ausbildung von Antikörpern und sonstigen Schutzstoffen veranlassen, ist die Empfindlichkeit und Empfänglichkeit einzelner Spezies gegenüber bestimmten Felderregern groß oder weniger groß. Tetanuserreger sind z. B. in der Umwelt weit verbreitet, doch bedroht davon werden in erster Linie Pferde und nicht Hunde. Aus diesem Grund käme niemand auf die Idee, einen Tetanusimpfstoff für Hunde zur Zulassung zu stellen. Eine Sonderstellung nehmen **Faktorenkrankheiten** (z. B. Rindergrippe) ein. Hier ist die Entwicklung und Prüfung geeigneter Impfstoffe eine hohe Kunst, weil die Einflussfaktoren nicht nur mannigfaltig sind, sondern von Bestand zu Bestand und von Region zu Region gewissen Schwankungen unterliegen können. Schon bei der Formulierung von Monographien für das Europäische Arzneibuch stellen Faktorenkrankheiten eine Herausforderung dar. Andererseits erwarten pharmazeutische Unternehmer vom Arzneibuch gerade in diesen schwierigen Fällen eine Hilfestellung bei der Festlegung des Erregerspektrums und der Herstellung, Bevorratung und Prüfung. Unter den genannten Gesichtspunkten ist es verständlich, dass Monographien für Faktorenseuchen häufigen Änderungen unterliegen. Bis heute ist es nicht gelungen, eine wirklich befriedigende Arzneibuchmonographie für E.-coli-Impfstoffe für Rinder oder Schweine auszuformulieren. Die Ergebnisse der einzelnen Prüflabors unterliegen noch immer beachtlichen Schwankungen, sodass sich die Qualität verschiedener E.-coli-Impfstoffe nur schwer vergleichen und bewerten lässt.

Bei der **Durchführung von Impfungen** ist vor allen Dingen die Gebrauchsinformation genau zu beachten. In ihr sind die als Impflinge in Frage kommenden Tierarten, die Applikationsart sowie der Applikationsort, die Dosierung, das Mindestimpfalter, das oben erwähnte Impfschema und der Zeitpunkt von Wiederholungsimpfungen aufgeführt. Wichtig ist in diesem Zusammenhang der Hinweis, dass **eigenmächtige Kombinationen**, möglicherweise noch in ein und derselben Spritze, unzulässig sind. Für das Mischen monovalent zugelassener Impfstoffe müsste de facto eine Herstellungserlaubnis bei der zuständigen Landesbehörde beantragt werden. Zur Sicherung der Qualität des Impfstoffs ist seine **sachgerechte Aufbewahrung** bedeutungsvoll. Kontrovers diskutiert wird die Frage der **Transportlagerung**. Unverständlicherweise wird hier manchmal die Auffassung vertreten, es genüge eine Kühlung in den jeweiligen Kühlschränken beim Großhändler und in der Empfängerpraxis. Der Zwischentransport in einem nicht gekühlten Fahrzeug sei ohne Bedeutung. Grundsätzlich kann aber auch eine kurzzeitige Unterbrechung der **Kühlkette** zu Wirksamkeitseinbußen führen. Um Haftpflichtansprüchen vorzubeugen, sollte vorsorglich immer auch auf dem Transport für eine Temperatur von +2 bis +8 °C gesorgt werden.

Zu einer sachgerechten Impfung bei lebensmittelliefernden Tieren gehört ferner die Einhaltung einer ggf. festgelegten **Wartezeit**. Dies ist die Zeit, die bei bestimmungsgemäßer Anwendung eines Mittels nach dessen letzter Anwendung am Tier bis zur Gewinnung von Lebensmitteln, die von diesem Tier stammen, zum Schutz der Gesundheit von Mensch und Tier einzuhalten ist und die gewährleistet, dass Rückstände in diesen Lebensmitteln, die nach der Verordnung (EU) Nr. 37/2010 der Kommission vom 22. Dezember 2009 über pharmakologisch wirksame Stoffe und ihre Einstufung hinsichtlich der Rückstandshöchstmengen in Lebensmitteln tierischen Ursprungs (Abl. EU Nr. L 15, S. 1) in der jeweils geltenden Fassung festgelegten zulässigen Höchstmengen für pharmakologisch wirksame Stoffe nicht überschreiten.

Zu betonen ist, dass bei einer Gesundheitsgefährdung des Konsumenten durch eine Nichteinhaltung von Wartezeiten der/die Verantwortliche mit dem Strafrecht bedroht wird. Von einer Ordnungswidrigkeit wird in solchen Fällen dann nicht mehr zu sprechen sein.

2.5 Europäische Tendenzen

Die Erweiterung der Europäischen Union hat zu einer mannigfaltigen **Umgestaltung** europäischer Gremien geführt. So ist inzwischen im europäischen **Tierarzneimittelausschuss** (**CVMP**) jedes Mitgliedsland nur noch mit einer Expertin bzw. einem Experten vertreten. Im allerersten Ausschuss waren damals noch zwei Experten je Land mit der Bearbeitung zentralisierter Zulassungsverfahren befasst. Zu beachten sind auch Bestrebungen, möglichst viele Verfahren in die Zuständigkeit der europäischen Arzneimittelbehörde EMEA zu bringen. Begründet wird dies mit Vorteilen, die sich aus dortiger Sicht durch eine zentrale Bündelung der Expertise fachlich und organisatorisch ergeben. Trotzdem wird es auch in Zukunft weiterhin das dezentrale Zulassungsverfahren geben, welches von einer **Koordinierungsgruppe** (CMD-V) gelenkt wird, in die ebenfalls jedes Mitgliedsland eine sachverständige Person entsendet. Parallel zu den Londoner Aktivitäten ist die europäische Arzneibuchkommission in Straßburg bestrebt, nicht nur die Grundlage für Prüfungen in Form der nach Tierarten strukturierten Monographien zu schaffen, sondern auch bestimmte **Prüfaufträge an zertifizierte Labors** der Mitgliedsstaaten zu vergeben und hierbei steuernd einzugreifen. Beispielhaft zu nennen sind dabei die **CAP-Teste**, die für **c**entralisiert autorisierte Produkte von den Straßburger Behörden jährlich festgelegt werden und von den zitierten Labors präparatespezifisch durchgeführt werden müssen. Der eigentliche Umfang dieser Prüfungen wird während des zentralisierten Zulassungsverfahrens unter Federführung des Berichterstatters und Co-Berichterstatters festgelegt. Auf dem Veterinärsektor umstritten ist die Einführung eines **Vaccine Antigen Master File (VAMF)**. Es handelt sich um einen Dokumentensatz des Zulassungsverfahrens, welcher bei komplex zusammengesetzten Impfstoffen gleichartige Bausteine charakterisieren und festschreiben soll. Der Vorteil wird darin gesehen, dass gleichartige Bausteine verschiedener Impfstoffe keiner gesonderten Dokumentation mehr bedürfen. Vielmehr kann der pharmazeutische Unternehmer auf das zitierte Vaccine Antigen Master File verweisen und eine nochmalige Kopie diesbezüglicher Unterlagen vermeiden. Problematisch wird ein solches Vorgehen dann, wenn die Zahl der Kombinationsimpfstoffe beachtlich groß ist. Dies ist im Veterinärbereich im Gegensatz zum Humanbereich der Fall. Schwierigkeiten entstehen auch dann, wenn bestimmte Antigene in Kombination mit anderen speziell angepasste Restfeuchten benötigen. Wird z. B. Parainfluenza(PI)-3 monovalent als Impfstoff hergestellt, ist die Restfeuchte eine andere, als wenn diese PI-3-Komponente Teil eines Rinder-Kombiimpfstoffes werden soll. Zur Lösung solcher Probleme wird eine Liste diskutiert, in der alle Impfstoffe aufgenommen werden sollen, bei denen sich ein Vaccine Antigen Master File als vorteilhaft erweisen könnte. Es ist aber schon jetzt abzusehen, dass eine solche Liste häufigen Änderungen unterworfen sein dürfte.

3
Spezielles zu Immunbiologika

3.1 Einteilung der Immunbiologika

Für die Einteilung der Immunbiologika ist zuerst zwischen **aktiver** und **passiver Immunisierung** zu unterscheiden. Während die aktive Immunisierung, die Impfung im engeren Sinn, den Organismus zur Aktivierung von Abwehrreaktionen anregt, werden bei der passiven Immunisierung Antikörper zugeführt.

Die zur aktiven Immunisierung eingesetzten Impfstoffe werden in Lebendimpfstoffe und Präparate aus nicht mehr vermehrungsfähigen Erregern oder Teilen von ihnen (Inaktivatimpfstoffe) unterschieden. **Lebendimpfstoffe** sind die ältere Form, ihre systematische Anwendung begann bereits im 18. Jahrhundert mit der Pockenimpfung von Edward Jenner. Die Herkunft des Impfstammes vom Rind hat zum Begriff Vakzine (lat. vacca: die Kuh) geführt. Erst gegen Ende des 19. Jahrhunderts hat man herausgefunden, dass auch inaktivierte Präparate einen Immunschutz induzieren können. Die jeweiligen Vorteile beider Impfstoffkategorien sind in ▶ Tab. 75 dargestellt.

Für Lebendimpfstoffe geeignete Stämme müssen avirulent und zugleich immunogen sein, ein noch vorhandenes Vermehrungspotenzial wird als Restvirulenz bezeichnet. Lebendimpfstoffe werden durch Selektion natürlich vorkommender Stämme auf dem klassischen Weg durch Attenuie-

▶ **Tab. 75** Vorteile von Lebend- und Inaktivatvakzinen.

Lebendvakzine	inaktivierte Vakzine
geringere Impfdosis, weniger Applikationen	einfachere Lagerung
bessere Eignung für lokale Verabreichung	keine Gefahr der Virulenzreversion
Adjuvanzien entbehrlich	keine/geringere Gefahr der Kontamination mit anderen Erregern
geringere Gefahr von Hypersensitivitätsreaktionen	keine Ausscheidung von Impfstämmen (keine diagnostischen Probleme)
Induktion von komplexeren Immunreaktionen einschließlich zellvermittelter und unspezifischer Abwehrmechanismen (z. B. Interferonen)	
schnellerer Wirkungseintritt	
relativ billig	

rung in Kultur- oder Tierpassagen gewonnen bzw. ungezielt durch chemisch induzierte Mutagenese oder gezielt durch gentechnische Deletion von Virulenzgenen, Genclustern oder Pathogenitätsinseln konstruiert. **Heterologe Lebendvakzinen** nutzen kreuzreagierende Impfstämme, die Verwendung des Vacciniavirus zur Pockenprophylaxe des Menschen war eine solche heterologe Immunisierung. Der Einsatz des Putenherpesvirus zur Immunisierung gegen die Marek-Krankheit des Huhnes ist ein aktuelles Beispiel aus der Veterinärmedizin. **Vektorvakzinen** sind die modernste Form der Lebendimpfstoffe. Einem Virus- oder Bakterienstamm, dem sogenannten Vektor, werden dazu Gene für immunisierende Antigene anderer Mikroorganismen eingepflanzt. 2001 wurde in Deutschland erstmals ein solcher Impfstoff für Tiere zugelassen. Es handelt sich um die auf dem Kanarienpockenvirus basierende Leukämievakzine Eurifel FeLV für Katzen. Die Prüfung von Lebendimpfstoffen kann sich verständlicherweise nicht nur auf die geimpften Tiere beziehen, sondern muss epidemiologische Aspekte (Ausscheidung, Überleben und Vermehrung in der Umwelt) sowie das Verhalten des Impfstammes gegenüber Nichtzieltierarten und auch dem Menschen einschließen.

Inaktivierte Vakzinen bestehen im einfachsten Fall aus Bakterien- oder Viruskulturen, die chemisch, in der Regel mit Formaldehyd, vermehrungsunfähig gemacht wurden (Vollbakterien- oder Vollvirusvakzine). Im Gegensatz zu Lebendimpfstoffen benötigen sie den Zusatz von **Adjuvanzien**, z.B. Aluminiumhydroxid, öligen Emulsionen oder ISCOMS (Immune Stimulating Complexes). In der nächsten Stufe kann durch bestimmte Kultivierungsbedingungen die Expression immunisierender Antigene, z.B. von Fimbrien bei Kolibakterien, gesteigert werden, sodass ein erhöhter Gehalt solcher Antigene pro Impfdosis gesichert wird. **Toxoidimpfstoffe** haben als immunisierende Antigene chemisch inaktivierte Proteintoxine, die eine antitoxische Immunität induzieren (Clostridienvakzine). Bei **Spaltvakzinen** werden dagegen aus den Erregerkulturen bestimmte Antigene herausgelöst und angereichert, z.B. Hämagglutinine und Neuraminidasen in Influenzavakzinen für das Pferd. Werden solche immunisierenden Antigene auf gentechnischem Weg produziert, spricht man von **Subunitvakzinen** (**Expressionsvakzinen**). Sowohl Spalt- als auch Subunitvakzine benötigen besonders potente Adjuvanzien, da sonst die von den Bakterienzellen bzw. Virionen ausgehenden Antigenreize fehlen. Eine Grundimmunisierung mit einer Inaktivatvakzine umfasst zwei Impfungen im Abstand von mindestens 2, besser 3–4 Wochen. Erst durch die Zweit- oder Boosterimpfung werden in höherem Maß Immunglobuline der Klasse G (IgG) gebildet, die für eine lang anhaltende und spezifische Immunantwort sorgen. Versuche, sogenannte Single- oder **One-shot-Impfstoffe** auf den Markt zu bringen, sind aus wirtschaftlicher Sicht und wegen der Reduzierung der Anzahl der Injektionen verständlich. Derartige Präparate müssen aber durch geeignete Adjuvanzien und Antigengehalte auch tatsächlich in die Lage versetzt werden, einen ausreichend lang anhaltenden Impfschutz zu induzieren.

Bei der Entwicklung neuer Tierimpfstoffe wird in den nächsten Jahren die Vektortechnologie eine besondere Rolle spielen. Die praktische Relevanz einiger anderer Impfstoffarten ist dagegen noch nicht mit gleicher Sicherheit zu bewerten. **DNA-Vakzinen** liegen für immunisierende Antigene kodierende Gene zugrunde, die in Plasmide eingebaut und als Impfstoffe appliziert werden, um den Organismus selbst zur Expression der Antigene und danach zur Immunantwort anzuregen. Diese Präparate werden auch als **Nukleinsäurevakzine** bezeichnet, da sie prinzipiell auch auf mRNA basieren können. In den USA und Kanada wurden 2005 die ersten DNA-Vakzinen zugelassen. In **Peptidvakzinen** werden chemisch synthetisierte Peptide als Antigene eingesetzt, bereits in den frühen 80er-Jahren des vergangenen Jahrhunderts hat es entsprechende Forschungen zur Entwicklung von MKS-Vakzinen gegeben. Mittels synthetischer Parvoviruspeptide konnte ein Schutz gegen experimentelle Infektionen mit kaninem Parvovirus bzw. dem Virus der Nerzenteritis nachgewiesen werden. Die aktuellste Entwicklung betrifft eine synthetische Vakzine gegen das Taura-Syndrom-Virus der Garnelen. Bei den **Anti-Idiotyp-Antikörper-Vakzinen** fungieren dagegen Antikörper als Impfantigene. Gegen die hypervariablen Regionen ihrer Antigenbindungsstellen (Paratope) werden wieder Antikörper gebildet. Dieser Vorgang hat auch Bedeutung für das regulatorische Netzwerk im Immunsystem. **Bakterienghosts** werden ebenfalls noch nicht in zugelassenen Impfstoffen genutzt. Durch eine gentechnisch eingeschleuste Information bilden sich Löcher in der Zellwand der betroffenen Bakterien, aus denen das Zytoplasma ausströmt. Es bleibt die leere, nicht mehr vermehrungsfähige Bakterienhülle, der Geist (Ghost), mit den unveränderten Oberflächenstrukturen. Die **Antigenexpression in Pflanzen** stellt einen weiteren möglichen Weg der Gewinnung von Impfantigenen dar, der experimentell mehrfach bewiesen werden konnte. Dabei ist zwischen der Expression in ganzen Pflanzen oder in pflanzlichen Zellkulturen zu unterscheiden. 2006 erfolgte in den USA die Zulassung der ersten in Pflanzenzellkulturen produzierten Vakzine (Newcastle Disease).

Unabhängig von der Art des jeweiligen Impfstoffes werden **Mono-** und **Kombinationsvakzine**, **Muttertierimpfstoffe** und Markervakzine unterschieden. Mit **Markervakzinen** wird das Ziel verfolgt, geimpfte Tiere von ungeimpften zu unterscheiden, weshalb das Konzept auch als **DIVA-Strategie** (**D**ifferentiating **I**nfected from **V**accinated **A**nimals) bezeichnet wird. Das kann sowohl durch einen Positivmarker als auch durch einen Negativmarker erreicht werden. Als Positivmarker fungiert ein zusätzliches Antigen, das dem natürlichen Erreger fehlt. Werden Antikörper gegen dieses Antigen nachgewiesen, muss es sich um ein geimpftes Tier handeln. Als Negativmarker dient dagegen ein Antigen, welches dem Impfstamm im Gegensatz zum Felderreger fehlt. Es kann sich dabei sowohl um eine natürlich vorkommende Defektmutante als auch um eine gezielte Deletion des Impfstammes handeln. Zur Impfung gegen die Aujeszky-Krankheit des Schweins werden seit vielen Jahren Impfstoffe mit einer Deletion des Glykoproteins E (gE) eingesetzt. Der Nachweis von gE-Antikörpern spricht in solchen Fällen immer für eine Infektion mit dem Feldvirus. Negativmarkerimpfstoffe ermöglichen die Kombination von serologischer Überwachung und Impfung in der Tierseuchenbekämpfung. Positivmarker haben dieses Potenzial nicht, da eine Infektion mit dem Felderreger nicht als solche erkannt wird. Sie sind daher nur zum Nachweis der Impfung selbst geeignet, also z. B. wenn Tiere mit der Eigenschaft „geimpft" gehandelt werden sollen. Negativmarkerimpfstoffe sind gegen die Aujeszky-Krankheit der Schweine und die BHV1-Infektion der Rinder im Einsatz, zugelassene Positivmarkerimpfstoffe gibt es in Deutschland nicht.

Die **passive Immunisierung** wird derzeit nur noch für wenige Indikationen genutzt. Bei der Mehrzahl der für Hunde, Katzen, Schweine, Rinder, Schafe und Ziegen zugelassenen Präparate handelt es sich um **xenogene** (**heterologe**) **Blutserumpräparate** vom Pferd. Lediglich beim Pferd und beim Hund [Stagloban (V.M.)] werden **allogene** (**homologe**) **Blutsera** eingesetzt. Für Rinder ist auch ein allogenes Kolostralpräparat [Biofakt orinject (V.M.)] verfügbar. Allogene Sera haben u. a. den Vorteil längerer Halbwertszeiten. Für Hund, Katze, Pferd, Rind, Schaf, Ziege und Schwein sind Tetanus-Sera zugelassen. Für Katzen steht ein Serum zur Behandlung von Panleukopenie und Katzenschnupfen zur Verfügung [Feliserin PRC (V.M.)], bei Hunden kann Stagloban gegen Staupe, HCC und Parvovirose eingesetzt werden. Neben polyklonalen Antikörpern aus dem Blutserum oder Kolostrum können auch **monoklonale Antikörper** therapeutisch oder metaphylaktisch eingesetzt werden. Die Antikörperproduktion über Eier geimpfter Hühner ist ebenfalls möglich, **Ei-Antikörper** wurden auch erfolgreich bei Haussäugetieren erprobt, Handelspräparate stehen nicht zur Verfügung. Die **Antikörperexpression in Pflanzen** ist ebenfalls gelungen, aber noch nicht praxisrelevant.

Biologische Immunmodulatoren gehören zwar nicht zu den Präparaten der aktiven und passiven Immunisierung, da sie aber auf biologischem Weg erzeugt werden und ihre Wirkung über die Induktion immunologischer Reaktionen vermittelt wird, fallen sie letztlich unter die Immunbiologika. Der Immunmodulator Zylexis (V.M.) ist z. B. als **Paramunitätsinducer** auf der Basis des *Parapoxvirus ovis* zur Stimulation unspezifischer Abwehrmechanismen bei Hund, Katze, Pferd, Schwein und Rind einsetzbar. **Rekombinantes felines Interferon-ω** [Virbagen Omega (V.M.)], das in Seidenraupen exprimiert und aus diesen angereichert und gereinigt wird, hat seine Wirksamkeit gegenüber verschiedenen Virusinfektionen bei Katze und Hund bewiesen und ist z. B. zur Anwendung gegen die kanine Parvovirose und Infektionen mit dem felinen Leukämievirus zugelassen.

3.2 Impfungen gegen anzeigepflichtige Tierseuchen

Grundlage ist die Verordnung über anzeigepflichtige Tierseuchen vom 3.11.2004. Auf EU-Ebene legt die Richtlinie 82/894/EWG im Anhang I die für die Mitgliedsstaaten „mitteilungspflichtigen Seuchen" der Tiere fest. Für die internationale Zusammenarbeit bei der Tierseuchenbekämpfung ist ferner die von der OIE (World Organization of Animal Health) in Paris herausgegebene Liste der Tierkrankheiten bedeutsam. Im Fall der Einschleppung exotischer Tierseuchen gilt nach der Richtlinie 92/119/EWG „... in der Regel der Grundsatz der Nichtimpfung. Für besondere Notfälle ist jedoch eine Impfung vorzusehen." Die in Frage kommenden Tierseuchen sind im Anhang zu dieser Richtlinie bestimmt. Die Verordnungen zur Bekämpfung der anzeigepflichtigen Tierseuchen enthalten Regelungen über Impfungen, die in den meisten Fällen ausdrücklich verboten sind. Gegen Rindertuberkulose und Brucellose existieren beispielsweise schon lange Impfverbote, weil Vakzineanwendungen die konventionelle Diagnostik beeinträchtigt hätten. In Großbritannien wird allerdings wegen der epidemiologischen Bedeutung des Dachses für die Rindertuberkulose an einer Impfung für diese Wildtiere gearbeitet. Früher übliche Massenimpfungen, z.B. gegen Maul- und Klauen-Seuche (MKS) und Schweinepest, wurden Anfang der 90er-Jahre auf EU-Ebene eingestellt. Durch die Fortschritte der DIVA-Verfahren ergeben sich neue Ansatzpunkte für den Einsatz von Impfstoffen in der Tierseuchenbekämpfung, weil das alte Dogma „entweder Impfung oder serologische Überwachung" seine Gültigkeit verloren hat.

Die ersten DIVA-Impfstoffe kamen gegen die **Aujeszky-Krankheit der Schweine** (AK) zum Einsatz, sie haben wesentlich zur Tilgung dieser Tierseuche beigetragen. Deutschland wurde 2003 von der EU als frei von dieser Tierseuche anerkannt. Grundlage war die Erkenntnis, dass das Fehlen des Glykoproteins E (gE) zur Attenuierung des Virus führt, ohne die Vermehrungsfähigkeit zu beeinträchtigen. Somit konnten Lebendimpfstoffe mit gE-deletierten Stämmen eingesetzt werden. In den von der EU als AK-frei anerkannten Regionen gilt dann wieder das Impfverbot. Auf Grund der guten Ergebnisse werden derzeit bei einer weiteren Herpesvirusinfektion, der **Bovinen Herpesvirusinfektion Typ 1** (BHV 1), Impfstoffe mit der gleichen Negativmarkierung eingesetzt.

Weitere anzeigepflichtige Tierseuchen, gegen die in Deutschland Impfstoffe eingesetzt werden, sind Tollwut, Newcastle-Krankheit, Rauschbrand und Salmonellose der Rinder.

Gegen **Tollwut** werden bei Hunden, Katzen, Frettchen, Pferden, Rindern, Schafen und Ziegen ausnahmslos inaktivierte Impfstoffe eingesetzt, für Hunde und Katzen sind auch Kombinationsimpfstoffe verfügbar. Impfpflicht besteht nur im grenzüberschreitenden Verkehr für Hunde, Katzen und Frettchen. Hunde und Katzen, die über einen „wirksamen Impfschutz" verfügen, werden durch die Tollwut-Verordnung insoweit begünstigt, dass sie bei Kontakt mit einem tollwutverdächtigen Tier nicht getötet werden müssen, sondern unter behördliche Beobachtung gestellt werden können. Wirksamer Impfschutz besteht bei Welpen, die im Alter von mindestens 3 Monaten geimpft wurden, ab 21 Tagen nach der Grundimmunisierung und erstreckt sich über den vom Hersteller angegebenen Zeitraum nach der Impfung. Wiederholungsimpfungen müssen jeweils entsprechend den Herstellerangaben durchgeführt werden. Bei Auslandsreisen dient der Europäische Heimtierausweis seit 2004 zur Dokumentation der Tollwutimpfung. Da der Fuchs in Mitteleuropa unstritten das Hauptkettenglied der Tollwutepidemiologie ist, 71,7 % aller zwischen 1977 und 1997 in Europa registrierten Tollwutfälle betrafen diese Tierart, wurden seit den frühen 80er-Jahren Bemühungen unternommen, durch Immunisierung der Fuchspopulationen Fortschritte in der Tollwutbekämpfung zu erzielen (▶ S. 535).

Zur Vorbeugung der **Newcastle-Krankheit** besteht Impfpflicht für Hühner und Puten. Die Impfung gegen **Rauschbrand** ist mittels Clostridien-Kombinationsvakzinen bei Rindern und Schafen möglich. Gegen **Rindersalmonellose** sind *Salmonella(S.)-Typhimurium*- und *-Dublin*-Lebendimpfstoffe zur oralen Applikation an Kälber bis zur 6. Lebenswoche und ein Typhimurium-Inaktivimpfstoff für Rinder ab einem Alter von 4–6 Wochen verfügbar. Treten andere Serovaren auf, kann unter Umständen eine bestandsspezifische Vakzine zur Bekämpfung beitragen.

Die strikte **Nichtimpfpolitik** der EU hat im letzten Jahrzehnt bezüglich MKS, Schweinepest und aviärer Influenza (früher klassische Geflügelpest) für erhebliche Diskussionen gesorgt. Unabhängig von sonstigen wissenschaftlich und/oder wirtschaftspolitisch geprägten Positionen ist die Öffentlichkeit zunehmend nicht mehr bereit, Massentötungen von Tieren hinzunehmen. Während des MKS-Ausbruchs 2001 in Großbritannien wurden 3,5 Millionen Schafe, 582 000 Rinder und 146 000 Schweine getötet. Infolge des Ausbruches der aviären Influenza wurde 2003 in den Niederlanden ¾ des Legehennen- und ⅕ des Putenbestandes, zusammen 26,5 Millionen Vögel getötet. In der Zeit nach dem 2. Weltkrieg haben systematische Flächenimpfungen wesentlich zur Bekämpfung der **MKS** beigetragen. Die damalige DDR erließ 1950 als erster Staat der Welt ein Gesetz über die jährliche Pflichtimpfung aller Rinder, in den Niederlanden wurde die Pflichtimpfung 1952 eingeführt. Das 1992 in Kraft getretene Impfverbot der EU basiert vor allem auf der nicht vorhandenen Möglichkeit der serologischen Unterscheidung geimpfter und infizierter Rinder sowie auf dem Risiko der Viruspersistenz in geimpften Rindern. Das Fehlen eines immunologischen Kreuzschutzes unter den Virustypen sowie die praktische Unmöglichkeit, den gesamten Schweinebestand in die Immunprophylaxe einzubeziehen, sind weitere fachliche Argumente gegen eine Flächenimpfung, auch Kostengründe werden angeführt. Zumindest das serologische Differenzierungsproblem ist inzwischen gelöst. Nicht-Strukturproteine des MKS-Virus können als Negativmarker genutzt werden, da sie in MKS-Vakzinen nicht enthalten sind. Weist ein Tier Antikörper gegen solche Nicht-Strukturproteine auf, belegt das eine Infektion mit dem Feldvirus. Eine Rückkehr zur Flächenimpfung ist aus den anderen genannten Gründen trotzdem nicht sinnvoll. Die neuen DIVA-Möglichkeiten werden aber zur Erleichterung bei Notimpfungen in Seuchenfällen führen. **Notimpfungen** können durch die zuständigen obersten Landesbehörden „.... vorbehaltlich des Vorliegens der Genehmigung der Kommission der Europäischen Gemeinschaften..." (MKS-VO in der Fassung vom 20. Dezember 2005) veranlasst werden. Dabei wird zwischen einer **Schutzimpfung** mit dem Ziel der Verhinderung der Ansteckung der Tiere und einer Suppressivimpfung unterschieden. **Suppressivimpfungen** erfolgen nur innerhalb von MKS-Sperrbezirken und in Betrieben, in denen MKS festgestellt wurde. Sie dienen nur der Unterdrückung der Virusausscheidung, bis die Tiere ausnahmslos getötet werden. Alle geimpften Rinder sind zu kennzeichnen, behördlicherseits wird um das Impfgebiet ein Überwachungsgebiet mit einer Breite von mindestens 10 Kilometern gebildet. Frühestens 30 Tage nach der Notimpfung werden in allen Betrieben des Impfgebietes klinische und serologische Untersuchungen (Antikörper gegen Nichtstrukturproteine) durchgeführt. Notimpfungen können aber nur dann zur Seuchenbekämpfung beitragen, wenn im Bedarfsfall schnell größere Mengen Impfstoff verfügbar gemacht werden können. Dazu gibt es eine Ländervereinbarung über eine von der Firma Merial zu unterhaltende Vakzinebank. Außerdem unterhält die EU-Kommission eine Antigenreserve an drei Standorten in Frankreich, Italien und Großbritannien.

Schutzimpfungen gegen die Geflügelpest und auch die niedrig pathogene aviäre Influenza sind verboten, Ausnahmen regelt die Geflügelpest-Verordnung vom 18. Oktober 2007. Zur Bekämpfung der **Schweinepest** wurden bis zum EU-weiten Impfverbot inaktivierte Vakzine (Kristallviolettvakzine) und Lebendimpfstoffe eingesetzt, wobei der C-Stamm auch aerogen appliziert werden konnte. Wegen des verhältnismäßig geringen Genomumfangs des Schweinepestvirus war es im Gegensatz zum Pseudorabiesvirus nicht möglich, eine Deletionsmutante als DIVA-Impfstamm zu nutzen. Das als Hauptimmunogen identifizierte Hüllprotein E2 wurde vielmehr in Baculoviren exprimiert und so zwei Subunitimpfstoffe entwickelt. Beide Vakzine haben zentrale europäische Zulassungen erhalten. Es sind zwar Markervakzine, gegenüber klassischen Impfstoffen bestehen aber Defizite in der Wirksamkeit, beispielsweise im fetalen Schutz bei trächtigen Sauen. Daher existiert bezüglich der Impfung gegen Schweinepest weiterer Forschungsbedarf, beispielsweise wird an DIVA-Lebendvakzinen (chimäre Pestiviren) geforscht. Angesichts der weiterhin bestehenden Bedrohung der europäischen Schweinebestände durch die Schweinepest und der Diskussionen über die Massentötungen hat die EU-Kommission beschlossen, einen Gemeinschaftsvorrat der konventionellen Lebendvakzine anzulegen und dazu 2003 eine Million Impfdosen angekauft. **Notimp-**

fungen können die zuständigen obersten Landesbehörden „... vorbehaltlich der Zustimmung durch die Kommission der Europäischen Gemeinschaften..." (Schweinepest-VO in der Fassung vom 20. Dezember 2005) anordnen. Durch die Etablierung von PCR-Verfahren ist der Übergang von einer auf dem Kriterium „Antikörperfreiheit" zum Kriterium „Erregerfreiheit" basierenden Bekämpfungsstrategie unter dem Einschluss von Impfungen wissenschaftlich entwickelt, aber noch nicht in die praktische Tierseuchenbekämpfung eingeführt worden. Eine Besonderheit ist die seit Jahren versuchsweise bei **Wildschweinen** angewendete **Oralimpfung** mit dem konventionellen Lebendimpfstoff auf der Basis des C-Stammes. Diese Methode hat sich in umfangreichen Feldversuchen als geeigneter Beitrag zur Schweinepestbekämpfung bei Wildschweinen erwiesen. Die Senkung des von Wildschweinpopulationen ausgehenden Infektionsdruckes hat unmittelbare Bedeutung für Tierseuchenausbrüche bei Hausschweinen. Für eine weitere Verbreitung dieser Methode wäre ein DIVA-Lebendimpfstoff natürlich sehr förderlich.

Gegen die **Afrikanische Schweinepest** ist dagegen weltweit kein Impfstoff verfügbar. Diese Tierseuche, die durch ein Virus aus der Familie *Asfaviridae* verursacht wird, ist zuletzt in den 1980er-Jahren nach Belgien und den Niederlanden eingeschleppt und mit hohem Aufwand getilgt worden.

Afrikanische Pferdepest ist ein Beispiel für die Bekämpfung einer Tierseuche, die bisher in Deutschland noch nie aufgetreten ist. Für das EU-Gebiet ist sie aber nicht exotisch, weil sich in Spanien schon Ausbrüche ereignet haben. Die auf einer EU-Richtlinie basierende „Leitlinie" sieht für Deutschland vor, im Bedarfsfall Impfstoffe innerhalb von Sperrbezirken einzusetzen. Nachdem die **Blauzungenkrankheit** im Sommer 2006 erstmals in den Niederlanden, Belgien, Deutschland und anderen EU-Staaten aufgetreten war, wurde relativ schnell über den Einsatz von Impfstoffen gegen den Serotyp 8 entschieden. Eine Verordnung erlaubte 2008 in Deutschland den Einsatz von drei bisher nicht zugelassenen Impfstoffen.

Impfungen haben bei der Bekämpfung der anzeigepflichtigen Rinderseuchen Lungenseuche und Rinderpest im internationalen Maßstab eine entscheidende Rolle gespielt. Die **Lungenseuche** trat bis in die 90er-Jahre hinein auch in der EU auf. Zwischen 1990 und 1993 kam es beispielsweise zu unerwarteten Seuchenausbrüchen in Italien, nachdem es bereits in den Jahren zuvor Ausbrüche in Spanien und Portugal gegeben hatte. Impfkampagnen in Afrika und anderen betroffenen Regionen nutzen Lebendimpfstoffe, wobei sich der Stamm $T_1$44 besonders bewährt hat.

Rinderpest ist dagegen schon länger aus Europa verdrängt, in Deutschland trat 1881 der letzte Seuchenfall auf. Lebendimpfstoffe werden im großen Stil zur Bekämpfung eingesetzt, nach deutlichen Fortschritten im Ergebnis der afrikanischen Impfkampagnen von 1962–1976 hat es danach in den 80er-Jahren große Rückschläge gegeben, die erneute Impfaktionen erforderten. Da das Rinderpestvirus tierartspezifisch ist, besteht die Hoffnung, diese Tierseuche als erste überhaupt im globalen Maßstab zu tilgen. Angesichts der großen Bedeutung gibt es umfangreiche Forschungen über neue Impfstoffe, bei denen auch eine Vaccinia-Virus-Rekombinante entwickelt wurde. Rinderpestimpfstoff wird auch zur Impfung gegen die durch einen verwandten Erreger aus der Gattung *Morbillivirus* ausgelöste Pest der kleinen Wiederkäuer (Peste des petits ruminants, PPR) eingesetzt. Inzwischen wurde auch ein PPR-Stamm für einen homologen Lebendimpfstoff attenuiert.

3.3 Impfungen gegen Zoonosen

Tollwut ist die mit Abstand wichtigste Zoonose, die mit Impfungen bekämpft wird. Der Einsatz inaktivierter Impfstoffe bei Haus- und Nutztieren, insbesondere Hunden und Katzen, wurde bereits erwähnt. Größere Fortschritte bei der Tierseuchenbekämpfung wurden aber erst durch die oralen Lebendimpfstoffe bei Füchsen ermöglicht. Die Schweiz hat hierbei in Europa eine Vorreiterrolle gespielt, in Deutschland haben 1983 erste Feldversuche begonnen. Hier kommen seither attenuierte Lebendimpfstoffe in verschiedenen Ködern zum Einsatz, allein von dem **SAD** (**S**treet **A**labama **D**ufferin) B19-Impfstoff [Fuchsoral (V.M)] wurden zwischen 1983 und 1998 in 13 europäischen Ländern über 70 Millionen Impfdosen ausgelegt. Die Auslagen erfolgen auf Veranlassung der Landesbehörden jeweils im Frühjahr und im Herbst nicht nur per Hand, sondern auch nach computergestützten

Immunpharmaka

Programmen aus Flugzeugen, um die erforderliche Beköderungsdichte zu gewährleisten. Impfgebiete sind entsprechend zu kennzeichnen. Das Impfvirus ist von Feldviren mittels monoklonaler Antikörper und genetischer Methoden zu unterscheiden. Die Tierseuchenstatistik beweist eine sehr deutliche Reduzierung der Tollwutprävalenz in Deutschland, die im Jahr 2008 zur Erklärung der Tollwutfreiheit für die gesamte Bundesrepublik Deutschland geführt hat. Sollte es zu direkten Kontakten von Menschen mit Impfstoff kommen, muss ärztlicher Rat in Anspruch genommen werden. Auf Schleimhäute gelangter Impfstoff ist sofort mit reichlich Wasser abzuspülen, auf der Haut sind Wasser und Seife anzuwenden.

Durch diese Impfung nicht beeinflusst wird das Geschehen der Fledermaustollwut. Tollwutübertragungen auf Haustiere und auch Menschen durch blutleckende Vampir-Fledermäuse sind aus Südamerika seit Jahrzehnten bekannt. Seit den 50er-Jahren wurden in Nordamerika, Afrika, Asien und Europa Tollwutfälle bei insekten- und auch fruchtfressenden Fledermäusen sowie in Australien auch bei fruchtfressenden Flughunden diagnostiziert. Die insektenfressenden Fledermäuse Europas werden allerdings nicht von dem für den Menschen, die Füchse und alle anderen Tiere bedeutsamen Lyssavirus des Genotyps I, Serotyp I befallen, sondern von Vertretern der Genotypen V und VI, die als European Bat Lyssavirus (EBL) 1 und 2 bezeichnet werden. Fledermaustollwut ist ein eigenständiges Seuchengeschehen, aus dem es nach bisheriger Kenntnis nur selten zu einer Virusübertragung (Spill over) auf andere Tierarten oder den Menschen kommt. Einzelfälle sind aber nachgewiesen. Die Fledermaustollwut muss jedoch auf jeden Fall weiter intensiv bearbeitet werden, sie ist bisher nicht mit Impfstoffen zu bekämpfen.

Nach der Tollwut ist die **Salmonellose** die wichtigste Zoonose, die durch Impfungen von Tieren bekämpft wird. In Deutschland werden Impfstoffe bei folgenden Tierarten (Serovaren in Klammern) angewendet: Rind (Typhimurium, Dublin), Schwein (Choleraesuis, Typhimurium), Huhn (Typhimurium, Enteritidis) und Taube (Typhimurium). Während bei Rindern, Tauben und Schweinen (Cholerae suis) schwerwiegende bis letale Salmonellosen auftreten, sind klinische Erscheinungen bei Hühnern die Ausnahme. Hier erfolgen Impfungen mehr oder weniger ausschließlich unter der Zielstellung der Reduzierung des Infektionsdruckes für den Menschen. Nach einem drastischen Anstieg der Salmonellosefälle bei Menschen Anfang der 90er-Jahre wurde 1994 durch die Hühner-Salmonellen-Verordnung eine Impfpflicht für alle Bestände eingeführt, in denen mehr als 250 Legehennen aufgezogen werden. Im Ergebnis der EU-weiten Prävalenzstudien bei Legehennen kam es zum Erlass der Verordnung (EG) Nr.1177/2006, durch die eine Pflichtimpfung gegen *Salmonella enteritidis* in allen Mitgliedsstaaten mit einer Prävalenz ab 10% ab 1.1.2008 verbindlich wurde. Die Impfungen führen zu einer deutlichen Reduzierung der Salmonellenbelastung und -ausscheidung, was durch quantitative Bestimmung von Organ- und Darmkeimgehalten experimentell infizierter Tiere belegt werden kann. Infektionen können aber nicht völlig verhindert werden. Sind Tiere zum Zeitpunkt der Impfung bereits Salmonellenträger, das gilt für alle Tierarten, kann durch die Impfung keine Sanierung garantiert werden. Alle Impfstämme von Lebendimpfstoffen lassen sich von Feldstämmen differenzieren, dazu sind die Angaben der Hersteller zu beachten. Beim Schwein, wo die Überwachung bevorzugt auf serologische Methoden zurückgreift (Blutserum- und Fleischsaft-ELISA), muss durch geeignete Impfverfahren (z. B. Oralimpfung junger Ferkel) sichergestellt werden, dass impfbedingte Antikörper nicht zu falschen Schlüssen bezüglich des Infektionsstatus führen.

Schweineinfluenza ist eine weitere Zoonose, deren Risiken durch Impfungen reduziert werden können. Es sind mehrere Inaktivatimpfstoffe gegen die Serotypen H1N1 und H3N2 im Einsatz (H = Hämagglutinin; N = Neuraminidase) seit 2010 auch eine Vakzine mit dem Serotyp H1N2, der sich beim Schwein etabliert hat und auch humanpathogen ist. Leider ist bei Impfstoffen gegen die Schweineinfluenza derzeit ein Stammaustausch nicht möglich, sodass jeder neue Impfstamm eine komplette Neuzulassung nach sich zieht.

Die Impfungen gegen **zoonotische Dermatomykosen**, insbesondere bei Rindern mit Lebendimpfstoffen gegen die **Trichophytie**, aber auch bei Pferden, Katzen und Kaninchen trägt zur Zoonosebekämpfung bei.

3.4 Sonstige Impfungen

Impfungen gegen Infektionskrankheiten der Tiere, die nicht der Anzeigepflicht unterliegen, sind bis auf wenige Ausnahmen (Hühner-Salmonellen-VO) der alleinigen Entscheidung von Tierbesitzer und Tierarzt überlassen. Festlegungen über bestimmte Impfungen kann es im Rahmen freiwilliger Bekämpfungsprogramme (z. B. gegen BVD) auf regionaler Ebene, durch Beihilfesatzungen von Tierseuchenkassen oder Vorgaben von Zuchtverbänden oder Veranstaltern von Ausstellungen, Pferdesportereignissen usw. geben. In Pferdezucht und -sport existieren national wie international detaillierte Vorgaben über erforderliche Impfungen und Impfintervalle.

Die aktuell zugelassenen Impfstoffe sind auf der Homepage des Paul-Ehrlich-Instituts (www.pei.de), unter www.vetidata.de sowie in der jährlich erscheinenden Verlegerbeilage der Tierärztlichen Umschau aufgelistet. In der ▶ Tab. 76 sind die bei den wichtigsten Tierarten verfügbaren Impfstoffe nach Indikationen aufgeführt, wobei auch die Kombinationen kenntlich gemacht sind.

Während bei der Haltung von Pferden, Hunden und Katzen noch der klassische Ansatz der rein prophylaktischen Impfung im Vordergrund steht, wird im Nutztierbereich aus wirtschaftlichen Gründen in relativ vielen Fällen **metaphylaktisch** geimpft. Die gesamte Bewertung der Unbedenklichkeit und Wirksamkeit von Impfstoffen muss die Unterschiede zwischen prophylaktischer und metaphylaktischer Impfung berücksichtigen.

Therapeutische Impfungen sind nur noch sehr wenig verbreitet. Lebendvakzine gegen die Rindertrichophytie sind beispielsweise für den therapeutischen Einsatz zugelassen. Beim Hund haben sich Autovakzine zur Therapie von Pyodermien bewährt.

Ein Sonderfall der Anwendung von Impfstoffen ist die immunologische Unterdrückung der Hodenfunktion als Alternative zur chirurgischen Kastration von Schweinen. Als Antigen wird dazu ein Analogon des Gonadotropin releasing Factor (GnRF) eingesetzt. Dieses Präparat entspricht zwar nicht der Definition eines Tierimpfstoffens nach der Tierimpfstoff-Verordnung, erzielt aber seine Wirkung eindeutig über die Induktion von Antikörpern durch Verabreichung eines Antigenpräparates. Von der für zentralisierte Zulassungsverfahren zuständigen EMEA wurde das Produkt als Impfstoff eingeordnet.

Immunpharmaka

▶ **Tab. 76** Indikationen und verfügbare Impfstoffe bei den wichtigsten Tierarten (nach Lemke 2009).

Tierart	Für diese Indikationen sind in Deutschland Impfstoffe zugelassen
Huhn	Aviäre Enzephalomyelitis (AE); Aviäre Influenza (AI); Aviäre Rhinotracheitis (ART); *E.-coli*-Infektionen; Egg-Drop-Syndrom (EDS); Hühnerpocken; Infektiöse Anämie (CA); Infektiöse Bronchitis (IB); Infektiöse Bronchitis und Newcastle-Krankheit; Infektiöse Bronchitis, Newcastle-Krankheit und Aviäre Rhinotracheitis; Infektiöse Bronchitis, Newcastle-Krankheit und Egg-Drop-Syndrom; Infektiöse Bronchitis, Newcastle-Krankheit und Infektiöse Bursitis; Infektiöse Bronchitis, Newcastle-Krankheit, Aviäre Rhinotracheitis und Infektiöse Bursitis; Infektiöse Bronchitis, Newcastle-Krankheit, Egg-Drop-Syndrom und Aviäre Rhinotracheitis; Infektiöse Bronchitis, Newcastle-Krankheit, Infektiöse Bursitis und Reovirus-Infektion; Infektiöse Bursitis (IBD); Infektiöse Bursitis und Marek-Krankheit; Infektiöse Laryngotracheitis (ILT); Kokzidiose; Marek-Krankheit; Mykoplasmose; Nekrotisierende Enteritis; Newcastle-Krankheit (ND); Newcastle-Krankheit und Egg-Drop-Syndrom; Pasteurellose; Infektionen mit *Ornithobacterium rhinotracheale*; Reovirus-Infektion; Salmonellosen; Coryza contagiosa (Ansteckender Schnupfen)
Pferd	Equine Arteritis; Equine Herpesvirus-Infektionen; Equine Influenza; Equine Influenza und Equine Herpesvirus-Infektion; Equine Influenza und Tetanus; Druse; Tetanus; Trichophytie und Mikrosporie; Tollwut; West-Nile-Erkrankung
Rind	Infektionen durch das Bovine Herpesvirus Typ 1 (BHV1); Infektionen durch das Bovine-Respiratorische-Syncytial-Virus (BRSV); Blauzungenkrankheit; Bovine Virusdiarrhö/Mucosal Disease (BVD/MD); Bovine Virusdiarrhö/Mucosal Disease und Infektionen durch das Bovine-Respiratorische-Syncytial-Virus; Infektionen durch das Bovine-Respiratorische-Syncytial-Virus (BRSV) und das Parainfluenzavirus Typ 3 (PI3); Bovine Virusdiarrhö/Mucosal Disease (BVD/MD) und Infektionen durch das Bovine-Respiratorische-Syncytial-Virus (BRSV) und das Parainfluenzavirus Typ 3 (PI3); Clostridiose; Enzootische Bronchopneumonie; *E.-coli*-Infektion; Leptospirose; Neugeborenendiarrhö des Rindes; Mastitis; Pasteurellose; Salmonellose; Trichophytie; Tollwut; Tetanus
Schwein	*Actinobacillus-pleuropneumoniae*-Infektion; Aujeszky-Krankheit; Clostridiose; Enzootische Pneumonie; Enzootische Pneumonie und Glässer-Krankheit; *E.-coli*-Infektion; *E.-coli*-Infektion und Nekrotisierende Enteritis/Enterotoxämie; Glässer-Krankheit; Influenza; Nekrotisierende Enteritis/Enterotoxämie; Porcine-Circovirus-Typ-2-Infektion; Porcine Intestinale Adenomatose (PIA); Porcines Respiratorisches und Reproduktives Syndrom (PRRS); Porcine Parvovirose; Rhinitis atrophicans; Rhinitis atrophicans und Enzootische Pneumonie; Rotlauf; Rotlauf und Porcine Parvovirose; Tetanus; Salmonellose; Tollwut
Hund	Borreliose; Babesiose; Canine Parvovirose; Leptospirose; Leptospirose und Tollwut; Parainfluenza; Staupe und Canine Parvovirose; Staupe, Hepatitis contagiosa canis und Canine Parvovirose; Staupe, Hepatitis contagiosa canis und Leptospirose; Staupe, Hepatitis contagiosa canis, Canine Parvovirose und Leptospirose; Staupe, Hepatitis contagiosa canis, Canine Parvovirose und Zwingerhustenkomplex; Staupe, Hepatitis contagiosa canis, Canine Parvovirose, Leptospirose und Tollwut; Staupe, Hepatitis contagiosa canis, Canine Parvovirose, Zwingerhustenkomplex und Leptospirose; Staupe, Hepatitis contagiosa canis, Canine Parvovirose, Zwingerhustenkomplex, Leptospirose und Tollwut; Staupe, Hepatitis contagiosa canis, Canine Parvovirose, Zwingerhustenkomplex und Coronavirus-Infektion; Staupe, Hepatitis contagiosa canis, Canine Parvovirose, Zwingerhustenkomplex und Leptospirose; Staupe, Hepatitis contagiosa canis, Canine Parvovirose, Zwingerhustenkomplex, Leptospirose und Tollwut; Staupe, Hepatitis contagiosa canis, Canine Parvovirose, Zwingerhustenkomplex, Coronavirus-Infektion und Leptospirose; Tollwut; Tetanus; Trichophytie und Mikrosporie; Welpensterben, Herpesvirus-canis-Infektion; Zwingerhustenkomplex; Zwingerhustenkomplex und Coronavirus-Infektion; Zwingerhustenkomplex, Coronavirus-Infektion und Leptospirose; Zwingerhustenkomplex und Leptospirose
Katze	Feline Infektiöse Peritonitis (FIP); Feline-Leukämie-Virusinfektion (FeL); Katzenschnupfenkomplex; Katzenschnupfenkomplex und Katzenseuche; Katzenschnupfenkomplex und Chlamydiose; Katzenschnupfenkomplex, Katzenseuche und Chlamydiose; Katzenschnupfenkomplex, Katzenseuche und Feline Leukämie-Virusinfektion; Katzenschnupfenkomplex, Katzenseuche, Feline-Leukämie-Virusinfektion und Chlamydiose; Katzenschnupfenkomplex, Katzenseuche und Tollwut; Katzenseuche; Trichophytie und Mikrosporie; Infektionen mit Bordetella; Tollwut

Z Lokale Therapie (Haut, Euter, Auge)

F. R. Ungemach und M. Kietzmann

Zur Behandlung von Erkrankungen äußerlich zugänglicher Gewebe stehen zahlreiche topisch, d. h. am Wirkort, anzuwendende Arzneimittel zur Verfügung. Diese dienen in erster Linie der lokalen Behandlung verschiedener Hauterkrankungen (einschließlich Erkrankungen des Ohres im äußeren Gehörgang) sowie der Anwendung an Auge, Euter oder Uterus. Eine lokale Behandlung gilt als innerliche Anwendung, wenn das Arzneimittel auf Schleimhäute aufgebracht wird. Zum Teil finden noch althergebrachte Wirkstoffe als Externa Anwendung, deren Wirksamkeit vielfach unzureichend belegt ist. Hinsichtlich ihrer Anwendungsgebiete lassen sich die Externa grundsätzlich in zwei Gruppen einteilen:

1. Wirkstoffe, die auf intakter Haut angewendet werden und nach der Penetration in tiefere Gewebsschichten bzw. nach der Resorption ihre Wirkung in der Tiefe des Gewebes entfalten. Hierzu zählen bis auf wenige Ausnahmen nicht-steroidale Antiphlogistika sowie hyperämisierende Hautreizstoffe (Rubefacientia), die zur Behandlung entzündlicher Muskel- und Gelenkserkrankungen, stumpfer Traumen, entzündlicher Ödeme dienen oder die die Abszessreifung beschleunigen sollen. Ihre Anwendung erfolgt in der Regel als Einreibung in Form von Salben, Lotionen, Gelen oder Linimenten. Unterstützend finden bei diesen Indikationsgebieten auch Heparin und Heparinoide Anwendung.

2. Wirkstoffe, die als Dermatika bezeichnet werden, da sie zur topischen Behandlung von Hauterkrankungen angewendet werden. Hierzu werden antibakteriell wirksame Stoffe, Antimykotika, Mittel gegen Ektoparasiten sowie entzündungshemmend, adsorbierend, adstringierend, proliferationshemmend oder juckreizlindernd wirkende Stoffe und Antiseborrhoika verwendet. Besonders häufig kommen beispielsweise Kortikosteroiddermatika zum Einsatz. Eine Vielzahl der dermal angewendeten Kortikosteroidester wird ausschließlich zur äußerlichen Applikation eingesetzt (▶ Tab. 77).

Externa bestehen oft auch aus Kombinationen mehrerer Einzelkomponenten, wobei viele Formulierungen auf althergebrachten, empirischen Rezepturen beruhen, für die bisher nicht bewiesen ist, dass sie auch tatsächlich sinnvoll sind. Nur in wenigen Fällen, z. B. bei einigen Kombinationen mit resorptionsfördernden Hyperämika, lässt sich ein klinischer Vorteil einer Kombination erkennen.

1 Arzneimittelanwendung auf der Haut

1.1 Nicht-steroidale Antiphlogistika

Eine Vielzahl von Wirkstoffen aus dieser Gruppe steht zur externen Anwendung zur Verfügung (▶ Tab. 77). Bis auf wenige Ausnahmen (s. u.) erfolgt ihre Anwendung auf intakter Haut. ▶ **Anwendungsgebiete**: schmerzhafte Gelenkserkrankungen, Sehnenscheidenentzündungen, Myalgien, Neuralgien, stumpfe Traumen, Prellungen, Quetschungen, Verstauchungen und Zerrungen. In einer Vielzahl von Präparaten liegen Kombinationen z. B. mit Hyperämika, Heparin und Heparinoiden oder Lokalanästhetika vor. ▶ **Dosierung**: 3- bis 4-mal täglich im Gebiet über den entzündlichen Erscheinungen dünn auftragen. Die lokale antiphlogistische Wirksamkeit ist nicht für alle Wirkstoffe aus dieser Gruppe (z. B. Salicylate) hinreichend belegt. Obwohl die Plasmaspiegel sehr niedrig bleiben (z. B. bei Indometacin < 0,1 µg/ml) und damit weit unterhalb toxischer Bereiche (z. B. bei Indometacin > 5 µg/ml) liegen, sind die Präparate im Allgemeinen so formuliert, dass eine ausreichende dermale Penetration und Resorption stattfindet und antiphlogistisch wirksame Konzentrationen im Entzündungsgebiet, z. B. auch in der Synovialflüssigkeit erreicht und ausreichend lange aufrechterhalten werden. Die nach lokaler Behandlung entstehenden Blutspiegel können jedoch bei Dopinguntersuchungen nachgewiesen werden und zu positiven Dopingbefunden führen! Durch Zusatz von Hyperämika (wie ätherische Öle oder Nikotinsäurederivate) wird die Resorptionsrate gesteigert. ▶ **Nebenwirkungen**: Mit systemischen Nebenwirkungen, z. B. am Gastrointestinaltrakt, ist bei hochdosierter, langdauernder und großflächiger Anwendung zu rechnen (▶ S. 390). Lokale Überempfindlichkeitsreaktionen können auftreten, vereinzelt kann es zu systemischen allergischen Reaktionen (z. B. Bronchospasmus) kommen. ▶ **Gegenanzeigen**: Nicht auf Wunden und vorgeschädigter Haut, sondern nur auf intakter Haut anwenden. Nicht in Augen oder auf Schleimhäute bringen. ▶ **Wartezeiten**: Bei lebensmittelliefernden Tieren sind substanz- und präparatspezifische Wartezeiten zu beachten.

Eine zu nicht-steroidalen Antiphlogistika vergleichbare antiphlogistische Wirkung bei dermaler Applikation weisen Salben mit 35 % Beinwellwurzel-Fluidextrakt (Radix Symphyti) auf [**Kytta-Sablef** (H.M.)]. Die schmerzlindernde und abschwellende Wirkung ist ähnlich stark wie die von 1 %igem Diclofenac-haltigem Gel. Beinwellwurzelextrakte fördern ferner die Wundgranulation.

Eine Sonderstellung nimmt die zu den nichtsteroidalen Antiphlogistika zählende Verbindung **Bufexamac** [**Parfenac** (H.M.)] ein, die als 5 %ige Salbe oder Creme als Dermatikum bei Ekzemen und Dermatitiden und damit auch auf vorgeschädigter Haut angewendet wird.

1.2 Hyperämika (Rubefacientia, Counterirritants)

Hyperämika sind Wirkstoffe, die als Hautreizstoffe bei Anwendung auf Haut und Schleimhäuten über eine lokale Irritation eine begrenzte Entzündung erzeugen. Hierbei kommt es durch axonale Reize zu einer Dilatation von Hautgefäßen mit der Folge einer Hyperämisierung des behandelten Areals. Über afferente Hautnerven wird durch einen kutano-viszeralen Reflexbogen auch in tieferliegenden Geweben eine reflektorische Vasodilatation und dadurch eine bessere Durchblutung bewirkt. Aufgrund der starken Hautrötung im behandelten Areal werden diese Stoffe auch als Rubefacientia bezeichnet, die für mehrere Stunden ein lokales Wärmegefühl bis hin zu Brennen auslösen. Hierzu zählen **ätherische Öle**, **Nikotinsäurederivate**, **Methylsalicylat** und **Capsicumextrakte**. Verschiedene Hyperämika bewirken in höheren Konzentrationen eine Steigerung der Kapillarpermeabilität und führen zu vermehrter Exsudation mit der Folge von Blasenbildung. Zu diesen Vesicantia oder Blistern zählen **Cantharidin**, **Senföle** und **Quecksilberjodid**. ▶ **Anwendungsgebiete** für Hyperämika sind subakute und chronische Arthritiden, Tendovaginitiden, Myalgien, Neuritiden, entzündliche Ödeme, Phlegmone, Abszessreifung, Muskelerwärmung. Chronische Entzündungen sollen durch die Hyperämie aktiviert und dadurch der körpereigenen Heilungsfähigkeit zugänglich gemacht werden. Weiterhin werden entzündliche Exsudate schneller resorbiert, die Phagozytose gefördert und Zerfallsprodukte beschleunigt abtransportiert. Es handelt sich somit um eine indirekte antiinflammatorische Wirkung. Nicht geeignet sind Hyperämika bei akuten Entzündungen des Bewegungsapparats. Insgesamt erscheint der therapeutische Wert solcher scharfen Einreibungen zweifelhaft. Allenfalls ätherische Öle und Nikotinsäurederivate können heute noch empfohlen werden.

Für dieses Indikationsgebiet findet auch **Arnikatinktur** [**Arnikatinktur Hetterich** (H.M.)] Anwendung. Neben einer hautreizenden Wirkung hat diese einen antimikrobiellen und antiphlogistischen Effekt; die Wirksamkeit ist insgesamt zweifelhaft. Bei Menschen wurden vereinzelt schwere lokale Überempfindlichkeitsreaktionen beobachtet.

▶ **Tab. 77** Externa mit nicht-steroidalen Antiphlogistika.

Wirkstoff	Konzentration	Handelsname
Diclofenac	1 %ig	Voltaren Emulgel (H.M.)
Etofenamat	5 %ig	Traumon Gel (H.M.)
Ibuprofen	5 %ig	Ibutop (H.M.)
Indometacin	1 %ig	Idomet-ratiopharm (H.M.)
Ketoprofen	2,5 %ig	Advel Schmerzgel (H.M.)
Piroxicam	0,5 %ig	Piroxicam AL Gel (H.M.)
Hydroxyethylsalicylat	5 %ig	Tensolvet (V.M.)* Compagel (V.M.)*
	10 %ig	Salhumin Gel (H.M.)
Methylsalicylat	4 %ig	Camphopin (H.M.)

* in Kombination mit Heparin und Menthol.

Obsolet sind **Vesicantia** wegen zu drastischer Hautreizung bei gleichzeitig unsicherer Wirkung in der beanspruchten Indikation. Cantharidin wird aus der spanischen Fliege gewonnen. Es hat sehr starke hyperämisierende Eigenschaften und führt in 10- bis 20 %iger Konzentration nach 6–8 Stunden zu einer Blasenbildung. Cantharidin wurde auch bei Hyperkeratosen eingesetzt. Wegen seiner hohen Toxizität soll es nicht mehr angewendet werden. Fatale Vergiftungen wurden beim Menschen ab Dosen von 1 mg/kg beobachtet. **Allylsenföl**, das aus schwarzen Pfeffersamen gewonnen wird, ist ebenfalls ein äußerst stark wirksames Hyperämikum, das unverdünnt zu sofortiger Blasenbildung auf der Haut führt. Die früher gebräuchliche Anwendung als 2- bis 3 %ige ethanolische Lösung oder Liniment sollte nicht mehr erfolgen. Ebenfalls obsolet ist der Einsatz von **Quecksilberjodid** als 15 %ige Salbe beim Pferd (Roter Blister).

Capsicumbestandteile (Capsaicinoide) aus spanischem Pfeffer, Cayennepfeffer und milder wirkend aus Paprika finden als Rubefacientia Anwendung in Salben [**Capsamol-Salbe, Finalgon Capsicum Creme** (H.M.)] oder in sogenannten Rheumapflastern. Der wirksame Bestandteil ist **Capsaicin**, das stark hyperämisierend, aber nicht blasenbildend wirkt. Besser standardisierbar als topischer Vasodilatator ist **Nonivamid** (Vanniloyl-Nonamid), eine Verbindung mit struktureller Ähnlichkeit zu Capsaicin. Nonivamid befindet sich bis zu 0,4 %ig, häufig in Kombinationen, z. B. mit Nikotinsäureestern in Externa [**Finalgon Salbe** (H.M.)]. Capsaicinoide, Nonivamid und Senföle rufen am Applikationsort eine akuten Brennschmerz hervor, indem sie agonistisch am Vanilloidrezeptor VR 1 wirken, der im peripheren Gewebe ein Schmerzfühler für Hitzereize ist. Gegen die dadurch lokal ausgelöste Hyperalgesie entwickelt sich bei wiederholter Verabreichung eine Toleranz, die zu der beobachteten analgetischen Wirkung dieser Substanzen bei chronischen rheumatischen Schmerzen führt. Die Anwendung von Capsaicin-haltigen Salben führte bei Pferden im Springsport zu positiven Dopingbefunden.

Bei den oben genannten Indikationen und zusätzlich bei oberflächlichen Thrombosen und Thrombophlebitiden kommen lokal – vielfach in Kombination mit Hyperämika oder auch mit nichtsteroidalen Antiphlogistika – sogenannte „Venentherapeutika" zum Einsatz, die antithrombotisch wirksame Verbindungen, wie **Heparin** [**Tensolvet** (V.M.), **Compagel** (V.M.), **Tendo WDT** (V.M.) diese Präparate als Kombination mit Hydroxyethylsalicylat und Menthol; **Thrombareduct** (H.M.]; **Heparinoide**, z. B. Chondroitinpolysulfat [**Hirudoid** (H.M.), **Mobilat DuoAktiv** (H.M.)] (▶ S. 409), **Natriumapolat** oder **Aescin**, den Wirkstoff des Rosskastaniensamenextrakts [**Venostasin-Gel; Aescin** (H.M.)], enthalten. Die Wirkung von Natriumapolat und Aescin ist zweifelhaft und nicht ausreichend belegt. Für Heparin und Heparinoide wurde wegen ihres hohen Molekulargewichts und der starken negativen Ladung eine ausreichende Penetration über die Haut und damit eine antithrombotische Wirksamkeit solcher Externa lange bezweifelt. Es konnte zwischenzeitlich jedoch belegt werden, dass mit ausreichend hoch konzentrierten Salben, die > 30 000 I.E. Heparin bzw. > 0,3 g Heparinoide pro 100 g enthalten, in der Epidermis und im Corium Wirkstoffspiegel erreicht werden, die beim Menschen in derselben Größenordnung wie die Gewebekonzentrationen nach i.v. Gabe einer Dosis von 5000 I.E. Heparin liegen. Bei oberflächlichen Venenentzündungen und Thrombosen kann somit eine ausreichende Wirkung angenommen werden. Eine Wirksamkeit bei entzündlichen Schwellungen, nach stumpfen Traumen, bei subakuten und chronischen Arthritiden, Tendovaginitiden oder Myalgien ist für Heparin dagegen nicht gesichert. Für Heparinoide ist eine begrenzte antiphlogistische Wirksamkeit nachgewiesen.

Nikotinsäurederivate

Nikotinsäurederivate finden 1- bis 5 %ig in verschiedenen Kombinationen (z. B. mit ätherischen Ölen, Salicylaten, Beinwellwurzelextrakt oder Nonivamid) als lokale Vasodilatatoren bei den oben genannten ▶ **Anwendungsgebieten** Anwendung. Es handelt sich hierbei um Methylnicotinat [**Kytta Balsam f** (H.M.)], Benzylnicotinat [**Rubriment** (H.M.)] oder den Butoxyethylester von Nikotinsäure (Nicoboxil) [**Finalgon Salbe** (H.M.)]. Nikotinsäureester werden als am besten wirksame Rubefacientia angesehen. ▶ **Dosierung**: 2- bis 3-mal täglich die Haut über dem erkrankten schmerzhaften Körperteil dünn einreiben. ▶ **Nebenwirkungen**: Zusätzlich zu der zur Wirkung gehörenden Hautreizung kann es vereinzelt zu lokalen Überempfindlichkeitsreaktionen kommen. Massives Aufbringen kann zu übermäßig starken Hautreaktionen führen. Nicht in Augen bringen, nicht auf Schleimhäuten und nur auf intakter Haut anwenden. Bei zu starker Wirkung von der Haut mit indifferenten Ölen (z. B. Speiseöl), aus dem Auge mit Vaseline entfernen, eventuell lokale Anwendung von Glukokortikoiden. Bei Verschlucken Gabe von Aktivkohle, Paraffinöl und gegebenenfalls Analgetika. ▶ **Gegenanzeigen**: entzündliche Hauterkrankungen, Ekzeme, Wunden und sonstige Gebiete mit oberflächengeschädigter Haut, dekompensierte Herzinsuffizienz, arterielle Gefäßverschlüsse. ▶ **Wechselwirkungen**: Verbesserung der dermalen Resorption anderer Arzneimittel.

Methylsalicylat

Methylsalicylat (Wintergrünöl) wird wegen seiner lokal hyperämisierenden Wirkung bei den oben genannten ▶ **Anwendungsgebieten** in Kombination mit Campher und Benzylnicotinat verwendet [Camphopin (H.M.)]. Methylsalicylat findet verschiedentlich auch Anwendung als pharmazeutischer Hilfsstoff in Externa und als Geruchskorrigens in Tierpflegemitteln. Da bereits in der Haut eine Metabolisierung stattfindet, bleibt die Wirkung auf das behandelte Areal beschränkt. Hierbei können jedoch messbare Salicylatblutspiegel auftreten, die zu positiven Dopingbefunden führen können. ▶ **Dosierung:** mehrmals täglich die schmerzenden Stellen einreiben. Methylsalicylat ist in Kombination mit Salicylsäure Bestandteil eines Kombinationspräparats [Novaderma (V.M.)], welches bei hyperkeratotischen Hauterkrankungen eingesetzt werden soll. ▶ **Nebenwirkungen**: in Einzelfällen Sensibilisierung, Hautirritationen. ▶ **Gegenanzeigen**: nicht auf vorgeschädigter Haut und auf Schleimhäuten anwenden. ▶ **Wechselwirkungen**: Steigerung der dermalen Resorption anderer Arzneimittel. ▶ **Wartezeiten**: Pferd, Rind und Schafe: essbare Gewebe und Milch 1 Tag.

Ätherische Öle

Ätherische Öle sind flüchtige, stark riechende Stoffgemische aus Aldehyden, Alkoholen, Ketonen und Terpenen, die in Alkohol gut und in Wasser nur gering löslich sind. Sie finden vorwiegend äußerlich als Hyperämika therapeutische Anwendung. Innerliche Anwendungen beschränken sich heute nur noch auf ihren Einsatz als Expektoranzien (▶ S. 210) und vereinzelt als Karminativa. Die größte Bedeutung, auch in der Veterinärmedizin und dort vor allem bei der Euterbehandlung, besitzt **Campher**. In hyperämisierenden Externa finden sich ferner noch **Eukalyptusöl** oder sein Hauptbestandteil **Cineol** (Eukalyptol), **Menthol**, **Fichtennadelöl**, **Rosmarinöl**, **Latschenkieferöl** (Hauptbestandteil: Borneol), **Terpentinöl** oder **Guajacol**, eine zweiwertige Phenolverbindung, die aus gereinigtem Buchenholzteer (Kreosot) destilliert wird. Terpentinöl, dessen Wirksamkeit nicht belegt ist, soll insbesondere wegen der nicht ausreichend untersuchten toxischen Eigenschaften und seiner allergenen Potenz nicht mehr eingesetzt werden.

Die Anwendung ätherischer Öle erfolgt sehr häufig in nicht rational begründbaren Kombinationen. **Franzbranntwein** ist eine ethanolhaltige Lösung (bis 45 %), die neben Fichtennadel- oder Latschenkieferöl geringe Mengen (< 2 %) anderer ätherischer Öle, meistens Campher und Menthol, enthält und sich insbesondere durch eine kühlende Wirkung auszeichnet. Für eine hyperämisierende Wirkung sind Konzentrationen ab 3 % erforderlich, der Gesamtgehalt an ätherischen Ölen soll 10 % nicht überschreiten. Im Prinzip gelten für die lokale Anwendung aller ätherischen Öle die nachfolgend für Campher beschriebenen pharmakologischen Eigenschaften und therapeutischen Anwendungsbedingungen. Nur für wenige ätherische Öle (z. B. für Campher, nicht aber für Terpentinöl) ist jedoch die Wirksamkeit bei entzündlichen Schwellungen durch ausreichende klinische Untersuchungen belegt. Die festgesetzten Wartezeiten sind nicht durch entsprechende Rückstandsuntersuchungen begründet.

Campher

Campher wirkt bei lokaler Anwendung über die oben beschriebenen Mechanismen im Applikationsgebiet oberflächlich und in der Tiefe durchblutungsfördernd, was subjektiv als Wärmegefühl empfunden wird. In niedrigen Konzentrationen (bis 0,1 %) hat Campher, ohne Einmassieren aufgetragen, eine geringe lokalanästhetische Wirkung und einen kühlenden Effekt durch selektive Reizung kälteempfindlicher Nervenendigungen.

Ferner wirkt Campher schwach antiseptisch. Campher ist in Tierarzneimitteln in bis zu 10%iger Konzentration zur lokalen Anwendung bei Hund, Katze, Pferd, Wiederkäuer, Schwein und Geflügel als Monosubstanz (**Camphosan, Sanimastin**, V.M.) oder in Kombination z.B. mit anderen Hyperämika enthalten. 10%iger Kampferspiritus wird im Deutschen Arzneibuch (DAB) beschrieben. ▸ **Anwendungsgebiete** sind wie für andere Hyperämika chronische und subakute Arthritiden, Tendovaginitis, Bursitis, Schwellungen nach stumpfen Traumen, Zerrungen, Verstauchungen, entzündliche Ödeme (insbesondere bei Mastitis), Abszessreifung, Lymphdrüsenentzündungen. Die systemische Anwendung als Kardiotonikum und Atemanaleptikum, die früher auch zum Doping von Pferden ausgenutzt wurde, ist heute obsolet. ▸ **Dosierung**: Aus Toxizitätsgründen sollten höchstens 10%ige Zubereitungen Anwendung finden. Mit diesen mehrmals täglich die betroffenen Areale dünn einreiben. Die Gesamtdosis richtet sich nach der Ausdehnung des zu behandelnden Areals. Die Behandlungsdauer beträgt bis zu 8 Tage bis zum Abklingen der Entzündungserscheinungen. Campher wird aufgrund seiner lipophilen Eigenschaften gut resorbiert. Über die Haut werden aus Salben über 90% innerhalb weniger Stunden resorbiert. Die Plasmaspiegel erreichen in Abhängigkeit von der aufgetragenen Menge bereits nach 10 min ein Maximum. Das ätherische Öl geht ins Fettgewebe über; es passiert alle Barrieren (Blut-Hirn-Schranke, Blut-Milch-Schranke, Plazenta). Campher wird speziesabhängig zu Carbonsäuren und verschiedenen Campheralkoholen metabolisiert und teilweise glukuronidiert. Die Ausscheidung erfolgt überwiegend renal, ferner über Lunge (bis zu 1%), Fäzes und Milch. Bei Aufbringung auf die Euterhaut kommt es zu einer kurzzeitigen Belastung der Milch. ▸ **Nebenwirkungen**: Bei Konzentrationen bis zu 10% ist nach lokaler Anwendung nicht mit systemischen Nebenwirkungen zu rechnen. Bei empfindlichen Individuen kann es zu Überempfindlichkeitsreaktionen (Kontaktekzem) kommen. Nach Anwendung anderer ätherischer Öle, z.B. Fichten- und Kiefernnadelöl, wurden bei Menschen Bronchospasmen beobachtet. Bei Katzen wurden nach systemischer Gabe von ätherischen Ölen Salivation sowie Laryngo- und Bronchospasmus beobachtet. Nach Erkenntnissen der FDA steigern höhere Konzentrationen ohne weiteren therapeutischen Nutzen das Risiko unerwünschter Wirkungen, da Campher eine relativ hohe Toxizität besitzt. ▸ **Überdosierung**: Mit Überdosierung und Vergiftung ist nur bei häufiger Aufbringung hochkonzentrierter Salben (20%ig) auf vorgeschädigte Haut und bei akzidenteller oraler Aufnahme zu rechnen. Im Vergiftungsbild dominieren neben lokalen Irritationen der Schleimhäute vor allem neurotoxische Effekte, die zu Delirien, tonisch-klonischen Krämpfen, Koma und Tod durch Atemlähmung führen können. Über Vergiftungserscheinungen wurde bei Menschen nach Aufnahme von Campherdosen von 0,1 g/kg, bei Kaninchen von 0,3 g/kg, über Todesfälle wurde bei Kleinkindern nach Aufnahme von 1 g Campher berichtet. ▸ **Gegenanzeigen**: nicht auf geschädigte Haut und auf Schleimhäute aufbringen. ▸ **Wechselwirkungen**: Verbesserung der dermalen Resorption anderer Arzneimittel möglich. ▸ **Wartezeiten**: essbare Gewebe und Milch 3 Tage.

1.3 Dermatika

Neben dem spezifischen Effekt eines im topisch angewendeten Arzneimittel enthaltenen Wirkstoffes kommt bei Dermatika den Hilfsstoffen, wie Salbengrundlagen und Lösungsmitteln, besondere Bedeutung zu. So kann bereits ein verdunstungsbedingter Kühlungseffekt (Verdunstung von Wasser oder Alkohol) eine deutliche Linderung herbeiführen. Die Auswahl einer geeigneten galenischen Formulierung ist daher von erheblicher Bedeutung. Prinzipiell gilt, dass den unspezifischen Wirkungen verwendeter Grundlagen insbesondere bei akuten Dermatosen große Bedeutung zukommt. Aus diesem Grund finden in der dermatologischen Therapie auch wirkstofffreie Formulierungen mit indifferenten Substanzen, wie adsorbierende Puder oder Salbengrundlagen, neben wirkstoffhaltigen Präparaten mit spezifischen pharmakodynamischen Wirkungen sinnvolle Verwendung. Durch eine falsche Grundlage kann trotz des Einsatzes eines geeigneten Wirkstoffes ein Therapieerfolg bereits grundlegend in Frage gestellt sein. Bezüglich der Festlegung der zu verordnenden Menge des einzusetzenden Arzneimittels, kann davon ausgegangen werden, dass zur Behandlung einer

Hautfläche von 100 cm² etwa 2 g Lösung, 0,8 g Puder oder 4 g Salbe oder Creme notwendig sind.

Galenische Formulierungen

Feuchte Umschläge wirken kühlend, trocknend und entquellend; sie werden bei akut nässenden Dermatosen eingesetzt. Bei wiederholter Wasseranwendung kommt es zur Dehydratation der Haut. Alkoholische oder wässrige **Lösungen** und **Sprays**, die eine einfache Möglichkeit der Behandlung behaarter Hautpartien darstellen, entfalten eine austrocknende Wirkung. **Puder** kommen bei trockenen akuten Hautveränderungen zur Anwendung. Ihre Wirkung ist kühlend, aufsaugend und abdeckend. Entstandene Krusten sind durch feuchte Kompressen unter Vermeidung einer Gewebsschädigung zu entfernen. In der dermatologischen Therapie oft verwendete Formulierungen sind **Schüttelmixturen**; ihre Wirkung ist kühlend, trocknend und adstringierend. Eine bei akut seborrhoischen Hautveränderungen häufig verwendete Schüttelmixtur enthält Wasser, Glycerol, Ethanol und Zinkoxid. **Pasten** kommen bei subakuten Hautzuständen häufig zum Einsatz; sie wirken zusätzlich abdeckend. **Gele** können zur Kühlung sowie als filmbildende Formulierung angewendet werden; sie werden bei akuten Veränderungen, oftmals großflächig, angewendet. Öl/Wasser-Emulsionen (**Lotio**, **Creme**) kommen bei akuten bis subakuten Hauterkrankungen zum Einsatz. Ihre Wirkung ist kühlend und austrocknend. Wasser/Öl-Emulsionen (**Kühlsalben**) wirken bei subakuten bis chronischen Hautveränderungen kühlend, hauterweichend und leicht fettend. Bei chronischen Hauterkrankungen sind schließlich **Salben** und **Fettsalben** wegen ihrer rückfettenden Eigenschaften von Vorteil. **Okklusivverbände** führen zu einer Quellung der Haut; ein Wärmestau bildet sich aus. Unter Okklusion ist die Wirkstoffpenetration in die Haut gesteigert. Neuere Arzneiformulierungen enthalten Wirkstoffe in Mikroemulsionen; dies führt unter Okklusivbedingungen zu einer gegenüber anderen Formulierungen gesteigerten Penetrations- und Resorptionsrate. Weiterhin werden als Dermatika Liposomen oder Spherulite enthaltende Formulierungen verwendet. **Shampoos**, eine zur Behandlung behaarter Hautpartien besonders geeignete Darreichungsform, enthalten neben Wasser und Verdickungsmitteln in der Regel Basis- und Cotenside, auf deren Hautverträglichkeit besonderer Wert zu legen ist. Aufgrund ihrer vergleichsweise guten Hautverträglichkeit sind in Shampoos heute überwiegend nicht ionische Tenside enthalten.

Salbengrundlagen

Bei der Herstellung verschiedener Formulierungen verwendete Salbengrundlagen können in Kohlenwasserstoff-, Hydro-, Lipo-, Polyethylenglykol- und Silikongele eingeteilt werden:

- **wasserabstoßende Salbengrundlagen**, wie Paraffine, Vaseline oder Lipogele (z. B. Schmalz), die abdecken, die Haut rückfetten und geschmeidig machen. Lipophilere Arzneistoffe gelangen aus diesen Grundlagen im Allgemeinen schlecht in die Haut.
- **wasserfreie, aber wasseraufnehmende Salbengrundlagen**, wie Adeps lanae anhydricus oder Eucerinum anhydricum, wobei der Zusatz von Emulgatoren den an sich wasserabweisenden Grundstoffen die Fähigkeit zur Wasseraufnahme verleiht und zur Austrocknung der Haut führen kann
- **Wasser/Öl-Emulsionen**, z. B. mit Lanolin oder Eucerin, die durch Wasserverdunstung kühlend wirken, leicht abwaschbar sind und aus denen heraus Pharmaka gut in die Haut aufgenommen werden
- **wasserlösliche Salbengrundlagen**, wie mehrwertige Alkohole (z. B. Polyethylenglykol) oder quellende Kolloide (Mucilaginosa), die eine gelartige Konsistenz haben. Diese fettfreien Salben können zur Abdeckung dienen und als Kühlgele wirken.

Verschiedenartig formulierte Salben aus indifferenten Bestandteilen dienen als sogenannte **Basisformulierungen** (Basiscremes, Basissalben) dem Schutz empfindlicher Haut oder der Intervallbehandlung während lokaler Glukokortikoidtherapie.

Adsorbenzien

Adsorbenzien finden Anwendung als Pudergrundlagen und in Salben. Ihre Aufbringung auf die Haut dient einerseits der Bindung von Sekreten und andererseits der Erhöhung der Gleitfähigkeit. Adsorbenzien werden auch innerlich im Magen-Darm-

Kanal bei Vergiftungen und Durchfallerkrankungen angewandt. Ihre Wirkung bei Diarrhöen ist jedoch zweifelhaft (▶ S. 238). Mit Ausnahme von Stärke und Talkum besitzen die extern angewendeten Adsorbenzien adstringierende Eigenschaften. Ihre Anwendung als Puder soll wegen zu starker Krustenbildung, unter der die Krankheitsprozesse weiterlaufen können, nicht auf Wunden mit starker Exsudation und auf nässenden Ekzemen erfolgen.

Adsorbenzien mit glatter Oberfläche, wie **Stärke** und **Talkum**, haben geringe adsorbierende und keine adstringierenden Eigenschaften, sie erhöhen aber die Gleitfähigkeit der Haut.

Stärke

Stärke besteht aus Polysaccharidgranula aus Amylose und Amylopectin, die aus Weizen, Mais, Kartoffeln oder Reis gewonnen werden. Bei der Bindung von Wasser kommt es unter Hydrokolloidbildung zur Quellung (Mucilaginosum). ▶ **Anwendungsgebiete**: als Puder Erhöhung der Gleitfähigkeit der Haut (z.B. in intertriginösen Bereichen, auch in Operationshandschuhen); in Salben als Schutzschicht bei Hauterkrankungen. ▶ **Nebenwirkungen**: Vereinzelt wurden Granulome nach Kontamination von Operationswunden mit Stärkepuder beobachtet.

Talkum

Talkum ist ein Magnesiumsilikat, das feine weiße Puderbestandteile mit sehr glatter Oberfläche bildet. Auf der Haut fühlt sich Talkum fettig an. Es erhöht stark die Gleitfähigkeit. Die Wasserbindungskapazität ist geringer als bei Stärke. ▶ **Anwendungsgebiete**: Erhöhung der Gleitfähigkeit der Haut, um Wundscheuern, z.B. in intertriginösen Bereichen bei mechanischer Belastung oder Massage, zu verhindern. Die Anwendung erfolgt häufig in Kombination mit Stärke und Zinkoxid. ▶ **Nebenwirkungen**: Talkum ist teilweise stark bakteriell kontaminiert. Streupuder sollten deshalb sterilisiert werden. Talkum darf nicht in Wunden gelangen, da es nicht abbaubar ist und zur Granulombildung führt (keine Anwendung in Operationshandschuhen!).

Adsorbenzien mit poröser Oberfläche wie **Zinkoxid** oder unlösliche **Wismutsalze** haben eine stärkere Wasserbindungskapazität und zusätzlich geringe adstringierende Eigenschaften. Ihre **Anwendung** erfolgt in Form von abdeckenden und trocknenden Salben bei Ekzemen oder als Wundstreupuder bei Verbrennungen.

Zinkoxid
(s. Wundheilungsförderung, ▶ S. 553)

Wismutsalze
(s. Adstringenzien, ▶ S. 550)

Antiseptika

Zur Erzielung einer lokalen antiseptischen Wirkung werden Alkohole (Isopropylalkohol und Ethanol, gelegentlich Propylenglykol), Chlorhexidin, Akridinfarbstoffe, Detergenzien wie Benzalkoniumchlorid und Jod enthaltende Formulierungen (als alkoholische Jodlösung, Lugol-Lösung oder als Formulierungen mit Polyvinylpyrrolidon-Jod) verwendet (▶ S. 244). Auch Benzoylperoxid besitzt antibakterielle Wirkungseigenschaften (▶ S. 552). Ein lokaler Einsatz von Antibiotika sollte weitestgehend vermieden werden. Folgen unkritischer lokaler Antibiotikaanwendung können bakterielle Resistenzen, Wundheilungsstörungen und eine Sensibilisierungsreaktion des behandelten Tieres sein.

Antimykotika

Eine lokale antimykotische Wirkung kann mit verschiedenen Antimykotika, wie Clotrimazol, Econazol, Miconazol, Enilconazol, Amphotericin B oder Nystatin, erzielt werden (Einzelheiten zu den Wirkstoffen ▶ Kap. P).

Antiparasitika (Ektoparasitika)

(Einzelheiten zu den Wirkstoffen siehe ▶ Kap. O).

Antiphlogistika
Dermatokortikoide

Zur lokalen Behandlung entzündlicher Erkrankungen der Haut, des Auges und des äußeren Gehörgangs ist eine kaum überschaubare Vielzahl glukokortikoidhaltiger Präparate auf dem Markt. Durch die Verwendung dieser Externa sollen im Zielgewebe wirksame Kortikosteroidkonzentrationen bei gleichzeitig geringerer Gefahr systemischer Nebenwirkungen erreicht werden.

Kortikosteroiddermatika in Form von Creme, Salbe, Lotio oder Lösung, zum Beispiel als Spray oder Ohrentropfen, enthalten zur Erreichung dieses Ziels in der Mehrzahl schwerlösliche und nur langsam spaltbare Verbindungen von Glukokortikoiden, hauptsächlich in Form von Estern. Hierzu zählen beispielsweise 21-Acetate, 17,21-Dipropionate, 16,17-Acetonide oder nur als Externa angewendete C_{17}-Ester wie Pivalate, Valerate, Butyrate und Benzoate, die eine verstärkte Wirkung bei topischer Anwendung besitzen, sowie weiterhin bestimmte Glukokortikoide, die auch in freier Form nur schlecht resorbierbar sind und ausschließlich lokal angewendet werden, wie z. B. **Clobetasol**, **Diflucortolon**, **Fluocinolon**, **Flupredniden**, **Fluorometholon**, **Halcinonid** oder **Mometason**.

Die Dermatokortikoide werden nach dem beim Menschen durchgeführten Vasokonstriktionstest als schwach bis mäßig, mittelstark, stark und sehr stark wirksam eingestuft. Beim Vasokonstriktionstest wird eine durch die Glukokortikoide verursachte Abblassung der Haut mit einem Score-System eingestuft. Die durch eine Vasokonstriktion im Behandlungsgebiet induzierte Abblassung der Haut, die mit der antiinflammatorischen Wirkungsstärke korreliert ist, wird durch die gale-

▶ **Tab. 78** Klassifikation der Wirkstärke einiger Kortikosteroide bei dermaler Anwendung.

Wirksamkeit/Wirkstoffe	Handelsname
I. sehr stark	
Clobetasol-17-propionat 0,05 %	Dermoxin (H.M.)
II. stark	
Amcinonid 0,1 %	Amciderm (H.M.)
Diflucortolon-21-pentanoat 0,1 %	Nerisona (H.M.)
Fluocinolonacetonid 0,025 %	Jellin (H.M.)
Betamethason-17,21-dipropionat 0,05 %	Diprosone (H.M.)
Betamethason-17-valerat 0,1 %	Fuciderm (V.M.)[1,4] Betnesol Salbe (H.M.)
Triamcinolonacetonid 0,1 %	Panolog (V.M.)[1,3] Volon A (H.M.)
Hydrocortison-17-butyrat 0,1 %	Alfason (H.M.)
Fluocinonid 0,05 %	Topsym (H.M.)
Halometason 0,05 %	Sicorten (H.M.)

▶ **Tab. 78** Fortsetzung.

Wirksamkeit/Wirkstoffe	Handelsname
III. mittelstark	
Clobetason-17-butyrat 0,05 %	Emovate (H.M.)
Hydrocortisonaceponat 0,584 %	Cortavance (V.M.)[4]
Flumethason-21-pivalat 0,02 %	Locacorten (H.M.)
Dexamethason-21-acetat 0,1 %	Aurizon (V.M.)[1,4]
Desoximethason 0,25 %	Topisolon (H.M.)
Flupredniden-21-acetat 0,1 %	Decoderm (H.M.)
Mometasonfuroat 0,1 %	Ecural (H.M.)
Triamcinolonacetonid 0,025 %	Volonimat (H.M.)
IV. schwach bis mäßig	
Hydrocortison-21-acetat 0,1–1 %	Ebenol (H.M.) Dermamycin-Hautcreme (V.M.)[1,3]
Methylprednisolonaceponat 0,1 %	Advantan (H.M.)
Prednisolon-21-Acetat 0,1–0,5 %	Neosel (V.M.)[1,3], Surolan (V.M.)[1,3]
Prednisolon 0,2–0,4 %	Prednisolon LAW (H.M.) Linola-H-Fett N Creme (H.M.)
Dexamethason 0,05 % Dexamethason 0,035 % Dexamethason 0,017 % Dexamethason 0,005 %	Prurivet (V.M.)[1,4] tuttozem (H.M.) Hydrocortisel (V.M.)[1,4] Dexamethason in DMSO (V.M.)[1,2]

[1] Kombinationspräparate mit Antibiotika und/oder Antimykotika oder DMSO; [2] für Pferd, Rind, Schwein, Hund und Katze; [3] für Hund und Katze; [4] für Hunde.

nische Formulierung erheblich beeinflusst. ▶ Tab. 78 zeigt eine Einordnung von Dermatokortikoiden nach ihrer Wirkungspotenz im Vasokonstriktionstest. Die Wirkungsstärke hängt neben dem Glukokortikoid von der Art des Esters und von der Konzentration in der Zubereitung ab, wobei die Grenzen im mittelstark bis stark wirksamen Bereich fließend sind. Halogenierte Glukokortikoide sind wirkungsstärker als nicht halogenierte Steroide. Eine Veresterung des Steroidmoleküls hat eine lokale Wirkungssteigerung unterschiedlichen Ausmaßes zur Folge.

Glukokortikoide werden topisch wegen ihrer entzündungshemmenden, antiexsudativen, antipruriginösen und auch wegen ihrer antiproliferativen und immunsuppressiven Wirkungen eingesetzt. ▶ **Anwendungsgebiete**: nicht infektiöse, insbesondere allergische Dermatitiden und akute Prozesse wie exfoliative Dermatitis, Ekzemazerbation; Otitis externa; Sommerräude und chronische Ekzeme allergischer Genese; Intertrigo; starker Pruritus; Insektenstiche; Sonnenbrand; Narbenkeloide sowie unterstützend bei Kollagenosen und Autoimmunkrankheiten unter Mitbeteiligung der Haut. Unabhängig von der Ätiopathologie kommt es im Allgemeinen zu einer schnellen Besserung entzündlicher Hauterkrankungen, die aber nur rein symptomatisch ist.

Glukokortikoide sind nicht bei infektiösen Hauterkrankungen indiziert, da sie keine kausale Therapie darstellen und die Infektionen trotz oft dramatischer scheinbarer Besserung der Symptome unverändert weiterbestehen, sodass es aufgrund der auch lokal auftretenden Immunsuppression zu verschlimmerten Rezidiven kommen kann. Ausnahmsweise kann es jedoch sinnvoll sein, bei infektiösen oder parasitären Dermatosen (einschließlich der Otitis externa), die mit starkem Juckreiz und Exsudation verbunden sind, eine kausale antibakterielle oder antiparasitäre Therapie **initial** kurzfristig mit einer Glukokortikoidbehandlung zu kombinieren, um durch Abschwellung und Juckreizlinderung erst die Voraussetzungen für eine gezielte Erregerelimination zu schaffen, wobei sofort nach Besserung das Kortikosteroid abzusetzen und **eine kausale Therapie allein** weiterzuführen ist.

Strategie der lokalen Kortikosteroidtherapie: Durchführung als Stufen- beziehungsweise Intervalltherapie. Bei der **Stufentherapie** beginnt die Behandlung mit einem stark wirksamen Präparat, bis der Prozess unter Kontrolle ist (möglichst nicht länger als 1 Woche); anschließend wird die Therapie mit einem schwächeren Glukokortikoid fortgesetzt. Bei der **Intervalltherapie** wird das zwischen den Einzelbehandlungen liegende Zeitintervall langsam verlängert, bis ein möglichst langer behandlungsfreier Zeitraum erreicht ist. Nach der Abheilung wird die Therapie, insbesondere nach längerer Anwendung, ausschleichend beendet, um Rezidive oder Reboundphänomene zu verhindern. Sehr potente Glukokortikoide dürfen zur Vermeidung systemischer Nebenwirkungen zeitlich begrenzt nur auf begrenzten Hautarealen eingesetzt werden; bei großflächigen Dermatosen sind schwächer wirksame Glukokortikoide zu verwenden beziehungsweise ist eine systemische Behandlung vorzuziehen.

Kombinationspräparate: Kortikosteroiddermatika bestehen in fast allen Tierarzneimitteln und in vielen humanmedizinischen Zubereitungen aus fixen Kombinationen von Glukokortikoiden mit antibakteriellen, antimykotischen, antiparasitären oder antiseptischen Wirkstoffen. Häufig wird Neomycin als antibakteriell wirkender Kombinationspartner verwendet. Neomycin soll, wie auch andere Aminoglykosidantibiotika, wegen seiner geringen dermalen Resorption besser als andere antibakterielle Wirkstoffe geeignet sein, einen im Hinblick auf die Dauer der Glukokortikoidwirkung ausreichend lang wirksamen Antibiotikaschirm auf der Haut zu gewährleisten. Nicht empfehlenswert sind derartige Kombinationen zur längerfristigen Behandlung infektiöser Dermatitiden. Sie sollen nur kurzfristig zur Initialtherapie bis zur Beseitigung akuter Symptome, wie starker Juckreiz, eingesetzt werden bei nachfolgender alleiniger antimikrobieller Infektionsbekämpfung (s.o.). Abzulehnen sind grundsätzlich „Breitspektrum"-Kombinationen, die neben Glukokortikoiden und Antibiotika diverse Antiparasitika und Antimykotika enthalten. Diese Wirkstoffkombinationen, die praktisch nie gemeinsam indiziert sind, können nicht an die Bedürfnisse einer rationalen Therapie angepasst werden. Neben der Resistenzproblematik, die sich bei der topischen Applikation von Chemotherapeutika stellt, kommt der Schwierigkeit einer adäquaten Dosierung der einzelnen

Bestandteile derartiger fixer Kombinationen Bedeutung zu. Die applizierte Glukokortikoidmenge muss individuell angepasst werden, was bei Verwendung fixer Kombinationen nicht möglich ist, da die anderen enthaltenen Wirkstoffkomponenten bei Verminderung der Dosis zu gering dosiert werden würden. Auch ist die lokale Anwendung von Antibiotika bei zahlreichen bakteriell bedingten Hauterkrankungen, vor allem wenn sie nicht sehr oberflächlich lokalisiert sind, prinzipiell nicht ausreichend (z. B. bei tiefer Pyodermie); eine systemische Behandlung mit einem entsprechend wirksamen Antibiotikum (s.o.) ist unbedingt erforderlich.

Wirkungsvoraussetzung bei der lokalen Glukokortikoidanwendung ist eine Penetration des Wirkstoffs durch die Hornschicht in die tieferen Hautschichten. Die Hornschicht stellt die wichtigste Barriere und ein Reservoir dar, aus dem die langsame Freisetzung erfolgt. Mit einer erhöhten Resorptionsrate ist unter Okklusivbedingungen, bei umfangreichen Hautläsionen, bei erhöhter Hautdurchblutung, in bestimmten Hautregionen (z. B. Kopf- oder Genitalbereich) und durch Ablecken zu rechnen. Dadurch können beispielsweise Katzen einen beachtenswerten Teil einer dermal aufgebrachten Formulierung wegen ihrer intensiven Fellpflege auch oral aufnehmen.

Verschiedentlich sind die galenischen Zubereitungen so formuliert, dass eine Tiefenwirkung (z. B. in Gelenken durch die Schlepperwirkung von DMSO) erzielt werden soll [**Dexamethason in DMSO** (V.M.)] (▶ S. 431). ▶ **Nebenwirkungen**: Lokale Nebenwirkungen an der Haut, die bei Einhaltung eines geeigneten Therapieplanes (Stufen-, Intervalltherapie) minimiert werden können, sind bei länger dauernder Anwendung eine lokale Abwehrschwäche mit erhöhter Infektanfälligkeit (vor allem unter Okklusivbedingungen), Hautverdünnung, Wundheilungsstörungen, Teleangiektasien, gesteigerte Verletzbarkeit der Haut mit Blutungen, ulzerative Dermatitis, vereinzelt Haarausfall und selten Kontaktallergie (s. auch ▶ S. 412). Eine wiederholte Anwendung führt zur Tachyphylaxie infolge verringerter Ansprechbarkeit von Glukokortikoidrezeptoren in der Haut. Es ist auch für lokal angewendete Glukokortikoide zu beachten, dass eine substanzielle perkutane Resorption erfolgt, die nach lokaler Behandlung systemische Nebenwirkungen wie Suppression der Nebennierenrinde (Abfall des Plasmacortisols, verringerte Stimulierbarkeit durch ACTH), Lymphozytenabfall oder Anstieg von Leberenzymen auslöst (▶ S. 412). Das Risiko unerwünschter systemischer Nebenwirkungen ist bei lokaler Anwendung gering, da die systemischen Glukokortikoidwirkungen ohne negative klinische Symptome bleiben, jedoch dopingrelevant sein können. Es ist jedoch zu beachten, dass in Stresssituationen eine verminderte Anpassungsfähigkeit der Nebennierenrinde bestehen kann. Bei lokaler Anwendung von Glukokortikoiden auf der Haut und am Auge entstehen Blutspiegel, die bei Dopinguntersuchungen nachgewiesen werden und zu positiven Dopingbefunden führen. ▶ **Gegenanzeigen**: infektiöse Hauterkrankungen (bakteriell, mykotisch, parasitär, viral), großflächige Hautläsionen, Vakzinationsreaktionen, ulzerative Prozesse. ▶ **Wartezeiten**: für das DMSO-haltige Dexamethasonpräparat: essbare Gewebe von Pferd und Rind 4 Tage, Schwein 3 Tage; Milch 2 Tage.

Zur lokalen Anwendung am **Auge** werden Glukokortikoide in Augensalben oder Augentropfen eingesetzt. ▶ **Anwendungsgebiete**: akute oder chronische, nicht infektiöse Entzündungen der Bindehaut und der vorderen Augenabschnitte **Augensalben** enthalten beispielsweise 0,5–2,5 % Hydrocortison-21-acetat [**Hydrocortison POS** (H.M)], in Kombination mit Neomycin [**Dermamycin-Augencreme** (V.M.)]. Wirkstoffe in **Augentropfen** sind leicht lösliche Dexamethasonester (0,1 %) [**Totocortin** (H.M.), **Dexamethason Augensalbe Jenapharm** (H.M.)] oder Prednisolon-21-acetat (0,5–1 %) [**Predni-POS** (H.M.)] und -pivalat (0,5 %) [**Ultracortenol** (H.M.)]. Vielfach liegen fixe Kombinationen mit Antibiotika vor, in Humanarzneimitteln vor allem mit 0,1–1 % Chloramphenicol (Einsatz verboten bei Tieren, die der Lebensmittelgewinnung dienen), oder mit Aminoglykosidantibiotika, wie 0,3–0,5 % Gentamicin oder Neomycin (s.o.). ▶ **Dosierung**: mehrmals täglich 1–2 cm Salbenstrang oder 1–2 Tropfen in den Lidbindehautsack des erkrankten Auges einbringen, Behandlungsdauer maximal eine Woche. Glukokortikoide penetrieren gut in die vorderen Augenabschnitte und erreichen die Kammerflüssigkeit. ▶ **Nebenwirkungen**: Infektionsgefahr mit Penetration der Keime in die Kornea (bei Zubereitungen ohne

Antibiotika); Gefahr von Korneaulzerationen vor allem bei bereits vorliegenden Epithelläsionen; Glaukom; Katarakt. ▶ **Gegenanzeigen**: infektiöse Augenentzündungen (bakterielle und virale Entzündungen, Augenmykosen); Epithelläsionen der Hornhaut; Glaukom. Grundsätzlich gilt, dass für eine Glukokortikoidanwendung am Auge nur in wenigen Fällen eine berechtigte Indikation besteht und dass jede ophthalmologische Anwendung mit großer Vorsicht und nur kurzfristig erfolgen soll.

Immunsuppressiva

Mit **Tacrolimus** [Protopic (H.M.)] und **Pimecrolimus** [Elidel (H.M.)] stehen heute zwei dermal applizierbare Immunsuppressiva zur Verfügung, deren Indikationsgebiet sich auf allergisch bedingte Hauterkrankungen, vor allem atopische Dermatitis erstreckt. Die Stoffe wirken entzündungshemmend, indem sie selektiv in den T-Zellen der Haut die Produktion und Freisetzung proinflammatorischer Zytokine hemmen. Die Zahl der Krankheitsschübe wird reduziert und der Juckreiz deutlich gemildert. Langerhans-Zellen in der Haut werden nicht beeinflusst und damit die lokale Immunantwort kaum beeinträchtigt. Pimecrolimus wird im Unterschied zu Tacrolimus nach topischer Anwendung fast nicht resorbiert. Wirksamkeit und Verträglichkeit beim Hund sind im Schrifttum beschrieben. Da jedoch mit **Ciclosporin** [Atopica (V.M.)] (▶ S. 521) ein für die systemische Anwendung beim Hund zugelassenes Arzneimittel zur Verfügung steht, ist ein Einsatz von Tacrolimus und Pimecrolimus beim Hund derzeit nicht begründbar.

Teer und Teerderivate

Zu den traditionell eingesetzten Arzneimitteln in der Veterinärmedizin zählen Teer und Teerdestillat, die als Bestandteil abdeckender Verbände bei Hauterkrankungen und insbesondere bei der Huf- und Klauenbehandlung Anwendung fanden. Als Teerpräparat ist **Steinkohlenteer** (Pix lithanthracis) z.B. als bis zu 2%ige Salbe [Teer-Linola-Fett Creme W/Ö (H.M.), **Lorinden Teersalbe** (H.M.)] im Handel. Präparate mit **Holzteer** (Pix liquida) oder **Anthrasol**, einem Teerdestillat, stehen nicht mehr zur Verfügung. Heute werden meist gereinigte, farb- und geruchslose Steinkohlenteerextrakte eingesetzt. Steinkohlenteer und Holzteere (Nadelholzteer, Buchenholzteer, Birkenteer) und Teerdestillat sind in Tierarzneimitteln nicht mehr enthalten. Die vielen Inhaltsstoffe der Teerprodukte, wie Phenol, Kresole, Xylenol und Naphthalin, entfalten eine entzündungshemmende, juckreizstillende und antiseptische Wirkung, ferner wird die epidermale Zellproliferation gehemmt. Beim Vergleich der Wirksamkeit gegen Pruritus scheint Steinkohlenteer besser als Holzteer zu wirken. Steinkohlenteer wirkt im Gegensatz zu Holzteeren photosensibilisierend. Kanzerogene Teerbestandteile werden dermal resorbiert (absolute Kontraindikation). ▶ **Anwendungsgebiete:** Teerpräparate wurden früher bei Tieren bei folgenden Anwendungsgebieten eingesetzt: Huf- und Klauenbehandlung, flüssige und abdeckende Wundverbände. Nicht ausreichend belegt sind die antiseptische Wirkung beim Tier sowie die Wirksamkeit bei der Moderhinke des Schafes, bei Räude und chronischen nicht nässenden Ekzemen, bei Pruritus, Panaritium und Klauenkrankheiten. ▶ **Dosierung**: lokale Anwendung erfolgte auf Haut und Horn als 2- bis 10%ige Salben oder Pasten oder als 5%ige Sprayverbände. Teerbestandteile sind sehr lipophil und werden über die Haut in unbekannter Menge resorbiert. Als systemische Wirkung konnte eine Hemmung von Leberenzymen gezeigt werden. Teerbestandteile gehen in essbare Gewebe und Eier über, was bereits ein Naphthalingeruch von Fleisch und Eiern nach Behandlung der Tiere mit nicht gereinigten Teerextrakten belegt. Die Ausscheidung der Teerbestandteile erfolgt überwiegend biliär in konjugierter Form. ▶ **Nebenwirkungen**: Hautirritationen, komedogene Wirkung mit Ausbildung von Follikulitis und Exanthemen, vereinzelt allergische Reaktionen und Photosensibilisierung (Steinkohlenteer). Bei längerfristiger großflächiger Anwendung können Nierenschäden auftreten. ▶ **Überdosierung**: Akute Überdosierungserscheinungen sind bei lokaler Anwendung nicht zu erwarten. Akzidentelle orale Aufnahme kann zu akuter Vergiftung mit Erbrechen, Salivation, Husten und Übererregung führen. Chronische Intoxikation ist durch Anorexie, Tachyarrhythmie, Nieren- und Knochenmarksschädigung gekennzeichnet. ▶ **Gegenanzeigen**: Überempfindlichkeit gegen Teerbestandteile, akute nässende Ekzeme. Keine großflächige Behandlung, insbesondere bei Vorliegen von Nierenfunktionsstörungen; nicht bei Katzen anwenden. ▶ **Wechselwirkungen**: Teerbestandteile reagieren mit als Salbengrundlage eingesetzten Polyethylenglykolen.

Da Teerinhaltsstoffen eindeutig eine kanzerogene Wirkung zuzuschreiben ist, obwohl eine durch Teer induzierte Kanzerogenese bisher nicht sicher nachgewiesen werden konnte, ferner weil die Wirksamkeit für viele der beanspruchten Indikationen nicht belegt ist, und weil zudem die Rückstandssituation ungeklärt ist, sollen teerhaltige Arzneimittel nicht mehr angewendet werden. Eine Anwendung bei lebensmittelliefernden Tieren ist nicht mehr erlaubt. Durch Teerinhaltsstoffe kommt es in der Haut weiterhin zu einer Induktion Fremdstoff metabolisierender Enzyme, die bei der Entstehung kanzerogener Metaboliten aus Fremdstoffen beteiligt sind.

Schieferölsulfonate

Ammoniumbituminosulfonat (**Ichthyol**) und helles Ammoniumbituminosulfonat (**Leukichthol**) sind aufgearbeitete Destillate aus schwefelreichem Schieferöl in wasserlöslicher Salzform. Ammoniumbituminosulfonat ist sehr komplex aus über 10 000 Einzelsubstanzen zusammengesetzt, die dem Gesamtgemisch antiphlogistische, analgetische, antiseborrhoische, antiproliferative, resorptions- und phagozytosefördernde, juckreizstillende, durchblutungsfördernde, keratolytische und antiseptische Eigenschaften verleihen. Helles Ammoniumbituminosulfonat ist etwa doppelt so stark juckreizlindernd, durchblutungsfördernd und antiproliferativ wirksam wie dunkles. Schieferölsulfonate werden lokal auf der Haut als Lösung [**Ichthyol** (H.M.)] oder als 10- bis 50%ige Salben [**Ichtholan** (H.M.), **Bitulfonsalbe** (V.M.), **Phagalsalbe** (V.M.), **Phlegmodolor** (V.M.), **Ursolan-Zugsalbe** (V.M.), **Wedederm** (V.M.)] bei Pferd, Wiederkäuer, Schwein, Hund, Katze, Kaninchen, Meerschweinchen und Zootieren eingesetzt. ▶ **Anwendungsgebiete**: Abszessreifung, Furunkulose, Phlegmone, Panaritium. ▶ **Dosierung**: die zu behandelnden Stellen je nach Indikation mit 10- bis 50%iger Formulierung behandeln. Inhaltsstoffe von Schieferölsulfonaten werden über die Haut (bis zu 3% beim Schwein) resorbiert und können zu einer geschmacklichen Beeinträchtigung von Fleisch und Milch der behandelten Tiere führen. ▶ **Nebenwirkungen**: In Einzelfällen kann es zu Kontaktallergien kommen. ▶ **Gegenanzeigen**: chronische, flächenhafte Hautveränderungen, Überempfindlichkeit gegen Schieferölsulfonate. Nicht auf Schleimhäute bringen. Bei der Anwendung Handschuhe tragen. ▶ **Wechselwirkungen**: keine bekannt. ▶ **Wartezeiten**: essbare Gewebe und Milch je nach Handelspräparat 0–3 Tage.

Nicht-steroidale Antiphlogistika

Für die in ▶ Tab. 77 aufgelisteten Formulierungen mit nicht-steroidalen Antiphlogistika bestehen mit Ausnahme einer lokalen Behandlung eines Sonnenbrandes keine Indikationen in der veterinärdermatologischen Therapie.

DMSO (▶ S. 407)

Adstringenzien

Ein Vielzahl von Metallsalzen, Gerbsäuren und Wirkstoffen pflanzlicher Herkunft, z.B. in Hamamelisextrakten, haben eine unterschiedlich stark ausgeprägte adstringierende Wirkung. Der Mechanismus beruht auf einer oberflächlichen Proteinfällung, durch die es auf geschädigten Haut- und Schleimhautoberflächen zur Ausbildung einer schützenden Koagulationsdeckschicht kommt mit der Folge einer Sekretionsminderung und einer verringerten Resorption toxischer Stoffe. Auch kleinere Blutungen werden gestillt. Ferner soll eine antiseptische Wirkung bestehen. ▶ **Anwendungsgebiete**: unterstützende Behandlung bei Dermatitiden, Verbrennungen, oberflächlichen Hautdefekten, Hyperhidrosis. Eine therapeutische Wirksamkeit ist nicht für alle eingesetzten Adstringenzien belegt.

Wismutsalze

Unlösliche Wismutsalze (Bismutsalze), wie **basisches Wismutgallat** oder **Bismutchloridoxid**, haben als Dermatika stark an Bedeutung verloren. Neben einer protektiven Wirkung auf der Haut sind schwach adstringierende Eigenschaften vorhanden, deren therapeutischer Wert, ebenso wie die vermutete antiseptische Wirkung, nicht belegt ist. ▶ **Anwendungsgebiete**: Wismutsalze werden bei den gleichen Anwendungsgebieten wie das häufig kombiniert eingesetzte Zinkoxid bis zu 2%ig in Salben verwendet [**Bismolan-H Corti Salbe** (H.M.)]. ▶ **Nebenwirkungen:** Wismut kann neurotoxische Erscheinungen auslösen; jedoch ist aufgrund der geringen Resorption basischer Wismutsalze die Sicherheitsbreite groß. Trotzdem soll keine großflächige und längerfristige Anwendung erfolgen. **Wechselwirkung**: inkompatibel mit Tannalbin.

In der Trockenstehperiode werden auch basisches Wismutnitrat enthaltende Formulierungen zur Verhinderung einer Euterinfektion eingesetzt (▶ S. 556).

Metallsalze

Eine typische Wirkung von Schwermetallionen ist ihre Reaktion mit reaktiven Gruppen in Proteinen, die zur Eiweißfällung führt. Hierbei besteht ein fließender Übergang von einer adstringierenden und hautreizenden zu einer ätzenden Wirkung, bei der es zu tiefergehenden Gewebsreaktionen mit Zelltod kommt. Die Wirkungsstärke ist vom verwendeten Metall und vom Salz abhängig. Eine geringgradige bis fehlende ätzende Wirkung haben z. B. Blei- und Aluminiumverbindungen, wobei Salze organischer Säuren (wie Acetat oder Tartrat) schwächer wirksam sind als anorganische Salze wie Sulfate, Nitrate oder Chloride. Bleiverbindungen sind heute obsolet. Aluminiumsalze, wie 10%iges **Aluminiumacetattartrat** (essigsaure Tonerde) [Essigsaure Tonerde Salbe (H.M.)] oder das stärker wirkende **Kaliumaluminiumsulfat** (Alaun, Alumen) [Acetatmischung (V.M.)], werden ebenfalls nur als Adstringenzien eingesetzt. Mischungen dieser Adstringenzien finden in Tierarzneimitteln traditionell als sogenannte „Kühlerden" in Form von Breiumschlägen Anwendung. ▶ **Anwendungsgebiete**: aseptische, akute oder subakute Haut- und Gelenksentzündungen, Prellungen, Zerrungen, Verstauchungen, Abszesse und Ödeme. Die früher verwendete **Burow'sche Mischung** enthielt Bleiacetat (20- bis 70%ig) und Kaliumaluminiumsulfat (5- bis 25%ig). Die Aluminiumsalze wirken adstringierend, austrocknend und antiseptisch. ▶ **Nebenwirkungen**: Bei Aufbringung auf oberflächengeschädigte Haut kann es zu substanzieller Resorption von Metallsalzen kommen. ▶ **Wartezeiten**: keine für die genannten Aluminiumsalze. Eine Anwendung bleihaltiger Präparate ist bei lebensmittelliefernden Tieren nicht erlaubt.

Stärker wirkende Metallsalze wie **Silbernitrat** (bis 1%ig; sofortige Wirkungsbeendigung durch Nachbehandlung mit isotoner Kochsalzlösung), **Kupfersulfat** und **Chromsalze** (5- bis 10%ig) wurden als Ätzmittel zur Beseitigung unerwünschter Granulationen, bei Rhagaden, Ulzerationen, stark infizierten Wunden, bei Hufkrebs, Moderhinke und Mauke angewendet. Sie sollten heute ebenfalls keine Anwendung mehr finden.

Gerbstoffe

Gerbstoffe werden in Form synthetischer Verbindungen, z. B. als Kondensat von Harnstoff und Kresolsulfonsäure bis 1 %ig als Puder oder Lotio extern angewendet [Tannosynt (H.M.)]. Tannin selbst soll wegen seiner sensibilisierenden Eigenschaften nicht mehr eingesetzt werden.

Pflanzliche Adstringenzien

Pflanzliche Adstringenzien wie Extrakte aus Hamamelisblättern [Hametum (H.M.)] haben schwach adstringierende Wirkung, die bei lokaler Anwendung bei den oben genannten Indikationen allenfalls unterstützend ist.

Ätzmittel

Ätzmittel, wie Peressigsäure oder Essigsäure, müssen heute als obsolet gelten.

Antipruriginosa

Neben Glukokortikoiden, Teeren und Ammoniumbituminosulfonat werden H_1-Antihistaminika, Lokalanästhetika und ätherische Öle zur lokalen Juckreizlinderung verwendet.

H_1-Antihistaminika

Eine Sonderstellung nehmen Salben und Gele mit H_1-Antihistaminika ein, die nicht antiphlogistisch wirken, sondern deren Wirksamkeit sich auf die Juckreizstillung bei Insektenstichen, Sonnenbrand, Dermatosen und allergischen Hauterkrankungen beschränkt. Angewendet werden z. B. **Dimetinden** 1%ig, **Bamipin** 2%ig [Soventol (H.M.)], **Chlorphenoxamin** 1,5%ig [Systral (H.M.)], oder **Clemastin** 0,3%ig. Die Anwendung kann mehrmals täglich, jedoch nicht großflächig und nicht auf entzündeter Haut (z. B. Verbrennungen und Verbrühungen) erfolgen. Da Histamin bei kleinen Haustieren als Mediator bei allergisch bedingten, mit Juckreiz einhergehenden entzündlichen Hauterkrankungen eine eher untergeordnete Rolle spielt, ist der therapeutische Wert von H_1-Antihistaminika bei Tieren in diesem Indikationsgebiet fraglich. ▶ **Nebenwirkungen**: Vereinzelt können lokale Überempfindlichkeitsreaktionen auftreten (weitere Einzelheiten siehe unter ▶ S. 58).

Lokalanästhetika
▶ Kap. D.

Antiseborrhoika
Benzoylperoxid
Der therapeutische Effekt von Benzoylperoxid beruht auf seiner antiseptischen, sebosuppressiven und die Keratinozytenproliferation hemmenden Wirkung. Benzoylperoxid wird bereits in der Haut vollständig zu Benzoesäure metabolisiert. ▶ **Anwendungsgebiete**: Behandlung der Seborrhö und topische Anwendung als Begleittherapie bei der Pyodermie beim Hund. Hierfür steht ein Shampoo mit 2,5 % Benzoylperoxid [**Peroxyderm** (V.M.)] zur Verfügung, das nach einer Einwirkungszeit von etwa 5–10 min aus dem Fell ausgewaschen werden soll. Zu Beginn der Behandlung soll über drei bis vier Tage einmal täglich behandelt werden; anschließend wird das Behandlungsintervall auf zwei bis sieben Tage verlängert. In Abhängigkeit vom Einzelfall wird die Behandlung über mehrere Wochen fortgesetzt. ▶ **Nebenwirkungen**: in Einzelfällen, insbesondere in Konzentrationen > 3 %, hautirritierende Wirkung. Humanspezialitäten, die 5–10 % Benzoylperoxid enthalten, sollen daher beim Tier nicht verwendet werden. ▶ **Gegenanzeigen**: Benzoylperoxid ist bei Katzen aufgrund der eingeschränkten Verträglichkeit von Benzoesäure kontraindiziert.

Selendisulfid
Selendisulfid [**Selsun** (H.M.)] steht nicht mehr als Inhaltsstoff eines Tierarzneimittels zur Verfügung. Es verringert bei lokaler Anwendung eine gesteigerte epidermale Zellproliferation. Es hemmt Sulfhydrylgruppen enthaltende Enzyme und wirkt zudem antimykotisch und antiseptisch. ▶ **Anwendungsgebiete**: Behandlung von hyperproliferativen Keratinisierungsstörungen (z. B. Seborrhö). ▶ **Nebenwirkungen**: Nach Anwendung von Selendisulfid, welche zumeist mit 2,5 % Wirkstoff enthaltenden Formulierungen erfolgt, sind Hautirritationen nicht selten.

Schwefel
Auch Schwefel, welcher die Keratinozytenproliferation beeinflusst, ist nicht mehr in einem Veterinärpräparat enthalten. Er wirkt 2- bis 10%ig in Salben und als Badbehandlung keratolytisch, antibakteriell und auch antimykotisch.

Keratolytika
Harnstoff, Milchsäure, Ethyllactat
Harnstoff, Milchsäure, Ethyllactat und auch andere Stoffe sind keratolytisch wirksam. Harnstoff ist in Konzentrationen von 5–20 % in Mono- [**Basodexan** (H.M.)] und Kombinationspräparaten (z. B. mit Glukokortikoiden) [**Hydrodexan Creme** (H.M.)] enthalten, wo er als Keratolytikum sowie als Penetrationsförderer dient. Er steigert, auch in niedrigerer Konzentration, als sogenannter Moisturizer den Wassergehalt der Haut. Milchsäure und Ethyllactat, welches bereits auf der Hautoberfläche zu Milchsäure und Ethanol zerfällt, wirken keratolytisch und zudem antiseptisch [**Agramelk Konzentrat** (V.M.)].

Salicylsäure
Salicylsäure wirkt keratolytisch und kommt daher in erster Linie bei Hyperkeratosen zum Einsatz [**Psorimed** (H.M.), **Verrucid** (H.M.)]. Salicylsäure wird durch die Haut gut resorbiert. Die keratolytische Wirkung erklärt sich einerseits durch die Spaltung von Disulfid- und Wasserstoffbrücken. Zusätzlich kommt es über eine Aktivierung der Cholesterolsulfatase zu einer verminderten Adhärenz der Korneozyten. Die Keratinozytenproliferation bleibt unbeeinflusst. ▶ **Nebenwirkungen**: Insbesondere bei großflächiger Applikation sind Vergiftungen mit teilweise letalem Ausgang möglich. Besondere Vorsicht ist bei Katzen und bei Jungtieren geboten.

Salicylsäure ist auch in Kombinationspräparaten [**Novaderma** (V.M.)] enthalten.

Retinoide
Für die dermatologische Therapie stehen heute als Humanarzneimittel verschiedene synthetische Retinoide zur Verfügung, die systemisch oder lokal appliziert werden. Vitamin-A-Säure (**Tretinoin**) [**Airol** (H.M.)], die zur topischen Behandlung der Akne eingesetzt wird, wirkt lokal reizend. Wegen des teratogenen Wirkungspotenzials der Vitamin-

A-Derivate sollen diese bei trächtigen Tieren nur unter strenger Indikationsstellung zum klinischen Einsatz kommen. In die veterinärdermatologische Therapie haben die Retinoide bisher nicht in nennenswertem Umfang Eingang gefunden.

Antiproliferativa
Dithranol

Dithranol wird heute vorwiegend nicht mehr als Rubefaciens, sondern in niedrigen Konzentrationen (0,05–1 %; bei der sogenannten Minutentherapie bis 4 %) als Antipsoriatikum in der Humanmedizin angewendet [**Micanol** (H.M.)]. Die Substanz wirkt lokal reizend.

Teer, Glukokortikoide
▶ S. 549.

Wundbehandlung und Wundheilungsförderung

Als abdeckende Sprühverbände stehen heute für oberflächliche, nicht blutende und nässende Wunden weitgehend indifferente Copolymerisate auf der Basis von **Methylacrylat** als Humanarzneimittel oder als Medizinprodukte zur Verfügung [**flint MED Sprühverband** (H.M.)]. Hydrogele als Medizinprodukte [**Repithel** (H.M)] auf Polyacrylatbasis enthalten Lecithin-Liposomen, die mit Wasser und antiseptischem PVP-Jod gefüllt sind und die auf Wunden aufgetragen ein die Wundheilung förderndes feuchtes Milieu schaffen sollen. Eine ausreichende wundabdeckende Wirkung von aufgesprühtem **Aluminiumpuder** [**Alu-Spray** zur Anwendung bei Tieren] ist nicht belegt.

Diacetylaminoazotoluol, das traditionell als wundheilungsfördernder Stoff Anwendung fand, ist wegen seiner kanzerogenen Wirkungseigenschaft als obsolet einzustufen.

Azulene

Azulen und von ihm abgeleitete Sesquiterpenderivate wie **Chamazulen**, ein Bestandteil von **Kamillenöl**, und **Guajazulen**, das partialsynthetisch aus Guajakholzöl gewonnen wird, sind Kristalle von intensiv blauer Farbe, die unlöslich in Wasser und gut löslich in organischen Lösungsmitteln und in ätherischen Ölen sind. Sesquiterpenlactone mit Azulengerüst (Pseudoguaianolide wie Helenalin) finden sich auch als Inhaltsstoffe in Arnikablüten (**Arnikatinktur**). Für diese Azulene wurde bei Labortieren bei systemischer und topischer Anwendung eine antiphlogistische, lokalanästhetische und antiallergische Wirkung gezeigt. Azulen wurde nur innerlich bei entzündlichen Erkrankungen der Atmungsorgane sowie bei Gastritis, Hyperazidität und Magenulzera angewendet. Eine Wirksamkeit bei diesen Indikationen ist nicht hinreichend belegt und die Anwendung ist als obsolet zu betrachten. Chamazulen wird topisch in Form von Kamillenextrakten, die ätherisches Kamillenöl mit einem Chamazulenanteil von 2–3 % enthalten, als Bäder und Salben [**Kamillosan** (H.M.)] und Guajazulen als 0,2 %ige Salbe eingesetzt. ▶ **Anwendungsgebiete**: Hautreizung, Strahlenschäden, Sonnenbrand, Dermatitis, Fissuren, Furunkel und allgemeiner Hautschutz. Ein gesicherter therapeutischer Nutzen ist bei diesen Indikationen nicht belegt, Azulene sind allenfalls unterstützend und zur Nachbehandlung geeignet. ▶ **Nebenwirkungen**: Gelegentlich kann es zu Kontaktdermatitis kommen. ▶ **Gegenanzeigen**: größere Hautverletzungen und akute unklare Hauterkrankungen. Nicht in die Augen bringen.

Bei Verschlucken von größeren Mengen unverdünnter Arnikatinktur kann es zu gastrointestinalen Reizungen, Herzrhythmusstörungen und Krämpfen kommen.

Granulations- und epithelisierungsfördernde Mittel

Bei schlecht heilenden Wunden, Hautdefekten, Rhagaden, Ulzera und ähnlichen Indikationen werden als Monosubstanz oder in Kombination mit anderen Dermatika verschiedene fett- und wasserlösliche Vitamine, z.B. Vitamin A, Pantothensäure oder Analoge, und andere Wirkstoffe, wie Allantoin, eingesetzt, die für das Wachstum epithelialer Zellen erforderlich sind. Anwendung finden vor allem das Pantothensäureanalog **Dexpanthenol** als 2- bis 5 %ige Salbe [**Bepanthen** (H.M.)] sowie **Vitamin A**, das mit einem Gehalt von bis zu 5000 I.E./g vorwiegend in Form von Lebertran und häufig in Kombination mit Zinkoxid [**Mirfulan** (H.M.), **Lebertran Salbe** (V.M.), **Lebertran-Zink-Salbe** (V.M.)] eingesetzt wird. Lebertran enthält hauptsächlich Glyzeride ungesättigter Fettsäuren und die Vitamine A und D. ▶ **Dosierung**: mehrmals täglich auf die erkrankten

Stellen direkt oder als Salbenverband aufbringen. ▶ **Nebenwirkung**: In seltenen Fällen wurden bei Menschen Überempfindlichkeitsreaktionen beobachtet. ▶ **Wechselwirkungen**: inkompatibel mit Benzylpenicillin. ▶ **Wartezeit:** für essbare Gewebe und Milch 0 Tage.

2 Arzneimittelanwendung am Auge

In **Ophthalmika** kommen verschiedene pharmakologisch wirksame Stoffe zur Anwendung, die in anderen Kapiteln des Buches beschrieben werden, z. B.:

Mydriatika zur Diagnostik, Vorbereitung von Augenoperationen, bei Entzündungen des hinteren Augenabschnitts:
- **Parasympatholytika**: z. B. Atropin, Homatropin, Scopolamin (jeweils 1 %ig), Tropicamid (0,5 %ig)
- **α-Sympathomimetika**: Phenylephrin (5- bis 10 %ig) (zusätzlich als Vasokonstriktor bei Hyperämie der Konjunktiven)

Miotika/Glaukommittel bei erhöhtem Augeninnendruck, Glaukom:
- **direkt und indirekt wirkende Parasympathomimetika**: Carbachol (1- bis 3 %ig), Pilocarpin (0,5- bis 2 %ig), Physostigmin (0,5- bis 1 %ig), Neostigmin (1- bis 3 %ig)
- **β-Adrenolytika**: z. B. Pindolol (0,5- bis 1 %ig), Timolol (0,25- bis 0,5 %ig), Metipranolol (0,1- bis 0,6 %ig)
- **Carboanhydrase-Hemmstoffe**: Dorzolamid (2 %ig in Kombination mit β-Adrenolytika), Brinzolamid (1 %ig)
- **Prostaglandin-Analoga (Prostamide)**: Bimatoprost (0,3 mg/ml), Latanoprost (40 µg/ml), Travoprost (40 µg/ml)

Lokalanästhetika zur Oberflächenanästhesie bei Tonometrie, Hornhautverletzungen, Fremdkörperentfernung:
- Oxybuprocain (0,4 %ig), Proxymetacain (Proparacain 0,5 %ig), Tetracain (0,5 %ig), Cocain (2 %ig)

Antibiotika
- Fusidinsäure (1 %ig), Gentamicin (0,3 %ig), Kanamycin (0,5 %ig), Chloramphenicol (1 %ig), Chlortetracyclin (1 %ig), Oxytetracyclin (1 %ig), diverse Fluorchinolone (0,3 %ig)
- Tripelkombination von Neomycin, Polymyxin B und Bacitracin oder Gramicidin

Antimykotika
- Natamycin (1 %ig)

Virustatika bei durch Herpes-simplex-Viren hervorgerufenen Hornhautentzündungen:
- Aciclovir (3 %ig), Idoxuridin (0,1 %ig), Trifluridin (1 %ig)

Antiseptika bei Konjunktivitis, Blepharitis:
- Silbernitrat (1 %ig), Bibrocathol (1- bis 5 %ig), Salicylsäure (0,1 %ig)

Glukokortikoide ▶ S. 545:
- Hydrocortison (0,25- bis 2,5 %ig), Prednisolon (0,2 %ig), Dexamethason (0,1 %ig), Fluorometholon (0,1 %ig)

Nicht-steroidale Antiphlogistika bei Entzündungen des vorderen Augenabschnitts:
- Indometacin (1 %ig), Diclofenac (0,1 %ig), Flurbiprofen (0,03 %ig)

Vitamine
- unterstützend bei Läsionen des vorderen Augenabschnitts: Dexpanthenol (5 %ig)
- unterstützend bei Lichtscheu und trophischen Störungen von Horn- und Bindehaut: Retinolpalmitat (1000–10 000 I.E. Vitamin A/ml)

Diagnostika zur Feststellung von Hornhautepithelschäden:
- Fluorescein (0,15 %ig)

Wegen der Reiz- und Infektionsempfindlichkeit des Auges sind an Arzneimittel, die lokal am Auge angewendet werden, besonders hohe Anforderungen zu stellen. Zum Einsatz kommen beim Tier in erster Linie wässrige Lösungen und Suspensionen sowie Salben. Das Arzneimittel muss gewährleisten, dass über einen ausreichend langen Zeitraum eine wirksame Konzentration in dem zu behandehnenden Augenabschnitt aufrechterhalten wird. Dabei ist zu berücksichtigen, dass die sezernierte Tränenflüssigkeit die Wirkstoffkonzentration mindert und die Kontaktzeit am Wirkungsort verkürzt. Werden verschiedene Arzneimittel am Auge eingesetzt, sollte zwischen den Applikationen eine Zeitspanne von mindestens 5 min liegen.

Künstliche Tränenflüssigkeit besteht meistens aus isotoner Kochsalzlösung, teilweise gepuffert mit Natriumbicarbonat, der verschiedene Makromoleküle zur Viskositätserhöhung zugesetzt sind, z. B. Carbomer (Polyacrylamid 0,2 %ig) [**Lacrigel** (H.M.), **Siccapos** (H.M.)], Cellulosederivate (Carmellose 1 %ig, Hypromellose 0,5 %ig, Hydroxyethylzellulose 2 %ig) [**Zelluvisc** (H.M.), **Berberil** (H.M.), **Sic-Ophthal N** (H.M.),], Povidon (2- bis 5 %ig) [**Oculotect** (H.M.)], Polyvinylalkohol (1,4 %ig) [**Liquifilm** (H.M.)] oder Hyaluronsäure (0,1 %ig) [**Hylo-Comod** (H.M.)], wobei sich die verschiedenen Formulierungen vor allem hinsichtlich ihrer Verweildauer auf der Augenoberfläche unterscheiden. Besser verträglich sind nicht konservierte Präparate in Einmaldosenbehältnissen. Solcher Tränenersatz wirkt reizmindernd und benetzt die Augenoberfläche mit einem länger haftenden und schmierenden Flüssigkeitsfilm, der dem natürlichen Tränenfilm vergleichbare viskoelastische Eigenschaften aufweist. Durch Bindung (z. B. von Hyaluronsäure) an die Mucinschicht des Tränenfilms wird eine längere Verweildauer am Auge erreicht. ▶ **Anwendungsgebiete**: unterstützend bei Keratoconjunctivitis sicca, gestörter Tränenbildung, zur Verhinderung der Austrocknung der Augenoberfläche z. B. während Narkosen. ▶ **Dosierung**: 3- bis 5-mal täglich einen Tropfen in den Bindehautsack einträufeln.

Zur Spülung der Augenoberfläche und des Bindehautsacks z. B. bei äußerlichen nicht perforierenden Augenverletzungen oder Verätzungen eignen sich sterile isotone Elektrolytlösungen (Ringer-Lösung, isotone Kochsalzlösung) [**Isogutt akut MP** (H.M.)] oder gepufferte Lösungen mit Natriumhydrogenphosphat [**Isogutt MP** (H.M.)].

2 Arzneimittelanwendung am Auge

2.1 Augentropfen und Suspensionen

Zur Gewährleistung einer guten lokalen Verträglichkeit sollen wässrige Lösungen der Tränenflüssigkeit in ihren chemisch-physikalischen Eigenschaften möglichst weitgehend entsprechen. Dies beinhaltet die Isotonie und Euhydrie der verwendeten Lösung, die selbstverständlich auch steril sein muss. Als augenverträglich werden Lösungen mit einem Natriumchloridgehalt von 0,6–1,5 % eingestuft. Hypertone Lösungen werden durch die Tränenflüssigkeit verdünnt. Allgemein können Arzneistoffe in Konzentrationen von bis zu 3 % in einer isotonen Natriumchloridlösung zugesetzt werden, ohne dass Unverträglichkeitsreaktionen wegen einer Hypertonie auftreten. Aufgrund der Pufferkapazität der Tränenflüssigkeit werden Lösungen in einem pH-Bereich von etwa 7,3–9,7 zumeist gut vertragen. Lösungen, deren pH-Wert diesen Bereich deutlich unter- oder überschreitet, wirken am Auge schmerzauslösend und lokal reizend. Ein für die Verteilung und die Verweildauer wichtiger Parameter ist weiterhin die Viskosität einer eingesetzten Lösung. Auch hier werden der Tränenflüssigkeit vergleichbare Verhältnisse angestrebt.

Im Vergleich zu Lösungen besitzen Suspensionen in der Regel eine längere Wirkungsdauer am Auge. Die Partikelgröße soll maximal bei 25 µm liegen. Suspensionen werden häufig bei lokaler Behandlung mit Glukokortikoiden eingesetzt.

Zusatz von Makromolekülen (s. o. unter „künstlicher Tränenflüssigkeit") verlängert die Haftung auf der Augenoberfläche, wirkt reizmindernd und erhöht die Stabilität von Suspensionen.

2.2 Augensalben

Im Vergleich zu Lösungen führen Augensalben in der Regel zu einer längeren Verweildauer des Wirkstoffes im Auge. Augensalben werden daher sehr häufig zur lokalen antibakteriellen Behandlung verwendet. Nachteilig ist eine mögliche Verstopfung tränenableitender Wege. Für Augensalben kommen in erster Linie Kohlenwasserstoffgele enthaltende Grundlagen in Frage.

2.3 Haltbarkeit von Augenarzneien

Die Haltbarkeit von Augenarzneien ist begrenzt. Sind Konservierungsmittel in der Formulierung enthalten, so soll diese nicht länger als maximal vier Wochen Verwendung finden. Augenarzneien ohne Konservierungsstoffe sollen in angebrochenem Zustand nicht gelagert oder wiederholt verwendet werden.

2.4 Cyclosporine

Cyclosporin A (Ciclosporin) wirkt bei lokaler Anwendung am Auge immunsuppressiv, lakrimomimetisch und direkt entzündungshemmend.
▶ **Anwendungsgebiete**: Wegen o. g. Wirkungseigenschaften sind in der Veterinärophthalmologie die Keratoconjunctivitis sicca und die chronisch superfizielle Keratitis des Hundes Anwendungsgebiete des in der Transplantationsmedizin als Immunsuppressivum besonders bedeutungsvollen Arzneimittels, das für Hunde auch zur systemischen Behandlung einer atopischen Dermatitis zugelassen ist (▶ S. 521). ▶ **Dosierung**: Als Inhaltsstoff (0,2 %) einer Salbe [**Optimmune** (V.M.)] wird Ciclosporin (0,5–1 cm Salbenstrang) im Abstand von 12 Stunden lokal in den Bindehautsack appliziert. Ciclosporin reichert sich in der Kornea an und wird kaum resorbiert. ▶ **Nebenwirkungen**: Außer im Einzelfall auftretenden vorübergehenden lokalen Reizerscheinungen sind bei lokaler Anwendung am Auge des Hundes keine unerwünschten Wirkungen bekannt. Wegen der immunsuppressiven Wirkung von Ciclosporin sollte bei Verdacht auf eine Virus- oder Pilzinfektion die Behandlung unterbrochen und erst nach erfolgreicher Behandlung der Infektion wieder fortgesetzt werden. ▶ **Gegenanzeigen**: wegen fehlender Untersuchungen sollte keine Anwendung bei trächtigen und laktierenden Hündinnen erfolgen.

3 Arzneimittelanwendung am Euter

3.1 Entzündungen der Milchdrüse

Mastitiden sind eine regelmäßige Indikation für den Arzneimitteleinsatz beim Rind. Für die Bekämpfungsmaßnahmen sind neben der Erregerpathogenität die in Frage kommenden Vektoren und Infektionswege am Euter wichtig. Bakterien können das Hohlraumsystem des Euters vor allem galaktogen-aszendierend (Kokken), aber auch hämatogen-deszendierend *(Escherichia coli)* oder traumatogen-lymphogen nach Euterhautverletzung *(Arcanobacterium pyogenes)* infizieren. Die Euterviertel einer Kuh stellen jeweils selbständige Einheiten dar, sodass Erkrankungen in der Regel auf ein Viertel beschränkt bleiben können. Grundsätzlich ist zwischen kausal-antibakterieller und symptomatisch unterstützender Behandlung der Euterentzündung zu unterscheiden.

3.2 Chemotherapie der Mastitis

Klinische Kriterien

Je nach Erreger (Resistenzverhalten und Gewebsverteilung) können zur Mastitisbehandlung prinzipiell antibakteriell wirksame Chemotherapeutika aus folgenden Stoffgruppen parenteral oder lokal (intrazisternal) eingesetzt werden, soweit sie für diese Indikation zugelassen sind: β-Lactamantibiotika, Aminoglykoside, Tetracycline, Makrolide, Lincosamide, Polypeptide, Ansamycine, Sulfonamid-Trimethoprim-Kombinationen und auch Fluorchinolone (▶ S. 257). Je nach Anwendungszeitpunkt stehen verschiedene Formulierungen von Euterinjektoren entweder für die Trockstehperiode (▶ Tab. 79) oder für die Anwendung während der Laktation zur Verfügung (▶ Tab. 80).

Für die Wirksamkeit der antibakteriellen Arzneimittel haben über die Erregerempfindlichkeit hinaus deren pharmakokinetische Eigenschaften große Bedeutung. Die Mastitistherapie ist nur erfolgreich, wenn trotz der anatomisch-physiologischen Verhältnisse in der Milchdrüse – z. B. mehrere hundert Quadratmeter an ständig milchbildender Oberfläche – ausreichende Wirkstoffkonzentrationen im Drüsengewebe erreicht werden. Dazu ist bei intrazisternaler Antibiotikagabe die Passierbarkeit der Milchgänge bis in den Alveolarbereich entscheidend. Sind systemische Komplikationen nicht erkennbar, gilt die lokale Behandlung als das Mittel der Wahl bei chronischen, subklinischen, milden oder mäßigen klinischen Euterentzündungen beziehungsweise bei nicht invasiven Streptokokken- und frühen Staphylokokkenmastitiden. Bei (per-)akuten oder klinisch hochgradigen Mastitiden sind die genannten Kriterien aufgrund von Ödemen und Verlegung der Gangsysteme durch Entzündungsprodukte häufig nicht erfüllt. In diesen Fällen werden durch systemische Behandlung die intensivere Durchblutung erkrankter Milchdrüsenbezirke und die erhöhte Membranpermeabilität ausgenutzt. Wegen der geschädigten und damit durchlässigeren Blut-Euter-Schranke tritt dann die Bedeutung chemisch-physikalischer Eigenschaften der Wirkstoffe teilweise in den Hintergrund. Wenn die Erreger nicht nur auf der Schleimhaut, sondern gleichzeitig tief im Gewebe zu erwarten sind, ist die parenterale Behandlung auch als Ergänzung zur lokalen Gabe in Betracht zu ziehen. Bei chronischen Mastitiden und Entzündungen des Gangsystems allerdings kommt es zu Bindegewebszubildungen, die auch für die parenterale Behandlung als zusätzliche Barrieren wirken können. Bei der Therapie insbesondere von Staphylokokkenmastitiden laktierender Kühe sind dann in den Milchgängen über einen längeren Zeitraum wirkende Präparate intrazisternal einzusetzen.

Das **Trockenstellen** von Milchdrüsen ist so belastend für die Kühe, dass aus latenten Infektionen akute Mastitiden entstehen können. Der lokale Antibiotikaeinsatz kann während dieser Phase verringerten Hohlraumvolumens und erhöhter Heilungstendenz entzündeter Drüsenbereiche besonders gut und lange wirken. In Anbetracht der Resistenzproblematik erfordert auch das Trockenstellen unter Antibiotikaschutz eine klare veterinärmedizinische Indikation, z.B. das Vorliegen einer subklinischen Mastitis. Eine Antibiotikapro-

▶ **Tab. 79** Trockensteller-Euterinjektoren gemäß Herstellerangaben (Zulassungsstatus Deutschland 2009).

Wirkstoffe und Dosierung je Viertel	Formulierung	Präparatbeispiele (V.M.)
220 mg Oxacillin-Na-1H_2O, 1040 mg Oxacillin-Benzathin (2 : 1)	7,5 ml ölige Suspension	Stapenor Retard
< 1300 mg Cloxacillin-Benzathin (2 : 1)	6–10 ml ölige Suspension	Orbenin Extra, Vetriclox T.S., Wedeclox TS
< 220 mg Cloxacillin-Na-1H_2O, < 1040 mg Cloxacillin-Benzathin (Dibenzylethylendiaminsalz) (2 : 1)	< 9,3 ml ölige Suspension	Cloxacillin-TS-1000, Mammin TS forte
320 mg Benzylpenicillin-K, 1030 mg Benzylpenicillin-Procain, 780 mg Neomycin-SO_4	9 ml ölige Suspension	Mastitar forte
280 mg Benzylpenicillin-Benethamin, 100 mg Penethamat-HCl, 100 mg Framycetin-SO_4	5 ml ölige Suspension	Benestermycin
298 mg Benzylpenicillin-Procain, 122 mg Nafcillin-Na-1H_2O, 134 mg Dihydrostreptomycin-SO_4	3 ml ölige Suspension	Nafpenzal T
250 mg Cefazolin	3 ml ölige Suspension	Celidocin TS
383 mg Cefapirin-Benzathin (2 : 1)	10 ml ölige Suspension	MastiSafe
150 mg Cefquinom-SO_4	3 ml ölige Suspension	Cobactan DC

phylaxe beim Trockenstellen eines gesunden Euters ist nicht notwendig und nicht zu empfehlen! Als antibiotikahaltige Langzeitpräparate, sogenannte Trockensteller, sind solche mit bakterizid wirkenden Substanzen vorzuziehen, weil so die Gefahr der Resistenzausbildung – insbesondere bei der niedrigeren Wirkstoffkonzentration in der zweiten Hälfte der Trockenstehzeit – vermindert wird. Da Infektionen in der Trockenstehperiode überwiegend von grampositiven Erregern verursacht werden, sollten alle eingesetzten Präparate gegen diese wirksam sein und normalerweise auch ein Antibiotikum enthalten, das gegenüber β-Lactamaseproduzierenden Staphylokokken stabil ist. Breitspektrumantibiotika erscheinen weniger wirksam bei dieser Indikation. In ▶ **Tab. 79** sind in Deutschland zugelassene Trockensteller beispielhaft aufgeführt. Die Behandlung von subklinischen beziehungsweise unspezifischen Euterentzündungen am Ende der Laktationsperiode wird als eine einfache sowie sehr kostengünstige Alternative zur Therapie während der Laktation angesehen. ▶ **Wartezeiten**: Für die Wartezeit für Milch nach Anwendung von Trockenstellern gilt, dass sie präparatespezifisch ein bis fünf Tage nach Laktationsbeginn, beträgt, wenn die Behandlung rechtzeitig vor der Geburt erfolgt ist (meistens mindestens 5–8 Wochen). Kommt es früher zum Laktationsbeginn, sind je nach Präparat Wartezeiten von 40–60 Tagen zu beachten.

Ein neues Prinzip zum Trockenstellen ohne antimikrobiell wirksame Stoffe ist der mechanische **Verschluss des Zitzenkanals** mittels eines Pfropfens, der in einer Formulierung aus adstringierend wirkendem schweren basischen Wismutnitrat, dickflüssigem Paraffin, Aluminiumhydroxydistearat und hochdispersem Siliziumdioxid mittels eines Euterinjektors eingebracht wird [**OrbeSeal** (V.M.)]. ▶ **Anwendungsgebiete**: Vorbeugung von Neuinfektionen des Euters während der Trockenstehzeit. Behandelt werden dürfen nur Kühe zum Zeitpunkt des Trockenstellens, die frei von subklinischer Mastitis sind. Alle Viertel sind gleichzeitig zu behandeln. Bei der Verabreichung ist auf strenge Asepsis zu achten. Während der Trockenstehzeit sind die Euterviertel regelmäßig auf Mastitiserscheinungen zu beobachten. ▶ **Wartezeiten**: 0 Tage für Milch und essbare Gewebe.

Mastitiden **laktierender** Kühe werden nach Herstellerangaben über einen Zeitraum von 1,5–8 Tagen in Intervallen von jeweils 12 oder 24 Stunden intrazisternal behandelt, je nachdem, wie schnell der Wirkstoff in das Blut resorbiert wird. Details zu den einzelnen Präparaten sind in ▶ **Tab. 80** zusammengefasst. Bei den Dosierungsangaben ist zu beachten, dass sich Ausbildung, Größe und Sekretmenge der Rindereuter erheblich voneinander unterscheiden können. Wiederholungsbehandlungen sind nicht nur wegen der Wachstums- und Vermehrungszyklen von Erregern sinnvoll. Wenn mit der ersten Antibiotikagabe die leicht erreichbaren Lokalisationen versorgt wurden, kann dadurch der Weg für die Therapie tiefer gelegener Infektionsherde bei erneuter Applikation freigemacht werden. Parallel sind eventuell auch die gesunden Viertel zu behandeln, um einem Übergreifen der Infektion vorzubeugen. Eine zusätzliche parenterale Behandlung mit Antibiotika ist bei subklinischen und subakuten Euterentzündungen nur bei extrem virulenten Erregern und anderen besonderen Umständen (s.o.) notwendig. Das systemisch eingesetzte Arzneimittel sollte möglichst denselben Wirkstoff wie das lokal verabreichte Präparat enthalten oder zumindest kompatibel sein.

Nach Einführen von Injektoren in die Zitze kann eine Superinfektion (z. B. mit Pilzen oder Hefen) wegen kontaminierter Kanülen oder durch zuvor nicht ausreichend gereinigte und desinfizierte Zitzenspitzen verursacht werden. Außerdem kann das empfindliche Zitzenkanalepithel durch die Injektorkanüle beschädigt werden, sodass dessen Abwehrfunktion gegenüber weiteren Keimen gefährdet ist. Daher sollte insbesondere zur Behandlung beim Trockenstellen die Kanüle nur partiell eingeführt werden, wodurch auch eine euterpathogene Zitzenkanalinfektion erfasst wird.

▶ **Tab. 80** Laktations-Euterinjektoren gemäß Herstellerangaben (Zulassungsstatus Deutschland 2009).

Wirkstoffe und Dosierung je Viertel	Darreichungsform	Dosisintervall (Stunden) Behandlungsdauer	Wartezeit Milch (Tage)	beanspruchte Indikationen	Präparatebeispiele (V.M.)
1875 mg Benzylpenicillin-K	15 ml wässrige Lösung/ ölige Suspension	12 evtl. einmal wiederholen	5	Strepto-/Staphylokokken	Masticillin 3 Mega
3000 mg Procain-Benzylpenicillin-1H_2O	10 ml wässrige Suspension	2 über 3 Tage	6	Strepto-/Staphylokokken	Veyxid Pen-Proc 3 Mega
1100 mg Oxacillin-Na-1H_2O	< 10 ml ölige Suspension	24 über 2–3 Tage	6	Strepto-/Staphylokokken	Masteet, Oxacillin-Na 1000 mg-Euterinjektor, Stapenor
1092 mg Cloxacillin-Na-1H_2O	< 30 ml ölige Suspension	24 über 2–3 Tage	6	β-Laktamase bildende Staphylokokken, *Arcanbacterium pyogenes*	Penivet, Vetriclox-L 1000 mg, Wedeclox Mastitis
218/546 mg Cloxacillin-Na-1H_2O, 80/532 mg Ampicillin-Na	3/20 ml ölige Suspension	12 über 1,5 Tage/ 24 über 1–4 Tage	3/6	Strepto-/Staphylokokken, *Escherichia coli*	Gelstamp/ Mastipent
44 mg Oxacillin-Na, 23 mg Ampicillin-Trihydrat	10 ml ölige Suspension	12–24 über 3 Tage	4	Strepto-/ Staphylokokken, *Escherichia coli*	Totocillin
106 mg Cefoperazon-2H_2O	10 ml ölige Suspension	24 über 2 Tage	4	Strepto-/ Staphylokokken, *Escherichia coli*	Peracef
75 mg Cefquinom-SO_4	8 ml ölige Suspension	12 über 1,5 Tage	5	Strepto-/ Staphylokokken, *Escherichia coli*	Cobactan LC
300 mg Cefazolin	6 ml ölige Suspension	12 über 1 Tag	5	Strepto-/ Staphylokokken, *Escherichia coli*	Celidocin L
200 mg Cefalexin-1H_2O, 100 000 I.E. Kanamycin-SO_4	12 ml ölige Suspension	24 über 2 Tage	5	Strepto-/ Staphylokokken, *Escherichia coli*	Ubrolexin

▶ Tab. 80 Fortsetzung.

Wirkstoffe und Dosierung je Viertel	Darreichungsform	Dosisintervall (Stunden) Behandlungsdauer	Wartezeit Milch (Tage)	beanspruchte Indikationen	Präparatbeispiele (V.M.)
156 mg Gentamicin-SO$_4$	7 ml ölige Suspension	24 über 2–3 Tage	8	Staphylococcus aureus, Arcanbacterium pyogenes, Escherichia coli	MV-Genta Suspension
1000 mg Procain-Benzylpenicillin-1H$_2$O, 750 mg Neomycin-SO$_4$	5 ml wässrige Suspension	24 über 3 Tage	6	grampositive/-negative Erreger	Neopen
200 mg Cloxacillin-Na-1H$_2$O, 200 mg Neomycin-SO$_4$	10 ml ölige Suspension	24 über 2–3 Tage	6	Strepto-/Staphylokokken, Escherichia coli	Neoclox M.D.
300 mg Erythromycin	6 ml ölige Lösung	12 über 1,5 Tage	3	Strepto-/Staphylokokken, auch zum Trockenstellen	Erytrotil
50 mg Pirlimycin-HCl	10 ml wässrige Lösung	24 bis zu 8 Tage	4–5	Strepto-/Staphylokokken	Pirsue
376 mg Lincomycin-HCl·1H$_2$O, 144 mg Neomycin-SO$_4$	10 ml wässrige Lösung	12 über 1,5 Tage	3,5	Strepto-/Staphylokokken, Escherichia coli	Albiotic intramammär
200 mg Trimethoprim	10 ml Suspension	12 über 1,5 Tage	1	Strepto-/Staphylokokken, Escherichia coli	Masticuran

Pharmakokinetik bei der Mastitisbehandlung

Faktoren bei systemischer Therapie

Die meisten Antibiotika diffundieren passiv durch die lipoide Blut-Milch-Schranke. Die Diffusion ist umgekehrt proportional zum Ionisationsgrad, der Wasserlöslichkeit, der Molekülgröße, dem Bindungsgrad an Proteine oder andere Makromoleküle sowie abhängig vom Konzentrationsgradienten der Substanz über die Membran.

Antibiotika, die bei der Mastitistherapie eingesetzt werden, sind in der Regel schwache Säuren oder Basen (pK_a 3–10). Säuren liegen im Blut und in der Milch überwiegend ionisiert, Basen hingegen meist geringer ionisiert vor. So ist beispielsweise Benzylpenicillin als schwache Säure (pK_a 2,7) im Blutplasma (pH 7,4) und auch in der Milch (pH 6,8) zu mehr als 99,99 % ionisiert. Nach systemischer Applikation hat die Milch- zur Plasma-Konzentration ein errechnetes Verhältnis von etwa 1 : 4. Benzylpenicillin kann also die Blut-Euter-Schranke kaum passieren. Hingegen ist Tylosin als schwache Base (pK_a 7,1) bei pH 7,4 im Blut nur zu 33 %, aber bei pH 6,8 in der Milch zu 66 % ionisiert. Daher reichert sich dieses Makrolid in der Milch gegenüber dem Blutplasma im Verhältnis von etwa 2 : 1 an. Auch hydrolysierbare Ester mit basischen Eigenschaften, z. B. der Benzylpenicillin-Ester Penethamathydrojodid, und amphotere Stoffe, z. B. Fluorchinolone, können die Blut-Euter-Schranke gut passieren. Bei diesen Berechnungen ist allerdings zu beachten, dass es bei akuten Mastitiden zur Erhöhung des pH-Wertes der Milch kommt. Ferner sind neben dieser theoretischen Betrachtung weitere Verteilungseinflüsse, z. B. die hohe Molekülgröße von Polypeptiden, die die Diffusionsfähigkeit beeinträchtigt, zu berücksichtigen.

Ebenso verringert sich durch Bindung an Plasma-, Milch- oder Gewebseiweiß die Fähigkeit von Stoffen, Biomembranen zu überwinden. Die Dauer, während der antibakteriell wirksame Konzentrationen im Euter aufrechterhalten werden, hängt nach parenteraler Antibiotikagabe zusätzlich von der Dosis, Blutversorgung am Injektionsort, Bioverfügbarkeit, Verteilungsvolumen, Ausscheidung, Gesundheitszustand des Tieres und den euterpathogenen Keimen ab. Ein idealer, bei Euterentzündungen systemisch eingesetzter antibakterieller Wirkstoff sollte daher folgende Eigenschaften haben:

1. hohe Bioverfügbarkeit vom Ort der Applikation
2. niedrige MHK-Werte gegen die meisten Mastitiserreger
3. geringe Bindung an Serumproteine
4. schwache Base oder amphoter
5. ausreichende Lipophilie
6. lange Verweildauer im Körper
7. Clearance aus den Körpergeweben ähnlich zur Clearance des Wirkstoffes aus dem Blut, keine Kumulation in spezifischen Organen

Kein Antibiotikum erfüllt alle diese Forderungen in idealer Weise. Manche der in vitro besonders wirksamen Antibiotika (z. B. Penicilline) besitzen keine ebenso guten pharmakokinetischen Charakteristika. Andererseits verhalten sich beispielsweise Makrolide, obgleich wegen der Resistenzlage nur Anwendungsmöglichkeiten bei grampositiven Erregern bestehen, hinsichtlich der Bioverfügbarkeit in der Milchdrüse parenteral und lokal ideal.

Faktoren bei intrazisternaler Therapie

In der ersten der intramammären Medikamentenapplikation folgenden Phase findet die Freisetzung des Wirkstoffes aus seiner Formulierung in die Milch statt. Diese sogenannte pharmazeutische Phase beeinflusst die anfängliche Antibiotikakonzentration im Sekret nach Behandlung beim Trockenstellen stärker als bei der laktierenden Kuh. Werden schwerlösliche Salze von Antibiotika (z. B. Oxacillin-Benzathin) mit einem adsorbierenden Stoff wie Aluminiummonostearat in öliger Grundlage verabreicht, kann die antimikrobielle Aktivität im Sekret des trockengestellten Euters aufgrund der verzögerten Freisetzung aus der Formulierung teilweise über Wochen aufrechterhalten werden. Die Exkretion intrammär applizierter Antibiotika mit dem Drüsensekret wird durch die Viskosität der Formulierung, die physikalisch-chemischen Eigenschaften des Vehikels und Wirkstoffes, Eutervolumen, Sekretionsmenge und Gesundheitszustand der Milchdrüse sowie systemische Resorption beeinflusst. Die Ausscheidungszeit aus dem Gewebe ist außerdem umso länger, je stärker schleimhautreizend die Hilfsstoffe sind.

Wenn das Hohlraumsystem passierbar ist, bieten großvolumige Präparate bei laktierenden Eutern auch nach vorherigem Ausmelken keine Vorteile für die Verteilung, da die schnell nachgebildete Milch als das entscheidende Vehikel für den zügigen Wirkstofftransport zum Infektionsort im Eutergewebe anzusehen ist. Bei der Arzneimittelverteilung und -resorption in der sich anschließenden pharmakokinetischen Phase ist die Diffusion durch hydrophile (hauptsächlich der wässrige Anteil der Milch) und lipophile Kompartimente (insbesondere die lipidreichen Membranen des Eutergewebes) entscheidend. Diese Phase wird beeinflusst durch die physikalisch-chemischen Eigenschaften der Wirkstoffe sowie ihren individuellen Bindungsumfang an Eutersekret- und Gewebsproteine. Da die ungebundene Fraktion durch Diffusions- und Stoffwechselprozesse allmählich reduziert wird, nimmt auch die Konzentration des gebundenen Wirkstoffes ab. So kann die Proteinbindung im Sinne eines Depots dienen und den Verbleib im Euter verlängern. Eine Kinetik nullter Ordnung mit konstanter Wirkstofffreisetzung ist ideal für das Trockenstellen mit Antibiotikapräparaten. Eine Arzneistoffpersistenz in der trockengestellten Milchdrüse länger als 3–4 Wochen nach Behandlung ist bezüglich des Infektionsschutzes nicht unbedingt notwendig.

Ölige Suspensionen sind gewebeverträglicher, werden weniger schnell aus der Milch in das Blut resorbiert, und verschiedene Antibiotika sind in ihnen haltbarer als in wässriger Lösung. Um eine schnellere und vollständigere Verteilung der Präparate in der Milch und anschließende Penetration der Wirkstoffe in das Gewebe zu erreichen, werden seitens der Hersteller oberflächenaktive Substanzen (Emulgatoren) zugesetzt und in Suspensionen feingemahlene Wirkstoffe (Partikelgröße < 10 µm) verwendet. Ferner sollten in den Präparaten Hilfsstoffe zur Viskositätserhöhung und damit Stabilisierung der Suspension nach Aufschütteln vor der Applikation enthalten sein. Unabhängig von Wirk- und Hilfsstoffen werden im ventralen Euterbereich nach intrazisternaler Gabe höhere Antibiotikakonzentrationen als dorsal erreicht, wohingegen die systemische Applikation nach Passage des Wirkstoffes durch die Blut-Euter-Schranke grundsätzlich eine homogenere Verteilung im Drüsengewebe ermöglicht.

Die aufgezeigten Überlegungen führen zu folgenden Kriterien, die ein intramammär zu applizierendes, antimikrobielles Präparat erfüllen sollte:

Behandlung **während der Laktation**
- geringste mögliche Reizung des Euters
- niedrige MHK-Werte
- geringe Bindung an Proteine der Milch und des Eutergewebes
- schwache Base oder amphoter
- ausreichende Lipophilie
- schnelle Freisetzungsrate aus der Formulierung
- ausreichend geringe Partikelgröße (< 10 µm)
- kurze Wartezeiten

Therapie in der **Trockenstehperiode**
- irritationsfrei für das Euter
- niedrige MHK-Werte mit vorzugsweise bakterizidem Wirkungsmechanismus
- hohe Bindung an Proteine des Trockenstehersekrets und Eutergewebes
- starke Säure oder Base
- ausgeprägte Hydrophilie
- langsame und konstante Freisetzungsrate aus der Formulierung, vorzugsweise Kinetik nullter Ordnung
- ausreichend geringe Partikelgröße (< 10 µm)
- großes Molekulargewicht
- antimikrobielle Aktivität im Euter über mindestens 3 Wochen

Obgleich eine leichte Gewebereizung durch Antibiotika während der Laktation tolerierbar und zur Stimulation unspezifischer Abwehrmechanismen vielleicht sogar erwünscht ist, kann dies bei Therapie in der Trockenstehperiode zur ausgedehnten Schädigung des Euters führen.

3.3 Unterstützende Maßnahmen

Zur allgemeinen Therapie gehört das wiederholte gründliche Ausmelken von verändertem Sekret stark entzündeter Euterviertel. Unterstützt wird dies durch die intravenöse Gabe von 20–30 I.E. Oxytocin (▶ S. 202) in Intervallen von 12 Stunden, wodurch selbst Residualmilch ermolken werden kann. Hierdurch wird die Effektivität der jeweils anschließenden intrazisternalen Chemotherapie entscheidend gesteigert. Das Maximum der Antibiotikumkonzentration im Euter wird auch ohne erneutes Ausmelken in der Regel bereits nach 6 Stunden überschritten.

Die Entzündungsintensität kann durch Kühlung akuter oder durch hyperämische Aktivierung chronischer Prozesse mit physikalischen Maßnahmen oder äußerlich aufgetragenen Salben (z.B. ätherische Öle, insbesondere **Campher**) beeinflusst werden (▶ S. 542). Von verschiedenen Autoren wird empfohlen, in akut entzündete Viertel **hypertone Elektrolytlösungen** (20–30 ml) (▶ S. 168) oder **5%ige Glukoselösungen** (bis zu 1000 ml) (▶ S. 184), denen Sulfonamide und andere antibakterielle Chemotherapeutika zugesetzt werden können, zu infundieren, die osmotisch zur Abschwellung der Milchgangwände und lobulärer Septen sowie zum später leichteren Ausmelken viskösen Entzündungssekretes dienen sollen. Dabei soll Glukose auch durch Energiezufuhr begünstigend auf die Makrophagenaktivität sowie auf bakterizide Enzymsysteme wirken.

Intrazisternal appliziertes **Vitamin A** (▶ S. 364) lässt geschädigtes Epithel in den distalen Milchgängen schneller regenerieren und senkt die Reizwirkung lokal angewendeter Mastitispräparate, vor allem langfristig bei Einsatz von Trockenstellern. Der lokale Einsatz von Glukokortikoiden, z.B. **Prednisolon** (▶ S. 428), erfordert wie die systemische Anwendung eine Nutzen-Risiko-Abwägung zwischen Entzündungshemmung, um die Antibiotikapenetration weiterhin zu ermöglichen, und Immunsuppression. Die Wirksamkeit steroidaler Antiphlogistika ist umstritten, auch wenn klinische Symptome maskiert werden. **Nicht-steroidale Antiphlogistika** (▶ S. 390) werden wegen ihrer Reizwirkung nicht intrazisternal eingesetzt.

Geronnenes Fibrin und Zelltrümmer können durch **proteolytische Enzyme** [Masti-Veyxym (V.M.)] aufgelöst werden. Diese sollen so auch eine leichtere Verteilung von Arzneimitteln im Drüsenhohlraum ermöglichen. **Dimethylsulfoxid** (▶ S. 407) hat sich als Penetrationsvermittler von Antibiotika in das Interstitium bewährt, für eine Anwendung bei Rindermastitiden in Deutschland fehlt jedoch die Zulassung. Ferner ist bei intramammärer Anwendung eine konzentrationsabhängige lokale Reizwirkung zu beachten. Die das Bindegewebe auflockernde **Hyaluronidase** (nicht für lebensmittelliefernde Tiere zugelassen) fördert wahrscheinlich nicht nur den Durchtritt von antibakteriellen Wirkstoffen, sondern auch von Keimen und Toxinen. Es gibt keine Beweise aus kontrollierten Studien für die Effektivität von Penetrationsförderern in Kombination mit Antibiotika. Die genannten Enzyme dürften wegen der großen Verdünnung in der Milch und ungünstiger pH-Verhältnisse kaum zur Wirkung kommen.

Zur Erweiterung des Strichkanals bei Verklebungen, Narbenkontrakturen und -strikturen nach Verletzungen sowie zur Schließmuskelverstärkung werden in betroffene Zitzen jeweils nach dem Melken neue **Dilatationsstifte** aus fest gewickeltem, gut aufquellbarem Wollfaden oder aus Kunststoff mit Gleitsalbe eingesetzt. In diesen sind teilweise auch antibakterielle und enzymatische Wirkstoffe enthalten.

Bei schweren (per-)akuten Mastitiden werden wegen Keim- und Toxinstreuung auch **systemisch** Antibiotika sowie zur Verbesserung des Allgemeinbefindens Kohlenhydrate, Elektrolyte und Flüssigkeit mittels Infusion, Vitamine, Kreislauftherapeutika, Antihistaminika, nicht-steroidale Antiphlogistika und Glukokortikoide eingesetzt. Ferner kann zur Schmerzlinderung eine Euternervenblockade durch **Lokalanästhetika** (▶ Kap. D) durchgeführt werden.

Zur Prophylaxe von Euterentzündungen dient neben sonstigen Hygienemaßnahmen die Zitzendesinfektion vor oder besser nach dem Melken mit desinfizierenden Lösungen, z.B. mit Jodverbindungen [**agramelk Iod**, **Blockade**, **Gelstadip forte**, **Profilac Dip** (V.M.)] oder Chlorhexidin [**Eimue-Chlorhexidin Dip**, **Profilac-Germstop** (V.M.)] (▶ S. 246). Im Gegensatz zur erfolgreichen Unterstützung der unspezifischen Abwehr muss bezüglich antigenspezifischer **Vakzine** gegen Mastitiserreger festgestellt werden, dass die Milchdrüse keine natürliche Immunität entwickelt und eine gewisse immunologische Autonomie besitzt. Hinzu kommt, dass systemisch gebildete Antikörper die intakte Blut-Euter-Schranke nicht überwinden können und intrazisternal applizierte Antigene zu starken Irritationen führen.

Anhang

Anhang 1	Umrechnung von Humandosierungen für Tiere, Dosierungsangaben, -berechnungen und Maßeinheiten	566
Anhang 2	Hinweise zu Arzneimittelkombinationen	571
Anhang 3	Zugelassene Arzneimittel für Geflügel	573
Anhang 4	Zugelassene Arzneimittel für Heimtiere	577
Anhang 5	Fütterungsarzneimittel	594
Anhang 6	Erfassung und Auswertung unerwünschter Arzneimittelrisiken (Pharmakovigilanz)	598
Anhang 7	Anwendung pharmakologisch wirksamer Stoffe bei lebensmittelliefernden Tieren im Rahmen der Verordnung (EU) Nr. 37/2010	600
Anhang 8	Therapielücken und Therapienotstand bei der arzneilichen Versorgung von Tieren und Sonderregelungen für Pferde	644
Anhang 9	Dopingbestimmungen für den Pferdesport	654
Anhang 10	Notfallmedikamente („Notfallkoffer")	662
Anhang 11	Klinische Grenzwerte für die Klassifizierung von MHK-Werten unter Berücksichtigung der Bakterienspezies, Indikation und Tierart	668

Anhang 1
Umrechnung von Humandosierungen für Tiere, Dosierungsangaben, -berechnungen und Maßeinheiten

F. R. Ungemach

1.1
Dosisberechnungen

Für eine Reihe von Arzneimitteln bestehen exakte Dosierungsangaben nur für den Menschen, die nahezu immer als Menge Arzneistoff pro kg Körpergewicht (z. B. mg/kg) oder pro Person angegeben sind. Im Allgemeinen handelt es sich hierbei um Erwachsenendosen, die nur im Körpergewichtsbereich erwachsener Menschen (Normgewicht 60 kg) Gültigkeit besitzen. Eine lineare Dosisextrapolation auf wesentlich niedrigere oder höhere Körpergewichte, wie sie veterinärmedizinisch in den meisten Fällen erforderlich ist, würde deshalb keine exakten Werte liefern. Tatsächlich könnte eine direkte Umrechnung auf der Basis des Körpergewichts bei kleinen Tieren zu Unterdosierung, bei Großtieren hingegen zu Überdosierung führen. Ursachen hierfür sind vor allem körpergewichtsabhängige Unterschiede in der Stoffwechselaktivität und in der Größe der Verteilungsräume. Für viele Arzneimittel, insbesondere für Stoffe mit überwiegend extrazellulärer Verteilung, zeigte sich, dass in solchen Fällen die erforderliche Dosis direkt zur Körperoberfläche oder zum metabolischen Körpergewicht, als Maß für die Stoffwechselaktivität, und nicht zum absoluten Körpergewicht proportional ist. Da mit zunehmender Körpergröße das metabolische Körpergewicht wie auch die Körperoberfläche pro kg Körpergewicht abnehmen, benötigen große Tiere pro kg Körpergewicht geringere Dosen als kleine Tiere. Diesen Fakten wird in der Humanmedizin bei verschiedenen Arzneimitteln durch die Angabe spezifischer Kinderdosen, die im Allgemeinen pro kg Körpergewicht höher als die Erwachsenendosen sind, Rechnung getragen. Soweit vorhanden, können derartige Kinderdosen als Richtschnur für die Dosierung bei Hund und Katze herangezogen werden. Ansonsten kann bei stärkerer Abweichung vom Normalgewicht aus einer bekannten humanen Erwachsenendosis eine physiologisch exaktere Dosierung auf der Basis der Körperoberfläche oder des metabolischen Körpergewichts nach folgenden Umrechnungsschemata ermittelt werden:

Dosisermittlung über die Körperoberfläche:
- Ermittlung der Körperoberfläche für ein bestimmtes Körpergewicht nach der Formel von Lowe:
Oberfläche $[m^2] = \sqrt[3]{0{,}1 \times \text{Körpergewicht } [kg]^2}$
Der angegebene Faktor von 0,1 besitzt Gültigkeit bis zu einem Körpergewicht von 100 kg. Die approximativen Relationen zwischen Körpergewicht und Körperoberfläche sind in ▶ Tab. 81 angegeben.

- Umrechnung einer bekannten Humandosis von mg/kg in mg/m^2:
Körperoberfläche eines erw. Menschen (65 kg) = 1,62 m^2 → 65 kg/1,62 m^2 = 40 kg/m^2
→ Umrechnungsfaktor für Erwachsenendosis = 40
Berechnungsbeispiel:
Humandosis: 5 mg/kg
5 [mg/kg] × 40 [kg/m^2] = 200 [mg/m^2]

- Ermittlung der Gesamtdosis für ein beliebiges Körpergewicht aus der Dosis/m^2:
Körperoberfläche für ein bestimmtes Körpergewicht s. o. und ▶ Tab. 81.
Körperoberfläche [m^2] × Humandosis [mg/kg] × 40 [kg/m^2] = mg/Tier.

1.1 Dosisberechnungen

Berechnungsbeispiel:

KGW	Oberfläche		Humandosis		Faktor		Dosis
[kg]	[m²]*		[mg/kg]		[kg/m²]		[mg/Tier]
10:	0,46	×	5	×	40	=	92
100:	2,15	×	5	×	40	=	430

* siehe ▶ Tab. 81.

Nach Korrektur mit der Oberflächenregel liegt bei einer humanen Erwachsenendosis von z. B. 5 mg/kg die Dosis bei einem Körpergewicht von 10 kg bei 9,2 mg/kg bzw. bei 100 kg Körpergewicht bei 4,3 mg/kg.

Die Dosisberechnung nach der Oberflächenregel findet in der Humanmedizin Anwendung zur Dosisermittlung in der Pädiatrie und bei Arzneimitteln mit geringer therapeutischer Breite und kann veterinärmedizinisch zur Dosisermittlung vor allem bei Hund und Katze eingesetzt werden.

Dosisermittlung über das metabolische Körpergewicht:

- Ermittlung des metabolischen Körpergewichts für ein bestimmtes Körpergewicht: metabolisches Körpergewicht = Körpergewicht^{0,75} [kg^{0,75}]
  Die Relationen zwischen Körpergewicht und metabolischem Körpergewicht sind in ▶ Tab. 81 aufgelistet.
- Umrechnung einer bekannten Humandosis von mg/kg Körpergewicht in mg/kg metabolisches Körpergewicht (kg^{0,75}): metabolisches Körpergewicht eines erwachsenen Menschen (65 kg) = $65^{0,75}$ kg = 22,9 kg^{0,75}
  → 65/22,9 = 2,84 [kg/kg^{0,75}]
  → Umrechnungsfaktor für Humandosis = **2,84**

Berechnungsbeispiel:
Humandosis: 5 mg/kg
5 mg/kg × 2,84 kg/kg^{0,75} = 14,2 mg/kg^{0,75}

- Ermittlung der Gesamtdosis für ein beliebiges Körpergewicht aus der Dosis/kg^{0,75}:
  metabolisches Körpergewicht (kg^{0,75}) für ein bestimmtes Körpergewicht s. o. und ▶ Tab. 81.
  kg^{0,75} × Humandosis [mg/kg] × 2,84 [kg/kg^{0,75}] = mg/Tier

Berechnungsbeispiel:

KGW	metabolisches Körpergewicht		Humandosis		Faktor		Dosis
[kg]	[kg^{0,75}]*		[mg/kg]		[kg/kg^{0,75}]		[mg/Tier]
10:	5,6	×	5	×	2,84	=	79,5
100:	31,6	×	5	×	2,84	=	449
500:	105,7	×	5	×	2,84	=	1500

* siehe ▶ Tab. 81.

▶ **Tab. 81** Umrechungstabellen.
1. Umrechnung von Körpergewicht [kg] in Körperoberfläche [m²] (für Hund und Katze) nach der Formel von Lowe: Oberfläche [m²] = $\sqrt[3]{0,1 \times \text{Körpergewicht [kg]}^2}$.
2. Umrechnung des Körpergewichts [kg] in metabolisches Körpergewicht (= kg^{0,75}).

Körpergewicht [kg]	Körperoberfläche [m²]	metabolisches Körpergewicht [kg^{0,75}]
0,5	0,06	0,59
1	0,1	1
2	0,16	1,7
5	0,29	3,3
10	0,46	5,6
15	0,61	7,6
20	0,74	9,5
30	0,97	12,8
40	1,17	15,9
50	1,36	18,8
100	2,15	31,6
200		53,2
300		72,1
400		89,4
500		105,7
700		136,1
erwachsener Mensch (65 kg)	1,62	22,9
Umrechnungsfaktor	40	2,84

Nach Korrektur über das metabolische Körpergewicht liegt bei einer humanen Erwachsenendosis von z. B. 5 mg/kg die Dosis bei einem Körpergewicht von 10 kg im Bereich von 8 mg/kg bzw. bei 100 kg im Bereich von 4,5 mg/kg und bei 500 kg Körpergewicht bei 3 mg/kg.

Die beschriebenen Umrechnungsverfahren sind nicht auf alle Arzneimittel anwendbar. Eine Ausnahme bilden beispielsweise ZNS-wirksame Pharmaka. Ferner können derartig abgeleitete Dosen nur als Richtwerte für adulte Tiere dienen. Die letztlich wirksame und verträgliche Dosis muss immer in Anpassung an den konkreten Einzelfall ermittelt werden. Bei der Dosiskorrektur über die Oberflächenregel oder über das metabolische Körpergewicht bleiben wichtige Faktoren unberücksichtigt, wie tierartliche und individuelle Überempfindlichkeiten, speziesspezifische Unterschiede in der Pharmakokinetik sowie altersabhängige Veränderungen der Aktivität des Stoffwechsels inklusive des Arzneistoffmetabolismus.

1.2
Dosierungsangaben

Die Dosis von Pharmaka wird grundsätzlich in Gewichtseinheiten des Wirkstoffs pro kg Körpergewicht als g/kg, mg/kg bzw. µg/kg, bei Elektrolyten teilweise auch als Molmasse/kg Körpergewicht angegeben. Für eine Dosierung sind mindestens 3 Angaben erforderlich:
- Einzeldosis
- Tagesdosis
- Behandlungsdauer,

z. B. 5 mg/kg KGW dreimal täglich für eine Dauer von drei Tagen (→ Tagesdosis: 15 mg/kg) oder 15 mg/kg KGW täglich verteilt auf drei Einzeldosen für eine Dauer von drei Tagen (→ 5 mg/kg alle 8 Stunden).

Für Arzneimittel mit geringer therapeutischer Breite (z. B. Zytostatika oder Herzglykoside) wird vielfach die Dosierung bezogen auf die Körperoberfläche als mg/m² angegeben, da sich dadurch eine genauere und sichere Dosierung erreichen lässt (siehe unter 1).

Dosierungsangaben und -berechnung für Fütterungsarzneimittel siehe Anhang 5 dieses Buches.

1.3
Dosisumrechnung

Aus der Dosis in Gewichtseinheit pro Kilogramm Körpergewicht ist für jedes Fertigarzneimittel (Handelspräparat) unter Berücksichtigung seiner jeweiligen Wirkstoffkonzentration und des individuellen Körpergewichts die zu applizierende Menge in g oder ml für das zu behandelnde Tier zu errechnen. Die im klinischen Alltag oft üblichen Dosisangaben in ml einer Injektionslösung pro Tier oder mg bzw. g einer festen Darreichungsform pro Tier können leicht zu Unter- oder Überdosierungen führen, wenn das Gewicht des Tieres falsch eingeschätzt wird oder wenn ein anderes Fertigarzneimittel mit gleichem Wirkstoff, aber unterschiedlicher Wirkstoffkonzentration verwendet wird.

1.4.1 Umrechnungsbeispiele für Dosis pro Tier

Wirkstoffkonzentrationsangabe in Gewichtseinheit pro abgeteilter Form (z. B. Tablette):

(Dosis [mg/kg] × Körpergewicht [kg]) : mg/abgeteilte Form = Anzahl abgeteilter Formen/Tier
- Berechnungsbeispiel:
  Dosis: 2 mg/kg
  Körpergewicht: 20 kg
  Wirkstoffgehalt: 10 mg/Tablette
  (2 × 20) : 10 = **4** Tabletten/Tier

▶ **Tab. 82** Zuzusetzende Menge eines Arzneimittels zu 1000 ml Infusionslösung, um eine gewünschte Dosiszufuhr bei konstanter Infusionsrate von 10 ml/kg/h zu erreichen.

Arzneimittelzusatz (mg/l)	Dosierungsrate (µg/kg/min) (bei 10 ml/kg/h)
6	1
30	5
60	10
150	25
300	50
600	100

1 ml wässriger Lösung entspricht ungefähr 20 Tropfen.

Wirkstoffkonzentrationsangabe in Prozent (z. B. Injektionslösung)

(Dosis [mg/kg] × Körpergewicht [kg]) : [1000 [mg/ml] × (x % : 100)] = ml/Tier

- Berechnungsbeispiel:
  Dosis: 2 mg/kg
  Körpergewicht: 20 kg
  Wirkstoffgehalt: 5 %
  (2 × 20) : [1000 × (5 : 100)] = **0,8** ml/Tier

Dosisangabe in Molmasse/kg Körpergewicht (z. B. Elektrolytlösung)

Dosis [mmol/kg] × Molmasse [mg] × Körpergewicht [kg] = mg/Tier

- Berechnungsbeispiel:
  Calciumboroglukonatinfusion beim Rind
  Dosis: 0,5 mmol/kg
  Molmasse: 448 Dalton (= 448 mg/mmol)
  Wirkstoffkonzentration in Infusionslösung: 24 %
  Körpergewicht: 536 kg
  (0,5 × 448) × 536 = 120 064 mg/Tier : [1000 × (24 : 100)] = **500** ml/Tier

Dosierung über Dauertropfinfusion

Arzneimittelzusatz zu Infusionslösungen, um bei konstanter Infusionsrate die die gewünschte Dosierung zu erzielen (▶ Tab. 82):

(Dosis [µg/kg × min] × 60) : Infusionsrate [ml/kg × h] = µg Wirkstoff/ml Infusionslösung

- Berechnungsbeispiel:
  Dosis: 10 µg/kg × min
  Infusionsrate: 9 ml/kg × h
  (10 × 60) : 9 = 67 µg/ml Infusionslösung
  Infusionsgeschwindigkeit
  (Tropfen/min pro Tier):
  (Infusionsrate [ml/kg × h] × Tropfen/ml × Körpergewicht [kg]) : 60 = Tropfen/min pro Tier

- Berechnungsbeispiel:
  Infusionsrate: 9 ml/kg × h
  Körpergewicht: 20 kg
  wässrige Lösung: 20 Tropfen/ml
  (9 × 20 × 20) : 60 = **60** Tropfen/min pro Tier

1.4 Maßeinheiten und Dosierungsangaben (▶ Tab. 83)

▶ Tab. 83 Maßeinheiten und Dosierungsangaben.

Tropfenzahl/ml oder g	
Die Tropfenzahl ist proportional zur Oberflächenspannung der betreffenden Flüssigkeit und beträgt bei 20 °C annähernd für	
wässrige Lösungen	20 Tropfen/1 g
ethanolische Lösungen	62 Tropfen/1 g
Glycerol	26 Tropfen/1 g
Öle inkl. ätherischer Öle	40–60 Tropfen/1 g
Sirupe	17–19 Tropfen/1 g
Tinkturen	50–60 Tropfen/1 g
Volumenmaße	
1 Tasse	ca. 150 ml
1 Esslöffel	ca. 15 ml
1 Kinderlöffel	ca. 10 ml
1 Teelöffel	ca. 5 ml
Konzentrationsangaben	
1 M	1 mol/l = 1 mmol/ml
1 mM	1 mmol/l
ppm (parts per million)	mg/kg oder mg/l
ppb (parts per billion)	µg/kg oder µg/l
isotone Lösung (blutisoton)	280–300 mosmol/l

englischsprachige Abkürzungen für Dosierungsangaben	
a.c.	vor der Fütterung
amp.	Ampulle
b.i.d.	zweimal täglich
c.	mit
cc	ml
h.s.	vor dem Schlafengehen
lb.	Englisches Pfund (=454 g)
p.c.	nach der Fütterung
p.r.n.	nach Bedarf
q4h	alle 4 Stunden (usw.)
q.i.d.	viermal täglich
q.o.d.	jeden zweiten Tag
s.i.d.	einmal täglich
SQ	subkutan
t.i.d.	dreimal täglich
tab.	Tablette
tbsp.	Esslöffel
tsp.	Teelöffel

Anhang 2
Hinweise zu Arzneimittelkombinationen

R. Kroker

Auf die Kombination von Monopräparaten bzw. auf die Anwendung von Kombinationspräparaten sollte unter folgenden Bedingungen verzichtet werden:
1. Die Kombinationspartner heben sich durch folgende Inkompatibilitäten in ihren therapeutischen Einzelwirkungen auf oder reduzieren diese:
   a. **Physiko-chemische Inkompatibilitäten:** Insbesondere in Lösungen liegen zahlreiche Unverträglichkeiten vor. Daraus kann prinzipiell abgeleitet werden, dass „Mischspritzen" per se obsolet sein sollten. Die in ▶ Tab. 84 aufgelisteten Inkompatibilitäten wurden bei Injektionslösungen beobachtet. Infolgedessen gelten diese Inkompatibilitäten auch für orale Darreichungsformen, da Voraussetzung der Wirkung bzw. der Resorption die Wasserlöslichkeit ist. Nur wenn bekannt ist, dass die Auflösung im Wasser in verschiedenen Kompartimenten bzw. zeitlich versetzt stattfindet, gelten diese Vorbehalte nicht (s. aber b und c).
   b. **Pharmakokinetische Inkompatibilitäten:** Falls sich die arzneilich wirksamen Bestandteile erheblich in ihren Eliminationshalbwertszeiten aus dem Serum unterscheiden, kann eine ausreichend lange gleichzeitige Wirkung am Wirkort als nicht gegeben angesehen werden, es sei denn, folgende Ausnahmen treffen zu:
      - die Pharmakokinetiken am Wirkort zeigen nicht die im Serum angegebenen Unterschiede;
      - es wird eine kurzwirksame Substanz mit einer Retardform kombiniert, um eine zeitliche Wirkungslücke zu überbrücken (z. B. Benzylpenicillin mit Procainbenzylpenicillin);
      - die Applikation erfolgt in ein Kompartiment, aus dem die Elimination unabhängig von systemischen pharmakokinetischen Prozessen stattfindet (z. B. in das Euter ohne Resorption);
      - durch den Kombinationspartner sollen die Bioverfügbarkeit oder andere pharmakokinetische Eigenschaften einer arzneilich wirksamen Substanz verbessert werden (z. B. Probenecid und Benzylpenicillin).
   c. **Pharmakodynamische Inkompatibilitäten:** Bei einer Kombination sollten prinzipiell die einzelnen Bestandteile an verschiedenen Rezeptoren oder für die Wirkungen verantwortlichen Strukturen angreifen, da nur dann additive oder synergistische Wirkungen zu erwarten sind. So ist beispielsweise die Kombination von nichtsteroidalen Antiphlogistika und Glukokortikoiden wenig sinnvoll. Bei antimikrobiell wirksamen Chemotherapeutika sollten die in ▶ Kap. N, ▶ Abb. 1.1 gegebenen Hinweise berücksichtigt werden.

Bei der Kombination von Glukokortikoiden mit Antibiotika muss beachtet werden, dass beim Vorliegen bakterieller Erkrankungen die immunsuppressiven Eigenschaften des Glukokortikoids das Krankheitsbild insbesondere dann ungünstig beeinflussen können, wenn die immunsuppressiven Effekte länger als die antibakteriellen Effekte dauern, was in der Regel der Fall ist.
2. toxizitätserhöhende Eigenschaften:
   - additive Organtoxizitäten (beachte Hinweise in den einzelnen Kapiteln);
   - Erreichen toxischer Grenzkonzentrationen von Einzelkomponenten durch pharmakokinetische Interaktionen über Beeinflussung der Resorption, Proteinbindung, Verteilung, Biotransformation und Elimination oder durch additive und überadditive pharmakodynamische Wirkungen.
3. Die Wahrscheinlichkeit, dass die unter 1. und 2. genannten Kriterien zutreffen, steigt mit der Zahl der wirksamen Bestandteile.

Daher sollen Kombinationstherapien mit mehr als drei arzneilich wirksamen Bestandteilen nicht durchgeführt werden, zumal aus pharmakologisch klinischer Sicht eine rationale Begründung zur Anwendung derartiger Kombinationen fehlt.

Dies trifft auch auf die Kombination mit Vitaminen und Spurenelementen zu, da Erkrankungen nicht prinzipiell mit entsprechenden Mangelerscheinungen vergesellschaftet sind.

▶ **Tab. 84** Beispiele chemisch-physikalischer Inkompatibilitäten von Injektionslösungen.

Abk.	Stoff	Inkompatibilität mit	Calc.-Lsg.	Vit. B/C	Glukokortikode
Ampi	Ampicillin	Ceph, Tetra, Cha, Oxyt, Ampho, Ery, Polymyxin B, Cht, Gent, Kana, Nitrof, Pen, Polymyxin B, Coli, Sulfa, Oxa	#	#	#
Ceph	Cephalotin	Ampi, Tetra, Oxyt, Ery, Polymyxin B, Cht, Gent, Kana, Pen, Coli	#	#	
Tetra	Tetracyclin	Ampi, Ceph, Cha, Ampho, Polymyxin B, Pen, Sulfa, Coli	#	#	#
Cha	Chloramphenicol	Ampi, Tetra, Oxyt, Ery, Polymyxin B, Cht, Gent		#	#
Oxyt	Oxytetracyclin	Ampi, Ceph, Cha, Ampho, Polymyxin B, Pen	#	#	#
Ampho	Amphothericin B	Ampi, Tetra, Oxyt, Cht, Gent, Nitrof, Pen		#	
Ery	Erythromycin	Ampi, Ceph, Tetra, Cha, Kana, Coli		#	
Poly	Polymyxin B	Ampi, Ceph, Tetra, Cha, Oxyt, Cht, Nitrof			
Cht	Chlortetracyclin	Ampi, Ceph, Cha, Ampho, Polymyxin B	#		#
Gent	Gentamicin	Ampi, Ceph, Cha, Ampho, Oxa		#	
Kana	Kanamycin	Ampi, Ceph, Ery, Nitrof		#	#
Nitrof	Nitrofurantoin	Ampi, Ampho, Poly, Kana	#	#	
Pen	Benzylpenicillin	Ampi, Ceph, Tetra, Oxyt, Ampho		#	
Coli	Colistin	Ampi, Ceph, Ery, Kana		#	#
Sulfa	Sufadiazin	Amp, Tetra, Cha			
Oxa	Oxacillin	Ampi, Gent		#	

Hinweise auf mögliche direkte Arzneimittelinteraktionen mit den jeweils genannten Stoffen.

Anhang 3
Zugelassene Arzneimittel für Geflügel

R. Kroker und W. Löscher

Eine tabellarische Aufstellung gebräuchlicher Medikamente für die Verwendung beim Geflügel kann nur orientierenden Charakter besitzen und nicht die Erwartungen auf allgemeingültige Behandlungsschemata befriedigen. Es muss daher für spezielle Fragestellungen auf die entsprechenden Kapitel des speziellen Teils dieses Buches verwiesen werden, denen Behandlungsvorschläge entnommen werden können. Da beim Wirtschaftsgeflügel in aller Regel Herden mit größeren Tierzahlen zu behandeln sind, stehen Arzneimittel mit wasserlöslichem, emulgierbarem oder futtermischbarem Charakter im Vordergrund. Deshalb finden in der folgenden ▶ Tab. 85, mit wenigen Ausnahmen, nur solche Arzneimittel Berücksichtigung, die für die Tränkwasser- oder Futtermedikierung direkt oder nach Aufbereitung geeignet sind. Da die Nennung der vielen Präparatenamen den Rahmen der Übersicht sprengen würde, kann hier nur der Freiname des jeweiligen Wirkstoffs genannt werden. Auf eine Auflistung von Kombinationspräparaten muss verzichtet werden. Kombinationspräparate verleiten nicht nur zu voreiligem Einsatz, sondern führen auch zur Vernachlässigung einer sorgfältigen Diagnosestellung. Darüber hinaus muss an mögliche Inkompatibilitäten und negative Interaktionen der Wirkstoffe in den verschiedenen Phasen vor und auf dem Weg durch den Organismus gedacht werden und, bei Antibiotika, die Vermehrung von mehrfach resistenten Erregern befürchtet werden. Wenn dennoch unter Sulfonamiden und Antikokzidia einige Kombinationen erscheinen, so wird hier ein zu beobachtender potenzierender Effekt ausgenutzt.

Es ist naheliegend, dass der überwiegende Teil der aufgelisteten Arzneimittel der Bekämpfung von bakteriell, durch Mykoplasmen oder parasitär bedingten Infektionskrankheiten dient. Gegen virale Infekte stehen noch keine praxisreifen, wirksamen Arzneimittel zur Verfügung. Solange der Einsatz von Arzneimittel noch nicht wirtschaftlich vertretbar ist, muss die Bekämpfung von Mykosen in Geflügelherden vorläufig auf Desinfektionsmaßnahmen und Haltungsverbesserungen beschränkt bleiben.

Von einer Auflistung von Vitaminen wurde Abstand genommen, da die ausreichende Versorgung mit diesen Substanzen über Allein- oder Ergänzungsfutter Voraussetzung für die zu erwartende Leistung ist. Nur in Fällen von Überbedarf infolge außergewöhnlicher Belastung, sei es durch krankheitsbedingte Malabsorption, äußere Stressfaktoren oder nach vorausgegangenen Mangelsituationen, kann eine Ergänzung an Vitaminen bei der tierärztlichen Therapie von Bedeutung sein.

In ▶ Tab. 85 sind die gebräuchlichen Arzneimittel nach Gruppen alphabetisch aufgelistet. Dabei werden nur Arzneimittel aufgeführt, die nach EU-Recht (Nr. 37/2010 EU) beim Geflügel eingesetzt werden dürfen und zugelassen sind. Die Tabelle enthält außerdem einige Antikokzidia und Histomonostatika, die nicht als Arzneimittel, sondern als Futterzusatzstoffe im Handel sind. Für weitere als Zusatzstoffe zugelassene Antikokzidia und Histomonostatika wird auf ▶ Tab. 68 ▶ Kap. V (Antiprotozoika) verwiesen. Dosierungsangaben beziehen sich im Wesentlichen auf die Behandlung von Hühnern und lassen sich nur bedingt auf andere Geflügelarten übertragen. Die Dosisangaben in ▶ Tab. 85 sind Rahmenwerte, bezogen auf mittelschwere Legehennen mit durchschnittlicher Körpermasse von 1,75 kg bei 125 g Futteraufnahme und 250 ml Tränkwasserkonsum pro Tag. Bei der Futtermedikierung gelten die Angaben immer für die Einmischung in Alleinfuttermittel. Die Dosierung über das Futter ist häufig wegen längerer Therapiedauer niedriger als bei Gaben über das Tränkwasser. Bei veränderter Wasser- und Futteraufnahme muss, in Abhängigkeit von Umgebungstemperatur, Krankheit oder auch Alter, nicht nur die Dosierung, sondern darüber hinaus auch die Wahl der Therapeutika oder ihrer Aufbereitungsform berücksichtigt werden. Daher sind die Angaben zu Dosierungen und Behandlungsdauer lediglich als Richtwerte zu verstehen.

Anhang 3 Zugelassene Arzneimittel für Geflügel

▶ Tab. 85 Gebräuchliche Arzneimittel.

Wirkstoff (zugelassen für)	Dosis Reinsubstanz mg/kg/Tag	Dosierung in mg pro l Wasser	Dosierung in mg pro kg Futter	Behandlungsdauer in Tagen	Bemerkungen
Antibiotika					
Amoxicillin (Masthähnchen)	20–45	150–300		4–5	
Ampicillin (Geflügel)	140–280	1000–2000		5	
Chlortetracyclin (Geflügel)	70–280	500–2000	1000–4000	5 / 7	vom Einsatz bei Legehennenfutter mit hohem Calcium-Gehalt ist wegen möglicher Chelatbildung abzuraten
Colistinsulfat	13–17	90–120	–	4–5	wegen möglicher Toxizität nicht mit anderen Therapeutika kombinieren
Erythromycin	28–32 / 16–25	200–220	220–340	5 / 7	Aufbereitungen mit Geschmackskorrigenzien sind für Trinkwassereinsatz zu bevorzugen
Neomycinsulfat	50 / 50	375	750	3–5 / 7	Resorption gering, daher Wirkung nur im Darm
Oxytetracyclin	70–280 / 70–280	500–2000	1000–4000		s. Chlortetracyclin
Phenoxymethylpenicillin	13,5–20			5	nicht an Legehennen verabreichen, deren Eier zum Verzehr dienen
Tetracyclinhydrochlorid	70–280 / 70–280	500–2000	1000–000	5 / 7	s. Chlortetracyclin
Tiamulinhydrogenfumarat (Huhn, Pute)	18 / 14	125	200	3–4 / 4–	nicht an Legehennen verabreichen, deren Eier zum Verzehr dienen; nicht mit Monensin, Salinomycin oder Narasin einsetzen
Tylosintartrat (Broiler, Huhn, Pute)	70–140	500–1000		3–5	
Tilmicosin (Huhn)	15–20	75		3	

▶ Tab. 85 Fortsetzung.

Wirkstoff (zugelassen für)	Dosis Reinsubstanz mg/kg/Tag	Dosierung in mg pro		Behandlungsdauer in Tagen	Bemerkungen
		l Wasser	kg Futter		
Sulfonamide und Trimethoprim					
Sulfadimidin (Sulfamethazin-Na)	70–140	500–1000		(b. Kokzidiose auch 3-2-3) 6	nicht an Legehennen verabreichen, da Rückgang der Wasser- und Futteraufnahme sowie Leistungsabfall
(Huhn, Masthähnchen)	70–140		1000–2000		
Sulfaquinoxalin (Huhn, Pute)	40–70	300–500		5–6 (b. Kokzidiose auch 3-2-3)	nicht an Legehennen verabreichen, da Rückgang der Wasser- und Futteraufnahme
(TMP) + Sulfamethoxazol (SMZ) (Huhn)	+ 20–24 SMZ	+ 160 SMZ			
Fluorchinolone					
Enrofloxacin	7–14	50–100		3–5	
Difloxacin	10			5	
Antikokzidia					
Toltrazuril	7	25		2	nicht bei Legehennen einsetzen, deren Eier zum Verzehr dienen
Anthelminthika					
Flubendazol	2–5		30–60	7	evtl. Mauserstörung
Levamisol	20–30	150–220		1	nicht anwenden bei Tieren, von denen Eier für den menschlichen Verzehr gewonnen werden
Piperazin	170–215 170–215	1200–1500	2400–880	1 1	nach wiederholter Behandlung Dotterveränderungen

Ebenso erhebt die tabellarische Darstellung keinen Anspruch auf Vollständigkeit, sondern bedarf ständiger Ergänzungen infolge neuer Erkenntnisse. Wartezeiten wurden in der Tabelle nicht aufgeführt; sie sind den speziellen Kapiteln zu entnehmen.

Nach Darstellung gebräuchlicher Medikamente in ▶ Tab. 85 werden in ▶ Tab. 86 eine Reihe von Gegenanzeigen dargestellt. Abgesehen von Intoxikationen, bedingt durch Überdosierung, bestehen auch unterschiedlich geartete Unverträglichkeiten mancher Arzneimittel. So können Pharmaka für bestimmte Geflügelarten unverträglich sein oder die Tiere in ihren Leistungen ungünstig beeinflussen. Andere Arzneimittel, die allein gut verträglich sind und wegen ihrer Wirkung zu den gebräuchlichen Medikamenten zählen, können in Verbindung mit bestimmten Substanzen eine Inkompatibilität aufweisen und zur Schädigung der behandelten Tiere führen (▶ Tab. 86). Weitere Unverträglichkeiten von gebräuchlichen Arzneimittel z. B. in Verbindung mit Futterzusatzstoffen werden diskutiert, bedürfen aber noch eingehender Untersuchungen. Daher kann auch ▶ Tab. 86 nur unvollständig sein und bedarf voraussichtlich der weiteren Ergänzung. Um Inkompatibilitäten verschiedener Arzneimittel zu begegnen, wird nochmals auf die monomedikamentelle Behandlung mit all ihren Vorzügen verwiesen. Ein kaum vermeidbares Zusammentreffen von Arzneimittel mit Futterzusatzstoffen kann Komplikationen mit sich bringen. Daher sollte vorher die Verträglichkeit an kleinen Tiergruppen getestet werden. Das gleiche gilt auch für die erstmalige Anwendung von Arzneimittel.

▶ **Tab. 86** Bekannte Gegenanzeigen.

Wirkstoff	unverträglich für
Arprinocid	Enten
Halofuginon	Enten, Gänse, Perlhühner, Rebhühner
Monensin	Perlhühner
Narasin	Puten
Sulfaquinoxalin	Legehennen (Leistungs- u. Fertilitätsminderung)
Sulfadimidin Monensin + Tiamulin Narasin + Tiamulin Salinomycin + Tiamulin	Legehennen (Leistungsrückgang)

Anhang 4
Zugelassene Arzneimittel für Heimtiere

I. U. Emmerich, F. R. Ungemach und R. Kroker

Bei Arzneimitteln für Heimtiere ist die Zulassungssituation in weiten Bereichen wenig befriedigend, so dass der Tierarzt sehr häufig für andere Spezies zugelassene Arzneimittel umwidmen muss. Um die Feststellung des Vorliegens eines so genannten Therapienotstands als Voraussetzung für die Umwidmung nach § 56a AMG treffen zu können (s. Anhang 8), soll in diesem Anhang eine Übersicht über die für Heimtiere zugelassenen Arzneimittel gegeben werden.

Im Gegensatz zum Futtermittelrecht, wo auch Hunde und Katzen zu den Heimtieren zählen (§ 1 Futtermittelverordnung), werden aus arzneimittelrechtlicher Sicht nur Zierfische, Zier- oder Singvögel, Brieftauben, Terrarientiere, Kleinnager, Frettchen und Kaninchen, die nicht der Lebensmittelgewinnung dienen, zu den Heimtieren gezählt (§ 60 Abs. 1, AMG). Dabei gelten als Kleinnager z. B. Meerschweinchen, Chinchillas, Mäuse, Degus und Ratten, nicht hingegen Kaninchen, da diese der Ordnung Hasentiere (*Lagomorpha*) angehören.

Die wichtigste arzneimittelrechtliche Ausnahmeregelung für Heimtierarzneimittel ist der Entfall der Zulassungspflicht für frei verkäufliche Arzneimittel. Durch Folgeverordnungen zum Arzneimittelgesetz wird ergänzt, dass auch apothekenpflichtige Arzneimittel, die ausschließlich bei Heimtieren angewendet werden, frei verkäuflich sind (auch wenn es sich beispielsweise um Injektionslösungen handelt) und ohne Zulassung in den Verkehr gebracht werden können. Dieser **Generalerlass von der Apothekenpflicht** hat zur Folge, dass eine Zulassungspflicht nur für Heimtierarzneimittel besteht, die Stoffe oder Zubereitungen aus Stoffen enthalten, die der Verschreibungspflicht unterliegen. Dadurch soll die Verfügbarkeit von Arzneimitteln für diese wirtschaftlich weniger bedeutsamen Tierarten verbessert werden.

Für das Inverkehrbringen von apothekenpflichtigen und frei verkäuflichen Arzneimitteln zur ausschließlichen Anwendung bei Heimtieren besteht für den pharmazeutischen Unternehmer lediglich eine allgemeine Anzeigepflicht nach § 67 Arzneimittelgesetz an die zuständige Behörde. Daraus ergibt sich die Problematik, dass diese bei der zuständigen Behörde angezeigten Arzneimittel nicht zentral erfasst werden und sie deshalb wegen fehlender Übersichtlichkeit des Marktes in diesem Anhang nicht berücksichtigt werden können. Die einschränkenden Regelungen für die Umwidmung von Arzneimitteln gelten nicht für Heimtierarzneimittel, die nicht der Verschreibungspflicht unterliegen, da sie als frei verkäufliche Arzneimittel nicht unter die Bestimmungen des § 56a AMG fallen. Im Folgenden wird deshalb lediglich auf zugelassene Heimtierarzneimittel eingegangen, da nur für diese eine Entscheidung, ob eine Umwidmung gerechtfertigt ist, getroffen werden muss.

In ▶ Tab. 88 sind alle Arzneimittel aufgelistet, die nach den Angaben des Bundesamts für Verbraucherschutz und Lebensmittelsicherheit (BVL) im Juni 2008 für Heimtiere zugelassen waren. Da ein pharmazeutischer Unternehmer nicht in jedem Fall seine Zulassung nutzt, kann es sein, dass einzelne Arzneimittel derzeit nicht im Handel erhältlich sind. Diese sind, soweit Angaben des pharmazeutischen Unternehmers vorliegen, in der Tabelle gekennzeichnet. Die Zulassung eines Arzneimittels erfolgt in der Regel für (eine) bestimmte Tierart(en), es gibt jedoch, gerade bei älteren Arzneimitteln, Zulassungen für Tierarten übergreifende Gruppen (z. B. Ordnung, Stamm). Daher müssen, wenn z. B. ein Arzneimittel für Ziervögel benötigt wird, sowohl für Ziervögel als auch für Geflügel zugelassene Arzneimittel berücksichtigt werden. Für andere sehr seltene Tierarten wie z. B. das Degu existiert keine eigene Tierartzulassung, so dass hier nur für Kleinnager zugelassene Arzneimittel berücksichtigt werden müssen. Um die Zuordnung zu den zugelassenen Tierarten/Gruppen zu erleichtern, wurde im Kopf der ▶ Tab. 88 das Übergreifen von Zulassungen

Anhang 4 Zugelassene Arzneimittel für Heimtiere

▶ **Tab. 87** Dosierungsvorschläge für antibakterielle wirksame Arzneimittel bei Heim- und Laboratoriumstieren.

Spezies	Anwendungsvorschläge	Unverträglichkeiten	tägliche Aufnahme/kg	
			Futter (g)	Wasser (ml)
Maus	Tetracycline: 5 mg/ml Trinkwasser Ampicillin: 150 mg/kg s.c. 2 × tgl.	Procain-Benzylpenicillin (Procain-Anteil), Dihydrostreptomycin	150–170	200
Ratte	Tetracycline: 8 mg/ml Trinkwasser Ampicillin: 150 mg/kg s.c. 2 × tgl.	Procain-Benzylpenicillin (Procain-Anteil), Tetracycline nicht bei trächtigen Tieren anwenden	30–50	50–100
Gerbil	Oxytetracyclin: 5 mg/ml Trinkwasser Chloramphenicol: 20–50 mg/kg s.c. 2 × tgl.		100	50
Hamster	Neomycin: 100 mg/kg p.o. 1 × tgl. Chloramphenicol: 20–50 mg/kg s.c. 2 × tgl. oder 5 mg/ml Trinkwasser	Penicilline, Lincomycin, Streptomycin, Erythromycin, Spiramycin, Tylosin, Bacitracin	50–100	50–100
Meerschweinchen	Neomycin: 5 mg/kg p.o. 2 × tgl. Chloramphenicol: 20–50 mg/kg s.c. 2 × tgl. oder 5 mg/ml Trinkwasser	Penicilline, Streptomycin, Erythromycin, Lincomycin, Tylosin, Bacitracin	35–50	70–100
Kaninchen	Doxycyclin: 2,5–4 mg/kg p.o. 1- bis 2 × tgl. Oxytetracyclin: 15 mg/kg i. m., s.c. 2 × tgl., 30 mg/kg p.o. 2 × tgl.	s. Hamster	40[1]	60[1]
Frettchen	Ampicillin: 5–10 mg/kg i.v., i.m., s.c. 2 × tgl.	Streptomycin	80–100	–

[1] Werte sind stark rasseabhängig.

für eine Ordnung von Tieren auf einzelne Gattungen oder andere Tierarten mit einem Balken hervorgehoben.

Die arzneimittelrechtlichen Regelungen für die Umwidmung für den Fall, dass in ▶ Tab. 88 kein geeignetes Arzneimittel für die entsprechende Heimtierart gefunden wurde (auf die Angabe des Anwendungsgebietes wurde aus Platzgründen in ▶ Tab. 88 verzichtet), und die dabei zu beachtende Umwidmungskaskade nach § 56a Abs. 2 AMG finden sich in Anhang 8 dieses Buches. Hierbei können auch für Heimtiere alle möglichen Optionen genutzt werden, wie Umwidmung von Tier- oder Humanarzneimitteln, Einfuhr von Tierarzneimitteln aus der EU oder dem EWR oder Herstellung in einer Apotheke.

Im Rahmen seines Dispensierrechts darf der Tierarzt auch für Heimtiere nur Arzneimittel aus frei verkäuflichen Wirkstoffen herstellen. Eine vollständige Liste aller frei verkäuflichen Stoffe findet sich unter www.vetidata.de. Ausgenommen ist lediglich das Umfüllen und Abpacken von apotheken- und verschreibungspflichtigen Fertigarzneimitteln in unveränderter Form. Eine Vermischung solcher Fertigarzneimittel darf nur erfolgen, wenn diese selbst vom Tierarzt an den von ihm behandelten Tieren angewendet, aber nicht an Tierhalter abgegeben werden.

> **Erklärung**
> (5 Jahre aufzubewahren)
>
> Name und Anschrift des Tierhalters:
>
>
>
> Hiermit erkläre ich, dass mein: ....
>
> Merkmale der Identität:
>
>
>
> nicht der Lebensmittelgewinnung dient und meinerseits auch nicht der Lebensmittelgewinnung zugeführt wird. Mir ist bekannt, dass eine Verwendung des o.g. Tieres zur Gewinnung von Lebensmitteln ein Vergehen gegen das Lebensmittel- und Futtermittelgesetzbuch (LFGB) darstellt und als Straftat geahndet werden kann.
>
> Im Falle der Veräußerung des Tieres verpflichte ich mich, den Erwerber auf diese Erklärung hinzuweisen, insbesondere den Tatbestand, dass das Tier aus arznei- und lebensmittelrechtlichen Gründen nicht der Lebensmittelgewinnung zugeführt werden kann. Mir ist bekannt, dass diese Erklärung **unwiderruflich** ist.
>
> ....
> Ort, Datum   Unterschrift des Tierhalters
>
> Original an Tierhalter, Durchschrift verbleibt beim Tierarzt

▶ Abb. 15 Haltererklärung für Kaninchen.

Sonderfall Kaninchen

Das Kaninchen zählt grundsätzlich zu den lebensmittelliefernden Tieren, kann aber nach § 60 AMG als Hobbytier deklariert werden, wenn es aufgrund seines Verwendungszwecks unwiderruflich niemals der Lebensmittelgewinnung zugeführt wird.

Damit entfallen für solche Kaninchen die einschränkenden Vorschriften, die für lebensmittelliefernde Tiere gelten, nämlich dass nur Arzneimittel umgewidmet werden dürfen, deren arzneilich wirksame Stoffe in Tab. 1 der Rückstandshöchstmengenverordnung (EU) Nr. 37/2010 aufgelistet sind (siehe Anhang 7 und 8 dieses Buches).

Bei Tieren, die offensichtlich als Hobbytiere und nicht zur Lebensmittelgewinnung gehalten werden, wurden bereits vor der Aufnahme von Hobbykaninchen als Heimtiere in § 60 AMG mit der 14. AMG-Novelle Ausnahmen von dem Anwendungsverbot für Stoffe, die nicht in Tab. 1 der Rückstandshöchstmengenverordnung (EU) Nr. 37/2010 aufgeführt sind, toleriert, wenn für das Tier eine **Haltererklärung** vorlag, in der der Tierhalter dem Tierarzt versicherte, dass das Kaninchen unwiderruflich nicht zur Lebensmittelgewinnung gehalten bzw. dieser zugeführt wird (Muster siehe ▶ Abb. 15). Mit Inkrafttreten der 14. Novelle des Arzneimittelrechts muss weiterhin eine Abgrenzung zwischen lebensmittelliefernden Kaninchen und Hobbykaninchen erfolgen, wobei die bisherige Haltererklärung eine Möglichkeit zur Unterscheidung darstellen könnte. Da die Haltererklärung nicht arzneimittelrechtlich verankert ist, sollte von ihr nur in Absprache mit der zuständigen Veterinärbehörde Gebrauch gemacht werden.

▶ Tab. 87 enthält Dosierungsvorschläge für einige antibakteriell wirksame Arzneimittel bei Heim- und Laboratoriumstieren.

Anhang 4 Zugelassene Arzneimittel für Heimtiere

▶ **Tab. 88** Zugelassene Arzneimittel für Heimtiere (Stand Juni 2008).

Arzneilich wirksame Bestandteile	Arzneimittelname[1]	Vertreiber[2]	Darreichungsform
Narkotika, Anästhetika, Muskelrelaxanzien			
Isofluran	Isoba	Essex Tierarznei	Flüssigkeit zur Herstellung eines Dampfs zur Inhalation
Isofluran	Isoflo	Albrecht	Flüssigkeit zur Herstellung eines Dampfes zur Inhalation
Isofluran	Isoflo vet	Essex Tierarznei	Flüssigkeit zur Herstellung eines Dampfs zur Inhalation
Isofluran	Isofluran CP, Narcofluran 1 ml/ml[4]	CP-Pharma	Flüssigkeit zur Herstellung eines Dampfs zur Inhalation
Ketamin	Ursotamin	Serumwerk Bernburg	Injektionslösung
Pentobarbital	Eutha 77	Essex Tierarznei	Injektionslösung
Pentobarbital	Narcoren	Merial	Injektionslösung
Pentobarbital	Release	WdT	Injektionslösung
Tetracain, Embutramid, Mebenzoniumiodid	T 61	Intervet	Injektionslösung
Antimikrobiell wirksame Pharmaka			
Ampicillin	Ampicillin P	aniMedica	Pulver
Ampicillin	Ampicillin Pulver 100 [4]	Bremer Pharma	Pulver
Ampicillin	Ampicillin-t	Chevita	Pulver, Kapsel
Chloramphenicol	Chloramphenicol-N	Chevita	Pulver
Chlortetracyclin	Chlortetracyclinhydrochlorid	aniMedica	Pulver
Enrofloxacin	Baytril – Das Original 2,5 %-Injektionslösung	Bayer Vital	Injektionslösung
Furazolidon	Furazolidon-t	Chevita	Pulver, Hartkapsel
Gentamicin	Genta 5 %	WdT, Albrecht	Injektionslösung
Lincomycin, Spectinomycin	Aviosan	Chevita	Pulver
Neomycin	Neomycinsulfat	Klat-Chemie	Pulver
Polymyxin-B mit Miconazol und Prednisolon	Surolan	Janssen	Suspension
Sulfadimethoxin	Kokzidiol SD	Pharmawerk Weinböhla, Albrecht	Pulver
Sulfadimethoxin	Retardon	Vétoquinol	Suspension
Sulfadimidin	Sulfadimidin Na 100 %	aniMedica	Pulver

Anhang 4 Zugelassene Arzneimittel für Heimtiere

Zierfische	Amphibien	Frosch	Reptilien	Eidechse	Schildkröte	Schlange	Geflügel	Taube	Brieftaube	Ziervogel	Kleinnager[3]	Meerschweinchen	Hamster	Ratte	Maus	Wüstenrennmaus	Chinchilla	Labortiere	Kaninchen	Marderartige	Iltis	Frettchen
			x					x	x			x	x	x	x	x	x					x
			x						x	x												
			x						x	x												
			x					x	x			x	x	x	x	x	x					x
												x						x				
	x		x	x	x	x		x		x		x	x	x	x			x				x
	x		x	x	x	x		x		x		x	x	x	x			x			x	
	x		x	x	x	x		x		x		x	x	x				x			x	
							x		x			x	x				x					
			x																			
								x														
								x														
								x														
							x															
																			x			
								x														
									x													
								x														
							x															
													x									
								x									x					
								x														
							x															

▶ **Tab. 88** Fortsetzung.

Arzneilich wirksame Bestandteile	Arzneimittelname[1]	Vertreiber[2]	Darreichungsform
Sulfadimidin	Sulfadimidin-Natrium [4]	Essex Tierarznei	Pulver
Sulfaquinoxalin	Sulfaquinoxalin Na 100 %	aniMedica	Pulver
Sulfaquinoxalin-Natrium	Sulfaquinoxalin Na neu	Klat-Chemie	Pulver
Sulfaquinoxalin	Sulfenazon	Bela-Pharm	Pulver
Tetracyclin	Tetracyclinhydrochlorid	aniMedica	Pulver
Trimethoprim, Sulfadoxin	Borgal Lösung 24 %	Intervet	Injektionslösung, Lösung zum Eingeben
Trimethoprim, Sulfadoxin	Sulphix, Forthoprim	Bela-Pharm, Medistar	Injektionslösung
Antimykotika			
Miconazol mit Polymyxin-B und Prednisolon	Surolan	Janssen	Suspension
Hyperämika			
Ammoniumbituminosulfonat	Ursolan-Zugsalbe 50 %	Serumwerk Bernburg, medistar	Salbe
Ammoniumbituminosulfonat	Phlegmodolor 40 %, Phlegmodolor 50 %	WdT	Salbe
Ammoniumbituminosulfonat	Bitulfonsalbe 50 %	aniMedica	Salbe
Ammoniumbituminosulfonat	Die Schwarze	Essex	Salbe
Ammoniumbituminosulfonat, helles	Wedederm Wundsalbe	WdT, Novartis	Salbe
Anisöl, Bitterfenchelöl, Kümmelöl, Schwefel, chinesisches Zimtöl	Colosan (frei verkäuflich)	Dr. Schaette, PlantaVet	Lösung
Campher	Sanimastin 10 %	Serumwerk Bernburg, Virbac	Salbe
Endokrinpharmaka			
Buserelin	Receptal	Intervet	Injektionslösung
Buserelin	Buserelin animedica 0,04 mg/ml	aniMedica	Injektionslösung
Gonadorelin	Fertagyl	Intervet	Injektionslösung
Lecirelin	Dalmarelin 25 µg/ml Injektionslösung	Selectavet	Injektionslösung
Pferdeserum-Gonadotropin	Intergonan 6000	Intervet	Trockensubstanz und Lösungsmittel

Anhang 4 Zugelassene Arzneimittel für Heimtiere

Zierfische	Amphibien	Frosch	Reptilien	Eidechse	Schildkröte	Schlange	Geflügel	Taube	Brieftaube	Ziervogel	Kleinnager[3]	Meerschweinchen	Hamster	Ratte	Maus	Wüstenrennmaus	Chinchilla	Labortiere	Kaninchen	Marderartige	Iltis	Frettchen
							x															
							x												x			
																			x			
							x												x			
						x																
x												x										
												x										
												x										
												x							x			
												x							x			
												x							x			
												x										
												x							x			
																			x			
					x	x[9]																
																			x			
																			x			
																			x			
																			x			
																			x			

▶ Tab. 88 Fortsetzung.

Arzneilich wirksame Bestandteile	Arzneimittelname[1]	Vertreiber[2]	Darreichungsform
Entzündungshemmer			
Prednisolon mit Polymyxin-B und Miconazol	Surolan	Janssen	Suspension
Antiparasitika			
Carnidazol	Spartrix	Janssen	Tablette
Clazuril	Appertex, Clazuril Janssen	Janssen	Tablette
Dimetridazol	chevi-col	Chevita	Pulver, Kapsel
Fenbendazol	ascapilla +	Chevita	Kapsel
Levamisol	Concurat-L 10 %	Bayer Vital	Pulver
Piperazin	Piperazincitrat	Bela-Pharm	Pulver
Ronidazol	Ridzol 10 % Bt	Dr. Hesse Tierpharma	Pulver
Vitamine und Spurenelemente			
Ascorbinsäure	Ursovit C-Pulver	Serumwerk Bernburg	Pulver
Ascorbinsäure	Vitamin C Forte	Vétoquinol	Lösung
Ascorbinsäure, Cholecalciferol, Retinol, alpha-Tocopherol	Ursovit A-D_3-E-C, wässrig pro inj.	Serumwerk Bernburg	Injektionslösung
Ascorbinsäure, Cholecalciferol, Retinol, alpha-Tocopherol	Ursovit A-D_3-E-C, wässrig per os	Serumwerk Bernburg	Lösung
Ascorbinsäure, Cholecalciferol, Retinol, alpha-Tocopherol	Vitamin AD_3EC	Bela-Pharm, Albrecht	Injektionslösung, Lösung zum Eingeben
Cholecalciferol	Bela-Monovit D_3	Bela-Pharm	Lösung
Cholecalciferol, Retinol alpha-Tocopherol	Bela-Multivit AD_3E forte	Bela-Pharm	Emulsion
Cholecalciferol, Retinol, alpha-Tocopherol	Soluvit AD_3E forte	Bremer Pharma, Klat-Chemie	Lösung
Cholecalciferol, Retinol, alpha-Tocopherol	Vitamin AD_3E oral	aniMedica	Emulsion
alpha-Tocopherol	Vitamin E oral [4]	Bela-Pharm	Lösung

Anhang 4 Zugelassene Arzneimittel für Heimtiere

Zierfische	Amphibien	Frosch	Reptilien	Eidechse	Schildkröte	Schlange	Geflügel	Taube	Brieftaube	Ziervogel	Kleinnager[3]	Meerschweinchen	Hamster	Ratte	Maus	Wüstenrennmaus	Chinchilla	Labortiere	Kaninchen	Marderartige	Iltis	Frettchen
										x												
									x													
									x													
									x													
									x													
								x														
									x													
									x													
								x														
																			x			
																						x
								x														x
								x	x													
								x	x													
								x	x													
							x															
								x														
								x	x													

▶ **Tab. 88** Fortsetzung.

Arzneilich wirksame Bestandteile	Arzneimittelname[1]	Vertreiber[2]	Darreichungsform
Sonstige			
Ameisensäure, Kupfer(II)-sulfat, Aluminiumkaliumsulfat	Wundstein-Essenz	Dr. Schaette	Lösung
Eichenrinde	Ventrasan N	Agraria	Pulver
Hamamelisblätter, Kamillenblüten, Ringelblumenblüten, Salbeitinktur, Thymol	Phlogasept	PlantaVet	Konzentrat zur Herstellung einer Lösung zur Anwendung auf der Haut
Huminsäuren	Humocarb formuliert	Pharmawerk Weinböhla, bioptivet, medistar	Pulver
Huminsäuren	Sulumin	Pharmawerk Weinböhla	Pulver
Huminsäuren, Almasilat	Dysticum	Pharmawerk Weinböhla	Pulver
Moorzubereitung	Moor-Tier-Tränke Neydharting	Heilmoorbad Neydharting	Suspension
Phenol, verflüssigtes	Wundsalbe	Dr. Schaette	Salbe
Homöopathika			
Acidum arsenicosum, Podohyllum peltatum, Rheum	ReVet RV 6	Selectavet	Streukügelchen, flüssige Verdünnung zur Injektion
Acidum arsenicosum, Apisinum, Argentum nitricum [6]	Solidago compositum ad us.vet.	Heel	flüssige Verdünnung zur Injektion
Acidum benzoicum e resina	Weravet 9 Synosal	Biokanol Pharma	flüssige Verdünnung zur Injektion
Acidum nitricum, Apis mellifica, Argentum metallicum [7]	Galium comp.-Heel ad us. vet. [4]	Heel	Mischung
Acidum nitricum, Aquilegia vulgaris, Calcium carbonicum Hahnemanni [8]	Homeel QP ad us. vet. [4]	Heel	flüssige Verdünnung zur Injektion
Aconitum napellus, Arnica montana, Bryonia, Echinacea, Hydrargyrum bichloratum [5]	Echinacea compositum ad us. vet.	Heel	flüssige Verdünnung

Anhang 4 Zugelassene Arzneimittel für Heimtiere

Zierfische	Amphibien	Frosch	Reptilien	Eidechse	Schildkröte	Schlange	Geflügel	Taube	Brieftaube	Ziervogel	Kleinnager[3]	Meerschweinchen	Hamster	Ratte	Maus	Wüstenrennmaus	Chinchilla	Labortiere	Kaninchen	Marderartige	Iltis	Frettchen
																			x			
																			x			
				x															x			
										x												
												x							x			
										x			x	x					x			
							x															
																			x			
x	x		x					x		x			x	x				x	x			
								x	x													
								x														
										x												
								x	x										x			
								x	x													

Anhang 4 Zugelassene Arzneimittel für Heimtiere

▶ **Tab. 88** Fortsetzung.

Arzneilich wirksame Bestandteile	Arzneimittelname[1]	Vertreiber[2]	Darreichungsform
Adonis vernalis, Convallaria majalis e planta tota, Crataegus ex herba et fructibus, Urginea maritima	Scilla comp. PLV	PlantaVet	flüssige Verdünnung zur Injektion
Ammoniacum, Aspidosperma quebrachoblanco, Eucalyptus globulus, Kalium nitricum, Myosotis arvensis, Stibium arsenicosum	Eucalyptus Oraplex [4]	PlantaVet	Mischung
Anagallis arvensis e planta tota, Cichorium intybus e planta tota, Hepar bovis, Kalium carbonicum e cinere fagi, Mesenchym bovis, Silybum marianum, Taraxacum officinale	Hepar comp. PLV	PlantaVet	flüssige Verdünnung zur Injektion
Apis mellifica, Bryonia cretica ferm 33b, Larynx bovis, Levisticum officinale, Nervus laryngeus recurrens bovis, Nervus laryngeus superior bovis, Nervus vagus bovis	Larynx/Apis comp. PLV	PlantaVet	flüssige Verdünnung zur Injektion
Apis mellifica, Mercurius solubilis Hahnemanni, Atropa belladonna e fructibus	Apis comp. PLV	PlantaVet	flüssige Verdünnung zur Injektion
Arnica montana e planta tota ferm	Arnica e planta tota PLV D5	PlantaVet	flüssige Verdünnung zur Injektion
Articulationes interphalangeae bovis, Echinacea, Quarz	Cartilago comp. PLV	PlantaVet	flüssige Verdünnung zur Injektion
Asa foetida, Cyclamen purpurascens, Phytolacca americana	ReVet RV 15	Selectavet	flüssige Verdünnung zur Injektion, Streukügelchen
Asa foetida, Cyclamen purpurascens, Phytolacca americana	ReVet RV 15	Selectavet	Streukügelchen
Aspergillus niger	Vetokehl Nig D5	Mastavit	flüssige Verdünnung
Bacillus subtilis	Vetokehl Sub D4	Mastavit	flüssige Verdünnung zur Injektion, Tablette

Anhang 4 Zugelassene Arzneimittel für Heimtiere

Zierfische	Amphibien	Frosch	Reptilien	Eidechse	Schildkröte	Schlange	Geflügel	Taube	Brieftaube	Ziervogel	Kleinnager³	Meerschweinchen	Hamster	Ratte	Maus	Wüstenrennmaus	Chinchilla	Labortiere	Kaninchen	Marderartige	Iltis	Frettchen
																			x			
			x																			
													x						x			
																	x					
																			x			
													x						x			
													x									
				x	x								x	x	x				x	x		
x	x			x	x								x	x	x				x	x		
			x																			
								x	x													

Anhang 4 Zugelassene Arzneimittel für Heimtiere

▶ **Tab. 88** Fortsetzung.

Arzneilich wirksame Bestandteile	Arzneimittelname[1]	Vertreiber[2]	Darreichungsform
Bacillus-subtilis-Keime, abgetötet	Vetokehl sub D4	Mastavit	flüssige Verdünnung
Bryonia cretica ferm 33b, Kalium stibyltartaricum, Pulmo bovis, Vivianit	Pulmo/Bryonia comp. PLV	PlantaVet	flüssige Verdünnung zur Injektion
Calendula officinalis	Calendula-extern-ReVet RV 27	Pharmazeutische Fabrik Dr. Reckeweg	Mischung flüssiger Verdünnungen
Carbo vegetabilis, Chamomilla recutita e radice, Nicotiana tabacum, Ren bovis, Strychnos nux-vomica	Nux vomica comp. PLV	PlantaVet	flüssige Verdünnung zur Injektion
Cephaelis ipecacuanha, Pulsatilla pratensis, Veratrum album	ReVet RV 12	Selectavet	Streukügelchen
Cephaelis ipecacuanha, Pulsatilla pratensis, Veratrum album	ReVet RV 12	Selectavet	flüssige Verdünnung zur Injektion
Cinchona pubescens, Citrullus colocynthis Lycopodium clavatum Myristica fragrans Phosphorus Silybum marianum Veratrum album	Carduus compositum QP ad us. vet. [4]	Heel	flüssige Verdünnung zur Injektion
Coffea tosta	Oravital	Dr. Schaette, Plantavet	Flüssigkeit
Echinacea, Argentum metallicum, Quarz, Endometrium suis	Endometrium comp. A PLV	PlantaVet	flüssige Verdünnung zur Injektion
Echinacea angustifolia e radice ferm, Tunica mucosa sinuum paranasalium bovis	Membrana nasalium comp. PLV	PlantaVet	flüssige Verdünnung zur Injektion
Hamamelisblätter, Honig, Johanniskrautblütenöl, Kamillenblüten, Lebertran, Perubalsam, Ringelblumenblüten	Vulnoplant	PlantaVet	Creme
Mucor racemosus	Vetokehl Muc D5	Mastavit	flüssige Verdünnung
Mycobacterium bovis	Vetokehl bov D4	Mastavit	flüssige Verdünnung

Anhang 4 Zugelassene Arzneimittel für Heimtiere

Zierfische	Amphibien	Frosch	Reptilien	Eidechse	Schildkröte	Schlange	Geflügel	Taube	Brieftaube	Ziervogel	Kleinnager[3]	Meerschweinchen	Hamster	Ratte	Maus	Wüstenrennmaus	Chinchilla	Labortiere	Kaninchen	Marderartige	Iltis	Frettchen
								x		x	x											
																			x			
x	x								x		x		x	x					x			
										x									x			
x	x			x				x		x		x	x					x	x			
								x		x		x	x					x	x			
									x	x									x			
												x							x			
												x										
												x							x			
												x							x			
							x															
								x		x	x											

Anhang 4 Zugelassene Arzneimittel für Heimtiere

▶ **Tab. 88** Fortsetzung.

Arzneilich wirksame Bestandteile	Arzneimittelname[1]	Vertreiber[2]	Darreichungsform
Mycobacterium bovis	Vetokehl bov D5	Mastavit	flüssige Verdünnung zur Injektion
Penicillin chrysogenum	Vetokehl Not D5	Mastavit	flüssige Verdünnung
Salmonella enteritidis	Vetokehl salm D5	Mastavit	flüssige Verdünnung
Salmonella enteritidis	Vetokehl salm D6	Mastavit	flüssige Verdünnung zur Injektion
Trichophytia-Nosode	Vetokehl trich D5, Vetokehl ver D5	Mastavit	flüssige Verdünnung zur Injektion, flüssige Verdünnung

Diese Liste wurde auf Angaben des Bundesamts für Verbraucherschutz und Lebensmittelsicherheit erstellt. Stand Juni 2008. In dieser Tabelle sind nur die heimtierrelevanten Tierarten zu jedem Arzneimittel aufgeführt. Weitere Tierarten, für die das Arzneimittel ebenfalls zugelassen sein könnte, wurden nicht berücksichtigt.

[1] Die Wiedergabe von Gebrauchsnamen, Handelsnamen, Warenbezeichnungen usw. in diesem Artikel berechtigt auch ohne besondere Kennzeichnung nicht zu der Annahme, dass solche Namen im Sinne der Warenzeichen- und Markenschutzgesetzgebung als frei zu betrachten wären und daher von jedermann benutzt werden dürften.

[2] Die Auflistung der pharmazeutischen Vertreiber kann, muss aber nicht vollständig sein.

[3] Hamster etc.

[4] Nach Auskunft des pharmazeutischen Unternehmers derzeit nicht im Handel.

[5] weitere arzneilich wirksame Bestandteile: Lachesis mutus, Phosphorus, Sulfur.

Anhang 4 Zugelassene Arzneimittel für Heimtiere

Zierfische	Amphibien	Frosch	Reptilien	Eidechse	Schildkröte	Schlange	Geflügel	Taube	Brieftaube	Ziervogel	Kleinnager[3]	Meerschweinchen	Hamster	Ratte	Maus	Wüstenrennmaus	Chinchilla	Labortiere	Kaninchen	Marderartige	Iltis	Frettchen
								x		x	x											
								x														
								x		x	x											
								x		x	x											
									x	x												

[6] weitere arzneilich wirksame Bestandteile: Baptisia tinctoria, Barosma, Berberis vulgaris, Capsicum annuum, Chondodendron tomentosum, Cuprum sulfuricum, Equisetum hyemale, Hepar sulfuris, Hydrargyrum bichloratum, Lytta vesicatoria, Natrium pyruvicum, Orthosiphon aristatus, Pyelon suis, Smilax, Solidago virgaurea, Terebinthina laricina, Ureter suis, Urethra suis, Vesica urinaria suis

[7] weitere arzneilich wirksame Bestandteile: Aurum metallicum, Betula pendula, Calcium fluoratum, Caltha palustris, Clematis recta, Echinacea, Galium aparine, Galium mollugo, Hedera helix, Juniperus communis, Ononis spinosa, Phosphorus, Sedum acre, Sempervivum tectorum, ssp. tectorum, Thuja occidentalis, Urtica urens

[8] weitere arzneilich wirksame Bestandteile: Conyza canadensis, Cyclamen purpurascens, Myristica fragrans, Origanum majorana, Pulsatilla pratensis, Sepia officinalis, Strychnos ignatii, Viburnum opulus

[9] zugelassen für Vögel (allgemein).

Anhang 5
Fütterungsarzneimittel

F. R. Ungemach

Die für die Herstellung und den Vertrieb von Fütterungsarzneimitteln einschlägigen Vorschriften finden sich im Arzneimittelgesetz (AMG) § 4 und § 56 und in der Tierärztlichen Hausapothekenverordnung (TÄHAV) § 7.

Fütterungsarzneimittel sind Arzneimittel in verfütterungsfertiger Form, die aus einer zugelassenen Arzneimittelvormischung und aus einem im Zulassungsbescheid genannten Mischfuttermittel hergestellt werden. Die Arzneimitteltagesdosis ist so zu bemessen, dass sie in einer Menge des Fütterungsarzneimittels enthalten ist, die die tägliche Futterration (bei Rind und Schaf den täglichen Bedarf an Ergänzungsfutter) zu mindestens 50 % deckt.

Fütterungsarzneimittel sind verschreibungspflichtige Arzneimittel. Der Tierarzt darf Fütterungsarzneimittel nur für von ihm behandelte Tiere und nur in der für den konkreten Einzelfall veterinärmedizinisch gerechtfertigten Menge verschreiben.

Vertriebswege für Arzneimittelvormischungen und Fütterungsarzneimittel

Der Tierarzt hatte bis zum 31. Dezember 2005 noch die Möglichkeit, ein Fütterungsarzneimittel in einem anerkannten Mischbetrieb auf Herstellungsauftrag herstellen zu lassen. Mit dem Inkrafttreten der Neuregelungen in der 11. AMG-Novelle ist seit 2006 nur noch der Weg der Verschreibung eines Fütterungsarzneimittels möglich, das von einem nach § 13 AMG zugelassenen pharmazeutischen Hersteller direkt an den Tierhalter ausgeliefert wird.

Verschreibung eines Fütterungsarzneimittels

Der seit 2006 einzige Weg für die Verordnung eines Fütterungsarzneimittels durch den Tierarzt ist die Verschreibung eines Fütterungsarzneimittels zur Abgabe durch einen Mischbetrieb, der eine vereinfachte Herstellungserlaubnis nach § 14 AMG und somit den Status eines pharmazeutischen Herstellers nach § 13 Abs. 1 AMG besitzt. Solche Betriebe dürfen Fütterungsarzneimittel auch auf Vorrat herstellen und auf Verschreibung **direkt** an den Tierhalter abgeben. Die Verschreibung mit einer Gültigkeit von 3 Wochen erfolgt auf einem einheitlichen Formblatt mit 3 Durchschriften, das sich als Anlage 1 bei der TÄHAV befindet. Das Formular ist mit einer beispielhaften Verschreibung eines Fütterungsarzneimittels in ▶ **Abb. 16** dargestellt. Eine wiederholte Abgabe auf eine Verschreibung ist nicht zulässig. Die Wege des Formblatts und der Durchschriften sind in der Fußnote von ▶ **Abb. 16** aufgeführt. Die Aufbewahrungspflicht für Tierarzt, Tierhalter und Hersteller beträgt 5 Jahre.

Bei diesem Vertriebsweg entfällt für den Tierarzt im Unterschied zu dem bis Ende 2005 zulässigen Herstellungsauftrag die Verantwortung für Herstellung, Kennzeichnung und Auslieferung des Fütterungsarzneimittels. Diese wird vollständig dem Hersteller übertragen.

Da der Herstellungsauftrag für ein Fütterungsarzneimittel ab 1. Januar 2006 ersatzlos entfallen ist, wird hier nicht mehr weiter darauf eingegangen. Nähere Angaben hierzu finden sich in Anhang 5 der 6. Auflage dieses Buches von 2003.

Fütterungsarzneimittel sind EU-weit verkehrsfähig und können auch durch spezialisierte Händler vertrieben und aus EU-Mitgliedstaaten oder Staaten des Europäischen Wirtschaftsraums bezogen werden. Sie müssen allerdings unter Verwendung von Arzneimittelvormischungen hergestellt sein, die eine gleiche qualitative und eine vergleichbare quantitative Zusammensetzung wie in Deutschland zugelassene Arzneimittelvormischungen haben, wobei dies durch eine Begleitbescheinigung nach amtlichem Muster bestätigt werden muss. Für die Verschreibung eines Fütterungsarzneimittels aus dem europäischen Ausland ist ein gesondertes Formblatt nach Anlage 1a der TÄHAV zu verwenden.

	Verschreibung eines Fütterungsarzneimittels **(Hersteller mit Sitz in Deutschland)**			
	Vom Tierarzt auszufüllen			
1	Name und Anschrift des Tierarztes Dr. Mustermann, prakt. Tierarzt, Hauptstr.11, 99889 Neustadt		2	Datum 10. Sep. 2010 (Gültigkeit: 3 Wochen)
3	Name und Anschrift des Fütterungsarzneimittel-Herstellers Deuka-Futtermittelwerk, Schlossstr. 1, 97350 Oberstein			
4	Name und Anschrift des Tierhalters Franz Huber, Untergasse 5, 99845 Altdorf		5	Kreis Neustadt
6	Tierart Läuferschweine in Buchten 1 bis 47	7 Tierzahl 1400	8	Durchschnittliches Gewicht der Tiere: 30 kg
9	Indikation Befall mit Magen-Darmnematoden		10	Behandlungsdauer (Tage) 7
			11	Wartezeit (Tage) 7 für essbare Gewebe
12	Bezeichnung des Fütterungsarzneimittels (fakultativ)		13	Menge 12, 25 kg
14	Bezeichnung der Arzneimittel-Vormischung und verantwortlicher pharmazeutischer Unternehmer Ivomec® Prämix von Merial		15	Menge 4,9 kg
16	Bezeichnung des Mischfuttermittels Alleinfuttermittel I für Mastschweine		17	Menge 12,25 Tonnen
18	Prozentsatz, zu dem das Fütterungsarzeneimittel die tägliche Futterration, bei Wiederkäuern ggf. den täglichen Bedarf an Ergänzungsfuttermitteln, zu decken bestimmt ist: 100 %			
19	Anleitung für die Verwendung (z.B. Beginn, Ende, Gegenanzeigen, Nebenwirkungen, Wechselwirkungen mit anderen Mitteln) Das Fütterungsarzneimittel ist sofort zu verbrauchen			
20	Anschrift der für den Tierhalter zuständigen Arzneimittelüberwachungsbehörde Veterinäramt Neustadt, Marktplatz 1–3, 99889 Neustadt			
21	Eigenhändige Unterschrift des Tierarztes Dr. A. Mustermann _Dr. Mustermann_			
	Vom Hersteller auszufüllen			
22	Hergestellt am	23 Ausgeliefert am	24	Haltbar bis
25	Name der sachkundigen Person, das Fütterungsarzneimittel freigegeben hat		26	Chargen Nr. (zugleich Nr. der Chargenprobe)
27	Ordnungsgemäße Ausführung wird bestätigt. Eigenhändige Unterschrift des Herstellers:			

Hinweis für den **Tierarzt**
Original und erste Durchschrift an den Hersteller,
2. Durchschrift bleibt beim Tierarzt.

Hinweis für den **Hersteller**
Original verbleibt beim Hersteller,
Durchschrift mit Fütterungsarzneimittel an Tierhalter.

▶ **Abb. 16** Verschreibung eines Fütterungsarzneimittels für Schweine zur Bekämpfung eines Befalls mit Magen-Darm-Nematoden. Der Verschreibung liegen folgende Fakten zugrunde: 1400 Tiere mit einem durchschnittlichen Körpergewicht von 30 kg, Behandlungsdauer 7 Tage bei 100 %iger Bedarfsdeckung der täglichen Futterration durch das Fütterungsarzneimittel, durchschnittliche tägliche Futteraufnahme pro Tier: 1,25 kg → 1,25 kg × 1400 × 7 = 12,25 Tonnen Fütterungsarzneimittel, 0,1 mg Ivermectin/kg pro Tag (laut Herstellerangabe) = 16,7 mg Arzneimittelvormischung/kg/Tag = 16,7 mg × 30 (kg) × 7 (Tage) × 1400 (Tiere) = 4,9 kg Arzneimittelvormischung.

Durch die 11. und 13. AMG-Novelle ist es neben dem Entfall des Herstellungsauftrags noch zu folgenden Änderungen bei der Verordnung von Fütterungsarzneimitteln und der Verwendung von Arzneimittelvormischungen gekommen:
- Die Anzahl der in das Fütterungsarzneimittel einzumischenden Arzneimittelvormischungen ist auf maximal drei begrenzt, wobei insgesamt nicht mehr als zwei antibakteriell wirksame Stoffe enthalten sein dürfen (Sulfonamid-Trimethoprim zählt hierbei als ein Wirkstoff).
- Die Arzneimittelvormischungen müssen für die zu behandelnde Tierart zugelassen sein.
- Fütterungsarzneimittel mit verschreibungspflichtigen Vormischungen dürfen nur in einer Menge verschrieben werden, die für einen Behandlungszeitraum von maximal 31 Tagen, bei Fütterungsarzneimitteln mit antibakteriell wirksamen Stoffen von maximal sieben Tagen, nach der Abgabe erforderlich sind, sofern die Zulassungsbedingungen nicht eine längere Anwendungsdauer vorsehen.
- Arzneimittelvormischungen dürfen ausschließlich nur zur Herstellung von Fütterungsarzneimitteln verwendet werden:
  - Arzneimittelvormischungen dürfen weder an Tierhalter abgegeben noch von diesen erworben werden
  - Einmischung von Arzneimittelvormischungen in das Futter auf dem Hof („Hofmischung") ist nicht mehr zulässig

Die Verabreichung von **Fertig**arzneimitteln über das Futter bleibt möglich, sofern dieser Verabreichungsweg für das Arzneimittel nach der Zulassung vorgesehen ist. Die Form der oralen Verabreichung muss tierärztlich gerechtfertigt sein und gewährleisten, dass behandlungsbedürftige Tiere eine ausreichende Dosis erhalten und eine Aufnahme von medikiertem oder arzneimittelkontaminiertem Futter durch nicht behandlungsbedürftige Tiere vermieden wird. Nach §12a TÄHAV hat sich der Tierarzt von der Möglichkeit der ordnungsgemäßen Arzneimittelanwendung durch den Tierhalter zu vergewissern.

Problematik von Fütterungsarzneimitteln

Auf dem Markt befindet sich eine Vielzahl von Arzneimittelvormischungen und fertigen Fütterungsarzneimitteln. Vielfach handelt es sich um Kombinationspräparate, die überwiegend antibakteriell und antiparasitär wirksame Arzneistoffe enthalten. Fütterungsarzneimittel werden vor allem zur Therapie und Metaphylaxe von Bestandserkrankungen bei Kälbern, Schweinen und Geflügel eingesetzt, bei ruminierenden Wiederkäuern erwies sich diese Behandlungsform als weniger geeignet. Grundsätzlich abzulehnen ist die rechtlich zwar mögliche, pharmakologisch aber wegen unüberschaubarer Interaktionen nicht vertretbare gleichzeitige Einmischung mehrerer Arzneimittelvormischungen in ein Fütterungsarzneimittel, die durch die 11. AMG-Novelle auf maximal drei Vormischungen mit nicht mehr als zwei antibakteriell wirksamen Stoffen begrenzt wurde.

Der Einsatz von Fütterungsarzneimitteln ist mit einer Reihe von Nachteilen belastet. Eine schnelle Therapieumstellung ist nur begrenzt möglich, eine nachträgliche Änderung der Zusammensetzung unmöglich. Weiterhin besteht aus verschiedenen Gründen ein erhebliches Risiko einer Unterdosierung (▶ Tab. 89) mit der Gefahr von Therapieversagern, Krankheitsdurchbrüchen und bakterieller Resistenzselektion. Problematisch ist in diesem Zusammenhang die nur sehr begrenzte Möglichkeit zur Dosisanpassung, da das Fütterungsarzneimittel mindestens die Hälfte der täglichen Futterration decken muss. Bei der Therapie über das Futter sind insbesondere kranke und geschwächte Tiere, die am meisten einer ausreichenden Dosierung bedürfen, benachteiligt, da sie häufig neben einer verringerten Futteraufnahme auch einen schlechteren Zugang zum Futter haben. Ferner kann durch die Arzneistoffzusätze die Schmackhaftigkeit (Palatabilität) des Futters verschlechtert sein.

Eine besondere Problematik stellen Wirkstoffmindergehalte dar, die sowohl durch Faktoren im Herstellungsprozess als auch durch die Lagerung bedingt sein können (▶ Tab. 89). Fütterungsarzneimittel sind deshalb vielfach aus pharmazeutischer Sicht als Arzneimittel minderer Qualität einzustufen.

Eine Arzneistoffverabreichung über das Futter steht im Widerspruch zu der für die meisten Arzneimittel, insbesondere für antimikrobiell wirksame Stoffe, geltenden Therapierichtlinie, nach der eine orale Verabreichung im nüchternen Zustand und im zeitlichen Abstand (ca. 1 bis 2 Stunden) zur Nahrungsaufnahme sowie unter ausreichender Flüssigkeitszufuhr erfolgen soll. Für Wirkstoffe in Fütterungsarzneimitteln ist deshalb, bedingt durch die Darreichungsform, generell mit einer schlechteren Bioverfügbarkeit der Wirkstoffe zu rechnen, wodurch nicht nur eine systemische, sondern auch die Wirkung im Gastrointestinaltrakt beeinträchtigt sein kann. Ursachen für die schlechtere Bioverfügbarkeit sind neben pharmazeutischen Inkompatibilitäten zwischen verschiedenen Vormischungen eine verzögerte Magenentleerung in Anwesenheit von Futter und dadurch eine mögliche stärkere Zersetzung der Wirkstoffe, eine langsamere Freisetzung aus der Futterphase in fein verteilter, resorbierbarer Form, besonders in den oberen Darmabschnitten, in denen die hauptsächliche Resorption stattfindet, oder eine Interaktion von Arzneistoffen und Futterbestandteilen bei der Resorption (z. B. Resorptionshemmung von β-Laktam-Antibiotika durch Dipeptide).

Der Therapie mit Fütterungsarzneimitteln eindeutig überlegen ist die Applikation von Arzneistoffen über das Tränkwasser (diese Verabreichungsform ist kein Fütterungsarzneimittel im rechtlichen Sinn), das z. B. auch von fieberhaft erkrankten Tieren noch gut aufgenommen wird. Problem kann hierbei allerdings die Wirkstoffverschleppung im Tränkesystem sein.

Die Anwendung von Fütterungsarzneimitteln stellt eine nicht unwesentliche Vereinfachung der Arzneimittelapplikation bei der Bestandsbehandlung dar. Diese Behandlungsform wird aber derzeit in vielen Fällen nicht den Ansprüchen an eine effektive Therapie mit Arzneimitteln von ausreichender Qualität gerecht.

▶ **Tab. 89** Ursachen für eine Unterdosierung von Fütterungsarzneimitteln.

verringerte Futteraufnahme
kranke und geschwächte Tiere
schlechte Palatabilität
Wirkstoffmindergehalte
inhomogene Vermischung
Entmischung (Transport, Silo)
Zersetzung: z. B. thermisch (bei Pelletierung) oder durch   • Feuchtigkeit   • pH-Wertänderung   • Oxidation
pharmazeutische Inkompatibilitäten   Bindung an Futterbestandteile   (z. B. Chelate mit zweiwertigen Kationen, elektrostatische Bindung)
Beeinflussung der Bioverfügbarkeit
Partikelgröße
verminderte Resorption durch Futterbestandteile
verzögerte Magenentleerung
verzögerte Freisetzung aus der Futterphase

Anhang 6
Erfassung und Auswertung unerwünschter Arzneimittelrisiken (Pharmakovigilanz)

F. R. Ungemach

Obwohl bei der Zulassung von Tierarzneimitteln hohe Anforderungen an ihre Qualität, Wirksamkeit und Unbedenklichkeit gestellt werden, lässt sich in der tierärztlichen Praxis trotz größter Sorgfalt nicht immer vermeiden, dass es nach bestimmungsgemäßem Gebrauch zu unerwünschten Arzneimittelwirkungen (UAW) kommt. Solche Effekte werden bei der klinischen Prüfung vor der Zulassung nach Art oder Schweregrad oft noch nicht erfasst, sondern werden erst bei der breiten Anwendung unter verschiedensten Praxisbedingungen sichtbar. Um diese nach der Markteinführung auftretenden Arzneimittelrisiken möglichst lückenlos zu erfassen, wissenschaftlich zu bewerten und Maßnahmen zur Optimierung der Arzneimittelsicherheit zum Schutz der Tiergesundheit, der öffentlichen Gesundheit und der Umwelt einzuleiten, wurde auf der Basis von § 62 und § 63b AMG auf nationaler Ebene sowie auf EU-Ebene auf der Grundlage der Verordnung 546/2004 und der Richtlinie 2004/28 ein Pharmakovigilanzsystem eingerichtet. Zuständig für die Pharmakovigilanz sind in Deutschland das Bundesamt für Verbraucherschutz und Lebensmittelsicherheit (BVL) für Tierarzneimittel und das Paul-Ehrlich-Institut (PEI) für Impfstoffe.

Von diesen Bundesoberbehörden werden alle Meldungen systematisch gesammelt und zentral erfasst. Zu diesem Zweck wurden Berichtsbögen erstellt, die periodisch im Deutschen Tierärzteblatt veröffentlicht werden und in Papierform entweder bei der BTK oder beim BVL angefordert bzw. online im Internet aufgerufen und abgesendet werden können (www.vet-uaw.de; www.vetidata.de).

Das der Arzneimittelsicherheit dienende Spontanerfassungssystem kann nur durch die aktive Mitarbeit der praktizierenden Tierärzteseinen Zweck erfüllen. **Alle Tierärzte sind nach der Berufsordnung zu solchen Meldungen verpflich**tet. Meldepflichtig ist nach dem AMG auch jeder pharmazeutische Unternehmer für die von ihm in den Verkehr gebrachten Arzneimittel.

Die zu sammelnden unerwünschten Wirkungen werden meist von den Tierbesitzern beobachtet und müssen vom Tierarzt erfragt werden. Die Berichte sind naturgemäß zunächst Verdachtsfälle und dürfen im Einzelfall den Tierarzt nicht verleiten, diese als unwichtig oder gar als eigene Fehler zu interpretieren. Auch in der Packungsbeilage aufgeführte Nebenwirkungen sollen gemeldet werden, besonders wenn sie schwerwiegender Art sind, ebenso wie UAW, die bei der Umwidmung eines Arzneimittels auftreten. **Für den meldenden Tierarzt entstehen keinerlei Nachteile. Alle Meldungen werden vertraulich behandelt.** Erst die Meldung von unabhängigen Einzelfällen lässt bestimmte Zusammenhänge erkennen und Vermutungen bestätigen, wenn Häufigkeiten entdeckt werden. Jeder Verdachtsfall kann eine Signalfunktion haben.

Als unerwünschte Arzneimittelwirkungen kommen in Betracht:
- Nebenwirkungen (auch bekannte)
- Wechselwirkungen mit anderen Arzneimitteln
- nicht ausreichende Wartezeit
- Verdacht auf mangelnde Wirksamkeit
- Resistenzbildung bei Bakterien und Parasiten (auch bekannte)
- Wirkungen bei Personen, die in Kontakt mit dem Arzneimittel gekommen sind
- Verdacht einer Infektionsübertragung
- negative Auswirkungen auf die Umwelt

Je vollständiger der Berichtsbogen ausgefüllt wird, umso sicherer wird die Auswertung des Arzneimittelrisikos sein können. Unvollständige Daten sollten jedoch kein Hinderungsgrund für eine Meldung sein.

Ergibt sich aus den eingegangenen Meldungen ein begründeter Verdacht eines Risikos, leitet das BVL ein „Stufenplanverfahren" ein, bei dem unter Anhörung des Herstellers und von Experten das Risiko abgeschätzt wird und eventuell Maßnahmen zur Risikoabwehr eingeleitet werden wie Einschränkung der Zulassung, Dosierungsänderungen, Anbringung von Gegenanzeigen oder Warnhinweisen bis hin zum Ruhen oder Widerruf der Zulassung bei besonders schwerwiegenden Risiken.

Anhang 7
Anwendung pharmakologisch wirksamer Stoffe bei lebensmittelliefernden Tieren im Rahmen der Verordnung (EG) Nr. 470/2009

K. Kluge, F. R. Ungemach und R. Kroker

(mit einer Liste der im Anhang der Verordnung (EU) Nr. 37/2010 aufgenommenen Wirkstoffe)

In den vergangenen Jahren ist die Anwendung zahlreicher Wirkstoffe bei Tieren, die der Lebensmittelgewinnung dienen, verboten worden. Grundlage der meisten dieser Verbote war die Verordnung (EWG) Nr. 2377/90 des Rates „Zur Schaffung eines Gemeinschaftsverfahrens für die Festsetzung von Höchstmengen für Tierarzneimittelrückstände in Nahrungsmitteln tierischen Ursprungs" vom 26. Juni 1990. Auf Grund der Verordnung wurden seit dem 1. Januar 1992 Arzneimittel zur Anwendung bei lebensmittelliefernden Tieren, die neue Wirkstoffe enthielten, nur noch zugelassen, wenn für diese Wirkstoffe auf der Basis einer wissenschaftlichen Bewertung der nach Verabreichung der Substanz an Tiere entstehenden Rückstände sichergestellt war, dass eine Verbrauchergefährdung durch Rückstände nicht zu befürchten ist bzw. durch Festlegung von **Rückstandshöchstmengen (Maximum Residue Limits, MRLs)** die Verbraucherunbedenklichkeit gewährleistet werden kann.

Für Präparate, die vor dem 1. Januar 1992 im Handel waren, gab es eine Übergangsfrist bis zum 1. Januar 1997 für die Festsetzung von MRLs für alle enthaltenen Wirkstoffe. Diese Übergangsfrist wurde für alle Arzneimittel, für deren Inhaltsstoffe bis zum 1. Januar 1996 von einem pharmazeutischen Unternehmer die Einleitung eines Verfahrens zur Festsetzung von MRLs beantragt worden war, bis zum 1. Januar 2000 verlängert, lediglich für die Pyrazolinone, einschließlich Pyrazolidindione und Phenylbutazon, wurde die Frist auf den 1. Januar 1998 verkürzt. Die Anwendung von Wirkstoffen, für die kein Antrag zur Festsetzung eines MRL gestellt wurde, sogenannte „nicht verteidigte Stoffe", wurde bereits zum 1. Januar 1997 verboten.

Seit dem 1. Januar 2000 durften bei lebensmittelliefernden Tieren nur noch Arzneimittel angewendet werden, die ausschließlich pharmakologisch wirksame Stoffe enthielten, die in den Anhängen I bis III der Verordnung (EWG) Nr. 2377/90 aufgeführt waren.

Am 5. Juni 2009 ist die Verordnung (EG) Nr. 470/2009 des Europäischen Parlaments und des Rates vom 6. Mai 2009 (ABl. L 152 vom 16.6.2009, S. 11–22) in Kraft getreten und hat die Verordnung (EWG) Nr. 2377/90 abgelöst. Die früher in Anhang I bis IV der Verordnung (EWG) Nr. 2377/90 aufgeführten pharmakologisch wirksamen Stoffe sind außerdem nun im Anhang einer weiteren, eigenständigen Verordnung der Kommission, der Verordnung (EU) Nr. 37/2010 vom 22. Dezember 2009 gelistet. Tabelle 1 des Anhangs dieser Verordnung enthält die früher in Anhang I bis III der Verordnung (EWG) Nr. 2377/90 gelisteten Stoffe, Tabelle 2 die im früheren Anhang IV der Verordnung (EWG) Nr. 2377/90 gelisteten Stoffe.

7.1
MRL-Verfahren

Die Rückstandsbewertung erfolgt für jeden pharmakologisch wirksamen Stoff jeweils für die essbaren Gewebe Muskulatur, Leber, Niere, Fett und Haut (Schweine und Geflügel) und die Produkte Milch, Eier, Honig getrennt für die einzelnen lebensmittelliefernden Tierarten.

Als Ergebnis des Verfahrens wird der Stoff eingestuft und im positiven Fall in Tabelle 1 des Anhangs der Verordnung (EU) Nr. 37/2010 aufgenommen. Für solche Stoffe ist ein endgültiger oder ein vorläufiger MRL festgelegt oder es wurde die Feststellung getroffen, dass die Festlegung eines

MRL nicht erforderlich ist. Bei Stoffen, für die die Festlegung eines MRL nicht erforderlich ist, kann es sich um Substanzen endogenen Ursprungs, Substanzen, die normale Bestandteile der menschlichen Nahrung darstellen, oder Substanzen, die für den Menschen allgemein als sicher angesehen werden, handeln. Daneben kann es sich dabei um Stoffe handeln, die nur bei Einzeltieren angewendet werden oder die bei Tieren angewendet werden, bei denen eine Schlachtung unmittelbar nach der Behandlung unwahrscheinlich ist. Ein weiteres Kriterium für ein fehlendes Erfordernis für die Festlegung eines MRL kann eine geringe oder fehlende Resorption aus dem Gastrointestinaltrakt oder vom Applikationsort oder eine schnelle und weitreichende Entgiftung oder Ausscheidung der Substanz nach Verabreichung sein.

Bei unvollständiger Datenlage können vorläufige Höchstmengen festgelegt werden. Diese gelten maximal fünf Jahre (diese Frist kann höchstens einmal um zwei Jahre verlängert werden), in dieser Zeit muss weiteres Material zur Bewertung vorgelegt werden. Nach Ablauf der Frist ist eine Anwendung bei lebensmittelliefernden Tieren nur noch möglich, wenn entweder ein endgültiger MRL festgelegt wurde oder festgestellt wurde, dass die Festlegung eines MRL nicht erforderlich ist.

Ergebnis des Bewertungsverfahrens kann aber auch sein, dass keine für den Verbraucher unschädlichen Rückstandshöchstmengen festgelegt werden können. Die Anwendung solcher Stoffe bei lebensmittelliefernden Tieren ist in der gesamten EU verboten, sie werden in Tabelle 2 des Anhangs der Verordnung (EU) Nr. 37/2010 gelistet (s. ▶ **Tab. 92**, früher Anhang IV der Verordnung (EWG) Nr. 2377/90).

Im Gegensatz zur Arzneimittelzulassung, die für einzelne **Fertigarzneimittel** erteilt wird und ausschließlich vom Antragsteller genutzt werden kann, gelten MRLs EU-weit und präparateunabhängig für pharmakologisch wirksame **Stoffe**. Das Verfahren zur Rückstandsbewertung wird in der Regel von einem pharmazeutischen Unternehmer beantragt. Die wissenschaftliche Bewertung wird vom „Ausschuss für Tierarzneimittel" (CVMP) bei der „Europäischen Arzneimittelagentur" (EMA) in London durchgeführt. Die Festsetzung von MRLs erfolgt dann durch die Kommission der Europäischen Union auf der Basis der Empfehlung des CVMP. Sie wird 60 Tage nach Veröffentlichung im Europäischen Amtsblatt rechtskräftig. Innerhalb der EU können Arzneimittel zur Anwendung bei lebensmittelliefernden Tieren nur zugelassen werden, wenn alle enthaltenen pharmakologisch wirksamen Stoffe in Tab. 1 des Anhangs der Verordnung (EU) Nr. 37/2010 aufgelistet sind.

Auf der Basis der MRLs werden Wartezeiten festgesetzt, nach deren Ablauf der Rückstandshöchstwert in dem jeweiligen tierischen Lebensmittel unterschritten ist. Die Wartezeiten werden von den Zulassungsbehörden, also in der Regel national in den Mitgliedstaaten und nicht für einen Wirkstoff, sondern für die jeweilige galenische Formulierung und somit für jedes Fertigarzneimittel individuell festgesetzt und können sich daher für vergleichbare Präparate in verschiedenen Mitgliedstaaten der EU unterscheiden.

7.2

Stoffe in Tab. 1 des Anhangs der Verordnung (EU) Nr. 37/2010

▶ Tab. 90 listet alle pharmakologisch wirksamen Stoffe auf, die in Tab. 1 des Anhangs der Verordnung (EU) Nr. 37/2010 enthalten sind und die somit als Arzneimittel für lebensmittelliefernde Tiere in der EU unter Beachtung der aufgeführten Anwendungsbeschränkungen zugelassen und angewendet werden dürfen. Da die Bewertung für alle Gewebe und Tierarten getrennt erfolgt, kann ein Stoff mehrere Bewertungen erhalten (z. B. Apramycin endgültiger MRL für Rinder, MRL nicht erforderlich für Schweine, Kaninchen, Schafe und Hühner). Weiterhin ist zu beachten, dass in der Verordnung einschränkende Bestimmungen (z. B. „Nicht anwenden bei Tieren, von denen Milch für den menschlichen Verzehr gewonnen wird") angegeben sein können (Spalte „Sonstige Vorschriften").

Stoffe, die nicht in Tab. 1 des Anhangs der Verordnung (EU) 37/2010 aufgeführt sind, dürfen bei lebensmittelliefernden Tieren nicht angewendet werden. Dies gilt auch im Falle eines sogenannten „Therapienotstands" nach § 56a Abs. 2 AMG. Ausnahmen gelten für Stoffe, die nicht unter die Verordnung (EG) Nr. 470/2009 fallen („Out of scope"). Solche Stoffe sind in ▶ Tab. 92 aufgeführt.

Bei Elementen wie Natrium, Kalium, Calcium, Aluminium, Magnesium, Eisen, Wismut, Kobalt, Kupfer usw. können im Einzelfall auch nicht aufgeführte Salze und Komplexe miterfasst sein. Auch bei anderen pharmakologisch wirksamen Stoffen kann der MRL verschiedene Molekülverbindungen einer Substanz (z. B. Ester) erfassen. Informationen hierüber finden sich im Summary Report der Substanz, der von der EMA nach Abschluss des MRL-Verfahrens veröffentlicht wird (http://www.ema.europa.eu).

Wird ein Stoff aus Tab. 1 des Anhangs der Verordnung (EU) 37/2010 benötigt, der in Deutschland nicht als Tierarzneimittel zugelassen ist, kann dieser im Falle eines Therapienotstands in Form eines Humanarzneimittels umgewidmet oder in Form eines für lebensmittelliefernde Tiere zugelassenen Arzneimittels unter Beachtung der Vorschriften des § 73 Abs. 3a AMG aus einem anderen Mitgliedstaat der EU oder des EWR eingeführt werden.

Bei den ▶ Tab. 90 und ▶ Tab. 91 handelt es sich um unverbindliche Zusammenstellungen, rechtsverbindlich sind ausschließlich die Veröffentlichungen im Europäischen Amtsblatt.

▶ Tab. 90 Wirkstoffe der Tab. 1 des Anhangs der Verordnung (EU) Nr. 37/2010 (Stand Mai 2010).
Hinweis: Es handelt sich um eine unverbindliche Zusammenstellung. Rechtsgültig sind ausschließlich die Verordnungen der Europäischen Union.

Substanz	MRL	Tierart	sonstige Vorschriften/Hinweise
Abamectin	endgültig	Rinder Schafe	nicht anwenden bei Tieren, von denen Milch für den menschlichen Verzehr gewonnen wird
Absinthium-Extrakt (Wermut-Extrakt)	nicht erforderlich	alle zur Lebensmittelerzeugung genutzten Arten	
Acetylcystein	nicht erforderlich	alle zur Lebensmittelerzeugung genutzten Arten	
Acetylisovaleryltylosin: s. Tylvalosin			
Acetylmethionin	nicht erforderlich	alle zur Lebensmittelerzeugung genutzten Arten	

▶ Tab. 90 Fortsetzung.

Substanz	MRL	Tierart	sonstige Vorschriften/Hinweise
Acetylsalicylsäure	nicht erforderlich	alle zur Lebensmittelerzeugung genutzten Arten, außer Fisch	nicht anwenden bei Tieren, von denen Milch oder Eier für den menschlichen Verzehr gewonnen werden
Acetylsalicylsäure DL-Lysin	nicht erforderlich	alle zur Lebensmittelerzeugung genutzten Arten, außer Fisch	nicht anwenden bei Tieren, von denen Milch oder Eier für den menschlichen Verzehr gewonnen werden
Adenosin und seine 5'-mono-, 5'-di- und 5'-triphosphate	nicht erforderlich	alle zur Lebensmittelerzeugung genutzten Arten	
Adipinsäure	nicht erforderlich (E 355)	alle zur Lebensmittelerzeugung genutzten Arten	
Adonis vernalis (Frühlingsadoniskraut)	nicht erforderlich	alle zur Lebensmittelerzeugung genutzten Arten	nur als Homöopathikum, weitere Bestimmungen s.[4]
Adrenalin: s. Epinephrin			
Aesculus hippocastanum (Rosskastanie)	nicht erforderlich	alle zur Lebensmittelerzeugung genutzten Arten	nur als Homöopathikum, weitere Bestimmungen s.[3]
Agnus castus (Mönchspfeffer)	nicht erforderlich	alle zur Lebensmittelerzeugung genutzten Arten	nur als Homöopathikum, weitere Bestimmungen s.[2]
Ailanthus altissima (Chinesischer Sumach, Götterbaum)	nicht erforderlich	alle zur Lebensmittelerzeugung genutzten Arten	nur als Homöopathikum, weitere Bestimmungen s.[2]
Alanin	nicht erforderlich	alle zur Lebensmittelerzeugung genutzten Arten	
Albendazol	endgültig	alle Wiederkäuer	
Albendazoloxid	endgültig	Rinder, Schafe	
Alfacalcidol	nicht erforderlich	Rinder	nur für Kühe um den Abkalbezeitpunkt herum
Alfaprostol	nicht erforderlich	Rinder, Schweine, Equiden, Kaninchen	
Alginsäure	nicht erforderlich (E 400)	alle zur Lebensmittelerzeugung genutzten Arten	
lineare Alkylbenzolsulfonsäuren mit Alkylkettenlängen von C_9 bis C_{13}, mit einem Gehalt von Ketten länger als C_{13} von weniger als 2,5%	nicht erforderlich	Rinder Schafe	nur zur äußerlichen Anwendung nur zur topischen Anwendung

Anhang 7 Anwendung pharmakologisch wirksamer Stoffe bei lebensmittelliefernden Tieren

▶ **Tab. 90** Fortsetzung.

Substanz	MRL	Tierart	sonstige Vorschriften/Hinweise
Allantoin	nicht erforderlich	alle zur Lebensmittelerzeugung genutzten Arten	nur zur äußerlichen Anwendung
Allium cepa (Küchenzwiebel)	nicht erforderlich	alle zur Lebensmittelerzeugung genutzten Arten	nur als Homöopathikum, weitere Bestimmungen s.[2)]
Aloe-vera-Gel und Ganzblattextrakt von Aloe vera	nicht erforderlich	alle zur Lebensmittelerzeugung genutzten Arten	nur zur äußerlichen Anwendung
Aloen, Barbados und Kap, ihr standardisierter Trockenextrakt und Zubereitungen daraus (Bärengalle)	nicht erforderlich	alle zur Lebensmittelerzeugung genutzten Arten	
Alpha-Liponsäure	nicht erforderlich	alle zur Lebensmittelerzeugung genutzten Arten	
Altrenogest	endgültig	Schweine, Equiden	nur für tierzüchterische Anwendungen und in Übereinstimmung mit den Bestimmungen der Richtlinie 96/22/EG (ABl. L 125 vom 23.5.1996, S. 3)[6)]
Aluminium	nicht erforderlich (E 173)	alle zur Lebensmittelerzeugung genutzten Arten	
Aluminiumdistearat	nicht erforderlich	alle zur Lebensmittelerzeugung genutzten Arten	
Aluminiumhydroxid	nicht erforderlich	alle zur Lebensmittelerzeugung genutzten Arten	
Aluminiumhydroxidacetat	nicht erforderlich	alle zur Lebensmittelerzeugung genutzten Arten	
Aluminiumkaliumsulfat	nicht erforderlich (E 522)	alle zur Lebensmittelerzeugung genutzten Arten	
Aluminiummonostearat	nicht erforderlich	alle zur Lebensmittelerzeugung genutzten Arten	
Aluminiumphosphat	nicht erforderlich	alle zur Lebensmittelerzeugung genutzten Arten	
Aluminiumsalicylat, basisch	nicht erforderlich	alle zur Lebensmittelerzeugung genutzten Arten außer Fisch	nur zur äußerlichen Anwendung bei Rindern nur zur oralen Anwendung nicht anwenden bei Tieren, von denen Milch für den menschlichen Verzehr gewonnen wird
Aluminiumsilikat (Kaolin)	nicht erforderlich (E 559)	alle zur Lebensmittelerzeugung genutzten Arten	

▶ **Tab. 90** Fortsetzung.

Substanz	MRL	Tierart	sonstige Vorschriften/Hinweise
Aluminiumtristearat	nicht erforderlich	alle zur Lebensmittelerzeugung genutzten Arten	
Ameisensäure	nicht erforderlich	alle zur Lebensmittelerzeugung genutzten Arten	
2-Aminoethanol	nicht erforderlich	alle zur Lebensmittelerzeugung genutzten Arten	
2-Aminoethanol-glucuronat	nicht erforderlich	alle zur Lebensmittelerzeugung genutzten Arten	
2-(Aminoethyl)-dihydrogenphosphat	nicht erforderlich	alle zur Lebensmittelerzeugung genutzten Arten	
Amitraz	endgültig	Rinder, Schweine, Schafe, Ziegen, Bienen	
Ammonium- und Natrium-bituminosulfonat	nicht erforderlich	alle zur Lebensmittelerzeugung genutzten Säugetierarten	nur zur äußerlichen Anwendung
Ammoniumchlorid	nicht erforderlich	alle zur Lebensmittelerzeugung genutzten Arten	
Ammoniumeisencitrat	nicht erforderlich	alle zur Lebensmittelerzeugung genutzten Arten	
Ammoniumhydroxid	nicht erforderlich (E 527)	alle zur Lebensmittelerzeugung genutzten Arten	
Ammoniumlaurylsulfat	nicht erforderlich	alle zur Lebensmittelerzeugung genutzten Arten	
Ammoniumsulfat	nicht erforderlich	alle zur Lebensmittelerzeugung genutzten Arten	
Amoxicillin	endgültig	alle zur Lebensmittelerzeugung genutzten Arten	nicht anwenden bei Tieren, von denen Eier für den menschlichen Verzehr gewonnen werden
Ampicillin	endgültig	alle zur Lebensmittelerzeugung genutzten Arten	nicht anwenden bei Tieren, von denen Eier für den menschlichen Verzehr gewonnen werden
Amprolium	nicht erforderlich	Geflügel	nur zur oralen Anwendung
Angelicae radix aetheroleum (Angelikaöl)	nicht erforderlich	alle zur Lebensmittelerzeugung genutzten Arten	
Anisi aetheroleum	nicht erforderlich	alle zur Lebensmittelerzeugung genutzten Arten	
Anisi stellati fructus, standardisierte Extrakte und Zubereitungen daraus (Sternanisfrüchte)	nicht erforderlich	alle zur Lebensmittelerzeugung genutzten Arten	

Anhang 7 Anwendung pharmakologisch wirksamer Stoffe bei lebensmittelliefernden Tieren

▶ **Tab. 90** Fortsetzung.

Substanz	MRL	Tierart	sonstige Vorschriften/Hinweise
Apfelsäure	nicht erforderlich	alle zur Lebensmittelerzeugung genutzten Arten	zur Verwendung als Hilfsstoff
Apocynum cannabinum (Amerikanischer Hanf)	nicht erforderlich	alle zur Lebensmittelerzeugung genutzten Arten	nur zur oralen Anwendung, nur als Homöopathikum, weitere Bestimmungen s.[4]
Apramycin	endgültig	Rinder	nicht anwenden bei Tieren, von denen Milch für den menschlichen Verzehr gewonnen wird
	nicht erforderlich	Schweine, Kaninchen, Schafe, Hühner	nur zur oralen Anwendung, nicht anwenden bei Tieren, von denen Milch oder Eier für den menschlichen Verzehr gewonnen werden
Aqua levici	nicht erforderlich	alle zur Lebensmittelerzeugung genutzten Arten	nur als Homöopathikum, weitere Bestimmungen s.[1]
Arginin	nicht erforderlich	alle zur Lebensmittelerzeugung genutzten Arten	
Arnica montana (Arnicae flos und Arnicae planta tota) (Arnika, Johannisblume)	nicht erforderlich	alle zur Lebensmittelerzeugung genutzten Arten	nur zur äußerlichen Anwendung
Arnicae radix (Arnikawurzel)	nicht erforderlich	alle zur Lebensmittelerzeugung genutzten Arten	nur als Homöopathikum, weitere Bestimmungen s.[3]
Artemisia abrotanum (Eberraute)	nicht erforderlich	alle zur Lebensmittelerzeugung genutzten Arten	nur als Homöopathikum, weitere Bestimmungen s.[2]
Ascorbinsäure: s. Vitamin C			
Asparagin	nicht erforderlich	alle zur Lebensmittelerzeugung genutzten Arten	
Asparaginsäure	nicht erforderlich	alle zur Lebensmittelerzeugung genutzten Arten	
Atropa belladonna	nicht erforderlich	alle zur Lebensmittelerzeugung genutzten Arten	nur als Homöopathikum, weitere Bestimmungen s.[4]
Atropin	nicht erforderlich	alle zur Lebensmittelerzeugung genutzten Arten	
Avilamycin	endgültig	Schweine, Kaninchen, Geflügel	nicht anwenden bei Tieren, von denen Eier für den menschlichen Verzehr gewonnen werden
Azaglynafarelin	nicht erforderlich	Salmoniden	nicht anwenden bei Fischen, von denen Eier für den menschlichen Verzehr gewonnen werden

Anhang 7 Anwendung pharmakologisch wirksamer Stoffe bei lebensmittelliefernden Tieren

▶ Tab. 90 Fortsetzung.

Substanz	MRL	Tierart	sonstige Vorschriften/Hinweise
Azamethiphos	nicht erforderlich	Salmoniden	
Azaperon	endgültig	Schweine	
Bacitracin	endgültig	Kaninchen	
Bacitracin (Fleisch)	nicht erforderlich	Rinder	nur zur intramammären Anwendung bei milchgebenden Kühen und für alle Gewebe, außer Milch
Bacitracin (Milch)	endgültig	Rinder	
Balsamum peruvianum (Perubalsam, Chinaöl)	nicht erforderlich	alle zur Lebensmittelerzeugung genutzten Arten	nur zur äußerlichen Anwendung
Baquiloprim	endgültig	Rinder, Schweine	
Bariumselenat	nicht erforderlich	Rinder, Schafe	
Beclomethason-Dipropionat	nicht erforderlich	Equiden	nur für Inhalationsanwendungen
Bellis perennis (Gänseblümchen)	nicht erforderlich	alle zur Lebensmittelerzeugung genutzten Arten	nur als Homöopathikum, weitere Bestimmungen s.[2]
Bentonit	nicht erforderlich (E 558)	alle zur Lebensmittelerzeugung genutzten Arten	
Benzalkoniumchlorid	nicht erforderlich	alle zur Lebensmittelerzeugung genutzten Arten	nur als Hilfsstoff in einer Konzentration von bis zu 0,05 %
Benzocain	nicht erforderlich	alle zur Lebensmittelerzeugung genutzten Arten Salmoniden	zur ausschließlichen Verwendung als Lokalanästhetikum
Benzoesäure	nicht erforderlich (E 210)	alle zur Lebensmittelerzeugung genutzten Arten	
Benzoylbenzoat	nicht erforderlich	alle zur Lebensmittelerzeugung genutzten Arten	
Benzyl-4-Hydroxybenzoat, Natriumsalz	nicht erforderlich	alle zur Lebensmittelerzeugung genutzten Arten	
Benzylalkohol	nicht erforderlich	alle zur Lebensmittelerzeugung genutzten Arten	zur Verwendung als Hilfsstoff
Benzylpenicillin	endgültig	alle zur Lebensmittelerzeugung genutzten Arten	nicht anwenden bei Tieren, von denen Eier für den menschlichen Verzehr gewonnen werden
Benzyl-p-Hydroxybenzoat	nicht erforderlich	alle zur Lebensmittelerzeugung genutzten Arten	
Betain	nicht erforderlich	alle zur Lebensmittelerzeugung genutzten Arten	
Betainglucuronat	nicht erforderlich	alle zur Lebensmittelerzeugung genutzten Arten	

▶ **Tab. 90** Fortsetzung.

Substanz	MRL	Tierart	sonstige Vorschriften/Hinweise
Betamethason	endgültig	Rinder, Schweine	
Biotin: s. Vitamin H			
Boldo folium (Boldoblätter)	nicht erforderlich	alle zur Lebensmittelerzeugung genutzten Arten	
Borsäure, Borate	nicht erforderlich	alle zur Lebensmittelerzeugung genutzten Arten	
Bromhexin	nicht erforderlich	Rinder, Schweine Geflügel	nicht anwenden bei Tieren, von denen Milch oder Eier für den menschlichen Verzehr gewonnen werden
Bromid, Natriumsalz	nicht erforderlich	alle zur Lebensmittelerzeugung genutzten Säugetierarten	nur zur äußerlichen Anwendung
Bronopol	nicht erforderlich	Fische	
Brotizolam	nicht erforderlich	Rinder	nur für therapeutische Zwecke
Buserelin	nicht erforderlich	alle zur Lebensmittelerzeugung genutzten Arten	
Butafosfan	nicht erforderlich	Rinder	nur zur intravenösen Anwendung
Butan [n-Butan]	nicht erforderlich	alle zur Lebensmittelerzeugung genutzten Arten	
Butanol [n-Butanol]	nicht erforderlich	alle zur Lebensmittelerzeugung genutzten Arten	zur Verwendung als Hilfsstoff
Butorphanoltartrat	nicht erforderlich	Equiden	nur zur intravenösen Anwendung
Butyl-4-Hydroxybenzoat	nicht erforderlich	alle zur Lebensmittelerzeugung genutzten Arten	
Butyl-4-Hydroxybenzoat, Natriumsalz	nicht erforderlich	alle zur Lebensmittelerzeugung genutzten Arten	
Butylhydroxyanisol (BHA)	nicht erforderlich (E 320)	alle zur Lebensmittelerzeugung genutzten Arten	
Butylhydroxytoluol (BHT)	nicht erforderlich (E 321)	alle zur Lebensmittelerzeugung genutzten Arten	
Butylscopolaminbromid	nicht erforderlich	alle zur Lebensmittelerzeugung genutzten Arten	
Calciumacetat	nicht erforderlich	alle zur Lebensmittelerzeugung genutzten Arten	
Calciumalginat	nicht erforderlich (E 404)	alle zur Lebensmittelerzeugung genutzten Arten	
Calciumaspartat	nicht erforderlich	alle zur Lebensmittelerzeugung genutzten Arten	

▶ **Tab. 90** Fortsetzung.

Substanz	MRL	Tierart	sonstige Vorschriften/Hinweise
Calciumbenzoat	nicht erforderlich	alle zur Lebensmittelerzeugung genutzten Arten	
Calciumborogluconat	nicht erforderlich	alle zur Lebensmittelerzeugung genutzten Arten	
Calciumcarbonat	nicht erforderlich	alle zur Lebensmittelerzeugung genutzten Arten	
Calciumchlorid	nicht erforderlich	alle zur Lebensmittelerzeugung genutzten Arten	
Calciumcitrat	nicht erforderlich	alle zur Lebensmittelerzeugung genutzten Arten	
Calciumgluceptat	nicht erforderlich	alle zur Lebensmittelerzeugung genutzten Arten	
Calciumglucoheptonat	nicht erforderlich	alle zur Lebensmittelerzeugung genutzten Arten	
Calciumgluconolactat	nicht erforderlich	alle zur Lebensmittelerzeugung genutzten Arten	
Calciumgluconat	nicht erforderlich	alle zur Lebensmittelerzeugung genutzten Arten	
Calciumgluconoglucoheptonat	nicht erforderlich	alle zur Lebensmittelerzeugung genutzten Arten	
Calciumglutamat	nicht erforderlich	alle zur Lebensmittelerzeugung genutzten Arten	
Calciumglycerophosphat	nicht erforderlich	alle zur Lebensmittelerzeugung genutzten Arten	
Calciumhydroxid	nicht erforderlich	alle zur Lebensmittelerzeugung genutzten Arten	
Calciumhypophosphit	nicht erforderlich	alle zur Lebensmittelerzeugung genutzten Arten	
Calciummalat	nicht erforderlich	alle zur Lebensmittelerzeugung genutzten Arten	
Calciumoxid	nicht erforderlich	alle zur Lebensmittelerzeugung genutzten Arten	
Calciumpantothenat	nicht erforderlich	alle zur Lebensmittelerzeugung genutzten Arten	
Calciumphosphat	nicht erforderlich	alle zur Lebensmittelerzeugung genutzten Arten	
Calciumpolyphosphat	nicht erforderlich	alle zur Lebensmittelerzeugung genutzten Arten	

▶ Tab. 90 Fortsetzung.

Substanz	MRL	Tierart	sonstige Vorschriften/Hinweise
Calciumpropionat	nicht erforderlich	alle zur Lebensmittelerzeugung genutzten Arten	
Calciumsilicat	nicht erforderlich	alle zur Lebensmittelerzeugung genutzten Arten	
Calciumstearat	nicht erforderlich	alle zur Lebensmittelerzeugung genutzten Arten	
Calciumsulfat	nicht erforderlich	alle zur Lebensmittelerzeugung genutzten Arten	
Calendula officinalis (Ringelblume)	nicht erforderlich	alle zur Lebensmittelerzeugung genutzten Arten	nur als Homöopathikum, weitere Bestimmungen s.[3]
Calendulae flos	nicht erforderlich	alle zur Lebensmittelerzeugung genutzten Arten	nur zur äußerlichen Anwendung
Campher	nicht erforderlich	alle zur Lebensmittelerzeugung genutzten Arten	nur zur äußerlichen Anwendung
Camphora	nicht erforderlich	alle zur Lebensmittelerzeugung genutzten Arten	nur als Homöopathikum, weitere Bestimmungen s.[4]
Capsici fructus acer (Cayennepfeffer)	nicht erforderlich	alle zur Lebensmittelerzeugung genutzten Arten	
Carazolol	endgültig	Rinder, Schweine	
Carbasalat-Calcium	nicht erforderlich	alle zur Lebensmittelerzeugung genutzten Arten, außer Fisch	nicht anwenden bei Tieren, von denen Milch oder Eier für den menschlichen Verzehr gewonnen werden
Carbetocin	nicht erforderlich	alle zur Lebensmittelerzeugung genutzten Säugetierarten	
Carboxymethylcellulose	nicht erforderlich (E 466)	alle zur Lebensmittelerzeugung genutzten Arten	
Cardiospermum halicacabum (Ballonpflanze)	nicht erforderlich	alle zur Lebensmittelerzeugung genutzten Arten	nur als Homöopathikum, weitere Bestimmungen s.[2]
Carlinae radix (Eberwurzel, Karlsdistelwurzel)	nicht erforderlich	alle zur Lebensmittelerzeugung genutzten Arten	nur zur äußerlichen Anwendung
Carnitin	nicht erforderlich	alle zur Lebensmittelerzeugung genutzten Arten	
Carprofen	endgültig	Equiden, Rinder	Hinweis: kein MRL für Milch
	nicht erforderlich	Rinder	nur für Kuhmilch
Carvi aetheroleum	nicht erforderlich	alle zur Lebensmittelerzeugung genutzten Arten	
Caryophylli aetheroleum	nicht erforderlich	alle zur Lebensmittelerzeugung genutzten Arten	

▶ **Tab. 90** Fortsetzung.

Substanz	MRL	Tierart	sonstige Vorschriften/Hinweise
Cefacetril (Fleisch)	nicht erforderlich	Rinder	nur zur intramammären Anwendung und für alle Gewebe, außer Milch
Cefacetril (Milch)	endgültig	Rinder	nur zur intramammären Anwendung
Cefalexin	endgültig	Rinder	
Cefalonium (Fleisch)	nicht erforderlich	Rinder	nur zur intramammären Anwendung und zur Behandlung der Augen und für alle Gewebe, außer Milch
Cefalonium (Milch)	endgültig	Rinder	
Cefapirin	endgültig	Rinder	
Cefazolin (Fleisch)	nicht erforderlich	Rinder, Schafe, Ziegen	für alle Gewebe, außer Milch; im Fall der intramammären Anwendung darf das Euter nicht als Lebensmittel verwendet werden
Cefazolin (Milch)	endgültig	Rinder, Schafe, Ziegen	
Cefoperazon (Fleisch)	nicht erforderlich	Rinder	nur zur intramammären Anwendung bei milchgebenden Kühen und für alle Gewebe, außer Milch
Cefoperazon (Milch)	endgültig	Rinder	
Cefquinom	endgültig	Equiden, Rinder, Schweine	
Ceftiofur	endgültig	alle zur Lebensmittelerzeugung genutzten Säugetierarten	
Centellae asiaticae extractum (Extrakt Asiatischer Wassernabel)	nicht erforderlich	alle zur Lebensmittelerzeugung genutzten Arten	nur zur äußerlichen Anwendung
Cetostearylalkohol	nicht erforderlich	alle zur Lebensmittelerzeugung genutzten Arten	
Cetrimid	nicht erforderlich	alle zur Lebensmittelerzeugung genutzten Arten	
Chlorhexidin	nicht erforderlich	alle zur Lebensmittelerzeugung genutzten Arten	nur zur äußerlichen Anwendung
Chlormadinon	endgültig	Rinder	nur für tierzüchterische Anwendungen
Chlorokresol	nicht erforderlich	alle zur Lebensmittelerzeugung genutzten Arten	
Chlorphenamin	nicht erforderlich	alle zur Lebensmittelerzeugung genutzten Säugetierarten	

▶ Tab. 90 Fortsetzung.

Substanz	MRL	Tierart	sonstige Vorschriften/Hinweise
Chlortetracyclin	endgültig	alle zur Lebensmittelerzeugung genutzten Arten	
Cholecalciferol: s. Vitamin D			
Cholin	nicht erforderlich	alle zur Lebensmittelerzeugung genutzten Arten	
Chrysanthemi cinerariifolii flos	nicht erforderlich	alle zur Lebensmittelerzeugung genutzten Arten	nur zur äußerlichen Anwendung
Chymotrypsin	nicht erforderlich	alle zur Lebensmittelerzeugung genutzten Arten	
Cimicifugae racemosae rhizoma (Cimicifugawurzelstock, Amerikanische Schlangenwurzel)	nicht erforderlich	alle zur Lebensmittelerzeugung genutzten Arten	nicht anwenden bei Tieren, von denen Milch für den menschlichen Verzehr gewonnen wird
Cinchonae cortex, standardisierte Extrakte und Zubereitungen daraus (Chinarinde)	nicht erforderlich	alle zur Lebensmittelerzeugung genutzten Arten	
Cinnamomi cassiae aetheroleum	nicht erforderlich	alle zur Lebensmittelerzeugung genutzten Arten	
Cinnamomi cassiae cortex, standardisierte Extrakte und Zubereitungen daraus (Zimtrinde)	nicht erforderlich	alle zur Lebensmittelerzeugung genutzten Arten	
Cinnamomi ceylanici aetheroleum	nicht erforderlich	alle zur Lebensmittelerzeugung genutzten Arten	
Cinnamomi ceylanici cortex, standardisierte Extrakte und Zubereitungen daraus	nicht erforderlich	alle zur Lebensmittelerzeugung genutzten Arten	
Citri aetheroleum	nicht erforderlich	alle zur Lebensmittelerzeugung genutzten Arten	
Citronellae aetheroleum	nicht erforderlich	alle zur Lebensmittelerzeugung genutzten Arten	
Citrullin	nicht erforderlich	alle zur Lebensmittelerzeugung genutzten Arten	
Clavulansäure	endgültig	Rinder, Schweine	
Clazuril	nicht erforderlich	Tauben	

▶ **Tab. 90** Fortsetzung.

Substanz	MRL	Tierart	sonstige Vorschriften/Hinweise
Clenbuterolhydrochlorid	endgültig	Equiden, Rinder	Hinweis: nur für die Tokolyse bei gebärenden Kühen, bei Equiden nur zur Tokolyse und bei Erkrankungen der Atemwege
Cloprostenol	nicht erforderlich	Rinder, Schweine, Equiden, Ziegen	
R-Cloprostenol	nicht erforderlich	Rinder, Schweine, Equiden, Ziegen	
Clorsulon	endgültig	Rinder	nicht anwenden bei Tieren, von denen Milch für den menschlichen Verzehr gewonnen wird
Closantel	endgültig	Rinder, Schafe	nicht anwenden bei Tieren, von denen Milch für den menschlichen Verzehr gewonnen wird
Cloxacillin	endgültig	alle zur Lebensmittelerzeugung genutzten Arten	nicht anwenden bei Tieren, von denen Eier für den menschlichen Verzehr gewonnen werden
Cobalamin: s. Vitamin B_{12}			
Cocosalkyldimethylbetain	nicht erforderlich	alle zur Lebensmittelerzeugung genutzten Arten	zur Verwendung als Hilfsstoff
Coffein	nicht erforderlich	alle zur Lebensmittelerzeugung genutzten Arten	
Colistin	endgültig	alle zur Lebensmittelerzeugung genutzten Arten	
Condurango cortex, standardisierte Extrakte und Zubereitungen daraus (Condurangorinde, Geierpflanze)	nicht erforderlich	alle zur Lebensmittelerzeugung genutzten Arten	
Convallaria majalis (Maiglöckchen)	nicht erforderlich	alle zur Lebensmittelerzeugung genutzten Arten	nur als Homöopathikum, weitere Bestimmungen s.[5]
Coriandri aetheroleum	nicht erforderlich	alle zur Lebensmittelerzeugung genutzten Arten	
Corticotropin	nicht erforderlich	alle zur Lebensmittelerzeugung genutzten Arten	
Coumafos	endgültig	Bienen	
Crataegus (Weißdorn)	nicht erforderlich	alle zur Lebensmittelerzeugung genutzten Arten	nur als Homöopathikum, weitere Bestimmungen s.[2]
Cupressi aetheroleum	nicht erforderlich	alle zur Lebensmittelerzeugung genutzten Arten	nur zur äußerlichen Anwendung

Anhang 7 Anwendung pharmakologisch wirksamer Stoffe bei lebensmittelliefernden Tieren

▶ Tab. 90 Fortsetzung.

Substanz	MRL	Tierart	sonstige Vorschriften/Hinweise
Cyclohexansulfamidsäure, Natriumsalz	nicht erforderlich (E 952)	alle zur Lebensmittelerzeugung genutzten Arten	
Cyfluthrin	endgültig	Rinder, Ziegen	weitere Bestimmungen der Richtlinie 94/29/EG des Rates (ABl. L 189 vom 23.7.1994, S. 67) sind einzuhalten[7]
Cyhalotrin	endgültig	Rinder	Weitere Bestimmungen der Richtlinie 94/29/EG des Rates (ABl. L 189 vom 23.7.1994, S. 67) sind einzuhalten[7]
Cypermethrin	endgültig	alle Wiederkäuer, Salmoniden	weitere Bestimmungen der Richtlinie 98/82/EG der Kommission sind einzuhalten (ABl. L 290 vom 29.10.1998, S. 25)[8]
Alpha-Cypermethrin	endgültig	Rinder, Schafe	weitere Bestimmungen der Richtlinie 98/82/EG der Kommission sind einzuhalten (ABl. L 290 vom 29.10.1998, S. 25)[8]
Cyromazin	endgültig	Schafe	nicht anwenden bei Tieren, von denen Milch für den menschlichen Verzehr gewonnen wird
Cystein	nicht erforderlich	alle zur Lebensmittelerzeugung genutzten Arten	
Cytidin und seine 5'-mono-, 5'-di- und 5'-triphosphate	nicht erforderlich	alle zur Lebensmittelerzeugung genutzten Arten	
Danofloxacin	endgültig	alle zur Lebensmittelerzeugung genutzten Arten	nicht anwenden bei Tieren, von denen Eier für den menschlichen Verzehr gewonnen werden
Decoquinat	nicht erforderlich	Rinder, Schafe	nur zur oralen Anwendung nicht anwenden bei Tieren, von denen Milch für den menschlichen Verzehr gewonnen wird
Deltamethrin	endgültig	alle Wiederkäuer, Fische	
Dembrexin	nicht erforderlich	Equiden	
Denaverinhydrochlorid	nicht erforderlich	Rinder	
Deslorelinacetat	nicht erforderlich	Equiden	
Detomidin	nicht erforderlich	Rinder, Equiden	nur für therapeutische Zwecke
Dexamethason	endgültig	Rinder, Schweine, Equiden, Ziegen	

▶ **Tab. 90** Fortsetzung.

Substanz	MRL	Tierart	sonstige Vorschriften/Hinweise
Dexpanthenol: s. Vitamin B$_5$			
Diazinon	endgültig	Rinder, Schweine, Schafe, Ziegen	
Diclazuril	nicht erforderlich	alle Wiederkäuer, Schweine	nur zur oralen Anwendung
Diclofenac	endgültig	Rinder, Schweine	
Dicloxacillin	endgültig	alle zur Lebensmittelerzeugung genutzten Arten	nicht anwenden bei Tieren, von denen Eier für den menschlichen Verzehr gewonnen werden
Dicyclanil	endgültig	Schafe	nicht anwenden bei Tieren, von denen Milch für den menschlichen Verzehr gewonnen wird
Diethylenglykolmono-ethylether	nicht erforderlich	alle Wiederkäuer, Schweine	
Diethylphthalat	nicht erforderlich	alle zur Lebensmittelerzeugung genutzten Arten	
Diethylsebacat	nicht erforderlich	alle zur Lebensmittelerzeugung genutzten Arten	
Difloxacin	endgültig	alle zur Lebensmittelerzeugung genutzten Arten	nicht anwenden bei Tieren, von denen Milch oder Eier für den menschlichen Verzehr gewonnen werden
Diflubenzuron	endgültig	Salmoniden	
Dihydrostreptomycin	endgültig	alle Wiederkäuer, Schweine, Kaninchen	
Diiodo-L-tyrosin [3,5-Diiodo-L-tyrosin]	nicht erforderlich	alle zur Lebensmittelerzeugung genutzten Säugetierarten	
Dimethylacetamid	nicht erforderlich	alle zur Lebensmittelerzeugung genutzten Arten	
Dimethylphthalat	nicht erforderlich	alle zur Lebensmittelerzeugung genutzten Arten	
Dimethylsulfoxid	nicht erforderlich	alle zur Lebensmittelerzeugung genutzten Arten	
Dimeticon	nicht erforderlich	alle zur Lebensmittelerzeugung genutzten Arten	
Dinoprost	nicht erforderlich	alle zur Lebensmittelerzeugung genutzten Säugetierarten	
Dinoproston	nicht erforderlich	alle Säugetierarten	
Dinoprosttromethamin	nicht erforderlich	alle zur Lebensmittelerzeugung genutzten Säugetierarten	

▶ **Tab. 90** Fortsetzung.

Substanz	MRL	Tierart	sonstige Vorschriften/Hinweise
Diprophyllin	nicht erforderlich	alle zur Lebensmittelerzeugung genutzten Arten	
Dodecylgallat	nicht erforderlich (E 312)	alle zur Lebensmittelerzeugung genutzten Arten	
Doramectin	endgültig	alle zur Lebensmittelerzeugung genutzten Säugetierarten	nicht anwenden bei Tieren, von denen Milch für den menschlichen Verzehr gewonnen wird
Doxapram	nicht erforderlich	alle zur Lebensmittelerzeugung genutzten Säugetierarten	
Doxycyclin	endgültig	Geflügel, Rinder, Schweine	nicht anwenden bei Tieren, von denen Milch oder Eier für den menschlichen Verzehr gewonnen werden
D-Phe6-Luteinisierungshormon-Releasing-Hormon	nicht erforderlich	alle zur Lebensmittelerzeugung genutzten Arten	
Echinacea (Sonnenhut)	nicht erforderlich	alle zur Lebensmittelerzeugung genutzten Arten	nur zur äußerlichen Anwendung: nur als Homöopathikum, weitere Bestimmungen s.[2]. Nur als Homöopathikum, weitere Bestimmungen s.[3]
Echinacea purpurea (Roter Sonnenhut)	nicht erforderlich	alle zur Lebensmittelerzeugung genutzten Arten	nur zur äußerlichen Anwendung
Eisendextran	nicht erforderlich	alle zur Lebensmittelerzeugung genutzten Arten	
Eisendichlorid	nicht erforderlich	alle zur Lebensmittelerzeugung genutzten Arten	
Eisenfumarat	nicht erforderlich	alle zur Lebensmittelerzeugung genutzten Arten	
Eisenglucoheptonat	nicht erforderlich	alle zur Lebensmittelerzeugung genutzten Arten	
Eisengluconat	nicht erforderlich (E 579)	alle zur Lebensmittelerzeugung genutzten Arten	
Eisensulfat	nicht erforderlich	alle zur Lebensmittelerzeugung genutzten Arten	
Emamectin	endgültig	Fische	
Enilconazol	nicht erforderlich	Rinder, Equiden	nur zur äußerlichen Anwendung
Enrofloxacin	endgültig	alle zur Lebensmittelerzeugung genutzten Arten	nicht anwenden bei Tieren, von denen Eier für den menschlichen Verzehr gewonnen werden

▶ Tab. 90 Fortsetzung.

Substanz	MRL	Tierart	sonstige Vorschriften/Hinweise
E-Nummer [Stoffe mit einer E-Nummer]	nicht erforderlich	alle zur Lebensmittelerzeugung genutzten Arten	nur Stoffe, die als Zusatzstoffe in Lebensmitteln angewendet werden dürfen, mit Ausnahme der in Anhang III Teil C der Richtlinie 95/2/EG des Europäischen Parlaments und des Rates (ABl. L61 vom 18.3.1995, S. 1)[9] aufgelisteten Konservierungsmittel
Epinephrin	nicht erforderlich	alle zur Lebensmittelerzeugung genutzten Arten	
Eprinomectin	endgültig	Rinder	
Ergometrinmaleat	nicht erforderlich	alle zur Lebensmittelerzeugung genutzten Säugetierarten	nur zur Anwendung bei Tieren um den Geburtszeitpunkt herum
Erythromycin	endgültig	alle zur Lebensmittelerzeugung genutzten Arten	
Etaminphyllincamsilat	nicht erforderlich	alle zur Lebensmittelerzeugung genutzten Arten	
Etamsylat	nicht erforderlich	alle zur Lebensmittelerzeugung genutzten Arten	
Ethanol	nicht erforderlich	alle zur Lebensmittelerzeugung genutzten Arten	zur Verwendung als Hilfsstoff
Ethylendiamintetraessigsäure und Salze (EDTA)	nicht erforderlich	alle zur Lebensmittelerzeugung genutzten Arten	
Ethyllactat	nicht erforderlich	alle zur Lebensmittelerzeugung genutzten Arten	
Ethyloleat	nicht erforderlich	alle zur Lebensmittelerzeugung genutzten Arten	
Ethyl-p-Hydroxybenzoat	nicht erforderlich (E 214)	alle zur Lebensmittelerzeugung genutzten Arten	
Ethyl-p-Hydroxybenzoat, Natriumsalz	nicht erforderlich (E 215)	alle zur Lebensmittelerzeugung genutzten Arten	
Etiprostontromethamin	nicht erforderlich	Rinder, Schweine	
Eucalypti aetheroleum	nicht erforderlich	alle zur Lebensmittelerzeugung genutzten Arten	
Eucalyptol	nicht erforderlich	alle zur Lebensmittelerzeugung genutzten Arten	
Eucalyptus globulus (Eukalyptusbaum)	nicht erforderlich	alle zur Lebensmittelerzeugung genutzten Arten	nur als Homöopathikum, weitere Bestimmungen s.[2]

▶ Tab. 90 Fortsetzung.

Substanz	MRL	Tierart	sonstige Vorschriften/Hinweise
Euphrasia officinalis (Augentrost)	nicht erforderlich	alle zur Lebensmittelerzeugung genutzten Arten	nur als Homöopathikum, weitere Bestimmungen s.[2)]
Febantel	endgültig	alle Wiederkäuer, Schweine, Equiden	
Fenbendazol	endgültig	alle Wiederkäuer, Schweine, Equiden	
Fenvalerat	endgültig	Rinder	
Fenpipramidhydrochlorid	nicht erforderlich	Equiden	nur zur intravenösen Anwendung
Fertirelinacetat	nicht erforderlich	Rinder	
Fettsäuren	nicht erforderlich (E 570)	alle zur Lebensmittelerzeugung genutzten Arten	
Firocoxib	endgültig	Equiden	
Florfenicol	endgültig	alle zur Lebensmittelerzeugung genutzten Arten	nicht anwenden bei Tieren, von denen Milch oder Eier für den menschlichen Verzehr gewonnen werden
Fluazuron	endgültig	Rinder	nicht anwenden bei Tieren, von denen Milch für den menschlichen Verzehr gewonnen wird
Flubendazol	endgültig	Schweine, Geflügel	
Flugestonacetat	endgültig	Schafe, Ziegen	zur intravaginalen Anwendung nur für tierzüchterische Zwecke
Flumequin	endgültig	alle zur Lebensmittelerzeugung genutzten Arten	nicht anwenden bei Tieren, von denen Eier für den menschlichen Verzehr gewonnen werden
Flumethrin	endgültig	Rinder, Schafe	nicht anwenden bei Tieren, von denen Milch für den menschlichen Verzehr gewonnen wird
	nicht erforderlich	Bienen	
Flunixin	endgültig	Rinder, Schweine, Equiden	
Foeniculi aetheroleum	nicht erforderlich	alle zur Lebensmittelerzeugung genutzten Arten	
follikelstimulierendes Hormon (natürliches FSH aller Arten sowie synthetische Analoga)	nicht erforderlich	alle zur Lebensmittelerzeugung genutzten Arten	
Folsäure: s. Vitamin B_9			

▶ Tab. 90 Fortsetzung.

Substanz	MRL	Tierart	sonstige Vorschriften/Hinweise
Formaldehyd	nicht erforderlich	alle zur Lebensmittelerzeugung genutzten Arten	
Framycetin: s. Neomycin			
Frangulae cortex (Faulbaumrinde), standardisierte Extrakte und Zubereitungen daraus	nicht erforderlich	alle zur Lebensmittelerzeugung genutzten Arten	
Furosemid	nicht erforderlich	Rinder, Equiden	nur zur intravenösen Anwendung
Gamithromycin	endgültig	Rinder	nicht anwenden bei Tieren, deren Milch für den menschlichen Verzehr bestimmt ist
Gentamicin	endgültig	Rinder, Schweine	
Gentianae radix (Enzianwurzel), standardisierte Extrakte und Zubereitungen daraus	nicht erforderlich	alle zur Lebensmittelerzeugung genutzten Arten	
Ginkgo biloba (Ginkgobaum, Fächerblattbaum)	nicht erforderlich	alle zur Lebensmittelerzeugung genutzten Arten	nur als Homöopathikum, weitere Bestimmungen s.[5]
Ginseng	nicht erforderlich	alle zur Lebensmittelerzeugung genutzten Arten	nur als Homöopathikum, weitere Bestimmungen s.[2]
Ginseng, standardisierte Extrakte und Zubereitungen daraus	nicht erforderlich	alle zur Lebensmittelerzeugung genutzten Arten	
Glutamin	nicht erforderlich	alle zur Lebensmittelerzeugung genutzten Arten	
Glutaminsäure	nicht erforderlich	alle zur Lebensmittelerzeugung genutzten Arten	
Glutaraldehyd	nicht erforderlich	alle zur Lebensmittelerzeugung genutzten Arten	
Glycerol	nicht erforderlich (E 422)	alle zur Lebensmittelerzeugung genutzten Arten	
Glycerolformal	nicht erforderlich	alle zur Lebensmittelerzeugung genutzten Arten	
Glycin	nicht erforderlich	alle zur Lebensmittelerzeugung genutzten Arten	
Gonadotropin-releasing-hormon	nicht erforderlich	alle zur Lebensmittelerzeugung genutzten Arten	

▶ **Tab. 90** Fortsetzung.

Substanz	MRL	Tierart	sonstige Vorschriften/Hinweise
Guajacol	nicht erforderlich	alle zur Lebensmittelerzeugung genutzten Arten	
Guanosin und seine 5'-mono-, 5'-di- und 5'-triphosphate	nicht erforderlich	alle zur Lebensmittelerzeugung genutzten Arten	
Gummi arabicum	nicht erforderlich (E 414)	alle zur Lebensmittelerzeugung genutzten Arten	
Halofuginon	endgültig	Rinder	nicht anwenden bei Tieren, von denen Milch für den menschlichen Verzehr gewonnen wird
Hamamelis virginiana (Virginischer Zauberstrauch)	nicht erforderlich	alle zur Lebensmittelerzeugung genutzten Arten	nur als Homöopathikum, weitere Bestimmungen s.[3]
Hamamelis virginiana (Virginischer Zauberstrauch)	nicht erforderlich	alle zur Lebensmittelerzeugung genutzten Arten	nur zur äußerlichen Anwendung
Harnstoff	nicht erforderlich	alle zur Lebensmittelerzeugung genutzten Arten	
Harpagophytum procumbens (Teufelskralle)	nicht erforderlich	alle zur Lebensmittelerzeugung genutzten Arten	nur als Homöopathikum, weitere Bestimmungen s.[2]
Harunga madagascariensis	nicht erforderlich	alle zur Lebensmittelerzeugung genutzten Arten	nur als Homöopathikum, weitere Bestimmungen s.[5]
Heparin und Salze	nicht erforderlich	alle zur Lebensmittelerzeugung genutzten Arten	
Heptaminol	nicht erforderlich	alle zur Lebensmittelerzeugung genutzten Arten	
Hesperidin	nicht erforderlich	Equiden	
Hesperidinmethylchalcon	nicht erforderlich	Equiden	
Hexetidin	nicht erforderlich	Equiden	nur zur äußerlichen Anwendung
Hippocastani semen (Rosskastaniensamen)	nicht erforderlich	alle zur Lebensmittelerzeugung genutzten Arten	nur zur äußerlichen Anwendung
Histidin	nicht erforderlich	alle zur Lebensmittelerzeugung genutzten Arten	
Homöopathika: Jeder in homöopathischen Tierarzneimitteln verwendete Stoff, sofern seine Konzentration ein Zehntausendstel nicht übersteigt	nicht erforderlich	alle zur Lebensmittelerzeugung genutzten Arten	

▶ Tab. 90 Fortsetzung.

Substanz	MRL	Tierart	sonstige Vorschriften/Hinweise
humanes Choriongonadotropin (natürliches HCG und synthetische Analoga)	nicht erforderlich	alle zur Lebensmittelerzeugung genutzten Arten	
humanes Menopausengonadotropin (HMG)	nicht erforderlich	Rinder	
Huminsäuren und ihre Natriumsalze	nicht erforderlich	alle zur Lebensmittelerzeugung genutzten Arten	nur zur oralen Anwendung
Hyaluronsäure	nicht erforderlich	alle zur Lebensmittelerzeugung genutzten Arten	
Hydrochlorothiazid	nicht erforderlich	Rinder	
Hydrocortison	nicht erforderlich	alle zur Lebensmittelerzeugung genutzten Arten	nur zur äußerlichen Anwendung
Hydroxyethylsalicylat	nicht erforderlich	alle zur Lebensmittelerzeugung genutzten Arten außer Fisch	nur zur äußerlichen Anwendung
Hydroxychinolin 8-Hydroxychinolin]	nicht erforderlich	alle zur Lebensmittelerzeugung genutzten Säugetierarten	nur zur äußerlichen Anwendung bei neugeborenen Tieren
Hyperici oleum	nicht erforderlich	alle zur Lebensmittelerzeugung genutzten Arten	nur zur äußerlichen Anwendung
Hypericum perforatum (Johanniskraut)	nicht erforderlich	alle zur Lebensmittelerzeugung genutzten Arten	nur als Homöopathikum, weitere Bestimmungen s.[2]
Imidocarb	endgültig	Rinder, Schafe	nicht anwenden bei Schafen, von denen Milch für den menschlichen Verzehr gewonnen wird
Inosin und seine 5'-mono-, 5'-di- und 5'-triphosphate	nicht erforderlich	alle zur Lebensmittelerzeugung genutzten Arten	
Inositol	nicht erforderlich	alle zur Lebensmittelerzeugung genutzten Arten	
Isobutan	nicht erforderlich	alle zur Lebensmittelerzeugung genutzten Arten	
Isofluran	nicht erforderlich	Equiden	nur zur Narkose
Isoleucin	nicht erforderlich	alle zur Lebensmittelerzeugung genutzten Arten	
Isopropanol	nicht erforderlich	alle zur Lebensmittelerzeugung genutzten Arten	
Isoxsuprin	nicht erforderlich	Rinder, Equiden	nur für therapeutische Zwecke gemäß der Richtlinie 96/22/EG des Rates (ABl. L 125 vom 23.5.1996, S. 3)[6]

Anhang 7 Anwendung pharmakologisch wirksamer Stoffe bei lebensmittelliefernden Tieren

▶ **Tab. 90** Fortsetzung.

Substanz	MRL	Tierart	sonstige Vorschriften/Hinweise
Ivermectin	endgültig	alle zur Lebensmittelerzeugung genutzten Säugetierarten	nicht anwenden bei Tieren, von denen Milch für den menschlichen Verzehr gewonnen wird
Jecoris oleum	nicht erforderlich	alle zur Lebensmittelerzeugung genutzten Arten	nur zur äußerlichen Anwendung
Jodverbindungen, organische – Jodoform	nicht erforderlich	alle zur Lebensmittelerzeugung genutzten Arten	
Jod und anorganische Jodverbindungen einschließlich: – Natrium- und Kalium-Jodide – Natrium- und Kalium-Jodate – Jodophore einschließlich Polyvinylpyrrolidon-Jod	nicht erforderlich	alle zur Lebensmittelerzeugung genutzten Arten	
Juniperi fructus (Wacholderbeeren)	nicht erforderlich	alle zur Lebensmittelerzeugung genutzten Arten	
Kaliumacetat	nicht erforderlich (E 261)	alle zur Lebensmittelerzeugung genutzten Arten	
Kaliumalginat	nicht erforderlich (E 402)	alle zur Lebensmittelerzeugung genutzten Arten	
Kaliumbromid	nicht erforderlich	alle zur Lebensmittelerzeugung genutzten Arten	
Kaliumcarbonat	nicht erforderlich (E 500)	alle zur Lebensmittelerzeugung genutzten Arten	
Kaliumchlorid	nicht erforderlich (E 508)	alle zur Lebensmittelerzeugung genutzten Arten	
Kaliumcitrat	nicht erforderlich (E 332)	alle zur Lebensmittelerzeugung genutzten Arten	
Kalium-DL-Aspartat	nicht erforderlich	alle zur Lebensmittelerzeugung genutzten Arten	
Kaliumglucuronat	nicht erforderlich	alle zur Lebensmittelerzeugung genutzten Arten	
Kaliumglycerophosphat	nicht erforderlich	alle zur Lebensmittelerzeugung genutzten Arten	
Kaliummetabisulfit	nicht erforderlich (E 224)	alle zur Lebensmittelerzeugung genutzten Arten	
Kaliumnitrat	nicht erforderlich	alle zur Lebensmittelerzeugung genutzten Arten	

▶ **Tab. 90** Fortsetzung.

Substanz	MRL	Tierart	sonstige Vorschriften/Hinweise
Kaliumphosphat	nicht erforderlich (E 340)	alle zur Lebensmittelerzeugung genutzten Arten	
Kaliumselenat	nicht erforderlich	alle zur Lebensmittelerzeugung genutzten Arten	
Kanamycin	endgültig	alle zur Lebensmittelerzeugung genutzten Arten, außer Fisch	nicht anwenden bei Tieren, von denen Eier für den menschlichen Verzehr gewonnen werden
Kardamom-Extrakt	nicht erforderlich	alle zur Lebensmittelerzeugung genutzten Arten	
Ketamin	nicht erforderlich	alle zur Lebensmittelerzeugung genutzten Arten	
Ketanserintartrat	nicht erforderlich	Equiden	
Ketoprofen	nicht erforderlich	Rinder, Schweine, Equiden	
Kobaltcarbonat	nicht erforderlich	alle zur Lebensmittelerzeugung genutzten Arten	
Kobaltdichlorid	nicht erforderlich	alle zur Lebensmittelerzeugung genutzten Arten	
Kobaltgluconat	nicht erforderlich	alle zur Lebensmittelerzeugung genutzten Arten	
Kobaltoxid	nicht erforderlich	alle zur Lebensmittelerzeugung genutzten Arten	
Kobaltrioxid	nicht erforderlich	alle zur Lebensmittelerzeugung genutzten Arten	
Kobaltsulfat	nicht erforderlich	alle zur Lebensmittelerzeugung genutzten Arten	
Kupfer(I)-oxid	nicht erforderlich	alle zur Lebensmittelerzeugung genutzten Arten	
Kupfer(II)-oxid	nicht erforderlich	alle zur Lebensmittelerzeugung genutzten Arten	
Kupfer(II)-sulfat	nicht erforderlich	alle zur Lebensmittelerzeugung genutzten Arten	
Kupferchlorid	nicht erforderlich	alle zur Lebensmittelerzeugung genutzten Arten	
Kupfergluconat	nicht erforderlich	alle zur Lebensmittelerzeugung genutzten Arten	
Kupferheptonat	nicht erforderlich	alle zur Lebensmittelerzeugung genutzten Arten	
Kupfermethionat	nicht erforderlich	alle zur Lebensmittelerzeugung genutzten Arten	

Anhang 7 Anwendung pharmakologisch wirksamer Stoffe bei lebensmittelliefernden Tieren

▶ Tab. 90 Fortsetzung.

Substanz	MRL	Tierart	sonstige Vorschriften/Hinweise
Lachnanthes tinctoria (Wollnarzisse)	nicht erforderlich	alle zur Lebensmittelerzeugung genutzten Arten	nur als Homöopathikum, weitere Bestimmungen s.[5]
Lanolin	nicht erforderlich	alle zur Lebensmittelerzeugung genutzten Arten	
Lasalocid	endgültig	Geflügel	
Lauri folii aetheroleum (Lorbeerblätteröl)	nicht erforderlich	alle zur Lebensmittelerzeugung genutzten Arten	
Lauri fructus (Lorbeerfrüchte)	nicht erforderlich	alle zur Lebensmittelerzeugung genutzten Arten	
Lavandulae aetheroleum (Lavendelöl)	nicht erforderlich	alle zur Lebensmittelerzeugung genutzten Arten	nur zur äußerlichen Anwendung
Lecirelin	nicht erforderlich	Rinder, Equiden, Kaninchen	
Lectin aus Gartenbohnen (Phaseolus vulgaris)	nicht erforderlich	Schweine	nur zur oralen Anwendung
Lespedeza capitata (Buschklee)	nicht erforderlich	alle zur Lebensmittelerzeugung genutzten Arten	
Leucin	nicht erforderlich	alle zur Lebensmittelerzeugung genutzten Arten	
Levamisol	endgültig	Rinder, Schafe Schweine Geflügel	nicht anwenden bei Tieren, von denen Milch oder Eier für den menschlichen Verzehr gewonnen werden
Levomethadon	nicht erforderlich	Equiden	nur zur intravenösen Anwendung
Levothyroxin	nicht erforderlich	alle zur Lebensmittelerzeugung genutzten Säugetierarten	
Lidocain	nicht erforderlich	Equiden	ausschließlich für Lokal- und Regionalanästhesie
Lincomycin	endgültig	alle zur Lebensmittelerzeugung genutzten Arten	
Lini oleum	nicht erforderlich	alle zur Lebensmittelerzeugung genutzten Arten	
Lobaria pulmonaria	nicht erforderlich	alle zur Lebensmittelerzeugung genutzten Arten	nur als Homöopathikum, weitere Bestimmungen s.[2]
Lobelin	nicht erforderlich	alle zur Lebensmittelerzeugung genutzten Arten	
Luprostiol	nicht erforderlich	alle zur Lebensmittelerzeugung genutzten Säugetierarten	

▶ **Tab. 90** Fortsetzung.

Substanz	MRL	Tierart	sonstige Vorschriften/Hinweise
Luteinisierungshormon (natürliches LH aller Arten sowie synthetische Analoga)	nicht erforderlich	alle zur Lebensmittelerzeugung genutzten Arten	
Lysin	nicht erforderlich	alle zur Lebensmittelerzeugung genutzten Arten	
Magnesium	nicht erforderlich	alle zur Lebensmittelerzeugung genutzten Arten	
Magnesiumacetat	nicht erforderlich	alle zur Lebensmittelerzeugung genutzten Arten	
Magnesiumaluminiumsilicat	nicht erforderlich	alle zur Lebensmittelerzeugung genutzten Arten	
Magnesiumaspartat	nicht erforderlich	alle zur Lebensmittelerzeugung genutzten Arten	
Magnesiumcarbonat	nicht erforderlich	alle zur Lebensmittelerzeugung genutzten Arten	
Magnesiumchlorid	nicht erforderlich	alle zur Lebensmittelerzeugung genutzten Arten	
Magnesiumcitrat	nicht erforderlich	alle zur Lebensmittelerzeugung genutzten Arten	
Magnesiumgluconat	nicht erforderlich	alle zur Lebensmittelerzeugung genutzten Arten	
Magnesiumglutamat	nicht erforderlich	alle zur Lebensmittelerzeugung genutzten Arten	
Magnesiumglycerophosphat	nicht erforderlich	alle zur Lebensmittelerzeugung genutzten Arten	
Magnesiumhydroxid	nicht erforderlich	alle zur Lebensmittelerzeugung genutzten Arten	
Magnesiumhypophosphit	nicht erforderlich	alle zur Lebensmittelerzeugung genutzten Arten	
Magnesiumorotat	nicht erforderlich	alle zur Lebensmittelerzeugung genutzten Arten	
Magnesiumoxid	nicht erforderlich	alle zur Lebensmittelerzeugung genutzten Arten	
Magnesiumphosphat	nicht erforderlich	alle zur Lebensmittelerzeugung genutzten Arten	
Magnesiumstearat	nicht erforderlich	alle zur Lebensmittelerzeugung genutzten Arten	
Magnesiumsulfat (Bittersalz)	nicht erforderlich	alle zur Lebensmittelerzeugung genutzten Arten	

▶ Tab. 90 Fortsetzung.

Substanz	MRL	Tierart	sonstige Vorschriften/Hinweise
Magnesiumtrisilicat	nicht erforderlich	alle zur Lebensmittelerzeugung genutzten Arten	
Majoranae herba (Majorankraut)	nicht erforderlich	alle zur Lebensmittelerzeugung genutzten Arten	
Mangan(II)-oxid	nicht erforderlich	alle zur Lebensmittelerzeugung genutzten Arten	nur zur oralen Anwendung
Mangan(III)-oxid	nicht erforderlich	alle zur Lebensmittelerzeugung genutzten Arten	nur zur oralen Anwendung
Mangancarbonat	nicht erforderlich	alle zur Lebensmittelerzeugung genutzten Arten	nur zur oralen Anwendung
Manganchlorid	nicht erforderlich	alle zur Lebensmittelerzeugung genutzten Arten	nur zur oralen Anwendung
Mangangluconat	nicht erforderlich	alle zur Lebensmittelerzeugung genutzten Arten	nur zur oralen Anwendung
Manganglycerophosphat	nicht erforderlich	alle zur Lebensmittelerzeugung genutzten Arten	nur zur oralen Anwendung
Manganpidolat	nicht erforderlich	alle zur Lebensmittelerzeugung genutzten Arten	nur zur oralen Anwendung
Manganribonucleat	nicht erforderlich	alle zur Lebensmittelerzeugung genutzten Arten	nur zur oralen Anwendung
Mangansulfat	nicht erforderlich	alle zur Lebensmittelerzeugung genutzten Arten	nur zur oralen Anwendung
Mannitol	nicht erforderlich	alle zur Lebensmittelerzeugung genutzten Arten	
Marbofloxacin	endgültig	Rinder, Schweine	
Matricariae flos [Camomilla]	nicht erforderlich	alle zur Lebensmittelerzeugung genutzten Arten	
Matricaria recutita (Kamille) und Zubereitungen daraus	nicht erforderlich	alle zur Lebensmittelerzeugung genutzten Arten	
Mebendazol	endgültig	Schafe, Ziegen, Equiden	nicht anwenden bei Tieren, von denen Milch für den menschlichen Verzehr gewonnen wird
Mecillinam	nicht erforderlich	Rinder	nur zur intrauterinen Anwendung
Medicago sativa extractum (Luzerne)	nicht erforderlich	alle zur Lebensmittelerzeugung genutzten Arten	nur zur äußerlichen Anwendung
Medroxyprogesteronacetat	nicht erforderlich	Schafe	zur intravaginalen Anwendung nur für tierzüchterische Zwecke

▶ **Tab. 90** Fortsetzung.

Substanz	MRL	Tierart	sonstige Vorschriften/Hinweise
Melatonin	nicht erforderlich	Schafe, Ziegen	
Melissae aetheroleum	nicht erforderlich	alle zur Lebensmittelerzeugung genutzten Arten	
Melissae folium (Melissenblätter)	nicht erforderlich	alle zur Lebensmittelerzeugung genutzten Arten	
Meloxicam	endgültig	Rinder, Schweine, Equiden, Ziegen, Kaninchen	
Menadion: s. Vitamin K$_3$			
Menbuton	nicht erforderlich	Rinder, Schafe, Ziegen, Schweine, Equiden	
Menthae arvensis aetheroleum	nicht erforderlich	alle zur Lebensmittelerzeugung genutzten Arten	
Menthae piperitae aetheroleum	nicht erforderlich	alle zur Lebensmittelerzeugung genutzten Arten	
Menthol	nicht erforderlich	alle zur Lebensmittelerzeugung genutzten Arten	
Mepivacain	nicht erforderlich	Equiden	nur zur intraartikulären und epiduralen Anwendung als lokales Anästhetikum
Mercaptaminhydrochlorid	nicht erforderlich	alle zur Lebensmittelerzeugung genutzten Säugetierarten	
Metamizol	endgültig	Rinder, Schweine, Equiden	
Methionin	nicht erforderlich	alle zur Lebensmittelerzeugung genutzten Arten	
Methylbenzoat	nicht erforderlich	alle zur Lebensmittelerzeugung genutzten Arten	
Methylnicotinat	nicht erforderlich	Rinder, Equiden	nur zur äußerlichen Anwendung
Methyl-p-hydroxybenzoat	nicht erforderlich (E 218)	alle zur Lebensmittelerzeugung genutzten Arten	
Methyl-p-hydroxybenzoat, Natriumsalz	nicht erforderlich (E 219)	alle zur Lebensmittelerzeugung genutzten Arten	
Methylprednisolon	endgültig	Rinder	nicht anwenden bei Tieren, von denen Milch für den menschlichen Verzehr gewonnen wird
1-Methyl-2-Pyrrolidon	nicht erforderlich	alle zur Lebensmittelerzeugung genutzten Arten	
Methylsalicylat	nicht erforderlich	alle zur Lebensmittelerzeugung genutzten Arten außer Fisch	nur zur äußerlichen Anwendung

Anhang 7 Anwendung pharmakologisch wirksamer Stoffe bei lebensmittelliefernden Tieren

▶ **Tab. 90** Fortsetzung.

Substanz	MRL	Tierart	sonstige Vorschriften/Hinweise
Milchsäure	nicht erforderlich	alle zur Lebensmittelerzeugung genutzten Arten	
Millefolii herba	nicht erforderlich	alle zur Lebensmittelerzeugung genutzten Arten	
mineralische Kohlenwasserstoffe von niedriger bis hoher Viskosität, einschließlich mikrokristalliner Wachse von ungefähr C_{10} bis C_{60}: aliphatische, verzweigte aliphatische und alizyklische Verbindungen	nicht erforderlich	alle zur Lebensmittelerzeugung genutzten Arten	ausgenommen aromatische und ungesättigte Verbindungen
Monensin	endgültig	Rinder	
Monepantel	endgültig	Schafe	nicht anwenden bei Tieren, von denen Milch für den menschlichen Verzehr gewonnen wird
	vorläufig (bis 01.01.2011)	Ziegen	nicht anwenden bei Tieren, von denen Milch für den menschlichen Verzehr gewonnen wird
Monothioglycerin	nicht erforderlich	alle zur Lebensmittelerzeugung genutzten Arten	
Montanid	nicht erforderlich	alle zur Lebensmittelerzeugung genutzten Arten	
Morantel	endgültig	alle Wiederkäuer	
Moxidectin	endgültig	Rinder, Equiden, Schafe	
Myglyol	nicht erforderlich	alle zur Lebensmittelerzeugung genutzten Arten	
Myristicae aetheroleum (Ätherisches Muskatnussöl)	nicht erforderlich	alle zur Lebensmittelerzeugung genutzten Arten	nur zur Verwendung bei neugeborenen Tieren
Nafcillin	endgültig	alle Wiederkäuer	nur zur intramammären Anwendung
Natamycin	nicht erforderlich	Rinder, Equiden	nur zur äußerlichen Anwendung
Natrium-2-methyl-2-phenoxypropanoat	nicht erforderlich	Rinder, Schweine, Ziegen, Equiden	
Natriumacetat	nicht erforderlich (E 262)	alle zur Lebensmittelerzeugung genutzten Arten	
Natriumacetylsalicylat	nicht erforderlich	alle zur Lebensmittelerzeugung genutzten Arten, außer Fisch	nicht anwenden bei Tieren, von denen Milch oder Eier für den menschlichen Verzehr gewonnen werden

▶ **Tab. 90** Fortsetzung.

Substanz	MRL	Tierart	sonstige Vorschriften/Hinweise
Natriumalginat	nicht erforderlich (E 401)	alle zur Lebensmittelerzeugung genutzten Arten	
Natriumbicarbonat	nicht erforderlich (E 500)	alle zur Lebensmittelerzeugung genutzten Arten	
Natriumboroformiat	nicht erforderlich	alle zur Lebensmittelerzeugung genutzten Arten	
Natriumcetostearyl-sulfat	nicht erforderlich	alle zur Lebensmittelerzeugung genutzten Arten	nur zur äußerlichen Anwendung
Natriumchlorid	nicht erforderlich	alle zur Lebensmittelerzeugung genutzten Arten	
Natriumchlorit	nicht erforderlich	Rinder	nur zur äußerlichen Anwendung
Natriumchromoglycat	nicht erforderlich	alle zur Lebensmittelerzeugung genutzten Arten	
Natriumcitrat	nicht erforderlich (E 331)	alle zur Lebensmittelerzeugung genutzten Arten	
Natriumdichloroiso-cyanurat	nicht erforderlich	Rinder, Schafe, Ziegen	nur zur äußerlichen Anwendung
Natriumdioctylsulfo-succinat	nicht erforderlich	alle zur Lebensmittelerzeugung genutzten Arten	
Natriumformaldehyd-sulfoxylat	nicht erforderlich	alle zur Lebensmittelerzeugung genutzten Arten	
Natriumgluconat	nicht erforderlich (E 576)	alle zur Lebensmittelerzeugung genutzten Arten	
Natriumglycero-phosphat	nicht erforderlich	alle zur Lebensmittelerzeugung genutzten Arten	
Natriumhypophosphit	nicht erforderlich	alle zur Lebensmittelerzeugung genutzten Arten	
Natriumlactat	nicht erforderlich (E 325)	alle zur Lebensmittelerzeugung genutzten Arten	
Natriumlaurylsulfat	nicht erforderlich	alle zur Lebensmittelerzeugung genutzten Arten	
Natriumnitrit	nicht erforderlich	Rinder	nur zur äußerlichen Anwendung
Natriumphosphat	nicht erforderlich (E 339)	alle zur Lebensmittelerzeugung genutzten Arten	
Natriumpropionat	nicht erforderlich	alle zur Lebensmittelerzeugung genutzten Arten	
Natriumpyrosulfit	nicht erforderlich	alle zur Lebensmittelerzeugung genutzten Arten	

▶ **Tab. 90** Fortsetzung.

Substanz	MRL	Tierart	sonstige Vorschriften/Hinweise
Natriumsalicylat	nicht erforderlich	alle zur Lebensmittelerzeugung genutzten Arten außer Fisch	nur zur äußerlichen Anwendung bei Rindern und Schweinen nur zur oralen Anwendung nicht anwenden bei Tieren, von denen Milch für den menschlichen Verzehr gewonnen wird
Natriumselenat	nicht erforderlich	alle zur Lebensmittelerzeugung genutzten Arten	
Natriumselenit	nicht erforderlich	alle zur Lebensmittelerzeugung genutzten Arten	
Natriumstearat	nicht erforderlich	alle zur Lebensmittelerzeugung genutzten Arten	
Natriumthiosulfat	nicht erforderlich	alle zur Lebensmittelerzeugung genutzten Arten	
Neomycin (einschl. Framycetin)	endgültig	alle zur Lebensmittelerzeugung genutzten Arten	
Neostigmin	nicht erforderlich	alle zur Lebensmittelerzeugung genutzten Arten	
Netobimin	endgültig	Rinder, Schafe	nur zur oralen Anwendung
Nickelgluconat	nicht erforderlich	alle zur Lebensmittelerzeugung genutzten Arten	
Nickelsulfat	nicht erforderlich	alle zur Lebensmittelerzeugung genutzten Arten	
Nicoboxil	nicht erforderlich	Equiden	nur zur äußerlichen Anwendung
Nikotinamid, Nikotinsäure: s. Vitamin B_3			
Nitroxinil	endgültig	Rinder, Schafe	nicht anwenden bei Tieren, von denen Milch für den menschlichen Verzehr gewonnen wird
Nonivamid	nicht erforderlich	Equiden	nur zur äußerlichen Anwendung
Norgestomet	endgültig	Rinder	nur zur therapeutischen und tierzüchterischen Anwendung
Novobiocin (Fleisch)	nicht erforderlich	Rinder	nur zur intramammären Anwendung und für alle Gewebe, außer Milch
Novobiocin (Milch)	endgültig	Rinder	
Oestradiol-17β	nicht erforderlich	alle zur Lebensmittelerzeugung genutzten Säugetierarten	nur für therapeutische und tierzüchterische Zwecke
Okoubaka aubrevillei (westafrik. Urwaldbaum)	nicht erforderlich	alle zur Lebensmittelerzeugung genutzten Arten	nur als Homöopathikum, weitere Bestimmungen s.[2]

▶ Tab. 90 Fortsetzung.

Substanz	MRL	Tierart	sonstige Vorschriften/Hinweise
Oleyloleat	nicht erforderlich	alle zur Lebensmittelerzeugung genutzten Arten	nur zur äußerlichen Anwendung
Omeprazol	nicht erforderlich	Equiden	nur zur oralen Anwendung
Orgotein	nicht erforderlich	alle zur Lebensmittelerzeugung genutzten Arten	
Ornithin	nicht erforderlich	alle zur Lebensmittelerzeugung genutzten Arten	
Orotsäure	nicht erforderlich	alle zur Lebensmittelerzeugung genutzten Arten	
Oxacillin	endgültig	alle zur Lebensmittelerzeugung genutzten Arten	nicht anwenden bei Tieren, von denen Eier für den menschlichen Verzehr gewonnen werden
Oxalsäure	nicht erforderlich	Honigbienen	
Oxfendazol	endgültig	alle Wiederkäuer, Schweine, Equiden	
Oxibendazol	endgültig	Schweine	
Oxidationsprodukte von Terebinthinae oleum (Terpentinöl)	nicht erforderlich	Rinder, Schweine, Schafe, Ziegen	
Oxolinsäure	endgültig	alle zur Lebensmittelerzeugung genutzten Arten	nicht anwenden bei Tieren, von denen Milch oder Eier für den menschlichen Verzehr gewonnen werden
Oxyclozanid	endgültig	alle Wiederkäuer	
Oxytetracyclin	endgültig	alle zur Lebensmittelerzeugung genutzten Arten	
Oxytocin	nicht erforderlich	alle zur Lebensmittelerzeugung genutzten Säugetierarten	
Pankreatin	nicht erforderlich	alle zur Lebensmittelerzeugung genutzten Säugetierarten	nur zur äußerlichen Anwendung
Pantothensäure: s. Vitamin B_5			
Papain	nicht erforderlich	alle zur Lebensmittelerzeugung genutzten Arten	
Papaverin	nicht erforderlich	Rinder	nur für neugeborene Kälber
Paracetamol	nicht erforderlich	Schweine	nur zur oralen Anwendung
Paraffin: s. mineral. Kohlenwasserstoffe			
Parconazol	nicht erforderlich	Perlhuhn	

Anhang 7 Anwendung pharmakologisch wirksamer Stoffe bei lebensmittelliefernden Tieren

▶ **Tab. 90** Fortsetzung.

Substanz	MRL	Tierart	sonstige Vorschriften/Hinweise
Paromomycin	endgültig	alle zur Lebensmittelerzeugung genutzten Arten	nicht anwenden bei Tieren, von denen Milch oder Eier für den menschlichen Verzehr gewonnen werden
Patentblau V	nicht erforderlich (E 131)	alle zur Lebensmittelerzeugung genutzten Arten	
Pectin	nicht erforderlich (E 440)	alle zur Lebensmittelerzeugung genutzten Arten	
Peforelin	nicht erforderlich	Schweine	
Penethamat	endgültig	alle zur Lebensmittelerzeugung genutzten Säugetierarten	
Pepsin	nicht erforderlich	alle zur Lebensmittelerzeugung genutzten Arten	
Peressigsäure	nicht erforderlich	alle zur Lebensmittelerzeugung genutzten Arten	
Permethrin	endgültig	Rinder	weitere Bestimmungen der Richtlinie 98/82/EG der Kommission (ABl. L 290 vom 29.10.1998, S. 25)[8] sind einzuhalten
Pflanzenkohle	nicht erforderlich (E 153)	alle zur Lebensmittelerzeugung genutzten Arten	
Phenol	nicht erforderlich	alle zur Lebensmittelerzeugung genutzten Arten	
Phenoxymethylpenicillin	endgültig	Schweine, Geflügel	nicht anwenden bei Tieren, von denen Eier für den menschlichen Verzehr gewonnen werden
Phenylalanin	nicht erforderlich	alle zur Lebensmittelerzeugung genutzten Arten	
Phloroglucin	nicht erforderlich	alle zur Lebensmittelerzeugung genutzten Arten	
Phosphorsäure	nicht erforderlich (E 338)	alle zur Lebensmittelerzeugung genutzten Arten	
Phoxim	endgültig	Schafe, Schweine, Hühner	nicht anwenden bei Tieren, von denen Milch für den menschlichen Verzehr gewonnen wird
Phytolacca americana (Amerikanischer Nachtschatten)	nicht erforderlich	alle zur Lebensmittelerzeugung genutzten Arten	nur als Homöopathikum, weitere Bestimmungen s.[5]
Phytomenadion [Vitamin K_1]	nicht erforderlich	alle zur Lebensmittelerzeugung genutzten Arten	

▶ **Tab. 90** Fortsetzung.

Substanz	MRL	Tierart	sonstige Vorschriften/Hinweise
Piceae turiones recentes extractum	nicht erforderlich	alle zur Lebensmittelerzeugung genutzten Arten	nur zur oralen Anwendung
Piperazin	endgültig	Schweine, Hühner (Eier)	
Piperazindihydrochlorid	nicht erforderlich	Hühner	für alle Gewebe, außer Eiern
Piperonylbutoxid	nicht erforderlich	Rinder, Schafe, Ziegen, Equiden	nur zur äußerlichen Anwendung
Pirlimycin	endgültig	Rinder	
Policresulen	nicht erforderlich	alle zur Lebensmittelerzeugung genutzten Arten	nur zur äußerlichen Anwendung
Poloxalen	nicht erforderlich	alle zur Lebensmittelerzeugung genutzten Arten	
Poloxamer	nicht erforderlich	alle zur Lebensmittelerzeugung genutzten Arten	
Polyethylenglycol-stearate mit 8–40 Oxy-ethyleneinheiten	nicht erforderlich	alle zur Lebensmittelerzeugung genutzten Arten	zur Verwendung als Hilfsstoff
Polyethylenglykol-15-Hydroxystearat	nicht erforderlich	alle zur Lebensmittelerzeugung genutzten Arten	zur Verwendung als Hilfsstoff
Polyethylenglykol-7-glyceryl-cocoat	nicht erforderlich	alle zur Lebensmittelerzeugung genutzten Arten	nur zur äußerlichen Anwendung
Polyethylenglykole (Molekulargewicht von 200 bis 10000)	nicht erforderlich	alle zur Lebensmittelerzeugung genutzten Arten	
Polyoxyethylen-sorbitan-monolaurat (Polysorbat 20)	nicht erforderlich (E 432)	alle zur Lebensmittelerzeugung genutzten Arten	
Polyoxyethylen-sorbitan-monooleat (Polysorbat 80, Polysorbat 81) und -trioleat	nicht erforderlich (E 433)	alle zur Lebensmittelerzeugung genutzten Arten	
Polyoxyethylen-sorbitan-monopalmitat (Polysorbat 40)	nicht erforderlich (E 434)	alle zur Lebensmittelerzeugung genutzten Arten	
Polyoxyethylen-sorbitan-monostearat (Polysorbat 60)	nicht erforderlich (E 435)	alle zur Lebensmittelerzeugung genutzten Arten	
Polyoxyethylen-sorbitan-tristearat (Polysorbat 65)	nicht erforderlich (E 436)	alle zur Lebensmittelerzeugung genutzten Arten	
Polyoxyl-Rizinusöl mit 30–40 Oxyethylen-Einheiten	nicht erforderlich	alle zur Lebensmittelerzeugung genutzten Arten	zur Verwendung als Hilfsstoff

Anhang 7 Anwendung pharmakologisch wirksamer Stoffe bei lebensmittelliefernden Tieren

▶ **Tab. 90** Fortsetzung.

Substanz	MRL	Tierart	sonstige Vorschriften/Hinweise
hydriertes Polyoxyl-Rizinusöl mit 40–60 Oxyethylen-Einheiten	nicht erforderlich	alle zur Lebensmittelerzeugung genutzten Arten	zur Verwendung als Hilfsstoff
polysulfatiertes Glykosaminoglykan	nicht erforderlich	Equiden	
Polyvinylpyrrolidon	nicht erforderlich (E 1201)	alle zur Lebensmittelerzeugung genutzten Arten	
Praziquantel	nicht erforderlich	Schafe, Equiden	
Prednisolon	endgültig	Rinder	
Pregnant Mares Serum Gonadotropin (PMSG)	nicht erforderlich	alle zur Lebensmittelerzeugung genutzten Arten	
Prethcamid (Crotetamid und Cropropamid)	nicht erforderlich	alle zur Lebensmittelerzeugung genutzten Säugetierarten	
Procain	nicht erforderlich	alle zur Lebensmittelerzeugung genutzten Arten	
Progesteron	nicht erforderlich	Equiden, Rinder, Schafe, Ziegen	nur für die intravaginale therapeutische oder tierzüchterische Anwendung und in Übereinstimmung mit den Bestimmungen der Richtlinie 96/22/EG (ABl. L 125 vom 23.5.1996, S. 3)[6]
Prolin	nicht erforderlich	alle zur Lebensmittelerzeugung genutzten Arten	
Propan	nicht erforderlich	alle zur Lebensmittelerzeugung genutzten Arten	
Propylenglycol	nicht erforderlich	alle zur Lebensmittelerzeugung genutzten Arten	
Propylenglycolalginat [Propan-1,2-diolalginat]	nicht erforderlich (E 405)	alle zur Lebensmittelerzeugung genutzten Arten	
Propyl-p-Hydroxybenzoat	nicht erforderlich (E 216)	alle zur Lebensmittelerzeugung genutzten Arten	
Propyl-p-Hydroxybenzoat, Natriumsalz	nicht erforderlich (E 217)	alle zur Lebensmittelerzeugung genutzten Arten	
Prunus laurocerasus (Kirschlorbeer)	nicht erforderlich	alle zur Lebensmittelerzeugung genutzten Arten	nur als Homöopathikum, weitere Bestimmungen s.[5]
Pyrantelembonat	nicht erforderlich	Equiden	
Pyrethrum-Extrakt	nicht erforderlich	alle zur Lebensmittelerzeugung genutzten Arten	nur zur äußerlichen Anwendung
Pyridoxin: s. Vitamin B_6			

▶ **Tab. 90** Fortsetzung.

Substanz	MRL	Tierart	sonstige Vorschriften/Hinweise
Pyrrolidon [2-Pyrrolidon]	nicht erforderlich	alle zur Lebensmittelerzeugung genutzten Arten	in parenteralen Dosen bis zu 40 mg/kg KGW
Quatresin	nicht erforderlich	alle zur Lebensmittelerzeugung genutzten Arten	nur als Konservierungsmittel in einer Konzentration von bis zu 0,5 %
Quercus cortex (Eichenrinde)	nicht erforderlich	alle zur Lebensmittelerzeugung genutzten Arten	
Quillaia Saponine	nicht erforderlich	alle zur Lebensmittelerzeugung genutzten Arten	
Rafoxanid	endgültig	Rinder, Schafe	nicht anwenden bei Tieren, von denen Milch für den menschlichen Verzehr gewonnen wird
Rhei radix (Echter Rhabarber), standardisierte Extrakte und Zubereitungen daraus	nicht erforderlich	alle zur Lebensmittelerzeugung genutzten Arten	
Riboflavin: s. Vitamin B_2			
Ricini oleum	nicht erforderlich	alle zur Lebensmittelerzeugung genutzten Arten	zur Verwendung als Hilfsstoff
Rifaximin (Fleisch)	nicht erforderlich	alle zur Lebensmittelerzeugung genutzten Säugetierarten	nur zur äußerlichen Anwendung Rind: nur zur intramammären und intrauterinen Anwendung; für alle Gewebe, außer Milch. Im Fall der intramammären Anwendung darf das Euter nicht als Lebensmittel verwendet werden.
Rifaximin (Milch)	endgültig	Rinder	
Romifidin	nicht erforderlich	Equiden	nur für therapeutische Zwecke
Rosmarini aetheroleum	nicht erforderlich	alle zur Lebensmittelerzeugung genutzten Arten	
Rosmarini folium	nicht erforderlich	alle zur Lebensmittelerzeugung genutzten Arten	
Ruscus aculeatus (Mäusedorn)	nicht erforderlich	alle zur Lebensmittelerzeugung genutzten Arten	nur zur äußerlichen Anwendung
Ruta graveolens (Gartenraute, Weinraute)	nicht erforderlich	alle zur Lebensmittelerzeugung genutzten Arten	nur als Homöopathikum, weitere Bestimmungen s.[5]. Nicht anwenden bei Tieren, von denen Milch für den menschlichen Verzehr gewonnen wird
Salicylsäure	nicht erforderlich	alle zur Lebensmittelerzeugung genutzten Arten außer Fisch	nur zur äußerlichen Anwendung

Anhang 7 Anwendung pharmakologisch wirksamer Stoffe bei lebensmittelliefernden Tieren

▶ Tab. 90 Fortsetzung.

Substanz	MRL	Tierart	sonstige Vorschriften/Hinweise
Salviae folium (Salbeiblätter)	nicht erforderlich	alle zur Lebensmittelerzeugung genutzten Arten	
Salzsäure	nicht erforderlich	alle zur Lebensmittelerzeugung genutzten Arten	zur Verwendung als Hilfsstoff
Sambuci flos (Holunderblüten)	nicht erforderlich	alle zur Lebensmittelerzeugung genutzten Arten	
Sarafloxacin	endgültig	Hühner Salmoniden	nicht anwenden bei Tieren, von denen Eier für den menschlichen Verzehr gewonnen werden
Schwefel	nicht erforderlich	alle zur Lebensmittelerzeugung genutzten Arten	
Selenicerus grandiflorus (Kaktus, Königin der Nacht)	nicht erforderlich	alle zur Lebensmittelerzeugung genutzten Arten	nur als Homöopathikum, weitere Bestimmungen s.[4]
Serenoa repens (Sägepalme)	nicht erforderlich	alle zur Lebensmittelerzeugung genutzten Arten	nur als Homöopathikum, weitere Bestimmungen s.[2]
Serin	nicht erforderlich	alle zur Lebensmittelerzeugung genutzten Arten	
Serotonin	nicht erforderlich	alle zur Lebensmittelerzeugung genutzten Arten	
Silicondioxid	nicht erforderlich (E 551)	alle zur Lebensmittelerzeugung genutzten Arten	
Silybum marianum (Mariendistel, Frauendistel, Silymarin)	nicht erforderlich	alle zur Lebensmittelerzeugung genutzten Arten	nur als Homöopathikum, weitere Bestimmungen s.[2]
Sinapis nigrae semen (Schwarzer Senfsamen)	nicht erforderlich	alle zur Lebensmittelerzeugung genutzten Arten	
Solidago virgaurea (Goldrute, Heidnisch Wundkraut)	nicht erforderlich	alle zur Lebensmittelerzeugung genutzten Arten	nur als Homöopathikum, weitere Bestimmungen s.[2]
Somatosalm	nicht erforderlich	Lachs	
Sorbinsäure	nicht erforderlich (E 200)	alle zur Lebensmittelerzeugung genutzten Arten	
Sorbitanmonolaurat	nicht erforderlich (E 493)	alle zur Lebensmittelerzeugung genutzten Arten	
Sorbitanmonooleat	nicht erforderlich (E 494)	alle zur Lebensmittelerzeugung genutzten Arten	
Sorbitanmonopalmitat	nicht erforderlich (E 495)	alle zur Lebensmittelerzeugung genutzten Arten	
Sorbitanmonostearat	nicht erforderlich (E 491)	alle zur Lebensmittelerzeugung genutzten Arten	

▶ Tab. 90 Fortsetzung.

Substanz	MRL	Tierart	sonstige Vorschriften/Hinweise
Sorbitansesquioleat	nicht erforderlich	alle zur Lebensmittelerzeugung genutzten Arten	
Sorbitantrioleat	nicht erforderlich	alle zur Lebensmittelerzeugung genutzten Arten	
Sorbitantristearat	nicht erforderlich (E 492)	alle zur Lebensmittelerzeugung genutzten Arten	
Spectinomycin	endgültig	alle zur Lebensmittelerzeugung genutzten Arten	nicht anwenden bei Tieren, von denen Eier für den menschlichen Verzehr gewonnen werden
Spiramycin	endgültig	Rinder, Schweine, Hühner	nicht anwenden bei Tieren, von denen Eier für den menschlichen Verzehr gewonnen werden
Streptomycin	endgültig	alle Wiederkäuer, Schweine, Kaninchen	
Strychni semen (Brechnuss, Krähenauge)	nicht erforderlich	Rinder, Schafe, Ziegen	Nur zur oralen Anwendung in Dosen bis zu der Menge, die 0,1 mg Strychnin/kg KGW entspricht
Strychnin	nicht erforderlich	Rinder	nur zur oralen Anwendung in einer Dosierung bis zu 0,1 mg/kg KGW
Sulfoguaiacol	nicht erforderlich	alle zur Lebensmittelerzeugung genutzten Arten	
Sulfonamidgruppe	endgültig	alle zur Lebensmittelerzeugung genutzten Arten (Fleisch) Rinder, Schafe, Ziegen (Milch)	die Rückstände aller Stoffe der Sulfonamidgruppe dürfen insgesamt 100 µg/kg nicht überschreiten nicht anwenden bei Tieren, von denen Eier für den menschlichen Verzehr gewonnen werden
Symphyti radix (Schwarzwurzel)	nicht erforderlich	alle zur Lebensmittelerzeugung genutzten Arten	nur zur äußerlichen Anwendung auf intakter Haut
Syzygium cumini (Jamolanapflaume)	nicht erforderlich	alle zur Lebensmittelerzeugung genutzten Arten	nur als Homöopathikum, weitere Bestimmungen s.[2]
Tanninum	nicht erforderlich	alle zur Lebensmittelerzeugung genutzten Arten	
Tau-Fluvalinat	nicht erforderlich	Bienen	
Teflubenzuron	endgültig	Salmoniden	
Terebinthinae aetheroleum rectificatum (reines Terpentinöl)	nicht erforderlich	alle zur Lebensmittelerzeugung genutzten Arten	nur zur äußerlichen Anwendung
Terebinthinae laricina (Lärchenterpentin)	nicht erforderlich	alle zur Lebensmittelerzeugung genutzten Arten	nur zur äußerlichen Anwendung

Anhang 7 Anwendung pharmakologisch wirksamer Stoffe bei lebensmittelliefernden Tieren

▶ Tab. 90 Fortsetzung.

Substanz	MRL	Tierart	sonstige Vorschriften/Hinweise
Terpinhydrat	nicht erforderlich	Rinder, Schweine, Schafe, Ziegen	
Tetracain	nicht erforderlich	alle zur Lebensmittelerzeugung genutzten Arten	zur ausschließlichen Verwendung als Lokalanästhetikum
Tetracyclin	endgültig	alle zur Lebensmittelerzeugung genutzten Arten	
Theobromin	nicht erforderlich	alle zur Lebensmittelerzeugung genutzten Arten	
Theophyllin	nicht erforderlich	alle zur Lebensmittelerzeugung genutzten Arten	
Thiabendazol	endgültig	Rinder, Ziegen	
Thiamin: s. Vitamin B_1			
Thiamphenicol	endgültig	alle zur Lebensmittelerzeugung genutzten Arten	nicht anwenden bei Tieren, von denen Eier für den menschlichen Verzehr gewonnen werden
Thiamylal	nicht erforderlich	alle zur Lebensmittelerzeugung genutzten Säugetierarten	nur zur intravenösen Anwendung
Thiomersal	nicht erforderlich	alle zur Lebensmittelerzeugung genutzten Arten	nur als Konservierungsmittel in Impfstoffen in Mehrdosenbehältnissen in einer Konzentration von höchstens 0,02 %
Thiopentalnatrium	nicht erforderlich	alle zur Lebensmittelerzeugung genutzten Arten	nur zur intravenösen Anwendung
Threonin	nicht erforderlich	alle zur Lebensmittelerzeugung genutzten Arten	
Thuja occidentalis (Lebensbaum)	nicht erforderlich	alle zur Lebensmittelerzeugung genutzten Arten	nur als Homöopathikum, weitere Bestimmungen s.[4]
Thymi aetheroleum	nicht erforderlich	alle zur Lebensmittelerzeugung genutzten Arten	
Thymidin	nicht erforderlich	alle zur Lebensmittelerzeugung genutzten Arten	
Thymol	nicht erforderlich	alle zur Lebensmittelerzeugung genutzten Arten	
Tiamulin	endgültig	Schweine, Hühner, Kaninchen	
		Puten	Hinweis: kein MRL für Eier
Tiaprost	nicht erforderlich	Rinder, Schafe, Schweine, Equiden	
Tiliae flos (Lindenblüten)	nicht erforderlich	alle zur Lebensmittelerzeugung genutzten Arten	

▶ Tab. 90 Fortsetzung.

Substanz	MRL	Tierart	sonstige Vorschriften/Hinweise
Tilmicosin	endgültig	alle zur Lebensmittelerzeugung genutzten Arten	nicht anwenden bei Tieren, von denen Eier für den menschlichen Verzehr gewonnen werden
Tiludronsäure, Dinatriumsalz	nicht erforderlich	Equiden	nur zur intravenösen Anwendung
		Geflügel	nur zur parenteralen Anwendung sowie nur zur Anwendung bei Legegeflügel und Elterntieren
Timerfonat	nicht erforderlich	alle zur Lebensmittelerzeugung genutzten Arten	nur als Konservierungsmittel in Impfstoffen in Mehrdosenbehältnissen in einer Konzentration von höchstens 0,02 %
Tocopherol: s. Vitamin E			
Toldimfos	nicht erforderlich	alle zur Lebensmittelerzeugung genutzten Arten	
Tolfenaminsäure	endgültig	Rinder, Schweine	
Toltrazuril	endgültig	alle zur Lebensmittelerzeugung genutzten Säugetierarten, Geflügel	nicht anwenden bei Tieren, von denen Milch oder Eier für den menschlichen Verzehr gewonnen werden
Tosylchloramid-Natrium	nicht erforderlich	Fische	nur zur Anwendung im Wasser
		Rinder, Equiden	nur zur äußerlichen Anwendung
Tragant	nicht erforderlich	alle zur Lebensmittelerzeugung genutzten Arten	
Tricainmesilat	nicht erforderlich	Fische	nur zur Anwendung im Wasser
Trichlormethiazid	nicht erforderlich	alle zur Lebensmittelerzeugung genutzten Säugetierarten	
Triclabendazol	endgültig	alle Wiederkäuer	nicht anwenden bei Tieren, von denen Milch für den menschlichen Verzehr gewonnen wird
Trimethoprim	endgültig	alle zur Lebensmittelerzeugung genutzten Arten	nicht anwenden bei Tieren, von denen Eier für den menschlichen Verzehr gewonnen werden Hinweis: kein MRL für Milch bei Equiden
Trimethylphloroglucin	nicht erforderlich	alle zur Lebensmittelerzeugung genutzten Arten	
Trypsin	nicht erforderlich	alle zur Lebensmittelerzeugung genutzten Arten	

▶ **Tab. 90** Fortsetzung.

Substanz	MRL	Tierart	sonstige Vorschriften/Hinweise
Tryptophan	nicht erforderlich	alle zur Lebensmittelerzeugung genutzten Arten	
Tulathromycin	endgültig	Rinder, Schweine	nicht anwenden bei Tieren, von denen Milch für den menschlichen Verzehr gewonnen wird
Turnera diffusa	nicht erforderlich	alle zur Lebensmittelerzeugung genutzten Arten	nur als Homöopathikum, weitere Bestimmungen s.[2]
Tylosin	endgültig	alle zur Lebensmittelerzeugung genutzten Arten	
Tylvalosin	endgültig	Schweine, Geflügel	Nicht anwenden bei Tieren, von denen Eier für den menschlichen Verzehr gewonnen werden
Tyrosin	nicht erforderlich	alle zur Lebensmittelerzeugung genutzten Arten	
Urginea maritima (Meerzwiebel)	nicht erforderlich	alle zur Lebensmittelerzeugung genutzten Arten	nur als Homöopathikum, weitere Bestimmungen s.[4] nur zur oralen Anwendung
Uridin und seine 5'-mono-, 5'-di- und 5'-triphosphate	nicht erforderlich	alle zur Lebensmittelerzeugung genutzten Arten	
Urticae herba (Brennesselkraut)	nicht erforderlich	alle zur Lebensmittelerzeugung genutzten Arten	
Valin	nicht erforderlich	alle zur Lebensmittelerzeugung genutzten Arten	
Valnemulin	endgültig	Schweine	
Vedaprofen	endgültig	Equiden	
Vetrabutinhydrochlorid	nicht erforderlich	Schweine	
Vincamin	nicht erforderlich	Rinder	nur zur Verwendung bei neugeborenen Tieren
Virola sebifera (Talgmuskatnussbaum)	nicht erforderlich	alle zur Lebensmittelerzeugung genutzten Arten	nur als Homöopathikum, weitere Bestimmungen s.[4]
Viscum album (Weiße Mistel)	nicht erforderlich	alle zur Lebensmittelerzeugung genutzten Arten	nur als Homöopathikum, weitere Bestimmungen s.[2]
Vitamin A (Retinol)	nicht erforderlich	alle zur Lebensmittelerzeugung genutzten Arten	
Vitamin B_1 (Thiamin)	nicht erforderlich	alle zur Lebensmittelerzeugung genutzten Arten	
Vitamin B_{12} (Cobalamin)	nicht erforderlich	alle zur Lebensmittelerzeugung genutzten Arten	

▶ Tab. 90 Fortsetzung.

Substanz	MRL	Tierart	sonstige Vorschriften/Hinweise
Vitamin B_2 (Riboflavin)	nicht erforderlich	alle zur Lebensmittelerzeugung genutzten Arten	
Vitamin B_3 (Nikotinamid, Nikotinsäure)	nicht erforderlich	alle zur Lebensmittelerzeugung genutzten Arten	
Vitamin B_5 (Dexpanthenol, Pantothensäure)	nicht erforderlich	alle zur Lebensmittelerzeugung genutzten Arten	
Vitamin B_6 (Pyridoxin)	nicht erforderlich	alle zur Lebensmittelerzeugung genutzten Arten	
Vitamin B_9 (Folsäure, Folacin)	nicht erforderlich	alle zur Lebensmittelerzeugung genutzten Arten	
Vitamin C (Ascorbinsäure)	nicht erforderlich (E 300)	alle zur Lebensmittelerzeugung genutzten Arten	
Vitamin D (Calciferol, Cholecalciferol)	nicht erforderlich	alle zur Lebensmittelerzeugung genutzten Arten	
Vitamin E (Tocopherol)	nicht erforderlich	alle zur Lebensmittelerzeugung genutzten Arten	
Vitamin H (Biotin)	nicht erforderlich	alle zur Lebensmittelerzeugung genutzten Arten	
Vitamin K_1 (Phytomenadion)	nicht erforderlich	alle zur Lebensmittelerzeugung genutzten Arten	
Vitamin K_3 (Menadion)	nicht erforderlich	alle zur Lebensmittelerzeugung genutzten Arten	
Wasserstoffperoxid	nicht erforderlich	alle zur Lebensmittelerzeugung genutzten Arten	
Weinsäure [L-Weinsäure] und ihre mono- und dibasischen Natrium-, Kalium- und Calciumsalze	nicht erforderlich	alle zur Lebensmittelerzeugung genutzten Arten	zur Verwendung als Hilfsstoff
Wismutcarbonat, basisches	nicht erforderlich	alle zur Lebensmittelerzeugung genutzten Arten	nur zur oralen Anwendung
Wismutgallat, basisches	nicht erforderlich	alle zur Lebensmittelerzeugung genutzten Arten	nur zur oralen Anwendung
Wismutnitrat, basisches	nicht erforderlich	alle zur Lebensmittelerzeugung genutzten Arten	nur zur oralen Anwendung
		Rinder	nur zur intramammären Anwendung
Wismutsalicylat, basisches	nicht erforderlich	alle zur Lebensmittelerzeugung genutzten Arten	nur zur oralen Anwendung

▶ Tab. 90 Fortsetzung.

Substanz	MRL	Tierart	sonstige Vorschriften/Hinweise
Wollwachsalkohole	nicht erforderlich	alle zur Lebensmittelerzeugung genutzten Arten	nur zur äußerlichen Anwendung
Xylazinhydrochlorid	nicht erforderlich	Rinder, Equiden	
Zinkacetat	nicht erforderlich	alle zur Lebensmittelerzeugung genutzten Arten	
Zinkaspartat	nicht erforderlich	alle zur Lebensmittelerzeugung genutzten Arten	
Zinkchlorid	nicht erforderlich	alle zur Lebensmittelerzeugung genutzten Arten	
Zinkgluconat	nicht erforderlich	alle zur Lebensmittelerzeugung genutzten Arten	
Zinkoleat	nicht erforderlich	alle zur Lebensmittelerzeugung genutzten Arten	
Zinkoxid	nicht erforderlich	alle zur Lebensmittelerzeugung genutzten Arten	
Zinkstearat	nicht erforderlich	alle zur Lebensmittelerzeugung genutzten Arten	
Zinksulfat	nicht erforderlich	alle zur Lebensmittelerzeugung genutzten Arten	
Zitronensäure	nicht erforderlich (E 330)	alle zur Lebensmittelerzeugung genutzten Arten	

Quelle: Verordnung (EU) Nr. 37/2010 der Kommission vom 22. Dezember 2009 über pharmakologisch wirksame Stoffe und ihre Einstufung hinsichtlich der Rückstandshöchstmengen in Lebensmitteln tierischen Ursprungs (ABl. L 15 vom 20.1.2010, S. 1–72)
*) Richtlinie zur Änderung der Anhänge der Richtlinien 86/362/EWG und 86/363/EWG über die Festsetzung von Höchstgehalten an Rückständen von Schädlingsbekämpfungsmitteln auf und in Getreide sowie Lebensmitteln tierischen Ursprungs
[1] nur zur Verwendung in homöopathischen Tierarzneimitteln, die im Einklang mit homöopathischen Arzneibüchern zubereitet wurden
[2] nur zur Verwendung in homöopathischen Tierarzneimitteln, die im Einklang mit homöopathischen Arzneibüchern zubereitet wurden, in Konzentrationen, die der Urtinktur und Verdünnungen davon entsprechen
[3] nur zur Verwendung in homöopathischen Tierarzneimitteln, die im Einklang mit homöopathischen Arzneibüchern zubereitet wurden, in Konzentrationen von höchstens einem Zehntel
[4] nur zur Verwendung in homöopathischen Tierarzneimitteln, die im Einklang mit homöopathischen Arzneibüchern zubereitet wurden, in Konzentrationen von höchstens einem Hundertstel
[5] nur zur Verwendung in homöopathischen Tierarzneimitteln, die im Einklang mit homöopathischen Arzneibüchern zubereitet wurden, in Konzentrationen von höchstens einem Tausendstel
[6] Richtlinie 96/22/EG des Rates vom 29. April 1996 über das Verbot der Verwendung bestimmter Stoffe mit hormonaler bzw. thyreostatischer Wirkung und von ß-Agonisten in der tierischen Erzeugung und zur Aufhebung der Richtlinien 81/602/EWG, 88/146/EWG und 88/299/EWG
[7] Richtlinie 94/29/EG des Rates vom 23. Juni 1994 zur Änderung der Anhänge der Richtlinien 86/362/EWG und 86/363/EWG über die Festsetzung von Höchstgehalten an Rückständen von Schädlingsbekämpfungsmitteln auf und in Getreide sowie Lebensmitteln tierischen Ursprungs
[8] Richtlinie 98/82/EG der Kommission vom 27. Oktober 1998 zur Änderung der Anhänge der Richtlinien 86/362/EWG, 86/363/EWG und 90/642/EWG des Rates über die Festsetzung von Höchstgehalten an Rückständen von Schädlingsbekämpfungsmitteln auf und in Getreide, Lebensmitteln tierischen Ursprungs und bestimmten Erzeugnissen pflanzlichen Ursprungs, einschließlich Obst und Gemüse
[9] Richtlinie Nr. 95/2/EG des Europäischen Parlaments und des Rates vom 20. Februar 1995 über andere Lebensmittelzusatzstoffe als Farbstoffe und Süßungsmittel.

▶ **Tab. 91** In Tab. 2 des Anhangs der Verordnung (EU) Nr. 37/2010 aufgelistete Wirkstoffe. Diese Wirkstoffe dürfen innerhalb der EU nicht mehr bei lebensmittelliefernden Tieren angewendet werden.

Aristolochia spp. und Zubereitungen daraus
Chloramphenicol
Chloroform
Chlorpromazin
Colchicin
Dapson
Dimetridazol
Metronidazol
Nitrofurane
Ronidazol

▶ **Tab. 92** Stoffe, die nicht unter den Anwendungsbereich der Verordnung (EG) Nr. 470/2009 fallen („Out of scope").

Arzneistoffträger
Wasser, gereinigtes; 2-(2-n-Butoxyethoxy)ethanol; Carbomer; Kaseinhydrolysat; Chlorbutanol bis 1 %; Kokosnussöl; Kollagenhydrolysat; Maiskeimöl; Baumwollsamenöl; Diethylaminoethyl-Dextran bis 150 mg/ml; Diethanolamin (Dosierung max. 0,3 mg/kg/Tag); Ethoxyquin bis 0,1 mg/g; Fettsäuremethylester zur topischen Anwendung; faseriges Material pflanzlicher Herkunft; Gelatine; Glyceroldimethylketal bis 150 g/ml; HEPES als Puffer in Vakzinen und Vakzinelösungsmitteln; Isopropylmyristat (Dosierung max. 5mg/kg); Maleinsäure in Puffersystemen in Dosierungen bis 0,39 mg/kg; Meglumin (Dosierung max. 1,5 g/kg); Metakresol bis 0,2%; 2-Octyl-Dodecanol zur topischen Applikation bis 20 g/kg; Olivenöl; Erdnussöl; Polyethylenglycol-75 Lanolin zur topischen Anwendung; Polysaccharide, natürlich vorkommende wie Cellulose und Hydroxycellulose, Dextrane und Glucane; Polymyxin B als endotoxinneutralisierendes Agens in Vakzinen bis 60 µg/Dosis (ca. 500 IU/Dosis) oder bis 6 µg/kg (ca. 50 IU/kg), je nachdem was geringer ist; Polyoxyethylenoleat (Dosierung max. 1,15 mg/kg); Polyoxyethylenölsäurealkohol (Dosierung max. 0,95 mg/kg); Sesamöl; Silikone; Sojabohnen (gemahlen und mit Schale); Sojabohnenöl, einschließlich epoxidiertes; Squalan (als Komponente des Adjuvantsystems); Stärke, in Nahrungsmitteln vorkommende; Sulfolipocyclodextrin; Triethanolamin (Dosierung max. 0,25 mg/kg); Trometamol zur Verwendung in Puffersystemen bis 0,65 mg/kg); Vermiculit (einschließlich expandiertes Vermiculit; Zymosan A als Adjuvans in Dosierungen bis 0,12 mg/kg
normale Nahrungsmittel
Avena (Hafer); Kohlenhydrate, natürlich vorkommende; Cereale; Schokoladenaroma; Coffea arabica; Honig; Gelee Royal; Petroselium crispum (Petersilie); Peptide und Proteine als Bestandteile der menschlichen Nahrung; Hülsenfrüchte
chemisch unidentifizierte Substanzen natürlichen Ursprungs
Organautolysate; Immunglobuline; probiotische Komponenten einschließlich Bakterien und Hefen; getrocknete, aus Blut gewonnene Dialysate; lyophilisierte Pansenflüssigkeit
natürliche, für tierisches und menschliches Leben essenzielle Substanzen
Sauerstoff

Anhang 8
Therapielücken und Therapienotstand bei der arzneilichen Versorgung von Tieren und Sonderregelungen für Pferde

F. R. Ungemach und K. Kluge

Seit dem 1. Januar 2000 dürfen bei Tieren, die der Lebensmittelgewinnung dienen, nur noch Arzneimittel eingesetzt werden, die ausschließlich Wirkstoffe enthalten, die in einen der Anhänge I–III der Verordnung des Rates (EWG) Nr. 2377/90[1] bzw. seit dem 9. Februar 2010 in Tab. 1 des Anhangs der Verordnung der Kommission (EU) Nr. 37/2010[2] aufgenommen sind (siehe Anhang 7). Für Arzneimittel, die sonstige Stoffe enthalten, besteht ein EU-weites Anwendungsverbot bei diesen Tieren. Dadurch ist eine Reihe von Wirkstoffen für die Behandlung lebensmittelliefernder Tiere verloren gegangen. Therapeutisch relevante Beispiele sind in ▶ Tab. 93 aufgeführt. Ursachen hierfür waren, dass entweder kein pharmazeutischer Unternehmer bereit war, das kostenintensive Verfahren der Festsetzung von Rückstandshöchstmengen (MRLs) zu betreiben („nicht unterstützte" Wirkstoffe), oder vom wissenschaftlichen Ausschuss für Tierarzneimittel der Europäischen Arzneimittelagentur (EMA) auf Grund nicht ausreichender Datenlage keine positive Empfehlung abgegeben werden konnte bzw. keine für den Verbraucher sicheren MRLs abgeleitet werden konnten.

In ▶ Tab. 93 sind ferner Wirkstoffe aufgeführt, die in der Großtierpraxis für unverzichtbar gehalten werden, aber bisher noch nie für lebensmittelliefernde Tiere als Arzneimittel zugelassen waren. Da deshalb auch kein pharmazeutischer Unternehmer einen Antrag auf Festsetzung eines MRL gestellt hat, wurden sie nicht in Tab. 1 des Anhangs der Verordnung (EU) Nr. 37/2010 aufgenommen und dürfen bei lebensmittelliefernden Tieren nicht angewendet werden.

Weiterhin wurde der Einsatz einiger Wirkstoffe (z. B. Sexualhormone oder β-Agonisten mit anaboler Wirkung) bei lebensmittelliefernden Tieren wegen missbräuchlicher Verwendung in der Tiermast auf wenige Anwendungsgebiete beschränkt (s. Allgemeine Einleitung, ▶ Kap. 3).

In ▶ Tab. 93 sind für Wirkstoffe, die nicht mehr bei lebensmittelliefernden Tieren bzw. nur noch für bestimmte Indikationen angewendet werden dürfen, soweit vorhanden alternative Wirkstoffe mit vergleichbarer Wirkung aufgelistet, die in Tab. 1 des Anhangs der Verordnung (EU) Nr. 37/2010 aufgenommen sind und deshalb noch angewendet werden dürfen. Da in der Mehrzahl der Fälle ausreichende Alternativen zur Verfügung stehen, ergeben sich nur für einige Indikationen wirkliche Therapielücken, die auch nicht durch die Möglichkeiten der Umwidmung nach § 56a Abs. 2 AMG, der Herstellung nach § 13 Abs. 2 in Verbindung mit § 21 Abs. 2 und 2a AMG oder der Einfuhr nach § 73 Abs. 3a AMG geschlossen werden können.

---

1 Verordnung (EWG) Nr. 2377/90 des Rates „Zur Schaffung eines Gemeinschaftsverfahrens für die Festsetzung von Höchstmengen für Tierarzneimittelrückstände in Nahrungsmitteln tierischen Ursprungs" vom 26. Juni 1990. Die Verordnung (EWG) Nr. 2377/90 wurde durch die Verordnung (EG) Nr. 470/2009 des Europäischen Parlaments und des Rates vom 6. Mai 2009 (ABl. L 152 vom 16.6.2009, S. 11–22) abgelöst.

2 Verordnung (EU) Nr. 37/2010 der Kommission vom 22. Dezember 2009 über pharmakologisch wirksame Stoffe und ihre Einstufung hinsichtlich der Rückstandshöchstmengen in Lebensmitteln tierischen Ursprungs. Der Anhang der Verordnung enthält in Tab. 1 die bisher in Anhang I bis III sowie in Tab. 2 die bisher in Anhang IV der Verordnung (EWG) Nr. 2377/90 aufgeführten Stoffe.

Anhang 8 Therapielücken und Therapienotstand bei der arzneilichen Versorgung von Tieren

▶ **Tab. 93** Wirkstoffe, deren Anwendung bei lebensmittelliefernden Tieren nicht bzw. nicht mehr erlaubt oder eingeschränkt ist.

Wirkstoff	Alternativen	Therapielücken	Grund
Acepromazin	Xylazin, Romifidin, Azaperon, Detomidin	Sedation peripartal (?), Neuroleptanalgesie	1
ACE-Hemmer	keine	Herzinsuffizienz	4
Acriflavin	diverse Desinfektionsmittel	keine	1
Amphotericin B	Enilconazol, Natamycin	systemische Mykosen	4
Aristolochiasäure spp. (inkl. homöopath. Zubereitungen)	diverse Homöopathika	keine	2
Arsanilsäure	Tetracycline	keine	1
Atipamezol	keine	Antagonisierung von Xylazin u. ä.	4
Benzetimid	Butylscopolamin	keine	1
Benzodiazepine	Xylazin, Romifidin, Azaperon, Detomidin	Ataranalgesie, Sedation peripartal (?)	4
Birkenteer	diverse Deckverbände	keine	1
Bleiacetat	diverse Kühlsalben	keine	1
Bromfenofos	Closantel, Oxyclozanid	keine	1
Brompropylat	Flumethrin, Coumafos, Thymol, Ameisensäure	keine	1
Butanilicain	Procain (Lidocain, nur Pferd)	keine	1
Carbachol	Neostigmin	keine	1
Chinidin	teilweise Carazolol	ventrik. Tachyarrhythmie	4
Chloralhydrat	Ketamin/Xylazin, Isofluran, (Thiobarbiturate)	keine	1
Chloramphenicol	diverse Antibiotika	keine	2
Chlorpromazin	Xylazin, Romifidin, Azaperon, Detomidin	Sedation peripartal (?), Neuroleptanalgesie	2
Clenbuterol	Theophyllin (?)	Bronchospasmolyse (außer Pferd)	3
Clotrimazol	Enilconazol	Hefemastitis (?)	4
m-Cresol	diverse Desinfektionsmittel	keine	1
Dextromethorphan	keine	Reizhusten	4
Diazepam	Xylazin, Romifidin, Azaperon, Detomidin	Sedation peripartal (?)	4
Digitoxin	keine	Herzinsuffizienz	1
Digoxin	keine	Herzinsuffizienz	4

Anhang 8 Therapielücken und Therapienotstand bei der arzneilichen Versorgung von Tieren

▶ **Tab. 93** Wirkstoffe, deren Anwendung bei lebensmittelliefernden Tieren nicht bzw. nicht mehr erlaubt oder eingeschränkt ist.

Wirkstoff	Alternativen	Therapielücken	Grund
Dimetridazol	keine	Pute: Histomoniasis Schwein: Dysenterie (?)	2
Diphenhydramin	Chlorphenamin	(?)	1
Dobutamin	keine	Herzversagen	4
Dopamin	Adrenalin	Schock (?)	4
Ephedrin	Adrenalin, Doxapram	keine	1
Etorphin	Xylazin, Ketamin	Immobilisation von Wildtieren (?)	4
Flucythrinat	Delta-, Flu-, Permethrin (nur lokal)	keine	1
Flumethason	Dexamethason	keine	1
Furazolidon	diverse Antibiotika	keine	2
Griseofulvin	Enilconazol, Natamycin	Dermatomykosen (systemische Behandlung)	1
Heptenophos	Avermectine, diverse Pyrethroide	keine	1
Hyaluronidase	keine	Resorptionsbeschleunigung (?)	1
Hydroxyethylstärke (HES)	keine (Dextran außer Handel)	Blutvolumenersatz	4
Insulin	keine	Diabetes mellitus	4
Ipronidazol	keine	Pute: Histomoniasis Schwein: Dysenterie (?)	2
Isoprenalin	Adrenalin	keine	1
Isoxsuprin	Clenbuterol	Podotrochlose (?)	3
Lidocain (nur für Pferd in Tab. 1 VO 37/2010)	Procain mit Sperrkörper	keine	1
Lindan	Delta-, Flu-, Permethrin, Avermectine	keine	1
Malachitgrün	diverse Desinfektionsmittel	Fische: Ektoparasitosen (?)	1
Meclofenaminsäure	Flunixin, Ketoprofen, Meloxicam u. ä.	keine	1
Methylenblau	keine	Nitrit-Nitrat-Vergiftung	4
Methylviolett	diverse Desinfektionsmittel	keine	1
Metildigoxin	keine	Herzinsuffizienz	4
Metomidat	Ketamin/Xylazin, Thiobarbiturat	Schweineanästhesie (?)	1
Metrifonat	Avermectine, diverse Pyrethroide	Fische: Ektoparasitosen	1
Metronidazol	keine	Pute: Histomoniasis Schwein: Dysenterie (?)	2
Niclosamid	Praziquantel	keine	1
Nitrofurane	diverse Antibiotika	keine	2

▶ **Tab. 93** Wirkstoffe, deren Anwendung bei lebensmittelliefernden Tieren nicht bzw. nicht mehr erlaubt oder eingeschränkt ist.

Wirkstoff	Alternativen	Therapielücken	Grund
Nitroimidazole	keine	Pute: Histomoniasis Schwein: Dysenterie (?)	2
Nystatin	Enilconazol, Natamycin	Hefemastitis (?)	4
Pentetrazol	Doxapram	keine	1
Pentobarbital	Ketamin/Xylazin, Thiobarbiturat	keine	1
Phenylbutazon	Flunixin, Ketoprofen, Meloxicam u. ä.	keine	1
Propionylpromazin	Xylazin, Romifidin, Azaperon	Sedation peripartal (?), Neuroleptanalgesie	1
Polymyxin B	Colistin, Aminoglykoside	keine	1
Pyranteltartrat	Avermectine, Benzimidazole	keine	1
Pyrimethamin	Sulfonamide, Amprolium, Clazuril, Diclazuril, Toltrazuril, diverse Futterzusatzstoffe	keine	1
Ramifenazon	Metamizol	keine	1
Rifamycin	diverse Antibiotika	keine	1
Ronidazol	keine	Pute: Histomoniasis Schwein: Dysenterie (?)	2
Strophanthin	keine	Herzinsuffizienz	1
Suxibuzon	Flunixin, Ketoprofen, Meloxicam u. ä.	keine	1
Testosteron	keine	keine	3
Tetrachlorvinphos	Avermectine, diverse Pyrethroide	keine	1
Tetramisol	Levamisol	keine	1
Triamcinolonacetonid	Prednisolon, Dexamethason	keine	1
Tripelenamin	Chlorphenamin	(?) (verfügbare Kombination nicht sinnvoll)	1
Tolazolin	keine (evtl. Doxapram)	Antagonisierung von Xylazin u. ä.	4
Virustatika	keine	virale Infektionen	4
Yohimbin	keine (evtl. Doxapram)	Antagonisierung von Xylazin u. ä.	4

Alternativen sind in Tab. 1 des Anhangs der Verordnung (EU) Nr. 37/2010 aufgeführte Stoffe.
Gründe für Anwendungsverbote bei lebensmittelliefernden Tieren:
1 nicht unterstützter Stoff oder keine Empfehlung für Aufnahme in Tab. 1 des Anhangs der Verordnung (EU) Nr. 37/2010
2 Aufnahme in Tab. 2 des Anhangs der Verordnung (EU) Nr. 37/2010
3 Verbot für bestimmte Anwendungszwecke nach § 2 der Verordnung über Stoffe mit pharmakologischer Wirkung
4 als unverzichtbar betrachtet, aber nicht in Tab. 1 des Anhangs der Verordnung (EU) Nr. 37/2010, da bisher niemals für lebensmittelliefernde Tiere zugelassen

Vorliegen eines „Therapienotstands"

Nach § 56a Abs. 1 AMG dürfen apothekenpflichtige (einschließlich verschreibungspflichtige) Arzneimittel nur angewendet werden, wenn sie für die zu behandelnde Tierart und das Anwendungsgebiet zugelassen sind. Falls für die Behandlung kein für die betreffende Tierart und das betreffende Anwendungsgebiet zugelassenes Arzneimittel zur Verfügung steht (im Handel ist) und die notwendige arzneiliche Versorgung der Tiere dadurch ernstlich gefährdet ist, besteht eine Situation, die als „Therapienotstand" bezeichnet wird. Unter diesen Bedingungen kann nach einer abgestuften „Kaskaden"-Regelung („Umwidmungskaskade") ein Arzneimittel umgewidmet oder aus einem anderen EU-Mitglied- oder EWR-Vertragsstaat verbracht oder in der Apotheke hergestellt oder es kann ein Fertigarzneimittel vom Tierarzt verdünnt werden. Unter Umwidmung wird dabei die Anwendung eines Arzneimittels verstanden, das für eine andere Tierart oder den Menschen oder für ein anderes Anwendungsgebiet zugelassen ist. Die Umwidmungskaskade ist in ▶ Abb. 17 erläutert. Die Feststellung des Vorliegens eines Therapienotstands muss vom behandelnden Tierarzt für jeden Einzelfall auf der Basis objektivierbarer Untersuchungsbefunde (bei Antibiotika z. B. auf der Grundlage eines Antibiogramms) erfolgen. Ein Therapienotstand kann ausschließlich medizinisch begründet werden. Ökonomische oder praktische Gesichtspunkte wie höhere Kosten, hoher Applikationsaufwand (z. B. intramuskuläre statt orale Verabreichung) und technische Probleme sind keine ausreichenden Begründungen für einen Therapienotstand.

Während ein Therapienotstand als Voraussetzung für die Umwidmung oder Herstellung von Arzneimitteln bei Tierarten wie Rind, Schwein oder Hund auf Grund der breiten Palette an zugelassenen Arzneimitteln nur selten – z. B. bei weniger häufig auftretenden Anwendungsgebieten („Minor Uses") – wirklich vorliegt, ist er bei den sogenannten „Minor Species", wie verschiedene Geflügelarten, Fische, Schafe, Ziegen und Heimtiere, häufig gegeben, da für diese Spezies wegen ihrer geringeren wirtschaftlichen Bedeutung weniger Arzneimittel zugelassen sind.

Bei einer Umwidmung oder Herstellung eines Arzneimittels hat der Tierarzt zu gewährleisten, dass es zu keiner unmittelbaren oder mittelbaren Gefährdung der Gesundheit von Mensch und Tier kommt. Wird ein Arzneimittel umgewidmet, entfällt die Produkthaftung des pharmazeutischen Unternehmers, da die Anwendung außerhalb der Zulassungsbedingungen erfolgt und unter diesen Bedingungen die Wirksamkeit und Unbedenklichkeit nicht belegt ist. Der Tierarzt trägt somit die Verantwortung für Schäden, die aus dieser Arzneimittelumwidmung beim Patienten, Anwender oder Verbraucher von Lebensmitteln, die von den behandelten Tieren gewonnen wurden, resultieren.

Vorgehen beim „Therapienotstand"

In ▶ Abb. 17 ist ein Entscheidungsbaum für das Vorgehen im Falle des Vorliegens eines Therapienotstands dargestellt.

Die Kriterien für das Vorliegen eines Therapienotstands als Voraussetzung für die Umwidmung und Herstellung von Arzneimitteln sowie die abgestuften Einsatzmöglichkeiten für verschiedene Arzneimittel gelten sowohl für Kleintiere als auch für lebensmittelliefernde Tiere. Bei Kleintieren gibt es bei Vorliegen eines Therapienotstands praktisch keine Anwendungsverbote für bestimmte Wirkstoffe, unter Beachtung der Umwidmungskaskade stehen auch alle Humanarzneimittel zur Verfügung. Eine Therapielücke entsteht nur dann, wenn für die Behandlung keine Wirkstoffe bekannt sind. Allerdings dürfen seit dem 29.10.2005 auch zur Anwendung bei Kleintieren nur noch Arzneimittel aus Ländern der EU oder des Europäischen Wirtschaftsraumes (nicht aus Drittländern) und diese auch nur noch als Tierarzneimittel (keine Humanarzneimittel) angewendet werden.

Bei **lebensmittelliefernden Tieren** dürfen auch im Therapienotstand nur Arzneimittel mit Stoffen angewendet werden, die in Tab. 1 des Anhangs der Verordnung (EU) Nr. 37/2010 aufgeführt sind. Wenn kein geeignetes Tierarzneimittel zur Verfügung steht, dürfen auch Humanarzneimittel mit solchen Stoffen umgewidmet werden. Beispiele hierfür wären Theophyllin als Bronchospasmolytikum bei Kälbern, Thiopental zur Narkose oder Chlorphenamin als H_1-Antihistaminikum. Alternativ können auch, soweit einzelne Stoffe aus besagter Tab. 1 in Deutschland nicht als Tierarzneimittel zugelassen sind, nach § 73 Abs. 3a AMG entsprechende Arzneimittel aus EU-Mitgliedstaaten oder

Anhang 8 Therapielücken und Therapienotstand bei der arzneilichen Versorgung von Tieren

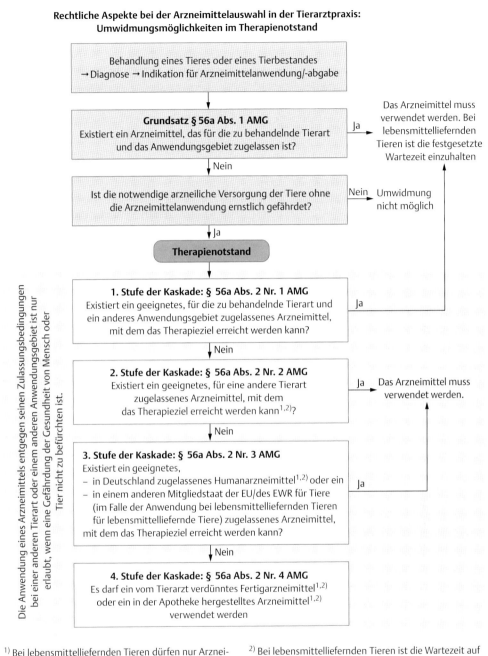

▶ Abb. 17 Umwidmungsmöglichkeiten im Therapienotstand.

aus Staaten des Europäischen Wirtschaftsraums (EWR) verbracht werden, wenn sie dort für eine oder mehrere lebensmittelliefernde Tierarten zugelassen sind.

Dies ist auch auf Vorrat möglich. Es muss unverzüglich der zuständigen Behörde angezeigt werden, und zwar auch dann, wenn das Arzneimittel bei Tieren angewendet werden soll, die nicht der Gewinnung von Lebensmitteln dienen.

Wartezeit bei Umwidmung

Bei einer Umwidmung eines Tierarzneimittels für eine andere Tierart oder eines Humanarzneimittels sind auf dem Fertigarzneimittel keine Wartezeiten für die entsprechende lebensmittelliefernde Tierart oder die relevanten Produkte aufgeführt. In diesem Fall gelten nach § 12a TÄHAV die in ▶ Abb. 17 aufgeführten Mindestwartezeiten, d. h. 28 Tage für essbare Gewebe, 7 Tage für Milch und Eier und für Fisch 500 dividiert durch die mittlere Wassertemperatur in Tagen. Hierbei handelt es sich um **Mindestwartezeiten**. Der Tierarzt ist dafür verantwortlich, dass nach Ablauf der festgesetzten Wartezeit die Rückstände aller im Arzneimittel enthaltenen pharmakologisch wirksamen Stoffe sowie ihrer Metabolite unter die festgesetzten Rückstandshöchstmengen nach der Verordnung (EU) Nr. 37/2010 gefallen sind. Bestehen Hinweise, dass die Mindestwartezeiten hierzu nicht ausreichen, so ist die Wartezeit entsprechend länger festzusetzen. Dies kann beispielsweise der Fall sein, wenn die für die Zieltierspezies des Arzneimittels festgelegten Wartezeiten die Mindestwartezeiten überschreiten. Bei Umwidmung von Arzneimitteln mit Wirkstoffen, für die keine Rückstandshöchstmengen für die Milch oder für Eier festgelegt sind, auf laktierende Tiere bzw. Legegeflügel ist darüber hinaus zu beachten, dass hier die Nulltoleranz gilt, d. h., der qualitative Nachweis des Stoffes in der Milch bzw. den Eiern ist ausreichend zur Beanstandung. In solchen Fällen kann eine Wartezeit von 7 Tagen unter Umständen zu kurz sein.

Bei einer Umwidmung des Anwendungsgebiets innerhalb der gleichen Tierart kann, soweit keine Änderung der Applikationsart oder der Dosierung erfolgt, die für das Präparat festgesetzte Wartezeit angegeben werden. Eine Änderung des nach der Zulassung bestimmten Applikationsweges (z. B. subkutan statt intramuskulär) oder der Dosierung gilt nicht als Umwidmung gemäß § 56a AMG, so dass die Mindestwartezeiten nach § 12a TÄHAV nicht vorgeschrieben sind. Bei einer solchen Abweichung von den Zulassungsbedingungen kann jedoch häufig nicht mehr davon ausgegangen werden, dass die für das Arzneimittel angegebene Wartezeit ausreicht. Auch in diesen Fällen liegt es in der Verantwortung des Tierarztes, die Wartezeit so festzusetzen, dass nach ihrem Ablauf festgesetzte Rückstandshöchstmengen unterschritten sind.

Werden bei Pferden, die gemäß Equidenpass als Schlachttiere kategorisiert sind, Humanarzneimittel oder Tierarzneimittel, die nicht für Pferde zugelassen sind, eingesetzt, so gelten die Mindestwartezeiten nach § 12a TÄHAV, sofern alle enthaltenen Wirkstoffe in Tab. 1 des Anhangs der Verordnung (EU) Nr. 37/2010 aufgeführt sind, andernfalls ist eine Wartezeit von 6 Monaten festzusetzen (s. unten).

Sonderfall Pferd

Da das Pferd in der EU in der Regel nicht primär zur Lebensmittelgewinnung gehalten wird, wurde für diese lebensmittelliefernde Spezies eine Regelung gefunden, die dem Verbraucherschutz im Falle der Schlachtung und dem Bedürfnis nach Ausschöpfung aller therapeutischen Möglichkeiten Rechnung trägt.

Danach dürfen Pferde und andere Equiden, für die ein Equidenpass vorliegt, mit bestimmten Wirkstoffen behandelt werden, die nicht in Tab. 1 des Anhangs der Verordnung (EU) Nr. 37/2010 aufgeführt sind. Dabei gilt aber weiterhin, dass Arzneimittel, die nicht für das Pferd zugelassen sind, nur bei Vorliegen eines Therapienotstands eingesetzt werden dürfen. Im Equidenpass muss der Tierhalter angeben, ob das Pferd zur Schlachtung bestimmt ist oder ob es endgültig aus der Lebensmittelkette genommen und unwiderruflich niemals geschlachtet werden soll.

Nicht schlachtbare Pferde: Bei Pferden, die nicht geschlachtet werden sollen, ist die Umwidmungskaskade wie für Kleintiere anzuwenden. Es können im Therapienotstand alle erforderlichen Arzneimittel angewendet werden. Die Wirkstoffe müssen nicht in Tab. 1 des Anhangs der Verordnung (EU) Nr. 37/2010 aufgeführt sein und es können auch Wirkstoffe aus Tab. 2 des Anhangs dieser Verordnung eingesetzt werden. Für solche Behandlungen ist kein Eintrag in den Equidenpass und das Bestandsbuch und keine Ausstellung eines tierärztlichen Nachweises („Abgabe- und Anwendungsbeleg") erforderlich.

Schlachtbare Pferde: Bei Pferden, die zur Schlachtung bestimmt sind, dürfen im Therapienotstand, wie bei anderen lebensmittelliefernden Tieren, Arzneimittel mit Wirkstoffen aus Tab. 1 des Anhangs der Verordnung (EU) Nr. 37/2010 umgewidmet werden. In diesen Fällen gilt eine Wartezeit von 28 Tagen für essbare Gewebe und 7 Tage für Milch. Es muss ein tierärztlicher Nachweis über die Abgabe ausgestellt und die Behandlung vom Tierhalter im Bestandsbuch dokumentiert werden. Ein Eintrag in den Equidenpass ist nicht erforderlich. Darüber hinaus dürfen bei diesen Pferden im Unterschied zu anderen lebensmittelliefernden Tieren im Bedarfsfall auch Arzneimittel mit Wirkstoffen angewendet werden, die zwar nicht in Tab. 1 des Anhangs der oben genannten Verordnung aufgeführt werden, aber im Anhang der Verordnung (EG) Nr. 1950/2006[3] gelistet sind (**Tab. 94**). Jede Anwendung eines pharmakologisch wirksamen Stoffes, der nicht in Tab. 1 des Anhangs der Verordnung (EU) Nr. 37/2010 aufgeführt ist, muss in den Equidenpass eingetragen werden. Dabei sind das Datum der Anwendung und die Anschrift des Tierarztes sowie seit 1. Juli 2009 der angewendete Wirkstoff anzugeben. Bis zum 1. Juli 2009 erfolgte die Angabe des angewendeten Wirkstoffes fakultativ. Es muss ein tierärztlicher Nachweis über die Abgabe ausgestellt und die Behandlung vom Tierhalter im Bestandsbuch dokumentiert werden. Die Wartezeit nach einer solchen Anwendung beträgt pauschal 6 Monate.

---

3 Verordnung (EG) Nr. 1950/2006 der Kommission vom 13. Dezember 2006 zur Erstellung eines Verzeichnisses von für die Behandlung von Equiden wesentlichen Stoffen gemäß der Richtlinie 2001/82/EG des Europäischen Parlaments und des Rates zur Schaffung eines Gemeinschaftskodexes für Tierarzneimittel (ABl. L 367 vom 22.12.2006, S. 33–45).

▶ **Tab. 94** Liste essenzieller Arzneimittel zur Behandlung von Pferden, die nicht in Tab. 1 des Anhangs der Verordnung (EU) Nr. 37/2010 aufgeführt sind und zur Anwendung bei schlachtbaren Pferden umgewidmet werden können; Verordnung (EG) Nr. 1950/2006 der Kommission vom 13. Dezember 2006 (ABl. L 367 vom 22.12.2006, S. 33–45).

Indikation	Wirkstoff	Wirkung/Wirkstoffklasse
Sedation, Anästhesie, Prämedikation, Antagonisten	Acepromazin	Sedativum, Neuroleptikum
	Atipamezol	α_2-Adrenozeptor-Antagonist, Antagonist von Xylazin u. ä.
	Diazepam	Sedativum, Benzodiazepin
	Midazolam	Sedativum, Benzodiazepin
	Naloxon	Opioid-Antagonist
	Propofol	Kurzzeit-Injektionsnarkotikum
	Sarmazenil	Benzodiazepin-Antagonist
	Tiletamin	Ketamin-ähnliches Anästhetikum
	Zolazepam	Sedativum, Benzodiazepin, Kombination mit Tiletamin
Narkose	Sevofluran	Inhalationsnarkotikum
Herz-Kreislauf-Erkrankungen	Dobutamin	β_1-Sympathomimetikum, inotrope Kardiostimulation
	Dopamin	Katecholamin, Blutdrucksteigerung
	Ephedrin	Sympathomimetikum, Blutdrucksteigerung

▶ **Tab. 94** Fortsetzung.

Indikation	Wirkstoff	Wirkung/Wirkstoffklasse
Herz-Kreislauf-Erkankungen	Noradrenalin	Katecholamin, Herz-Kreislauf-Versagen
	Glykopyrrolat	Anticholinergikum
	Digoxin	Herzglykosid
	Chinidinsulfat, -glukonat	Antiarrhythmikum für supraventrikuläre Arrhythmien
	Procainamid	Antiarrhythmikum
	Propranolol	β-Adrenozeptor-Antagonist, Antiarrhythmikum, Antihypertensivum
Analgesie	Buprenorphin	starkes Analgetikum, partieller µ-Opioid-Agonist
	Fentanyl	starkes Analgetikum, µ-Opioid-Agonist
	Morphin	starkes Analgetikum, µ-Opioid-Agonist
	Pethidin	starkes Opioid-Analgetikum, kurzwirksames Spasmolytikum
Muskelrelaxation	Atracurium	peripheres Muskelrelaxans vom Curare-Typ
	Edrophonium	Cholinesterasehemmstoff, Antagonist Curare-ähnlicher Muskelrelaxanzien
	Guaifenesin	zentrales Muskelrelaxans
Lokalanästhesie	Bupivacain	lang wirkendes Lokalanästhetikum
	Oxybuprocain	Lokalanästhetikum zur topischen Anwendung am Auge
	Prilocain	topisches Lokalanästhetikum mit intradermaler Wirkung
Krämpfe	Phenytoin	Antikonvulsivum für Fohlen, Rhabdomyolytikum
	Primidon	Antikonvulsivum
gastrointestinale Störungen	Bethanechol	Parasympathomimetikum, Darmmotilitätserhöhung
	Dioctylsulfosuccinat-Natrium	Laxans
	Metoclopramid	Prokinetikum am oberen Gastrointestinaltrakt
	Propanthelinbromid	Parasympatholytikum, Spasmolytikum
Rhabdomyolyse	Dantrolen	zentrales Muskelrelaxans gegen maligne Hyperthermie
bakterielle Infektionen		
● *Klebsiella* spp.	Ticarcillin	β-Laktam-Antibiotikum, Carboxypenicillin
● *Rhodococcus equi*	Azithromycin	Makrolidantibiotikum
	Rifampicin	Ansamycinantibiotikum in Kombination mit Makroliden
septische Arthritis	Amikacin	Aminoglykosidantibiotikum
Respirationstrakt	Ambroxol	Sekretolytikum, Surfactantbildung
	Ipratropiumbromid	lokal wirksames Parasympatholytikum, Bronchospasmolyse
	Oxymetazolin	α-Sympathomimetikum, Nasenschleimhautabschwellung

▶ Tab. 94 Fortsetzung.

Indikation	Wirkstoff	Wirkung/Wirkstoffklasse
Protozoen-infektionen	Isometamidium	Antiprotozoikum gegen Trypanosomen
	Pyrimethamin	Antiprotozoikum gegen equine protozoale Myelitis
Ophthalmologika	Aciclovir	Virustatikum bei Hornhautgeschwüren
	Idoxuridin	Virustatikum bei Hornhautgeschwüren
	Phenylephrin	α-Sympathomimetikum, Mydriatikum
	Tropicamid	Parasympatholytikum, Mydriatikum
	Dorzolamid	Carboanhydrase-Hemmstoff, Glaukombehandlung
	Latanoprost	Prostaglandin E_2-Analog, Glaukombehandlung
	Timololmaleat	β-Adrenozeptor-Antagonist, Glaukombehandlung
	Cyclosporin A (Ciclosporin)	Immunsuppressivum
	Ketorolac	topisches nicht-steroidales Antiphlogistikum
	Ofloxacin	Fluorchinolon, antibakterieller Gyrasehemmer
	Fluorescein	Diagnostikum für Hornhautepithelschäden
	Bengalrosa	Diagnostikum für Hornhautepithelschäden
	Hydroxypropylmethyl-zellulose	Tränenersatz, Hornhautprotektion
Hyperlipämie	Insulin	in Kombination mit Glukose
Mykosen	Griseofulvin	Antimykotikum, systemisch wirksam
	Ketoconazol	Antimykotikum, systemisch wirksam
	Miconazol	Antimykotikum, lokal am Auge
	Nystatin	Antimykotikum gegen Hefen
Verschiedene	Chondroitinsulfat	polysulfatiertes Glykosaminoglykan, Chondroprotektivum (aufgeführt in Tab. 1 des Anhangs der VO (EU) Nr. 37/2010!)
	Domperidon	Dopamin-Antagonist gegen Agalaktie
	Hydroxyethylstärke	Plasmaexpander
	Imipramin	Antidepressivum, Hemmung der Wiederaufnahme von Catecholaminen und Serotonin, Induktion der Ejakulation
Verschiedene	Thyreotropin-releasing Hormon (Protirelin)	Diagnostikum für Schilddrüsen- und Hypophysenfunktion
	Bariumsulfat	Röntgenkontrastmittel für Gastrointestinaltrakt
	Iohexol	Röntgenkontrastmittel für untere Harnwege, Arthrographie, Myelographie
	Iopamidol	Röntgenkontrastmittel für untere Harnwege, Arthrographie, Myelographie

Anhang 9
Dopingbestimmungen für den Pferdesport

F. R. Ungemach, K. Kluge und I. U. Emmerich

Im Bereich des Pferdesports in Deutschland reglementieren die Dopingbestimmungen der drei großen Pferdesportverbände die unerlaubte Leistungsbeeinflussung bei nationalen Veranstaltungen (Deutsche Reiterliche Vereinigung e. V. [FN], Direktorium für Vollblutzucht und Rennen e. V. [DVR], Hauptverband für Traber-Zucht und -Rennen e. V. [HVT]). Finden internationale Turniere in Deutschland statt, gelten die Dopingbestimmungen der Fédération Equestre Internationale (FEI). § 93 Abs. 1 der Trabrennordnung legt zum Beispiel fest:

„Kein Pferd darf am Renntag in seinen Geweben, seinen Körperflüssigkeiten oder seinen Ausscheidungen ein nicht erlaubtes Mittel aufweisen. …"

Verboten ist die Verabreichung eines jeden Mittels, das geeignet ist, die aktuelle und natürliche Leistungsfähigkeit eines Pferdes zum Zeitpunkt des Rennens zu verändern. Die Verabreichung von Mitteln, die den Nachweis solcher Substanzen beeinträchtigen können, ist ebenfalls verboten. Insbesondere verboten sind solche Substanzen, die eine der in den Dopinglisten aufgeführten pharmakologischen Wirkungen direkt oder indirekt, als Haupt- oder Nebenwirkung entfalten. Wenn bei den Dopingkontrollen eine beliebige Menge einer verbotenen Substanz oder einer ihrer Metaboliten im Gewebe oder in den Körperflüssigkeiten nachgewiesen wird, ist das Pferd als gedopt zu bezeichnen. Die Listen der jeweils verbotenen Substanzen sind in ▶ Tab. 95 zusammengestellt.

Die durch diese Bestimmungen verbotenen Substanzen umfassen nahezu alle Gruppen pharmakologisch wirksamer Stoffe. Nur für einige Substanzen gelten Ausnahmen und für einige sind Grenzwerte festgelegt, die neuerdings auch im Trabrennsport gelten. Nach den Dopingbestimmungen ist praktisch jede Anwendung von Arzneimitteln, auch eine medizinisch gerechtfertigte, im Zusammenhang mit der Teilnahme an einem Wettkampf untersagt. Dabei ist es ohne Bedeutung, ob dadurch eine Leistungsbeeinflussung erfolgt oder nicht.

Entsprechend den geltenden Dopingbestimmungen besteht zum Zeitpunkt des Rennens kein Unterschied zwischen Therapie und Doping. Somit fallen alle medikamentösen therapeutischen Maßnahmen, die lediglich zum Ziel haben, die natürliche Leistungsfähigkeit eines Tieres im gesunden Zustand wiederherzustellen, unter den Dopingbegriff. Folglich ist ein Pferd, das mit einem nach den Dopingbestimmungen verbotenen Arzneimittel behandelt wird, entweder von der Teilnahme an einem Wettbewerb auszuschließen, oder aber die Therapie muss so rechtzeitig vor dem Wettkampf abgesetzt werden, dass zum Zeitpunkt des Wettkampfes keine unerlaubten Substanzen mehr im Blut oder Harn des Pferdes nachweisbar sind. Dabei ist es im Falle eines positiven analytischen Befundes unerheblich, ob die nachgewiesene Konzentration noch wirksam im Sinne von Doping ist oder nicht. Eine Ausnahme bilden die kontrolliert erlaubten Substanzen im Galopp- und seit 2007 auch im Trabrennsport (▶ Tab. 95), die in ein Medikamentenbuch eingetragen und bei der Dopingprobenentnahme deklariert werden müssen. Auch die FEI erlaubt inzwischen die Anwendung bestimmter Stoffe, die beim Turnierstart mittels eines Medikationsformblattes deklariert werden müssen (z. B. Altrenogest). Außerdem kann eine Ausnahmegenehmigung unter dem Reglement der FEI unter bestimmten Voraussetzungen im Einzelfall auch erteilt werden, obwohl Substanzen der Verbotsliste verabreicht wurden (ETUE – Equine therapeutic Use Exemption). Daneben werden einige Substanzen nicht von der Verbotsliste der FEI erfasst. Diese müssen aber trotzdem mittels eines Medikationsformblattes (Nr. 3) angegeben und vor dem Wettkampfstart genehmigt werden (▶ Tab. 95).

Anhang 9 Dopingbestimmungen für den Pferdesport

▶ Tab. 95 Zusammenfassung der Dopinglisten der drei großen Pferdesportverbände in Deutschland (FN, HVT, DVR) und der Fédération Equestre International (FEI).

Dopingbestimmungen in:	Deutsche Reiterliche Vereinigung (FN)	Fédération Equestre International (FEI)	Hauptverband für Traberzucht (HVT), Direktorium für Vollblutzucht und Rennen (DVR)
	Leistungsprüfungsordnung (LPO) 2008 §§ 67 und 67a, Durchführungsbestimmungen	General Regulations, Veterinary Regulations, Equine Anti-Doping and Medication Control Rules (EADMCR)	HVT: Trabrennordnung § 93, Durchführungsbestimmungen (DB) DVR: Rennordnung (RO) Kapitel XIV, Nr. 529–561
erlaubte Substanzen/ kontrolliert erlaubte Substanzen (antiinfektiöse Substanzen)	§ 67a: Liste der verbotenen Substanzen: Nr. 3 Ausnahmen	EADMCR Artikel 4.4 Therapeutic Use – Equine Therapeutic Use Exemption (ETUE) [1] Veterinary Regulations Chapter VII Artikel 1028, 1029 [2]	HVT: DB I. 1 [I] a) Liste I: Erlaubte Substanzen [III] c) Liste III: Kontrolliert erlaubte Substanzen (antiinfektiöse Substanzen) [3] DVR: RO-Nr. 539: [I] a) Liste I: Erlaubte Substanzen [III] c) Liste III: Kontrolliert erlaubte Substanzen (antiinfektiöse Substanzen) [4]
Impfstoffe	Impfstoffe gemäß Durchführungsbestimmung zu § 66.6.10	+	Impfungen mit anerkannten Impfstoffen ausschließlich gegen Infektionskrankheiten [I]
Paramunitäts-Inducer	+	+	
externe Desinfektions- und Insektenschutzmittel	+	+	
Altrenogest		Stute: hormonbedingte Verhaltensstörungen ?	
Säuresekretionshemmer (z. B. Omeprazol)		+	
Antibiotika		+	antibiotische und antibakterielle Substanzen [III]
Antimykotika		+	antimykotische Substanzen [III]

▶ Tab. 95 Fortsetzung.

	Deutsche Reiterliche Vereinigung (FN)	Fédération Equestre International (FEI)	Hauptverband für Traberzucht (HVT), Direktorium für Vollblutzucht und Rennen (DVR)
Antiparasitika	Endoparasitika	+	antiparasitäre Substanzen [III]
Substanzen mit Grenzwerten	§ 67a: Liste der verbotenen Substanzen: [D] Nr. 1 Dopingsubstanzen mit Grenzwert [V] Nr. 2 Verbotene Substanzen mit Grenzwert	Annex III Equine Prohibited List: Threshold substances	HVT: DB I. 1 b) Liste II: Substanzen mit Grenzwerten DVR: RO-Nr. 539: b) Liste II: Substanzen mit Grenzwerten
Arsen ≤ 0,3 µg/ml Urin	+ [V]		+
Boldenon (frei und konjugiert [5]): Hengste: ≤ 0,015 µg/ml Urin	+ [D]	+	+
Cortisol ≤ 1 µg/ml Urin	+ [D]	+ (Hydrocortison)	+ bzw. ≤ 20–300 ng/ml Blutplasma
DMSO ≤ 15 µg/ml Urin bzw. ≤ 1 µg/ml Blutplasma	+ [V]	+	+
Estradiol/Nandrolon	Hengste: freies und konjugiertes [5] 5α-Estran-3β,17α-diol: 0,045 µg/ml Urin [D]	Hengste: freies und konjugiertes [5] 5α-Estran-3β,17α-diol: 0,045 µg/ml Urin	Estradiol bei Hengsten: Verhältnis der Menge von 5α-Estran-3β,17α-diol (frei und konjugiert [5]) zu der Menge von 5(10)-Estren-3β,17α-diol (frei und konjugiert [5]) bei Hengsten bis zu einem Quotienten von 1
Hordenin ≤ 80 µg/ml Urin bzw. ≤ 1 µg/ml Blutplasma			+
Methoxytyramin: ≤ 4 µg 3-Methoxytyramin/ml Urin (frei und konjugiert [5])			+

▶ Tab. 95 Fortsetzung.

	Deutsche Reiterliche Vereinigung (FN)	Fédération Equestre International (FEI)	Hauptverband für Traberzucht (HVT), Direktorium für Vollblutzucht und Rennen (DVR)
Peptidhormone und Analoge			innerhalb der physiologischen Referenz
Salicylsäure	≤ 625 µg/ml Urin oder ≤ 5,4 µg/ml Blutplasma ^{V}	≤ 625 µg/ml Urin oder ≤ 5,4 µg/ml Blutplasma	≤ 750 µg/ml Urin oder ≤ 6,5 µg/ml Blutplasma
Testosteron (frei und konjugiert ^{5}) Wallache: ≤ 0,02 µg/ml Urin Stuten: ≤ 0,055 µg/ml Urin	+ ^{D} + ^{D}	+ und Fohlen, außer bei tragenden Stuten	+ außer bei tragenden Stuten
Theobromin ≤ 2 µg/ml Urin	+ ^{D}		+
verfügbares CO_2 ≤ 36 mmol/l Blutplasma	+ ^{V}	+	+
nicht erlaubte Substanzen, Mittel und Maßnahmen	§ 67a: Liste der verbotenen Substanzen: ^{D} Nr. 1 Dopingsubstanzen ^{6} ^{V} Nr. 2 Verbotene Substanzen	Veterinary Regulations ^{VI} Chapter VI Artikel 1024 ^{VII} Chapter VII Artikel 1027 Annex III Equine Prohibited List: ^{D} Doping ^{7} ^{A} Medication class A ^{8} ^{B} Medication class B ^{9}	HVT: DB I.2 Nicht erlaubte Mittel: ^{IV} a) Liste IV: Dopingsubstanzen ^{10} ^{V} b) Liste V: sonstige nicht erlaubte Substanzen ^{F} DB I.3 Ferner nicht erlaubte Mittel $^{I.4}$ DB I.4 DVR: RO-Nr. 540: unerlaubte Mittel: ^{IV} a) Liste IV: Doping-Substanzen ^{11} ^{V} b) Liste V: sonstige unerlaubte Substanzen ^{F} RO-Nr. 541: Ferner unerlaubte Mittel

Anhang 9 Dopingbestimmungen für den Pferdesport

▶ **Tab. 95** Fortsetzung.

	Deutsche Reiterliche Vereinigung (FN)	Fédération Equestre International (FEI)	Hauptverband für Traberzucht (HVT), Direktorium für Vollblutzucht und Rennen (DVR)
Substanzen mit Wirkung auf das Nervensystem	Stimulanzien [D]; Sedativa und Narkotika [D]; Opioide [D]; Substanzen mit Wirkung auf das Nervensystem [V]	Antipsychotika und Antiepileptika einschließlich Reserpin, Gabapentin, Fluphenazin [D]; Antidepressiva wie selektive Serotoninantagonisten (SSRIs), Monoaminooxidaseinhibitoren (MAOIs), trizyklische Antidepressiva (TCAs) [D]; Tranquilizer, Sedativa (einschließlich sedierende Antihistaminika) gebräuchlich beim Menschen und/oder nicht bei Pferden, einschließlich Benzodiazepine, Barbiturate und Azaperon [D], Betäubungsmittel, Opioidanalgetika, Endorphine [D], Amphetamine und andere Stimulanzien des zentralen Nervensystems einschließlich Kokain und verwandter psychotischer Stoffe [D], zentrale Stimulanzien [A]; Lokalanästhetika [A]; Sedativa oder Tranquilizer, für die Anwendung bei Pferden indiziert einschließlich Antihistaminika, Thiamin, Baldrian und andere pflanzliche Produkte außer den verbotenen Substanzen (Doping) [A]; pflanzliche oder tierische Derivate: Bufotenin, Hordenin, Tyrosin und andere Substanzen mit einer ähnlichen chemischen Struktur oder gleichem(n) biologischen Effekt(en) [B]	Stimulantia [IV]; Sedativa [IV]; Opioide [IV]
Substanzen mit Wirkung auf das Herz-Kreislauf- und Atmungssystem	Substanzen mit Wirkung auf das Herz-Kreislauf-System [V]; Substanzen mit Wirkung auf das Atmungssystem [V]	Antihypertensiva einschließlich Guanabenz [D]; Beta-Blocker einschließlich Propranolol, Atenolol und Timolol [D]; sympathomimetisch wirkende kardiale Stimulanzien [A]; respiratorische Stimulanzien [A]; Clenbuterol oder andere Bronchospasmolytika und Produkte zur Behandlung rezidivierender Atemwegserkrankungen (RAO) [A]; Antikoagulanzien einschließlich Heparin oder Warfarin [A]; Isoxsuprin [B]; Expektoranzien und Antitussiva: Bromhexin und andere Substanzen mit einer ähnlichen chemischen Struktur oder gleichem(n) biologischen Effekt(en) [B]	Beta-2-Agonisten [IV]
Anabolika	Anabolika [D]	anabole Steroide (einschließlich Testosteron bei Stuten und Wallachen), Wachstumsförderer [D]	Anabolika [IV]; Beta-2-Agonisten [IV]
Substanzen mit Wirkung auf das Harnsystem	Substanzen mit Wirkung auf das Harnsystem [V]; Diuretika [D]	Diuretika und andere Maskierungsmittel [D]	Diuretika [IV]
Substanzen mit Wirkung gegen Infektionserreger	Substanzen mit Wirkung gegen Infektionserreger [V]; Ausnahme: Endoparasitika (s. Erlaubte Substanzen)		Ausnahme: Antibiotika, Antimykotika, Antiparasitika (s. kontrolliert erlaubte Substanzen)

Anhang 9 Dopingbestimmungen für den Pferdesport

▶ Tab. 95 Fortsetzung.

Deutsche Reiterliche Vereinigung (FN)	Fédération Equestre International (FEI)	Hauptverband für Traberzucht (HVT), Direktorium für Vollblutzucht und Rennen (DVR)
Peptidhormone und Analoge	Peptide und genetisch rekombinante Substanzen wie Erythropoetin, insulinähnliche Wachstumsfaktoren und Wachstumshormon [D]	außerhalb der physiologischen Referenz
Substanzen mit Wirkung auf das Verdauungssystem [V]	Abführmittel: Magnesiumsulfat oder andere Substanzen mit einer ähnlichen chemischen Struktur oder gleichem(n) biologischen Effekt(en) [B]; Hyoscin (N-Butyl-Scopolamin) [B], Atropin und andere Anticholinergika mit einer ähnlichen chemischen Struktur oder gleichem(n) biologischen Effekt(en) [B]	↑
Hormone	Hormone (natürlich oder künstlich) einschließlich Adenocorticotropin (ACTH) und Kortisol (oberhalb des Grenzwertes) [D]	am Renntag dürfen außerdem alle sonstigen Substanzen (= Liste V), die nicht in den Listen I, III und IV enthalten sind, sowie die in Liste II enthaltenen Mittel oberhalb der festgelegten Grenzwerte nicht nachgewiesen werden können. V.12
Substanzen mit Wirkung auf die Geschlechtsorgane und die Haut	Substanzen mit Wirkung auf die Geschlechtsorgane [V]; Substanzen mit Wirkung auf die Haut [V]	↓
Substanzen mit Wirkung auf das Muskel- und Skelettsystem	Muskelrelaxanzien einschließlich Methocarbamol und Propanthelin [A]; pflanzliche oder tierische Derivate: Gamma-Oryzanol und andere Substanzen mit einer ähnlichen chemischen Struktur oder gleichem(n) biologischen Effekt(en) [B]	
Pharmaka zur Beeinflussung von Entzündungen	zwei oder mehr Antiphlogistika (steroidal oder nicht-steroidal) oder andere Kombinationen von antiinflammatorischen Substanzen mit gleichen oder verschiedenen pharmakologischen Wirkungen [D]; ein Antiphlogistikum [A], ein Kortikosteroid [A]; Dimethylsulfoxid (DMSO) oberhalb des Grenzwertes [B]	
Terpene	Terpene und anorganische Kontaminanten (andere als auf Abstrichen von Haut oder Sattel- und Zaumzeug nachweisbar) [B]	
Infusion von Blut oder Blutbestandteilen	Verabreichung von Vollblut und/oder Zubereitungen, die rote Blutkörperchen enthalten [D]	Sauerstoffträger [D]
		Infusion von Blut oder Blutbestandteilen [F]

Tab. 95 Fortsetzung.

	Deutsche Reiterliche Vereinigung (FN)	Fédération Equestre International (FEI)	Hauptverband für Traberzucht (HVT), Direktorium für Vollblutzucht und Rennen (DVR)
Neurektomie, Tracheotomie/Tracheotubus	+	+[VI]	+[F]
Kombinationen	Zwei oder mehr Substanzen oder Kombinationen von Substanzen mit gleicher oder unterschiedlicher Wirkungsweise[D]		
sonstige Mittel und Maßnahmen	Manipulation einer Probe[D]	Substanzen, die für den Menschen oder andere Tierarten zugelassen sind, wenn Alternativen für Pferde existieren[D]; Hyper- oder desensibilisierende Stoffe (organische oder anorganische oder andere Substanzen, die wahrscheinlich zur Leistungsbeeinflussung an Körperteilen oder am Sattel- und Zaumzeug angewendet wurden)[D]; Akupunktur, Stoßwellentherapie (ESWT), Kältetherapie (ausgenommen Anwendung von Eis)[VII]	technische Mittel, die im Rennen mitgeführt oder angewendet werden[F]; HVT: 72 Stunden vor Beginn des Rennens keine Injektionen, Infusionen, Intubationen, Inhalationen oder orale Applikationen (Ausnahme: natürliche Futteraufnahme)[I,4]

[1] Starterlaubnis nach Anwendung von Substanzen der Verbotsliste oder von Substanzen, die nicht auf der Verbotsliste stehen.
[2] Die Verabreichung von Arzneimitteln, die nicht auf der Liste der verbotenen Substanzen stehen (z.B. Rehydratationslösungen, Sauerstoff, Antibiotika, Antiparasitika) durch Injektion, Nasenschlundsonde oder Vernebelung erfordert vorherige schriftliche Genehmigung durch die Veterinärkommission bzw. Beauftragten mit Hilfe des Medikationsformulars 3 (Veterinary Regulation Annex VI).
[3] Behandlungen mit antiinfektiösen Substanzen müssen im Medikamentenbuch eingetragen sowie bei Doping-Probenahmen deklariert werden.
[4] Behandlungen mit antiinfektiösen Substanzen müssen im Medikamentenbuch eingetragen sowie bei Doping-Probeentnahmen auf der Untersuchungskarte deklariert werden.
[5] Die konjugierte Substanz bezeichnet die Substanz, die nach einer Spaltung aus den Konjugaten freigesetzt wurde.
[6] Dopingsubstanzen sind Substanzen, die geeignet sind, die Leistung eines Pferdes im Wettkampf zu beeinflussen.
[7] Substanzen, Cocktails oder Mixturen, die die Leistung beeinflussen könnten; Maskierungsmittel; Substanzen ohne akzeptierte therapeutische Indikation bei Sportpferden oder die üblicherweise bei Menschen oder anderen Tierarten angewendet werden; Substanzen, die zur Hyper- oder Desensibilisierung von Gliedmaßen oder Körperteilen verwendet werden, einschließlich aber nicht beschränkt auf:
[8] Substanzen, die die Leistung durch Schmerzunterdrückung, Sedation, Stimulation oder Erzeugung bzw. Modifikation anderer physiologischer oder Verhaltenseffekte beeinflussen können, einschließlich:
[9] Substanzen, die entweder ein begrenztes Potenzial zur Leistungssteigerung haben oder solche, denen Pferde versehentlich ausgesetzt worden sein könnten, einschließlich bestimmter Futterverunreinigungen.
[10] Die Anwendung der in Liste IV enthaltenen Dopingmittel ist grundsätzlich verboten, soweit sie nicht im Einzelfall aus medizinischen Gründen indiziert waren. Über die Anwendung derartiger Mittel ist ein vom Tierarzt bestätigter Nachweis über Indikation, Zeitpunkt und Art des verabreichten Mittels zu führen. Auch bei medizinischer Indikation dürfen nachfolgende Mittel am Renntag nicht nachgewiesen werden können.
[11] Die Anwendung der in Liste IV enthaltenen Dopingmittel ist grundsätzlich verboten, soweit sie nicht im Einzelfall aus medizinischen Gründen indiziert waren. Über die Anwendung derartiger Mittel ist ein vom Tierarzt bestätigter Nachweis über Indikation, Zeitpunkt und Art des verabreichten Mittels zu führen. Auch bei medizinischer Indikation dürfen nachfolgende Mittel am Renntag nicht nachgewiesen werden können.
[12] Pferde, die mit Mitteln der Liste II, IV oder V behandelt wurden, dürfen nur am Rennen teilnehmen, wenn zweifelsfrei feststeht, dass alle unerlaubten Substanzen abgebaut sind. Um behandelten Pferden eine eventuelle Teilnahme an Rennen zu ermöglichen, kann der Besitzer beim Hauptverband eine Dopingprobenuntersuchung in dem vom Hauptverband beauftragten Dopinglabor (HVT) bzw. im Institut für Biochemie der Universität Köln (DVR) beantragen. Dabei sind die Indikationsgründe sowie Art, Menge und Zeitpunkt des angewendeten Mittels gleichzeitig mitzuteilen. Die mit der Entnahme und Untersuchung verbundenen Kosten trägt der Veranlasser.

Da mit wenigen Ausnahmen für die meisten therapeutisch eingesetzten Arzneimittel eine Nulltoleranz in der Dopingprobe gilt und die Nachweisgrenze von der Empfindlichkeit der in den Dopinglabors jeweils verwendeten analytischen Methoden abhängt, ergibt sich für den behandelnden Tierarzt die Schwierigkeit, eine im Einzelfall ausreichende Absetzfrist vor dem Sporteinsatz des Tieres festzulegen, nach deren Ablauf das Arzneimittel in den Körperflüssigkeiten nicht mehr nachgewiesen werden kann. Wegen fehlender zulässiger Grenzwerte und Unterschiede in der Sensitivität der Nachweismethoden sowie aufgrund einer Vielzahl nicht kalkulierbarer Faktoren, die die Ausscheidung individuell beim Einzeltier erheblich beeinflussen können (▶ Tab. 96), ist es derzeit nicht möglich, verlässliche Absetzfristen für therapeutisch eingesetzte Arzneimittel anzugeben, mit denen sich positive Dopingbefunde sicher vermeiden lassen. Die für Arzneimittel für lebensmittelliefernde Tiere festgesetzten Wartezeiten eignen sich nicht als Anhaltspunkt, da sie lediglich die Rückstandsunbedenklichkeit der von diesen Tieren gewonnenen Lebensmittel sicherstellen sollen und sich nicht an Blut- oder Urinspiegeln und auch nicht an der Nulltoleranz eines Wirkstoffs orientieren.

Ein weiteres Problem für den Tierarzt kann darin bestehen, dass es durch den Einsatz eines Arzneimittels aus verschiedenen Gründen unbeabsichtigt zu einem positiven Dopingbefund kommen kann (▶ Tab. 96).

Das Dopingverbot im Pferdesport ist neben dem sportethischen Aspekt vor allem durch den Tierschutzgedanken bestimmt. Nach § 3 Nr. 1b des Tierschutzgesetzes von 2006 ist es verboten, an einem Tier im Training oder bei sportlichen Wettkämpfen oder ähnlichen Veranstaltungen Maßnahmen, die mit erheblichen Schmerzen, Leiden oder Schäden verbunden sind und die die Leistungsfähigkeit von Tieren beeinflussen können, sowie an einem Tier bei sportlichen Wettkämpfen oder ähnlichen Veranstaltungen Dopingmittel anzuwenden. Nach Nr. 1 ist es außerdem verboten, einem Tier ohne Vorliegen eines Notfalls Leistungen abzuverlangen, denen es wegen seines Zustandes offensichtlich nicht gewachsen ist oder die offensichtlich seine Kräfte übersteigen. Danach widerspricht der Einsatz eines kranken Tieres bei Wettkämpfen, das nur durch den Einsatz von Medikamenten teilnahmefähig gemacht werden kann, ebenso dem Tierschutzgedanken wie die unphysiologische Leistungssteigerung zum Beispiel durch Ausschaltung körpereigener Schutzbarrieren. Ferner können den Pferden als Folge einer dadurch bedingten Verschlimmerung eines Krankheitsprozesses oder durch die extreme Überbelastung „länger anhaltende oder sich wiederholende erhebliche Schmerzen oder Leiden zugefügt werden", ein Tatbestand der nach § 17 des Tierschutzgesetzes strafbewehrt ist. Beim illegalen Einsatz verschreibungspflichtiger Arzneimittel, vor allem von Betäubungsmitteln zu Dopingzwecken, besteht weiterhin ein Verstoß gegen arzneimittel- oder betäubungsmittelrechtliche Vorschriften.

▶ **Tab. 96** Mögliche Ursachen für unabsichtliches Doping.

Absetzfrist nicht ausreichend lange	Nachweisverfahren sehr sensitiv; individuelle Pharmakokinetik u. a. abhängig von: Harn-pH Nieren- und Leberdurchblutung Metabolisierungsrate Arzneimittelinteraktionen Gesundheitszustand
dopingrelevante Anteile in **Molekülverbindungen**	Depotpenicilline wie Procain-Benzylpenicillin Clemizol-Benzylpenicillin
perkutane Resorption verbotener Substanzen nach lokaler Applikation	Kampfer DMSO Heparin Antiphlogistika (NSAID, Glukokortikoide) Antihistaminika (z. B. Diphenhydramin)
verbotene Substanzen als **pharmakologische Hilfsstoffe**	DMSO Kakao (Theobromin) Methylsalicylat

Anhang 10
Notfallmedikamente („Notfallkoffer")

F. R. Ungemach

▶ Tab. 97 Notfallmedikamente geordnet nach Wirkstoffen.

Wirkstoff	Anwendungsgebiet	Fundstelle (Seite)
Adrenalin	Herz-Kreislauf-Stillstand, anaphylaktischer Schock	▶ S. 45
Aktivkohle	orale Aufnahme nicht ionisierter Gifte	▶ S. 433
Atipamezol	Atemdepression durch Xylazin-ähnliche Sedativa	▶ S. 107 f.
Atropinsulfat	Bradyarrhythmie, AV-Block, Alkylphosphat-, Carbamatvergiftung, Herzglykosidintoxikation	▶ S. 38
Apomorphin	als Emetikum (Hund)	▶ S. 222
Butylscopolamin	viszerale Spasmen, Kolik	▶ S. 39
Calciumsalze	Hypocalcämie, Tetanie, Parese	▶ S. 180
Clenbuterol	Bronchospasmus	▶ S. 50
Dexamethason	Allergie, anaphylaktischer Schock, Hirnödem, Addisonkrise, als Spray: Rauchgasvergiftung	▶ S. 431
Diazepam	Erregungszustände, Krämpfe, Status epilepticus	▶ S. 89
Dihydralazin	hypertensive Krise, akute Herzinsuffizienz	▶ S. 163
Dimeticon	Tympanie (schaumige Gärung), Waschmittel-, Tensidvergiftung	▶ S. 221
Diphenhydramin	Allergie, anaphylaktischer Schock	▶ S. 59
Dobutamin	akute myokardiale Insuffizienz	▶ S. 49
Dopamin	Volumenmangelschock, drohendes Nierenversagen	▶ S. 46
Doxapram	Atemdepression, Asphyxie	▶ S. 120
Ethanol	Vergiftung mit Ethylenglykol, Frostschutzmitteln	▶ S. 438
Etilefrin	akute Hypotension	▶ S. 47
Fentanyl	akute Schmerzzustände, Narkoseprämedikation	▶ S. 100
Fomepizol	Vergiftung mit Ethylenglykol, Frostschutzmitteln	▶ S. 438
Furosemid	akute Herzinsuffizienz, Lungenödem, forcierte Diurese bei Vergiftung	▶ S. 197
Glaubersalz	orale Aufnahme von Giftstoffen	▶ S. 233
Glukose 5 %ig	hypertone Dehydratation, Kombination mit Elektrolytinfusionen	▶ S. 186
Glukose 20 %ig	Hypoglykämie, Ketose	▶ S. 186

▶ **Tab. 97** Fortsetzung.

Wirkstoff	Anwendungsgebiet	Fundstelle (Seite)
Hydroxyethylstärke	Hypovolämie, Volumenmangelschock, anaphylaktischer Schock	▶ S. 189
Ipecacuanha-Sirup	als Emetikum	▶ S. 223
Kaliumchlorid	akute Hypokaliämie, diabetisches Koma	▶ S. 179
Ketamin	akute Schmerzzustände, Allgemeinanästhesie	▶ S. 84
Lidocain	ventrikuläre Tachyarrhythmie, Kammerflimmern; als Gel: Gleitmittel zur Intubation oder Katheterisierung	▶ S. 158 ▶ S. 139
Magnesiumsulfat	Tetanie	▶ S. 183
Maropitant	Erbrechen	▶ S. 229
Metamizol	hohes Fieber, in Kombination mit Butylscopolamin: unklare abdominale Schmerzen, Kolik	▶ S. 113
Methylergometrin	uterine Blutungen	▶ S. 203
Metoclopramid	Erbrechen	▶ S. 228
Naloxon	Opioidantagonist, Asphyxie von Hundewelpen	▶ S. 103
Natriumchlorid 0,9- bis 7 %ig	Trägerlösung, kurzfristiger Volumenersatz, hypotone Dehydratation, Augenspülung	▶ S. 171
Natriumbicarbonat 8,4 %	schwere metabolische Azidose	▶ S. 176
Nifedipin	hypertensive Krise	▶ S. 167
Orciprenalin	Atropin-resistente Bradyarrhythmie, AV-Block	▶ S. 48
Oxytocin	Wehenschwäche, postpartale Blutung	▶ S. 202
Polyethylenglykol 400 (Macrogol)	zur Dekontamination der Haut von fettlöslichen Giftstoffen	▶ S. 234 ▶ S. 544
Propofol	Narkoseeinleitung, Status epilepticus	▶ S. 85
Ringer-Laktat-Lösung	Dehydratation, Trägerlösung, kurzfristiger Volumenersatz, Augenspülung	▶ S. 173
Salbutamol	Bronchospasmus	▶ S. 49
Succinylcholin	Relaxation zur Intubation	▶ S. 42
Theophyllin	Bronchospasmus	▶ S. 121
Thiopental	Narkoseeinleitung, Kurznarkose	▶ S. 80
Toluidinblau (Toloniumchlorid)	Vergiftung mit Methämoglobinbildnern	▶ S. 437
Vitamin K_1	Cumarinvergiftung	▶ S. 367
Xylazin	Sedation, Emetikum (Katze)	▶ S. 105

Anhang 10 Notfallmedikamente („Notfallkoffer")

▶ Tab. 98 Notfallmedikamente geordnet nach Indikationsgebieten.

Anwendungsgebiet	Wirkstoff	Fundstelle (Seite)
Addisonkrise	Dexamethason	▶ S. 431
Alkylphosphatvergiftung	Atropinsulfat	▶ S. 434
Allergie	Dexamethason	▶ S. 431
	Diphenhydramin	▶ S. 59
Allgemeinanästhesie	Ketamin	▶ S. 84
anaphylaktischer Schock	Adrenalin	▶ S. 45
	Dexamethason	▶ S. 431
	Diphenhydramin	▶ S. 59
	Hydroxyethylstärke	▶ S. 189
	Ringer-Laktat-Lösung	▶ S. 173
Asphyxie	Doxapram	▶ S. 120
Asphxyie von Welpen	Naloxon	▶ S. 103
Atemdepression	Doxapram	▶ S. 120
Atemdepression durch Opioide	Naloxon	▶ S. 103
Atemdepression durch Xylazin-ähnliche Sedativa	Atipamezol	▶ S. 107 f.
Augenspülung	Natriumchlorid 0,9 %ig	▶ S. 171
	Ringer-Laktat-Lösung	▶ S. 173
AV-Block	Atropinsulfat	▶ S. 38
	Orciprenalin	▶ S. 48
Blutung, postpartale	Oxytocin	▶ S. 202
Blutungen, uterine	Methylergometrin	▶ S. 203
Bradyarrhythmie	Atropinsulfat	▶ S. 38
Bradyarrhythmie, Atropin-resistente	Orciprenalin	▶ S. 48
Bronchospasmus	Clenbuterol	▶ S. 50
	Salbutamol	▶ S. 49
	Theophyllin	▶ S. 121
Carbamatvergiftung	Atropinsulfat	▶ S. 434
Cumarinvergiftung	Vitamin K_1	▶ S. 367
Dehydratation	Ringer-Laktat-Lösung	▶ S. 173
Dehydratation, hypertone	Glukose 5 %ig	▶ S. 186
Dehydratation, hypotone	Natriumchlorid 0,9 %ig	▶ S. 171

▶ Tab. 98 Fortsetzung.

Anwendungsgebiet	Wirkstoff	Fundstelle (Seite)
Dekontamination der Haut von fettlöslichen Giftstoffen	Polyethylenglykol 400 (Macrogol)	▶ S. 234 ▶ S. 544
Diurese, forcierte, bei Vergiftung	Furosemid	▶ S. 197
Emetikum (Hund)	Ipecacuanha-Sirup	▶ S. 223
	Apomorphin	▶ S. 222
Emetikum (Katze)	Xylazin	▶ S. 105
Erbrechen	Apreptiant, Metoclopramid	▶ S. 228
Erregungszustände	Diazepam	▶ S. 89
Ethylenglykolvergiftung	Ethanol, Fomepizol	▶ S. 438 ▶ S. 438
Fieber, hohes	Metamizol	▶ S. 113
Frostschutzmittelvergiftung	Ethanol	▶ S. 438
Gifte, nicht ionisierte, orale Aufnahme	Aktivkohle	▶ S. 433
Giftstoffe, orale Aufnahme	Glaubersalz	▶ S. 233
Gleitmittel zur Intubation oder Katheterisierung	Lidocain (als Gel)	▶ S. 139
Herzglykosidintoxikation, bradykard	Atropinsulfat	▶ S. 38
Herzglykosidintoxikation, tachykard	Lidocain	▶ S. 139
	Kaliumchlorid	▶ S. 179
Herzinsuffizienz, akute	Dihydralazin	▶ S. 163
	Dobutamin	▶ S. 49
	Furosemid	▶ S. 197
Herz-Kreislauf-Stillstand	Adrenalin	▶ S. 45
Hirnödem	Dexamethason	▶ S. 431
hypertensive Krise	Dihydralazin	▶ S. 163
	Nifedipin	▶ S. 194
Hypocalcämie	Calciumsalze	▶ S. 180
Hypoglykämie	Glukose 20%ig	▶ S. 186
Hypokaliämie, akute	Kaliumchlorid	▶ S. 179
Hypotension, akute	Etilefrin	▶ S. 47

Anhang 10 Notfallmedikamente („Notfallkoffer")

▶ **Tab. 98** Fortsetzung.

Anwendungsgebiet	Wirkstoff	Fundstelle (Seite)
Hypovolämie	Hydroxyethylstärke	▶ S. 189
	Ringer-Laktat-Lösung	▶ S. 173
Kammerflimmern	Lidocain	▶ S. 139
Ketose	Glukose 20%ig	▶ S. 186
Kolik	Butylscopolamin	▶ S. 39
	Metamizol	▶ S. 113
Krämpfe	Diazepam	▶ S. 89
Kurznarkose	Thiopental	▶ S. 80
	Propofol	▶ S. 85
Lokalanästhesie	Lidocain 2%ig	▶ S. 139
Lungenödem	Furosemid	▶ S. 197
metabolische Azidose	Natriumbicarbonat 8,4%	▶ S. 176
Methämoglobinbildner-Vergiftung	Toluidinblau (Toloniumchlorid)	▶ S. 436
Narkoseeinleitung	Propofol	▶ S. 85
	Thiopental	▶ S. 80
Narkoseprämedikation	Fentanyl	▶ S. 100
	Atropinsulfat	▶ S. 38
	Diazepam	▶ S. 89
	Xylazin	▶ S. 105
Nierenversagen, drohendes	Dopamin	▶ S. 46
Opioidantagonist	Naloxon	▶ S. 103
Parese	Calciumsalze	▶ S. 180
Rauchgasvergiftung	Dexamethason (als Spray)	▶ S. 431
Relaxation zur Intubation	Succinylcholin	▶ S. 42
schaumige Gärung	Dimeticon	▶ S. 221
Schmerzen, unklare abdominale	Metamizol	▶ S. 113
Schmerzzustände, akute	Fentanyl	▶ S. 100
	Ketamin	▶ S. 84

▶ Tab. 98 Fortsetzung.

Anwendungsgebiet	Wirkstoff	Fundstelle (Seite)
Schock, Volumenmangel, septischer	Hydroxyethylstärke	▶ S. 189
	Ringer-Laktat-Lösung	▶ S. 173
	Dopamin	▶ S. 46
Schock, anaphylaktischer	Hydroxyethylstärke	▶ S. 189
	Ringer-Laktat-Lösung	▶ S. 173
	Adrenalin	▶ S. 45
	Diphenhydramin	▶ S. 59
	Dexamethason	▶ S. 431
Sedation	Xylazin	▶ S. 105
Spasmen, viszerale	Butylscopolamin	▶ S. 39
Status epilepticus	Diazepam,	▶ S. 89
	Propofol	▶ S. 85
Tachyarrhythmie, ventrikuläre	Lidocain	▶ S. 139
Tensidvergiftung	Dimeticon	▶ S. 221
Tetanie	Calciumsalze	▶ S. 180
	Magnesiumsulfat	▶ S. 183
Trägerlösung	Natriumchlorid 0,9 %ig	▶ S. 171
	Ringer-Laktat-Lösung	▶ S. 173
Tympanie	Dimeticon	▶ S. 221
Volumenersatz, kurzfristiger	Natriumchlorid 0,9 % bis 7 %ig	▶ S. 171
	Ringer-Laktat-Lösung	▶ S. 173
Volumenmangelschock	Dopamin	▶ S. 46
	Hydroxyethylstärke	▶ S. 189
	Ringer-Laktat-Lösung	▶ S. 173
Waschmittelvergiftung	Dimeticon	▶ S. 221
Wehenschwäche	Oxytocin	▶ S. 202

Anhang 11
Klinische Grenzwerte für die Klassifizierung von MHK-Werten unter Berücksichtigung der Bakterienspezies, Indikation und Tierart

J. Wallmann und R. Kroker

▶ **Tab. 99** Klinische Grenzwerte für die Klassifizierung von MHK-Werten unter Berücksichtigung der Bakterienspezies, Indikation und Tierart (Angaben in µg/ml).

antimikrobieller Wirkstoff	Bakterienspezies	Tierart/ Indikation	sensibel	intermediär	resistent	Grenzwert-Herkunft
Amoxicillin/ Clavulansäure	Staphylococcus spp., andere Bakterien		≤ 4/2 ≤ 8/4	16/8	≥ 8/4 ≥ 32/16	CLSI[1]
	P. multocida, M. haemolytica, Enterococcus spp., E. coli	Rind, Mastitis			≥ 32/16	MARAN[2]
Ampicillin	Enterobacteriaceae		≤ 8	16	≥ 32	CLSI
	Staphylococcus spp.		≤ 0,25		≥ 0,5	
	Streptococcus spp. (außer S. pneumoniae)		≤ 0,25	0,5–4	≥ 8	
	Enterococcus spp.		≤ 8		≥ 16	
Apramycin	E. coli				≥ 32	DANMAP[3]
Avilamycin	E. faecium, E. faecalis				≥ 32 ≥ 16	DANMAP
Cefazolin	keine Angaben		≤ 8	16	≥ 32	CLSI
Cefoperazon	E. coli	Rind, Mastitis			≥ 64	MARAN
Cefquinom	E. coli	Rind, Mastitis			≥ 8	MARAN
Ceftiofur	A. pleuropneumoniae, P. multocida, S. suis, S. choleraesuis	Schwein, Atemwegsinfektionen	≤ 2	4	≥ 8	CLSI
	P. multocida, M. haemolytica, Histophilus somni	Rind, Atemwegsinfektionen	≤ 2	4	≥ 8	
	S. aureus, S. uberis, S. agalactiae, S. dysgalactiae, E. coli	Rind, Mastitis	≤ 2	4	≥ 8	

▶ Tab. 99 Fortsetzung.

antimikrobieller Wirkstoff	Bakterienspezies	Tierart/ Indikation	sensibel	intermediär	resistent	Grenzwert-Herkunft
	S. equi subsp. zooepidemicus	Pferd, Atemwegsinfektionen	≤ 0,25			
Cephalothin	keine Angaben		≤ 8	16	≥ 32	CLSI
	S. uberis, S. dysgalactiae, S. aureus, S. intermedius				≥ 2 ≥ 4	SVARM[4]
Chloramphenicol	Spezies außer Streptococcus spp.		≤ 8	16	≥ 32	CLSI
	Streptococcus spp. (außer S. pneumoniae)		≤ 4	8	≥ 16	
Clindamycin	Staphylococcus spp.	Hund, Haut- und Weichteilinfektionen	≤ 0,5	1–2	≥ 4	CLSI
Colistin	E. coli				≥ 4	DANMAP
Difloxacin	Enterobacteriaceae, Staphylococcus spp., andere Bakterien	Hund, Haut- und Harnwegsinfektionen	≤ 0,5	1–2	≥ 4	CLSI
Enrofloxacin	Enterobacteriaceae, Staphylococcus spp., andere Bakterien	Hund u. Katze, Haut- und Harnwegsinfektionen	≤ 0,5	1–2	≥ 4	CLSI
	P. multocida, E. coli	Huhn/Pute, Infektionen	≤ 0,25	0,5–1	≥ 2	
	P. multocida, M. haemolytica, Histophilus somni	Rind, Atemwegsinfektionen	≤ 0,25	0,5–1	≥ 2	
Erythromycin	Enterococcus spp., Staphylococcus spp.		≤ 0,5	1–4	≥ 8	CLSI
	Streptococcus spp.		≤ 0,25	0,5	≥ 1	
Florfenicol	E. coli				≥ 32	DANMAP
	M. haemolytica, P. multocida, Histophilus somni	Rind, Atemwegsinfektionen	≤ 2	4	≥ 8	CLSI
	A. pleuropneumoniae, P. multocida, B. bronchiseptica, S. suis, S. choleraesuis	Schwein, Atemwegsinfektionen	≤ 2	4	≥ 8	

▶ **Tab. 99** Fortsetzung.

antimikrobieller Wirkstoff	Bakterienspezies	Tierart/ Indikation	sensibel	inter- mediär	resistent	Grenzwert- Herkunft
Gentamicin	keine Angaben		≤ 4	8	≥ 16*	CLSI
	Enterobacteriacea, P. aeruginosa	Hund	≤ 2	4	≥ 8	
	Enterobacteriacea, P. aeruginosa, Actinobacillus spp.	Pferd	≤ 2	4	≥ 8	
	S. aureus, S. intermedius				≥ 4 ≥ 8	SVARM
	E. coli				≥ 4	
Kanamycin	E. coli	Rind, Mastitis	≤ 16	32	≥ 64	CLSI
	Staphylococcus spp.				≥ 32	MARAN
Nalidixinsäure	E. coli				≥ 32	DANMAP SVARM
Neomycin	E. coli				≥ 16	DANMAP SVARM
Nitrofurantoin	S. intermedius, E. coli				≥ 64	SVARM
Orbifloxacin	gram neg. Bakterien des Intestinaltraktes, Staphylococcus spp. u. andere empfindliche Bakterien	Hund, Haut- und Harnwegs- infektionen	≤ 1	2–4	≥ 8	CLSI
		Katze, Hautinfek- tionen	≤ 1	2–4	≥ 8	
Oxacillin	Staphylococcus spp. S. aureus		≤ 0,25 ≤ 2		≥ 0,5 ≥ 4	CLSI
Benzyl- Penicillin	Staphylococcus spp.		≤ 0,12		≥ 0,25	CLSI
	Streptococcus spp. (Viridans-Gruppe), außer S. pneumoniae		≤ 0,12	0,25–2	≥ 4	
	Streptococcus spp. (ß-hämolysierende), außer S. pneumoniae		≤ 0,12			
	Enterococcus spp.		≤ 8		≥ 16	
Pirlimycin	S. agalactiae, S. dysgalactiae, S. uberis, S. aureus	Rind, Mastitis	≤ 2		≥ 4	CLSI

▶ Tab. 99 Fortsetzung.

antimikrobieller Wirkstoff	Bakterienspezies	Tierart/ Indikation	sensibel	inter- mediär	resistent	Grenzwert- Herkunft
Quinopristin/ Dalfopristin	E. faecium				≥ 8	DANMAP
Spectinomycin	M. haemolytica, P. multocida, Histophilus somni	Rind, Atemwegs- infektionen	≤ 32	64	≥ 128	CLSI
Spiramycin	S. zooepidemicus				≥ 32	SVARM
Streptomycin	E. coli, S. intermedius, Pasteurella spp., A. pleuropneumoniae				≥ 32 ≥ 64	SVARM
Sulfonamide/ Trimethoprim	Enterobacteriaceae, Staphylococcus spp.		≤ 2/38		≥ 4/76	CLSI
Tetracyclin	Bakterien, außer Streptococcus spp.		≤ 4	8	≥ 16	CLSI
	Streptococcus spp.		≤ 2	4	≥ 8	
	M. haemolytica, P. multocida, Histophilus somni	Rind, Atemwegs- infektionen	≤ 2	4	≥ 8	
	A. pleuropneumoniae, P. multocida, S. suis	Schwein, Atemwegs- infektionen	≤ 0,5	1	≥ 2	
Tiamulin	A. pleuropneumoniae	Schwein, Atemwegs- infektionen	≤ 16		≥ 32	CLSI
Tilmicosin	M. haemolytica	Rind, Atemwegs- infektionen	≤ 8	16	≥ 32	CLSI
	A. pleuropneumoniae, P. multocida	Schwein, Atemwegs- infektionen	≤ 16		≥ 32	
Trimethoprim	E. coli				≥ 8	DANMAP MARAN
	S. hyicus S. aureus				≥ 8	
	Pasteurella spp.				≥ 8	MARAN
	A. pleuropneumoniae				≥ 8	

▶ **Tab. 99** Fortsetzung.

antimikrobieller Wirkstoff	Bakterienspezies	Tierart/ Indikation	sensibel	inter-mediär	resistent	Grenzwert-Herkunft
Tulathromycin	M. haemolytica, P. multocida, Histophilus somni	Rind, Atemwegsinfektionen	≤ 16	32	≥ 64	CLSI
Vancomycin	Streptococcus spp.		≤ 1			CLSI
	Staphylococcus spp.		≤ 2	4–8	≥ 16	
	Enterococcus spp.		≤ 4	8–16	≥ 32	

[1] Clinical Laboratory Standards Institute, M31-A3 (2008)
[2] Monitoring of Antimicrobial Resistance and Antibiotic Usage in Animals in the Netherlands (2007)
[3] Danish Integrated Antimicrobial Resistance Monitoring and Research Programme (2008)
[4] Swedish Veterinary Antimicrobial Resistance Monitoring (2007)
* Grenzwerte sind nicht für *H. somni* und *A. pleuropneumoniae* zu verwenden

Die vom CLSI aufgelisteten Grenzwerte basieren auf nachvollziehbarem Datenmaterial, während die übrigen „Breakpoints" nur bedingt den Vorgaben entsprechen. Bei Kenntnis des klinischen Breakpoints und der MHK-Werte der zu behandelnden Bakterienpopulation kann der Tierarzt abschätzen, welcher Wirkstoff zur Bekämpfung der Krankheitserreger geeignet ist (s. auch ▶ **Kap. N**)

Sachverzeichnis

A

Abamectin 320, 343
Abführmittel siehe auch Laxanzien 231
Abmagerungsmittel 242
Abort 383f, 423
– einleitung 63, 204
Accupro 166
ACE-Hemmer 163ff
Acepromazin 91, 93, 226f, 230
Acetylbutylat 221
Acetylcholin 33, 65
– Antagonisten 38
– esterase
– – reversible Hemmstoffe 36
– – schwer reversible Hemmstoffe 37
Acetylcystein 213
β-Acetyldigoxin 145, 150
Acetylsalicylsäure 111f
Aciclovir 554
Aconitum 475
ACTH 147, 412f, 419f
Actinomycin 361
Acylaminopenicilline 264
Adalat 160, 167
Addisionkrise 172, 420
Adenosinantagonisten 121
Adenylatcyclase-cAMP-System 375
Adrenalin 33, 43, 45, 66, 162, 433
Adrenolytika 53
– α- 53, 163
– β- 54, 159, 163, 554
α-Adrenozeptoren 45, 47, 105
β-Adrenozeptoren 45, 48
Adriablastin 361
Adsorbenzien 238, 544
Adstringenzien 239, 516, 550
Advantage 346
Advantan 546
Advantix 339, 347
Advocate 322, 347
Advocid 296
Aequamen 226
Aescin 541
Afrikanische Pferdepest 535
Afrikanische Schweinepest 535
Agalaktie 203
Agar-Agar 234
Aglepriston 384
Agonisten 66f
– β- 20
agramelk 563
Airol 552

Aivlosin 279
Ajmalin 159
Akarizide 336
Aktivkohle 238, 433
Aktren 398
Albendazol 302, 306ff, 329, 331, 333
Albiotic 282, 560
Alcuronium 42
Aldehyde 244
Aldosteron 412
– Antagonisten 199
Alfason 546
Alfaxalon 83
Alfaxan 83
Algeldrat 217
Alizaprid 226
Alkaloide 502f
Alkalose 178
Alkohole 222, 244
Alkylanzien 361
Alkylphosphate 37, 340
Alkylphosphocholine 457
Allergie 416
Alloferin 42
Allopurinol 443, 455
Allzin 384
Almaseptica 245
Almasilat 217
Aloeextrakt 232
Aloin 232
Althesin 83
Altinsulin 386
Altrenogest 384
Aludrin 48
Alugan 343
Aluminiumacetattartrat 551
Aluminiumhydroxid 217f
– bissalicylat 240
Aluminiumoxid 218
Aluminiumpuder 553
Alupent 48, 154, 433
Alvegesic 101
AmBisome 354
Ambroxol 212f
Amciderm 546
Amcinonid 546
Ameisensäure 352
Amikacin 272
Amilorid 199
Aminofusin forte 186
Aminoglykosid(e) 251, 456, 556
– antibiotika 236, 268
– neuere 272

Aminopenicilline 259, 263
Aminophenazon 113
Aminophyllin 207
4-Aminopyridin 107
5-Aminosalicylsäure 241
Amiodaron 160
Amitraz 333, 344, 352
Amlodipin 167
Amminofarma 456
Ammoniumbituminosulfonat 550
Ammoniumchlorid 178, 210f, 222
Amoxanil 264
Amoxibol 264
Amoxicillin 251, 259, 264
– Wartezeiten 264
Amoxin 264
Amphenicole 251
Amphetamin 52
Ampholyte 244, 248
Amphotericin B 354
Ampicillin 251, 259, 263
Ampisan 263
Ampisel 263
Ampitab 263
Amprolium 460
Amynin 215
Anaesthesin 138
Analeptika
– zentrale 118
Analgesie 68f
Analgetika 70, 95, 105
– schwache 109
– starke 96
– vom Typ des Morphins 96
Anämie 416
Anästhesie 68
Anästhetika 580
Ancemin 59
Ancylostoma 307, 315
Androgen 385
Anemet 228
Angass 240
Angiotensin 162
– II-Rezeptor-Antagonisten 165
– Konversionsenzym siehe ACE
Angst 129
Anilinderivate 112
Animedistin 284
Anisöl 211, 221
Anivet Plus 111
Anoplocephala 314
Anoplocephalidose 327

Sachverzeichnis

Ansamycine 251, 556
– gruppe 285
Antagonisten 66 f
Antazida 217 f
Anthelminthika 9 ff, 514
– Wirkungsspektrum 314
Anthrachinonderivate 232
Anthrasol 549
Antiadiposita 242
Antiarrhythmika 152, 156, 158 ff
– Klassifizierung 155
– membranstabilisierende 156
– Wirkungsmechanismus 155
ANTIBAC 245
Antibiotika 249, 268, 554, 574
– Auswahlkriterien 250
– Eigenschaften 251
– Kombinationen 255
– konzentrationsabhängige Wirkungen 254
– Neben- und Wechselwirkungen 257
– Pharmakodynamik 253
– pharmakodynamische Klassifizierung 254
– Pharmakokinetik 253
– polyzyklische 361
– Resistenzen 255 f
– therapeutische Breite 254
– Wirkungsspektrum 254
– zeitabhängige Wirkungen 254
Anticholinergika 219, 224 f, 227, 238
Anticholium 438
Antidiabetika 387
Antidiarrhoika 235, 239
Antidiurese
– hormonale 200
– nicht hormonale 200
Antiemetika 224, 226
Antiepileptika 122, 124
– Halbwertszeiten 125
– neue 127
– Wirkung 123
Antifertil N 383
Antigene 523
Antigestagene 384
Antikokzidia 460, 462, 575
Antikokzidia
Antikonvulsiva siehe Antiepileptika
Antikörper 415, 523, 530 ff
Antimetabolite 361
Antimikrobiotika 580
Antimonverbindungen, pentavalente 454
Antimykotika 456, 545, 554, 582

Antiparasitika 298, 545, 584
Antiphlogistika 545
– nicht-steroidale 62, 109, 222, 389 ff, 393, 519, 539, 540, 554
– nicht steroidale 390
Antiproliferativa 553
Antiprotozoika 440
Antipruriginosa 551
Antipyretika 109
Antiseborrhoika 552
Antisedan 107, 438
Antiseptika 545, 554
Antisympathotonika 163
Antitussiva 209
– morphinähnliche 104
Antitympanika 221
Antivertiginosa 226
Antizymotika 221
Antra 220
Antrycide 452
Antrypol 452
Anzaprost T 63
Apiguard 352
Apis 475
Apomorphin 97, 104, 222
Appertex 466
Apralan 272
Apramycin 251, 272
Aprepitant 229
Aquaphor 195
Arachidonsäurekaskade 414
Area postrema 226, 229
Arecolin 36, 326, 327
Arelix 196
Arnica 475
Arnikatinktur 540, 553
ArnikaVet 506
Arrhythmien 55, 142, 154
Arsen 497
– verbindungen 453
– vergiftung 436
Arsenicum album 475
Arsobal 453
Arthotec 220
Arthrisel 394
Arthritis 315, 389, 405 f, 409 ff, 418, 543
Arylpropionsäurederivate 115, 397
Arzneifindung, homöopathische 468
Arzneimittel
– gesetz 8
– kombinationen 571
– Konzentration in Körperflüssigkeiten 5

– pflanzliche 500
– risiken 598
– vergiftungen 438
– wechselwirkungen 7
Arzneipflanzen 511
5-ASA 241
Askariden 306, 314, 315
Asparaginsäure 65
Aspecton 211
Asphyxie 69
Aspirin 111
ASS 100 % 111
Astonin 412
Aszites 191, 197
Ataraktika 88
Atemweg(e) 508
– serkrankungen 206, 267, 281
Atenolol 160
Atipamezol 107, 438
Atmungsorgane, Erkrankungen 514
Atmungsversagen 433
Atonia uteri 202
Atopica 519, 521
Atosil 226
Atracurium 42
Atropin 38, 153, 207, 224 f, 238, 554
Atropinum compositum 475
Atrovent 208
Attapulgit 238
Atussin 105, 209, 211
Auge 539, 554
– nerkrankungen 416
– nsalben 548, 555
– ntropfen 555
Aujeszkysche Krankheit 533
Auranofin 519
Auriplak 339
Aurizon 546
Ausscheidungsbeschleunigung 434
Autan 351
Autoimmunkrankheiten 416, 520
AV-Block 153
Avermectine 314 ff, 333
Azagly-Nafarelin 379
Azaperon 94
Azaphenothiazinderivate 93
Azathioprin 520
Azidocillin 261
Azidose 175 ff
Azlocillin 264
Azole 355
Azulen 553
Azulfidine 241

B

Babesien 440
Babesiose 335, 441, 444, 446, 448
Bacitracin 252, 285, 554
Bakteriostase 250
Bakterizidie 250
Bamipin 551
Bandwurmmittel 326
Banminth 311
Baquiloprim 290f, 293
Barbiturate 78, 87
– klassische 78f
Basodexan 552
Baycox 465
Bayofly 339
Bayticol 339
Baytril 295
Bayvarol 339, 353
Beclometason 208
Belacol 284
Belamisol 313
Bela-Mono-Vit A 364
Belladonna 476
Benacet 506
Benakor 166
Benazepril 165f
Bendroflumethiazid 196
Benestermycin 557
Benproperin 209
Bentonit 238, 434
Benzathinbenzylpenicillin 259
Benzetimid 238
Benzimidazole 301 ff, 332
 – anthelminthisches Wirkungsspektrum 306
 – Mechanismus der anthelminthischen Wirkung 301
 – Resistenzen 304
Benzocain 138
Benzodiazepine 88, 126, 128
Benzothiadiazine 194
Benzoylperoxid 552
Benzylbenzoat 351
Benzylpenicillin(e) 251, 257 ff
Benzylpenicillin-Benzathin 260
 – Wartezeiten 261
Bepanthen 553
Berberil 555
Berberis 476
Berotec 207
Betahistin 226
Betaisodona 244
Beta-Laktame 251
Betamethason 414, 431

– -17–, 21-dipropionat 546
– -17-valerat 546
Betäubungsmittel 14, 17
 – Anforderungsschein 16
 – Binnenhandelsverordnung 15
 – gesetz(gebung) 14, 132
 – Höchstmengen 16
 – nicht verschreibungsfähige 14
 – nicht verkehrsfähige 14
 – Rezept 16
 – verschreibungsverordnung 15
Betnesol 546
Bewegungsapparat 478
 – entzündliche Erkankungen 400, 402
 – Entzündungen 399, 408
Biamoxi 264
Bibrocathol 554
Bicarbonat 176
 – defizit 175
Biklin 272
Bimatoprost 554
Biotin 363, 365, 370
Biotransformation 5
Bisacodyl 232
Biserin 195
Bismut siehe Wismut
Bisolvon 212
Bithionol 326, 329 f
Bitulfonsalbe 550
Blasenatonie 35, 37
Blastomykose 356
Blauzungenkrankheit 535
Bleivergiftung 436
Bleomycin 361
Blutdruck 162
 – erhöhung 162
 – steigerung 47
Bluterkrankungen, protouoäre 442
Blut-Hirn-Schranke 5, 64
Bluthochdruck 163
Blut-Liquor-Schranke 64
Blut-Milch-Schranke 5
Bluttransfusionen 188
Boldenon 385
Bolfo 342
Borgal 292
Borreliose 335
Bovis 465
Bradyarrhythmie 153
Bradykardie 153
Bradykinin 164
Breakpoint, mikrobiologischer 256
Brechmittel 434

Brechzentrum 224
Breitbandanthelminthika 326
Breitspektrum-Anthelminthikum 305, 311
Breitspektrumpenicilline 263
Bremsen 334, 338, 350
Bricanyl 207
Bromfenofos 329, 331
Bromhexin 212
Bromiprid 226
Bromnitropropanderivate 358
Bromociclen 343
Bromodan siehe Bromociclen
Brompropylat 352
Bronchialasthma 416
Bronchitis 207, 538
Bronchodilatatoren 206
Bronchoforton 211
Broncholytika 49
Bronchopneumonie 273
Bronchosekretolytikum 213
Bronchospasmen 50
Bronchospasmolytika 206
Bronopol 358
Brotianid 329, 331
Brotizolam 89
Brunst 63, 384, 506
 – induktion 380, 383
 – pulver 506
 – synchronisation 381
Bryonia 476
Budesonid 208
Bumetanid 196, 198
Bunamidin 327, 329
Bunostomum 306, 314
Buparvaquon 444, 458
Bupivacain 140
Buprenorphin 102
Buprenovet 102
Burinex 198
Buscopan 224
 – compositum 113
Buserelin 378
Busulfan 361
Butalex 458
Butamirat 209
Butanilicain 139
Butazolidin 394
Butetamat 209
Butorphanol 99, 101
Butox 339
Butylscopolamin 39, 224, 237
Butyrophenonderivate 91, 94
Butyrophenone 227

Sachverzeichnis

C

Cactus 476
Calcitonin 180
Calcitriol 180
Calcium 180f, 490
Calciumantagonisten 160
Calciumboroglukonat Infusionslösung 183
Calciumcarbonat 218
Calciumchlorid 180, 182
Calcium-Di-Natrium-Ethylendiamintetraacetat (CaNa$_2$EDTA) 436
Calciumglukonat 180, 182
Calciumkanalblocker 163, 167
Calciumsensitizer 152
Calciumstoffwechsel 415
Calendula 476
Calgonit sterizid 245
Calmasel 182
Cambendazol 303, 305
Campher 211, 542
Camphopin 542
Camphosan 543
Candidiasis 356
Canesten 356
Canidryl 116
Caninsulin 386
Canrenon 199
Cantharidin 540
Cantharis 476
Capillaria 307, 315
Capsamol-Salbe 541
Capsicum 541
– extrakte 540
Capstar 347
Captopril 164, 166
Capval 209
Carazolol 55, 159
Carbachol 35, 231, 554
Carbamate 222, 333, 341
– Vergiftungen 434
Carbamazepin 126
Carbaminsäurederivate siehe Carbamate
Carbanilide 445
Carbaril 342
Carbésia 448
Carbetocin 203
Carbimazol 376
Carboanhydrase, Hemmstoffe 194, 554
Carbo vegetabilis 476
Carboxyl-Penicilline 264
Carboxymethylcellulose 234

Cardiolide 503
Carduus 477
Carnidazol 294
Carprodyl 116
Carprofen 115, 116, 398
Catechine 503
Catecholamine 45, 162
Caulogravisal 477
Causticum 490
Cefacetril 251, 267
Cefadroxil 265
Cefalexin 265f, 559
Cefaperazon 266
Cefapirin 557
Cefazid 266
Cefazolin 265, 557, 559
Cefoperazon 251, 559
Cefotaxim 266
Cefovecin 251
Cefoxitin 266
Cefquinom 251, 265, 267, 557, 559
Cefsulodin 266
Ceftiofur 251, 267
Celestamin 431
Celestan 432
Celestovet 431
Celidocin 557, 559
CellCept 519
Celluvisc 555
Cepesedan 109
Cepetor 107
Cephalexin 251
Cephaloridin 265
Cephalosporine 251, 265f
Cephalothin 265
Cerenia 229
Certomycin 272
Cestoden 299, 305, 308, 326f
Chamazulen 553
Chassot-Cefaseptin 266
Chelidonium majus 477
Chemoprophylaxe 448
Chemotherapeutika 249
Chemotherapie
– antiparasitäre 298
– Hämatoprotozoen 440
– Tumorerkrankungen 359
Chevi-col 294
Chevi-rhin 506
Chinazolinonderivate 459
Chinidin 153, 156, 433
Chinin 503
Chinoliniumderivate 452
Chitinsynthesehemmer 349

Chlor 246
Chloralhydrat 82
Chlorambucil 361, 520
Chloramin T 244
Chloramphenicol 251, 275f, 520, 554
Chlorhexamed 248
Chlorhexidin 248
Chlormadinonacetat 383
Chlornicotinoide 346
Chlornicotinylverbindungen 333
Chloromycetin 275
Chlorothiazid 194
Chlorphenole 247
Chlorphenoxamin 551
Chlorpromazin 91, 226f, 433
Chlorprothixen 94
Chlortalidon 195
Chlortetracyclin 253, 273, 554
Choleretika 215
Cholin 363, 365, 370
Cholinozeptoren
– muskarinartige 32
– nikotinartige 32
Chondroitinsulfat 409
Chondroprotektiva 409
Choriongonadotropin, humanes 379
Chosalgan-S 113
Chrom 371f, 374
Ciclosporin 519, 521, 556
Cimetidin 220
Cineol 503, 542
CIRCOSEPT 245
Cisaprid 230
Citronellol 350
Clamoxyl 264
Clanobutin 216
Clavulansäure 251
Clazuril 466
Clemastin 551
Clenbuterol 50f, 205, 207
Cleorobe 282
Clexon 458
Clik 350
Clinacox 466
Clindamycin 252, 282
Clobazam 126
Clobetasol-17-propionat 546
Clobetason-17-butyrat 546
Clofedanol 209
Clomicalm 130
Clomipramin 130
Clonazepam 89, 126, 128
Clopamid 195

Cloprostenol 204
Clorsulon 329
Closantel 329, 331
Clotrimazol 356
Cloxacillin 251, 259, 262, 557
Cobactan 268, 559
Cocain 137, 554
Coccidioidomykose 356
Codein 104, 209
Coffea 506
Coffein 121
Colecalciferol 366
Colistin 236, 252, 284
Colitis, ulzeröse 241, 416
Colivet 284
Colo-Pleon 241
Colosan 506
Combiplasmal 186
Compagel 541
Concurat 313
Contralac 60
Cooperia 306, 314
Cordichin 156
Cortavance 546
Cortex frangulae 232
Cortirell Nebennieren-Spezifikum 428
Cortisol 412, 414, 427
– suppression 422
Cortison 414, 428
Coumafos 314f, 325, 340, 352
Cox 490
COX siehe auch Cyclooxygenase
COX-1-Hemmer 392
COX-2-Hemmer 392
Coxibe 116, 404
Crataegus 507
CTC-HCL 273
Cushing-Syndrom 424
Cyanocobalamin 369
Cyclio 348
Cyclizin 225, 227
Cyclooxygenase (COX) 62, 110, 392
– Blockierung 110
– Hemmstoffe 399, 403f, 406
– Hemmung 391, 414
Cyclophosphamid 361, 520f
Cyclosporin A 521, 556
Cyclosporine 519, 521, 556
Cydectin 322
Cyfluthrin 339
Cymelarsan 454
Cypermethrin 339
Cyromazin 348

Cysplatin 361
Cysticercose 327
Cytarabin 361
Cythioat 340

D

Dactinomycin 361
Daktar 356
Dalmarelin 378
Dalmazin 204
Danofloxacin 252, 296
D2-Antagonisten 227
Dantron 232
Darmatonie 35, 37, 231
Darmfrei 507
Dasseln 318, 328, 331, 332, 334
– larven 319
Decentan 226
Decoderm 546
Decoquinat 462
Decortin 429
Dectomax 320
Defencare 339
Deferoxamin 436
Dehydratation 169, 171, 173, 175
Dehydrocholsäure 215
Dehydroepiandrostendoin 385
Dehydrotachysterol 366
Deiquat 434
Delphicort 430
Deltajonin HG5 176
Deltamethrin 338
Delvosteron 384
Dembrexin 212
Demodikose 344
Depo-Medrate 429
Depotocin 203
Depuran 232
Dermamycin 546, 548
Dermatika 543
Dermatitis 266, 273, 416, 521, 547
Dermatokortikoide 545
Dermatomykosen 536
Dermisal 478
Dermoxin 546
Desferal 436
Desinfektion 244
– smittel 244f, 248f
Deslorelin 378
Desoximethason 546
Desoxycorticosteron 412
Dessau DES SPEZIAL 246
Detergenzien 244
Detomidin 109

Dexadreson 431
Dexamethason 407, 414, 427, 431, 520, 546, 548, 554
– 21-acetat 546
– ester 432
Dexpanthenol 230, 553
Dextrane 189
Dextromethorphan 105, 209
Diabetes insipidus 191, 387
– renalis 200
Diabetes mellitus 386
Diacetylaminoazotuluol 553
Diamfenetid 329, 331f
Diamidine, aromatische 445
Diaproof 175
Diarrhö 235ff
Diazepam 89, 126, 128, 433
Dibekacin 272
Dibenzyran 54
Dibutylphthalat 351
Dichlorophen 326
Dichlorvos 314f, 325, 340f
Diclazuril 462, 466
Diclofenac 397, 540, 554
Dicloxacillin 259
Dicodid 105
Dictyocaulus 306, 314
Dicural 296
Dicyclanil 348, 350
Diethylcarbamazin 324
Diethylether 72, 74
Diethyltoluamid 351
Difloxacin 252, 296
Diflubenzuron 348
Diflucortolon-21-pentanoat 546
DigiFab 439
Digitalis-Antidot 147
Digitalis-Antikörper 439
Digitalisierung 144
Digitalis lanata 148
Digitalis purpurea 150
Digitoxin 143ff, 150, 503
Digoxin 143ff, 148
Dihydralazin 163
Dihydrocodein 209
Dihydroergotamin 162
Dihydrostreptomycin 251
Diltiazem 160
Dilzem 160
Dimazon 196f
Dimenhydrinat 225, 227
Dimercaprol 436
Dimethylphthalat 351
Dimethylpolysiloxane 221, 434

Dimethylsulfoxid 407
Dimetinden 551
Dimetridazol 294
Diminazenaceturat 444 ff
Dimpylat 340, 341
Dinalgen 398
Dinatriumcromoglycat 208
Dinolytic 63
Dinoprost 63, 204
Dipentum 241
Diphenhydramin 59, 225, 227
Diphenylhydantoin siehe Phenytoin
Diphenylmethanderivate 232
Dipmittel 247
Diprosone 546
Dipylidium 307, 327
Dirlotapid 242 f
Dirofilaria immitis 319 ff, 454
Discus compositus 478
Disoprivan 85
Dispensierrecht 11
Distorsal 478
Dithranol 553
Diurese 434
Diuretika 169, 178, 191, 433
    siehe auch Thiazid-, Osmo-,
    Schleifendiuretika
 – High-ceiling- 196
 – Indikationen 191
 – kaliumsparende 198
 – osmotische 193
DIVA 532 ff
DIVOSAN 245
DMSO siehe Dimethylsulfoxid
DNA-Vakzine 531
Dobutamin 49, 162
Dociton 159
Docusat 235
Dolagis 116
Dolasetron 228
Dolorex 101
Dolpac 313
Domidine 109
Domitor 107
Domosedan 109
Domperidon 224, 226 ff, 230
Dona 409
Dopamin 46, 66, 162, 222, 433
 – Agonisten 104
 – D2-Rezeptoren 224, 226
Doping 198
 – Listen, Pferdesportverbände 657
Doramectin 320, 343
Dormicum 126, 128

Dosierung 24
 – sangaben 570
Dosisberechnungen 566
Doxapram 120
Doxapram-V 120
Doxirobe 275
Doxorubicin 361
Doxycyclin 253, 274
D-Penicillamin 436
Drontal 312, 328
Droperidol 91, 94, 226 f
d-Tubocurarin 41
Dulcamara 490
Dulcolax 232
Duodenalulzera 217, 220
Durchfall 238, 479, 490, 509
 – pulver 240, 507
Dysenteral 479
Dysticum 239

E

Ebenol 546
Echinacea 479
Echinococcus 307, 315, 327
E. coli 538
Econazol 356
Econor 286
Ectodex 344
Ecural 546
Effydral 174 f
Ehrlichiose 335
Eikosanoide 62
Eimeria 461, 464 f
Eimue-Chlorhexidin 563
Eisen 371 ff
Eisen(III)-hexacyanoferrat(II) 436
Eklampsie 180
Ektoparasiten 298, 318, 508
 – Bekämpfung 333 ff
Ekzem(e) 478, 547
 – azerbationen 416
Elektrolyt(e) 173
    siehe auch Serumelektrolyte
 – ersatz 174
 – haushalt 168
 – lösungen 168 f, 174
    – – mit Kationenkombi-
       nationen 172
Elidel 549
Elimination 4
Elotrans 174
Embryotoxizität 303
Embutramid 132
Emend 229

Emesan 225
Emetika 97, 222
 – peripher wirksame 223
 – zentral wirksame 222
Emetin 503
Emodepsid 325
Emovate 546
Enacard 166
Enadog 166
Enalapril 164, 166
Enalatab 166
Endektozide 343
Endokrinpharmaka 582
Endokrinpharmakologie 2
Endometritis 202
Endoparasiten 298
ENDOSAN 246
Endotoxine 392
Endoxan 521
Enfluran 76
Engystol 479
Enilconazol 355
Enrofloxacin 252, 295
Enteritis 416
Enteroconpulver 507
Entero-Teknosal 238
Entzündung(en) 389, 391 f, 394,
    405, 407, 408, 416 f, 490 f, 506,
    557
 – shemmer 584
 – shemmung 400
Epanutin 128
Ephedrin 51, 207
Epiduralanästhesie 134
Epilepsie 122
 – Formen 123
Epinephrin siehe Adrenalin
Eprazinon 213
Eprinex 321
Eprinomectin 321, 343
Epsiprantel 327 f
Equest 322
Equest Pramox 328
Equidenpass 10, 41 f, 98 ff, 124 ff,
    398 f, 429, 653
Equimax 328
Equimucin 214
Equipalazone 394
Equisil 211
Eqvalan 328
Erbrechen 178, 222–229
Ergometrin 203
Ergotamin 203
Erhaltungsbedarf 169, 174

Sachverzeichnis

Erkältungskrankheiten 51
Ernährung, parenterale 184
Erregung, zentrale 118
Erythrocin 278
Erythromycin 230, 252, 278, 560
Erytrotil 560
Escherichia-coli-Stamm Nissle 1917 242
Esidrix 195
Essigsaure Tonerde 551
Estradiol-17β 382
Estriol 383
Estrumate 204
Etacrynsäure 196, 198
Ethanol 247
Ethidium 445, 449f
Ethidiumbromid-chlorid 442
Ethylenglykolvergiftung 438
Ethylhexandiol 351
Ethyllactat 552
Etilefrin 47
Etofenamat 540
Etomidat 83
Etorphin 99
Etozolin 196
Eukalyptusöl 211, 351
Euphorbium 479
EuphraVet 479
European Medicines Agency (EMEA) 21
Euter 539, 556, 562
– balsam 507
– schranke 5
Eutha 77 132
Euthanasie 131
Excenel 267
Exkretoion 5
Expafusin 189
Expektoranzien 210, 222, 515
– pflanzliche 211
Exspot 339
Externa 540
Extrasystolie 158f
Exzitation 69

F

Fagusan 211
Famotidin 220
Fasciola 306, 314
Fasinex 333
Fasziolizide 329, 331ff
Faulbaumrinde 232
Febantel 306f, 310
Febrisal 479

Federlinge 334
Felbamat 127
Felimazole 376
Fell, stumpfes 491
Fenamate 115, 400
Fenbendazol 302, 306f, 309
Fenchelöl 211, 221
Fenicole 275
Fenoterol 207
Fentanyl 91, 99f
Fenthion 341
Fenvalerat 339
Ferrosal 480
Fertagyl 378
Fertigarzneimittel 18
Fertilisal 480
Fertirelin 378
Festliegen 181
Fichtennadelöl 211, 542
Finadyne 401
Finalgon 541
FINK-Antisept T 245
Fipronil 333, 344
Firocoxib 111, 116, 405
First Pass Effect 5
Flavanderivate 503
Flavonoide 503
Flecainid 159
Fleet Phospho-soda 233
Fliegen 334, 344, 350
flint MED 553
Flohbefall 321ff, 340ff, 345–349
Flöhe 334, 338, 343f
Flohsamen 234
Flor de Piedra 480
Florfenicol 251, 277
Fluanison 91, 94
Flubendazol 306f
Flubenol 308
Flucythrinat 339
Flucytosin 355f
Fludrocortison 412
Fluimucil 213, 439
Flumazenil 439
Flumethason 414, 432
Flumethason-21-pivalat 546
Flumethrin 338f, 352f
Flunisolid 208
Flunixin 390, 401
Fluocinolonacetonid 546
Fluocinonid 546
Fluorchinolone 252, 295, 554, 575
Fluorometholon 554
Fluoxetin 131

Flupredniden-21-acetat 546
Flurbiprofen 554
Flüssigkeitsbedarf 170
Flüssigkeitsersatz 174
Flüssigkeitshaushalt, Störungen 169
Flüssigkeitstherapie 170
Fluticason 208
Flutide 208
Fluvalinat 352
Follitropin 379f
Folsäure 363, 365, 370
Fomepizol 438
Fordesin 245
Formaldehyd 244
Formidium 480
Fortekor 166
Forthyron 377
Fortpflanzung 377
Fosaprepitant 229
Frieso-Gent 270
Frisium 126
Frontline 344, 349
Fruchtbarkeitsstörungen 377
Fruchtbarkeitsverbesserung 381
Fruktose 184, 187
Fuciderm 286, 546
Fucithalmic 286
Furosemid 196f
Fusidinsäure 252, 286, 554
Fütterungsarzneimittel 10, 18, 594, 596f
Futterzusatzstoffe 462

G

GABA 65, 317, 344
Gabiotan 370
Galenische Formulierungen 544
Gallamin 42
Gamithromycin 281
Ganglioplegika 40, 163
Gastritis 217, 219
GastroGard 220
Gastrozepin 219
Gebärparese 180, 416
Geburtsauslösung 384, 423
Geburtsdauer 203
Geburtsverzögerung 395
Gefäß(e) 34
– konstriktion 47
– würmer 315
Geflügel, Arzneimittel 573
Geflügelpest 534
Gegenanzeigen 25
Gelafundin 189

Gelatinepräparate 189
Gele 544
Gelenkknorpelschädigung 423
Gelenksentzündungen 410
Gelstadip 563
Gelstamp 559
Genotoxizität 2
Gentamicin 251, 270, 554, 560
Gerbsäureverbindungen 434
Gerbstoff(e) 551
– drogen 513
Gestagene 383
Gewebshormone 57
Gewebsproteinbindung 5
GH57-Salbe 507
Giftpflanzen 515 ff
Glaukom 35 f
– anfall 194
– mittel 554
Gleitmittel 234
Gleptosil 373
Glomerulitis 520
Glucagon 387
Glucantime 455
Glucosamin 409
Glukokortikoide 205, 208, 361, 395, 412 ff, 418, 420, 422 f, 519 f, 547 f, 554
– Antibiotika-Kombinationen 421
– Darreichungsformen 424
– ester 422
– fluorierte 429
– Gegenanzeigen 419
– Indikationsgebiete 416
– Nebenwirkungen 419
– nicht fluorierte 427
– Pharmakokinetik 426 f
– Therapie 425
Glukoneogenese 193, 386, 413
Glukose 184
– Lösungen 169, 186
Glutaminsäure 65
Glutaraldehyd 247
Glycerol 234
Glycilax 234
Glycin 65
Glykoproteidhormone 375
Glykopyrrolat 224
Glykosaminoglykane 409
– sulfatierte 410
Glykoside siehe auch Herz-, Strophantusglykoside
– blausäurehaltige 437
– cumarinhaltige 438

– herzwirksame 515
Gonadotropine 379 f
Gonadotropin-Releasing-Hormon 377 f
Gonavet Veyx 378
Gramicidin 554
Granisetron 228
Granulationsförderer 553
Granulome 416
Grenzwerte 670
Griseofulvin 357
Grundimmunisierung 531
Guaifenesin 117, 210, 211
Guajakol 211, 542
Guajazulen 553
Guanidin-Derivate 248
Gute Herstellungspraxis 526
Gute Impfpraxis 527
Gute klinische Praxis 525
GX-Lösung 20 % DeltaSelect 186
Gyrasehemmer 294

H

H_1-Antihistaminika 58, 208, 224 f, 227, 551
H_2-Antihistaminika 58, 220
Haarlinge 334, 345
Habronema 305, 312
Haemonchus 306, 314
HAES-steril 189
Hakenwürmer 321
Halbwertszeit 6
Haldol 226
Halocur 459, 461
Halofuginon 444, 459, 461 f
Halogene 244, 246
Halometason 546
Haloperidol 94, 226 f
Halothan 72, 74 f, 94
Haloxon 325
Halsbänder 335, 339 f, 342, 351
Hamamelis 240, 475 ff
Hämoprotozoen 440
– Chemotherapie 440
Harnausscheidung 191
Harnblase 34
Harninkontinenz 51, 383
Harnstoff 552
Hausapotheke, tierärztliche 18
Haut 506, 508, 516, 539
– atrophie 423
– desinfektionsmittel 247
– erkrankungen, allergische 416 f, 520

– reizungen 553
γ-HCH 343
Hefasolon 428
Hefen 354
Heilpflanzen, Toxizität 518
Heimtiere, Arzneimittel 577 f
Helicobacter pylori 221, 240
Hepakan 215
Hepar 480
Heparin 541
Heparinoide 410, 541
Hepatitis 538
Hepavet 480
Heptenofos 341
Herbi Colan 507
Herstellung 11
Herz 34, 506 f
– Nachlast 163 f
– Überleitungsstörungen 48
– Vorlast 163, 164
Herzarrhythmien 433
Herzflimmern 156
Herzglykoside 141–148, 150, 153, 161, 222
– pharmakokinetische Parameter 145
– Vergiftung 146
– Wechselwirkung mit anderen Arzneimitteln 147
Herzinsuffizienz 141, 143, 151, 163 f, 191 f, 197, 200
Herz-Kreislauf-Systems, Erkrankungen 515
Herzrhythmusstörungen 147, 154, 159
– bradykarde 152
– tachykarde 154
Herzversagen 151
Herzwurm 321 ff
Heterakis 307, 315
Hexachlorethan 331
Hexachlorophen 247, 329 ff
Hexetidin 248
Hippopalazon 394
Hirnödem 191 f, 418 f, 431
Hirudoid 411, 541
Histamin 57 f
Histamin-H_1-Rezeptoren 224
Histamin-H_2-Rezeptor-Antagonisten 220
Histomonostatika 462
Histoplasmose 356
Höchstmenge, Betäubungsmittel 16
Homatropin 554

Homidium 449f
Homöopathika 467, 586
– Erklärungsmöglichkeiten 470
– Herstellung 468
– tiermedizinische 473, 475
– Unbedenklichkeit 473
Hormeel 481
Hormon(e) 375
– follikelstimulierendes 380
– luteinisierendes 380
– thyreotropes 375
Hornhaut 137, 554
5-HT3-Rezeptor(en) 226, 229
– Antagonisten 224, 228
Hufrehe 416, 423
Huminsäuren 239
Husten 206, 209–212
Hyaluronsäure 409f
Hydralazin 163
Hydrochlorothiazid 195
Hydrocodon 104f, 209
Hydrocortisel 546
Hydrocortison 414, 427, 520, 548, 554
– 17-butyrat 546
– 21-acetat 546
– aceponat 546
Hydrodexan 552
Hydrotalcit 217
8-Hydroxycholin 358
Hydroxyethylsalicylat 540
Hydroxyethylstärke 189
Hydroxynaphthochinone 458
5-Hydroxytryptamin (5-HT) 60
Hygroton 195
Hylartil 410
Hyonate 410
Hyostrongylus 314
Hyperadrenokortizismus 424
Hyperaldosteronismus 200
Hyperämika 540, 582
Hyperazidität, Magen 217
Hypercalcämie 197, 416
Hyperhydratation 169
Hyperosid 503
Hyperthermie, maligne 75
Hyperthyreose 375
Hypertonie 197
Hypnomidate 83
Hypnotika 86
Hypocalcämie 180
Hypochlorämie 171
Hypochlorite 246
Hypoglykämie 184, 186, 387

Hypokaliämie 179
Hypomagnesiämie 183
Hyponatriämie 171
Hypoparathyreoidismus 180
Hypophosphorämie 181
Hypothyreose 377
Hypotonie 162
Hypovolämie 190

I

Ibaflin 297
Ibafloxacin 297
Ibuprofen 398, 540
Icaridin 351
Ichtholan 550
Ichthyol 550
Idoxuridin 554
Ileus, paralytischer 179, 230f
Imaverol 355
Imidacloprid 346
Imidapril 165f
Imidazole 456
Imidazothiazole 313
Imidocarb 448
– dipropionat 444
Immunbiologika 523, 530
– Ausnahmeregelungen 525
– Rechtsgrundlagen 524
– Zulassungspflicht 526
Immunisierung 530
– aktive 530
– passive 532
Immunmodulatoren 532
Immunstimulanzien 516
Immunsuppression 2, 415, 420
Immunsuppressiva 520, 549
Immunsystem 491
Impavido 457
Impfkrankung 525ff
Impfstoffe 523, 526, 528
Impfung(en) 534, 537
– (gegen) anzeigenpflichtige Tierseuchen 533
– Durchführung 529
– Wartezeit 529
– (gegen) Zoonosen 535
Imurek 520
Inaktivatvakzine 530
Incontisal 481
Incurin 383
Indomet 396
Indometacin 390, 396, 540, 554
Infektionen, bakterielle 249, 263, 270

Infiltrationsanästhesie 134
Infusionslösungen 169, 172f, 176
– Arzneimittelzusatz 171
Infusionstherapie 168, 170
Ingwer 229
Inhalationsnarkotika 71, 73f, 76f
Injektionsnarkotika 78f
Inkompatibilitäten 572
Inotropika 141f, 151
Insekten 340
– wachstumshemmer 348
Insektizide 336
– pflanzliche 333, 336
Insulin 386
Intal 208
Intergonan 380
Internet 28
Invertseifen 244, 358
Ionisationsgrad 5
Ionophore 463
Ipratropiumbromid 208
Isoaminil 209
Isocain 138
Isocillin 261
Isofluran 72, 76
Isogutt 555
Isometamidium 445, 451
Isometamidium-chlorid 442
Isoprenalin 48, 206
Isopropanol 247
Isoproterenol 48, 153f
Isoptin 160
Isothiocyanate 377
Isoxazolylpenicilline 259, 262
Isoxsuprin 50, 205
Itraconozol 355
Itrafungol 355
Ivemend 229
Ivermectin 317, 343
Ivomec 317
Ixodes ricinus 341, 344f, 347

J

Jacutin 343
Jellin 546
JEME®-OKOK5 246
Jodallergien 247
Jodetten 376
Jodide 210, 376
Jodinationshemmer 376
Jodisationshemmer 376
Jodo-Muc 244
Jodophore 247
Jodverbindungen, anorganische 247

Juckreiz 59, 417
Juvenilhormon-Analoge 348

K

Kalinor retard P 179
Kaliumaluminiumsulfat 551
Kaliumchlorid 179
Kaliumjodid 211
Kaliumpermanganat 246
Kaliumsubstitution 178
Kalzibosel 183
Kalzium siehe Calcium
Kamala 326
Kamillenöl 221, 553
Kamillosan 553
Kammerflimmern 154, 158, 433
Kampfer 503
Kanamycin 251, 269, 554
Kanamysel 269
Kanzerogenität 2, 474
Kaolin 238
Kardiomyopathie 164
– kongestive 142 f
Karminativa 221, 513
Kemint Ursotamin 84
Kennzeichnung 12
– svorschriften 11
Keratitis
Keratisal 481
Keratitis 372, 556
Keratokonjuntivitis 281, 334
Keratolytika 552
Ketamin 84
Ketamin Inresa 84
Ketanserin 60, 222
Ketavet 84
Ketoconazol 356, 443, 456
Ketoprofen 398, 540
Ketose 416, 418
Ketotifen 208
Kevatril 228
Kiltix 339
Kinetose 226
Kitasamycin 280
Klauenbehandlung 549
Klausan 508
Kleinnager 490 ff
Knoblauchpulver 351
Knorpelextrakt 409
Kobalt 371 f
– vergiftung 436
Kochsalzlösung 171
– isotone 171
Kodan-Tinktur 244

Kohle-Compretten 238
Kohlenhydrat(e) 184
– lösung 185 f
Kohlenwasserstoffe, chlorierte 222
Kohle-Pulvis 238
Kokosöl 351
Kokzidiose 460
Kolik 37 ff, 101 f, 113 f, 231–237, 394 ff, 400 ff
Kollagenose 547
Kombinationspräparate, zur Parasitenbekämpfung 298
Konakion 367
Konjunktivitis 59, 211
Konstigmin 37
Kontaktinsektizide 340
Kopffliegen 338
Körperflüssigkeiten, Arzneimittelkonzentrationen 5
Körpergewicht 566
– metabolisches 6
Körperoberfläche 6, 566
Körperwasser 168
Kortikosteroide 411
– dermatika 545, 547
Krämpfe 433
Kräuterlax 232
Kreislauf
– enterohepatischer 5
– regulationsstörungen 162
Kresol 247
Kryptosporidien 462
Kühlsalbe 544
Kümmelöl 221
Kumulation 6
Kupfer 371 f
– sulfat 223
– vergiftung 436
Kurznarkotika 78
Kytta 541

L

Lac caninum 481
Lachesis 481
Lachgas siehe Stickoxydul
Lacrigel 555
Lactone, makrozyklische 316, 343
Lactovetsan 482
Lahmheit 410
β-Laktamantibiotika 257, 556
Laktation
– Euterinjektoren 559
– Mastitisbehandlung während 562
Lanatosid A 503

Lasalocid 462 f
Laseptal 482
L-Asparaginase 361
Latanoprost 205, 554
Latschenkieferöl 211, 542
Läufigkeit 384
– sunterdrückung 383
Läuse 334, 343
Lavendelöl 351
Laxanzien 231 f, 514
– diphenolische 232
– osmotische 233
– salinische 233
Laxoberal 232
Laxopol 233
L-Deprenyl siehe Selegelin
Lebendvakzine 530
Lebensmittel
– liefernde Tiere 9, 19–22, 600, 647 f
Lebensmittel- und Futtermittelgesetzbuch 19
Leberegel 329, 331 f
Lebererkrankungen 215
Leberkoma 216
Leberschutztherapeutika 215
Lebertran 553
Lecirelin 378
Lefax 221
Legalon 216
Leinsamen 234
Leishmanien 440
Leishmaniose 335, 441, 443, 454 f, 457
Leukeran 520
Leukose 416
Leukotriene 61 f
Leukotrien-Rezeptor-Antagonisten 209
Levallorphan 103
Levamisol 313 ff
Levodropropizin 209
Levomenthol 211
Levomethadon 99
Levothyroxin 377
Lidocain 139, 153, 158, 230, 433
Lincomycin 252, 282, 560
Lincosamide 252, 282, 556
Lincospectin 271
Lindan 343
Linola 546
Lipidlöslichkeit 5
Lipofundin N 186
Lipoxygenase 61 f
Liquifilm 555

Lisinopril 164
Livimun 508
Locacorten 546
Lokalanästhetika 134, 554
– Amidtyp 139
– Estertyp 137
– relative gebräuchliche Konzentrationen 135
– relative Toxizität 135
– relative Wirksamkeit 135
– Vergiftungsbehandlung 136
– Vorsichtsmaßnahmen 136
– Wirkungen 136
Lokalantimykotika 357
LongActon 203
Loperamid 104, 237
Lorazepam 126, 128
Lorbeeröl 351
Lorbeersalbe 508
Lorinden 549
Lösungsmittel, organische 222
LOX-Hemmstoffe 406
L-Polamidon 99
L-Polamivet 99
L-Thyroxin 375, 377
Lufenuron 348 f
Luffa 490
Luftwege 506
Lugolsche Lösung 247
Lumbago 397
Luminal 123, 128
Luminaletten 123
Lunge 34
Lungenödem 151, 433
Lungenwürmer 310, 315, 318, 321
Lupus erythematodes 416
Luteinisierungshormon 379
Lutropin 379 f
Lymphosarkom 416

M

Macrogol 3350 234
Maduramicin 464
Maduramycin-Ammonium 462
Magaldrat 217
Magen-Darm-Erkrankungen 217
Magen-Darm-Nematoden 304 f, 308, 310 ff, 318, 321 ff, 325, 330
Magen-Darm-Störungen 506
Magen-Darm-Strongyliden 304
Magen-Darm-Trakt 34
Magen-Darm-Ulzera 422
Magenulzera 217, 219
Magnerot Injekt 184

Magnesium 183
– chlorid 184
– glukonat 184
– hydroxid 217 f
– silikat 217
– sulfat 184, 233
– trisilikat 218
Magneversol 184
Major Tranquilizer 90
Makrolide 252, 277, 556
Mammin 557
Mangan 371 f
Mannit 193
Mannitol 233
MAO siehe Monoaminooxidase
Marbocyl 296
Marbofloxacin 252, 296
Maropitant 229
Maßeinheiten 570
Masticillin 3 Mega 258
Masticuran 560
Mastitis 202, 259, 261 f, 266 f, 285, 479, 556 f, 561, 563
– intrazisternale Therapie 561
– Pharmakokinetik der Behandlung 561
– systemische Therapie 561
– unterstützende Maßnahmen bei Behandlung 562
Masti-Veyxym 563
Mastzelldegranulationshemmer 208
Mauke 551
Maul- und Klauenseuche siehe MKS
Mauser 491
Mavacoxib 405
Maximum Residue Limit (MRL) 22, 600
Mebendazol 302, 305 ff
Mebezonium 132
Meclofenaminsäure 390, 400
Meclozin 225, 227
Mederantil 89
Medetomidin 107
Mediatoren 57
Medroxyprogesteronacetat 384
Mefrusid 195
Megalac 217
Mehrfachresistenzen 256
Melarsamin 442, 454
Melarsoprol 453
Mel B 453
Mel Cy 454
Melissengeist 508
Meloxicam 403

Membranstabilisation 413
Menthol 221, 351, 503, 542
Mepivacain 139
6-Mercaptopurin 361
Mercurius 490
Mesalazin 241
Mesna 213
Mesocestoides 327
Mesulfen 351
Metacam 403
Metaflumizon 347
Metalcaptase 436
Metallsalze 551
Metamizol 113
Metapyrin 113
Metastrongylus 314
Meteorismus 513
Metergolin 60, 203
Methämoglobinbildner 437
Methitural 82
Methopren 345, 348
– (S)- 349
Methotrexat 361
Methoxyfluran 72
Methylacrylat 553
Methylcellulose 234
β-Methyldigoxin 143, 145
Methylergometrin 203
Methylnicotinat 541
Methylprednisolon 414
– 6α 429
– ceponat 546
Methylsalicylat 540, 542
Methylscopolamin 224
Methylxanthine 119 f, 206 f
– pharmakodynamische Wirkungen 121
Methysilox 221
Metildigoxin 149
Metipranolol 554
Metoclopramid 224, 227 f, 230
Metronidazol 294
Metrovetsan 482
Mezlocillin 264
MHK-Werte 670
Micanol 553
Miconazol 356
Midazolam 89, 126, 128
Milbemax 323, 328
Milbemycine 314 f, 322, 343
Milbemycinoxim 323
Milben 340
Milchabgabestörung 202
Milchsäure 352, 552

Sachverzeichnis

Milteforan 457
Miltefosin 440, 443, 457
Mineralokortikoide 412, 419
Minocain 138
Minocyclin 275
Minor Tranquillizer 88
Miotika 554
Mira Fliegenschutz 351
Misoprostol 220
Mitratapid 242f
MKS 531ff
MMA-Syndrom 416f
Moderhinke 549, 551
Mobilat 409, 541
Mogadan 126
Molybdän 371
Mometasonfuroat 546
Monensin 462f
Moniezia 306, 314
Monieziose 327
Monoaminoxidase (MAO) 129
Monteban 464
Montelukast 209
Morantel 312, 314f
Morphin 96, 222
– Antagonisten 102
– halbsynthetische Abkömmlinge 99
– periphere Wirkungen 97
– vollsynthetische Abkömmlinge 99
– zentral dämpfende Wirkungen 96
– zentral erregende Wirkungen 97
Motilium 228
Movicol 234
Moxidectin 322, 343, 347
Mucilaginosa 234
Mücken 350
Mucofalk 234
Mucopolysaccharidpoly-schwefelsäureester 410
Mucosa comp. 483
Mucosolvan 213
Mukolytika 210, 213
Muskelrelaxanzien 70, 580
– depolarisierende 42
– nicht depolarisierende 41
– periphere 40
– zentrale 117
Muskelschwund 423
Mutagenität 474
Mutterkornalkaloide 203
Muzilaginosa 514
Mycophenolatmofetil 519
Mydriatika 554

Mylepsinum 124
Myofer 373
Myolaxin 117
Myositis 397

N

N-Acetylcystein 439
Nachlast, Herz 143, 163ff
N-Acylpiperidine 351
Nafpenzal 557
Naftalofos 325
Naganol 452
Na+/K+-ATPase 142
Naloxon 103, 439
Nandrolon 385
Naphthylaminsulfonsäuren 452
Naproxen 390, 397
Narasin 462, 464
Narcofol 85
Narcoren 79, 433
Narketan 84
Narkodorm 79
Narkose 68
– Prämedikation 70
– Stadien 68f
– Zwischenfälle 70
Narkotika 68, 70, 78, 222, 580
 siehe auch Inhalations-, Injektionsnarkotika
Na-Stibogluconat 443, 455
Natamycin 354, 554
Natriumacetat 177
Natriumbicarbonat 176, 218
Natriumchlorid 223
Natriumchloridlösung 171
– DeltaSelect 172
– hypotone 172
– isotonische ad us. vet. 171
Natriumdihydrogenphosphat-Dihydrat 233
Natriumdioctylsulfosuccinat 234, 235
Natriumlactat 177
Natriummalat 177
Natriumpicosulfat 232
Natriumsalicylat 111
Natriumsulfat 233
Navoban 228
Naxcel 267
Nebennnierenrinde (NNR) 362, 382, 411
– Insuffizienz 416, 430
Nebenwirkungen 25
Nedocromil 208

Neem 508
Nelkenöl 351
Nematoden 299, 301, 308, 315
– Bekämpfung 301
Nematodirus 306, 314
Neomycin 251, 271, 282, 548, 554
– sulfat 271
Neopen 560
NEOPREDISAN 135-1 246
Neosel 546
Neostigmin 37, 231, 554
Nepresol 163
Nerisona 546
Nervensystem
– autonomes 32
– peripheres parasympathisches 33
– peripheres somatomotorisches 33
– peripheres sympathisches 33
– vegetatives 32
Netilmicin 272
Netobimin 309
Neurokinin-1(NK1)-Rezeptor-Antagonist siehe NK1-Rezeptor-Antagonist
Neuroleptanalgesie 91
Neuroleptika 90ff, 224, 226
Neuropharmakologie 2
Neurotransmitter 65f, 129
Newcastle-Krankheit 533
NeyDIL 483
Niacin 369
Nicarbazin 461
Nicht-Opioid-Analgetika 109, 115
Niclofolan 329, 331
Niclosamid 327
Nidationsverhütung 382
Niemöl 351
Niere(n) 191
– insuffizienz 178ff, 257
– versagen 433
Nifedipin 160
Nikotinamid 363, 365, 369
Nikotinsäure 369
– derivate 540f
Nilverm 313
nipruss 163
Niratil 313
Nitenpyram 347
Nitrate 163
Nitrazepam 126
Nitrite 163
Nitrofurane 293
Nitroimidazole 293
Nitroprussid-Natrium 163

Nitroscanat 325, 327
Nitroxinil 329 ff
Nizoral 456
NK$_1$-Rezeptor-Antagonisten 224, 229
N-Methylbarbiturate 80
N-Methylglucamin-Antimoniat 443, 455
NOACK–DES–ENDO 246
n-Octylalkohol 221
Nonivamid 541
Nonoxinol 247
Noradrenalin 33, 44, 46, 51, 66, 162
Norepinephrin siehe Noradrenalin
Norfenefrin 47
Norgalax 235
Normethadon 104, 209
Noroquin 452
Norvasc 167
Noscapin 209
Notfallkoffer 664
Notfallmedikamente 664
Notfalltherapie 45, 151
Notimpfungen 534
Novacen 113
Novaminsulfon 113
Novidium 450
Novobiocin 287
Novodigal 150
n-Propanol 247
NSAID siehe Antiphlogistika, nicht steroidale
Nuflor 277
Nux vomica 483
Nymphosal 484
Nystatin 355

O

Oberflächenanästhesie 134
Obstinol 235
Obstipation 231
Oculotect 555
Ödeme 191, 193, 195, 197, 408, 543
Oesophagostomum 306, 314
Oestrovetsan 484
Ohrclips 339
Ohrmilben 323
Ohrräude 321
Ökotoxizität 2
Öle, ätherische 210, 351, 503, 540, 542
Olivenöl 221
Olsalazin 241
Omeprazol 220

Ondansetron 228
Onsior 406
Ophthalmika 554
Opiate 96
Opiatrezeptoren 96, 101
Opioide 96, 209, 222, 236
– Analgetika 96
– Antagonisten 102
Opium 14 ff, 96, 98, 236
Optimmune 519, 521
Oralpenicilline 261
OraVital 508
Orbax 297
Orbenin 557
OrbeSeal 558
Orbifloxacin 252, 297
Orciprenalin 48, 154, 207, 433
Organochlorverbindungen 342
Organophosphate 37, 222, 314 f, 325
ORGANOSEPT 246
Orgotein 408
Orisel 343
Osmodiuretika 191
Osmofundin 193
Osmotherapeutikum 193
Osteoarthritis 116, 400 f, 405 f, 409 f, 416 ff
Osteoporose 423
Osteosal 484
Ostertagia 306, 314
Östrogene 21, 222, 382 f
Östrus 384
Otitis externa 416
Ovarium comp 484
Oviplant 378
Ovogest 379
Ovulationsterminierung 379
Oxacillin 251, 259, 262, 557
Oxalsäure 352
– dihydrat 353
Oxantel 313
Oxeladin 209
Oxfendazol 302, 306 f, 310
Oxicame 403
Oxopirvedine 446
Oxuvar 353
Oxybuprocain 140, 554
Oxyclozanid 329, 331
Oxyphenbutazon 393, 396
Oxyphenisatin 232
Oxypolygelatine 189
Oxytetracyclin 253, 274, 554
Oxytocin 202, 562

Oxytosel 202
Oxyuren 306
Oxyuris 314

P

PAE (postantibiotische Effekte) 254
p-Aminophenolderivate 112
Panacur 309
Pancreas comp. 484
Pankreasfunktionsstörungen 386
Pankreatitis 220
Panolog 546
Panostitis 416
Pansenazidose 217
Pantoprazol 220
Pantothensäure 363, 365, 370
Pantozol 220
Papain 20
Paracarb 116
Paracetamol 112
– -vergiftung 214
Paracodin 209
Paraffinöl 234, 235
Paraffinum perliquidum 235
Paraffinum subliquidum 235, 433
Paramphistome 327
Paramunitätsinducer 532
Parapoxvirus ovis 532
Parasitenbekämpfung 298 f
Parasiten-Frei 508
Parasympathikus, Wirkungen 34
Parasympatholytika 38, 153, 207, 224, 237, 554
Parasympathomimetika 35 f, 231, 554
Paratect 312
Parathormon 180
Parbendazol 303 f
Parisol 351
Paromomycin 456
Parvaquon 444, 458
Parvovirose 538
Paspertin 228
Pasten 544
Pasteurellen 251 f, 267 f, 272, 275–285, 296 ff
Pemphigus 416 f, 519 ff
Penethamat 259
– hydrojodid 261
Penicilline 251, 258 f
Penicillin-G-Natrium 258
Penivet 559
Penochron 351
Pentacarinat 447

Pentamidinisethionat 444, 447
Pentazocin 100
Pentetrazol 119
Pentobarbital 79, 87, 132, 433
Pentosanpolysulfat 411
Pentostam 455
Pentoxyverin 209
Pepdul 220
Peptidhormone 375
Peracef 266, 559
Perchlorate 377
Peremesin 225
Periotitis 416, 418
Perizin 352
Perlutex 384
Permethrin 339, 347
Peroxyderm 552
Perphenazin 226f
Perubalsam 351
Pfefferminze 503, 513
Pfefferminzöl 351
Pferd 652f
– Doping 137f, 656
– Equidenpass siehe Equidenpass
Pflanzengifte 437
Pflanzeninhaltsstoffe 500, 502
$PGF_2\alpha$ 63
– Agonisten 63
P-Glykoprotein, Transporter 64
Phagalsalbe 550
Pharmakodynamik 2
Pharmakokinetik 4
Pharmakologie 2, 4
– biochemische 2
Pharmakoresistenz 127
Pharmakovigilanz 598
Pharmazie 2
Phenacetin 112
Phenamidin 446
– inisethionat 444, 446
Phenanthridine 449
Phenazon 113
Pheneticillin 261
Phenhydan 125, 159
Phenisatin 232
Phenobarbital 123, 128
Phenolderivate 244
Phenole 247, 357
Phenolphthalein 232
Phenothiazinderivate 92
Phenothiazine 227
Phenoxybenzamin 54
Phenoxymethylpenicillin 259
Phenoxypenicilline 259, 261

Phen-Pred- 396
Phentolamin 54
Phenylbutazon 390, 393ff
Phenylephrin 47, 554
Phenylpropanolamin 52
Phenylpyrazolverbindungen 344
Phenytoin 125, 128, 153, 159
Phenytoin AWD 125
Phlegmodolor 550
Phlogamed 509
PhlogAsept 509
Phosphodiesterasen 503f
Phosphor-Homaccord 484
Phosphorsäureester
– organische 37, 333, 340
– Vergiftungen 434
Phosphorsäuresalze 181
Phoxim 340f
pH-Wert 5f, 175
Phyllochinone 367
Physostigmin 36, 438, 554
Phytolacca 485
Phytopharmaka 499–518
Phytotherapeutika 499, 503f, 512
Pilocarpin 36, 554
Pilzinfektionen 354
Pimecrolimus 549
Pimobendan 152
Pindolol 554
Pinimenthol 211
Pipazetat 209
Piperacillin 264
Piperazin 222, 314f, 323
Piperonylbutoxid 337f
Pirenzepin 219
Piretanid 196
Pirlimycin 283, 560
Piroxicam 403, 540
Pirsue 283, 560
Placebo 471
Planipart 205
Plantago afra 234
Plantago ovata 234
PlantaMun 485
Plasmaersatzstoffe 169, 188
Plasmaexpansion 189f
Plasmafusin 189
Plasmaproteinbindung 4, 7
Plazentarschranke 5
Pleuromutiline 252
Pleuromutilingruppe 285
PMSG 380
Pneumonie 280, 285, 538
Polyarthritis 416

Polyenantibiotika 354
Polyethylenglykol 234
Polymyxin(e) 283
Polymyxin B 252, 284, 554
Polymyxin E 284
Polypeptidantibiotika 252, 283
Polypeptide 556
Ponsocol 242
Potenzierung, Homöopathie 468
Potsilo 235
Prallethrin 351
Praxisbedarf 16
Praziquantel 327
Prednisolon 216, 361, 414, 427f, 520, 546, 554
Prednisolon-21-Acetat 546
Prednison 414, 429
Preis-Coly 509
Previcox 116, 405
Prid 382
Prid alpha 383
Prifiniumbromid 39, 237
Prilactone 199
Prilenal 166
Prilium 166
Prilocain 140
Primelwurzel 211
Primidon 124
Probiotika 242
Procain 137, 560
Procainamid 153, 157
Procainbenzylpenicillin 259f
– Wartezeiten 260
Procillin 260
Profender 325, 328
Profilac 563
Progesteron 383
Prograf 519
Program 323, 349
Prokinetika 230
Proligeston 384
ProMeri 347
Promethazin 226f
Propafenon 159
Propalin 52
Propanthelin 224
Propaphenin 433
Proparacain 554
Propicillin 259, 261
Propionylpromazin 91, 93
PropoFlo Vet 85
Propofol 85
Propoxur 342
Propranolol 55, 153, 159

Sachverzeichnis

Propycil 376
Propylthiouracil 376
Prostacyclin 61
Prostaglandin(e) 61 ff, 204
– Agonisten 204
– Analoga 554
– $F_{2\alpha}$ 204
–– Agonisten 204
– synthese 391
–– Hemmung 110
Prostanoide 61
Protonenpumpen-Hemmstoffe 220
Protopic 519, 549
Protozoen 440
Proxen 397
Proxylaz 105
Proxymetacain 554
Prurivet 351, 546
Psittakose 273
Psorimed 552
Psychoanaleptika 52
Psychopharmaka 88, 90
Psychopharmakologie 2
Puder 340, 544
Puerperalerkrankungen 273
Pulmicort 208
Pulmodox 274 f
Pulsatilla 485
Purinanaloga 455
Pyrantel 311, 314 f
Pyrazolidine 393
Pyrazolonderivate 113
Pyrethroide 333, 337, 339
Pyridostigmin 37
Pyridoxin 369
Pyriproxifen 348

Q

Quadrisol 399
Quadruplex 485
Qualimec 317
Quartamon 244
Quecksilberjodid 540
Quecksilbervergiftung 436
Quellstoffe 234
Quercitin 503
Quimbo 209
Quinapril 165 f
Quinapyramin 445, 452
– sulfat 442

R

Radix Ipecacuanhae 210 f, 222, 223
Rafoxanid 329, 331 f
Raillietina 307, 315
Ramipril 165, 167
Ranitidin 220
Rapinovet 85
Ratsverordnung EWG 2377/90 siehe Verordnung
Ratte 341 ff
Räudemilben 334, 343
Rauschbrand 533
Rauscheinduktion 379
Receptal 378
Reconcile 131
Reflexsekretolytika 210
Refluxösophagitis 220, 228, 230
Regu 485
Regucoronar 485
Regugastrin 485
Regulzyst 486
Regumate 384
Regumetral 486
Regupsychon 486
Regupulmin 486
Regutumoral 486
Rehydratation 186
– orale 174
Reisekrankheit 225
Reizmagen 228
Release 132
Renin-Angiotensin-Aldosteron-System 164, 197
Renininhibitoren 165
Repellenseffekt 334
Repellenzien 350
Repithel 553
Reproduktionstoxizität 2
Resistenz(en) 302, 311 f 315, 318, 334, 340, 356, 445 ff, 450
– Anthelminthika 300
– Antibiotika 255 f
Resorantel 326 f
Resorption 4
– shemmung 433
Respirationstrakt 206
Retardon 288
Retinoide 552
Retinol 364
Reto 240
Retterspitz Quick 211
ReVet 486
Rezepte 1214–19
α_2-Rezeptoragonisten 105
Rhabarberwurzel 232
Rhinitis 416
Rhizoma rhei 232

Rhus toxicodendron 486
Rhythmusstörung
– bradykarde 152 f
– tachykarde 154 f
Riboflavin 368
Richtlinie, Zulassungsverfahren 21
Ridaura 519
Rifamid 285
Rifamycin 251, 285
Rifazin 285
Rilexine 266
Rimadyl 115, 116, 398
Rimifin 116
Rinderpest 535
Ringer-Acetat-Lösung Bernburg 177
Ringer-Lactat-Lösung 172, 176 f
Ringer-Lösung 172
Riopan 217
Ripercol 313
Rivotril 126, 128
Rizdol 294
Rizinusöl 232 f
Robenacoxib 406
Robenidin 462
Robinul 224
Rofecoxib 111, 116, 404
Romefen 398
Romidys 109
Romifidin 109
Rompun 105, 223
Ronaxan 274
Ronidazol 294
Rosmarinöl 542
Rubefacientia 516, 541
Rubriment 541
Rückenmarkanästhesie 134
Rückstandshöchstmengen 22, 600
Ruhrex 509
Rumifert 371
Rumisal 487

S

Sabina 487
Salben 544
– -grundlagen 544
Salbutamol 207
Sali-Adalat 195
Salicylsäure 552, 554
– anilide 331
Salinomycin 464
Salinomycin-Na 462
Salmonellose 536
Salofalk 241
Salzsäure 178

Sachverzeichnis

Samorin 451
Sanasthmyl 208
Sandimmun 521
Sangostyptal 487
Sanimastin 543
Sanosorb 238
Santasapina 211
Saponine 210, 222
Sarcoptes 321, 343 f
Säure-Basen-Haushalt 175
Säuresekretion, Hemmstoffe 219
Scalibor 339
Schachtelhalmkraut 211
Schieferölsulfonate 550
Schilddrüsenerkrankungen 375
Schistosomen 327
Schlafmittel 86 f, 119 f
Schleifendiuretika 191, 196
Schleimdrogen 514
Schleimhaut 516
– desinfektionsmittel 247
Schleimstoffe 234
Schmerz(en) 109, 391 f, 401, 403, 405, 407
– linderung 400
– mittel 95
– neuropathische 95
– nozizeptive 95
Schock 54, 162, 433
– anaphylaktischer 57, 417
– zustände 46
Schranken, biologische 5
Schutzimpfung 534
Schwefel 552
Schweineinfluenza 536
Schweinepest 534
Schwermetalle 222
– Vergiftungen 434
– Vergiftungssymptome 435
Scilla 487
Scopoderm 225
Scopolamin 39, 225, 227, 238, 554
Sebacil 341
Secalealkaloide 203, 222
Second Messenger 375
Sedativa 86, 88, 90
Sedator 107
Sedaxylan 105
Sedivet 109
Sedotussin 209
Sekretolytika 210
Sekretomotorika 214
Selamectin 321
Selegilin 129

Selen 367, 371 ff
Selendisulfid 552
Selgian 129
Selsun 552
Semduramicin-Na 462
Senföle 540
Sennoside 232
Sensibilisierung 2
Septikal 244
Sera 523
Serotonin siehe 5-Hydroxytryptamin
Serotoninwiederaufnahmehemmer, selektiver 131
Serum 173
Sevofluran 72, 77
Sexualhormone, steroidale 381
Shampoo 339, 342, 351
Siccapos 555
Sic-Ophthal 555
Sicorten 546
Signalübertragung 65
Silber, kolloidales 240
Silbernitrat 554
Silicea 487
Silicosel 221
Silomat 209
Silymarin 216
Simeticon 221
Singulair 209
Sinuforton 211
Sinusbradykardie 146 f, 152 f
Sinusitis 214, 280
Sinustachykardie 159 f
Sirolismus 519
Sisomycin 272
Skinman 358
Slentrol 243
Soledum Balsam 211
Solidago 487 f
Solu-Decortin 428
Somatostatin 57, 236, 387
Somatotropin 387
Sonnenbrand 547, 550 ff
Sorbitol 184, 187, 193, 233
Sorbivert 186
Sostril 220
Sotalol 160
Soventol 551
Sparfloxacin 295
Spasmolytika 513
Spasmovetsan 488
Spectam 271
Spektinomycin 251, 271
Speziesunterschiede 5

– Halbwertszeit 6
Spinal 490
Spinalanalgesie 98
Spinalanästhesie 134
Spiramycin 252, 279, 294
Spironolacton 199
Spitzwegerichkraut 211
Spot-on 339 f
Sprays 351, 544
Spurenelemente 371, 584
– Funktionen 371
– Mangelerscheinungen 372
Sputolysin 212
Stammhirnanaleptika 119
Stapenor 262, 557
Staphylosal 488
Stärke 545
Status epilepticus, Unterbrechung 128
Staupe 538
Stechmücken 334
Stenorol 459, 461
Sterilitätsbehandlung 247
Sterofundin 177
Steroidglykoside 504
Steroidhormone 375
Stickoxydul 72, 77
Stilbene 20
Streptomycin 251, 269
Stresnil 94
Stress 75, 418 ff
Stronghold 321
Strongyliden 306, 314
Strongyloides 306, 314
– g- 143, 145
Strophanthin 142
Strophanthusglykoside 151
Strophanthus gratus 151
Strophanthus kombé 151
Strumisal 488
Strychnin 503
Stullmisan 509
Suanatem 279, 294
Succinylcholin 42
Suchtpotenz 101, 104
Sucralfat 219
Sulfachlorpyridazin 290
Sulfaclozin 288, 292
Sulfadiazin 253, 290, 292
Sulfadimethoxin 288, 290, 292
Sulfadimidin 253, 288, 290, 292
Sulfadoxin 253, 290, 292
Sulfaethoxypyridazin 290
Sulfaisomidin 290

Sachverzeichnis

Sulfalen 290
Sulfamerazin 290
Sulfamethoxazol 290
Sulfamethoxydiazin 290
Sulfamethoxypyridazin 288, 290, 292
Sulfanilamid 290
Sulfaperin 291
Sulfaphenazol 291
Sulfapyrazol 291
Sulfapyridin 291
Sulfaquinoxalin 291
Sulfasalazin 241
Sulfathiazol 291
Sulfonamide 236, 253, 287 f, 290, 292, 460, 575
Sulfonamid-Trimethoprim-Kombinationen 556
Sulfur 488
Sultanol 207
Superoxiddismutase (SOD) 408
Suppressivimpfung 534
Suprarenales 488
Suprarenin 45, 433
Suramin 442
Surolan 546
Süßholzwurzel 211
Sympathikus 43
– Wirkungen 34
Sympathomimetika 119, 162
– α- 554
– β- 154, 206 f
– direkt wirkende 45
– direkt wirksame 47, 48
– $β_1$-selektive 49
– $β_2$-selektive 49
– indirekt wirkende 51
Synapse 65
– cholinerge 33
– noradrenerge 44
Synchrosyn 383
Syngamus 307, 315
Synosal 489
Syntaris 208
Synulox 264
Systamex 310
Systemmykosen 354
Systral 551

T

T 61 132
Tachyarrhythmie 154, 156, 158
Tachyarrhythmien 154
Tachykardie 154
Tachyphylaxie 51
Tacrolimus 519, 549
Taenien 307, 315, 327
Talcid 217
Talkum 545
Taloxa 127
Tamox 264
Tannin 240
Tarantula 489
Tavor 126, 128
Teebaumöl 351
Teer 549
Tego 103 S 244
TEGO® vet 245
Tegretal 126
Telmin 305
Temgesic 102
Tendo 489
Tendovaginitis 394, 540 ff
Tenside 248
Tensoflux 195
Tensolvet 541
Tepoxalin 114, 407
Teratogenität 303, 423
Terbutalin 207
Terit 459
Terpentinöl 221, 542
Terpinhydrat 211
Terramycin 274
Tetanie 180, 183
Tetanus 528, 538
tetesept 211
Tetracain 132, 138, 554
Tetrachlorethan 329
Tetrachlorkohlenstoff 329, 330
Tetrachlorvinphos 341
Tetracycline 253, 272, 274, 520, 556
– neue 274
Tetrahydropyrimidine 311
Tetramisol 313
Thalliumvergiftungen 436
THAM Köhler 3M 177
Theilerien 440
Theileriose 444, 458 f
Theobromin 121
Theophyllin 121, 207
Therapielücken 646
Therapienotstand 10, 646, 650
– Pferde 646
Thiabendazol 302 ff, 306 f
Thiamazol 376
Thiamin 368
Thiaminase 438
Thiamphenicol 277
Thiamylal 81
Thiaziddiuretika 191, 194, 200
Thiobarbiturate 80
Thiogenal 82
Thioharnstoffderivate 376
Thioimidazole 376
Thiopental 80
Thiourazile 376
Thioxanthenderivate 94
Thrombareduct 541
Thrombose 110, 190, 541
Thromboxan A_2 61
Thrombozytopenie 416
Thrombozytenaggregation 60 ff
Thuja 489
Thymianöl 211
Thymol 247, 352
Thymus 489
Thyreo 489
Thyreostatika 20
Tiacil 270
Tiamulin 252, 285
Tiamutin 285
Tierärztliche Hausapotheke 490
Tierärztliche Heimtierapotheke 491
Tierärztliche Nagerapotheke 491
Tierärztliche Vogelapotheke 491
Tierseuchen 523, 525 ff, 532 ff
– gesetz 526
Tiguvon 341
Tilidin 103
Tilmicosin 252, 280
Timolol 554
Timonil 126
Tiotropiumbromid 208
Tobramycin 272
α-Tocopherol 367
Tokolytika 50, 205
Toldimfos 181
Toleranz 69
– stadium 72
Tolfedine 402
Tolfenaminsäure 402
Tollwut 533, 535
Tolnaftat 358
Toltrazuril 465
Tonsillusal 491
Topisolon 546
Topsym 546
Torasemid 196
Totocillin 559
Totocortin 548
Tötung 131
Toxikologie 2

Sachverzeichnis

Toxizität 2
Toxoidimpfstoffe 531
Trächtigkeit 384
Traganth 234
Tränenflüssigkeit 555
Tranquillanzien 88
Transbronchin 213
Transfusion 188 f
Transplantationsmedizin 519 ff
Trapanal 80
Traumeel 492 f
Travoprost 554
Traxaxan 510
Trematoden 299, 328 f
Trennungsangst 129
Tretinoin 552
Triamcinolon 414, 430
– acetonid 546
Triamteren 199
Triazapentadiene 344
Triazinone 464
Tribexin 452
Trichinella spiralis 304
Trichlorfon 305, 314 f, 325, 341
Trichophytie 354, 357, 536
Trichostrongylus 306, 314
Trichuris 306, 314
Triclabendazol 329, 331, 333
Triflumuron 348
Triflupromazin 91, 226 f
Trifluridin 554
Trigylzerid-Transport-Protein
– mikrosomales 242
Trijodthyronin 375, 377
Trimethoprim 253, 290 ff, 460, 560, 575
Trimethosel 288
Trimetotat 292
TRIS 177
Trockenstehperiode, Mastitsbehandlung während 562
Trockensteller-Euterinjektoren 557
Trocoxil 405
Trometamol 177
Tropicamid 554
Tropisetron 228
Trypacide 452
Trypamidium 451
Trypanosomen 440
Trypanosomose 441 f, 445, 450 ff
Tuberkulozidie 246
Tulathromycin 252, 281
Tuma Hustenlöser 211
Tumarol 211

Tumoren 416
– Chemotherapie 359
– lymphatische 418
Turbogesic 101
Tussafug 209
Tussivet Agraria 211
Tutofusin 179
tuttozem 546
Tylan 278
Tylosin 252, 278
Tylvalosin 252, 279
Tympanie 218, 513
Tyrosin 362, 375 f
Tyrothricin 285

U

Übelkeit 229
Überinfusion 171
Ubrocef 267
Ubrolexin 559
Ulcogant 219
Ulkusprophylaxe 220
Ultracortenol 548
Umrechnung, von Humandosierungen für Tiere 566
Umschläge 544
Umwidmung 9, 10
– smöglichkeiten
– im Therapienotstand 651
Unat 196
Uncinaria 315
Undecylensäure 358
Urbason 429
Urämie 224 f
Ureidopenicilline 264
Urofollitropin 379
Urogenitalerkrankungen 273
Ursocyclin 274
Ursoferran 373
Ursolan-Zugsalbe 550
Ursolyt G 175
Ursolyt GS 186
UrsovitAD3EC 364
Urtica 490
Urtikaria 416
Urtinktur 469
Uterusatonie 203
Uterusfunktion 202
Uterusrelaxans 50

V

Vakzine 530 f, 534
Valbazen 308, 333
Valium 126, 128, 433

Valnemulin 252, 286
Vancomycin 250
Varroose 338, 340
– -mittel 352
Vasodilatation 164
Vasodilatatoren 163
Vasopressin 162, 200
Vasotop 167
Vecoxan 466
Vedaprofen 399
Venenentzündung 411
VENNO-VET 245
Venostasin 541
Venti Plus 207, 213
Ventipulmin 50, 207
Ventrarcin 510
Ventrasan 510
Vepha-Gent 270
Verapamil 153, 160
Veratrum 493
Verbrennung 239, 550 f
Verdauungsorgane, Erkrankungen 512
Vergentan 226
Vergiftungen 103 ff, 117 ff, 125 ff, 136, 233, 351 ff, 434 f,
– Therapie 433 f
Verhaltensauffälligkeiten 128
Verhaltensprobleme 128
Verhaltensstörungen 128
Verhaltenstherapie 129
Verordnung
– EWG Nr. 2377/90 600 ff
– über Stoffe mit pharmakologischer Wirkung 20
– über tierärztliche Hausapotheken 18
– über verschreibungspflichtige Arzneimittel 12
Verrucid 552
Verschreibung 12, 14, 18
Verstauchung 517, 551
Verteilung 4 f
– svolumen 6
Vetalgin 113
vet-kem fogger 349
Vetmedin 152
Vetokehl 493, 495
Vetranquil 226
Vetrimoxin 264
Veyxid 559
Vinblastin 361
Vinca-Alkaloide 361
Vincristin 361, 520

Virustatika 554
Viruvetsan 495
Vitacresal 495
VitaHES 189
Vitamin A 364f, 553
Vitamin-A-Säure 552
Vitamin B_1 363, 365, 368
Vitamin B_2 363, 365, 368
Vitamin B_6 363, 365
Vitamin B_6 (369
Vitamin B_{12} 363, 365, 369
Vitamin-B-Komplex 368 ff
Vitamin C 363, 365, 368
Vitamin D 364f
Vitamin D_3 366
Vitamin E 364, 365, 367
Vitamin K 365, 367
Vitamin K_1 364
Vitamine 363, 554, 584
– fettlösliche 364
– Mangelerscheinungen 365
– Stoffwechselfunktionen 363 f
– wasserlösliche 363, 367
Vollelektrolyt(e) 173
– lösungen 173 f
Volon 430
Volonimat 546
Voltaren 397
Volumenmangel 170 f
Vomex 225
Vomisal 496
Vorhofflattern 156, 159 f
Vorhofflimmern 153 f, 159 f
Vorlast, Herz 141 ff
Vulnoplant 510

W

Wachstumshormone 387
Wanderlarven 318
Wartezeiten 4, 9f, 19, 25
Wasserhaushalt 168
Wasserstoffperoxid 246
WDT 113
Wechselwirkungen 25
Weckamine 52
Wedederm 550
Wehenschwäche 202
Wehentätigkeit 204
Weidestechfliegen 338
Weizenkleie 234
Wellcare 339
Wirkung 7
– sdauer 7
Wismut 240
– salicylat 240
– salze 239, 545, 550
Wundbehandlung 553
Wundheilung 491
– -sförderung 553

X

Xipamid 195
Xylapan 105
Xylazin 105 f, 222 f
Xylitol 184, 187
Xylocain 433

Y

Yarvitan 243
Yohimbin 53, 106 f

Z

Zaditen 208
Zecken 334f, 340f, 343f, 350, 441
Zellmembran 66, 67
Zentralnervensystem 64 ff
Zentropil 125
Zethionat 447
Zierfische 509
Ziervögel 132 f
Zink 371 ff
– oxid 545
– vergiftung 436
Zinnverbindungen 326
Zintona 229
Zofran 228
Zolazepam 89
Zonisamid 127
Zoonosen 535
Zubereitungen 14
– ausgenommene 14
Zubrin 114, 407
Zuckeralkohole 233
Zuckeraustauschstoffe 187
Zulassungsverfahren 8, 22
Zyklusinduktion 380
Zyloric 455
Zytostatika 222, 359, 361, 519 ff

Notizen

Notizen

Notizen

Notizen

Notizen